Veit=Stoeckel
# Handbuch der Gynäkologie

Dritter Band

J. Veit

Handbuch der Gynäkologie

Dritte völlig neubearbeitete Auflage

Bearbeitet von

R. Brun-Zürich, E. Engelmann-Dortmund, P. Esch-Münster, O. v. Franqué-Bonn, R. Freund-Berlin, C. J. Gauß-Würzburg, Th. Heynemann-Hamburg, H. Hinselmann-Altona, R. Hornung-Berlin, R. Th. von Jaschke-Gießen, E. Kehrer-Marburg a. L., F. Kermauner-Wien, A. Laqueur-Berlin, G. Linzenmeier-Karlsruhe, A. Mayer-Tübingen, J. Meisenheimer-Leipzig, C. Menge-Heidelberg, R. Meyer-Berlin, F. von Mikulicz-Radecki-Berlin, L. Nürnberger-Halle, B. Ottow-Berlin, O. Pankow-Düsseldorf, H. von Peham-Wien, R. Schröder-Kiel, H. Sellheim-Leipzig, A. Spuler-Erlangen, W. Stoeckel-Berlin, J. Tandler-Wien, G. A. Wagner-Prag, M. Walthard-Zürich, H. Wintz-Erlangen

Herausgegeben von

Dr. W. Stoeckel

Geheimrat, Professor an der Universität Berlin
Direktor der Frauenklinik

Dritter Band

Sterilität und Sterilisation.
Bedeutung der Konstitution für die Frauenheilkunde

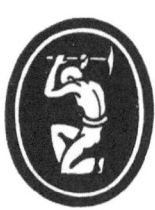

München · Verlag von J. F. Bergmann · 1927

Sterilität und Sterilisation. Bedeutung der Konstitution für die Frauenheilkunde

Bearbeitet von

F. Engelmann und A. Mayer
Leitender Arzt der städtischen Professor, Direktor der Universitäts-
Frauenklinik in Dortmund Frauenklinik in Tübingen

Mit 302 teils farbigen Abbildungen im Text

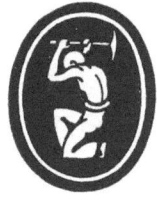

München · Verlag von J. F. Bergmann · 1927

ISBN-13: 978-3-8070-0201-9   e-ISBN-13: 978-3-642-96013-0
DOI: 10.1007/978-3-642-96013-0

Alle Rechte,
insbesondere das der Übersetzung in fremde Sprachen, vorbehalten
Copyright 1927 by J. F. Bergmann in München ·
Softcover reprint of the hardcover 3rd edition 1927

Inhaltsverzeichnis.

Sterilität und Sterilisierung.
Von F. Engelmann, Dortmund.

	Seite
A. Sterilität	1
I. Begriffsbestimmung	1
II. Die Bedeutung und Bewertung der Sterilität	6
III. Normale Anatomie und Physiologie	7
IV. Der Mann als Ursache der Sterilität	29
V. Die Ätiologie und Symptomatologie der weiblichen Sterilität	33
Die Tubendurchblasung	47
1. Apparat zur Tubendurchblasung und Ausführung des Verfahrens	65
2. Indikationen zur Anwendung des Verfahrens	66
3. Die therapeutische Anwendung der Tubendurchblasung	68
4. Die Beurteilung des Erfolges der Tubendurchblasung	69
5. Die Gefahren der Methode	70
VI. Allgemeine Ursachen	81
VII. Die Prophylaxe der Sterilität	99
VIII. Die Behandlung der weiblichen Sterilität	102
IX. Allgemeine Therapie	129
X. Behandlung der psychoneurotischen Störungen	140
XI. Die künstliche Befruchtung	143
B. Sterilisierung	154
I. Begriffsbestimmung. Allgemeines. Geschichtliches	154
II. Erkrankungen der Lungen und des Kehlkopfes	172
III. Herzerkrankungen	183
IV. Nierenerkrankungen	189
V. Bluterkrankungen	191
a) Leukämie	193
b) Hämophilie	193
VI. Krankheiten des Stoffwechsels und der endokrinen Drüsen	194
a) Diabetes	194
b) Tetanie	195
c) Osteomalazie	195
VII. Augenerkrankungen	195
VIII. Ohrenerkrankungen	196
IX. Psychische Erkrankungen und Psychoneurosen	197
a) Epilepsie	201
b) Hysterie	201
c) Chorea gravidarum	202
X. Organische Erkrankungen des Zentralnervensystems	202
a) Multiple Sklerose	203
b) Erkrankungen der peripheren Nerven	204
XI. Das enge Becken	204
XII. Die Sterilisation als Nebenoperation bei anderen operativen Eingriffen	206
XIII. Die soziale Indikation	210
XIV. Die eugenische Indikation	215
XV. Sterilisierung und Rechtsprechung	230
a) Sterilisierung ohne Einverständnis des Ehemannes	235

	Seite
b) Gewollte Unfruchtbarkeit	235
c) Gewollte Sterilität wegen schwerer Erkrankung	235
d) Durch Konzeptions- bzw. Kohabitationsunfähigkeit bedingte Unfruchtbarkeit	235
XVI. Die Vorbedingungen der künstlichen Sterilisierung	236
XVII. Die Sterilisierungsmethoden	241
a) Die temporäre Sterilisierung	241
b) Die Dauersterilisierung	250
Die operative Sterilisierung	250
Hormonale Sterlisierung	268
Literaturverzeichnis	270

Die Bedeutung der Konstitution für die Frauenheilkunde.
Von A. Mayer, Tübingen.

Einleitung	279
1. Historisches	279
2. Konstitutionsbegriff und Aufgaben der Konstitutionslehre	280

Erstes Kapitel.
Unterschiede zwischen Mann und Frau (Physiologie).

A. Unterschiede in körperlicher und funktioneller Hinsicht	283
I. Geschlechtsunterschiede im anatomischen Bau	283
a) Längen- und Breitenwachstum	283
b) Ursachen der Wachstumsunterschiede	288
c) Anatomische Geschlechtsunterschiede am übrigen Körper	295
d) Ursachen der sekundären Geschlechtsmerkmale	314
II. Änderungen im Zusammenhang mit den Geschlechtsphasen	316
a) Menstruation	316
b) Einwirkungen der Ehe	319
c) Graviditätsveränderungen	322
1. Habitusveränderungen	322
2. Organveränderungen	327
3. Innersekretorisches System	332
4. Biologisches Verhalten	333
d) Laktation	334
e) Klimakterium als Geschlechtsunterschied. Klimakterische Umstellung	336
III. Tonusunterschiede	343
IV. Sterblichkeit und Lebensdauer der Frau	347
V. Altern der Frau	357
B. Psychische Unterschiede zwischen Weib und Mann	363
I. Allgemeine seelische Anlagen	363
II. Psyche der Reifungszeit (Pubertätspsyche)	367
III. Menstruation und Psyche (Menstruationspsyche)	370
IV. Sexualpsyche und Geschlechtstrieb	375
Abstinenz S. 378; — Geschlechtskälte S. 379; — Fortpflanzungstrieb 381; — Mutterliebe S. 382.	

Zweites Kapitel.
Unterschiede der Frauen untereinander (Pathologie).
Für die Gynäkologie wichtige Konstitutionsanomalien.

A. Somatische Typen	386
I. Partialkonstitution, Organminderwertigkeit	386
II. Allgemeinkonstitution	389
a) Infantilismus	389
b) Die Asthenie	415
c) Abnorme Behaarung	421
1. Die normale Behaarung	421

	Seite
2. Die abnorme Behaarung	423
3. Die klinische Bedeutung	426
d) Pigmentverhalten	428
e) Hautverhalten	432
f) Ernährungszustand	438
1. Allgemeines	438
2. Untergewichtigkeit	439
3. Fettsucht	443
Das fettreiche Neugeborene	452
g) Riesenwuchs	453
Fötaler Riesenwuchs	460
Mammahypertrophie	462
h) Zwergwuchs	464
1. Die Nanosomia primordialis	467
2. Der dysgenitale Zwergwuchs	467
α) Infantilistischer Zwergwuchs	468
β) Sexogener Zwergwuchs	468
3. Hypopituitärer Zwergwuchs	469
4. Thyreogener Zwergwuchs	470
5. Der dyszerebrale Zwergwuchs	476
6. Der chondrodystrophische Zwergwuchs	476
7. Der rachitische Zwergwuchs	478
8. Klinische Bedeutung des Zwergwuchses	479
i) Status thymico-lymphaticus	482
k) Störungen der Schilddrüsenfunktion	484
1. Beziehungen zur Keimdrüse	484
2. Beziehungen zur Leibesfrucht	485
l) Tonusanomalien	489
B. Psychosexuelle Konstitutionsanomalien	492
I. Der psychosexuelle Infantilismus	492
II. Intersexualismus	493
III. Homosexualismus	493
IV. Frigidität und Vaginismus	495
V. Hypersexualität	499
C. Psychische Störungen	500
I. Störungen im Zusammenhang mit den Geschlechtsphasen	500

a) Menstruation und Psychose S. 500; Kriminelle Handlungen zur Zeit der Menstruation S. 503; b) Rückwirkung einer Psychose auf die Menstruation; Amenorrhöe S. 503; eingebildete Schwangerschaft S. 504; c) Menstruationsneurosen: Epilepsie, S. 504; Migräne S. 505; d) Graviditäts- und Wochenbettpsychoneurosen S. 506; e) Psychosen des Klimakteriums S. 505.

II. Imbezilität und ethische Defektzustände	506
Uneheliches Kind; Verheimlichung der Schwangerschaft, Klosettgeburt usw.	506
D. Sexualverbrechen	507

Unerlaubte Triebhandlungen; Erpressung, Anstiftung; Abtreibung S. 507; Kindsmord S. 508; Aussetzen, Verkauf S. 509.

Drittes Kapitel.
Störungen der Menstruation sowie des Klimakteriums und Konstitution.

I. Eintritt der Menarche und Konstitution	510
a) Variationen im Eintritt	510
b) Pubertas praecox	513
II. Störungen der menstruellen Blutungen	517
a) Pubertätsblutungen, sonstige Blutungsanomalien und Konstitution	517
b) Amenorrhöe und Konstitution	520
III. Dysmenorrhöe und Konstitution	526
IV. Störungen und besondere Verlaufsarten des Klimakteriums	531
V. Klimakterium praecox	537

Viertes Kapitel.
Störungen der Fortpflanzungstätigkeit.

	Seite
I. Dyspareunie	539
II. Sterilität und Konstitution	539
a) Sterilität und Körperbau	539
b) Stillen und Sterilität	542
c) Sterilität und Genitaltumoren	543
d) Sterilität bei Blutsverwandten	544
e) Rasse und Sterilität	544
III. Graviditätsstörungen und Konstitution	545
a) Menstruation in der Gravidität	545
b) Störungen in der Schwangerschaftsdauer	546
1. Habitueller Abort und Frühgeburt	546
2. Habituelles Übertragen	548
c) Dystope Eieinbettung: Tubargravidität. Placenta praevia	548
d) Schwangerschaftstoxikosen	549
1. Eklampsie und Konstitution	549
α) Mütterliche Konstitution	549
β) Neugeborenes und Eklampsie	555
2. Emesis, Hyperemesis gravidarum und Konstitution	557
e) Pyelitis gravidarum und Konstitution	559
f) Varizen und Konstitution	561
IV. Geburtsstörungen	567
a) Wehen und Konstitution	567

Uteruswehen S. 567; Bauchpresse 569; Seelische Einflüsse: wehenerregend und wehenhemmend; abnorme Schmerzempfindlichkeit, Schmerzscheu, Unlust zum Kinde. Nachgeburtsblutungen S. 570.

b) Becken und Konstitution	571

Durchschnittliche Körperlänge und Beckenbeschaffenheit S. 571; Wuchsstörungen (Zwerge und Riesen) und Beckenbeschaffenheit S. 571; Störungen der sekundären Geschlechtsmerkmale und Beckenbeschaffenheit S. 572; Assimilationsbecken und Konstitution S. 572; Exostosen und Beckenbeschaffenheit S. 573.

c) Größe, Härte des kindlichen Kopfes und Konstitution	573
d) Gesichtslage und Konstitution	574
e) Vorzeitiger Blasensprung und Konstitution	575
f) Weichteilzerreißungen und Konstitution	576
g) Blutung und Konstitution	578
h) Dystoke und eutoke Frauen	580
V. Wochenbettsstörungen und Konstitution	582

Einfluß der Konstitution auf den Ablauf von puerperalen Erkrankungen und auf spätere gynäkologische Erkrankungen 582

VI. Stillfähigkeit und Konstitution	582

Fünftes Kapitel.
Neugeborenes und Konstitution.

I. Geschlecht und Konstitution	586
a) Vererbung des Geschlechts	586
b) Verschiebung der Geschlechtsproportionen	588
c) Übertragung der Knaben	594
d) Bubenmütter	595
e) Graviditätstoxikosen, dystope Eieinbettung und Geschlecht	596
f) Intrauterine Wachstumsunterschiede und Geschlecht	597
II. Wachstumsunterschiede der Neugeborenen und Konstitution der Eltern	597

Fettkinder, überlange Kinder, Kinder von Riesen oder Zwergen S. 597; Athyreoidismus und Wachstum S. 598; Lebensalter der Eltern und Größe des Kindes S. 598; Kindliche Kopfgröße und Weite des mütterlichen Beckens, Größe des väterlichen Kopfes S. 598.

	Seite
III. Vaterschaftssuche und Konstitution (Erbanalyse)	598

Blutgruppenbestimmung S. 598; Papillarmuster; Kopfhaarwirbel; Ähnlichkeit des Gesichts S. 599.

Sechstes Kapitel.
Zwillinge und Konstitution.

I. Die Entstehung der zweieiigen Zwillingsschwangerschaft	601
II. Die Entstehung der eineiigen Zwillingsschwangerschaft	603
III. Eihautverhältnisse	605
IV. Diagnose der Eiigkeit	607
V. Unterschiede in der intrauterinen Entwicklung der Zwillingsfrüchte	608
VI. Die Erbgleichheit eineiiger Zwillinge	611
VII. Statistische Erfahrungen	615
VIII. Vererbung der Zwillinge	620

Siebentes Kapitel.
Gynäkologische Krankheiten und Konstitution.

I. Fluor albus und Konstitution	624
II. Gonorrhöe und Konstitution	631
III. Genitaltuberkulose und Konstitution	632
IV. Retroflexio uteri und Konstitution	639
V. Prolaps und Konstitution	645
VI. Obstipation und Konstitution	649
VII. Ovarialtumoren und Konstitution	651
VIII. Myom und Konstitution	655
IX. Karzinom und Konstitution	659
X. Lebensalter und gynäkologische Erkrankungen (Altersbilder)	668
XI. Operation und Konstitution	678
XII. Infektion und Konstitution	688
a) Geschlechts- und Altersunterschiede	688
b) Menstruation und Infekt	693
c) Schwangerschaft und Infekt	695
d) Örtliche Disposition zur Infektion	697
e) Rückwirkung des Infektes auf die Person	698
f) Immunität und Konstitution	700

Achtes Kapitel.
Frau und Beruf.

I. Allgemeines über Frauenarbeit	702
II. Handarbeit und Genitalapparat	707
a) Gynäkologische Erkrankungen	707
1. Enges Becken infolge Berufsarbeit	707
2. Entzündliche Genitalerkrankungen und Berufsarbeit	708
3. Menstruationsstörungen und Frauenarbeit	710
4. Retroflexio uteri und Berufsarbeit	711
5. Genitalprolaps und Berufsarbeit	713
6. Tubargravidität und Frauenarbeit	715
7. Intraperitoneale Blutergüsse ohne Schwangerschaft	718
8. Genitaltumoren und Frauenarbeit	719
9. Krampfadern und Frauenarbeit	720
b) Fortpflanzungstätigkeit und Frauenarbeit	721
1. Sterilität und Störungen der Schwangerschaft	721
2. Geburts- und Wochenbettskomplikationen	724
3. Schädigung der Nachkommen	725
III. Geistige Arbeit, Frauenstudium und Konstitution	729
1. Körperliche Eignung	729
2. Intellektuelle Befähigung	732

Inhaltsverzeichnis.

    3. Verlust der natürlichen Weiblichkeit ... 734
        Gattenwahl S. 735; Kindererziehung S. 736.
IV. Kinderzahl (Geburtlichkeit), Familie, Staat und Frauenarbeit ... 736
    1. Verminderte Zeugung ... 736
    2. Abnahme der Heiratslust ... 738
    3. Zunahme der Ehescheidungen ... 739
    4. Ehe und Berufsarbeit ... 740

Neuntes Kapitel.
Vererbung von Krankheiten.

I. Körperliche Erkrankungen ... 743
II. Hämophilie ... 757
III. Vererbung der Blutgruppen ... 760
IV. Vererbung von Geisteskrankheiten und Minderwertigkeit ... 763

Zehntes Kapitel.
Ehe und Konstitution.

I. Ehe unter Blutsverwandten ... 767
II. Heiratsalter ... 770
    Konzeptionsfähigkeit, Eignung zur Schwangerschaft S. 770; Gebärfähigkeit S. 771, Qualität der Kinder S. 772.
III. Ehefähigkeit ... 776
    a) Ärztliche Eheberatung: ... 776
        Kopulationsfähigkeit S. 776; Konzeptionsfähigkeit S. 779; Graviditätsfähigkeit S. 780; Gebärfähigkeit, Wochenbett, Nachkommen S. 781.
    b) Staatliches Heiratszeugnis ... 784

Elftes Kapitel.
Gynäkologisch wichtige Merkmale einer besonderen Konstitution.

Menstruationsstörungen als Hinweis auf die Konstitution ... 785
    Pubertas praecox ... 785
    Spätmenarche ... 786
Virginelle Retroflexio und virgineller Prolaps ... 786
Jugendlichkeit im Aussehen ... 787
Störungen im endokrinen System ... 787
Störungen der sexuellen Differenzierung ... 788
Körperbau und seelisches Verhalten, Körperbau als Zeichen des Charakters ... 788
    Somatischer und psychischer Infantilismus ... 788
    Schizothyme Anlage bei asthenischem und dysplastischem Typ ... 788
Gesichtsausdruck und Hand als Symbole der Seele ... 789
Handschrift und Charakter ... 790
Art der Beschwerden und Art ihres Vorbringens ... 791

Zwölftes Kapitel.
Praktische Konsequenzen aus der Konstitutionsforschung.

Vererbung bei Tumoren und Mißbildungen ... 792
Dysmenorrhöe als Erlebnisreaktion und als Erkrankung der Person ... 793
Virginelle Retroflexio und virgineller Prolaps als Hinweis auf die Konstitution ... 793
Primärer Operationserfolg, Rekonvaleszenz und Konstitution ... 793
Geburtsverlauf und Konstitution ... 793
Kleine Gynäkologie und Konstitution ... 796

Literaturverzeichnis ... 798
Namenverzeichnis ... 858
Sachverzeichnis ... 875

Sterilität und Sterilisierung.

Von

F. Engelmann, Dortmund.

A. Sterilität.
I. Begriffsbestimmung.

Eine scharfe und exakte Definition des Begriffes Sterilität[1] zu geben, die zugleich den praktischen Bedürfnissen entspricht, ist nicht ganz leicht. Theoretisch ist eine Frau nur dann steril zu nennen, wenn sie nicht in der Lage ist, ein reifes Ei zu produzieren, bzw. wenn trotz normaler Eientwicklung und regelmäßigem Geschlechtsverkehr eine Befruchtung nicht stattfindet, und zwar aus Gründen, die bei der Frau liegen. Ist das letztere nicht der Fall, so kann man nur von einer sterilen Ehe sprechen. Kommt es jedoch zu einer Verschmelzung von Samen und Ei (Imprägnation), aber nicht zu einer völligen Ausreifung der Frucht, so nennen wir die Frau infertil (von infertilis = zum Fruchttragen nicht geeignet).

Praktisch ist ja allerdings eine solche Unterscheidung nicht immer möglich, da wir häufig nicht in der Lage sind, festzustellen, ob ein Ei befruchtet wird oder nicht, oder ob das befruchtete Ei zur Ansiedlung gelangt oder durch frühzeitigen Abort bzw. auf andere Weise vernichtet wird. Vieles spricht dafür, daß derartige Ereignisse gar nicht selten sind, ohne daß sie zur Wahrnehmung gelangen.

Auch in den einschlägigen Werken der Tierheilkunde hat man, wie mir von sachverständiger Seite auf Anfrage bestätigt wird, aus praktischen Gründen davon abgesehen,

---

[1] In der ersten und zweiten Auflage des Veitschen Handbuches hat das Thema der Überschrift eine besondere Bearbeitung nicht erfahren. Der jetzige Herausgeber hat jedoch eine solche, und mit Recht, für notwendig erachtet. Er wird sich aber mit dem Verfasser der Schwierigkeiten bewußt gewesen sein, die sich einer erschöpfenden und doch den Rahmen eines Handbuchs nicht überschreitenden Darstellung der äußerst umfangreichen Gebiete entgegenstellen. Hat doch schon die bekannte, bereits vor 30 Jahren erschienene Monographie Kischs über Sterilität einen Umfang von weit über 400 Seiten, von denen fast 30 Seiten durch das Literaturverzeichnis eingenommen werden. Der Verfasser mußte sich darum eine gewisse Beschränkung auferlegen, vor allem auch in der Anführung der fast unübersehbaren Literatur.

Dem nicht unberechtigten Wunsch mancher Leser auf Verdeutschung ersetzbarer Worte in unserem Sonderfach konnte der Verfasser in bezug auf die Überschrift nach reiflicher Erwägung nicht nachkommen. Während wir zwar für den Ausdruck Sterilität ein gutes deutsches Wort besitzen, ist das nicht für den Begriff Sterilisierung der Fall. Die dafür vorgeschlagenen Bezeichnungen „künstliche Unfruchtbarkeit" oder „künstliche Unfruchtbarmachung" sind schwerfällige Ausdrücke und stellen nach dem Empfinden des Verfassers keine befriedigende Übertragung dar. (Die vorliegende Arbeit ist im Februar 1926 zur Ablieferung gelangt.)

die geschilderten feinen Unterschiede zu machen. So muß auch Oppermann[1] (Direktor der geburtshilflichen Klinik der tierärztlichen Hochschule Hannover), einer der besten Kenner der Befruchtungs- und Sterilitätsfragen in der Tierheilkunde, zugeben, daß sich der Begriff Sterilität nur schwer umgrenzen läßt. Oppermann nimmt theoretisch nur dann das Vorliegen einer Sterilität an, wenn z. B. überhaupt keine Ovulation stattfindet, und spricht von Infertilität, wenn das befruchtete Ei sich nicht einzubetten oder nicht auszureifen vermag. Oppermann muß aber ferner zugeben, daß auch bei dieser Definition Schwierigkeiten entstehen, so z. B., wenn eine regelrechte Ovulation stattfindet, aber die Imprägnation infolge von Hindernissen ausbleibt. Er schlägt deshalb auch vor, aus praktischen Gründen den Begriff Sterilität weiter zu fassen, also etwa so wie es oben geschehen ist.

Schöttler (Direktor der geburtshilflichen Klinik der tierärztlichen Hochschule Berlin) teilt mir sogar mit, daß in der Tierheilkunde eine Unterscheidung zwischen steril und infertil überhaupt nicht gemacht werde, da sie praktisch kaum durchführbar sei. Er macht den meines Erachtens wenig zweckmäßigen Vorschlag, mit Sterilität die dauernde und mit Infertilität die temporäre Unfruchtbarkeit zu bezeichnen.

Der Unterschied zwischen steril und infertil war schon im Altertum bekannt. Steril = unfähig zur Konzeption, infertil = unfähig lebensfähige Kinder zu erzeugen. Die Begriffe Sterilität und Infertilität zeigen allerdings häufig fließende Übergänge, worauf neuerdings auch Nürnberger hingewiesen hat. So geht der Sterilität gelegentlich ein Stadium der Infertilität voraus, und umgekehrt kann die ursprüngliche Sterilität über die Infertilität — mehrfache Aborte — zu normaler Fertilität führen.

Neben dem frühzeitigen Abort, der vielfach der Beobachtung entgeht, spielt auch der intrauterine Eischwund, der sicher häufiger vorkommt, als man gemeinhin annimmt, eine Rolle. Nach den vorliegenden Tierversuchen muß auch die Möglichkeit in Betracht gezogen werden, daß das befruchtete Ei schon in der Tube, also vor seiner Implantation zugrunde geht. Wenn ein derartiger Vorgang sich öfter ereignet, so kann dadurch das Bild der Sterilität vorgetäuscht werden.

Man unterscheidet verschiedene Formen der Sterilität, für die jedoch nicht immer gleiche Bezeichnungen gewählt werden (vgl. z. B. die Abweichungen bei Kisch).

Zunächst trennt man die primäre Sterilität von der sekundären. Dabei versteht man unter der ersteren den Zustand, daß trotz mehrere Jahre lang fortgesetzten Geschlechtsverkehrs eine nachweisbare Befruchtung nicht eintritt. Es ist einleuchtend, daß man über den Zeitpunkt, von dem ab man von einer Sterilität der Ehe sprechen kann, sehr verschiedener Meinung sein kann. Während aber die meisten Autoren einen mittleren Termin für diesen Zeitpunkt wählen, etwa zwei (Chrobak, von Rosthorn, Hofmeier, Nagel, R. Schäfer), oder drei (Kisch, Kleinwächter, E. Ruge, E. Kehrer) Jahre nach der Hochzeit, gibt es andere, die, von der Erfahrung ausgehend, daß auch nach viel längerer Zeit noch Konzeption eintreten kann, erst nach einer erheblich längeren Dauer der Ehe von Sterilität sprechen wollen. Ziehen wir zur Feststellung dieses Zeitpunktes die Statistik heran, so ergibt sich folgendes: nach älteren Zusammenstellungen erfolgt die Geburt des ersten Kindes in der Regel etwa $1\frac{1}{2}$—2 Jahre nach der Hochzeit (nach

---

[1] Laut brieflicher Mitteilung.

Siegel in über 70% in den ersten 1½ Jahren, in über 80% in den ersten 2 Jahren), und nach Ablauf von 3 Jahren sinkt die Wahrscheinlichkeit, daß überhaupt Kinder geboren werden, auf etwa ein Zwanzigstel herunter. Hieraus zieht Kisch den Schluß, daß man erst nach dreijähriger Ehe von wirklicher Sterilität sprechen könne, daß aber verheiratete Frauen, bei denen der Eintritt der ersten Empfängnis sich über 16 Monate nach der Hochzeit hinzieht, schon mit einer gewissen Wahrscheinlichkeit als steril zu betrachten seien. Ausführliche Untersuchungen über diesen Punkt und über den großen Komplex der damit in Zusammenhang stehenden Fragen aus der neuesten Zeit liegen von Siegel vor. Siegel will von Sterilität dann sprechen, wenn die Fertilitätschance so gering ist, daß Kinder praktisch kaum mehr zu erwarten sind. Siegel hat nun an seinem oberbadischen Material von 1000 Frauen gefunden, daß die Chance zur Geburt des ersten Kindes mit den Jahren sehr schnell sinkt. Während sie im ersten Jahr noch rund 50% betrug, war sie nach zwei Jahren nur noch rund 12, nach drei Jahren rund 6, nach vier Jahren rund 3, nach fünf Jahren rund 2 und nach sechs Jahren nur mehr rund 1%. (Mathematisch einwandfrei sind alle derartige Statistiken natürlich nicht, da das Moment der gewollten Sterilität nicht in Rechnung gesetzt werden kann.) D. h. also, wenn eine Frau nach 2jähriger Ehe noch nicht konzipiert hat, so ist die Wahrscheinlichkeit, daß sie schwanger wird, auf rund 12% gesunken, nach 3jähriger Ehe auf 6 und nach 6jähriger Ehe auf 1%. Umgekehrt beträgt die Wahrscheinlichkeit, steril zu bleiben, schon nach 2 Jahren fast

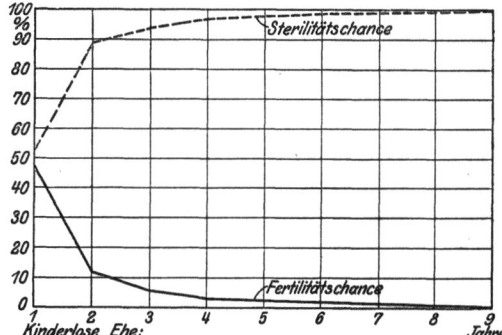

Abb. 1. Fertilitätschance und Sterilitätschance der Frau. (Nach Siegel, Gewollte und ungewollte Schwankungen der weibl. Fruchtbarkeit. Springer 1917.)

90%, nach 3 Jahren 94% und nach 6 Jahren 99%. Daraus folgert Siegel, daß man erst nach 6jähriger kinderloser Ehe von Sterilität sprechen könne.

Es ist ja zunächst Geschmackssache, bei welchem Grade der Wahrscheinlichkeit, daß noch Schwangerschaft erfolgt, man von Sterilität reden will. Vom praktischen Standpunkt aus ist es aber gewiß nicht richtig, den Zeitpunkt so weit hinaus zu legen. In der Tat nehmen ja auch die meisten Autoren schon nach 2—3 Jahren das Vorliegen einer Sterilität an und, wenn man bedenkt, daß die Wahrscheinlichkeit schon nach 2 Jahren nur 12% und nach 3 Jahren gar nur 6% beträgt, so scheint es gewiß nicht unberechtigt, praktisch von Sterilität zu sprechen, wenn die Chancen nur mehr rund 10% betragen, wie es schon Chrobak, v. Rosthorn und Hofmeier getan haben. Es ist natürlich zuzugeben, daß der Erfolg der Behandlung solcher Fälle nicht so einwandfrei ist, als bei länger bestehender Sterilität. Die Berechtigung, eine Behandlung einzuleiten, dürfte aber auch schon bei diesen Fällen gegeben sein. Natürlich muß die Indikationsstellung von Fall zu Fall erwogen werden, und es gibt selbstverständlich Fälle, wo die Behandlung noch viel früher einsetzen muß.

Für die Beurteilung der Chancen im einzelnen Falle ist noch die Beantwortung der Frage wichtig, ob die spät heiratende Frau eine geringere Aussicht hat gravid zu werden, als die früh heiratende. Entgegen den Annahmen von Duncan und Kisch geht aus der

Zusammenstellung Siegels hervor, daß die Chancen bis zum 35. Lebensjahre fast genau so groß sind als in den 20er Jahren. Erst von da ab sinken sie, und zwar sehr schnell, so daß eine Frau von 36 Jahren, die nach zweijähriger Ehe noch nicht konzipiert hat, wenig Aussichten hat, schwanger zu werden.

Diese verschiedenen Umstände beeinträchtigen natürlich die Einwandfreiheit der Statistik und erschweren eine vergleichsweise Betrachtung und Beurteilung derselben.

E. Kehrer spricht nach 2 Jahren von Konzeptionserschwerung, nach 3 Jahren von Sterilität.

Eine sekundäre Sterilität, die im Gegensatz zu der primären stets erworben ist, liegt dann vor, wenn nach einer vorhergegangenen Geburt oder Fehlgeburt keine weitere Schwangerschaft mehr zustande kommt. Die Erörterung darüber, wann man von einer sekundären Sterilität zu sprechen berechtigt ist, und ob man, wie Siegel und Kehrer wollen, die Zeitdauer der primären und sekundären Sterilität gleich bemessen soll, scheint mir noch weniger fruchtbar, da erstens das erwähnte Moment der Konzeptionsverhinderung hier eine noch größere Rolle spielt, und da zweitens die Erkennung der Ursache — zumal jetzt nach Einführung der Tubendurchblasung — viel leichter ist als bei der primären Sterilität. Es liegt somit kein Grund vor, erst eine längere Reihe von Jahren vergehen zu lassen, ehe man eine Behandlung einleitet. Siegel, der feststellen konnte, daß bei seinen Fällen zwischen der ersten und zweiten Geburt in rund 4%, zwischen der zweiten und dritten in rund 9% und zwischen der vorletzten und letzten Geburt in 17% der Fälle ein Zeitraum von mehr als 6 Jahren lag, glaubt darum auch erst nach dieser Zeit von sekundärer Sterilität sprechen zu dürfen, während Kehrer nach 3 Jahren das Vorliegen einer sekundären Sterilität annimmt, wie bei der primären.

Tritt die sekundäre Sterilität schon nach der Geburt des ersten Kindes ein, so spricht man von Einkindsterilität (nach dem Vorbild der One-child-sterility der Engländer). Ebenso könnte und sollte man auch von Einabortussterilität sprechen, wie Kehrer es tut, zumal nachdem die Zahl derartiger Fälle, nach unserer Beobachtung wenigstens, in den letzten Jahren enorm zugenommen hat. Davon wird später noch die Rede sein.

Von relativer Sterilität spricht man im allgemeinen dann, wenn eine Frau von dem einen Manne nicht konzipiert, von einem anderen aber wohl befruchtet werden kann.

Eine absolute Sterilität liegt vor, wenn nachweisbare irreparable Erkrankungen oder Veränderungen vorhanden sind, die eine Schwangerschaft völlig unmöglich machen. Auch ohne das Vorhandensein solcher Hindernisse kann man das Vorliegen einer absoluten Sterilität annehmen, wenn während einer 20jährigen Ehe keine Schwangerschaft erfolgt ist. Praktisch tritt dieser Zustand nach Siegel schon nach 9jähriger Ehe ein. Siegel sah nämlich nur einen Fall von Konzeption nach Ablauf von 9 Jahren. Fehling beobachtete allerdings nach dem Kriege zwei Frauen, die nach 10jähriger Ehe noch schwanger wurden.

Man spricht auch wohl von einer fakultativen Sterilität, wenn durch irgendwelche Mittel das Zustandekommen einer Befruchtung verhindert wird. Dieser Zustand kann ein vorübergehender oder auch ein endgültiger sein. Diese Begriffsbestimmung erscheint jedoch nicht korrekt, da die Unfruchtbarkeit ja nur eine scheinbare und eine Konzeption jederzeit möglich ist. Etwas anders ist es mit jener Form der temporären

Sterilität, wo wie z. B. während und im Gefolge einer schweren Erkrankung infolge von Aussetzen der Eiproduktion eine Konzeption ausgeschlossen ist.

(Wie der sonst so verdienstvolle Kisch die Begriffe kongenitale [auch absolute] und acquisite [auch relative] Sterilität in seinem sonst sehr lesenswerten Buch definiert, erscheint ganz unverständlich und ist direkt irreführend.)

Endlich hat man auch noch den Begriff **physiologische Sterilität** geschaffen. Eine solche liegt vor, einmal vor dem Eintritt der Geschlechtsreife, d. h. vor der Produktion befruchtungsfähiger Eier, und dann nach dem Aufhören derselben. Beide Zeitabschnitte sind durch das Fehlen der Menses gekennzeichnet. Im geschlechtsreifen Alter kennen wir zwei Perioden der physiologischen Sterilität, die **Schwangerschaftssterilität** und die **Laktationssterilität**. Jedoch nur die erste Form stellt eine wahre Sterilität dar. Denn wenn auch die Möglichkeit einer Superfoecundatio oder Superfoetatio in den ersten Monaten der Gravidität, für deren Vorkommen sichere Beweise nicht vorliegen, nicht völlig von der Hand gewiesen werden kann, so kann man doch praktisch annehmen, daß die gravide Frau nicht konzeptionsfähig ist. Anders liegen die Verhältnisse bei der sog. Laktationssterilität. Hier herrscht zwar auch die Regel, daß die durch das Stillgeschäft ganz in Anspruch genommene Frau während dieser Zeit vor erneuter Konzeption gesichert ist, aber diese Regel hat sehr viele Ausnahmen. Nach unseren Erfahrungen trifft Glaß mit seiner Angabe von 40% Frauen, die während der Stillzeit menstruieren, das Richtige. Dies haben auch viele Frauen erfahren, die glaubten, in dem langen Stillen einen sicheren Schutz gegen eine neue Schwangerschaft zu haben. Übrigens bilden diese Schwangerschaften einen sicheren Beweis für die früher geleugnete Tatsache, daß eine Schwangerschaft ohne vorhergegangene Menses durchaus möglich ist. Ist doch die Zahl derjenigen Frauen gar nicht so klein, bei denen jahrelang die Periode sich nicht einstellt, weil jedesmal die Laktationszeit schon wieder von einer neuen Schwangerschaft abgelöst wird.

Man hat dann auch noch eine dritte Form von physiologischer Sterilität unterschieden, nämlich die prämenstruelle. Nachdem die früher eine große Rolle spielende Annahme, daß im Prämenstruum eine Konzeption unmöglich sei — vgl. die moraltheologischen Ausführungen Capellmanns aus den 80er Jahren des vorigen Jahrhunderts — die auch Siegel auf Grund seiner Untersuchungen zeitweise geteilt hat — sich als irrig herausgestellt hat, und man nur noch von einer verminderten Fruchtbarkeit oder Konzeptionsmöglichkeit in den letzten Tagen vor Eintritt der neuen Periode sprechen kann, sollte man in diesem Sinne nicht mehr von einer physiologischen Sterilität sprechen.

Vor Erörterung der Bedeutung der Sterilität muß noch die Häufigkeit dieses pathologischen Zustandes besprochen werden.

Ziemlich übereinstimmend geben alle Autoren diese auf etwa 10—15% an (Simpson 1:8,5, Spencer-Wells und Marion-Sims 1:8, Prochownik 1:11). Ähnlich sind die Zahlen von Ahlfeld, Menge, Pankow u. a. Auffallend niedrig sind die Prozentzahlen Siegels, der bei einem Material von 2000 Frauen über 47 Jahren, die allerdings nie wegen Genitalleiden behandelt gewesen sein sollen, nur 6,7% steriler Frauen fand. Französische Statistiken zeigen eine erheblich größere Häufigkeit, nämlich rund 20%. Nach Rochard (zit. nach Kisch) sollen von 10 Millionen Ehen in Frankreich 2 Millionen gar keine Kinder und weitere 2 Millionen nur je ein Kind haben.

In den höheren Gesellschaftskreisen ist die Zahl der sterilen Ehen größer als der Durchschnitt. So fand Simpson im allgemeinen ein Verhältnis 1: 8,5 und bei der Aristokratie des gleichen Bezirkes 1: 6,5. Und Kisch hat nach dem Gothaer Kalender ein Verhältnis von 1: 8 berechnet, während er bei anderen Gesellschaftskreisen ein Verhältnis 1: 10 gefunden hat.

Selbstverständlich haben alle diese statistischen Angaben nur einen relativen Wert.

II. Die Bedeutung und Bewertung der Sterilität.

„Soweit man die Kulturgeschichte der Menschheit überblickt, allenthalben wird man der Tatsache begegnen, daß die Unfruchtbarkeit der Frau nicht bloß als ein Unglück angesehen wird, sondern ihr auch stets zum Vorwurf gereicht." Diese Worte Kischs, mit denen er sein grundlegendes Buch über die Sterilität des Weibes einleitet, gelten auch für unsere heutige unfromme und aufgeklärte Zeit. Der Wunsch, „das eigene Ich in seiner Nachkommenschaft fortgepflanzt zu sehen", wie Döderlein es ausdrückt, ist im Menschen so tief eingewurzelt, daß auch alle wirtschaftlichen Nöte und die Umwertung zwar nicht aller, so doch vieler sittlicher Werte in weiten Kreisen der Bevölkerung nicht viel geändert haben. Ja, die Zahl derjenigen Frauen, die der brennende Wunsch nach dem Kinde zum Arzte hinführt, ist gerade in der Nachkriegszeit und trotz der vielen mißlichen Verhältnisse, die diese mit sich gebracht hat, nicht kleiner, sondern eher größer geworden als in den Zeiten wirtschaftlicher Hochkonjunktur. Auch heute gilt noch das, was Mayer nach Nietzsche zitiert: „Alles beim Weibe hat seine Lösung: sie heißt Mutterschaft", wenn auch die Forderung nach dem Recht auf Mutterschaft und der „Schrei nach dem Kinde" vielleicht nicht mehr so laut ertönen wie zur Zeit einer Ellen Key. Diese von anderen beobachtete Zunahme haben wir auch an unserer Klientel feststellen können. In den letzten Jahren hat allerdings die Zahl wieder langsam abgenommen.

Auf rund 1000 Frauen der Privatsprechstunde kamen vor dem Kriege 12—15, die wegen Sterilität ärztliche Hilfe suchten. Diese Zahl schnellte kurz nach dem Kriege im Jahre 1919 auf 45 empor. Sie betrug im Jahre 1920 noch 29, um dann wieder langsam etwas zu sinken: 1921 = 16, 1922 = 23, 1923 = 21.

Die Beobachtungen Mayers, daß die Zahl der sterilen Ehen und damit die Ursache derselben zugenommen habe, halte ich mit Winter nicht für richtig. Es dürfte vielmehr so sein, daß gerade in der Zeit nach dem Kriege der Drang nach dem Kinde aus den verschiedensten, meist wohl psychologischen Gründen, größer geworden ist, woraus die vermehrte Zahl der hilfesuchenden Frauen erklärt werden kann. Dem widerspricht nicht die unbestreitbare Tatsache, daß in vielleicht noch größerem Maße der Wunsch oder meist wohl die Möglichkeit, eine große Zahl von Kindern aufzuziehen, naturgemäß abgenommen haben, wodurch die Zahl der Fälle von gewollter Unfruchtbarkeit sich entsprechend vermehrt hat.

Auch heute herrscht trotz aller Aufklärungs- und Fortbildungsvorträge inner- und außerhalb der Volkshochschulen in weitesten Kreisen die Ansicht vor, daß bei Kinderlosigkeit die Frau der schuldige Teil ist; und in der Tat fühlt sich die Frau auch fast stets als solchen. Wir können jedenfalls nicht die Beobachtung Winters bestätigen, daß die Tatsache des erheblichen Schuldanteils des Mannes an der Kinderlosigkeit der Ehe heute in Laienkreisen bekannt sei, und daß heute mehr Frauen mit ihrem Manne als ohne diesen zur Untersuchung den Arzt aufsuchen. Auch andere Fachkollegen, mit denen ich darüber gesprochen habe, haben diese Erfahrung nicht gemacht. Es mag dies vielleicht an der Art der Klientel liegen. Wir haben im Gegenteil fast immer gefunden, daß die Frauen, und zwar nicht nur die einfachen, sondern auch die der höheren Gesellschaftsschichten ein höchst erstauntes Gesicht machen, wenn man ihnen die Möglichkeit andeutet oder auseinandersetzt, daß die Schuld ja nicht an ihnen zu liegen brauche, und daß in einer großen Zahl von Fällen die Ursache am Manne liege. Man beobachte auch einmal die Frauen der höheren Gesellschaftskreise untereinander und man wird zumeist finden, daß sich einem oft ehrlichen Mitleid mit der kinderlosen Frau ein, wenn auch manchmal nur leises Gefühl von der eigenen Tüchtigkeit und einer gewissen Minderwertigkeit der anderen beimischt. Es ist darum auch heute noch so, daß die Kinderlosigkeit in der Regel der Frau zum Vorwurf gemacht wird, und daß ihre soziale Position und ihre Stellung dem Manne und der Familie desselben gegenüber unter dieser Tatsache erheblich leiden, abgesehen von der tiefen seelischen Wirkung, die die Unfruchtbarkeit einer Ehe auf die gesund empfindende Frau ausübt.

Tatsache ist es, daß der Fluch der Kinderlosigkeit noch ganz anders auf der Frau der unzivilisierten Völker lastet. Aber auch bei Völkern mit alter Kultur wie in China und Japan ist es nicht viel anders. In Indien wird die kinderlose Frau vom Manne den Eltern wieder zurückgeschickt. Auch in der antiken Welt, bei den Griechen und Römern, galt die Unfruchtbarkeit als Scheidungsgrund. Ebenso war es nach altdeutschen Rechtsbrauch der Fall. Bei den Juden ist heute noch die Kinderlosigkeit nach 10 jähriger Ehe, theoretisch wenigstens, ein Scheidungsgrund. Nach der Mitteilung eines sach- und gesetzeskundigen Oberrabbiners soll jedoch in der Regel kein Gebrauch von diesem Recht gemacht werden. Im übrigen soll, wie mir der gleiche Gewährsmann versichert, auch heute noch die jüdische Ehe von seiten des Mannes jederzeit gelöst werden können. Nach Winter bildet jedoch bei den strenggläubigen russisch-galizischen Jüdinnen die Sterilität auch jetzt noch einen Scheidungsgrund. Winter schildert in den lebhaftesten Farben die Verzweiflung der unglücklichen Geschöpfe, die hilfesuchend von einem Arzt zum anderen wandern und sich jeglicher Behandlung und Kur unterwerfen, je näher der gefürchtete Termin rückt.

Das sind alles Gründe, die beweisen, daß auch heute noch das Problem der Sterilität von großer Bedeutung ist, und daß es das Bestreben des Arztes sein muß, nach allen Kräften an seiner Lösung mitzuarbeiten. Die Unfruchtbarkeit der Frau zu beheben, ist sicher, wie der Dichterarzt Nassauer sagt, eines der erstrebenswertesten Ziele der Frauenheilkunde.

III. Normale Anatomie und Physiologie.

Zur Feststellung der Abweichungen von der Form und Gestalt, der Beschaffenheit und Funktion der Genitalien, die Veranlassung zu einem Ausbleiben der Konzeption abgeben können, ist die Kenntnis ihrer normalen Anatomie und Physiologie notwendig. Es seien hier zunächst nur ganz kurz die Punkte aus den beiden Gebieten hervorgehoben bzw. ins Gedächtnis zurückgerufen, die bei dem Befruchtungsvorgang eine besondere Rolle spielen. Betreffs näherer Einzelheiten wird auf das Studium der entsprechenden Kapitel hingewiesen.

Beim Hymen interessiert zunächst der Umstand, daß die Größe und die Lage der Öffnung die mannigfachsten Variationen zeigen können. Das Hymen microperforatus bildet den Übergang zu dem als sichere Entwicklungshemmung aufzufassenden Hymen imperforatus. Von Bedeutung ist ferner die Konsistenz und die Dehnbarkeit des Hymen, die in weiten Grenzen schwanken.

Für den Nachweis, daß eine Impotentia coeundi des Mannes die Ursache der Sterilität abgibt, ist die Kenntnis der Veränderungen wünschenswert, die regelmäßige Kohabitationen verursachen. In den anatomischen Lehrbüchern findet man die Abbildungen der verschiedenen Formen des Hymen perforatus.

Die Länge, Ausdehnung und Verlaufsrichtung der Scheide zeigen ebenfalls große Schwankungen. Wesentliche Abweichungen von einer gewissen Norm können schädlich wirken. Die Länge der vorderen Wand beträgt etwa 7—8, die der hinteren 8—10 cm. Normalerweise zeigt der Scheidengrund eine gewisse Geräumigkeit (daher das „Scheidengewölbe"), die fehlen kann. Bei der liegenden Frau steht der tiefste Punkt des Scheidengewölbes tiefer als der Introitus.

Die Gestalt des Uterus ist normalerweise birnenförmig. Die Sondenlänge des Uterus beträgt durchschnittlich 7—8 cm, die Dicke der Wand 10—15—20 mm. In der Regel zeigt die Achse des Uterus einen stumpfen Knickungswinkel, wobei der Körper nach vorne liegt und die Zervix etwas nach hinten gerichtet ist. Stärkere Grade der Beugung bis zum spitzen Winkel brauchen nicht als pathologisch angesehen werden. Sie kommen beispielsweise bei Nulliparen nicht selten vor. Das Korpus läßt sich gegen die Zervix verschieben und das ganze Organ zeigt eine ziemlich beträchtliche Beweglichkeit. Es hat jedoch die Neigung, stets in die Normallage wieder zurückzukehren, wenn es aus derselben gebracht worden ist, etwa infolge von Veränderungen in dem Füllungszustand der Nachbarorgane, Lagewechsel der Frau und aus anderen Gründen.

Alle gröberen Abweichungen in diesem Zustand der Gebärmutter können auch ungünstig auf die Konzeption einwirken. Von Wichtigkeit ist dann ferner Form und Gestalt der Portio und der Zervix. Die Portio hat bei Nulliparen in der Regel eine stumpfkonische Gestalt, der Muttermund ist grübchenförmig oder zeigt eine leicht querovale Form. Es kommen jedoch ziemlich erhebliche Abweichungen von diesem Normalzustand vor, und eine Grenze zum Pathologischen ist nicht zu ziehen. Je größer die Abweichungen, insbesondere in bezug auf die Länge und das spitze Auslaufen der Portio sind, um so ungünstiger wirken sie.

Die Weite des Muttermundes, die ja früher eine sehr große Rolle bei der Beurteilung der Sterilitätsursachen gespielt hat, exakt zu bestimmen, dürfte ein vergebliches Bemühen sein. Trotzdem seien hier einige Zahlen aus einer älteren Arbeit Hennings wiedergegeben. Danach sollen die entsprechenden Maße betragen:

```
    bei der Jungfrau . . . . . . . . . . . . .  0,2—0,5 mm,
    bei Frauen, die geboren haben . . . . . . .  1,10 mm,
    bei der unfruchtbaren Frau . . . . . . . .  0,16 mm,
    im Klimakterium . . . . . . . . . . . . .  0,81 mm.
```

Die Zuverlässigkeit derartiger Angaben kann man wohl anzweifeln.

Die Länge des Gebärmutterhalses im Verhältnis zum Körper ist in den verschiedenen Lebensaltern bekanntlich eine sehr verschiedene. Bei der Virgo sind beide ungefähr gleich lang. Ein Überwiegen der Zervix in der Länge bei alten Individuen ist immer verdächtig auf Stehenbleiben des Organismus auf einem infantilen oder besser gesagt früheren Zustand. Der Zervixkanal besitzt bei Nulliparen eine gleichmäßige Weite.

Die Eileiter haben eine durchschnittliche Länge von $12^{1}/_{2}$ cm (Oertel) bei Frauen zwischen 13 und 50 Jahren. Sie sind bei Geschlechtsreife nur leicht, in der Kindheit stark geschlängelt. Der Eingang in die Tube zeigt eine lichte Weite von 0,8—1,0 mm. Das Lumen ist nach Oertel nicht erweiterungsfähig. Nach anderen (z. B. Sellheim) soll es eine gewisse Ausdehnungsfähigkeit besitzen, was für den Befruchtungsvorgang von Bedeutung sein könnte. In höherem Alter tritt eine Verengerung bis zur völligen Obliteration ein. Diese wird wahrscheinlich verursacht durch eine fibromatöse Entartung der Muskulatur, die durch Bindegewebe ersetzt wird. Eine derartige Veränderung kann gelegentlich unter pathologischen Umständen auch schon früher auftreten. An den intramuralen Teil der Tube schließt sich die Pars isthmica an, die ein Lumen von 2—4 mm hat und die in die erheblich weitere Pars ampularis (Lumen 6—8 mm) übergeht, und zwar in einem Winkel von fast 90 Grad. Die Verbindung mit dem Eierstock stellt das Infundibulum mit dem Ostium abdominale, dem Tubenpavillon dar, der von 6—8 gefalteten, zipfelförmigen Läppchen, den Fimbrien, umgeben ist. Sie bilden im wesentlichen eine Fortsetzung der Schleimhautfalten und sind in der Länge (10—15 mm) und Ausbildung sehr verschieden. Eine der Fimbrien ist besonders lang (Fimbria ovarica) und in zwei Lippen geteilt. Sie dehnt sich bis zum Ovarium aus. Bemerkenswert ist, daß die Fimbrien infantil schlecht entwickelt bleiben können, und daß dann auch die Fimbria ovarica den Eierstock nicht erreicht.

Die Schleimhaut zeigt zahlreiche Längsfalten (5—30) und in der Pars ampularis auch Nebenfalten, so daß auf Schnitten eine baumförmige Verzweigungsart entsteht. Die Oberfläche besteht aus Flimmerzellen, die ihre Flimmerkörperchen im Alter und zur Zeit, wo das Ei die Tube passiert, verlieren (Oertel), eine Feststellung, die für die Frage des Eitransports von Wichtigkeit ist. Zwischen den Zylinderepithelien finden sich sezernierende, mit Sekretkörnchen gefüllte Elemente = sekretorische Zellen. Ebenso ist die Beschaffenheit der Muskelhaut der Tube von Bedeutung. Diese setzt sich aus einer inneren, vorwiegend ringförmig angeordneten Lage, dem dickeren Stratum circulare, und einer äußeren, dünneren, ungleich entwickelteren und nicht geschlossenen Längsschicht, dem Stratum longitudinale zusammen, so daß im allgemeinen die Ringschicht an Stärke die Längsschicht übertrifft. Da eine funktionsfähige Muskulatur bei der Eibeförderung eine große Rolle spielt, ist bei bindegewebiger Entartung derselben diese in Frage gestellt (Infantilismus, Myomatosis und Fibrosis). Ein besonderer Sphinkter am Ostium uterinum ist nicht nachweisbar[1].

Der seröse Überzug der Tube ist durch lockeres Bindegewebe mit der Muskelschicht verbunden. Dadurch besteht gegen diese unter normalen Verhältnissen eine gewisse Verschieblichkeit. In diesem Bindegewebe liegen zahlreiche Nerven, die einen Plexus bilden, der feine Ästchen zu den Muskelzellen und dem Epithel abgibt.

Was den Verlauf und die Lage der Tube betrifft, so kommt zu einer Knickung am Übergang in den ampullären Teil noch eine weitere im Verlauf des ampullären Teils, so daß sich das Infundibulum mit den Fimbrien auf das Ovarium legt und dieses gewisser-

---

[1] Nach den neuesten röntgenographischen Untersuchungen von Rimberg und Arnstam soll sich in der Pars interstitialis ein solcher befinden.

maßen umfaßt. Wichtig ist, daß das Verhalten der Fimbrien häufig ein ganz anderes ist, so z. B. wenn die Tube auffallend kurz ist, oder der Uterus extramedian liegt. Entsprechend der Beweglichkeit der Tube können pathologische Veränderungen Form und Lage derselben sehr beeinflussen.

Die Widerstandsfähigkeit der Eileiterwandung ist nach den Untersuchungen Sellheims eine sehr erhebliche. Das Aufblasen einer normalen, am Ende zugehaltenen Tube bis zum Durchschimmern der Luftsäule, wodurch sie auf einen Durchmesser von 5—6 und mehr mm gelangt, soll ohne alle Schädigung verlaufen. Die Tuben wurden nämlich nach einiger Zeit wieder luftdurchgängig gefunden, was mir jedoch nicht zu beweisen scheint, daß ein derartiger Eingriff in jedem Falle unschädlich ist. Die anatomische Untersuchung der von Sellheim so behandelten und dann fixierten Tuben durch Stieve soll allerdings gezeigt haben, daß weder die Schleimhaut noch die Muskulatur eine Kontinuitätstrennung aufwiesen, noch der Epithelüberzug oder die Flimmerung irgendwie geschädigt waren.

Die Eierstöcke der reifen Frau haben eine Länge von 2,5—5 cm, eine Breite von 1,5—3,5 cm und einen Durchmesser von 0,5—1,5 cm (Oertel). Die Größenschwankungen sind also sehr beträchtlich, z. T. infolge der wechselnden Schwellungszustände. Ihre Form ist meist abgeplattet (mandelförmig). Bei jugendlichen Individuen ist das Ovarium mehr walzenförmig und gefurcht. Dieser Zustand kann persistieren. Kurz vor und während der Reife ist die Oberfläche glatt. Auch das Ovarium besitzt eigene, sympathische Nerven, die im Ligamentum suspensorium (oder pelvicum) verlaufen. Infolge seiner schmalen Befestigung am Ligamentum latum ist der normale Eierstock ziemlich frei beweglich.

Das Rindengewebe, dessen Überzug das ehemalige Keimepithel bildet, besteht aus Bindegewebe, dessen Zellen z. T. platten Muskelzellen gleichen, und enthält die Follikel. Von den 30 000—400 000 Eizellen, die bei der Geburt vorhanden sein sollen, kommen höchstens 400 zur Entwicklung, während die übrigen atretisch zugrunde gehen. So sind im Ovarium der reifen Frau alle Stadien der Eifollikel vorhanden. Die Primärfollikel gehen in den Graafschen Follikel, das Endprodukt der Eientwicklung über (siehe das entsprechende Kapitel der Anatomie). Der sprungfertige Follikel dehnt sich nach der Oberfläche des Ovariums aus und überragt diese schließlich mit einem Teil, der eine ganz dünne, gefäßarme Oberfläche zeigt (Stigma folliculi). Hier erfolgt die Eröffnung der durch die Vermehrung des Liquor folliculi sprungreif gewordenen Follikel.

Es ist verständlich, daß Veränderungen an den Ovarien, z. B. solche entzündlicher Natur den Sprung verhindern oder überhaupt auf irgendeine Weise auf den Ablauf des Eireifungsprozesses einwirken können.

In der Marksubstanz befinden sich keine Follikel. Sie ist von Gefäßen und Muskelfasern durchzogen. Ebenso erstrecken sich Muskelfasern zwischen das Bindegewebe des Mesovariums um die Gefäße herum und bilden so das Corpus cavernosum. Dieses Gebilde steht in einem gewissen Verhältnis zur Bewegung des Eierstockes bei dem Eitransport in die Tube, beim Platzen der Follikel und bei der Regulierung der Saftzirkulation. Die starke Gefäßentwicklung innerhalb des Marks gibt diesem ein schwammiges Aussehen. Bemerkenswert ist auch die Entwicklung eines engen Kapillarnetzes um die Follikel herum, das eine kleine Stelle an der Kuppe des Follikels, das spätere Stigma, freiläßt. Ebenso sind die Follikel mit einem dichten Netz von Lymphgefäßen umgeben. Dieses steht in anastomotischer Verbindung mit dem Lymphnetz des Uterus. Ferner sind die Follikel und in gleicher Weise auch das Corpus luteum mit Nerven versorgt, die ausschließlich sympathischer Natur sind und „zweifellos sensible Fasern enthalten" (Oertel). Mit dem Follikelsprung ist die Ovulation beendigt, und der Follikel wandelt sich um in eine Drüse mit innerer Sekretion (L. Fraenkel), der besondere Aufgaben zukommen.

Der Vorgang der Ovulation kann durch verschiedene Faktoren beschleunigt oder hintangehalten werden. Zu den ersteren gehören Wärmereize und gewisse Mittel, die Aphrodisiaka (Alkohol, Yohimbin, Muirazithin u. ä.), ferner psychische Reize, vor allem erotischer Natur, und wahrscheinlich auch der Kohabitationsvorgang, wie das von vielen Tieren bekannt ist. Auch die Extrakte mancher Drüsen (Hypophyse, Ovarium und Plazenta) sollen ähnlich wirken. Schädlich wirkt vor allem eine schlechte, vitaminarme Ernährung. So war z. B. das Ausbleiben der Brunst infolge von Futtermangel während und kurz nach der Kriegszeit eine den Tierzüchtern ganz geläufige Erscheinung (Oppermann, Sterilität der Haustiere). Ebenso wirkt übrigens auch das Gegenteil, eine zu mastige Fütterung.

Die Ovulation geschieht nach den neuesten Untersuchungen (Rühl) regelmäßig umschichtig in den beiden Eierstöcken. Ist nur eine Keimdrüse vorhanden, so erfolgt die Ovulation in dieser regelmäßig alle 4 Wochen.

Nach dem Follikelsprung gerät das Ei in den Bereich des die Keimdrüsen umfassenden Tubentrichters (beim Tier in die völlig abgeschlossene Ovarialkapsel). Auf welche Weise dies geschieht, ist noch nicht ganz geklärt. L. Fraenkel nimmt an, daß vier Faktoren dabei mitwirken:

1. Die Schleuderkraft des Follikelsprungs,
2. Der Flimmerstrom des Peritonealepithels,
3. Die Saugkraft des Infundibulum und
4. Die Wellenbewegung der im Bauch befindlichen Flüssigkeit.

Ebenso ist es auch nicht sicher, wie der Weitertransport des Eies in der Tube vor sich geht. Die alte Theorie, daß dieser allein durch den Flimmerstrom bewirkt werde, hat dadurch sehr an Wahrscheinlichkeit verloren, daß gerade (s. o.) um die Zeit des Eitransportes die Flimmerhärchen vielfach vermißt werden. Auch noch andere Momente sprechen dafür, daß die Flimmerhärchen nicht unbedingt für den Eitransport nötig sind. Zunächst ist der Umstand zu erwähnen, daß auch nach Operationen zurückgebliebene Tubenstümpfe in der Lage sind, das Ei weiter zu befördern. Vor allem aber sind es die Beobachtungen an Tieren (Sobotta), die es sehr wahrscheinlich machen, daß die Eibeförderung in anderer Weise bewirkt wird. Auf Grund ausgedehnter Untersuchungen an Mäusen, Ratten, Kaninchen und Mehrschweinchen kommt Sobotta zu dem Schluß, daß sowohl bei der Aufnahme der Eier vieler (aller?) Säugetiere in den Eileiter, wie bei dem Transport durch denselben der Flimmerbewegung nur eine ganz untergeordnete Rolle zukommt. Nach seinen Beobachtungen hält es Sobotta für ziemlich sicher, daß die Aufnahme sowie die Weiterbeförderung der Eier in erster Linie durch Muskelaktion — peristaltische und antiperistaltische Bewegung — vor sich geht. Dafür spricht z. B. die interessante Beobachtung, daß das Schweineei die 36 cm lange Tube in der gleichen Zeit passiert als das Kaninchenei den 6 cm langen Kanincheneileiter. Sobotta konnte die Tubenbewegungen nach Aufnahme der Eier in Form charakteristischer Dehnungen der einzelnen Tubenabschnitte beobachten. Auf Grund seiner Beobachtungen kommt er zu folgender bemerkenswerten Schlußfolgerung: 1. Die Dauer der Durchwanderungszeit des Eies durch die Eileiter der Säugetiere ist völlig unabhängig von der Größe des betreffenden Tieres und damit von der Länge der Tube. 2. Also ist die Dauer des Aufenthaltes im Eileiter völlig unabhängig von der Tragzeit des betreffenden Tieres. 3. Das Entwicklungsstadium, welches das Säugetier während seines Aufenthaltes im Eileiter erreicht, steht in keinem Verhältnis zur Dauer seines Aufenthaltes in demselben. 4. Die Dauer des Aufenthaltes des Säugetiereies im Eileiter ist ebenfalls unabhängig von der Größe des Eies. 5. Sie beträgt bei verschiedenen Säugetieren (mit Ausnahme des Eies des Hundes) und bei allen untersuchten Spezies rund 3 Tage.

Wenn nun auch eine restlose Übertragung der durch derartige Tierexperimente gewonnenen Erfahrungen auf den Menschen nicht zulässig ist, so spricht doch manches dafür, daß die Verhältnisse beim Menschen nicht viel anders sind als bei den anderen Säugetieren, eine Auffassung, der sich neuerdings auch Sellheim anschließt. Zunächst konnte E. Kehrer in seinen zahlreichen interessanten Versuchen an überlebend gebliebenen Organen nachweisen, daß die motorische Funktion dieser Organe eine Eigenschaft eines jeden mit glatten Muskelfasern ausgestatteten Organs darstellt. Neuerdings sind auch richtige, rhythmisch-peristaltische Bewegungen von Hirschberg an einer graviden Tube kurz nach deren Exstirpation beobachtet worden. Die Kontraktion ging von dem Fimbrienende aus und erstreckte sich in Form einer ziemlich breitwellig ablaufenden Welle von Kontraktionsringen über die beiden abdominalen Drittel der Tube. Die Bewegungen wiederholten sich zweimal mit dem Erfolg, daß ein Blutkoagulum vom Fimbrienende in die Tube hineingezogen wurde. Auch Rübsamen sah Kontraktionen an der überlebenden menschlichen Tube. Übrigens spricht neuerdings auch Grosser von einer peristaltischen Welle, die schließlich das Ei durch die Tuben in den Uterus hineintreibt.

Die neuesten experimentellen Untersuchungen konnten die Richtigkeit der Sobottaschen Beobachtungen bestätigen und erweitern. So stellte Kok mit der Bauchfenstermethode fest, daß die Bewegungen am besten beim Schwein, und zwar als peristaltische zu erkennen sind, weniger gut beim Rind oder Schaf. Kok konnte dann weiter zeigen, daß die Stärke der Kontraktionen, wie überhaupt ihr Auftreten und ihr Rhythmus von den zyklischen Vorgängen am Ovarium abhängig sind. So beobachtete Kok nach dem Follikelsprung einen mehrtägigen Stillstand der Tubenbewegungen. Dementsprechend fanden sich in den ersten 3—4 Tagen nach der Ovulation beim Schwein Eier im Eileiter. Ähnliche Beobachtungen machten Corner und Putnin. Letzterer gab der Meinung Ausdruck, daß das Ei selbst die Anregung zu seiner Weiterbeförderung abgibt, und zwar wahrscheinlich durch Absonderung von Hormonen, die den Transportmechanismus in Gang bringen. Diese Beobachtungen werden durch gleichzeitige Untersuchungen v. Mikulicz-Radeckis ergänzt und modifiziert.

v. Mikulicz-Radecki untersuchte sowohl virginelle Tiere als auch solche, die schon geworfen hatten, und auch gravide Tiere. Zunächst machte v. Mikulicz-Radecki die Beobachtung, daß die Tuben der virginellen Tiere sich am schlechtesten und die von geschlechtsreifen Tieren, die bereits geworfen hatten, sich am besten kontrahierten, und zwar vor allem dann, wenn die Tiere kurz vorher belegt worden waren. Was die Art der Bewegung angeht, so konnte v. Mikulicz-Radecki im Gegensatz zu früheren

Beobachtern feststellen, daß diese keine rein peristaltische, sondern daß sie komplizierter Natur ist. Die Bewegungen zeigen eine gewisse Regellosigkeit. Sie bestehen aus rhythmischen Ringmuskelbewegungen und aus Kontraktionen der Längsmuskulatur. Dadurch entsteht eine Art „Pendelbewegung", von der v. Mikulicz glaubt, daß sie den Zweck habe, eine Durchmischung des Tubeninhaltes zu bewirken und damit eine Vereinigung von Samen und Ei zu erleichtern. Nebenher geht eine Beförderung des Tubeninhaltes nach dem Uterus hin. „Voraussetzung für die Richtigkeit dieser Darlegungen ist natürlich, daß wir uns das Ei nicht allein im Tubeninnern befindlich, sondern in einer Flüssigkeitsmenge schwimmend vorstellen", wie das für einige andere Tiere von Sobotta nachgewiesen worden ist. Es wäre dies eine Art „Fruchtwasser", das das Ei schützt und die Weiterbeförderung ermöglicht. (Wir sehen in dieser Vorstellung eine Bestätigung der von Sellheim vertretenen Auffassung von der Wanderung des Eies und der Spermien, der auch wir uns angeschlossen haben [siehe unten].) Endlich hat dann v. Mikulicz noch gefunden, daß die Bewegungen der Tube in Beziehung stehen zu denen des Uterus, wie man früher schon angenommen hatte, indem den Kontraktionen des Uterus solche der Tube vorausgehen, und umgekehrt Reize, die die Uterusbewegungen hemmen, entsprechend auf die Tuben einwirken.

Auch der sehr wichtige Punkt der Lebensdauer des Eies im Genitalkanal und seine Widerstandsfähigkeit bedarf noch der Klärung. Nach Fraenkel liegen keine Beobachtungen vor, die dafür sprechen, daß die Eier länger als einige Tage lebens- und befruchtungsfähig bleiben. R. Schroeder spricht dem Ei eine Lebensdauer von $1^1/_2$ bis $2^1/_2$ Tagen zu. Das stimmt ungefähr überein mit den neuesten Angaben der Anatomen Greil und Grosser, daß die Eizelle nur in der Phase der Teilung, die nur 24 Stunden währt, befruchtungsfähig ist bzw. daß das nicht befruchtete Ei nur die Reifungsteilung bis zur zweiten Richtungsspindel durchmacht, um dann sehr schnell zugrunde zu gehen. R. Meyer vertritt demgegenüber die Ansicht, daß wir überhaupt nichts Sicheres über die Lebensdauer wüßten. Auch die Widerstandsfähigkeit des Eies äußeren Einflüssen gegenüber ist recht gering, jedenfalls viel geringer als die der Spermatozoen (z. B. gegen Röntgenstrahlen). Ob auch innerhalb des Follikels eine Schädigung stattfinden kann in dem Sinne, daß darunter die Nachkommenschaft leidet, wird von manchen behauptet, von anderen bestritten (s. weiter unten).

Die sogenannte äußere Überwanderung des Eies, d. h. die Wanderung des Eies in den Uterus durch die nicht zugehörige Tube — die Annahme einer „inneren" Überwanderung ist als unbewiesen und als ganz unwahrscheinlich abzulehnen — ist als ein seltenes Ereignis zu bezeichnen, nachdem ein großer Teil derartiger Fälle einer strengen Kritik nicht standgehalten hat.

Den einzelnen Vorgängen der Ovulation entsprechen zyklische Veränderungen der Uterusschleimhaut, die leichter nachweisbar sind und die Möglichkeit geben, das Stadium der Eientwicklung zu erkennen. Vor allem ist charakteristisch die Umwandlung der ruhenden Schleimhaut in den Zustand der Aufnahmebereitschaft für das Ei, was erst seit den Untersuchungen von Hitschmann und Adler richtig erkannt und gedeutet worden ist. Die einzelnen Phasen dieses Prozesses (dessen interessante Einzelheiten besonders in den umfassenden Arbeiten L. Fraenkels und R. Schroeders nachzulesen sind), folgen genau der Entwicklung des Eies. Es ist infolgedessen möglich, durch Untersuchung der durch Ausschabung gewonnenen Schleimhaut festzustellen, ob diese „zyklusgerecht" ist, ob also die Funktion des Ovarium in Ordnung ist. Auch das Verhalten des Vaginalsekrets ist zu diesen Feststellungen zu verwenden. Davon wird später noch die Rede sein. Der ganze Vorgang endet, falls keine Befruchtung erfolgt, mit dem Ausscheiden der für den Aufbau des Fötus wichtigen Stoffe, die sich in dem Uterus angesammelt haben, der „monatlichen Reinigung". Hierdurch wird der weibliche Körper offenbar von Stoffen befreit, die ihm sonst Beschwerden verursachen und schädlich werden könnten (vgl. die allgemeinen Beschwerden vor der Periode und bei regelmäßigem Eintritt derselben). So sind wohl auch die „Ausfallserscheinungen" zu erklären, die nach der Exstirpation des Uterus und Belassung der Ovarien beobachtet werden.

Was das Zeitverhältnis zwischen Ovulation und Menstruation angeht, so herrscht heute die fast übereinstimmende Ansicht, daß die Ovulation ziemlich genau in der Mitte zwischen zwei Menstruationen erfolgt, also am 14.—16. (R. Meyer, R. Schroeder) oder 18.—19. Tage (L. Fraenkel) nach Eintritt der letzten Menses. Diese Zeitbestimmung ist vor allem von Wichtigkeit für die Frage nach dem Befruchtungsoptimum.

Nach der heute geltenden Anschauung ist also die Ovulation ein der Menstruation übergeordneter Vorgang. Diese übergeordnete Wirkung der Eierstocksfunktion, wie sie sich in der Abhängigkeit der Menstruation von der Ovulation kundgibt, erstreckt sich auch auf andere Vorgänge im Uterus, so z. B. auf sein Wachstum, auf die Insertion und die weitere Entwicklung des Eies. Nach Kastration kann es zum intrauterinen Eischwund oder zum Abort kommen. Diese Wirkung des Eierstocks beruht nach der herrschenden Anschauung auf der Tätigkeit des Corpus luteum als einer inneren Drüse. Störungen in seiner Funktion und vor allem gänzlicher Ausfall derselben machen sich im ganzen Körper bemerkbar und sind wohl als eine Gleichgewichtsstörung in der Harmonie und Synergie der endokrinen Drüsen aufzufassen („Überwiegungssymptome" nach Fraenkel) und nicht nur als Ausdruck der erhöhten und verminderten Tätigkeit des Corpus luteum. Die Keimdrüse ist ja nach neuerer Auffassung nicht das einzige Organ, das beispielsweise Einfluß auf die Ausbildung der Geschlechtsmerkmale hat.

Nach der Ansicht anderer Autoren, z. B. Aschoffs, R. Meyers und R. Schroeders ist es nicht das Corpus luteum, sondern die reifende und zur Befruchtung reife Eizelle, die den eigentlichen und einzigen Antrieb des menstruellen Zyklus bildet, allerdings in Verbindung mit dem übrigen Körper, vor allem mit den endokrinen Drüsen.

Neuerdings mehren sich jedoch die Stimmen derjenigen, welche die dem Ovarium bis jetzt zugeschriebene überragende Bedeutung nicht anerkennen wollen und die Born-Fraenkelsche Theorie von der Tätigkeit des Corpus luteum als einer inneren Drüse ablehnen. So bestreitet Hofbauer die übergeordnete Stellung des Ovarium und behauptet, die Ovarialfunktion und die menstruellen Veränderungen seien koordinierte Erscheinungen. Auch von pathologisch-anatomischer Seite wird die Bedeutung des Corpus luteum für die Auslösung der Menstruation geleugnet, eine hemmende Wirkung allerdings anerkannt (Jaffé aus dem pathologischen Institut Frankfurt). Am energischsten wendet sich der Anatom Greil gegen die „Luteintheorie", die nach seiner Ansicht unhaltbar sei. Es handelt sich nach Greil bei der menstruellen Zyklik nicht um einen „lokalisierbar ausgelösten" (sc. durch das Corpus luteum), sondern konstitutionell bedingten Vorgang. Hierfür sprächen u. a. die menstruellen Wellengänge während der Schwangerschaft und während der Laktation, wo es doch gar nicht zu einem periodischen Follikelsprung und zu einer Luteinkörperbildung kommt.

Hier wären auch noch die bekannten Beobachtungen anzuführen, daß nach operativer Entfernung der Ovarien die „Wellenbewegung" im weiblichen Organismus auf eine kürzere oder längere Zeit fortbestehen kann. Auch ein aus Erlangen berichteter bemerkenswerter Fall gehört hierher:

Eine Frau war wegen epileptischer Anfälle, die vor allem während der Zeit der Menstruation auftraten, bestrahlt worden. Als dadurch kein dauernder Erfolg erzielt werden konnte, wurden die Ovarien samt Uterus exstirpiert. Aber auch jetzt traten die Anfälle weiter im monatlichen Turnus auf. Dieses Resultat veranlaßte den Berichterstatter — den Psychiater Ewald — zu dem Geständnis, daß auch in der Psychiatrie der ovariozentrische Standpunkt von früher allmählich an Boden verliere.

Es ist nicht zu leugnen, daß sowohl derartige Beobachtungen als auch andere Erwägungen zugunsten der von Hofbauer und Greil vertretenen Anschauung verwendet werden können. Nach unserer heutigen Auffassung von der Abhängigkeit aller vegetativen Funktionen von entsprechenden Zentren im Zwischenhirn ist es durchaus wahrscheinlich, daß auch alle periodischen Geschlechtsphasen von einer Zentrale reguliert werden, und daß der rhythmische Ablauf derselben, wie Greil will, konstitutionell bedingt oder vielleicht besser als dem Genus homo eigentümlich, als eine „artspezifische" Eigenschaft aufzufassen ist. Dadurch käme die alte Anschauung Goodmans von der Wellenbewegung im Leben der Frau wieder zu neuen Ehren.

Die Dauer der Menstruation bzw. des Intermenstruum unterliegt individuellen Schwankungen. Größere Abweichungen von der Norm sprechen auch für Störungen in der Ovarialfunktion, ebenso ist der Eintritt und die Dauer der Menstruation selbst den verschiedensten äußeren — auch psychischen — Einflüssen, besonders lust- und unlustbetonten Affekten unterworfen.

Von Interesse für die Frage der Konzeption ist die Tatsache des vermehrten Geschlechtstriebes nach Ablauf der Periode. Diese Erscheinung allein durch die erzwungene Karenz, besonders des männlichen Partners zu erklären dürfte abwegig sein, da sie ja auch bei Frauen, die nicht an einen regelmäßigen Verkehr gewöhnt sind, zu beobachten ist.

Von den Veränderungen an den anderen Geschlechtsorganen während der Menstruation und durch dieselbe interessieren uns hier besonders diejenigen an der Tube und an der Vagina. Das Verschwinden der Flimmerzellen in der Tube gerade während dieser Zeit ist mehrfach nachgewiesen worden, was für die Frage des Eitransportes von Bedeutung ist. Ebenso konnte neuerdings (durch Guttmann u. a.) mittels der Methode der Tubendurchblasung eine Undurchgängigkeit der Eileiter während dieser Zeit festgestellt werden, was für eine starke Schwellung der Schleimhaut spricht, vermutlich als Folge blutigseröser Durchtränkung und Auflockerung derselben.

Im Verhalten der Scheide ist vor allem die Tatsache bemerkenswert, daß der Säuregehalt des Sekrets sehr schwankt, daß er am größten vor und kurz nach der Menstruation und am niedrigsten im Intermenstruum ist (Gräfenberg). Im Klimakterium hören diese Schwankungen auf. Gräfenberg bringt dieses wechselnde Verhalten mit der Follikelreifung in Zusammenhang und glaubt, die regelmäßige oder unregelmäßige Säuretiterkurve als Anzeichen für das Verhalten des Eies im Ovarium verwenden zu können. Auch der Glykogengehalt des Scheidensekrets zeigt ein bestimmtes Verhalten und ist bei Allgemeinerkrankungen und äußeren Einwirkungen pathologischen Veränderungen unterworfen. Endlich erfährt der in Beziehung zu dem Glykogengehalt stehende Gehalt des Sekrets an Bakterien, Leukozyten und Epithelien so regelmäßige und charakteristische Veränderungen, die von der Funktion der Ovarien abhängig sind, daß auch daraus ein Schluß auf das Verhalten derselben gezogen werden kann.

Die übrigen Begleiterscheinungen der Menstruation, die ja den ganzen Körper in Mitleidenschaft zieht, eine Alteration des gesamten Stoffwechsels bewirkt und die allgemeine Widerstandskraft des Körpers herabsetzt, stehen nur in loserem Zusammenhang mit der Frage der Befruchtungsmöglichkeit. Vielleicht könnte man sich denken, daß die Alteration der inneren Drüsen und die psychischen Veränderungen, die manche Frauen während dieser Zeit erleiden, einen ungünstigen Einfluß ausüben.

Zum Zustandekommen einer Befruchtung ist im allgemeinen ein regelrechter Verlauf der Kohabitation notwendig. Leider sind wir weit davon entfernt, uns über alle einzelnen Phasen dieses Aktes ein klares Bild machen zu können; ist das doch selbst in der Tierphysiologie, wo die Verhältnisse viel günstiger liegen, nicht der Fall. Sicher ist, daß auch ohne einen regelrechten Ablauf der Kohabitation eine Befruchtung möglich ist. Das Gesetz definiert den Begriff „Beiwohnung" nicht näher. Demgemäß herrscht unter den Juristen eine verschiedene Auffassung über das, was man unter Beiwohnung zu verstehen hat. Einzelne Kommentatoren wollen nur den in der gewöhnlichen Weise ausgeführten Koitus als Beiwohnung im Sinne des BGB. ansehen. Gegen diese Auffassung wendet sich unter anderen der Jurist P. Hissel, indem er auf die zahlreichen bekannten Fälle von Konzeption ohne Immissio penis hinweist, die in der Literatur niedergelegt sind und die beweisen, daß eine Konzeption manchmal unter den scheinbar ungünstigsten Umständen möglich ist. Die Fälle von Konzeptionen ohne Immissio penis — bewiesen durch die Enge der pathologisch veränderten Hymenalöffnung — sind gar nicht selten. v. Gruber hält sogar eine Konzeption für möglich, wenn die Deponierung des Samens in der Nähe des Scheideneingangs erfolgt (?).

Was wir von dem normalen Kohabitationsvorgang wissen, ist etwa das Folgende: Nach Herstellung eines dichten Abschlusses der Vagina durch die Einführung des erigierten Penis ergießt sich die Samenflüssigkeit in die Scheide und — schon darüber bestehen Meinungsverschiedenheiten — vielleicht unter günstigen Verhältnissen zum Teil auch direkt in die Zervix. Bei Tieren hat man nachweisen können, daß der letztere Modus möglich ist. Ob er die Regel ist, ist natürlich schwer festzustellen. In Versuchen an einer Hündin mit doppelter Uterusfistel konnte Amantea nachweisen, daß schon während des — allerdings 10 Minuten dauernden — Kohabitationsaktes Spermatozoen in der Fistel vorhanden waren. Hieraus ist zu schließen, daß auch beim Hunde wie beim Meerschweinchen und bei der Ratte das Sperma direkt in den Uterus befördert wird. In dem hinteren Teil der Scheide, dem Receptaculum seminis, bleiben die Spermatozoen viele Stunden lang lebens- bzw. bewegungsfähig (Höhne und Behne). Wann und wie nun der Samen weiter befördert wird, auch darüber herrscht noch keine völlige Klarheit. Daß die Kohabitationsorgane der Frau im engeren Sinne, Vulva, Vagina und auch der Uterus, wie bei dem ganzen Vorgang auch bei diesem Teil desselben aktiv beteiligt sind, darüber können wohl heute keine Zweifel herrschen, wenn auch die Mitwirkung des Uterus von manchen bestritten wird.

Was zunächst die Vulva anlangt, so sind es vor allem die Drüsen, Muskeln und Nerven, deren Intaktheit für den regelrechten Ablauf der Kohabitation vonnöten ist. Die Drüsen haben offenbar die Aufgabe, den Introitus schlüpfrig zu machen; ihre weitere Bedeutung wird später erörtert, ebenso wie die der Nerven. Entwicklungsgeschichtlich ist es von Interesse, daß die Drüsen bei den Tieren den Zweck haben, Riechstoffe zur Anlockung des Männchens abzusondern (E. Klein). Die Muskeln sorgen mit den Schwellkörperchen zusammen für einen festen Verschluß der Scheide. Auch die Muskeln der Scheide bzw. des Beckenbodens treten zweifellos bei der Kohabitation in Aktion, und zwar in Form von peristaltischen Zusammenziehungen. Hierdurch wird, abgesehen von dem Reizeffekt, ein gewisser Druck auf die in die Vagina ergossene Samenflüssigkeit ausgeübt und diese nach dem Muttermunde getrieben. Über die Rolle, die der Uterus bei der Kohabitation spielt, vor allem in Beziehung auf die Aufnahme des Samens, herrscht noch keine völlige Klarheit. Sicher ist wohl, daß auch seine Muskulatur in Bewegung gerät, und daß das ganze Organ durch die Bauchpresse nach unten gedrückt wird, gewissermaßen dem Penis entgegen. Für diese Art der Mitbeteiligung des Uterus sprechen schon die Beobachtungen, die man an sexuell leicht- oder übererregbaren Frauen machen kann, nämlich die Veränderungen des Kontraktionszustandes der Gebärmutter beim Touchieren. Manche Beobachter konnten auch feststellen, daß bei diesen Frauen eine vermehrte Schleimabsonderung eintritt, daß der Uterus herabsinkt und daß der äußere Muttermund sich öffnet und seine Gestalt verändert (Hohl, Litzmann). Da diese Schilderungen von Männern stammen, die sicher gute Beobachter waren, so dürfte ihnen doch eine gewisse Bedeutung beizulegen sein. Andere gehen sogar so weit, von einer Erektion des Uterus zu sprechen und vergleichen sie in ihrer Art und Bedeutung mit der des Penis. Am meisten bestritten wird die von vielen behauptete und von manchen sogar beobachtete Tätigkeit des Muttermundes bzw. der Portio, die in schnappenden Bewegungen des Uterus bestehen soll, bei denen der Zervixschleimpfropf ausgestoßen und, nach manchen, wieder zurückgezogen werde. Dadurch soll eine Aspiration der Spermatozoen bewirkt werden. Ibeck (zit. nach Kisch) will sogar diesen Vorgang bei einer stark erregbaren Frau mit Uterusprolaps selber beobachtet haben. Es würde sich also hier um eine Art Saugwirkung des Uterus handeln, die schon Marion Sims angenommen hat und die offenbar durch Formveränderungen der Gebärmutter erreicht wird. Zu diesen Beobachtungen meist älteren Datums sind, soviel ich sehe, keine neueren gekommen, die imstande wären, die wichtige Frage, wie die Spermatozoen zunächst in die Zervix gelangen, eindeutig zu beantworten. Nur das kann wohl jetzt als sicher festgestellt gelten, daß der Uterus nicht die passive Rolle spielt, die ihm manche zuschreiben wollen, wie z. B. M. Hirsch, der die Vorstellung einer aktiven Beteiligung des Uterus, Ausstoßen des Zervixpfropfes usw. „Phantasiegebilde" nennt, von denen wir uns möglichst bald wieder befreien sollten. Auch H. W. Freund vertritt neuerdings die Ansicht, daß Ansaugbewegungen des Uterus eine hydraulische Wirkung ausüben. Sicher scheint mir auch, oder doch sehr wahrscheinlich, daß der Modus nicht immer der gleiche ist, so daß vielleicht der Vorgang im einen Fall sich so, in einem anderen etwas anders abspielt. Dafür würde auch der Umstand sprechen, daß Hausmann (zit. nach Kisch) bei derselben Frau unter den gleichen Umständen zuweilen Spermatozoen in der Zervix gefunden hat und zuweilen nicht. Die Regel scheint es jedoch nicht zu sein, daß die Spermatozoen intra actum sofort in die Zervix gelangen, da sonst die zum Zweck der Konzeptionsverhinderung so außerordentlich häufig angewandten, kurz post cohabitationem ausgeführten Spülungen nicht so häufig erfolgreich wären, als sie es in der Tat sind. Es bedarf offenbar doch einer gewissen, vielleicht nur nach Minuten zu beziffernden Zeit, bis die Spermatozoen den inneren Muttermund erreicht haben oder doch so tief eingedrungen sind, daß sie für diese Spülungen nicht mehr erreichbar sind. Allerdings hat man bewegliche Spermatozoen schon nach 4—5 Minuten im Zervixsekret gefunden; von Schuwarski (zit. nach Höhne) konnte im Uterus selber schon nach einer halben Stunde ihr Vorhandensein nachgewiesen werden. Nach neueren Untersuchungen (Grosser) dürften die Spermatozoen den Weg vom Os externum bis zum Ostium abdominale tubae bei einer durchschnittlichen Geschwindigkeit von 2,5 mm pro Minute in etwa $1^1/_2$ Stunden zurücklegen, was mit den Beobachtungen älterer Autoren an Tieren ungefähr übereinstimmt. Die Möglichkeit, daß die Spermatozoen direkt in die Zervix eindringen, muß jedoch wohl zugegeben werden. Hat man doch vielfach mit Erfolg bei ausbleibender Konzeption den Rat gegeben (Fritsch u. a.) den Coitus a posteriori auszuführen, um dadurch den Eintritt der Spermatozoen in den Uterus zu erleichtern. Auch spricht meines Erachtens der Umstand dafür, daß der Uterus aktive Bewegungen macht, die doch offenbar den Zweck haben, die Spermatozoen aufzunehmen, und daß diese Bewegungen zeitlich beschränkt sind. Auch das weitere Vordringen der Samenfäden über den inneren Muttermund hinaus würde durch die Saugwirkung der Uterusbewegungen leichter zu erklären sein. Die Bedeutung des Flimmerepithels im Zervixkanal scheint ja etwas problematisch zu sein. Es blieben dann noch als Fortbewegungsmittel die Eigenbewegungen der Spermatozoen übrig — wiewohl man sich nur schlecht vorstellen kann, wie die Spermatozoen sich weiterbewegen sollen ohne das Vorhandensein eines flüssigen Mediums (siehe weiter unten) —, deren Geschwindigkeit nach den Berechnungen verschiedener Autoren, wie schon kurz erwähnt, unter günstigen äußeren Bedingungen $2—2^1/_2$ mm in der Minute beträgt. Danach würden die Spermatozoen also einerseits durch die Tätigkeit des Uterus und anderseits ihre eigene Lokomotionsfähigkeit in den Uterus gelangen. Die Weiterbeförderung soll dann durch die Eigenbewegung der Spermatozoen allein vonstatten gehen.

An diesem Punkte setzt nun eine neue Auffassung von der Mechanik des Befruchtungsvorganges ein, wie sie kürzlich von Sellheim auseinandergesetzt wurde, und die mir sehr beachtenswert zu sein scheint.

Sellheim geht entwicklungsgeschichtlich vor und weist zunächst nach, daß bei den Fischen die Befruchtung außerhalb des Körpers „auf dem Wasserwege" stattfindet. „Bei Säugetieren und Menschen kommt die Befruchtung dadurch zustande, daß ein männlichen Samen importierender Kanalteil wie durch Muffen wasserdicht angeschlossen wird an einen weiblichen exportierenden Kanalteil. Dafür sind gewisse Korrespondenzen der männlichen und weiblichen Sexualorgane nötig. Sie sind entweder von vorneherein vorhanden oder werden zum Zwecke der Kopulation vorübergehend hergestellt."

Nach dieser Auffassung ist das wichtigste Mittel für das Zusammentreffen der Keimzellen die Herstellung eines „kontinuierlichen, genügend breiten Wasserweges" zwischen den beiden Partnern. Diese Anordnung ist bedingt durch die Eigenschaft der Spermien in Flüssigkeiten vorwärts zu schwimmen und durch die Unbeweglichkeit des Eies. Auf diese Weise soll ein Aufwärtsschwimmen des Samens und Abwärtsgetriebenwerden des

Eies zustande kommen. Für die Bildung des Weges hat sich bei den Säugern ein besonderes Organsystem entwickelt, so daß nicht wie bei den Fischen die Kopulation ganz außerhalb oder wie beim Regenwurm an der Oberfläche des Körpers, sondern innerhalb desselben stattfindet. Der Transportweg für das Zusammentreffen von Ei und Samen liegt in den weiblichen Geschlechtsorganen, die sich für gewöhnlich im unentfalteten Ruhestand befinden und so eine „kompendiös verpackte und zusammengefaltete Anlage" darstellen. In diesem Ruhezustand hat das Genitalrohr keine oder keine nennenswerte Lichtung, indem die Wände dicht aufeinander liegen. Im Verlauf des Kanals finden sich verschiedene Stellen, „Engpässe", die für den Abschluß gegen die Außenwelt sorgen: Am wenigsten dicht ist von diesen der Scheideneingang — nach Sellheim „Scheidenmund" —, der nur den mangelhaften, leicht lädierbaren Verschluß der Scheide, dieses Vorhofs der eigentlichen Brutstätte bildet. Viel besser ist das Innere des Gebärorgans und des eizuleitenden Teiles des Genitalkanales gesichert durch den von Haus aus völlig verschlossenen Muttermund und den interstitiellen Teil des Eileiters, den „Eileitermund". Ersterer ist auch für gewöhnlich abgedichtet durch einen von zähem Schleim gebildeten Pfropf. „Wenn aus diesem virtuellen Lumen ein gangbarer Weg werden soll für den Transport von Samen und Ei, so müssen sich eine Reihe von Vorgängen abspielen, deren Einzelheiten und tatsächlicher Ablauf, der direkten Beobachtung entzogen, wir uns nur durch Analogieschlüsse und Berücksichtigung des anatomischen Baues vermutungsweise klar machen können." So wird man mit Sellheim nicht fehl gehen in der Annahme, daß zu dem genannten Zweck eine „Weiterstellung" der Verschlußmuskulatur, eine Dehnung der Falten und eine Ingangsetzung des Druckapparates zustande kommt, und daß nebenherläuft eine hochgradige Blutanschoppung mit einer Auflösung der Gewebe. Dadurch wird (nach Sellheim) der für den Transport beider Keimprodukte notwendige Wasserweg geschaffen, dessen Inhalt den Sekretionsdrüsen der männlichen und weiblichen Genitaldrüsen entstammt. Auf diesem Wege können sich die Spermien gut dem Ei entgegen fortbewegen.

Wie sich das Ei den Spermatozoen gegenüber verhält, ob und wieweit es ihnen entgegenkommt oder sie erwartet, oder ob in jedem Falle der Vorgang sich verschieden abspielt, darüber ist nichts Sicheres bekannt.

Man wird mit Sellheim annehmen dürfen, daß der von Sobotta für gewisse Tiere nachgewiesene Modus des Eitransportes durch peristaltische Tubenbewegungen auch für den Menschen zutrifft.

Eine gute Stütze für diese Ansicht geben die neuen salpingographischen Untersuchungen, die eine deutliche Peristaltik der Tuben nachweisen lassen. Noch beweisender sind jedoch — denn diese Untersuchungen mit Einspritzen von Kontrastflüssigkeit in die Tuben schaffen unnatürliche Verhältnisse — die Feststellungen, die v. Ott und nach ihm wir selbst gemacht haben (siehe auch weiter unten). v. Ott konnte zeigen, daß nach Injektion einer Tierkohleaufschwemmung in den Douglas, die er zum Zwecke des Nachweises der Tubendurchgängigkeit ausführte, einige Stunden später die Kohlenpartikelchen an der Portio nachzuweisen waren. In einem Falle wurden sie sogar bereits 12 Minuten nach der Injektion durch eine Abrasio im Uterus gefunden.

Wir selbst haben, um diese Beobachtungen nachzuprüfen, in fünf Fällen mit nachgewiesener Tubendurchgängigkeit bei Laparotomien — Injektion der Flüssigkeit durch das hintere Scheidengewölbe halten wir für zu bedenklich! — ebenfalls den Durchtritt der Fremdkörper durch den ganzen Genitalschlauch feststellen können. Es fanden sich diese in den ersten drei Fällen nach 5, 7½ und 8 Stunden — vorher war in diesen Fällen keine Prüfung erfolgt — in einem vor die Portio gelegten Tampon. In einem vierten Falle waren sie bereits ½ Stunde, in einem fünften sogar ¼ Stunde nach der Injektion im Zervikalkanal nachweisbar.

Sellheim stellt sich das Zusammentreffen von Spermatozoen und Ei so vor, daß die ersteren gewissermaßen in einem Zuge den ganzen Genitalkanal durchwandern, und daß die einzelne Spermie erst dann Halt macht, wenn sie mit einem Ei zusammenkommt oder wenn ihr sonst ein Hindernis in den Weg kommt. Der Nachweis von Spermatozoen in der Bauchhöhle durch Höhne und Behne spricht auch sehr für die Annahme, daß die Spermatozoen, die nicht zur Befruchtung kommen, immer weiter wandern und schließlich in der Bauchhöhle zugrunde gehen, daß sie also nur einen „vorübergehenden Aufenthalt" im Eileiter nehmen. Wenn diese Auffassung richtig ist, so wäre die Befruchtungsmöglichkeit nur dann gegeben, wenn sich Spermatozoen und Ei in der Tube begegnen.

Daß der Vorgang sich so oder ähnlich abspielt wäre um so wahrscheinlicher, je größer die Sicherheit ist, daß den Spermatozoen in der Tat nur eine kurze Lebens- bzw. Befruchtungsfähigkeit zukommt.

Diese Frage ist viel umstritten worden. Es haben sich jedoch die Anschauungen jetzt soweit geklärt, daß eine gewisse Übereinstimmung erzielt worden ist. Es liegt in der Natur des Problems, daß eine völlig einwandfreie Lösung desselben kaum möglich ist, wenigstens nicht in Beziehung auf das Verhalten der Spermatozoen in den höher gelegenen Teilen des Genitales, zumal eine Übertragung der Tierversuche auf den Menschen nur mit einer gewissen Reserve angängig ist. Darüber ist man sich jedoch heute einig, daß ein längerer, über viele Tage sich erstreckender Aufenthalt lebenskräftiger Spermatozoen in den Genitalien nicht vorkommt oder doch zu den größten Seltenheiten gehört. Bei Zimmertemperatur sollen die Spermatozoen bis 14 Tage lang am Leben gehalten werden können (Guggenberger). Unsere Kenntnisse über die einschlägigen Verhältnisse verdanken wir vor allen M. Sims, Haußmann, E. Runge, Natanson und Königstein und Höhne und Behne. Nach Waldstein und Eckler ergeben die Untersuchungen an Tieren, und zwar bei Nagern folgendes: 6—7 Stunden post coitum sind die Uterushörner prall entfaltet und von einer homogenen, dem Ejakulat entsprechenden Masse erfüllt, so zwar, daß die Uteruswand gedehnt und auf ein Minimum verdünnt ist, und gleichsam wie der Balg einer Wurst sich zu dem mächtigen Inhalt, also dem Ejakulat, verhält. Dieser Zustand währt kurze Zeit. 9—10 Stunden post coitum hat sich der Uterus verkleinert, und nach 12 Stunden sieht der Uterus makroskopisch wieder „normal" aus und mikroskopisch sind noch einige Schwanzfäden von Spermien auffindbar. Die abgestorbenen Spermatozoen werden offenbar zum Teil ausgeschieden und zum Teil resorbiert (Sobotta). Königstein gelang der Nachweis von Spermaresten in den weißen Blutkörperchen.

Natanson und Königstein untersuchten 26 Fälle von „Effluvium seminis" beim Menschen. Dabei fanden sie in 61,1 % der Fälle Spermatozoen „in beträchtlicher Menge" im Uterus, wenn sie die Untersuchung 12—14 Stunden später anstellten. Marion Sims fand nach 36—40 Stunden noch reichlich Spermatozoen in der Zervix. Nach Haußmanns und E. Runges Untersuchungen verschwinden die Spermatozoen am Ende des zweiten Tages aus der Scheide und verlieren in spätestens 12 Stunden, meist aber schon viel früher, ihre Bewegungsfähigkeit. Das entspricht den Angaben Marion Sims, daß die Samenfäden nach 3—12 Stunden nicht mehr bewegungsfähig sind. In dem stark sauren Vaginalsekret Gravider soll dieser Moment schon nach einer Stunde eintreten (Höhne und Behne).

Sehr bemerkenswert ist die Beobachtung, daß die Spermatozoen in der Scheide des toten Tieres länger bewegungsfähig gefunden werden als beim lebenden (Höhne und Behne). Auch beim Menschen sind ähnliche Beobachtungen gemacht worden.

In den oberen Abschnitten des Genitalkanals scheinen sich die Spermien ebenfalls nur kurze Zeit bewegungs- und lebensfähig zu erhalten. Wenigstens fand Sobotta, daß die in den Uterus ejakulierten Samenfäden bei Mäusen und Ratten nach 9—10 Stunden fast ausnahmslos tot, und daß nach 2 Tagen auch keine Samenreste im Uterus mehr nachweisbar waren. Das widerspricht den älteren Angaben von Bischoff und Haußmann, daß noch nach mehreren (bis 7) Tagen bewegliche Spermien im Uterus vorhanden seien.

Danach scheint es die Regel zu sein, daß die Uterushöhle nach 2 Tagen nur in Ausnahmefällen lebende bzw. gut bewegungsfähige Spermien beherbergt.

Wie steht es nun mit den Eileitern, in denen sich nach der Anschauung mancher die Spermien länger lebensfähig erhalten können? In der Münchener Klinik will man noch mehrere Wochen nach der letzten Kohabitation bewegliche Spermien in der Tube gefunden haben. Das gleiche hatte Dührssen schon früher beschrieben, aber bei daraufhin angelegten Versuchen, gelegentlich von Operationen, Spermien in den Tuben selbst in lebendem Zustand nachzuweisen, war ihm nicht gelungen.

So spricht alles dafür, daß sich die Spermatozoen in der Regel nur einige Stunden in befruchtungsfähigem Zustand im weiblichen Genitale und noch viel kürzer in den Eileitern halten.

Die Sellheimsche Auffassung von dem Ablauf des Befruchtungsvorganges im weiblichen Genitale erfordert aber auch eine Änderung der landläufigen Anschauungen über Zeit und Art der Lösung des Eies vom Ovarium und seine weitere Wanderung. Nach dem bereits schon oben Ausgeführten scheint das Ei noch viel kürzer sich in befruchtungsfähigem Zustand zu befinden als die Spermatozoen. Auch vom Ei kann man wohl mit Sellheim annehmen, daß es, wenn es einmal in die Tube gelangt ist, in stetem Zuge uteruswärts weiter befördert wird. Die zeitliche Befruchtungsmöglichkeit wäre danach nur eine ganz beschränkte.

Mit dieser Auffassung ist jedoch nur schwer in Einklang zu bringen die Annahme, daß die Loslösung des Eies sich in einer auf wenige Tage beschränkten Zeitspanne vollzieht. Denn dann wäre die Tatsache, daß Befruchtung nach einmaliger Kohabitation zu jeder Zeit möglich ist, nicht zu erklären. Auffallend ist in dieser Beziehung der Umstand, daß die Angaben über den Ovulationstermin recht erheblich differieren. Während früher, wie bekannt, die Anschauung von dem Zusammenfallen von Ovulation und Menstruation herrschte, ergaben neuere Beobachtungen, daß die Ovulation etwa in der Mitte zwischen zwei Perioden stattfindet. R. Meyer und L. Fraenkel geben als Termin den 14. bis 18. Tag nach Beginn der letzten Periode an, Grosser den 6.—10., Prym, Jäger und Siegel den 5.—6. Tag. Das sind Zeitdifferenzen von fast einem halben Periodenintervall. Schon daraus scheint hervorzugehen, daß entweder die Ovulation nicht so streng an einen bestimmten Termin gebunden ist, oder daß die Regel, daß sie am 6.—10. oder 14.—18. Tage erfolgt, viele Ausnahmen hat. Es gibt nur zwei Möglichkeiten, das Zustandekommen von Konzeptionen außerhalb des Ovulationstermins zu erklären: entweder die Annahme von der längeren Lebensfähigkeit der Spermatozoen oder der Eier, oder beider, oder die Auffassung, daß zu jeder Zeit im Intervall eine Ovulation stattfinden kann. Da nun die Anschauung von einer über mehrere Tage sich erstreckenden Lebensfähigkeit und Befruchtungsfähigkeit beider Keimprodukte heute kaum mehr zu stützen ist, so muß versucht werden, für die zweite Erklärung gute Gründe beizubringen.

Wie schon einmal auseinandergesetzt, wird die Lösung des Eies bei vielen (den meisten?) Tieren durch den Kohabitationsakt bewirkt. Es ist danach sehr naheliegend, das Bestehen ähnlicher Verhältnisse auch für den Menschen, wenn auch vielleicht nur für Ausnahmefälle, anzunehmen. Man kann sich wohl vorstellen, daß das Platzen der Follikel, wenn äußere Einwirkungen fehlen, spontan zu einem Zeitpunkt erfolgt, der meist ungefähr in die Mitte zwischen zwei Perioden fällt, daß aber die Öffnung des sprungfertigen Follikels auch — und offenbar nicht allzu selten — provoziert werden kann. Als häufigstes Provokationsmittel kann man auch beim Menschen den Kohabitationsakt mit seinen Erschütterungen körperlicher und seelischer Art ansehen. Aber auch andere Ereignisse (z. B. sexuelle Erregungen) sind gewiß geeignet, in der gleichen Weise zu wirken. Sellheim vergleicht in seiner anschaulichen Darstellungsweise den Vorgang mit dem Reifen einer Baumfrucht und dem Abfallen derselben. Die meisten Früchte fallen zu einer bestimmten Zeit ab. Ein Teil wird vorher auf künstlichem Wege zum Abfallen gebracht, noch einige wenige bleiben über die Zeit des spontanen Abfalles sitzen und können nachträglich abgeschüttelt werden, oder durch einen Windstoß zum Abfallen veranlaßt werden.

In allerletzter Zeit hat nun R. Meyer in einer Arbeit, die sich mit den Untersuchungen Grossers an jungen Föten beschäftigt, noch eine dritte Erklärungsmöglichkeit erörtert, für deren Richtigkeit er den „Wahrscheinlichkeitsbeweis" als erbracht ansieht. Indem er die hier vertretene Auffassung von der kürzesten Lebenszeit beider Keimprodukte sowie von dem „schnellsten Vormarsch" der Spermatozoen als unbewiesen bezeichnet, vertritt er die Anschauung, daß der „Follikelsprung nicht unbedingt maßgeblich für die Corpus luteum-Bildung" sei, und daß die Spätkonzeptionen auch so erklärt werden könnten, daß die Eizelle nicht sofort, sondern erst später aus dem spontan geplatzten, noch offenen oder später wieder geöffneten Follikel austritt, daß also das Ei gewissermaßen den Follikelsprung überlebt. R. Meyer setzt also an Stelle des hypothetischen verspäteten Follikelsprungs den ebenso hypothetischen verspäteten Austritt des Eies aus dem früher geplatzten Follikel. Diese Auffassung läßt sich selbstverständlich ebensogut mit der oben wiedergegebenen Schilderung von dem Ablauf des Befruchtungsvorgangs vereinigen als die erstere Annahme.

Daß eine Konzeption beim Kulturmenschen im Gegensatz zum Tier in jeder Zeit des Jahres möglich ist, hat man als einen Ersatz für die hemmenden kulturellen Einflüsse auf die Fortpflanzung des Menschen bezeichnet. Ein allgemeines Konzeptionsoptimum wird für die Frühjahrszeit behauptet als Folge der zu dieser Zeit bestehenden Hebung der Lebens- und Reproduktionskraft, läßt sich aber nicht zahlenmäßig beweisen. Auch für die einzelne Frau soll es verschiedene zeitliche Optima geben (A. Mayer). Bei gewissen wilden Völkerschaften soll auch heute noch eine Art Brunstzeit bestehen und die Fortpflanzung sich zu bestimmten Zeiten vollziehen (Schlesinger).

Die Chancen für eine erfolgreiche Kohabitation sind offenbar dann am besten, wenn diese mit der Ovulation möglichst zusammenfällt oder kurz vor- oder nachher stattfindet. Schon von altersher (Hippokrates, Aristoteles, Galen) galten die Tage kurz nach der Periode als die geeignetsten für eine Befruchtung. Dementsprechend empfiehlt der Talmud den 7.—12. Tag nach Beginn der Periode und der indische Arzt in der Susutra sagt: Die Zeit der Zeugung ist die 12. Nacht nach dem Erscheinen der Menstruation (zit. nach Kisch). Auch aus den neueren Arbeiten auf diesem Gebiete geht die Richtigkeit der Ansicht hervor, daß die Tage nach Schluß der Periode am günstigsten für die Befruchtung sind. Besonders beweisend ist in der Beziehung diese Kurve, die Siegel auf Grund von Untersuchungen an Frauen von 300 Kriegsurlaubern gezeichnet hat und die hier wiedergegeben werden soll.

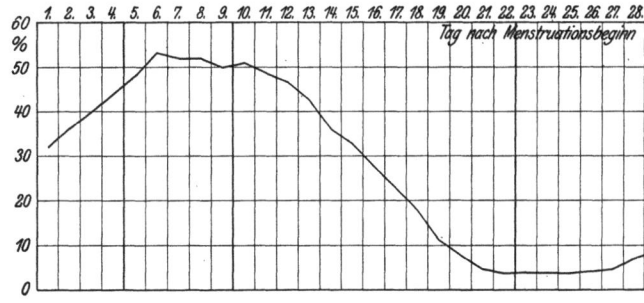

Abb. 2. Kohabitations- bzw. Konzeptionskurve.
(Nach Siegel, Gewollte und ungewollte Schwankungen der weiblichen Fruchtbarkeit. Springer 1917.)

Diese Kurve erreicht am 6. Tag nach Menstruationsbeginn mit 53% ihren Höhepunkt, d. h. bei 53% der zur Befruchtung führenden 300 Kohabitationen war der 6. Tag p. m. als Empfängnistag möglich. Die Kurve hält sich bis zum 10. Tag auf fast gleicher Höhe, um dann erst langsam und vom 13.—14. Tag an ziemlich schnell zu sinken. Die Chancen der Befruchtung in den letzten Tagen vor Beginn der neuen Menstruation betragen nur wenige Prozent. Interessant ist auch eine weitere Feststellung Siegels, die dahin geht, daß 65 Frauen, die 8 Tage vor den Menses heirateten, alle nach der Hochzeit die Menstruation durchmachten und erst dann schwanger wurden.

Auch diese Tatsache war den Alten schon bekannt: So gibt Soranus an, daß die Zeit vor der Menses die ungeeignetste sei. In Japan soll die Ansicht herrschen, daß die Frau nur während der ersten 10 Tage befruchtungsfähig sei, und der bekannte Pastoralmediziner Capellmann empfiehlt zur Erreichung einer fakultativen Sterilität Abstinenz vom Koitus 14 Tage nach, aber auch 3—4 Tage vor Beginn der Menstruation. Der letzte Teil der Capellmannschen Vorschriften dürfte sich nach den Feststellungen Siegels erübrigen.

Ungünstig für die regelmäßige Konzeption bzw. Fruchtbarkeit einer Frau scheint das frühzeitige Heiraten zu sein. Von den Indianern und anderen unzivilisierten Völkerschaften, bei denen die Mädchen zum Teil schon mit 8, 9, 10—12 Jahren heiraten, wird berichtet, daß die Fruchtbarkeit der jungen Frauen schon sehr bald erlischt, zum Teil schon mit dem 20. Lebensjahre (Kisch). Wenn auch der Eintritt der Geschlechtsreife je nach Klima, Rasse, Ernährung usw. verschieden ist und in unseren Gegenden auf das 14.—15. Lebensjahr mit Schwankungen vom 12.—19. Jahr fällt, so sind doch auch bei uns Schwangerschaften vor dieser Zeit, und zwar bis zum 9. Jahr hinunter beobachtet worden. Ebenso findet mit dem gewöhnlichen Eintritt der Menopause (46.—50. Jahr) in der Regel keine Befruchtung mehr statt; doch sind auch Fälle von Schwangerschaft bei Frauen mit erheblich höherem Alter — bis zu 58 (A. Mayer) — beobachtet worden.

Die Beschreibung des Kohabitationsverlaufs wäre unvollständig, wenn nicht auch die Abhängigkeit der geschilderten einzelnen Phasen desselben von den vegetativen und zerebrospinalen Nerven und deren Funktionen erörtert würde.

Der Erektion beim Manne entspricht ein ähnlicher, von manchen mit dem gleichen Namen belegter Vorgang beim Weibe. Dieser besteht in einer hyperämischen Schwellung der Klitoris und der Bulbi vestibuli. Es ist das ein physiologischer Reflexvorgang, der ausgelöst wird durch die Erregung der sensiblen Endorgane des N. dorsalis clitoridis, die sich auf den N. pudendus fortsetzt und zum unteren Sakralmark gelangt. Von dort geht der Reiz zentrifugal durch Vermittlung von Ganglienzellen zu den Nn. erigenties, sympathischen Ganglienzellen und zum Plexus cavernosus clitoridis, um dort eine Vasodilatation und damit eine Erektion zu erzeugen. Die reizaufnehmenden Elemente sind die sogenannten Genitalkörperchen, die in enger räumlicher Beziehung zu den feinsten Kapillaren stehen (Geller) und gewissermaßen Äste des N. dorsalis clitoridis darstellen. Dieser Reflexvorgang wird in erster Linie ausgelöst durch direkte Erregung der Genitalkörperchen, aber auch durch Einwirkung von Reizen, die vom Großhirn ausgehen, und durch geschlechtslustige Stimmungen oder erotische Vorstellungen ausgelöst werden (Dahl, Kehrer). Die ersten Empfindungen stellen eine Mischung von Wärme, Kitzel und Spannungsgefühl dar. Durch eine Summation von Reizen kommt es dann zu einer Ausstoßung von Drüsensekret, und zwar auf dem Umweg über ein zweites, im oberen Lumbalmark gelegenen „Ejakulationszentrum" und zu peristaltischen Bewegungen des Uterus. Damit ist der Höhepunkt der geschlechtlichen Erregung, der Orgasmus, erreicht. Die peristaltischen Bewegungen, an denen sich möglicherweise oder sogar wahrscheinlich die Tuben beteiligen, gehen dann weiter auf die Zervix über und führen zur Ausstoßung von Schleim. An den rhythmisch-krampfhaften Bewegungen ist ferner, ähnlich wie beim Manne, der Sphincter cunni beteiligt, und selbst die Adduktoren der Oberschenkel. Offenbar ist es das hierdurch bedingte Spannungsgefühl, das zusammen mit der Entspannung und der Entleerung des Drüsensekrets, wie beim Manne, die Akme der Empfindung erzeugt. Nach O. Adler hält der Krampfzustand als Nachkrampf häufig noch einige Zeit an und erleichtert dadurch vielleicht die Aufnahme und Weiterbeförderung der Samenflüssigkeit. Durch die nachfolgende Erschlaffung bzw. Tonusveränderung der Gebärmutter wird wahrscheinlich eine Ansaugung der in die Vagina ejakulierten Samenflüssigkeit bewirkt.

Den normalen Ablauf der Empfindungen beim Kohabitationsakt hat man kurvenmäßig dargestellt, vor allem zum Vergleich mit der entsprechenden „Wollustkurve" des Mannes. Die aus dem Adlerschen Buche „Die mangelhafte Geschlechtsempfindung des Weibes" wiedergegebene Kurve zeigt deutlich den Unterschied.

Die Adlerschen Kurven scheinen mir die tatsächlichen Verhältnisse in bezug auf Anstieg, Höhepunkt, Abstieg der Empfindungen ziemlich treffend wiederzugeben.

Kehrer hat eine andere Auffassung von dem normalen Ablauf der Empfindungen bei Mann und Frau, wie aus der ebenfalls wiedergegebenen „normalen Kohabitationskurve (Eupareuniekurve)" ohne weiteres hervorgeht.

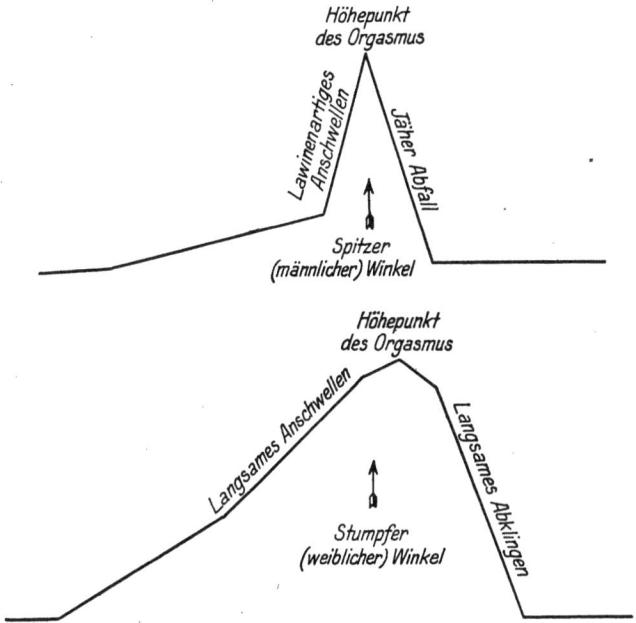

Abb. 3. Kohabitationskurve nach Adler.

Kehrer ist also der Ansicht, daß die einzelnen Phasen bei Mann und Frau fast gleich verlaufen im Falle völliger Harmonie, und gesteht nur ein „etwas" langsameres

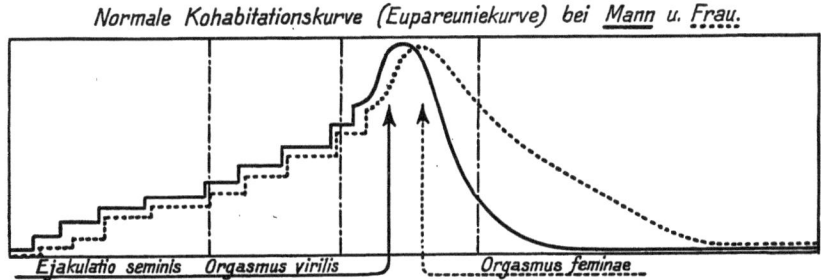

Abb. 4. Kohabitationskurve nach Kehrer.
(Aus Kehrer, Ursachen und Behandlung der Unfruchtbarkeit. Dresden 1922.)

Abklingen der Empfindungen bei der Frau zu. Ich glaube jedoch mit Adler u. a., daß gerade der länger dauernde Orgasmus und das sich langsamere Abklingen der Empfindung charakteristisch ist für die weibliche „Eupareuniekurve". Wenn man diesen Dingen für das Zustandekommen oder Ausbleiben der Konzeption eine erhebliche Bedeutung beimißt, wie es z. B. Kehrer tut, so ist es natürlich von Wichtigkeit, welche von den beiden Kurven man als die „Normalkurve" ansehen will. Der wesentlichste Punkt scheint jedenfalls der zu sein, daß es überhaupt zu einem Orgasmus kommt, und daß dieser mit der Akme der Sexualempfindung beim Manne einigermaßen zusammentrifft. Das dürfte wohl auch die Norm sein bei körperlich und geistig bzw. seelisch gesunden Partnern, die gegenseitige Zuneigung zusammengeführt hat, und bei denen der Kohabitationsakt ohne Hemmungen verläuft.

So sehr auch die Meinungen über die Bedeutung der seelischen Beteiligung der Frau an der Kohabitation auseinandergehen, soviel kann wohl heute als sicher hingestellt werden, daß sie zum mindesten nicht ganz ohne Bedeutung ist. Im großen und ganzen kann man sagen, daß die Wichtigkeit des psychischen Momentes früher unterschätzt worden ist, und daß sie heute von manchen zweifellos überschätzt wird. A priori muß man doch jedenfalls sagen, daß die Natur einen Vorgang nicht mit dem höchsten Lustgefühl ausgestattet haben würde, wenn es ganz ohne Bedeutung für den Zweck desselben wäre.

Die gesunde, normal entwickelte Frau ist auch im Besitze einer normalen Geschlechtsempfindung, die sie als Geschlechtstrieb zur geschlechtlichen Vereinigung mit dem Manne hintreibt und die sich bei der Ausübung der Kohabitation in Form der Wollustempfindung äußert. Mit L. Fraenkel u. a. kann man diesen Vorgang zerlegen. Der Geschlechtstrieb (Libido) setzt sich zusammen aus dem

1. Annäherungstrieb, der zunächst vielleicht völlig ungeschlechtlich oder nicht bewußt geschlechtlicher Natur ist — seelische Sympathie. Diese geht über in

2. den Trieb zur körperlichen Annäherung mit bewußtem oder unbewußtem Erwecken sexueller Empfindungen (Tumeszenztrieb), die sich dann steigern zum

3. Detumeszenz- oder Depletionstrieb, dem Drang nach geschlechtlicher Befriedigung durch Entleerung gewisser Drüsen oder besser durch die Herbeiführung einer Entspannung.

Das spezifische Geschlechtsgefühl pflegt sich bei Mädchen unter normalen Umständen sicher nicht vor dem Eintreten der Pubertät einzustellen, wenn auch gewiß Ausnahmen vorkommen und auch uns bekannt sind. Aber auch danach scheint bei normal empfindenden Mädchen die Berührung mit dem Manne nur sehr langsam Empfindungen auszulösen, die man als Libido bezeichnen könnte. L. Fraenkel glaubt, daß im allgemeinen selbst in der Brautzeit derartige Regungen nicht auftreten. Ich glaube nicht, daß Fraenkel mit dieser Verallgemeinerung im Recht ist. Es ist natürlich schwer, die Richtigkeit der einen oder anderen Ansicht zu beweisen. Ein jeder urteilt auf Grund der doch immerhin beschränkten Zahl seiner Erfahrungen. Jedenfalls sollte man dabei nicht das Urteil der Frauen auf diesem ihnen ureigensten Gebiet vernachlässigen oder ihnen eine Allgemeingültigkeit absprechen, wie das vielfach geschieht, wenn man nicht seine Unrichtigkeit beweisen kann. Wenn eine Frau, Dr. Elberskirchen, ganz allgemein von der innersten Kraft spricht, die das Weib mit dem Beginn der Geschlechtsreife zum Manne treibt und einen Zustand von Spannung in den Geschlechtsorganen hervorruft, so müßte doch erst das Gegenteil bewiesen werden, ehe man den geschilderten Zustand, der zunächst ganz natürlich erscheint, als einen abnormen und nicht der Regel entsprechenden bezeichnet. Nach den Ausführungen mancher Autoren gewinnt es jedoch fast den Anschein, als ob die natürliche Hinneigung des Mädchens zu dem geliebten Manne, sobald sie einen erotischen Einschlag hat, als „unnatürlich" anzusehen sei.

Richtig scheint mir dagegen nur das, daß die Libido meist mit rapider Schnelligkeit wächst, nachdem die Frau einmal den eigentlichen Geschlechtsgenuß ohne Schmerzen und Hemmungen kennen gelernt hat. Woraus man wohl den Schluß ziehen kann, daß „etwas nicht in Ordnung ist", wenn Abweichungen von diesem gewöhnlichen Verlauf vorliegen. Zuzugeben ist allerdings aber auch, daß bei sinnlich nicht stark veranlagten Mädchen die Libido vielfach a priori nicht vorhanden ist, zumal wenn der richtige Partner fehlt, und sich erst nach häufiger Ausführung der Kohabitation entwickelt. Meist dürfte jedoch auch da eine gewisse Bereitschaft vorhanden sein, wenn nicht falsche Erziehung oder andere Umstände eine unnatürliche Prüderie erzeugt haben, oder andere Hemmungen vorliegen.

Der Geschlechtstrieb ist beim Weibe nicht wie beim Tiere an bestimmte Termine gebunden und kann jederzeit hervorgerufen werden, sowohl durch Berührung, besonders der sogenannten erogenen Zonen als wie auch durch Vorstellungen der verschiedensten Art. Daß jedoch der Trieb zu jeder Zeit in gleicher Stärke vorhanden ist, wie manche behaupten (z. B. Fraenkel), scheint mir sicher nicht richtig zu sein. Dafür sind die Angaben vieler Frauen von einer Erhöhung desselben zu gewissen Zeiten, z. B. nach — manchmal auch vor und während — den Menses, ja selbst in der Schwangerschaft, zu bestimmt. Individuelle Unterschiede, psychische Einflüsse u. a. m. spielen dabei sicher eine nicht unbedeutende Rolle. Eine Herabsetzung der Libido in der Schwangerschaft, die sich bis zum Widerwillen gegen Berührung steigern kann, wird vielfach beobachtet, aber, wie schon gesagt, auch das Gegenteil. Ob es richtig ist, den ersteren Zustand als den „natürlichen" zu bezeichnen, erscheint mir zweifelhaft.

Die eigentliche Wollustempfindung (Voluptas) wird durch lokale Vorgänge verursacht, und zwar durch Reizung der Nervenendigungen im äußeren Genitale, vor allem im Bereiche der Klitoris. Es ist jedoch neuerdings fraglich geworden, ob die oben erwähnten Genitalkörperchen dabei, wie man bis jetzt annahm, die Hauptrolle oder überhaupt eine Rolle spielen. Experimente des Physiologen Frey am männlichen Genitale haben wenigstens gezeigt, daß die Wollustempfindung nicht von den Genitalkörperchen oder einer anderen Form oberflächlicher Nervenendigungen ausgelöst wird. Nach Frey sind dafür in tieferen Teilen endigende Nerven verantwortlich zu machen, die eine Ähnlichkeit mit den Vater-Paccinischen Körperchen haben sollen. Die Wollustempfindung wird ausgelöst durch Berührung bzw. Friktion der Klitorisgegend und den angrenzenden Partien, wie z. B. den kleinen Labien (vgl. die Erfahrungen bei Onanistinnen), durch Absonderung der Vestibulardrüsen und durch Füllung der Schwellkörper. Auch die Reizung anderer erogener Zonen (Brüste, Nacken usw.) und erotische Vorstellungen können den gleichen Erfolg haben. Die Wollustempfindung stellt eine Mischung lustbetonter Partialempfindungen dar: Wärme, Kitzel, Spannungsgefühl. Das wichtigste Organ für die Erzeugung derselben ist die Klitoris. Neuerdings wird allerdings behauptet, daß sie nicht das Wollustorgan kat exochen sei. So will Heyne bei der Untersuchung von über 500 Frauen gefunden haben, daß 68% derselben in der Vagina empfindlicher waren als an der Klitoris. Von den letzteren sollen nur 23%, von den ersteren dagegen 40% regelmäßig zum Orgasmus gekommen sein. Nach Krafft-Ebing liegen die Verhältnisse so, daß bei der Virgo nur an der Klitoris und nicht von der Vagina aus Wollustgefühle ausgelöst werden können, und daß erst mit der Ausübung des Geschlechtsverkehrs die Vagina „erogen" wird, und daß dann die Bedeutung der Klitoris in dieser Beziehung zurücktritt.

Unter Steigerung des Wollustgefühls und des „Sexualspasmus" wird dann der Höhepunkt erreicht, der Orgasmus. Wodurch dieser unmittelbar ausgelöst wird, darüber sind die Meinungen noch geteilt. Offenbar wird er durch mehrere Faktoren bedingt, nämlich durch die Entleerung des Drüsensekrets, den Spannungs- und Entspannungszustand der gesamten glatten Muskulatur und vielleicht auch durch peristaltische Bewegungen derselben. Die Entleerung der gefüllten Drüsen stellt offenbar eine Art von Ejakulation, wie beim Manne, dar, und schafft wohl dadurch ein lustbetontes Entspannungsgefühl, wie ja auch, worauf L. Fraenkel hinweist, die Entleerung der maximal gefüllten Harnblase oder Ampulle eine Art Wollustgefühl auslöst. Das ergossene Sekret entstammt in der Hauptsache den Vestibulardrüsen, aber wohl auch den Drüsen des Uterus, der dabei vielleicht eine Art Erektion erfährt, wie oben schon geschildert wurde. Nach Rohleder wird der Orgasmus im unteren Teil des Uterus, des Auslösungsorgans, der der Sitz außerordentlich vieler Kerne ist, ausgelöst, die durch Vermittlung des Centrum genitospinales das peristaltische Spiel der Uterusmuskulatur bewirken. Der Orgasmus stellt sich dar als eine nervöse Entladung stärkster und kräftigster Art, der keine gleiche des Körpers an die Seite gestellt werden kann (Rohleder). Er bedeutet nicht nur die Lösung einer Evakuationsspannung, sondern auch eine Entladung der Energie, die im langsamen Prozeß der Tumeszenz angesammelt worden ist. Dies wird durch den mächtigsten Apparat für nervöse Explosion, den der Körper besitzt, verursacht, und läßt alle nervösen Zentren des Organismus mitschwingen (Ellis). Es geschieht dies auf dem Wege der Sympathikusreizung.

Dieser Zustand der Akme der Empfindungen hält eine Zeitlang an und geht nicht so schnell vorüber als beim Manne. Allmählich tritt eine Erschlaffung ein, die bei der gesunden und normal empfindenden Frau die Form einer wohligen Ermüdung hat. Der Zustand gleicht der Entspannung, die eine elektrische Entladung beim Gewitter hervorruft.

Der Ablauf des ganzen Vorgangs ist im weitgehendsten Maße abhängig von äußeren Ursachen, vor allem von dem Grade der Zuneigung der Partner, dem Modus coeundi usw. und auch, besonders bei sensiblen Frauen, von dem Fehlen von Hemmungen.

Schon die alten Geburtshelfer (z. B. Hohl, Litzmann, Kehrer sen.) waren der Ansicht, daß eine psychisch-sexuelle Harmonie, die sich auch in einem nicht rein passiven Verhalten beim Koitus äußert, für das von der Natur gewollte Endziel desselben, der Befruchtung, von Bedeutung sei. Und wenn man sich die Abhängigkeit des Aktes von nervös-seelischen Einflüssen und das Ineinandergreifen der einzelnen Vorgänge vorstellt, so muß man wohl zu der Überzeugung gelangen, daß es in der Tat so ist. Wenn demgegenüber eingewandt wird, daß auch völlig frigide Frauen schwanger werden können und daß selbst bei Bewußtlosen Schwängerung möglich ist, so sind das eben nur Ausnahmefälle, die höchstens beweisen, daß der Orgasmus keine Conditio sine qua non darstellt.

Libido und Voluptas sind im allgemeinen abhängig von dem Vorhandensein der Eierstöcke bzw. funktionierenden Eierstockssubstanz. Beim Fehlen der Ovarien oder nach Entfernung derselben vor dem Eintreten der Geschlechtsreife kommt es gar nicht zur Entwicklung beider Empfindungen. Anderseits ist es aber sichergestellt, daß nach

Kastration im geschlechtsreifen Alter die Geschlechtsempfindungen nicht zu erlöschen brauchen. Ja es gibt Fälle, wo sie danach sogar in verstärktem Maße auftreten, offenbar oder möglicherweise infolge des Fortfalles von Hemmungen (Angst vor Schwangerschaft u. ä.). Schon Spencer Wells und Hegar haben derartige Beobachtungen gemacht und mitgeteilt. Seitdem haben die ausgedehnten Erfahrungen, die ein jeder Operateur machen konnte und täglich macht, gezeigt, daß die Zahl derartiger Fälle eine ganz beträchtliche ist. Die Erklärung für diese Tatsache ist nicht ganz einfach. Entweder man muß annehmen, daß in derartigen Fällen die gewohnten Empfindungen in dem alten eingefahrenen Rahmen weiterlaufen — eine Erklärung, die wenig befriedigt — oder, daß das Ovarium doch nicht die zentrale Bedeutung für die sexuellen Empfindungen hat, die man ihm bis jetzt zugeschrieben hat. Es ist ja schon darauf hingewiesen worden, daß diese Anschauung heute immer mehr an Boden gewinnt, und daß man vielfach geneigt ist, das Vorhandensein eines übergeordneten Genitalzentrums anzunehmen, das auch ohne Vorhandensein der Eierstöcke erregt werden kann und den Vorgängen in den Geschlechtsorganen vorsteht. Für diese Vorstellung spricht auch weiter die Beobachtung, daß die bekannte Wellenbewegung im Leben der Frau auch nach Entfernung der Ovarien weiter gehen kann (vgl. auch die mensuellen Wellengänge während der Schwangerschaft). Daß bei dieser Sachlage eine Entfernung der Klitoris auf operativem Wege zum Zwecke der Vernichtung des Geschlechtstriebs, wie sie bei der Sekte der Skopzen und auch zwecks Heilung von Nymphomanen ausgeführt wird, durchaus nicht immer zum Ziele führt, ist wohl verständlich.

Ehe wir nun dazu übergehen, die einzelnen Ursachen der weiblichen Sterilität zu untersuchen und zu schildern, sollen kurz die Fälle erörtert werden, in denen die Schuld an der Kinderlosigkeit nicht bei der Frau, sondern beim Manne liegt. Die Zahl dieser Fälle ist ja viel größer, als man früher auch ärztlicherseits annahm und als heute die meisten Laien ahnen.

IV. Der Mann als Ursache der Sterilität.

Die Anschauungen über den Schuldanteil des Mannes an der Unfruchtbarkeit einer Ehe haben im Laufe der Jahre eine erhebliche Wandlung durchgemacht. In früheren Zeiten pflegte man auch in Ärztekreisen die Frau als den in der Regel schuldigen Teil anzusehen und demgemäß in Behandlung zu nehmen, ohne sich um den Mann allzuviel zu kümmern. Die Ansicht, daß als Ursache einer sterilen Ehe eigentlich nur die Frau in Betracht kommen könne, herrscht auch heute noch in weitesten Laienkreisen. Schon der Hinweis darauf, daß doch auch die Schuld am Manne liegen könne, pflegt bei den meisten hilfesuchenden Frauen nur ein ungläubiges Lächeln auszulösen in Erinnerung an die Leistungsfähigkeit der Eheherren in puncto potentia coeundi, und wird von diesen aus dem gleichen Grunde häufig mit Entrüstung zurückgewiesen. Die schon erwähnte Tatsache, daß bei unzivilisierten Völkern, ja auch bei gewissen Rassen auch heute noch die kinderlose Frau der mehr oder minder allgemeinen Mißachtung anheimfällt, spricht für das tiefe Eingewurzeltsein dieser Idee. Und wenn heute die kinderlose Frau auch bei den zivilisierten Völkern mit einem gewissen Mitleid betrachtet wird — gewiß aus sehr gesunden Empfindungen heraus! —, so geschieht das meist oder fast immer mit dem Nebengedanken, daß doch eine gewisse Minderwertigkeit bei ihr vorliegen müsse. Und unter 100 solcher kinderlosen Frauen mag es keine 10 geben, die nicht das gleiche Gefühl selbst haben und sich unbedingt als den schuldigen Teil fühlen. Daß der Herr der Schöpfung sehr häufig, direkt oder indirekt, die Schuld an der sterilen Ehe hat, das hält die Mehrzahl der Frauen und nicht wenige Männer für ganz ausgeschlossen [1].

Nach Marion Sims sind es die Untersuchungen von Gosselin in der Mitte des vorigen Jahrhunderts gewesen, die den Gedanken aufkommen ließen, daß die eheliche Sterilität vielfach durch Erkrankungen der männlichen Genitalorgane, und zwar meist des Nebenhodens bedingt sei. Besonders M. Sims setzte sich auf Grund dieser Erkenntnis lebhaft dafür ein, daß bei der Untersuchung auf Sterilität stets die Keimprodukte des Mannes einer sorgfältigen Durchforschung zu unterziehen seien. Und erst auf Grund derartiger systematischer Untersuchungen konnte das uralte Dogma von der „Schuld" der Frau an der kinderlosen Ehe ins Wanken gebracht werden.

Danach kam die Zeit der Überschätzung des männlichen Schuldanteils an der sterilen Ehe, die Ära Noeggerath, in den 80er Jahren des vorigen Jahrhunderts, wo die vorehelichen oder außereheliche gonorrhoische Infektion des Mannes als die Hauptursache der ehelichen Unfruchtbarkeit angesehen wurde. Unter 100 gonorrhoischen Männern sollte bei 40 keine Ausheilung der Gonorrhöe erfolgen usw. Nur wenige Männer, wie Olshausen, Fritsch, Kehrer u. a. erkannten die Übertreibung, die in dieser Anschauung liegt, und Fritsch wies darauf hin, daß die Ehen alter Gonorrhoiker kaum häufiger steril sind als die anderer Männer. Auch Kisch konnte später diese Ansicht an seinem Material bestätigen. Die heute herrschenden Anschauungen über den ursächlichen Anteil der gonorrhoischen Erkrankung des Mannes an der Sterilität in der Ehe schätzen diese erheblich niedriger ein. Aber die systematischen Untersuchungen des Mannes haben doch den Schuldanteil des Mannes als recht beträchtlich erkennen lassen. Schon der alte Kehrer, der mit die ersten derartigen Untersuchungen vorgenommen hat, konnte feststellen, wie überraschend häufig bei voller Potentia coeundi die Zeugungsfähigkeit stark herabgesetzt bzw. völlig aufgehoben ist. Diese und ähnliche Beobachtungen führten dann zu den erwähnten systematischen Untersuchungen des Mannes und der Forderung, ohne diese keinen oder doch keinen größeren therapeutischen Eingriff bei der „sterilen" Frau vorzunehmen. So findet man in den Werken, die sich mit der Unfruchtbarkeit der Frau befassen (z. B. bei Kisch), z. T. eingehenden Schilderungen der einschlägigen physiologischen und pathologischen Verhältnisse beim Manne und ausführliche Anweisungen, wie die Zeugungsfähigkeit desselben nachzuweisen sei. So sicher es aber notwendig ist, daß der Frauenarzt über diese Dinge genau Bescheid weiß und sie in der gehörigen Weise berücksichtigt, so zweifelhaft scheint es mir, ob es richtig ist, diese bedeutungs- und verantwortungsvolle Untersuchung in seine Hand zu legen. Gewiß wird es manche Fälle geben, in denen auch der Ungeübte bzw. Nichtfachmann sein Urteil wird abgeben können. Vielfach genügt es aber nicht, das Ejakulat des Mannes zu untersuchen — und auch hierbei können Zweifel darüber entstehen, ob es einwandfrei ist —, sondern es muß eine Untersuchung des Mannes und seiner Genitalien stattfinden, damit man zu einem sicheren Schluß kommen kann. Kann doch beispielsweise der Hypospadaeus oder der impotente Neurastheniker einen einwandfreien Samen liefern und doch die Ursache der sterilen Ehe

---

[1] „Unter manchem Unrechte, das dem weiblichen Geschlechte geschieht, ist das gewiß eines der folgenschwersten, daß man bei Sterilität der Ehe fast immer der Frau die Schuld beimißt" (F. A. Kehrer).

abgeben. Es ist aber in vielen Fällen leider doch nicht so, daß „ein Blick ins Mikroskop die Diagnose sichert", wie behauptet worden ist. Ich möchte darum die Forderung v. Graffs, in zweifelhaften Fällen den Spezialisten zuzuziehen, dahin erweitern, daß in jedem Falle, wo die Möglichkeit dazu vorhanden ist, der Gynäkologe dem Andrologen die wichtige, folgenschwere Entscheidung: zeugungsfähig oder nicht, überläßt. Aus diesem Grunde sehen wir von einer genauen Beschreibung der Physiologie und Pathologie der Zeugung, soweit sie den Mann betrifft, ab, indem wir auf das Studium der einschlägigen Lehr- und Handbücher verweisen, und bringen zur Orientierung nur eine kurze Übersicht der in Betracht zu ziehenden Faktoren.

Man kann die vom Manne ausgehenden Ursachen in folgender Weise einteilen:
1. Fehlen der Ejakulation,
   a) infolge von Erkrankungen der Genitalorgane,
   b) infolge von nervösen Einflüssen.
2. Völliges Fehlen, spärliches Vorhandensein oder Minderwertigkeit der Samenfäden.
   a) Azoospermie, meist als Folge eines Verschlusses der Samenleiter;
   b) Oligospermie, bei Erkrankung der samenproduzierenden Organe, die auch eine
   c) Nekrospermie, ein Zustand, bei dem den Samenfäden die Beweglichkeit fehlt, sein kann.

Es ist jedoch möglich, daß bei diesen Zuständen lebensfähige Spermatozoen im Hoden bzw. Nebenhoden vorhanden sind, was für die einzuschlagende Therapie von Bedeutung ist. Zahlenmäßig spielt die Erkrankung des Nebenhodens eine große Rolle als Ursache der männlichen Zeugungsunfähigkeit.

Die Aufdeckung der Ursachen der Sterilität im einzelnen Falle kann unter Umständen durch orientierende Fragen bei der Untersuchung der Frau erleichtert werden, die eventuell einen gewissen Hinweis geben, daß die Ursache der Sterilität beim Manne zu suchen ist. So wird der Umstand, daß der Introitus bei einer länger verheirateten Frau eine abnorme Enge zeigt, und das Hymen noch fast erhalten ist, daran denken lassen, daß bei dem Manne vielleicht eine nervös bedingte Impotentia coeundi besteht. In der Tat erhält man in solchen Fällen nicht selten die Mitteilung, daß „es nicht ordentlich gehe" oder ähnliche Äußerungen. Daß man dann in erster Linie den Mann vornimmt, um seine Zeugungsfähigkeit festzustellen, liegt auf der Hand.

Über die Höhe des Schuldanteils des Mannes an einer sterilen Ehe liegt eine größere Zahl von Berichten vor, die mehr oder minder zuverlässig sind, da man sich nicht immer auf die ganz sicheren Fälle beschränkt hat und z. B. auch eine überstandene Gonorrhöe als Beweis der Zeugungsunfähigkeit angesehen hat. Als sicher sind jedoch nur die Fälle anzusehen, wo eine mehrfache Untersuchung das Fehlen lebensfähiger Spermatozoen in dem sofort untersuchtem Ejakulat (Azoospermie! Nekrospermie!) oder das Vorhandensein von Mißbildungen, die eine Kohabitation unmöglich machen, ergibt. Normalerweise sollen die Spermatozoen noch nach 48—72 Stunden Bewegung zeigen, wenn sie vor Kälte und Licht geschützt aufbewahrt werden, und 40 Stunden post coitum soll man noch 50% lebender Spermatozoen finden.

Zu den Mißbildungen in dem angeführten Sinne gehört jedoch nicht die Hypospadie, die nur ein relatives Hindernis darstellt. Ebenso steht es mit der mangelhaften Potenz, da selbst eine Ejaculatio praecox ante postas gelegentlich zur Befruchtung führen kann. Diese Veränderungen stellen zwar theoretisch kein absolutes Hindernis dar, sind aber praktisch im einzelnen Falle mit großer Wahrscheinlichkeit als Ursache der Sterilität anzusprechen, wenn die Untersuchung der Frau negativ ausfällt und sich vielleicht sogar noch das Vorhandensein eines Hymen fere intactus ergibt.

Die Prozentzahlen, die den direkten Anteil des Mannes an der sterilen Ehe angeben, bewegen sich im allgemeinen zwischen 25 und 40%. Kehrer sen. fand bei seinen Untersuchungen in 35% der Fälle den Mann schuldig, und als häufigste Ursache dafür die auf Gonorrhöe beruhende Azoospermie. (Nach Fürbringer hat eine doppelseitige Epididymitis jedoch nur in jedem 10. Falle eine Azoospermie zur Folge.) Knorr fand bei 72 Samenuntersuchungen Azoospermie und Oligospermie in je 25% der Fälle. Noske und Mayer schätzen den Anteil des Mannes auf 30%. Nach einer größeren Statistik von Tier und Ascher (Prochownik) — Gesamtzahl der Fälle 227, davon 132mal Untersuchung der Männer — ergibt sich ein Prozentsatz von 40. Noch etwas größer (46,4%) ist die Zahl, die sich aus einer Zusammenstellung von Fällen aus der früheren Sängerschen Klinik ergibt (Schenk) und die 160 Untersuchungen bei insgesamt 397 Fällen umfaßt. In einer Sammelstatistik von Torkel über 923 sterile Ehen ist der Schuldanteil des Mannes mit 26% berechnet. Die Zahl der Fälle mit völliger Azoospermie wird dabei mit 222 angegeben! Als bemerkenswert mag auch die Angabe Fürbringers angeführt werden, daß er bei 600 wegen steriler Ehe untersuchten Männern in nicht weniger als 83% der Fälle Azoo-, Oligo- oder Nekrospermie gefunden habe. Abnorm niedrige Zahlen (5%) gibt neuerdings Christensen an auf Grund von Untersuchungen von 220 Fällen, unverhältnismäßig hohe (50%) Reynolds. Man wird danach nicht fehlgehen, wenn man den Schuldanteil der Männer auf mindestens 25—30% schätzt, und zwar ausschließlich der indirekten, von ihm ausgehenden Ursachen, die sicher mindestens ebenso häufig sind.

Der Vollständigkeit halber sei dann noch erwähnt, daß man auch die Möglichkeit einer Indifferenz der Keimzellen gegeneinander bzw. eine mangelnde Affinität zueinander erörtert hat, wobei nicht immer festzustellen ist, ob die „Schuld" bei der männlichen oder weiblichen Keimzelle zu suchen ist. Auch der männliche Infantilismus, die hypoplastische Konstitution (Bartels) soll das männliche Schuldkonto belasten, da minderwertige bzw. in der Entwicklung zurückgebliebene Genitalien vermutlich auch minderwertige Zeugungsprodukte liefern. Wie hochgradig diese Entwicklungsstörungen sein können, geht aus Massenuntersuchungen, die bei Rekruten vorgenommen wurden, hervor, bei denen in 3%$_{00}$ der Fälle Hoden von einem Durchmesser von 14 mm und weniger gefunden wurden (Amon zit. nach Mathes)!

Bei dieser Sachlage kommt also der Untersuchung des Mannes im einzelnen Falle eine große Bedeutung zu, zumal die Hauptursache der männlichen Zeugungsunfähigkeit die auf Epididymitis beruhende Azoospermie verhältnismäßig leicht festzustellen ist. Man hat deshalb die Forderung aufgestellt, einer jeder Untersuchung der Frau eine solche des Mannes vorausgehen zu lassen. Die Erfüllung dieser Forderung scheitert aber an den äußeren Verhältnissen. In zahlreichen Fällen ist es einfach nicht möglich, den Mann zu einer regelrechten Untersuchung zu veranlassen, sei es weil er der Frage der Nachkommenschaft indifferent gegenübersteht, sei es, daß er ein schlechtes Gewissen hat wegen vor- oder außerehelicher Sünden, oder sei es, daß er aus nichtigen Gründen eine Untersuchung ablehnt.

Solomons (Dublin), der über ein sehr großes, geordnetes Material von behandelten sterilen Frauen verfügt, geht sogar soweit, zu behaupten, daß es direkt unmöglich sei, die Männer der Frauen der allgemeinen Verpflegungsklasse zur Untersuchung zu bekommen. Viel anders liegen die Verhältnisse bei uns auch nicht.

Wenn man also rigoros auf der Durchführung des Grundsatzes der vorhergehenden oder doch jedesmaligen Untersuchung des Mannes bestehen wollte, müßte man die meisten Frauen unbehandelt lassen. Und wie häufig gelingt es, durch einfache Eingriffe, wie Sondierung, Erweiterung usw. in geeigneten Fällen das Hindernis zu beseitigen und dadurch die ersehnte Schwangerschaft herbeizuführen! Hierzu kommt, daß derartige Eingriffe heute nicht mehr eine Verlegenheitstherapie darstellen und häufig unnötigerweise ausgeführt werden, wie das früher wohl der Fall war. Bei unserer verfeinerten Untersuchungstechnik, die uns gestattet, eine gewisse, sehr häufig auftretende Form der Sterilität, nämlich die durch Undurchgängigkeit der Tuben bedingte, mit Sicherheit zu erkennen, ist es möglich geworden, viel schärfer die Indikation zu unseren therapeutischen Eingriffen zu stellen. Es erscheint uns daher der Standpunkt gerechtfertigt, kleinere Eingriffe vorzunehmen, von denen wir uns begründeten Erfolg versprechen, auch ohne Untersuchung des Mannes; größere jedoch nur dann, wenn das Vorhandensein eines absoluten Hindernisses mit Sicherheit festgestellt worden ist, und die Zeugungsfähigkeit des Mannes einwandfrei nachgewiesen ist, wie es auch Winter verlangt.

V. Die Ätiologie und Symptomatologie der weiblichen Sterilität.

Wenn man an die Untersuchung einer wegen Kinderlosigkeit hilfesuchenden Frau herangeht, so muß man sich zunächst über Zweierlei klar sein. Zunächst muß man daran denken, daß die Ursache der Kinderlosigkeit nicht bei der Frau zu liegen braucht und sodann, daß die Auffindung der Ursache bei der Frau, wenn der Mann gesund ist, häufig eine außerordentlich schwierige, ja eine in manchen Fällen unlösbare Aufgabe darstellt. Man muß wissen, daß es nur verhältnismäßig wenige absolute Hindernisse für die Befruchtung gibt, und daß man häufig nicht in der Lage ist, irgendwelche gefundene Veränderungen mit Bestimmtheit als die Ursache der Sterilität im vorliegenden Falle anzusprechen. In der Beziehung sind besonders lehrreich Beobachtungen, die sich über eine längere Reihe von Jahren erstrecken und eine sorgfältige Nachprüfung der Erfolge therapeutischer Maßnahmen ermöglichen. So konnte E. Fraenkel auf Grund langer Beobachtungen feststellen, daß vielfach die zunächst als Ursache angenommenen Veränderungen und Erkrankungen nicht das Ausbleiben der Konzeption bewirkt haben konnten, wie spätere Operationen oder auch der weitere Verlauf ergaben. Gerade die Vielheit der möglichen Ursachen kann den weniger erfahrenen Untersucher leicht verleiten, ein voreiliges Urteil zu fällen, und danach eine zum mindesten überflüssige, vielleicht aber auch schadenbringende Behandlung einzuleiten. Die Schwierigkeiten, die der Erkennung der Ursache der Sterilität bei der Frau entgegenstehen, sind ganz erheblich größer als beim Manne. Was hier meist leicht möglich ist, nämlich die Gesundheit und Funktionstüchtigkeit der Genitalien und vor allem der Keimdrüsenprodukte, direkt festzustellen, das ist bei der Frau zum Teil unmöglich und zum Teil nur höchst mangelhaft ausführbar. Wir sind häufig nicht einmal imstande, zu erkennen, ob die Vorbedingungen für eine erfolgreiche Befruchtung bei der Frau gegeben sind, geschweige denn, ob der Ablauf des sich im Organismus der Frau abspielenden Befruchtungsaktes Störungen erleidet, und welcher Art diese sind, zumal wir uns nur aus Analogieschlüssen eine unvollkommene Vorstellung von dem regelrechten Verlauf derselben zu machen vermögen.

Die Anschauungen über die Bedeutung der verschiedenen Ursachen und ihre Bewertung haben sich im Laufe der Jahre außerordentlich geändert. Während früher die Ansicht, daß ein mechanisches Hindernis in Form einer Stenose die Hauptursache der Sterilität sei, im Vordergrund stand, glaubte man später an die überragende Bedeutung der Gonorrhöe, und heute wird von manchen das früher gewiß zu sehr vernachlässigte psycho-sexuelle Moment in den Vordergrund gestellt. Im allgemeinen ist man jedoch heute geneigt, allen möglichen Ursachen die ihnen gebührende Bedeutung beizulegen und den ursächlichen Anteil der einzelnen Faktoren im gegebenen Falle unvoreingenommen zu erforschen. Wir glauben heute, daß sowohl mechanische Hindernisse an verschiedenen Stellen des Genitaltraktus, als auch mangelhafte Entwicklung der Genitalien, lokale und allgemeine Erkrankungen der verschiedensten Art, seelische Momente und überhaupt „Unvollkommenheiten, die keine meß- oder fühlbaren Eigenschaften besitzen", die Ursache für eine vorliegende Sterilität abgeben können, und daß gelegentlich auch mehrere Faktoren zusammen „die Ursache" bilden.

Man hat bei der Aufzählung der Ursachen diese nach den verschiedensten Gesichtspunkten gruppiert. Es erschien uns jedoch zweckmäßiger, zwischen Ursachen allgemeiner Natur und Ursachen, die in nachweisbaren Erkrankungen oder Veränderungen der Genitalien bestehen, zu unterscheiden.

So wünschenswert es wäre, vor jeder Untersuchung der hilfesuchenden Frau die sich einfacher zu erledigende und vielfach die Situation klärende Untersuchung des Mannes vorzunehmen, so schwer, ja oft unmöglich ist dies, wie schon auseinandergesetzt, in praxi durchzuführen. Man kann aber die Untersuchung der Frau mit einem gewissen Vorbehalt erledigen durch den Hinweis auf die Möglichkeit, daß der Mann der schuldige Teil sei, und wird dadurch manchmal das häufig stark gesunkene Selbstbewußtsein seiner Klientinnen schon etwas heben können. Die Untersuchung selbst soll sich natürlich auf den ganzen Körper erstrecken, wird aber mit der der Genitalien, als dem häufigsten Sitz der Ursache, beginnen.

Wie alle Untersuchungen soll auch diese mit einer genauen Aufnahme der Vorgeschichte beginnen. Diese erstreckt sich auf die hereditären Verhältnisse, den Verlauf der Kindheits- und Entwicklungsjahre, das erste Eintreten der Periode und den Verlauf derselben in der Folgezeit. Schon die Beantwortung dieser Fragen kann uns bedeutsame Hinweise auf die mögliche Ursache der Sterilität geben. Angaben über gewisse Krankheiten in der Aszendenz, Zeichen von konstitutioneller Minderwertigkeit bei der Mutter, Mitteilungen, daß die Patientin als Kind sehr schwächlich war, daß die Periode unregelmäßig und sehr schmerzhaft verlaufen sei, geben wertvolle Hinweise, in welcher Richtung die Untersuchung sich besonders erstrecken soll. Es folgen Fragen nach später überstandenen Erkrankungen, nach der Lebenshaltung, nach beruflichen Verhältnissen vor der Ehe, nach der Leistungsfähigkeit und dem allgemeinen Befinden. Die nächsten Fragen werden sich auf den Zeitpunkt der Heirat und auf das Befinden nach der Hochzeit (Ausfluß, Blasenbeschwerden, Unterleibsschmerzen, Fieber) erstrecken. Erst dann, oder noch besser im Verlaufe der eigentlichen Untersuchung, wenn man das Vertrauen der Patientin gewonnen zu haben glaubt, geht man dazu über, Fragen intimerer Natur zu stellen, was aber unterbleiben kann, wenn man glaubt, die Ursache für die bestehende Sterilität gefunden zu haben. Es ist selbstverständlich, daß man dabei mit der größten Delikatesse vorgehen muß, um nicht das Mißtrauen seiner Klientinnen zu erwecken.

Für die Vornahme der Untersuchung ist es nicht nötig, ja meines Erachtens sogar nicht zweckmäßig, die Frau sich sofort bis aufs Hemd oder noch weiter ausziehen zu lassen, wie es manche tun. Es genügt zunächst eine Entblößung der Unterleibsgegend. Erst im weiteren Verlaufe der Untersuchung erfolgt ein Freimachen der anderen Teile des Körpers.

Schon die Besichtigung der äußeren Genitalien und ihrer Umgebung kann gelegentlich für die Erkennung der Ursache von Bedeutung sein. Gröbere Abweichungen von der Norm werden dem Auge sofort auffallen, wie z. B. elefantiastische Verdickung derselben, das Vorhandensein eines hinderlichen Tumors (z. B. Fibrom) u. a. m. Stattgehabte Verätzungen oder Verbrennungen können Narben zurücklassen, die die Kohabitation erschweren oder gar unmöglich machen. In solchen Fällen wird ja vielfach die Anamnese einen entsprechenden Hinweis geben. Es ist jedoch zu beachten, daß die Ansprüche unerfahrener Ehenovizen in dieser Beziehung oft unglaublich bescheiden sind, und daß sich Eheleute oft jahrelang mit einem Zustand abfinden, bei dem ein regelrechter sexueller Verkehr unmöglich ist. Hochgradige Verengerungen des Introitus kann man mit großer Wahrscheinlichkeit als Ursache der Sterilität ansprechen, wenn auch Konzeptionen vorkommen, wenn die Öffnung nur für eine Sonde durchgängig ist. Eine seltene Ursache der Verengerung der Vulva stellt die Kraurosis vulvae dar. Wenn sie sich auch in der Regel nur bei älteren Frauen findet, so kommt sie doch gelegentlich auch bei jüngeren Frauen zur Beobachtung. So beobachtete Reifferscheid eine Frau von 27 Jahren, die ihn wegen Sterilität konsultierte, bei der er als Folge einer schweren Kraurosis eine starke Verengerung und Schrumpfung der Vulva feststellen konnte. Der angeborene Verschluß, die Atresia hymenalis, ist natürlich leicht festzustellen. Das Gegenteil des zu engen Introitus stellt der zu weite Eingang dar, der sich durch ein Klaffen der Vulva kenntlich macht und anzeigt, daß der Abschluß der Scheide nach außen nicht mehr in Ordnung ist, was ebenfalls die Konzeption verhindern kann.

Hier mag auch eines Zustandes Erwähnung getan werden, den man auch bei den allgemeinen Ursachen aufzählen könnte, nämlich die Hyperästhesie der äußeren Genitalien, von Rohleder Hymenismus genannt, besser unter dem Namen Vaginismus bekannt. Bei diesem Zustande ist eine Konzeption fast ausgeschlossen. Eine ausführliche Beschreibung desselben muß hier unterbleiben. Es sei nur soviel gesagt, daß er leicht bei dem Versuch, eine innere Untersuchung vorzunehmen, zu erkennen ist. Es handelt sich bei dem Vaginismus oder Hymenismus um die Kombination von unbeabsichtigten, unwillkürlichen Abwehrbewegungen, Krampf der Scheide und der Beckenmuskulatur, ja selbst der Adduktoren und Einwärtsroller der Oberschenkel, mit denen sich in hochgradigen Fällen eine künstlich erzeugte Lordose der Wirbelsäule und Rollbewegungen des ganzen Körpers verbinden. Der Zustand wird verursacht in erster Linie durch eine hochgradige Empfindlichkeit des Hymens und seiner Umgebung, die die Folge ungeschickter oder brutaler Koitusversuche ist, welche zu schmerzhaften Verletzungen, Entzündungserscheinungen oder Bildung empfindlicher Narben geführt haben. Befördert wird die Entstehung derartiger Erscheinungen durch ein derbes Hymen und einer mangelhaften Impotenz des Mannes einerseits und eine übergroße Empfindlichkeit der Frau anderseits. Auch Masturbationsversuche können diesen Zustand hervorrufen. In zweiter Linie kommen als Ursache rein psychische Dinge in Betracht, angstbetonte Vorstellungen von seiten der Frau, Abneigung vor dem Partner, Furcht vor Schwangerschaft u. a. m. („echte Zweckneurose", Walthard). Kommen mehrere dieser Faktoren zusammen, wie es häufig der Fall ist, so kann schon der Gedanke an die Annäherung des Mannes, ja schon an eine ärztliche Untersuchung, den krampfhaften Zustand hervorrufen. Die Diagnose desselben ist infolgedessen meist leicht zu stellen. Bevor man zur inneren Untersuchung schreitet, wird man noch sein Augenmerk auf die Beschaffenheit des Beckenausgangs und den Grad der vorhandenen Beckenneigung richten. Eine starke Beckenneigung gilt als Zeichen einer minderwertigen Konstitution. Man findet dann meistens auch andere Zeichen wie Kleinheit der Vulva und Verschiebung derselben nach der Symphyse zu, mangelhafte Ausbildung der Schamlippen, mangelhafte oder virile Behaarung und einen niedrigen muldenförmigen Damm. Es handelt sich in diesen Fällen um ein Stehenbleiben der Organe auf fötaler oder kindlicher Entwicklungsstufe. Meist findet man dabei auch andere Zeichen einer zurückgebliebenen Entwicklung, wie mangelhafte Entwicklung der Brüste, abnorme Behaarung auch an anderen Teilen des Körpers usw. Die starke Beckenneigung erschwert zusammen mit einem engen Schambogen den Kohabitationsakt und kann dazu beitragen, daß der Samen nicht ordentlich zurückgehalten wird, zumal wenn auch der Scheidenverschluß ein mangelhafter ist. Das letztere kann auch der Fall sein, wenn ein ungeheilter bzw. nicht vernähter Dammriß vorliegt. Das Rückfließen des Samens, Effluvium seminis, wird von den Frauen deutlich empfunden. Hat man dieses durch Fragen festgestellt, so ist es sehr wahrscheinlich, daß das Ausbleiben der Konzeption durch diese Anomalie bewirkt wird. Sie stellt eine verhältnismäßig häufige Ursache der Sterilität dar. Winter fand sie in 35% der sekundär sterilen Frauen. Da es häufig gelingt, durch entsprechende Maßnahmen den Zustand zu korrigieren, so ist seine richtige Erkennung von großer Bedeutung. Anderseits muß aber betont werden, daß bei Frauen, die an sich leicht konzipieren, die beschriebenen Abweichungen von der Norm, auch wenn sie sehr hochgradig sind, kein Hindernis für die Befruchtung darstellen.

Bei der Einführung des Fingers zur Ausführung der vaginalen Untersuchung kann die schon durch das Auge gestellte Diagnose eines engen, nicht genügend gedehnten Hymens bestätigt werden, und damit der Verdacht, daß eine mangelhafte Potenz des Mannes vorliegt. Eine entsprechende Befragung der Frau bzw. des Mannes und Klarlegung der Verhältnisse ist in solchem Falle vor der Vornahme therapeutischer Eingriffe vonnöten.

Das vollständige Fehlen der Vagina (atresia vaginalis) ist schon vorher bei der Beschreibung der Atresia hymenalis erwähnt. Diese Hemmungsbildung stellt heute nicht mehr ein unter allen Umständen irreparables Leiden dar, wie wir später noch sehen werden. Ein starkes Konzeptionshindernis bildet eine angeborene oder erworbene Verengerung der Scheide, wenn ja auch, wie schon erwähnt, eine Befruchtung ohne Immissio penis stattfinden kann. Wichtiger und häufiger als die abnorm enge Scheide als Ursache der Sterilität ist die übermäßig kurze Vagina mit mangelhafter Ausbildung des hinteren Scheidengewölbes. Es fehlt dann das Receptaculum seminis, und der Samen fließt wieder zurück, besonders wenn auch die eben beschriebene abnorme Beckenneigung vorliegt. E. Runge konnte das auch experimentell nachweisen. Er untersuchte eine Reihe von sterilen Frauen daraufhin, wie lange sich nach der ad hoc angestellten Kohabitation Spermatozoen in der Vagina und auch in anderen Abschnitten des Geburtskanals nachweisen lassen. Die Untersuchungen erstreckten sich auf 66 sterile Frauen und wurden 6 bzw. 12 bzw. 36 Stunden post coitum vorgenommen. Das erste Resultat dieser Untersuchungen war, daß bei mehr als der Hälfte dieser Frauen (= 51,5%) überhaupt keine Spermatozoen mehr im Genitaltraktus nachgewiesen wurden, während das bei normalen Frauen nur in 17,6% der Fall war.

Ein völliges Fehlen der Spermatozoen wurde festgestellt

	bei sterilen Frauen:	bei Frauen, die geboren hatten:
im hinteren Scheidengewölbe .	in 77,7%	in 25,5%
in der Zervix	in 74,0%	in 37,5%
im Korpus	in 88,5%	in 40,6%

Ebenso war der Spermatozoenbefund in der Vagina negativ:

6 Stunden p. c. bei sterilen Frauen in 50,7%, bei normalen Frauen in 0%,
12 ,, ,, ,, ,, ,, ,, ,, 82,0%,, ,, ,, ,, ,, 23%,
36 ,, ,, ,, ,, ,, ,, ,, 95,0%,, ,, ,, ,, ,, 25%,

in der Zervix:

nach 6 Stunden bei sterilen Frauen in 62,1%, bei normalen Frauen in 14,3%,
,, 12 ,, ,, ,, ,, ,, 80,3%,, ,, ,, ,, ,, 30,3%,
,, 36 ,, ,, ,, ,, ,, 100,0%,, ,, ,, ,, ,, 37,5%,

im Korpus:

nach 6 Stunden bei sterilen Frauen in 78,4%, bei normalen Frauen in 0%,
,, 12 ,, ,, ,, ,, ,, 93,4%,, ,, ,, ,, ,, 23%,
,, 36 ,, ,, ,, ,, ,, 91,3%,, ,, ,, ,, ,, 75%.

Also: 6 Stunden p. c. hatten alle normale Frauen noch Spermatozoen in der Vagina und noch nicht die Hälfte der sterilen. Daraus geht mit Evidenz die Bedeutung einer guten Ausbildung des hinteren Scheidengewölbes hervor. Ebenso interessant und lehrreich sind die anderen Zahlen, die keine weitere Erläuterung bedürfen. (Sie sind schon hier aufgeführt, um die Tabelle Runges nicht auseinanderzureißen.)

Neben dieser konstitutionell bedingten Anomalie der Scheidenbeschaffenheit kommen aber noch andere Veränderungen vor, die in ähnlicher Weise ungünstig für die Konzeption wirken, nämlich Verzerrungen und Verengerungen des Lumens infolge von Zug oder Druck, die krankhafte Prozesse in der Umgebung ausüben können. So kann der Scheidengrund durch Verkürzung der Ligamenta sacro-uterina verzogen werden, ebenso auch durch andere entzündliche Vorgänge in der Umgebung. Ferner kann das Lumen eine Verengerung erfahren oder das hintere Scheidengewölbe sogar vollkommen aufgehoben werden durch Tumoren im Douglas oder in den Parametrien oder im Parakolpium.

Neubildungen in der Scheide als Konzeptionshindernis spielen nur eine ganz untergeordnete Rolle. Es kämen hier Vaginalzysten in Betracht und primäre Scheidenkarzinome, die bei jüngeren Personen nicht ganz so selten zu sein scheinen. Wir haben jedenfalls in kurzer Zeit zwei solche Beobachtungen bei zwei jungen Frauen von 18 und 27 Jahren gemacht. Auch Membranbildungen und Septen in der Vagina können die Konzeption erschweren, jedoch wohl kaum verhindern.

Neben der Gestalt und dem Verlauf der Vagina ist aber auch die Beschaffenheit der Schleimhaut und vor allem deren Produkt, das Vaginalsekret, für die Frage der Sterilität von Bedeutung. Eine entzündete und geschwollene Schleimhaut, die mit eitrigem Sekret bedeckt ist, bildet natürlich einen höchst ungünstigen Aufenthaltsort für die Spermatozoen und verhindert die Weiterwanderung derselben. Es ist eine den Tierzüchtern bekannte Erfahrung (Wester), daß der Scheidenkatarrh äußerst schädlich für die Fruchtbarkeit ist, weil die Spermatozoen durch das eitrige Vaginalsekret eine Auflösung erfahren. Für den Menschen dürften die Verhältnisse ähnlich liegen. So kommt auch Lahm zu dem Schluß, daß der Reinheitsgrad IV des Scheidensekrets — Vorhandensein zahlreicher Eiterkörperchen und Bakterien der verschiedensten Art, vor allem von Kokken — im oberen Teil der Scheide bei einem mehrere Tage vorbereitetem Genitale die Konzeption sehr unwahrscheinlich macht. Aber auch ohne das Vorhandensein ausgesprochen entzündlicher Prozesse kann das Vaginalsekret Veränderungen in seiner chemischen Zusammensetzung zeigen, die ein ungünstiges Medium für die Spermatozoen abgeben können. Es ist das eine Auffassung, die schon älteren Datums ist und die schon Fritsch zur Grundlage einer entsprechenden Therapie gedient hat. Neuere Untersuchungen haben es nun wahrscheinlich gemacht (Weil, Cohen, Gräfenberg), daß das chemische Verhalten, vor allem der Säuregrad sehr verschieden und abhängig ist sowohl von den normalen zyklischen Vorgängen in den Ovarien als auch von krankhaften Störungen im Ablauf derselben. So erscheint es glaubhaft, daß Veränderungen in dem Chemismus (Säuregrad, Gehalt an Milchsäure und an Glykogen, Fehlen oder Verminderung der Ca-Ionen [Gellhorn]) und überhaupt in der Zusammensetzung des Sekrets (Auftreten von Zerfallsprodukten), das ja schon normalerweise kein ideales Milieu für die Spermatozoen darstellt, eine erhöhte schädliche Wirkung auf deren Vitalität ausüben können. Auch experimentell konnte nachgewiesen werden, daß beim Zusammenbringen von pathologischem Scheidensekret mit Samenflüssigkeit die Spermatozoen in ihrer Beweglichkeit eine starke Hemmung erfahren bzw. bald zugrunde gehen (Weil). Von manchen Seiten wird allerdings behauptet, daß die Bedeutung des Scheidensekrets für die Frage der Sterilität überschätzt werde. So nimmt z. B. Nürnberger an, daß das Ejakulat sofort mit dem alkalischen Zervixschleim in Berührung komme, der in seiner gallertigen Konsistenz ein ausgezeichnetes Mittel besitze, eine zu intensive Säurewirkung des Scheidensekrets zu verhindern. Auch spreche die Abhängigkeit der Beschaffenheit des Sekrets von der Ovarialfunktion dafür, daß den lokalen Verhältnissen in der Scheide nur eine sekundäre Bedeutung zukomme. Tatsache ist es aber jedenfalls, daß die Behandlung der Sterilität mittels alkalischer Scheidenspülungen in der Tiermedizin ein sehr bekanntes, häufig von Erfolg begleitetes Mittel darstellt, woraus man wenigstens für die Verhältnisse in der Tierheilkunde ex juvantibus den Schluß ziehen darf, daß dem Säuregrad des Scheidensekrets wohl eine Bedeutung zukommt. Nach neueren Untersuchungen, die nach Abschluß der Arbeit bekannt geworden sind, soll der Säuregrad des Vaginalsekrets bei gewissen Haustieren, z. B. dem Rind und dem Pferd keine Rolle als Sterilitätsursache spielen (Richter). Als häufigste Ursache wird von diesem Autor die chronische Endometritis angegeben (z. B. beim Rind in $^2/_3$ aller Fälle). Schließlich ist noch darauf hinzuweisen, daß erstens zur Zeit des Säuremaximums in der Scheide, nämlich kurz vor der Menstruation eine Konzeption nur selten eintritt (Lahm) — was ja natürlich auch anders erklärt werden kann —, und zur Zeit des Säureminimums, nämlich direkt nach der Periode, die Aussichten für eine Konzeption am günstigsten sind, und daß zweitens die besten chemischen Antikonzeptionsmittel die stark säurehaltigen sind.

Übrigens gibt Gräfenberg an, daß der Säuregehalt des Sekrets während, kurz vor und kurz nach der Periode am höchsten und im Intermenstrum am niedrigsten sei. Bei hypoplastischen, sterilen Frauen soll, ebenfalls nach Gräfenberg, der Säuregehalt überhaupt niedriger sein als sonst.

Wichtig für die Frage der Sterilitätsursachen ist die Beschaffenheit des Uterus. Völliges Fehlen desselben ist meist mit anderen Defekten der Genitalien vergesellschaftet, ebenso seine rudimentäre Entwicklung. Bei der Untersuchung wird man zunächst sein Augenmerk auf Form und Gestalt der Portio vaginalis richten und ihre Lage im Verhältnis zur Scheidenachse. Auch hier sind es zunächst wieder auf der konstitutionellen Basis des Infantilismus und der Asthenie beruhende Gestaltsveränderungen, die von Wichtigkeit sind. Am ungeeignetsten für die Aufnahme der Spermatozoen scheint die lang ausgezogene, dünne, sich konisch nach vorne verjüngende Portio, das Col tapiroid, zu sein, bei der der Muttermund eine punktförmige Öffnung darstellt und die normalen, wallartig den äußeren Muttermund einschließenden Muttermundslippen vollkommen fehlen. In dem Zervixsekret einer so beschaffenen Portio fand Bumm niemals Spermatozoen, auch nicht kurz post coitum. Eine seltenere Veränderung stellt die abnorme „schürzenförmige" Verlängerung einer Lippe dar.

Als Ursache einer sekundären Sterilität findet man gelegentlich ausgedehnte Narben — Folgen von Geburtsverletzungen —, die bis ins Parametrium hineingehen können, und follikuläre Hypertrophien der Portio. Der kausale Zusammenhang wird durch die erfolgreiche Beseitigung dieser Hindernisse bewiesen. Außer dieser Verengerung des äußeren Muttermundes mit entsprechender Veränderung der Portio selbst, als Teilerscheinung einer allgemeinen oder lokalen Hypoplasie, soll es auch eine Stenose des Os externum als einzige pathologische Veränderung eines sonst ganz normalen Uterus geben (Winter). Es ist jedoch sehr zweifelhaft, ob derartige Verengerungen allein ein absolutes Konzeptionshindernis abgeben können.

Die Angabe Winters, daß die Stenose des Os externum das wichtigste und eines der häufigsten Konzeptionshindernisse sei, können wir in keiner Weise bestätigen, und sie widerspricht auch anderen Beobachtungen. Vielfach oder meist wird das Hindernis in solchen Fällen in dem sich hinter der engen Öffnung stauenden, zähen Zervikalschleim zu suchen sein. Schon Fritsch hat solche Fälle beschrieben, wo sich nach operativer Erweiterung des Muttermundes eine große, dicke Schleimmasse entleerte und damit dann das eigentliche Hindernis beseitigt war.

Häufiger als die Stenose des äußeren ist nach unseren Beobachtungen die des inneren Muttermundes, während andere Beobachter das umgekehrte Verhältnis angeben (Winter, L. Fraenkel). Vielleicht liegt das an regionären Verhältnissen und an Rassenunterschieden (Jüdinnen?). Am ungünstigsten liegen natürlich die Verhältnisse, wenn der ganze Zervikalkanal stenosiert ist, was meist als eine Entwicklungsanomalie aufzufassen ist.

Was die praktische Bedeutung dieser Stenosen anlangt, so ist sie gewiß früher überschätzt worden, wird aber jetzt von manchen entschieden unterschätzt, wie man mit Sicherheit aus den Erfolgen der Therapie schließen kann. Gerade in den letzten Jahren ist viel über diesen Punkt diskutiert worden. Häufig ist ja gewiß nicht mit Sicherheit zu sagen, ob die Stenose oder die oft mit ihr zusammen sich findende spitzwinkelige Anteflexio das Hindernis abgibt. Aber die Meinung derjenigen, die die Anomalie nur als eine irrelevante Teilerscheinung einer konstitutionellen somatischen Minderwertigkeit auffassen, die ihrerseits als Ursache der Sterilität anzusehen sei, können wir nicht teilen. Auch scheint uns die Deduktion dieser Autoren nicht stichhaltig, wenn sie sagen, der engste Muttermund sei immer noch weit genug, um das Menstrualblut durchzulassen, also sicher auch nicht zu eng für die Spermatozoen, deren Größe die eines weißen Blutkörperchen nicht erreiche. Zunächst ist ja gar nicht bewiesen, daß die Spermatozoen einzeln den Engpaß des Muttermundes überwinden, sondern es ist wahrscheinlich, daß die Samenflüssigkeit mit eindringt, so daß eine hochgradige Verengerung den Transport der Spermatozoen wohl verhindern kann. Auch ist die wahre lichte Weite des inneren Muttermundes ja gar nicht mit Sicherheit festzustellen und vielleicht liegen auch noch andere Hindernisse vor, wie abnorme Schleimhautfalten, die von der Sonde überwunden werden, die aber den Spermatozoen die Passage völlig versperren. (Häufig genügt ja eine Sondierung, um das Hindernis zu beseitigen.) Wahrscheinlich spielt auch die Beschaffenheit der Zervix, deren Rigidität und mangelhafte Auflockerungsfähigkeit in solchen Fällen von infantilen Genitalien eine Rolle. Gerade in diesen Fällen findet man oft, besonders im Bereiche des inneren Muttermundes, eine Starrheit des Gewebes, die jeder Dehnung durch Laminariastift trotzt und Anlaß zur Bildung tiefer Einschnürungen gibt, die so hochgradig sein können, daß nur unter großen Schwierigkeiten der gequollene Stift wieder aus dem Uterus entfernt werden kann. Diese Rigidität ist offenbar der Ausdruck einer Entwicklungsstörung, die sich durch ein Überwiegen des unnachgiebigen Bindegewebes kennzeichnet. Auf die Beseitigung dieser Rigidität durch längere Behandlung legte z. B. Bumm großen Wert. Auch H. W. Freund hebt neuerdings dieses Fehlen der Auflockerungs- und Erweichungsfähigkeit der Zervix als Sterilitätsursache hervor. Wie hochgradig diese Rigidität der Partie am inneren Muttermund sein kann, geht aus den Beobachtungen bei der Geburt hervor, wo die ganze Zervix abgesprengt werden (Opitz u. a.) oder der kindliche Schädel sogar zu Gangrän führende Verletzungen erleiden kann (Füth). Nach alledem muß meines Erachtens an der Auffassung von der Bedeutung mechanischer Momente bei der Stenose des inneren Muttermundes festgehalten werden. Das schließt nicht aus, daß die moderne „Krampftheorie" für manche Fälle zutrifft. Diese stützt sich auf eine Beobachtung, die man gelegentlich machen kann. Wenn man nämlich bei einer empfindlichen, nervös erregbaren Person eine Sondierung des Uterus vornimmt, so kann man es erleben, daß zunächst die Sonde auf ein Hindernis stößt, das bei einem ohne jede Gewaltanwendung wiederholten Versuch plötzlich verschwunden ist. Wie es ja auch vorkommt, daß der Reiz der Untersuchung zu einer Konsistenzänderung des Uterus führt. So erscheint es durchaus erklärlich und denkbar, daß der maximale Reiz der sexuellen Erregung bei irritablen Naturen eine Art Gebärmutterkrampf auslöst, der zu einem, wenigstens vorübergehenden Verschluß des inneren Muttermundes führt. Man würde danach eine somatogene und eine psychogene Stenose zu unterscheiden haben, die bei manchen konstitutionell minderwertigen Individuen gewiß gelegentlich zusammen vorkommen. Die Bedeutung der Stenose überhaupt geht auch aus den angeführten Zahlen Runges hervor, die zeigen, daß bei Frauen mit normalen Genitalien in 100% der Fälle Spermatozoen in der Zervix nachweisbar sind, und bei den anderen nur in 20—25%.

Im Bereiche der Zervix können neben den Verengerungen noch andere Abnormitäten und krankhafte Prozesse die Konzeption erschweren oder unmöglich machen, z. B. eine abnorme Faltenbildung und dann auch lokale Entzündungen bzw. die Folgen derselben. Besonders ist es der so häufige Zervixkatarrh, der zu erwähnen ist. Die entzündete, mit eitrigem oder zähflüssigem Sekret bedeckte Schleimhaut bildet natürlich ein mehr oder weniger hochgradiges Hindernis für die Passage der Samenfäden. Anderseits ist es durch eine ganze Reihe gut beobachteter Fälle sichergestellt, daß auch trotz einwandfrei nachgewiesener Zervikalgonorrhöe Konzeption eintreten kann. So beschreibt Bumm einen Fall von dreimaliger Konzeption innerhalb zweier Jahre trotz wiederholt nachgewiesener gonorrhoischer Erkrankung der Zervix. Ähnliche Beobachtungen hat wohl jeder Gynäkologe gemacht, der über eine gewisse Erfahrung verfügt (NB. sprechen diese Beobachtungen sehr dafür, daß die Spermatozoen intra actum in den Uterus gelangen können).

Während die anatomischen und physiologischen Verhältnisse und damit auch Abweichungen von der Norm bis zur Grenze des inneren Muttermundes verhältnismäßig leicht zu übersehen sind, ist dies bei dem jenseits des Os internum gelegenen Abschnitt nicht mehr der Fall. Gröbere Veränderungen in der Gestalt und Form des Uterus, wie sie bei Entwicklungshemmungen oder Stillstand auf einer früheren Entwicklungsstufe vorkommen oder durch Tumorbildung bedingt sind, sind natürlich mehr oder weniger leicht zu erkennen. Im Zweifelsfalle wird die Sondenuntersuchung oder die digitale Austastung die genauen Verhältnisse erkennen lassen. Man muß sich jedoch bei diesen Untersuchungen darüber klar sein, daß alle brüsken Eingriffe, vor allem bei Nulliparen, gelegentlich Schaden bringen und die Chancen der Konzeption noch verringern können. Ebenso wie in der Zervix pflegen Veränderungen und Erkrankungen der Uterusschleimhaut, zumal wenn sie mit starker Sekretion einhergehen, sowohl für das Vordringen der Spermatozoen als auch für die Ansiedlung des Eies ein mehr oder minder großes Hindernis abzugeben. Bei hypoplastischen Zuständen fand Hoehne die normale für die Befruchtung wichtige Flimmerung der Epithelzellen der Uterusschleimhaut geschädigt, und zwar im Sinne einer mangelhaften Ausbildung und im Gegensatz dazu eine Verstärkung des Flimmerstromes bei Hyperplasie der Mukosa.

Nicht ganz selten sind auch mehr oder minder starke Verödungen des Lumens im Bereiche des Korpus als Folge energischer Ausschabungen und Ätzungen. Früher sah man besonders nach der Behandlung mit Atmokausis hochgradige Zustände dieser Art. Auch als Folgezustände tuberkulöser Entzündung, und zwar besonders im Kindesalter, sind sie beschrieben worden. Die tuberkulöse Endometritis an sich bildet kein absolutes Konzeptionshindernis. Sie ist jedoch meist mit anderen tuberkulösen Veränderungen verbunden, die an sich die Konzeption verhindern. Die früher als Endometritis glandularis oder hyperplastika bezeichnete Hyperplasia mucosae wird heute als eine Teil- oder Folgeerscheinung einer ovariellen Dysfunktion angesehen und als solche bewertet. Ebenso steht es wahrscheinlich mit einer anderen Anomalie der Uterusschleimhaut, der Dysmenorrhoea membranacea, die die Konzeption sehr erschweren kann. Doch kann bei beiden Anomalien eine direkte Behandlung der veränderten Schleimhaut von Nutzen sein. Ob und inwieweit feinere Strukturveränderungen im Bereiche der Korpushöhle als der eigentlichen Brutkammer oder andere biologisch-pathologische Abweichungen von der

Norm imstande sind, die Konzeption zu erschweren oder die Ansiedlung des Eies zu verhindern, entzieht sich unserer Kenntnis.

Von besonderer Bedeutung für die Ätiologie der Sterilität sind die **Lageveränderungen der Gebärmutter**, ein Begriff, mit dem das Gros der Frauen nicht nur die Ursache für ihre Unfruchtbarkeit, sondern auch für zahlreiche andere Beschwerden verbindet, und der für das weibliche Publikum eine geradezu suggestible Kraft besitzt. Während die eine Frau äußerst befriedigt ist, wenn sie diese Diagnose erfährt als vermeintliche Ursache all ihrer Beschwerden, atmet die andere erleichtert auf, wenn man ihr sagt, daß „nur" eine Entzündung der Gebärmutteranhänge vorliege. „Ich dachte schon, ich hätte eine Verlagerung." Woraus sich auch für die Untersuchung auf Sterilität die auch sonst beherzigenswerte Lehre ergibt, bei suggestiblen Frauen mit der Mitteilung der Diagnose „Lageveränderung" vorsichtig zu sein. Daß eine hochgradige spitzwinkelige Anteflexio oder eine ausgesprochene Retroflexio ein absolutes Konzeptionshindernis abgeben können, ist nicht zu bestreiten. Das läßt sich häufig ex juvantibus zeigen. Ebenso sicher ist aber auch, daß trotz der gleichen Lageveränderung bei einer anderen Frau ungehindert Konzeption eintritt. Die Verhältnisse liegen also offenbar komplizierter. Zunächst die spitzwinkelige **Anteflexio**. Sie ist meist oder vielleicht sogar ausschließlich eine Teilerscheinung einer mangelhaften Genitalentwicklung, einer lokalen oder allgemeinen Hypoplasie. Das Hindernis liegt offenbar in der durch die scharfe Abknickung am Os internum verursachte Stenose des inneren Muttermundes. Vielfach ist es fraglich, ob diese Anomalie überhaupt oder ob sie allein als die Ursache einer bestehenden Sterilität anzusprechen ist. Man wird auch hier daran denken müssen, daß andere wichtige Organe unterentwickelt sind und die eigentliche Ursache der Sterilität abgeben. Ein absolutes Hindernis stellt die Anomalie jedenfalls nicht dar. Man sieht oft nach Jahren Schwangerschaft eintreten, die offenbar durch spontane Besserung des Zustandes herbeigeführt worden ist. Früher ist die Bedeutung der Anteflexio jedenfalls überschätzt worden. So gibt sie Marion Sims als Ursache in $2/3$ seiner Fälle an: Winter fand sie bei Nulliparen als ziemlich häufige Ursache.

Etwas eindeutiger liegen die Verhältnisse bei der **Retroflexio uteri** sekundär steriler Frauen, da man hier oft nach einer Korrektur prompt Schwangerschaft eintreten sieht. Auch hier ist es offenbar nicht die Lageveränderung allein, die die Ursache der Sterilität abgibt, sondern die durch sie bewirkten Entzündungszustände (Metritis, Endometritis) im Uterus selbst, oder auch Abknickungen im Verlauf der Tuben. Viel verbreitet ist die Anschauung, daß die Verschiebung der Portio nach vorne, die den Eintritt der Spermatozoen erschwert, den springenden Punkt darstelle. Offenbar liegen die Verhältnisse so, daß in einem Falle dieser, in einem anderen Falle jener Teilfaktor, in einem dritten mehrere Faktoren zusammen die Ursache der Sterilität abgeben, und daß in einem vierten Fall die Ursache anderswo zu suchen ist. Die Fälle von Retroflexio uteri gravidi zeigen, daß die Retroflexio auch einmal keine Bedeutung haben kann. Meist wird sich aus dem Erfolg der Therapie bald feststellen lassen, ob die Retroflexio das Hindernis abgegeben hat oder nicht. Winter fand diese Anomalie bei seinen sekundären sterilen Frauen 10 mal als Ursache und bei den Nulliparen gar nicht, und umgekehrt bei diesen die Anteflexio 10 mal und bei jenen in keinem Falle. Hieraus leitet Winter die Forderung für die Behandlung ab, die Retroflexio bei sekundär sterilen Frauen stets und bei primär sterilen nur dann als Ursache auszusprechen, wenn kein anderer Grund gefunden wird.

Von anderen Veränderungen an der Gebärmutter, die als Sterilitätsursache in Betracht kommen können, sind die Tumoren zu erwähnen, und zwar in erster Linie die Myome.

Nach älteren Statistiken sind 25—30% aller Myomkranken steril, d. h. also gut doppelt so viele als man sonst beobachtet. Damit schien dem Myom als Ursache der Sterilität eine bedeutungsvolle Rolle zuzufallen. Aber schon seit Virchow ist es vielen aufgefallen, wie häufig sich bei alten Jungfern Myome finden — „sterile Frauen und alte Jungfern erkranken viel häufiger an Myomen als Frauen mit beträchtlicher Kinderzahl" (Opitz) —, so daß der Gedanke nahe lag, daß das Verhältnis ein umgekehrtes sei. Auf Grund umfangreicher Untersuchungen kam dann Hofmeier zu dem Schluß, daß das Myom keine ursächliche Bedeutung für die Sterilität habe — nur der 9.—10. Teil seiner sterilen Frauen hatten Myome —, und daß, wenn beide Anomalien zusammen vorkämen, nach einer anderen Sterilitätsursache gesucht werden müsse. Eine solche wäre z. B. in einer allgemeinen Unterentwicklung zu finden, die man bei Myomkranken vielfach beobachtet haben will. H. W. Freund z. B. gibt an, sie in 20% seiner Fälle gesehen zu haben. Auch das von dem gleichen Autor festgestellte Zusammentreffen von Myombildung und Hyperthyreoidismus bzw. Basedow (v. Jaschke u. a.), also von Erkrankungen, die die Fruchtbarkeit entschieden beeinträchtigen, wäre hier zu erwähnen. Rosner hat beobachtet, daß nur eine besondere Art der Myome, nämlich die subserösen, sich bei hypoplastischen Individuen finden, und daß von diesen Frauen 70% steril waren. Submuköse Myome hat Rosner bei dieser Konstitutionsanomalie überhaupt nicht gesehen. Nach neueren Anschauungen liegen die Verhältnisse so, daß beim Zusammentreffen von Myom und Sterilität eine gemeinschaftliche Ursache vorliegt in Form einer Störung der Ovarialfunktion oder der Tätigkeit der endokrinen Drüsen überhaupt. Diese Auffassung, die ja auch das Zusammentreffen von Myom und Struma verständlich machen würde, ist schon 1911 von Seitz vertreten worden und wird heute von vielen, z. B. von A. Mayer, Kehrer, Henkel, Lahm u. a. geteilt. Die Anschauung Kehrers, daß sowohl die Sterilität als die Myombildung die Folgen mehrjähriger schwerer Störungen im Geschlechtsleben seien, hat wenig Beifall gefunden.

Übrigens findet man Myome nach den Beobachtungen Winters, die sich mit den unserigen decken, bei jungen sterilen Frauen nur äußerst selten. Es ist aber klar, daß auch rein mechanisch eine Muskelgeschwulst je nach ihrem Sitz die Befruchtung verhindern oder doch sehr erschweren kann. So z. B. wenn das Myom den Eingang in die Gebärmutterhöhle verlegt oder das Lumen einengt und dabei noch zu langedauernden Blutungen Veranlassung gibt. Ebenso wird dies der Fall sein, wenn der ganze Uterus oder ein Teil desselben in die Geschwulst aufgegangen ist. Bei günstigem Sitz des Tumors sieht man nicht selten nach seiner operativen Entfernung Schwangerschaft eintreten als Beweis des ursächlichen Zusammenhangs. Ebenso verständlich ist es, daß es Geschwülste gibt, die nach ihrem Sitz das Eintreten einer Schwangerschaft in keiner Weise verhindern. Man wird also im einzelnen Falle sorgfältig zu prüfen haben, wie die entsprechenden Verhältnisse liegen.

Ähnlich wie das Myom ist eine andere Erkrankung der Gebärmutter zu bewerten, die auch in einem gewissen Zusammenhang mit Veränderungen der Ovarien und ihrer Funktion steht, die chronische, nicht entzündliche „Metritis", ein Zustand, der bekanntlich nicht als Folge eines entzündlichen Prozesses, sondern als Ausdruck einer chronischen Hyperämie und Kongestion zu betrachten ist. In welcher Weise diese Erkrankung imstande ist, als Teilerscheinung einer chronischen Genitalhyperämie die Konzeption zu erschweren oder zu verhindern, soll weiter unten im Zusammenhang erörtert werden.

Das Karzinom des Korpus bildet natürlich ein Hindernis für die Befruchtung; nicht so das Kollumkarzinom, höchstens im vorgerückten Stadium. Das Zusammentreffen von Gebärmutterkrebs und Schwangerschaft ist kein allzu seltenes Ereignis. Eine Therapie der Sterilität bei Karzinomkranken kommt natürlich nicht in Frage. Der Fall von Döderlein, wo nach Heilung eines Kollumkarzinoms durch Mesothorium Schwangerschaft eintrat, ist bis jetzt meines Wissens ein Unikum geblieben.

Der Übergang der Gebärmutterhöhle zu den Eileitern stellt einen weiteren „Engpaß" dar, den die Spermatozoen zu passieren haben. Ihm wird gemeiniglich keine besondere Bedeutung für die Frage der Befruchtung zugeschrieben. Und doch liegen die anatomischen Verhältnisse so, daß auch die Vorbedingungen für die Entstehung einer pathologischen Verengerung gegeben erscheinen, so daß man wohl mit der Möglichkeit einer pathologischen, die Konzeption verhindernden oder sehr erschwerenden Stenose wird rechnen können, eine Vorstellung, die auch Sellheim teilt. Der Eingang in die Tube und der Anfangsteil derselben liegt bekanntlich noch im Bereich der Uterusmuskulatur, und das Lumen dieser Partie der Tube ist so eng (0,8—1 mm), daß es sehr wohl denkbar ist, daß schon eine mäßige Schwellung der Schleimhaut oder sklerotische Veränderungen der Muskulatur, wie sie sich z. B. im späteren Alter und pathologischerweise auch schon früher einstellen können, ein Hindernis für das Vordringen abgeben, ähnlich wie beim inneren Muttermund. Offenbar sind es ja auch (meist?) mechanische Momente, ein Steckenbleiben des befruchteten Eies in diesem Teil der Tube, die zur Entstehung der sogenannten interstitiellen Tubargravidität führen.

Auch bei den Eileitern spielt die mangelhafte Entwicklung als Teilerscheinung des „Hypogenitalismus", um dieses bezeichnende, wenn auch unschöne Wort zu gebrauchen, sicher eine Rolle für das Ausbleiben der Konzeption, wenn auch der sichere Nachweis dieses Zusammenhangs hier noch schwerer zu führen ist als für die bisher beschriebenen Veränderungen. Die lange, dünne, sehr stark geschlängelte Tube, die auf dem Fötalzustand stehen geblieben ist, ist sicher wenig geeignet für die Aufnahme und die sachgemäße Weiterbeförderung der Keimprodukte. Entwicklungshemmungen höheren Grades betreffen, worauf Nürnberger hinweist, in der Regel nur eine Tube und kommen deshalb als Konzeptionshindernis nur dann in Betracht, wenn die zweite Tube erkrankt und funktionsunfähig oder operativ beseitigt ist. In der Regel sind derartige Störungen der Entwicklung mit solchen anderer Genitalorgane verbunden. Wahrscheinlich ist es endlich auch, daß Entwicklungsstörungen der Tubenschleimhaut in Form mangelhafter Ausbildung der Falten oder geradezu von Faltenmißbildungen, die Schoenholz an unserem und dem Material der Pankowschen Klinik so häufig als vermutliche Ursache der Tubargravidität gefunden hat, und die Schridde jetzt auch auffallend häufig bei unseren zahlreichen Fällen von Tubarschwangerschaft feststellt, eine Rolle bei dem Ausbleiben der Konzeption spielen. Der Nachweis ist natürlich sehr schwer zu führen, da autoptische Befunde natürlich äußerst selten sind. Schon früher hatte man Verbildungen des schleimhäutigen Tubenrohrs in Form von Maschenbildungen verwachsener Tubenfalten und blindsackartige Ausstülpungen des Epithels der Schleimhaut (Hecker-Opitz) beobachtet, die den Transport des Eies erschweren oder gar verhindern. Das Bemerkenswerte an den Schridde-Schoenholzschen Untersuchungen ist die Feststellung, daß diese Mißbildungen kongenitaler und nicht entzündlicher Natur sind. Schoenholz konnte außerdem schon in den Tuben eines Neugeborenen derartige Anomalien in Form von gitterartigen Verlagerungen des Lumens und blindsackartige Epithelausstülpungen nachweisen. (Näheres darüber siehe bei Schoenholz und Schridde.) Die Richtigkeit der Schoenholzschen Untersuchungen bzw. Schlußfolgerungen wird jedoch angezweifelt. So wird auf die Tatsache hingewiesen, daß R. Meyer bei 300 eigens daraufhin untersuchten Fällen von Föten und Neugeborenen nie kongenitale Tubenanomalien, wie sie von Schridde beschrieben werden, gefunden hat. Ähnlich sind die Beobachtungen Hoehnes. Jedenfalls wird man den Wunsch Stoeckels nach Nachprüfung der Schoenholzschen Untersuchungen für sehr berechtigt halten dürfen [1].

Neben diesen kongenitalen Veränderungen der Tubenschleimhaut können auch solche sekundär auf dem Boden einer Entzündung entstandenen die Tube unwegsam machen und so die Konzeption verhindern. Besonders bedeutungsvoll und in die Augen springend bei der Besichtigung der Tuben intra operationem ist der kolbige Verschluß des abdominalen Tubenendes als Folge solcher entzündlicher Prozesse. Dieser ist meist ein vollständiger, manchmal auch ein partieller, so daß eine feine Sonde eindringen kann. Als Ursache dieser den Verschluß bedingenden Entzündungen hat man früher fast ausschließlich die Gonorrhöe und in zweiter Linie die Tuberkulose verantwortlich gemacht. Nach unserer Erfahrung liegen heute die Verhältnisse wesentlich anders. Nachdem wir schon vor Jahren die Beobachtung gemacht hatten, daß nur verhältnismäßig selten beim Vorliegen von Eileiterentzündungen ein gonorrhoischer Ursprung festzustellen war, haben wir auf die Entstehungsursache in der letzten Zeit unser besonderes Augenmerk gerichtet. Wir fanden nun bei unseren sehr zahlreichen mit Adnexentzündungen behafteten Patientinnen gut begründete Anhaltspunkte dafür, daß in der weitaus größten Zahl der Fälle unglücklich verlaufene Aborte als die Ursache der bestehenden Entzündung anzusehen sind. Fast stets ergab und ergibt sich aus der Anamnese, daß die ersten Erscheinungen direkt im Anschluß an einen meist mit Ausschabung — in der Regel ambulant — behandelten, häufig wohl auch kriminell hervorgerufenen, fieberhaften Abort aufgetreten waren. Auch Peham hat ähnliche Beobachtungen gemacht. In einer Sitzung der kriminalstatistischen Vereinigung in Wien stellte Peham fest, daß 90% aller Aborte kriminell seien, und daß dadurch alljährlich eine große Zahl junger blühender Frauen, soweit sie nicht dabei zugrunde gehen, einem jahrelangen Siechtum und dauernder Unfruchtbarkeit verfallen. Dagegen vertritt Nürnberger die Ansicht, daß puerperale Erkran-

---

[1] Diesem Wunsche ist durch die Erscheinung einer Veröffentlichung aus dem Institut von R. Meyer, die nach Abschluß dieser Arbeit erschienen ist, Rechnung getragen worden. Kitai, ein Schüler Meyers, lehnt auf Grund neuer Untersuchungsreihen das Vorkommen von heterotopen Epithelwucherungen in der Tubenwand als Folge von Entwicklungsstörungen ab. Das Fehlen von Narben als Reste und Beweis vorangegangener Entzündungen beweise gar nichts gegen diese Entstehungsart. Ferner stehe noch der Beweis des Vorhandenseins solcher kongenitaler Falten beim Neugeborenen aus. In bezug auf die letzte Bemerkung ist jedoch festzustellen, daß wie schon erwähnt, Schoenholz bereits bei einem Neugeborenen die gleichen Veränderungen gefunden hat, und daß Schridde und Amersbach schon vor langer Zeit bei einem 14 Monate alten Mädchen eine ähnliche Beobachtung gemacht haben (Zieglers Beiträge Bd. 45. 1909).

kungen meist eine einseitige Adnexentzündung bewirken und deswegen nur von geringer Bedeutung für die Frage der Unfruchtbarkeit seien. Wir können, wie gesagt, diese Meinung durchaus nicht teilen und glauben, daß in der größeren Zahl der Fälle die Erkrankung doppelseitig auftritt und dadurch die geschilderten Folgen bewirkt werden.

Auch für die primäre Sterilität spielt die Gonorrhöe, wie jetzt wohl allgemein anerkannt wird, nicht die Rolle, die man ihr früher zugeschrieben hat. Sellheim spricht mit Recht von der früher der Frau „angedichteten" Gonorrhöe als Ursache ihrer Sterilität, die man annahm, wenn der Mann in der Anamnese eine gonorrhoische Infektion aufwies.

Der Verschluß des abdominalen Tubenendes kann endlich noch auf eine andere Weise zustande kommen. Man findet öfters bei jungen, sicher noch nicht deflorierten Mädchen gelegentlich anderer Operationen die Tuben verschlossen und kann dann meist als Ursache eine abgelaufene Appendizitis nachweisen. Auch anatomisch-pathologisch ist der Nachweis dieses Entstehungsmodus zu erbringen. Ebenso können andere entzündliche Erkrankungen des Darms und auch Blutungen die Veranlassung zu Verwachsungen und Verlegung des Tubenausgangs abgeben und endlich auch Entzündungen, die auf metastatischem Wege entstanden sind, und zwar im Anschluß an infektiöse Allgemeinerkrankungen. Zur Zeit der Grippeepidemien hat man derartige Erkrankungen öfters zu sehen bekommen. Sonst sind solche Fälle vor allem nach Angina beobachtet worden. Gerade bei Jugendlichen muß man an eine derartige Entstehungsart denken. Schließlich ist auch noch die tuberkulöse Salpingitis zu erwähnen, die bei ihrer relativen Häufigkeit — Krönig-Pankow fanden von 100 Adnextumoren 10 auf tuberkulöser Basis entstandene — auch eine gewisse Bedeutung hat.

Befinden sich die Eileiter in einem Stadium frischer Entzündung mit Eiteransammlung im Lumen (Endosalpingitis purulenta), so ist während dieser Zeit natürlich eine Konzeption ausgeschlossen. Viel erörtert ist die Frage worden, ob nach dem Ablauf eines derartigen Prozesses überhaupt noch Konzeptionsmöglichkeit besteht. Man hat das früher für ausgeschlossen gehalten auf Grund der bekannten, schon geschilderten Folgezustände, die sich in der Regel an derartige akute Erkrankungen anschließen.

Auf Grund mehrerer Einzelbeobachtungen muß jedoch diese Möglichkeit zugegeben werden. So ist ein Fall von Winter als bemerkenswert zu erwähnen, in dem nach Ablauf einer durch die Operation nachgewiesenen eitrigen Entzündung Schwangerschaft beobachtet wurde. Ebenso mehren sich die Mitteilungen von Fällen, bei denen früher große entzündliche Adnextumoren nachgewiesen worden waren, und wo nach entsprechender Behandlung — neuerdings auch Röntgenbehandlung zum Zweck der temporären Sterilisierung — Konzeption eintrat. Strecker teilt neuerdings 10 Fälle von doppelseitiger Adnexitis mit, bei denen später Schwangerschaft eingetreten war. In 7 dieser Fälle lag Gonorrhöe als Ursache vor. 3 mal wurde die Schwangerschaft völlig ausgetragen. Von den 7 Aborten nimmt Strecker an, daß die meisten künstlich hervorgerufen seien.

Die Heiltendenz der Tubenschleimhaut ist offenbar eine enorm große. Verständlich erscheint dies ja für die Fälle, wo man gelegentlich einer Operation aus anderer Indikation eine äußerlich kaum veränderte Tube findet, aus der sich auf Druck Eiter entleert. Für die große Regenerierfähigkeit der Tubenschleimhaut spricht ja ferner auch die von Sellheim neuerdings wieder hervorgehobene Tatsache, daß es 1. kaum möglich ist, durch direkte Einwirkung die Eileiter unwegsam zu machen (vgl. Tubenunterbindung!) und daß es 2. ebenfalls außerordentlich schwer ist, nach Inzision von Pyosalpinxsäcken die sezernierende Schleimhaut durch Verätzen od. dgl. zu zerstören und zum Veröden zu bringen. Man soll sich darum sehr hüten, bei noch so schweren entzündlichen Erkrankungen der Eileiter das Eintreten einer Schwangerschaft für „ausgeschlossen" zu erklären.

Von anderen Veränderungen der Tube, die geeignet sind, die Befruchtung zu erschweren oder unmöglich zu machen, seien noch alle die Prozesse erwähnt, die zu einer Abknickung der Tube führen können, also entzündliche Vorgänge in der Umgebung, wie vor allem die schon erwähnte Appendizitis. So fand Pankow bei 150 appendektomierten Frauen 5 mal eine Abknickung der Tuben ohne einen direkten Verschluß der Tubenostien.

Einen seltenen Fall stellt Wagners Beobachtung einer durch Durchbruch eines appendizitischen Abszesses in die Scheide bewirkten und dann erfolgreich beseitigten Atresie derselben dar. Wahrscheinlich kann auch eine vom Darm ausgehende Entzündung z. B. Perisigmoiditis die Ursache zur Abknickung abgeben. Es braucht dabei die Tube selbst gar nicht von der Entzündung betroffen zu sein. Aber auch Verlagerung der Gebärmutter, wie eine starke Retroflexio können, worauf schon hingewiesen ist, Anlaß zu derartigen Abknickungen sein. Hierzu kommt dann gewöhnlich infolge von Blutstauung eine Art Infarzierung des Eileitergewebes, wodurch natürlich ein weiteres Hindernis für die Konzeption geschaffen wird.

Die Erkennung aller dieser Veränderungen an den Tuben war bis vor kurzem nur auf Grund der bimanuellen Untersuchung und der direkten Besichtigung bei der Operation möglich. Es soll hier ganz besonders betont werden, daß auch die sorgfältigste Aufnahme der Anamnese völlig versagen und nicht die geringsten Anhaltspunkte dafür ergeben kann, daß ein entzündlicher Prozeß vorhergegangen ist. Auf diese Tatsache hat auch Prochownik vor Jahren in einer eigenen Arbeit hingewiesen, die sich mit den Folgezuständen einer gonorrhoischen Infektion beschäftigt. Neuerdings hat Rongy die gleiche Beobachtung gemacht. Er bezeichnet es als erstaunlich, in wie vielen Fällen, in denen die Anamnese keine Anzeichen für eine durchgemachte Unterleibsentzündung abgibt, man durch eine gleich zu erwähnende Methode einen völligen Verschluß der Eileiter feststellen kann. Die Unzulänglichkeit der gewöhnlichen Untersuchung, die feinere Veränderungen in den Tuben nicht zu erkennen gestattet, hat Winter veranlaßt, die Forderung aufzustellen, stets dann eine Narkosenuntersuchung vorzunehmen, wenn keine handgreiflichen Veränderungen durch die einfache Untersuchung festgestellt werden können. Daß man auch auf diesem Wege vielfach nicht zum Ziele kommt, zeigte sich schon früher gelegentlich später vorgenommener Operationen und ist durch die jetzt zu beschreibende neue, für die Erkennung der Sterilitätsursachen und für die Indikationsstellung äußerst bedeutungsvolle Untersuchungsmethode bestätigt worden, nämlich

die Tubendurchblasung.

Dieses Untersuchungsverfahren hat sich auch der direkten Besichtigung der Tuben bei der Operation für viele Fälle überlegen gezeigt, da es die Veränderungen im Inneren der Tuben zu erkennen erlaubt, die dem Auge verborgen bleiben; denn selbst bei äußerlich ganz intakt scheinenden Tuben können partielle Gangatresien und Faltenveränderungen vorhanden sein, die die Tuben vollständig undurchgängig machen, worauf auch von Nürnberger hingewiesen worden ist.

Im Jahre 1920 erschien in dem Journal of the american medical association Bd. 75, Nr. 10 eine Arbeit von Rubin mit dem Titel: Die nicht operative Feststellung der Durchgängigkeit der Tuben durch intrauterine Einblasung von Sauerstoff und Erzeugung eines künstlichen Pneumoperitoneums. In dieser Arbeit empfiehlt der Verfasser die Einblasung von Sauerstoff in den Uterus durch eine Kanüle. Er verwendet 150—300 ccm Sauerstoff, die unter einem Druck von 60—80 mm Hg eingeblasen werden. Der äußere Muttermund wird dabei abgedichtet, um ein Rückströmen des Gases zu verhindern. Der Sauerstoff wird durch eine mit abgekochtem Wasser gefüllte Flasche geleitet und der Druck durch ein angeschlossenes Manometer gemessen. Bei Durchgängigkeit der Tuben dringt

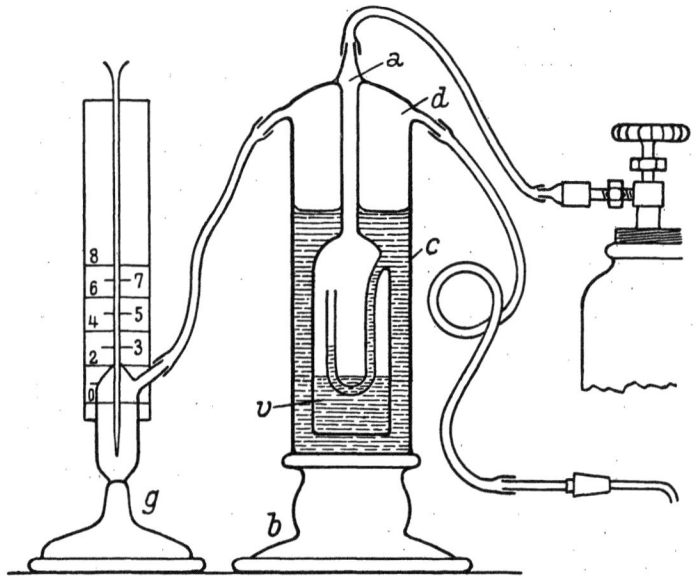

Abb. 5. Untersuchungsverfahren nach Graff. (Wien. klin. Wochenschr. 1922.)

der Sauerstoff in das Abdomen ein, was zunächst auf röntgenologischem Wege nachgewiesen wurde. Sind die Tuben verschlossen, so steigt der Druck in dem System auf 150—200 mm und höher.

Rubin konnte damals über 70 Fälle — die Zahl ist unterdessen auf 1000 gestiegen — berichten, bei denen er die Methode in Anwendung gebracht hatte, und zwar ohne jemals eine Schädigung erlebt zu haben.

Ein Jahr später erschien eine weitere Veröffentlichung, deren Kenntnis uns erst im Jahre 1923 vermittelt wurde, während das Rubinsche Verfahren bereits im Jahre 1922 auf dem Gynäkologenkongreß einem größeren Kreise deutscher Ärzte durch v. Graff-Wien bekannt gegeben worden war, in der durch Henderson und Amos (nach Furniß) eine erhebliche Vereinfachung der Originalmethode empfohlen wurde. Diese Autoren zeigten, daß es möglich ist, unter Verzicht auf die Röntgendurchleuchtung das Eindringen der Luft durch Auskultation nachzuweisen und auch festzustellen, welche Tube erkrankt ist. Das dabei entstehende Geräusch beschreiben sie als ein kleinblasiges Rasselgeräusch von hohem Timbre.

Um bei der amerikanischen Literatur zu bleiben, seien noch einige Arbeiten aus späteren Jahren über diesen Gegenstand kurz erwähnt (nach Pirkner, New York). Curtis konnte 1923 bereits über

300 Fälle berichten, bei denen er das Verfahren der Tubendurchblasung angewendet hatte. Curtis benutzte eine Luersche Spritze zur Durchblasung. Es war ihm dabei möglich, auch therapeutische Erfolge zu erzielen, indem kleinere Stenosen erweitert werden konnten, so daß in einigen Fällen auch Konzeption eintrat.

Rongy und Rosenfeld erwähnen in einer Arbeit aus dem Jahre 1922 als Gegenanzeige der Tubendurchblasung neben akuten Infektionen der Genitalien auch Erkrankungen des Herzens, besonders des Myokards, bei denen die Tubendurchblasung durch Verdrängung des Zwerchfells sehr schädlich wirken könne.

M. L. Brandt untersuchte 55 Fälle mit der Rubinschen Methode, dabei fand er in nicht weniger als 40% der Fälle eine Undurchgängigkeit der Tuben als Konzeptionshindernis. Bei offenen Tuben brauchte der Druck nicht über 110 erhöht zu werden. In einigen Fällen genügte schon ein solcher von 50 mm; nur in einigen Fällen war eine Erhöhung des Druckes bis 160 notwendig, die bei der Wiederholung nicht mehr erforderlich war. Offenbar waren in diesen Fällen Stenosen gedehnt, Knickungen ausgeglichen worden. In einem solchen Fall, wo die Tubendurchblasung bei einem Druck von 140 mm gelang, trat alsbald ohne Wiedererscheinen der Menses Schwangerschaft ein. Curtis empfiehlt die Tubendurchblasung dreimal zu wiederholen, ehe man die Diagnose auf Undurchgängigkeit stelle.

Ähnlich sind auch die Erfahrungen von Cron mit der Tubendurchblasung. Auch er fand, daß in etwa 50% aller Fälle die Sterilität durch die Undurchgängigkeit der Tuben bedingt sei, und auch er konnte therapeutische Erfolge erzielen. Als Gas verwandte er die Kohlensäure.

Cooke-Hirst (Philadelphia) empfiehlt Stickstoff zu verwenden und betont, daß die Tubendurchblasung nicht einwandfrei sei. Ihm gegenüber hält Stein (New York) die Tubendurchblasung sogar für geeignet zur Anwendung in der Sprechstunde, wenn keine Gegenindikation vorhanden sei. Auch er sah gute Erfolge von der therapeutischen Anwendung der Methode.

Über eine sehr große Zahl von Durchblasungen konnte Albridge berichten. Dieser Autor hat nicht weniger als 600 Fälle mit der Rubinschen Methode untersucht. Auf Grund sehr großer Erfahrung kommt Albridge zu folgenden Schlüssen: Bei einem Druck bis zu 150 mm sind die Tuben durchgängig, bei 150—200 teilweise verschlossen, bei 200 und mehr (in wiederholten Versuchen) ganz verschlossen. Der Schulterschmerz wurde bei Durchgängigkeit nach Einnahme der aufrechten Lage regelmäßig beobachtet; es wurde allerdings die für heutige Begriffe große Menge von 240 ccm Gas durchschnittlich gebraucht.

Bei 236 primären Sterilitäten waren die Tuben in 103 Fällen ganz oder teilweise verschlossen. Bei sekundärer Sterilität fand sich in über der Hälfte der Fälle (53%) ein Tubenverschluß. In 9 Fällen war die Tubendurchblasung von Schwangerschaft gefolgt, wie auch Reuber und Peterson nach Tubendurchblasungen, die zu diagnostischen Zwecken ausgeführt worden waren, Schwangerschaft eintreten sahen. In 2 Fällen von Schwangerschaft bleibt diese trotz des Eingriffes ungestört fortbestehen, obgleich unzweifelhaft Luft in die Bauchhöhle gedrungen war.

Die ersten Veröffentlichungen über Nachprüfung der Rubinschen Methode in deutschen Zeitschriften erschienen erst im Jahre 1922. Das hat gewiß zum Teil äußere Ursachen, die in politischen und wirtschaftlichen Verhältnissen liegen, aber sicher waren es auch innere Gründe, die viele abhielten, eine solche Tubendurchblasung auszuführen. Mancher hat ja gewiß, wie auch Sellheim hervorhebt, einen ähnlichen Gedanken gehabt, wie ihn Rubin in die Tat umgesetzt hat, aber „eine Art heiliger Scheu vor der stillen Ruhe des Eileiters", vor dem Allerheiligsten des weiblichen Körpers, dem Entstehungsort des Lebens, und wohl auch die Furcht, Schaden stiften zu können, verhinderte die Ausführung dieser Idee. So ist es wohl zu erklären, daß die ersten Mitteilungen von Nachprüfungen auf dem Gynäkologenkongreß in Innsbruck von v. Graff und Seitz mit einer gewissen Reserve aufgenommen wurden. v. Graff hat jedenfalls das Verdienst, die Bekanntschaft mit der neuen Methode vermittelt zu haben. Er zeigte in der Sitzung den Rubinschen Apparat, erklärte seine Anwendung und berichtete über eigene Erfahrungen und Beobachtungen, die sich im großen ganzen mit den von Rubin gemachten decken. v. Graff fand auch, daß bei Durchgängigkeit der Tuben das Manometer meist nicht über 100 steigt, und daß man beim Ansteigen der Säule über 150 mm mit großer Wahrscheinlichkeit mit einem Verschluß der Tuben rechnen könnte. Auch er sah therapeutische Erfolge von der Tubendurchblasung und riet gleichfalls, bei sicherer oder scheinbarer Undurchgängigkeit das Verfahren mehrfach zu wiederholen. v. Graff konnte damals schon über Erfahrungen an 60 Fällen berichten. Irgendwelche schädliche Folgen hatte er nicht erlebt, war aber auch, wie er ausdrücklich betont, in der Wahl seiner Fälle sehr vorsichtig. In mehr als der Hälfte der Fälle konnte er einen Verschluß der Tuben nachweisen, was 5 mal durch die Laparotomie bestätigt werden konnte, wobei die Tubendurchblasung bei offener Bauchhöhle wiederholt wurde. In weiteren 13 Fällen hatte er das Verfahren angewandt, um das Resultat vorangegangener Operationen festzustellen. Drei Frauen waren nach der Durchblasung gravid geworden. v. Graff schloß seinen Vortrag mit der unterstrichenen Forderung, daß keine Frau wegen Sterilität operiert werden dürfe, bei der nicht vorher die Tuben auf ihre Durchgängigkeit geprüft worden wären.

Bei der sich an den Vortrag anschließenden Diskussion gab Seitz an, daß in seiner Klinik mit einer Modifikation des Rubinschen Apparates gearbeitet würde, deren Beschreibung dann später von Guttmann erfolgte. Der Apparat Guttmanns besteht aus einem System von Gläsern, in denen Kohlensäure erzeugt und gereinigt und dann in den Uterus geleitet wird. Der Apparat ist reichlich kompliziert und infolgedessen auch in der Anschaffung sehr teuer, so daß er wohl kaum an einem anderen Orte zur Anwendung gebracht worden ist. Guttmann konnte mit ihm eine Reihe bis dahin unbekannter Beobachtungen machen. Als Minimalentfaltungsdruck fand er einen solchen von 50 mm. Ferner stellte er fest, daß es bei Fällen, die kurz vor, bzw. nach der Menstruation untersucht wurden, nicht möglich war, das Gas durch die Tuben durchzudrücken. Diese Erscheinung führte Guttmann (wohl mit Recht) auf eine Verschwellung der Durchtrittsöffnung zurück. Ob die teleologische Begründung dieses Vorganges — Verhinderung des Eindringens von Sekret in die Tube — richtig ist, mag dahingestellt bleiben. Ferner konnte Guttmann mit seinem Apparat das Vorhandensein peristaltischer Bewegungen der Tube nachweisen. Die Periodenzahl derselben betrug etwa 3—4 pro Minute. Zum Beweis der Ungefährlichkeit der Methode hat dann Guttmann noch eine Reihe von Versuchen, im ganzen 50, angestellt, die beweisen sollten, daß auch bei infiziertem Uterusinhalt keine Verschleppung zustande kommt. Von 11 Fällen, die nach Abort untersucht worden waren, zeigten zunächst 10 das Phänomen des Selbstschutzes, d. h. der Undurchgängigkeit der Tuben. In 11 Fällen, bei denen im Uterus Streptokokken gefunden worden waren, konnte die Tubendurchblasung ohne Schaden für die Patienten am 5. Tage post abortum ausgeführt werden. Ebenso haben 4 Frauen, bei denen die Tubendurchblasung am 7. Wochenbettstage nach ausgetragener Geburt ausgeführt worden war, keinerlei Beschwerden oder Schädigungen davongetragen, trotzdem der Uterus mit mehr als 300 ccm aufgeblasen worden war. (Die Berechtigung derartiger Versuche, die ja gewiß sehr interessant sind, ist in der Folgezeit nicht mit Unrecht mehrfach bestritten worden. (Vgl. dazu den weiter unten erwähnten Fall des Verfassers). Außer zur Diagnostik hat Guttmann ebenfalls sein Verfahren zu erfolgreichen therapeutischen Zwecken verwendet z. B. zur Lösung von Verklebungen der Tubenfalten. Im Übrigen glaubt Guttmann, daß seine Methode als harmlos und einfach auch für die allgemeine Anwendung in der Praxis geeignet sei.

Gegen diese Bewertung der Tubendurchblasung wendete sich dann v. Graff auf Grund seiner ausgedehnten Erfahrungen in sehr energischer und bestimmter Weise. Es müßte noch viel mehr Material im klinischen Betrieb gesammelt werden, bevor die allgemeine Anwendung in der Praxis empfohlen werden könnte und dürfte (1923). Ebenso verhehlte v. Graff nicht seine großen Bedenken gegen die Durchblasungsversuche bei Abort, im Wochenbett und bei der Menstruation und bezeichnet es als ein Glück, wenn bei diesen Versuchen keine Schädigungen der Frauen zustande gekommen seien.

Im gleichen Jahre haben dann noch Novak und Nürnberger über Nachprüfungen der Rubinschen Methode berichtet. Novak benutzte Sauerstoff zum Nachweis der Durchgängigkeit. In 10 von 21 Fällen konnte die Richtigkeit der Diagnose durch die Laparatomie bestätigt werden. Nürnberger betont auf der Naturforscherversammlung 1922 die Wichtigkeit der neuen Entdeckung, bemerkte aber, daß die Methode wohl auch versagen könne. Dann müsse laparotomiert werden und die Durchgängigkeit durch Injektion einiger Kubikzentimeter Karminlösung (0,4:100), die unter mittelkräftigem Druck in den Uterus gespritzt werden solle, geprüft werden. Er gibt an, von dieser Methode (Chromodiagnose) gute Erfolge und nicht die geringsten Nachteile gesehen zu haben. Wir haben dieses diagnostische Verfahren zwecks Nachprüfung einmal angewandt mit dem Erfolg einer lokalen Infektion im kleinen Becken. Es liegt ja auch wohl auf der Hand, daß eine Durchspülung der Tuben erheblich gefährlicher ist als eine Durchblasung, was auch Sellheim betont hat. Um über die Gefährlichkeit des letzteren Verfahrens in bezug auf die Verschleppung von Keimen in die Tuben bzw. in die Bauchhöhle ein Bild zu gewinnen, hat Sellheim Versuche durch Volkmann anstellen lassen. Das charakteristischste Experiment verlief folgendermaßen:

Ein Gebläse trieb zwei Minuten lang Luft durch eine Gaswaschflasche mit einer geringen Menge einer Aufschwemmung von Bacterium coli commune in Liebigscher Nährbouillon und dann durch ein an die Waschflasche anschließendes, achtfach gewundenes, 75 cm langes Glasrohr auf eine in 15 cm Entfernung vorgehaltene sterile Endoagarplatte. Die Durchleitung der Luft durch die Aufschwemmung dieser Bakterienart in der Gaswaschflasche und das regelmäßige Aufgehen der Kulturen von Bacterium coli commune, das sonst nicht in der Luft vorkommt, beweisen mit Sicherheit, daß der Luftstrom imstande ist, beim Zusammentreffen mit keimbeladener Flüssigkeit davon infektiöses Material in Form feinster, flugfähig werdender Tröpfchen mitzunehmen und weit entfernt vom Ursprungsorte anzusiedeln. Es ist diese, speziell für unsere Zwecke getroffene, den Verhältnissen in Uterus und Eileiter angepaßte Versuchsanordnung ein weiterer und sehr eleganter Beweis für die alte Flüggesche Ansicht, daß ein Luftstrom beim Hinstreichen über eine bakteriengeschwängerte feuchte Fläche bakterienhaltige feinste Tröpfchen mitführt, die sich stundenlang in der Luft schwebend erhalten, durch minimale Luftströmungen auf große Entfernungen weitertransportiert und wenn sie z. B. aus den Atmungsorganen eines kranken Menschen stammen, zur gefährlichen Infektionsquelle für alle diese Luft einatmenden anderen Menschen werden können.

Nach dem Ablauf dieses Experimentes muß man der Schlußfolgerung Sellheims zustimmen, daß bei der Durchblasung der Luftstrom wohl imstande sein kann, eine Infektion aus der bakterienhaltigen Uterushöhle weiter zu verbreiten. Es scheint darum die Warnung berechtigt, von der Vornahme der Durchblasung abzusehen, wenn der Uterusinhalt und wie man wohl hinzufügen muß auch der Tubeninhalt verdächtig ist. Nach den Guttmannschen Versuchen scheint allerdings die Gefahr der Weiterverbreitung einer Infektion nicht allzu groß zu sein. Bei der relativ geringen Zahl derselben wird man ihr aber einen nicht allzu großen Wert beimessen dürfen. Vorsicht ist also sicher am Platze.

Trotz der Empfehlung der Rubinschen Methode durch die zitierten Autoren und trotz der ermunternden Erfolge, über die diese berichten konnten, hörte man nun längere Zeit nichts von weiteren Nachprüfungen. Erst der Gynäkologenkongreß 1923 brachte auf seinem Programm zwei einschlägige Vorträge über eine Vereinfachung der Methode und zwar von Sellheim und dem Verfasser. Letzterer zog allerdings im letzten Augenblick seinen Vortrag zurück, da er kurz vor dem Kongreß einen üblen Zufall erlebt hatte, und er deshalb mit der Veröffentlichung und Empfehlung seines Verfahrens warten wollte, bis er eine noch ausgedehntere Erfahrung gesammelt hätte.

Der Vergleich des Sellheimschen „Tubenschneuzers"[1] und der „einfachen Vorrichtung zum Nachweis der Luftdurchgängigkeit der Tuben" des Verfassers[2] zeigt, daß beide Apparate sich nur wenig voneinander unterscheiden. Die Konstruktion der Vorrichtung beruht zunächst auf der Einsicht, daß es unnötig ist, ein künstliches Gas zur Tubendurchblasung zu verwenden. Haben wir doch in der atmosphärischen Luft ein natürliches Gasgemenge, das, wie tausendfältige Erfahrung bei Laparatomien zeigt, ungestraft in das Abdomen eingeführt und darin belassen werden kann. Auch die Erfahrungen in der inneren Medizin und Chirurgie mit dem Pneumoperitoneum bestätigen die Richtigkeit dieser Auffassung. Denn, wenn auch nach der Einfüllung des Abdomens mit Luft diese zum größten Teil wieder entfernt wird, so bleiben doch gewiß immer kleine Mengen in der Bauchhöhle zurück, ohne irgendwelchen Schaden zu stiften. Die zweite Schwierigkeit, die bei der Neukonstruktion einer einfachen Ersatzvorrichtung zu überwinden war, bestand darin, eine Methode ausfindig zu machen, die den Nachweis der eingedrungenen Luft in einfacher Weise ermöglicht. Die von Rubin dazu benutzten Röntgenstrahlen konnten natürlich nicht in Frage kommen. Das ebenfalls von amerikanischer Seite zuerst angegebene und auch von Guttmann benutzte Verfahren, die perkutorische Methode — Feststellung der Verschiebung der Leberdämpfung — erwies sich bei dahingehenden Versuchen nicht als einwandfrei. Die Luftmengen, mit denen wir heute auskommen können, sind so gering, daß der Nachweis im Abdomen nicht möglich ist. Wir benutzten darum zum Nachweis der eingedrungenen Luft die auch schon von Amerikanern angewandte Methode der Auskultation, die in der Weise ausgeführt wird, daß 2 geburtshilfliche Stetoskope in der Höhe der Tubenostien auf den Leib aufgesetzt werden. Die von uns zuerst benutzte Vorrichtung, die keinerlei Anschaffung nötig macht, besteht aus zwei Teilen des Blutdruckmeßapparates von Riva-Rocci, dem Gebläse und dem Quecksilbermanometer und einem dünnen, mit Abschlußpfropfen versehenen Uteruskatheter, der durch einen Gummischlauch mit dem Manometer in Verbindung steht. Nach einer später erfolgten Mitteilung Sellheims haben wir das Gebläse durch eine einfache 100 ccm haltende Spritze ersetzt und an Stelle des Quecksilbermanometers verwenden wir jetzt ein handlicheres Federmanometer.

Die Handhabung des Apparates ist sehr einfach. Nach entsprechender Reinigung und Desinfektion wird die Portio angehakt, der Uteruskatheter eingeführt — eine Erweiterung ist so gut wie nie nötig — und die Vagina mit einer antiseptischen Flüssigkeit gefüllt, um das eventuelle Rückströmen von Luft nicht zu übersehen. Das Letztere ist,

---

[1] Die von Sellheim gebrauchte Bezeichnung „Tubenschneuzer" trägt einen so „ausgeprägt häuslich prosaischen Charakter, daß sie wohl kaum Eingang in den wissenschaftlichen Sprachgebrauch finden dürfte" (Ottow). Sie scheint mir auch wenig treffend, da der Ausdruck Schneuzen doch einen Reinigungsprozeß bedeutet.

[2] Die ersten Versuche wurden im Jahre 1922 ausgeführt.

wenn man einige Übung hat, nicht nötig. Hierauf werden die Stetoskope rechts und links oberhalb der Symphyse von 2 Assistenten aufgesetzt. Drückt man nun auf den Ball des Gebläses oder auf den Spritzenkolben, so steigt das Manometer nur bis zu einer mittleren Höhe von 50—100 mm, wenn die Tuben völlig durchgängig sind. Die auskultierenden Assistenten hören beiderseits ein feines brodelndes Geräusch. Das Einströmen der Luft

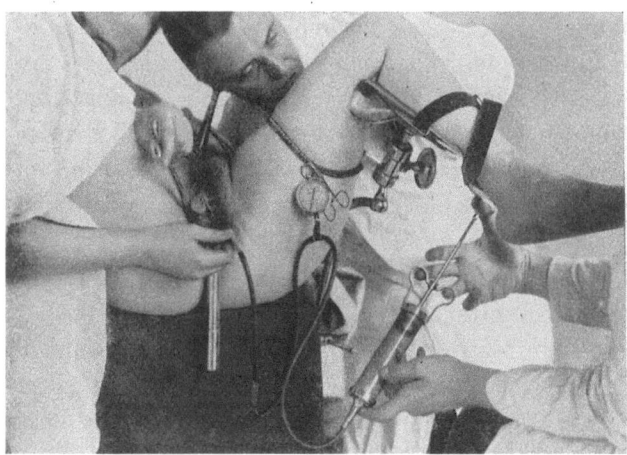

Abb. 6.

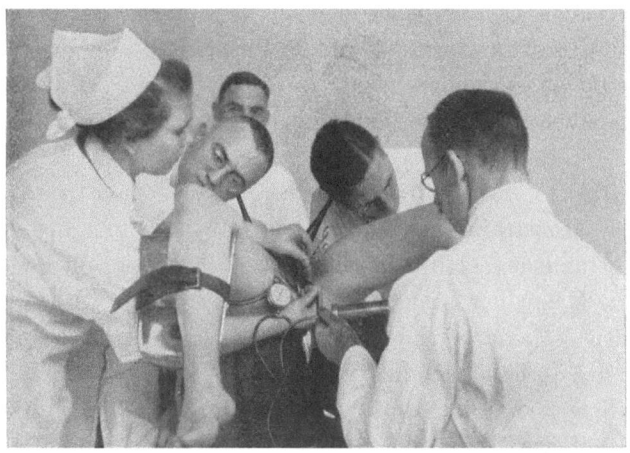

Abb. 7.

Abb. 6 und 7. Technik der Tubendurchblasung.

wird von empfindlichen Personen auch wahrgenommen. Die Angabe einer Patientin Sellheims, die das Gefühl mit einem Krabbeln wie Selterswasser vergleicht, wurde uns auch von mehreren Patienten bestätigt. Nach Aufrichten empfindet die Patientin meist einen geringen Schulterschmerz. Bei völliger Undurchgängigkeit steigt das Manometer schnell bis 200 und höher. Auskultatorisch ist nichts wahrzunehmen und der Schulterschmerz fehlt. Am schwersten zu beurteilen waren die Fälle, wo das Manometer zunächst ziemlich hoch steigt und dann wieder fällt. Heute kann es nach vielfacher Erfahrung wohl keinem Zweifel unterliegen, daß in solchen Fällen nur eine relative Stenose vorliegt, die durch leichte Verklebungen der Falten oder Verstopfung des Lumens durch Sekret oder endlich durch Schwellungszustände bedingt ist. Sellheim hält es auch für möglich, daß eine Art von Sphinkterverschluß, der durch Trägheit oder Krampf bedingt ist, das Hindernis abgeben kann.

Hier wäre auch die Beobachtung Menkers zu erwähnen, der gefunden hat, daß die Tubendurchblasung oft erst nach mehreren Versuchen oder überhaupt nicht, selbst bei völlig normalem Zustand der Tube, gelingt. Das führte Menker zu der Annahme, daß die Ursache in Krampfzuständen zu suchen sei, die in Form von spastischen Kontraktionen der zirkulären Muskulatur des uterinen Tubenendes auftreten und zwar infolge der Einführung eines Fremdkörpers in die Gebärmutter. Es gelang Menker in der Tat durch Verabreichung antispasmadisch wirkender Mittel (z. B. von 20%igem Benzyl-Benzoat in alkoholischer Lösung 4 mal 30 Tropfen stündlich) in 5 derartigen Fällen den Krampf zu überwinden und die Durchblasung ungehindert auszuführen.

Da ein derartiger Kontraktionszustand möglicherweise auch an der Cervix eine Rolle spielt, so empfiehlt Menker außer der Tubendurchblasung das krampfstörende Mittel direkt post coitum (oder vielleicht noch besser ante coitum) zu verabreichen. Bei der Verschiedenheit der Durchgängigkeit der Tuben gelingt es durch das von uns angewandte, wenn auch etwas umständliche Verfahren, das die Hilfe zweier Assistenten notwendig macht, auch festzustellen, welche Tube durchgängig ist und welche nicht[1]. In der Regel wird ja Undurchgängigkeit der einen Tube durch eine pathologische Störung verursacht sein. Es ist aber auch wohl möglich, worauf Sellheim ebenfalls hingewiesen hat, daß zur Zeit des Ovulationsprozesses die in Anspruch genommene Tube eine geringere Durchgängigkeit zeigt als die andere. Sellheim glaubt sogar, daß auch das Umgekehrte möglich ist, daß nämlich gerade die Tube, in der der Eitransport vor sich geht, leichter durchgängig ist.

Der von Sellheim erstmalig in Heidelberg 1923 demonstrierte „Tubenschneuzer" zeigt fast die gleiche Konstruktion wie unser Apparat. An Stelle des von uns anfangs benutzten Gebläses gebraucht Sellheim jedoch, wie schon erwähnt, eine Spritze. Das hat den Vorteil, daß die Menge der eingeführten Luft abgemessen werden kann und daß man den Widerstand, den die eindringende Luft findet, gefühlsmäßig besser abschätzen kann. Sellheim verläßt sich deshalb auch in der Hauptsache auf das Gefühl, das man empfindet, wenn man mit der Spritze die Luft einpreßt und das durch den Gegendruck der Luft hervorgerufen wird, und auf das Tempo der „Kolbenvorwärtsbewegung". In der Tat konnten wir uns überzeugen, daß es bei einiger Übung mit einem großen Grad von Sicherheit gelingt, zu erkennen, wie die Situation liegt, ob die Passage ganz frei ist oder ein völliger Verschluß vorliegt, oder ob eine partielle Durchgängigkeit besteht.

In den extremen Fällen kommt man dabei mit einem Minimum von Luftquantum aus. Wir sind jedoch nicht der Ansicht von Sellheim, daß bei fortlaufender Kontrolle von Luftquantum, Manometerdruck und Zeit ein Irrtum ausgeschlossen sei. Jedenfalls wird zum mindesten der Anfänger gut tun, das Ohr zu Hilfe zu nehmen. Hält doch auch Sellheim nach einer seiner späteren Veröffentlichungen die Kontrolle der Resultate

---

[1] Nach unseren neuesten Erfahrungen kann dieser Satz in seiner Allgemeinheit nicht mehr aufrecht erhalten werden.

durch die Auskultation, „die eigentlich das Verfahren komplettiere", für sehr erwünscht. Hat man das charakteristische Geräusch gehört, so ist die Probe bestanden. Dieses eigentümliche, brodelnde Geräusch schildert Sellheim als ein Gurren, Knurren, Gurgeln oder Quietschen und vergleicht es mit dem Geräusch, das durch den Austritt der Gase aus dem Darm erzeugt werde. Wir konnten uns niemals von der Ähnlichkeit der beiden Geräusche überzeugen. Über die Art, wie das Tubengeräusch zustande kommt, hat sich Sellheim folgende Vorstellung gemacht: Das Geräusch wird erzeugt durch Schwingungen der Schleimhautfalten im abdominellen Tubenende, wo sich ein zwar nicht anatomisch ausgebildeter, aber funktionell als solcher wirkender Sphinkter befindet, ähnlich wie am Magenausgang (Stieve). Das Geräusch ist natürlich nur an der lebenden Frau nachzuweisen, solange die natürlichen Spannungszustände noch erhalten sind.

Sellheim legt Wert darauf, daß alle bei der Untersuchung notwendigen Funktionen von einer Person ausgeführt werden: Die Prüfung des Kolbendruckes, das Ablesen des Manometers und das Auskultieren des Tubengeräusches, letzteres mittels eines Phonendoskops. Wir können darin keinen Vorteil sehen, abgesehen von der Ersparung von Personal. Diese Vereinfachung des Verfahrens wird jedoch meines Erachtens mit gewissen Nachteilen erkauft und zwar besonders in den Fällen, wo nicht ganz einwandfreie Verhältnisse vorliegen. Das Zusammendrängen all der verschiedenen Manipulationen auf eine Person beeinträchtigt die Sicherheit in der Beurteilung, wenn nicht die ausübende Person eine Art Universalkünstler ist und eine große Übung besitzt. Richtiger und sicherer scheint es uns zu sein, mit ausreichender Assistenz zu arbeiten, da nicht jeder in der Lage ist, seine Aufmerksamkeit allen den zu beobachtenden Punkten gleichmäßig zu widmen, wie Handhabung der Spritze, Prüfung des Widerstandes, Beobachtung des Manometers, Kontrolle der Dichtigkeit des Systems und Auskultation des Luftstromes. Da ja ohnehin die Tubendurchblasung nicht ambulant ausgeführt werden soll, steht der Erfüllung dieser Forderung nichts im Wege. Wir erblicken sogar einen Vorteil in dieser Erschwerung der Ausführung, da hierdurch verhindert wird, daß die Tubendurchblasung ohne die nötigen Kautelen in der Sprechstunde angewandt wird, was wir für durchaus unangebracht halten, wenn auch neuerdings Gynäkologen von Ruf diesem Verfahren das Wort reden. Deshalb ist es nach unserer Meinung zweckmäßiger, daß zum mindesten die Auskultation ein Assistent oder wie schon gesagt, besser 2 Assistenten übernehmen. Auf diese Weise ist, wenn auch nicht immer so doch meist, festzustellen, ob eine oder beide Tuben durchgängig sind.

Ganz sicher und zuverlässig wird endlich die Durchgängigkeit der Tuben bewiesen durch die sog. Schulterschmerzen, die außerordentlich charakteristisch sind. Sie entstehen durch das Eindringen der Luft und werden von der Patientin empfunden, wenn sie sich aufrichtet. Die Erscheinung macht selten besondere Beschwerden und verschwindet gewöhnlich schnell wieder. Bei Verwendung geringer Luftmengen wird sie jedoch nicht stets beobachtet.

Diese Schulterschmerzen sind schon lange bekannt bei Leber- und Gallenblasenerkrankungen, wohl auch bei Affektionen des Magens. Sie wurden früher auch schon gelegentlich bei Erkrankungen im kleinen Becken z. B. geplatzter Tubargravidität beobachtet. So erinnere ich mich besonders deutlich eines Falles, wo gerade die Verlegung der Schmerzen in die Oberbauchgegend und nach den Schultern zu den sehr erfahrenen und tüchtigen Hausarzt dazu geführt hatte, nach erfolgter Ruptur die betreffende Frau noch mehrere Tage auf Gallensteinkoliken zu behandeln. Oehlecker und Felix haben sich neuerdings mit dem Phänomen und seiner Begründung befaßt. Es handelt sich dabei um eine Reizung der subdiaphragmatischen, sensiblen Phrenikusendigungen, die bei dem Hochstand der rechten Zwerchfellkuppe in der rechten Schulter ausgesprochener zu sein pflegen als in der linken. Bei Tubargravidität treten sie offenbar nur dann auf, wenn eine intraabdominale Blutung vorliegt. Charakteristisch für die Schmerzen ist ihr Stärkerwerden oder — bei kleinen Luftmengen — ihr Manifestwerden beim Aufrichten des Oberkörpers. Sie sind ohne jegliche Bedeutung und verursachen selten stärkere Beschwerden. Hochlagerung des Beckens (Ottow) und Verwendung des Lichtbogens (Sellheim) wurden zur Linderung empfohlen. Wir haben nie das Bedürfnis nach derartigen Mitteln empfunden.

Aus den Veröffentlichungen Sellheims seien noch einige Punkte besprochen, die das bis jetzt Ausgeführte ergänzen.

Sellheim legt Wert darauf, daß neben dem Manometerstand und der Größe des durchgetriebenen Luftquantums auch die Zeit, die zur Einfüllung angewandt wird beobachtet und notiert wird. Das Letztere scheint uns nach unseren Erfahrungen überflüssig. Dagegen ist es unbedingt notwendig, den Termin der Tubendurchblasung in bezug auf sein Verhältnis zur Periode festzulegen.

Die häufig festzustellende erschwerte Durchgängigkeit der Tuben für die Luft gibt Sellheim Veranlassung, für solche Fälle auch an eine Erschwerung der Samen- und Eiwanderung zu denken.

Aufblähversuche, die Sellheim bei einer Nullipara intra operationem vorgenommen hat, ergaben, daß die zugehaltene Tube bei einem Druck von 250 mm bis zu Gänsefederdicke anschwillt. Die Wände verdünnten sich so stark, daß die Luft weißlich-bläulich durchschimmerte. Derartige Versuche sollen nach Sellheim ohne Schaden vorgenommen werden können. Wir haben jedoch nach unseren Erfahrungen Bedenken, den Druck erheblich über 200 mm zu erhöhen; denn wenn auch die normale Tube, wie Sellheim sagt, eine große Elastizität besitzt, so ist dies bei der erkrankten, mit der wir es doch zu tun haben, wenn ein hoher Druck zur Anwendung kommt, nicht in dem Maße der Fall. Übrigens sah Sellheim selber bei der Erhöhung des Druckes über 300 mm ein Platzen der Tuben an der schwächsten Stelle, nämlich in der Gegend der Ligamentumblätter.

In der Folgezeit sind dann eine Reihe weiterer Veröffentlichungen über den Gegenstand erschienen, aus denen die Punkte erwähnt werden sollen, die Neues bringen.

Der Gedanke, die bis dahin benutzten komplizierten Apparate durch einfachere Vorrichtungen, wie die von Sellheim und dem Verfasser zu ersetzen, scheint in der Luft gelegen zu haben, denn schon 1923 erschienen zwei weitere Arbeiten über den gleichen Gegenstand.

Ottow empfahl ebenfalls, die Bestandteile des Blutdruckapparates von Riva-Rocci und atmosphärische Luft zu benutzen, komplizierte aber die Vorrichtung durch eine Woulfsche Flasche. Er fixiert anfangs seinen Apparat auf dem Stoeckelschen Zystoskopstativ.

Das Letztere scheint mir nicht sehr zweckmäßig, da es bei einer Bewegung der Patientin leicht zu einer Verletzung der Uterusschleimhaut kommen kann, die peinlichst vermieden werden sollte. Er empfiehlt als Erster die Anwendung sehr kleiner Luftmengen von 25—50 ccm. Wir konnten uns in der Tat überzeugen, daß man sehr häufig mit diesen Mengen auskommt. Nicht richtig ist es jedoch, bei diesen geringen Mengen den Schluß zu ziehen, daß, wenn die Luft nicht zurückströmt, sie in die Bauchhöhle eingedrungen sein müsse. Nach unseren Feststellungen muß man damit rechnen, daß bei vorhandenem Tubenverschluß das geschlossene System eine gewisse Menge von Luft — sicher 25—50 ccm — beherbergen kann. Diese verteilt sich offenbar in die Gummischläuche und in die erweiterten Lichtungen des Uterus und der Tube. Es ist also nicht angängig, aus dem Perlen der Luft in der Woulfschen Flasche bei dem Stilliegen der Vaginalflüssigkeit ohne weiteres zu folgern, daß die Tuben durchgängig sind.

Höchst bemerkenswert ist eine Beobachtung, die Ottow bei der Vornahme einer Tubendurchblasung bei bestehender Schwangerschaft gemacht hat. Bei einer im 2. Monat schwangeren Tuberkulösen, bei der die Schwangerschaft unterbrochen werden sollte, wird die Tubendurchblasung gemacht. Sie gelingt leicht bei einem Druck von 140 mm. Nach Einblasen großer Mengen Luft typischer Schulterschmerz. Sonst keinerlei Beschwerden und keine Blutung. Die Gravidität besteht noch 14 Tage ungestört fort. Diese Beobachtung ist später von anderen Seiten bestätigt worden. Sehr interessant ist dabei neben dem Umstand, daß die Gravidität nicht unterbrochen wurde, die Tatsache der freien Luftdurchgängigkeit von Uterus und Tuben. Dies steht im gewissen Gegensatz zu der von Sellheim und Guttmann gefundenen Undurchgängigkeit der Tuben während der Menses und nach Abort und ist geeignet, auch unsere Vorstellungen von dem Verhalten des Uterus während der Gravidität zu modifizieren. Ottow warnt übrigens dringend davor, die Tubendurchblasung in der Allgemeinpraxis anzuwenden.

Zu gleicher Zeit erschien eine Veröffentlichung aus Rußland von Mandelstamm. Der von Mandelstamm angegebene Apparat gleicht dem des Verfassers vollständig, nur ist noch eine mit H_2O_2 gefüllte Flasche in das System eingeschaltet. Von neuen Beobachtungen, die Mandelstamm bringt, sei der Umstand erwähnt, daß es ihm in 2 Fällen gelungen ist, durch die auf die Bauchwand aufgelegte Hand den Luftstrom zu spüren.

Auch Mandelstamm erlebte wie Verfasser nach über 20 gut gelungenen, ohne Schaden verlaufenen Fällen einen Fall, der auch ihn zu großer Vorsicht mahnte:

Bei einer 24jährigen Nullipara gelang die Einführung des Katheters ohne Dilatation. Bei 150 mm sank das Manometer, worauf erneute Aufblasung erfolgte. Abends Klagen über ziemlich heftige Schmerzen im Unterleib, nachts Atemnot und Herzklopfen. Am nächsten Tage in der linken Leistengegend ein deutliches subkutanes Emphysem, das bis zur linken Brust anstieg und außerdem eine deutliche, bimanuell nachweisbare Luftansammlung im linken Parametrium. Die dadurch verursachten Beschwerden dauerten zwei Tage an und erst nach acht Tagen war der letzte Rest der Luft verschwunden. Der Fall erscheint nicht ganz klar. Es fehlt eine Angabe, ob eine größere Menge Luft eingeblasen wurde, und wie hoch der Maximaldruck war. Offenbar ist der Druck von 150 mm erheblich überschritten worden, und das Emphysem, worauf Sellheim bei der Kritik des Falles hinweist, dadurch entstanden, daß ein Eileiter geplatzt ist, und daß die Luft zwischen die Blätter des Ligamentum latum eingedrungen ist und von da ihren Weg weiter genommen hat. Jedenfalls mahnt der Fall, bei der Vornahme der Tubendurchblasung sowohl den angewandten Druck nicht zu hoch zu nehmen, als auch nicht zu viel Luft einzublasen.

Im Anschluß an diesen Unglücksfall sei die oben schon erwähnte Beobachtung des Verfassers geschildert, die ihn veranlaßt hatte, mit der Veröffentlichung seiner Erfahrungen zunächst noch etwas zurückzuhalten:

Frau M., 29 Jahre alt, 1921 wegen Blinddarmentzündung operiert. 1917 kleine Operation bei Frauenarzt (offenbar „Erweiterung"). Wird wegen Sterilität geschickt. Mittelgroße Frau in gutem Kräfte- und Ernährungszustand. Herz, Lunge ohne Besonderheiten.

Uterus klein, derb, beweglich, anteflektiert, bei Elevation schmerzhaft. An der Portio deutlich seitliche Narben, offenbar von Diszision herrührend.

Die Lufteinblasung wird in der gewohnten Weise begonnen und dabei ein Maximaldruck von 190 mm erreicht. Das Einströmen der Luft über beiden Tubenostien ist besonders gut hörbar. Aus diesem Grunde wird die Durchblasung fortgesetzt, um mehreren anwesenden Kollegen das Phänomen zu demonstrieren. Während der Durchblasung tritt plötzlich ein Kollaps ein, mit tiefer Zyanose, erschwerter Atmung. Puls langsam, sehr klein, aussetzend. Patientin vollkommen reaktionslos auf äußere Reize. Über dem ganzen Herzen lautes, kochendes, etwas brodelndes Geräusch, nicht an eine Herzphase gebunden. Herzschläge in unregelmäßiger Folge. Langsames Erholen in etwa 15 Minuten, unter Kampfer, Sauerstoffeinatmung, horizontaler Lagerung. Die Geräusche über dem Herzen schwinden langsam, sind nach 20 Minuten vollkommen weg. Bis zum Abend leichte Benommenheit. Noch einmal Erbrechen. Später vollkommenes Wohlbefinden. Patientin glaubt, sie habe Narkose bekommen.

Der zugezogene Sekundärarzt der inneren Klinik konnte nur unseren Befund bestätigen und sich unserer Diagnose, Luftembolie, anschließen.

Es erheben sich nun die Fragen: Wie ist die Embolie entstanden und wäre sie zu verhindern gewesen?

Die letzte Frage ist unbedingt zu bejahen. Hätte man sich mit der Feststellung der Durchgängigkeit begnügt, so wäre der Versuch nach kurzer Zeit abgebrochen worden, und es wäre der üble Ausgang vermieden worden. Da aber, wie schon ausgeführt, das Auskultationsphänomen in dem Falle besonders deutlich war, wurde die Durchblasung ungebührlich lange fortgesetzt, so daß etwa noch sechs Herren sich dieselbe anhören konnten. Wir hatten keine Bedenken, dies zu tun, nachdem wir vorher nie die geringste Schädigung der Patienten durch die Tubendurchblasung gesehen hatten.

Das Zustandekommen der Embolie kann man sich wohl so erklären, daß der zu überwindende Widerstand ein ziemlich hoher war — der Maximaldruck betrug 190 mm — und daß es dadurch zu einer Erweiterung der Höhle und zu einer Eröffnung von Blutgefäßen gekommen ist. Hierfür spricht auch die Tatsache, daß während des Eingriffes Blutabgang bemerkt worden ist.

Die Situation war jedenfalls im höchsten Grade beängstigend, da der Zustand einen überaus bedrohlichen Eindruck machte. Das Ereignis zeigt ferner, daß die Durchblasung nur unter ganz bestimmten Regeln und gewissen Vorsichtsmaßnahmen ausgeführt werden darf, und daß vor einer kritiklosen und unsachgemäßen Anwendung des Verfahrens auf das Eindringlichste gewarnt werden muß. Anderseits muß auch noch einmal betont werden, daß der beschriebene Zufall nicht dem Verfahren an sich, sondern seiner unzweckmäßigen Anwendung zur Last zu legen ist.

Einen ähnlichen, allerdings erst später vom Verfasser als Luftembolie gedeuteten Fall erlebte Schallehn, den er wie folgt beschreibt:

Dilatation, bei einem Druck von 120 mm — ich benutzte ein selbst zusammengestelltes Instrumentarium wie Engelmann — hörte man das Durchblasungsgeräusch derartig deutlich, daß ich es auch meinen anwesenden Diakonissen demonstrierte, und ebenfalls vernahm es die sehr intelligente Patientin im Abdomen. In der Freude, daß das Experiment gelungen, richtete sie sich auf, um vom Tisch zu springen, aber wie vom Blitz erschlagen stürzte sie zu Boden. Starke Zyanose, verlangsamter, aber deutlich fühlbarer Puls, Stocken der Atmung, reaktionslose Pupillen, keine Reflexe. Horizontale Lagerung, künstliche Atmung. Der Puls wird nicht nennenswert schlechter, allmählich setzt die Atmung wieder ein. Nach 6—10 bangen Minuten reagiert die Patientin einigermaßen. Beim Aufwachen sieht sie alles verzerrt und hat bis zum Abend das Gefühl eines Bleiklumpens in der Brust. Am nächsten Tag keine Erscheinungen mehr.

Mit größter Wahrscheinlichkeit kann man auch in diesem Falle annehmen, daß eine Luftembolie die Ursache der stürmischen Erscheinungen war. (In dem Schallehnschen Fall ist übrigens noch bemerkenswert, daß durch die Tubendurchblasung die Durchgängigkeit nach vorangegangener Stomatoplastik festgestellt werden konnte.)

Schallehn hat dann im Anschluß an dieses Erlebnis Versuche mit Tubendurchblasungen an exstirpierten Uteris gemacht und dabei festgestellt, daß auch bei myomatösen Uteris selbst bei durchgängigen Tuben ohne Anwendung größeren Druckes Luft in die Venen eindrang. Besonders war dies der Fall, wenn durch eine vorangegangene Abrasio oder Dilatation (vgl. den eben geschilderten Fall) eine Verletzung der Schleimhaut gesetzt worden war. Beides ist also vor der Durchblasung zu vermeiden.

Einen weiteren Todesfall erwähnt Frommolt aus der Leipziger Klinik. Es handelt sich hier um einen der ersten Versuche dieses Autors. Es lag ein Adnextumor vor und kurz vorher hatten noch Blutungen stattgefunden. Tubendurchblasung mit einem Druck von 150 mm, danach Operation, die ein peritubares Hämatom ergab. Während derselben Erscheinungen von Lungenödem bei zunächst gutem Puls. Nach Aufhebung der Beckenhochlagerung akuter Kollaps, Exitus. Bei intrakardialer Injektion war keine Luft nachweisbar. Die Möglichkeit einer Embolie konkurriert mit der eines Herzkollapses, da die Patientin deutliche Zeichen gestörter innerer Sekretion darbot (männlicher Behaarungstypus, Fettleibigkeit, kaum palpable Schilddrüse). Die Autopsie wurde leider verweigert.

Die Beurteilung des Falles ist durch den letzteren Umstand natürlich sehr erschwert. Da, wie der Verfasser selbst sagt, die Möglichkeit eines Kollapses infolge von Narkose und Operation vorliegen kann und keinerlei Anhaltspunkte — zu hoher Druck, vorangegangene Blutung oder ähnliches — für die Annahme vorliegen, daß die Durchblasung die Ursache des Todes war, muß der Fall leider ungeklärt bleiben.

Endlich seien noch 3 Todesfälle aus Amerika erwähnt, über die Curtis (Chicago) berichtet, von denen er den einen selbst erlebt hat. Die eine Frau soll trotz sorgfältigster und vorsichtigster Vornahme der Tubendurchblasung auf dem Tisch gestorben sein. Eine zweite starb wenige Tage nach dem Eingriff ganz plötzlich. Auch der dritte, von Curtis selbst erlebte Fall ist nicht ganz klar, da nach der Tubendurchblasung eine Laparotomie ausgeführt worden war. Da weitere Einzelheiten über die 3 Fälle nicht festzustellen waren, muß eine kritische Beurteilung derselben zurückgestellt werden. Im Zusammenhang damit sei erwähnt, daß Rubin in seiner neuesten Publikation, in der er über Erfahrungen an 1000 Fällen berichtet, die Angabe macht, daß niemals eine Embolie in Amerika vorgekommen sei. In Frankreich soll auch ein Todesfall beobachtet worden sein (Schallehn), über den jedoch nichts näheres festzustellen war.

Von anderen unangenehmen Folgen seien 2 Fälle von Lörincz erwähnt. Die Schilderung beider Fälle ist leider nicht ausführlich genug, so daß sich auch hier kein sicheres Urteil abgeben läßt. Im 2. Fall traten sofort nach der Tubendurchblasung Fieber und Schmerzen auf, ohne daß die Tubendurchgängigkeit gefunden wurde. Das läßt darauf schließen, daß ein alter entzündlicher Prozeß zum Aufflackern gekommen ist. Der Fall beweist meines Erachtens nur, daß man in Fällen, wo eine Entzündung noch nicht lange abgeklungen ist, die Tubendurchblasung unterlassen soll, was jetzt ja wohl allgemein bekannt ist. Auf Grund dieser beiden Fälle glaubt Lörincz, daß das Verfahren nicht als harmlos anzusehen sei.

Ein anderer Vorwurf, den Lörincz ihm macht, sei der Originalität halber hier mitgeteilt. Lörincz hält nämlich die Ausführung der Tubendurchblasung für bedenklich, weil im Fall der Undurchgängigkeit der Tuben der Arzt das Resultat der Untersuchung nicht aufrichtig vor dem Ehepaar aussprechen könne (!). Es mag an dieser Stelle kurz erörtert werden, wie man sich in bezug auf die Mitteilung des erhobenen Befundes an die Frau verhalten soll. Wir pflegen in einem Falle, wo wir mit Sicherheit die Undurchgängigkeit der Tuben festgestellt haben, und besonders dann, wenn die Aussichten auf eine erfolgreiche plastische Operation sehr gering erscheinen, den Mann über den Befund aufzuklären und die Frau zunächst im Ungewissen zu halten, und vermeiden es, wie auch Lörincz es will, das Wort Undurchgängigkeit auszusprechen. Wenn die entfernte Möglichkeit besteht, daß ein vielleicht noch reparabler Zustand vorliegt, empfehlen wir das Aufsuchen eines Bades, die Anwendung von Diathermie u. dgl. Psychologisch erklärlich und menschlich verständlich ist es ja, wenn, wie eine Beobachtung Lörinczs und eine eigene gleicher Art zeigen, eine intelligente Frau die Tubendurchblasung ablehnt, da sie lieber im Ungewissen bleiben als die vielleicht ihre Hoffnungen vernichtende Wahrheit hören will. Es ist Sache des ärztlichen Taktes, im einzelnen Falle den richtigen Weg zu finden.

Bei einigen anderen Fällen von Schädigungen der Patientin nach der Tubendurchblasung, die mir bekannt geworden sind, fehlen ebenfalls genaue Beschreibungen, so daß auch in diesen ein Urteil nicht möglich ist. Von dem einen Fall weiß ich jedoch, daß die Tubendurchblasung in der Sprechstunde ausgeführt worden ist, und daß die Patientin dann sofort nach Hause gegangen ist, um in Anschluß daran eine schwere Unterleibsentzündung durchzumachen. Das beweist eben auch nur, daß die Tubendurchblasung durchaus kein harmloser Eingriff ist, als welcher er von manchen hingestellt wird [1]. Es

---

[1] Nach Fertigstellung der Arbeit erhalte ich nähere Mitteilung von mehreren Fällen, bei denen Komplikationen eingetreten waren, in einem sogar mit tödlichen Ausgang, die Pankow schon in einer Sitzung der Niederrheinisch-westfälischen Gesellschaft für Geburtshilfe und Gynäkologie kurz erwähnt hatte.

In dem einen der beiden Fälle aus der Düsseldorfer Klinik handelte es sich um eine Frau, die eine Gonorrhöe überstanden hatte, bei der „wochenlang der Gonokokkenbefund negativ" war und wo nach der Tubendurchblasung ein schwerer Entzündungsprozeß entstanden war.

Zu diesem Falle ist zu sagen, daß die Durchblasung offenbar zu früh vorgenommen worden ist. „Wochenlanger" negativer Gonokokkenbefund genügt eben nicht. Vor Ablauf von mindestens 6 Monaten nach dem Negativwerden des Gonokokkenbefundes würden wir eine Tubendurchblasung nicht vorzunehmen empfehlen.

Im zweiten Falle war die Tubendurchblasung im Anschluß an eine Abrasio gemacht worden und ein periuterines Exsudat entstanden. „Zweifellos war die Technik in diesem Falle infolge der vorausgegangenen Abrasio nicht einwandfrei", bemerkt der mitteilende Arzt (Schoenholz) sehr richtig zu diesem Falle. Wir haben niemals nach einer Abrasio eine Tubendurchblasung ausgeführt und können nur dringend davor warnen.

Die Einzelheiten des dritten von Pankow erwähnten Falles verdanke ich der Güte des Herrn Kollegen Gfroerer in Würzburg (der Fall soll ausführlich von Gfroerer publiziert werden). Bei seiner großen Bedeutung für die Frage der Tubendurchblasung soll er etwas ausführlicher besprochen werden.

Es handelte sich um eine 37jährige Frau, die 11 Jahre steril verheiratet war bzw. vielleicht vor Jahren einen frühen Abort durchgemacht hatte und zeitweise über Schmerzen in der linken Unterbauchgegend klagte. Die Untersuchung ergab einen nicht veränderten Uterus und im Douglas vergrößerte Ovarien bzw. Adnexe. Es wurde eine Fixation der Tuben, eventuell mit Verschluß, angenommen. Nach Prüfung der Blutsenkungsgeschwindigkeit (2 Stunden) wurde eine Tubendurchblasung ausgeführt, die jedoch nicht einwandfrei ausfiel und von der Patientin ohne irgendwelche Beschwerden vertragen wurde. Zwei Monate später Wiederholung der Tubendurchblasung. Sie ergab bei einem Druck von 150 mm: Verschluß der rechten und wahrscheinlich Sprengung von Adhäsionen der linken Tube („kurzes gurrendes und plätscherndes Geräusch links"). Während der Tubendurchblasung leichtes Unbehagen. Eine Stunde nach dem Eingriff geht die Patientin nach Hause. Am zweiten Tage danach Klagen über lebhafte Beschwerden und leichte Temperatursteigerungen für mehrere Wochen. Die Resistenzen im Douglas erwiesen sich als vergrößert und sehr druckempfindlich. Nach dreiwöchentlicher Bettruhe im Anschluß an die Menses hohes Fieber. Douglasinzision und Entleerung von Eiter. Es schließt sich nun ein langes Krankenlager mit mehrfachen Eingriffen an, das schließlich nach 10 Monaten zum Tode führte. Die Sektion ergab: eitrige Salpingitis mit Beteiligung der Ovarien und Douglasabszeß. Außerdem eine Peritonealtuberkulose.

wäre ebenfalls im höchsten Grade bedauerlich, wenn die beschriebenen Fälle die Veranlassung geben würden, die Methode zu diskreditieren. Die beiden genauer beschriebenen Fälle (Engelmann, Schallehn) hätten sich vermeiden lassen, und in den anderen ist der ursächliche Zusammenhang nicht bewiesen. Was speziell die Gefahren der Luftembolie anbelangt, so dürften sie bei richtigem Vorgehen mit Sicherheit zu vermeiden sein, da wir gelernt haben mit geringen Mengen von Luft auszukommen.

Hier mögen auch noch ganz kurz die Experimente erwähnt werden, die auf Veranlassung Sellheims angestellt worden sind, um die relative Gefahrlosigkeit des Eindringens von Luft in das Venensystem zu zeigen, über die Volkmann berichtet. Volkmann fand, daß man einem 50 kg schweren Kalb 40 ccm in die Venen einspritzen kann, ohne daß eine Embolie zustande kommt. Er zieht daraus die Schlußfolgerung, der sich Sellheim anschließt, daß die gleiche Menge auch vom Menschen vertragen wird, und macht den Vorschlag, für gewöhnlich nicht mehr zu insufflieren, zumal man damit gut auskomme. Es ist dies eine Forderung, der wir uns durchaus anschließen. Jahn gibt an, auch ein Eindringen der Luft in die Lymphgefäße des Uterus beobachtet zu haben und glaubt, daß die Luft von da aus in die Blutbahn eindringen könne.

Es soll übrigens nicht unerwähnt bleiben, daß die ungünstigen Urteile in der Hauptsache von Ärzten stammen, die nur eine geringe Erfahrung besitzen, während diejenigen, die sich mit dem Verfahren vertraut gemacht haben, sich dahin aussprechen, daß die Gefahren sich wohl vermeiden lassen.

Die hier beschriebene, von uns 1922 zum ersten Male angewandte, vereinfachte Methode der Tubendurchblasung wurde auch schon, wie wir später feststellen konnten, in Amerika ausgeführt. So berichtet Jacobi (New York), daß er in 40 Fällen auch mit einer einfachen Spritze Luft eingeblasen habe, ohne irgendwelche Schädigungen gesehen zu haben. Als Anfangsdruck wählt Jacobi 60—120 mm und geht nicht über 220 hinaus. Gewöhnlich genügten 50—75 ccm Luft zur Anstellung des Versuches. In der gleichen Weise ging Heaney vor, allerdings ohne dabei den Druck zu messen. Interessant ist, daß in der an die Demonstration dieses Falles sich anschließenden Diskussion Gellhorn (St. Louis) die Möglichkeit bezweifelt, mit der Spritze einen genügend starken Druck auszuüben. Ansbach (Philadelphia) zieht die Rubinsche Methode vor, ohne jedoch eine Begründung dafür anzugeben. Ehrenfest (St. Louis) und Ward (New York City), welch letzterer bereits 600 Durchblasungen vorgenommen hat, hält ebenfalls die Verwendung eines kontinuierlichen Gasstromes für zweckmäßiger. Ehrenfest hat übrigens auch nach der Tubendurchblasung mehrfach Schwangerschaft eintreten sehen. Davis (Milwaukee) benutzt auch eine Spritze, die mindestens 100 ccm faßt. Auch er erlebte zweimal nach Durchblasungen, bei denen ein Druck bis 200 mm angewandt worden war, Schwangerschaft. Dickinson ist gleichfalls Anhänger der einfachen Methode und gebraucht ein Gebläse zur Erzeugung des Luftstromes. Er betont ausdrücklich,

---

Gfroerer nimmt, wohl mit Recht, an, daß durch die Tubendurchblasung ein latenter Herd aktiv geworden ist. Was für eine Rolle der tuberkulöse Prozeß dabei gespielt hat, ist nicht ganz klar. Zum mindesten muß man eine Mischinfektion annehmen.

Die abschließende kritische Beurteilung des Falles ist wohl nicht möglich. Die Technik der Tubendurchblasung ist einwandfrei gewesen bis auf den Umstand, daß der Forderung der klinischen Behandlung des Falles nicht entsprochen worden ist. Die Patientin ist bald nach dem Eingriff nach Hause gegangen. Wir halten das für einen grundsätzlichen Fehler, wissen allerdings, daß andere, auf diesem Gebiete erfahrene Autoren gegen eine Ausführung der Tubendurchblasung in der Sprechstunde keine Bedenken haben. Bei der Neuheit des Verfahrens und den verschiedenen Auffassungen über seine Anwendung kann natürlich aus dem Umstande, daß die Tubendurchblasung ambulant ausgeführt worden ist, kein Vorwurf hergeleitet werden, wie auch nicht zu beweisen ist, daß auf diesen Umstand der unglückliche Ausgang zurückzuführen ist.

Jedenfalls bildet die traurige Beobachtung eine neue Mahnung, die allergrößte Vorsicht bei der Anwendung der Tubendurchblasung zu üben, und sie nur unter Beobachtung aller Vorsichtsmaßregeln auszuführen.

daß der Eingriff durchaus nicht harmlos sei, und daß eine Reihe von Vorbedingungen erfüllt sein müssen, wenn man vor Überraschungen gesichert sein wolle. Unter diesen Bedingungen findet sich auch die wohl etwas zu weit gehende, daß seit der Heirat oder dem Aussetzen antikonzeptioneller Mittel mindestens 9 Monate verstrichen sein müssen.

Hunner sah bei 35 Tubendurchblasungen 12 mal Tubenverschluß und erlebte einmal eine Tubargravidität im Anschluß an die Tubendurchblasung.

Es sind in der letzten Zeit Vorschläge zur Verbesserung der Technik gemacht worden, die nicht immer als eine solche zu bezeichnen sind. So ist z. B. der Vorschlag Gepperts, nur eine Luftmenge von 15 ccm einzublasen, um den Nachweis der Durchgängigkeit zu bringen, unmöglich in der Durchführung für alle Fälle. Geppert glaubt, daß 5 ccm genügen, um das System beim Gebrauch sehr feiner und kurzer Schläuche zu füllen und daß die übrigen 10 ccm genügen, um die Durchgängigkeit der Tuben zu prüfen. Bei großer Übung mag dies in einigen Fällen gehen, für die Allgemeinanwendung ist die Einschränkung der Luftmenge jedenfalls nicht zu empfehlen, da die Sicherheit des Verfahrens darunter leiden muß, zumal wenn auch die auskultatorische Kontrolle, auf die Geppert verzichten zu können glaubt, wegfällt. Richtig ist es wohl, daß man bei Anwendung der gewöhnlichen Schläuche gelegentlich mit 20—30, meist mit etwa 50 ccm auskommt. Geppert gehört übrigens auch zu denen, die auf Grund ihrer Erfahrungen vor der kritiklosen Anwendung des Verfahrens durch die Praktiker warnt, da es ja nicht, wie er sehr richtig betont, nur auf die Ausführung, sondern auch auf die Kritik in der Auswahl der Fälle und, wie wir hinzufügen möchten, die Beurteilung des Ausfalles der Versuche ankommt.

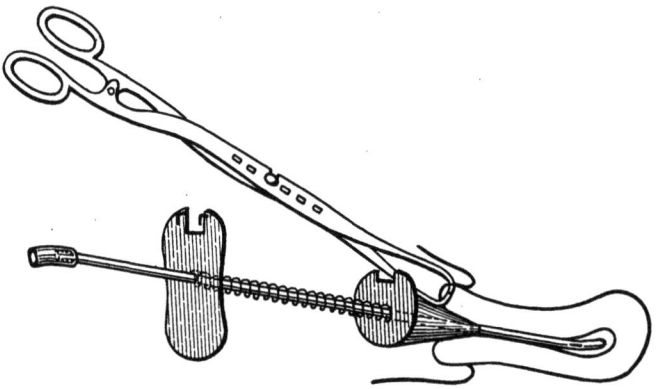

Abb. 8. Tubendurchblasung. Vorrichtung nach Koch.
(Aus Zentralbl. f. Gynäkol. 1924.)

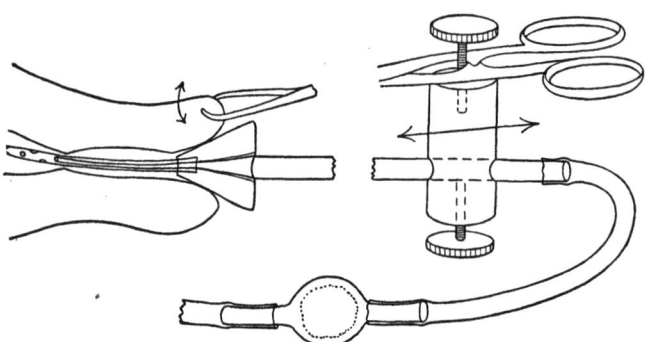

Abb. 9. Tubendurchblasung nach Ottow.
(Aus Zentralbl. f. Gynäkol. 1924.)

Von weiteren Verbesserungsvorschlägen seien die Bestrebungen erwähnt, durch Verbesserung des Instrumentariums Personal bzw. Assistenz zu sparen. So hat Koch aus der Kupferbergschen Anstalt eine einfache Vorrichtung angegeben, bei der Kugelzange und Katheter miteinander verkuppelt sind, wodurch ein Assistent gespart werden soll. Wir haben das Instrument geprüft, ziehen aber unsere einfache Methode vor.

Die gleiche Idee hat Ottow zur Konstruktion einer ähnlichen Vorrichtung geführt. Auch sie hat aber den Nachteil der starren Verbindung von Kugelzange und Katheter, die ohne Unterstützung in der Scheide liegen.

Die Anwendung derartiger Vorrichtungen bei Operationen, wo der Katheter längere Zeit in situ liegen bleiben muß, erscheint dagegen angebracht. Einen ähnlichen Apparat verwendet Pribram aus der Gießener Klinik. Auf ein sehr langes Uterusröhrchen ist ein verschiebbarer Querbalken montiert, an dem die Kornzange fixiert werden kann. Endlich hat noch Schubert eine Zusammenstellung angegeben, bei der ein Federmanometer an dem Katheter angebracht werden kann. Dadurch wird jedoch der Katheter stark belastet und es besteht die Gefahr der Schleimhautläsion bei ungeschickter Handhabung, zumal wenn man die ebenfalls an den Katheter befestigte Spritze benutzt. In der Hand des Geübten mag das Instrument seine Vorteile haben.

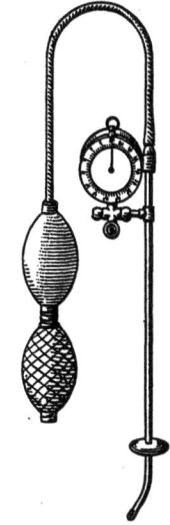

Abb. 10. Schuberts Instrument zur Prüfung der Tubendurchgängigkeit. (Aus Zentralblatt für Gynäkologie 1924.)

Die Abdichtung an dem Instrument erscheint uns übrigens noch verbesserungsfähig. Schubert rühmt dem von ihm benutzten Apparate nach, daß bei seiner Anwendung ein Anhaken der Portio überflüssig, eine Assistenz nicht notwendig und die Verwendung von Gummischlauchleitungen entbehrlich sei.

In der Klinik von Straßmann wird, wie Jung mitteilt, die Tubendurchblasung stets in Narkose gemacht. Wohl infolgedessen hat Jung niemals das Auftreten von Schulterschmerzen beobachtet. Wir halten die prinzipielle Anwendung der Narkose weder für notwendig noch für zweckmäßig. Richtig ausgeführt macht die Tubendurchblasung keine oder nur ganz geringe Schmerzen. Das Auftreten der Nachschmerzen kann doch unter Umständen in zweifelhaften Fällen die Diagnose sichern.

Interessant ist die Mitteilung von Frommolt, daß er bei Ausschabungen, die er nach der Tubenausblasung ausgeführt hat, mehrfach kleine Luftbläschen in dem Geschabsel gefunden hat.

Von besonderen Beobachtungen, die aus dem Rahmen des gewöhnlichen herausfallen, sei zunächst eine solche von Kirstein wiedergegeben, der in einem Falle gefunden hat, daß das Manometer bei mehrfachen Versuchen auf 290 mm stieg, und daß trotzdem ausgesprochene Schulterschmerzen auftraten. Wir haben ähnliches beobachtet. Offenbar sind eben durch die mehrfachen Durchblasungen Verklebungen oder Verwachsungen gelöst, und damit ist eine beschränkte Durchgängigkeit hergestellt worden. In dem Kirsteinschen Fall ist übrigens sofort im Anschluß an die Tubendurchblasung Schwangerschaft eingetreten, nachdem eine Tube $1/2$ Jahr vorher wegen Tubargravidität entfernt worden war.

In unserem Fall stieg das Manometer auch mehrfach über 200, schließlich war auch das typische Geräusch der eindringenden Luft zu hören, und auch die charakteristischen Schulterschmerzen traten ein. In diesem Fall gelang es bei weiteren Durchblasungen die Tuben immer weiter zu dehnen, so daß schließlich nur noch ein ganz geringer Druck angewandt zu werden brauchte.

Die Fälle beweisen, daß man sich vor einem vorschnellen Urteil hüten und die anderen Kriterien zur Entscheidung der Durchgängigkeit oder Undurchgängigkeit zu Hilfe nehmen muß.

Die mehrfache Beobachtung (z. B. Novak und Frommolt), daß bei negativem Ausfall der Tubendurchblasung die Tuben makroskopisch bei der Operation intakt gefunden wurden, bietet der Deutung keine Schwierigkeiten. Frommolt gibt dazu die wohl richtige Erklärung, daß eine äußerlich normale Tube doch nicht durchgängig zu sein braucht. Wir haben selbst derartige Beobachtungen gemacht und dann mittels der Durchblasung bei offener Bauchhöhle den Sitz des Hindernisses feststellen können. Eine weitere Beobachtung Frommolts ist nicht so einfach zu erklären. Frommolt fand nämlich in einem Falle, daß nach vorhergegangener Durchgängigkeit bei 80—100 mm plötzlich der Druck auf 250 stieg ohne wieder zu sinken und glaubt diese Erscheinung auf einen Ventilverschluß im intramuralen Teil der Tuben zurückführen zu sollen. Ob diese Deutung richtig ist, ist schwer zu sagen. Wir sind aber im Gegensatz zu Frommolt der Ansicht, daß eine spätere Wiederholung vielleicht die Sachlage geklärt hätte.

Die Vortäuschung einer Durchgängigkeit hat Frommolt ebenfalls erlebt. Er fand in einem Fall bei 100 mm Druck (150 ccm Luft) ein deutliches Auskultationsphänomen. Bei der Operation erwiesen sich beide Tuben in Saktosalpinxsäcke verwandelt, in die Luft eingedrungen war. Zu diesem Fall ist zu sagen, daß bei einiger Übung sowohl die Art des Geräusches als auch des Widerstandes, den die eindringende Luft gefunden haben muß, und die genaue bimanuelle Untersuchung den Irrtum wohl hätten aufklären können. Die Angaben Frommolts, daß er bei seinen Kontrolluntersuchungen 4 mal einen völligen Widerspruch, 8 mal zweifelhafte und nur 17 mal übereinstimmende Resultate gefunden hat, ist mir völlig unverständlich. Es kann das meines Erachtens nur durch Mangel an Übung erklärt werden. Es ist aber begreiflich, wenn Frommolt bei solchen Erfolgen der Tubendurchblasung nur einen sehr bedingten Wert beimessen will. Das Urteil derjenigen, die eine größere Erfahrung besitzen, lautet anders. Von Äußerungen aus der letzten Zeit seien nur 2 wiedergegeben, die wir vollinhaltlich unterschreiben können. So urteilt Vogt aus der Tübinger Klinik, daß die Gefahren sich bei vorsichtigem Vorgehen immer vermeiden lassen, und Pribram spricht von dem nahezu gefahrlosen außerordentlich einfachen diagnostischen und wohl auch therapeutischen Hilfsmittel, dessen einzige Gefahr in seiner Einfachheit bestehe, die zur Anwendung in der Sprechstunde verlocke, wovor eindringlichst gewarnt werden müsse. Die Tubendurchblasung stellt den unentbehrlichen Behelf dar, um die wichtige Frage zu entscheiden, welche therapeutischen Maßnahmen im gegebenen Fall anzuwenden sind. Es darf jedoch nicht verschwiegen werden, daß einige Gynäkologen sich nur schwer zur Anerkennung der Bedeutung der Tubendurchblasung entschließen können. So wurde das Verfahren von Hoehne (allerdings Ende 1923) „wegen Unzuverlässigkeit und von sehr bedingter Ungefährlichkeit abgelehnt, und dabei die Durchspritzung der Tuben mit Testflüssigkeit als zuverlässiger und ungefährlicher empfohlen. Auch Heynemann und Nürnberger verhielten sich in der gleichen Sitzung, in der Hoehne seinen Standpunkt vertrat, ablehnend, nachdem Geppert einen improvisierten Apparat zur Tubendurchblasung gezeigt hatte, der einmal versagt haben soll. Ebenso will Franz von der Tubendurchblasung nichts wissen.

Kurz nach dem Niederschreiben dieser Zeilen haben wir einen fast gleichen Fall, zum ersten Male in 2½jähriger Praxis, erlebt, der unser Verständnis für den eben beschriebenen Fall der Stoeckelschen Klinik zu steigern geeignet ist und der uns in der Anschauung bestärkt, daß unter Umständen die Beurteilung des einzelnen Falles außerordentlich schwer sein kann. Die in Frage kommende Beobachtung war die folgende: eine Frau Ende der Dreißiger wird wegen „Gewächs" und Sterilität zur Operation überwiesen. Wir finden einen großen zystischen Tumor rechts vom Uterus, der sich anscheinend auch nach links erstreckt. Zur Klärung der Situation, insbesondere hinsichtlich einer Beteiligung der Tuben an dem Prozeß, wird eine Tubendurchblasung versucht. Dabei steigt zunächst das Manometer langsam unter Druck und gleichmäßigem Anstieg über 200 mm. Bei sofortiger Wiederholung bleibt jedoch der Zeiger bei 190 stehen und die Assistenten glauben beiderseits ein Einströmen von Luft feststellen zu können. Beim dritten Male steigt das Manometer nur auf 50—61, um dort stehen zu bleiben. Also offenbar eine Erweiterung einer vorhandenen Stenose oder ähnliches. Zu unserem großen Erstaunen finden wir bei der Operation statt der erwarteten Ovarienzyste eine große Hydrosalpinx rechts und eine ganz kleine links. Bei Druck auf die letztere läßt sich leicht das Vorhandensein von Luft nachweisen, wie man es bei Hautemphysem zu fühlen gewohnt ist. Es wurde also auch in diesem Falle das Vorhandensein einer durchgängigen Tube vorgetäuscht, indem das Manometer fiel und die Auskultation ein positives Resultat gab. Nur der Schulterschmerz fehlte, was nicht genügend beachtet worden ist. Man muß also in Zukunft bei Vorhandensein von Tumoren und einem ähnlichen Ausfall der Durchblasung mit einer derartigen Situation rechnen.

Auf Grund der neuesten Veröffentlichung des Erfinders der ursprünglichen Methode Rubins, die ganz vor kurzem erschienen ist und die sich auf 1000 eigene Erfahrungen gründet, ist die günstigste Zeit für die Tubendurchblasung der 4.—7. Tag nach Aufhören der Menses, da zu diesem Zeitpunkt das Endometrium am wenigsten empfänglich für Infektion und Gravidität am sichersten auszuschließen sei. Viermal wurde die Durchblasung bei bestehender Schwangerschaft ausgeführt, ohne daß diese unterbrochen wurde.

Nunmehr soll der Versuch gemacht werden, alles das, was uns eigene und fremde Erfahrung gelehrt hat, kurz zusammenzufassen.

1. Apparat zur Tubendurchblasung und Ausführung des Verfahrens.

Am empfehlenswertesten und am einfachsten zu benutzen ist folgende Zusammenstellung: Manometer vom Riva-Rocci-Apparat, das auch durch ein Federmanometer ersetzt werden kann, eine 100 ccm Spritze und ein mit konischem Abschlußpfropfen versehener dünner Uteruskatheter. Die einzelnen Teile werden durch dünne Schläuche miteinander verbunden und sind selbstverständlich nur für diesen Zweck zu verwenden.

Von einer derartigen Vorrichtung, die wir jetzt 4 Jahre im Gebrauch haben, urteilt v. Graff, der bekanntlich die Rubinsche Methode bei uns eingeführt hat, und ein guter Kenner und Beurteiler der ganzen Frage ist, „sie sei gut und geeignet, den Originalapparat überflüssig zu machen"[1].

Die Ausführung geschieht in der vom Verfasser oben geschilderten Weise. Vorher geht eine genaue anamnestische Feststellung, ob ein akuter oder subakuter entzündlicher

---

[1] Laut brieflicher Mitteilung.

Prozeß vorhanden ist. Die Untersuchung erstreckt sich auf einen etwa vorhandenen Ausfluß, eine Prüfung der Temperatur und etwa auftretende Schmerzen nach Provokation durch Lichtbogen und Diathermie. In verdächtigen Fällen Leukozytenzählung und Bestimmung der Blutkörperchensenkung. Da die Patienten nach der Durchblasung sich absolut ruhig halten müssen und am besten noch mindestens einen Tag das Bett hüten — Schubert läßt seine Frauen mindestens 36 Stunden liegen, um jede Schädigung der Patienten zu vermeiden — soll die Untersuchung grundsätzlich nur in der Klinik vorgenommen werden.

Nach diesen Vorbereitungen erfolgt eine Reinigung und Desinfektion der Scheide, Anhaken der Portio und Einführen des Katheters, wozu eine Dilatation nicht nötig ist. Kugelzange und Katheter werden von einem Assistenten möglichst ruhig gehalten, und dabei wird ein leichter Druck mit dem Katheter ausgeübt, um einen vollkommenen Verschluß zu erzielen. Ein oder besser zwei Assistenten setzen ein geburtshilfliches Hörrohr mit breiter Öffnung in der Höhe der Tubenöffnungen auf. Nun beginnt die Durchblasung durch den Operateur, der zugleich das Manometer beobachtet und dadurch vollständig in Anspruch genommen ist. In vielen Fällen ergibt sich aus dem Luftwiderstand, der dem Stand des Manometers entspricht, die Diagnose. Gesichert wird sie bei Durchgängigkeit durch das Hören des Luftstromes und das spätere Auftreten von Schulterschmerzen.

Hier sei noch einmal betont, daß wir es nicht für zweckmäßig halten, wie es Sellheim empfiehlt, auf jegliche Assistenz zu verzichten.

Bei negativem oder zweifelhaftem Ausfall der Tubendurchblasung empfiehlt es sich, sie noch 1—2 mal zu wiederholen, da besondere Umstände, wie z. B. Schwellung der Schleimhaut kurz vor der Periode und vielleicht auch Krampfzustände der Tuben das Resultat beeinträchtigen können. Diese Forderung wird auch von den meisten Autoren, die sich mit der Tubendurchblasung beschäftigt haben, aufgestellt. Sellheim hält es deshalb auch für wünschenswert, jedesmal den Zeitpunkt der Tubendurchblasung im Verhältnis zur Menstruation zu beachten und zu notieren, um bei eventuell notwendig werdender Wiederholung Vergleichswerte zu haben. Der günstigste Zeitpunkt ist nach Rubin, der wohl über die größte Erfahrung verfügt, wie schon erwähnt, der 4.—7. Tag nach der Periode.

Wer über nicht genügende Assistenz verfügt, mag eine der Hilfskräfte sparenden eben beschriebenen Vorrichtungen verwenden. Wir möchten jedoch ausdrücklich bemerken, daß wir darin einen Behelf sehen. In zweifelhaften Fällen möchten wir unter keinen Umständen auf die Auskultation durch einen bzw. zwei Assistenten verzichten.

2. Indikationen zur Anwendung des Verfahrens.

Die Tubendurchblasung ist zunächst ein diagnostisches Verfahren. In der Hauptsache geben alle Fälle von Sterilität, bei denen nicht eine offenkundige Entstehungsursache nachweisbar ist, die Indikation zur Anwendung der Tubendurchblasung ab. Kein operativer Eingriff irgendwelcher Art, ja überhaupt keine Behandlung irgendwelcher Art sollte ohne vorherige Prüfung der Luftdurchgängigkeit der Tuben ausgeführt bzw. eingeleitet werden. Auch in Fällen, wo eine scheinbare Ursache der Sterilität gefunden wird, wie z. B. Infantilismus, Retroflexio, sollte man diese Untersuchungsmethode nicht unterlassen. Man wird dann erstaunt sein, wie häufig eine Undurchgängigkeit der Tuben die Ursache der Sterilität abgibt. Nach zahlreichen Mitteilungen, die sich mit unseren Erfahrungen decken, in mehr als der Hälfte aller Fälle! Dadurch erfährt unsere ganze Stellungnahme in der Behandlung der Sterilität eine große Umwälzung.

In zweiter Linie dient die Tubendurchblasung zur Kontrolle der zur Beseitigung von Tubenverschlüssen ausgeführten Plastiken. Sie stellt eine notwendige Ergänzung derselben dar, die einen neuen Aufschwung der in ihrer Entwicklung etwas zurückgebliebenen Operationsmethode bringen wird. In früheren Zeiten war ja das einzige Kriterium des operativen Erfolgs die erfolgte oder ausgebliebene Konzeption und eventuell die direkte Besichtigung der Tuben bei Laparatomien. Das führte natürlich zu einer Unsicherheit in bezug auf die Indikationsstellung und ebenso in bezug auf die Wahl der Methode. Viele plastische Operationsverfahren sind angegeben worden, jeder Operateur hat fast seine eigene, da sich bis jetzt keine einzige Methode als besonders wirkungsvoll und erfolgreich bewiesen hat. Heute sind wir nun in der Lage, einen primären Erfolg der Operation objektiv darzutun und nach dem Ausfall der Prüfung gegebenenfalls die Methode zu wechseln. Derartige Nachprüfungen sind von den verschiedensten Seiten und auch von uns ausgeführt worden. Aber noch mehr. Vielleicht wird es auch möglich sein, bei unvollkommenen Resultaten — die Prüfung muß natürlich bald nach der Operation ausgeführt werden — noch eine Besserung zu erzielen, und zwar durch eine systematische oder doch mehrfach wiederholte Tubendurchblasung, wie sie auch Sellheim empfiehlt. Wir sind in einigen Fällen bereits in dieser Weise vorgegangen, ohne jedoch bis jetzt über einen sicheren Erfolg berichten zu können.

Damit wäre schon ein Punkt der therapeutischen Anwendung der Tubendurchblasung erledigt. Auch auf diesem Gebiete liegen schon einige Erfahrungen vor. Die mehrfach erwähnte Beobachtung, daß bei gesteigertem Druck dieser oft plötzlich nachläßt, hat mehrere Autoren zu der wohl richtigen Vermutung geführt, daß durch den Überdruck leichte Verklebungen oder andere vorhandene Hindernisse beseitigt werden können. Deshalb ist der Vorschlag Sellheims, in solchen Fällen, wo kein vollkommener und fester Verschluß vorliegt, den Versuch zu machen, in der eben angegebenen, systematischen Weise auch ohne Operation die verlorene Durchgängigkeit der Tuben wieder herzustellen, durchaus beachtenswert. Auch in dieser Beziehung haben wir schon einige ermunternde Erfahrungen gesammelt. Es würde dieses Vorgehen dem Erweitern von Strikturen durch Bougieren zu vergleichen sein.

Die Technik der Tubendurchblasung bei offener Bauchhöhle unterscheidet sich nur insofern von der eben beschriebenen, als man zweckmäßigerweise schon vor der Operation den Katheter einführt und ihn entweder behelfsmäßig oder mittels einer der beschriebenen Selbsthaltervorrichtungen an die Kugelzange befestigt, um dann während der Operation ungestört die Durchblasung vornehmen zu können. Das hat allerdings den Nachteil, den wir mehrfach unangenehm empfunden haben, daß die Beweglichkeit des Uterus eingeschränkt wird, und dadurch die Besichtigung der Adnexe und die Ausführung von operativen Eingriffen erschwert.

Durch die Tubendurchblasung bei offener Bauchhöhle wird es erst ermöglicht, auch den Sitz des etwa vorhandenen Hindernisses festzustellen, um dadurch den Operationsplan für die beabsichtigte Plastik einzurichten. Es gelingt auf diese Weise in der Tat sehr schön, zu erkennen, wo die Stenose ihren Sitz hat, da nur der uterine Anteil der Tube bis zum Hindernis sich aufbläht. Ferner ist damit die Möglichkeit gegeben, den Erfolg der Plastik sofort zu kontrollieren, indem die Durchgängigkeit gleich nach Ausführung derselben geprüft werden kann. Auf diese Weise erfahren die Aussichten der bis jetzt so wenig erfolgreichen Stomatoplastik eine nicht unerhebliche Verbesserung. Man kann jedoch, wie schon erwähnt, noch einen Schritt weiter gehen, und die Durchblasung wiederholen, um eine Verklebung der neuen Tubenöffnung, die gewöhnlich das Resultat der Plastik vernichtet, zu verhindern. In der Tat gelingt es, wie wir uns an einigen Fällen selbst überzeugt haben, auf diese Weise das erzielte Operationsresultat zu erhalten.

Auch bei anderen Eingriffen an den Adnexen der einen Seite, z. B. bei der Operation der Tubargravidität sind wir nunmehr in der Lage, die Durchgängigkeit der Tuben der anderen Seite zu prüfen und danach das operative Vorgehen einzurichten, also etwa eine Plastik an dieser Tube vorzunehmen, falls sie sich verschlossen erweist. Das bis jetzt übliche Verfahren der Sondierung der Tube vom abdominellen Ende her muß als höchst unvollkommen und roh bezeichnet werden, da das uterine Lumen so eng ist, daß es für die gewöhnliche Sonde nicht passierbar und auch die Gefahr der Verletzung des zarten Schleimhautgewebes der Tube gegeben ist.

Wenn es darauf ankommt, den Nachweis der Durchgängigkeit überhaupt zu erbringen, so geht man am besten so vor, daß man in Horizontallage das kleine Becken mit Flüssigkeit füllt. Dann kann man an dem Aufsteigen von Luftblasen die Durchgängigkeit prüfen. Dieses Verfahren erscheint uns besser als das auch empfohlene Zuhalten des ampullären Tubenendes, weil eine jede Schädigung der Tuben dabei vermieden wird.

3. Die therapeutische Anwendung der Tubendurchblasung.

Die bei der Tubendurchblasung häufig zu machende Beobachtung, daß ein anfänglich vorhandener Widerstand plötzlich nachläßt, und die weitere Beobachtung, daß in solchen Fällen gelegentlich im Anschluß an die Durchblasung nach seit längerer Zeit bestehender Sterilität Schwangerschaft eintritt, legte den Gedanken nahe, die Tubendurchblasung auch zu therapeutischen Zwecken zu verwenden. Dieses schon kurz erwähnte Freimachen der Passage mittels Luftmassage hat man in nicht unzutreffender Weise mit dem Politzern der Ohrenärzte verglichen. Sellheim hat die wiederholte Tubendurchblasung zum Zwecke der Wegsammachung und Erhaltung der Tuben als Eileitergymnastik bezeichnet. Er empfiehlt sie ebenfalls, ohne allerdings über sichere eigene Erfahrungen berichten zu können. Aus Amerika ist dagegen eine ganze Reihe günstig verlaufener Fälle bekannt geworden. Geppert hat sich das Verdienst erworben, 30 derartige Fälle aus der amerikanischen Literatur zusammenzustellen[1].

Man kann bei diesen systematisch vorgenommenen Tubendurchblasungen die Beobachtung machen, daß man bei der nächsten Durchblasung mit einem geringeren Druck auskommt als bei der vorhergegangenen. Hierin liegt wohl schon ein Beweis für den Erfolg der mechanischen Dehnung. Über die Zahl der Wiederholungen und über die Länge der Zwischenpausen können keine bestimmten Regeln aufgestellt werden. Sie richten sich nach dem Einzelfalle. Auch hier soll man natürlich nie vergessen, daß man einen intra-

---

[1] Auch von deutschen Autoren sind jetzt derartige Erfolge bekannt geworden, neuerdings Fuchs und Schwarzmüller; wir selbst haben in 3 Fällen nach der T.-D. Schwangerschaft eintreten sehen.

uterinen Eingriff vornimmt, der nicht nur zum Aufflackern eines alten, bzw. ruhenden Entzündungsprozesses führen, sondern auch das Zustandekommen einer neuen Infektion mit vielleicht irreparablen Folgen bewirken kann.

4. Die Beurteilung des Erfolges der Tubendurchblasung.

Eine röntgenologische Kontrolle ist überflüssig und bei der Verwendung kleinerer Luftmengen, wie wir sie jetzt brauchen, sogar unsicher. Ebenso unsicher ist die perkutorische Methode — Nachweis des Verschwindens der Leberdämpfung. Die gefühlsmäßige Feststellung des Luftwiderstandes in der Spritze zusammen mit der Beobachtung des wechselnden Manometerstandes gibt in klaren, d. h. der Mehrzahl der Fälle einwandfreie, in unklaren Fällen Wahrscheinlichkeitsresultate. Der auskultatorische Nachweis des Eindringens von Luft in das Abdomen durch Aufsetzen zweier Stetoskope in Höhe der abdominalen Tubenenden und das Auftreten der Schulterschmerzen sichern die Diagnose. Ein Fehlen des letzten Phänomens spricht jedoch nicht gegen die Durchgängigkeit. Wenn man das Urteil „undurchgängig" aussprechen will, so ist es durchaus nötig, die Durchblasung mehrfach zu wiederholen. In diesen Fällen pflegt man stets nach Einpressen einer ganz geringen Menge Luft einen stets gleichmäßig starken Widerstand (über 200 mm) zu finden.

Wir waren früher der Ansicht, daß, wenn das Manometer bei einer Untersuchung nur auf 200—250 mm steigt, eine Durchgängigkeit auszuschließen sei. Wir mußten uns jedoch durch einen schon kurz erwähnten Fall davon belehren lassen, daß dem nicht so ist. Das Manometer stieg fast auf 250 und trotzdem wurde das Einströmen von Luft, allerdings in nicht ganz sicherer Weise, gehört. Der später auftretende, charakteristische Schulterschmerz bestätigte die Durchgängigkeit. Gesichert wurde das Resultat noch dadurch, daß bei später zu therapeutischen Zwecken vorgenommenen Durchblasungen schon bei einem geringeren Druck die Luft in das Abdomen eindrang.

In Fällen guter Durchgängigkeit tritt das auskultatorische Phänomen sehr bald auf, so daß man nur geringe Luftmengen einzublasen braucht. Dies ist ein nicht zu unterschätzender Vorteil der auskultatorischen Methode. Gelegentlich soll das erzeugte Geräusch so groß sein, daß es dritte Personen hören können (Sellheim). (Ottow gibt übrigens an, die eindringende Luft sogar mit der aufgelegten Hand wahrgenommen zu haben. Wir möchten glauben, daß das nur möglich ist, wenn eine Luftmenge zur Anwendung gelangt, die das zur Klärung des Falles notwendige Maß überschreitet.)

Bei der Beurteilung des Erfolges der Tubendurchblasung ist ferner zu beachten, daß die Durchgängigkeit, auch der gesunden Tuben, eine verschiedene ist. Im allgemeinen ist die Passage am ungehindertsten bei gesunden Mehrgebärenden, so daß man da oft mit dem geringen Überdruck von 50 mm und weniger auskommt.

Klar muß man sich jedoch darüber sein, daß die Feststellung „durchgängig für Luft" nicht identisch ist mit „durchgängig für Ei und Samenfäden". Aber es kann wohl angenommen werden, worauf Sellheim besonders hingewiesen hat, daß bei erschwerter Luftdurchgängigkeit auch die Passage für die Keimprodukte erschwert ist. Man kann danach also wohl annähernd die Chancen berechnen, die für die Vereinigung von Ei und Spermatozoen und für das Weiterwandern des befruchteten Eies bzw. dessen Ansiedlung an richtiger oder falscher Stelle (Tubargravidität) bestehen. Endlich ist noch zu beachten, daß nicht nur bei verschiedenen Personen, sondern auch bei der gleichen Frau eine ungleichmäßige Durchgängigkeit beider Tuben vorhanden sein kann, die mit unserer Methode des gleichzeitigen Auskultierens über beiden Tuben nachzuweisen ist. Daß auch zu verschiedenen Zeiten der Widerstand ein verschiedener ist, daß er z. B. vor der Menses erhöht ist und dann nur schwer überwunden werden kann, geht aus dem früher Gesagten hervor. Es ist also das größte Gewicht darauf zu legen, den Zeitpunkt, zu dem die Durchblasung vorgenommen wird, genau festzustellen und den Eingriff eventuell zu günstigerer Zeit noch einmal zu wiederholen.

5. Die Gefahren der Methode.

Die Gefahren der Tubendurchblasung sind bei richtiger Handhabung des Verfahrens und Erfüllung der Vorbedingungen nach unseren Erfahrungen, die sich jetzt auf fast 4 Jahre erstrecken, sehr geringe. Dazu gehört zunächst, daß die Fälle richtig ausgesucht werden, daß also bei dem Vorliegen der beschriebenen Gegenindikationen die Durchblasung unterbleibt. Die zweite Bedingung ist, daß die Tubendurchblasung nur stationär ausgeführt wird. Endlich ist streng darauf zu achten, daß bei der Ausführung genau nach den gegebenen Vorschriften verfahren wird, vor allem, daß eine Forcierung des Druckes vermieden wird.

Die bekannt gewordenen Schädigungen sind, soweit genaue Einzelheiten über den Verlauf mitgeteilt worden sind, durch ein Außerachtlassen der gegebenen Vorschriften bzw. aus Unkenntnis der Gefahren der Methode oder Nichtbeachtung gewisser Vorsichtsmaßregeln zu erklären. Wir haben jedoch auch Kenntnis bekommen von Schädigungen, deren Entstehung zunächst nicht zu erklären ist, da genaue Schilderungen des Verlaufes nicht vorliegen. Diese Fälle stammen zum Teil aus einer bekannten, zuverlässigen Klinik und sind daher wohl zu beachten. Da die Erfahrungen des Einzelnen natürlich immer nur beschränkt sind — wir selbst haben beispielsweise niemals schwerere Schädigungen der Patientinnen gesehen in Gestalt von Aufflackern von alten Entzündungen und dergleichen —, muß das definitive Urteil über die Gefährlichkeit der Methode noch zurückgestellt werden. Es ist jedoch dringend zu wünschen, daß bei Schilderungen von Unglücksfällen diese so genau erfolgen, daß man sich ein Urteil über den Verlauf derselben bilden kann. Wir haben bis jetzt jedenfalls keine Veranlassung gefunden, die Anwendung der segensreichen Methode unter den angegebenen Kautelen einzuschränken. Die verschiedenen Vorkommnisse zeigen aber mit aller Deutlichkeit, daß die Tubendurchblasung unter keinen Umständen ein harmloses, für die allgemeine Praxis geeignetes und in der Sprechstunde anzuwendendes Verfahren ist.

Die größte Gefahr scheint mir in der Überschreitung des angewandten Druckes zu liegen, nachdem experimentell festgestellt ist, welche Veränderungen ein hoher Druck erzeugen kann. Dem Ungeübten ist es jedenfalls zu empfehlen, mit dem Druck nicht viel über 200 mm hinaus zu gehen. Es besteht allerdings dann die Möglichkeit, daß bei dem Vorhandensein einer engen Stenose eine völlige Undurchgängigkeit angenommen wird. Nur der Geübte wird in der Lage sein, in solchen Grenzfällen durch vorsichtige Steigerung des Druckes die Situation zu klären und vielleicht durch systematische Durchblasungen das Hindernis zu beseitigen. Die Gefahr, durch die Anwendung einer zu großen Luftmenge Schaden zu stiften, wie es früher geschehen ist, ist heute wohl nicht mehr sehr groß, da allgemein davor gewarnt und empfohlen wird, mit einer möglichst kleinen Luftmenge auszukommen.

Die Tubendurchblasung erfordert auch in ihrer jetzigen einfachen Form, die sich durchaus zu bewähren scheint, eine gewisse Technik, Assistenz und eine nicht allzu geringe Erfahrung, wenn sie Nutzen bringen und keinen Schaden stiften soll. Auch Sellheim ist etwas zurückhaltender mit ihrer Empfehlung geworden. Die Technik und vor allem die Auswertung des Verfahrens können noch nicht als abgeschlossen gelten, da man stets neue Erfahrungen macht. Auch vor einer Überschätzung der neuen Methode ist entschieden zu warnen. Vor allem soll man auch therapeutische Konsequenzen aus der nachgewiesenen Undurchgängigkeit nur unter aller Reserve ziehen, da nur bei sehr günstig gelegenem Sitz des Verschlusses — an oder nahe dem abdominalen Ende — gewisse Aussichten auf Behebung des Hindernisses vorhanden sind.

Unter diesen Voraussetzungen bedeutet die Rubinsche Erfindung auch oder gerade in der geschilderten vereinfachten Form eine große Errungenschaft für die Erkennung und eine nicht viel geringere auch für die Behandlung der weiblichen Unfruchtbarkeit, die sicher berufen ist, viel Segen zu stiften, vor allem dadurch, daß sie eine sichere Diagnose in einer großen Zahl von Fällen gestattet. Hat sich doch nach dem übereinstimmenden Urteil aller, die statistisch ihre Fälle zusammengestellt haben, gezeigt, daß eine viel größere Zahl von Sterilitätsfällen durch einen Verschluß der Tuben verursacht wird, als man früher geahnt hat, nämlich mindestens 50% (die Angaben schwanken zwischen 50 und 80%). Wenn man mit dieser Zahl die entsprechenden Mitteilungen früherer Autoren vergleicht, so kann man sich ein Bild davon machen, wie häufig damals — und heute vielfach auch noch! — auf Grund falscher Anschauungen überflüssige, nicht selten mit Schädigungen der Frau verbundene Eingriffe gemacht wurden. Wenn durch die neue Untersuchungsmethode nicht mehr erreicht worden wäre, als daß die Therapie in die richtigen Bahnen gelenkt wird, und daß unnötige Operationen unterbleiben, so wäre das schon ein großer Gewinn. Hierzu kommt aber noch, daß auch der therapeutische Erfolg der Tubendurchblasung schon jetzt kein geringer ist, wie eine größere Zahl erfolgreich behandelter Fälle beweist. Wir selber verfügen über eine Reihe einwandfreier Erfolge.

Neuerdings hat man auch in Deutschland die Versuche der Amerikaner nachgemacht, die Durchgängigkeit der Tuben und den Sitz des Hindernisses durch die sog. Radiographie oder **Salpingographie** festzustellen.

Diese zuerst von Cary ausgeführte Methode wurde dann von Kennedy nachgeprüft, und zwar in 18 Fällen, von denen fünf durch die Operation nachkontrolliert worden sind. Kennedy ging so vor, daß er aus einem graduierten Zylinder unter Kontrolle durch ein Manometer eine 10%ige Brom-Natriumlösung in den Uterus einspritzte und sofort eine Röntgenaufnahme machte. Ein Bild der Tuben entsteht natürlich nur dann, wenn diese ganz oder zum Teil verschlossen sind. Sonst findet sich die Kontrastflüssigkeit außerhalb der Eileiter in der Bauchhöhle, meist im kleinen Becken. Auf diese Weise konnte Kennedy nachweisen, daß bei Undurchgängigkeit der Tuben das Hindernis in 70% am Fimbrienende und in 30% im Isthmus lag.

Von Sellheim sind dann auch ähnliche Versuche vorgenommen worden und ebenso in der Breslauer Klinik (Schober).

Da diese Versuche nicht den Eindruck erwecken, daß die neue Methode, wenigstens in ihrer jetzigen Form, mehr leistet, einfacher und ungefährlicher ist als die Tubendurchblasung, so begnügen wir uns mit diesem Hinweis. Meines Erachtens hat sehr mit Recht Albrecht darauf hingewiesen, daß auch durch die Injektion einer aseptischen Kontrastflüssigkeit es zur Entstehung einer lokalen Peritonitis, unter Umständen mit Verschluß der Tubenenden, kommen kann.

Schließlich muß noch, mehr der Originalität halber, ein Verfahren zur Prüfung der Tubendurchgängigkeit erwähnt werden, das kürzlich v. Ott bekannt gegeben hat.

v. Ott schätzt die Gefahren der Infektion der Tubendurchblasung so hoch ein, daß er nach einer anderen Methode gesucht hat. Er stützte sich dabei auf die physiologische Tatsache einer Lymphströmung, die aus der Bauchhöhle durch die Tuben nach dem Uterus geht. Dementsprechend besteht sein Verfahren darin, daß er Flüssigkeit mit indifferenten Partikeln (Kohle, Tusche) in die Bauchhöhle injiziert, und zwar vom Douglas her und dann nach einigen Stunden das Vorhandensein dieser Partikel in einem vor die Zervix gelegten Tampon nachweist. v. Ott muß allerdings zugeben, daß die Injektion nicht ganz unbedenklich ist. Er will die Gefahr derselben dadurch vermeiden, daß er sie in Beckenhochlagerung ausführt. Dabei soll die durch die Kanüle eindringende Luft die Därme nach oben dislozieren, wodurch die Injektion völlig ungefährlich werde. v. Ott stützte sich bei der Empfehlung seines Verfahrens in seiner ersten Mitteilung auf einen einzigen Fall.

Er injizierte in diesem 10 ccm einer sterilisierten, fein pulverisierte Holzkohle enthaltenden Flüssigkeit. Bereits 5 Stunden später konnte das Vorhandensein von Kohlepartikelchen in der Zervix nachgewiesen werden. Außer geringen Unterleibsschmerzen im Laufe der ersten Stunde traten keine Komplikationen ein.

Das Verfahren v. Otts scheint mir mehr originell und geistreich als praktisch durchführbar zu sein.

Nach einer neuen Veröffentlichung hat v. Ott seine Methode in fünf weiteren Fällen angewandt und ist dabei zu der Überzeugung gekommen, daß es der Tubendurchblasung „in jeder Beziehung überlegen" sei.

Bemerkenswert ist von den neuen Versuchen ein Fall, den v. Ott wie folgt beschreibt: Nachdem die Injektion zuerst einmal „wegen Verstopfung der Kanüle" mißlungen war, wurde sie nach zwei Tagen wiederholt. Kurz danach wurde eine Abrasio ausgeführt, und in dem Geschabsel konnten zahlreiche Kohlepartikel nachgewiesen werden. Dieser Fall zeigt, daß es in der Tat möglich ist, in die Bauchhöhle eingebrachte Partikel schon 10—12 Minuten später im Uterus nachzuweisen.

Auf Grund dieser sechs Fälle glaubt v. Ott behaupten zu dürfen, daß das neue Verfahren erstens weniger gefährlich sei als die Rubinsche Methode, daß es zweitens frei von den dieser Methode anhaftenden Mängeln sei und die fehlerhaften Schlüsse derselben vermeiden lasse, und daß es drittens einfacher in der Anwendung sei.

Dazu ist folgendes zu sagen: 1. Die sechs Fälle genügen selbstverständlich nicht, um die absolute Ungefährlichkeit der neuen Methode zu beweisen. Eine Injektion von Flüssigkeit, selbst wenn sie steril ist, von der Vagina her in die Bauchhöhle kann wohl kaum als ein harmloser Eingriff bezeichnet werden, da das Anstechen des Darmes nicht mit Sicherheit zu vermeiden ist[1]. 2. Ob das Verfahren keine Mängel hat und stets sichere

---

[1] Neuerdings beschreibt Lemperg einen Fall, wo nach der Injektion eine Peritonitis entstand.

Schlüsse gestattet, muß ebenfalls erst noch bewiesen werden. Die Tatsache, daß einmal wegen Verstopfung der Kanüle die Injektion verschoben werden mußte, spricht jedenfalls nicht für die Richtigkeit der v. Ottschen Behauptung. Über den Punkt 3 kann man sicher verschiedener Meinung sein. Einen Eingriff, der die Anwendung der Beckenhochlagerung erfordert, kann man gewiß nicht als überall ausführbar bezeichnen.

Da wir nun der entgegengesetzten Ansicht sind und die Gefahren des v. Ottschen Verfahrens höher einschätzen als die der Tubendurchblasung, haben wir bis jetzt eine Nachprüfung unterlassen. Wohl haben wir jedoch mehrfach festgestellt, daß in der Tat nach Einbringung einer Holzkohlenaufschwemmung in das Abdomen gelegentlich einer Laparotomie die Kohlenteilchen wenige Zeit später in der Scheide nachweisbar waren. Diese Feststellung scheint bedeutsam für die Frage des Eitransportes und der Physiologie der Tuben überhaupt (s. den entsprechenden Abschnitt).

Nach Abschluß dieses Kapitels sind eine Reihe von Veröffentlichungen aus den verschiedensten Ländern erschienen bzw. dem Verfasser bekannt geworden, die im Text nicht mehr berücksichtigt werden konnten, von denen aber die wichtigsten hier noch kurz referiert werden sollen. Sie zeigen, daß die Methode der Tubendurchblasung, und zwar meist in der vereinfachten Form, sich jetzt fast überall eingebürgert hat.

Zunächst berichtet Rubin in einer neuen Zusammenstellung über mehrere 1000 Fälle amerikanischer Autoren, daß niemals eine Luftembolie beobachtet worden sei. Er empfiehlt als günstigsten Zeitpunkt für die Vornahme der Tubendurchblasung den 4.—7. Tag nach Aufhören der Menstruation.

Geist untersuchte den interstitiellen Teil der Tube durch Injektion einer Kontrastflüssigkeit mittels Röntgenstrahlen. Er fand dabei mannigfache Variationen im Verlauf und in der Form der Schleimhaut (Knickung, Torsion). Ferner machte er die bedeutsame Beobachtung, daß der negative Ausfall der Tubendurchblasung durch Kontraktionszustände bedingt sein kann. Das gleiche fanden Ward und Peterson und Rubin. Hieraus ergibt sich die Forderung, jede brüske Vornahme der Tubendurchblasung zu vermeiden und vor allem auch jede Dilatation des Uterus und Zerrung an demselben zu unterlassen.

Die Zahl der Beobachtungen einzelner Autoren hat sich unterdessen außerordentlich vermehrt, so daß einige über hunderte von Fällen berichten können. So teilt Mandelstamm mit, daß er bei 270 Frauen die Tubendurchblasung ausgeführt und dabei in nicht weniger als 70% der Fälle bei primärer Sterilität und in 80% bei sekundärer Sterilität undurchgängige Tuben als Ursache der Sterilität gefunden hat.

Je größer die Erfahrung ist, um so sicherer und einwandfreier gestaltet sich die Ausübung der Methode. So gibt Mandelstamm an, meist mit 15—30 ccm Luft ausgekommen zu sein. Die Durchgängigkeit der Tuben liegt nach Mandelstamm, was unseren Beobachtungen entspricht, in normalen Fällen meist bei 50—100 mm Druck, selten unter diesen Zahlen. Muß der Druck über 100 erhöht werden, so bedeutet das eine erschwerte, bei 150 und mehr eine sehr erschwerte Durchgängigkeit. In diesen Fällen gelingt es gelegentlich durch Wiederholung der Tubendurchblasung einen therapeutischen Erfolg zu erzielen.

Mandelstamm erlebte einen Todesfall, der offenbar aber nicht der Methode zur Last gelegt werden kann. Es handelte sich um einen sogenannten Thymustod nach Anwendung von Chloroform bei Myodegeneratio cordis und engen Gefäßen.

In 12 Fällen Mandelstamms trat nach der Tubendurchblasung Gravidität ein. Anderseits hat auch Mandelstamm einen Fall beobachtet, wo trotz mehrfach nachgewiesener Undurchgängigkeit der Tuben die betreffende Frau schwanger wurde (?).

Mandelstamm hat dann noch folgende interessante Feststellungen gemacht: er fand nämlich, daß bei den von ihm untersuchten Frauen, wo er eine Undurchgängigkeit der Tuben festgestellt hatte, vorher von anderer Seite die verschiedensten zwecklosen Eingriffe gemacht worden waren, wie Erweiterung des Zervixkanals (32 mal), Zervixamputation (2 mal), Discisio colli (3 mal), Ventrofixatio (1 mal).

Von Schädigungen, die er bei seinen 186 Fällen erlebt hatte, gibt er drei an, einmal Emphysem des Unterhautzellengewebes infolge von Tubenruptur, einmal Pelveoperitonitis und einmal Schock infolge von Phrenikusreizung durch Aufrichten der Patientin sofort nach der Durchblasung.

Wie sehr sich die Methode der Tubendurchblasung trotz mehrfacher Widerstände eingebürgert hat, zeigt die Mitteilung von v. Scheller aus der Privatklinik von Fuchs (Danzig) über Erfahrungen an 100 Fällen. Nur einmal war es hierbei zum Aufflackern einer alten Entzündung gekommen. v. Scheller bemerkt dazu jedoch mit Recht, daß dieser Fall nicht zu einer Ablehnung der Methode führen könne, da ein solches Ereignis ja gelegentlich auch einmal nach einer einfachen Abrasio beobachtet wird.

Nicht einverstanden wird man mit einer anderen Bemerkung v. Schellers, wenigstens nicht in dieser allgemeinen Form, sein können, nämlich der, daß die ambulante Behandlung zulässig sei. Den Rat, vor der Vornahme der Tubendurchblasung eine Auskultation des Abdomens vorzunehmen, können wir nur unterstreichen. Man orientiert sich dadurch über das Vorhandensein von Geräuschen, die sonst vielleicht als Folge der Tubendurchblasung angesehen werden könnten.

Bemerkenswert ist schließlich noch die Mitteilung von 9 Fällen von Schwangerschaft nach Tubendurchblasung, von denen sich fünf direkt im Anschluß an den Eingriff einstellten. Über zwei gleiche Beobachtungen berichtet Schwarzmüller im Anschluß an diese Veröffentlichung.

Die Zahl der durch Tubenverschluß bedingten Fälle gibt v. Scheller ebenso wie Mandelstamm auf 70—80% an.

Einen etwas unklaren Todesfall erlebte Horálek bei der Vornahme einer Tubendurchblasung 17 Tage nach Implantation zweier Tubenstücke in den Uterus im Anschluß an eine Operation wegen Tubargravidität. Der Tod erfolgte unter den Zeichen der Luftembolie, die aber autoptisch nicht bestätigt werden konnte. Der Fall zeigt, daß eine Tubendurchblasung bald nach einem derartig blutigen Eingriff im Uterus gefährlich ist und deshalb unterbleiben bzw. hinausgeschoben werden sollte.

Die weiteren Mitteilungen des gleichen Verfassers, daß er infolge von Adnexentzündungen undurchgängig gewordene Tuben mittels Vakzinetherapie wieder durchgängig gemacht habe, mit dem weiteren Erfolg, daß drei Frauen schwanger wurden, sei, so unglaublich sie auch klingt, hier wiedergegeben.

Laurentin und Mousalli (Beirut) geben einen Fall von Embolie (bei 70 untersuchten Fällen) bekannt, der jedoch nicht tödlich endete. Einzelheiten sind aus dem Referat nicht zu ersehen.

Fergusson gibt an, bei einer intra operationem vorgenommenen Tubendurchblasung eine Zerreißung der verschlossenen Tube schon bei einem Druck von 250 mm erlebt zu haben. (Wir selbst haben in vierjähriger Erfahrung bei einem solchen Druck niemals eine Schädigung gesehen. Auch Rubin geht bis 250 mm.)

Außerdem seien noch erwähnt die Arbeiten von Moensch, Douai, Dellepiane.

Auch die Technik der Salpingographie ist unterdessen weiter ausgebaut worden. Der Beweis für die mehrfach aufgestellte Behauptung, daß sie der Tubendurchblasung überlegen sei, da sie sicherer und ungefährlicher sei als diese, scheint mir jedoch noch nicht erbracht zu sein.

Als Injektionsflüssigkeit wird die früher verwandte, 20%ige Brom-Natriumlösung jetzt abgelehnt, da sie eine sehr hochgradige Reizung der Tubenschleimhaut und des Bauchfelles hervorrufen kann (Kok) und dagegen die Anwendung einer 40- bzw. 20%igen Jodipinlösung oder des Lipiodol (Lefaiy) empfohlen (Kok, Nahmmacher).

Die Erfahrungen, die Kok in der Hamburger Klinik mit der Salpingographie gemacht hat, gehen dahin, daß sie nur als ein „grobdiagnostisches Hilfsmittel" anzusehen sei, da sie nicht erlaube, mit Sicherheit den Sitz eines Hindernisses festzustellen, wenn nicht eine ausgesprochen günstige Lage der Tuben vorhanden sei. Des ferneren zeigte eine Beobachtung Koks, daß durch die Injektion Gewebe aus dem Uterus (Schleimhautzellen) bis in die Tubenampullen verschleppt werden kann.

Heynemann bekennt sich bei der Besprechung des Kokschen Vortrags nicht mehr als grundsätzlicher Gegner der Tubendurchblasung, hält das Verfahren aber noch nicht für ungefährlich und sicher genug. Er muß anderseits zugeben, daß die Salpingographie nicht frei von den Gefahren einer Infektion ist.

Dyroff (Erlangen) hat sich ebenfalls mit der Anwendung der Salpingographie beschäftigt und seine Erfahrungen auf dem Röntgenkongreß 1926 bekannt gegeben. Dyroff verwendet als Injektionsflüssigkeit Kontrastol, das er mittels Gewindespritze tropfenweise bis zum Auftreten einer leichten Uteruskontraktion injiziert. Durch diese Kontraktion wird, wie er angibt, die Füllung der Tuben erreicht. Mittels dieser Methode konnte Dyroff die von manchen bestrittene Durchgängigkeit der Tuben während der Menstruation und auch in den ersten Graviditätsmonaten feststellen und ebenso eine verstärkte Peristaltik vor und während der Periode nachweisen. Er hält das Verfahren für geeignet zur Bestimmung des Sitzes eines vorhandenen Hindernisses und auch zur Aufklärung über die Art der dieses bedingenden Veränderungen. Dyroff empfiehlt dringend, die Injektion langsam vorzunehmen, um einen Reiz und eine Schädigung zu vermeiden.

Über weitere Erfahrungen mit der Salpingographie berichten noch Rosenblatt und Kaß, Nahmmacher, Williams und Reynolds, ohne wesentlich Neues zu bringen.

v. Mikulicz hat mit Lueg und Nahmmacher die Salpingographie dazu benutzt, die Physiologie der Tube im Tierexperiment zu studieren, wozu sie sich augenscheinlich gut eignet.

Soweit nach den bis jetzt vorliegenden Erfahrungen ein Urteil über den Wert dieses Verfahrens erlaubt ist, scheint es weder ganz sicher in bezug auf das erzielte Resultat noch ganz ungefährlich zu sein. Außerdem hat es den Nachteil, daß zu seiner Ausführung ein ziemlich großer Apparat notwendig ist. Bis auf weiteres dürfte darum die

Tubendurchblasung als das Verfahren der Wahl zu gelten haben. Für zweifelhafte Fälle ist die Salpingographie vielleicht berufen, das Resultat der Tubendurchblasung zu sichern.

Nun kommen wir zu dem Organ, dessen Bedeutung für die Entstehung vieler, früher ganz unklar erscheinender Fälle von Sterilität jetzt immer mehr erkannt wird, zu der Bildungsstätte der weiblichen Keimprodukte, dem Ovarium.

Bei der Besprechung der allgemeinen Ursachen der Sterilität wird noch vielfach darauf hingewiesen werden müssen, daß die meisten zur Unfruchtbarkeit führenden Allgemeinerkrankungen auf dem Wege der Schädigung der Keimdrüsen und ihrer Funktion, die sogenannte ovarielle Sterilität, verursachen.

Wenn wir mit R. Schroeder bei den Funktionsstörungen des Ovarium drei Arten unterscheiden wollen, die Hyper-, Hypo- und Dysfunktion[1], so können alle drei bei der Entstehung der Sterilität eine Rolle spielen. Am seltensten wohl die Hyperfunktion, die sich durch ein frühzeitiges Auftreten der Pubertät und durch starke menstruelle Ausscheidungen charakterisiert. Diese Hyperfunktion kann zu einer stark hyperämischen Kongestion führen und damit zu Erkrankungen, wie der früher geschilderten Metritis und einer allgemeinen, chronischen Genitalhyperämie. Dieser Zustand kann rückwirkend die Ovarialfunktion stören und eine unregelmäßige und mangelhafte Eibildung bewirken.

Die Hypofunktion macht sich schon äußerlich in der mangelhaften Ausbildung der sekundären Geschlechtsmerkmale kenntlich. Tritt diese Unterfunktion erst später in die Erscheinung, so kommt es zu einer allgemeinen Störung des körperlichen Befindens und zu regressiven Veränderungen an den Genitalien infolge von Schrumpfungen, die meist mit ausgesprochener Dysmenorrhöe kompliziert sind. Auch Störungen der Scheidenflora gehören zu den charakteristischen Veränderungen der Ovarialinsuffizienz. Neben der Dysmenorrhöe kommen noch andere Abweichungen in dem Menstruationsverlauf in Form von Amenorrhöe und Oligomenorrhöe und sogar Polymenorrhöe vor. Bei den höchsten Graden der Ovarialinsuffizienz fällt jede Entwicklung der Follikel weg, während bei geringeren Graden die Eireifung eine mangelhafte, spärliche oder unregelmäßige ist. Dementsprechend ist das Verhalten der Menses.

Die verschiedenen allgemeinen Ursachen, die zu sekundärer Ovarialinsuffizienz und damit indirekt zur Sterilität führen, werden später noch einzeln besprochen werden. Erkrankungen der Unterleibsorgane selbst beeinflussen merkwürdigerweise die Ovarialfunktion nicht so allgemein, wie man wohl bei dem innigen Zusammenhang derselben denken könnte. Häufig besteht die Ovarialtätigkeit ungestört fort, höchstens daß Änderungen in der Stärke und Häufigkeit der Menses festzustellen sind.

Die Hauptursache der primären Ovarialinsuffizienz haben wir in konstitutionellen Faktoren zu suchen. Hier kommen alle Abstufungen vor von der vollkommenen Insuffizienz an bis zu den leichtesten Störungen, die noch jahrelang vorhanden sein können oder auch an Stärke zunehmen und vielleicht dann, wie bei älteren Virgines durch Inaktivität erklärt werden können.

Die Dysfunktion stellt nach R. Schroeder nicht nur eine Steigerung oder Abschwächung der Normalfunktion, sondern auch eine Abwegigkeit derselben dar, die vor

---

[1] Die Unterscheidung Hypo- und Hyperfunktion halten R. Meyer und Lahm für nicht richtig.

allem durch das Persistieren reifer Follikel, charakterisiert durch langdauernde Blutungen, oder durch das Bestehenbleiben eines Corpus luteum über die normale Zeit hinaus, dem Corpus luteum persistens, das zur Amenorrhöe führt, ausgezeichnet ist.

Zunächst sollen wieder die Veränderungen besprochen werden, die als Folge des lokalen Infantilismus an dem Ovarium kenntlich sind und auch zum Teil direkt objektiv nachgewiesen werden können. Wie jedes nicht mehr oder nicht genügend funktionierende Organ in der Entwicklung zurückbleibt, oder sogar der Atrophie verfällt, und damit an Umfang abnimmt, so steht es auch mit den Ovarien. Das unentwickelte oder geschädigte Organ kann Größe, Form und Aussehen des kindlichen Eierstockes, aber auch die Größe einer Bohne haben. Bei länger dauernder Amenorrhöe ist die Verkleinerung des Ovarium auch häufig schon klinisch nachweisbar, und man kann wohl sagen: je kleiner das Ovarium, um so mehr ist es in seiner Funktion getroffen (Winter). Makroskopisch und mikroskopisch finden sich zahlreiche Primordialfollikel, aber keine reifen Ovula. Sie sterben ab, ehe es zur Bildung eines Graafschen Follikels kommt. Solche unvollkommene Entwicklung ist häufig ein Zeichen der Unreife des weiblichen Organismus überhaupt, kann aber auch isoliert vorkommen. Auch als Folge von Schrumpfungsprozessen kann das Ovarium regressive Veränderungen durchmachen, die ähnliche Folgen zeitigen.

Noch auf andere Weise kann die volle Entwicklung der Follikel bis zur Ovulation hintangehalten werden. Zunächst einmal durch mechanische Hindernisse, vor allem durch Verwachsungen, wie sie sehr häufig im Anschluß an Entzündungen auftreten. Dann aber auch durch sogenannte hormonale Einflüsse, von denen die vom Corpus luteum ausgehenden am bekanntesten sind. Ebenso wie die Schwangerschaft die Reifung anderer Eier und die Ausbildung der Graafschen Follikel in der Regel verhindert, und die Eier infolgedessen vorzeitig zugrunde gehen, wirkt ein abnorm langes Bestehenbleiben des Corpus luteum, das Corpus luteum persistens, ein Zustand, der besonders in der Tiermedizin eine große Rolle spielt.

Das Corpus luteum persistens macht Erscheinungen wie eine junge Gravidität (Kehrer). Der Uterus ist weich und es findet sich Kolostrum. Während der Dauer seines Bestehens setzen die Menses aus. Das Corpus luteum selbst braucht nicht wesentlich verändert zu sein, oder es zeigt deutliche Zystenbildung.

Sekundäre Atrophie des Ovarium tritt auch ohne ersichtlichen Grund im Anschluß an ein Wochenbett auf, besonders wenn lange gestillt wurde, und zwar zusammen mit einer Superinvolutio uteri. Als Ursache dafür sind wohl konstitutionelle Momente anzusehen. Die Reproduktionskraft des Körpers ist offenbar in solchen Fällen frühzeitig erschöpft. Der Zustand stellt das Gegenteil von übergroßer Fertilität dar. Gerade wie es Frauen gibt, die nach dem kaum erledigten Wochenbett immer wieder sofort konzipieren, gibt es eben auch solche, deren Kräfte nur zu einer Gravidität ausreichen. Ob die in solchen Fällen häufig zu beobachtende Adipositas als eine Folgeerscheinung oder als ein koordiniertes Ereignis anzusehen ist, muß dahingestellt bleiben. Kehrer hält es für möglich, daß eine Persistenz des Corpus luteum oder eine starke Hypertrophie der interstitiellen Drüse den Zustand hervorrufen kann, wobei natürlich über die Entstehung der Anomalie noch nichts gesagt ist. Es ist höchst wahrscheinlich, daß auch von anderen endokrinen Drüsen bei irgendwelchen Störungen in der Teil- oder Gesamtfunktion ähnliche, hormonale, hemmende Einflüsse ausgehen, die in der gleichen Weise wirken. Davon wird später noch die Rede sein. Derartige Störungen im normalen Ablauf der Eientwicklung machen sich auch äußerlich durch eine Änderung des Menstruationstyps, vor allem durch eine Verlängerung des Intervalls und auch in der herabgesetzten Stärke der Blutung bzw. in völliger Amenorrhöe kenntlich.

Atrophische Zustände des Ovariums findet man weiter in Form der „zyanotischen Induration" (Kaufmann), oder als Folge der Varicocele pelvica (Hegar, Kaltenbach, Calais, Engelmann, Miller, Jahreis), oder endlich als Endzustand von Ovarialblutungen oder entzündlichen Prozessen im Ovarium.

Aber auch das Gegenteil der Hypofunktion, die Hyperfunktion, deren Existenz übrigens neuerdings geleugnet wird, die sich durch überstürzte, hemmungslose Entwicklung zahlreicher, nicht zur Reife gelangter Follikel auszeichnet, bei der es also nicht zur Ausbildung des Corpus luteum kommt, stört oder hindert das Zustandekommen einer Konzeption. Übrigens wäre es vielleicht richtiger, statt des Ausdruckes Hyperfunktion die Bezeichnung Dysfunktion für diesen Zustand des Ovariums zu wählen. Auch diese Form der Funktionsstörung kennzeichnet sich klinisch und zwar durch eine gewisse Regellosigkeit und gehäuftes Auftreten der Menstrualblutung, anatomisch-pathologisch durch eine Vergrößerung des Organs, höckerige Oberfläche desselben, Auftreten zahlreicher Follikelzysten und vieler Corpora candicatia und fibrosa. Nach Lahm soll auch die interstitielle Drüse dabei besonders kräftig entwickelt sein.

Die Ursache der Dysfunktion oder des völligen Ausfalls der Funktion der Ovarien jedesmal festzustellen, kann eine sehr schwierige, gelegentlich auch unlösbare Aufgabe sein. So viel scheint sicher, daß es sich meist um Fernwirkungen handelt, die von Erkrankungen des Gesamtorganismus oder einzelner Organe ausgehen oder durch die allgemeine Körperverfassung bedingt sind. Erkrankungen des Ovarium selbst geben verhältnismäßig selten die Ursache ab. Selbst dann, wenn die Eierstöcke in große Tumoren aufgegangen sind und sich makroskopisch kaum noch ein Rest funktionsfähigen Ovarialgewebes nachweisen läßt, kann die Tätigkeit der Ovarien fortbestehen und Schwangerschaft eintreten. Bei schweren eitrigen Entzündungen der Ovarien, die durch eine puerperale Infektion verursacht oder auch auf metastatischem Wege bei akuten Infektionskrankheiten entstanden sind, kann die Funktion der Ovarien zerstört werden. Doch sind alle diese Prozesse nicht entfernt von der gleichen Bedeutung für die Frage der Konzeptionsaufhebung als bei den Tuben. Durch chronische Entzündungen kann es außerdem zu einer Verdickung und Narbenbildung kommen, die das Platzen der Follikel oder, wie schon erwähnt, ihre volle Entwicklung verhindern können.

Schließlich ist noch eine Erkrankung zu nennen, deren Auswirkung wir schon beim Uterus kennen gelernt haben, die eben schon kurz erwähnte chronische Genitalhyperämie, die sich auch beim Ovarium in Form einer chronischen Kongestion bemerkbar macht und fälschlich als chronische Oophoritis bezeichnet wird. Während eigentlich nur die wirkliche, infektiöse Entzündung des Ovarium diesen Namen verdient, ist seit alters her die Bezeichnung chronische Oophoritis üblich bei Veränderungen des Eierstockes, die sich durch die Vergrößerung und Druckempfindlichkeit des Organs, Tiefstand desselben und die Erscheinungen von Schmerzen, unregelmäßiger Blutung, Gefühl der Schwere im Leib und ähnliches mehr kenntlich machen. Es ist sehr wahrscheinlich, daß diesem Zustand, einer Teilerscheinung der Plethora abdominalis, die bei den Alten eine große

Rolle spielte, doch eine größere Bedeutung zukommt, als man ihm bis vor kurzem zuzuschreiben geneigt war (vgl. dazu auch die Wiederentdeckung der seit Hegar in Vergessenheit geratenen Varicocele pelvica [Engelmann, Miller]). Seine Unterschätzung beruhte und beruht offenbar auf dem geringen anatomisch-pathologischen Befund, den die chronische Kongestion verursacht. Außer dem Ödem des stromatogenen Anteils des Ovarium findet sich nur eine zystische Entartung der Follikel. Offenbar ist diese durch die schädlichen Einflüsse, die die chronische Kongestion ausübt, veranlaßt (Lahm), und damit wäre der Zusammenhang mit einer mangelhaften Eiproduktion gegeben. Auch wäre es denkbar, daß, wie Lahm es will, die chronische Hyperämie dadurch schädlich wirkt, daß sie das Auftreten der für den Follikelsprung wahrscheinlich notwendigen akuten Drucksteigerung verhindert. Auf die Frage, ob und inwiefern dieser Zustand von nervösen oder seelischen Einflüssen abhängig ist, und ob er mit einer gestörten Vita sexualis zusammenhängt, soll an dieser Stelle nicht weiter eingegangen werden.

Bei völliger Gesundheit der Keimdrüsen beider Partner, insbesondere der Eierstöcke und ihrer Produkte, kann das Ausbleiben der Befruchtung auch durch ein „indifferentes Verhalten" der Keimzellen zueinander erklärt werden (= negative Chemotaxe der Geschlechtszellen untereinander). Diese Annahme wird unterstützt durch entsprechende Beobachtungen der Tierzüchter. Schon Darwin hat die Entdeckung gemacht, daß gewisse Männchen und Weibchen untereinander unfruchtbar bleiben, während sie mit anderen Weibchen und Männchen sich als zeugungsfähig erweisen. Darwin sah die Ursache dieser Erscheinung in einer angeborenen sexuellen Unvereinbarkeit (sexual incompatibility) dieser Paare. Vor allem haben berühmte Pferdezüchter schon damals diese Tatsache einwandfrei nachweisen können, und es soll in der Tat auch jetzt gelegentlich sehr schwer, ja unmöglich sein, die gewünschte Paarung herbeizuführen. Ebenso ist schon lange bekannt, daß eine derartige Form der Sterilität durch Inzucht und die dadurch bedingte Degeneration in Form von Verschlechterung der Konstitution und der Keimprodukte zustande kommen kann.

Ähnliche, wenn auch vereinzelte derartige Erfahrungen hat man auch beim Menschen gemacht. Am bekanntesten sind die geschichtlichen Beispiele von Augustus und Napoleon I., wenn ihnen auch keine allzugroße Beweiskraft zukommt. Weiter gehört hierher die, auch beim Menschen nicht selten beobachtete, Sterilität oder doch Infertilität von Verwandtenehen, deren Vorkommen man besonders in Herrscherhäusern nachweisen konnte. Man hat statistisch festgestellt, daß bei diesen die Zahl der unfruchtbaren Ehen mehr als dreimal so groß ist als unter sonstigen Umständen (32% gegenüber 10%).

Ein weiteres Beispiel für die in der Natur vorkommende Disharmonie oder auch Schwäche der Keimzellen bilden die Bastarde. Von diesen ist es bekannt, daß sie entweder völlig steril sind oder nur eine sehr geringe Fertilität besitzen. Hier wird es sich vermutlich in erster Linie darum handeln, daß die Keimprodukte an sich minderwertig sind; worin diese Minderwertigkeit besteht, kann man nur vermuten. Offenbar sind es noch sehr unbekannte, biochemische Vorgänge kolloidaler Natur (Schade), die als Ursache anzusprechen sind. Ist es doch schon lange bekannt und durch neuere Untersuchungen von Grosser bestätigt worden, daß selbst geringgradige Einwirkungen physikalischer oder chemischer Natur (z. B. Temperaturunterschiede) die Keimzellen bis zur Vernichtung schädigen können. Deswegen kann ja auch, wie früher schon bemerkt, die Tatsache der

Beweglichkeit der Spermatozoen bestimmt nicht mehr als sicheres Kriterium für ihre Befruchtungsfähigkeit angesehen werden. Einige Anhaltspunkte gibt z. B. die Tatsache, daß gewisse Stoffe, wie Jod und Cholin eine elektive Wirkung auf die Keimzellen ausüben.

Auch das außerordentlich verschiedene Verhalten der Keimzellen desselben Tieres unter verschiedenen Umständen und damit eine Änderung der Befruchtungsfähigkeit ist experimentell nachgewiesen. Es spricht nichts dagegen, daß dies beim Menschen ebenso ist. Allgemein anerkannt ist ja wohl heute schon, daß befruchtete Eier schon bald nach der Implantation wie beim Tier auch beim Menschen zugrunde gehen können. Daß aber das befruchtete Ei schon vor der Implantation oder das unbefruchtete Ei noch früher aufgelöst wird, erscheint durchaus möglich (habituelle Fötusatrophie täuscht auch bei Tieren Sterilität vor).

So braucht man es wohl nicht in das Reich der Fabel zu verweisen, daß äußere Umstände, wie z. B. die Zeugung im Rausch auch einen schädigenden Einfluß auf die Keimzellen ausüben können, wie der Alkohol ja im allgemeinen ungünstig auf die Körperverfassung einwirkt. Schon von alters her wurde den Spermatozoen der ersten Kohabitation eine „stärkere Kraft" als denen der folgenden zugeschrieben. Daß ein derartiger Unterschied möglich ist, geht ja vielleicht aus der Tatsache hervor, daß bei wiederholten Kohabitationen die Zahl der Spermatozoen erheblich abnimmt. Es ist deshalb der neuerdings auch wieder von Sellheim aufgegriffene Gedanke, im Interesse einer positiven Fortpflanzungshygiene durch Schaffung äußerlich günstiger Bedingungen — seelisches und körperliches Ausgeruhtsein ante cohabitationem u. ä. m. — die Chancen der Befruchtung zu erhöhen, durchaus nicht von der Hand zu weisen.

Das Vorhandensein von Neubildungen der Ovarien ist, wie schon kurz betont, nur von geringer Bedeutung für die Frage der Sterilität. Fand doch auch Pfannenstiel nur in 2—3% der Fälle eine völlige Amenorrhöe. Liegt also bei dem Vorhandensein eines Ovarialtumors Sterilität vor, so muß diese eine andere Ursache haben, etwa eine Verlagerung der Organe, die durch diesen bedingt ist.

Von lokalen Ursachen, die von Bedeutung für den Konzeptionsvorgang sind oder sein können, sind jetzt noch die Veränderungen zu erwähnen, die sich in der Umgebung der bis jetzt besprochenen Organe abspielen.

Krankhafte Prozesse in den Parametrien sind von keiner großen Bedeutung. Akute Eiterungen im Parametrium werden selbstverständlich schon durch die Ernährungsstörungen, die sie verursachen und durch ihre Wirkung auf den Allgemeinzustand die Konzeption vorübergehend unmöglich machen. Abgelaufene entzündliche Prozesse können indirekt dadurch schädlich wirken, daß sie eine Verlagerung der Gebärmutter in den verschiedensten Richtungen bewirken und auf diesem Wege die Konzeption erschweren oder unmöglich machen. In der Regel pflegt ja auch nicht das Parametrium der allein erkrankte Teil zu sein, so daß bei einer etwa bestehenden Sterilität an den Generationsorganen im engeren Sinne nach dem Grund zu fahnden ist.

Viel höher sind die Erkrankungen des Beckenbauchfelles, bzw. deren Folgezustände als mögliche Ursache einer bestehenden Sterilität einzuschätzen. Vor allem ist es die sogenannte chronische adhäsive Peritonitis, die durch Veränderungen und Verwachsungen der Genitalorgane untereinander und mit der Umgebung, deren

Beschaffenheit und Topographie derart verändern kann, daß eine Konzeption unmöglich ist. Dabei kann der eigentlich entzündliche Prozeß schon abgelaufen, und es können nur noch Reste desselben in Form von mehr oder weniger ausgedehnten Verwachsungen vorhanden sein. Diese können die Ovarien vollständig einhüllen und sie von der Umgebung abschließen. Sie können ferner, was das Häufigste ist, die Eileiter in ihrem Verlauf abknicken und dadurch ihre Durchgängigkeit stark behindern, oder ganz aufheben, und den Uterus in abnormer Stellung fixieren. Auch diese entzündlichen Veränderungen bzw. ihre Folgen treten in der Regel zusammen mit entzündlichen Erkrankungen von Tuben und Uterus, gelegentlich aber auch allein bzw. nach Abheilung der Erkrankung dieser Organe in die Erscheinung.

Als Ursachen der Pelveoperitonitis adhaesiva kommen die verschiedensten Erkrankungen und Ausgangspunkte in Betracht. Von E. Fraenkel wird hervorgehoben, daß auch die Reste einer kongenitalen Peritonitis Veranlassung zur Adhäsivbildung geben können. In zweiter Linie ist die Pneumokokkenperitonitis des Kindesalters mit ihrer großen Neigung zu Verklebungen zu erwähnen. Ferner als eine Erkrankung, die schon den wachsenden Organismus befällt, die tuberkulöse Peritonitis. In der Mehrzahl der Fälle wird jedoch die schuldige Ursache in der Gonorrhöe und in den Geburtsvorgängen zu suchen und als Ausgangspunkt die Tuben anzusehen sein. Aber auch entzündliche Veränderungen des Zökum, der Appendix und des Sigmoid spielen in kausaler Beziehung, wie schon erwähnt, eine größere Rolle als man früher wohl meinte. Häufig findet man in diesen Fällen anamnestische Angaben über hartnäckige Obstipation.

Nicht selten läßt die Anamnese völlig im Stich, worauf Pribram neuerdings auch wieder aufmerksam macht, wenn deutliche Zeichen einer überstandenen Entzündung im kleinen Becken vorhanden sind. Pribram hält es für möglich, daß neben den angeführten Ursachen eine gewisse konstitutionelle Disposition gelegentlich eine Rolle spielt. Bindegewebsminderwertigkeit bei asthenischen Individuen geht nicht selten mit erhöhter Neigung zu Bindegewebsneubildung einher (Payr). Kleine Reize können bei solchen Frauen vielleicht zur Bildung von Verwachsungen im Bereich des Beckens führen. Als solche führt Pribram neben den schon erwähnten (Obstipation bzw. Stauung im Darm) auch die Blutung beim Follikelsprung an.

Im einzelnen Falle kann die Beurteilung, wo das eigentliche Hindernis sitzt, sehr schwer sein. Ohne die Prüfung der Durchgängigkeit der Tuben mittels der Methode der Durchblasung ist das in vielen Fällen ausgeschlossen. Die genaueste bimanuelle Untersuchung, selbst mit Zuhilfenahme der Narkose, wie sie Winter für diese Fälle verlangt, gibt in manchen Fällen keinen sicheren Aufschluß.

Die Bedeutung der peritonealen Adhäsionen für die Entstehung der Sterilität wird von manchen Seiten aber sehr hoch eingeschätzt. So finden sich Angaben, daß die Mehrzahl der Sterilitätsfälle durch sie bedingt sei, was offenbar eine erhebliche Überschätzung der Wichtigkeit dieser Veränderungen bedeutet.

VI. Allgemeine Ursachen.

Schon bei der Beschreibung des Ganges der Untersuchung zur Aufdeckung etwa vorhandener lokaler Ursachen der Sterilität ist mehrfach auf die Beziehungen hingewiesen worden, die Krankheit und auch andere Veränderungen der Genitalien zu Allgemeinerkrankungen und zu der ganzen Körperverfassung überhaupt haben können. Es ist ferner betont worden, daß die Untersuchung der Genitalien eine Ergänzung und Vervollständigung in der Untersuchung des ganzen Körpers finden muß und daß sie Fingerzeige dafür gibt, worauf sich die Untersuchung des Allgemeinzustandes vor allem zu erstrecken hat.

In erster Linie ist das Augenmerk zu richten auf die allgemeine Körperverfassung die gerade für die Frage nach den Ursachen einer bestehenden Sterilität von besonderer Bedeutung ist. Erst in zweiter Linie und verhältnismäßig recht selten wird man allgemeine, bis dahin nicht entdeckte Erkrankungen im engeren Sinne als mögliche Ursachen finden. So wichtig ja auch die Kenntnis der ätiologischen Beziehungen der Allgemeinerkrankungen zu der Sterilität ist, so gering ist verhältnismäßig ihre praktische, zahlenmäßige Bedeutung, abgesehen vielleicht von der Tuberkulose. Ein Beweis dafür ist neben der eigenen Erfahrung vielleicht die Tatsache, daß in den vorhandenen Statistiken die Allgemeinerkrankungen entweder gar nicht oder nur mit ganz geringem Prozentsatz vertreten sind. Es scheint mir nicht unwichtig, diese Bemerkung, die die praktische Bedeutung der Allgemeinursachen in das richtige Licht rückt, den folgenden Ausführungen vorauszuschicken, zumal zur Zeit gewisse, an sich sehr dankenswerte Bestrebungen im Gange sind, Ursachen allgemeiner Natur, wie z. B. Störungen in der Vita sexualis eine unverhältnismäßig große Wichtigkeit beizumessen. Wir haben gerade auf diesen Punkt in den letzten Jahren unser Augenmerk gerichtet, aber nicht einen Fall gefunden, bei dem derartige Störungen als alleinige Ursachen der bestehenden Sterilität mit nur einiger Sicherheit hätten angesprochen werden können.

Die zahlreichen, in den letzten Jahren erschienenen Arbeiten über die Bedeutung der Konstitution für die Entstehung und den Verlauf von Krankheiten haben auch schon manchem Arzt, der früher keinen Blick für diese Dinge hatte, die Augen geöffnet und ihn ihre Wichtigkeit erkennen lassen. In erster Linie kommt für den Frauenarzt in der Beziehung die grundlegende Arbeit von Mathes in dem Handbuch von Halban-Seitz in Frage, nachdem die bereits im Jahre 1912 erschienene Veröffentlichung des gleichen Autors über Infantilismus und Asthenie nicht die verdiente Beachtung gefunden hatte.

Die mangelhafte Ausbildung der Geschlechtsorgane bedeutet ein Stehenbleiben derselben auf fötaler oder kindlicher Entwicklungsstufe. Sie erstreckt sich häufig auch auf die sekundären Geschlechtsmerkmale, bzw. auf den ganzen Körper, kommt aber auch bei robusten Frauen mit männlich starken Knochen und Körperbau vor.

Der Zustand kennzeichnet sich nach außen durch Störungen der Periode, die meist einen sehr schmerzhaften Verlauf nimmt, oder in einem seltenen und spärlichen Auftreten derselben besteht („bei normaler Menstruation liegt unter 100 Fällen von Sterilität 99 mal die Schuld am Manne", wie Pinard mit einiger Übertreibung gesagt hat). Mathes geht so weit, zu behaupten, daß die meisten Fälle von Sterilität eher auf Intersexualität als auf einfachen Entwicklungshemmungen des Uterus beruhen. Diese Intersexuellen stellen den Typus der Schizoiden Kretschmers dar, die Menschen, „die im steten Kampf mit den disharmonischen Impulsen ihrer zweideutigen Geschlechtlichkeit liegen, und die den Anforderungen als Gattin, Mutter und Hausfrau nicht gewachsen sind" (Mathes). Mathes gibt an, daß nicht weniger als 75% seiner Fälle von Sterilität auf konstitutioneller Ursache beruhen. Offenbar liegt das daran, daß derartige Frauen gerade besonders häufig bei Mathes Hilfe suchten. Vielleicht bestehen auch regionäre Unterschiede.

So viel kann man aber auch heute schon als gesichert betrachten, daß eine große Zahl der sterilen Frauen zu der Klasse der konstitutionell nicht vollwertigen, der geschlechtlich mangelhaft differenzierten gehört, also zu den Frauen, die körperlich und seelisch von dem gesunden Normaltyp mehr oder weniger große Abweichungen aufweisen. Das Verständnis dieser Tatsache wird erleichtert, wenn man naheliegende Analogien aus der Tierphysiologie und -pathologie heranzieht. Auch die Betrachtung der sozialen menschlichen Verhältnisse wird von Bedeutung sein.

Zunächst lehrt die Biologie — vgl. dazu die ausgezeichnete Monographie des Anatomen der Universität Lund, Broman, „Über geschlechtliche Sterilität und ihre Ursachen", Bergmann 1912 —, daß die Fruchtbarkeit bei den niedersten Geschöpfen am allergrößten ist, und daß sie bei den höher organisierten Tieren im allgemeinen immer geringer wird. Es hängt dies offenbar mit dem Kampf ums Dasein zusammen. „Die höhere Organisation setzt effektiveren Schutz des unentwickelten Individuums und längere Entwicklungszeit desselben voraus; sie verlangt aber auch, daß die Quantität der Nachkommen für die Qualität geopfert wird." Infolgedessen ist die Fruchtbarkeit bei gewissen höheren Tieren und dem Menschen fast auf ein Minimum reduziert. Dies liegt so nahe der Sterilitätsgrenze, daß unter dem Einfluß von Faktoren, die die Fruchtbarkeit noch weiter herabsetzen, diese Grenze leicht überschritten wird. Wenn man nun unter Konstitution die vererbte und erworbene Körperverfassung versteht, so wird man nach den Einflüssen suchen müssen, die, abgesehen von der Vererbung die jeweilige Körperverfassung („Kondition") bestimmen, um etwa so eine Besserung derselben und damit eine Beseitigung der durch sie verursachten Sterilität herbeiführen zu können. Zunächst sind die ungünstigen Lebensverhältnisse zu nennen; mangelhafte oder gar ungenügende Ernährung, vor allem Mangel oder Fehlen von Vitaminen, von Kalk und Cholesterin, wirken ungünstig auf die Fruchtbarkeit von Tieren und Menschen ein, und zwar auf dem Umwege der Schädigung von Keimdrüsen bzw. ihrer Produkte. Stefko fand unter dem Einfluß des Hungerns eine Verödung der Follikel mit völliger Verdrängung des generativen Anteils durch das Bindegewebe. Möglicherweise kann in solchen Fällen die Wirkung erst in der nächstfolgenden Generation zum Ausdruck kommen. Das große Hungerexperiment des Krieges, das bei so vielen jungen Mädchen und Frauen die Tätigkeit der Eierstöcke lahmgelegt hat, ist der beste Beweis für die Wirkung der mangelhaften Ernährung.

Aber auch das Gegenteil einer schlechten Ernährung wirkt ebenso ungünstig ein. Es ist jedem Laien bekannt, daß starke Mästung die Fruchtbarkeit beeinträchtigt, und daß besonders gut genährte Frauen häufig steril sind. Ebenso erweisen sich gerade die allerbesten Lebensverhältnisse als die ungünstigsten. Die meisten Adelsfamilien sterben schon nach 100—200 Jahren aus und überschreiten selten die dritte Generation (Fahlbeck). Ebenso ist es mit der Aristokratie des Geistes und des Geldes. Besonders die letztere Klasse ist interessant insofern, als sich in ihr doch gelegentlich aus niederen sozialen Klassen aufgestiegene Individuen befinden, auf die aber offenbar die neuen, guten Verhältnisse ungünstig in bezug auf ihre Fruchtbarkeit einwirken. Als Ursache für diese Tatsachen ist vor allem die üppig-bequemere Lebensweise und dann auch die allzu starke und anstrengende geistige Tätigkeit anzusehen. Beide Faktoren wirken ungünstig auf die Geschlechtsfunktionen ein. Einfache Lebensweise und mäßige körperliche Betätigung sind demgegenüber für die Erhaltung der Fruchtbarkeit nützlich, sowohl bei Tieren als auch beim Menschen.

Die Ursachen für die Erfahrungstatsache, daß viele wilde Tiere in der Gefangenschaft steril werden, sind noch nicht ganz geklärt. Einige dieser Tiere verlieren durch die veränderte Lebensweise den Geschlechtstrieb, andere kopulieren zwar, bleiben aber steril. In vielen anderen Fällen tritt zwar eine Befruchtung ein, es kommt aber zu frühzeitigem, intrauterinem Absterben der Jungen. Und endlich gibt es Fälle, bei denen die Sterilität erst in der zweiten oder dritten Generation auftritt.

Unter Umständen ist die Sterilität auch als Folge herabgesetzter Gesundheit und Kernhaftigkeit zu betrachten. Auch Klimawechsel — europäische Frauen sollen in den Tropen ihre Fruchtbarkeit verlieren oder steril bleiben oder werden —, Änderung der Nahrung, Fehlen der Bewegung spielen offenbar eine Rolle. Diese Faktoren sind aber nicht immer entscheidend, da gezähmte Tiere unter fremden Verhältnissen auch im Heimatlande in der Regel unfruchtbar bleiben. Eine Ausnahme machen in gewissem Umfange die Haustiere, die ihre Fruchtbarkeit auch in der Gefangenschaft völlig behalten können.

Aber hier kann wieder ein anderer Faktor schädigend einwirken, der, wie wir sehen werden, auch bei den Menschen eine Rolle spielt, die Inzucht. Dies ist jedoch verschieden, je nach der Art der in Frage kommenden Tierart und nach der Länge der Zeit, in welcher die Tiere durch Inzucht sich fortgepflanzt haben. Während z. B. Pferde und Kühe (auch Ratten) Inzucht durch zahlreiche Generationen hindurch vertragen, degenerieren Schafe und noch mehr Schweine nach wenigen Generationen und werden schließlich völlig steril.

Ähnlich liegen offenbar die Verhältnisse beim Menschen. Bekannt ist ja die schon erwähnte Tatsache der Degeneration mit folgender Sterilität bei Verwandtenehen, in gewissen höheren Gesellschaftskreisen, bei Familien, die aus irgendwelchen Gründen, sei es aus sozialen, sei es aus Gründen des Zusammenwohnens in engen, abgelegenen Gegenden, z. B. Gebirgsdörfern unter einander heiraten. Nach Goehlerts Untersuchungen bei Regentenfamilien (Wettiner, Wittelsbacher usw.) waren von 200 Ehen 65 = 32,5 % steril.

Das Moment einer gewissen Inzucht kommt auch zweifellos zu den oben genannten Faktoren, die die geringere Fruchtbarkeit der sozialen Oberklassen verursachen, hinzu. Anderseits gibt es auch offenbar Ausnahmen, so daß einzelne Menschen, die in eine Oberklasse aufsteigen, dort ihre Fruchtbarkeit behalten. So sollen noch heute zahlreiche Nachkommen des vor $2\frac{1}{2}$ Jahrtausend gestorbenen chinesischen Reformators Kong-fu-tse, der selber aus einer alten Familie stammte, leben. Auch die Ahnen einzelner besonders kräftiger Adelsfamilien sind bis 600—800 Jahren zurück zu verfolgen (bei der Beurteilung der Ahnentafeln solcher Familien ist jedoch nach Reibmayer große Vorsicht am Platze, da wohl der Name, aber nicht immer die Geschlechtskontinuität mit völliger Sicherheit so lange zurück zu verfolgen ist). Ebenso ist die Beobachtung bemerkenswert, daß eine Familie, die sich mehr als drei Generationen in der Oberklasse erhielt, ohne die Fruchtbarkeit zu verlieren, dann sich auch meist in mehreren weiteren Generationen noch fortpflanzt. Die Regel ist aber, daß die degenerierend wirkenden Lebensverhältnisse, in denen die oberen Klassen leben, häufig eine Abnahme der Fruchtbarkeit bis zur Sterilität zur Folge haben. Wie aber nach den Erfahrungen der Tierzüchter edle Tierrassen, die infolge von Inzucht degeneriert und dadurch in ihrer Fruchtbarkeit herabgesetzt oder gar ganz unfruchtbar geworden sind, durch Vermischung mit frischem Blut wieder hochgebracht und leistungsfähig gemacht werden können, so ist es auch beim Menschen. Es ist ja allgemein bekannt, daß gerade in gewissen sozialen Oberschichten von diesem Mittel gelegentlich Gebrauch gemacht wird in Form sog. Mesalliancen, sei es, daß die zur Blutauffrischung Bestimmten einer niederen sozialen Schicht oder einer anderen Rasse entstammen.

Eine weitere Erfahrung lehrt, daß plötzliche, große Veränderungen in der Lebensweise, die im allgemeinen in schädigendem Sinne wirken, nicht nur für das Schicksal von Familien, sondern auch ganzer Völker von Bedeutung ist. Dies lehrt das Aussterben von Naturvölkern, die man mit dem „Segen" der Zivilisation beglückt hat.

Dafür, wie dieses Aussterben von Familien vor sich geht, bietet ein von Fahlbeck verfaßtes Buch über den schwedischen Adel gute Beispiele. Nach Fahlbeck starben die letzten männlichen Sprößlinge von 433 ausgestorbenen Adelsfamilien, größtenteils schon im unmündigen Alter (in etwa 39%), bzw. im Zölibat (45%). Etwa 11% starben in unfruchtbaren Ehen und etwa 5% bekamen in der Ehe nur Töchter; d. h. also, daß von den 16% männlichen Nachkommen, die überhaupt zur Ehe gekommen sind, fast $3/4$ in unfruchtbarer Ehe gelebt haben. Hieraus ergibt sich wieder mit Deutlichkeit die fördernde Wirkung der in dieser Oberklasse herrschenden Lebensverhältnisse auf die Unfruchtbarkeit der abgeschlossenen Ehen. In der Regel geht der völligen Sterilität eine herabgesetzte Fruchtbarkeit in Form einer Einkindsterilität in der hervorgehenden Generation voraus. Diese Einkindsterilität oder die vorzeitige Ausstoßung unreifer Früchte in diesem Zusammenhang sind offenbar die Anzeichen einer Erschöpfung des mütterlichen Organismus, der nicht mehr imstande ist, eine Frucht bis zur völligen Reife auszutragen oder der gar von den Anforderungen der einen Geburt derartig erschöpft ist, daß es selbst nicht mehr zu einer Konzeption kommt (Schädigung der Keimdrüsen oder ihrer Produkte? Zugrundegehen der Eier vor dem Reifwerden?). Von den zahllosen Faktoren, die die Körperverfassung und damit die Fortpflanzungsfähigkeit wie beim Tiere, so beim Menschen ungünstig beeinflussen können, kann nur ein Teil aufgezählt werden. Im einzelnen Falle wird es meist nicht schwer sein, noch weitere dazu zu finden, die allein oder zusammen mit anderen Faktoren die Ursache (im Sinne von Roux) der Sterilität bilden. Nicht erwähnt, da bei den Tieren nicht in dem gleichen Maße in die Erscheinung tretend (aber sicher auch vorhanden), sind die ungünstigen Einflüsse seelischer Art, die ja auch im allerweitgehendsten Maße den Gesundheitszustand und die Leistungsfähigkeit des Menschen beeinträchtigen und damit als weiterer Faktor für die Sterilität im einzelnen Falle in Frage kommen können. Davon wird später noch kurz die Rede sein. Die Bedeutung von Konstitutionsanomalien im weiteren Sinne zahlenmäßig festzulegen, ist sehr schwer. Sie wird sicher heute, wo man diesen Zusammenhängen eine größere Aufmerksamkeit zuwendet, vielfach überschätzt. So erscheinen uns die von Pribram (aus der Gießener Klinik) angegebenen Zahlen (53% Konstitutionsanomalien überhaupt und 39% Genitalinfantilismus) viel zu hoch gegriffen.

Von den Konstitutionsanomalien im engeren Sinne, die sich als ausgesprochene Krankheitszustände manifestieren, sei zuerst der Diabetes erwähnt. Seine Bedeutung für die Fruchtbarkeit der Genitalorgane wurde früher überschätzt Der Einfluß ist meist geringfügig. Völlige Amenorrhöe scheint selten zu sein; doch sind solche Fälle von Hofmann u. a. mitgeteilt worden. Gelegentlich ist sogar eine Verstärkung der Periode beobachtet worden.

Betreff der Konzeption wurde früher die Ansicht vertreten, daß sie bei Diabetes ausgeschlossen sei. Schon Duncan konnte jedoch gegenteilige Beobachtungen mitteilen. Immerhin scheint das Zusammentreffen von Diabetes und Gravidität verhältnismäßig selten zu sein. Von insgesamt 420 Frauen im gebärfähigen Alter, die v. Noorden, Frerichs und Lecorché beobachtet haben, waren nur 21 gravid geworden. Die Ursache des ätiologischen Zusammenhanges zwischen Diabetes und Sterilität ist noch nicht klar; vielleicht ist sie gar keine einheitliche. P. Müller nahm eine Störung der Ovarien an, andere, z. B. Nowak, eine verminderte Vitalität des Eies, entsprechend der Herabsetzung der allgemeinen Lebensenergie der Zellen. Auch an eine Schädigung der Erbsubstanz durch Krankheit der Aszendenz oder an eine Störung innersekretorischer Drüsen ist gedacht worden.

Nach Kautsky können Frauen, die aus Diabetikerfamilien stammen, steril sein, selbst wenn sie selber keinen Diabetes haben und einen normalen Genitalbefund aufweisen. Auch bei Männern soll die Beeinträchtigung der Zeugungsfähigkeit, Erlöschen der Libido und Potenz aus gleicher Ursache vorkommen. Auf diese Punkte wäre also bei der Untersuchung einschlägiger Fälle besonders zu achten.

Von Bedeutung für einen normalen Verlauf des Geschlechtslebens und damit für die Frage der Befruchtung ist das Verhalten der endokrinen Drüsen, deren Beziehungen zu den Vorgängen im Genitalapparat sehr ausgedehnte sind. Man hat deshalb auch davon gesprochen, daß eine gewisse Harmonie in den Wechselbeziehungen der Drüsen, ein hormonales Gleichgewicht zunächst von Wichtigkeit ist, und daß jede Störung Schädigungen verursachen könne, und zwar nach L. Fraenkel in dem Sinne, daß bei allen Erkrankungen der endokrinen Hauptdrüsen die Keimdrüsenleistung eine Herabsetzung erfährt. Heute, wo wir Ursache zu der Annahme haben, daß auch die inneren Drüsen nur ein Teil des ganzen vegetativen Systems (Kraus) sind, und wo wir ihre innigen Beziehungen auch zu den anderen Organen des Körpers kennen, wird man allerdings gut tun, nicht zu sehr die kausale Abhängigkeit der Geschlechtsfunktionen von der Veränderung einzelner Drüsen zu betonen. Offenbar liegen hier koordinierte Erscheinungen vor, die von der übergeordneten Zwischenhirnzentrale abhängig sind, die seinerseits wieder anderen Einflüssen unterworfen ist.

Nach Wiesel liegt den Störungen in der endokrinen Korrelation der Pubertät fast immer eine hereditär-degenerative Anlage zugrunde. Bleibt eine der Innendrüsen in der Entwicklung zurück, so können leicht Störungen entstehen. Dabei kann das Ovarium selbst ganz intakt sein. In all diesen Fällen sind die sekundären Geschlechtsmerkmale nicht ganz ausgebildet: unregelmäßiges Längenwachstum, abnorme Pigmentierung (Nebenniere), virile Behaarung, Störungen in der Sekretion der Schilddrüse kommen häufig vor (Pubertätsstimme, Basedow, Myxödem). Auch die Chlorose und die häufig sekundär auftretenden Hypertonien gehören zu den pluriglandulären Erkrankungen.

Daß das Eingeweide- und Stoffwechselzentrum im Zwischenhirn (Aschner) auch im engsten Konnex mit der Keimdrüsenfunktion steht, scheint heute sicher zu sein. Nicht nur die Wechselbeziehungen zwischen den Keimdrüsen und der Hypophyse und Glandula pinealis, zwischen denen das Zwischenhirn liegt, sondern auch die experimentellen Untersuchungen Aschners, der nach Verletzungen des Zwischenhirns Atrophie der Genitale sah, sprechen für diese Auffassung. Aschner hält es auch für wahrscheinlich, daß Störungen in der Ovarialfunktion, wie man sie bei Hypophysentumoren sieht, auf Schädigungen des Zwischenhirnes zurückzuführen sind. Ebenso wäre dann auch vielleicht die sogenannte Hypophysenbestrahlung Hofbauers in erster Linie oder überhaupt durch eine direkte Beeinflussung des Zwischenhirns zu erklären.

Wenn man manche Erscheinungen früher als Folge einer Dysfunktion, Hyperfunktion oder Hypofunktion irgendeiner Drüse erklärte und dabei schwer lösbare Widersprüche fand, so würde die Annahme einer Störung im Regulationszentrum manchen unklaren Fall von abnormer Funktion dieser oder jener Drüse wie z. B. des Ovariums auf diese Weise erklären.

Von den inneren Drüsen, deren innige Beziehungen zu dem weiblichen Genitale schon lange bekannt sind (vgl. Goethes Beschreibung einer jungen Gravida) ist zunächst die Schilddrüse zu erwähnen. Die Veränderung derselben bei der Menstruation und in der Gravidität braucht hier nur kurz erwähnt zu werden. Die gleiche Abhängigkeit der Schilddrüse von der Ovarialfunktion zeigt sich auch nach völligem Ausfall dieser, wie z. B. infolge von Kastration. Nicht nur eine Vergrößerung der Thyreoidea, sondern gelegentlich auch die Entstehung eines Basedow sind als Folgen beobachtet worden (v. Graff und Nowak). Ebenso wirken Veränderungen der Schilddrüse auf die Tätigkeit der Ovarien ein. Die vermehrte Produktion von Schilddrüsensekret geht gewöhnlich mit einer Änderung der Ovarialfunktion einher. So ist es beim Basedow. Schon Kleinwächter, P. Müller u. a. fanden Menstruationsstörungen beim Basedow, vor allem das Ausbleiben der Periode, gelegentlich aber auch das starke Auftreten derselben. Diese Beobachtung ist seitdem mehrfach bestätigt worden. Dementsprechend ist der Basedow unter die Erkrankungen zu rechnen, die Sterilität verursachen können oder, um mich vorsichtiger auszudrücken, die häufiger zusammen mit Sterilität beobachtet werden. Übrigens ist auch die Ansicht ausgesprochen worden, daß Veränderungen der Sexualorgane das primäre Moment darstellen (v. Graff, Nowak). In der Tat sind Frauen 6—8mal so häufig von diesen Erkrankungen befallen. Nach F. Kraus stellt der Basedow überhaupt eine polyglanduläre Affektion komplexer Natur dar, bei der eben das Ovar auch beteiligt ist. Die Frage, ob man beim Basedow häufiger verstärkte Periode findet oder das Gegenteil, ist auch noch nicht geklärt. Neuerdings gibt Curschmann an, viel häufiger Menorrhagien als das Gegenteil beobachtet zu haben. Athyreosen sollen demgegenüber hemmend auf die Genitalfunktion wirken. Seitz dagegen hat meist Oligo- oder Amenorrhöe bei Basedow beobachtet.

Auch Aschner vertritt die Anschauung, daß der Hypothyreodismus die Funktion der Geschlechtsdrüsen herabsetzt. Dagegen sieht Knauer (v. Hackersche Klinik in Graz) die im Anschluß an Schilddrüsenoperationen fast stets auftretenden, verstärkten, bzw. verfrühten Menstruationsblutungen als Folge eines postoperativen Hypothyreodismus an, der so auf das Ovarium bzw. seine Tätigkeit einwirke.

Die typische Erkrankung des Schilddrüsenausfalls, das Myxödem, dessen Folgen unter anderen starke Wachstumshemmungen sind, kann auch, wenn angeboren, eine hochgradige Verkümmerung der Geschlechtsorgane im Gefolge haben und damit eine Befruchtung unmöglich machen.

Auch das Myxödem der Erwachsenen, an dem nach v. Eiselsberg die Frauen mit 80% beteiligt sind, führt zu erheblichen Störungen im Geschlechtsleben, und zu Unregelmäßigkeiten im Verlauf der Periode. In der Regel findet man eine Herabminderung der Stärke derselben bis zum völligen Versiegen, selten das Gegenteil. Dementsprechend sind diese Kranken stärker beteiligt an der Zahl der sterilen Frauen.

Ähnlich liegen die Verhältnisse beim Kretinismus und bei der Cachexia strumipriva, bei deren schwersten Formen auch das Genitale so stark in der Entwicklung zurückbleibt, daß es für das Geschäft der Fortpflanzung nicht mehr geeignet ist.

Auch die Nebennieren stehen in naher Beziehung zu den Genitalien, wofür verschiedene Tatsachen sprechen. Operative Entfernungen der Nebennieren führt zu degenerativen Veränderungen an den Ovarien, insbesondere an dem Follikelapparat. Der Verlauf der Schwangerschaft soll durch die Herausnahme schon einer Nebenniere beeinflußt werden, so daß es gelegentlich zum Abort kommt. Die Wirkung der Exstirpation der Nebennieren auf die Ovarien erklären Leupold und Seißer mit der Alteration des Cholesterinstoffwechsels. Ebenso halten es diese Autoren für wahrscheinlich, daß die ungünstige Wirkung der Dysfunktion der Schilddrüse auf der gleichen Ursache beruhe. Da ein mangelhafter Gehalt des Blutes an Cholesterin an sich eine Herabsetzung der Fruchtbarkeit oder sogar Sterilität zur Folge haben kann, so erscheint diese Erklärung begründet.

Beim Addison, der übrigens viel häufiger bei Männern vorkommt als bei Frauen, findet man schon im Beginn ein Ausbleiben der Periode. Bei Jugendlichen kommt es überhaupt nicht zur Menstruation. Beziehungen der Hypophyse zu den Keimdrüsen sind schon vorhin kurz erwähnt worden. Auch sie sind ziemlich enge. So führt z. B., wie H. Zondek hervorhebt, Kastration zu einer Volumenzunahme der Hypophyse. Noch bekannter ist das passagere Auftreten akromegaler Züge in der Schwangerschaft und die Tatsache, daß Schädigungen der Hypophyse den adiposo-genitalen Symptomenkomplex erzeugen. Ähnliche Folgen sollen übrigens nach H. Zondek zentrale Störungen im Bereiche des Zwischenhirns haben — zerebrale Form der Fröhlichschen Krankheit — bei völliger Intaktheit der Hypophyse. Auch der dritte Faktor des vegetativen Systems (nach Kraus-Zondek), das Elektrolytsystem, ist nach Zondek von großer Wichtigkeit für die Wirkung der Hormone (der „Zellaktivatoren") und ihre gegenseitige „Abstimmung" aufeinander.

Von anderen Stoffwechsel- oder Konstitutionsanomalien, die als Ursache für die weibliche Sterilität angeführt werden, ist vor allem die Fettsucht zu nennen, deren innere Beziehungen zu der Funktion der Genitalien seit alters her bekannt sind. So lehrt die Erfahrung, daß eine über die Norm hinausgehende Fettsucht im weiblichen Organismus häufig an bestimmte Veränderungen und Vorgänge in den Genitalien, insbesondere in den Eierstöcken gebunden ist. In allen drei Geschlechtsepochen, wie Kisch sagt, in der Menarche, der Menakme und der Menopause findet man in der Regel eine mehr oder minder große Anhäufung von Fett im weiblichen Körper. Ebenso wie auf dem Höhepunkt der Geschlechtstätigkeit wird auch das Erlöschen derselben durch zum Teil exzessive Fettansammlung charakterisiert. Daß der Ausfall der Ovarialfunktion, wie er durch Entfernung der Geschlechtsdrüsen bewirkt wird, eine Disposition zur Fettsucht schafft, bezeichnet auch Kisch als eine alte Erfahrung. Die Fettleibigkeit, und zwar sowohl die hereditäre als auch die erworbene geht in der Regel einher mit Störungen in der Menstruationstätigkeit. Entweder fehlt die Menstruation ganz, und zwar schon von Beginn der Pubertätszeit an, oder die Amenorrhöe tritt erst mit der stärkeren Fettzunahme auf. Aber auch das Auftreten heftiger Menorrhagien will Kisch beobachtet haben. Früher machte man keinen Unterschied zwischen endogener und exogener Fettsucht. Neuerdings wird behauptet, daß exogene Fettsucht keinen Einfluß auf die Fruchtbarkeit der Frauen habe. Dem entgegen steht die Beobachtung der Tierzüchter, daß Mast- und Faulheitsfettsucht in gleicher Weise ungünstig auf die Fruchtbarkeit wirken. Mast verträgt sich nicht mit Fortpflanzung, ins Kraut schießen nicht mit Früchte bringen (Sellheim). Dietrich will hinwiederum bei seinen fettleibigen Sterilen niemals eine Fettsucht aus exogenen Ursachen gefunden haben und glaubt darum, diese als Ursache der Sterilität generell ausschließen zu können. Trotzdem sind wir der Meinung, daß auch diese Form der Fettsucht die Fruchtbarkeit ungünstig beeinflußt. Dafür sprechen einmal die erwähnten Erfahrungen der Tierzüchter und dann die Beobachtung, daß eine abnorme (erworbene) Fettsucht doch fast alle Organe in Mitleidenschaft zieht und auf die Funktion mancher schädigend einwirkt. Hiernach kann man sich meines Erachtens gut vorstellen, daß auch die Funktion der Genitalien ungünstig beeinflußt wird. Dazu kommt noch der Umstand, daß das bekannte phlegmatische Temperament der meisten Fettleibigen zweifellos nicht zu einer Erleichterung der Konzeption beiträgt. Statistiken über den Einfluß der Fettsucht, getrennt nach den Ursachen ihrer Entstehung, auf die Fruchtbarkeit sind mir allerdings nicht bekannt. Die Beziehung der Fettleibigkeit schlechthin zu der Funktion der Genitalorgane im allgemeinen und zu der Sterilität im besonderen behandelt eine größere Zusammenstellung von Kisch, die allerdings schon älteren Datums ist. Kisch fand unter 215 Frauen seiner Karlsbader Klientel 205 mal Menstruationsstörungen (116 mal spärliche Menses, 49 mal Amenorrhöe) und 48 mal Sterilität, d. h. also in über 20% der Fälle. Diese Zahl wird natürlich zum Teil dadurch erklärt, daß eine Reihe der betreffenden Patienten eben wegen ihrer Sterilität Karlsbad aufgesucht haben. Während Kisch die Zahl der Sterilen unter seinen Fettleibigen feststellt, gibt es eine Reihe von Statistiken, aus denen der Prozentsatz der Fettleibigen unter den sterilen Frauen zu entnehmen ist. So fand Krampf aus der Hofmeierschen Klinik bei 527 sterilen Frauen einen Hundertsatz von 2,85 und in der Privatklinik von 1,13 und Wiebe (Königsberg) 1,42% Fettleibige bei seinem Material. Neuerdings hat Dietrich aus der Göttinger Klinik die Fälle zusammengestellt und bei insgesamt 294 Frauen 7 Fettleibige, d. h. 2,37% gefunden. Aus diesen drei Statistiken ergibt sich also, daß die Fettleibigen mit rund 2% an der Zahl der Sterilen beteiligt sind.

Als Maßstab für die Bestimmung der Fettsucht wurde das Moritzsche Verfahren angewandt: das normale Gewicht entspricht der Zahl von Zentimetern in Kilogramm ausgedrückt, um die die Länge der Person 1 m übersteigt. Ein wesentliches Überschreiten dieser Zahl zeigt das Vorhandensein von Fettsucht an.

Während man früher die Vorstellung hatte, daß bei Fettleibigen mechanische Ursachen einen normalen Ablauf der Ovulation und Konzeption behindern, glaubte man später, daß die bei den fettleibigen Sterilen so häufig beobachteten Menstruationsstörungen die Sterilität bewirken. Daraus entstand die Annahme, daß die Sterilität bedingt sei durch Unterfunktion der Ovarien ebenso wie die Fettsucht selbst, daß also nicht diese das Primäre, sondern erst eine Folgeerscheinung sei wie die Sterilität. Dietrich glaubt dieser Auffassung widersprechen zu müssen unter der Angabe, daß das Auftreten von Fettsucht selbst nach vollständiger Ausschaltung der Ovarialfunktion durchaus nicht die Regel darstelle. Er führt für diese Ansicht die Angaben Partners ins Feld, der bei 101 wegen entzündlicher Adnexerkrankungen kastrierten Frauen niemals ein Auftreten von Fettsucht beobachtet haben will. Ferner weist Dietrich auf die Mitteilung v. Noordens hin, daß nur dann die Kastration Fettsucht im Gefolge habe, wenn zugleich eine angeborene oder erworbene Minderwertigkeit der Schilddrüse vorliege. Diese Annahme erkläre auch die verschiedenen Ansichten über das Verhältnis der Fettsucht zur Kastration. Die Auffassung wird übrigens auch durch experimentelle Untersuchungen Lüthjes gestützt, der niemals nach Kastration eine Herabsetzung des respiratorischen Stoffwechsels fand. Diese auch von anderen geteilte Anschauung ändert aber nichts an der Tatsache, daß eben nach Kastration doch sehr häufig ein Fettansatz, wenn auch keine richtige Fettleibigkeit — vielleicht erklärt diese Unterscheidung die Divergenz der Angaben — beobachtet wird. Also ein indirekter Einfluß ist zum mindesten danach doch sicher vorhanden. Das würde ja auch nicht der Auffassung widersprechen, daß der Fettansatz nach Keimdrüsenausfall abhängig ist von der Gesamtkonstitution des Individuums, also seiner in der Erbanlage festgelegten Reaktionsweise, vor allem aber von der ihm eigentümlichen „Blutdrüsenformel" (J. Bauer).

Die endogene Fettsucht sieht man ja heute als Folge einer Störung in dem endokrinen System an. Man unterscheidet bekanntlich eine hypophysäre (bzw. zerebrale) und eine thyreogene, ja auch eine pineale Form, je nachdem Anzeichen für eine Erkrankung des einen oder anderen Organs vorliegen. Die hereditäre Form soll in der Hauptsache eine thyreogene sein. So konnte Dietrich unter seinen sieben sterilen Fettleibigen drei hypophysäre und vier wahrscheinlich thyreogene Formen unterscheiden. Bei der Mehrzahl der Frauen konnte eine hereditäre Belastung nachgewiesen werden. Die hypophysäre Form, wie man sie bei der Dystrophia adiposo-genitalis findet, und die offenbar bedingt ist durch eine Unterfunktion der Hypophyse, soll in gleicher Weise wie der Hyperpituitarismus eine Keimdrüsenatrophie und damit Sterilität zur Folge haben.

Ebenso wie eine strenge Scheidung der Fälle nach ihrer Ätiologie zur Zeit wohl kaum möglich ist, so erscheint es auch noch verfrüht, eine Erklärung über den ursächlichen Zusammenhang zwischen Veränderungen der einzelnen endokrinen Drüsen, der Fettsucht und der Sterilität, abzugeben. Vielleicht sind es überhaupt Störungen in der zentralen Regulierung der einzelnen Vorgänge, die Funktionsänderungen in anderen von diesen abhängigen Drüsen zur Folge haben.

An dieser Stelle ist dann noch eine Erkrankung zu erwähnen, die man früher auch unter die Ursachen der Sterilität gezählt hat, die Chlorose.

Nach den neueren Anschauungen, vor allem nach den Untersuchungen von Naegeli, Morawitz und Pankow liegen die Verhältnisse wohl so, daß weder die Chlorose eine Ursache der Sterilität, noch umgekehrt, wie man auch gemeint hat, die Chlorose als eine Folgeerscheinung der die Sterilität bedingenden Unterfunktion der Ovarien anzusehen ist, sondern daß beide Anomalien nur als verschiedene Symptome des gleichen Leidens, nämlich einer Störung in dem Gleichgewicht der verschiedenen innersekretorischen Drüsen anzusehen sind, die gerade in dem Jahre des Beginns und des Erlöschens der Geschlechtsreife besonders leicht eintreten können (Naegeli, Pankow). Bei Chlorotischen pflegt die Menstruation meist schwach aufzutreten oder ganz auszusetzen.

Ganz kurz sei auch noch erwähnt, weil für die Therapie eventuell von Wichtigkeit, daß die innersekretorischen Störungen möglicherweise durch Vermittlung des Nervensystems übertragen werden (Mohr); dafür spricht die Tatsache, daß es gelungen ist, Fälle von Chlorose, die jeder Eisen- und Arsentherapie trotzten, durch psychische Behandlung zu bessern bzw. zu heilen. Auf die gleiche Weise hat man auch eine Regulierung der Menstruation und damit auch ein Zustandekommen einer Konzeption erreicht (Mohr, Stammer). Es handelt sich dabei offenbar zum Teil um Ausschaltung psychischer Hemmungen, und dadurch eine Aufhebung psychischer Gleichgewichtsstörungen, und zum Teil um eine Aktivierung der Drüsentätigkeit auf psychischem Wege (Mohr). So erlebte Mohr in sechs Fällen, die er wegen allgemeinen nervösen Erscheinungen behandelt hatte, im Anschluß an die Wiederherstellung nicht nur eine Regulierung der monatlichen Blutungen, sondern auch Konzeption. In drei dieser Fälle war die Konzeption 6 bzw. 8 bzw. 13 Jahre ausgeblieben gewesen. Diese Erfahrungen veranlassen Mohr zu der gewiß berechtigten Frage, ob nicht auch bei der Befruchtung vom Gehirn aus beeinflußbare Vorgänge eine größere Rolle spielen, als man bisher angenommen habe.

Auch bei einer anderen ,,Blutkrankheit", der Leukämie, nahm man früher an, daß sie die Funktion der Ovarien beeinflusse, meist im Sinne einer Amenorrhöe und damit auch als Ursache der Sterilität in Frage käme. In der Tat stellt auch das Zusammentreffen von Leukämie und Schwangerschaft ein seltenes Ereignis dar. Wahrscheinlich liegen aber auch hier die Verhältnisse so, daß beiden Anomalien eine gemeinsame Ursache zugrunde liegt.

Durch Schädigung der Genitalfunktionen im allgemeinen und der Keimdrüsenfunktion im besonderen kann auch eine Reihe anderer Allgemeinerkrankungen eine Herabsetzung der Fruchtbarkeit bis zur völligen Unfruchtbarkeit bewirken. Die Wirkung ist offenbar bedingt durch die Ernährungsstörungen und Erschöpfungszustände, die viele, meist chronisch verlaufende, konsumierende Erkrankungen im Gefolge haben. Je nach der Dauer der Erkrankungen kann die Folge eine vorübergehende oder völlige Sistierung der Ovarialtätigkeit in bezug auf die Eiproduktion und damit eine vorübergehende oder dauernde Sterilität sein. Auch ganz akut oder subchronisch verlaufende Allgemeinerkrankungen (Pneumonie, Typhus, Sepsis u. a. m.) führen häufig zu einem vorübergehenden Aufhören der Menses. Von den chronischen Erkrankungen ist es vor allem die Tuberkulose, die in vorgeschrittenem Stadium meist ein völliges Verlöschen der Keimdrüsenfunktion bewirkt. Da mit derartigen Erkrankungen behaftete Frauen nur selten einen Frauenarzt wegen Sterilität konsultieren, so ist auch über einen zahlenmäßigen Anteil der Tuberkulose an der weiblichen Sterilität nichts Sicheres auszusagen. Jedenfalls ist er äußerst gering. Als höchst auffallend muß die Beobachtung A. Mayers bezeichnet werden, der in nicht weniger als 7% aller seiner Fälle von Sterilität eine lokale Genitaltuberkulose als Ursache fand. Die Zahl ist so hoch, daß offenbar regionäre oder andere Einflüsse dabei in Betracht kommen.

Ebenso steht es mit den schweren chronischen Darmerkrankungen und all den Krankheiten, die den allgemeinen Kräfte- und Ernährungszustand stark beeinträchtigen. Zu diesen kann man wohl auch eine typische Form der chronischen Vergiftung rechnen, von der es bekannt ist, daß sie zu einer Abmagerung führt, nämlich dem Morphinismus.

Anderseits zählt man ja allerdings von alters her das Morphium wie den Alkohol, das Syphilisvirus und die Schwermetalle zu den sogenannten spezifischen Keimgiften. Es ist nun die Frage, ob diese Auffassung heute noch berechtigt ist. Nach neueren Anschauungen (E. Bauer, W. Johannsen, V. Hecker) scheint es sicher zu sein, daß der Alkohol in der Regel nicht die Keimprodukte erreicht. Noch weniger verbürgt ist die Annahme, daß dies bei einem der anderen Gifte der Fall ist (W. Schallmayer). Die schädliche Wirkung dieser Mittel in bezug auf die Fortpflanzung besteht vielmehr darin, daß durch sie ein frühzeitiges Absterben der Früchte durch einen Übergang des Giftes auf diese auf dem Wege des Plazentarblutes zustande kommt.

Auch gewisse Geisteskrankheiten wirken ungünstig auf die Eierstocksfunktion und damit auf die Fruchtbarkeit und zwar ebenfalls auf dem Wege über einen schlechten Ernährungs- und Kräftezustand. Hierher gehören die schweren Formen der Geisteskrankheiten, vor allem die Verblödungsprozesse (Bumke, Mohr und Staehelin).

Es gibt aber auch andere Arten von Psychosen, bei denen ein kausaler Zusammenhang zwischen diesen und den zu Amenorrhöe führenden Funktionsstörungen des Ovariums nicht auf dem beschriebenen Wege zustande kommen. Nachdem schon Kraepelin vor Jahren von der Möglichkeit einer Beziehung der jugendlichen Verblödungsprozesse zu Anomalien der Geschlechtsorgane gesprochen hat, die man später auch mittels der Abderhaldenschen Reaktion, wenn auch nicht in ganz einwandfreier Weise zu beweisen versucht hat, wird heute die Meinung vertreten, daß beide Erscheinungen auf derselben Grundlage beruhen (Bumke). Die umgekehrte Abhängigkeit der Psychose von der Amenorrhöe ist nach demselben Autor völlig abzulehnen.

Daß auch andere psychisch nervöse Störungen die Tätigkeit der Keimdrüsen bis zur Herbeiführung einer Amenorrhöe zu beeinflussen in der Lage sind, ist als sicher anzunehmen. Nachdem es heute nicht mehr zweifelhaft sein kann, daß psychische Einflüsse funktionelle, ja schließlich auch organische Veränderungen hervorrufen können, erscheinen derartige Beziehungen psychisch nervöser Störungen zu den Genitalfunktionen verständlich. Es ist also wohl denkbar, daß die Ovarialtätigkeit so gestört werden kann, daß daraus eine mehr oder weniger lange dauernde Unfruchtbarkeit infolge Konzeptionsmöglichkeit resultiert. Schon die Erfahrungen des täglichen Lebens, das Erröten, das Erblassen, die vermehrte Darmperistaltik, das vorzeitige oder verspätete Eintreten der Periode, das Auftreten oder Stärkerwerden von Absonderungen aus den verschiedensten Organen auf Grund seelischer Erregungen und lust- oder unlustbetonter Gefühle, sprechen ja eindeutig für derartige kausale Zusammenhänge. Bei der ganzen Veranlagung der Frau, der starken Entwicklung ihres Gefühlslebens und der erhöhten Erregbarkeit ihres Nervensystems ist es verständlich, daß auch der Ablauf aller Vorgänge, die schließlich zur Vereinigung von Samen und Ei führen, in weitgehendem Maße von seelischen Einflüssen abhängig ist. Nachdem man im Gehirn das Vorhandensein von Zentren, in denen alle Fäden der Funktionen des vegetativen Systems zusammenlaufen und deren Beziehungen zu den endokrinen Drüsen und dem Großhirn kennen zu lernen beginnt, macht ja auch das Verständnis der geschilderten Beziehungen weniger Schwierigkeiten, wenn auch die Erkenntnis der tieferen Zusammenhänge noch durchaus lückenhaft ist.

Schon der Ablauf der Ovulation und Menstruation, wie er vor allem bei besonders erregbaren Frauen vor sich geht, ist in weitgehendstem Maße von psychischen Ereignissen und Vorgängen abhängig, wie schon kurz angedeutet wurde. Daß es seelisch bedingte und ebenso beeinflußbare Blutungen gibt, kann heute nicht mehr bezweifelt werden. Den physikalischen Nachweis der tatsächlich erfolgten Änderung in der Blutverteilung bzw. einer Verschiebung des Blutes z. B. von der äußeren Körperperipherie zu den Bauchorganen hat Weber schon 1910 erbracht, worauf Füth in einer hübschen Studie „über den Einfluß unlustbetonter Affekte auf die Entstehung uteriner Blutungen" hinweist.

Aber nicht nur Gefühlsregungen lust- und unlustbetonter Art, sondern auch geistige Vorstellungen sind imstande, den Blutungsmechanismus in Gang zu setzen, zu stören, oder zum Aufhören zu bringen, und auch auf die Sekretion der Drüsen fördernd oder hemmend einzuwirken. So ist es durchaus möglich, ja sogar wahrscheinlich, daß eine abnorme Dauer gewisser Gefühlslagen (z. B. Depressionszustände), wie sie das äußere Kennzeichen einer normalen Ovarialfunktion, die Periode, in störendem Sinne beeinflussen, auch auf den Vorgang der Eireifung und Loslösung derartig ungünstig einwirken kann, daß dadurch schon die Vorbedingungen einer Konzeption aufgehoben werden. Das kann sich nach außen in Form seltener und spärlicher Menstruationsblutungen oder einer völligen Amenorrhöe, als Ausdruck des Ausbleibens einer normalen Eireifung oder in der Gestalt profuser und zu häufiger Blutungen als Folge einer überstürzten und unvollständigen Eireifung dokumentieren. In solchen Fällen wird natürlich die Konzeption entweder unmöglich oder als Zufallstreffer zu betrachten sein. Auch die Entstehung einer chronischen Hyperämie der Genitalien, bzw. einer Plethora abdominalis — ein Begriff, der sich wieder Bürgerrechte zu erwerben beginnt —, kann sicher in manchen Fällen auf die gleiche Weise erklärt werden. Daß dieser Zustand die Konzeption erschweren oder verhindern kann, ist früher schon gezeigt worden.

In ganz besonderem Maße werden die Nachteile einer pathologisch-seelischen Konstitution bei dem Vorgang sich zeigen, den man als die Krönung der Leistungen des vegetativen Nervensystems bezeichnet hat, den Kohabitationsvorgang.

Es ist oben schon auseinandergesetzt worden, daß der normale Ablauf dieses Aktes mit einer Reihe seelischer Sensationen verbunden ist, die gewisse körperliche Veränderungen und Vorgänge zur Folge haben, die für die Erreichung des eigentlichen Zweckes desselben mehr oder weniger notwendige Vorbedingungen darstellen. Die Vorbedingung eines erfolgreichen Kohabitationsaktes ist unter gewöhnlichen Umständen eine gewisse „erotische Bereitschaft", die mit einer nachweisbaren präliminären Drüsensekretion verbunden ist und vielleicht auch entsprechende Veränderungen an den äußeren Genitalien hervorruft („Konzeptionsbereitschaft"). Der Akt selbst verläuft, wie wir gesehen haben, parallel mit seelischen Erregungen, deren Ablauf in einer gewissen „Normalkurve" erfolgt, und die offenbar eine Summe von lokalen Zustandsänderungen der Genitalien bewirken, die für das Zustandekommen der Befruchtung nicht ohne Bedeutung sein können. So ist es durchaus wahrscheinlich, daß alles, was diesen normalen Ablauf verhindert oder stört, auch die Konzeption unmöglich macht oder doch erschwert. Also vor allem schon das Fehlen der bereits erwähnten „sexuellen Harmonie". Man hat in der letzten Zeit viel darüber gestritten, ob das Vorhandensein dieser gegenseitigen Zuneigung, ob die Empfindungslosigkeit der Frau überhaupt und die Dysharmonie im besonderen, wirklich von Bedeutung sei für das Zustandekommen einer Befruchtung. Die Meinungen gehen da ziemlich weit auseinander. Was zunächst die sexuelle Anästhesie angeht, so ist sie meist nur eine relative (Moll u. a.), und zwar gegenüber dem Ehemann, der „nicht den Gegenstand der Liebe darstellt, ja nicht einmal den von der Frau ersehnten Typ" (Moll). Aber auch stark betriebene Masturbation führt zur sexuellen Anästhesie. Ebenso soll die Hälfte aller Hysterischen sexuell ganz, der größere Teil teilweise unempfindlich sein (M. Kossak). „Trotzdem oder gerade deshalb haben sie ein krankhaftes Interesse für sexuelle Dinge."

Bei der Beurteilung der Bewertung dieser Zustände muß man sich aber des Urteils einer Frau über die „normale Sinnlichkeit" erinnern, das dahin geht, daß „das Weib von Haus aus weniger sinnlich als der Mann ist". Das Sexuelle nimmt aber in ihrem Leben einen ungleich größeren Raum ein, und zwar in umgekehrtem Verhältnis zu der Erregbarkeit seiner Sinne (Marg. Korrall). Manche, so z. B. Moll, sind ja überhaupt der Ansicht, daß die Anästhesie keinen Einfluß auf die Befruchtung habe.

Unter Dyspareunie im engeren Sinne verstehen wir das Ausbleiben des normalen Wollustgefühls. Dieses kann auch bei Frauen mit normalem oder sogar starkem Geschlechtstrieb im bestimmten Falle fehlen. Diese Dyspareunie ist nun nach der Ansicht mancher von großer Bedeutung für die Frage der Sterilität. So schätzt sie z. B. E. Kehrer ganz außerordentlich hoch ein, während andere sie für sehr gering erachten, indem sie auf die bekannten Fälle von Schwängerung Bewußtloser und von Notzuchtversuchen mit nachfolgender Schwangerschaft hinweisen. Die Wahrheit dürfte wohl in der Mitte liegen. Es ist schon a priori anzunehmen, wie schon einmal betont worden ist, daß die Natur einen physiologischen Vorgang doch sicher nicht mit der Erregung höchster Luftgefühle ausgestattet haben würde, wenn deren Ausbleiben ganz gleichgültig für den Zweck derselben sein würde. Und ein vorzüglicher Kenner der ganzen Materie wie Havelok Ellis sagt: „Der weibliche Orgasmus kann nicht eine reine Luxuseinrichtung sein, er muß irgendeiner physiologischen Funktion dienen."

Dementsprechend betrachtet Vaerting den verlängerten Orgasmus als ein unterstützendes Moment zur Befruchtung. Durch ihn werde nicht nur eine passive Kraft der Zurückhaltung, sondern auch ein aktives Vorwärtspressen (des Samens) geleistet. Danach sei das Nachklingen des Orgasmus — Muskelspiel der Scheide usw. — eine wohlberechnete organische Einrichtung der Natur.

Gewisse Erfahrungen sprechen auch für die Richtigkeit dieser Anschauung. So ist es bekannt, daß Frauen nicht mit ihren Ehemännern, wohl aber mit ihren Liebhabern Kinder bekommen (Kisch). Ferner können manche Frauen bestimmt aus mehreren Kohabitationen diejenige angeben, die zur Konzeption geführt hat. Endlich ist es wohl als eine Tatsache zu bezeichnen, daß die Mütter einer zahlreichen Nachkommenschaft in der Regel das, was man eine „gesunde Sinnlichkeit" nennt, besitzen, während man unter den unfruchtbaren Frauen auffallend viele findet, die auf Befragen oder auch oft von selbst Angaben machen, die im Sinne einer bestehenden Frigidität bzw. Dyspareunie zu verwenden sind. So fand Duncan unter seinen sterilen Frauen 31%, die eine mangelhafte Geschlechtsempfindung aufweisen, während Moll angibt daß von 221 Frauen, die ihn wegen sexueller Anästhesie konsultierten, nur 40 steril waren. Immerhin muß Moll an dieser Stelle zugeben, daß die Frage noch nicht geklärt sei, „ob überhaupt oder im wesentlichen Maße die Orgasmuskontraktionen der Frau imstande sind, die sonstigen der Befruchtung entgegenstehenden oder sie begünstigenden Faktoren entscheidend zu modifizieren". Man wird also nicht fehlgehen mit der Ansicht, daß ein normaler Ablauf des Kohabitationsaktes und die ihm zugrunde liegende sexuelle Harmonie zwar nicht eine Conditio sine qua non, aber doch wichtige Momente für das Zustandekommen einer Konzeption darstellen. Dieser Standpunkt wird übrigens auch von dem Referenten dieses Themas auf dem letzten italienischen Gynäkologenkongreß (1923) Alfieri vertreten. Auch die älteren Autoren, wie Duncan, Kehrer sen., Kisch u. a., die sich viel mit dem Problem beschäftigt haben, erkennen die Bedeutung einer normalen sexuellen Empfindung für die Fortpflanzungsfähigkeit an. Insbesondere hält Duncan die natürliche geschlechtliche Empfindung für ein wertvolles Mittel zur Beförderung der Fruchtbarkeit. Er vermißte die Libido bei 39, die Voluptas bei 62 (= zusammen 101) von insgesamt 191 sterilen Frauen. Kisch gibt eine ähnliche Zahl an (26 : 60). Inwiefern Störungen in dem normalen Ablauf der sexuellen Erregung beispielsweise die Konzeption erschweren oder unmöglich machen können, darauf hat auch schon der ältere Kehrer hingewiesen, indem er das Regurgitieren des Samens als Folge eines verspätet auftretenden Orgasmus bezeichnete, eine Auffassung, deren Richtigkeit allerdings bestritten wird. So betont z. B. Stekel, daß gerade bei vollem Orgasmus infolge von Krampf der Vaginalmuskulatur ein Rückfluß zustande komme. Überhaupt vertritt Stekel den Standpunkt, daß die Dyspareunie im engeren Sinne ohne Bedeutung für die Frage der Sterilität sei. Wenn man also die Frage, ob eine aktive Beteiligung der Frau in Form von entsprechenden Bewegungen der Gebärmutter (Kontraktion, Aufrichtung, Zurückziehung über den zervikalen Schleimpfropf [Freund]), ja vielleicht sogar der Eileiter vonnöten ist, bejaht, so muß man auch dem Ausbleiben dieser Vorgänge eine Bedeutung für das Nichtzustandekommen der Konzeption zuschreiben. Und wenn das Platzen eines Follikels gelegentlich des Orgasmus wie beim Tier von Bedeutung sein sollte für die Befruchtung, was sehr wahrscheinlich ist, so wird das Ausbleiben des Orgasmus selbstverständlich auch die entsprechenden ungünstigen Folgen haben können.

Sehr hoch wird, wie schon erwähnt, die Bedeutung der Dyspareunie von einzelnen Autoren, wie z. B. von Kehrer und von Lahm geschätzt. Nach diesen Autoren soll die Dyspareunie ebenso wie der Coitus interruptus infolge dauernden Ausfalls des Reflexes bei der Kohabitation zu einer ovariellen und uterinen Hyperämie (Zystenbildung, chronische Induration des Uterus = „Dyspareunieuterus", Parametritis posterior, Hypersekretion u. a. m.) führen, d. h. zu Störungen, die nun ihrerseits das Ausbleiben der Befruchtung bewirken.

Während diese psychogen bedingten Vorgänge vielfach noch an der Grenze des Physiologischen stehen und nur zum Teil mit Wahrscheinlichkeit als Ursache einer bestehenden Sterilität angesprochen werden können, gibt es einen Zustand, dem seit langem eine kausale Bedeutung zugeschrieben wird, der Vaginismus, der bei der Besprechung der lokalen Ursachen schon eine Erörterung erfahren hat. Es ist dort schon darauf hingewiesen worden, daß man zwei Formen dieses Zustandes unterscheiden kann, wenn sie auch zum Teil ineinander übergehen, und es ist an jener Stelle besonders die Form besprochen worden, die durch eine Hyperästhesie des Introitus vaginae infolge von Entzündungen nach Verletzungen, wie sie z. B. bei ungeschickten Kohabitationsversuchen entstehen, verursacht sind. Neuerdings will v. Jaschke diese Form von dem eigentlichen Vaginismus abtrennen, indem er sie als „Pseudovaginismus" bezeichnet, und zwar wie er sagt, aus therapeutischen Gründen. v. Jaschke muß aber selber zugeben, daß nicht immer eine scharfe Unterscheidung möglich ist. Den „eigentlichen" Vaginismus, der rein psychogener Natur ist, bezeichnet v. Jaschke mit Walthard als einen „psychischen Reflex". Neuerdings wird nun, wie mir scheint mit Recht, von spezialärztlicher Seite (Galant) darauf hingewiesen, daß die Bezeichnung des Vaginismus als „psychischen Reflex" falsch ist, daß es vielmehr heißen muß „psychogener" Reflex. Unter psychischem Reflex versteht man einen Reflex, der seiner Natur nach psychisch und nicht somatisch ist, wie z. B. eine reflektorische Vorstellung, Assoziation, Affekt. Eine reflektorische Muskelzuckung oder ein muskulärer Krampfzustand, wie es der Vaginismus ist, kann nicht die Bezeichnung psychischer Reflex erhalten. Die Erklärung scheint einleuchtend. Vielleicht ist es noch klarer, wenn man von einem psychisch bedingten Reflex spricht. Ganz gut erscheint auch die Bezeichnung „Erinnerungskrampf". Stekel nennt den Vaginismus eine Angstneurose, die besonders dann auftrete, wenn die Frauen noch anästhetisch sind, denn die Mehrzahl aller Frauen hat, wie eine Umfrage ergeben hat, keine oder nur geringe Lustempfindungen bei den ersten Kohabitationsversuchen.

Wenn Sellheim die Meinung vertritt, daß der Vaginismus zum guten Teil auf einer verkehrten Einstellung der falsch erzogenen Frau zum Geschlechtsverkehr beruhe, so mag das für manche leichtere Fälle zutreffen. Bei schwereren Fällen findet man jedoch immer ein konstitutionelles Moment in Gestalt übergroßer Erregbarkeit oder Sensibilität und gelegentlich als Hilfsursachen brutale Kohabitationsursache oder auch eine Impotenz des Mannes.

Der Vaginismus in der reinen psychogenen Form zeigt am handgreiflichsten die Bedeutung rein psychosexueller Momente für die Frage der Konzeptionsmöglichkeit.

Wenn auch so der ursächliche Zusammenhang zwischen psychischen Vorgängen und der Sterilität sicher gestellt erscheint, so ist doch die praktische Bedeutung derselben offenbar keine allzu große. Zahlenmäßig erfaßt sind derartige Fälle, soviel mir bekannt, noch von keiner Statistik, und selbst Kehrer bringt keine beweisenden Zahlen. Trotzdem ist die Kenntnis dieser Zusammenhänge notwendig, weil doch gelegentlich einer Frau durch eine entsprechende Therapie geholfen werden kann. Die Erkennung derselben kann natürlich schwer sein. Wenn es auch gewiß in manchen Fällen nötig sein wird, eine psycho-sexuelle Analyse in gewissem Umfange vorzunehmen, so halten wir doch mit vielen anderen die Forderung E. Kehrers, in jedem einzelnen Falle von Konzeptionserschwerung oder Sterilität die psychisch-sexuelle Reaktion von Mann und Frau beim Begattungsakt zu analysieren, für viel zu weitgehend. Wenn auch Kehrer ausdrücklich betont, er wisse sich bei dieser Forderung frei von den Lehren Freuds und seiner Schule und dessen übertriebener Betonung des sexuellen Lebens für jede seelische Regung, so müssen wir doch einem Kritiker des Kehrerschen Buches Recht geben, wenn er es ablehnt, sich mit allen Frauen, die wegen Sterilitätssorgen in die Sprechstunde kommen, über die intimsten sexuellen Beziehungen zu unterhalten, deren Kenntnis zunächst und wahrscheinlich überhaupt nicht notwendig ist. Daß derartige Nachforschungen, falls sie sich als nötig erweisen, mit der größten Delikatesse zu unternehmen sind, ist selbstverständlich. Kehrer ist übrigens der Ansicht, die ja gelegentlich zutreffen mag, daß für manche Frauen ein Eingehen auf diese Dinge nicht nur nicht verletzend, sondern sogar erwünscht sei, und daß der Arzt sich auf diese Weise die dankbarsten Patienten erwerben könne. Es ist ja gewiß richtig, was Kehrer noch weiter ausführt, daß der Gynäkologe sich gern oder ungern mit diesen Dingen beschäftigen muß, wenn er seine Patienten nicht in die Arme von Unberufenen treiben will. Ob ihnen aber eine so große praktische Bedeutung zukommt, daß man von einem „Verschieben des Sterilitätsproblems auf das psychisch-sexuelle Gebiet" sprechen kann, erscheint doch mehr als zweifelhaft.

Schließlich sei noch ein Punkt erwähnt, der auch als Ursache für manche Fälle von Sterilität rätselhaften Ursprungs in der neuesten Zeit herangezogen worden ist, nämlich der übermäßige sexuelle Verkehr. Dieser soll in der Weise wirken, daß durch die supponierte, in gehäuftem Maße stattfindende Spermaresorption von seiten des weiblichen Körpers eine schädigende Wirkung auf diesen in dem Sinne ausgeübt wird, daß ein als Spermaimmunität bezeichnender Zustand entsteht.

Es ist hier nicht der Ort, alle Gründe, die für oder gegen die tatsächlich stattfindende Resorption von Spermaeiweiß sprechen, anzuführen. Auf Grund verschiedener Tatsachen und Erwägungen kann man es wohl für sehr wahrscheinlich halten, daß wirklich eine Resorption erfolgt, durch die eine Beeinflussung des weiblichen Körpers stattfindet. Als Ort der Resorption wird die Uterusschleimhaut angesehen, die nach Leopold einer ausgebreiteten Lymphdrüse zu vergleichen ist, von der ja auch andere Stoffe, wie bakterielle Gifte sehr schnell resorbiert werden. Vor allem sind es die wohl einwandfreien Erfahrungen der Tierzüchter, die im Analogieschluß zum Beweis der Richtigkeit dieser Anschauung heranzuziehen sind. Diese gehen bekanntlich dahin, daß rassereine Tiere (Pferde, Hunde), die von nicht rassereinen gedeckt werden, gewissermaßen „verdorben" werden, ja sogar Eigenschaften der letzteren auf eine später rasserein erzeugte Nachkommenschaft übertragen können. Ähnliches soll auch beim Menschen vorkommen (Europäer und Farbige). Manche andere Tatsachen scheinen ja auch für die Richtigkeit der geschilderten Annahme zu sprechen, wie das Aufblühen junger Frauen bald nach der Heirat, ohne daß Konzeption erfolgt ist, wenn ja auch diese Erscheinung zur Not auch anders erklärt werden kann. Endlich auch die Erfahrung, daß durch die Heirat eine Besserung einer bestehenden Dysmenorrhöe bzw. einer Oligo- und Amenorrhöe beobachtet wird, ebenso der Chlorose, wie schon v. Noorden und Rosin festgestellt haben. Derartige Wirkungen wären nach Vogt als biopositive zu bezeichnen, als wachstumfördernde, die Lebensenergie anregende Vorgänge, bedingt durch die Folge der Resorption ins Blut übergegangener spezifischer Eiweißkörper der männlichen Samenzellen. Die Wirkung wäre wohl zu vergleichen mit den wohl nicht zu bezweifelnden Folgen der Samenstrangunterbindungen Steinachs, wie Vogt weiter ausführt. Man könne danach mit der Eiweißimprägnierung des weiblichen Körpers als mit einer Tatsache rechnen. Bionegative Einwirkungen wären danach ebensogut denkbar und erklärlich. Experimentell glaubt man, sie schon erzeugt zu haben. So fand Dittler nach langdauernder Injektion von Spermaeiweiß eine Abmagerung der weiblichen Tiere bis zur Kachexie. Diese Wirkung wird von Dittler erklärt durch die Bildung spermatotoxischer Stoffe. Weibliche Kaninchen, denen Spermaejakulat intravenös injiziert wurde, reagierten zunächst so darauf, daß ihr Blutserum die Spermatozoen agglutinierte. Nach mehrfachen Injektionen trat eine temporäre Sterilität auf, die bis zu 4 Monaten anhielt. Ohne Wirkung war dabei die Injektion menschlichen Spermas. Die Genitalorgane litten dabei in keiner Weise. Die Reaktion wurde von Dittler im Sinne Abderhaldens als Auslösung einer spezifischen Reaktion des

Körpers auf die Injektion von Spermaeiweiß erklärt. Abbau von Hodeneiweiß bei Kaninchen bald nach der Kohabitation (Waldstein und Eckler).

Wenn es ja auch sicher nicht angängig ist, diese Tierversuche, deren hier gegebene Erklärung übrigens auch nicht über allen Zweifel erhaben ist, in vollem Umfange auf den Menschen zu übertragen und auf die Vorgänge beim normalen geschlechtlichen Verkehr, so sprechen doch einige Beobachtungen dafür, daß eine ähnliche Wirkung, wenn auch in stark abgeschwächtem Maße, auch beim Menschen vorkommen kann. In diesem Sinne wäre zu erwähnen die professionelle Sterilität der Prostituierten, und die besonders in den Kriegs- und Nachkriegsjahren verhältnismäßig oft beobachtete plötzlich eintretende Konzeption vorher jahrelang steriler Frauen nach langer Trennung der Ehegatten. Auch der Anatom und Embryologe E. Greil (Innsbruck), bekannt durch seine auf diesen und ähnlichen Gebieten zahlreichen Veröffentlichungen, die an die Auffassungsgabe des Lesers allerdings häufig sehr hohe Anforderungen stellen, hält die Spermaresorption für erwiesen. Dementsprechend warnt er auch vor dem zu oft wiederholten Beischlaf als einer Naturwidrigkeit, die durch andauernde Samenaufsaugung von seiten des Weibes dessen Konstitution, Knochensystem, Stimme, Sprache und Gesichtsausdruck verändern und geradezu zur Sterilität führen könne. Er verurteilt deshalb aufs schärfste die Hygiene der sogenannten Flitterwochen, wie sie heute betrieben werde, und schildert deren katastrophale Folgen in den düstersten Farben. „Ihr habt Vernunft und braucht sie allein, um tierischer als jedes Tier zu sein." So sehr Greil mit diesen und ähnlichen Ausführungen (in einer „Keimesfürsorge" betitelten Arbeit) über das Ziel in vieler Beziehung hinausschießen mag, so beherzigenswert und zum Nachdenken anregend sind gewisse Grundgedanken dieses eigene Wege gehenden Autors, auf die jedoch hier nicht näher eingegangen werden kann.

Die Möglichkeit einer schädlichen Wirkung einer allzu regen geschlechtlichen Betätigung im geschilderten Sinne wird man jedenfalls zugeben müssen, oder doch können, und demgemäß vielleicht mit Nutzen seine Verordnungen treffen, wie Trennung der Eheleute für einige Zeit, die ja auch sonst nützlich sein kann.

Daß auch noch auf andere Weise gehäufte Kohabitationen ungünstig wirken können, nämlich durch Störung der Eientwicklung, des Eitransportes oder der Imprägnierung des befruchteten Eies und dadurch die Entwicklung einer regelrechten Schwangerschaft verhindern, mag auch noch erwähnt werden. Es würde sich also hier um frühzeitige habituelle Aborte handeln, die vielleicht häufig nicht als solche erkannt werden und zu einer Pseudosterilität führen. Menge glaubt, daß manche Fälle von „Kriegsschwangerschaft" nach längerer kinderloser Ehe auf den Wegfall dieses sonst vorhandenen schädlichen Reizes zurückzuführen seien. Vielleicht trifft diese Erklärung auch für die von Fehling beobachteten Schwangerschaften nach langer steriler Ehe zu.

Über die Häufigkeit der einzelnen Ursachen der Sterilität liegt eine große Reihe von Statistiken vor. Deren Wert ist offensichtlich ein etwas problematischer. Können wir doch in den wenigsten Fällen mit einiger Sicherheit eine bestimmte Veränderung oder Erkrankung als Ursache ansprechen und liegen doch die Verhältnisse wahrscheinlich so, daß mehrere Faktoren als die Ursache anzusehen sind, worauf schon kurz hingewiesen worden ist. Hierzu kommt, daß die Unsicherheit der Diagnosenstellung in früheren Jahren noch viel größer war als jetzt, wo wir in der Tubendurchblasung ein Mittel haben, mit Sicherheit in einer großen Zahl von Fällen die Ursache zu ermitteln. Von einem gewissen Wert ist aber vielleicht doch die Wiedergabe einiger Verhältniszahlen, die sich auf die Hauptursachen der Sterilität beziehen, soweit sie einigermaßen einwandfrei zu sein scheinen und größeren Statistiken entstammen. So geben, um einige Autoren zu nennen, Kisch und Grünewaldt auf Grund von Erfahrungen an mehreren 100 Fällen an, daß die häufigste Ursache (mehr als 50%) der Sterilität in entzündlichen Veränderungen zu suchen sei. Lier und Ascher (Fälle von Prochownik) fanden einen etwas geringeren Prozentsatz, ebenso Kehrer sen. Als zweithäufigste Ursache notierte Kisch Konstitutionsanomalien und Winter Zervixstenosen. In anderen Statistiken spielen die Lageveränderungen die Hauptrolle, so bei M. Sims (Material von über 500 Fällen) und Beigel, während wieder andere Autoren die Hypoplasie als Hauptursache gefunden haben, so z. B. v. Graff (unter 142 Fällen 130 mal) und Mathes, der gar in 75% seiner Fälle Konstitutionsanomalien wie Asthenie und Infantilismus bzw. Intersexualität als Ursache der Sterilität festgestellt hat. Gerade diese letzte Zahl zeigt, wie schwer es bis jetzt war, bei der Beurteilung objektiv zu verfahren.

Die neue Methode zur Prüfung der Durchgängigkeit der Eileiter als einer wichtigen Vorbedingung der Konzeptionsmöglichkeit wird zeigen, welchen Wert die alten Statistiken haben. Bis jetzt haben wir bei allen Fällen von Sterilität, wo die Tubendurchblasung ausgeführt wurde, gefunden, daß in rund 50% derselben eine Undurchgängigkeit der Eileiter bestand. Einen ähnlichen Prozentsatz gibt auch v. Graff für seine neuen Fälle an[1]. Wenn man annimmt, daß der Tubenverschluß in allen oder fast allen Fällen durch Entzündungen verursacht wird, so würde dieser Prozentsatz übereinstimmen mit dem der Statistiken von Kisch, Grünewaldt usw. Nach den Untersuchungen von Schridde und Schönholz und nach Beobachtungen, die wir in der letzten Zeit gemacht haben bei der Untersuchung von Tubenstücken, die wegen Stenosen reseziert worden waren, muß man doch mit der Möglichkeit rechnen, daß gelegentlich auch kongenitale Faltenmißbildungen einen Verschluß der Eileiter bewirken können und damit die Ursache für eine Sterilität abgeben. Dafür würde auch die von uns mehrfach gemachte Beobachtung sprechen, daß man bei jungen sterilen Frauen öfters eine Undurchgängigkeit der Tuben feststellen kann, ohne daß der Befund irgendwelche Veränderungen entzündlicher Natur erkennen läßt oder die sorgfältig aufgenommene Anamnese Anhaltspunkte dafür ergibt, daß entzündliche Prozesse vorhergegangen sind. Allerdings ist es ja anderseits sicher, daß man auch gelegentlich bei Operationen Veränderungen entzündlicher Natur findet, ohne daß sich anamnestisch irgendein Anhaltspunkt für die Ätiologie derselben auffinden läßt.

Jedenfalls wird man in Zukunft damit rechnen können, daß in über der Hälfte der Fälle die Sterilität durch Tubenverschluß verursacht wird.

VII. Die Prophylaxe der Sterilität.

Eine Prophylaxe der Sterilität kann natürlich nur für die Fälle in Frage kommen, bei denen nicht von vornherein ein absolutes Konzeptionshindernis vorliegt.

---

[1] Nach neueren Untersuchungen ist diese Zahl noch zu niedrig gegriffen.

Auch hier bieten uns die Erfahrungen der Tierzüchter einen Hinweis, in welcher Richtung sich die Prophylaxe zu erstrecken hat. Bei diesen gilt von altersher der Grundsatz, daß alle zur Paarung bestimmten Tiere von guter Körperbeschaffenheit sind, also die volle geschlechtliche Reife erlangt haben. Die Erfahrungen der Kriegs- und Nachkriegszeit haben gelehrt, von welch großer Bedeutung dieser Punkt ist. Auch muß Inzucht vermieden werden. Im allgemeinen werden die kräftigsten, ihre Stelle in der Natur am besten ausfüllenden Individuen die meiste Nachkommenschaft haben (Darwin). Ähnliches gilt vom Weibe. Es muß vor allem Sorge des Hausarztes, dort wo er noch existiert, sein, auch auf diesem Gebiete der Prophylaxe mit Rat und Tat den Eltern bei der Erziehung der Töchter, vor allem in den Entwicklungsjahren, beizustehen. Ob die neu entstandenen Eheberatungsstellen in der Beziehung viel Ersprießliches leisten werden, erscheint zweifelhaft, da ihr Rat meist, oder doch häufig zu spät kommt.

Vor allem ist es die Zeit der geschlechtlichen Reife, in der von den heranwachsenden Mädchen bzw. deren Eltern viel gesündigt wird, zumal im Zeitalter der Frauenemanzipation, und in der eine sachverständige Beratung viele Schädigungen verhindern kann. Freilich sind gerade hier die Verhältnisse oft stärker, so daß auch der beste Rat nichts nützen kann.

Die Hygiene der Entwicklungsjahre, vor allem der Menstruation und des Geschlechtslebens überhaupt ausführlicher zu erörtern, ist hier nicht der Platz. Es soll hier nur betont werden, daß dauernde oder grobe Vernachlässigung der hygienischen Vorschriften schwere Schädigungen hinterlassen kann, die sich bis zur völligen Unfähigkeit, die Hauptaufgabe des Weibes zu erfüllen, steigern können.

Es ist z. B. durchaus möglich, ja wahrscheinlich, daß manche Erkrankungen entzündlicher Natur, die man gelegentlich bei jungen Mädchen im Bereiche der Beckenorgane findet, oder deren Reste man später bei der verheirateten Frau nachweisen kann, auf ein unzweckmäßiges Verhalten während der Menstruation — z. B. übertriebene Sportbetätigung, vielleicht sogar bei Kälte oder Nässe — zurückzuführen ist. Es kann wohl auch keinem Zweifel unterliegen, daß die ungesunde und für die körperliche Entwicklung oft geradezu verderbliche Lebensweise der jungen berufstätigen oder in der wissenschaftlichen Ausbildung begriffenen Mädchen diese für die Mutterschaft völlig ungeeignet, ja nicht selten direkt unfähig macht. Gerade die letzten Jahre der wirtschaftlichen Not scheinen die Zahl dieser Fälle gesteigert zu haben. Es muß deshalb das Bestreben des Arztes sein, wenigstens die Eltern der in solcher Lage befindlicher Mädchen auf diese möglichen Folgen hinzuweisen. Der Hausarzt müßte es auch als seine Pflicht erachten, vor allem, wenn es sich um schwächliche Mädchen handelt, den dringenden Rat zu geben, von den gesundheitsschädlichen Vorbereitungen, die das Studium eines gelehrten Berufes mit sich bringt, und von dem Studium selber die Töchter abzuhalten oder sie zum mindesten auf einen gesundheitsgemäßeren Beruf hinzuweisen. Nur bei konstitutionell hochwertigen Individuen kann eine Ausnahme gemacht werden. Vor allem muß der Arzt dringend davon abraten, daß ein derartiges, für die Aufgaben der Ehe schlecht geeignetes Mädchen sich verheiratet, ohne sich durch eine entsprechende, gesundheitsgemäß verbrachte und zur Kräftigung des Körpers verwandte Erholungszeit entsprechend vorbereitet zu haben. Das Eingehen einer Ehe vor dem 20. Lebensjahre soll auch, ohne daß besondere Gründe vorliegen, in der Regel widerraten werden, da vorher meist die volle körperliche, insbesondere die sexuelle und nicht zuletzt die seelische Entwicklung noch nicht zum Abschluß gekommen ist.

Auch in betreff der Auswahl des Partners sollte der Rat des Arztes eingeholt werden. In praxi läßt sich das ja leider aus naheliegenden Gründen nur schwer erreichen. Am ehesten werden Warnungen berücksichtigt, die sich auf die Heirat von Blutsverwandten erstrecken, oder die auf das Vorhandensein hereditärer Belastung hinweisen. Auch die Nachteile eines allzu großen Altersunterschiedes sollen berücksichtigt werden. Die Auswahl der Kontrahenten nach eugenischen Grundsätzen wird ja wohl noch für längere Zeit ein frommer Wunsch bleiben.

Neben der Hygiene der Pubertätszeit kann auch diejenige der Flitterwochen manchen Fall von primärer und die des Wochenbetts manchen Fall von sekundärer Sterilität verhindern.

Was den ersten Punkt betrifft, so wird sich in praxi die Belehrung naturgemäß mehr an den meist doch mehr erfahrenen männlichen Partner richten müssen. Der Frauenarzt wird allerdings nur selten in die Lage kommen, als Berater in diesem Stadium der Ehe aufzutreten. In solchen Fällen könnte der Hausarzt (und wird vielleicht noch einmal) ebenso wie die erwähnte Eheberatungsstelle Gutes wirken, besonders in bezug auf die Verhinderung einer möglichen Ansteckung auf Grund einer alten, vermeintlich ausgeheilten Gonorrhöe.

Gute Ratschläge in betreff der speziellen „Technik" der Kohabitation, ein Punkt, der gewiß nicht ohne Bedeutung für die Frage der Konzeption ist, die der erfahrene Arzt mit Nutzen geben könnte, werden ja in der Regel nicht vor dem Eingehen der Ehe von dem Arzte verlangt. Der Arzt kann sie infolgedessen erst dann anbringen, wenn der Schaden schon da ist. Die durch den gehäuften und ungewohnten Geschlechtsverkehr gereizten Genitalien sind jeglicher Infektion, besonders unter den ungünstigen Bedingungen der Hochzeitsreise ausgesetzt, zumal jegliche Schonung da meist wegfällt. Diese Verhältnisse begünstigen natürlich nicht eine Konzeption, ja können zu dauernden Schädigungen führen. Wenn man in der Lage ist, soll man den Ehemann darauf hinweisen — ein Rat, der wahrscheinlich erst später befolgt wird —, daß das vorübergehende Aussetzen und die häufige Wiederholung des Koitus sofort nach der Periode die Chancen einer Konzeption stark vermehren.

Bei eingetretener Schwangerschaft und noch mehr im Wochenbett hat der Frauenarzt schon eher die Möglichkeit, durch entsprechende Verhaltungsvorschriften Schädigungen und Erkrankungen zu verhindern, die die Entstehung einer sekundären Sterilität zur Folge haben können. Ganz besonders ist dies der Fall, wenn es sich um eine frühzeitig unterbrochene Schwangerschaft oder auch um eine Fehlgeburt handelt. Es ist ganz unglaublich, mit welcher Sorglosigkeit von den Frauen besonders der Abort der ersten Monate abgemacht wird, und wie wenig Beachtung von ihnen einem solchen Ereignis geschenkt wird, das nach unserer Erfahrung an einer großen Reihe von Fällen häufig die Ursache der sekundären Sterilität bildet, die man auch „Ein-Abort-Sterilität" nennen könnte. **Entstehen doch die Mehrzahl aller entzündlichen Adnexerkrankungen, die so häufig mit Tubenverschluß einhergehen, nach unseren Beobachtungen im Anschluß an unzweckmäßig erledigte Aborte.** Nicht frei zu sprechen von Schuld sind allerdings häufig in diesen Fällen die Ärzte, die statt ihre Klientinnen auf die ernsten Folgen, die eine solche Fehlgeburt bei mangelhafter Schonung haben kann, schon durch die Art der Behandlung, durch die ohne Vorbereitung nicht selten beinahe geschäftsmäßig in der Sprechstunde ausgeführten Ausschabungen bzw. Entleerungen der Gebärmutter, die ganze Angelegenheit als quantité négligeable erscheinen lassen. In dieser Beziehung kann sicherlich durch eine bessere Ausbildung der Ärzte und durch erziehliche Einwirkung auf die Frauenwelt mancher Schaden vermieden werden.

VIII. Die Behandlung der weiblichen Sterilität.

Da es sehr häufig nicht möglich ist, die wirklichen Ursachen der weiblichen Sterilität mit Sicherheit festzustellen, so darf eine Behandlung, zumal eine eingreifende, nur dann in Angriff genommen werden, wenn die Zeugungsfähigkeit des Mannes mit Sicherheit nachgewiesen ist. Wie an anderer Stelle des näheren ausgeführt worden ist, halten wir es für richtiger, die dazu nötigen Untersuchungen durch einen uns bekannten, zuverlässigen Urologen machen zu lassen, da dieser in zweifelhaften Fällen in der Lage ist, ein sichereres Urteil abzugeben als der in diesen Dingen vielfach nicht so versierte Frauenarzt. Dies um so mehr, als die Entscheidung in solchen Fällen eine außerordentlich verantwortungsreiche ist.

Je nach Lage des Falles wird dann die Therapie eine allgemeine oder lokale, eine operative oder nicht operative sein. Meist oder häufig müssen verschiedene Verfahren kombiniert werden.

Was zunächst die operative Therapie anlangt, so kann man im allgemeinen Thaler zustimmen, wenn er sagt, daß im Gegensatz zu dem enormen Aufschwung, den die operative Gynäkologie auf fast allen Gebieten der Frauenkrankheiten in den letzten Dezennien genommen hat, die operative Behandlung der Sterilität sich bis vor kurzem auf einem Standpunkt gehalten habe, der kaum einen Fortschritt gegenüber den 80er und 90er Jahren des vergangenen Jahrhunderts erkennen läßt. Neue Indikationen sind kaum hinzugekommen und bei den alten konnte eine wesentliche Besserung der Resultate durch eine Änderung der Technik nicht erzielt werden.

Man kann die in Betracht kommenden operativen Maßnahmen in vier Gruppen teilen, und zwar:

1. Eingriffe an der Vulva und Vagina,
2. Eingriffe zur Erweiterung der Gebärmutter,
3. Eingriffe zur operativen Beseitigung der Lageveränderungen der Gebärmutter,
4. Eingriffe zur operativen Eröffnung der verschlossenen Tuben.

Von Operationen an der Vulva und Vagina sind, abgesehen von der operativen Eröffnung oder Erweiterung des kongenital oder infolge von Verletzungen oder Entzündungen verschlossenen Introitus, vor allem von Bedeutung die plastischen Operationen, die die Herstellung oder Wiederherstellung eines normalen Abschlusses nach außen und der normalen Konfiguration des Scheidengewölbes bezwecken. Es sind das Eingriffe, die meist zusammen ausgeführt werden müssen, da die geschilderten Veränderungen selten für sich vorkommen. Es handelt sich meist um ein Klaffen der Vulva infolge von Überdehnung bei mangelhafter Elastizität der Gewebe oder als Folge einer Verletzung der Kontinuität nach Dammriß und eine Dehnung und Senkung der Vaginalwand. Die operative Wiederherstellung der alten Verhältnisse geschieht in der üblichen Weise.

Man hat auch Versuche gemacht, bei mangelhafter Entwicklung des Dammes und schlecht ausgebildetem hinterem Scheidengewölbe eine Besserung der topographischen

Verhältnisse durch mechanische Maßnahmen zu erzielen. So wurde empfohlen: Fortgesetzte Tamponade (Bumm, Hammerschlag), einfache Massage oder Kolpeuryntermassage (Fraenkel), oder auch Einlegen von Hartgummikugeln (Winter), oder verschiedener Pessare. Schließlich hat man auch versucht, auf operativem Wege, nämlich durch Querspaltung der Schleimhaut und Vereinigung in der Längsrichtung die natürliche Wölbung herzustellen. E. Runge gibt an, mittels dieser Maßnahme, zu der natürlich auch entsprechendes Verhalten bei und nach der Kohabitation hinzukommen muß, mehrfach Erfolge erzielt zu haben. In mehreren Fällen von Erschlaffung des Beckenbodens, infolge von muskulärer Inkontinenz konnte Fuchs durch plastische Operation (Raffung der Levatoren und des Transversus perinaei profundus) Erfolge erzielen.

Liegt nur eine abnorme Kürze und Abflachung des Scheidengewölbes vor, also ein Zustand, wie man ihn als infantilistische Entwicklungshemmung sieht, und der durch das Effluvium seminis charakterisiert wird, so wird man es zuerst mit einfachen Mitteln versuchen, den Schaden zu heilen. Dazu gehört in erster Linie eine leichte Beckenhochlagerung, und das Kreuzen der Beine für einige Zeit nach dem Koitus. Ferner kann man dem Manne den Rat geben, das Glied noch einige Zeit nach der Ejakulation in der Vagina liegen zu lassen, um so das Effluvium seminis zu verhindern oder zu erschweren. Als gröbstes — aber wenig ästhetisches — Mittel wurde von Fritsch empfohlen, in solchen Fällen den Koitus „modo bestiarum", also in Knieellenbogenlage der Frau ausführen zu lassen.

Schließlich soll noch ein Fall Erwähnung finden, der den Beweis geliefert hat, daß es selbst bei völligem Fehlen der Vagina möglich ist, auf operativem Wege die Bedingungen für eine Konzeption und die Geburt eines ausgetragenen Kindes zu erzielen. Es war dieser Erfolg natürlich nur dadurch zu erreichen, daß trotz des Fehlens der Vagina gut ausgebildete innere Genitalien vorhanden waren, was ja nur selten vorkommt. Der Fall, der einen Triumph der plastisch-operativen Technik darstellt, stammt von Wagner (Prag).

27jährige Frau, früher wegen Atresia vaginae, Hämatometra und Hämatokolpos operiert. Jetzt an Stelle der Vagina 2 cm langer Blindsack und kleinfingerlanger Narbenstrang mit ganz engem Lumen, an dessen Ende normales Scheidengewölbe. Das zur Scheide bestimmte Mastdarmstück wurde vorn und seitlich an die Portio und rückwärts an den Rest von Scheidengewölbe genäht. Die Frau wurde bald schwanger und nach Anlegen einiger Inzisionen in der sich schlecht dehnenden Rektalscheide durch Zange entbunden.

Es ist in diesem Falle ein Erfolg erzielt worden, den man vor nicht allzu langer Zeit als eine Utopie angesehen haben würde. Von großer praktischer Bedeutung ist er allerdings nicht, da in der Regel bei einem kongenitalen Defekt der Vagina auch Uterus und Adnexe mangelhaft entwickelt und dadurch funktionsuntüchtig zu sein pflegen.

Vermutet man das Vorliegen einer Verengerung am Os internum als Ursache der Sterilität, so kann man sich zunächst mit einer Dilatation begnügen, die, wie schon erwähnt, oft zum Ziele führt. So teilt neuerdings Pfeilsticker mit, daß er auf diese einfache Weise in 25 Fällen die vorhandene Sterilität behoben habe.

Von den eigentlichen Operationen an der Gebärmutter erfreut sich die operative Erweiterung der Gebärmutter seit alters (Kehrer) einer besonderen Beliebtheit. Schon im Altertum wurde mittels Metall- und Holzstäbchen eine Erweiterung versucht. Erst sehr viel später kamen die Holzquellstifte zur Anwendung und dann wurden die verschiedensten Operationsmethoden zur Erweiterung des inneren und äußeren Muttermundes ausgeführt, deren zielbewußter Ausbau sich an den Namen Simpson knüpft. Von deutschen Operateuren sind besonders G. Braun und Chrobak zu nennen, die mit der Diszission des äußeren Muttermundes und mit dilatierenden Maßnahmen bis zu 50% Erfolge erzielten. 1876 konnte dann E. Martin über die stattliche Zahl von 348 nachuntersuchten Fällen berichten, von denen nicht weniger als 97 (etwa 25%) schwanger wurden. Ähnliche Resultate erzielte Kehrer bei einer allerdings erheblich kleineren Zahl von Fällen. Die Erfahrungen Kehrers veranlaßten ihn jedoch (schon damals), vor einem übertriebenen Optimismus in Hinsicht auf die Erfolge zu warnen, und eine strenge Auswahl der Fälle zu fordern. Vor allem sollten Fälle von hochgradiger Hypoplasie von der Operation ausgeschlossen werden.

In der Regel wurden zur Erweiterung des äußeren Muttermundes zwei seitliche Schnitte angelegt, seltener drei, vier und mehr Inzisionen gemacht. Etwas neues brachte der Vorschlag Chrobaks, den Schnitt sagital in der hinteren Muttermundslippe auszuführen. Er ging dabei von dem Gedanken aus, daß dadurch — besonders bei Rückwärtslagerung der Gebärmutter — den Spermatozoen der Eintritt in die Gebärmutter erleichtert werde. Diese Form der Operation hat auch heute noch ihre Anhänger (z. B. Winter), wie überhaupt eine Einigung über die zweckmäßigste Art der Erweiterung noch nicht erzielt worden ist.

Eine gute Übersicht über die Stellungnahme der modernen Gynäkologie zu der Frage der Erweiterung der Gebärmutter bzw. des Zervikalkanals gibt eine Umfrage, die Nürnberger 1923 veranstaltet hat. Aus dieser geht zunächst hervor, daß die Berechtigung und Bedeutung erweiternder Eingriffe und Operationen auch heute noch fast allgemein anerkannt wird, wenn auch die grob-mechanische Anschauung von der Beseitigung eines Hindernisses kaum noch Anhänger hat. Auf Grund der Erfahrungen der einzelnen werden als Erweiterungsverfahren die verschiedensten Methoden und Kombinationen von solchen angewandt.

Den kleinsten, gelegentlich erfolgreichen Eingriff stellt die Sondierung dar, nach der die verschiedensten Autoren Konzeption haben eintreten sehen. Bei diesem Eingriff kann man sich allerdings des Eindruckes nicht erwehren, daß wirklich durch die Sondierung ein Hindernis beseitigt worden ist, wenn man nicht die wie mir scheint etwas problematische Ansicht M. Hirschs teilt, daß die Spermatozoen in die Uterushöhle befördert würden. Im allgemeinen wird die unblutige Methode der Erweiterung vorgezogen. Sie geschieht entweder mit Hegardilatatoren oder mit Laminariastiften. Die erstere Methode hat den Vorteil vor der zweiten, daß die Erweiterung in einer Sitzung erledigt wird, und daß nicht ein Fremdkörper längere Zeit im Uterus zu liegen braucht. Die Schädigungen (entzündliche Veränderungen der Tuben usw.), die dadurch eintreten können, sind ja seit den Untersuchungen von Schridde und Ammersbach bekannt. Das muß auch Kehrer zugeben, der ein Anhänger der Methode ist, und der ebenso wie Stolz in 30% Erfolge erzielte. Die Schnellmethode hat jedoch den Nachteil, daß die Erweiterung brüsk geschieht, wodurch es eher zu Verletzungen kommen kann und auch vielleicht eine Dauerwirkung weniger garantiert ist. Man kann somit im Zweifel sein, welches Verfahren vorzuziehen ist. Wir haben bis vor kurzem der Laminariadilatation den Vorzug gegeben, sind aber jetzt mehr geneigt, die Erweiterung mit Dilatatoren in einer Sitzung vorzunehmen, wenn nicht eine zu hochgradige Rigidität des inneren Muttermundes vorliegt. In diesen Fällen würden wir auch heute noch die langsame Erweiterung wählen.

Mit vielen anderen halten wir es für zweckmäßig, die Dilatation mit einer Abrasio zu verbinden, ein Verfahren, das wir schon bei Fritsch geübt haben. Wir sind mit Fritsch der Ansicht, daß durch die Erneuerung der Schleimhaut gewissermaßen eine Umstimmung derselben erzielt wird. Außerdem übt dieser Eingriff eine anreizende Wirkung auf das Wachstum des häufig hypoplastischen Genitales und seine Funktion aus.

Manche lehnen die Abrasio als ungerechtfertigt ab, wenn nicht eine strikte Indikation bestehe, da sie leicht schädlich wirken könne (H. W. Freund). Andere empfehlen sie schon aus rein diagnostischen Gründen, wie A. Mayer, der in fast 8% seiner Fälle Tuberkulose fand. Alfieri weist auf die Möglichkeit hin, durch einen derartigen Eingriff einen latenten tuberkulösen Herd zum Aufflackern zu bringen. Alfieri hat es nicht weniger als dreimal erlebt, daß zum Teil explosionsartig im Anschluß an die Erweiterung tuberkulöse Adnexentzündungen entstanden, die in einem Fall zum Tode führten und in dem anderen eine Radikaloperation nötig machte. Deshalb soll man nach Alfieri in allen Fällen primärer Sterilität mit Oligodysmenorrhöe an Tuberkulose denken und die Kutanreaktion, und zwar im unteren Quadranten des Abdomens ausführen.

Sellheim empfiehlt, die Dilatation alle Vierteljahr zu wiederholen und Uterusspülungen mit indifferenten Lösungen hinzuzufügen. Als geeignetsten Termin für diese wiederholten Dilatationen, die natürlich nicht so energisch gemacht werden brauchen als das erstemal, empfiehlt Sellheim die Zeit direkt nach der Periode, also kurz vor dem Termin des Konzeptionsoptimums.

Von 22 Fällen, die wir in dieser Weise in den letzten Jahren behandelt haben, konnten wir 15 nachkontrollieren. In 8 von diesen (d. h. in $53,3\%$) war ein Erfolg, und zwar ein baldiger eingetreten. 6 Frauen kamen mit ausgetragenen Kindern nieder und 2 wurden vorzeitig entbunden (Schlieckmann, Inaug.-Diss. Leipzig 1924).

Über ähnliche, aber nicht ganz so günstige Erfolge mit der kombinierten Methode berichteten Reifferscheid, Pankow, Prochownik und Schmidt.

Auch die einfache Dilatation mit Laminaria führt häufig zum Ziel. So sah Winter bei zwei 5 Jahre steril verheirateten Frauen prompt Gravidität eintreten. Kehrer teilt mit, daß 22 von 48 so behandelten Frauen „bald und fast stets innerhalb von Jahresfrist" gravid wurden. Auch durch die einfache Formalinbehandlung nach Menge sind gute Erfolge erzielt worden. So berichtet neuerdings Glaevecke, daß in 65% seiner Fälle ein Erfolg eingetreten sei.

Ähnliche Resultate wurden erzielt mit Laminariadilatation im Verein mit dem Anlegen kleiner Inzisionen mittels Metrotoms oder geknöpften Messers und Weithaltung des Uterus durch mehrfache Tamponade (Menge, Fehling). Von 25 so behandelten Frauen H. Freunds konzipierten nicht weniger als 13.

Größere Inzisionen scheinen, worauf schon Fritsch hingewiesen hat, nicht zweckmäßig zu sein, da die entstehenden Narben die physiologische Funktion der Zervix kaum verbessern dürften.

Ein dauerndes bzw. länger dauerndes Offenhalten der Uterushöhle wird ferner erstrebt und erreicht durch die sogenannte Fehlingsche Kur, die der Erfinder übrigens zuletzt selbst nicht mehr anwendete, und die darin besteht, daß man nach Dilatation und

Abrasio ein gebogenes Glasröhrchen mehrmals einführt und einige Tage liegen läßt, und dazu mit Lysol und Formalinlösung spült. Neuerdings hat v. Franqué über gute Erfolge mit dieser Methode berichten lassen (R. Schmidt). Von 32 behandelten Frauen wurden 11 (35,5%) gravid. Auf welche Weise die aus verschiedenen Manipulationen zusammengesetzte Kur wirkt, läßt auch Schmidt dahingestellt.

Mit einem ähnlichen Verfahren erzielte Christenssen (Lund) in 27,5% seiner 80 Fälle Konzeption. Nürnberger gibt der Dilatation mit Stiften den Vorzug bzw. der Anwendung des Metrotoms, eines Instrumentes, das zwei Branchen mit je einem 4—5 cm langen, zweischneidigen Messer besitzt, über dessen Anwendung wir keine Erfahrung haben.

Nichts prinzipiell neues, wie der Erfinder behauptet, nur eine Verlängerung der Fehlingschen Kur bzw. eine verbesserte Ausführung der von Kehrer sen. in die Tat umgesetzten Idee, durch Einlegen eines Hartgummiröhrchens, eine canalisatio uteri vorzunehmen und damit die Konzeption zu erleichtern, stellt der Vorschlag von Nassauer dar, ein besonders konstruiertes metallenes Röhrchen (Fruktulet) längere Zeit liegen zu lassen. Nassauer will dadurch nicht eine vermeintliche Verengerung des Muttermundes beseitigen, sondern die Folgen des von ihm (und heute auch von anderen) für die meisten derartigen Fälle angenommenen Krampfzustandes der Gebärmutter auf nervöser Basis verhindern. Nassauer setzt diese Krämpfe in Parallele mit den Scheidenkrämpfen nervöser Frauen — eine Auffassung, die gewiß vieles für sich hat und wohl auch bei manchen Frauen zutreffen wird. Da nun dieser vermutete Krampfzustand sich naturgemäß während der Kohabitation einstellt, so ist die logische Folge, daß das Fruktulet gerade während dieser Zeit getragen wird. Daß damit die Sache nach Ansicht von Nassauer aber nicht getan ist, geht aus den weiteren Vorschriften hervor, die er zu befolgen rät: vorher Genuß hemmungslösender Mittel (Alkohol), während und nachher entsprechende Lagerung, außerdem soll die Kur unterstützt werden durch Schilddrüsenzufuhr, Bäder, Arsen und Eisen, Liegekuren, subkutane Injektionen von Ovoglandol, ja auch Pituglandol; aber am Genitale soll jewede weitere Behandlung unterbleiben. Nassauer beschreibt sein Instrument folgendermaßen:

„Das Fruktulet besteht aus einer, dem Uteruskanal entsprechend anteflektierten Aluminiumkanüle. Diese ist etwa 5 cm lang. Sie ist vielfach durchlöchert, so daß diese Öffnungen mit dem Längskanal in Verbindung stehen.

Diese Kanüle trägt am vorderen Ende eine kleine Schale, die nach beiden Seiten hin konkav gestaltet ist. Die gegen die Portio befindliche Konkavität schließt sich eng an den äußeren Muttermund resp. die Portio an. Die entgegengesetzte Distale bildet eine kleine Schale, welche in ihrer Mitte ein weite Öffnung besitzt. Diese Öffnung ist die Eintrittspforte für die Kanüle. Die Schale ruht mit dem hinteren Ende auf dem hinteren Scheidengewölbe. Sie empfängt dort den einströmenden Samen. Von ihr aus muß der Samen zwangsläufig in die Kanüle und in den Uterus fließen. Ich nenne sie Samenfänger. An der vorderen Fläche des Samenfängers ist ein ovaler Ausschnitt. Er dient dazu, die vordere Muttermundslippe frei zu halten, soweit, daß sie zum Fassen derselben mit der Kugelzange geeignet bleibt. Das hintere Ende der Kanüle ragt kurz über den inneren Muttermund in die Uterushöhle.

Das Fruktulet schafft also eine nicht zusammendrückbare direkte Verbindung zwischen Scheide und Gebärmutter. Es stellt gewissermaßen einen starren, empfangsbereiten Zervikalkanal vor. Die vielen kleinen Öffnungen in der Wand der Kanüle sind auch noch imstande, den sie umflutenden Strom der Samenflüssigkeit aufzunehmen und in die Höhe zu führen."

Das Fruktulet soll dann noch einen weiteren Zweck haben, durch ständigen Reiz eine Kräftigung der Gebärmutter infolge von stärkerer Durchblutung des Organs zu erzielen und eine ständig offene Passage für die Spermatozoen zu schaffen.

Das Fruktulet wird in drei Größen geliefert. Die Einführung macht in der Regel keine Schwierigkeiten, gelegentlich ist aber die Anwendung des Ätherrausches notwendig und die Fixierung durch Tampon. Das Instrument soll zunächst nur 2—4 Wochen liegen bleiben. Falls keine Gravidität eintritt, kann es nach vorübergehender Entfernung 2—3 Monate liegen gelassen werden. Nassauer will auch nach so langer Zeit niemals Fieber oder Infektion gesehen haben und hält die Scheu vor intrauterinen Einlagen für übertrieben.

In den ersten 20 bloß so behandelten Fällen sah Nassauer 4mal einen ganz unzweifelhaften Erfolg. 1923 berichtete er über 4 weitere Erfolge und einer brieflichen Mitteilung entnehmen wir, daß die Zahl der unzweifelhaften Erfolge nunmehr auf 11 gestiegen ist (bei insgesamt 120 Fällen, bei denen das Fruktulet eingelegt worden ist).

Gegen die Anwendung des Fruktulets ist mancherlei einzuwenden. Schon in seiner ersten Publikation mußte Nassauer selbst zugeben, daß die eine Gefahr, die bei dem Tragen des Fruktulets vorhanden ist, nämlich das Eintreten eines Abortes infolge des durch das Fruktulet ausgeübten Reizes nach stattgehabter Konzeption nicht immer zu vermeiden ist. Das Fruktulet wirkt in dieser Beziehung ja genau so wie das berüchtigte Sterilet, das ja bekanntlicherweise häufig nicht ein Antikonzipiens, sondern ein Abortivum ist. Nassauer empfiehlt deshalb die Herausnahme des Instruments, sobald die Möglichkeit einer eingetretenen Befruchtung vorliege (?). Schon darin liegt ein schwerer Nachteil dieses Verfahrens. Viel wichtiger sind aber die Bedenken, die man hinsichtlich einer Schädigung als Folge des langen Liegens des als Fremdkörper wirkenden Instruments im Uterus haben muß. Man sollte eigentlich meinen: Vestigia terrent. Jedem beschäftigten Frauenarzt sind doch Fälle genug bekannt, wo durch das Tragen eines intrauterinen Pessars mehr oder weniger schwere Infektionen entstanden sind. (Die Zahl der bis jetzt bekannten Todesfälle können wir durch einen kürzlich beobachteten Fall um einen vermehren.) In der Tat findet sich ja auch schon eine Reihe von Fällen in der Literatur, wo es zu schweren Schädigungen nach Applikation des Fruktulets gekommen ist.

Eine gute Zusammenstellung der bis jetzt beobachteten und veröffentlichten Schädigungen durch das Sterilet und das Fruktulet bringt eine kürzlich erschienene Arbeit von Reist aus der Züricher Frauenklinik, die die Gefahren der Intrauterinpessare an der Hand eigener und fremder Fälle ausführlich schildert. Dort werden sieben Fälle von schweren Schädigungen geschildert, die innerhalb eines Jahres in Zürich zur Beobachtung gekommen waren, von denen nicht weniger als zwei einen tödlichen Ausgang nahmen. Auch im Anschluß an das Tragen eines Fruktulets sah der Verfasser eine schwere Infektion, und er äußert die Ansicht, daß die Gefährlichkeit des Fruktulets nicht viel anders zu beurteilen sei als die des Sterilets, da das Fruktulet im Prinzip das gleiche bedeutet als das Sterilet. Wenn man auch dieser Ansicht nicht völlig zustimmen kann — sind doch beispielsweise die auch in der Schweiz sehr gebräuchlichen Sterilets mit federnden Branchen sicher gefährlicher als das Fruktulet —, so zeigen doch die 21 Fälle von schweren und schwersten Verletzungen, die der Verfasser aus der Literatur zusammenstellen konnte — und wieviel Fälle mögen nicht veröffentlicht worden sein — hinlänglich, daß auch seine Anwendung höchst bedenklich ist. Im Zusammenhang damit ist die vom Verfasser wiedergegebene, schon vor 50 Jahren erschienene, von dem Münchner Ordinarius v. Winckel aufgestellte, geradezu erschreckende Statistik von Unfällen nach intrauteriner Stiftbehandlung höchst lehrreich, wenn auch viele aus ihr nichts gelernt zu haben scheinen. An der gleichen Stelle nimmt dann Walthard noch einmal das Wort, um die Schweizer Ärzte auf das Dringendste vor der Anwendung aller Intrauterinstifte einschließlich des

Fruktulets zu warnen. Nach Ansicht von Walthard müsse ein jeder wegen Kunstfehlers belangt werden, der heute einen Intrauterinstift einlege, da die Gefährlichkeit dieser Behandlung allgemein bekannt sei.

Dieser offenbar unter dem Eindruck der selbsterlebten Unglücksfälle erfolgten, vielleicht reichlich scharfen Meinungsäußerung gegenüber darf nicht verschwiegen werden, daß es gewissenhafte und erfahrene Männer gibt, die wenigstens keine erheblichen theoretischen Bedenken gegen die Anwendung des Fruktulets haben. So rät Seitz zu einem Versuch, wenn sich die Tuben als durchgängig erwiesen haben. Das Fruktulet soll aber nicht länger als 8—14 Tage liegen bleiben und die Patientin dabei genau kontrolliert werden. Auch Nürnberger empfiehlt die vorsichtige Anwendung des Instruments und selbst ein Mann von bekannter Zurückhaltung und großer Erfahrung wie Winter hält einen Versuch für angezeigt. Vielleicht vertragen die robusten Ostpreußinnen die intrauterine Manipulation besser als viele andere Frauen, deren Uterusmukosa leichter vulnerabel ist und geschädigt wird. Zweifellos spielt ja dabei der konstitutionelle und individuelle Faktor eine gewisse und nicht allzu kleine Rolle. Gibt es doch sicher tausende von Frauen, die z. B. intrauterine Stifte jahrelang tragen, ohne wesentliche Schäden davon zu haben.

Von unglücklichen Folgen, die das Einlegen des Fruktulets gehabt hat, berichten Ludwig, Baumann, Koopmann und Dietrich. Ludwig sah einen Fall von Pyometra, Baumann vier Fälle von eitriger Endometritis, bzw. Beckenperitonitis, und Koopmann ein Druckgeschwür in der Scheide. Dietrich teilt mit, daß er bei seinen ersten drei Versuchen ein derartiges Fiasko erlebt habe (Blutungen, Schmerzen, Ausfluß, Fieber), daß er von weiteren Versuchen Abstand genommen habe. Die Schädigungen, die er gesehen hatte, erschienen ihm „bei der verzweifelten Ähnlichkeit" des Fruktulets mit dem Sterilet auch sehr begreiflich.

Wenn man nun bedenkt, wie selbst nach sorgfältigster Applikation von Laminariastiften, die nur wenige Stunden liegen bleiben, Entzündungserscheinungen an den Tuben beobachtet werden, die von Schridde und Ammersbach auch histologisch nachgewiesen werden konnten, so kann es nur wundernehmen, daß man nicht von noch mehr Schädigungen hört. Vielleicht ist aber diese Tatsache so zu erklären, daß aus den erwähnten Bedenken heraus das Fruktulet in Gynäkologenkreisen noch nicht viel Anhänger gefunden hat, und daß die 4000 Exemplare, die nach Nassauers Mitteilung schon bis zum Jahre 1924 abgesetzt worden waren, sich in der Hauptsache in Händen von praktischen Ärzten befinden, die aus den verschiedensten Gründen ihre Mißerfolge nicht bekannt geben. Ich glaube, man kann die ganz bestimmte Vermutung hegen, daß das Fruktulet in der Hand des praktischen Arztes viel häufiger zeitliche Sterilität in endgültige verwandelt als sie beseitigt.

Was den Nutzen des Fruktulets anlangt, so müßte es doch dem, wenn auch nur theoretischen Anhänger der Methode zu denken geben, daß bei der Einfachheit seiner Anwendung, den von Nassauer geschilderten Aussichten auf Erfolg und der großen Zahl der im Verkehr befindlichen Exemplare noch keine Veröffentlichung erschienen ist, die über eine größere Zahl von einwandfreien Erfolgen zu berichten weiß. Nur Nassauer teilt mit, daß ein Arzt mehrmals Erfolge erzielt habe (?).

Auf Grund dieser Erwägungen und der mitgeteilten Erfahrungen kommen wir zu dem Schluß, daß der Wert der Fruktuletbehandlung, wenn man überhaupt von einem solchen sprechen kann, in gar keinem Verhältnis zu den Gefahren des wie ein Intrauterinstift wirkenden Instrumentes steht. Wir selbst haben uns deshalb auch bis jetzt nicht für berechtigt gehalten, einen Versuch mit dem Fruktulet zu machen, selbst auf die Gefahr hin, daß uns der Vorwurf gemacht wird, wir verurteilten eine Methode, die wir nicht erprobt hätten.

Aus diesen Darlegungen ergibt sich unseres Erachtens die Forderung, alle Eingriffe, die auf eine Erweiterung des Uterus abzielen, möglichst sauber und schonend auszuführen, jedes längere und häufige Manipulieren in der Uterushöhle zu unterlassen und vor allem keine Fremdkörper länger als mehrere Stunden in dem Uterus zu lassen, wenn man sicher sein will, daß das Entstehen einer Infektion verhütet und die vielleicht relative Sterilität nicht in eine absolute verwandelt wird.

Scheint das Hindernis nicht allein an dem inneren, sondern auch oder hauptsächlich an dem äußeren Muttermund oder an der Länge und Konfiguration des Scheidenteiles

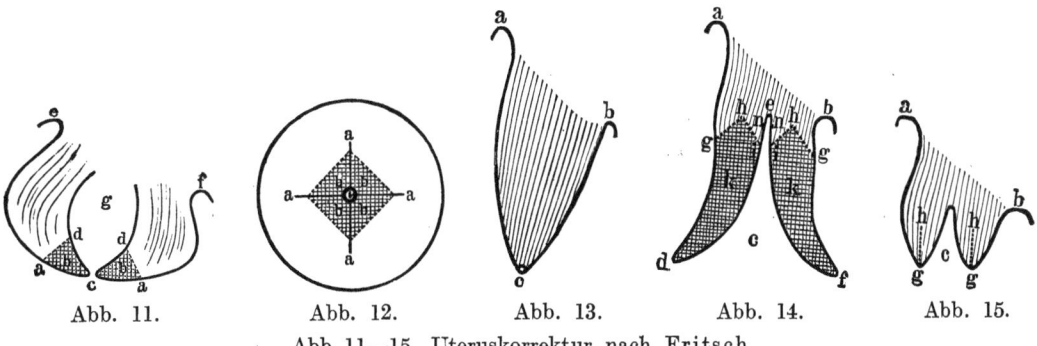

Abb. 11. Abb. 12. Abb. 13. Abb. 14. Abb. 15.
Abb. 11—15. Uteruskorrektur nach Fritsch.
(Aus Fritsch, Krankheiten der Frauen. Leipzig 1924.)

zu liegen, so kommen neben den schon erwähnten lateralen und hinteren Inzisionen kleine plastische Operationen in Frage.

Je mehr Erfahrungen man sammelt, um so mehr kommt man nach unserer Meinung zu der Überzeugung, daß derartige Eingriffe nur recht selten indiziert sind. Sieht man doch Konzeptionen eintreten bei den abenteuerlichst gestalteten, zur Aufnahme der Spermatozoen anscheinend ganz ungeeigneten Portiones. Glaubt man jedoch, daß eine Korrektur der Natur an dieser Stelle nötig ist, so scheinen uns die von Fritsch seinerzeit angegebenen Methoden die empfehlenswertesten. Eine kurze Schilderung derselben soll darum hier Platz finden.

Nach Anhaken der Portio macht man 4, 5, 6, oder 8 radiäre Schnitte und schneidet die dadurch entstehenden Dreiecke mit der Schere ab oder verschorft sie mit dem Paquelin. Nach der Operation wird die Zervix fest mit Jodoformgaze ausgestopft, um die Wand auseinander zu halten und die Blutung zu stillen. Nach 24 Stunden werden die Zipfel noch mit dem Paquelin abgebrannt. Der nach dem Eingriff entstehende Muttermund läßt kaum eine stattgehabte Operation vermuten und sie ist rationeller als die großen bilateralen Inzisionen oder die Diszision der hinteren Lippe. Physiologisch klafft bei der Nullipara die Portio auch nicht bis an das Scheidengewölbe. Es entsteht also bei der bilateralen Inzision kein physiologischer Muttermund.

Bei konischer, rüsselartiger Portio empfiehlt Fritsch eine Operation, deren Gang und Erfolg aus der obenstehenden Zeichnung hervorgeht.

Es sei aber nachdrücklich betont, daß von anderer Seite andere Methoden, vor allem die quere Inzision des Muttermundes oder die schon erwähnte Diszission der hinteren

Lippe bevorzugt werden, und mit diesen gute Erfolge erzielt worden sind. Die letztere Methode üben auch heute noch Winter, Straßmann und Zangemeister. Mit der queren Diszission, allerdings in Verbindung mit Dilatation und Abrasio und einige Male auch Lageverbesserungen, hat Nagel in 20 von 98 Fällen Erfolge gehabt. Bei einer derartigen Häufung von Eingriffen ist es natürlich nicht möglich, die Wirksamkeit der einzelnen Maßnahmen zu beurteilen.

Daß derartige Diszissionen nicht immer harmlos sind, abgesehen davon, daß sie keine physiologischen Verhältnisse schaffen, wie schon Fritsch betont hat, zeigen die Beobachtungen v. Graffs, der im Anschluß daran schwere Zervixkatarrhe entstehen sah, die die operierten Frauen zusammen mit der Enttäuschung über das Ausbleiben des Erfolges oft zur Verzweiflung brachten.

Aus den vorangegangenen Ausführungen ergeben sich folgende Schlußfolgerungen: auch heute noch erscheinen die Eingriffe, die auf eine Erweiterung der Zervix und vor allem des inneren Muttermundes hinzielen, durchaus begründet und berechtigt, wie die praktische Erfahrung zeigt. Schon nach der einfachen Sondierung erfolgt gelegentlich schnell Konzeption. Zur Erweiterung des Zervixkanals und des inneren Muttermundes empfiehlt sich am meisten die Anwendung von Dilatatoren und bei großer Rigidität das Einlegen von Laminariastiften. Beide Eingriffe werden zweckmäßigerweise mit einer Abrasio verbunden. Ein längeres Offenhalten der Uterushöhle scheint gelegentlich von Erfolg begleitet zu sein. Das Verfahren ist jedoch nicht unbedenklich quoad infectionem und wird deshalb von uns nicht mehr geübt. Die größten Bedenken erweckt die Anwendung des Fruktulets. Maßnahmen zwecks Erweiterung des äußeren Muttermundes sind sehr selten nötig. Hierzu eignen sich am besten solche Verfahren, die Verhältnisse schaffen, welche den normalen anatomischen entsprechen.

Wie die schmale, konisch zulaufende Portio ungünstig für den Eintritt der Konzeption ist, so kann auch gelegentlich das Gegenteil, der stark verdickte, hypertrophische Scheidenteil die Ursache für die Sterilität sein. Daß hier eine entsprechende Plastik schnell zu einer Konzeption führen kann, habe ich in einem Falle gesehen, wo dieses unbeabsichtigte Ereignis der älteren Frau sehr unerwartet und unerwünscht kam, nachdem aus anderen Gründen die Hypertrophie beseitigt worden war. Füth erlebte einen ähnlichen Fall. Der gleiche Eingriff kann bei Erosionen der Portio versucht werden.

Andere Erkrankungen entzündlicher Natur der Zervix sind natürlich ebenfalls nach den allgemeinen Vorschriften zu behandeln, also Katarrhe durch Spülungen usw. Es gibt jedoch Zervixkatarrhe von so hartnäckiger Natur, daß alle derartigen Maßnahmen nicht zum Ziele führen. Für diese hat Bumm ein radikales Mittel angewandt und empfohlen, nämlich die ausgedehnte Freilegung des Krankheitsherdes durch Spaltung der Muttermundslippen.

Wenn es gar nicht gelingen sollte, die Hindernisse im Zervixkanal zu beseitigen, so kommt für solche Fälle noch als ultimum refugium die künstliche Befruchtung in Frage (siehe unten).

Schließlich ist noch eine Gruppe von Hindernissen zu erwähnen, deren Beseitigung gelegentlich von Erfolg sein kann, die Tumoren. Es ist bereits schon erwähnt worden, daß hier hauptsächlich Myome in Betracht kommen, deren Entfernung meist aus anderen Gründen notwendig ist, in der Regel wohl wegen Blutungen. Eingriffe, die allein wegen der bestehenden Sterilität ausgeführt werden, kommen selten in Frage, höchstens bei kleinen, submukösen, günstig sitzenden Tumoren oder auch Polypen. Einige derartige, erfolgreich behandelte Fälle sind in der Nürnbergerschen Umfrage erwähnt.

Die Myome sind nach den allgemeinen Regeln der konservativ-operativen Therapie zu behandeln: Abtragen von Polypen und submukösen Myomen, Enukleationen von interstitiellen bzw. subserösen Tumoren. Daß man in dieser Beziehung, d. h. was die Zahl der so entfernten Geschwülste anlangt, ziemlich weitgehen kann, zeigen verschiedene Fälle aus der Literatur. Im Einzelfalle kann die Entscheidung, wieweit man den Konservatismus treiben darf, ziemlich schwer sein. Hier müssen der mehr oder weniger dringende Wunsch der Patientin, die Gebärmutter zu behalten, und andere Umstände Berücksichtigung bei der Entscheidung finden. Vor einem zu weitgehenden Konservativismus ist natürlich zu warnen. Dies um so mehr, als auch Fälle bekannt sind, wo trotz Zurücklassung einzelner Knoten Schwangerschaft eingetreten ist. Auf alle Fälle wird man sich der Patientin gegenüber durch genaue Schilderung der Sachlage und vor allem der eventuell entstehenden Gefahren sichern und nach Ausführung der Operation der Patientin den dringenden Rat geben, im Falle des Eintritts einer Schwangerschaft unter ärztlicher Beobachtung zu bleiben und die Geburt in einer Klinik zu erledigen.

Die Röntgenbestrahlung von Myomen ist im allgemeinen natürlich kontraindiziert, um nicht die Eierstocksfunktion zu vernichten. Nachdem aber einige Fälle bekannt geworden sind, z. B. aus der Stoeckelschen Klinik, wo im Anschluß an eine Bestrahlung von Myomen eine länger bestehende Sterilität beseitigt wurde, könnte man wohl daran denken, in besonderen Fällen, z. B. dann, wenn eine Operation abgelehnt wird, einen Versuch mit einer vorsichtigen Bestrahlung zu machen.

Die mangelhafte Entwicklung der Gebärmutter als Teilerscheinung einer Hypoplasie der Genitalien oder einer allgemeinen Entwicklungshemmung ist auch einer lokalen Behandlung zugängig. Heiße Spülungen, Sitzbäder, Elektrisieren, die Anwendung der elektrischen Heizsonde nach Seitz, Massage, neben den verschiedenen Mitteln der hormonalen Therapie, insbesondere Pituglandol und ähnliche Präparate kommen hier in Frage. Vor allem können gut durchgeführte Badekuren in Franzensbad, Bad Elster, Kreuznach, Pyrmont, die zugleich allgemein stimulierend wirken, sicher manchen mangelhaft entwickelten Uterus zu einem leistungsfähigen Organ umwandeln.

Bumm hat schon vor 20 Jahren die Anwendung des elektrischen Stromes empfohlen und auch objektiv danach ein Größerwerden des Uterus, Stärkerwerden der Periode bzw. ein Eintreten derselben nach vorheriger Amenorrhöe feststellen können. Bumm empfahl wie Apostoli die positive Elektrode in Form einer Salzwasserkompresse auf den Bauch zu legen und die negative Elektrode in Form einer Kohlensonde in den Uterus einzuführen. Die Einwirkung soll etwa 5 Minuten dauern bei 50 M.A.-Anwendung 1—2mal die Woche. Daneben leichte Massage. Die Behandlung muß lange Zeit, etwa ein halbes Jahr fortgesetzt werden. In zwölf so behandelten Fällen sah Bumm fünfmal einen unzweifelhaften Erfolg. Drei Frauen konzipierten.

Winter empfiehlt, abwechselnd den galvanischen und faradischen Strom anzuwenden.

Liegt das Konzeptionshindernis offenbar in einer Rückwärtslagerung der Gebärmutter, so stellt die Korrektur der Lage, wie tausendfältige Erfahrung lehrt, einen äußerst dankbaren, erfolgreichen Eingriff dar, mag der Uterus nach der Aufrichtung nur durch ein Pessar in der anteflektierten Lage gehalten werden, oder mag dies durch eine der vielen lageverbessernden Operationen geschehen. Jeder Gynäkologe verfügt über Beobachtungen, wo nach Aufrichtung der Gebärmutter (und vielleicht nur provisorischer Einlage eines Pessars) prompt Schwangerschaft eingetreten ist. Es ist gewiß nicht unberechtigt, die Frage aufzuwerfen, ob nicht dieser einfache Eingriff mindestens das gleiche leistet als eine operative Lageverbesserung. Man hat die verschiedensten Modelle für diesen Zweck empfohlen. Vor allem eignen sich die Hodgepessare und nach Fritsch die Thomaspessare dafür. Es wird aber nicht viele Gynäkologen heute geben, die statistisch geordnetes Material zur Beantwortung dieser Frage zu liefern imstande sind. Einer von diesen ist E. Fraenkel, der bei 600 Frauen, die er mit Thomaspessaren behandelt hat, 40 mal Konzeption eintreten sah. Diese Zahl wirkt allerdings nicht sehr überzeugend. L. Fraenkel gibt an, bei der Pessarbehandlung „sehr viele Erfolge" gehabt zu haben. Ich kenne einen älteren gynäkologischen Praktiker (Morsbach), der noch unter Schroeder in Halle tätig war, einen Meister auf dem Gebiete der Pessarbehandlung, der bei einer sehr großen Zahl von Frauen durch eine individuelle Behandlung, wobei er den Hauptwert auf die besondere Formung des Pessars in jedem Falle legte, ausgezeichnete Erfolge erzielt hat. (Die versprochene statistische Zusammenstellung konnte ich leider aus äußeren Gründen nicht erhalten).

Die Mehrzahl der Gynäkologen steht demgegenüber wohl auf dem Standpunkt, die Lageverbesserung durch die operative Fixierung zu einer dauernden zu gestalten. Die Bedeutung der entsprechenden Operationen für die Behandlung der Sterilität wird zur Zeit sehr hoch eingeschätzt. Das geht z. B. aus einer lebhaften Diskussion hervor, die in der Berliner geb.-gyn. Gesellschaft vor nicht allzu langer Zeit (Januar 1922) stattgefunden hat. Vor allem wurde da der Alexander-Adamschen Operation das Wort geredet. Besonders Bumm empfahl die Operation auf das wärmste. Als besonders günstig gerade für die Beseitigung der Sterilität hob er erstens den Umstand hervor, daß bei dem Eingriff jede peritoneale Reizung, die zur Verklebung der Tubenostien führen könnte, vermieden würde, und daß zweitens durch die Alexander-Adamsche Operation die Lage des Uterus und sein Verhältnis zu den Adnexen in äußerst zweckmäßiger Weise beeinflußt werde. Vor allem werde der Knickungswinkel am Abgang der Tuben beseitigt, so daß die vorher behinderte Passage für die Spermien und die befruchteten Eier wieder frei würde. Bumm vertritt sogar die Ansicht, daß auch die spitzwinkelige Anteflexio des infantilen Uterus durch kein Mittel besser ausgeglichen werde, als durch diese Operation. Ja noch weiter gehen die Beobachtungen Bumms. Er glaubt, daß durch die Streckung bei der Anteflexio, wie die Hebung bei der Retroflexio offenbar infolge besserer Durchblutung ein nachträgliches Wachsen des Uterus häufig zustande käme und daß dadurch, zumal bei jungen Frauen in anscheinend hoffnungslosen Fällen von Infantilismus noch eine Konzeption eintreten könne.

Voraussetzung eines Erfolges ist natürlich auch hier die sorgfältige Auswahl der Fälle. Liegen Adhäsionen und chronische Adnexerkrankungen vor, so ist die Operation selbstverständlich nicht am Platze. Im Zweifelsfalle ist unbedingt die Laparotomie vorzuziehen. Eine weitere Voraussetzung des Erfolges ist die richtige Technik bei der Ausführung der Operation, wozu nach Bumm die Eröffnung des Peritonealkegels und die Fixation auch des intraperitoneal gelegenen Teiles der Ligamente gehört.

Die tatsächlichen Erfolge, die Bumm mit der Alexanderschen Operation erzielte, betragen (nach Schäfer) rund 23%, d. h. von 70 Operierten konnten 48 nachuntersucht werden, von denen 11 Frauen gravid geworden waren. Nicht ohne Interesse oder Bedeutung ist der Umstand, daß in zwei Fällen (und zwar einmal bei einer Nullipara) die Schwangerschaft mit einem tubaren Abort geendet hatte, wie in einem von Schäfer erwähnten früheren Fall von Klein.

Die Erfolge der Ventrofixation waren allerdings noch bessere, nämlich rund 25%. Trotzdem zieht Bumm als lageverbessernde Operation die Alexander-Adamsche vor, da er, wie gesagt, von dem Hantieren in der Bauchhöhle das Entstehen von Adhäsionen befürchtet.

In der gleichen Sitzung konnte Franz von 60 Fällen berichten, bei denen er wegen Sterilität die Operation ausgeführt hatte, ,,vielfach mit Erfolg". Eine Statistik konnte er nicht geben. Ebenso erklärten sich Mackenrodt, Flaischlen und Heinsius als Anhänger der Operation aus dieser Indikation.

Auch die an der 2. Wiener Frauenklinik angestellten Nachuntersuchungen v. Graffs und Petzolds ergaben, daß die besten Erfolge der Sterilitätsbehandlung mit den lageverbessernden Eingriffen erzielt wurden, indem in 54% der Fälle Konzeption eintrat. Allerdings waren in diesen Fällen auch häufig gleichzeitig erweiternde Eingriffe ausgeführt worden. Am ungünstigsten waren die Erfolge der lageverbessernden Operationen (wie überhaupt aller Eingriffe), wenn es sich um hypoplastische Genitalien handelte. Hieraus ergibt sich die natürliche Forderung, dafür Sorge zu tragen, daß sich die Genitalien zur vollen anatomischen und funktionellen Leistungsfähigkeit entwickeln.

Wenn auch alle statistischen Angaben über den Erfolg der lageverbessernden Operationen mit einer gewissen Zurückhaltung zu bewerten sind, zumal, wenn sie mit anderen Eingriffen verbunden waren, so geht doch die allgemeine Meinung dahin, daß diese Eingriffe eine kausale und darum dankbare Therapie darstellen. Wenn v. Jaschke neuerdings die Meinung äußert, daß die Bedeutung derselben in der gleichzeitig vorgenommenen Dilatation und Reizabrasio zu sehen sei, so trifft das doch nicht für die Fälle zu, bei denen man sich auf die Korrektur der Lage beschränkt hat.

Was die Frage anlangt, wann die Lageveränderung durch ein Pessar und wann durch Operation ausgeführt werden soll, so kann man sich der Empfehlung Winters anschließen, bei primär sterilen Frauen die Richtigstellung mittels Operation vorzunehmen, und bei sekundär sterilen Frauen zunächst einen Versuch mit der Pessarbehandlung zu machen.

Was die Wahl der Operation angeht, so wird man gewiß dort, wo man mit aller Sicherheit eine Erkrankung der Adnexe oder des Beckenbauchfells ausschließen kann, die Alexander-Adamsche Operation vornehmen können. Nach unseren Erfahrungen ist jedoch die Zahl solcher Fälle eine verhältnismäßig kleine. Wie häufig findet man doch, daß abgelaufene Entzündungen an den Adnexen nicht die geringsten Erscheinungen machen, und daß die verschlossene Tube dem tastenden Finger als normal erscheint. Zum mindesten muß man also heute den Nachweis verlangen, daß die Eileiter durchgängig sind, wenn man gewissermaßen im Dunkeln operiert. Für die Mehrzahl der Fälle erscheint uns die Eröffnung der Bauchhöhle notwendig, um die verschiedenen anderen Möglichkeiten, die die Ursache der Sterilität abgeben können, auszuschließen, oder die Hindernisse zu beseitigen. Daß man dabei mit aller Vorsicht verfährt mit Rücksicht auf die

Vulnerabilität der empfindlichen Gewebe, erscheint uns eine sehr berechtigte Forderung Bumms.

Bei der unphysiologischen starken Anteversion des nicht fixierten Uterus kann auch ein Versuch mit der Pessarbehandlung gemacht werden, da hierdurch erstens das Corpus uteri gehoben und zweitens die Zervix mehr nach vorne gebracht wird.

Bei der Anteflexio uteri wirkt das Pessar vielleicht nicht so günstig. Bessere Erfolge scheint hier die auch von Bumm warm empfohlene operative Lageverbesserung des Uterus zu zeitigen. Nach den vorliegenden Erfahrungen empfiehlt es sich, diesen Eingriff mit einer Dilatation und Abrasio zu verbinden. Vielfach genügt es jedoch, zunächst durch eine Erweiterung mit Laminariastiften bei starker Streckung des Uterus die Abknickung und Verengerung im inneren Muttermund zu beseitigen, wie es auch Winter empfiehlt, der mit diesen einfachen Maßnahmen häufig zum Ziele gekommen ist.

Auch die Verschiebung der Portio infolge von Lateroposition des Uterus, die ja auch gelegentlich ein Hindernis für die Befruchtung abgibt, kann nach Winters Erfahrungen durch Dehnung des retrahierenden Parametriums und durch Massage unter Zuhilfenahme von warmen Duschen erfolgreich bekämpft werden.

Selbstverständlich ist es, daß auch die Verlagerung der Portio nach unten, wie sie als Folge einer Senkung eintritt, durch entsprechende Eingriffe korrigiert werden muß.

Von anderen Erkrankungen der Gebärmutter sind dann noch die verschiedenen Formen der Schleimhautentzündung zu erwähnen, deren Beseitigung durch die übliche Therapie gelegentlich auch von Erfolg für die bestehende Sterilität ist. Man muß selbstverständlich dabei aber darauf achten, ob die Erkrankung der Gebärmutterschleimhaut nicht von entsprechenden Veränderungen der Tuben begleitet ist, die dann als Haupthindernis für die ausbleibende Befruchtung anzusehen und dementsprechend zu behandeln sind.

Bei der von der alten Endometritis abzugrenzenden einfachen Schleimhauthyperplasie, die nach neueren Anschauungen vielfach nur der Ausdruck einer ovariellen Dysfunktion ist, wird zwar von manchen die Abrasio auf Grund dieses Zusammenhanges abgelehnt, wir schließen uns aber denen an, die auch bei dieser Form der Schleimhautveränderung die Abrasio für durchaus angebracht halten. Einmal deshalb, weil die so veränderte Schleimhaut sicher keinen guten Boden für die Ansiedlung des Eies abgibt, und zweitens in der Erwägung, daß dieser Eingriff einen kräftigen Reiz darstellt, der z. B. bei Subfunktion der Ovarien nur anregend auf die Ovarialtätigkeit wirken kann.

Die Erkrankungen der Tuben lassen in der Regel Folgezustände zurück, die als die häufigsten und bedeutungsvollsten Ursachen der absoluten dauernden Sterilität anzusehen sind. Es muß deshalb unser Bestreben sein, wenn irgend möglich, es zu verhüten zu suchen, daß die Entzündungen, um die es sich in der weitaus größten Zahl der Fälle handelt, einen derartig fatalen Ausgang nehmen. Schon prophylaktisch läßt sich da vieles erreichen. Wie wir oben gesehen haben, entsteht eine große Zahl der entzündlichen Adnexerkrankungen infolge von unzweckmäßig behandelten Aborten, wie überhaupt durch Eingriffe im Uterus. Peinlichste Sorgfalt bei der Vornahme aller intrauterinen Eingriffe wird manchen Fall von Entzündung mit folgender Sterilität vermeiden lassen. Ist es jedoch zu einer entzündlichen Erkrankung der Eileiter gekommen, so muß alles getan werden, um eine größere Ausdehnung des Prozesses zu verhüten. Leider sind ja die

Maßnahmen, die uns zu diesem Zweck zur Verfügung stehen, in der Hauptsache negativer Natur: die Vermeidung alles dessen, was die Abheilung des Prozesses stört, also absolute Bettruhe, völliges Fernhalten aller Reize, bis die entzündlichen Erscheinungen ganz vorüber sind. Im weiteren Verlauf kommen dann alle die Maßnahmen in Betracht, die geeignet sind, die Reste der Entzündung zur Resorption zu bringen. Von diesen wirkt auch heute noch am besten eine gründliche Badekur. Ein gutes Ersatzmittel stellt die Diathermie dar. Als neues Mittel von allerdings nicht ganz harmloser Natur wären dann noch die Röntgenstrahlen zu erwähnen, mit denen eine Stillegung der Ovarialfunktion für eine kurze oder längere Zeit zu erreichen ist, die den Ausheilungsprozeß zweifellos begünstigt. Neuere Erfahrungen haben allerdings gezeigt, daß derartige Versuche mit der größten Vorsicht anzustellen sind, um Keimschädigungen zu vermeiden.

Die Erfolge in Hinsicht auf die völlige Wiederherstellung der Funktionsfähigkeit sind ja allerdings nur höchst mäßig. Wenn es auch bekannt ist, daß ganze Adnextumoren vollkommen ausheilen und die Eileiter wieder ihre Funktion aufnehmen können, so sind das eben doch nur Ausnahmefälle, was schon aus der Tatsache ihrer Veröffentlichung hervorgeht. Die Mehrzahl der schweren Fälle endigt jedenfalls mit einem Verschluß der Eileiter, der nur auf operativem Wege zu beseitigen ist. Veränderungen, die durch sekundäre Beteiligung der Tuben an entzündlichen Prozessen, wie z. B. der Appendizitis, hervorgerufen worden sind in Gestalt von Abknickungen, erfordern ebenfalls eine operative Behandlung. In der Regel pflegt man mit all diesen Eingriffen zu warten, bis der akute entzündliche Zustand längere Zeit vorüber ist. Interessant ist, daß Prochownik gerade bei akuten Fällen (2 von 6) durch Operation mit entsprechender Nachbehandlung (Liege- und Badekuren) gute Erfolge erzielt hat. Es erscheint dies ja auch nicht so unverständlich, da die Eingriffe zu einer Zeit gemacht worden waren, wo die Entzündung noch nicht weitgehende irreparable Zerstörungen angerichtet hatte. Der Gedanke, im Hinblick auf diese Erwägungen in Zukunft früher den Tubenverschluß operativ anzugehen, um eine vielleicht später unheilbare Sterilität zu vermeiden, könnte wohl erwogen werden, wenn sehr viel von dem Ausbleiben der Nachkommenschaft abhängt, obgleich natürlich auch sehr erhebliche Bedenken gegen eine Verallgemeinerung dieses Vorschlages vorliegen.

Die Idee, die durch entzündliche Prozesse verschlossene Eileiter auf operativem Wege wieder durchgängig zu machen, wurde wohl zuerst vor 40 Jahren von Schroeder (1884) und A. Martin in die Tat umgesetzt. Schroeder ließ in einem Falle bewußt bei der einseitigen Exstirpation kranker Adnexe ein Stück der Tube stehen, da auch die andere Tube verschlossen war. Als Schroeder diesen Fall bekannt gab, teilte A. Martin mit, daß er bereits mehrere solcher Fälle in der gleichen Weise operiert, aber noch keine Erfolge erzielt habe. In den nächsten Jahren beschäftigte sich dann Martin planmäßig mit der neuen Operation, gegen deren Ausführung sich damals wichtige Stimmen, wie die von Hegar und Chrobak erhoben. Trotzdem blieb Martin seinem Verfahren treu und konnte 1895 über die Erfahrungen berichten, die er an einem großen Material gesammelt hatte. In nicht weniger als 65 Fällen hatte Martin seine Operation, die Salpingostomatoplastik, die darum mit Recht seinen Namen trägt, ausgeführt und bei 47 Frauen konnte er den Erfolg der Operation kontrollieren. Dieser war allerdings recht bescheiden: nur zweimal war Schwangerschaft eingetreten. Martin ging bei seiner Operation so vor, daß er zuerst die Tubenkuppe mit einem scharfen Scherenschlag entfernte, dann das

Tubenrohr bis zu 3 cm lang schlitzte und bei einwandfreiem Aussehen der Schleimhaut und des Inhalts die Wundränder mit vier fortlaufenden Katgutfäden vernähte. Dadurch entstand eine klaffende Öffnung und eine Eversion der Schleimhaut. Zum Schluß brachte Martin diese Öffnung durch eine Naht in die Nähe des Ovariums.

Trotz der mäßigen Erfolge hielt sich Martin für berechtigt, die Operation, von deren Ausführung er niemals Schäden gesehen hatte, auch für geeignete Fälle weiter zu empfehlen. Die Stimmen der Gegner, die vor der Eröffnung eitriger, entzündlicher Adnexgeschwülste warnten, verstummten jedoch auch jetzt nicht (vgl. Schauta auf dem Breslauer Gyn.-Kongreß), so daß sich die Idee nur langsam Bahn brechen konnte.

Vor allem waren es Macnaughton-Jones und F. A. Kehrer, die für die Martinsche Operation eintraten. Letzterer legte besonderen Wert auf eine sorgfältige Eversion der Schleimhaut und empfahl nachdrücklich schonendes Operieren.

Andere versuchten es mit anderen Methoden, von denen hier nur einige erwähnt seien, die auch jetzt noch von Interesse sind. Skutsch bildete eine neue Tubenöffnung, indem er ein Fenster in die Tube schnitt und dieses umsäumte. Er nannte diese Operation Salpingostomie und empfahl ihre Ausführung jedoch nur für bestimmte Fälle von Hydrosalpinx. Gersuny und Döderlein gingen noch einen Schritt weiter dadurch, daß sie das Ovarium in die Inzisionsöffnung einnähten. Gersuny erlebte damit einmal eine Konzeption. Über einen sicheren Erfolg mit der Martinschen Operation konnte dann E. Kehrer berichten. Hier handelte es sich um eine fast daumendicke hyperämische Tube, die eine bräunliche Flüssigkeit enthielt. Fünfviertel Jahre nach der Plastik trat Konzeption ein, und die Frau kam mit einem ausgetragenen Kinde nieder. Kehrer will die Operation jedoch nur ausführen, wenn die Tube keinen infektiösen oder verdächtigen Inhalt enthält.

Wie berechtigt die Warnung ist, in solchen Fällen ein Plastik auszuführen, zeigen verschiedene Fälle der Literatur. So erlebten das Aufflackern alter entzündlicher Prozesse Prochownik, Lehmann, Odebrecht und Veit. Letztere beiden mußten sogar wegen heftiger Beschwerden relaparotomieren. Dieses Mißgeschick werden gewiß noch andere Operateure erlitten, aber nicht bekannt gegeben haben. Auf eine andere Gefahr, die die Ausführung der Operation mit sich bringt, ist besonders in der neueren Zeit mehrfach hingewiesen worden, nämlich auf die tubare Insertion des befruchteten Eies mit ihren Folgen. So teilt Wesenburg einen Fall mit, wo $1^1/_4$ Jahr nach der Entfernung der einen Tube wegen Tubargravidität und plastischer Operation an der anderen eine erneute Tubarschwangerschaft eingetreten war. Fraenkel und Klitsch machten ähnliche Beobachtungen. Höhne warnt deshalb dringend davor, bei Operationen wegen Tubargravidität die verschlossene Tube der anderen Seite zu öffnen, was gleichbedeutend sei mit dem Aufstellen einer Falle für ein befruchtetes Ei.

Von ausländischen Autoren, die sich mit der Martinschen Operation befaßt haben, sind außer dem erwähnten Macnaughton-Jones, Pozzi, Alban-Doran und Pollison zu erwähnen. Letzterer fand sogar noch 7 Jahre nach der Rekonstruktion der Tube bei einer Relaparotomie diese noch durchgängig. Gravidität war aber auch in diesem Falle nicht eingetreten.

Gellhorn stellte seinerzeit alle Fälle der internationalen Literatur zusammen und konnte nur 13 Fälle mit vollem Erfolg ausfindig machen. Als Grund dafür führte er an, daß die Operation offenbar vielfach an untauglichen Frauen vorgenommen worden sei. Bei alten gonorrhoischen oder tuberkulösen Prozessen, wo die Schleimhaut zugrunde gegangen sei, könne man keinen Erfolg erwarten, wohl aber bei Verschlüssen nach Appendizitis und bei geringgradigen Fällen von Hydro- und Hämatosalpinx. Mit dieser Anschauung dürfte Gellhorn das Richtige getroffen haben. Später berichtete Makenrodt über zwei Erfolge unter 13 Operationen. Von 16 ausgewählten Fällen der Schautaschen Klinik, die durchschnittlich 6 Jahre beobachtet worden waren, waren zwei gravid geworden. Die Schwangerschaft endete aber mit Abort (Thaler).

Weiter sind die Fälle von Löhnberg zu erwähnen. In 21 Fällen wurde kein Erfolg erzielt. Über die gleiche Zahl von Fällen machte Th. Seitz Mitteilung. In zwei dieser Fälle war Konzeption eingetreten und in einem sogar mehrmals hintereinander. Alle Graviditäten haben jedoch mit Abort geendet. Prochownik sah zweimal Schwangerschaft eintreten unter 21 Fällen. Die besten Erfolge hat jedoch Unterberger erzielt, indem unter 57 Fällen fünfmal die Schwangerschaft ausgetragen wurde, und zwar von einer Frau dreimal (= insgesamt siebenmal). Nur einmal hatte eine wahre Endosalpingitis bestanden.

Schmidt (v. Franqué) konnte in 9 Fällen keinen Erfolg feststellen. Thaler und Ritter berichteten über je 4, Pankow, Dietrich und Fuchs über je 2 günstig verlaufene Fälle, Jolles, v. Graff, Fleischmann, Halban und Latzko über je einen Fall. Von diesen Fällen ist besonders der eine von Fuchs bemerkenswert. Hier konnte der plastische Erfolg der Operation durch eine zweite Laparatomie kontrolliert werden, wobei sich zeigte, daß die rekonstruierte Tube nicht von einer normalen zu unterscheiden war.

Wir selbst konnten neuerdings 15 Fälle von Stomatoplastik nachuntersuchen und bei allen die Frage der erzielten Durchgängigkeit mittels Tubendurchblasung prüfen. Nur in einem einzigen Falle konnte eine Durchgängigkeit für Luft festgestellt werden. Aber auch in diesem Falle war eine Gravidität nicht eingetreten.

Wenn man diese Zusammenstellungen übersieht, so muß zunächst auffallen, daß ein gut begründetes und ausgedachtes Operationsverfahren zur Heilung eines Leidens, das auf andere Weise gar nicht zu beseitigen ist, nur so verhältnismäßig selten ausgeführt worden ist. Liegen doch die ersten Operationen schon 40 Jahre zurück. Von den Gründen, die für diese Tatsache angeführt werden können, scheinen mir zwei besonders entscheidend: erstens die Gegnerschaft, die das Verfahren schon im Anfang erfahren hatte und zweitens die tatsächlich höchst dürftigen praktischen Erfolge. Die letzteren sind wiederum, wie mir scheint, durch zwei Ursachen bedingt. Erstens durch unser in der Natur der Sache liegendes mangelhaftes, bzw. primitives Rekonstruktionsvermögen und zweitens durch die vielfach unsachgemäße Auswahl der Fälle, also die falsche Indikationsstellung, und aus dieser wiederum sind nicht nur die Mißerfolge, sondern auch die Schädigungen zu erklären, über die mehrfach berichtet wurde, die zur Ablehnung der Operation von seiten maßgebender Autoren geführt haben. In den fast vier Dezennien, die seit der ersten Veröffentlichung Martins über den Gegenstand verflossen sind, sind nur einige Dutzend Fälle bekannt geworden, wo die Operation zu einem vollen Erfolge bzw. zu einem Teilerfolg geführt hat. Der letztere Punkt, Eintreten einer Schwangerschaft aber vorzeitige Unterbrechung derselben, spricht unbedingt dafür, daß die Ursache des Ausbleibens vieler Erfolge nicht in einer mangelhaften Wiederherstellung der Tuben, sondern in anderen

Momenten zu suchen ist. Die Funktionsuntüchtigkeit, sagt Th. Seitz mit Recht, ist nicht bei der Tube, sondern im Uterus zu suchen. Die eigentliche Ursache des Mißerfolges liegt also dann an der unrichtigen Auswahl der Fälle.

Der zweite Hauptgrund der unbefriedigenden Erfolge liegt an der mangelhaften Technik im weiteren Sinne, der operativen Eröffnung und des Offenhaltens der neuen Tubenostien. Die Relaparotomien haben den direkten Nachweis gebracht, daß das neugebildete Ostium als solches nicht lange bestehen bleibt, sondern durch Verklebung wieder verschlossen wird. Die Technik der Tubenplastik zur Erzielung einer dauernden Durchgängigkeit stellt auch heute noch ein Problem dar, ebenso wie die Operationen, die das Gegenteil bezwecken. Inwieweit bei den früheren Operationen die Erfolglosigkeit des Eingriffes auf ungenügende Technik oder auf mangelhafte Auswahl der Fälle zurückzuführen ist, läßt sich nur für wenige Fälle feststellen. Man kann jedoch mit großer Wahrscheinlichkeit annehmen, daß meistens beide Punkte dabei eine Rolle gespielt haben. Um die Primärerfolge der Operation zu verbessern, d. h. also, den erneuten Verschluß der künstlich geschaffenen Öffnung zu verhindern, hat man die verschiedensten Modifikationen versucht. Auf keine Weise ist es möglich gewesen, mit annähernder Sicherheit einen Dauererfolg, zunächst in bezug auf das Offenbleiben der Tuben, zu erzielen. Auch die von Seitz neuerdings angewandte und empfohlene, lang fortgesetzte Nachbehandlung mit Pelvitherm und Diathermie dürfte an den Erfolgen nicht viel ändern. Es fehlte eben bis jetzt die Möglichkeit einer wirklich sachgemäßen und zweckmäßigen Nachbehandlung, wie sie bei den meisten anderen chirurgisch-plastischen Operationen möglich ist, und ohne die die Erfolge dieser Eingriffe ebenso mangelhaft wären als die der Eileiterplastik.

Bezüglich der Auswahl der Fälle ergibt eine Durchsicht der Literatur, daß in dieser Beziehung ziemlich wahllos vorgegangen worden ist, und daß die Plastiken häufig an Genitalien vorgenommen wurden, an denen die Reste schwerster entzündlicher Prozesse noch nachzuweisen waren. Und wenn man sich nun einmal klar macht, daß neben den sichtbaren Resten auch solche unsichtbarer Natur vorhanden sein müssen, wie Veränderungen der Schleimhaut der Tuben oder der Gebärmutter, so erscheinen die vielen Mißerfolge nicht weiter wunderbar.

Eine wesentliche Besserung dieser unbefriedigenden Zustände hat uns die Tubendurchblasung gebracht. Sie gestattet uns zunächst einmal, mit Sicherheit die Diagnose des Tubenverschlusses zu stellen, was ja von größter Wichtigkeit ist, um damit überflüssige Eingriffe zu vermeiden. Sie gibt uns zweitens die Möglichkeit, fast mit der gleichen Sicherheit auch den Sitz des festgestellten Hindernisses zu bestimmen. Dies geschieht durch Ausführung der Tubendurchblasung intra operationem (oder neuerdings auch auf röntgenphotographischem Wege). Sie erlaubt ferner eine sofortige Kontrolle der ausgeführten Plastik in bezug auf die erzielte Durchgängigkeit. Sie stellte aber des weiteren auch ein wertvolles Mittel für die funktionelle Nachbehandlung dar, das wir bis jetzt vollständig entbehren mußten. Es ist mit Bestimmtheit zu erwarten — abschließende Berichte über diese neue Methode liegen noch nicht vor —, daß dadurch eine wesentliche Verbesserung der Resultate erzielt werden wird. Sie ist endlich ein Ersatzmittel für die Operation in den Fällen, wo nur ein relatives Hindernis in Gestalt einer erschwerten Durchgängigkeit des Tubenlumens vorliegt. In diesen Fällen ist es in der Tat möglich, wie mehrfache Erfolge gezeigt haben, durch systematische Wiederholung der Tubendurchblasung den Engpaß zu erweitern und für die Keimprodukte wieder wegsam zu machen.

So hat diese neue Untersuchungsmethode die alte Martinsche Operation zu neuem Leben erweckt. Wenn auf Grund der dadurch geschaffenen besseren Chancen die Operation jetzt wieder häufiger vorgenommen werden wird, so wird man auch in der Lage sein, zu beurteilen, welche Operationsmethode die besten Aussichten auf Erfolge bietet. Bis jetzt war es ja nur ein unsicheres Tasten, da die Kontrolle fehlte.

Zu den bereits erwähnten Operationsmethoden sind noch einige hinzugekommen, die noch kurz erörtert werden sollen.

Zunächst haben Halban und Nürnberger unabhängig voneinander empfohlen, den isthmischen Teil zwischen zwei Ligaturen mittels Thermokauter nach Umschnürung mit mittelstarken Katgutfäden, und zwar möglichst nahe an demselben zu durchtrennen. Nürnberger ging dabei von der Erwartung aus, daß der Faden bald nach der Operation abgleiten würde, nachdem er seine Schuldigkeit, nämlich die der Blutstillung, erfüllt habe. Später hat Nürnberger noch empfohlen, auf die Ligatur zu verzichten. Über Erfolge mit diesen beiden Verfahren konnte Nürnberger jedoch nichts mitteilen.

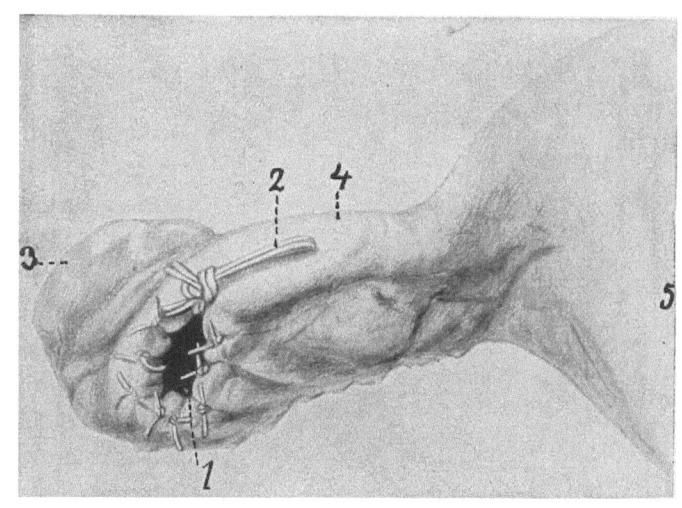

Abb. 16. Operation nach Sellheim. (Med. Klinik 1923.)

Auch Thaler empfiehlt diese einfache Methode, deren leitender Gedanke ist, durch den entstandenen Schleimhautprolaps eine Verklebung des Tubenlumens zu verhindern und durch die Unterlassung des Anbringens von Ligaturen, die als Fremdkörper wirken, eine Verklebung zu verhindern.

Zur Aufrechterhaltung der neuen Tubenöffnung empfiehlt Sellheim neuerdings ein besonderes Vorgehen, wie es in ähnlicher Weise in Amerika ausgeführt worden ist (Tweedy): Nach Durchtrennung der Tuben in der Nähe des abdominalen Endes und Umsäumung des Randes wird eine gerade, mit dicken, doppelten Katgutfäden eingefädelte Stopfnadel durch die Öffnung etwa 2 cm tief eingeführt und durch die Tubenwand von innen nach außen durchgestochen. Der doppelte Katgutfaden wird leicht geknotet und als Docht in der Eileiteröffnung belassen. Die Durchtrittsöffnung kann, wenn sie nicht verheilt, eine akzessorische Tubenöffnung angeben („Katgutlochdrainage").

Eine Spaltung der ganzen Tube von der Ampulle bis zum Uterus empfehlen neuerdings wieder Jolles und Davis. Ersterer hat mit diesem Verfahren einen sicheren Erfolg, letzterer durch eine Kombination mit monatelanger Vakzinebehandlung „nicht selten" Erfolge gesehen.

Es stehen uns also eine größere Reihe von Operationsmethoden zur Verfügung, von denen die wichtigsten hier noch einmal kurz aufgeführt werden sollen:

1. Das alte Verfahren: quere oder schräge Durchtrennung der Tuben und Umsäumung des Randes.

2. Die einfache Durchschneidung der Tuben nahe dem uterinen Ende.

3. Anlegen einer Ligatur und Durchtrennung der Tube nahe derselben mittels Thermokauter.

4. Das Einschneiden eines Fensters in die verschlossene, erweiterte Tube mit oder ohne Fixierung des Ovariums an die neugebildete Tubenöffnung.

5. Längsdurchtrennung der Tube in ganzer Ausdehnung.

6. Stomatoplastik nach Sellheim.

Als 7. Verfahren ist schließlich noch eine komplizierte Methode zu erwähnen, die zunächst von einem Amerikaner mit vollem Erfolg ausgeführt worden ist, nämlich die Implantation des ampullären Tubenteils in den Uterus nach Resektion des nicht mehr brauchbaren uterinen Teiles. Dieses Verfahren kommt in Frage, wenn eine Tumorbildung vorliegt (2 Fälle von A. Mayer) oder entzündliche Prozesse, kongenitale Mißbildungen, eine Tubenschwangerschaft im uterinen Teil, diesen zerstört, bzw. funktionsunfähig gemacht haben.

Die Technik dieses Verfahrens geht aus der hier wiedergegebenen Darstellung des von dem Amerikaner Cullen operierten und von Shaw 1921 veröffentlichten Falles hervor.

Man würde die ganze Operation für eine Spielerei halten, wenn sie nicht von einem vollen Erfolg begleitet worden wäre. Die Implantation wurde in einem Falle von interstitieller Schwangerschaft ausgeführt, nachdem früher schon die anderen Adnexe entfernt worden waren. Ein Jahr nach der Operation trat Schwangerschaft ein, die jedoch durch einen Abort beendigt wurde. Nach weiteren zwei Jahren kam es zu einer Frühgeburt mit Placenta praevia.

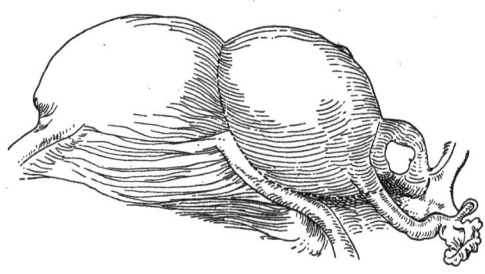

Abb. 17.

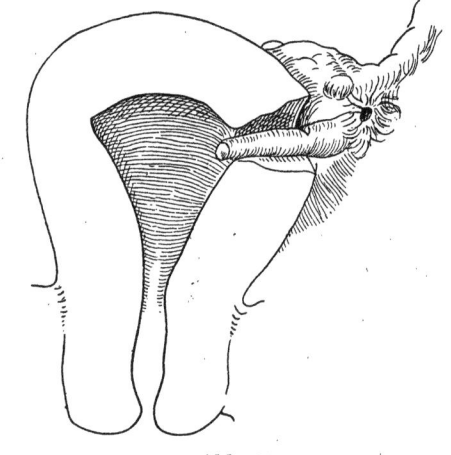

Abb. 18.

Abb. 17 u. 18. Die Cullensche Implantation des ampullären Tubenteils in den Uterus. (Nach Shaw.)

Einen ähnlichen Fall von Salpingo-hystero-anastomosis hatte früher schon Rieß mitgeteilt. Hier war nach Exstirpation eines Myomknotens im Tubenwinkel die Einpflanzung erfolgt, ebenfalls mit dem Erfolge, daß mehrere Monate später ein Abort zustande kam. Neuerdings ist das Verfahren auch in Deutschland mehrfach ausgeführt worden, jedoch zunächst ohne Erfolg.

So berichtete A. Mayer über zwei einschlägige Fälle von Implantation des Tubenrestes nach Exstirpation eines Myoms im interstitiellen Teil der Tube. Ebenso Straßmann, der sich ausführlich über Technik und andere Einzelheiten ausläßt, allerdings auch ohne einen positiven Erfolg mitteilen zu können. Dagegen hat Unterberger von drei Fällen einen erfolgreich operiert. Es ist das, wie Unterberger richtig bemerkt, der erste Fall in Europa, bei dem die Tubeneinpflanzung mit Erfolg ausgeführt worden ist.

Was die Technik angeht, die Unterberger in seinen drei Fällen angewendet hat, so hat er als Implantationsstelle den Fundus gewählt und den Tubenrest nach Art der Franzschen Ureterimplantation im Uterus befestigt. Die Mesosalpinx blieb dabei natürlich erhalten. In einem der operierten Fälle konnte Unterberger die Durchgängigkeit in der üblichen Weise feststellen. Der erfolgreich operierte Fall betrifft eine 36jährige Frau, die die Schwangerschaft ausgetragen und ein lebendes Kind zur Welt gebracht hat (briefliche Mitteilung).

Schon vorher hat Novak in Wien eine Implantation ausgeführt, aber an Stelle des gefäßreichen Uterushorns eine gefäßarme Partie an der Hinterwand des Uterus gewählt.

Selbstverständlich wird man im gegebenen Falle zur Verbesserung des Erfolges der Tubenplastik noch andere kleine, notwendig erscheinende Eingriffe ausführen. So scheint es zweckmäßig, die topographischen Verhältnisse von Eierstock zu Eileiteröffnung möglichst so zu gestalten, wie sie von Natur sind, und vor allem dafür zu sorgen, daß eine etwa vorhandene Abknickung der Tube beseitigt wird. Zu diesem Zwecke ist es häufig angebracht, den Uterus zu suspendieren. Löhnberg (Füth) empfiehlt eine Fixierung der Adnexe an der seitlichen Beckenwand, um sie an einem Nachhintensinken zu verhindern. Es erscheint mir zweifelhaft, ob eine derartig unphysiologische Lagerung das Zustandekommen einer Konzeption erleichtert.

Man wird also mit einem Wort im einzelnen Falle individualisierend vorgehen müssen, und der schöpferischen Kunst des Operateurs ist dabei ein weiter Spielraum gelassen. Nach den günstigen Erfolgen von Cullen und Unterberger wird man selbst im gegebenen Falle, wenn es sehr auf die Schaffung einer Konzeptionsmöglichkeit ankommt, die Implantation des Tubenrestes versuchen können. Man muß dabei sich und den Patienten die großen Gefahren einer (eventuell erneuten) Tubargravidität vor Augen halten.

Sitzt das Hindernis am ampullären Teil, so scheint die Ausführung einer der älteren Methoden (Quer-, Schräg- und Längsspaltung mit Umsäumung der Ränder) zweckmäßig, sitzt das Hindernis in der uterinen Hälfte, wo das Lumen sehr eng ist und die Gefahren einer Verklebung sehr große sind, so wird man sich mit der einfachen Durchschneidung oder auch einer Längsspaltung begnügen. Sieht man doch, daß das Wiederherstellungsvermögen der Natur, allerdings bei der ganz gesunden Tube, so groß ist, daß die zwecks Sterilisierung durchschnittene und ligierte Tube oft oder gar meist wieder durchgängig wird.

Wie häufig übrigens das Hindernis nahe dem uterinen Ende sitzt, das sehen wir erst jetzt, wo wir durch die Tubendurchblasung den Sitz der Verengerung nachweisen können. Es ist in diesen Fällen oft kaum möglich, ein funktionsfähiges, durchgängiges Stück der Tube zu erhalten. Man darf sich dadurch natürlich nicht abhalten lassen, soviel als nötig von der Tube wegzunehmen. Wenn man weiß, wie erfinderisch die Natur in den Fällen ist, wo wir ihr ins Handwerk pfuschen, um eine Befruchtung unmöglich zu machen, so ist zu erwarten und durch Tatsachen ja auch bewiesen, daß auch bei ganz kleinen Tubenresten Schwangerschaft eintreten kann. Das beweist auch wieder ein kürzlich veröffentlichter Fall, wo trotz doppelseitiger Exstirpation der Tuben mit Keilexzision und Übernähung der Wunde die unerwünschte Schwangerschaft eintrat.

Liegt gleichzeitig eine Verlagerung des Uterus vor, so muß diese natürlich auch korrigiert werden und dabei, worauf Bumm besonders aufmerksam gemacht hat, darauf gesehen werden, daß keine Abknickung zustande kommt. Als zweckmäßigste Fixationsmethode wird die Alexander-Adamsche Operation empfohlen. Nachdem die Wegsamkeit der Tuben so wieder hergestellt ist, gilt es dafür zu sorgen, daß sie auch bestehen bleibt. Schon bei Eröffnung der Bauchhöhle wird mittels der Tubendurchblasung festgestellt, ob eine Durchgängigkeit vorhanden ist. Nachdem einige Tage verflossen sind, wird man, wie schon erwähnt, durch regelmäßige Durchblasungen dafür Sorge tragen, daß das Resultat durch Verklebungen nicht wieder zunichte gemacht bzw. beeinträchtigt wird.

Mit Aussicht auf Erfolg wird man die Operation nur dann ausführen, wenn die Lokalinspektion ergeben hat, daß keine akuten oder schweren chronischen Entzündungserscheinungen vorliegen. Besonders aussichtsreich erscheinen die Fälle, wo der Verschluß im Anschluß an eine Blinddarmentzündung entstanden ist, wo man also annehmen kann, daß die Schleimhaut der Tube oder des Uterus nicht oder nicht wesentlich in Mitleidenschaft gezogen ist. Will man eine Plastik gelegentlich einer Operation wegen entzündlicher Adnexerkrankungen machen, wo es in erster Linie gilt, die Beschwerden sicher zu beseitigen, so ist es natürlich zwecklos, durch die Ausführung einer Plastik das Hauptziel der Operation in Frage zu stellen. Es müßte denn sein, daß der Wunsch der zu operierenden Patientin, ihr die Möglichkeit zur Konzeption zu schaffen, so groß ist, daß sie die möglicherweise zurückbleibenden Beschwerden in Kauf nehmen und eine eventuell nötig werdende zweite Operation über sich ergehen lassen will. Es ist durchaus notwendig, die Frauen auf diese Eventualitäten aufmerksam zu machen und ihre Wünsche so weit als möglich zu berücksichtigen. Wenn bei Gelegenheit einer Operation wegen Tubargravidität sich die Frage der Stomatoplastik erhebt, so muß man es sich doppelt überlegen, ob man die verschlossene Tube der anderen Seite öffnen soll. Gerade die Erfahrungen der letzten Jahre, in denen sich mit einer enormen Zunahme der Tubargraviditäten — wir haben durchschnittlich jede Woche einen Fall zu operieren — auch die Zahl der wiederholten Fälle so stark vermehrt hat, geben Anlaß, diesen Punkt besonders zu betonen. Im übrigen wird ja auch meist, wenn es sich um eilige Notoperationen handelt, kaum die Möglichkeit zu einer subtilen Plastik vorhanden sein. Daß beim Vorhandensein einer Pyosalpinx, besonders wenn diese tuberkulöser Natur ist, eine Plastik abzulehnen ist, liegt auf der Hand. Immer muß man sich natürlich darüber klar sein, daß wie Geppert richtig sagt, die operative Wegsammachung der Eileiter bisher noch ein Problem ist, und man wird, besonders beim Vorliegen entzündlicher Erkrankungen, die alte und durch neue Beobachtungen bestätigte Tatsache berücksichtigen müssen, daß selbst nach den schwersten, objektiv nachweisbaren Veränderungen der Adnexe noch eine Spontanheilung und eine Wiederherstellung der normalen Tubenfunktion und damit die Möglichkeit einer Befruchtung eintreten kann.

Anhangsweise ist noch zu erwähnen, daß man auch den Versuch gemacht hat, die stenosierte Tube mechanisch zu dilatieren. So hat Solomons vom Abdomen aus bei

Verschluß im ampullären Teil eine Erweiterung mit der Sonde versucht. Saß die Stenose im isthmischen Teil, so ging Solomon so vor, daß er nach Exzision der stenosierten Partie vom Fimbrienende aus einen Katgutfaden durch das Lumen der Tube führte und ihn dann mittels einer geraden Nadel durch den uterinen Teil der Tube und durch das Cavum uteri in die Uteruswand hindurchstach, die Enden des Fadens verknotete und zum Schluß eine zirkuläre Serosanaht ausführte.

T. Hope-Lewin (zitiert nach Geppert) will sogar nach Dilatierung der Tube zweimal Schwangerschaft erlebt haben.

Die Erfolge der plastischen Operationen an den Eileitern sind, wie schon erwähnt, bis jetzt höchst bescheiden gewesen. Die Gründe dafür sind schon geschildert worden. Es ist jedoch zu erwarten, daß die Aussichten besser werden, nachdem man die Fehler der Technik erkannt hat und durch die neueren Untersuchungsmethoden in die Lage versetzt ist, die ungeeigneten Fälle von der Operation auszuschließen und in den geeigneten durch exakte Bestimmung des Sitzes des Hindernisses, durch sofortige Nachprüfung des Erfolges intra operationem und systematische Nachbehandlung die primären Operationsresultate zu verbessern.

Von ausländischen Berichten erscheinen noch besonders bemerkenswert die Mitteilungen von Solomons und Philipps. Philipps hatte unter 20 Fällen nicht weniger als fünfmal einen vollen Erfolg erzielt. Er begnügte sich allerdings nicht damit, eine Methode auszuführen, sondern ging individualisierend vor. Darauf ist vielleicht auch ein Teil seiner Erfolge zurückzuführen. Philipps führte abwechselnd die einfache Salpingostomie, die partielle Ektomie, die Resektion mit Anastomosenbildung und die einfache Inzision aus. Die schlechtesten Erfolge hatte er bei Eingriffen am uterinen Tubenende.

Solomons berichtet über das ungeheure Material von 436 Fällen von Sterilität überhaupt, bei denen er die verschiedensten Eingriffe mit der unwahrscheinlich hohen Zahl von 50% Erfolgen ausgeführt hat. Eingriffe an den Tuben wurden 22 mal mit Erfolg gemacht, und zwar 10 mal Plastiken und 12 mal Resektion einer Tube mit Einlegen eines Katgutfadens, wie eben geschildert.

Je nach Lage des Falles muß der einzelne Eingriff, wie schon erwähnt worden ist, entsprechend modifiziert werden. So hat beispielsweise Dienst kürzlich über ein raffiniertes, mit Erfolg ausgeführtes Operationsverfahren berichtet. Es handelte sich um folgenden Fall: Bei doppelseitiger Adnex- bzw. Periadnexitis-Resektion der daumendicken, fest dem linken Ovarium aufsitzenden linken Tube in typischer Weise mit keilförmiger Exzision des intrauterinen Anteils, zugleich Ausschälung eines dort sitzenden kirschgroßen Myoms. Sorgfältige Peritonisierung, Abtragung und Mobilisierung der rechten, auf der seitlichen Beckenwand mit ihrem Fimbrientrichter fest adhärenten, etwa bleistiftdicken, intumeszierten Tube, Salpingostomatoplastik. Durchtrennung der Mesosalpinx, Vernähung der auf den Rücken des Uterus umgeschlagenen Tube im abdominalen Teil durch eine sero-seröse Katgutnaht, so daß die Tube mit ihrem Fimbrientrichter den medianen Teil des linken Eierstockes umgreift — der rechte Eierstock fehlte, er war offenbar früher bei einer Appendixoperation entfernt worden —, schließlich Mobilisierung des auf das Rektum flächenhaft stark verwachsenen Uterus und Durchtrennung zahlreicher Adhäsionen. 1 Jahr und 10 Monate später glatte Geburt des Stammhalters.

Also trotz der schweren Veränderungen und des komplizierten Eingriffes erfolgte Befruchtung durch eine Art äußere Überwanderung des Eies!

Unter der großen Zahl von Mißerfolgen, die bekannt geworden sind, fanden sich einige, bei denen nicht nur der gewünschte Erfolg ausblieb, sondern auch andere Zufälle eintraten, die auch noch erwähnt werden müssen. Das Aufflackern von Entzündungen unter Bildung von Adnextumoren, das mehrfach beobachtet worden ist, ist ja vielleicht ein Ereignis, das bei sorgfältiger Auswahl der Fälle vermieden werden kann. Nicht so ist es jedoch mit der ektopischen Eiansiedlung, die auch mehrfach im Anschluß an die Plastik beobachtet worden ist, und zwar meist in den Fällen, in denen die eine Tube wegen Tubargravidität entfernt und zur Erhaltung der Konzeptionsfähigkeit eine Eröffnung der anderen, verschlossenen Tube vorgenommen worden war. Mit dieser Möglichkeit muß man also rechnen. Man wird unter allen Umständen gut tun, seine Patienten auf die verschiedenen Zufälle, die eintreten können, wie auch über die geringen Chancen, die der Eingriff an sich schon bietet, aufmerksam zu machen, und die Operation nur dann ausführen, wenn der dringende Wunsch nach der Schaffung einer Konzeptionsmöglichkeit, der alle Hindernisse und Bedenken überwindet, vorhanden ist.

Wenn auch zahlenmäßig die bis jetzt erzielten Erfolge sehr bescheiden sind, so bedeutet doch jede Wiederherstellung einer verschlossenen Tube, die zu einer Konzeption führt, einen Gewinn, der um so größer ist, je schwerer und verhängnisvoller die Folgen der Kinderlosigkeit im einzelnen Falle sind [1].

---

[1] Nach Abschluß der Arbeit sind noch eine Reihe von Mitteilungen erschienen, die hier noch kurz referiert werden sollen.

Isbruch gibt aus der Mackenrodtschen Klinik 2 bzw. 3 Fälle von erfolgreicher Stomatoplastik (1 Partus, 1 Abort) unter insgesamt 12 Operationen bekannt. Der eine dieser Fälle erscheint besonders bemerkenswert, da nach 13 jähriger Sterilität die Operation — Plastik auf der einen Seite und Entfernung der anderen ebenfalls erkrankten Seite — zur Schwangerschaft mit ausgetragenem Kinde führte.

Von größerem und aktuellerem Interesse ist die Bekanntgabe von erfolgreichen Tubenimplantationen. Zunächst ist ein im Jahre 1923 von Pfeilsticker operierter Fall zu erwähnen.

Bei der Operation einer wiederholten interstitiellen Tubargravidität wird der lange Tubenrest implantiert. Ungestörter Heilungsverlauf; etwa 2 Jahre nach der Operation Geburt eines ausgetragenen Kindes.

In einem zweiten Falle operierte Pfeilsticker vaginal und pflanzte ebenfalls den Tubenrest ein, obwohl die zweite Tube vorhanden war. Auch hier glatter Heilverlauf. Pfeilsticker empfiehlt auf Grund dieses Falles die Implantation für alle Fälle, wo wegen abnormer Länge der Tuben die Gefahr einer Wiederholung der Tubargravidität gegeben ist.

Kiparsky hat (nach Mandelstamm) die gleiche Operation bereits 8 mal ausgeführt, und zwar 5 mal doppelseitig und 3 mal einseitig. 3 mal lag primäre, 5 mal sekundäre Sterilität vor. 5 mal erfolgte die Implantation in die Hinterwand des Uterus nach Straßmann (bzw. Kowak), 2 mal im Uteruswinkel nach Exzision desselben. Eine Gravidität trat jedoch in keinem dieser Fälle ein. Diese Mißerfolge, die wahrscheinlich durch Zusammenwachsen der angefrischten Tubenränder oder durch Kompression derselben entstanden sind, veranlaßten Kowak, entsprechend den physiologischen Verhältnissen vorzugehen und mittels eines Uterustrepans den Tubenrest an die topographische richtige Stelle einzupflanzen.

Über Erfolge mit dieser neuen Methode konnte Kiparsky jedoch noch nicht berichten.

Mandelstamm selbst ging zweimal so vor, daß er einen runden Kanal bohrte und dann die in zwei Lappen gespaltenen Enden der Tube in den Uterus hineinzog (entsprechend der Ureterenimplantation nach Franz). Da das Verfahren zweckmäßig zu sein scheint, sei es hier kurz wiedergegeben:

Nach Abtragen des undurchgängigen medialen Tubenteils von dessen Mesosalpinx wurde mit einem schmalen Messer der intramuläre Tubenteil zirkulär ausgeschnitten, so daß ein enger, runder Kanal ins Uteruskavum führte; sodann wurde das Uterushorn mit einer Nadel, die mit einem langen Katgutfaden versehen war, durchstochen, so daß die Ligatur durch die Tiefe des gebildeten Kanals durchgezogen werden konnte. Vermittels einer in den Kanal eingeführten Pinzette wurde die Mitte des Fadens gefaßt und eine lange Schlinge herausgezogen. Nach Durchtrennung der mittleren Schlinge wurde jederseits eine feine Nadel angesetzt und der entsprechende Tubenlappen (etwa 2 mm vom Rande entfernt) gefaßt, die Ligatur geknotet und das eine mediale Ende des Fadens abgeschnitten. Sodann wurde die Sonde in das Uteruskavum eingeführt und beim Ziehen der lateralen Enden der (die Uteruswände durchgreifenden) Katgutligaturen glitt die Tube in den Uterus. Nach Knoten der Ligaturen wurden noch zwei Katgutligaturen,

Das ist auch der Grund, weshalb man immer wieder nach neue Methoden gesucht hat und noch sucht, um diesen Fluch, unter dem so manche Frauen schwer leiden, zu beseitigen. So ist man jetzt sogar dazu übergegangen, selbst für die Fälle, wo beide Tuben völlig zerstört oder doch vollkommen funktionsunfähig geworden sind, Rat zu schaffen, und zwar durch direkte Einpflanzung eines gesunden Ovariums in den Uterus. Das einfachste Verfahren ist die Transplantation des Ovariums oder eines Teiles desselben in den Tubenwinkel bzw. an die Ansatzstelle der Tuben an der Uterusecke. Da selbst bei vollständigem Fehlen der Tuben (Exstirpation derselben zu Sterilisierungszwecken mit Exzision des interstitiellen Anteiles) Schwangerschaft beobachtet worden ist, so erschien es durchaus möglich, auf diese Weise eine Konzeption zu erzielen. In der Tat sind denn auch einige erfolgreiche Fälle bekannt geworden. Es empfiehlt sich jedoch bei diesen Eingriffen, das Ovarium mit seinem Gefäßstiel in Verbindung zu lassen, um seine Ernährung zu garantieren.

Die ersten derartigen Operationen wurden schon vor über 30 Jahren ausgeführt.

So implantierte Morris 1895 ein Stück Ovarium in den Tubenwinkel mit dem Erfolg, daß Gravidität eintrat, die allerdings mit Abort endigte.

Zur gleichen Zeit führte Franck die Operation aus, und zwar mit einem ganzen und einem halben Erfolg (einmal Partus, einmal Abort).

10 Jahre später hatte Bainbridge mit der gleichen Methode einen vollen Erfolg. (Wir selbst haben übrigens früher schon erlebt, daß nach Exstirpation beider Adnexe mit Zurücklassung eines Ovarrestes zur Erhaltung der Menstruation später Schwangerschaft eintrat.)

Einen Schritt weiter ist dann Estes sen. gegangen, der an einem großen Material das Verfahren ausgebaut hat, um bei der Ausführung der Adnexoperationen die Menstruation und Konzeption zu erhalten. 1922 berichtet Estes über seine ersten 19 Fälle. Estes ging in folgender Weise vor: Die Tube wird aus der Uteruskante, in die das Ovarium implantiert werden soll, unter Schonung der arteriellen Anastomosen zwischen Uterina

---

die die Tubenserosa mit der Uterusserosa vereinigten, angelegt und eine bzw. zwei Ligaturen auf die Mesosalpinxwunde. Entfernen der Sonde aus der Salpinxwunde. In beiden Fällen glatter Verlauf.

Die beiden nach dieser Methode operierten Fälle wurden nach 40 Tagen bzw. 2 Monaten nachuntersucht. In beiden Fällen erwiesen sich die Tuben bei der Pertubation durchgängig, und zwar bei einem Druck von 90 mm.

In einem dritten Falle, der 1925 wegen Salpingitis isthmica nodosa operiert worden war, wurde die Durchgängigkeit der Tuben nach $^3/_4$ Jahren festgestellt (Druck von 40 mm). Im Anschluß daran trat eine Gravidität ein.

Mandelstamm gibt zum Schluß folgende Richtlinien für das Vorgehen bei der Tubenimplantation.

1. Bei der Tubenimplantation in den Uterus ist besonders auf die Herstellung normaler anatomischer Verhältnisse zu achten. Die Tube muß darum in die Stelle des zirkulär herausgeschnittenen obliterierten intramuralen Teils eingepflanzt werden.

2. Zur Vorbeugung eines möglichen Zusammenwachsens der angefrischten Tubenränder erscheint die Trennung des zu implantierenden Tubenendes in zwei Lappen und der Befestigung an der Uterusmukosa und Serosa durch dünne Katgutknopfnähte wünschenswert.

3. Durch die Tubenspaltung (Lappenbildung) scheinen günstigere Bedingungen für die Konzeption geschaffen werden, da auf solche Weise der fließende Übergang des Uteruskavum ins Tubenlumen wiederhergestellt wird.

4. Die Länge des neugeschaffenen intramuralen Tubenteils muß womöglich genau der des herausgeschnittenen interstitiellen Teils entsprechen.

Über erfolglose Tubenimplantationen berichten noch Nowak und Ward.

und Ovarika so herausgeschnitten, daß die Uterushöhle in Ausdehnung von zwei Stecknadelköpfen eröffnet wird. Nach Exstirpation der Adnexe wird ein Stück des einen Ovariums mit der Oberfläche nach innen an dieser Stelle durch fortlaufende Nähte fixiert und dann mit dem Ligamentum rotundum gedeckt. Auf der anderen Seite erfolgt die gleiche Versorgung der Wunde. Vorher Abrasio, Jodierung und Tamponade der Uterushöhle. Wenn eitrige Entzündungen der Adnexe vorliegen, wird keine Plastik gemacht.

Estes jun. konnte nur über 45 von 100 so operierten Patienten Nachricht erhalten. In 33 Fällen (= 73,5%) war eine normale, in 5 (= 11%) eine unregelmäßige Periode eingetreten, nur in 4 Fällen hatte sich keine Periode wieder eingestellt. 15 Frauen klagten über Kopf- und Kreuzschmerzen oder Beschwerden an der Seite des implantierten Ovariums. **In 4 Fällen war es zur Schwangerschaft gekommen, die zweimal ausgetragen wurde** (hierzu kommt ein erfolgreicher Fall von Th. C. Zulick).

In 3 Fällen mußte wegen starker Beschwerden relaparotomiert werden. Dabei fanden sich zweimal zystische Veränderungen im implantierten Ovarium.

In etwas anderer Weise geht der Pariser Chirurg Tuffier vor, der kürzlich in zwei Publikationen über eine große Zahl derartiger, zum Teil mit Erfolg operierter Fälle berichten konnte.

Als Implantationsort wählt Tuffier die Hinterwand des Uterus. Er fixiert nur den einen Pol des Ovariums unter Erhaltung des Gefäßstieles in die Gebärmutterhöhle, so daß der größere Teil in die Uteruswand zu liegen kommt, wo er durch einige Situationsnähte fixiert wird. Vor der Operation wird stets eine Erweiterung des Uteruskavums bis zur Durchgängigkeit für den Zeigefinger vorgenommen. Nach der letzten Veröffentlichung von Tuffier und Bour hat ersterer seit 1922 die Operation der Ovarieneinpflanzung in den Uterus in 50 Fällen ausgeführt, während seine ersten Versuche mit der Operation schon 20 Jahre zurückliegen. Er hat dabei die Beobachtung gemacht, daß bei der freien Transplantation die Menses nach 3—5 Monaten auftreten und 5—10 (!) Jahre anhalten können. Bleibt das Ovarium jedoch mit seinem Stiel in Verbindung, so funktioniert es sofort weiter.

Unter den 50 von ihm operierten Fällen war 28mal das ganze, 19mal ein halbes Ovar und 3mal beide Ovarien eingepflanzt worden. Diese 3 Fälle lagen bei der Veröffentlichung erst kurz zurück, ebenso sechs andere.

Die Periode trat auf:

18mal im 1. Monat post operationem
9 „ „ 2. „ „ „
5 „ „ 3. „ „ „
4 „ „ 4.—6. „ „ „
1 „ „ 12. „ „ „
1 „ überhaupt nicht nach einmaliger Blutung im 1. Monat.

Ein regelmäßiges Auftreten der Periode wurde in 21 Fällen beobachtet. Zweimal trat die Periode erst regelmäßig auf, um dann unregelmäßig zu werden. In den anderen 17 Fällen war sie von Anfang an regelmäßig. Einmal war sie so stark, daß eine Röntgenbestrahlung nötig war. Ohne Schmerzen verlief die Periode nur in 18 Fällen.

Betreffs der Technik empfiehlt Tuffier in dieser Veröffentlichung bei großem Ovarium nur die innere Hälfte zu implantieren.

Die Erfolge quoad graviditatem waren bei Tuffiers Fällen negativ, vielleicht, weil das Ovarium meist zu voluminös war, vielleicht auch, weil die Frauen zum Teil überhaupt nicht schwanger werden wollten.

Nach diesen Mitteilungen, besonders denen von Estes, scheint es, daß in der richtig ausgeführten Ovarientransplantation ein aussichtsreicher Weg gefunden worden ist, der weiter verfolgt zu werden verdient, um Ausfallserscheinungen zu vermeiden und eine Konzeptionsmöglichkeit zu schaffen, wenn der Wunsch hiernach so groß ist, daß ein solcher Eingriff Berechtigung hat.

In Deutschland hatte Döderlein schon früher ähnliche Versuche gemacht, sie dann aber als aussichtslos wieder aufgegeben. A. Mayer hat sie wieder aufgegriffen und kürzlich über 5 Fälle berichtet, bei denen er eine Implantation ausgeführt hatte. Er war dabei so vorgegangen, daß er die vordere Uteruswand mit einem Längsschnitt eröffnete und das Ovarium oder einen Teil desselben von Bleistiftdicke und einer Länge von $1^{1}/_{2}$—2 cm in die Höhle implantierte und die Operationsstelle mit Peritoneum deckte. Der Heilverlauf war immer ein glatter, nur einmal wurde das Ovarium ausgestoßen. Eine Konzeption wurde jedoch niemals beobachtet.

Benisch und R. Köhler haben früher ebenfalls an Tieren experimentiert und ein Einheilen der Ovarien gesehen, wenn sie den Gefäßstiel erhielten. Ein Erfolg quoad conceptionem war aber ausgeblieben, obgleich eine Funktion der eingeheilten Ovarien festzustellen war.

Wiesner war es jedoch vor Jahren schon gelungen, bei Ratten die Überpflanzung mit dem Erfolg eingetretener Schwangerschaft auszuführen. Nach entsprechenden Tierversuchen gelang dann Gellert (Dresden) eine erfolgreiche Einpflanzung beim Menschen. Wegen der Wichtigkeit des Falles soll er hier etwas genauer geschildert werden.

Es handelte sich um eine 29jährige, seit 6 Jahren steril verheiratete Frau, die wegen starker Unterleibsbeschwerden operiert werden mußte. Bei der Operation fand sich neben einer schweren chronischen Pelveoperitonitis ein aus Pyoovarium und Pyosalpinx bestehender faustgroßer Tumor links, der allerseits stark verwachsen war und nur unvollkommen entfernt werden konnte. Rechts war die Tube in eine Pyosalpinx von geringerem Umfang umgewandelt, aber das Ovarium schien völlig intakt.

Da die Patientin den dringenden Wunsch ausgesprochen hatte, konzeptionsfähig zu werden, wurde von einer Radikaloperation abgesehen und nach einer transversalen, fundalen Keilexzision des Uterus mit Exstirpation der Adnexe nach Beuttner das eine Ovarium in das eröffnete Lumen des metritisch veränderten Uterus implantiert und dort durch dünne Katgutnähte fixiert. Der Gefäßteil des Ovariums, dessen Mobilisierung keine Schwierigkeiten machte, wurde dabei erhalten. Das halbe Organ konnte so in den Uterus hineingesteckt werden. Danach typische Beendigung der Operation nach Beuttner mit weitmöglichster Peritonisierung. Der Heilverlauf war völlig reaktionslos, so daß die Patientin bereits am 14. Tage aus der Klinik entlassen werden konnte.

Nach zunächst unregelmäßigem Auftreten der Periode und gewissen Beschwerden befand sich die Patientin wohl. Gut ein Jahr später blieb die Periode zum ersten Male aus und es konnte bald das Vorhandensein einer Schwangerschaft festgestellt werden. Infolge eines Traumas trat jedoch im 6. Monat eine Frühgeburt ein (Oktober 1924), die von einem ungestörten Wochenbett gefolgt war.

Der Fall erscheint höchst bemerkenswert, weil er zeigt, daß der experimentell eingeschlagene Weg auch trotz ungünstiger Bedingungen für die Praxis gangbar ist.

Der von Halban erhobene Einwand, daß sich das implantierte Ovarium retrahiert habe, wodurch eine Uterusfistel entstanden sei, wird von Halban selbst als nicht überzeugend bezeichnet.

Fraglich ist es ja nun, ob das von Gellert erwählte Verfahren in allen seinen Teilen zweckmäßig war. Sagt doch Gellert selber und mit Recht, daß Voraussetzung für die Wiederherstellung der Konzeptionsfähigkeit das Vorhandensein eines gesunden Ovariums und eines intakten Uterus ist. Durch die Exzision dürfte jedoch der Uterus so geschädigt worden sein, daß es sehr zweifelhaft erscheint, ob er auch ohne das erwähnte Trauma die Frucht bis zum Ende der Schwangerschaft hätte tragen können.

Es dürfte sich also doch wohl empfehlen, die Integrität des Uterus insoweit zu erhalten, daß man nicht einen Teil desselben entfernt, sondern daß man sich mit der Schaffung einer Öffnung begnügt, um das Ovarium zu implantieren.

Da lokale Erkrankungen des Ovariums nur selten allein als Ursache einer bestehenden Sterilität anzusprechen sind, erübrigt sich auch in der Regel eine besondere Spezialbehandlung. Liegen Schädigungen entzündlicher Natur dieses Organs vor, so sind sie fast immer mit entsprechenden Veränderungen an den Tuben verbunden und bedürfen der gleichen Behandlung wie diese.

Nur bei einer Erkrankung könnte ein lokaler Eingriff berechtigt erscheinen und versucht werden, das ist die hochgradige, mit starker Vergrößerung einhergehende zystische Entartung der Ovarien. In diesen Fällen hat man mehrfach den Versuch gemacht, durch eine Teilresektion eine normale Funktion der Ovarien zu erzielen.

Der Eingriff ist auch mehrfach mit Erfolg ausgeführt worden. Man ist auch noch weiter gegangen und hat das eine erkrankte Ovarium völlig exstirpiert (Kosenack und Fellenberg), von der Erwägung ausgehend, daß dadurch die Funktion des anderen verbessert würde. Auch nach diesem Eingriff hat man Erfolge gesehen [1].

Die viel wichtigere Schädigung des Ovariums infolge Zurückbleibens in der Entwicklung macht ebenfalls eine Therapie nötig, die entsprechend der Entstehungsart in der Hauptsache in einer Allgemeinbehandlung besteht. Sie kann durch eine lokale Behandlung ergänzt werden in der Art, wie sie für die Behandlung der Hypoplasie des Uterus geschildert worden ist, und die in der Hauptsache auf die Erzeugung einer lokalen Hyperämie ausgeht, um dadurch das in der Entwicklung zurückgebliebene, geschwächte und atrophisch gewordene Organ zu kräftigen und wieder funktionsfähig zu machen.

Die neueste Behandlungsmethode der Subfunktion des Ovariums, die „Ersatz-

---

[1] Mackenrodt hat dieses Verfahren ausgebaut und systematisch zur Anwendung gebracht.

Nach einer vor kurzem nach Abschluß dieser Arbeit erschienenen Veröffentlichung von Isbruch wurde Mackenrodt dabei von dem Gedanken geleitet, daß krankhafte Veränderungen der Ovarien nicht so selten die Ursache für eine vorhandene Sterilität abgeben. Deshalb solle man, wenn allgemeine Behandlungsmethoden nicht zum Ziele führen, sich durch eine Laparotomie einen Einblick in die inneren Verhältnisse schaffen, um dann eventuell die nötigen Eingriffe auszuführen (ähnliche Vorschläge stammen von v. Jaschke und L. Fränkel). Dabei fände man häufig kleine Zysten an den Ovarien, die an der Oberfläche liegen, in derber, schwieliger Albuginea eingebettet. Diese verhindern nach Mackenrodt die tiefer liegenden, meist unveränderten Follikel am Reifen. In Verfolg dieser Anschauung hat Mackenrodt die sogenannte interpolare Resektion des Ovariums ausgeführt und empfohlen. Diese besteht in einer keilförmigen Exzision durch zwei Schnitte, die senkrecht zu der Längsrichtung des Ovariums verlaufen. Die Nachuntersuchung der so operierten Frauen ergab folgende Resultate: Von 29 Frauen, bei denen der Eingriff entweder ein- oder doppelseitig vorgenommen worden war, wurden nicht weniger wie 14 gravid. Bei zwei Frauen war allerdings noch eine Stomatoplastik gemacht worden. Jedoch ist zu bemerken, daß von diesen Frauen nicht weniger als elf erst zwei und weniger Jahre verheiratet waren, was für die Beurteilung der Methode doch sehr erheblich ins Gewicht fällt.

therapie" in Form von Ovarientransplantation von Mensch zu Mensch soll im Zusammenhang mit den allgemeinen Behandlungsmethoden besprochen werden.

Zu den Mitteln, die anregend und anreizend auf das Wachstum und die Funktion der Ovarien einwirken können, gehört auch sicher ein regelmäßiger Geschlechtsverkehr. Das ist mit ein Grund, nicht zu voreilig künstliche Reizmittel oder andere Verfahren anzuwenden. Jungen, ungeduldigen Eheleuten, die schon wenige Monate nach der Hochzeit eine Behandlung wünschen, ist darum dringend zu raten, ihre Ungeduld noch etwas zu zügeln. Wenn man aber in solchen Fällen trotzdem therapeutisch etwas tun will und muß, so begnüge man sich zunächst mit allgemeinen Verhaltungsmaßregeln und Verordnungen, die zur allgemeinen Kräftigung des Körpers dienen. Tritt dann Schwangerschaft ein, so soll man mit der Schlußfolgerung post hoc, ergo propter hoc recht vorsichtig sein. Wie oft erlebt man es doch, daß nach jahrelanger Kinderlosigkeit plötzlich Konzeption erfolgt, ohne daß therapeutisch irgend etwas geschehen ist. Ein gewisser Nihilismus hat hier gewiß auch seine Berechtigung. Gummert (Essen), der sehr zurückhaltend bei der Behandlung steriler Frauen ist, weist darum mit Stolz auf eine Reihe von 40 Fällen hin, in denen trotz oder sogar vielleicht wegen Ablehnung einer jeglichen Therapie nach kürzerer oder längerer Zeit Schwangerschaft eingetreten ist[1].

IX. Allgemeine Therapie.

Mit den zuletzt angeführten Maßnahmen zur Heilung der entzündlichen Prozesse der Adnexe sind wir schon auf das Gebiet der allgemeinen Therapie gekommen, die auch als Unterstützungsmittel für viele lokale Behandlungsverfahren unentbehrlich ist. Die therapeutischen Maßnahmen allgemeiner Natur ohne örtliche Behandlung kommen für die Fälle in Frage, wo lokale Genitalerkrankungen nicht nachzuweisen sind. Allerdings wird man nicht allzu häufig in die Notwendigkeit versetzt, zum Zwecke der Erzielung einer Konzeptionsmöglichkeit solche Krankheiten, die erfahrungsgemäß häufig mit Sterilität verbunden sind, in Behandlung zu nehmen. Vielfach, wie z. B. bei der Tuberkulose, liegt die Sache so, daß der Zustand der sich durch Amenorrhöe dokumentierenden Sterilität durchaus erwünscht für die betreffende Kranke ist. Wenn wir z. B. von einer tuberkulösen Frau wegen Kinderlosigkeit konsultiert werden, so muß es unser Bestreben sein, der jungen Frau klar zu machen, daß es für sie höchst wünschenswert ist, wenn sie, zunächst wenigstens, nicht in andere Umstände kommt, und daß die bestehende Amenorrhöe und Sterilität gewissermaßen ein Schutzmittel der Natur darstellt, das eine weitere Verschlimmerung ihres Leidens verhindern soll. Man wird ihr raten, sich einer sachgemäßen Behandlung zu unterziehen und, wenn eine Besserung des Zustandes eingetreten ist, eher dafür sorgen, daß die Frau zunächst nicht schwanger wird, als daß durch eine frühzeitige Gravidität der Heilerfolg illusorisch gemacht wird; ein Standpunkt, den schon der alte Kehrer vertreten hat mit dem Ausspruch: Der Gynäkologe wird in jedem Falle zuerst überlegen müssen, ob es nicht besser ist, die Natur walten zu lassen, die offenbar auf Kinderlosigkeit hinwirkt, um die Erzeugung eines minderwertigen Geschlechts zu verhindern. In solchen Fällen kommt eher die Empfehlung antikonzeptioneller Mittel in Frage.

Ähnlich liegen die Verhältnisse, wenn es sich um Personen handelt, die von der Natur offenbar aufs äußerste vernachlässigt worden sind, die Zeichen hochgradiger Minder-

---

[1] Laut mündlicher Mitteilung.

wertigkeit in Form eines stark ausgesprochenen infantil-asthenischen Habitus darbieten und augenscheinlich für die Zwecke der Fortpflanzung im höchsten Grade ungeeignet sind. In diesen Fällen wird man seine ärztliche Aufgabe darin erblicken dürfen, das Versäumte noch etwa nachzuholen, soweit das überhaupt möglich ist. Es sei denn, daß man sich nicht von vorneherein auf den von Mathes wieder aufgegriffenen Standpunkt A. Hegars stellt, „daß die Beseitigung der Sterilität wohl kaum ein besonderes Glück für Mutter und Kind ist", und daß man sich bei dem Versagen der Therapie mit diesem Gedanken trösten soll. Auch liegen die Verhältnisse ja vielfach so, daß die Aussichten, das Vitium primae formationis in solch hochgradigen Fällen zu beseitigen, nur äußerst geringe sind. Anders ist es natürlich, wenn es sich um weniger aussichtslose Fälle handelt. Hier besteht die begründete Hoffnung durch entsprechende, zielbewußte Maßnahmen einen Erfolg zu erreichen. Nur darf man nicht mit einem schnellen Eintreten eines solchen rechnen. Es kommen da in erster Linie alle die Mittel in Betracht, die geeignet sind, den Allgemeinzustand zu heben und zu bessern, wie gesunde Lebensweise, kräftige Ernährung, Aufenthalt und Betätigung im Freien, womöglich im Hochgebirge oder an der See, Ausüben von Sport in mäßigem Umfang, Eisen und Arsen und ähnliches mehr. Erst in zweiter Linie wird man die Anwendung lokaler Heilmittel empfehlen, wie man sie von vorneherein neben den obigen Maßnahmen bei der örtlichen Hypoplasie der Genitalien anwendet. Die Behandlung der rein genitalen Hypoplasie stellt ja eine erheblich dankbarere Aufgabe dar. Man muß nur bei der Beurteilung seiner Erfolge sehr vorsichtig sein, denn die Erfahrung lehrt, daß nicht selten mit der Zeit und vielleicht auch infolge der normalen physiologischen Reize eine derartige Besserung des Lokalbefundes eintreten kann, daß sich eine spezielle Therapie erübrigt.

Die in früheren Zeiten üblichen Maßnahmen beschränkten sich auf die Erzeugung einer lokalen, das Wachstum fördernden Hyperämie. Ihre Anwendung hat auch heute noch Berechtigung. Von diesen Mitteln sind die heißen Spülungen, die Heizsonde, der elektrische Strom und die Diathermiebehandlung schon erwähnt. Auch der Nutzen eines Badeaufenthaltes ist geschildert und schon angedeutet worden, daß die günstige Wirkung eines solchen nicht allein örtlich ist. Sicherlich spielen dabei noch andere Faktoren, wie die allgemein stimulierende Wirkung der Bäder, der Milieuwechsel, die zeitliche Trennung von dem Ehemann in physischer und psychischer Beziehung eine große, wenn nicht sogar die entscheidende Rolle.

Wenn die Patienten nicht in der Lage sind, sich ein Badekur zu leisten, so stellt wohl eine systematisch durchgeführte Diathermiebehandlung den besten Ersatz dar. Auch aus dem Auslande wird der Nutzen dieser Therapie besonders gerühmt. So gibt z. B. Poblazion an, sehr gute Resultate mit dieser Therapie erzielt zu haben, und zwar nicht nur durch die Erzeugung einer akuten Hyperämie, sondern auch durch Anregung des Stoffwechsels. Letzteres konnte der Verfasser nach Injektion von Jodipin in den Uterus durch die schnelle Resorption nachweisen. Auch eine deutliche Leukozytose des Uterusblutes konnte Poblazion feststellen. Ferner konnte er zeigen, daß tatsächlich eine Wärmeentwicklung im Uterus stattfindet, indem er eine Wachs-Paraffinmischung vom Schmelzpunkt 41—42°, die mit Methylenblau gefärbt war, injizierte. Gewöhnlich genügten 20—25 Sitzungen ($2^1/_2$ Ampere, 30—40 Minuten), um die Menstruation zum Erscheinen zu bringen oder sie zu regeln.

Ebenso gaben Caspaño und Gomez an, eine Vergrößerung des infantilen Uterus und Konzeption bei Sterilität nach Diathermiebehandlung gesehen zu haben.

Landecker empfiehlt seine Ultrasonne, die er intravaginal und intrauterin anwendet, für den gleichen Zweck.

Heute glaubt man, das Problem der mangelhaften Entwicklung etwas tiefer fassen und ihm mit ursächlich-spezifisch wirkenden Mitteln beikommen zu können. Schon von der alten Eisen-Arsentherapie wurde behauptet, daß sie dadurch wirke, daß sie die Störungen in dem Zusammenspiel der Blutdrüsen ausgleiche (Opitz). Etwas älteren Datums sind die Versuche, die mangelhafte Funktion der Eierstöcke durch Zufuhr von Eierstocksubstanz per os oder subkutan zu heben. Einer gewissen Beliebtheit erfreut sich eine Kombination derartiger Präparate mit Yohimbin, einem Mittel, das man in der Tiermedizin mit bestem Erfolg bei Unfruchtbarkeit anwendet. Ein derartiges Kombinationspräparat stellt z. B. Ovimbin dar. Manche ziehen die aus dem Corpus luteum gewonnenen Präparate vor, wie z. B. Luteoglandol. Durch die Untersuchungen von Zondek hat allerdings das Vertrauen zu der speziellen Wirkung dieser Extrakte etwas gelitten. Man wird also, wenn man eine solche Wirkung erzielen will, biologisch geprüfte Trockenpräparate anwenden müssen [1].

Die Bedingung der Spezifität scheint ein neues Corpus luteum-Präparat zu erfüllen, mit dem Rübsamen Versuche angestellt hat. Rübsamen glaubt, daß es ihm gelungen ist, das wirksame Prinzip des Corpus luteum in Lösung zu bringen, ohne daß dabei eine für die Wirkung in Frage kommende Eiweißmenge mit extrahiert wurde. Das Präparat hat den Namen Corluten. Neben den Wirkungen des Mittels vor allem auf ovarielle Blutungen, Anregung der Sexualität und Beeinflussung sekundärer Geschlechtsmerkmale, soll es auch bei Fällen von ovarieller Sterilität mit Erfolg angewandt worden sein. Weitere Mitteilungen sind abzuwarten.

Auf Grund der umfangreichen Forschungen der letzten Jahre auf dem Gebiete der Drüsen mit innerer Sekretion und der sich daraus ergebenden Organotherapie ist man nun noch einen Schritt weiter gegangen. Man kann es wohl heute als gesicherte Tatsache ansehen, daß die Funktion der Keimdrüsen nur im Zusammenhang und in innigen Wechselbeziehungen mit der Tätigkeit der übrigen endokrinen Drüsen betrachtet werden darf, und daß eine Störung im Verhalten der letzteren auch auf die Funktion der ersteren großen Einfluß ausübt. Die überragende zentrale Stellung, die man früher dem Ovarium zuerkannte, ist heute nicht mehr so zweifelsfrei. Das Ovarium ist auch nur ein Teil des ganzen Systems — vegetative Nerven, endokrine Drüsen (J. Bauer, Hofbauer) — das sein Zentrum im Zwischenhirn hat. Es muß also im einzelnen Falle der Versuch gemacht werden, eine etwa vorhandene Störung in der Zusammenarbeit der Drüsen aufzudecken und danach die Therapie einzurichten. Es kommen da vor allem die Schilddrüse und die Hypophyse in Betracht, deren innige Beziehungen zu den Keimdrüsen ja bekannt sind. Ich erinnere nur an die Schwellung der Schilddrüse während der Schwangerschaft, an die Atrophie der Keimdrüsen und die Konzeptionsunfähigkeit bei der Schilddrüse beraubten Tieren, das Krankheitsbild der Dystrophia adiposo-genitalis, und schließlich an die Wirkung von Läsionen des Zwischenhirns auf die Menstruation. So war es naheliegend, auch die Hormone dieser Drüsen zur therapeutischen Verwendung bei Fällen von Sterilität, die auf einem Hypogenitalismus beruhen, heranzuziehen. Schon älteren

---

[1] Als ein solches ist das Ovowop zu empfehlen, über dessen erfolgreiche Anwendung mehrere Mitteilungen erschienen sind. Auch wir sahen in einzelnen Fällen gutes von dem Präparat.

Datums sind ja die Bestrebungen, bei der mit krankhafter Fettsucht einhergehenden Sterilität Schilddrüsenpräparate anzuwenden. Nachdem man neuerdings von der thyreogenen Fettsucht eine durch Erkrankung der Hypophyse bedingte Form unterscheidet, zu der man ja heute auch die früher als ovariell angesehene Form rechnet, hat man bei diesen Fällen Hypophysenpräparate angewendet. Aber auch bei allgemeiner Unterentwicklung ist diese Therapie mit Erfolg geübt worden. Besonders Mathes empfiehlt sie auf das Wärmste. Er gibt an, durch die Injektion von Hypophysenextrakt bei einer ganzen Anzahl von derartigen Fällen von primärer und sekundärer Sterilität Schwangerschaft erzielt zu haben. Danach scheint ein Versuch gerade mit dem Inkret dieser Drüse ganz besonders angezeigt.

Als ein spezifisch das Wachstum anregendes Mittel ist von Hermann und Fellner das Plazentaopton bei juvenilen und infantilen Genitalien als ausgezeichnetes Mittel empfohlen worden. Auch L. Fraenkel und R. Schroeder haben gute Erfolge gesehen; ebenso Rübsamen. So trat bei einer wegen Sterilität behandelten Patientin Rübsamens, die mehrere Monate amenorrhoisch war, nach einigen Injektionen die Periode wieder ein und blieb normal. In zwei weiteren Fällen wurde nebenbei die bestehende Frigidität günstig beeinflußt und in einem dieser Fälle konnte sogar Konzeption erzielt werden.

Eine ähnlich anregende Wirkung sollen folgende neue Präparate haben: Novotestal (Merck), Neosex (Scheuer), Corpus cavernosum-Pulver (Scheuer). Lahm prüfte die Wirkung dieser Mittel, indem er die Vermehrung der Zwischenzellen bei Meerschweinchen beobachtete. Am bemerkenswertesten erwies sich dabei das Neosex auch in bezug auf die Spermatogenese und das sexuale Verhalten der Männchen.

Schließlich hat man auch den Versuch gemacht, die Hormone mehrerer innerer Drüsen zu kombinieren. Die Versuche gehen auf Abderhalden zurück. Abderhalden hat schon vor längerer Zeit darauf hingewiesen, daß beständig mehrere Organe (sc. innere Drüsen) zusammenarbeiten, um eine ausgleichende Wirkung von ganz bestimmtem Umfang herbeizuführen. Er knüpfte daran die Hoffnung, daß sich durch das Studium der Wirkung mehrerer Organsubstrate gelingen würde, durch Kombination derselben auch bestimmte Wirkungen beim höheren Tier auf manche Funktionen zu erzielen. Aus diesen Erwägungen hat, wie M. Fraenkel schreibt, Iwan Bloch schon vor 10 Jahren ein Kombinationspräparat herstellen lassen, das die Extrakte der Keimdrüsen, des Pankreas, der Schilddrüse, der Nebennieren und der Hypophyse, außer dem Yohimbin und Calcium hypophosphorosum enthält. Dieses Thelygan genannte Präparat wollte er besonders in Fällen sexueller Insuffizienz angewandt wissen, von der Voraussetzung ausgehend, daß diese Erscheinungen vielfach auf Störungen in der Funktion nicht nur der Keimdrüsen, sondern auch anderer endokriner Drüsen zurückzuführen seien. Er schreibt dem Mittel auf Grund seiner Erfahrung eine allgemein tonisierende und roborierende Wirkung zu. Es ist dann vielfach zur Bekämpfung von Ausfallserscheinungen angewandt worden. Besonders günstige Erfolge hat M. Fraenkel in dieser Beziehung erzielt, vor allem nach Röntgenbestrahlungen. Zu der weiteren Indikationssphäre des Mittels rechnet Bloch dann noch den Infantilismus und die allgemeine und lokale Hypoplasie.

Von anderen Autoren, die das Mittel nachprüften und meistens nur über Einzelerfolge berichten konnten, ist vor allem Löhnberg zu nennen, der es an der Füthschen Klinik in 60 Fällen, darunter auch bei Sterilität, angewendet hat. Die besten Erfolge erzielte Löhnberg bei der Amenorrhöe Jugendlicher. Ebensogut waren die Erfolge bei klimakterischen Beschwerden. Ferner sah Löhnberg, was uns hier besonders interessiert, mehrfach eine deutliche Beeinflussung des sexuellen Trieblebens, und zwar selbst in Fällen, wo das Mittel aus anderer Indikation gegeben worden war, z. B. wegen Oligomenorrhöe, so daß also eine suggestive Beeinflussung auszuschließen war. Besonders bemerkenswert ist dann noch ein Fall von Frigidität + primärer Sterilität bei einer 24 jährigen Frau, bei der 6 Monate nach Beginn der Behandlung Schwangerschaft eintrat. Brieflich teilte dann Löhnberg noch mit, daß er in zwei Fällen von sekundärer Sterilität + Oligo- bzw. Amenorrhöe bei einer 25- bzw. 28 jährigen Frau nach einer Thelygankur Schwangerschaft auftreten sah. Im ersten Falle trat zunächst eine Regelung der Periode ein und im zweiten Falle stellte sich die $1/_2$ Jahr ausgebliebene Periode zwar nicht wieder ein, aber es erfolgte sofort Konzeption. Was die Technik anlangt, so empfiehlt Löhnberg in zwei Serien je zehn Spritzen zu geben, und zwar täglich eine oder einen um den anderen Tag zwei Spritzen. Besonderes Augenmerk ist dabei auf die Trockenheit der benutzten Spritzen zu richten. Der Wert der Löhnbergschen Angaben wird allerdings dadurch etwas beeinträchtigt, daß Füth selber ausdrücklich betont, keine sichere Wirkung der Thelyganeinspritzungen bei Sterilität erlebt zu haben (briefliche Mitteilung).

Trotzdem scheint ein Versuch mit dem Mittel berechtigt, nachdem von verschiedenen anderen Seiten über Erfolge berichtet worden ist (Schlesinger) und auch Winter seine Anwendung empfiehlt. Es muß allerdings recht zweifelhaft erscheinen, ob das Thelygan wirklich eine pluriglanduläre Wirkung entfaltet, wie es Abderhalden von einem derartig kombinierten Präparat verlangt, oder ob die Wirkung nicht vielmehr durch den Gehalt des Präparats an Yohimbin und Kalk bedingt oder überhaupt ganz unspezifisch ist.

Die allerneueste Methode, die geschädigte Funktion der inneren Drüsen zu reparieren und das gestörte Zusammenspiel wieder in Ordnung zu bringen, ist auch die alleralteste. Es ist nicht ohne Humor, daß gerade von einer Seite, die mit am allerintensivsten das geheimnisvolle Wirken der endokrinen Drüsen und ihrer Beziehungen zueinander studiert hat, die Erkenntnis kommt, daß eine organo-therapeutische Beeinflussung ihrer gestörten Funktion nur in wenigen Fällen möglich ist, und die deshalb die Anwendung der alten Mittel aus der Zeit der Humoralpathologie und der Dyskrasien empfiehlt (Aschner). Vor allem ist es der Aderlaß, von dem wir selbst nicht nur bei der Eklampsie, sondern auch bei manchen anderen, mit der Genitalfunktion in Verbindung stehenden Erkrankungen schon seit Jahren mit bestem Erfolg Gebrauch machen, der sicher in manchen derartigen Fällen von Sterilität z. B. der durch Plethora bedingten, von Nutzen sein kann. Wie die klimakterischen Erscheinungen oft günstig durch einen ordentlichen Aderlaß beeinflußt werden, so kann das auch bei der Amenorrhöe aus anderen Ursachen der Fall sein. So erscheint seine Anwendung auch von diesem Gesichtspunkte aus bei der mit Amenorrhöe einhergehenden Form der Sterilität durchaus angebracht. Gerade die funktionellen Erkrankungen der Ovarien sind nach Aschner ein besonders dankbares Gebiet einer derartigen Behandlung. Ovarielle Blutungen z. B. sind nach seiner Erfahrung sehr häufig die Folge allgemeiner Störungen. So gibt Aschner an, derartige Blutungen einzig und allein durch die Beseitigung einer vorhandenen Obstipation, die ihrerseits zu einer Stauungshyperämie im kleinen Becken führt, geheilt zu haben. Es ist durchaus möglich, daß bei einer auf ovarieller Dysfunktion oder Stauungshyperämie überhaupt beruhenden Sterilität eine ordentliche Abführkur, am besten wohl in Form einer Trinkkur und in Verbindung mit Bädern zur Anregung der Perspiratio insensibilis von Nutzen ist.

Leider gibt es nun aber eine Reihe von Fällen, bei denen alle diese Mittel versagen und nicht imstande sind, die von vorneherein mangelhaft angelegten weiblichen Keimorgane zu voll funktionsfähigen umzuwandeln oder die durch sekundäre Zerstörungen veränderten zu wieder leistungsfähigen umzugestalten.

Für diese Fälle besitzen wir heute ein Verfahren, das jetzt soweit erprobt ist, daß seine Anwendung ernstlich empfohlen werden kann: das ist die Transplantation eines funktionierenden Ovariums als direktes Reizmittel für die darniederliegende Funktion der untauglichen Keimdrüsen, nicht aber als Ersatz derselben. Nach den erfolgreichen Tierexperimenten von Knauer und Halban hat vor allem Steinach die Überpflanzung von Keimdrüsen von Mensch zu Mensch ausgeführt. Den rastlosen Bemühungen Bumms ist es gelungen, in mehreren Fällen den unumstößlichen Nachweis zu liefern, daß das Inkret, wenigstens einer inneren Drüse, dem Körper in der richtigen Weise einverleibt, imstande ist, die darniederliegende oder noch nicht begonnene Genitalfunktion in Gang zu bringen mit dem sicheren Erfolg einer nachgewiesenen Schwangerschaft.

Wie Sippel aus der Berliner Klinik mitteilte, waren die Fehlschläge, die bei der Behandlung der hypoplastischen Zustände der inneren Genitalien (Infantilismus, Hypovarismus) mit der Injektion von Ovarial-, Plazentar-, Thyreodin- und Hypophysenpräparaten erlebt worden waren, die Veranlassung, die alten Versuche der Ovarialtransplantation wieder aufzunehmen.

Die ersten derartigen erfolgreichen Eingriffe liegen schon fast 30 Jahre zurück. Es war der Amerikaner Morin, der im Jahre 1896 bei einem 20jährigen Mädchen mit infantilen Genitalien und Amenorrhöe durch die Überpflanzung von Eierstocksgewebe eine 4 Jahre lang beobachtete regelmäßige menstruelle Blutung erzielen konnte. Über ähnliche Erfolge konnten später noch Engel, Cramer und Claß berichten.

Den Höhepunkt dieser Bestrebungen bildete dann der von Morris im Jahre 1906 veröffentlichte Fall einer Ovarialtransplantation mit folgender Schwangerschaft, die einen normalen Verlauf nahm. Es handelte sich um eine 21jährige Frau, die zwei Jahre lang nicht menstruiert hatte und die die Zeichen des vorzeitigen Klimakteriums bot. Nach Entfernung der zirrhotischen Ovarien wurde ein keilförmiges Stück eines Ovariums implantiert, und zwar in einen Schlitz des Ligamentum latum mit dem Erfolg, daß die Periode nach einigen Monaten wieder auftrat und die Frau nach 4 Jahren schwanger wurde. Die Einwandfreiheit dieser Beobachtung wurde später durch Boldt, der bei der Operation zugegen war, nachdrücklich bestätigt. Ganz neuerdings (Mai 1923) ist von dem Amerikaner Bainbridge ein ähnlicher Fall veröffentlicht worden. Bei einer 39jährigen Frau wurde nach Exstirpation beider Ovarien und Tuben ein Stück Ovarium von der Größe eines halben Gliedes des kleinen Fingers am Tubenstumpf befestigt und mit Netz bedeckt. Nach 4 Monaten trat die normale Periode und nach weiteren 5 Monaten Schwangerschaft ein, die ein normales Ende nahm.

Wie andere Forscher so hatte Bumm bei den zunächst von ihm ausgeführten Autotransplantationen fast immer einen Erfolg zu verzeichnen (von 9 Fällen versagte der Eingriff nur bei zwei Frauen jenseits des 40. Lebensjahres).

Wahre Eierstocksüberpflanzungen von Mensch zu Mensch zum Zwecke der Funktionssteigerung des mangelhaft arbeitenden eigenen Ovariums hat Bumm bis zum Jahre 1923 48mal vorgenommen, mit 17 sicheren Erfolgen (15 Versager, 8 verschollene, 3 vereiterte und 5 zu kurz beobachtete Fälle). Die Wirkung war nach einigen Wochen bis zu 6 Monaten eingetreten. Der Reiz ging dabei von der Eizelle selbst aus, wie nachgewiesen werden konnte. Eine wachstumsfördernde Wirkung konnte jedoch nur einmal festgestellt werden. In einem weiteren Falle wurde eine 2 Jahre beobachtete Verjüngung und Erotisierung einer 48jährigen präsenilen Frau erzielt. Das Auftreten regelmäßiger menstrueller Blutungen, wie nach Autotransplantation konnte jedoch nicht erzielt werden.

Was die Technik anlangt, so wurden meist je zwei, möglichst ein Stück des Corpus luteum enthaltende Scheiben des zu überpflanzenden Ovariums extraperitoneal zwischen Peritoneum und Muskel oder in den prävesikalen Raum eingepflanzt.

Einen erneuten Höhepunkt der Transplantationsversuche stellen die Erfolge dar, die hinsichtlich der Behandlung von sterilen Frauen erzielt werden konnten und über die Sippel 1924 (Januarheft des Zentralblatts) berichten konnte. Es handelte sich um vier Frauen, die im Alter zwischen 20 und 30 Jahren standen und die Klinik wegen der Beschwerden, die die mangelhafte Funktion der Eierstöcke ihnen verursachte (Adipositas, Ausfallserscheinungen), teils auch wegen primärer oder sekundärer Sterilität aufgesucht hatten. Bei allen diesen Fällen war die Transplantation von Erfolg gekrönt. Meist waren der Operation andere Behandlungen der verschiedensten Art vorangegangen. Alle Frauen hatten sich durch einen auffallenden Fettreichtum ausgezeichnet. In allen Fällen war der erste Erfolg der Operation, daß die Periode stärker und regelmäßiger auftrat, daß die Patientinnen an Gewicht zunahmen, sich erheblich wohler fühlten, ja daß eine völlige Veränderung ihres ganzen Wesens eintrat, so daß z. B. eine vorher apathische, stupide Person außerordentlich lebhaft wurde und ein reges Interesse für äußere Eindrücke zeigte. In allen Fällen endlich war die Funktionsanregung der Ovarien von einer Konzeption gefolgt, die die eine Patientin sogar zu einer überstürzten Heirat zwang, da die Schwangerschaft ganz unerwartet eingetreten war. Besonders bemerkenswert sind zwei Fälle: Bei einer 21jährigen Frau hatte mit Sicherheit eine regelrechte Eireifung mit Corpus luteum-Bildung vor der Operation nicht bestanden. Die Besichtigung der Ovarien hatte nämlich keinerlei Anhaltspunkte für das Vorhandensein eines Corpus luteum oder von Resten eines solchen ergeben. Es hatten sich nur dünnwandige Follikel gefunden. Die Schleimhaut des Uterus erwies sich als funktionslos (R. Meyer). Schon 5 Wochen nach der Operation trat eine sehr starke Blutung auf, dann wurde der Menstruationstyp regelmäßig und bald trat Konzeption ein. Bei einer anderen, ebenfalls 21jährigen Patientin trat nach $^3/_4$jähriger völliger Amenorrhöe die Periode wieder regelmäßig auf, und nach dreimaliger Wiederkehr derselben wurde auch diese Patientin schwanger.

Die Erfolge werden von Sippel auf einen aktivierenden Reiz des Transplantats zurückgeführt, welcher auf den Eierstock der Trägerin eine spezifische, die Ausreifung des Follikels fördernde Kraft entfaltet.

Auch empfiehlt Sippel die Überpflanzung bei den Fällen von Sterilität, die durch verzögerte und unregelmäßige Eireifungsvorgänge, durch Neigung zum vorzeitigen Follikelsprung, mit folgender Atresie oder kleinzystischer Entartung charakterisiert sind. Weiter rät Sippel, die Ovarien dabei stets in situ zu revidieren, um keine Veränderung zu übersehen. Zystisch entartete Follikel, von über Kirschgröße sollen herausgeschält werden.

Von Nachprüfungen dieses neuen Verfahrens seien die Fälle von Matthäi erwähnt, der 12mal die Überpflanzung ausgeführt hat, und zwar 5mal mit günstigem Dauererfolg (2—2$^1/_2$jähriger Beobachtung), 3mal mit zeitweiser Besserung des Zustandes (vorübergehendes Auftreten der Menses), 2mal Besserung des Allgemeinbefindens ohne Auftreten der Periode und 2mal keinen Erfolg.

Es ist ein großes Verdienst der Bummschen Klinik, daß sie die bis dahin vereinzelt gebliebenen Transplantationsversuche verschiedener Autoren nun einmal systematisch an einem großen Material nachgeprüft hat. Damit ist eine feste Basis gegeben, auf der weiter gebaut werden kann. Die Versuche lehren einwandfrei, daß es gelingt, in einem großen Prozentsatz der Fälle durch Einverleibung von gesunder Ovarialsubstanz die daniederliegende Tätigkeit der Eierstöcke derartig zu steigern, daß nicht nur eine geregelte Periode wieder auftritt und der Allgemeinzustand der Patientin günstig beeinflußt wird, sondern daß sogar die Höchstleistung in Gestalt einer Konzeption und der Entwicklung einer Frucht erreicht wird.

Das ist prinzipiell etwas ganz anderes, als was früher schon erreicht wurde, nämlich die erfolgreiche Implantation gesunder Ovarien nach Entfernung der kranken oder funktionsuntüchtigen (vgl. die oben erwähnten amerikanischen Fälle!). Es muß ja zweifellos als eine glänzende Leistung bezeichnet werden, daß es schon vor vielen Jahren gelungen ist, diese Eingriffe so zu gestalten, daß die implantierten fremden Ovarien vollständig die Funktion der exstirpierten eigenen ersetzen konnten. Aber nach dem, was wir heute von dem Einfluß der Keimdrüsen (im Verein mit den anderen inneren Drüsen) auf das ganze seelische und körperliche Verhalten der Trägerin wissen, muß ein derartiger Eingriff doch höchst bedenklich erscheinen. Wenn es dann gar noch zu einer Befruchtung eines aus dem fremden Ovarium stammenden Eies kommt, so steigern sich diese Bedenken zu der ernsten Erwägung, ob denn eine solche Operation sittlich überhaupt berechtigt ist, und zu der ebenso ernsten Frage, wie vom rechtlichen Standpunkt aus die Existenz des aus dieser Vereinigung entstandenen Lebewesens zu beurteilen ist in bezug auf Ehelichkeit, Erbfähigkeit usw. Offenbar liegen ja die Verhältnisse so, daß durch das Inverbindungtreten des fremden Ovariums mit dem gesamten Organismus der neuen Trägerin gewisse Umwandlungen in dem implantierten Organ und dessen Produkten vor sich gehen, die möglicherweise zu einer Übertragung individueller Eigenschaften auf das in der Entstehung begriffene Wesen führen können und wohl auch werden. Es kann also wohl kaum davon die Rede sein, daß die auf diesem etwas ungewöhnlichem Wege Mutter gewordene Frau keinen Anteil habe an dem von ihr getragenen Kinde. Aber immerhin stammt der Eierstock, aus dem das befruchtete Ei herrührt, von einem anderen Individuum. Es wird also des größten Scharfsinnes Gelehrter, Vererbungswissenschaftler und Juristen bedürfen, um die schwierige Doktorfrage der rechtlichen Stellung des auf diese Weise erzeugten Kindes zu lösen. Von praktischen Juristen wird allerdings nach meiner Kenntnis fast einheitlich die Auffassung vertreten, daß das vom Ehemann erzeugte und der Ehefrau geborene Kind unter allen Umständen als ehelich zu betrachten sei. Immerhin wäre es doch denkbar, daß bei einer Anfechtungsklage ein Richterkollegium auch einmal anders entscheiden könnte. Also auch von diesem Gesichtspunkt aus betrachtet ist die von Bumm jetzt in mehreren Fällen erfolgreich durchgeführte Methode der Heilung einer ovariellen Sterilität als die weitaus beste Lösung des Problems zu bezeichnen [1].

Es konnte nicht ausbleiben, daß man in einer Zeit, in der man die therapeutischen Eigenschaften der Röntgenstrahlen überall in der Medizin anwandte, nicht nur als eines zellentötenden bzw. hemmenden, sondern auch als eines zellenreizenden Mittels,

---

[1] Neuerdings hat Mansfeld vorgeschlagen und den Gedanken auch in die Tat umgesetzt, bei ovariell bedingter Sterilität durch eine Autotransplantation des einen Ovariums diese zu beheben. Mansfeld stützt sich dabei auf die Beobachtung, daß bei einer derartigen Autoplastik eine rege Eireifung in dem in situ belassenen Ovarium zustande kommt. Die Wirkung soll auf dem Freiwerden lipoidhaltiger Zellen infolge von Follikelzerfall beruhen.

auch versuchte, gerade die letztere, jetzt ja vielfach bestrittene Eigenschaft der Röntgenstrahlen, auch der Behandlung der Sterilität dienstbar zu machen.

Die ersten derartigen Versuche liegen schon 10 Jahre zurück. 1915 schlug van den Velden vor, bei daniederliegender Ovarialfunktion einen Versuch mit der sogenannten Röntgenreizbestrahlung zu machen, wies aber damals schon auf die Gefahren einer etwaigen Überdosierung hin. Andere Autoren folgten und berichteten über einzelne Erfolge. Aus der Freiburger Klinik kamen dann Mitteilungen (Momm) über eine Reihe erfolgreich bestrahlter Fälle. Eine größere Zahl von Frauen behandelten dann Thaler und Flatau, der letztere 38 und der erstere nicht weniger als 150. Flatau sah bei $^3/_4$ seiner Fälle Erfolge und empfiehlt als Dosis $^1/_5$—$^1/_4$ der Kastrationsdosis. Thaler hatte bei Amenorrhöe einen vollen Erfolg in 40 von 62 Fällen, sowohl, was das Auftreten der Periode, als auch die Besserung des Allgemeinbefindens und Beseitigung der Adipositas anlangt. In acht dieser Fälle trat Schwangerschaft ein. Mißerfolge hatte er stets bei Frauen jenseits des 40. Lebensjahres. Thaler applizierte 8—10 H. mittels Großfeld 1—2mal und wiederholte die Bestrahlung nicht vor Ablauf von 2 Monaten mit 5—6 H. Schädigungen sah er bei dieser vorsichtigen Dosierung nicht.

Gal bestrahlte 15 Frauen. Von acht sekundären Amenorrhöen wurden sechs und von sieben primären zwei erfolgreich behandelt (Dosis = $^1/_6$—$^1/_7$ der Kastrationsdosis 3 mm Aluminium, 40 Fürstenau, meist einmalige Bestrahlung; höchstens eine Wiederholung nach 3 Wochen). Die Erfolge konnten $1^1/_2$ Jahre beobachtet werden. Gal nennt aber die Röntgenbestrahlung nur einen äußersten Versuch zur Beseitigung der Beschwerden.

Flatau und Thaler sind auch die ersten gewesen, soviel ich sehe, die im Anschluß an die Hebung der Ovarialfunktion durch die Röntgenstrahlen Schwangerschaft erlebten, und zwar meist bald nach der Bestrahlung. Nach der letzten Mitteilung Flataus erzielte er die besten Erfolge bei Frauen von zartem Körperbau, nicht aber bei ausgesprochener Hypoplasie. Von 21 derartigen wegen Sterilität bestrahlten Frauen sind nicht weniger als 12 gravid geworden und 8 haben ausgetragen.

Über eine größere Zahl von Bestrahlungen hat kürzlich Sippel aus der Bummschen Klinik berichtet. Er sah in 30% eine Besserung und in 19 eine Heilung der vorhandenen Amenorrhöe und Oligoamenorrhöe. Die Erfolge traten allerdings nur beim Vorliegen leichter Grade von Hypoplasie und Atrophie ein und dann, wenn die Patienten nicht älter als 30 Jahre waren. In einem Fall kam es nach 7jähriger Sterilität bei fast völliger Amenorrhöe zur Konzeption. Technik: Großes Vorder- und Rückenfeld, genaue Zentrierung auf das innere Genitale $^1/_{10}$—$^1/_3$ HED. auf die Haut = 3—10% HED. am Ovarium. Größte Sorgfalt bei der Ausführung. Bumm selbst gibt allerdings an, nicht ganz so überzeugt von der stimulierenden Wirkung der Röntgenstrahlen zu sein und hat manches negative Resultat erlebt.

Mansfeld hat unter 16 Fällen dreimal Gravidität eintreten sehen.

Zondek will die Röntgenstrahlen zur Anregung der Ovarialfunktion nur als letztes Mittel anwenden, da er die Gefahr einer Schädigung fürchtet. Er schlägt deshalb folgende Reihenfolge in der Behandlung vor:

1. Verwendung von Ovarialtrockensubstanz für mehrere Monate;
2. Ovarialtransplantation;
3. Reizbestrahlung der Ovarien.

Ein weiterer ausführlicher Bericht liegt von Wieloch aus der Zangemeisterschen Klinik vor. Bei Amenorrhöe wurde in keinem Falle ein Erfolg erzielt. Bei Oligomenorrhöe eine geringe Wirkung, aber in 3 Fällen eine deutliche Verschlechterung, indem die Blutung zunächst ganz ausblieb (Beobachtung 8—12 Monate), obgleich nur $^1/_5$ Kastrationsdosis verabreicht worden war. Gute Erfolge ergaben die Hypomenorrhöen.

Als Nebenwirkung gewissermaßen einer therapeutischen Bestrahlung aus anderen Gründen (Myom) sah Linzemeier bei zwei jungen sterilen Frauen Gravidität auftreten.

Endlich ist noch die Mitteilung eines unserer erfahrensten Röntgentherapeuten, von L. Seitz, zu erwähnen, der „einige Male" gute Erfolge sah, darunter einen ganz eklatanten bei einer primären Amenorrhöe.

Versucht man nach dieser kurzen Zusammenstellung mangels eigener Erfahrung — die oben kurz erwähnten und die gleich noch zu besprechenden Bedenken haben uns bis jetzt abgehalten, die Methode anzuwenden — sich ein eigenes Urteil in der vorliegenden Frage zu bilden, so ist das recht schwierig, nachdem die Meinungen der sachverständigsten Autoren noch so weit auseinander gehen. Während z. B. Seitz der Ansicht ist, daß bei Einhaltung der nötigen Vorsichtsmaßregeln und genauester Dosierung ($^1/_{10}$ HED. auf die Ovarien) keine Bedenken gegen die Bestrahlung bestehen und eine Dauerschädigung sicher nicht zu befürchten sei, warnt Holzknecht vor dieser Therapie, da man die Dosierung nicht so in der Hand habe, daß nicht dauernde Funktionsstörungen entstünden. Ähnlich äußern sich Reifferscheid, Martius und Esch. Neuerdings vertritt übrigens Reifferscheid (laut brieflicher Mitteilung) die Ansicht, daß Versuche mit ganz kleinen Dosen erlaubt seien.

Die zuversichtliche Meinungsäußerung von Seitz wird jedoch für uns und kann auch unseres Erachtens für andere Veranlassung sein, in geeigneten Fällen, bei denen alle anderen Mittel versagen, einen Versuch mit einer vorsichtigen Bestrahlung auszuführen.

Wie man sich dabei die Art der Wirkung vorstellen soll, ist noch nicht ganz klar. Am naheliegendsten ist es, einfach von einer Anregung der Zellfunktion zu sprechen (Seitz), oder von einer Reizwirkung auf den Ovulationsvorgang, analog der Wirkung der Röntgenstrahlen auf die Pflanzenkeimlinge (Thaler). An eine solche Art der Wirkung wird man denken können bei den Fällen, wo Störungen des Eireifungsprozesses mit Ausbleiben der Corpus luteum-Bildung vorliegen oder bei einem zu langsamen Anlaufen derselben (Schroeder) oder endlich bei Störungen in der Entwicklung bzw. regressiven Veränderungen des Corpus luteum, wie sie in der Oligomenorrhöe zum Ausdruck kommen. Neuerdings wird die Auffassung von einer Reizwirkung der Röntgenstrahlen von vielen Seiten abgelehnt. Man denkt vielmehr an Ausschaltung von Hemmungen und Störungen. So spricht Langer (Erlanger Klinik) von einer Wiederherstellung des gestörten Gleichgewichts zwischen Sympathikus und Parasympathikus, die durch die Ausschaltung des reifen Follikels, den eine Störung der inneren Sekretion herbeigeführt habe, bewirkt werde. An dessen Stelle trete dann ein anderer noch im Wachstum begriffener Follikel, der dann „normale Arbeit" leiste und die normale Menstruation herbeiführe. Auch die sorgfältigen Untersuchungen Gellers von der Breslauer Klinik konnten in keinem Falle eine Reizwirkung feststellen. Stets fand sich eine Schädigung sämtlicher Follikel bzw. der Follikel aller Stadien. Dagegen glaubt Geller eine solche auf den Uterus in Gestalt von Hypertrophie und Deziduabildung annehmen zu dürfen.

Entsprechend der Auffassung V. Hoffmanns, der bei seinen Tierexperimenten (Bestrahlung von Froscheiern) fand, daß die Wirkung abhängig ist von den inneren Lebensbedingungen, spricht Wieloch von der Abhängigkeit der Wirkung von der Leistungsfähigkeit der Ovarien. Dementsprechend stellt er auch die Forderung auf, sich jeweils nach dem Funktionszustande der Ovarien zu richten, um gegebenen Falles zu versuchen, mit kleinen Dosen auszukommen und vor allem bei Hypoplasie die Bestrahlung nicht zu forcieren. Diese Forderung ist gewiß sehr berechtigt, nur wird im einzelnen Fall die Beurteilung des Funktionszustandes nicht immer ganz leicht sein. Unter allen Umständen wird man bei der Dosierung äußerste Vorsicht walten lassen und lieber eine zu geringe als eine zu große Dosis geben. Hat man doch an der Zangemeisterschen Klinik schon nach $1/5$ Kastrationsdosis Verschlechterungen erlebt, wobei natürlich die Schwierigkeit der Dosierung nicht außer acht zu lassen ist [1].

Der Vollständigkeit halber sei schließlich noch eine andere Art der Röntgenstrahlenapplikation erwähnt, die sogenannte Hypophysenbestrahlung — von der es übrigens mir nicht sicher ist, ob ihre Wirkung nicht durch die Bestrahlung der vegetativen Zentren zu erklären ist —, die schon 1921 von L. Fraenkel empfohlen worden ist. Fraenkel wandte sie an in Fällen von Genitalinfantilismus bei Frauen mit auffallend massigem Körperbau, bei denen als Grund der Konstitutionsanomalie eine Hypophysenerkrankung angenommen werden konnte. Die Erfahrungen, die Hofbauer, H. Hirsch u. a. mit der Bestrahlung der Hypophyse (bzw. des Zwischenhirns) gemacht haben, lassen es berechtigt erscheinen, in dieser Richtung weiter zu arbeiten. Auch diese Methode ist jedoch mit Vorsicht zu verwenden, wie aus den Erfahrungen Boraks hervorgeht. Borak vermochte zwar Fälle von Amenorrhöe, sofern sie nicht primärer Natur waren oder eine Teilerscheinung der Dystrophia adiposo-genitalis bildeten, durch diese Art der Bestrahlung erfolgreich zu behandeln, auch in Fällen, bei welchen vorangehende Ovarialbestrahlungen versagt hatten, doch hat er auch das umgekehrte Verhalten beobachtet. Technik: Zwei kleine Schläfenfelder, Oberflächendosis 4 H. bei 0,3 Zinkfilter (etwa $1/3$ HED.).

---

[1] Nach Abschluß dieser Arbeit sind noch eine Reihe von Meinungsäußerungen bekannt geworden, die wenig günstig für die Bestrahlungstherapie der Sterilität lauten. So berichtete Thaler (in der Wiener geburtshilflich-gynäkologischen Gesellschaft) im Anschluß an eine Mitteilung Krauls über einen mit Erfolg bestrahlten Fall von Sterilität über die Erfahrungen an 240 wegen mangelhafter Ovarialfunktion mit Röntgenstrahlen behandelter Fälle. Von diesen kommen nach Thaler nur 20 hinsichtlich eingetretener Konzeption in Frage, und nur 11 kann Thaler als ganz einwandfrei bezeichnen. Bei 4 Fällen war der Erfolg „besonders in die Augen springend", indem schon bald nach Abschluß der Behandlung eine Schwangerschaft eintrat. Auffallend war in diesen Fällen das hohe Geburtsgewicht der aus diesen Schwangerschaften resultierenden Kindern — zweimal war sectio nötig — und die besonders gute Entwicklung derselben. Diese Beobachtung möchte Thaler als Ausdruck einer fördernden Wirkung der Röntgenstrahlen ansehen — eine Auffassung, die mit der heutigen Anschauung von der Wirkung der Röntgenstrahlen wohl nicht ganz in Einklang zu bringen ist. Thaler resümiert sich schließlich dahin, daß für die Heranziehung der Röntgenbehandlung in größerem Umfang keine Unterlagen vorhanden seien, daß aber ein vorsichtiger Versuch bei jüngeren Frauen (unter 35 Jahren) wohl gerechtfertigt sei (einmalige Bestrahlung mit 6—8 H, die eventuell nach mehreren Monaten noch einmal wiederholt werden könne).

Und Sellheim warnt (in einer Sitzung der mitteld. Ges. f. Geb. u. Gyn. Nov. 24) energisch vor der Bestrahlung gegenüber Flatau als vor einem gefährlichen Experiment, da man die Folgen nicht übersehen könne. Ähnlich äußert sich Stieve, der den Nachweis fordert, daß die „Reizbestrahlungskinder" sich in jeder Beziehung normal entwickeln.

X. Behandlung der psychoneurotischen Störungen.

Liegt Anlaß zu der Vermutung vor, daß die Sterilität im gegebenen Falle bedingt oder mitbedingt ist durch Störungen seelisch-nervöser Natur, so muß deren Behandlung in Angriff genommen werden. Es liegt jedoch in der Natur mancher dieser Störungen, daß sie nur in beschränktem Maße der ärztlichen Beeinflussung zugänglich sind. Besteht z. B. eine unüberwindliche Abneigung der Frau gegenüber dem Manne, die kaum eine Annäherung desselben zuläßt, so werden äußere Mittel gar nichts und eine seelische Beeinflussung auch nur selten etwas nützen. Das scheinbar völlige Fehlen bzw. eine Herabsetzung der Libido und das Ausbleiben des Orgasmus sind jedoch Erscheinungen, die durch entsprechende Behandlung gebessert bzw. beseitigt werden können.

Wenn diese Störungen als Teilerscheinung einer allgemeinen hypoplastischen Konstitution aufzufassen sind, so muß die Behandlung mit einer allgemeinen Kräftigung der Körperverfassung beginnen. Die dazu in erster Linie geeigneten Eisen- und Arsenpräparate sind schon oben erwähnt worden. Auch ist schon dort die Vermutung ausgesprochen worden, daß diese Mittel eine Art spezifische Wirkung besitzen. Die Zahl der hier zur Verfügung stehenden Medikamente ist Legion. Wir bevorzugen zu Injektionszwecken das Solarson und lassen Arsenferratose innerlich nehmen. Auch der Phosphor scheint ein geeignetes Mittel zur Hebung des allgemeinen Ernährungszustandes zu sein. Eine Kombination desselben mit Lebertran ist vielleicht noch zweckmäßiger. Ein Mittel, das besonders bei reduzierter Körperverfassung ebenfalls günstig wirkt und gerne genommen wird, ist das Maltoselol, eine Verbindung von Lebertran mit einem Malzpräparat. Allgemein anregend und die Reflexerregbarkeit steigernd wirkt das im Ausland so beliebte Strychnin, von dem man auch sonst öfters Gebrauch machen sollte. Das Mittel soll in steigenden Dosen gegeben werden. Unterstützend wirken sicher auch Kohlensäure- und Sauerstoffbäder und vor allem die systematische Anwendung der Höhensonne.

An zweiter Stelle kommen sexologische Aufklärung und Psychotherapie in Betracht. Das Objekt dieser Bestrebungen muß vielfach in erster Linie der Mann sein. Auch Adler hat in seinem dem mangelhaften Geschlechtsempfinden der Frau gewidmeten Buche diesen Umstand ganz besonders erwähnt unter Hinweis darauf, daß die Ursache der sogenannten Anaesthesia sexualis der Frau häufig nicht bei dieser sondern beim Manne zu suchen ist, und daß demnach die Therapie bei diesem einzusetzen habe. Es kann wohl keinem Zweifel unterliegen, daß eine entsprechende Aufklärung mancher unerfahrener oder in ihren Empfindungen weniger differenzierter Ehemänner über die Physiologie und Psychologie des Sexualverkehrs im allgemeinen und der Hinweis auf besondere Punkte im speziellen Fall da viel Segen stiften kann. Dagegen möchte ich es sehr bezweifeln, ja unter Umständen für bedenklich halten, ob es richtig ist, wie Kehrer es will, im einzelnen Falle alle diese Dinge mit der Frau zu besprechen. Ich kann mir z. B. nicht denken, daß etwa die Ausmalung der schädigenden Folgen des fortdauernden Ausbleibens des Orgasmus (die unfehlbar entstehen müßten), für die Frau von wesentlichem Nutzen sein könne und ohne Schädigung von vielen vertragen wird. Auch von dem Nutzen einer Demonstration der ehemännlichen Spermatozoen auf den Objektträger sowie von Eu- und Dyspareuniekurven (nach Kehrer) kann ich mir keinen Nutzen versprechen. Viel notwendiger und viel wichtiger ist dagegen der schon betonte und auch von Kehrer besonders hervorgehobene Appell an den Mann, besonders wenn es sich um einen unerfahrenen oder gar brutalen Partner handelt. Der Arzt, der sich über Einzelheiten betreffs der Technik Rat holen will, sei auf die entsprechenden Ausführungen von Kehrer, Kisch, Havelok Ellis, Rohleder und Adler hingewiesen.

Ist die Situation so, daß tiefer liegende psychologisch-sexuelle Hemmungen den Störungen zugrunde liegen, so halten wir es für richtiger, wenn der psycho-analytisch ungeschulte Arzt die Hilfe eines auf diesem Gebiet erfahrenen Kollegen in Anspruch nimmt, falls er nicht von Haus aus eine besondere Gabe des Einfühlens besitzt. Mit kurzen Hinweisen auf die Methode und Erfolge von Männern wie Freud, Steckel usw. dürfte dem Unerfahrenen wenig gedient sein. Die Anwendung der Hypnose zu Heilzwecken in einem allgemeinen Handbuch der Gynäkologie zu empfehlen, halte ich ebenfalls für bedenklich.

Unbedenklich dagegen scheint es mir ebenso wie anderen, den Rat zu erteilen, kleine Hilfsmittel zu gebrauchen zur Reizung der „erogenen" Zonen — und das Aufsuchen derselben (A. Mayer) —, wie vor allem der Klitorisgegend, um damit bei relativ frigiden Frauen die Auslösung des Orgasmus vorzubereiten. Hier darf der bekannte Ausspruch des Leibarztes der Kaiserin Maria Theresia nicht fehlen: ego vero censeo vulvam sacratissimae majestatis magis titillandam esse. Durch die Befolgung dieses Rates soll der Bann gebrochen worden sein!

Unterstützend wirken entsprechende Vorbereitungen zur Hebung der Stimmung und zur Beseitigung von Hemmungen in Gestalt eines Glases Wein oder Sekt, überhaupt alles, was anregend wirkt und das Lebensgefühl steigert, wie z. B. Reisen und ähnliches mehr, worauf auch Fürbringer aufmerksam gemacht hat. Auch ein Versuch mit der Anwendung von Aphrodisiaka, vor allem des Yohimbins und solcher Präparate, die dieses Mittel enthalten, ist zu empfehlen. Die hyperämisierende und erotisierende Wirkung des Yohimbins, das in der Veterinärmedizin vielfach mit Erfolg gegeben wird, tritt auch wohl bei dem neuen Präparat der Firma Bayer, dem Juvenin, in die Erscheinung. Das Juvenin enthält außerdem Strychnin und Arsen. Das Mittel soll in Form von Injektionen — zweimal die Woche eine Spritze einer 1%igen Lösung — oder, wenn das nicht geht, bzw. nebenbei in Tablettenform gegeben werden. Ein ähnliches Präparat stellt das von Kronfeld und Prißmann empfohlene Eufemyl dar, das neben Yohimbin Ovarialsubstanz, Adrenalin und Strychnin enthält.

An dieser Stelle soll auch kurz auf die Behandlung des Vaginismus eingegangen werden, wenn es sich auch hier nicht um eine rein psycho-neurotische Affektion handelt, wie oben gezeigt worden ist.

Zur Beseitigung der krankhaft gesteigerten Angstgefühle der Frau vor erneuten Koitusversuchen, genügt manchmal die Empfehlung, diese für einige Zeit völlig zu unterlassen. Die Durchführung dieser Maßnahme wird erleichtert durch die Aufnahme der Patientin für einige Zeit in die Klinik, wo zugleich eine weitere Behandlung derselben vorgenommen werden kann. Liegen, wie so häufig, entzündliche Affektionen traumatischer Natur der äußeren Genitalien vor, so werden diese behandelt. Die alten Autoren (Scanzoni, Schröder) empfahlen für diesen Zweck, nach Abklingen der akuten Erscheinungen Pinselungen mit Höllenstein (1:3) oder Karbolsäurelösung (1:50). Dann wird eine Kokainsalbe (1:10) verschrieben, mit der der Introitus zu bestreichen ist, und es werden vorsichtige Versuche mit der Einführung von Dilatatoren oder Spiegeln vorgenommen. Durch systematische Steigerung des Umfangs der eingeführten Fremdkörper und Demonstratio ad oculos derselben gelingt es so allmählich, das Vertrauen der Patientin in die Behandlung zu gewinnen, zumal, wenn die Behandlung so vorgenommen wird, daß keine Schmerzen entstehen. Nebenher geht eine entsprechende psychische Beeinflussung der Patientin, die vor allem in einer Beruhigung der erregten Nerven und in einer Aufklärung über die Ursachen des Leidens und über die sichere Möglichkeit der Beseitigung desselben besteht.

Manche ziehen der langsamen Dehnung die brüske Erweiterung des engen Introitus in Narkose vor. Das hat den Vorteil, daß der jedesmalige psychische Schock für die Patientin bei den einzelnen Sitzungen wegfällt. Nach dem Vorgehen von Fritsch wird der kleine Eingriff so ausgeführt, daß die Erweiterung durch Zug und Gegenzug mit je zwei Fingern ruckartig erfolgt. Dann wird ein großer Salbentampon eingeführt. Die Methode hat sich auch uns mehrfach bewährt. Bei sehr empfindlichen und aufgeregten Frauen verdient sie sogar den Vorzug, da so mit einem Schlage die „nötige" Erweiterung leicht zu erzielen ist. Zweckmäßigerweise gibt man den Patientinnen noch ein oder zwei dicke Dilatatoren mit, damit sie sich selbst überzeugen können, daß die Einführung nunmehr schmerzlos möglich ist. Kisch empfiehlt zu diesem Zwecke ein „Badespekulum", das auch im warmen Bade einzuführen ist.

In leichteren Fällen genügt es auch, die Trennung der Eheleute durch Verordnung einer Badekur zu bewirken. Der Badeaufenthalt führt vielfach zu einer seelischen Beruhigung und körperlichen Hebung der Patientin, so daß gelegentlich die den Eheleuten auferlegte Karenzzeit mit Erfolg abgekürzt wird, wenn zugleich eine entsprechende Belehrung des vielleicht allzu stürmischen Ehemanns, die nie unterbleiben soll, erfolgt ist.

Zur psychischen Seite der Sterilitätsbehandlung gehört auch die Erörterung, inwieweit man der Patientin bzw. dem Ehemanne das Resultat der Untersuchungen mitteilen soll und darf. Es ist zunächst sicher wichtig, daß, wie Sellheim sagt, eine Schuldfrage nicht aufgeworfen und erörtert werden darf. Im übrigen wird man so vorgehen, wie es der humane Arzt auch sonst tut, der das Wort „hoffnungslos" dem Kranken gegenüber nicht ausspricht und auch den Angehörigen gegenüber nur unter bestimmten Umständen gebraucht. Man wird also auch in den Fällen, wo ein absolutes Hindernis für eine Konzeption vorliegt, den Frauen einen Schimmer von Hoffnung lassen und alle Äußerungen unterlassen, die das Eheglück zerstören könnten. Haben wir doch jetzt erst kürzlich einen Fall erlebt, wo es auf Grund der apodiktischen Erklärung eines Arztes, daß Kindersegen ausgeschlossen sei, zur Zerrüttung einer Ehe gekommen ist, die Scheidung eingereicht wurde und die Frau einen völligen seelischen Zusammenbruch mit Verwirrungszuständen erlebte. Wir haben in dem Fall den Vorschlag gemacht, durch einen in dem Erfolg allerdings nicht sehr aussichtsreichen Eingriff, nämlich durch Einpflanzung eines Ovariums in den Uterus bei Fehlen der Tuben, das seelische Gleichgewicht der unglücklichen Frau wieder herzustellen.

Wenn man die Zahl der im vorstehenden aufgeführten therapeutischen Maßnahmen übersieht und dagegen die erzielten Erfolge berücksichtigt, so muß man zu der Auffassung kommen, daß die Sterilität auch heutzutage noch als ein Leiden anzusehen ist, gegen das wir in vielen Fällen machtlos sind. Die wachsende Erkenntnis von früher unbekannten oder wenig bekannten Ursachen (z. B. die Bedeutung psychischer Momente und der ungestörten

Beziehungen der Keimdrüsen zu den anderen inneren Drüsen) haben gewiß dazu beigetragen, in manchen Fällen eine sozusagen kausale Therapie zu treiben, wo das früher nicht immer geschehen ist. Aber die Zahl der Maßnahmen, mit denen wir hoffen können, mit einiger Sicherheit einen Erfolg zu erzielen, hat sich kaum vermehrt. Es sind das auch heute noch in der Hauptsache solche Eingriffe, welche die die Konzeption erschwerenden Hindernisse, wie Verlagerung des Uterus und Unwegsamkeit im Bereich der Zervix zu beseitigen, geeignet sind.

Einen in seiner Bedeutung nicht zu unterschätzenden Fortschritt haben wir aber, und zwar durch die Entdeckung der Tubendurchblasung und der vereinfachten Methode ihrer Anwendung in der Erkennung der Ursachen gemacht, der auch für die Therapie nicht ohne Folgen bleiben kann, wenn auch bis heute noch nicht so sehr viel über positive Resultate zu sagen ist. Dafür ist ja auch die Zeit noch zu kurz. Die überraschende Tatsache, deren Kenntnis wir die Anwendung dieses Verfahrens verdanken, daß mindestens die Hälfte aller Fälle von Sterilität durch einen Verschluß der Eileiter bedingt ist, muß und wird ein Ansporn sein, die operativen Methoden, die die Wegsammachung der Tuben zum Ziel haben, zu verbessern und auszubauen. Ein Anfang dazu ist schon gemacht in der dank der Tubendurchblasung möglich gewordenen zweckmäßigen Nachbehandlung der operierten Fälle.

Als sicheren Gewinn können wir aber heute schon den Umstand buchen, daß wir dank der Verbesserung unserer Diagnostik vielen Frauen nutzlose und schmerzhafte, ja gelegentlich schädliche Eingriffe ersparen können. Allerdings wird dadurch auch manche Hoffnung vorzeitig vernichtet, die Arzt und Patientin früher auf den bekannten „kleinen Eingriff" gesetzt haben. Die Erfahrung muß lehren, ob wir in Zukunft berechtigt sein werden, mit einigermaßen sicheren Aussichten auf Erfolg, an dessen Stelle größere Operationen treten zu lassen, um das wichtigste Hindernis für die Konzeption zu beseitigen. Allzu hoch wird man die Hoffnungen auch heute nicht schrauben dürfen. Hat doch die jetzt möglich gewordene Feststellung des Sitzes des Hindernisses gelehrt, daß seine Beseitigung gelegentlich nur mit der Entfernung des ganzen Organs möglich ist. So wie in diesen wird man auch in anderen Fällen, wo die Methoden zur Erkennung der Ursachen der Sterilität überhaupt versagen, in therapeutischer Hinsicht vielfach resignieren müssen, wenn man sich nicht dazu entschließt, in geeigneten Fällen von einem Eingriff Gebrauch zu machen, der sich bis jetzt nur geringer Sympathien erfreut, nämlich der künstlichen Befruchtung. Von dieser soll im nächsten Abschnitt die Rede sein.

XI. Die künstliche Befruchtung.

Die künstliche Befruchtung oder besser Besamung beim Menschen hat ihren Vorläufer in der Tierheilkunde (vgl. Rohleder).

Wenn man von einem etwa zweifelhaften, von Gautier mitgeteilten Fall aus Arabien von künstlicher Befruchtung einer Stute im 14. Jahrhundert absieht, so sind die ersten erfolgreichen Versuche an Fischen anfangs des 18. Jahrhunderts ausgeführt worden, die ja in der Folge zu außerordentlich großer wirtschaftlicher Bedeutung geworden sind.

Die erste erfolgreiche künstliche Befruchtung — um die allgemein übliche Bezeichnung beizubehalten — beim Säugetier gelang Spallanzani, und zwar an Hunden im Jahre 1780. Die Versuche wurden dann in der Folgezeit mehrfach mit Erfolg wiederholt.

In großem Maßstabe hat dann ein Jahrhundert später (1899) der Russe Iwanoff Befruchtungen bei Pferden vorgenommen und darüber 1907 berichtet. Iwanoff hat diese Methode so ausgearbeitet, daß es ihm gelang, mehr Befruchtungen auf diesem Wege als auf dem natürlichen zu erzielen, so daß jetzt schon systematisch die künstliche Befruchtung in den größeren Gestüten (z. B. in Graditz) ausgeführt wird. Auch bei Schafen und Rindern hatte Iwanoff gute Resultate. Auf Grund seiner großen Erfahrungen kommt Iwanoff zu folgenden Schlüssen:

1. Geschlechtsakt und sexuelle Erregung sind nicht nötig zur künstlichen Befruchtung.
2. Auch verdünntes Sperma war noch befruchtungsfähig.
3. Schwangerschaftsdauer und Entwicklung der Frucht verhalten sich wie sonst.
4. Injektion in die Scheide genügt; besser ist eine solche in den Uterus.
5. Noch 2 Stunden post ejaculationem war das Sperma wirksam.
6. Bei 100 Versuchen an Stuten wurden niemals Nachteile gesehen.
7. Auch der den Testikeln direkt durch Punktion entnommene Samen ist befruchtungsfähig.

Der erste, der eine erfolgreiche Befruchtung beim Menschen vorgenommen hat, war John Hunter (1799), der den Samen eines Hypospadäus in die Vagina einführte. Mit dieser etwas primitiven Methode hatte Hunter keinen Nachfolger. Danach hörte man lange Zeit nichts mehr von neuen dahingehenden Versuchen. Religiöse, moralische, ästhetische Gründe und auch solche äußerer Natur (Schwierigkeit der Beschaffung des Spermas, Unklarheit über die beste Art der Technik, wohl auch Unkenntnis der einschlägigen Literatur) waren offenbar die Ursache, daß diese erfolgreichen Versuche von Iwanoff nicht schon lange zu ausgedehnten Nachprüfungen am Menschen geführt haben. Dazu kam, daß die ersten Versuche, die beim Menschen vorgenommen worden waren, nicht sehr vielversprechend ausgefallen waren.

Erst im Jahre 1866 wurde das Problem von dem amerikanischen Gynäkologen Marion Sims wissenschaftlich in Angriff genommen. Es folgte dann eine Reihe Arbeiten besonders aus Frankreich über das gleiche Thema. Von deutschen Autoren berichten P. Müller (1885) und Kisch (1886) über dahingehende Versuche unter Empfehlung der Methode. In längeren Abständen folgten dann weitere Veröffentlichungen von Kehrer, Fürbringer, Döderlein, Hirschfeld, Mensinga, I. Hirsch, Prochownik und Meyer-Rüegg.

Die ausführlichste deutsche Arbeit verdanken wir Rohleder, der das Thema von allen Seiten angegriffen und erschöpfend behandelt hat und auch über eine ganze Reihe eigener Erfolge berichten konnte.

Zwei Momente sind es vor allem, die nach der Auffassung Rohleders entgegen den Erfahrungen Iwanoffs bei den Tieren die Erfolge ungünstig beeinflußt haben, das Fehlen des alkalischen Zervikalsekrets und der sexuellen Erregung. Deshalb will Rohleder die künstliche Befruchtung auch nur im Anschluß an eine Kohabitation vornehmen oder zum mindesten in der Menstruationsphase, wo das Uterussekret ja alkalisch reagiert und dadurch die Befruchtung begünstigt. Auch schon früher hatte man ja sterilen Frauen den Rat gegeben, die Kohabitation während dieser Zeit, am besten am letzten Tage der Menstruation auszuüben. Diese Empfehlung entspricht zwar nicht den Vorschriften des Talmud, der ein solches Vorgehen streng verbietet, ist aber nach Liguoris Moraltheologie (zit. nach Rohleder) in entsprechenden Fällen sogar von der katholischen Kirche gestattet. Auch Rohleder glaubt deshalb, vor der Vornahme der künstlichen Befruchtung oder im Falle der Ablehnung derselben den intermenstruellen — wohl besser menstruellen — Koitus empfehlen zu können. Die Empfehlung konnte auch noch dadurch begründet werden, daß bei manchen Frauen während dieser Zeit eine gesteigerte Libido besteht oder nur während dieser Zeit vorhanden ist (Coßmann). Zum mindesten soll die künstliche Befruchtung nicht später als zwei Tage nach der Menses vorgenommen werden, also zu einer Zeit, wo man annehmen kann, daß infolge der Nachwirkung der Periode das Zervikalsekret noch etwas alkalisch ist. In der Tat haben die erfolgreichsten Autoren den Eingriff um diese Zeit ausgeführt. Voraussetzung für den Eingriff ist natürlich die nachgewiesene Intaktheit der Genitalien, insbesondere die mittels Tubendurchblasung festgestellte völlige Durchgängigkeit der Eileiter. Gerade dieser letztere Punkt, die heute vorhandene Möglichkeit, die Unversehrtheit der Tuben mit großer Sicherheit nachweisen zu können, scheint geeignet, das Problem der künstlichen Befruchtung auf festere Grundlagen zu stellen.

Selbstverständlich muß das Ejakulat in den Uterus selbst, eventuell unter leichter Erweiterung desselben eingeführt werden. Bei Einhaltung der drei Forderungen: vorherige Kohabitation, Injektion an den beiden ersten Tagen nach der Menses und Einführung über den inneren Muttermund hinaus, glaubt Rohleder, daß die Erfolge viel besser sein würden als bisher. Eine weitere selbstverständliche Vorbedingung ist das Vorhandensein gesunden Spermas, dessen Beurteilung man gerade hier am besten dem Fachmann überläßt. Bei minderwertiger Beschaffenheit desselben soll durch zeitweilige Karenz eine Besserung erzielt werden können.

Die Indikationen zur Vornahme der künstlichen Befruchtung können vom Manne oder von der Frau ausgehen. Bei ersterem kommen alle Formen der Impotenz, Hypospadie und andere Mißbildungen in Betracht. Bestimmte Indikationen für die Frau aufzustellen, ist kaum möglich. Am besten scheint mir noch die etwas veränderte Indikationsstellung P. Müllers zu sein: alles was auf rein mechanischem oder chemischem Wege die Vereinigung von Sperma und Ei verhindert, berechtigt zur Vornahme der künstlichen Befruchtung, wenn alle anderen Mittel, Heilung zu bringen, versagen oder von den Hilfesuchenden refüsiert werden. Man könnte vielleicht noch hinzufügen: die künstliche Befruchtung ist auch dann berechtigt, wenn keinerlei Gründe für das Ausbleiben der Befruchtung gefunden werden und die Genitalien und Keimprodukte beider Partner gesund befunden werden. Ähnlich äußert sich Alfieri, der Referent über das Thema „künstliche Befruchtung" auf dem letzten italienischen Gynäkologenkongreß. Er hält die Ausführung der künstlichen Befruchtung für gerechtfertigt, wenn anatomische Veränderungen an den Genitalien beider Ehegatten fehlen.

Im übrigen muß es der Arzt, wie P. Levi ganz richtig sagt, mit seiner Überzeugung und mit seinem Gewissen abmachen, ob er einen derartigen Eingriff machen oder unterlassen will. Dazu gehört allerdings eine genaue Kenntnis der Literatur, denn nur so läßt sich ein Urteil über den voraussichtlichen Erfolg des Eingriffes gewinnen. Vor allem wird man auch im einzelnen Falle erwägen müssen, ob nicht die Gründe, die vielleicht Ursache der Sterilität sind, also hochgradige Hypoplasie und Infantilismus, die Frau als künftige Mutter durchaus ungeeignet erscheinen lassen. P. Matthes hat es direkt als frivol bezeichnet, in solchen Fällen der Natur gewissermaßen ins Handwerk zu pfuschen. Ähnlich hat sich F. A. Kehrer auch schon früher geäußert. Auch Rohleder, sonst ein warmer Anhänger der künstlichen Befruchtung, will verständigerweise die Fälle ausschließen, bei denen auch eine physiologische Zeugung unerwünscht ist und die Gefahr besteht, daß sie krankhafte Nachkommen liefert. Hieraus ergibt sich schon, daß die Zahl der Fälle, die überhaupt in Betracht kommen können, eine außerordentlich kleine ist, und daß nur ein Zusammentreffen mehrerer, sehr gewichtiger Gründe gelegentlich einmal die Vornahme des Eingriffes berechtigt erscheinen läßt.

Als Verfahren der Wahl kann heute nur die uterine Methode in Frage kommen. Das primitive Verfahren, den Samen in die Scheide einzubringen, das wohl gelegentlich mit Erfolg angewandt worden ist (Kehrer, Hunter, Fürbringer), wird man als zu unzuverlässig kaum noch anwenden. Ebenso abzulehnen ist nach Rohleder das früher von einigen Franzosen angewandte Insufflationsverfahren (siehe unten).

Die Injektionsmethode hat Sims schon so ausgebaut, daß sie fast unverändert angenommen werden kann. Nur die Entnahme des Spermas sofort post coitum erscheint aus manchen Gründen nicht zweckmäßig. Von der mit warmer Spritze entnommenen Flüssigkeit injizierte Sims $1/2$ Tropfen, indem er die Spritze 3 cm weit in die Zervix einführte und sie dort 10—15 Sekunden liegen ließ. Unter 27 einwandfreien Fällen hatte Sims dabei allerdings nur einen Erfolg. Dagegen will Bossi mit dem fast gleichen Verfahren nach durchschnittlich 1—4 Injektionen bei 11 Frauen 9mal Konzeption erlebt haben (1891).

Rohleder legt besonderen Wert darauf, die Natur nachzuahmen, und rät dringend, wie schon bemerkt, die künstliche Befruchtung im Anschluß an eine Kohabitation vorzunehmen, wenn er dies auch nicht für eine conditio sine qua non betrachtet. Sein Verfahren ist das folgende:

Nach Untersuchung und genauer Indikationsstellung wird die Spermagewinnung mit dem Manne allein besprochen. Möglichst am letzten Menstruationstage wird der Koitus mit einem Kondom ausgeführt. Rohleder legt dabei Wert darauf, die ganze Prozedur möglichst im häuslichen Milieu vorzunehmen. Die Frau bleibt im Bett liegen. Kurz darauf erscheint der Arzt. Das Becken wird etwas erhöht und der Arzt führt am besten in Gegenwart des Ehemannes ein selbsthaltendes Spekulum ein, hakt die vordere Muttermundslippe an und dilatiert mit der Sonde (nicht mehr als nötig). Dann wird mit der auf 40° erwärmten Braunschen oder besser mit einer richtigen Tropfenspritze eine geringe Menge Sperma aspiriert, die Spritze 2 cm weit in den Uterus eingeführt und langsam einige Tropfen injiziert. Die Spritze bleibt $3/4$ Minuten in situ und wird dann vorsichtig entfernt. Zum Schluß wird ein mit Sperma benetzter Fadentampon vor den äußeren Muttermund gelegt und der Frau die Knie mit einem Handtuch zusammengebunden und ihr für einen Tag Bettruhe empfohlen. Für die nächsten 4 Wochen sind alle Erschütterungen, wie Reiten, Tanzen, Straßen- und Eisenbahnfahren zu vermeiden. Bleibt der Erfolg aus, so kann und soll die künstliche Befruchtung noch 2—3mal wiederholt werden. Eine häufigere Wiederholung hält Rohleder mit anderen Autoren nicht für angebracht. Demgegenüber will Meyer-Rüegg den Eingriff so oft wiederholen, als durchschnittlich Kohabitationen zur Erlangung einer natürlichen Befruchtung notwendig sind. Ähnlich äußert sich Prochownik.

Rohleder hat mit seinem Verfahren 8mal unter 25 Frauen einen Erfolg erzielt. Diese hohe Zahl von positiven Erfolgen ergibt sich wohl daher, daß meist Impotentia coeundi des Mannes Veranlassung zu dem Eingriff abgab. Nur 8mal lagen die Gründe bei der Frau. Der Erfolg trat nur in einem Falle schon nach der ersten Injektion auf (aus den Ausführungen geht leider nicht hervor, ob positive Resultate auch bei den Fällen von Sterilität erzielt worden sind, wo die Ursache bei der Frau lag).

Eine Wiederholung der einmal gelungenen Befruchtung hält Rohleder nur dann für gerechtfertigt, wenn das künstlich erzeugte Kind krank oder lebensschwach oder gestorben wäre.

In ähnlicher Weise geht auch Lutaud (zit. nach Rohleder) vor, der unter den neueren Autoren mit die meiste Erfahrung gesammelt hat. Er erzielte dabei 4 Erfolge unter 26 Fällen, darunter 2 Teilerfolge (Aborte).

Als besonderes Verfahren ist die Methode von Dickinson zu erwähnen, die sog. Tubenbesamung, bei der das Sperma durch den Uterus hindurch in die Tube eingeführt werden soll. Dickinson will damit fünfmal mit „gutem" Samen Erfolg gehabt haben, bei 19 Fällen mit „schlechtem" jedoch keinen.

Ein ähnliches Verfahren hat neuerdings Sellheim angegeben und dazu eine Vorrichtung konstruiert, die er an seinen Apparat zur Tubendurchblasung anschließt. Sellheim muß allerdings zugeben, daß bei seinem Vorgehen gelegentlich ein Überschuß in die Bauchhöhle gelangt, was zwar in der Regel ohne Beschwerden vertragen wird, bei sensiblen Personen aber doch gelegentlich zu leichten Leibschmerzen und vielleicht auch leichten, rasch vorübergehenden Reizerscheinungen führt.

Als wenig sympathisch soll noch nebenbei der Vorschlag erwähnt werden, das Sperma direkt durch die Bauchdecken hindurch an die Tubenöffnung in die Nähe der Ovarien heranzubringen. Mit dieser Methode erzielte Erfolge sind nicht bekannt geworden.

Der heikelste Punkt des nach Rohleder beschriebenen Verfahrens ist, wie Rohleder selber bemerkt, die Ausführung sofort post coitum. Daran wird sie gewiß manchmal scheitern. Daß aber auch ohne diese Vorbereitung ein Erfolg erzielt werden kann, zeigt der Fall von Döderlein. Dieser ist übrigens noch dadurch bemerkenswert, daß der Eingriff am Tage vor der erwarteten Periode ausgeführt wurde.

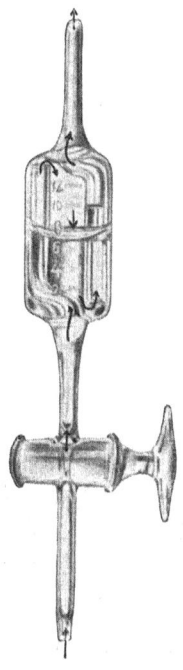

Abb. 19. „Tubenbesamer" nach Sellheim. (Zeitschr. f. ärztl. Fortbild. 1924.)

Das Einlegen eigener Befruchtungsapparate, die dem Sperma gewissermaßen das Eindringen in den Uterus erleichtern sollen, verurteilt auch Rohleder mit der Begründung, daß sie wie alle Uterinpessare reizend und entzündungserregend wirken.

Die Aussichten der künstlichen Befruchtung sind schwer zu beurteilen. Sicher werden nicht alle Fälle veröffentlicht — ich kenne eine Klinik, in der der Eingriff zehnmal, und zwar ohne Erfolg ausgeführt worden ist —, und außerdem kann die Einwandfreiheit der einzelnen Fälle nicht immer festgestellt werden. Rohleder gibt in seiner zitierten Arbeit eine Zusammenstellung von Fällen, die wohl im großen und ganzen als Grundlage für die Beurteilung der Aussichten des Verfahrens dienen kann. Sie ist von uns noch etwas vervollständigt worden.

Es wurde die künstliche Befruchtung ausgeführt:
a) nach der vaginalen Methode

von Hunter . . . . 1 mal mit 1 Erfolg
Lesueur . . . . . . 1 „ „ 1 „
Kehrer . . . . . . 1 „ „ 1 „
Fürbringer . . . . 1 „ „ 1 „
} d. h. also 4 mal mit 4 Erfolgen.

Dazu kommt noch ein positiver Fall von Meyer-Rüegg, in dem zunächst die vaginale Methode mit dem Erfolg eines Abortes angewandt worden war.

b) Nach der uterinen Methode

Girault	10 mal mit	8	Erfolgen
Marion Sims	6 „ „	1	„
Gigon l'ainé	1 „ „	1	„
P. Müller	2 „ „	2	„
Bumm-Levi	2 „ „	0	„
Kisch	1 „ „	0	„
Schwalbe	2 „ „	0	„
Lutaud	26 „ „	4	„
Bossi	11 „ „	9	„
Mensinga	3 „ „	1	„
Fritsch	1 „ „	0	„
Rohleder	25 „ „	8	„
J. Hirsch	16 „ „	6	„
Döderlein	6 „ „	1	„
Prochownik	13 „ „	3	„
Meyer-Rüegg	2 „ „	2	„
H. W. Meyer	1 „ „	1	„
M. Hirschfeld	1 „ „	1	„
Dickinson	24 „ „	5	„
Pust	4 „ „	1	„
Kehrer	2 „ „	0	„
Solomons	17 „ „	6	„
Hunner	2 „ „	1	„

Das macht zusammen 185 Fälle mit 65 Erfolgen. Von diesen Fällen zieht Rohleder selber als nicht einwandfrei die Fälle von Girault ab, so daß auf 175 Fälle 57 Erfolge kommen. Also rund 30%.

Diese 30% sagen natürlich nichts über die Leistungsfähigkeit der künstlichen Befruchtung aus. Die Zahl ist gewiß, wie Kehrer auch hervorhebt, ungenau und zu hoch gegriffen, da natürlich die erfolglos verlaufenen Fälle zum großen Teil nicht veröffentlicht worden sind und werden. Wenn aber Kehrer meint, daß der Hauptgrund für die Mißerfolge darin liege, daß der in die Gebärmutter eingebrachte Samen einen ungünstigen, nicht empfangsbereiten Boden antreffe, so scheint mir das nicht richtig, da die meisten Befruchtungen doch im Anschluß an die Periode ausgeführt worden sind. Noch weniger stichhaltig erscheint mir die weitere Begründung Kehrers, daß das Fehlen eines Orgasmus eine wesentliche Rolle bei dem Ausbleiben der Erfolge gespielt habe. Wenn dann Kehrer hinzufügt, es scheine fast, daß nur der Arzt Erfolge haben werde, dem es gelingt, gleichzeitig mit der künstlichen Befruchtung einen Orgasmus durch psychische Beeinflussung, ja sogar durch Hypnose auszulösen, so müßte an der Erfüllung dieser Forderung allerdings ein jeder derartiger Eingriff scheitern. So ungünstig, wie Kehrer die Verhältnisse schildert, liegen sie doch wohl nicht. Wenn man auf der einen Seite alle die Gründe aufführt, die den Wert der Rohlederschen Zusammenstellung herabsetzen, darf man auf der anderen auch die Umstände nicht vergessen, die das Versagen der künstlichen Befruchtung in vielen Fällen verständlich machen. Unerfahrenheit des einzelnen, ja völlige Unkenntnis der vorliegenden Erfahrungen mit der als am besten erprobten Methode, die notwendige Überwindung der verschiedensten Hemmungen, die subtile Technik und vor allem die mangelhafte Auswahl der Fälle sind Gründe genug, die die große Zahl der Mißerfolge erklärlich machen. Daß trotz alledem zum Teil unter den ungünstigsten Verhältnissen — vgl. die Fälle Meyer-Rüeggs, der in der primitivsten Weise nach Vornahme der Injektion in der Sprechstunde, in einem Falle sogar nur in die Vagina, Schwangerschaft entstehen sah — Erfolge erzielt worden sind, das spricht doch nicht dafür, daß die Aussichten so absolut schlechte sind.

Wichtiger als diese sammelstatistischen Zahlen sind für die Bewertung der Leistungsfähigkeit der Methode die Beobachtungen einzelner zuverlässiger Autoren, die über eine größere Erfahrung verfügen und gute Erfolge erzielt haben. So sah v. Winckel die Fälle von Bossi, die zunächst wegen der hohen Zahl der positiven Erfolge das Mißtrauen erregen, als besonders beweiskräftig an. Bossi soll nämlich, was zum Teil vielleicht seine guten Erfolge erklärt, besonders sorgfältig zu Werke gegangen sein und den Eingriff stets kurz nach der Periode direkt im Anschluß an eine Kohabitation ausgeführt haben.

Von deutschen Autoren, die gute Resultate erzielt haben, sei zunächst J. Hirsch genannt. Dieser konnte im Jahre 1912 über 16 Fälle mit 6 Erfolgen berichten. Die Indikation zum Eingriff stellte er wie P. Müller (siehe oben). Moralische oder ästhetische Bedenken sollten nach Hirschs Ansicht bei einer Frage nicht in Betracht kommen, die das dauernde Lebensglück oder Unglück einer Ehe bedeutet.

Unter den ersten 7 Fällen hatte Hirsch keine, unter den nächsten 9 aber 6 Erfolge, ein Beweis für die Notwendigkeit einer gewissen Übung und Erfahrung zur Erzielung positiver Resultate.

Bereits nach der ersten Injektion erzielte Hirsch einen Erfolg in 3 Fällen, zweimal nach der dritten und einmal nach der fünften. Die Technik war die von Rohleder angegebene. In einzelnen Fällen ging eine leichte Dilatation 8 Tage dem Eingriff vorher. Als Zeitpunkt des Eingriffes wurden auch die Tage kurz nach der Periode gewählt. Auch Hirsch hält die Ausführung im Hause der Patientin für angebracht, da dadurch der Eingriff auf „das Maß einer mit peinlichem oder unästhetischem Beigeschmack versehenen anderen gynäkologischen Encheirese" beschränkt wird.

Von besonderer Bedeutung für die Frage sind des weiteren die Erfahrungen, die der kürzlich verstorbene Hamburger Gynäkologe Prochownik (1915) mitteilen konnte. An die Spitze seiner Ausführungen stellte Prochownik den Satz, daß im Hinblick auf die allgemeinen Bestrebungen entgegengesetzter Natur dem Arzt die Pflicht erwachse, solche Frauen, die Mutter werden wollen, in jeder Beziehung mit allen ärztlichen Mitteln zu unterstützen.

Die Fälle Prochowniks sind besonders bemerkenswert wegen der Art des Materials und der äußeren Umstände, unter denen die Versuche so einwandfrei gestaltet werden konnten, wie es unter menschlichen Verhältnissen wohl eben möglich ist. Das Gros der Fälle Prochowniks bestand nämlich aus ostgalizischen Jüdinnen, die auf Grund von Erfolgen, die Prochownik mit der künstlichen Befruchtung schon früher erzielt hatte, in großer Zahl nach Hamburg gefahren waren, um Hilfe für die gemäß ihrer religiösen Einstellung für sie bedeutungsvolle Kinderlosigkeit zu finden. Im ganzen konnte Prochownik in 13 Fällen 21 Versuche ausführen, von denen 3 erfolgreich waren. Meist war nur eine einzige Injektion möglich, da die Frauen nicht so lange bleiben konnten. Besonders beweisend erscheint ein Fall, wo bei einer gläubigen Jüdin am ersten Tage des sogenannten Reinigungsbades der Eingriff vorgenommen wurde, der Mann sofort abreiste und die Frau bis zur nächsten Periode unter Beobachtung blieb. Die Vornahme des Eingriffes geschah gewöhnlich am 12.—15. Tage nach dem Beginn der letzten Periode. Die von Prochownik geübte Technik ist ungefähr die gleiche wie die von Rohleder beschriebene. Nur legt Prochownik Wert darauf, das Sperma direkt in den Uterus zu injizieren. Ebenso betont er die Wichtigkeit der Nebenumstände. Deshalb seien die Aussichten beim zweiten- oder drittenmal besser als beim erstenmal. Auch Prochownik hält es für wünschenswert, daß der Mann bei der Prozedur wenigstens in der Nähe bleibt. Bemerkenswert ist allerdings, daß die positiven Erfolge Fälle betreffen, wo die Ursachen der Sterilität am Manne gelegen hatte. Im übrigen war auch Prochownik der Ansicht, daß die Ergebnisse der Tierzüchter so sicher seien, daß die Übertragung der künstlichen Befruchtung auf den Menschen fast als ein Erfordernis bezeichnet werden dürfe.

Als ein Beweis dafür, wie außerordentlich segensreich eine künstliche Befruchtung wirken kann, soll schließlich noch kurz der erfolgreiche Fall von Meyer-Rüegg geschildert werden, der 1916 bekannt gegeben wurde. Er ist auch insofern interessant, als, wie schon erwähnt, die Versuche in der primitivsten Weise — dreimal Injektion in der Sprechstunde — gemacht wurden, und Schwangerschaft nach 8jähriger steriler Ehe (Ursache wieder der Mann) eintrat, die ausgetragen wurde. (Im zweiten Falle genügte sogar eine dreimalige Injektion in die Vagina, um bei einer 40jährigen Frau Schwangerschaft zu erzielen, die allerdings nicht ausgetragen wurde.)

Auf Grund des ersten gelungenen Falles meint der Psychiater (Züricher Klinik), auf dessen Veranlassung die künstliche Befruchtung vorgenommen war: „Wer selbst gesehen hat, welches Unglück die Impotenz in eine vieljährige Ehe sonst trefflicher Menschen bringt, der wird das Glück der beiden Leute verstehen. Beide blühten ordentlich auf." „Es wäre ein Unglück, wenn man eine solche Therapie als des Arztes unwürdig ablehnen würde", lautet dementsprechend die Schlußfolgerung Meyer-Rüeggs.

Ich glaube, man wird nicht umhin können, derartigen begründeten Meinungsäußerungen eine gewisse Bedeutung beizumessen und sie im großen ganzen als zutreffend betrachten können. Dies um so mehr, nachdem die Massenexperimente Iwanoffs so vorzügliche Resultate gezeitigt haben, und nachdem wir in der Lage sind, eine bessere Auswahl der Fälle zu treffen, und vor allem die vielen Fälle mit Tubenverschluß auszuschließen. So wird man auch mit mehr Vertrauen im gegebenen Falle einen Versuch mit der künstlichen Befruchtung machen können. Ob die Versuche der direkten Tubenbesamung, wie sie Girault schon in der Mitte des vorigen Jahrhunderts — Insufflation mit dem Munde — gemacht hatte und wie sie Dickinson und Sellheim in anderer Form wieder aufgegriffen haben, noch bessere Erfolge zeitigen, muß die Zukunft lehren. Soviel geht allerdings, man kann wohl sagen leider, aus den bis jetzt bekannten Mitteilungen hervor, daß die positiven Erfolge meist dann zustande kommen, wenn der Mann die Ursache zu der Ausführung des Eingriffes abgegeben hatte. Aber als Ultimum refugium mag sie wohl auch bei der weiblichen Sterilität nach Versagen aller anderen Mittel versucht werden, wenn der Wunsch nach Nachkommenschaft so brennend ist, daß demgegenüber alle anderen Rücksichten zurücktreten.

Was die Ausführung der künstlichen Befruchtung anlangt, so scheint nach der Erfahrung von Meyer-Rüegg ein Versuch mit der vaginalen Methode doch nicht ganz unangebracht, allerdings nur dann, wenn schon die Deponierung des Spermas in die Vagina unmöglich ist. Meist wird in solchen Fällen ja die Ursache beim Manne liegen (verschiedene Formen der Impotentia coeundi). Die Methode hat jedenfalls den Vorteil, daß sie ohne Umstände in der Sprechstunde vorgenommen und ohne Schwierigkeiten häufiger wiederholt werden kann, wie Meyer-Rüegg gezeigt hat.

Erheblich größere Sicherheit des Erfolges bietet jedoch für die meisten Fälle die uterine Methode nach dem Vorgehen von Rohleder. Ob es dabei zweckmäßig oder gar nötig ist, das Sperma nahe dem Ostium uterinum tubae zu deponieren, das ist noch nicht zu entscheiden.

Als ein besonderes Verfahren, das gewissermaßen zwischen der vaginalen und uterinen Methode besteht, ist dann noch der Vorschlag Pusts zu erwähnen, der das Sperma in seine bekannten Kollumkapseln bringt, diese auf die Portio aufstülpt und 24 Stunden liegen läßt. Pust hat dieses einfache Verfahren viermal angewandt und einmal einen Erfolg erzielt. Als günstigsten Zeitpunkt wird man die Tage nach der Periode oder die Zeit nach der Ovulation, also des physiologischen Konzeptionsoptimums, wählen.

Anhangsweise mag auch darauf hingewiesen werden, daß die bei Tieren vorgenommenen Versuche, durch Punktion das Sperma aus den Testikeln zu gewinnen, auch beim Menschen versucht worden ist. Rohleder hat solche Versuche siebenmal vorgenommen. Er hat das so gewonnene Sperma durch Verdünnungsmittel (Lösung von doppelkohlensaurem Natron) für die Befruchtungszwecke geeignet zu machen versucht und dann in der üblichen Weise injiziert. Die Versuche waren jedoch alle fehlgeschlagen.

Schließlich aber und nicht zuletzt muß die Frage erörtert werden, ob etwa religiöse, sittliche oder juristische Bedenken gegen die Vornahme der künstlichen Befruchtung vorliegen. Auch die Beantwortung dieser Frage soll unter Benutzung der Erörterungen Rohleders und entsprechender Erweiterung derselben versucht werden.

Was zunächst die religiösen Bedenken anlangt, so kommt von den christlichen Religionen praktisch wohl nur die katholische in Betracht, die ja eine besondere Art Kontrolle über das Privatleben des einzelnen ausübt.

Es soll nun allerdings eine päpstliche Enzyklika aus dem Jahre 1887 existieren, die nicht nur die Ausübung der künstlichen Befruchtung, sondern sogar schon die Beschäftigung mit dem unmoralischen Problem strenge verbietet. Dagegen wurde und wird von den katholischen, italienischen Ärzten unter anderen dem bekannten Mantegazza die Ansicht vertreten, daß keinerlei religiöse Bedenken vorliegen. Die künstliche Befruchtung sei nur eine Unterstützung der Natur zur Erfüllung des biblischen Wortes: Seid fruchtbar und mehret euch. Sie ist nach Mantegazza „un bello e buono correggere la natura".

Eine ähnliche Auffassung fand ich von einem intelligenten höheren katholischen Geistlichen vertreten. Das einzige Bedenken, das der Betreffende äußerte, ging gegen die Art, wie das Sperma gewonnen werden sollte, da die katholische Kirche die Benutzung des Kondoms — allerdings zu Präventivzwecken — streng verbietet. Eine weitere Bestätigung der Richtigkeit dieses Standpunktes konnte ich allerdings nicht erlangen. Von einem katholischen Professor der Theologie konnte ich trotz mehrfacher Versprechungen desselben, sich zu der Frage zu äußern, eine Antwort nicht erhalten.

Die jüdische Religion hat, wie mir von sachverständiger Seite versichert wird, keinerlei Bedenken gegen die Vornahme der künstlichen Befruchtung.

Im Hinblick auf die unter Umständen verhängnisvollen Folgen, die die Kinderlosigkeit, welche den Hauptzweck der Ehe zerstört, für die meisten betroffenen Frauen haben kann, wird man auch vom Standpunkt der ärztlichen Moral aus keine grundsätzlichen Bedenken gegen die Ausführung der künstlichen Befruchtung haben können. Der Eingriff erscheint berechtigt zur Verhütung schwerer Folgen bei Unterlassung desselben, wenn die sonstigen, üblichen Mittel versagt haben. Dagegen kann man in keiner Weise eine Verpflichtung für den Arzt, im gegebenen Falle die künstliche Befruchtung zu empfehlen und auszuführen, wie Rohleder es will, als vorliegend anerkennen. Die Entscheidung darüber muß im einzelnen Falle ganz dem Arzt überlassen bleiben.

In diesem Sinne hat sich auch die Gesellschaft für gerichtliche Medizin in Paris im Jahre 1883 unter dem Vorsitz Brouardels ausgesprochen, indem sie erklärte, daß die künstliche Befruchtung „comme dernière chance pour arriver à la procréation est une opération correcte, n'entrainant aucune responsabilité".

Auch vom allgemein sittlichen Standpunkt aus kann die künstliche Befruchtung nicht als ein unmoralischer Eingriff angesprochen werden, da ihr Ziel, kinderlosen Eltern zu einem Kinde zu verhelfen, kein unsittliches ist. Voraussetzung ist dabei natürlich, daß keine unsittlichen Motive dem Wunsch nach Nachkommenschaft zugrunde liegen.

Die mehr gefühlsmäßigen Bedenken, die wohl viele gegen die Ausführung der künstlichen Befruchtung haben, will J. Schwalbe mit folgenden Worten zerstreuen: „Wer in der Fortpflanzung einen physiologischen Vorgang wie alle anderen unseres Organismus erblickt, wird über ästhetische und ethische Hindernisse hinwegkommen, zumal, wenn ein so glückverheißendes Ziel, wie die Behebung der Kinderlosigkeit in der Ferne winkt." Damit ist allerdings den Menschen nicht geholfen, die den Vorgang nicht schlechthin als ein physiologisches Geschehnis betrachten. Wenn man freilich von Fällen Kenntnis bekommt, wo das Verhängnis der Kinderlosigkeit und der brennende Wunsch sie zu beseitigen, die Eltern zu Handlungen führt, die aller Moral ins Gesicht schlagen, wie z. B. Injektion von fremdem Samen durch einen Arzt bei seiner eigenen Frau, so scheint in der Tat in ganz besonderen Fällen der Satz: Der Zweck heiligt die Mittel, in gewissem Umfang berechtigt.

Schließlich wäre noch die Frage nach dem Vorliegen rechtlicher Bedenken zu beantworten. Während bis vor einigen Jahrzehnten nur das Urteil eines französischen Gerichts (Bordeaux 1884) vorlag, das einen Arzt wegen Ausführung der künstlichen Befruchtung verurteilte, da die Operation gegen die Naturgesetze verstoße, hat ein gegebener Fall das Reichsgericht (1908) zu der Entscheidung veranlaßt, daß auch ein aus einer künstlichen Befruchtung hervorgegangenes Kind als ehelich anzusehen sei, wenn der Eingriff nicht gegen den Willen eines der Eltern vorgenommen worden sei, und unter der Voraussetzung, daß die naturwissenschaftliche Möglichkeit einer künstlichen Befruchtung nachgewiesen sei.

Schon vorher war das Oberlandesgericht Köln 1907 (1. 6.) zu dem bedingungslosen Schluß gekommen, daß ein auf dem Wege der künstlichen Befruchtung durch den Samen des Ehemannes erzeugtes Kind als ehelich zu gelten habe, da die künstliche Befruchtung nur ein medizinischer Hilfe vergleichbares Mittel sei, welches die im konkreten Falle hilfsbedürftige Natur zur Erreichung der Kindererzeugung innerhalb der Ehe verbesserte.

Der vom Reichsgericht verlangte Nachweis der naturwissenschaftlichen Möglichkeit der künstlichen Befruchtung ist durch die in der Literatur niedergelegten Fälle erbracht. Schon 1909 hat sich v. Winckel (Das Recht, 1909, 25. Dez.) auf den gleichen Standpunkt gestellt, obgleich das bis dahin vorliegende Material lange nicht so beweiskräftig war, als das uns heute zur Verfügung stehende ist. Für Winckel sind es besonders die Fälle Bossis gewesen, die ihn veranlaßten, die Frage nach der Möglichkeit einer künstlichen Befruchtung im bejahenden Sinne zu beantworten, allerdings mit der Einschränkung, daß diese nur dann gegeben sei, wenn die künstliche Befruchtung von einem erfahrenen Frauenarzt nach der Vorschrift Bossis geschähe.

Die Bestimmung des Paragraphen 1591 des BGB., daß zur Ehelichkeitserklärung eines Kindes die Beiwohnung des Mannes notwendig ist, wird von den beiden Gerichten nicht in engherziger, formaler Weise ausgelegt. Die Gerichte stellen sich damit auf den Standpunkt von Kaufmann (Künstliche Befruchtung und Vaterschaft in „Das Recht" 1909, 25. Nov., S. 670), der in klarer und überzeugender Weise die Frage behandelt, daß das Gesetz zwar die Beiwohnung als den die Befruchtung herbeiführenden normalen Vorgang im Auge gehabt habe, daß dieser Vorgang aber ebensowenig für die rechtliche als physiologische Vaterschaft essentiel sei. Die künstliche Befruchtung ist ein physiologisches Surrogat der Beiwohnung und kann unbedenklich an deren Stelle gesetzt werden. Die Tatsache der Abstammung von Eltern, die durch das Band der Ehe miteinander verbunden sind, ist der Rechtsgrund der ehelichen Vaterschaft. Deshalb kann der künstlichen Befruchtung als einem Surrogat der natürlichen Befruchtung auch rechtlich die Surrogatseigenschaft nicht abgesprochen werden.

Damit ist auch der entsprechende Einwand des Juristen Olshausen (Dtsch. med. Wochenschr. 1908. S. 12) gegen die Ehelichkeit eines durch künstliche Befruchtung erzeugten Kindes entkräftet, wie das ähnlich schon J. Schwalbe (am gleichen Orte) getan hat, indem er die Auffassung Olshausens von dem Begriff Befruchtung als zu formal bezeichnet. Einen weiteren Einwand Olshausens, daß es mit der Würde der Ehe unvereinbar sei, die künstliche Befruchtung aus dem Gebiete der Wissenschaft auf die Praxis zu übertragen, werden wohl die meisten Juristen als unerheblich ablehnen.

Übrigens ist die ganze Frage der „künstlichen Zeugung beim Menschen und ihre Beziehungen zum Recht" unter diesem Titel von dem Juristen Wilhelm (Juristisch-psychiatrische Grenzfragen Bd. 7, H. 6 u. 7) erörtert worden. Wilhelm kommt dabei zu dem Schluß, daß die rite ausgeführte künstliche Befruchtung nicht nur eine straflose sittliche Handlung, sondern eine medizinische Maßnahme, eine dem staatlich anerkannten Heilungszwecke in weiterem Sinne dienende Maßregel ist, und daß der Arzt daher ein Recht, ja eine Pflicht (!? Verfasser) zu ihrer Vornahme habe. Dieses Urteil entspricht dem von dem Strafrechtlehrer v. List vertretenen allgemeinen Standpunkt, daß der Rechtsgrund zu solchen ärztlichen Eingriffen in der staatlichen Anerkennung des angestrebten Zweckes, und ihre Schranken in der Angemessenheit des ärztlichen Mittels, das sich aus der ärztlichen Wissenschaft und Kunst ergebe, zu suchen sei (Lehrbuch des Strafrechts).

Wer allerdings in überkritischer Weise noch an der Beweiskraft aller bis jetzt vorliegender Fälle als einer Voraussetzung des reichsgerichtlichen Urteils Zweifel hat, der muß darauf warten, daß ein einwandfreies Experimentum ad hominem vorgenommen wird, wie es von P. Fraenkel verlangt wird. Fraenkel will nämlich, daß sich heroische Frauen, etwa Medizinerinnen, dazu hergeben, um einen Versuch an sich selbst anstellen zu lassen. Wer jedoch unvoreingenommen das bis jetzt vorliegende Material über die Frage der künstlichen Befruchtung prüft, muß zu dem Schluß kommen, daß an der Möglichkeit einer erfolgreichen künstlichen Befruchtung nicht gezweifelt werden kann. Wir möchten darum an den Schluß dieses Abschnittes den vor vielen Jahren getanen Ausspruch P. Müllers setzen: „Es wäre zu wünschen, daß die künstliche Befruchtung in geeigneten Fällen in geeigneter Weise wieder öfters ausgeführt würde."

B. Sterilisierung.
I. Begriffsbestimmung. Allgemeines. Geschichtliches.

Unter künstlicher Sterilisierung verstehen wir die Unfruchtbarmachung der Frau auf Zeit oder für dauernd. Man kann den Begriff auch definieren als die zeitliche oder dauernde künstliche Verhinderung der Konzeption. Bei dieser Definition fällt auch die Empfängnisprävention unter den Begriff der temporären Sterilisierung, wenn es sich dabei auch um eine Unfruchtbarmachung im engeren Sinne nicht handelt, von der man streng genommen nur dann sprechen kann, wenn die Konzeptionsfähigkeit wirklich aufgehoben ist. Während nun die Eingriffe, die zu diesem Zwecke aus ärztlichen Gründen vorgenommen werden, eine verhältnismäßig geringe soziologische Bedeutung besitzen, ist die Verhütung der Konzeption durch besondere Mittel aus nichtärztlicher Indikation von der allergrößten Wichtigkeit für das ganze Bevölkerungsproblem. Dementsprechend ist auch das Interesse des Staates an dieser Frage ein großes. Es äußert sich z. B. in dem Verbot der Anpreisung von Präventivmitteln zum Verkauf u. ä. m. Deshalb muß sich auch der Arzt bei allen Eingriffen oder Maßnahmen zum Zwecke einer Konzeptionsverhinderung der Bedeutung dieser Schritte bewußt sein. Er muß sich auch vor allem darüber klar sein, oder zu werden versuchen, was es im allgemeinen und heute im besonderen bedeutet, einer Frau die Konzeptionsmöglichkeit zu nehmen, und zwar im Hinblick auf ihre Person und dann auch auf die Interessen der Allgemeinheit, d. h. also des Staates. Auch die Kenntnis von der Bedeutung gewisser bevölkerungspolitischer Fragen, wie z. B. die von der Wichtigkeit der Qualität bzw. Quantität des Nachwuchses und des Verhältnisses dieser beiden Faktoren zueinander, der eugenischen Bestrebungen, der Geburtenregelung u. ä. m. sind für den Arzt vonnöten, wenn anders ihn höhere Gesichtspunkte bei der Erfüllung seiner ärztlichen Pflichten leiten. Diese Dinge sollen darum hier eine kurze Besprechung erfahren, und zwar zum Teil in Anlehnung an die vorzüglichen Ausführungen des verstorbenen inneren Klinikers Martius in dem Sammelwerk von Placzek: Künstliche Fehlgeburt und künstliche Unfruchtbarkeit.

Das Geburtenproblem wird zur Zeit beherrscht von zwei Momenten: 1. der Tatsache des ständigen Rückganges der Geburten seit dem Beginn des Jahrhunderts, der nur durch einen kurzen Aufstieg in den Jahren 1918—1920 unterbrochen wurde, und 2. den Nachwirkungen des Krieges in ihren verschiedenen Formen.

Der Geburtenrückgang beruht nach der Ansicht der meisten Sachverständigen vor allem auf einer absichtlichen Verhinderung der Empfängnis bzw. auf Abtreibung, aber nicht auf einer Abnahme der Fortpflanzungsfähigkeit (J. Wolf, Grotjahn, Hirsch,

Pistor, Dietrich, v. Gruber). Nur einzelne Autoren sind der Meinung, daß auch die letztere gelitten habe, wie z. B. Siegel. Es handelt sich hier nach Blaschkos Ansichten und Ausführungen, denen wir uns im folgenden anschließen, um eine offenbar allgemeine, internationale Erscheinung, die auf die fortschreitende Industrialisierung der Kulturnationen auf Kosten der Landwirtschaft und die damit einhergehende Verteuerung und Erschwerung der gesamten Lebenshaltung, besonders der Kinderaufzucht, die Wohnungsnot, die Arbeitslosigkeit u. a. m. zurückzuführen ist. Dazu kommt die wachsende Intelligenz in den niederen Kreisen, die zur Kenntnis des Gebrauchs und Nutzens der konzeptionsverhütenden Mittel geführt hat. Demgegenüber spielt der Ausfall, der durch verkümmerten Mutterinstinkt, durch Bequemlichkeit, Drang nach Wohlleben und ähnliche Motive bedingt ist, eine nur geringe Rolle. Der starke Geburtenrückgang beweist, daß es sich um eine Massenbewegung in weitesten Kreisen handelt. Das „Vielekinderbekommen" nicht das „Kinderbekommen" ist es, das abgenommen hat (Schäfer). „Der Wille zur Beschränkung der Nachkommenschaft leitet sich meist aus der Sorge für die Nachkommenschaft her, wie Sellheim mit Recht sagt. Denn hinter diesem Nichtwollen steht ein Nichtkönnen, ein Nichtaufziehen- und Nichtversorgenkönnen der geborenen Kinder. ... Die letzte Ursache liegt in einer Erschöpfung der menschlichen Produktionskraft, die aufgezehrt in der Sorge um die Selbsterhaltung für die Erhaltung der Nachkommenschaft nicht viel oder nichts mehr leisten kann. ..... Die verschärfte Konkurrenz zwischen Selbsterhaltung und Fortpflanzung in unserem modernen Leben — und ganz besonders in der jetzigen Zeitperiode, wie man wohl hinzufügen kann — kann man wohl als die letzte Ursache für den Geburtenrückgang betrachten."

Solange die Fortpflanzung, die wichtigste volkswirtschaftliche Arbeit, derartig erschwert wird, wie es unter den heutigen Verhältnissen der Fall ist, und die „Produzenten des Volkes" von allen Seiten belastet werden, statt daß ihre sozialen Motive gestärkt werden, und die Last der Kindererziehung mehr zur Sache der Gemeinschaft gemacht wird, wird in diesen Verhältnissen kaum eine Besserung zu erwarten sein." In diesen kurzen Ausführungen Sellheims ist das ganze Problem meines Erachtens richtig dargestellt.

Es ist natürlich, daß die großen Städte, wo Luft, Licht, Bewegungsfreiheit und Ernährungsmöglichkeit nicht so vorhanden sind wie auf dem Lande von der Bewegung in stärkerem Maße ergriffen werden. Dazu kommt die größere Intelligenz der Arbeiterbevölkerung dieser Städte. Deshalb beobachtet man gerade hier eine Zunahme der neomalthusianischen Bewegung. Ein Zurückdämmen derselben oder wenigstens der Kenntnis der antikonzeptionellen Mittel und deren Nutzen ist nicht mehr möglich.

Als Korrelat der Geburtenabnahme beobachtet man jedoch eine Verminderung der Todesfälle. Diese ist direkt abhängig von jener, indem die Sterblichkeit der Kinder im ersten Lebensjahr abgenommen hat (bessere Aufzucht, Nahrung, Wohnung und Wartung).

Wie die Erfahrung lehrt, führt der soziale Aufstieg einer Bevölkerungsschicht in eine höhere gesellschaftliche Sphäre mit einer Art von Notwendigkeit zu einem zahlenmäßigen Rückgang dieser Schicht, was nach Theilhaber das Beispiel der Juden zeigt.

Jedoch ist der Drang nach Mutterschaft und die Sehnsucht nach dem Kinde — letztere auch bei dem Manne — so groß, daß, wenn nur einigermaßen die Erschwerung der Kinderaufzucht, vor allem in den großen Städten verhindert wird, eine wirkliche Gefahr von dem Geburtenrückgang kaum zu erwarten sein dürfte.

Eine Besserung der Zustände ist durch die Anwendung kleiner Mittel nicht möglich. Nur wenn dafür gesorgt wird, daß die Aufzucht des Nachwuchses nicht mehr zu einer unerschwinglichen Last für die Eltern wird, kann man wieder eine Zunahme der Geburtenziffer erwarten. Braucht der Staat den Nachwuchs, so muß er auch für ihn sorgen und die einzelne Familie entlasten, indem er ihr einen wesentlichen Teil der aufzuwendenden Kosten abnimmt. Sehr richtig sagt Vollmann in seiner dem deutschen Ärztetag kürzlich vorgelegten Broschüre „Die Fruchtabtreibung als Volkskrankheit": „Ein Staat, der erkannt hat, daß sein höchster Besitz ein reichliches und gesundes Menschengut ist, muß alles tun, um den Zeugungs- und Gebärwillen zu erhöhen; es genügt nicht, sittliche und staatsbürgerliche Forderungen aufzustellen und Strafen anzudrohen! .... Der Staat muß bemüht sein, einen Anreiz für Vergrößerung der Kinderzahl zu schaffen und Hindernisse zu beseitigen." Vollmann schildert dann die Not der kinderreichen Familien in drastischer Weise und fordert mit Recht als die wichtigste Maßnahme den Schutz derselben durch Steuererleichterungen — „was bis jetzt geschieht, ist nicht mehr als ein Tropfen auf einen heißen Stein" —, Erziehungszuschüsse, Bevorzugung kinderreicher Familien in jeder Beziehung u. a. m. In zweiter Linie kommt dann die bessere Fürsorge für die Schwangeren, die uneheliche Mutter und das uneheliche Kind. Nebenher mag eine seelische Beeinflussung des Volkes gehen, die aber gewiß erst dann von Erfolg sein wird, wenn die ersten Forderungen erfüllt sein werden.

Es ist also die Steigerung des Präventivverkehrs als die eigentliche Ursache des Geburtensturzes zu bezeichnen. Der Zweck desselben ist die rationelle Geburtenregelung, die die natürliche Fruchtbarkeit unter die Herrschaft des Willens stellt. Es ist das durchaus nichts neues, da, wie wir wissen, derartige Maßnahmen zur Beschränkung der Fruchtbarkeit allerwärts und zu allen Zeiten üblich waren.

Wie sollen wir uns nun als Ärzte dieser Tatsache gegenüber verhalten? Zur Beantwortung dieser Frage ist es nötig, kurz zu erörtern 1. welche Motive diesen Bestrebungen zugrunde liegen und 2. welche Folgen sie haben.

Eine einwandfreie, erschöpfende Beantwortung der ersten Frage ist natürlich nicht möglich. Man ist auf Eindrücke und die mehr oder minder große Glaubwürdigkeit einzelner Aussagen oder von Aussagenreihen angewiesen. Auch das Milieu der Patienten, aus dem der einzelne Arzt seine Erfahrung schöpft, das Maß der Kenntnis der wirtschaftlichen und anderen Verhältnisse seiner Klienten wird und muß sein Urteil beeinflussen. Dementsprechend fällt die Antwort auf die Frage außerordentlich verschieden aus. Die einen sind geneigt, alle derartigen Bestrebungen in erster Linie oder gar ausschließlich auf unsittliche Motive, wie Faulheit, Bequemlichkeit, Genußsucht, Angst vor der Geburt u. ä. m. zurückzuführen. Sie können sich manchmal nicht genug tun in fast pharisäisch anmutender Beurteilung der geschilderten Zustände. Andere wieder stehen dem Problem indifferent gegenüber und sind froh, wenn sie nichts mit ihm zu tun haben. Nur wenige sehen ein, daß die Ursachen doch offenbar tiefer liegen, und daß es nicht mehr angeht, der Erörterung der dem Arzte oft höchst unsympathischen Frage aus dem Wege zu gehen (Menge). Wer Gelegenheit hat, an einem großen Krankenmaterial einer Großstadt, womöglich eines Industriezentrums, seine Erfahrungen zu sammeln, und wer sich die Mühe gibt, Kenntnis zu bekommen von den wirtschaftlichen und anderen Verhältnissen seiner Klientinnen, wer das unendliche Elend gesehen hat, das in den heutigen Zeiten eine übergroße Kinderzahl in unzählige Familien bringt, wo oft nicht die Windeln vorhanden sind, um das Neugeborene zu umhüllen, der wird und muß zu einem anderen und milderen Urteil über das Bestreben der Geburtenbeschränkung kommen als jener österreichische Generalstaatsanwalt, der bei der Besprechung der Ursache der Fruchtabtreibung — dem „Präventivmittelersatz" des kleinen Mannes — in wegwerfendem Tone äußerte: Man komme mir nicht mit der Einwendung, daß dies mit der Not der Zeit zusammenhänge usw. (Sitzung der österr. kriminalstatistischen Vereinigung April 1923).

In diesen anormalen Zeiten, wo Entlassungen von Beamten, Angestellten und Arbeitern und Lohn- und Gehaltsreduktionen an der Tagesordnung sind, wo eine entsetzliche Wohnungsnot herrscht, so daß viele Eheleute noch nicht einmal zusammen wohnen können, da sollte doch auch der schärfste Sittenrichter etwas mehr Verständnis aufzubringen versuchen für die verzweifelte Lage von unzähligen Familien, die sie geradezu zur Geburteneinschränkung zwingt. Wie ganz anders klingen die Worte, mit denen ein E. Bumm sich über das vorliegende Problem, und zwar noch vor dem Kriege (über das deutsche Bevölkerungsproblem, Rektoratsrede 1915) geäußert hat:

„Wer das Elend der unteren Volksschichten, zumal in den Großstädten gesehen hat, wie es wirklich ist, wird anerkennen müssen, daß an dieser Stelle die Aufklärung berechtigt ist und Hilfe auch heute noch not tut, nachdem manches schon besser geworden ist. Hier sind die Frauen zu finden, deren Leben in Wahrheit mühselig und beladen ist, die sich ohne eine freie Stunde jahraus jahrein in der ewigen Sorge um die Ernährung des Mannes und der Kinder verzehren, keine fremde Hilfe kennen, von früh bis spät alle Arbeit selbst verrichten müssen und trotz aller Plage die Kinder frühzeitig wieder hinsterben sehen. Und man muß sich allen Ernstes fragen, wozu all die Mühe und der Aufwand dieser sinnlosen Prokreation, der das Nötigste zum Weiterleben fehlt und von der noch vor Jahresfrist ein Drittel wegen Mangels an Luft, Licht und geeigneter Nahrung wieder verschwindet. Oft hören wir von solchen Frauen, daß ihnen von sechs oder acht Kindern nur eins oder zwei geblieben sind. Diese müssen allerdings gute Lungen, einen guten Magen und kräftige Immunstoffbildung mit auf die Welt gebracht haben, um dem Schicksal ihrer Geschwister zu entgehen. Man könnte an eine Zuchtwahl der grausamen Mutter Natur denken, wenn die Verhältnisse nicht so unnatürlich wären."

Einen besonders krassen Fall solch „sinnloser Prokreation" stellt eine aus dem Osten stammende Arbeiterfrau dar, die wir kürzlich wegen ihres zehnten Abortes behandelt haben, und die uns in zuverlässiger Weise angab, von ihrem ersten Manne 20 Kinder gehabt zu haben, von denen nur mehr zwei am Leben seien! Die zehn Aborte hat sie dann in zweiter Ehe durchgemacht.

Daß die Geburtenbeschränkung häufig mit dem unzweckmäßigsten Mittel, der Abtreibung, geschieht, ist gewiß im höchsten Grade bedauerlich und muß für den Arzt die Veranlassung sein, an der Ausrottung dieser „Seuche" nach Kräften mitzuarbeiten. Auch soll gar nicht geleugnet werden, daß die anderen Begleiterscheinungen der Nachkriegszeit, die zügellose Vergnügung- und Genußsucht, die die Verantwortung nicht kennt, und andere Untugenden, wie Faulheit und Bequemlichkeit nicht selten das treibende Moment zur Unterbrechung der unerwünschten Schwangerschaft abgeben. Aber in der großen Mehrzahl der Fälle sind es nicht derartige Gründe, die die Eheleute veranlassen, durch Präventivmittel oder infolge Unkenntnis des Gebrauchs derselben oder der Unmöglichkeit, dieselben sich zu beschaffen, durch künstliche Unterbrechung der Schwangerschaft die

Geburtenzahl einzuschränken. Damit kommen wir zur Erörterung der wichtigen Frage: Wie soll sich der Arzt dem Problem der willkürlichen Geburtenregelung und dem Gebrauch von Präventivmitteln gegenüber verhalten?

Es ist das ein Thema von etwas heikler Natur und seiner Erörterung wird darum im akademischen Unterricht gerne aus dem Wege gegangen. Allmählich scheint sich jedoch die Erkenntnis Bahn zu brechen, daß die früher geübte kühle Zurückhaltung der Wissenschaft gegenüber dem Problem der Geburtenregelung und des Präventivverkehrs sich überlebt hat und nicht mehr am Platze ist. Auch in den wissenschaftlichen Gesellschaften werden heute diese Fragen offen besprochen, und in der Diskussion zeigt sich eine Einstellung der Ärzte, wie sie vor einigen Jahren noch kaum möglich war. Als Beispiel mögen die Ausführungen des Vorsitzenden der Nordöstlichen gynäkologischen Gesellschaft über die Frage der Empfängnisverhütung, denen man sich nur anschließen kann, hier kurz Platz finden: „Das sinnlose Wüten, sagt Fuchs, gegen das keimende Leben verlangt von uns eine andere ärztliche Einstellung zur Frage der Geburtenprävention. Es ist ein Gebot der ärztlichen Ethik geworden, den vielen, für die heute die Geburtenbeschränkung ein hartes Muß geworden ist, möglichst sichere und hygienisch einwandfreie Methoden an die Hand zu geben, an Stelle der ihnen von Laien gebotenen oder durch eigenen Unverstand diktierten meist schädlichen Maßnahmen. Eine Herabminderung der epidemisch auftretenden Gesundheitsschädigungen nach vorsätzlicher Abtreibung wird die zielbewußte ärztliche Leitung der vita sexualis bestimmt zur Folge haben."

Auch in anderen Ländern wird die Frage der Stellungnahme des Arztes zur willkürlichen Geburtenregelung in den wissenschaftlichen Gesellschaften lebhaft erörtert. Die praktischen Amerikaner haben 1924 einen Ausschuß von Gynäkologen[1] beauftragt, eine entsprechende Umfrage zu veranstalten und

---

[1] Nach Abschluß der Arbeit ist der Bericht über die Tätigkeit dieser Kommission erschienen und wird von dem Präsidenten Dickinson der Gesellschaft mitgeteilt. Aus diesem Bericht sei folgendes hervorgehoben:

Die Verhütungsmittel scheinen in Nordamerika sehr verbreitet zu sein. So fanden sich z. B. bei einem Arzt Krankenkarten, auf denen für mehr als 1000 Frauen Intrauterinstifte verschrieben worden waren. Besonders bemerkenswert ist eine Statistik, die die Angaben gebildeter (aus den Colleges hervorgegangener) Frauen enthält. Als Hauptverhütungsmittel wird von den Ärzten der Kondom empfohlen. Bei dessen Anwendung wurden allerdings selbst bei Kollegenfrauen 12% Mißerfolge verzeichnet. Diese waren jedoch nach Spülungen noch größer (22%) und bei einfachen Frauen noch erheblich höher.

Von drei Kliniken wurde die Anwendung von Vaginalpessaren (Gummipessaren) empfohlen. Hierbei traten nur 5% Mißerfolge ein. Noch bessere Erfolge wurden erzielt bei Kombination mit Säuren, Chinin und Chinosolgelees. So berichtet Bocker (Sangerklinik) über nur 3% Mißerfolge bei 837 Frauen bei Anwendung von Chinosolpaste in Kombination mit Mensingapessar. Dickinson bemerkt, daß diese Pessare bei längerer, konischer Form der Portio schlecht zu verwenden seien und zieht hier die Kappenpessare vor. Die Anpassung soll durch den Arzt und das Einlegen durch die Patientin unter Kontrolle geschehen. In das Pessar soll ante cohabitationem ein Eßlöffel Chinosolpaste gebraucht werden. Vor und nach dem Abnehmen der Kappe Spülung.

In Kliniken und Medizinschulen werden keine antikonzeptionellen Vorschriften gegeben.

Dickinson weist auch auf die kontraselektorische Auslese durch die Anwendung der Verhütungsmittel gerade durch die Gebildeten und Verantwortungsvolleren hin. Er bemerkt jedoch, daß die 730 gebildeten Amerikanerinnen der Statistik erst nach der Geburt des vierten Kindes die Geburtenregelung eintreten ließen. Er ist ferner der Ansicht, daß die Mensingapessare ein weiteres Studium verdienten.

Von anderer Seite wird auf die Verhältnisse in Holland und England Bezug genommen. In Holland soll eine neomalthusianische Gesellschaft bestehen, die Mensingapessare abgibt und gegen die sich die Regierung neutral verhält. In London existiere ein ähnlicher Bund, der etwa 200 Frauen monatlich versorgt.

Es ist nicht ohne Interesse, daß A. Martin in einem Referat über diese amerikanischen Bestrebungen zugeben muß, daß in der Unterstützung und Belehrung der Frauen in betreff der Anwendung von Verdie verschiedenen, sich ergebenden Fragen, wie z. B. die Abgabe von antikonzeptionellen Mitteln durch große Kliniken zu prüfen (Americ. journ. of obstetr. a. gyn. April 1924).

Außerdem wurde in der New York obstetrical society die Frage, wie die Mitglieder sich zu der Raterteilung an ihre Klienten bezüglich der Konzeptionsverhütung in gegebenen Fällen stellten, erörtert. Von 57 Ärzten erklärten 41, also die überwiegende Zahl, daß sie entsprechende Anweisungen gäben, daß sie jedoch von einer öffentlichen Aufklärung nichts wissen wollten (Americ. journ. of obstetr. a. gyn. Vol. 7. 1924).

Einer der wenigen akademischen Lehrer, der das Problem der Stellungnahme des Arztes zur Frage der Konzeptionsverhütung in Wort und Schrift einmal offen und ausführlich behandelt hat, ist der Schweizer Labhardt, der in einem ärztlichen Fortbildungsvortrag unter dem obigen Titel die ganze Frage eingehend erörtert hat.

Auch Labhardt weist im Anfang seiner Ausführungen darauf hin, daß die Zeiten vorüber sind, wo man über diese Frage mit Stillschweigen hinweggegangen ist, und hebt hervor, daß die eminente Wichtigkeit der ganzen Angelegenheit in krassem Widerspruch zu der geringen Beachtung stehe, die sie bis jetzt in der medizinischen Literatur gefunden hat. Labhardt betont mit Recht, daß es nicht nur das Recht, sondern auch die Pflicht des Arztes sei, sich mit dieser Frage zu befassen (Straßmann). Was wir heute anstreben, ist eine den gegebenen Verhältnissen angepaßte Regelung der Geburten. Mit Labhardt lehnen auch wir auf das Entschiedenste den Vorwurf ab, daß diese Stellungnahme eine laxe Auffassung der sittlichen und staatsbürgerlichen Pflichten der Eheleute bedeute. Wir sind aber auch mit Labhardt der Ansicht, die v. Gruber in die Worte faßt: Das Streben nach bewußter Regelung der Fruchtbarkeit muß als grundsätzlich berechtigt anerkannt werden, aber bewußte Regelung der Kinderproduktion ist nicht identisch mit Einstellung derselben.

In diesem Sinne gewinnen auch Vorschläge in bezug auf Einführung des künstlichen Aborts, wie sie z. B. von dem Baseler Sozialisten Welti gemacht, aber mit Recht abgelehnt worden sind, ein etwas anderes Gesicht. Das Postulat, sagt Labhardt, das diesen Bestrebungen zugrunde liegt, hat einen tieferen Grund als nur den, die uneheliche Mutter und die jung verheiratete Frau vor dem Kindersegen zu bewahren; es gilt vielmehr, denjenigen zu helfen, die bei ungünstigen äußeren Verhältnissen einem allzu großen Kindersegen steuern wollen. Daß dies nicht auf dem vorgeschlagenen Wege geschehen kann, ist natürlich ebenso klar.

Wenn man sich als Arzt auf den Gruberschen Standpunkt stellt, so muß man auch konsequenterweise es als eine Aufgabe des Arztes ansehen, dafür Sorge zu tragen, daß diese Regelung in der richtigen Weise geschieht. Tut man dies nicht, so ist die ganz bestimmte Folge die, daß unzweckmäßige und höchst schädliche Mittel — ich erinnere nur an die kolossale Verbreitung der gefährlichen Intrauterinstifte — angewandt werden,

---

hütungsmitteln ein Weg gefunden worden ist, „Unheil zu verhüten angesichts des größeren Übels, der laienhaften und illegitimen Schwangerschaftsunterbrechung".

Endlich soll noch als ein Zeichen der Zeit hier eine Bemerkung Platz finden, die ich in der Münchner medizinischen Wochenschrift gefunden habe: Im englischen Oberhause hat Lord Buckmaster beantragt, alle Vorschriften aufzuheben, die die Fürsorge verhindern, verheirateten Frauen, die Rat über die beste Art der Einschränkung ihrer Kinderzahl verlangen, diesen zu erteilen, da den gebildeten Ständen genug Mittel und Wege zur Verfügung ständen, die Schwangerschaft zu verhüten. Es sei doch ein Unrecht, den ärmsten Frauen diesen Rat zu verweigern. Der Antrag wurde mit 57 gegen 44 Stimmen angenommen. Im Unterhause soll allerdings ein ähnlicher Antrag abgelehnt worden sein.

oder daß noch Schlimmeres geschieht und zur Fruchtabtreibung mit allen ihren katastrophalen Folgen gegriffen wird. Über diese Konsequenz muß man sich klar sein, wenn man den richtigen Standpunkt gegenüber dem Problem gewinnen will (v. Franqué und Martius).

Es ist darum durchaus nötig, daß auch der angehende Arzt dieser wichtigen Frage gegenüber einen sicheren, sachlich gut begründeten Standpunkt einzunehmen in der Lage ist. Es müßte denn die Ansicht richtig sein, die ganze Angelegenheit sei privater Natur und gehe den Arzt gar nichts an (Sänger), und dieser tue besser daran, sich mit ihr gar nicht zu befassen. Sieht man aber in dem Arzt den gegebenen Berater in allen diesen Dingen, und erblickt man in dem Umstand, daß die ganze Angelegenheit auf bestem Wege ist, den Händen der Ärzte zu entgleiten, eine große Gefahr für das Volkswohl, so muß man es direkt als eine Pflicht des Arztes bezeichnen, daß er in diesen Dingen seinen Klienten mit Rat und Tat beisteht. Inwieweit er dies auch ungefragt tun soll, das mag dem Geschmack und Taktgefühl des einzelnen überlassen bleiben. Wird er aber um seinen Rat angegangen und um seine Hilfe ersucht, so muß er genau wissen, wie er sich zu verhalten hat, und auch den Mut besitzen, anderen Anschauungen gegenüber seine Meinung zu vertreten, denn noch immer besteht bei vielen die Neigung — aus naheliegenden Gründen — die Beschäftigung mit diesen Dingen als nicht ganz fair anzusehen und sie lieber anderen zu überlassen.

Wenn nun der Arzt dem Präventivverkehr das Wort redet — selbstverständlich nur in gewissem Umfange — so muß er von der Bedeutung der Gründe für denselben im allgemeinen und beim einzelnen Falle im besonderen überzeugt sein, und sie höher einschätzen als die naheliegenden Gegengründe und Bedenken, die gegen die Anwendung der Präventivmittel sprechen.

Es ist natürlich ganz unmöglich, das ganze bedeutungsvolle Problem der Geburtenregelung hier aufzurollen. Wer sich eine bestimmte und begründete Meinung bilden will, der muß eines der grundlegenden Werke zu Rate ziehen. Von diesen sei das große Werk von J. Wolf: Der Geburtenrückgang. Die Rationalisierung des Sexuallebens in unserer Zeit (Jena: G. Fischer 1912) und von neuen Büchern Grotjahn: Geburtenrückgang und Geburtenregelung im Lichte der individuellen und sozialen Hygiene (Berlin: Markus) und „Die Hygiene der menschlichen Fortpflanzung" (Urban und Schwarzenberg 1926) genannt. Einen kurzen, guten Überblick gibt auch der schon erwähnte, sehr lesenswerte Beitrag von Martius in dem Sammelwerk: Künstliche Fehlgeburt und künstliche Unfruchtbarkeit von Placzek. In trefflicher, für den Laien verständlicher Weise und für diesen berechnet hat endlich Sellheim das Problem behandelt in seinem bekannten Buche: Das Geheimnis vom ewig Weiblichen (2. Aufl. 1924)[1].

Auf Grund der von diesen Autoren angeführten Tatsachen und Gesichtspunkte muß man unseres Erachtens unbedingt der Meinung derjenigen teilen, die der vernünftigen Geburtenregelung durch die Rationalisierung des Geschlechtsverkehrs das Wort reden. Nach Grotjahn, dem sich Martius ausdrücklich anschließt, ist die bewußte Regelung der Geburten mit einem starken Geburtenüberschuß durchaus verträglich. Früher, sagt Lenz, überschätzte man die Bedeutung der Zahl, jetzt fällt man oft in den entgegengesetzten Fehler. Diese Ansicht muß überwunden, Zahl und Tüchtigkeit müssen vereinigt

---

[1] Ebenso in dem unterdessen erschienenen Bd. 2 dieses Handbuches.

Begriffsbestimmung. Allgemeines. Geschichtliches. 161

werden und unser Wahlspruch muß lauten: „Die größtmögliche Tüchtigkeit der größtmöglichen Zahl" [1].

Ähnliches fordert der Nationalökonom Eulenburg: hohe Zahl Überlebender bei mittlerer Zahl der Geburten. Zugleich spricht er sich scharf gegen die Zeugung einer Überzahl lebensunfähiger Kinder aus als im Widerspruch stehend mit den Regeln der Menschenökonomie.

Das ist überhaupt der Gedanke, der sich wie ein roter Faden durch alle Erörterungen zieht, die in letzter Zeit über das Problem angestellt worden sind.

Es ist nicht ohne Interesse, daß es auch unter den Gynäkologen schon vor vielen Jahren weitblickende Männer gegeben hat, die ganz „moderne" Gedanken über Bevölkerungspolitik geäußert haben. Zum Beweis mögen einzige Ausführungen des Altmeisters Hegar hier Platz finden, die auch heute noch Geltung haben: „Die Notwendigkeit, durch eine verständige Zuchtwahl die zukünftige Generation von den vielen uns anhaftenden Fehlern zu befreien, wird wohl nicht bestritten. ..... Die Sachlage wird jedoch von Nationalökonomen und Staatsmännern vielfach vollständig verkannt. Sie schauen mit Sorgen auf die sinkende Geburtsziffer und bemessen nach deren Höhe die Leistungsfähigkeit eines Volkes. Das ist Kaninchenpolitik und einseitig. Dabei wird nicht bedacht, daß die Höhe der Geburtsziffer den uns zu Gebote stehenden Hilfsmitteln entsprechen muß, um die Kinder zu kräftigen und gesunden, der Gesellschaft nützlichen Personen aufzuziehen. Richtet man sich nicht danach, so erfolgt der Ausgleich durch eine größere Sterblichkeit, wobei Unsummen von Nationalvermögen verloren gehen. Die vom Tod Verschonten verkümmern vielfach und erreichen oft nie vollständig die Gesundheit und Geisteskraft, welche sie bei besserer Fürsorge hätten erlangen können. ..... Die Fortpflanzung muß sich auch nach dem Gesundheitszustand, dem Alter der Eltern, der Beschäftigung derselben, dem Wohnort und den äußeren Mitteln richten. ..... Die Entscheidung, wie groß die Fortpflanzung sein dürfe, wird am besten auf die Zustände eines

---

[1] In einem Vortrag, den Lenz vor kurzem in Münster gehalten hat, bringt er noch einige Gesichtspunkte zu dem Problem, die erwähnt zu werden verdienen. So gibt er zunächst dem bemerkenswerten Gedanken Ausdruck, daß rein quantitativ betrachtet Deutschland als übervölkert zu betrachten sei; es bestehe auch keine begründete Aussicht, daß der Lebensraum des deutschen Volkes in den nächsten Jahrzehnten so stark erweitert werden könnte, daß eine wesentlich größere Zahl von Menschen ein menschenwürdiges Dasein finden könnte. Deshalb sei auch eher eine Abnahme der Fortpflanzung erwünscht. Nur die wirklich tüchtigen Bevölkerungselemente dürfen und müssen in der Vermehrung gefördert werden. Die Belastung durch die Minderwertigen bedeutet eine Hemmung der Fortpflanzung der Höherwertigen. So gibt beispielsweise der Staat für einen Hilfsschüler jährlich doppelt so viel aus als für einen normalen Volksschüler.

Ferner weist er auf die kontraselektorischen Gefahren, die die Kenntnis der Präventivmittel mit sich bringen können, hin. Er konnte z. B. in München feststellen, daß auch die Familien der gelernten Arbeiter im Durchschnitt ihren Bestand nicht mehr erhalten; nur diejenigen, aus welchen die Fortbildungsschüler mit der Note V hervorgehen, vermehren sich noch stark und haben mehr als fünf Kinder im Durchschnitt. Auf Grund der Familiengeschichte von 725 schwachsinnigen Münchner Hilfsschülern konnte er berechnen, daß die Familien, aus denen diese stammen, sich um mindestens 55—60% stärker vermehren, als der Durchschnitt der Münchner Bevölkerung. Die Familien, welche die Schüler der höheren Lehranstalten stellen, erhalten insgesamt nicht mehr ihren Bestand. Der Rückgang der höheren Rassenelemente muß schon in wenigen Generationen zu einem geistigen Tiefstand der Bevölkerung führen. Er hält es deshalb für dringend notwendig, daß neben bevölkerungspolitischen Maßnahmen, welche geeignet sind, die Fortpflanzung der tüchtigen Familien zu begünstigen, auch solche zur Hemmung der Fortpflanzung der untüchtigen Rassenelemente getroffen werden.

bestimmten Volkes und einer bestimmten Zeit bezogen. Jede Nation und jede Zeit haben ihre besonderen Verhältnisse und Hilfsquellen. Was für ein Volk paßt, kann für ein anderes sehr nachteilig sein, und was in einer Epoche Vorteile mit sich führt, kann in einer anderen großen Schaden bringen. ..... Das einzige wirksame Mittel, was auch stets den jedesmaligen Verhältnissen angepaßt und modifiziert werden kann, besteht in einer Regulierung der Fortpflanzung. ..... Die Verminderung der Zahl der Geburten wird durch die Herabsetzung der Kindersterblichkeit wett gemacht. Die Beschaffenheit der künftigen Generation ist dabei sicher von gleichem, wenn nicht noch höherem Werte als die Menge."

Auch v. Gruber hält die Massenerzeugung für nutzlos, weil ihr ein Massensterben entspricht, und Martius sagt: „Die überstürzten Massengeburten treiben Raubbau mit dem kostbaren biologischen Material unserer Frauen und fördern die Kindersterblichkeit. Schon die Natur schützt die Frau in gewissem Umfange durch den Schutz, den sie stillenden Frauen im allgemeinen zuteil werden läßt."

Die Stellungnahme des Arztes in der so wichtigen Frage skizziert Fürbringer mit den Worten: „Ich beanspruche für jeden Arzt, der in Wahrheit Freund und Berater der Familien ist, das unveräußerliche Recht und die Pflicht, nach seinem ureigenen Wissen und Gewissen die Grenzen der Progenitur in jedem einzelnen Falle feststellen zu dürfen und danach zu verfahren."

Die Anwendung von Präventivmitteln, sagt Fürbringer dann weiter, wird in jeder Ehe früher oder später zur Notwendigkeit, in welcher die Frau ihre Konzeptionsfähigkeit behält und der Mann es nicht für sein unantastbares Recht ansieht in brutaler Weise ohne Rücksicht auf das Wohl und Wehe der Frau und die bereits vorhandenen Kinder seine sinnlichen Bedürfnisse zu befriedigen.

Von Gynäkologen hat ferner noch Krönig vor bald einem Vierteljahrhundert auf die Schädigungen hingewiesen, die durch eine übermäßige Kinderzahl die Frauen der unteren sozialen Schichten erleiden, da sie nicht die Möglichkeit der Erholung und Kräftigung haben. Der Gynäkologe, sagt Krönig, sieht sich vor eine verzweifelte Aufgabe gestellt ..... es ist eine Sisyphusarbeit. Und Krönig hat schon damals die einzig mögliche Konsequenz gezogen: ohne malthusianische Vorkehrungen ist in solchen Fällen eine Besserung unmöglich. ..... die Frau verfällt sonst unfehlbar den schwersten Erschöpfungszuständen.

Auch ohne den Arzt zu befragen, handeln wohl die meisten Gebildeten nach dem Grundsatz, den Czerny einmal kurz und bündig so formuliert hat: Setze nicht mehr Kinder in die Welt, als du gut erziehen und ernähren kannst. Den gleichen Gedanken spricht v. Gruber aus, wenn er sagt, man sollte nicht mehr Kinder erzeugen, als man zu ernähren und aufzuziehen voraussichtlich imstande sein wird. Es ist das aber auch gar keine neue Idee, sagt v. Gruber weiter: „Die Menschen haben sicherlich von den Anfängen des Species homo sapiens die Regelung des Geschlechtslebens mehr oder weniger klar als notwendig erkannt und mit mehr oder weniger Geschick versucht. Je weiter die Einsicht in die Naturvorgänge fortschreitet, um so deutlicher tritt die Notwendigkeit dieser Regelung in unser Bewußtsein ..... es ist darum nötig, daß der blinde Trieb durch die Vernunft gezügelt werde."

Es liegt nicht weit ab von pharisäerhafter Denkungsart, wenn man das, was man für sich als richtig erkannt hat und wonach man handelt, anderen verbieten will, wie es vielfach geschieht. In der Tat läßt sich aber auch die Bewegung gar nicht mehr aufhalten, denn auch in den sozial niedrigeren Schichten breitet sich der Gedanke der Rationalisierung des Geschlechtslebens immer weiter aus. In dieser Beziehung sind von großem Interesse die Resultate von Untersuchungen, die Marcuse zunächst an 100 Proletarierfrauen und dann an 300 Männern aus Arbeiter- und mittleren Kreisen angestellt hat. Von den 100 Frauen hatten 64 mit Bestimmtheit erklärt, daß sie und ihr Mann Vorsichtsmaßregeln gebrauchen, und etwa der gleiche Prozentsatz der Männer hatte dieselben Aussagen gemacht. Wenn man nun bedenkt, daß ein Teil dieser Ehen noch jungen Datums war, kann man sich einen Begriff von der Verbreitung des Präventivverkehrs machen. Es ist allerdings dabei nicht zu übersehen, daß es sich bei diesen Männern und Frauen um die aufgeklärten Bewohner der Großstadt (Berlin) handelt, wenn auch aus einzelnen Aussagen hervorgeht, daß die Männer vielfach schon anderswo ihre Kenntnisse gesammelt hatten. In der Regel sind es übrigens auch die Gebildeteren unter den Arbeitern, Schriftsetzer, Buchdrucker, die hier die Führung haben. Und Theilhaber (zit. nach Lenz) konnte feststellen, daß in den mittleren Kreisen die Lehrer an der Spitze der „Unterfruchtigkeit" marschieren. Man mag das beklagen oder gut heißen, wie man will, man muß aber mit dieser Tatsache rechnen. Jedenfalls spricht sich in diesem Standpunkt, wenn auch nicht in allen Fällen, so doch vielfach — das geht auch aus den Feststellungen von Marcuse hervor — ein vermehrtes Verantwortungsgefühl gegen den Nachwuchs aus, das den naiven Zeugungsdrang gerade bei den denkenden und ethisch empfindenden Eltern hemmt und zur Empfängnisverhütung greifen läßt. Damit stimmen auch die Beobachtungen von Lenz überein, daß in den Ländern, wo die nordische Rasse überwiegt, die Geburtenziffer geringer sind als anderswo, und daß die Zahlen von Osten nach Westen und von Süden nach Norden abnehmen. Die Begründung für diese Tatsache sieht nämlich Lenz in der „vordenklichen Sinnesart" der nordischen Menschen. Im Gegensatz zu solchen Menschen „vorausschauender und vorsorgender Geistesart" vermehren sich vielfach die Familien, die leichtsinnig und ohne Verantwortungsgefühl in den Tag hineinleben und die Geburtenverhütung infolge von Beschränktheit oder Mangel an Selbstbeherrschung nicht fertig bringen, in viel größerem Maße (was vom Standpunkt des Rassenhygienikers natürlich sehr zu bedauern ist). Es brauchen danach also sicher keine schlechten und unsittlichen Motive zu sein, die zu einer Rationalisierung des Geschlechtslebens führen. Es wird aber für manche Ehepaare, die aus den reinsten Motiven heraus Geburtenprävention treiben, sich aber vielleicht im Inneren bedrückt fühlen, wie Martius sagt, wie eine Erlösung sein, wenn die nach vernünftigen Grundsätzen geübte Geburtenregelung im Volksbewußtsein völlig jeglichen Odiums entkleidet sein wird, wenn auch der Arzt offen und ehrlich für sie eintritt.

Welches sind nun die Gesichtspunkte, die für die Frage der Geburtenregelung maßgebend sein sollen?

1. Der Gesundheitszustand der Frau.
2. Die Möglichkeit einer ordentlichen Aufzucht der Kinder.
3. Die Rücksichten auf das Interesse des Staates.

Es liegt schon im Interesse der gesunden Frau, daß die Geburten nicht zu schnell aufeinander folgen, damit sie in ihrem Gesundheitszustand nicht zu sehr geschädigt wird und in der Lage ist, sich mit ganzer Kraft der Ernährung und Pflege des neugeborenen

Kindes zu widmen, und daß sie dabei ihre anderen Pflichten nicht zu vernachlässigen braucht. Eine Mindestzeit von 2—3 Jahren zwischen den einzelnen Geburten wird man mit Hegar, Labhardt, Sellheim u. a. für diesen Zweck als angemessen erachten können. Man hat dieses Gebärintervall als das physiologische bezeichnet mit Rücksicht auf folgende Gedankengänge: Die gesunde, stillende Frau ist infolge von Laktationsatrophie der Genitalien ungefähr 12—14 Monate vor einer erneuten Schwangerschaft geschützt (was übrigens nur für 60% der Frauen zutrifft). Daraus ergibt sich, daß unter normalen Verhältnissen der natürliche Zwischenraum zwischen zwei Geburten etwa 2 Jahre beträgt. Wenn das bei der gesunden und kräftigen Frau der Fall ist, so wird man der von Haus aus schwächlichen, stillunfähigen mindestens den gleichen Zeitraum zubilligen können. Kommt noch hinzu, daß die Widerstandskraft derselben durch Geburten, Erkrankungen oder durch andere Dinge stark herabgesetzt ist, so wird man den Rat geben müssen, das Gebärintervall entsprechend zu verlängern. Es ist selbstverständlich nicht möglich, in der Beziehung irgendwelche, ins einzelne gehende Vorschriften zu machen. Es ist die dankbare Aufgabe vor allem des Hausarztes und dann auch des um Rat angegangenen Frauenarztes, die Eheleute in entsprechender Weise zu beraten.

Betreffs des zweiten Punktes, der Möglichkeit einer ordentlichen Aufzucht der Kinder, können erst recht nicht allgemeine Regeln aufgestellt werden. Auch wird man die Entscheidung über diese komplizierte Frage, die von so vielen Faktoren abhängig ist, in der Regel den Eheleuten selbst überlassen können, soweit sie nicht eine besondere Unvernunft an den Tag legen. Jedenfalls muß die Berechtigung dieses Gesichtspunktes durchaus anerkannt werden. Ist es doch klar, daß bei einer zu schnellen Geburtenfolge die Fürsorge für die einzelnen Kinder leiden muß. Dementsprechend läßt sich auch nachweisen, daß die Lebensaussichten der Kinder in diesem Falle schlechtere sind als sonst. So konnte Westergaard zeigen, daß von 100 Geborenen, die innerhalb eines Jahres hinter den Geschwistern zur Welt kamen, 19,9% innerhalb des ersten Jahres zugrunde gingen, während bei einem Zwischenraum von mehr als 2 Jahren nur 11,8% starben. In der Tat scheint dieses Moment bei der willkürlichen Geburtenverhütung zur Zeit eine große, wenn nicht überhaupt die größte Rolle zu spielen. Auch Lenz äußert die Ansicht, daß derartige Rücksichten unter den Beweggründen für die Geburtenprävention an erster Stelle stehen.

Über den dritten Punkt, die Rücksichtnahme auf die Interessen des Staates, wird wohl nur selten die Meinung des Arztes erbeten werden. Die Interessen des Staates sind übrigens schon durch die Erfüllung der beiden ersten Forderungen erfüllt worden, denn auch für den Staat ist es von größter Wichtigkeit, daß die Mütter gesund und leistungsfähig sind und bleiben, und daß sie ihre Kinder zu geistig und körperlich gesunden Menschen erziehen. Selbstverständlich darf bei der Rücksichtnahme auf die Qualität des Nachwuchses die Quantität nicht zu kurz kommen, wie das oben schon erörtert worden ist. Jeder Ehemann sollte wissen, daß ein Bevölkerungsauftrieb nur dann möglich ist, wenn aus jeder Ehe mindestens 3—4 Kinder hervorgehen. Das Verantwortungsgefühl des einzelnen in Rücksicht auf diesen Punkt zu stärken dazu wird der Arzt ebenfalls nur selten in die Lage kommen. Er muß aber wenigstens die angegebenen Zahlen kennen, um sie den in der Beziehung meist wenig orientierten Eheleuten vorhalten zu können. Um einen Mißbrauch der Präventivmittel zu verhindern, sind sittliche und religiöse Einwirkungen vonnöten. Was in der Beziehung unsere religiösen Kultusgemeinschaften leisten, bzw. leisten könnten, das soll hier nicht näher erörtert werden. Es soll nur kurz auf den unverkennbaren Zusammenhang zwischen Religion bzw. Kirchengläubigkeit und Kinderreichtum hingewiesen werden. Dort wo eine Entfremdung von der Kirche eintritt, findet sich auch die Neigung zu einer Rationalisierung des Geschlechtslebens (J. Wolf). Der Kinderreichtum in katholischen Gegenden ist bekannt. Mit Recht sagt Marcuse: Der Katholizismus ist eine Macht, die alle Geburtsbeschränkung entschieden und mit sehr weitgehendem Erfolg bekämpft. Ähnlich äußert sich Grotjahn. Jedoch muß man Marcuse recht geben, wenn er das Verhältnis dieser beiden Tatsachen nicht als Ursache und Wirkung bezeichnet, sondern sie als koordinierte Erscheinungen auffaßt. Beide sind als der Ausdruck der Entwicklung des naiven zum zivilisierten Typ des Menschen aufzufassen oder als eine Art Emanzipation vom Traditionellen und Autoritätsglauben. Daß man gerade bei streng kirchengläubigen Männern häufig ein direkt rücksichtsloses, ja brutales Verhalten gegenüber ihrer jedes Jahr ein Kind in die Welt setzenden Ehefrau findet, diese von Marcuse wiedergegebene Beobachtung konnten wir selber mehrfach machen. In einzelnen Fällen konnten wir die Frauen nur dadurch schützen, daß wir ihnen durch die Vermittlung eines katholischen, in diesen Dingen versierten Arztes die Erlaubnis von ihren Kirchenoberen erwirkten, Präventivmittel anzuwenden.

Ebenso unverkennbar ist der Einfluß politischer Einstellung auf das vorliegende Problem. Besonders die leitenden Männer der Sozialdemokratie lassen in ihren Schriften die Tendenz erkennen, ihre Anhänger von der naiven zu einer rationellen Einstellung gegenüber der Geschlechts- und Zeugungsfrage zu führen, wie das Marcuse in anschaulicher Weise an Hand zahlreicher Zitate nachgewiesen hat. Allerdings liegt der Stellungnahme der zitierten älteren Autoren entsprechend den damaligen Verhältnissen die Anschauung von einer drohenden Übervölkerung zugrunde.

Praktisch viel wichtiger erscheint jedoch die Beseitigung der Ursachen, die zur Beschränkung der Kindererzeugung führen, und zwar in erster Linie die Hebung der allgemeinen wirtschaftlichen Notlage und die der Kinderreichen im besonderen. Erst wenn die Kinder nicht mehr eine schwere Belastung für die Eltern darstellen, kann das Problem restlos gelöst und das rassenhygienische oder besser eugenische Ideal erfüllt werden: „Die größtmögliche Tüchtigkeit der größtmöglichen Zahl."

Der Staat hat also nur Interesse daran, den Mißbrauch, der eventuell mit den Präventivmitteln getrieben werden kann, zu verhüten. Dazu gehört vor allem das Verbot des Verkaufs gesundheitsschädlicher oder auch als Abortiva wirkender Mittel. Davon wird später noch die Rede sein.

Die Frage, ob der Staat auch klug daran täte, wenn er den Vertrieb der Präventivmittel überhaupt beaufsichtigen oder beschränken würde, ist eine sehr heikle und schwer zu beantwortende. In der Tat gibt es ja Staaten, in denen der Verkauf solcher Mittel verboten ist, so z. B. Nordamerika. Die Folge dieses Verbotes ist, daß das Abtreibungsgewerbe dort in hoher Blüte steht. Persönlich bekannt ist mir, daß auch in südamerikanischen Ländern die Einfuhr von Präventivmitteln untersagt ist, und daß infolgedessen der Schmuggel mit derartigen Dingen in großer Blüte steht und äußerst gewinnreich sein soll. Denn gerade das Mittel, das gewissermaßen als Ideal eines solchen angesehen werden muß — auch darüber wird weiter unten noch ausführlicher zu sprechen sein — der Kondom besitzt noch weitere Eigenschaften, die von der allergrößten Bedeutung für den Gesundheitszustand der Bevölkerung und damit für den Bestand des Staates ist. Er stellt das beste Mittel dar erstens gegen die Ausbreitung der Geschlechtskrankheiten und zweitens zur Einschränkung der kriminellen Aborte. Über den ersten Punkt ist schon so viel geschrieben und dabei eine so völlige Übereinstimmung der Meinungen erzielt worden, daß es sich erübrigt, auf ihn noch näher einzugehen. Das uralte Problem der Fruchtabtreibung ist aber neuerdings wieder ganz akut geworden, jetzt in den Nachkriegszeiten mit ihren vielen sittlichen und materiellen Nöten, daß es wirklich an der Zeit wäre, nach Mitteln zu suchen, die besser als Staatsanwalt und Polizei imstande sind, dieses Übel zu bekämpfen und „die wachsende und unaufhaltsame Tendenz zur Verminderung der ehelichen Kindererzeugung zu verhindern oder einzuschränken; und das ist die vernünftige Regelung der notwendigen Fortpflanzung durch den Präventivverkehr" (Martius). Man muß doch schließlich die Verhältnisse sehen, wie sie tatsächlich, zur Zeit wenigstens noch, sind. Wenn tausende junger Leute nicht heiraten können, weil sie keine Wohnung bekommen oder weil sie keine Stellung finden, wenn unzählige junge Eheleute, selbst aus den sozial höheren Gesellschaftskreisen sich mit einer Zweizimmerwohnung begnügen müssen, oder wenn gar, wie ich es recht häufig bei Arbeitern erlebt habe, der Mann nur eine Schlafstelle hat und die Frau bei ihren Eltern wohnt, so fehlen doch jegliche Vorbedingungen und Möglichkeiten zur ungehemmten Erzeugung von Kindern und deren Aufzucht. Da hilft man sich dann wohl oder übel, wenn das „Sichinachtnehmen" — meist das einzig bekannte Präventivmittel in diesen Kreisen — versagt, mit der Unterbrechung der unerwünschten Schwangerschaft als deren Folgen wir dann invalide, zum Fortpflanzungsgeschäft nicht mehr fähige Frauen zur Behandlung bekommen, insofern diese überhaupt den Eingriff überstehen und nicht zugrunde gehen. Wer über eine große Krankenabteilung in der Großstadt verfügt, weiß von der erschütternden Tragik nicht weniger solcher Fälle ein Lied zu singen.

Solange nicht die Aussicht besteht, daß eine erhebliche Besserung unserer wirtschaftlichen Verhältnisse eintritt und der Staat nicht in ganz anderer Weise für die kinderreichen Familien sorgt — vielleicht wird noch einmal die Zeit kommen, daß er wie in Frankreich Kinderprämien bezahlen muß — kann nur der vernünftig geregelte Präventivverkehr Schlimmeres verhüten.

Aber noch eine weitere gute Folge kann die Anwendung der Präventivmittel im gegebenen Falle haben, nämlich dann, wenn wegen schwerer Erkrankung der Mutter unter allen Umständen das Eintreten einer Schwangerschaft verhütet werden muß und die operative Sterilisierung in Erwägung gezogen wird oder ausgeführt werden soll. Solange wir noch nicht in der Lage sind, die Röntgenstrahlen so zu dosieren, daß wir mit Sicherheit eine temporäre Sterilisierung zu erzielen imstande sind, ohne die Ovarien und damit die Frau dauernd zu schädigen, wird es immer Fälle geben, wo der Arzt in der Besorgnis, daß trotz aller Ermahnungen eine Schwangerschaft eintreten könnte, auch einmal eine Dauersterilisierung vornimmt, wo noch eine gewisse Möglichkeit einer Heilung des die Ursache dazu abgebenden Leidens besteht. Die Zahl der Ärzte, zumal aus den akademischen Lehrkreisen, die für solche Fälle den Präventivverkehr ernstlich empfehlen, ist keine große. Einer der wenigen, die in der letzten Zeit für die Anwendung von Präventivmitteln eingetreten sind, um die dauernde Verstümmelung der Frauen durch die operative

Sterilisierung zu vermeiden, ist Martius (Bonn), der Sohn des häufig zitierten Rostocker Klinikers. In einer Arbeit, die sich mit dem Verhalten der Ärzte bei wiederholtem Kaiserschnitt beschäftigt, tritt Martius dafür ein, den Frauen den Gebrauch von Präventivmitteln zu empfehlen, um sie nicht allzu häufig den, wie er meint, doch unterschätzten Gefahren des wiederholten Kaiserschnittes auszusetzen. Martius steht nicht, wie z. B. Winter, der auch nach mehrfach wiederholtem Kaiserschnitt die Sterilisierung ablehnt, auf dem Standpunkt, daß die Frauen die Pflicht haben, diesen Eingriff beliebig häufig über sich ergehen zu lassen. Denn selbst, wenn man der Meinung ist und auch über die entsprechenden Erfahrungen verfügt, daß der Kaiserschnitt keine wesentlich größeren Gefahren als sonst ein größerer geburtshilflicher Eingriff mit sich bringt, so wird man den Frauen ein gewisses Selbstbestimmungsrecht bei der Entscheidung doch nicht absprechen dürfen und wollen (siehe weiter unten).

Es genügt aber selbstverständlich nicht, daß man, wie es meistens geschieht, in solchen Fällen, wo eine erneute Schwangerschaft vermieden werden soll, wie z. B. nach einem artefiziellen Abort wegen Tuberkulose der Frau einfach zu sagen, sie solle dafür sorgen, daß sie nicht wieder gleich in andere Umstände käme. Damit ist gar nichts gewonnen. Dann geht das Publikum seine eigenen Wege, die entweder zur Anwendung unzweckmäßiger Verhütungsmittel oder zum kriminellen Abort führen (Labhardt). Der Arzt muß in einem solchen Falle der Frau oder besser dem Manne die Mittel und Wege angeben, wie eine Schwangerschaft erfolgreich zu verhüten ist. Tut er dies nicht, so besteht auch die weitere Gefahr, daß der Mann, wie man hier in Westfalen sagt, „fremd geht" und daß dann die Frau später zu ihrer Tuberkulose noch eine Gonorrhöe oder Lues oder beides aquiriert.

In wissenschaftlichen Zeitschriften findet man derartige Erörterungen heute ja verhältnismäßig häufig. Es erscheint uns aber höchst bemerkenswert, daß die geschilderten Zusammenhänge auch schon in aller Offenheit in den politischen Tagesblättern besprochen werden, und zwar nicht nur in den links gerichteten. So findet sich in der Nr. 514 (1924) der Kölnischen Zeitung ein von einem Arzt — offenbar dem ärztlichen Berater des Blattes — stammender ausführlicher Artikel, der sich mit der Fruchtabtreibung als Präventivmittel beschäftigt. Da es auch für den Arzt von Interesse und Wichtigkeit ist, zu wissen, inwieweit das Publikum heute orientiert ist, seien aus den bemerkenswerten, von der Redaktion ohne Kommentar wiedergegebenen Ausführungen Hartkopfs einige Punkte wiedergegeben. Hartkopf weist zunächst auf die „einzigartige Stellung" der Abtreibung unter den Verbrechen hin. Für das sittliche Empfinden des Volkes sei die Frau, die ihre Schwangerschaft unterbricht, im allgemeinen keine Verbrecherin — heute weniger denn je. Die Abtreibung sei keineswegs ein Zeichen der sittlichen Entartung der modernen Kulturmenschen, sondern auch bei vielen Naturvölkern im Gebrauch, die die dazu nötigen Eingriffe zum Teil mit großem Geschick ausführen. Auch das klassische Altertum kannte das Verbrechen der Fruchtabtreibung nicht, ebenso die alten Germanen (hochstehende Geister wie Plato und Aristoteles sollen sie sogar zur Verhütung zu reichlichen Kindersegens empfohlen haben). Erst die Lehren des Christentums von der Beseelung der Ungeborenen gaben Veranlassung, dem Eingriff den Stempel des Verbrecherischen aufzudrücken. Aus ethischen, juristischen und bevölkerungspolitischen Gründen schloß sich der Staat der kirchlichen Auffassung von der Notwendigkeit des Schutzes des Kindes in uteri als eines eigenen Lebewesens an und belegte die Abtreibung mit hohen Strafen. Daß trotzdem das Abtreibungsgewerbe in hoher Blüte immer stand und auch noch steht, ist bekannt. Ebenso aber auch, daß die Gründe für die Unterbrechung der Schwangerschaft häufig keine sittlich verwerflichen sind. Natürlich folgt daraus nicht eine gesetzliche Freigabe des künstlichen Aborts in gewissem Umfange. Das beste Mittel der Abtreibungsseuche zu begegnen ist die Unterweisung in dem Gebrauch antikonzeptioneller Mittel dort, wo es geboten ist, einer weiteren Vergrößerung der Familie vorzubeugen. Es ist das als das kleinere Übel anzusehen. Man mag aus Gründen des Staatswohles, wie aus ethischen und ästhetischen Gründen auch diese Methode für bedenklich halten, aber sie verhütet wenigstens ein weiteres Abgleiten aus der schiefen Ebene der verschiedenen Indikationen der Schwangerschaftsunterbrechung. Der Verfasser betont dann weiter noch, daß der Staat weit mehr als bisher dafür sorgen müsse, die sozialen Unzulänglichkeiten, die vielfach Anlaß dazu geben, zu beseitigen, um die berechtigten Forderungen der kinderreichen Proletarier- und Kleinbürgerfamilien, auch der proletarischen Geistesarbeiter zu erfüllen, durch Steuernachlaß, Mutterschaftsversicherung, Prämiensystem, Wohnungsreform und ähnliches mehr. Er glaubt jedoch, daß das Zukunftsmusik sei, da im verarmten Deutschland nicht einmal die Mittel dazu vorhanden seien, die soziale Versicherung aufrecht zu erhalten. Man kann jedoch vielleicht der Ansicht sein, daß wenn überhaupt Mittel zur Förderung sozialer Bestrebungen vorhanden sind, diese in erster Linie zur Verhütung von Krankheiten durch eine entsprechende Mütter- und Kinderfürsorge und ähnliches mehr, und erst in zweiter Linie zur Heilung von Krankheiten aufgewendet werden sollten, wenn das Wohl und Wehe des Staates auf dem Spiele steht. Der Artikel schließt mit dem Wunsche und der Aufforderung, diejenigen Frauen, die aus Furcht vor Not und Schande sich des Verbrechens der Abtreibung schuldig machen, nicht die ganze Schwere des Gesetzes fühlen zu lassen.

Der Artikel erscheint mir in bezug auf den Ort seines Erscheinens so bedeutungsvoll und bezeichnend für die Gesinnungsänderung gewisser, sicher nicht allzu fortschrittlich gesinnter Kreise, daß seine Wiedergabe wohl berechtigt ist.

So stellt, wie Martius d. Ä. sagt, die erfolgreich durchgeführte Empfängnisprävention ein Mittel dar, das geeignet ist, durch vorübergehende Konzeptionsverhinderung die Ausführung der operativen Sterilisierung weitgehendst einzuschränken. Daß dies in der Tat möglich ist, geht aus den Angaben von Martius hervor, daß er, obwohl Leiter einer großen Klinik, niemals gezwungen gewesen sei, den Rat zur operativen Sterilisierung zu geben. Das ist gewiß eine interessante und bemerkenswerte Tatsache.

Sie gestattet ferner, wie Martius weiter ausführt, die Erfüllung der alten Forderung Forels, die neuerdings von dem Berliner Sozialhygieniker Grotjahn wieder aufgegriffen worden ist, die Trennung der Fortpflanzung von der Befriedigung der sexuellen Bedürfnisse, indem sie die natürliche Fruchtbarkeit unter die Herrschaft des Willens stellt. Sie trägt endlich auch bei zur Erfüllung der Forderungen der Eugenik, als „der Lehre von den Bedingungen der menschlichen Fortpflanzung und ihrer rationellen Beeinflußbarkeit zwecks Verhinderung der Vererbung der körperlichen und geistigen Minderwertigkeit und der Erzielung konstitutionell tüchtiger Nachkommen" (Grotjahn). (Die anderen beiden Mittel sind der hygienische Ehekonsenz und die Verhütung der Fortpflanzung Untauglicher.)

Der schwerwiegendste Einwand, den man gegen die Anwendung der Präventivmittel, besonders gegen ihre Empfehlung durch den Arzt machen kann und gemacht hat, ist die Gefahr des Mißbrauchs. Bei dem vielseitigen, unendlichen Nutzen aber, den die richtige Anwendung der richtigen Präventivmittel bringen, kann dieser Umstand nicht wesentlich in die Wagschale fallen. Der Mißbrauch wird am besten, wie schon ausgeführt, dadurch verhindert, daß der Staat für die Beseitigung der berechtigten Motive, die zur Anwendung der Präventivmittel führen, Sorge trägt in Form einer Sozialpolitik in großem Stil. Das muß vor allem im Interesse der ordentlichen, gewissenhaften, sich ihrer Pflichten gegen den Nachwuchs bewußten Eltern geschehen. Also vor allem Beseitigung der wirtschaftlichen Not und Hemmungen vor allem der Kinderreichen. Die unberechtigten Motive sind nur durch gemeinsame Arbeit von Schule, Haus und Kirche, von Literatur und Kunst zu beseitigen. Vielleicht auch durch ein nach dem kriegerischen Zusammenbruch aufflammendes starkes Nationalgefühl (Martius).

Es ist schließlich Sache des Staates, den Vertrieb der Präventivmittel zu überwachen und dann zu verbieten, wenn sie gesundheitsschädlich sind und zur Fruchtabtreibung verwendet werden können. Eine Ächtung des wichtigsten Präventivmittels, des Kondoms, durch Gesetzgebung und Polizei ist, wie Martius sagt, unberechtigt, unklug und zweckwidrig, denn dieses Mittel ermöglicht a) die vernunftgemäße Geburtenregelung im Sinne der Bevölkerungspolitik und entspricht b) den ärztlichen Forderungen zur Schwangerschaftsverhütung aus medizinischen Gründen, ist c) das sicherste Mittel gegen Ansteckung und d) vor allem im Kampfe gegen den kriminellen Abort.

Die Geschichte der künstlichen Sterilisierung der Frau ist noch nicht sehr alt. Während zwar schon seit Mitte des vorigen Jahrhunderts vereinzelt derartige Eingriffe ausgeführt wurden, sind es noch keine 30 Jahre her, daß in systematischer Weise Dauersterilisierungen vorgenommen und der Versuch gemacht wurde, Indikationen für diesen Eingriff aufzustellen. Dieses Verdienst kommt F. A. Kehrer zu (1897). In den vor dieser Zeit liegenden, bis 1880 zurückreichenden Jahren sind nach einer Zusammenstellung Nürnbergers nur 42 Operationen zum Zwecke der Sterilisierung ausgeführt bzw. veröffentlicht worden. Das Vorgehen Kehrers fand jedoch zunächst nur geringen Beifall und wenige Nachahmer, wie Kehrer 1901 selbst berichtet. Diese Zurückhaltung der Fachkollegen glaubt Kehrer, aus zwei Gründen herleiten zu müssen, und zwar zunächst aus der Unsicherheit der Methode und zweitens aus der Schwierigkeit der Indikationsstellung. Was den letzteren Punkt angeht, so will Kehrer gerne zugeben, daß, wie bei der Indikationsstellung zu zahlreichen anderen operativen Eingriffen dem subjektiven Ermessen ein gewisser Spielraum eingeräumt werden muß. Und was die Technik anlangt, so spricht die Aufzählung von zehn verschiedenen Methoden nicht dafür, daß ein einwandfreies, sicheres Verfahren damals vorhanden war. In der Folgezeit wird dann die operative Sterilisierung von den meisten Autoren als berechtigte Operation anerkannt (vgl. dazu die gute Zusammenstellung bei Stolz: Die Sterilisierung des Weibes 1911). Nur in der Indikationsstellung zeigen sich begreiflicherweise große Verschiedenheiten. 1905 stellte Chrobak fest, daß sich die Indikationen der Sterilisierung noch in ganz unbestimmten Gebieten bewegen, und daß es nicht möglich sei, dieselben abzugrenzen. Bemerkenswerterweise fügt er hinzu: voraussichtlich wird es nie dahin kommen, daß wir hier nach feststehenden Bestimmungen handeln. Es wird dem Arzt, sagt er weiter, immer eine ganz ungeheuerliche Verantwortung zukommen, die er nur dann getrost auf sich nehmen kann, wenn er alles angewendet hat, was ihm Klarheit und Sicherheit des Urteils schafft. Den Gegnern der künstlichen Sterilisierung erwidert er bezeichnenderweise: Es ist nicht berechtigt, ein Mittel deshalb zu verwerfen, weil es mißbraucht werden kann.

Auch über die Berechtigung der Sterilisierung als eines selbständigen Eingriffes wird viel gestritten. Chrobak u. a. hielten oder halten sie für gegeben. Weiter wird über die Erfüllung gewisser Bedingungen, vor Ausführung der Sterilisierung diskutiert. Allgemein anerkannt wird die Forderung, daß die Ehegatten über die Folgen der Sterilisierung aufgeklärt werden und ihre Einwilligung geben. Die sonstigen Erwägungen, die für die Ausführung der Sterilisierung damals maßgebend waren, sind von Kehrer zusammengestellt worden. Da sie zum großen Teil auch heute noch Anspruch auf Gültigkeit machen können, seien sie hier auszugsweise wiedergegeben.

Im Interesse der Gesundheit, sagt Kehrer damals, ja der Lebenserhaltung einer Gattin und Mutter müssen wir Ärzte öfters nicht bloß wünschen, sondern mit allen zulässigen Mitteln dahin wirken, daß weitere Schwangerschaften unterbleiben, „denn wir wissen, daß die Schwangerschaft eine sehr ernste Komplikation mancher chronischer Erkrankungen darstellt". In solchen Fällen erschien es Kehrer rationeller, statt wiederholte Früh- und Fehlgeburten einzuleiten, den Eintritt einer neuen Schwangerschaft zu verhüten, indem man die betreffende Frau auf operativem Wege sterilisiert. Wie jeder Arzt zugeben müsse, lassen ja die zur Konzeptionsverhütung benutzten Mittel nicht selten im Stich. Sie bieten nur einen relativen, keinen absoluten Schutz. Ein absoluter Schutz ist aber oft nötig, soll nicht Gesundheit und Leben unserer Schutzbefohlenen ernstlich aufs Spiel gesetzt werden. Kehrer fügt dann noch ausdrücklich hinzu, die Operation soll nicht dazu dienen, liebebedürftigen Mädchen und Frauen den außerehelichen Sexualverkehr zu erleichtern. Sie soll ausschließlich in solchen Fällen ausgeführt werden, in denen der Arzt zu der bestimmten Überzeugung gelangt ist, daß eine neue Schwangerschaft schwere, vielleicht unverbesserliche Gesundheitsschädigungen oder gar einen tödlichen Ausgang zur Folge haben werde. ..... Das Für und Wider der Sterilisierung ist unter sorgfältiger Berücksichtigung aller konkreten Verhältnisse, zumal der Gesundheit der bereits geborenen Kinder, und zwar von einem Collegium medicorum zu erörtern. Ferner ist das volle und nicht durch Zureden beeinflußte Einverständnis des beteiligten Ehepaares eine unerläßliche Vorbedingung. Um etwaigen Vorwürfen zu entgehen, ist es zweckmäßig, ein die Gründe zur Sterilisierung enthaltendes Protokoll zu entwerfen und von dem Ehepaar und dem Arzt unterschreiben zu lassen.

Unter den Indikationen spielte zunächst immer noch die „hochgradige Beckenverengerung" — die einzige Veranlassung zur Ausführung des Eingriffes in früheren Jahren — die Hauptrolle, bis Krönig und Chrobak den Standpunkt vertraten, daß sowohl der Kaiserschnitt als auch der Beckenschnitt so ungefährliche Operationen seien, wenigstens in gut geleiteten Anstalten, daß die Frauen nicht das Recht hätten, eine Sterilisierung zu verlangen. Schon Chrobak erörtert aber die Frage, nach der wievielten Operation die Sterilisierung indiziert sei, und ist geneigt, diese schon bei der ersten Wiederholung auszuführen, wenn die Frau darauf besteht. Von großer Bedeutung ist dann für die Fortentwicklung der ganzen Frage, daß Krönig schon 1915 den Standpunkt entwickelte, daß bei der Entscheidung, ob eine Sterilisierung zulässig bzw. indiziert sei, wie z. B. bei Anämischen und Erschöpfungszuständen, die sozialen Verhältnisse zu berücksichtigen seien, z. B. hohe Kinderzahl, große Armut usw. Auch für die Berechtigung bzw. Notwendigkeit, den Forderungen der Eugenik gerecht zu werden, tritt Krönig wieder als erster ein. Gerade über diese beiden Punkte erhob sich in den nächsten Jahren ein lebhafter Streit, der auch jetzt noch nicht verstummt ist.

Nach welchen Gesichtspunkten im allgemeinen die Sterilisierung in den ersten 20 Jahren nach dem Eintreten Kehrers für dieselbe im Jahre 1897 vorgenommen wurde, zeigt eine Zusammenstellung, die Winter im Jahre 1918 machen ließ. Als Indikationen werden angeführt:

Enges Becken . . . . 103 mal
Lungentuberkulose . . . . 347 „
Larynxtuberkulose . . . .   4 „
Herzkrankheiten . . . . 20 „
Nierenleiden . . . .   4 „
Epilepsie . . . .   3 „
Psychosen . . . .   7 „

Aus sozialen Indikationen wurde die Sterilisierung 14mal und als Begleitoperation bei plastischen Operationen 360mal ausgeführt. Wenn diese Zusammenstellung auch einen nur sehr relativen Wert besitzt, so geht doch jedenfalls soviel aus ihr hervor, daß die Tuberkulose in der weitaus größten Zahl von Fällen die Veranlassung zur Sterilisierung abgegeben hat.

Wenn wir nach diesem kurzen historischen Überblick unsere heutige Stellungnahme zu dem Problem skizzieren, so können wir zunächst die Indikationsstellung in folgender Weise festlegen: Krankheitszustände oder Gesundheitsschädigungen, die durch eine bestehende oder überstandene Schwangerschaft eine offenbare erhebliche Verschlechterung erfahren haben, oder bei denen mit Sicherheit oder größter Wahrscheinlichkeit durch das Eintreten oder Wiedereintreten einer Schwangerschaft eine solche zu erwarten ist, geben die heute allgemein anerkannten Indikationen zur Vornahme der künstlichen Sterilisierung ab.

Der Arzt ist zur Vornahme eines solchen Eingriffes nur dann berechtigt, wenn er zu der sicheren Überzeugung gelangt ist, daß eine neue Schwängerung eine schwere, vielleicht unverbesserliche Gesundheitsschädigung oder den Tod mit großer Wahrscheinlichkeit zur Folge haben wird. „Immer wieder muß jedoch gesagt werden, daß von dem Arzt, der in diesen Dingen gefragt wird, ein ungewöhnlich hohes Maß, nicht nur von ärztlichem Wissen und Können, sondern auch von Menschenkenntnis und sozialem Verständnis gefordert wird. Die Fälle der einzelnen Möglichkeiten lassen sich nicht in allgemein gültige Regeln pressen; jeder einzelne Fall ist ein Problem für sich."

Als weitere Indikationen werden noch zu erörtern sein: Das durch eine erneute Schwangerschaft gefährdete Resultat einer Operation — meistens einer plastischen im Bereich der Beckenorgane —, die soziale und die eugenische Indikation.

Es ist natürlich unmöglich, für alle Fälle und für alle Zeiten gültige Regeln für die Vornahme der künstlichen Sterilisierung aufzustellen, wie schon Chrobak vor 20 Jahren gesagt hat. Unsere Anschauungen über die Bedeutung und Heilbarkeit der verschiedenen in Betracht kommenden Erkrankungen sind bekanntlich einem großen Wechsel unterworfen. Zum Beweis dafür braucht man nur einen Blick auf die zu diesem Zwecke hier wiedergegebene Tabelle zu werfen, die Kehrer sen. vor noch nicht 30 Jahren aufgestellt hat. Kehrer empfahl die Ausführung der Sterilisierung bei folgenden Krankheiten und Zuständen:

I. Höhere Grade von Beckenverengerung.
II. Ungünstige konstitutionelle Zustände und schwere chronische und Lokalkrankheiten, die im einzelnen Falle als Komplikationen von Schwangerschaft, Geburt und Wochenbett stets zu lebensgefährlichen Zufällen geführt haben, die nicht gebessert werden konnten und ihrer Natur nach unheilbar sind, so daß durch weitere Schwangerschaften der Eintritt von Marasmus oder der Tod zu befürchten ist.

Dazu rechnet Kehrer:
1. Chronische Anämie, Abmagerung, Marasmus (auch solche Zustände, die sich im Anschluß an rasch aufeinanderfolgende Geburten, die die Frau stark mitgenommen haben, entwickelt haben).

2. Herzfehler mit Kompensationsstörungen.
3. Lungenemphysem und -induration, wenn diese in früheren Schwangerschaften zu schweren Störungen geführt haben.
4. Lungen-, Knochen- und Darmtuberkulosen, wenn der Prozeß in früheren Schwangerschaften rasche Fortschritte gemacht hat und eine Heilung so gut wie ausgeschlossen erscheint.
5. Gewisse Magen-, Darm- und Leberkrankheiten, z. B. Leberzirrhose.
6. Chronische Nephritis bei Verschlimmerungen in früheren Schwangerschaften.
7. Von Nervenerkrankungen gewisse Psychosen. Auch das Vorhandensein schon belasteter Kinder.

III. Als Nebenoperation, wenn das Resultat einer Operation durch eine neue Schwangerschaft gefährdet erscheint.

Es braucht nicht besonders hervorgehoben zu werden, daß unsere heutige Indikationsstellung sich in einigen Punkten wesentlich von der Kehrerschen unterscheidet.

Aber auch noch andere Momente können mit einem Schlage unsere ganze Indikationsstellung von heute über den Haufen werfen. Wenn es z. B. gelingen sollte, ein sicheres, ungefährliches Mittel zu finden, das die Frau zeitweise vor erneuter Konzeption schützt, so wird die Zahl der Fälle, bei denen eine dauernde Sterilisierung notwendig ist, um ein erhebliches zurückgehen. Inwieweit die Röntgenstrahlen als ein solches Mittel anzusehen sind, wird noch näher erörtert werden. Hier mag jedoch schon bemerkt werden, daß sie heute noch nicht als das ersehnte Mittel angesehen werden können.

Von allen Erkrankungen, die am häufigsten Anlaß geben, die Frage einer Sterilisierung zu erörtern, stehen auch heute zahlenmäßig die

II. Erkrankungen der Lungen und des Kehlkopfes

an erster Stelle. Die Angaben über die Häufigkeit dieser Komplikation als Ursache zur Sterilisierung zeigen, daß in mindestens 70—80% der Fälle Tuberkulose die Veranlassung zu dem Eingriff abgegeben hat. Unsere eigenen Zahlen sind nicht ganz so hoch, indem unter 72 Fällen 48mal Tuberkulose der Lungen vorgelegen hat.

Die Ansichten über den verschlimmernden Einfluß der Gravidität sind früher sehr auseinander gegangen. Während aber heute die Mehrzahl der Autoren von dem ungünstigen Einfluß der Schwangerschaft in den meisten Fällen überzeugt ist, gibt es noch Ärzte, die andere Ansichten vertreten. So gibt Petruschky an, daß 50% seiner Fälle mit offener Tuberkulose, die einer milden Tuberkulinkur unterworfen worden waren, die Schwangerschaft gut überstanden hätten, und daß von den Kindern dieser Mütter 58% am Leben geblieben seien, wie Petruschky überhaupt die sonst wohl von niemandem geteilte Ansicht vertritt, daß die Kinder tuberkulöser Mütter nicht nur nicht besonders gefährdet, sondern sogar widerstandsfähiger seien als andere. (Auf diesen Punkt werden wir später noch zurückkommen [1].)

---

[1] Auf Veranlassung von Menge hat Schulze-Rhonhof neuerdings bevölkerungsstatistische Untersuchungen angestellt, um den, wie er glaubt, gelungenen Nachweis zu führen, daß Schwangerschaft, Geburt und Wochenbett eine bestehende Lungentuberkulose in der Mehrzahl der Fälle nicht beeinflusse bzw. eine solche zumeist nicht zum Aufflackern bringen. Menge hat im Anschluß daran seinen von der

Auch Winter vertrat früher den Standpunkt, daß die größte Zurückhaltung in bezug auf Unterbrechung und Sterilisierung Tuberkulöser angebracht sei. Ungünstige Erfahrungen haben Winter jedoch veranlaßt, seinen Standpunkt zu ändern und aktiver vorzugehen (in 14 Fällen war die Unterbrechung wegen offenbarer Latenz des Lungenprozesses abgelehnt worden mit dem Erfolg, daß in 35% der Fälle der Tod eintrat und in 57% eine wesentliche Verschlimmerung zustande kam) (Winter-Oppermann).

Vor allem die bedeutungsvollen Untersuchungen von Pankow und Küpferle haben gezeigt, daß in der weitaus größten Mehrzahl aller manifesten Fälle eine Verschlimmerung des Lungenprozesses eintritt, die zunächst eine Unterbrechung der Schwangerschaft und unter Umständen die Ausschaltung einer weiteren Konzeptionsmöglichkeit erforderlich macht.

Die ungünstige Beeinflussung der Tuberkulose kann man sich vielleicht mit Bumm so erklären, daß die Schwangerschaft die Widerstandskraft gegen die tuberkulöse Infektion herabsetzt und außerdem Schwangerschaft, Geburt und Wochenbett erhöhte Anforderungen an den Stoffwechsel stellen, wodurch wiederum die Entwicklung der Tuberkulose günstig beeinflußt wird. Nicht selten scheint ein schädlicher Einfluß zwar der Schwangerschaft zu fehlen, es tritt dann aber oft eine hochgradige Verschlimmerung im Wochenbett ein, die dann sogar zu einer miliaren Aussaat der Bazillen führen kann. Von anderen Ursachen werden noch angeführt: Kongestion aller Organe in der Schwangerschaft, Lipoidanreicherung des Blutes (Hofbauer) und Cholesterinvermehrung, die von Thaler und Christofoletti in der Tat nachgewiesen werden konnten. Auch von einer allergisierenden Eigenschaft der Schwangerschaft, die den Ausbruch einer Tuberkulose begünstigt, hat man neuerdings gesprochen (Kongreß der Frauenärzte französischer Sprache in Genf 1924). Ebenda haben die Referenten die Ansicht vertreten, daß die Schwangerschaft eine sehr gefährliche Komplikation der Tuberkulose sei, die in über der Hälfte der Fälle erst im Verlauf der Schwangerschaft oder sogar erst im Wochenbett manifest werde. Dabei gäbe es keinen einigermaßen sicheren Maßstab, um beim Auftreten einer Tuberkulose in der Gravidität eine Prognose zu stellen. Nach einer großen Statistik von P. Bar starben von 400 graviden, tuberkulösen Frauen 35 in der Klinik Bars, mehrere andere waren kurz vor dem Tode nach Hause gegangen. Auch Bar beobachtete fast stets eine Verschlimmerung. „Eine tuberkulöse Frau übersteht vielleicht gut die erste Geburt, schwer die zweite, niemals eine dritte" (P. Dubois).

---

allgemeinen Meinung abweichenden Standpunkt in der Frage des ärztlichen Verhaltens bei der durch Gravidität komplizierten Lungentuberkulose dargelegt. Er glaubt sich auf Grund der eben erwähnten Untersuchungen und eigener Erfahrungen, besonders solcher, die an einer Spezialabteilung für tuberkulöse Schwangere gewonnen waren, zu dem Ausspruch berechtigt, daß „der bisher fast allgemein angenommene ungünstige Einfluß auf die Lungentuberkulose überhaupt nicht existiert oder mindestens weit überschätzt" wird. Die auf der erwähnten Spezialabteilung gesammelten und mitgeteilten Erfahrungen erstrecken sich allerdings bis jetzt nur auf einen erfolgreich mit Röntgenstrahlen behandelten Fall; über weitere Erfahrungen soll noch berichtet werden.

Pankow, der auf diesem Gebiete besonders zuständige Autor, hat bereits zu den Ausführungen der Heidelberger Klinik Stellung genommen und gezeigt, daß sowohl die Schlußfolgerungen von Schulze-Rhonhof als auch die Stellungnahme Menges in der ganzen Frage noch völlig der Begründung entbehren. Pankow gibt dann an gleicher Stelle eine Reihe von Krankengeschichten wieder, die erneut die Richtigkeit der von ihm vertretenen Ansicht von der Unberechenbarkeit des Verlaufs der tuberkulösen Lungenaffektionen in der Schwangerschaft deutlich dartun. Eine Verschlimmerung des Leidens sei sicher in 70—75% zu erwarten.

Man hat nun vielfach versucht, die Fälle zu differenzieren und die Indikation zur Unterbrechung bzw. zur Sterilisierung dadurch scharf zu umgrenzen. Es kann jedoch im Einzelfalle außerordentlich schwierig, ja unmöglich sein, die Schwere der Erkrankung und die Heilungsaussichten richtig abzuschätzen. Und darin liegt wohl auch der Hauptgrund dafür, daß die Anschauungen über die Notwendigkeit und die Aussichten eines Eingreifens früher so außerordentlich auseinandergingen. Die Unsicherheit in der Prognosenstellung, die selbst von den erfahrensten Fachmännern zugegeben wird (A. Fraenkel, Wolf-Eisner) und die auch schon von Schauta, v. Rosthorn und Bumm („Die Koryphäen wissen auch nicht viel mehr als wir") und neuerdings auch von Winter hervorgehoben wird, hat darum manchen veranlaßt, seine Anschauung über die Notwendigkeit der Unterbrechung und Sterilisierung einer Revision zu unterziehen (Schauta). Sie muß auch heute für uns die Veranlassung sein, bei zweifelhaften Krankheitsbefunden alle anderen in Frage kommenden Umstände (Allgemeinzustände, wirtschaftliche Lage, Zahl und Befinden der vorhandenen Kinder usw.) in Betracht zu ziehen, um dadurch zu einer richtigen Beurteilung der Sachlage zu kommen. Ob die Beurteilung der Schwere des Lungenprozesses durch die neue Einteilung nach Küpferle-Gräff bzw. Aschoff (produktive und exsudative Form) auf eine bessere Grundlage gestellt wird, muß abgewartet werden. Siegert konnte feststellen, daß bei der produktiven Form der Verlauf ein erheblich besserer war.

Bei der Mehrzahl der Fälle bestehen ja zweifellos die Schwierigkeiten in der Prognosenstellung nicht. Besonders die großen Statistiken haben gelehrt, daß in den meisten Fällen die Tuberkulose, wenn sie nicht schon vorher manifest war, es in den ersten vier Monaten der Schwangerschaft wird, und daß deshalb, wenn zu dieser Zeit die Schwangerschaft unterbrochen wird, die Prognose für Besserung und Ausheilung eine günstige ist.

Von insgesamt 220 Fällen, über die Pankow-Küpferle berichten, hatten 145 eine manifeste Tuberkulose. Bei nicht weniger als 95 % derselben trat eine fortdauernde Verschlechterung auf.

Der Beginn der Erkrankung fiel in 20 % in die Schwangerschaft.

53 % der manifesten Tuberkulosen gingen im 5.—9. Monat und nur 1,5 % im 1.—4. Monat zugrunde. Neuerdings gibt Pankow eine Verschlechterung in den ersten 4 Monaten in 75 % seiner Fälle an.

Winter-Oppermann fanden in 86 % eine Verschlechterung der manifesten Tuberkulose, und in 11 % der latenten Tuberkulosen, bei denen eine Unterbrechung abgelehnt worden war, eine Verschlechterung im Wochenbett.

Bei dieser Sachlage ist es Pflicht des Arztes, heiratslustige tuberkulöse Mädchen auf die Folgen einer Schwangerschaft aufmerksam zu machen und die verheiratete Frau einer sorgfältigen Überwachung zu unterziehen. Tritt eine sichtliche Verschlechterung ein, so ist zunächst die Frage der Unterbrechung zu erwägen. In diesem Sinne sagt auch Staehelin: „Da die Lungentuberkulose durch die Gravidität in der Regel verschlechtert wird, muß man bei der tuberkulösen Frau die Verhinderung der Konzeption anraten und sich bei eintretender Schwangerschaft die Frage nach einer Unterbrechung vorlegen." Liegt ein manifester Prozeß vor, so hat sich im Hinblick auf den unberechenbaren Verlauf der Erkrankung heute immer mehr die Anschauung durchgesetzt, daß die Schwangerschaft unbedingt sofort zu unterbrechen ist, vorausgesetzt, daß der Lungenprozeß nicht zu weit fortgeschritten ist. Die Erfahrung hat nämlich gezeigt, daß die Aussichten auf Erfolg um so größer sind, je früher der Eingriff vorgenommen wird, daß aber weit vorgeschrittene Fälle auch durch die Unterbrechung nicht mehr zu bessern sind, sondern gelegentlich sogar eine Verschlechterung erfahren. In der Regel pflegt durch die Ausschaltung der Schwangerschaft auch eine Besserung des Allgemeinzustandes einzutreten. Früher hatte man sich mit diesem sichtlichen Erfolg vielfach begnügt, ohne an das weitere Schicksal der Patienten zu denken; leider geschieht dies auch jetzt noch mancherorts. Der Hausarzt glaubte, seine Pflicht getan zu haben, wenn er seine Klientin zu dem angegebenen Zweck der Klinik überwiesen, und der Kliniker, wenn er den gewünschten Eingriff nach entsprechender Beratung mit dem Internen ausgeführt hatte. Das weitere Schicksal der Patientinnen zeigte jedoch bald, daß auf diese Weise nur eine akute Gefahr beseitigt, daß aber eine Wiederkehr derselben nicht verhindert worden war. Meistens wurde zwar den Frauen der Rat gegeben, sich vorzusehen, damit sie nicht so bald wieder in andere Umstände kämen, oder es wurde von dem gewissenhaften Hausarzt auch vielleicht der Antrag auf Überführung der Kranken in eine Lungenheilstätte gestellt, nur im besten Falle wurde durch eine Überweisung der wohlsituierten Patientin in ein Sanatorium eine Ausheilungsmöglichkeit geschaffen, die durch die Trennung vom Ehemann noch begünstigt wurde. In der Regel wurde aber der Rat der Schwangerschaftsverhütung nicht befolgt, und ehe der Antrag auf Lungenstättenbehandlung genehmigt war, lag eine neue Schwangerschaft vor, derentwegen in der Regel dann die spezifische Behandlung unterbleiben mußte, da die Heilstätten keine schwangeren Frauen aufnahmen. Dem Arzt blieb so nichts übrig, als wieder eine Unterbrechung der neuen Schwangerschaft vorzunehmen, wenn der Lungenprozeß sich weiter verschlechtert hatte. Und wenn der wiederholt gegebene Rat, eine neue Schwangerschaft zu verhüten, nicht befolgt wurde oder die Verhütungsmittel versagten, konnte sich dies Spiel noch mehrfach wiederholen. Derartige Erfahrungen waren es vor allem, die F. A. Kehrer veranlaßt hatten, in solchen und ähnlichen Fällen an Stelle der besonders in ihrer Häufung nicht ungefährlichen artefiziellen Aborte die künstliche Sterilisierung auszuführen. Winter ist zwar der Ansicht, daß dieser Standpunkt, der sich in der Furcht vor Schaden durch mehrfache Wiederholung des künstlichen Aborts äußert, nur in früheren Zeiten seine Berechtigung gehabt habe, wir können ihm aber darin, wie wohl die meisten Fachgenossen, nicht folgen. Schränkt doch Winter selber dadurch seinen Ausspruch wieder ein, indem er hinzufügt, daß schädliche Folgen bei geübten Ärzten zu den Seltenheiten gehören. Also sie kommen doch vor, selbst bei geübten Ärzten. Man wird wohl mit der Ansicht nicht fehl gehen, daß es nicht viele, selbst erfahrene und geübte Fachgenossen geben wird, die nicht einmal üble Zufälle erlebt haben — mit oder ohne Schuld. Hierzu kommt aber der auch von Winter betonte weitere Nachteil, den die Wiederholung des künstlichen Aborts mit sich bringt, nämlich die andauernde Angst der kranken Frau vor einer neuen Schwangerschaft und einer notwendig werdenden Wiederholung des Eingriffes. Der dadurch verursachten Schädigung des Gesundheitszustandes steht die psychische Ruhe gegenüber, die im anderen Falle die günstigste Vorbedingung für eine Besserung des Leidens abgibt. Wir haben jedenfalls nicht die Erfahrungen Winters gemacht, daß die Frauen in dem Bewußtsein, keine Kinder mehr bekommen zu können, die schwersten Seelenqualen ja Psychosen erlitten hätten. Selbstverständlich wird man im einzelnen Falle die Gründe und Gegengründe gegeneinander abschätzen müssen. Wir sind nicht der Ansicht, die die Wintersche Klinik neuerdings durch Naujocks vertreten läßt, daß die Zahl der Kinder, das Alter der Frau und andere Faktoren zwar die Kranke in ihren Entschließungen beeinflussen könnten, aber nicht den Arzt. Nach unseren Erfahrungen und Eindrücken kann die Entscheidung nur dann zugunsten der Sterilisierung ausfallen, wenn es sich, wie schon gesagt, um Krankheitsprozesse handelt, bei denen nach fachärztlichem Urteil das Auftreten einer neuen Schwangerschaft eine weitere Verschlechterung mit Sicherheit erwarten läßt. In allen anderen Fällen wird man auf die äußeren Umstände und auch auf den Wunsch der Eltern, vor allem der Mütter Rücksicht zu nehmen haben. Das Vorhandensein von Kindern, die Frage, ob diese gesund oder krank sind, die Wahrscheinlichkeit einer neuen Konzeption, die äußeren wirtschaftlichen Verhältnisse u. a. m., das sind alles Momente, die der gewissenhafte und für das Wohl seiner Klientin und deren eventuelle Nachkommenschaft wirklich besorgte Arzt erwägen muß, wenn er die Frage, ob eine künstliche Sterilisierung am Platze sei, beantworten will.

Und dann ist noch ein wichtiger Punkt zu erörtern, der schon kurz erwähnt wurde, die Anwendung der Präventivmitteln. Unter den Bedingungen, die Kehrer seinerzeit für die Ausführung der Sterilisierung aufstellte, befand sich auch die, daß Präventivmittel vorher vergeblich angewandt worden sein müßten. Gerade bei einer Erkrankung, bei der, wie schon erwähnt, die Vorhersage so außerordentlich schwer sein kann, sollte doch mehr als bisher der Versuch gemacht werden, bevor man sich zum letzten, nicht mehr rückgängig zu machenden Schritt, der Dauersterilisierung, die doch zugleich auch eine Verstümmelung des Körpers darstellt, entschließt, durch lege artis angewandte Präventivmittel eine Schwangerschaft zu verhindern. Jedenfalls erscheint ein derartiger Versuch gerechtfertigt, wenn man verständige und einsichtsvolle Ehepaare vor sich hat, von denen man annehmen kann, daß sie die gegebenen Vorschriften befolgen. Soll es aber das Unglück wollen, daß die Mittel einmal versagen, so besteht ja immer die Möglichkeit, sofort nach Ausbleiben der Regel die Schwangerschaft zu unterbrechen. Die Frauen müssen natürlich genauestens instruiert werden, daß sie sich in diesem Falle umgehend einzufinden haben.

Daß es in der Tat praktisch möglich ist, auf diese Weise die operative Sterilisierung zu vermeiden, zeigt die schon erwähnte, bemerkenswerte Angabe von Martius, daß er nie gezwungen gewesen sei, den Rat zur Sterilisierung zu geben[1]. Trotzdem äußern sich selbst die Ärzte, welche die Anwendung von Präventivmitteln empfehlen, durchweg sehr skeptisch in bezug auf die Zuverlässigkeit dieser Mittel und ihrer Anwendung und geben deshalb der operativen Sterilisierung den Vorzug. In praxi wird man aber bei sicherer, manifester Lungentuberkulose oder Kehlkopftuberkulose erst einmal einen Versuch mit Präventivmitteln machen können, wenn der dringende Wunsch von seiten der Frau geäußert wird, ihr die Möglichkeit, noch einmal Kinder zu bekommen, nicht ganz zu nehmen, und vor allem dann, wenn noch keine Kinder vorhanden sind. Versagen jedoch die Vorbeugungsmittel, sind bereits mehrere Kinder vorhanden und diese womöglich auch selber zum Teil tuberkulös infiziert, und haben wiederholte Schwangerschaften eine offenbare Verschlechterung des tuberkulösen Prozesses zur Folge gehabt, so sind die Indikationen zur Dauersterilisierung gegeben. Aber auch hier wird man noch in bezug auf den Zeitpunkt individualisieren können und von Fall zu Fall entscheiden. Ist die Möglichkeit gegeben, durch eine ausgiebige Sanatoriumskur die Lungenerkrankung zu

---

[1] Auch Neuwirth spricht von den „sicheren Präventivmitteln", die es gestatten, von einer Sterilisierung abzusehen, zumal die Beurteilung des einzelnen Falles selbst durch hervorragende Interne sehr verschieden ausfalle.

bessern, und zugleich durch Trennung der Frau von dem Ehemann eine erneute Schwangerschaft mit Sicherheit zu verhüten, so wird man sich natürlich weniger schnell zu dem nicht mehr rückgängig zu machenden Schritt entschließen.

Leider sind die Erfolge der Heilstättenbehandlung tuberkulöser, gravider Frauen, wenn diese überhaupt möglich ist — viele Heilstätten weisen auch heute noch solche Frauen ab — auch keine sehr glänzenden. Selbst die Mitteilungen aus Privatsanatorien lauten wenig befriedigend. So sah Ahlbeck (Aarhus) von 16 tuberkulösen Schwangeren sechs im Verlaufe von $1^1/_2$ Jahren p. p. zugrunde gehen. Und Burkhardt beobachtete selbst unter den günstigen Bedingungen des Hochgebirges in Arosa 15 Frauen mit leichten Erkrankungen, von denen über die Hälfte eine Verschlechterung ihres Zustandes erfuhren.

Hier seien auch noch die Resultate erwähnt, die die Zusammenarbeit einer Frauenklinik (Paderborn) und einer Lungenheilstätte gezeitigt haben, und die von Kramer mitgeteilt worden sind. Es wurde dabei das Augenmerk auf drei Punkte gerichtet: Häufigkeit der Verschlechterung der Tuberkulose durch die Gravidität, Erfolge der Unterbrechung und der Heilstättenbehandlung. Die Beantwortung der ersten Frage stützt sich allerdings nur auf Angaben der Kranken selber. Von insgesamt 3686 Frauen, die geboren hatten, führten 11% ihr Leiden auf den Gestationsvorgang zurück. Bei 46 manifesten Tuberkulosen, bei denen die Unterbrechung ausgeführt worden war, und zwar 27mal mit Nachbehandlung in einer Heilstätte, hatte die Unterbrechung im ersten Stadium mit einer Ausnahme immer Erfolg und im zweiten Stadium meistens. Von 61 schwangeren Frauen wurden durch Heilstättenbehandlung gebessert: im ersten Stadium 82%, im zweiten Stadium 60%, im dritten Stadium 59%. Daraus ergibt sich, daß auch selbst im dritten Stadium von der Heilstättenbehandlung noch ein gewisser Nutzen zu erwarten ist. Im allgemeinen wird man jedoch, was auch Libowsky, Chefarzt einer Heilstätte, hervorhebt, nur in den ersten Schwangerschaftsmonaten bei sonst günstiger Krankheitslage von einer Heilstättenkur Erfolg erwarten dürfen.

Von anderen Punkten, die bei der Frage der Dauersterilisierung sehr erheblich ins Gewicht fallen und die unseres Erachtens nicht immer die nötige Berücksichtigung erfahren, seien noch zwei erwähnt: Der eine betrifft die Frage, ob bereits mehrere Kinder vorhanden sind, für deren Aufzucht die Mutter dringend notwendig ist. In solchen Fällen erscheint es bei zweifelhafter Sachlage richtiger, das Leben der Mutter im Interesse der Kinder höher einzuschätzen als das des zu erwartenden Kindes. Man soll nicht, wie Strohmayer sehr richtig sagt, das Risiko der Mutter im Interesse des Fötus auf die Spitze treiben und man soll, wie gesagt nicht nur das Interesse des zu erwartenden, sondern auch das der vorhandenen Kinder berücksichtigen.

Der zweite Punkt, der noch zu erwähnen ist und der vielfach auch wenig beachtet wird, betrifft das Schicksal und die Lebensaussichten der Kinder tuberkulöser Eltern. Man muß sich doch bei der Entscheidung der wichtigen Frage, ob man das Leben einer Mutter in Gefahr bringen soll, die Frage vorlegen, ob das durch die Erhaltung einer Gravidität oder der Konzeptionsfähigkeit erzielte Resultat dem Risiko, das die Mutter dadurch läuft, auch entspricht, d. h. wie groß die Lebensaussichten der Kinder dieser tuberkulösen Mütter sind. Haben sich doch schon vor Jahren auf dem Gynäkologenkongreß in München gewichtige Stimmen erhoben, die diesen Punkt ganz besonders betonten. Da die dort damals geäußerten Ansichten sich mit unseren decken und auch heute noch zutreffen dürften, seien sie hier kurz wiedergegeben.

Schauta betonte damals ganz besonders den Umstand, daß das Schicksal der von ihren Müttern doch nicht zu trennenden Kindern ein mehr als zweifelhaftes sei, und daß wir keinen Grund hätten, in der Zeit des verschärften Kampfes ums Dasein — was würde Schauta erst heute sagen — minderwertige Individuen in die Welt zu setzen. Und Fehling sieht in der Ausschaltung der Früchte minderwertiger Frauen nur einen Gewinn für Deutschland. Auch Bumm wirft die Frage auf, ob denn das Volk einen Nutzen davon habe, tuberkulöse Nachkommenschaften zu züchten. Und der Referent Jung schließt bezeichnenderweise mit der Aufforderung, die Schwangerschaft eher einmal zu viel als zu wenig zu unterbrechen, da man auf die Föten dieser Mütter nicht allzu viel Rücksicht zu nehmen brauche.

Das sind Ansichten, die unseres Erachtens einen weiten Blick verraten und nur schlecht übereinstimmen mit denjenigen gewisser Doktrinärer, die vor lauter ethischen Bedenken die Mutter zugrunde gehen lassen, nachdem sie einige tuberkulöse Kinder zur Welt gebracht hat.

Neuerdings hat sich besonders Weinberg mit der Frage des Schicksals der Kinder tuberkulöser Frauen beschäftigt. Weinberg konnte statistisch nachweisen, daß ein sehr großer Prozentsatz der lebend geborenen Kinder Tuberkulöser frühzeitig zugrunde geht, sei es deswegen, daß die Kinder schon infiziert zur Welt kamen, oder, was viel häufiger ist, daß sie postnatal infiziert wurden, was ja kaum zu vermeiden ist. Weinberg fand, daß 60—70% dieser Kinder bereits im ersten Lebensjahre zugrunde gehen und daß nur 20% (ebenso Heimann) das 21. Lebensjahr erreichen. Diese Zahlen werden noch viel ungünstiger, wenn es sich um Mütter handelt, die in ihren letzten Lebensjahren geboren haben. Von diesen Kindern sterben sogar 75% im ersten Lebensjahr und nur 1—1½% erreichen das 21. Lebensjahr.

Die Zahlen anderer Autoren lauten ähnlich. Nach Leitzinger starben 48%, nach Pankow 54,5%, nach Zickel 53%, nach Weinberg 65,9%, nach Deibel 78%, nach Fahn-Amstel sogar 82,3% aller Kinder in den ersten zwei Jahren (die mit diesen Zahlen in starkem Widerspruch stehenden Angaben Petruschkys sind oben schon erwähnt). Diese Zahlen erscheinen von der größten Bedeutung für die Frage der Sterilisierung und man wird unbedingt Pankow recht geben müssen, wenn er sagt, daß der Prozentsatz der lebensfähigen und gesunden Kinder so klein ist, daß ein langes Zuwarten nicht gerechtfertigt ist. Die Gefahren für das vielleicht (scheinbar oder wirklich) gesund geborene Kind sind natürlich um so größer, je mehr Kinder vorhanden sind, die tuberkulös erkrankt sind.

Was hat es unter diesen Umständen für einen Sinn, daß die Mutter mehrerer Kinder ein weiteres schwer gefährdetes Kind auf die Welt bringt und sich selbst der Gefahr einer Verschlechterung ihrer tuberkulösen Erkrankung aussetzt? Das heißt doch wirklich das Risiko für die Mutter auf die Spitze treiben, ohne daß der Familie und damit der Allgemeinheit genützt wird. Der Einwand Winters, daß sich die Übertragung durch Infektion, die postnatale Infektion, „unter günstigen Umständen" recht wohl vermeiden lasse, verliert durch die gegebene Einschränkung sehr an praktischer Bedeutung, denn wo und wie häufig liegen solche „günstigen Umstände" vor?

Bemerkenswert ist übrigens noch eine vor kurzem gemachte Feststellung Schumachers aus der Gießener Klinik, die dahin geht, daß auch die nachuntersuchten Kinder der an latenter Tuberkulose leidenden Mütter recht häufig tuberkulös erkrankt waren.

Die Notwendigkeit der Verhütung einer erneuten Schwangerschaft, sei es vorübergehend, sei es dauernd, ist also gegeben, wenn eine manifeste Tuberkulose vorliegt. In der Regel wird eine bestehende Schwangerschaft den Anstoß dazu geben, die Frage der Sterilisierung zu erwägen. Wegen der weittragenden Bedeutung, die einer Dauersterilisierung zukommt, ist es in der Regel notwendig, die erkrankte Frau für einige Zeit zu beobachten. Im Gegensatz zu manchen anderen Autoren halten wir dazu die innere Klinik für den geeigneten Ort. Die Beobachtung dort durch sachverständige Ärzte zusammen mit den Angaben des Hausarztes bezüglich Gewichtsabnahme, Auswurf, Fieber usw. muß die Entscheidung bringen, ob eine Sterilisierung zu erfolgen hat. Es sollte in jedem Fall von künstlichem Abort wegen Tuberkulose von dem internen Facharzt die Beantwortung der Frage nach der Notwendigkeit einer gleichzeitigen Sterilisierung verlangt werden, wie wir es stets tun; denn von der Klärung dieser Frage hängt das weitere Vorgehen ab. Lautet das Urteil dahingehend, daß von einer jeden neuen Schwangerschaft eine schwere Schädigung zu erwarten ist, und daß eine derartige Besserung des Zustandes, daß eine neue Schwangerschaft riskiert werden kann, nicht zu erwarten ist, so sehen wir darin die Berechtigung, ja Verpflichtung, die Patientinnen vor einer erneuten Konzeption in absolut sicherer Weise durch die operative Sterilisierung zu schützen.

Manche Gynäkologen gehen noch weiter und schließen jederzeit (Labhardt) oder meistens (Hüssy) dem künstlichen Abort die Sterilisierung an.

Die Sterilisierung scheint übrigens auch dann berechtigt, wenn vielleicht noch eine gewisse Aussicht auf spätere Ausheilung des Prozesses besteht, aber eine sachgemäße Behandlung nicht durchgeführt werden kann, ohne daß das Hinzutreten einer neuen Schwangerschaft mit Sicherheit auszuschließen ist (Schweitzer).

Bei Latenz des Prozesses liegen die Verhältnisse jedoch erheblich anders. Da nach verschiedenen Feststellungen (z. B. Sachs-Winter, Pankow) bei latenter Tuberkulose in über 80% der Fälle keine Verschlechterung der Erkrankung zu erwarten ist, so wird man ebenso wie die Ausführung des künstlichen Aborts erst recht die künstliche Sterilisierung in der Regel ablehnen. Doch sind Fälle denkbar — wir haben einen solchen vor nicht langer Zeit erlebt —, daß auch bei augenscheinlicher Latenz des Prozesses die Frage der künstlichen Sterilisierung doch erwogen werden muß, und zwar wegen des Vorhandenseins mehrerer tuberkulöser Kinder. Da unter solchen Umständen beinahe mit Sicherheit anzunehmen ist, daß das zu erwartende Kind sich tuberkulös infiziert, weil eine Trennung der Kinder schon aus äußeren Gründen so gut wie immer gänzlich ausgeschlossen und aus psychologischen Gründen auch gar nicht angebracht ist, erscheint in einem solchen Falle die Sterilisierung berechtigt. Wir haben uns jedenfalls im Einverständnis mit dem Internen auf diesen Standpunkt gestellt und danach verfahren. Daß die latente Tuberkulose nicht durchweg einen günstigen Verlauf nimmt, geht auch aus einer schon erwähnten Feststellung der Königsberger Klinik hervor. Man fand dort, wie schon erwähnt, daß in einer nicht ganz kleinen Zahl von Fällen von latenter Tuberkulose (11%), bei denen die Unterbrechung der Schwangerschaft abgelehnt worden war, eine erhebliche Verschlechterung im Wochenbett eingetreten war. In Fällen, wo die Tuberkulose erst vor kurzem in das Stadium der Latenz übergegangen und ein Rückfall zu befürchten ist, wird man mit Pankow eine mindestens temporäre Verhütung einer Schwangerschaft zu erreichen suchen.

Das Verhalten bei latenter Tuberkulose und Gravidität würde sehr erleichtert werden, wenn sich die Patientinnen während dieser Zeit einer sachgemäßen Behandlung unterziehen könnten. Die meisten Heilstätten weisen aber, wie schon gesagt, leider die Aufnahme Schwangerer ab, nur wenige, wie wir aus eigener Erfahrung wissen, machen eine Ausnahme. Und doch halten einsichtige Heilstättenärzte (z. B. Libowsky) die Aufnahme gerade schwangerer Frauen für durchaus geboten. Begüterten schwangeren Frauen mit latenter Tuberkulose wird man unbedingt raten, ein Sanatorium aufzusuchen. Kommt beides nicht in Frage, so sind die Patienten jedenfalls während der ganzen Schwangerschaft genau zu überwachen und, wie Schumacher vorschlägt, etwa alle 14 Tage genauestens auf ihre Lungen hin zu untersuchen, damit ein Aufflackern der Tuberkulose sofort erkannt wird. Auch der weiteren Warnung Schumachers, auf Grund einer einmaligen, selbst mehrtägiger Beobachtung den Prozeß auf der Lunge für latent und ungefährlich zu erklären, können wir uns nur anschließen, da es eine bekannte Beobachtung ist, daß latente Prozesse in der Schwangerschaft jederzeit aufflackern können.

Bei Kehlkopftuberkulose ist die Schwangerschaft in jedem Falle so früh wie möglich zu unterbrechen, und gleichzeitig die Sterilisierung auszuführen, da erfahrungsgemäß die Heilungsaussichten in diesen Fällen ganz schlechte sind. Eine Ausnahme bilden, wie auch bei der manifesten Lungentuberkulose nur die Fälle, wo die Schwangerschaft schon weit vorgeschritten ist. Bekommt man eine solche Frau erst am Ende der Schwangerschaft zur Behandlung, so kann es zweifelhaft sein, ob eine Unterbrechung mit Sterilisierung angebracht ist. Im allgemeinen wird der Standpunkt vertreten, daß man in solchen Fällen im Interesse eines lebensfähigen Kindes warten soll. Wenn es sich jedoch um einen sehr schweren Fall handelt, wo man mit dem baldigen Ableben der Mutter rechnen muß, so kann man doch die Frage aufwerfen, ob dieser Standpunkt richtig ist, und zwar im Hinblick auf die an sich schon schlechten Lebensaussichten eines solchen Kindes, dem noch dazu die Pflege und Wartung der Mutter in seiner ersten Lebenszeit fehlen. Ist der Familie, ist dem Staate wirklich mit einem solchen Vorgehen gedient? Wenn man also der schwer leidenden Mutter durch die Unterbrechung eine wesentliche Erleichterung bringen kann, so sollte man unseres Erachtens nicht allzu viel Rücksichten auf das Kind nehmen. Im übrigen spielen da auch die verschiedensten Momente mit, und man muß von Fall zu Fall die Entscheidung treffen. Gerade in solchen Fällen sollte man ganz besonders auf die persönlichen Wünsche der Mutter bzw. der Eltern Rücksicht nehmen. Darüber bestehen heute keine Meinungsverschiedenheiten. Nach der großen Zusammenstellung von Kuttner (230 Fälle) gingen fast alle (93%) Frauen zugrunde, bei denen die Kehlkopftuberkulose durch eine Schwangerschaft kompliziert war. Noch ungünstiger verliefen die von Kraus und Glaß beobachteten Fälle.

Die Unterbrechungen der Schwangerschaft allein ergaben bei der Kehlkopftuberkulose meist schlechte Resultate. So verloren Pankow und Winter die meisten ihrer so behandelten Fälle. Mit der Kombination von künstlichem Abort und Sterilisierung wurden jedoch von Winter und Ebeler mehrere volle Erfolge erzielt. Diese waren natürlich am besten, wo nur zirkumskripte Prozesse vorlagen.

Auf Grund unserer eigenen Erfahrungen und der Berichte aus der Literatur können wir uns danach für die Frage der Sterilisierung den etwas veränderten Leitsätzen Winters anschließen, welche lauten:

Die Sterilisierung ist angezeigt und ist bei bestehender Schwangerschaft mit dem künstlichen Abort zu verbinden,

      a) wenn der Verlauf der Tuberkulose Ausheilung oder temporären Stillstand mit größter Wahrscheinlichkeit (Winter sagt: vollständig) ausschließt;

      b) wenn eine geeignete Behandlung, die eine Ausheilung oder erhebliche Besserung des Prozesses möglich macht, nach Lage des Falles ausgeschlossen ist;

      c) in jedem Falle von Kehlkopftuberkulose.

Der Erfolg der künstlichen Sterilisierung Tuberkulöser ist in nicht unerheblichem Maße abhängig von der Methode, nach der diese vorgenommen wird. Dieser Punkt ist mehrfach der Gegenstand lebhafter Erörterungen gewesen. Wenn auch die Methoden der künstlichen Sterilisierung später noch im einzelnen erörtert werden sollen, so erscheint es doch zweckmäßig, einige gerade für die Behandlung der Tuberkulose grundlegende Punkte schon hier zu erörtern.

Im allgemeinen ist es natürlich selbstverständlich, daß der Erfolg zunächst abhängig ist von der Größe und Schwere des oder der Eingriffe, dem Blutverlust, der Dauer der Narkose usw. Zunächst ist es gerade bei der Komplikation der Schwangerschaft mit Lungentuberkulose unbedingt erwünscht, die beiden Eingriffe, Schwangerschaftsunterbrechung und Sterilisierung in einer Sitzung vorzunehmen und die beiden Eingriffe wenn irgend möglich vaginal auszuführen. Vielfach wird hierzu der Weg von oben bevorzugt. Wenn die Schwangerschaft schon weiter vorgeschritten ist, ist ja die Laparotomie zweifellos das gegebene Verfahren. Im Beginn der Schwangerschaft jedoch, also bis zum dritten Monat etwa, sollte man den vaginalen Weg wählen, der zweifellos der weniger eingreifende ist. Die Laparotomie stellt gewiß das übersichtlichere und glattere Verfahren dar. Sie hat aber neben dem Umstand, daß sie der größere Eingriff ist, auch den Nachteil, daß die frische Bauchwunde die Atmung stark beeinträchtigen kann, worauf auch neuerdings Winter aufmerksam macht („Tuberkulöse vertragen Laparotomien sehr schlecht"). Wir haben die Überzeugung, auf diese Weise eine Patientin verloren zu haben, bei der sich sofort im Anschluß an die Operation eine rapide Verschlechterung des Lungenprozesses einstellte. Winter berichtet über ähnliche Beobachtungen.

Die Beobachtung, daß das Eintreten der Menses vielfach Anlaß zu einer Verschlechterung chronischer, mit Fieber einhergehender Erkrankungen gibt, ist die Veranlassung zu dem Versuch gewesen, durch operative Entfernung des Uterus samt der Adnexe die Periode ganz auszuschalten. Dazu kam noch die Erwägung, daß die durch diesen Eingriff erzielte Änderung des Stoffwechsels (Fettansatz) auch eine Besserung des Allgemeinbefindens zur Folge haben würde. Besonders Bumm ist seinerzeit warm für dieses Verfahren eingetreten, und auch heute wird die Totalexstirpation der ganzen Genitalien von manchen empfohlen und ausgeführt (z. B. Stoeckel und Kehrer[1]). Der

---

[1] Aus einer nach Abschluß dieser Arbeit erschienenen kleinen Veröffentlichung Stoeckels geht hervor, daß dieser Autor unabhängig von Bumm von ähnlichen Gedanken geleitet, die Totalexstirpation ausgeführt hat. Bis 1920 hat Stoeckel dann noch weitere 27 Fälle in der gleichen Weise operiert. Später hat er die Methode modifiziert, indem er, der Bedeutung des Ovarienausfalls Rechnung tragend, erstens

erste Gedanke hat ja gewiß manches für sich, wenn man auch die Verschlechterung der Tuberkulose durch die Menses nicht so hoch schätzen wird, wie z. B. Sabourin, der davon spricht, daß manche Tuberkulöse durch ihre Menstruation getötet werde, woraus Vigourelli den Schluß zieht, daß die Totalexstirpation die notwendige Komplementäroperation der Schwangerschaftsunterbrechung sei. Man soll aber doch die psychische Wirkung des völligen Ausbleibens der Regel in jungen Jahren nicht unterschätzen, wie ja auch die Frage, ob die Entfernung der Eierstöcke nicht doch eine Schädigung des Organismus zur Folge hat, noch nicht gelöst ist. Sehr umstritten ist jedoch die zweite Begründung für die Entfernung der ganzen Genitalien. Schon bei der Mitteilung der ersten Erfolge, die mit der Totalexstirpation erzielt worden waren, wurde von autoritativer Seite die Idee, durch Erzeugung einer künstlichen Fettsucht der tuberkulösen Frau zu nützen, als abwegig zurückgewiesen. Wenn nun noch dazu kommt, daß eine solche Operation doch einen erheblichen Eingriff darstellt, so versteht man, daß diese Methode nicht sehr viele Anhänger gefunden hat. Wir haben sie auch nach wenigen Versuchen wieder ganz aufgegeben. Die Erfolge der Bummschen Klinik mit dieser Operation seien hier jedoch mitgeteilt:

Von 1908—1922 wurden 56 Fälle operiert.

Gestorben sind davon . . . . 16 Patienten (28,2%)
Gebessert . . . . 32 „ (57,1%)
Verschlechtert . . . . 3 „ (5,36%)
Unverändert . . . . 2 „ (3,57%)
Nicht ermittelt (aber noch nach 1—3—4 Jahren am Leben) . 3 „

Ausfallserscheinungen hatten von den ersten 34 Frauen nur 4 = 12,5%, von den letzten 20 Frauen 5 = 25%.

Von Siegert werden gute Erfolge mit der Uterusamputation (nicht Exstirpation) und Kastration berichtet. Von 19 untersuchten Frauen waren 12 völlig beschwerdefrei (11 von diesen zeigten eine Gewichtszunahme), 3 gebessert und nur bei 4 hatte sich der Zustand verschlechtert.

Wir sind der Ansicht, dass gerade bei der Tuberkulose der kleinstmögliche Eingriff ausgeführt werden soll, und sehen als solchen die vaginale Corpusamputation an. Näheres wird darüber noch zu sagen sein.

Es gibt nun noch ein Verfahren, das den Vorteil hat, noch weniger eingreifend zu sein als selbst der kleinste operative Eingriff, das ist die Röntgenbestrahlung. Die Applikation einer ganzen „Kastrationsdosis" kommt natürlich nur für ältere Frauen um die Vierzig herum in Frage. Bei solchen haben wir die Bestrahlung auch mehrfach im Anschluß an eine Unterbrechung in den ersten Monaten mit Erfolg angewandt. Diese Kombination scheint uns empfehlenswert. Bei jüngeren Frauen kann in solchen Fällen jedoch

---

nur den Uterus wegnahm und zweitens den Eingriff in Lokalanästhesie ausführte (Hornung). In dem letzteren Umstand ist zweifellos ein Fortschritt zu erblicken, da die in solchen Fällen nicht immer unbedenkliche Narkose wegfällt und auch der Eingriff sich infolge des Adrenalinzusatzes zu dem Anästhetikum unblutiger gestaltet.

Stoeckel glaubt jedoch, daß weder die Frage der Indikationsstellung noch die der operativen Technik bis jetzt völlig geklärt sei. Er gibt aber zu, daß die (auch von uns empfohlene und geübte) einfache Korpusamputation, die er mehrfach mit sehr gutem Erfolg ausgeführt habe, einen noch einfacheren Eingriff darstelle. Weshalb sie für Stoeckel nicht die Operation der Wahl ist, geht aus seinen Ausführungen nicht hervor.

natürlich nur eine zeitweise Ausschaltung der Konzeptionsfähigkeit durch die sogenannte temporäre Sterilisierung in Betracht kommen. Dieses Verfahren der „Sterilisierung auf Zeit" hat den großen Vorteil, daß die Konzeptionsmöglichkeit für spätere Zeiten erhalten bleibt, was bei der oft unsicheren Prognose der Lungentuberkulose von besonderem Werte wäre. Die Methode bietet jedoch noch so mancherlei Nachteile und Gefahren, daß sie zur Zeit noch nicht zur Anwendung empfohlen werden kann.

Einiges darüber findet sich in der kürzlich erschienenen Arbeit von Naujoks „Das Problem der temporären Sterilisierung der Frau". Leider kann der von Winter im Vorwort zu der Arbeit ausgesprochene Gedanke, daß die Röntgenstrahlen noch am ehesten geeignet seien, in unschädlicher Weise für diesen Zweck zu dienen, heute noch nicht als richtig angesehen werden.

Die ganze Frage wird später noch einmal ausführlicher besprochen werden.

Schließlich sei auch noch kurz erwähnt, daß auch tuberkulöse Affektionen anderer Organe in seltenen Fällen Anlaß zur Sterilisierung abgeben können. So berichtet Waser neuerdings, daß in der Züricher Klinik wegen Koxitis und Spondylitis tuberculosa die Sterilisierung ausgeführt worden ist. Wir selbst haben vor einiger Zeit in einem Falle von Spondylitis tuberculosa, der Sectio cesarea die Sterilisierung angeschlossen, nachdem eine frühere Schwangerschaft wegen Verschlimmerung des Prozesses unterbrochen werden mußte, und in der zweiten Schwangerschaft eine weitere bedenkliche Verschlechterung eingetreten war.

III. Herzerkrankungen.

In weitem Abstande von den tuberkulösen Erkrankungen folgen zahlenmäßig die anderen Erkrankungen, die die Indikation zur künstlichen Sterilisierung abgeben können. Von diesen seien die Erkrankungen des Herzens zunächst besprochen.

Noch schwieriger als bei der Lungentuberkulose ist die Beurteilung dieser Erkrankungen im allgemeinen und auch im besonderen Falle in bezug auf die Frage, ob die Indikation zur künstlichen Sterilisierung gegeben ist oder nicht. Es liegt das an der Unsicherheit der exakten Diagnose und vor allem der Prognosenstellung. Gerade in der Schwangerschaft findet man häufig Erkrankungen am Herzen, deren richtige Beurteilung während dieser Zeit ohne längere Beobachtung nach erfolgter Geburt sehr schwer, ja unmöglich sein kann. Früher war man geneigt, und zwar auf Grund einzelner, ganz besonders ungünstig verlaufener Fälle, die Gefährlichkeit der Herzerkrankungen als Schwangerschafts- und Geburtskomplikation allgemein zu hoch einzuschätzen. Sorgfältige, im Verein mit erfahrenen Internisten angestellte Beobachtungen von Frauenklinikern der letzten Jahre haben jedoch gezeigt, daß im großen und ganzen die Vorhersage nicht so ungünstig ist, und daß nur besondere Formen der Herzkrankheiten von dieser Regel eine Ausnahme machen (Fromme, His, Külbs). Aber auch heute noch gehen die Angaben über die Häufigkeit und Gefährlichkeit dieser Komplikation nicht unwesentlich auseinander (vgl. hierzu die folgende Tabelle). Die Verschiedenheit des Materials der einzelnen Kliniken und eine gewisse Willkürlichkeit in der Diagnosenstellung dürften als Ursache dieser Erscheinung anzusehen sein.

Es fanden nach His und Külbs:

v. Jaschke	unter	37 014	Geburten	546	Fälle von Herzfehler	= 1,47 %,
Fellner	„	30 613	„	44	„ „ „	= 0,37 %,
Fromme	„	241 482	„	155	„ „ „	= 0,69 %,
Kiesin	„	17 755	„	148	„ „ „	= 0,83 %,
Rosenmund	„	12 000	„	51	„ „ „	= 0,42 %,
Schlüter	„	8 666	„	47	„ „ „	= 0,54 %.

Kautsky und Pankow gaben einen Prozentsatz von 0,6 bzw. 2,8 an.

Unsere eigenen Zahlen liegen noch unter der niedrigsten Zahl dieser Tabelle. Auf rund 15 000 Geburten finde ich 21 Fälle von Herzerkrankungen notiert = 0,14 %. Diese auffallende Erscheinung, daß wir bei jährlich 1000—1500 und mehr Geburten in manchem Jahr keinen Fall von Herzfehler in der Schwangerschaft oder bei der Geburt sehen, läßt sich vielleicht durch die relative Seltenheit der Herzerkrankungen in hiesiger Gegend erklären. Diese Feststellung verdanke ich unserem Internisten, Professor Rindfleisch, dem der Unterschied in dieser Beziehung gegenüber dem Königsberger Material aufgefallen ist. Rindfleisch ist geneigt, diese Beobachtung mit dem seltenen Vorkommen von Gelenkrheumatismus zu erklären.

Die Angaben über die Häufigkeit der Herzerkrankungen schwanken also zwischen 0,14 und 2,8 %. Ebenso verschieden sind die Angaben über die Gefährlichkeit dieser Komplikation.

Schwere Störungen sah v. Jaschke in 20—25 % seiner Fälle in der Gravidität und in 4—5 % noch während der Geburt; ähnliche Zahlen gibt Fromme an. Die Mortalität wird von dem letzteren Autor auf Grund der in der Literatur niedergelegten Fälle auf 11,4 % berechnet. Diese Zahlen sind naturgemäß größer als die von anderen Autoren an eigenem Material gefundenen, da begreiflicherweise vor allem gerade die Fälle mit ungünstigem Ausgang als besonders bemerkenswert mitgeteilt werden. So gaben v. Jaschke, Baisch, Neu und Winter Zahlen an, die sich zwischen 2 und 4 % bewegen, während Kautsky allerdings eine Sterblichkeit von 12,5 % auch bei eigenen Fällen berechnet. Demgegenüber fand Seitz bei einer ausgewählten Sammelstatistik nur 2,5 % Mortalität.

Eine ganz besonders ungünstige Prognose geben natürlich die unkompensierten Fälle, so daß nach Fellner jede dritte, nach Winter jede fünfte Frau mit dekompensiertem Herzfehler in graviditate an diesem zugrunde geht.

Nicht nur die Art des Herzfehlers, die natürlich auch von großer Bedeutung ist, sondern ganz besonders die gleichzeitig bestehende allgemeine Schädigung des Herzens sind für die Beurteilung des Ausgangs von Bedeutung. Ist der Herzmuskel schwer erkrankt, gleichviel aus welchen Ursachen, so bedeutet das eine ernste Komplikation. So starben von neun Myokarditiskranken Baischs fünf während oder kurz nach der Geburt und zwei weitere im Laufe der nächsten Jahre.

Seit alters pflegt man von den einzelnen Formen der Klappenfehler die Mitralstenose ganz besonders ungünstig zu beurteilen, da es hierbei besonders häufig zu Versagen der Herzkraft und zu Dekompensationserscheinungen kommt. Besonders deutlich geht das aus den Beobachtungen Kautskys hervor, denen ein großes Untersuchungsmaterial zugrunde lag. Kautsky fand zunächst, daß fast in der Hälfte seiner Fälle von Herzfehler (25 von 56) eine Mitralstenose vorlag, und daß von diesen nicht weniger als 7 (= 28 %) infolge der Komplikation mit Schwangerschaft und Geburt zugrunde gingen, während von den anderen Fällen keiner starb. Dementsprechend waren Kompensationsstörungen bei Mitralstenose in 90% und bei den anderen Arten von Herzfehlern nur in 6,4% von Kautsky beobachtet worden. Außerdem konnte Kautsky feststellen, daß auch diejenigen mit Mitralstenose behafteten Frauen, die Schwangerschaft, Geburt und Wochenbett überstanden hatten, doch so erhebliche Schädigungen erlitten hatten, daß sie in ihrem Gesundheitszustand und ihrer Arbeitsfähigkeit eine schwere Beeinträchtigung in der Folge aufwiesen, eine Beobachtung, die in ähnlicher Weise ja auch von Baisch gemacht worden ist.

Wie schon erwähnt und wie auch aus den eben angegebenen Zahlen hervorgeht, ist die Prognose der anderen Herzfehler eine ganz wesentlich bessere. Bei diesen ist es in erster Linie der Grad der gleichzeitig bestehenden oder während der Schwangerschaft sich entwickelnden Herzschwäche, der eventuell die Indikation zur Unterbrechung der Schwangerschaft bzw. Sterilisierung abgeben kann.

Es ist ebenfalls schon betont worden, daß die Entscheidung im einzelnen Falle sehr schwer sein kann. Allgemein gültige Regeln lassen sich kaum aufstellen, höchstens allgemeine Richtlinien, die aber auch je nach der Erfahrung des einzelnen recht verschieden ausfallen. Während z. B. Kautsky in radikaler Weise verlangt, daß bei allen Erstgebärenden mit Kompensationsstörungen und bei Mehrgebärenden, die früher Zeichen von Dekompensation geboten haben, sofort die Schwangerschaft zu unterbrechen und die Sterilisierung auszuführen sei, und jeder Frau mit Mitralstenose auch außerhalb der Gravidität der Rat zu erteilen sei, sich sterilisieren zu lassen, wenn ein oder mehrere Kinder vorhanden sind, lehnen Winter (auf Grund eigener Erfahrungen) und Pankow eine derartige allgemeine Fassung ab und verlangen, unseres Erachtens mit Recht, für jeden Fall eine Feststellung der Leistungsfähigkeit des Herzens, um dadurch die Entscheidung zu treffen. Haben sich bei einem Fall von Mitralstenose schon in früheren Jahren Erscheinungen von Dekompensation gezeigt, so soll zunächst vor einer Verheiratung gewarnt werden, unter Hinweis auf die zu erwartenden Gefahren. Wird dieser Rat, was die Regel sein dürfte, nicht befolgt, so muß mit allen Mitteln das Eintreten einer Schwangerschaft verhindert werden. Ob es in einem solchen Fall im allgemeinen genügt, den Frauen antikonzeptionelle Mittel an die Hand zu geben, erscheint mir auf Grund eines selbst erlebten Falles zweifelhaft.

Eine junge, seit einem Jahr verheiratete Frau wurde uns vom Hausarzt von auswärts zugeführt mit der Bitte, die künstliche Sterilisierung vorzunehmen. Die Frau litt seit vielen Jahren an einer Mitralstenose. Die Heirat war ihr nur unter der Bedingung gestattet worden, daß eine Konzeption unter allen Umständen vermieden würde. Es waren deshalb stets Präventivmittel zur Anwendung gebracht worden, aber die Frau lebte in der ständigen Angst, daß die Mittel versagen könnten. Es hatte sich infolgedessen ein beinahe an Psychose grenzender Zustand herausgebildet, wie man ihn auch sonst wohl beobachtet, so daß die Frau mit dem Herannahen der fälligen Periode jedesmal in die größte Besorgnis und Aufregung versetzt wurde, ob das Ereignis nun auch wirklich eintreten würde oder nicht. Diese seelischen Erregungen hatten den Allgemeinzustand der herzkranken Patientin derartig ungünstig beeinflußt, daß Abhilfe dringend notwendig erschien. Nach Beratung mit dem Hausarzt und dem Internen wurde die künstliche Sterilisierung beschlossen und auch ausgeführt. Der Erfolg war ein eklatanter.

Dieser Fall zeigt, daß mit dem Rat, eine Schwangerschaft zu verhüten nicht stets der gewünschte Erfolg, nämlich eine Verschlimmerung des Zustandes hintanzuhalten, erreicht wird. Man soll deshalb nur bei dem dringenden Wunsch einer Frau, ihr die Konzeptionsfähigkeit zu erhalten, von der Vornahme der Sterilisierung, sei es durch Operation sei es durch Röntgenstrahlen, absehen. Bei leichteren Fällen kann ja ein Versuch mit

Präventivmitteln gemacht und wenn eine Besserung eintreten sollte, dieselben weggelassen werden. Versagen die Mittel und tritt eine ungewollte Schwangerschaft ein, so muß natürlich sofort bei dem Auftreten irgendwelcher Störung die Schwangerschaft unterbrochen und für dauernde Sterilisierung Sorge getragen werden.

Bei Mehrgebärenden mit Mitralstenose, bei denen in früheren Schwangerschaften Kompensationsstörungen aufgetreten waren, sind wir entgegen Winter mit Pankow der Ansicht, daß im Hinblick auf den stets unsicheren Ausgang beim Eintreten einer erneuten Schwangerschaft die Sterilisierung auch außerhalb der Schwangerschaft angezeigt und berechtigt ist, wenn nicht der Wunsch der Mutter dem gegenüber steht.

Bei allen übrigen Formen der Herzerkrankungen erscheint ein Zuwarten durchaus angebracht, ehe man sich zur Unterbrechung oder gar künstlichen Sterilisierung entschließt, da die Prognose meist eine durchaus günstige ist. Bestehen jedoch im gegebenen Falle schon vor der ersten Geburt schwere Erscheinungen der Dekompensation oder treten solche während der Schwangerschaft auf und wiederholen sich womöglich in verstärktem Maße in den weiteren Schwangerschaften, ohne daß auf entsprechende Behandlung eine Besserung eintritt, so ist die Unterbrechung und Sterilisation auch hier indiziert. Selbstverständlich wird man dabei auch individualisierend vorgehen müssen. Man wird sich bei ungünstigen äußeren Lebensbedingungen und bei Frauen, die schon mehrere Kinder haben und notorisch leicht konzipieren, schneller zu diesem Schritt entschließen, als wenn es sich um eine Frau handelt, die vielleicht nur ein Kind hat und in der Lage ist, sich einer sorgfältigen Behandlungskur zu unterziehen und sich bei einer eintretenden Schwangerschaft völlige Ruhe angedeihen zu lassen und jede Schädigung zu vermeiden.

Besonders in den Fällen mit chronischer Herzinsuffizienz, wo innere oder äußere Umstände eine Besserung nicht erwarten lassen oder die Therapie versagt und in früheren Schwangerschaften Anzeichen von Dekompensation vorhanden gewesen sind, erachten wir mit v. Jaschke die künstliche Sterilisierung für notwendig. Die oben angeführten Fälle von Baisch beweisen zur Genüge, wie deletär gerade schwere Herzmuskelerkrankungen als Komplikation der Schwangerschaft wirken können. Für die Fälle, bei denen die Prognosenstellung zweifelhaft ist, schließen wir uns der Meinung derjenigen an, die lieber einmal zu viel als zu wenig eingreifen wollen, und zwar im Hinblick auf die irreparablen Schädigungen, die ein zu weit getriebener Konservativismus zur Folge haben kann. Die Zahl derartiger Fälle ist ja überdies so außerordentlich klein, daß unter vielen Tausenden von Geburten kaum einmal die Indikation zur Sterilisierung aus diesem Grunde gestellt zu werden braucht.

Bei kompensierten Herzfehlern kann die Indikation zur Sterilisierung auch einmal gegeben sein, wenn gleichzeitig nicht mit der Herzerkrankung in Verbindung stehende krankhafte Veränderungen vorhanden sind, die an sich schon die Herztätigkeit in abnormer Weise belasten z. B. raumbeengende Prozesse, wie etwa eine hochgradige Kyphoskoliose und gewisse Erkrankungen der Lungen und der Nieren. Neben chronischen Prozessen an den Lungen, wie Emphysem und Tuberkulose ist es vor allem die mit Blutdrucksteigerung einhergehende chronische Nephritis, die hier in Frage kommt. Wenn zu der Mehrbelastung, die die Herzfunktion durch eine derartige Komplikation erleidet, noch die erhöhte Inanspruchnahme durch die Schwangerschaft hinzukommt, so kann es leicht zu einer Katastrophe kommen, der man durch die rechtzeitige Sterilisierung vorbeugen kann und muß.

Nur wenn der dringende Wunsch besteht, daß die Möglichkeit der Konzeption erhalten bleibt, kann der Verlauf einer weiteren Schwangerschaft abgewartet werden. Es ist dann aber sofort bei dem geringsten Zeichen eines Versagens des Herzens die Unterbrechung mit der Sterilisierung zu verbinden.

Schwierig kann die Situation dann werden, wenn die Schwangerschaft schon weiter fortgeschritten ist, da dann der operative Eingriff, der zur Erreichung beider Ziele nötig ist, für eine Frau mit geschädigtem Herzen bedenklich werden kann. Bei rapider Verschlechterung des Zustandes wird man sich auch da noch nach entsprechender medikamentöser Vorbereitung zunächst zur Unterbrechung der Schwangerschaft entschließen müssen und die Sterilisation, die den Eingriff kaum gefährlicher gestaltet, anschließen, wenn die Schwangerschaft noch nicht allzu weit vorgeschritten ist. Am Ende der Schwangerschaft kann man, wie wir es mehrfach mit Erfolg getan haben, durch Sectio vaginalis in Lumbal- oder Sakralanästhesie die Geburt beenden, um der Patientin die Anstrengungen einer längeren Geburtsarbeit zu ersparen, deren schädigenden Einfluß auf die Herzfunktion wir höher einschätzen als den des erwähnten Eingriffs. Als zweckmäßigste Art der Sterilisierung ist in solchem Falle die nachträgliche Anwendung der Röntgenstrahlen zu empfehlen, wenn man die Vornahme eines zweiten operativen Eingriffes für zu bedenklich hält.

Im übrigen gilt auch für die Herzerkrankungen, daß die Entscheidung über die auszuführende Dauersterilisierung, besonders bezüglich ihrer Prognose in zweifelhaften Fällen, bis zur Klärung der Sachlage hinausgeschoben werden kann, wenn ein vernünftiger Gebrauch von geeigneten Verhütungsmitteln gemacht wird, für deren Anwendung auch v. Jaschke eintritt. Wir schließen uns aber ganz der Ansicht dieses Autors an, die dahin geht, daß er „positive Vorschläge" zwecks temporärer Sterilisierung vom Arzte verlangt.

Die nach Niederschrift dieses Kapitels bekannt gewordene bedeutungsvolle Monographie von Frey, Oberarzt der medizinischen Klinik in Kiel („Herz und Schwangerschaft") nimmt in einigen der hier erörterten Fragen einen abweichenden Standpunkt ein. Sie erheischt besondere Beachtung, da sie von einem auf dem in Frage kommenden Gebiete besonders erfahrenen Autor verfaßt ist, und zwar auf Veranlassung von Stoeckel, dem damaligen Leiter der Kieler Frauenklinik und in enger Gemeinschaft mit dieser. Die Arbeit wird durch empfehlende Worte Stoeckels und Schittenhelms eingeleitet. Sie verdient nach letzterem „in ihrer großen wissenschaftlichen und praktischen Bedeutung überall vollste Beachtung" und erscheint Stoeckel „richtunggebend" für unser zukünftiges geburtshilfliches Handeln.

Der Verfasser stützt seine Ausführungen auf eigene fortlaufende Untersuchungen an 1000 schwangeren Frauen der Kieler Frauenklinik und Poliklinik. Dieser Umstand gibt der Arbeit schon einen Vorzug vor anderen, in denen gewöhnlich die Beobachtungen mehrerer Untersucher von verschiedener Qualität zusammengefaßt werden, und hierdurch werden wohl auch die in mehreren Punkten abweichenden Resultate der Freyschen Untersuchungen zu erklären sein.

Zunächst ist von Interesse für die Beurteilung des Herzbefundes bei Schwangeren eine Reihe von Feststellungen, die Frey bei seinen Untersuchungen gemacht hat. Die wichtigsten seien hier kurz angeführt: 1. Das Herz der Herzkranken neigt in der Schwangerschaft mehr zur Vergrößerung als das der Gesunden. 2. Bei etwa 27% aller normalen

Graviditäten ist der zweite Pulmonalton verstärkt. In fast der gleichen Häufigkeit finden sich Geräusche ebenda, die als akzidentelle anzusprechen sind. 3. Die Herzfrequenz ist meist nicht wesentlich erhöht. 4. Der sonst unveränderte Blutdruck kann durch die Wehen bis zu 60—100 mg gegenüber dem Ruhezustand gesteigert werden. Der höchste Stand wird beim Einschneiden des Kopfes erreicht. 5. Nach der Geburt sinkt der Druck um 10—20 mm unter den Anfangsdruck. 6. Die größte Belastung erfährt auch das geschädigte Herz am Ende der Austreibungsperiode. Dadurch ist die Gefahr des Kollapses gegeben, und zwar durch Nachlassen der Herzkraft bzw. der kompensatorisch erhöhten Füllung des Herzens infolge von Anhäufung einer großen Blutmasse in den Venen des Bauches.

Was die Allgemeinprognose der Klappenfehler anlangt, so ist Frey geneigt, sich der Meinung derjenigen anzuschließen, die wie z. B. Fellner entgegen der allgemeinen Ansicht den üblen Einfluß der Schwangerschaft auf die Herzfehler nur in den seltensten Fällen gefunden haben. Dagegen ist die Zahl der von Frey gefundenen Herzfehler eine verhältnismäßig große. Frey stellte nämlich bei seinen 1000 schwangeren Frauen 49 mal das Vorhandensein eines sicheren und 13 mal eines fraglichen Herzfehlers fest. Die Erklärung für diese relativ große Zahl sieht Frey in der von ihm wie auch von Fellner gemachten Feststellung, daß etwa $^6/_7$ aller Herzfehler in der Schwangerschaft nicht diagnostiziert werden. Von den 49 Fällen mit sicherem Herzfehler starb eine nach Unterbrechung der Schwangerschaft im fünften Monat derselben.

Des weiteren vertritt Frey die Ansicht, daß die Gefahr der Mitralstenose (angeblich bis zu 60 und mehr Prozent Mortalität) sehr überschätzt werde, und daß keine Berechtigung, vorliege, dieser Form des Herzfehlers eine besondere Bedeutung zuzuschreiben. Die innere Medizin wisse nichts von jener prinzipiellen Sonderstellung der Mitralstenose gegenüber der Mitralinsuffizienz und anderen Herzfehlern. Die Lebensdauer sei bei Mitralstenose sogar eine längere als bei Insuffizienz. Ebenso sei die Prognose betreffend Kompensation die beste nach der Aortenstenose (ähnlich Lenharz). Von drei eigenen Fällen verliefen zwei ganz glatt. Nicht die Art des Klappenfehlers ist nach Frey maßgebend für die Prognose, sondern der Zustand der Herzmuskulatur. Vor allem ist aber von größter Bedeutung, ob eine akute mit Infektion verbundene Erkrankung oder eine chronische vorliegt. Aus rein mechanischen Gründen sterben die Herzfehlerkranken nur ausnahmsweise. Die Feststellung einer vorliegenden Dekompensation auf Grund der Untersuchung des Herzens kann oft sehr schwer, ja unmöglich sein. Bessere Anhaltspunkte gibt der Radialispuls (schlechte Füllung, Frequenz); auch der Nachweis frischer myokarditischer und endokarditischer Prozesse kann sehr schwierig sein. Dabei ist die Feststellung gerade in der Schwangerschaft sehr wichtig, ob ein Aufflackern eines alten Prozesses vorliegt oder nicht. Die Hälfte aller Endokarditisfälle wird überhaupt nicht diagnostiziert.

Was die Behandlung anlangt, so steht in erster Linie die Schonung. Bei der Geburt ist flache Lagerung zu vermeiden und vor allem Beckenhochlagerung bei der Vornahme eines Eingriffes. Nach der Geburt kann eine wochen- und monatelange Bettruhe notwendig sein. Während der Schwangerschaft kann Digitalis und, bei Nachlassen der Herzkraft, Scillaren über lange Zeit, aber periodisch gegeben werden. Bei herannahender Geburt ist die Dosis zu steigern und mit Koffein und Kampfer zu verbinden. Hypophysenpräparate sollen besser nicht gegeben werden.

Bei akuten Fällen von Endo- und Myokarditis ist die Schwangerschaft in jedem Zustande zu unterbrechen. Die Entleerung des Uterus soll rasch, aber nicht zu rasch erfolgen. Danach Sandsäcke auf den Leib zur Verhinderung der Blutanschoppung. Der notwendige Eingriff wird am besten in Lumbal- oder Lokalanästhesie vorgenommen. Selbst große Dosen Kokain werden schadlos vertragen. Zu beobachten ist vor allem die postoperative, venöse Hyperämie in der Bauchhöhle und deren Gefahren für das geschädigte Herz. Deshalb soll nur bei Erstgebärenden durch Leibschnitt, sonst auf vaginalem Wege entbunden werden. Die Mitralstenose ist wie alle anderen Herzfehler zu behandeln. Die Sterilisation ist indiziert, wenn die Zeichen der Herzinsuffizienz mit jeder Schwangerschaft zunehmen, zumal bei Mehrgebärenden; sonst ist die Entscheidung, die oft sehr schwer sein kann, von Fall zu Fall zu treffen.

IV. Nierenerkrankungen.

Von den verschiedenen Arten der Nierenerkrankungen, die die Schwangerschaft komplizieren können, sind es nur wenige, bei denen die Frage der Sterilisierung zu erörtern ist.

Die besonders für die Schwangerschaft charakteristische Form der Nierenschädigung (Schwangerschaftsniere, Nephropathie) gibt ebensowenig Anlaß zur Sterilisierung als die akute Nephritis in graviditate, die Pyelonephritis oder die Pyelitis allein.

Kürzlich teilte allerdings Waser mit, daß an der Walthardschen Klinik einmal wegen chronischer Pyelitis die Sterilisierung ausgeführt worden sei. Einzelheiten über den Fall fehlen jedoch noch.

Bei Nierensteinen könnte höchstens Doppelseitigkeit mit hochgradiger Parenchymschädigung die Indikation zu dem Eingriff abgeben. Dagegen besteht allgemeine Übereinstimmung darüber, daß die chronische Nephritis eine sehr ernst zu nehmende Komplikation der Schwangerschaft darstellt. Schon vor Jahren hat Fehling bemerkt, daß „die Prognose der durch eine chronische Nephritis komplizierten Schwangerschaft eine sehr trübe für Mutter und Kind ist, und daß diese Tatsache von den praktischen Ärzten und dem Publikum noch nicht genügend gewürdigt werde." Deshalb war man schon früher der Ansicht, die neuerdings wieder ausdrücklich von F. Martius vertreten wurde, daß in solchen Fällen ein radikales Eheverbot durchaus gerechtfertigt ist. Setzen sich die um Rat Fragenden darüber hinweg, so solle der Arzt jedenfalls die Angehörigen über die Gefahren der Ehe belehren. Die schon bei den Herzerkrankungen erwähnte, durch die Gravidität gesteigerte Belastung des Herzens bzw. des Blutkreislaufes und andere Begleiterscheinungen der chronischen Nephritis erfordern nicht selten die Unterbrechung und Verhinderung einer neuen Schwangerschaft. Den erhöhten Anforderungen des Stoffwechsels in der Gravidität zeigen sich solche dauernd geschädigten Nieren vielfach nicht gewachsen. Nicht selten findet man eine Verschlimmerung des Leidens schon im Beginn der Schwangerschaft. Besonders die schweren Formen der chronischen Nephritis, die sich mit schweren Veränderungen am Herzen oder am Augenhintergrund komplizieren oder sich durch urämische Erscheinungen als solche charakterisieren, sind es, bei denen neben der sofortigen Unterbrechung stets die Frage der Sterilisierung zu erwägen ist, und bei denen auch nach Ablauf einer oder mehrerer Schwangerschaften die Sterilisierung als selbständiger Eingriff in Frage kommt.

Die dekompensierten Herzfehler oder Herzmuskelerkrankungen, die mit einer chronischen Nephritis zusammen vorkommen, sind als Indikation zur Sterilisierung schon erwähnt worden. Ebenso ist darauf hingewiesen worden, daß ein Versagen des Herzens bei gleichzeitig bestehender Nierenerkrankung viel ernster zu bewerten ist als ohne eine solche. So haben die Nachforschungen von Sachs an dem Material der Winterschen Klinik ergeben, daß es nicht gelingt, die vorhandene Dekompensation während des Bestehens der Schwangerschaft zu beseitigen. Unsere gemeinschaftlich mit dem Internen gemachten Beobachtungen decken sich völlig mit diesen Erfahrungen. Von zehn derartigen Fällen Winters starben vier während der Geburt oder im Anschluß an dieselbe. Das zeigt wohl zur Genüge, wie groß die Gefahr ist.

Eine weitere ernste Komplikation der chronischen Nephritis stellen gewisse Augenerkrankungen, wie die Retinitis albuminurica und die Netzhautablösung, dar. Besonders die erstere Erkrankung findet man verhältnismäßig häufig als Begleiterscheinung der chronischen Nephritis in der Schwangerschaft. Wenn nun auch die Retinitis nicht bei jeder neuen Schwangerschaft wieder auftreten oder gar sich verschlimmern muß, ist sie doch immer ein Beweis für die Schwere der Grunderkrankung und erfordert deshalb ganz besondere Beachtung. Da sie erst in der Schwangerschaft auftreten und nachher wieder verschwinden kann, worauf besonders Winter hinweist, was sich ebenfalls mit unseren Beobachtungen deckt, so erfordert sie als Komplikation nicht unbedingt die Sterilisierung. Aber da sie als Anzeichen für das Vorliegen einer ernsten Schwangerschaftskomplikation angesehen werden muß, und die Möglichkeit einer dauernden schweren Augenschädigung vorliegt, so ist die Verhinderung weiterer Schwangerschaften in solchen Fällen wohl berechtigt. Dies um so mehr, wenn sich die Augenerscheinungen nach einer überstandenen Schwangerschaft nicht wieder zurückgebildet haben. Anderseits wird man in den Fällen, wo eine völlige Restitutio der in der Schwangerschaft entstandenen Augenerkrankung im Wochenbett eintritt, zurückhaltender sein dürfen, wenn es auch zweckmäßig sein wird, das zu schnelle Eintreten einer neuen Schwangerschaft mit den bekannten Mitteln zu verhüten.

Ähnliche Gesichtspunkte gelten für die seltenen Fälle, wo eine chronische Nephritis durch eine Netzhautablösung kompliziert ist. Von dieser Erkrankung ist es bekannt, daß sie nicht selten in der Schwangerschaft auftritt, aber nicht in der schweren Form, in der man sie sonst kennt. Ebenso ist es bekannt, daß sich die Erscheinungen der Netzhautablösung in der Regel wieder völlig zurückbilden, und daß eine Wiederholung des Ereignisses zu den Seltenheiten gehört. Wir haben selbst in einem mit dem Ophthalmologen (Prof. Bartels) beobachteten Fall von doppelseitiger Netzhautablösung einen völligen Rückgang der Erscheinungen erlebt. Bartels bestätigte mir, daß er ein derartiges Vorkommnis öfters erlebt habe, ja sogar häufiger als das Gegenteil. Die Netzhautablösung ist aber selbstverständlich als eine ernste Komplikation anzusehen, bei der die Frage der Unterbrechung der Schwangerschaft zu erörtern ist. An sich bildet sie jedoch keine Indikation zur Sterilisierung, wohl aber unter den für die Retinitis albuminurica festgelegten Gesichtspunkten.

Von Autoren, die die chronische Nephritis als sehr ernste Komplikation der Schwangerschaft ansehen, zumal wenn sie mit Herz- oder Augenerkrankungen auftritt, und die deshalb für die Sterilisierung ungefähr im Rahmen des eben Ausgeführten eintreten bzw.

früher eingetreten sind, seien Chrobak, Fehling, Adam, Kermauner, Richter und Pankow genannt.

Der hier vertretene, Winter gegenüber aktivere Standpunkt erscheint meines Erachtens um so mehr gerechtfertigt, als es notorisch ist — auch Winter hat die gleiche Beobachtung an seinen Fällen gemacht —, daß die chronische Nephritis sehr häufig die Ursache zur vorzeitigen Unterbrechung der Schwangerschaft abgibt, so daß es in der Mehrzahl der Fälle gar nicht zur Austragung des Kindes kommt. Nach F. Martius ist es ein Beweis dafür, wie schädigend die Stoffwechselprodukte, die der Fötus liefert, auf die Nieren wirken. Auch Winter muß zugeben, daß dadurch ein aktiver Standpunkt wohl gerechtfertigt erscheinen könnte.

Von anderen Erkrankungen der Nieren, bei denen die Frage der Sterilisierung zu erwägen ist, sei noch die doppelseitige Nierentuberkulose genannt. Bei der einseitigen Form kann durch Operation bekanntlich eine völlige Heilung erzielt werden. Wie bei der Tuberkulose anderer Organe, besonders der Lungen, pflegt auch bei der Nierentuberkulose eine eintretende Schwangerschaft oft eine rapide Verschlechterung herbeizuführen. Die Unterbrechung mit anschließender Sterilisierung ist in solchen Fällen deshalb dringend indiziert; die Komplikation scheint jedoch sehr selten zu sein. Daß man in der Tat durch energisches Vorgehen großen Nutzen stiften kann, zeigt ein interessanter, von Pankow mitgeteilter Fall, wo sich der Zustand nach Ausführung der Sterilisierung wesentlich besserte, und das Anhalten der Besserung noch nach 12 Jahren festgestellt werden konnte.

V. Bluterkrankungen.

Von den Bluterkrankungen sind es nur drei, bei denen eine Sterilisierung in Frage kommen kann: die perniziöse Anämie, die Leukämie und die Hämophilie.

Was zunächst die perniziöse Anämie angeht, so bedeutet sie nach den in der Literatur niedergelegten Beobachtungen — der einzelne hat bei der relativen Seltenheit dieser Komplikation kaum genügend Erfahrung auf Grund eigener Beobachtungen — ein äußerst ernstes Ereignis für die schwangere Frau. Nach einer Zusammenstellung von Sachs ergibt sich, daß von 93 in der Schwangerschaft diagnostizierten Fällen 65 (= 70%) zugrunde gegangen sind, während bei den übrigen Frauen eine Besserung und ein Stillstand der Erkrankung bis zu ein Jahr beobachtet wurde. Gusserow (zit. nach Payer) konnte seinerzeit nur über Todesfälle berichten, was wie Payer bemerkt, wohl die Regel sei. Ein Rezidiv in einer späteren Schwangerschaft konnte in den von Sachs zusammengestellten Fällen nicht festgestellt werden. Trotzdem dürfte die von allen Autoren betonte Tatsache des äußerst schädlichen Einflusses der Gravidität, die auch von Pankow aufgestellte Forderung rechtfertigen, eine erneute Schwangerschaft mit ihren Gefahren auf jeden Fall zu verhüten. Bietet die Anwendung von Präventivmitteln in komplizierten Fällen keine genügende Sicherheit, so ist die Sterilisierung nach der Schwangerschaft unbedingt angezeigt. Ist der Zustand ein derartiger, daß Bedenken gegen die Vornahme eines operativen Eingriffs bestehen, so dürfte die Röntgenbestrahlung angebracht sein.

Daß in der Tat Zufälle bei der Operation vorkommen, geht aus einer von v. Oettingen mitgeteilten Beobachtung hervor, wo im Anschluß an den operativen Eingriff (Laparotomie) ein schwerer Kollaps eintrat, und sich auch eine Verschlimmerung der Erkrankung einstellte.

Eine während der Gravidität entdeckte oder zur Entwicklung kommende perniziöse Anämie indiziert die Unterbrechung und wenn möglich die sofortige operative oder spätere Röntgenbestrahlung.

Wir sind mit Pankow entgegen Winter der Ansicht, daß bei einer Erkrankung, die erfahrungsgemäß so ungünstig wie diese durch die Schwangerschaft beeinflußt wird, die Schädigungen einer erneuten Gravidität unter allen Umständen vermieden werden müssen.

Der im vorstehenden auf Grund der bis jetzt herrschenden Auffassung von dem Wesen der perniziösen Anämie in ihrer Beziehung zur Gravidität vertretene Standpunkt über unser therapeutisches Vorgehen bei dem Zusammentreffen dieser Erkrankung mit einer Schwangerschaft muß eine gewisse Korrektur erfahren, wenn die nach Niederschrift dieses Abschnittes bekannt gewordene, in der Arbeit von Alder „Beitrag zur Kenntnis der Anämie in der Schwangerschaft" vertretenen Anschauungen sich als richtig erweisen sollten. Diese gehen dahin, daß eine Frau mit echter Biermerscher Anämie nicht konzipiert. Wenn dies auch theoretisch möglich sei, so sei doch kein sicherer Fall bekannt geworden. Wohl könne eine echte Perniziosa auch selten einmal in der Schwangerschaft auftreten. Die als solche beschriebenen Fälle sind nach Alder „fast alle richtige Schwangerschaftsanämien, die mit der wahren Biermerschen Anämie nichts zu tun haben" (betr. der Einzelheiten muß auf das Studium der interessanten Arbeit verwiesen werden). Es handelt sich nach Alders Auffassung bei diesen „Pseudoperniziosen" um eine Erkrankung, die auf Grund einer primären Schädigung des Knochenmarks entsteht und durch die Einwirkung der Gravidität eine Verschlimmerung erfährt, so daß das Bild der echten Perniziosa vorgetäuscht wird. Alder gibt dieser Erkrankung deshalb den Namen pseudoperniziöse Graviditätsanämie oder Anaemia gravis perniciosiformis. Entsprechend dieser Auffassung erblickt der Verfasser auch in der Schwangerschaftsunterbrechung nicht mehr das kausale, allein anzustrebende Verfahren, sondern fordert vor allem eine energische, womöglich prophylaktische Behandlung dieser Bluterkrankung. Den Ausführungen des Verfassers liegen drei Beobachtungen aus der Züricher Frauen- bzw. medizinischen Klinik zugrunde. In einem Fall war die Erkrankung im Anschluß an einen schweren Blutverlust, im zweiten nach einer schweren Chlorose mit chronischer Anämie und im dritten als Teilerscheinung einer schweren Toxikose aufgetreten. Alle Fälle haben übrigens einen günstigen Verlauf genommen. Über ein wiederholtes Auftreten dieser Erkrankung liegen keine Beobachtungen vor [1].

---

[1] Esch hat neuerdings in zwei Arbeiten zu der Frage der Sterilisierung bei perniziosartiger Anämie Stellung genommen. Er bestreitet zunächst die Richtigkeit der Auffassung Alders, indem er nachweist, daß nur 50% der von Alder erwähnten Fälle früher blutkrank waren, und daß diese Zahl noch mehr zusammenschrumpft, und zwar auf 35,4%, wenn man alle in der Literatur aufgeführten Fälle (48) berücksichtigt. Esch hält danach an dem ursächlichen Zusammenhang der Pseudoperniziosa mit der Gravidität fest, um so mehr als er selbst über drei geheilte Fälle verfügt, zu denen noch neun Dauerheilungen aus der Literatur kommen (Naegeli, Hayen, Sandoz, Türk, L. Seitz und Sachs).

In seiner allerletzten Veröffentlichung betont er nochmals seine grundsätzliche Gegnerschaft gegen die Sterilisierung. Durch die Gravidität bewirkte Rezidive kommen nicht vor. Er selbst hat zweimal wiederholte Schwangerschaft ohne Schaden für die Mutter gesehen, Naegeli drei solcher Fälle.

Nach Alder stellt also die echte Biermersche Anämie in der Schwangerschaft eine äußerst seltene Erkrankung vor, und in den allermeisten Fällen wird ihr Vorhandensein durch die pseudoperniziöse Form vorgetäuscht, die übrigens auch bei Leberzirrhose, Sepsis usw. beobachtet wird. Man wird also in Zukunft der genauen Differenzierung der beiden Krankheitsbilder besondere Aufmerksamkeit zuwenden müssen. Der relativ günstige Verlauf der drei Fälle von pseudoperniziöser Anämie, die Alder anführt, würde ja für diese Erkrankung den oben vertretenen aktiven Standpunkt nicht unbedingt rechtfertigen.

a) Leukämie.

Die Kombination von Leukämie und Schwangerschaft ist ein äußerst seltenes Ereignis. Meist handelt es sich um die chronische Form, die durch die Schwangerschaft und durch den Geburtsvorgang eine häufig rapide Verschlimmerung zu erfahren pflegt (Sachs). Auch die Verschlimmerung der Erkrankung in weiteren Schwangerschaften ist beobachtet worden (Cameron, Lautenburg). Danach rechtfertigt sich in jedem Fall die Sterilisierung, und zwar am besten durch Bestrahlung, die ja auch zur Behandlung der Leukämie Anwendung findet.

Bei der ganz seltenen akuten Leukämie — Alder erwähnte kürzlich einen von Hüssy beobachteten Fall — kommt die Sterilisierung kaum in Frage, da die Erkrankung in der Regel, wie auch im Falle Hüssys, bald zum Tode führt.

b) Hämophilie.

Eine andere seltene und schwere Bluterkrankung stellt die Hämophilie dar, bei der die Verhinderung des Schwangerwerdens unter allen Umständen angezeigt ist. Das früher geleugnete Vorkommen einer echten weiblichen Hämophilie kann wohl heute als bewiesen gelten [1]. L. Fraenkel und Böhm (zit. nach Payer) konnten vor Jahren schon 121 sichere Fälle ausfindig machen. Interessant ist die Tatsache, daß die Hämophilie nicht unbedingt zu schweren Blutungen intra partum führen muß. Es sind Fälle bekannt, wo bei der Geburt ein völlig normaler Blutverlust beobachtet wurde. Immerhin konnten Fraenkel und Böhm eine ganze Reihe von Verblutungen, besonders im Spätwochenbett aus der Literatur zusammenstellen. Da man nun in keinem Fall den Einfluß der Geburt und des Wochenbetts vorhersehen kann und stets mit der Möglichkeit einer schweren, ja tödlichen Blutung rechnen muß, so erscheint es berechtigt, eine Frau mit Hämophilie, die eine Schwangerschaft durchgemacht hat, vor einer weiteren durch Sterilisierung zu schützen. Im Hinblick auf die mögliche Gefahr eines operativen Eingriffs dürfte in diesen Fällen die Sterilisierung mit Röntgenstrahlen das gegebene Verfahren darstellen. Eine bestehende Schwangerschaft zu unterbrechen hat keinen Sinn, da die Blutung hierbei keineswegs weniger zu fürchten ist als bei der Geburt, am Ende der Schwangerschaft, die, wie schon betont, ganz glatt verlaufen kann. Deshalb erscheint auch ein Versuch mit Präventivmitteln gerade bei dieser Komplikation nicht sehr angebracht; denn wenn diese versagen, besteht keine Möglichkeit mehr, in ungefährlicher Weise die Schwangerschaft zu unterbrechen.

---

[1] Nach den neuesten Untersuchungen von Schloeßmann, Bauer und Wehefritz soll dagegen ein Fall von echter Hämophilie noch nicht nachgewiesen sein.

VI. Krankheiten des Stoffwechsels und der endokrinen Drüsen.

Von den Erkrankungen der Schilddrüse ist es der Morbus Basedow, der gelegentlich Veranlassung zur Sterilisierung geben kann. Entsprechend den Veränderungen, die die Schilddrüse schon physiologischerweise in der Schwangerschaft durchmacht, pflegen auch die Symptome des Basedow durch eine hinzutretende Gravidität eine Verschlimmerung zu erfahren. Nach einer allerdings nicht sehr großen, nicht mehr als 100 Fälle umfassenden Statistik von Seitz ist das jedoch nur in 60% der Fall, und nur in 1/4 dieser Fälle tritt eine bedrohliche Steigerung der Krankheitssymptome ein. Unter diesen sind es vor allem die Herzerscheinungen, die eine lebensbedrohende Zunahme erfahren können. In zweiter Linie können die sonstigen somatischen und psychischen Veränderungen, die der Basedow in der Folge haben kann, die Indikation zur Unterbrechung und Sterilisierung abgeben. Frauen mit schwerem Basedow wird man zunächst dringend abraten, eine Ehe einzugehen. Verheiratete Basedowkranke, deren Zustand sich verschlimmert, soll man die Beseitigung ihres Leidens durch Operation oder Röntgenbestrahlung, mit der auch wir in einzelnen Fällen gute Erfolge erlebt haben, vorschlagen. Vor- und nachher wird man nach Möglichkeit das Eintreten einer Schwangerschaft vorübergehend mittels Präventivmitteln zu verhindern suchen, bis sich der Zustand so gebessert hat, daß keine Bedenken mehr gegen eine Schwangerschaft bestehen. Wird eine Operation abgelehnt oder ist sie aus anderen Gründen nicht ausführbar oder tritt trotz Operation eine Verschlimmerung ein, und versagen die antikonzeptionellen Mittel, so erscheint als Ultimum refugium die Dauersterilisierung berechtigt. Es werden das aber nur Ausnahmefälle sein.

Der Entschluß der Sterilisierung wird gegebenenfalls dadurch erleichtert, daß bei schwerem Basedow die Frucht in der Hälfte der Fälle abstirbt.

a) Diabetes.

Nach F. Martius ist es eine Erfahrungstatsache, daß die Schwangerschaft in der Regel einen schon bestehenden Diabetes verschlimmert, und ist es zweitens ebenso sicher, daß diabetische Frauen auffallend selten konzipieren (ebenso v. Noorden, Naunyn u. a.), so daß man früher diabetische Frauen geradezu als steril ansah. v. Noorden, der bekanntlich eine große Erfahrung auf diesem Gebiete besitzt, fand, daß von 240 diabetischen Ehefrauen zwischen 20 und 40 Jahren nur 9 nach Ausbruch des Diabetes schwanger wurden, aber auch in einem Fall von allerschwerstem Diabetes sah er Schwangerschaft eintreten. Das Zusammentreffen des Diabetes mit Schwangerschaft ist also so selten, daß selbst ein erfahrener Kliniker wie Martius keinen derartigen Fall gesehen hatte. Auf alle Fälle aber stellt der Diabetes eine sehr ernste Komplikation der Schwangerschaft dar, so daß die Berechtigung der Unterbrechung der Schwangerschaft allgemein anerkannt wird, wenn der Zustand sich erheblich verschlimmert, vor allem bei drohendem Koma. Die Frage, ob auch die Sterilisierung notwendig sein kann, ist wenig erörtert worden. Ihre Beantwortung hängt davon ab, ob Verschlimmerungen von weiteren Schwangerschaften zu erwarten sind. Nach einer Zusammenstellung Offergelds tritt in der Mehrzahl der Fälle bei wiederholter Schwangerschaft eine häufig zum Tode führende Verschlimmerung ein. Henkel verlangt deshalb die Sterilisierung bei Wiederholung einer Schwangerschaft bei Diabetes, Stolz und Winter, wenn der Diabetes eine Neigung zur Verschlimmerung zeigt, bzw. schon in der ersten Schwangerschaft in schwerer Form aufgetreten ist. Auch beim Diabetes kann durch Anwendung von Präventivmitteln die Sterilisierung hinausgeschoben und eventuell vermieden werden.

Als Methode der Sterilisierung ist die Röntgenbestrahlung zu empfehlen, da Diabetiker operative Eingriffe bekanntlich schlecht vertragen.

b) Tetanie.

Die Maternitätstetanie ist eine sehr seltene Erkrankung und soll deshalb nur kurz besprochen werden. Nach Alder und Thaler kamen auf 30 000 Geburten der ersten gynäkologischen Klinik in Wien nur 9 Tetaniefälle zur Beobachtung, obgleich Wien ein Hauptsitz der Erkrankung sein soll (wir selbst haben bei rund 15 000 Geburten nur einen leichten Fall gesehen). Die Tetanie zeigt Neigung zu Rezidiven in der Schwangerschaft, und zwar zur Verschlimmerung des Leidens (v. Frankl-Hochwart, Seitz, Kehrer). Deshalb und wegen Versagens der ursächlichen Therapie tritt auch v. Frankl-Hochwart für die Unterbrechung der Schwangerschaft ein und Nowak, der auch über eigene Beobachtungen verfügt, schließt sich Frankl an, der in einem Fall der Unterbrechung die Sterilisierung hinzugefügt hat.

Nachdem von allen Autoren, die einige Erfahrung über die Tetanie besitzen, übereinstimmend bekundet wird, daß die Erkrankung durch wiederholte Schwangerschaften sich in der Regel verschlimmert, ja öfters zum Tode führt, erscheint uns die Berechtigung zur Sterilisierung gegeben. Winter glaubt, daß man „mit dem rechtzeitig eingeleiteten künstlichen Abort auch im Wiederholungsfalle der Lebensgefahr begegnen könne".

c) Osteomalazie.

Die Osteomalazie als eine Erkrankung der Drüsen mit innerer Sekretion soll hier noch kurz erwähnt werden, da die Tatsache feststeht, daß sie vorzugsweise in der Schwangerschaft auftritt und, wenn sie vorher schon bestanden hat, während dieser Zeit fast stets eine Verschlimmerung erfährt. Da es ferner feststeht, daß die Fälle von Osteomalazie, die auf innere Mittel nicht zurückgehen, durch Entfernung der Ovarien in rund 90% der Fälle geheilt werden (Fehling) — vgl. die Statistik von Schmidt über mehr als 300 Fälle mit 87—93% Heilung, je nachdem die Osteomalazie vor der Schwangerschaft bestanden hat oder erst in derselben aufgetreten war —, so erübrigt sich ein besonderer Eingriff zur Erzielung einer Sterilisierung.

VII. Augenerkrankungen.

Diejenigen Augenerkrankungen, die in erster Linie die Sterilisierung rechtfertigen, sind schon kurz in dem Abschnitt „Chronische Nephritis" als Teilerscheinung dieser Erkrankung erwähnt worden, nämlich die Retinitis albuminurica, die Neuroretinitis und die Ablatio retinae. Es ist dort darauf hingewiesen worden, daß, wenn die chronische Nephritis durch eine dieser Erkrankungen kompliziert ist, und nach der Geburt keine Heilung oder gar eine Verschlimmerung dieser Komplikation eintritt, die Vornahme der Sterilisierung indiziert ist, da die Gefahr naheliegt, daß in einer weiteren Schwangerschaft irreparable Augenveränderungen mit völliger oder fast völliger Aufhebung der Sehkraft entstehen. Es ist ferner dort auch betont worden, daß die als Ursache dieser Augenerkrankungen zugrunde liegende Nephritis in solchen Fällen an sich schon als prognostisch sehr ungünstig die Sterilisierung rechtfertigt. Es ist des weiteren dort ausgeführt worden, daß die Retinitis oder Ablatio Erkrankungen sind, die an sich keine Indikation zur Sterilisation abgeben, da sie häufig nach Ablauf der Schwangerschaft zur Ausheilung gelangen, was auch durch die neuen, umfangreichen Untersuchungen von Schiöz wieder bestätigt wird.

Ebenso oder noch günstiger sind die Fälle von Retinitis und Ablatio zu beurteilen, die im Gefolge einer Schwangerschaftsniere bzw. Nephropathie auftreten, von denen bekannt ist, daß sie fast immer oder doch in der Regel wieder völlig zurückgehen, und daß eine Wiederholung des Zustandes in einer weiteren Schwangerschaft zu den Ausnahmen gehört.

Erkrankungen des Sehnerven, die nicht durch Nephritis bedingt sind, kommen ebenfalls relativ häufig in der Schwangerschaft vor (Adam) und sind nicht selten als durch diese verursacht anzusehen (Groenouw). Die Erkrankung kann unter dem Bilde der einfachen Retinitis oder der Stauungspapille oder endlich der Neuritis retrobulbaris verlaufen. Gerade die letztere Form ist von zahlreichen Augenärzten beobachtet worden, wie aus einer Umfrage von Adam hervorgeht. Die Erkrankungen des Sehnerven verschlimmern sich häufig bei wiederholter Schwangerschaft und führen in der Regel zu weiterem dauerndem Verfall der Sehschärfe (Groenouw). Meist tritt die Sehstörung nicht vor dem vierten Monat der Schwangerschaft, häufig noch später und nur ausnahmsweise früher auf. In der Regel sind beide Augen betroffen. Nach der natürlichen oder künstlichen Unterbrechung kann eine Besserung oder ein Stillstand des Augenleidens eintreten. Unter diesen Umständen ist die Unterbrechung der Schwangerschaft häufig indiziert und in den schweren Fällen, in denen keine Ausheilung des Leidens nach der Geburt erfolgt, auch die Ausschaltung einer weiteren Schwangerschaft mittels der Sterilisierung.

Von anderen Erkrankungen des Auges, die nach Adam in ganz seltenen Fällen einmal die Indikation zur Sterilisierung abgeben können, möge noch der von Adam erwähnte Fall von hochgradiger Kurzsichtigkeit bei Netzhautablösung auf einem und drohender Netzhautablösung auf dem anderen Auge erwähnt werden, ferner gewisse Augenveränderungen, die schon vor der Schwangerschaft bestanden haben und durch diese ungünstig beeinflußt werden, wie z. B. die tabische Atrophie (auch Franke) und das Glaukom. Auch schwere Blutverluste, die zu einer hochgradigen Schädigung des Sehvermögens und Blutungen in die Orbita oder den Glaskörper (Schmidt-Rimpler) führen, können die Sterilisierung rechtfertigen. Die Entscheidung muß von Fall zu Fall erfolgen.

VIII. Ohrenerkrankungen.

Von den Erkrankungen des Ohres ist es eigentlich nur eine, bei der die Frage der Sterilisierung erwogen werden muß, nämlich die Otosklerose, eine chronisch verlaufende, zur Taubheit führende, therapeutisch so gut wie nicht zu beeinflussende Ohrenerkrankung, deren Wesen noch nicht aufgedeckt ist. Die Erfahrung der meisten Ohrenärzte geht dahin, daß diese Erkrankung oft in der Gestationsperiode ihren Anfang nimmt und häufig durch Schwangerschaft, Geburt und Wochenbett eine auffallende Verschlechterung erfährt (Haike). Es gibt allerdings auch Ohrenärzte, die anderer Ansicht sind, wie z. B. Kümmel, und die behaupten, daß eine solche Verschlechterung noch nicht statistisch nachgewiesen sei. Pirkner (zit. nach Haike), dem sich später Seitz anschließt, kommt auf Grund eigener Erfahrungen und des Studiums der gesamten Literatur zu der oben angeführten Anschauung von dem fast durchweg ungünstigen Einfluß der Schwangerschaft auf den Verlauf der Otosklerose und verlangt Unterbrechung und jedesmalige Erwägung, ob die künstliche Sterilisierung anzuschließen sei. Auch Denker tritt für eine Verhinderung der Konzeption ein. Jungen Mädchen mit Otosklerose soll man die Heirat verbieten (Körner). Die Indikationsstellung betreffs der Sterilisierung kann (abgesehen von sozialen Momenten wie immer) durch den Umstand, daß die Erkrankung vererblich ist, stark beeinflußt werden. Davon wird später noch die Rede sein.

IX. Psychische Erkrankungen und Pyschoneurosen.

Die Sterilisierung von psychisch Kranken kann aus zwei Gründen in Frage kommen. Einmal, um einer Verschlimmerung ihrer Erkrankung durch Schwangerschaft und Wochenbett vorzubeugen, und zweitens, um die Vererbung gewisser Formen von Psychosen zu verhindern. Häufig werden beide Gründe vorliegen. An dieser Stelle soll jedoch nur die aus medizinischen Gründen im Interesse der Frau selbst vorzunehmende Sterilisierung besprochen werden.

Die Berechtigung, psychisch kranke Frauen gegebenenfalls unfruchtbar zu machen, ergibt sich aus der Tatsache, daß einzelne Formen der Psychose durch den Generationsprozeß ungünstig beeinflußt werden. Die Arbeiten hervorragender Psychiater auf diesem Gebiete in den letzten Jahren haben uns gelehrt, welche Psychosen durch eine Schwangerschaft ungünstig beeinflußt werden, und haben ergeben, daß die Zahl dieser Psychosen, bei denen eine Sterilisierung ernstlich in Frage kommt, eine nur verhältnismäßig kleine ist. Bei einzelnen Formen der Psychosen ist die Indikationsstellung jedoch noch sehr umstritten und schwierig, so daß selbst psychiatrische Fachvertreter, die sich mit der Frage eingehend beschäftigt haben, sich gezwungen sahen, auf Grund neuerer Erfahrungen ihren Standpunkt binnen kurzem zu modifizieren, so z. B. E. Meyer (vgl. Zentralbl. f. Gynäkol. 1921 und Monatsschr. f. Geburtsh. u. Gynäkol. 1924).

Bei der Entscheidung im einzelnen Falle, ob eine Sterilisierung ausgeführt werden soll oder nicht, ist auch die Frage zu erörtern, ob die Sterilisierung an sich nicht den Zustand der seelisch kranken Frauen ungünstig beeinflussen kann. Wie E. Meyer angibt, liegen jedoch keine entsprechenden Erfahrungen in dieser Beziehung vor.

An erster Stelle ist es die Dementia praecox (Schizophrenie), die ihre Entstehung einer Störung der inneren Sekretion verdankt, bei der eine Sterilisierung in Frage kommen kann. An und für sich braucht allerdings die Dementia praecox eine Verschlimmerung durch die Schwangerschaft nicht zu erfahren. Meyer hat mehrere derartige Fälle beobachtet. Etwas anderes ist es jedoch, wenn Nachschübe in der Schwangerschaft auftreten. So sah Meyer fünf Fälle, wo schon einer oder mehrere Anfälle, zum Teil in früheren Graviditäten, vorangegangen waren, und wo die Krankheitserscheinungen in der neuen Schwangerschaft besonders deutlich hervortraten. In solchen Fällen hält Meyer die Sterilisierung im Anschluß an die Unterbrechung für angezeigt, da gerade in der Schwangerschaft die Drüsen mit innerer Sekretion an den Stoffwechseländerungen in hohem Maße beteiligt sind. Dementsprechend waren die Erfolge der Sterilisierung der von Meyer begutachteten Fälle derart, daß eine Verschlimmerung oder neue Nachschübe nicht mehr auftraten.

Die Erkrankung beginnt in einer großen Zahl von Fällen in der Schwangerschaft oder im Wochenbett. In Kräpelins Fällen (zit. nach Strohmayer) entstand die Dementia praecox in einem Viertel der Fälle im Anschluß an das Fortpflanzungsgeschäft, und von 107 Fällen Meyers, die in Verbindung mit dem Generationsprozeß standen, war die Erkrankung in nicht weniger als 92 Fällen in der Schwangerschaft ausgebrochen, und zwar in 86 im Anschluß an das Wochenbett bzw. an die Stillperiode. Von 19 Graviditätspsychosen führten 9 zu fortschreitender Verblödung. Ähnliche Angaben finden sich bei anderen Psychiatern. Außerdem hat die Dementia praecox die Neigung, in späteren Schwangerschaften zu rezidivieren. Auch liegt (nach Strohmayer) stets die Gefahr der Verblödung vor. Daraus folgt, daß man in Fällen von Dementia praecox, die im Anschluß an Schwangerschaft und Wochenbett entstanden sind, im schwangerschaftsfreien Intervall zur Sterilisierung schreiten soll. Auf diese Weise wird gewiß manche Frau vor einer nicht mehr heilbaren geistigen Erkrankung bewahrt. Man wird also mit Meyer die grundsätzliche Sterilisierung aller Frauen, die an Dementia praecox leiden, nicht für berechtigt halten, da eine Verschlimmerung des Leidens durch die Schwangerschaft nicht einzutreten braucht. Dagegen sind Präventivmittel am Platze, ebenso wie jungen Mädchen mit Dementia praecox vom Heiraten energischst abzuraten ist.

Der Entschluß zur Sterilisierung wird im gegebenen Falle durch den Umstand, daß die Erkrankung eine starke (Strohmayer sagt „unheimliche") Tendenz zur Vererbung hat, erleichtert. Auch Bumke, der sich sonst in der Frage der Sterilisierung wegen Psychosen sehr reserviert verhält, spricht sich bei der Dementia praecox für diese aus.

Neben der Dementia praecox sind es die melancholischen Depressionszustände, die zu schweren Störungen des Allgemeinbefindens führen, die häufig die Veranlassung zur Ausführung der Sterilisation abgegeben haben. Man glaubte nämlich früher, daß die in der Schwangerschaft beobachtete Verschlimmerung der Erkrankung durch diese verursacht sei (z. B. F. Jolly). Heute ist man jedoch zu der Anschauung gekommen, daß diese Depressionszustände nur sehr selten durch die Schwangerschaft bedingt sind, da man die Beobachtung gemacht hat, daß sie durch eine Unterbrechung der Schwangerschaft meist unbeeinflußt bleiben (Alzheimer); allerdings sind auch gegenteilige Beobachtungen mitgeteilt worden. Da diese jedoch nur als Ausnahmefälle zu betrachten sind, steht die Mehrzahl der Psychiater heute auf dem Standpunkt, daß in diesen Fällen Unterbrechung und Sterilisierung nicht angezeigt sind, wenn nicht besondere Umstände vorliegen. Etwas anders liegen die Verhältnisse bei den reaktiven Depressionszuständen psychopathischer Frauen (E. Meyer), wo sie in Form von Schwangerschaftsdepression auftritt. Im Mittelpunkt solcher Depressionszustände steht der Schwangerschaftskomplex, d. h. stark affektbetonte Ideen, die sich an die Schwangerschaft und ihre Folgen anschließen. Die Schwangerschaft wird hier als ein stark psychischer Reiz geschildert, der eben als Schwangerschaftskomplex zu einer überwertigen Idee für die Kranke wird, sie in ihrem ganzen Denken, Fühlen und Handeln in ungünstiger Weise beeinflußt, zu Ausbrüchen von Angst und Verzweiflung mit Selbstmordgedanken und zu Zwangszuständen mit Phobien führt. Der ursächliche Zusammenhang dieser Zustände mit der Schwangerschaft wird allgemein anerkannt und geht auch klar aus den Erfolgen hervor, die, wenn wie gewöhnlich andere Mittel versagen, die Unterbrechung zeitigt. Oft wird durch eine solche mit einem Schlag eine schnelle Besserung herbeigeführt (Raecke). In solchen Fällen ist also häufig die Unterbrechung angezeigt, in seltenen Fällen jedoch die künstliche Sterilisierung, da eine Heilung auf dem Wege der Umstimmung durchaus möglich ist. Sind jedoch die Depressionszustände auf dem Wege nervöser Erschöpfung entstanden, wie dies bei schneller Aufeinanderfolge mehrerer Geburten bei psychopathischen Frauen der Fall sein kann und z. B. von Hoche beschrieben worden ist, so kann auch die Sterilisierung notwendig werden. Entgegen Winter, der grundsätzlich die Sterilisierung in solchen Fällen ablehnt und beim Rückfall in einer weiteren Schwangerschaft wieder den Abort einleiten will, sind wir mit Strohmayer und Pankow der Ansicht, daß es richtiger ist, im Falle einer Wiederholung der Depressionszustände bei erneuter Schwangerschaft sich nicht mit der Unterbrechung zu begnügen, sondern sofort die Sterilisierung anzuschließen, zumal wenn der Zustand eine Verschlimmerung gegen früher zeigt und die Gefahr einer dauernden Schädigung vorliegt.

Im Anschluß hieran sollen die neurasthenischen Erschöpfungszustände besprochen werden, wie sie in ihrer schweren Form als völliger nervöser Zusammenbruch als Folge zahlreicher, schnell aufeinanderfolgender Geburten auf dem Boden einer psychopathischen Konstitution entstehen können. In der Regel sind diese nervösen Zustände gepaart mit körperlichen Schädigungen (Gewichtsabnahme, Verschlechterung des Blutbefundes u. a. m.), wobei es ziemlich gleichgültig ist, ob diese durch die ersteren bedingt oder als selbständige Folge der stattgehabten, langdauernden Überlastung anzusehen sind. Diese Frauen als zwar „nicht gesund, aber auch nicht krank" zu bezeichnen (Winter), kann man wohl bloß dann, wenn man den Begriff der Krankheit sehr eng faßt. Nach unseren Erfahrungen können derartige Frauen erheblich kränker sein als viele andere, bei denen eine organische Erkrankung nachzuweisen ist, die die künstliche Sterilisierung auch bei strenger Indikationsstellung erfordert. Der Grad derartiger Erschöpfungszustände, der individuell natürlich sehr verschieden sein kann, ist wie Winter betont, häufig „nicht nach objektiven Zeichen zu messen".

Krönig ist wohl der erste gewesen, der den Mut gehabt hat, diesen medizinisch schwer faßbaren Zustand ausdrücklich als eine Indikation zur Sterilisierung zu bezeichnen. Er sagt in der bekannten operativen Gynäkologie von Döderlein und Krönig, deren letzte Auflage von Döderlein allein herausgegeben worden ist, woraus vielleicht der Schluß zu ziehen ist, daß Döderlein auf einem ähnlichen Standpunkt steht, dazu folgendes:

„Ist durch ungenügende Ernährung, mangelhafte Blutbildung infolge rasch aufeinanderfolgender Geburten eine starke Gewichtsabnahme eingetreten, sind infolge der vielen Geburten schwere neurasthenische Erschöpfungszustände bemerkbar, wie wir ihnen besonders bei Frauen der unbemittelten, arbeitenden Klasse begegnen, so ist in diesen Fällen, wenn mehrere lebende Kinder schon vorhanden sind, die Indikation zur operativen Sterilisierung gegeben. Die Frauen sind nicht in der Lage, sich im Wochenbett entsprechend zu schonen und zu pflegen; kaum haben sie sich von einer erschöpfenden Schwangerschaft und dem Wochenbett erholt, so setzt auch schon wieder eine erneute Gravidität ein usw."

Da es sich hier um die Entscheidung einer prinzipiellen Frage handelt, in der heute noch nicht allzu viele maßgebende Gynäkologen den Standpunkt Krönigs einnehmen, wie z. B. Menge und einzelne akademische Lehrer in der Schweiz, so seien auch hier die entgegengesetzten Anschauungen wiedergegeben, wie sie vor allem von Winter vertreten werden. Zunächst heißt es bei Winter: „Die Sterilisierung könnte hier aus einer körperlichen und geistigen Ruine — ein derartiger Zustand dürfte übrigens auch durch „objektive Zeichen" kenntlich sein — eine Frau und Mutter machen, welche alle Berufspflichten vollauf zu erfüllen imstande ist usw." Eine Auffassung, die man völlig teilen wird. Dann heißt es aber weiter: „Trotz dieses unzweifelhaften Nutzens und Segens, welchen die Sterilisierung der Frau und der ganzen Familie zu bringen imstande wäre, muß man ihr die Berechtigung aberkennen, weil die Erschöpfungszustände keine Lebensgefahr oder dauernde Gesundheitsschädigung (sic!) mit sich bringen und weil sie einfach und sicher mit medizinischen und sozialen Hilfsmitteln erfolgreich zu bekämpfen sind" (!?). Es wäre ein leichtes, nachzuweisen, wie sich hier die Theorie Winters und die Praxis scheiden. Nach Ansicht Winters ist es die Aufgabe des Arztes, „die anämischen und neurasthenischen Zustände zu beseitigen, und die des Ehemannes, durch gesteigerte Arbeitsleistung die Bedingungen zu schaffen, welche der geschwächten Frau die nötigen Erleichterungen verschaffen." „Man wird auch — immer noch nach Winter — von dem Ehemann verlangen können, daß er seine Frau durch Enthaltsamkeit oder Schutzmittel vor weiteren Schwangerschaften bewahrt. **Die Aufgabe des Arztes ist mit der Behandlung dieser Erschöpfungszustände erledigt.**" Leider wird nicht gesagt, wie sich der Arzt verhalten soll, wenn eine sachgemäße Behandlung nicht möglich ist, und wenn der Ehemann die verschiedenen Forderungen, die an ihn gestellt werden, nicht erfüllt, und man wird fragen müssen, ob auch dann die Aufgabe des Arztes erledigt ist, wenn die geschilderten Voraussetzungen nicht eintreten. Bei dem tiefen Verständnis, das Winter für das ganze Elend der geschilderten Verhältnisse zeigt, wie aus dem angeführten hervorgeht, kann man nicht glauben, daß er auch diese Frage bejaht. Es ist offenbar bloß der Gedanke, daß die Grenzen der Indikationsstellung in solchen Fällen schwer zu ziehen sind in Verbindung mit Erwägungen didaktischer Natur, die Winter veranlassen, diesen schroffen, man möchte beinahe sagen inhumanen Standpunkt einzunehmen.

Es braucht nicht ausführlich dargetan zu werden, wie in der Mehrzahl der Fälle oder doch sehr häufig die Verhältnisse wirklich liegen. Gewiß wird und soll man zuerst den Versuch machen, im Sinne Winters vorzugehen. Versagen aber alle Mittel, tritt keine Besserung des Zustandes, aber dafür eine erneute Schwangerschaft ein, unter der die Frau völlig zusammenzubrechen droht, so soll man auch die Möglichkeit einer weiteren Schwangerschaft durch die Sterilisierung aufheben, wenn Präventivmitteln versagen oder nicht angewendet werden. Dadurch handelt man im Interesse der Frau, der Familie und letzten Endes auch des Staates.

Übrigens geht Winter so weit, daß er auch dann, wenn es zu psychischen Störungen im Anschluß an derartige Erschöpfungszustände kommt, die Sterilisierung ablehnt, weil eine Behandlung in der schwangerschaftsfreien Zeit möglich sei und die Erschöpfungszustände „unter günstigen Umständen nicht zu rezidivieren brauchen".

Es braucht nicht bewiesen zu werden, daß die Logik dieser Deduktion nicht zwingend ist, und ich glaube, daß viele einsichtige und moralisch ebenso hochstehende Ärzte wie Winter mit mir anderer Ansicht sein werden. So finde ich z. B. in der neuesten Zusammenstellung von Waser aus der Walthardschen Klinik die Indikation Asthenie als Indikation zur Sterilisierung mehrfach vertreten. Die Gefahr, deren Vorliegen man offenbar annimmt, daß mit der Indikation „Erschöpfungszustände" als Indikation zur Sterilisierung aus unlauteren Motiven Mißbrauch getrieben wird, erscheint mir nicht sehr groß, denn bei den hier geschilderten Frauen wird sich die Vornahme eines derartigen Eingriffs in diesem Sinne kaum „belohnt" machen. Den von uns in der vorliegenden Frage eingenommenen Standpunkt finde ich auch im großen und ganzen von Pankow im Handbuch von Halban-Seitz vertreten.

a) Epilepsie.

Der Einfluß der Schwangerschaft auf die Epilepsie ist ein außerordentlich verschiedener. Zunächst ist die auffallende Tatsache zu verzeichnen, daß die Gravidität in nicht wenigen Fällen direkt einen günstigen Einfluß auf die Erkrankung ausübt. Besonders aus Nerlingers umfassender Zusammenstellung geht das mit Deutlichkeit hervor. In 44 von 157 Schwangerschaften, die 92 Frauen durchmachten, sistierten die Krämpfe und in 12 weiteren Fällen wurden sie seltener. Nur in 57 Schwangerschaften, also in gut einem Drittel der Fälle, traten die Anfälle schwerer und häufiger auf. Aber auch in diesen Fällen bedeutete das keine Verschlimmerung dauernden Charakters. Nach Ablauf der Schwangerschaft kann also der Status quo wieder eintreten. Nur in verhältnismäßig seltenen Fällen wirkt die Schwangerschaft auf die Epilepsie derartig ungünstig ein, daß die Frage der Unterbrechung und eventuell auch der Sterilisierung erwogen werden muß. Dann kann allerdings die Verschlimmerung derartig schnelle Fortschritte machen, daß die Unterbrechung nicht lange hinausgeschoben werden darf, und die Sterilisierung angeschlossen werden muß, und das ist der Fall, wenn sich die Anfälle so häufen, daß die Gefahr eines tödlich verlaufenden Status epilepticus droht. Ebenso ist dies der Fall, wenn sich ausgesprochene Geistesstörungen während der Schwangerschaft oder im Wochenbett entwickeln, bei denen die Gefahr einer völligen Verblödung gegeben ist. Wenn man sich bei dem erstmaligen gehäuften Auftreten von Anfällen in der Schwangerschaft nicht zu einer Sterilisierung im Anschluß an die aber unbedingt notwendige Unterbrechung entschließen kann, so muß dies jedenfalls geschehen, wenn bei einer weiteren Schwangerschaft die ersten Zeichen einer erneuten Verschlimmerung auftreten. Drohen jedoch die Anzeichen schwerer psychischer Störungen, so ist das Abwarten in keinem Falle rätlich (Fälle von Jolly bei Strohmayer). Der Entschluß zur Ausführung einer sterilisierenden Operation wird in Zweifelsfällen dadurch erleichtert, daß die Erkrankung in hohem Grade vererblich ist, und daß die Nachkommen von Epileptikern häufig Zeichen von geistiger Minderwertigkeit bieten. Darüber wird noch zu reden sein.

b) Hysterie.

Auch bei schweren Fällen von Hysterie ist von manchen Seiten die Sterilisierung empfohlen worden.

Ein ätiologischer Zusammenhang zwischen dieser Erkrankung und den Generationsvorgängen besteht nicht. Auch von einem durchweg ungünstigen Einfluß der Schwangerschaft auf die Hysterie kann nicht die Rede sein. Vielfach vermißt man überhaupt eine Wirkung. Nicht selten ist sogar eine günstige Beeinflussung zu beobachten, und nur in wenigen Fällen zeigt sich eine Verschlimmerung des Leidens, die dann allerdings hohe

Grade erreichen kann. Es können sich schwere Depressions- und Aufregungszustände entwickeln, die sich bis zu Selbstmordgedanken steigern können. Eine Wiederholung derartiger Zustände in späteren Schwangerschaften wird in der Regel nicht beobachtet. Deshalb kann höchstens die Unterbrechung der Schwangerschaft in einzelnen schweren Fällen in Frage kommen. Eine Dauersterilisierung wird von keinem maßgebenden Psychiater befürwortet, so viel ich sehe. Selbstverständlich erfordert die Erkrankung im Falle der Verschlimmerung sorgfältige und sachverständige Behandlung während und nach der Schwangerschaft. Zweckmäßigerweise wird man auch Sorge tragen, daß eine neue Schwangerschaft nicht zu schnell wieder eintritt.

c) Chorea gravidarum.

Für die Beurteilung unseres Verhaltens bei der Chorea gravidarum bietet die große Zusammenstellung von Pineles, in der über 400 Fälle berücksichtigt sind, die beste Unterlage. Nach Pineles kann man zwei Formen dieser Erkrankung unterscheiden. Die eine entwickelt sich allmählich, macht keine schweren Erscheinungen und geht bald nach der Geburt wieder zurück. Die andere entsteht ganz plötzlich, zeigt einen schweren Verlauf, führt zum Ausbruch von Psychosen und endet in der Regel mit dem Tode. Pineles hat nun ferner festgestellt, daß in etwa 15% der Fälle die Erkrankung in einer weiteren Schwangerschaft rezidiviert. Man kann annehmen, daß in der Mehrzahl dieser Fälle eine Verschlimmerung des Leidens eintritt. Anderseits soll die Prognose der aus einer Jugendchorea sich entwickelnden Fälle eine günstigere sein. Daraus glaubt Winter den Schluß ziehen zu dürfen, daß die rezidivierende Chorea an sich nicht prinzipiell die Indikation zur Sterilisierung abgeben könne. Das ist gewiß richtig. Wenn aber im gegebenen Falle das Rezidiv eine Verschlimmerung erkennen läßt, oder wenn nach überstandener Schwangerschaft ernstliche Störungen zurückbleiben, erscheint uns die Berechtigung vorzuliegen, die Patientin vor der Gefahr einer weiteren Schwangerschaft zu bewahren, und wenn die Verschlimmerung während der Schwangerschaft auftritt, die Unterbrechung mit der Sterilisierung zu verbinden.

X. Organische Erkrankungen des Zentralnervensystems.

Unter den zerebralen organischen Erkrankungen, bei denen eine Sterilisierung in Frage kommen kann, ist zunächst die Apoplexie der Schwangeren zu erwähnen. Daß es gerechtfertigt ist, diese Form der Apoplexie von anderen abzugrenzen, geht daraus hervor, daß die Schwangerschaftsapoplexie auch bei ganz jungen Individuen vorkommen kann, wenn auch ältere Schwangere disponierter dazu sind. Wodurch die Entstehung dieser Erkrankung verursacht wird, ob durch toxische oder andere Schädigungen, die die Schwangerschaft und Geburt mit sich bringen, wie Gefäßveränderungen, erhöhten Blutdruck u. a. m. oder durch psychische Erregungen oder endlich durch beide Momente zusammen, ist noch ungeklärt und soll auch hier nicht näher erörtert werden. In der Regel erfolgt (nach Placzek) die Apoplexie in der zweiten Hälfte der Schwangerschaft; Ausnahmen kommen vor (Ahlfeld). Bemerkenswert ist ferner, daß die Apoplexie sich bei weiteren Schwangerschaften wiederholen kann, und daß ein familiäres Auftreten beobachtet worden ist. Daß eine derartige Apoplexie als ein ernstes Ereignis zu betrachten ist, liegt auf der Hand. Deshalb erscheint eine möglichst schnelle und schonende Entbindung angezeigt, wenn das Ereignis während der Geburt eintritt. In der Schwangerschaft wird man zunächst abwarten. Im Interesse der Mutter kann jedoch auch die Unterbrechung in Frage kommen, da die Gefahr mit dem weiteren Fortschreiten der Schwangerschaft steigt. Da „ein Rezidiv mindestens zu befürchten ist" (Placzek), erscheint nach überstandener Apoplexie die Sterilisierung unbedingt berechtigt.

Ein seltenes Ereignis stellen die Schwangerschaftslähmungen infolge von Thrombose der Gehirngefäße dar, die im Anschluß an die Geburt auftreten können. Auch diese Erkrankung erfordert natürlich die Verhinderung einer weiteren Schwangerschaft.

Ebenso können embolische Prozesse, Tumoren und andere entzündliche Erkrankungen des Gehirns und seiner Häute gelegentlich zur Unterbrechung der Schwangerschaft und zur Sterilisierung Veranlassung geben, um die blutdrucksteigernde Wirkung der Geburt auszuschalten (Placzek).

a) Multiple Sklerose.

Von den Rückenmarkserkrankungen ist es die multiple Sklerose, bei der eine bedeutende Verschlimmerung durch eine Schwangerschaft hervorgerufen werden kann (Siemerling und Placzek). Vor allem betrifft dies das Intentionszittern und die skandierende Sprache. Wenn auch diese Verschlimmerung des Zustandes nicht stets aufzutreten braucht, so scheint es doch, daß die Schwangerschaft mit ihren erhöhten Ansprüchen, die sie an die verschiedensten Körperfunktionen stellt, und mit ihren, das physiologische Maß oft überschreitenden Schädigungen des Körpers, häufig einen ungünstigen Einfluß ausübt, so daß sich während dieser Zeit die ersten Symptome der Erkrankung entwickeln, und die schon bestehenden klinischen Erscheinungen verschlimmern (E. Müller). Deshalb wird auch von psychiatrischer Seite empfohlen, bei deutlicher Verschlimmerung des Leidens die Schwangerschaft zu unterbrechen (Siemerling, Meyer, Bumke). Da nun auch von verschiedenen Autoren eine Verschlimmerung des Leidens in neuen Schwangerschaften beobachtet worden ist — wie groß die prozentuale Zahl der Fälle ist, ist nicht bekannt —, so ist bei dem traurigen Schicksal, das dieser Patienten wartet, eine Verhinderung weiterer Schwangerschaften angezeigt, wenn auch gelegentlich ein Rückgang der Symptome nach Ablauf der Schwangerschaft vorkommt. Sicher ist die Sterilisierung berechtigt, wenn in einer neuen Schwangerschaft eine weitere Verschlimmerung auftritt.

Schließlich seien noch zwei Formen von Entzündungen des Rückenmarks erwähnt, die auch Anlaß zur Verhinderung weiterer Schwangerschaften geben können, die infektiöse und die toxische oder Schwangerschaftsmyelitis. Vor allem kommt hier die Graviditätsmyelitis in Frage, die die Neigung zum Rezidivieren zeigt (Oppenheim und Hößlin). Eine Ausheilung des Prozesses nach Ablauf der Schwangerschaft stellt die Ausnahme dar, so daß „angesichts der Gefahr des Rezidivs, die Wahrung vor einer neuen Schwangerschaft sicher geboten ist" (Placzek). Da der Verlauf der Erkrankung durch das Fortbestehen der Schwangerschaft sicher ungünstig beeinflußt wird, ist natürlich die Unterbrechung angezeigt. Besonders ist diese indiziert bei den Fällen von aszendierendem Verlaufstypus.

b) Erkrankungen der peripheren Nerven.

Von den Erkrankungen der peripheren Nerven ist es nur die toxische und infektiöse Neuritis, bei der neben der Schwangerschaftsunterbrechung auch die Sterilisierung in Frage kommen kann.

Nach Oppenheim unterscheidet man eine lokalisierte und eine generalisierte Form derselben. Von diesen beiden stellt die letztere die ernstere Erkrankung dar, da sie auch lebenswichtige Nerven (Vagus) befallen kann und deshalb gelegentlich sogar zum Tode führt. Sie ist nicht selten mit Hyperemesis verbunden. Die Unterbrechung der Schwangerschaft ist nicht immer von günstigem Einfluß auf die Erkrankung, da auch nach Ablauf der Gravidität das Leiden noch weiter bestehen kann. Ein Wiederauftreten der Erkrankung in verschlimmerter Form in einer erneuten Schwangerschaft ist in der Regel nicht zu erwarten. Wenn es doch dazu kommen sollte, so käme zunächst bei schweren Fällen wieder die Unterbrechung in Frage. Eine Indikation zur Sterilisierung ist nach Winters Ansicht in solchen Fällen nicht gegeben. Theoretisch scheint jedoch diese Berechtigung vorzuliegen, wenn der Zustand sich andauernd sichtlich verschlimmert. Praktisch kommt die Sterilisierung kaum in Frage, da derartige Fälle außerordentlich selten sind.

Von der lokalisierten Form der Neuritis ist die Erkrankung des Nervus opticus zu erwähnen, über die in dem Abschnitt Augenkrankheiten gesprochen worden ist.

XI. Das enge Becken.

Das enge Becken höheren Grades galt früher als die wichtigste Indikation zur Sterilisierung, wenn die Frauen die Vornahme eines wiederholten Kaiserschnittes ablehnten. Es war also streng genommen nicht das enge Becken als solches, das die Veranlassung zur Sterilisierung abgab, sondern die Gefahren, die der Kaiserschnitt bzw. seine Wiederholung mit sich brachten. Die hohe Sterblichkeit (10% und mehr), die die Sectio damals im Gefolge hatte, läßt diesen Standpunkt als durchaus gerechtfertigt erscheinen. Die Besserung der Prognose des Kaiserschnittes, die den Eingriff in den Händen geübter Operateure zu einem fast lebenssicheren gemacht hat, hat dazu geführt, daß dieser Standpunkt erhebliche Modifikationen erfahren hat. Ja, manche Autoren gehen heute sogar soweit, daß sie eine Sterilisierung im Anschluß an eine Sectio wegen engen Beckens vollkommen ablehnen, so z. B. Winter. Winter begründet diese Ablehnung durch den Hinweis auf die Erfolge „besonders erfahrener und glücklicher Operateure" (übrigens nicht seine eigenen). Er will damit dartun, „daß von einer eigentlichen Lebensgefahr bei geübten Operateuren nicht die Rede sein könne. Auch der wiederholte Kaiserschnitt bietet eine kaum nennenswerte Gefahr in den Händen geübter und erfahrener Operateure." Winter glaubt, daraus die Folgerung ziehen zu dürfen, daß man von der Frau erwarten könne, daß sie diese unbedeutende Gefahr im Interesse ihres Nachwuchses auf sich nehme. Diese Begründung in ihrer allgemeinen Fassung dürfte wenig Anhänger finden. Es ergibt sich aus dem Angeführten doch nur die Schlußfolgerung, daß die Gefahren der Sectio bei besonders erfahrenen und glücklichen Operateuren relativ geringe sind — wenn man auch schon darüber streiten kann, ob man bei einem Mortalitätsprozentsatz von 1,5—2,4, wie ihn Winter angibt, von einer sehr unbedeutenden Gefahr sprechen darf —, daß man deswegen einer Frau zumuten könne, sich beliebig oft der Operation zu unterziehen. Aber schon die Statistik von Menge über rund 700 Fälle zeigt ein etwas anderes Bild, nämlich einen Mortalitätsprozentsatz von 4,35—5. Die Gefahren sind also bei den Durchschnittsoperateuren schon mindestens doppelt so groß. Trotzdem stellt Winter die rigorose Forderung auf, daß auch nach wiederholten Kaiserschnitten eine Sterilisierung unzulässig sei, und daß dahingehende Wünsche der Frau unberechtigt und nicht zu berücksichtigen seien. Den von den meisten wohl heute geteilten Standpunkt Chrobaks, Hofmeiers, Küstners u. a., die der Frau doch ein gewisses Selbstbestimmungsrecht zuerkennen und nach wiederholten Kaiserschnitten der Bitte der Gebärenden um Sterilisierung Rechnung tragen wollen, lehnt Winter schroff ab. Es ist natürlich zuzugeben, daß, wie Chrobak schon vor Jahren sagte, die Bestimmung nach der wievielten Schwangerschaft die Sterilisierung angezeigt sei, schwierig ist. Man darf, sagt Chrobak weiter, unter Umständen der Bitte einer Gebärenden Rechnung tragen, welche sich zur wiederholten Sectio nur unter der Bedingung entschließt, daß sie nicht wieder in Hoffnung komme. Es ist klar, daß der Standpunkt in dieser Frage sich mit dem Grad der Lebenssicherheit des Kaiserschnittes ändert. Im Gegensatz zu manchen Operateuren, die auch heute noch bei der ersten Wiederholung des Kaiserschnittes dem Wunsch der Patientin entsprechen, halten wir uns für berechtigt, grundsätzlich erst bei der zweiten Wiederholung auf Wunsch die Sterilisierung auszuführen. Eine Gesamtmortalität von 1,7% bei 250 Fällen von engem Becken (s. Grabich, Münch. med. Wochenschr. 1921, Nr. 41) gibt uns, wie wir glauben dazu die Berechtigung. Wenn eine Frau dreimal die Aufregungen, Beschwerden, Unbequemlichkeiten und, wenn auch nicht sehr großen Gefahren, die solch ein Eingriff mit sich bringt, durchgemacht hat, so hat sie unseres Erachtens sozusagen ihre Pflicht gegen die Allgemeinheit in vollem Maße erfüllt. Wir haben übrigens nie Schwierigkeiten darin gefunden, die Frauen davon zu überzeugen, daß es nicht angängig sei, vor dem Vorhandensein von mindestens zwei lebenden Kindern eine sterilisierende Operation auszuführen. Wir haben dementsprechend die Sterilisierung bei dem dritten Kaiserschnitt jetzt 20mal ausgeführt und haben das Glück gehabt, daß keine Frau gestorben ist, und daß, bis auf einen Fall, alle Frauen im Besitz ihrer Kinder von den ersten beiden Eingriffen waren. Daß übrigens auch andere erfahrene Operateure die Gefahren der Sectio nicht so niedrig einschätzen wie Winter, geht daraus hervor, daß erstens ein Mann wie Bumm erst kürzlich wieder hervorgehoben hat, daß gerade beim Kaiserschnitt immer einmal ein unglücklicher Zufall eintreten könne, und daß in der bekannten operativen Gynäkologie von Döderlein und Krönig sich der Satz findet: „Bei keiner Bauchhöhlenoperation ist erfahrungsgemäß die Peritonitis so zu fürchten, wie gerade beim Kaiserschnitt." Im übrigen scheinen uns auch rein praktische Gründe für den hier vertretenen Standpunkt zu sprechen. Schützt man die Frauen, nachdem sie mehrere Kaiserschnitte durchgemacht haben, nicht vor einer neuen Konzeption, so besteht die große Gefahr, daß eine erneute unerwünschte Schwangerschaft in der bekannten Weise beseitigt wird, was weder im Interesse der Frau noch ihrer Kinder und letzten Endes auch nicht der Allgemeinheit ist. Eine andere Frage, die neuerdings Martius (Göttingen) aufgeworfen und behandelt hat, ist ja die, ob es nicht andere, harmlosere Mittel gibt, Frauen, die einen oder gar zwei Kaiserschnitte durchgemacht haben, vor einer neuen Konzeption zu schützen. Er redet zu diesem Zwecke der Anwendung der Präventivmittel das Wort, und zwar in erster Linie auch dem von Martius sen. schon warm empfohlenen Kondom. Martius geht sogar soweit, sich die Ansicht Grotjahns zu eigen zu machen, daß der Arzt nicht nur berechtigt, sondern unter Umständen sogar verpflichtet sein kann, die empfängnisverhütenden Mittel zu verordnen. Eine vorübergehende Anwendung dieser Mittel bei Frauen, die einen Eingriff, wie den Kaiserschnitt durchgemacht haben, ist ja gewiß zu empfehlen, einen dauernden Schutz wird man von ihnen nicht erwarten können. Versagt dann einmal ein solches Mittel, so ist es nicht allzu schlimm, wenn die Frau erst ein oder zwei Kinder hat. Dann aber besteht unseres Erachtens die Berechtigung, ja Notwendigkeit nach der zweiten Wiederholung des Kaiserschnitts, die Frau vor weiteren Schwangerschaften zu schützen, zumal dann die Wahrscheinlichkeit, daß sie mindestens zwei Kinder behält, eine sehr große ist. Auch Pankow vertritt in dem Handbuch von Halban und Seitz die Ansicht, daß die Gefahren der Morbidität und Mortalität und die Möglichkeit einer tödlichen Narbenruptur es rechtfertigen, den Kaiserschnitt nicht in unbegrenzter Zahl auszuführen. Pankow hat selbst nach einem wiederholten Kaiserschnitt mit völlig reaktionslosem Verlauf eine zum Tode führende Ruptur der alten Narbe erlebt. Als einen weiteren sehr wichtigen Grund für die Sterilisierung erwähnt dann auch Pankow den Umstand, daß gerade solche Frauen aus Angst vor der neuen Operation zu leicht selbst abtreiben oder Abtreiberinnen in die Hände fallen und dann den Gefahren des septischen Abortes ausgesetzt sind. Auch auf diese Weise hat Pankow eine Frau verloren. Pankow will deshalb schon beim zweiten Kaiserschnitt, wenn die äußeren Umstände es verlangen oder sehr wünschenswert erscheinen lassen, ein lebendes Kind vorhanden ist und das zweite lebend geboren wird, dem dringenden Wunsch der Eltern nach Sterilisierung Rechnung tragen, und hebt auch ausdrücklich hervor, daß man in solchen Fällen den Eheleuten ein gewisses Mitbestimmungsrecht nicht absprechen dürfe.

Auch in der Beziehung schließen wir uns Pankow an, daß nach einer beckenspaltenden Operation keine Indikation zur Sterilisierung gegeben ist, wenn schwere Zerreißungen entstanden sind. In solchen Fällen können ganz gut noch ein oder zwei Entbindungen durch Kaiserschnitt erledigt und dann die Sterilisierung ausgeführt werden.

Ebenso sind natürlich die seltenen Fälle zu beurteilen, wo es bei und infolge einer Geburt zu Zerreißungen und Zerstörungen von Gewebe gekommen ist, die zu Stenosenbildungen geführt haben, welche eine weitere Geburt auf natürlichem Wege unmöglich erscheinen lassen. Auch hier wird man sich so verhalten, wie es für das enge Becken höheren Grades geschildert worden ist. Nur bei einer völligen Stenose, die den Abfluß von Lochialsekret unmöglich macht, müßte die Ausschaltung des Uterus durch die Porrosche Operation sofort geschehen.

Ähnlich wird man sich in den Fällen von überstandener Uterusruptur verhalten. Man wird den Frauen den dringenden Rat geben, die nächste Geburt in der Klinik zu erledigen und schon vorher bei dem Auftreten irgendwelcher Beschwerden zur Vermeidung einer erneuten Ruptur die Klinik aufzusuchen. Nur wenn sehr ungünstige äußere Verhältnisse vorliegen, wie z. B. große Entfernungen von der nächsten Klinik, kann die Notwendigkeit gegeben sein, eine Sterilisierung auszuführen, wenn die empfohlenen Präventivmittel versagen.

XII. Die Sterilisation als Nebenoperation bei anderen operativen Eingriffen.

Schon Chrobak hat vor vielen Jahren die Feststellung gemacht, daß die Sterilisation als „akzidentelle" Operation, wie er sagt, viel häufiger ausgeführt wird, als es im allgemeinen bekannt wird, da man sich zu „akzidentellen" Eingriffen leichter entschließe als zu selbständigen Operationen dieser Art. Eine Statistik über derartige Eingriffe, die über eine sehr große Zahl von Sterilisierungen als Nebenoperation berichtet, liegt aus der Freiburger Klinik unter Krönig vor. In der Regel wird der Eingriff bei plastischen Operationen ausgeführt, bei älteren oder nicht mehr ganz jungen Frauen, die im Besitz mehrerer Kinder sind, entweder, und zwar meist zur Erhaltung des Operationsresultates, das durch eine weitere Schwangerschaft vernichtet werden würde, oder weil wegen der Art des Eingriffes die Operierte durch eine erneute Schwangerschaft in die größte Lebensgefahr gebracht werden würde. Chrobak hat die Berechtigung eines solchen Vorgehens anerkannt für die Fälle, wo kein anderes Verfahren zur Verfügung stehe.

Vor allem sind es die verschiedenen Formen von Vorfalloperationen, bei denen derartige Verhältnisse vorliegen. Gerade eine Reihe von neuen Operationsverfahren, die zur Verbesserung der früher oft unbefriedigenden Erfolge der alten Methoden oder zur Beseitigung von Rezidiven dienen sollen, stellen derartige Verhältnisse her, daß eine neue Schwangerschaft nicht nur das Operationsresultat vernichten, sondern die schwersten Gefahren für die Patientin herbeiführen würde. Ich erinnere nur an die Promontorifixur und an die Interpositio uteri. Anderseits besitzen wir heute auch Verfahren, die, obgleich sie verhältnismäßig sicher in ihrem Erfolge sind, eine neue Schwangerschaft wohl zulassen, wie z. B. die Kollifixur Bumms. Man wird also, wenn es der Fall gestattet, und dann, wenn die Erhaltung der Konzeptionsfähigkeit erwünscht erscheint oder von der Frau direkt gefordert wird, eine derartige Methode wählen. Infolgedessen besteht heute weniger als früher die Notwendigkeit, aus den eben erwähnten Gründen einer plastischen Operation die operative Sterilisierung anzuschließen. Wir selbst sehen uns kaum ein- oder zweimal im Jahr gezwungen, einen derartigen Eingriff auszuführen. Im allgemeinen wird man bei jüngeren Frauen ein Operationsverfahren wählen, das das Eintreten einer weiteren Schwangerschaft gestattet. Es gibt ja auch Kliniken, die auch heute noch grundsätzlich nur die alten Methoden, die keine Sterilisierung nötig machen, anwenden (vgl. Mayer-Tübingen). Von anderen plastischen Operationen, deren Erfolg durch eine erneute Schwangerschaft in Frage gestellt werden kann, oder bei der unter allen Umständen eine solche ausgeschlossen werden muß, seien vor allem die Fisteloperationen genannt. Hier ist eine gleichzeitige Sterilisierung nur dann angebracht, wenn wegen der Art des Eingriffes, z. B. Verschluß einer Blasenscheidenfistel unter Benutzung der Gebärmutter, durch eine Schwangerschaft nicht nur das Operationsresultat zerstört werden, sondern auch die Frau in Lebensgefahr gebracht würde. In den meisten Fällen wird jedoch eine Sterilisierung zu vermeiden sein. Sollten bei der Geburt Schwierigkeiten entstehen, so lassen sich diese durch große Entlastungsinzisionen oder nötigenfalls durch eine suprapubische Entbindung umgehen. Nur wenn die operative Heilung einer Fistel große Schwierigkeiten verursacht und womöglich mehrere Eingriffe nötig gemacht hat, wird man, um das Resultat nicht zu gefährden, gelegentlich die Sterilisierung anschließen dürfen. Auch hier hängt die Entscheidung ganz von den jeweiligen Umständen ab.

Pankow will schließlich auch dann sterilisieren, wenn bei einer Frau mehrere Myome enukleiert worden sind, nicht um der Frau die Konzeptionsfähigkeit, sondern nur die Menses zu erhalten, und weil der Uterus dadurch so sehr in seiner Widerstandskraft geschädigt ist, daß eine weitere Schwangerschaft mit großer Lebensgefahr verbunden ist. Derartige Fälle dürften wohl sehr selten sein.

Auch bei der Operation der Tubargravidität hat man zur Verhütung einer Wiederholung auf der anderen Seite die Sterilisierung ausgeführt. Es liegt auf der Hand, daß ein derartiges Vorgehen bei der relativen Seltenheit einer solchen Wiederholung und der verhältnismäßig geringen Gefahr, die eine solche mit sich bringt, der Berechtigung entbehrt. Was die Indikationsstellung in den Fällen anlangt, wo die Sterilisierung als Begleitoperation ausgeführt wird, so soll sie nach Chrobak eine ebenso strenge sein wie bei der primären Sterilisierung. Es ist jedoch allgemein bekannt, worauf ebenfalls Chrobak hingewiesen hat, daß dies nicht geschieht. Chrobak erblickt einen gewissen Widerspruch darin, daß man für die primär indizierte Operation einen großen Apparat von Zustimmung usw. verlangt, während ein solcher bei der Gelegenheitsoperation nicht oder doch nicht immer — man kann wohl ruhig sagen: sehr selten — in Tätigkeit gesetzt wird. Es soll später noch auf diese Frage näher eingegangen und der Nachweis versucht werden, daß die Verhältnisse doch nicht die gleichen sind, indem bei den Sterilisierungen wegen Erkrankungen (z. B. Lungentuberkulose) der dazu nötige Eingriff fast immer im Anschluß an eine Schwangerschaftsunterbrechung ausgeführt wird. Und diese bedarf doch, vor allem aus juristischen Gründen, eine ganz besonders einwandfreie Begründung.

Zum Schluß soll noch gezeigt werden, wie in praxi wirklich vorgegangen wird. Zu diesem Zwecke seien einige Statistiken aus der Literatur mitgeteilt. Zunächst eine solche von Marta Schulz, die schon einmal erwähnt, auf Veranlassung von Winter aufgestellt worden ist und alle in den Jahren 1897—1920 veröffentlichten Fälle von Sterilisierung enthält. Es wurden als Indikationen angegeben:

Enges Becken	103 mal
Lungentuberkulose	347 „
Larynxtuberkulose	4 „
Herzkrankheiten	20 „
Nierenleiden	4 „
Epilepsie	3 „
Psychosen	7 „
Soziale Indikationen	14 „
Begleitoperationen bei plastischen Operationen	361 „

Es geht aus dieser Tabelle die überwiegende Bedeutung der Lungentuberkulose als Indikation zur künstlichen Sterilisierung hervor.

Wie sehr auch heute noch die Ansichten darüber auseinandergehen, wann die Indikation zur künstlichen Sterilisierung gegeben ist, geht aus folgenden Angaben und Zahlen hervor:

Nach Siegel wurden in der Freiburger Frauenklinik in 12 Jahren insgesamt 1500 Frauen durch operative oder strahlentherapeutische Eingriffe sterilisiert.

In der Königsberger Frauenklinik wurden von 1906—1918 nur 33 Sterilisationen ausgeführt, und zwar wegen:

Herzfehler	1 mal
Lungen- oder Kehlkopftuberkulose	15 „
Enges Becken	1 „
Prolapsoperationen	18 „

Dieser Statistik soll die neueste aus der Züricher Frauenklinik stammende und von Waser zusammengestellte gegenübergestellt werden. Sie enthält zunächst die Angabe, daß in nicht ganz 5 Jahren in nicht weniger als 90 Fällen aus psychiatrischen Gründen die Sterilisierung ausgeführt worden ist (diese hohe Zahl hängt offenbar vor allem damit zusammen, daß die Züricher psychiatrische Klinik in weitgehendstem Maße die Ausführung der künstlichen Sterilisierung für notwendig erachtet und ausführen läßt). Einzelheiten über diese Fälle liegen zur Zeit noch nicht vor.

Von den anderen Indikationen seien noch folgende erwähnt:

14 mal tuberkulöse Affektionen (Lunge, Koxitis, Spondylitis),
7 ,, Vitium cordis,
5 ,, Asthenie,
3 ,, multiple Sklerose,
1 ,, chronische Pyelitis,
1 ,, chronische Appendizitis,
1 ,, sekundäre Anämie,
1 ,, Encephalitis lethargica,
1 ,, Tabes dorsalis,
1 ,, grüner Star,
1 ,, Epi- und Iridozyklitis,
1 ,, Retinitis tuberculosa (gravis),
2 ,, Lupus vulgaris facii,
2 ,, Otosklerose,
1 ,, Schwerhörigkeit, die sich in graviditate verschlimmerte.

Außerdem Sectio caesarea, Extrauteringraviditäten und dergleichen.

Ein Vergleich der angeführten Zahlen zeigt, daß die Indikationsstellung in den einzelnen Kliniken eine durchaus verschiedene ist. Es sind also nicht nur „nicht öffentliche Kliniken", sondern auch akademische Institute, die den Kreis der Indikationen zur Sterilisierung ganz erheblich weiter ziehen, als es z. B. Winter tut. Daraus geht wohl deutlich hervor, daß es gar nicht möglich ist, für alle Fälle gültige wissenschaftlich begründete Regeln für die Indikation zur Sterilisierung aufzustellen.

Um unseren eigenen Standpunkt in der Frage der künstlichen Sterilisierung, wie er in praxi gehandhabt wurde, darzulegen, sei eine Statistik der von uns in den letzten 15 Jahren ausgeführten Sterilisierungen angefügt:

48 mal Tuberculosis pulmonum (2 mal + Kehlkopftuberkulose und 2 mal + Vitiumcordis),
1 ,, Spondylitis tuberculosa,
1 ,, Peritonitis tuberculosa,
1 ,, Blasen- und Nierentuberkulose,
6 ,, Vitium cordis (allein),
2 ,, Psychosen,
1 ,, multiple Sklerose,
2 ,, Epilepsie,
1 ,, Paralyse (Patientin im 41. Jahr),
1 ,, chronische Arthritis,
1 ,, schweres Asthma (Patientin im 41. Jahr),
3 ,, habitueller Abort (Patientinnen im 35., 40. und 41. Jahr),
1 ,, überstandene Uterusruptur (Patientin im 41. Jahr),
1 ,, mehrfache schwere atonische Nachblutungen (Patientin im 40. Jahr),
1 ,, hochgradige Asthenie,
1 ,, erblicher Augenstar

72 Erkrankungen
7 plastische Operationen (meist 40 und mehr Jahre alte Kranke)

Zusammen 79

XIII. Die soziale Indikation.

Wenn man die Berechtigung einer sozialen Indikation zur Sterilisierung einer Frau erörtern will, so muß man sich darüber klar sein, was der Begriff soziale Indikation eigentlich bedeutet bzw. wie er gebraucht wird.

Die rein soziale oder besser privatwirtschaftliche Indikation (F. Lenz) liegt dann vor, wenn aus Gründen, die mit dem Gesundheitszustand der Frau zunächst gar nichts zu tun haben, und die nur in den äußeren Verhältnissen, unter denen die Frau lebt, liegen, eine Sterilisierung vorgenommen wird. „Die Absicht der sozialen Indikation ist, durch die Ausschaltung jeden weiteren Nachwuchses den Ruin einer Familie aufzuhalten, welcher bei der Vermehrung der Kinderzahl eintreten würde" (Winter). Bei den derzeitigen trostlosen wirtschaftlichen Verhältnissen ist dieser Zeitpunkt verhältnismäßig schnell erreicht. Aber auch schon viel weniger schwerwiegende Folgen könnten heute die Veranlassung abgeben, die Erzeugung weiteren Nachwuchses zu verhindern. Bei der katastrophalen Wohnungsnot, die zur Zeit besteht, ist in hunderttausenden von Fällen die Aufzucht einer größeren Zahl von Kindern unter einigermaßen erträglichen Bedingungen schon aus rein äußeren Gründen ein Ding der Unmöglichkeit. In solchen Fällen könnte wohl ein mitfühlender, sozial denkender Arzt auf den Gedanken kommen, durch eine Sterilisierung der Frau weiteren Zuwachs der Familie zu verhüten sowohl im Interesse der Frau selber als auch der ungeborenen Kinder und nicht zuletzt auch zum Wohle des Staates, dem an der Erzeugung und Aufziehung von Kindern unter den denkbar ungünstigsten Verhältnissen nicht allzu viel gelegen sein könne.

Aus solchen rein sozialen Erwägungen heraus eine Frau dauernd unfruchtbar zu machen, kann auch heute natürlich kaum ernstlich erwogen werden, wenn es auch Fanatiker der sozialen Indikation gibt, die dafür in Wort und Schrift eintreten. Es kann jedoch kaum einem Zweifel unterliegen, daß in praxi häufig nach diesen Grundsätzen gehandelt wird, sei es aus Gutmütigkeit oder aus ehrlichem Mitleid oder gar aus niedrigen Motiven. Die letzteren dürften jedoch in solchen Fällen kaum eine größere Rolle spielen, da eine soziale Indikation in dem Sinne doch meist bei Frauen der niedersten Stände in Frage kommt. Von den „Gefälligkeitsoperationen" (M. Hirsch), die bei Frauen vorgenommen werden, welche, wenn sie es auch gut könnten, keine Kinder mehr haben wollen, sei es aus Bequemlichkeit, sei es aus Genußsucht oder ähnlichen Gründen, soll hier nicht die Rede sein, da sich über ihre Berechtigung eine Erörterung erübrigt. Wie lax allerdings die ärztliche Moral in dieser Beziehung manchmal ist bzw. schon vor einigen Jahren war, das geht aus einer Zusammenstellung eines hohen Medizinalbeamten (Krohne) hervor, die sich in dem schon öfters erwähnten Placzekschen Buche befindet und sich auf die Berichte verschiedener erfahrener Ärzte gründet. Krohne faßt das Resultat seiner Umfrage dahin zusammen, daß „die Sterilisierung sehr häufig ohne jeden (sc. triftigen) Grund ausgeführt und jungen Frauen empfohlen wird". Winter konnte die gleiche Feststellung machen und äußert die Ansicht, daß „scheinbar in allen Kreisen, vom akademischen Kliniker bis zum praktischen Spezialarzt heute aus sozialen Gründen sterilisiert wird".

Der Fall aber, den er zum Beweis dafür, daß auch ein akademischer Kliniker aus sozialer Indikation sterilisiert hat, gehört streng genommen nicht hierher, denn die Sterilisierung wurde trotz vollster Gesundheit der Frau deswegen vorgenommen, weil sie keine Kinder mehr haben wollte, nachdem sie in 5 Jahren vier zur Welt gebracht hatte.

Winter führt dann noch eine Angabe von Grosse an, die dahin geht, daß in den Pariser Krankenhäusern jährlich 2000—3000 Frauen aus sozialen Gründen sterilisiert würden. Die Richtigkeit dieser Grosseschen Mitteilung konnte ich nicht nachprüfen. Sie klingt von vorneherein etwas unwahrscheinlich sowohl im Hinblick auf die Höhe der Zahl, als auch auf die ganze Einstellung des französischen Staates in der Frage des Geburtenproblems. Es dürfte sich wohl in der Mehrzahl der Fälle um solche handeln, bei denen die Indikationsstellung zur Sterilisierung durch soziale Momente oder Motive beeinflußt wurde. Man spricht ja heute von sozialer Indikation auch dann, wenn eine Sterilisierung im Interesse der Allgemeinheit vorgenommen wird, wovon später noch die Rede sein soll.

Damit kommen wir zu der Form der „sozialen Indikation", die besser anders zu bezeichnen wäre, da sie häufig zu Mißverständnissen Anlaß gibt. Es handelt sich hier um solche Fälle, wo der Gesundheitszustand einer Frau eine absolute Verhinderung weiterer Schwangerschaften erforderlich macht oder indiziert erscheinen läßt im Hinblick auf die schlechten wirtschaftlichen und ungünstigen häuslichen Verhältnisse, also auf die privatwirtschaftliche oder soziale Lage der Frau. Die eigentliche Ursache ist also in einem solchen Falle nicht die Krankheit allein, sondern beide Faktoren zusammen. Beides sind also „die Faktoren, die im Sinne Roux in ihrer Gesamtheit an dem Geschehnis beteiligt, die ganze oder vollständige Ursache des betreffenden Geschehens" bilden. In welchem Ausmaße jeder dieser Faktoren an dem Geschehnis beteiligt ist, ist natürlich eine andere Frage. Wenn wir aber keine Krankheiten, sondern Menschen behandeln wollen, so müssen wir auch hier nicht nur den lokalen Krankheitsprozeß (z. B. eine Lungentuberkulose), sondern auch die ganze Körperverfassung unter Berücksichtigung der erblichen und aller sonstigen Verhältnisse, unter denen die Patientin lebt, in Rechnung stellen. Es sind das Selbstverständlichkeiten, nach denen jeder vernünftige Arzt handelt, wenn er die Frage erwägt, welches Behandlungsverfahren im gegebenen Falle zur Anwendung zu bringen ist, ob man den Patienten eine Operation zumuten kann usw. So hat auch der alte Kehrer, der Vater der wissenschaftlichen Begründung der Unfruchtbarmachung gehandelt, wie eine Durchsicht der von ihm operierten Fälle ergibt. In mehreren derselben hat das soziale Moment eine Hauptrolle gespielt neben der, wie Winter meint, „recht dürftigen medizinischen Begründung". Auch Pankow ist geneigt, den Nöten der jetzigen Zeit Rechnung zu tragen und den sozialen Verhältnissen eine derartige Bedeutung zuzuschreiben, daß er eine Sterilisierung für gerechtfertigt hält, wenn zugleich eine „stark beeinflussende medizinische Komponente" vorhanden ist.

Krönig ist, so viel ich sehe, wie auf so manchen Gebieten auch hier bahnbrechend gewesen, und hat den Mut gehabt, die ganze Wichtigkeit der sozialen Verhältnisse für die Indikationsstellung zur Sterilisierung nachdrücklichst hervorzuheben. Schon 1905, in der ersten Auflage der operativen Gynäkologie von Döderlein und Krönig, wo Krönig auch den Standpunkt der Ärzte geiselt, die nichts von einer moralischen Verpflichtung des Arztes wissen wollen, einen Rat zu erteilen, wenn eine Beschränkung der Kinderzahl notwendig oder erwünscht ist, da das eine Privatangelegenheit der Eheleute wäre, hat Krönig ausdrücklich betont, daß wir nicht des Faktors des sozialen Momentes entraten könnten, so sehr auch manche Kliniker bestrebt seien, dies auszuschalten. Jeder Operateur, fährt er fort, wird sich eher zur Sterilisierung entschließen, wenn es sich um eine total erschöpfte Arbeiterfrau handelt, wenn der Verdienst nicht groß genug ist, um den Lebensunterhalt für alle Kinder und für die Frau genügend günstig zu gestalten, als bei einer gut situierten Frau, bei welcher die Möglichkeit gegeben ist, die durch einzelne Schwangerschaften erschöpften Kräfte in der Zwischenzeit wieder durch geeignete Mittel zu heben usw. Das ist der Standpunkt nicht nur eines human denkenden, sondern — vom Gesichtspunkt der Rassenhygiene und eines gesunden Bevölkerungsauftriebs betrachtet — auch eines weitblickenden Arztes und Hochschullehrers. Es dürfte kein Schaden sein, daß diese Anschauung aus autoritativem Munde an einer Stelle wiedergegeben ist, wo sie der weitesten Verbreitung sicher ist. Daß Döderlein die Ausführungen Krönigs in der neuesten Auflage des Buches übernommen hat, ist ja wohl auch ein Beweis dafür, daß auch er mit der Stellungnahme Krönigs zu dem Problem, dessen Erörterung gerne vermieden wird, einverstanden ist. Henckel schließt sich als Mitarbeiter des Placzekschen Werkes diesem Standpunkt Krönigs vollkommen an. Auch Winter, der in seinem Buch „Die Indikation zur künstlichen Sterilisierung der Frau" in außerordentlich scharfer Weise gegen jede laxe Auffassung bei der Festsetzung der Indikation zur künstlichen Sterilisierung zu Felde zieht, muß zugeben, daß „soziale Motive in Verbindung mit medizinischen Krankheitszuständen" eine große Rolle spielen, und er zeigt an einer Reihe von Beispielen, daß es doch sehr häufig vorkommt, daß nicht die Krankheit als solche allein, sondern nur in Verbindung mit der sozialen Lage der Kranken und ihrer Familie, die dem einzelnen Falle richtig angepaßte Indikationsstellung zu geben erlaubt. Es gibt eben eine große Reihe von Erkrankungen, die in der Schwangerschaft den Körper der armen, schwer arbeitenden, schlecht ernährten Proletarierfrau, die sich keinerlei Schonung gestatten kann, vollständig zugrunde richten, so daß man ihr eine weitere Schwangerschaft unter keinen Umständen wird zumuten können, die aber der wohl situierten Frau bei entsprechender Behandlung, Schonung und Pflege keinen erheblichen Schaden zufügen. So wird man bei einer in der Schwangerschaft auftretenden oder sich verschlechternden aktiven Lungentuberkulose im ersteren Falle im Hinblick auf die fast mit Sicherheit vorauszusagende Verschlechterung des Leidens eher der Unterbrechung die Sterilisierung hinzufügen, zumal wenn einige Kinder vorhanden sind, als im zweiten Fall, wo durch Ruhe, gute Pflege und Ernährung, durch alle Mittel der modernen Tuberkulosenbehandlung, Sanatoriumsaufenthalt im Hochgebirge u. a. m. eine Heilung mit großer Wahrscheinlichkeit zu erwarten ist. Es ist die verantwortungsvolle Aufgabe des gewissenhaften Arztes, die Bedeutung der einzelnen Faktoren im gegebenen Falle richtig einzuschätzen, danach die Prognose zu stellen und sein Verhalten einzurichten. Das ist allerdings häufig eine Aufgabe mit mehreren Unbekannten oder doch in ihrem Wert oft schwer abzuschätzenden Faktoren, deren Lösung recht schwierig sein kann. Sie erfordert meist die Zusammenarbeit mehrerer Kollegen, zum mindesten des Hausarztes und eines oder besser noch zweier Kliniker oder Fachärzte.

Viel leichter ist, wenigstens heute noch, die Entscheidung zu treffen, wenn nur eine rein soziale Indikation vorliegt. In praxi dürften jedoch diese Fälle keine allzu große Bedeutung haben. Die Verhältnisse liegen doch meist so, daß eine Frau, die in schlechten wirtschaftlichen Verhältnissen lebt und einen Haufen Kinder hat, derartig reduziert und in ihrer Widerstandskraft herabgesetzt zu sein pflegt, daß ihr Allgemeinzustand dem einer Kranken gleich zu achten ist, wenn auch eine „eigentliche" Erkrankung nicht vorliegt, so daß, wenn überhaupt, in einem solchen Falle die Indikation zur Sterilisierung gegeben erscheint. Es ist das ein Standpunkt, der sich mit dem des älteren Kehrer, von Krönig, Menge u. a. deckt, die gerade die Erschöpfungszustände, wie sie im Anschluß an zahlreiche, schnell aufeinanderfolgende Geburten bei den Frauen der ärmeren Bevölkerung aufzutreten pflegen, als eine besonders wichtige Indikation zur Einleitung des Abortes und der Sterilisierung hervorheben.

Es sind natürlich Fälle denkbar — und sie kommen auch in der Praxis vor —, daß der Gesundheitszustand einer Frau mit zahlreichen, schnell aufeinanderfolgenden Kindern noch nicht so gelitten hat, daß in Rücksicht auf ihren Gesundheitszustand eine Sterilisierung indiziert erscheint, wo man sich aber sagen muß, daß der körperliche und seelische Zusammenbruch der Frau und der wirtschaftliche der Familie erfolgen muß, wenn noch mehrere Kinder folgen. Da können in der Tat die Verhältnisse so liegen, daß die soziale Lage in erster Linie die Entscheidung für den Entschluß zur Sterilisierung abgibt. Wer da nach der wissenschaftlichen Indikation, so wie sie bis jetzt gültig ist, vorgeht, wird dazu beitragen, daß eine solche Frau mit der Familie zugrunde geht, oder daß sie sich an einen Abtreiber wendet, vielleicht mit dem gleichen Endeffekt — er wird aber dem Staat und der Allgemeinheit gewiß nichts nützen, aber vielleicht zur Füllung der Kranken-, Waisen- und Armenhäuser beitragen. Der anders denkende Arzt, der nicht nur ein warmes Herz, sondern auch ein kühles Urteil über die sozialen Zusammenhänge besitzt, der nicht nur im Krankheitheilen allein seine Aufgabe erblickt, und der ethisch gewiß nicht auf niedrigerer Stufe steht als der erstere, wird den ganzen Komplex, der bei Unterlassung der Sterilisierung vorauszusehenden Folgen überblicken und berücksichtigen und diese ausführen, um die Entstehung von Krankheit, Not und Elend zu verhindern. Ob sich ein Richter findet, der einen solchen Arzt wegen „Körperverletzung mit Verlust der Zeugungsfähigkeit" bestraft, da der Eingriff nicht zu Heilzwecken vorgenommen worden sei?

Nun hat man die große Angst, daß bei dieser liberaleren, freieren und, wie ich glauben möchte, höheren Auffassung von den Pflichten und Rechten des Arztes die Gefahr bestehe, daß dadurch unlautere Elemente zum Mißbrauch getrieben würden. Ich glaube zwar nicht, daß bei der Zulassung der sozialen Indikation oder richtiger der größeren Betonung der sozialen Momente die Zahl der Sterilisierungen sehr zunehmen würde, denn wie schon gesagt, derartige Eingriffe, die gerade bei den wirtschaftlich Schwächsten vorgenommen werden, stellen wohl kaum „Finanzoperationen" dar. Das sind andere Kreise und anders geartete Fälle, wo sogenannte Gefälligkeitsoperationen vorgenommen werden, und im übrigen ist es, wie schon mancher ernste Autor betont hat, kein Grund, eine gute Sache zu unterdrücken, weil vielleicht einmal Mißbrauch mit ihr getrieben werden kann. Sorge man nur dafür, daß derartige notwendig erscheinende Eingriffe mit allen möglichen Kautelen umgeben werden. Vorschläge ähnlicher Art sind ja genugsam gemacht worden. Aber auch heute schon ist in vielen Fällen der Arzt in der Lage, die Bedeutung der wirtschaftlichen Komponente im Einzelfalle zu übersehen, was wir im Gegensatz zu Winter betonen möchten. Wer jedenfalls öfters ärztlich mit den in Betracht kommenden Kreisen zu tun hat und sich für deren Wohl und Wehe interessiert — und das wird ja wohl die Mehrzahl der Ärzte sein —, der weiß doch, was z. B. ein Arbeiter verdient und kann sich ungefähr ausrechnen, wieweit er damit kommt, wenn er so und soviel Kinder und womöglich noch eine kranke Frau hat, und wer als Direktor einer großen Klinik mit der misera contribuens plebs nicht in so intensive Berührung kommt, der wird doch leicht von dem überweisenden Kassenarzt die entsprechenden Angaben erhalten können. Und für den Hausarzt trifft es gewiß nicht zu, daß er „niemals durch eigenen Einblick ein sicheres Urteil über die soziale Lage der ihn um Hilfe angehenden Frau gewinnen" könne. Ausnahmen kommen ja sicher vor in Form von absichtlichen Täuschungen, aber ihre Zahl ist gewiß eine geringe. Es bedarf deshalb unseres Erachtens für die große Mehrzahl der Fälle, wo soziale Momente zu berücksichtigen sind oder gar an erster Stelle stehen, nicht der von Schickele vorgeschlagenen behördlichen Feststellungen der Höhe des Einkommens und des Familienbudgets oder der Aufstellung von Normalwerten für die Höhe des Lohnes, den Preis der Wohnung und der Lebensmittel usw., um sich ein Bild von der wirtschaftlichen Not einer Familie zu machen. Derartige Umstände und zeitraubende Feststellungen — M. Hirsch will sogar die Entscheidung einer Armenkommission oder einer ähnlichen Einrichtung einholen — mögen vielleicht einmal nötig sein, wenn man die reine soziale Indikation einführen will, die ja dann natürlich mit möglichst vielen Sicherungen zu umgeben ist; das ist aber Zukunftsmusik. Heute ist juristisch die Frage, ob die nicht zur Rettung der Mutter aus Lebensgefahr oder zur Abwendung bei erneuter Schwangerschaft zu befürchtender schwerer Gesundheitsschädigungen vorgenommene Sterilisierung strafbar ist, durchaus noch nicht geklärt. Manche Juristen vertreten zwar die Ansicht, daß bei Einwilligung der kranken oder besser der hilfesuchenden Frau die Sterilisierung unter allen Umständen erlaubt sei, andere sind der gegenteiligen Ansicht. Erst in dem neuen Entwurf für das Strafgesetzbuch ist eine eindeutige bestimmte Stellungnahme vorgesehen. Für den Arzt ist also heute noch die ganze Frage ein medizinisch-ethisches Problem, wie v. Franqué mit Recht betont hat. Man wird danach mit Winter der Auffassung, die z. B. Haeberlein äußert, daß es Recht und Pflicht des Arztes sei, bei großer wirtschaftlicher Not der Familie und nur aus diesem Grunde eine Frau unfruchtbar zu machen, entgegentreten müssen. Man muß es in einem solchen Falle dem Manne überlassen bzw. anheimgeben, durch die Anwendung entsprechender Mittel weiteren Nachwuchs zu verhindern, bis sich vielleicht die Verhältnisse gebessert haben. Man wird sogar soweit gehen können, bei offensichtlich desolaten Verhältnissen der hilfesuchenden Frau oder dem unerfahrenen Ehemanne einen entsprechenden Rat zu erteilen, um Schlimmeres, nämlich die Abtreibung der unerwünschten Frucht mit allen ihren üblen Folgen zu verhindern, wenn anders man es als eine Pflicht des Arztes ansieht, auch praktisch Sozialhygiene zu treiben, wie es schon der ältere Martius gefordert hat. Denn auf ein Eingreifen des Staates zu warten, der nach Winters Ansicht helfen „muß" — es sollte wohl richtiger heißen helfen müßte —, dürfte wohl ein vergebliches Bemühen sein.

Die hier wiedergegebenen Anschauungen von den Rechten und Pflichten des Arztes unter den geschilderten Verhältnissen werden neuerdings auch von den verschiedensten Seiten vertreten. So äußert sich Labhardt kürzlich dahingehend, daß man dem Wunsche der Frauen gegenüber der Schwangerschaftsverhütung weitherziger sein sollte. Es ist besser, sagt Labhardt, wenn der Arzt richtige Maßnahmen empfiehlt, als wenn er sich den gegebenen Verhältnissen verschließt und die Leute gewissenlosen Pfuschern und Abtreibern in die Hände treibt. Labhardt geht sogar so weit, zu sagen, daß eine Sterilisierung aus sozialen Gründen heute nicht mehr abgelehnt werden könne.

Daß auch die Rassenhygieniker die soziale Indikation überwiegend günstig beurteilen, da sie wirtschaftlich minder leistungsfähige Menschen betrifft, sei endlich noch erwähnt. Die Entscheidung soll jedoch nicht dem einzelnen Arzte überlassen bleiben (F. Lenz).

XIV. Die eugenische Indikation.

Wenn es eine der vornehmsten und wichtigsten Aufgaben des Arztes ist, die Entstehung von Krankheiten zu verhüten, so besteht für den Arzt auch die Pflicht, die Entstehung von Individuen, die den Keim der Erkrankung in sich tragen, zu verhindern. Seit alters ist es bekannt, daß sich geistige und körperliche Eigenschaften von Generation zu Generation vererben. Die Vererbungslehre hat uns gezeigt, nach welchen Gesetzen diese Vererbung erfolgt. Und wenn es selbstverständlich auch nicht möglich ist — und nach sachverständigen Urteilen voraussichtlich nie möglich sein wird —, einem jeden in der Entstehung begriffenen Wesen sein Horoskop für das Leben zu stellen, so sind unsere Kenntnisse doch schon so weit vorgeschritten, daß wir an die praktische Lösung gehen können [1]. „Nur auf Grund von Einsichtslosigkeit konnte als Voraussetzung für eine künftige Vererbungshygiene von den heutigen Gegnern die Möglichkeit exakter Vererbungsprognose gefordert werden. Tatsächlich ist diese Forderung gleichbedeutend mit unbedingter Ablehnung. Wie auf so vielen Gebieten des praktischen Lebens wird man auch hier vorwiegend nur auf Grund von Wahrscheinlichkeiten handeln" (Schallmayer). Auch nach Strohmayer muß die Wahrscheinlichkeitsberechnung genügen und das ärztliche Gewissen den Ausschlag geben. Und Poll, Professor für menschliche Erblichkeitslehre an der Berliner Universität, äußert sich folgendermaßen: Wenn es auch dem einzelnen unmöglich ist, schon jetzt die Erb- und Aufzuchtsgüte der einzelnen Genotypen zu bestimmen, so ist doch sehr wohl schon jetzt anzugeben, welche die auf jeden Fall schlechtesten oder besten von ihnen sind. Noch treffender und etwas drastisch schildert F. Kraus die Situation, wenn er sagt: „Daß ein Schwachsinniger schlechten Zuchtwert hat, braucht man nicht aus der Fingerbeere zu diagnostizieren." Nach dieser Ansicht ist die Vererbungslehre auch heute schon eine tragfähige Grundlage für eine Vererbungshygiene bzw. für die Aufstellung eugenischer Indikationen zur Sterilisierung, denn die Eugenik will nur für die natürliche Auslese Ersatz schaffen durch Beeinflussung der menschlichen Fortpflanzungsverhältnisse: Erleichterung der Fortpflanzung der Tüchtigen und Erschwerung oder Verhinderung der Fortpflanzung Minderwertiger. Zu den Maßnahmen, die das letztere erstreben, gehören Eheverbote und die verschiedenen Methoden der künstlichen Sterilisierung auf Zeit oder für die Dauer. Auch unter den Frauenärzten hat es schon vor vielen Jahren weitblickende Männer gegeben, die sich mit der vorliegenden Frage beschäftigt und die Maßnahmen gegen die Erzeugung minderwertiger und der Gemeinschaft schädlicher Personen erörtert haben. So hat Chrobak schon 1905 die Notwendigkeit einer Sterilisierung bei gewissen Psychosen mit hereditärer Belastung anerkannt und Hegar hat das Problem in einer eigenen kleinen Schrift bearbeitet.

Von ganz besonders großer Bedeutung ist die Vererbung von Geisteskrankheiten

---

[1] Die Grundfragen der Eugenik sind, wie Grotjahn in seiner kürzlich erschienenen Monographie betont, heute schon so weit geklärt, daß Schlußfolgerungen gezogen werden können, die verdienen, Gemeingut auch nicht fachmännischer Kreise zu werden. Dieser Ansicht schließt sich auch Lenz an. Entartung komme zustande durch erhöhte Vermehrung der Minderwertigen. Deshalb müsse die Fortpflanzung dieser Elemente hintangehalten und die der Höherwertigen begünstigt werden.

und psychischen Minderwertigkeiten. Es ist deshalb, sagt Strohmayer, kein Zufall, daß in der Psychiatrie der Vererbungsfrage frühere und stärkere Beachtung zuteil wurde als in irgendeinem anderen Gebiete der Medizin. Schon vor über 25 Jahren ist der Psychiater Naecke in zahlreichen Veröffentlichungen für die Ausschließung Minderwertiger von dem Zeugungsgeschäft im Interesse der Gesellschaft eingetreten. Naecke hat damals eigentlich schon alle Gründe, die dafür und dagegen sprechen, ausführlich erörtert. Er hat damals schon ausgeführt, daß bei schwer Entarteten mit höchster Wahrscheinlichkeit eine entartete Nachkommenschaft zu erwarten ist. „Und was will es dann sagen, fährt er fort, wenn etwa unter 100 solcher Fälle in wenigen die Prognose nicht eintrifft gegenüber dem unendlichen Nutzen, den wir in den übrigen Fällen für das allgemeine Wohl schaffen?"

Die höhere Ethik, heißt es weiter bei Naecke, verlangt vor allem den Schutz der Zukunft und das sind die Kinder, welche durchaus ein Recht haben, „wohlgeboren" zu sein. Demgemäß stellt Naecke eine Liste von Geisteskrankheiten auf, bei denen sowohl im eigenen Interesse der Kranken, als in dem der Nachkommenschaft die Sterilisierung angebracht sei. Das Recht dazu habe der Staat ebenso wie er impfen lasse, Verbrecher, Lepröse, Irrsinnige usw. einsperre, und zwar zum allgemeinen Besten, natürlich unter den nötigen Kautelen und von Fall zu Fall nach Ausspruch eines sachverständigen Kollegiums. Den bekannten Einwand von der Unsicherheit der Vererbungsgesetze und von der Möglichkeit, daß auch Entartete unter Umständen gesunde Kinder zeugen könnten, weist er unter Hinweis auf den außerordentlichen Nutzen, den das vorgeschlagene Vorgehen für das Allgemeinwohl bringe, zurück. Es müsse deshalb im einzelnen Falle die Feststellung von psychiatrischer Seite genügen, daß mit höchster Wahrscheinlichkeit eine entartete Nachkommenschaft zu erwarten sei. Die gesetzliche Sterilisierung, mit den nötigen Kautelen umgeben, werde sicher eine der segensreichsten Einrichtungen der Zukunft sein.

In der Schweiz spricht sich bereits 1905 die Jahresversammlung Schweizerischer Irrenärzte ohne Widerspruch für die Wünschbarkeit der Sterilisierung Geisteskranker und die gesetzliche Regelung der Materie aus.

Die künstliche Sterilisierung aus eugenischer Indikation will also die Entstehung einer voraussichtlich geistig oder körperlich minderwertigen Nachkommenschaft verhindern, und zwar hauptsächlich im allgemeinen Bevölkerungs- und Staatsinteresse. Den Arzt wird ja zunächst die Rücksicht auf die Mutter und die Familie veranlassen, die Frage einer Sterilisierung aus diesen Gründen zu erwägen. Das große Unglück, das ein oder mehrere geistig oder körperlich defekte Kinder in seelischer oder auch materieller Beziehung über eine Familie bringen kann, läßt bei den Eltern vielfach den Wunsch aufkommen, die Geburt weiterer Kinder unter allen Umständen zu verhindern. Wenn Winter in seiner mehrfach zitierten Monographie es ablehnt, die im Interesse des Staates aus eugenischen Rücksichten gebotene Sterilisation verbrecherischer und minderwertiger Personen in den Kreis seiner Betrachtungen zu ziehen, und sich nur auf die Erörterung der Anzeichen beschränken will, derentwegen der einzelne Arzt gelegentlich im Interesse des Einzelindividuums, seiner Eltern und seiner Familie zur Sterilisierung gezwungen sein kann, so kann man über die Berechtigung dieser Auffassung wohl streiten. Wir möchten uns jedenfalls der Ansicht derjenigen anschließen, die es als eine Aufgabe des Arztes betrachten, die medizinischen Grundlagen für die Berechtigung einer Sterilisierung im Interesse der Allgemeinheit zu liefern. In der Tat befaßt sich ja auch eine ganze Reihe von Veröffentlichungen aus der allerletzten Zeit mit der Erörterung dieses Themas, und es mehren sich die Anzeichen dafür, daß sich auch der deutsche Arzt mehr und mehr seiner Verpflichtung bewußt wird, die er als Sachverständiger auf diesen und ähnlichen Gebieten der Allgemeinheit gegenüber hat. Nur wenige sind es, die diese Pflicht anerkennen, und sich die Mühe machen, offenbare soziale Mißstände — ich erinnere nur an das Thema „krimineller Abort" — und die Möglichkeit ihrer Änderung vom ärztlichen Standpunkt aus zu erörtern. Die Rassehygieniker sind natürlich warme Anhänger der eugenischen Indikation und haben auch gegen eine „weitherzige Indikationsstellung" durchaus nichts einzuwenden (F. Lenz). Die Zurückhaltung der Frauenärzte führt Lenz, unseres Erachtens mit Recht, auf die zum Teil übertriebenen Bedenken zurück, die vermutlich gerade eine Reaktion auf die zu geringen Bedenken solcher Ärzte darstellen, die die Sterilisierung als Gefälligkeits- oder Finanzoperation ausführen. Auch Lenz vertritt den Standpunkt, daß im einzelnen Falle die Wahrscheinlichkeit der guten und schlechten Folgen gegeneinander abzuwägen seien und danach entschieden werde. Es sei nicht nötig, daß man den Erbgang krankhafter Zustände in jedem Falle genau erkenne. Praktisch rät Lenz so vorzugehen, daß, wenn zwei Kinder minderwertig ausfallen, oder sonst genügend Anhaltspunkte für Fortpflanzungsuntüchtigkeit der Eltern besteht, weitere Zeugungen vermieden werden.

In anderen Ländern ist die ärztliche Einstellung diesen allgemeinen Fragen gegenüber eine andere. Von der Schweiz war schon kurz die Rede und soll später noch ausführlicher gesprochen werden. Hier soll nur darauf hingewiesen werden, daß vor einiger Zeit in den geburtshilflichen Gesellschaften von New York und Philadelphia das Thema erörtert wurde: „Die soziale Verantwortlichkeit des Geburtshelfers und Gynäkologen." Von den Rednern hob Humpstone die Bedeutung der Mitarbeit der Frauenärzte an den sozialen Wohlfahrtsbestrebungen und auch deren Verpflichtung hierzu hervor. Dazu gehören eine intensivere Behandlung derartiger Probleme (z. B. der Geburtenregelung) auch in fachwissenschaftlichen Sitzungen und die Wahl führender Ärzte in die gesetzgebenden Körperschaften. In der Diskussion wird dieser Standpunkt fast von allen Rednern gebilligt.

Bei uns in Deutschland ist die Frage der Sterilisierung aus eugenischen Indikationen plötzlich sehr aktuell geworden durch den bekannten „Aufruf an die deutsche Ärzteschaft" des Bezirksarztes Dr. Boeters in Zwickau. Dieser gipfelt in der Forderung, daß alle Ärzte nach Blödsinnigen, Geisteskranken und geistig Minderwertigen fahnden und sie durch einen operativen Eingriff unfruchtbar machen sollen. Der Aufruf zwingt einen jeden, zu der ganzen Frage Stellung zu nehmen, zumal Boeters einen Chirurgen von Ruf gefunden hat, der dieser Aufforderung in weitestem Maße Folge geleistet hat, und zwar unbehelligt von den sächsischen Gerichten bzw. Staatsanwälten.

Die ersten Versuche, aus eugenischen Gründen künstliche Sterilisierungen vorzunehmen, liegen schon lange zurück und sind in Nordamerika ausgeführt worden. Es ist das wohl kein Zufall. Die Art und Zusammensetzung der amerikanischen Bevölkerung, unter der sich naturgemäß mehr abnorm veranlagte Individuen befinden, als in den alten Kulturländern Europas, die vielfach überstürzte staatliche und wirtschaftliche Entwicklung, die an den einzelnen ganz besondere hohe Anforderungen stellt und schließlich der praktische, aufs Nützliche gerichtete Sinn und die Aktivität des Amerikaners sind einige der Faktoren, die es verständlich erscheinen lassen, daß gerade Nordamerika ein günstiger Boden für derartige Bestrebungen war und ist. Es war der Amerikaner Sharp, der 1899 in einer Strafanstalt des Staates Indiana damit begonnen hat. Die Sterilisierung wurde natürlich mit Einwilligung der zu Operierenden vorgenommen, die diese meist gerne gaben, da ihnen eine Unfruchtbarkeit ohne Störung des Geschlechtsverkehrs nur angenehm sein konnte. Nach den günstigen Erfolgen Sharps an 176 Minderwertigen wurde die Sterilisierung gesetzlich eingeführt (1907). Diesem Schritt folgten in den nächsten Jahren weitere 14 Staaten, so daß bis 1920 in 15 Staaten die Unfruchtbarmachung gesetzlich geregelt war. Bis zu dieser Zeit waren im ganzen weit über 3000 derartige Eingriffe vorgenommen worden. Den Minderwertigen oder ihren Angehörigen steht in den meisten Staaten ein Einspruchsrecht zu. **Die mißbräuchliche Sterilisierung wird mit schweren Strafen bedroht.** In Kalifornien wurde dann auch außerhalb der Anstalten die Sterilisierung Geistesschwacher auf Ansuchen der Eltern oder des Vormundes ausgeführt. 1922 berichtet Laughlin, daß 124 Anstalten die Berechtigung zur Vornahme der notwendigen Operation erhalten hatten, daß jedoch nur ein verhältnismäßig geringer Teil, nämlich 31, von diesem Recht Gebrauch gemacht hätten. Die meisten der bis dahin ausgeführten 3200 Sterilisierungen, nämlich 2500, sind in Kalifornien gemacht worden. Laughlin berichtet weiter, was sehr bemerkenswert ist, daß eine Freilassung der unfruchtbar Gemachten auf Grund von Erfahrungen wegen der Gefahr der Schädigung der Allgemeinheit durch Verbreitung von Geschlechtskrankheiten und Vornahme unsittlicher Handlungen nicht befürwortet werden konnte.

In Europa war es die Schweiz, die bereits Anfang dieses Jahrhunderts den Bestrebungen Amerikas gefolgt ist. Besonders Forel und neuerdings H. W. Maier und Oberholzer sind für die Sterilisierung Geisteskranker und geistig Minderwertiger eingetreten, und haben ihre Ausführung in einer größeren Zahl von Fällen veranlaßt. Letzterer konnte bereits 1911 über die 19 ersten Fälle berichten, die der psychiatrischen Klinik in Zürich und dem Asyl Wil entstammen. Die 19 Fälle sind ausführlich in ihrem Verlauf von Oberholzer dargestellt und in mustergültiger Weise analysiert worden, so daß man sich in jedem Falle ein gutes Bild machen und die Zusammenstellung als eine vorzügliche Unterlage für weitere Studien dienen kann. In der Mehrzahl der Fälle handelte es sich um intellektuell oder moralisch defekte Menschen, um Psychopathen mit starker erblicher Belastung, die zum Teil zu Verbrechern geworden sind.

Die Resultate werden von dem Verfasser in folgender Weise zusammengestellt: 1. Die Erfahrungen haben zunächst nichts ergeben, was die Sterilisierung von gewissen geisteskranken Menschen diskreditieren könnte. 2. Sie haben im Gegenteil gezeigt, daß das Verfahren nicht nur für Staat und Gesellschaft Bedeutendes leistet, sondern auch, was ungleich höher in Anschlag zu bringen ist, daß es eine sehr wahrscheinlich minderwertige Nachkommenschaft verhütet.

Die Sterilisierung war in jedem Falle im Einverständnis mit den zustehenden Behörden, den Eltern resp. dem Vormund und den Kranken selber ausgeführt worden. In einzelnen Fällen machten die Behörden Schwierigkeiten, so daß der Verfasser eine gesetzliche Normierung der ganzen Frage für dringend notwendig hält. Er meint auch, daß eine zwangsweise Sterilisierung von Staatswegen zu erstreben wäre, gegen deren Einführung keine stichhaltigen Gründe anzuführen seien, nachdem der Staat doch vielfach die persönliche Freiheit und Willensbetätigung des einzelnen im Gesamtinteresse einschränkt. Die Rechtfertigung der Beschränkung liegt auch hier im Gesamtinteresse. Anfangs 1910 ist die Frage nach einem Referat E. Bleulers auch vor Juristen besprochen worden, die keinen prinzipiellen Einwand erhoben.

Das Studium der vortrefflichen Arbeit läßt den Leser auch den Schlußfolgerungen des Verfassers zustimmen, die dahin gehen, daß es zahlreiche Fälle gibt, wo die Ausschaltung von der Fortpflanzung durch Sterilisierung durchaus berechtigt ist, da sie, abgesehen von den direkten Vorteilen für den Patienten und die Allgemeinheit durch Verhinderung der Zeugung Minderwertiger und durch Ausschaltung von Verbrechern für Generationen außerordentlichen Nutzen stiften kann. Daß also ein derartiges Vorgehen auch in einem modernen europäischen Staate möglich ist, beweisen die erwähnten Fälle, auf deren Schilderung hier nicht näher eingegangen werden kann, und machen sie so außerordentlich wertvoll. Es ist nun Sache der Rechtsprechung, sich dieser Auffassung anzuschließen und durch Legalisierung des Eingriffes einer willkürlichen Anwendung und dem Mißbrauch derselben die nötigen Schranken zu setzen. In der Tat gibt es heute schon Juristen, die eine derartige Regelung der Angelegenheit für erwünscht halten. So beschäftigt sich der Jurist Wilhelm in einer eigenen Arbeit mit dieser Frage und fordert, daß die Entscheidung über die Sterilisierung bei einer Kommission ruhen und richterlich bestätigt werden soll mit der Möglichkeit der Berufung gegen das Urteil.

Auch die deutsche Gesellschaft für Rassenhygiene hält zwar die Zeit für eine zwangsmäßige Sterilisierung geistig Minderwertiger für noch nicht gekommen, glaubt aber, daß der Eingriff auf Wunsch der krankhaft Veranlagten oder mit ihrer Zustimmung gesetzlich geregelt werden sollte.

Schon 1899 hat der bereits erwähnte Psychiater Naecke den Standpunkt vertreten, daß die Verhinderung der Fortpflanzung geistig und moralisch Entarteter für jeden vernünftigen Menschen eine selbstverständliche Forderung sei, nachdem alle anderen Mittel zur Ausmerzung dieser Minderwertigen versagen. Eheverbote oder ähnliche Vorschläge, sagt Naecke weiter, kann doch kein Vernünftiger ernst nehmen; ein eugenisches Gewissen gibt es nicht, nicht einmal in gebildeten Kreisen. Jeder Staatsbürger hat eigentlich das Recht, daß von Staatswegen Abhilfe geschaffen wird, denn er trägt mit an der finanziellen Last, die durch die Erhaltung dieser Individuen erwächst. Dies kann nur in Form eines Radikalmittels geschaffen werden. Der Staat selbst muß natürlich gewisse Garantien verlangen, wenn er Gesetze schaffen soll, die so entscheidende Folgen haben können. Für die wichtigsten Geisteskrankheiten, sagt Naecke weiter, sind wir nun heute schon in der Lage, mit einem großen Grade von Wahrscheinlichkeit die Vererbung vorauszusagen; besonders wenn die Zeichen der Entartung sich in der Antezendenz weit nach oben verfolgen lassen, wird die Indikation zur Sterilisierung gegeben sein. Naecke schlug damals vor, bei folgenden Gruppen die Sterilisierung vorzunehmen: bei gewissen Kategorien von Gewohnheitsverbrechern, Imbezillen (vor der Entlassung aus der Anstalt), Epileptikern, noch zeugungsfähigen Geisteskranken, insbesondere auch Paralytikern. Die Operation sollte jedoch nur an Personen gemacht werden, die sich in Anstalten befinden. Diese letztere Forderung hält Strohmayer nicht für richtig und schließt sich de lege ferenda den von dem schon erwähnten Juristen Wilhelm ausgearbeiteten Forderungen an, die folgendermaßen lauten:

1. Die Sterilisierung soll zunächst bei Insassen von Anstalten vorgenommen werden, und zwar bei hochgradig Schwachsinnigen, chronisch Geisteskranken, Epileptikern schweren Grades und Gewohnheitstrinkern.

2. Unnötig ist die Sterilisierung unheilbar Kranker, die doch in der Anstalt bleiben müssen.

3. Die Sterilisierung ist erst etwa vom 25. Jahre an vorzunehmen.

4. Anzuwenden ist die Vasektomie resp. die Tubenresektion.

5. Die Entscheidung hat eine Kommission zu treffen, bestehend aus einem Chirurgen, einem Psychiater und dem Direktor der Anstalt. Der Beschluß der Kommission unterliegt der Genehmigung des Vormundschaftsgerichts mit Beschwerderecht sowohl der Kommission als auch des Individuums [1].

Es sind das Vorschläge, von denen Strohmayer selbst überzeugt ist, daß sie nichts Vollkommenes bringen, daß sie aber die Möglichkeit zum Weiterbauen freilassen. Die Hauptsache ist jedenfalls, daß sich immer mehr die Erkenntnis Bahn bricht, daß „das Recht des Individuums auch auf diesem Gebiete seine Grenzen an dem Wohl der Gesamtheit findet". Als Leitmotiv für die weiteren Bestrebungen bezeichnet Strohmayer den Ausspruch von H. Groß: Eine herankommende Zeit, und wenn Goethe Recht hat, eine fortschreitende Epoche, geht kühl an einer quantité négligable, wie es ein Fötus ist, vorüber und erklärt, das Leben der Mutter und die Wohlfahrt der Gesellschaft, die auf hereditär belastete Individuen zweifelhaften Wertes gerne verzichtet, seien ihr wichtiger.

Ähnliche Gedanken und vor allem wohl der Wunsch, der „vom ewigen Reden zur Tat führt", waren es wohl, die Boeters veranlaßt haben, seinen schon erwähnten, Aufsehen erregenden Aufruf an die deutsche Ärzteschaft (Ärztliches Vereinsblatt Nr. 1297, 1924) zu richten. Die Vorschläge Boeters' haben sich nunmehr in einem Gesetzentwurf verdichtet, der als Lex Zwickau unter dem Titel: „Die Verhütung unwerten Lebens durch operative Maßnahmen" dem Reichstag zur Genehmigung vorliegt. Der Entwurf lautet folgendermaßen:

1. Kinder, die bei ihrem Eintritt in das schulpflichtige Alter wegen angeborener Blindheit, angeborener Taubheit, wegen Epilepsie oder Blödsinn als unfähig erkannt werden, am normalen Volksschulunterricht mit Erfolg teilzunehmen, sind baldmöglichst einer Operation zu unterziehen, durch welche die Fortpflanzungsfähigkeit beseitigt wird. Die für die innere Sekretion wichtigen Organe sind zu erhalten (Sterilisierung).

2. Geisteskranke, Geistesschwache, Epileptiker, Blindgeborene, Taubgeborene und moralisch Haltlose, die in öffentlichen oder privaten Anstalten verpflegt werden, sind vor einer Entlassung oder Beurlaubung zu sterilisieren.

3. Geisteskranke, Geistesschwache, Epileptiker, Blindgeborene und Taubgeborene dürfen erst nach erfolgter Unfruchtbarmachung eine Ehe eingehen.

4. Frauen und Mädchen, die wiederholt Kinder geboren haben, deren Vaterschaft nicht feststellbar ist, sind auf ihren Geisteszustand zu untersuchen. Hat sich erbliche Minderwertigkeit ergeben, so sind sie entweder unfruchtbar zu machen oder bis zum Erlöschen der Befruchtungsfähigkeit in geschlossenen Anstalten zu verwahren.

---

[1] E. Meyer (Königsberg) vertritt ebenfalls die Ansicht, daß die Sterilisierung grundsätzlich zulässig sei bei bestimmten sorgfältig ausgewählten Fällen von angeborener Geistesschwäche, psychopathischer Konstitution, Alkoholismus und Epilepsie.

5. Strafgefangenen, deren erbliche Minderwertigkeit außer Zweifel steht, ist auf ihren Antrag ein teilweiser Straferlaß zu gewähren, nachdem sie sich freiwillig einer unfruchtbar machenden Operation unterzogen haben. Das gerichtliche Verfahren gegenüber Sittlichkeitsverbrechern wird durch ein besonderes Gesetz geregelt.

6. Die Eingriffe dürfen nur von solchen Ärzten ausgeführt werden, die in Chirurgie und Frauenheilkunde genügend ausgebildet sind und über alle erforderlichen Hilfsmittel verfügen. Operation und Nachbehandlung sind für Minderbemittelte kostenlos.

7. Die Sterilisierung vollwertiger Menschen wird wie schwere Körperverletzung bestraft.

8. Die Handhabung des Gesetzes wird durch eine Ausführungsverordnung geregelt.

Daß es in der Tat auch heute schon möglich ist, unbehelligt von den Gerichten nach ähnlichen Grundsätzen vorzugehen, beweist der schon erwähnte Umstand, daß ein Mann von dem Ansehen des Chirurgen Braun (Zwickau) die Forderungen Boeters' vielfach in die Tat umgesetzt hat.

Unter dem Titel: „Die künstliche Sterilisierung Schwachsinniger" setzt sich Braun mit dem Problem auseinander. Es sollen aus seinen bemerkenswerten Ausführungen einige Sätze hier wiedergegeben werden. An die Spitze stellt Braun den Satz: „Wir leben in einer Zeit, in der das Mitleid mit den Schwachen und Hilfsbedürftigen im Überfluß betrieben wird." Er führt dann weiter aus, wie sich Mitleid und Fürsorge nicht nur auf die Kranken erstrecken, die durch Behandlung und Pflege gesund gemacht und einem tätigen Leben zurückgegeben werden können. Jedes noch so elende und kümmerliche Geschöpf werde am Leben erhalten. Bauer habe aber ganz recht mit dem Ausspruch, selbst die altspartanische Aussetzung mißratener Kinder sei ungleich humaner gewesen als die gegenwärtige, im Namen des Mitleids geübte Aufzucht auch der unglücklichsten Kinder. Ein großer Teil dieser geistigen und körperlichen Krüppel müsse in Anstalten untergebracht werden, entweder, um sie möglichst lange zu erhalten oder um die Bevölkerung von unsozialen Elementen zu befreien, und das geschehe in einer Zeit, wo es in der Regel nicht gelingt, einem gesunden Menschen zu helfen, dessen körperliche und geistige Eigenschaften besondere Leistungen erwarten lassen. Diese übertriebene Fürsorge für geistig und körperlich Minderwertige sei eine fehlerhafte Auslese. Es gibt in Deutschland etwa 100 000—200 000 Schwachsinnige und 75 000 Idioten, die entweder dauernd in Anstalten gehalten werden müssen oder eine minderwertige Nachkommenschaft in die Welt setzen. Dem könne nur durch die künstliche Sterilisierung abgeholfen werden. Braun geht dann noch auf die juristische Seite der Frage ein und glaubt, daß die Sterilisierung zulässig sei, wenn der Kranke oder dessen Eltern bzw. gesetzliche Vertreter ihre Zustimmung geben und der Arzt die Operation für notwendig hält.

Hierzu soll nur kurz ausgeführt werden, daß nach der Ansicht vieler Juristen die Berechtigung eines derartigen Eingriffes fraglich ist. Immerhin besteht die Tatsache, daß in einem Teil Deutschlands nach den Grundsätzen Boeters' seit Jahren ungestraft gehandelt wird, obgleich das sächsische Justizministerium sich in einem Rechtsgutachten dahin geäußert hat, daß es zum mindesten zweifelhaft sei, ob eine Sterilisierung aus nicht rein medizinischen Gründen zu Heilzwecken, sondern aus sozialen, rassehygienischen und kriminalpolitischen Gründen auch mit Einwilligung des zu Operierenden oder seines Stellvertreters vom Standpunkt des Strafrechts aus als zulässig erscheine. Ohne auf diese juristische Frage hier ausführlich eingehen zu wollen, sei bemerkt, daß es hervorragende Juristen gibt, die auch heute schon die Sterilisierung aus den angegebenen Gründen für berechtigt halten, z. B. der Strafrechtslehrer Rosenfeld in Münster. Auch der den

Medizinern bekannte Oberreichsanwalt Ebermayer hat gegen die Sterilisierung auf Wunsch des Betreffenden nichts einzuwenden, da nichts im Wege stehe, daß er freiwillig die Operation an sich vornehmen lasse. Von der zwangsweisen Sterilisierung, „für die das deutsche Volk glücklicherweise noch nicht reif sei", will er jedoch nichts wissen.

Wie groß der Schaden sein kann, der durch die ungehemmte Fortpflanzung minderwertiger, asozialer Menschen bewirkt werden kann, zeigen eine Reihe von Stammbäumen, aus denen hervorgeht, daß Hunderte von Nachkommen solcher Menschen ebenfalls geistig minderwertig oder verbrecherisch veranlagt waren. (So soll z. B. ein amerikanischer Verbrecher in 75 Jahren 1200 Nachkommen gehabt haben, von denen 310 Gewohnheitsbettler waren, die 2300 Jahre in Armenhäusern verpflegt wurden, 50 Prostituierte, 7 Mörder, 60 Gewohnheitsdiebe und 130 andere Verbrecher). Diese Tatsache und entsprechende Erwägungen veranlassen Ebermayer später zu dem bemerkenswerten Zugeständnis, daß man danach in der Tat geneigt sein könne, die zur Zeit noch bestehende, gewissermaßen instinktive, moralische Abneigung gegen die Zwangssterilisierung derartiger Individuen aufzugeben. Jedenfalls soll man, wo immer es möglich sei, versuchen, die Einwilligung solcher Personen zu einer Sterilisierung zu erlangen und diese alsbald vornehmen.

Die Situation ist also heute so, daß eine Reihe hervorragender Juristen, zu denen auch der Oberreichsanwalt gehört, die Ansicht vertreten, daß eine aus eugenischer Indikation vorgenommene Sterilisierung dann erlaubt ist, wenn der oder die Betreffende selbst die Einwilligung zu dem Eingriff gegeben hat. Voraussetzung ist jedoch, daß der Betreffende das notwendige Verständnis für die Folgen des Eingriffes an den Tag gelegt hat. Ist das jedoch nicht der Fall, so hat auch Boeters, wie aus seinen letzten Veröffentlichungen hervorgeht, Bedenken, die Ausführung des Eingriffes in der gleichen Weise zu begründen. Er will in diesem Falle die Sterilisierung zu Heilzwecken ausgeführt wissen, „um das arme, unglückliche Wesen von den Schmerzen und seelischen Qualen einer unehelichen Schwangerschaft und Entbindung, sowie vor den Gefahren zu behüten, durch eine Puerperalpsychose den letzten Rest seiner geistigen Fähigkeiten einzubüßen" (R.G.-Entscheidung 21. 5. 94 [Str.-Bl. 25, S. 375]).

Man gewinnt den Eindruck, daß die Begründung der Sterilisierung für diese Fälle, die die Berechtigung der Sterilisierung nach dem derzeitigen Stande der Gesetzgebung erweisen soll, dem Verfasser offenbar einige Schwierigkeiten gemacht hat. Sehr überzeugend wirkt sie jedenfalls nicht. Auch die Art und Weise wie in den anderen Fällen, d. h. also dann, wenn der oder die zu Operierende ihr Einverständnis mit dem Eingriff erklärt haben, vorgegangen werden soll, erregt einige Bedenken. Zunächst erfolgt eine Antragstellung beim Bürgermeisteramt, dort wird eine Niederschrift vorgenommen, aus der zu ersehen ist, daß alle Antragsteller eingehend über die Tragweite des Eingriffes belehrt sind und hierfür auch das notwendige Verständnis an den Tag gelegt haben.

Wenn man die geistige Einstellung und Aufnahmefähigkeit der Kreise in Betracht zieht, bei denen die künstliche Sterilisierung in erster Linie in Frage kommt, so erscheint es etwas zweifelhaft, ob überhaupt in der Mehrzahl der Fälle diese Forderung zu erfüllen ist.

Doch mag dem sein wie es wolle: wer der Ansicht ist und die Überzeugung hegt, daß der Grundgedanke dieser Bestrebungen richtig ist, der kann der Initiative und Energie, die in den Boetersschen Bestrebungen zum Ausdruck kommen, seine Anerkennung nicht versagen und muß den Wunsch hegen, daß durch eine Änderung der Gesetzgebung die jetzt noch bestehenden juristischen Hindernisse bzw. Unklarheiten beseitigt werden. Dies wenigstens für die Fälle, wo der Kranke oder Entartete selbst den Wunsch zur Sterilisierung kund gibt oder sein ausdrückliches Einverständnis zu dem Eingriff erklärt. Für die künstliche Sterilisierung Minderjähriger scheint auch mir mit Ebermayer, Lenz u. a. die Zeit in Deutschland noch nicht gekommen zu sein.

Es wird eine schwere und verantwortungsvolle Aufgabe sein, die richtige Form und Fassung eines solchen Gesetzes zu finden. Der von Boeters geschaffene Entwurf, der dahin geht, daß „besondere ärztliche Eingriffe in die körperliche Unversehrtheit gewisser Klassen von Menschen zu grundsätzlich erlaubter Handlung" gestempelt werden, gibt zu mancherlei Ausstellungen Anlaß. Der Verfasser selbst ist der Ansicht, daß er noch manche Abänderung erfahren wird. Es würde zu weit führen, an dieser Stelle die Einzelheiten des Entwurfs zu erörtern. Notwendig wird es aber sein, daß bei weiterer Beratung die Ärzte und nicht zuletzt die Frauenärzte weitgehendst gehört werden, denn sie allein sind die Sachverständigen für eine ganze Reihe dabei in Betracht kommender Fragen.

Wenn ich in der Beziehung noch einen Punkt herausgreifen darf, der ganz besondere Bedenken erregt, so ist es die Beurteilung der Sterilisierung der Frau. Es braucht an dieser Stelle nicht näher erörtert zu werden, daß die Behauptungen Boeters', die Tubenunterbindung sei ein harmloser Eingriff, der niemals irgendwelche Nachteile hinterläßt, und daß diese Methode Dauererfolge verbürge, nicht durchaus den Tatsachen entspricht. Ehe wir nicht im Besitz anderer, ungefährlicherer Methoden sind, wird man gewisse Bedenken zu den Boetersschen Plänen auch in der Beziehung nicht unterdrücken dürfen. Bei älteren Personen sind wir ja zwar im Besitz eines Mittels, das zugleich ungefährlich und sicher ist, und auch für manche Erkrankungen junger Individuen ist vielleicht die Röntgenkastration ein Verfahren, das aus anderen therapeutischen Gründen gerade angezeigt sein mag. Aus diesen und anderen Gründen wird man darum zu der Sterilisierung männlicher Individuen aus eugenischen Gründen vielleicht eher seine Zustimmung geben können als zu der der weiblichen. Jedenfalls muß der einzelne sich mit dem Gedanken vertraut machen, daß er wie zu der Frage der operativen Sterilisierung im Interesse des Einzelindividuums auch zu der Ausführung dieses Eingriffes im allgemeinen Interesse Stellung nehmen muß.

In der Tat beginnt der entschlossene Vorstoß von Boeters schon weitere Kreise zu ziehen. So erfuhren seine Vorschläge auf der diesjährigen Tagung der preußischen Medizinalbeamten, die in Anwesenheit des Medizinalreferenten im preußischen Wohlfahrtsministerium stattfand, eine ausführliche Besprechung. Der Referent vertrat dabei die Ansicht, daß das Vorgehen von Boeters und Genossen de lege lata unzulässig sei, und führte zur Begründung die neueste Meinungsäußerung des Strafrechtslehrers Heimberger an (Monatsschr. f. Kriminalpsychologie u. Strafrechtsreform Juli 1924), der sich wie folgt äußert: Die Rechtswidrigkeit des Eingriffes aus reinen Privatinteressen ist durch die Einwilligung des Verletzten nur dann ausgeschlossen, wenn der Eingriff nicht zugleich rechtlich geschützte Interessen Dritter oder der Allgemeinheit berührt. Außerdem hat auch die Willensäußerung eines Blödsinnigen, mag er entmündigt sein oder nicht, keine rechtliche Bedeutung, und der gesetzliche Vertreter kann und darf die Zustimmung (zur Sterilisierung aus eugenischen Gründen) auch nicht geben. Heimberger spricht an der gleichen Stelle seine Verwunderung darüber aus, daß in Zwickau die Sterilisation vorgenommen wird, ohne daß die Staatsanwaltschaft oder das Vormundschaftsgericht eingreifen. Er warnt zum Schluß davor, dem Vorschlag Boeters zu folgen, da anderwärts die Staatsanwaltschaft wohl nicht so nachsichtig sein möchte.

Es wird dann weiter die Tatsache besprochen, daß die Boetersschen Vorschläge, wenn auch in stark abgeschwächter Form, von der sächsischen Regierung dem Reichsjustizministerium überwiesen worden sind mit dem Antrag, im Abschnitt über Körperverletzung einen Paragraphen anzuführen, der die Sterilisierung für zulässig erklärt, wenn eine Geisteskrankheit vorliegt, die nach dem Gutachten zweier hierfür amtlich anerkannter Ärzte mit großer Wahrscheinlichkeit schwere Erbschädigungen erwarten läßt. Zur Ausführung des Eingriffes bedarf es der Zustimmung des Betreffenden oder seines gesetzlichen Vertreters und des Vormundschaftsgerichts. Als in Frage kommende Erkrankungen werden aufgeführt: Dementia praecox, wenn ausgesprochen und Anstaltsbehandlung unmöglich; manisch depressives Irresein mit schweren Erscheinungen; Epilepsie, wenn einwandfrei festgestellt; schwerer Alkoholismus mit psychischen Erscheinungen; vereinzelte Fälle schwerer, degenerativer, konstitutioneller Psychopathie; angeborener, aus inneren Ursachen entstandener Schwachsinn usw. **Blind und taub Geborene werden jedoch in dem Entwurf von der Sterilisation ausgeschlossen.**

Der Referent und die Diskussionsredner stimmen im allgemeinen dem Entwurf zu, und auch Krohne vom preußischen Wohlfahrtsministerium schlägt vor, den Antrag zu stellen, daß Reich und Land in großem Umfange ihre Aufmerksamkeit den Fragen der menschlichen Vererbung zuwenden und durch Erlaß geeigneter rassehygienischer Maßnahmen nähertreten.

Von weiteren Meinungsäußerungen zur vorliegenden Frage aus der letzten Zeit sei weiter die Tatsache verzeichnet, daß nach einem Vortrag, den Professor Kuhn (Gießen) auf Einladung des Vereins sächsischer Richter und Staatsanwälte über Vererbungslehre und Rechtspflege hielt, in dem besonders die Sterilisierung Minderwertiger gefordert wurde, die Versammlung den Ausführungen des Redners vollkommen zustimmte (ref. Münch. med. Wochenschr. 1923. S. 897).

Aus dieser Kundgebung scheint hervorzugehen, daß man auch in den Kreisen der praktischen Juristen beginnt, dem guten Kern der Boetersschen Vorschläge Verständnis entgegen zu bringen. Ferner seien noch aus der Stellungnahme der obersten sächsischen Gesundheitsbehörde einige Sätze wiedergegeben: Die Anregungen Boeters sind durchaus beachtenswert .... schematische Richtlinien im Sinne Boeters aufzustellen, ist jedoch unmöglich. Jeder einzelne Fall soll von einem Psychiater und einem Rassehygieniker begutachtet werden. Die freiwillige Sterilisierung ist zu empfehlen für Einzelfälle unter Beachtung aller erforderlichen Vorsichtsmaßnahmen. ..... Zur Zeit ist jedoch von einer Sterilisierung noch abzusehen, da die rechtliche Seite des Problems durchaus noch nicht klar liegt. De lege ferenda wird empfohlen, einen Zusatzparagraphen 224a dem Str.G.B. anzufügen: eine strafbare Körperverletzung liegt nicht vor, wenn durch einen Arzt zeugungsunfähig gemacht worden ist, wer an einer Geisteskrankheit, an einer dieser gleich zu achtenden Geistesstörung oder an einer betätigten, verbrecherischen Veranlagung leidet oder gelitten hat, die nach dem Gutachten zweier, hierfür anerkannter Ärzte mit großer Wahrscheinlichkeit schwere Erbschädigungen seiner Nachkommen erwarten läßt. Der Eingriff muß mit seiner Einwilligung oder bei Unmündigen mit Einwilligung des gesetzlichen Vertreters und in beiden Fällen mit Zustimmung des Vormundschaftsgerichts vorgenommen sein. Als Gutachter können nur gelten: ein Psychiater und ein in Eugenik erfahrener Arzt.

Bemerkenswert ist dann noch die weitere Mitteilung des Vorsitzenden dieser Behörde, die dahingeht, daß die **Zahl der die Sterilisierung ihrer minderwertigen Kinder fordernden Eltern ständig zunimmt.**

Auch der deutsche Verein für Psychiatrie hat kürzlich zu dem Problem Stellung genommen. Unter dem Titel: „Die Unfruchtbarmachung geistig und sittlich Kranker und Minderwertiger" hat Gaupp (Tübingen) das Referat erstattet. Bei der Bedeutung desselben seien auch aus ihm einige Punkte wiedergegeben. Nach Gaupps Überzeugung ist die von einem chirurgisch oder gynäkologisch geschulten, aus medizinischen oder eugenischen Gründen nach sorgfältiger Beratung vorgenommene Sterilisation eines einwilligenden, geistig gesunden und geschäftsfähigen Kranken oder Belasteten berechtigt. Die Sterilisierung von erblich belasteten Eltern soll nach sorgfältiger Erörterung von Gründen und Gegengründen nicht verweigert werden. Bei beschränkter Geschäftsfähigkeit Entmündigter bedarf es außer der eigenen Zustimmung derjenigen des Vormundes oder des Vormundschaftsgerichts. Die Entscheidung soll von dem Urteil zweier psychiatrisch und eugenisch geschulter Ärzte abhängig gemacht werden. Die Frage der Sterilisierung soll vor der Entlassung noch zeugungsfähiger Kranker aus einer Heil- oder Pflegeanstalt geprüft werden, zumal dann, wenn bei bereits vorhandenen Kindern Zeichen krankhafter Veranlagung erkennbar sind und aus medizinischen Gründen, z. B. wenn ein schubweiser, progressiver Verlauf einer Dementia praecox erkennbare Zusammenhänge mit den Degenerationsvorgängen zeigt.

Zum Schluß seiner Ausführungen hebt dann Gaupp noch einmal ausdrücklich hervor, daß es sich um eine sehr komplizierte Materie handelt, und daß noch sehr umfangreiche Studien über die tatsächliche Vererbung bei den verschiedenen Krankheiten nötig seien. Auch das Verschwinden von Krankheiten durch Mischung mit gesundem Blut, das Verlöschen pathologischer Anlagen durch ständige Regeneration bei Vermischung abnormer und gesunder Familien sei zu berücksichtigen. Als wichtigstes Ergebnis seiner Arbeit bezeichnet Gaupp den „lebendigen Willen aller Psychiater, an der vorliegenden Aufgabe mitzuwirken". Wenn auch nicht das Ziel erreicht werden könne, daß alle geistig oder sittlich Minderwertigen aus dem Volkskörper ausgeschaltet werden, so könne man doch auch jetzt schon erreichen, daß in tausenden von Fällen dafür gesorgt werde, daß Krankhaftes sich nicht weiter vererbt, und daß den ungeborenen Geschlechtern der Fluch schlechter Erbanlagen erspart bleibe.

Weniger optimistisch, ja sogar skeptisch äußern sich jedoch einige andere hervorragende Psychiater zu dem vorliegenden Problem, wie z. B. Bumke und Sommer. Beide glauben, daß die Frage, ob sich die menschliche Gesellschaft auf Grund unserer bisherigen Kenntnisse der Vererbungsgesetze für berechtigt oder gar verpflichtet halten könne, dem Willen des Ganzen die persönliche Freiheit des Einzelnen insofern zu opfern, daß sie psychopathische und verbrecherische Menschen durch die Kastration an der Fortpflanzung verhindere, „bedingungslos" verneinen zu müssen. Bumke begründet diesen Standpunkt vor allem damit, daß das in Frage kommende Verfahren vollkommen die Tatsache der latenten (rezessiven) Vererbung übersehe, und daß nur der allergeringste Teil der Träger erblicher Anlagen unschädlich gemacht werde. In zweiter Linie hält Bumke es auch für sehr zweifelhaft, ob der Psychiater die Verantwortung zur Ausführung des Eingriffs tragen könne, und endlich glaubt Bumke, daß der geringe Nutzen, der im besten Falle erzielt werden könnte, kaum die großen Nachteile aufwiegen würde, die die praktische Durchführung des Verfahrens mit sich brächte. Bumke hält darum (laut brieflicher Mitteilung) die ganze Frage für vollkommen verfrüht. Das, was wir über die Vererbung psychopathischer Zustände wissen, sei so ungemein wenig und so unsicher, daß wir absolut nicht berechtigt seien, auf diesem unsicheren Fundament schon grundsätzliche Maßnahmen aufzubauen. Bumke muß aber selber zugeben, daß es doch wohl Fälle gibt, wo auch heute schon der Eingriff berechtigt ist. Er sagt nämlich wörtlich folgendes: Übrigens kenne ich selbst einen Fall, in dem ich auch der zwangsweisen Sterilisierung durch Unterbindung der Eileiter unbedingt zustimmen würde, das ist der Fall der geisteskranken Mutter, die der Mann nach jedesmaliger Entlassung aus der Irrenanstalt immer wieder schwängert, und die doch nicht in der Lage ist, ihre Kinder zweckentsprechend zu erziehen; namentlich bei Dementia praecox-Kranken ist das ein ganz geläufiges Vorkommnis. Hier wäre eine gesetzliche Regelung durchaus erwünscht."

Aus diesem Zugeständnis Bumkes scheint doch hervorzugehen, daß Bumke nicht ein absoluter Gegner der Sterilisierung aus eugenischer Indikation ist, wie seine vorher angeführten Äußerungen annehmen lassen.

Zum Beweis dafür, daß auch in anderen Ländern — die weit vorgeschrittene Bewegung in Amerika ist ja schon erwähnt — das Problem die Ärztewelt bewegt, mag noch ein kurzer Bericht über eine ausführliche Besprechung des Themas in der Jahressitzung der Brit. med. assoc. 1923 hier Platz finden, zumal die Erörterungen mancherlei Anregungen bringen. Nach allgemeinen Ausführungen über die Lage der geistig Minderwertigen in sozialer Beziehung, die in eingehendster Weise von verschiedenen Sachverständigen beleuchtet wurde, wurde auch die Frage der „Segregation" (Absonderung) und der Sterilisierung ausführlich erörtert. R. A. Gibbons geht davon aus, daß die starke Zunahme der geistig Minderwertigen in Großbritannien — in dem letzten Jahre monatliche Zunahme von über 300 (!) — dazu auffordere, radikale Maßnahmen zur Verminderung dieser Zahl zu treffen. Die starke Vermehrung ist nach Gibbons zweifellos in der Hauptsache auf Vererbung zu schieben. Die Unkosten, die diese Idioten, Imbezillen usw. jährlich dem Staate verursachen, betragen über 3 Millionen Mark. Nach Gibbons muß die Fürsorge für diese Unglücklichen sich nach zwei Richtungen bewegen: Zuerst Versuche zur Besserung des Zustandes bis zum 16. Jahre etwa und dann, wenn der Versuch erfolglos geblieben ist, Sorge dafür, daß die Kranken an der Fortpflanzung gehindert werden. Die Sterilisierung soll nur dann ausgeführt werden, wenn gar keine Aussicht auf Besserung des Zustandes bestehe. Diese sei jedoch erfahrungsgemäß sehr gering.

In der Diskussion schließen sich verschiedene Mitglieder der Gesellschaft den Ausführungen Gibbons an, während andere die Sterilisierung verwerfen und für die Segregation eintreten. Auch der Präsident der Gesellschaft (Brakenbury) äußert gewisse Bedenken gegen die Sterilisierung, indem er auf die Schäden hinweist, die die sterilisierten Minderwertigen verursachten, da sie in der Ausübung ihres Geschlechtstriebes vollkommen ungehemmt seien; infolgedessen sei eine Überwachung derselben doch notwendig.

Zum Schluß sei noch eine Äußerung von L. Darwin (dem Sohn von Charles Darwin), die dieser auf dem Mailänder Kongreß für Eugenik 1924 über die Sterilisierung

Krimineller getan hat, hier angeführt. Diese geht dahin, daß der Verbrecher als in körperlicher und geistiger Beziehung dem normalen Menschen unterlegen anzusehen sei. Eine Einsperrung verschlechtere die kriminellen Anlagen und, wenn sie nur vorübergehend stattfinde, verhindere sie nicht die Fortpflanzung. Dabei bestehe bei dem Sohn eines Kriminellen die zehnfach größere Wahrscheinlichkeit, daß er ein Verbrechen begehe als bei dem Sohn ehrlicher Leute. Deshalb sei jede praktische Vorsorge, die Fruchtbarkeit Krimineller zu verringern, als eine Wohltat für die kommende Generation zu betrachten. In diesem Sinne befürwortet er ebenso wie einige andere Vertreter des Kongresses die Sterilisierung.

Aus allen den bis jetzt angeführten Tatsachen und Meinungsäußerungen scheint mir hervorzugehen, daß das Problem der künstlichen Sterilisierung aus eugenischer Indikation zwar noch nicht völlig geklärt ist, daß aber diejenigen, die den Eingriff auch heute schon in einzelnen Fällen und unter gewissen Voraussetzungen für durchaus angezeigt und berechtigt halten, dafür gewichtige Gründe anführen können. Das muß selbst Bumke, der sich im allgemeinen der ganzen Frage gegenüber ziemlich ablehnend verhält, zugeben.

Es kommt nunmehr darauf an, diese Voraussetzungen oder Bedingungen festzulegen. Winter hat das bereits versucht, aber, worauf auch Pankow hinweist, in einer Form, die eine praktische Durchführung kaum möglich macht. Die Winterschen Bedingungen lauten folgendermaßen:

a) Sicher nachgewiesene Erblichkeit des Defektes oder der Erkrankung;
b) Vorhandensein des Erbfehlers im mütterlichen Keimplasma;
c) Auftreten des Erbfehlers an dem ganzen Nachwuchs oder wenigstens im größten Teil desselben;
d) Unheilbarkeit des Erbfehlers bei den Eltern und bei dem Nachwuchs;
e) Schädigender Einfluß, den der Erbfehler auf das körperliche oder seelische Leben des Individuums oder seiner nächsten Umgebung ausübt.

Die Erfüllung aller dieser Bedingungen ist natürlich gar nicht möglich. Auch von psychiatrischer Seite ist darauf hingewiesen worden, daß die strengen Indikationen Winters sich nach dem Standpunkt der Vererbungswissenschaft gar nicht erfüllen lassen (Strohmayer). Vor allem betrifft das Punkt 1, 2 und 4. Punkt 5 hat mit der eugenischen Indikation nichts zu tun. Die Forderung unter Punkt 2 scheint ja zunächst berechtigt, doch sind Fälle denkbar, wo aus äußeren Gründen die Sterilisierung der Mutter vorgenommen werden muß, aber wo der Erbfehler auf Seiten des Vaters und dessen Familie liegt. Es wäre selbstverständlich richtiger, in solchen und ähnlichen Fällen „den Mann zu kastrieren", wie Fritsch sagte, bzw. ihn durch den einfachen Eingriff der Vasektomie zeugungsunfähig zu machen, wie man heute sagen würde. In der Tat geschieht das ja auch schon hier und da. Im allgemeinen liegen aber heute die Verhältnisse so, daß die einfache und ungefährliche Methode der Sterilisierung des Mannes noch zu wenig bekannt ist, und daß der Mann infolgedessen so gut wie immer einen solchen Eingriff strikte ablehnt. Wenn dann der Mann sich noch weiter weigert, Verhütungsmaßregeln zu gebrauchen, so ist wohl der Fall gegeben, daß man zum Schutze der unglücklichen Mutter, wenn sie bereits mehrere Kinder mit schweren Defekten geboren hat, diese durch eine Sterilisierung vor weiterem Unglück schützen muß, da andere Mittel nicht in Frage kommen.

Einen solchen Fall hatten wir kürzlich zu beurteilen und zu behandeln: Eine gesunde Frau hat von ihrem tuberkulösen Mann drei Kinder, von denen eines an Tuberkulose gestorben ist und die zwei anderen Zeichen derselben Erkrankung bieten. Der Mann lehnt Sterilisierung und Gebrauch von Präventivmitteln ab. Hier schien uns die Berechtigung gegeben, bei Gelegenheit eines anderen Eingriffes die Sterilisierung auszuführen.

Ebenso scheint uns die Indikation zur Sterilisierung vorliegend, wenn eine Krankheit vorliegt, die zwar von der Mutter übertragen, aber nicht von ihr akquiriert wird, wie z. B. die hereditäre Sehnervenatrophie. Davon wird weiter unten noch die Rede sein.

Die Hauptschwierigkeit bei der Erörterung der Frage, ob sterilisiert werden soll oder nicht, entsteht bekanntlich dadurch, daß man in keinem Fall mit Sicherheit die Vererbung eines Leidens voraussagen kann. Man muß sich immer mit einer Wahrscheinlichkeit begnügen, die aber in einzelnen Fällen einen sehr hohen Grad erreichen kann. Wenn z. B. beide Eltern Träger der Erkrankung sind und diese sich schon seit Generationen vererbt hat, so ist die Wahrscheinlichkeit einer weiteren Vererbung natürlich eine besonders große. Dies um so mehr, wenn bereits einige Kinder vorhanden sind, die die abnormen Merkmale aufweisen. Die Möglichkeit, daß bei diesem Vorgehen auch einmal die Geburt eines nicht kranken oder unbelasteten Kindes verhindert wird, muß dabei zugegeben werden. Es scheint uns dies jedoch das kleinere Übel zu sein. Sehr richtig setzt F. Lenz der Möglichkeit, daß sogar vielleicht einmal ein Genie ungeboren bleibt, die Tatsache entgegen, daß infolge der für den Mittelstand bzw. die überdurchschnittlich Begabten mißlichen Verhältnisse, die zu einer Beschränkung der Geburten führen, so viele Kinder ungeboren bleiben, von denen man mit viel größerer Wahrscheinlichkeit sagen könne, daß unter ihnen sich Hochbegabte und Genies befinden würden. Er sagt dann weiter ebenfalls sehr richtig: „Ganz allgemein kann gar nicht ernsthaft bestritten werden, daß die Fortpflanzung von Geisteskranken, schweren Psychopathen, Säufern, Schwindsüchtigen usw. ganz überwiegend Unheil bringt, und der Umstand, daß wir in den meisten Fällen nur mit einer gewissen Wahrscheinlichkeit minderwertige Beschaffenheit der Nachkommenschaft voraussagen können, bildet keinen vernünftigen Grund gegen die Verhinderung der Fortpflanzung Minderwertiger. ..... Im praktischen Leben kann sich unser Handeln immer nur nach Wahrscheinlichkeiten richten. Wenn nur ein Handeln nach unbedingt sicheren Voraussagen zulässig wäre, so würde unsere ganze Staatsmaschine stille stehen müssen. Die Wahrscheinlichkeit des Nutzens und die des Schadens müssen vielmehr sorgfältig gegeneinander abgewogen werden, und es ist unverantwortlich, Einrichtungen, deren überwiegender Nutzen offenkundig ist, nur deswegen zu bekämpfen, weil in Ausnahmefällen auch einmal Schaden durch sie gestiftet werden könnte."

Wenn selbst ein Mann von der bekannten strengen Indikationsstellung eines Winter sich auf den Standpunkt stellt, daß man gelegentlich die Ausschaltung gesunder Kinder durch die Sterilisierung mit in den Kauf nehmen müsse, so wird man gewiß nicht rigoroser zu sein brauchen, zumal weder der Familie noch der Allgemeinheit damit genützt wird.

Von den in Frage kommenden Erkrankungen, die die Ausführung der Sterilisierung aus eugenischen Gründen indizieren können, sind in erster Linie gewisse Psychosen zu nennen, vor allem die Idiotie und angeborene Geistesschwäche. Wie sehr auch der Staat bemüht ist, die Schwängerung solcher Personen zu verhindern, geht aus der hohen Strafe hervor (bis 10 Jahre Zuchthaus), mit der er dieses Verbrechen belegt, und der Psychiater E. Meyer geht sogar soweit, im Falle der unehelichen Schwängerung einer hochgradig Schwachsinnigen die Unterbrechung der Schwangerschaft mit nachfolgender Sterilisierung für gerechtfertigt zu halten. Wenn auch in einem solchen Fall, sagt E. Meyer weiter, die Anzeichen zur Schwangerschaftsunterbrechung und Sterilisierung in der gewohnten Art gelegentlich nicht vorliegen, so erfordert doch oft die gewissenhafte Ausübung der Berufstätigkeit, den Eingriff vorzunehmen.

Eine derartige, von doktrinärer Engherzigkeit weit entfernte Stellungnahme eines bekannten akademischen Lehrers kann man nur aufs wärmste begrüßen.

In zweiter Linie kommen in Betracht: das manisch-depressive Irresein, gewisse Fälle von Dementia praecox und von Epilepsie. Bei diesen Komplikationen wird ja vielfach die Rücksicht auf das Wohl der Patientin selbst die Veranlassung zur Sterilisierung abgeben oder mit abgeben. Außerdem werden noch die Huntingtonsche Chorea, die hereditäre Ataxie und die spastische Spinalparalyse (Reifferscheid) als vererbbare Erkrankungen angeführt, die die künstliche Sterilisierung im Interesse der Nachkommenschaft angezeigt erscheinen lassen.

Von anderen Erkrankungen, die noch in Frage kommen, sind zunächst eine Reihe von schweren Augenkrankheiten zu nennen, die zur Erblindung führen können. Vor allem ist es die schon erwähnte hereditäre Sehnervenatrophie, von der es bekannt ist, daß sie sich durch Generationen vererbt und langsam aber sicher zur Erblindung führt. Sie wird allerdings vielfach nur von den Frauen übertragen, ohne daß diese selbst von ihr befallen werden. So konnte der Leiter der Dortmunder Augenklinik, Professor Bartels, eine ganze Ahnentafel aufstellen von 28 Fällen dieser Erkrankung, die sich über ganz Westfalen verteilen und die sich auf eine Urahne zurückführen lassen, die an dieser Erkrankung litt (vgl. Meyer-Riemsloh, Kl. Monatsbl. f. Augenheilk. 1925, März-April-Heft). Sind die Frauen selber von der Krankheit befallen, so sind sie selbstverständlich umgehend zu sterilisieren, aber auch im Falle, daß die ersten Kinder einer aus solcher Familie stammenden gesunden Frau Zeichen der Erkrankung bieten, wird man eine Sterilisation in Vorschlag bringen müssen.

An zweiter Stelle sind die Fälle von angeborener schwerer Amaurose und Amblyopie zu nennen, bei denen die künstliche Sterilisierung angezeigt ist, zumal, wenn andere Anzeichen von Defektbildung des Gehirns vorhanden sind.

Von einer weiteren Augenerkrankung, die Winter als Indikation zur Sterilisierung wegen Gefahr der Vererbung aufführt, dem Gliom, das bei doppelseitigem Auftreten zur Erblindung führt, ist es nach Bartels zweifelhaft, ob es wirklich vererbbar ist. Hier muß nach Lage des Einzelfalles entschieden werden.

Den chronischen Alkoholismus lehnen wir mit Winter als generelle Indikation zur Sterilisierung ab, nicht weil er eventuell heilbar, sondern weil seine wirkliche Vererbbarkeit sehr zweifelhaft ist. Wird doch z. B. die angebliche Keimschädigung durch Alkohol von Schallmeyer völlig abgelehnt.

Ebenso erscheinen uns eine Reihe von anderen Indikationen, wie infantilistischer Habitus, psychopathische Konstitution u. a. (Hirsch) zu vage und unbestimmt, um sie als allgemeine Indikationen anerkennen zu können. Wenn in solchen Fällen im Interesse der Mutter, der Familie und der Allgemeinheit es wünschenswert erscheint, die Geburt einer größeren Zahl von Kindern zu verhindern, da diese doch nur von zweifelhaftem

Wert für die Allgemeinheit zu werden versprechen, so sind hier die Verhütungsmittel am Platze.

Von der eugenischen Indikation überhaupt, deren Aufstellung vor allem dem Arbeiten von M. Hirsch zu danken ist, und deren Berechtigung und Anwendungsgebiete wir bereits erörtert haben, konnte Winter noch 1920 behaupten, sie habe praktisch nur eine sehr geringe Bedeutung, und zwar wegen der Seltenheit der vererbbaren Krankheitszustände. Diese Begründung ist nur zu verstehen im Zusammenhang mit einer anderen Äußerung Winters, die dahin geht, daß er es nicht als seine Aufgabe betrachte, die im Interesse des Staates und seiner Bewohner in Amerika propagierte und gesetzlich erlaubte und gebotene Sterilisierung verbrecherischer und minderwertiger Individuen in den Kreis seiner Betrachtungen zu ziehen. Für Winter handelt es sich nur allein um das Interesse des Einzelindividuums und das seiner nächsten Umgebung, d. h. seiner Eltern und seiner Familie. Das Staatswohl will Winter wohl auch, wenn auch in zweiter Linie berücksichtigen, aber nur insofern, als vor der unrichtigen Ausdehnung eugenischer Indikationen gewarnt werden soll. Winter fährt dann fort: ,,Ob und wieweit sich der Staat voraussichtlich minderwertiger Individuen durch die Sterilisierung der Eltern entledigen will, ist nicht Sache des Arztes" usw.

Dieser Standpunkt Winters muß den überraschen, der das inhaltsreiche und bedeutungsvolle Werk Winters, dem dieser Ausspruch entstammt, ,,Die Indikationen zur künstlichen Sterilisierung der Frau", mit Aufmerksamkeit gelesen hat. Zieht sich doch durch das ganze Buch der Gedanke, daß die bevölkerungspolitischen Aufgaben, die der Staat sich stellt, mit Hilfe der Ärzte gelöst werden müssen, und es ist doch offenbar das intensive, tätige Interesse an dem Wohlergehen dieses Staates, das Winter veranlaßt, ihm durch seine Arbeit die Unterlagen dafür zu schaffen, daß er Gesetze erläßt, die dem Umfang der unberechtigten Unfruchtbarmachung steuern sollen. Zu den bevölkerungspolitischen Aufgaben des Staates scheint doch auch Winter die Verhinderung der Erzeugung minderwertiger Individuen zu rechnen. Dieses Ziel zu erreichen, ist aber nicht ohne Mitarbeit der Ärzte möglich. Die lebhafte Erörterung dieser Frage in den medizinischen Gesellschaften des In- und Auslandes zeigt, daß viele Ärzte den Standpunkt Winters nicht teilen.

Wir sind jedenfalls der Ansicht, daß man, wie Reifferscheid es ausdrückt, an der Berechtigung der Sterilisierung aus eugenischen Gründen heute nicht mehr zweifeln kann. Den Gegnern dieser Ansicht seien zum Schluß folgende treffenden Ausführungen entgegengehalten: ,,Die Sentimentalität, die auf der einen Seite einer Verhinderung von Schädlingsgeburten nicht zustimmen will, sieht es skrupellos an, wie die Besten des Volkes sich keine Kinder oder nur in äußerst beschränktem Maße leisten können, weil die verantwortlich Denkenden, ethisch Höherstehenden, zu einer Geburteneinschränkung gezwungen sind durch die wirtschaftlichen Verhältnisse, da die Staatshilfe versagt, während für die unglücklichen Staatsparasitäre Gelder vorhanden sein müssen, wenn sie nun einmal in dieses, für sie verfehlte Leben gesetzt worden sind" (A. F. Stelzner).

XV. Sterilisierung und Rechtsprechung.

Die Sterilisierung ist (nach v. Lilienthal) ein ärztlicher Eingriff und unterliegt als solcher den ärztlichen Bestimmungen. Für die strafrechtliche Beurteilung ist entscheidend, ob die Handlung rechtswidrig ist. Handlungen sind aber dann nicht strafbar, wenn sie das Interesse der Gesellschaft nicht schädigen oder es gar in Wirklichkeit fördern. Die künstliche Sterilisierung als ärztliche Indikation ist eine Handlung, die nicht rechtswidrig sein kann, da sie zur Erreichung eines Zweckes, den die Rechtsordnung als notwendig anerkennt, erforderlich ist.

Nach dem StGB. § 224 und 225 wäre die künstliche Sterilisierung sonst als Körperverletzung, die den Verlust der Zeugungsfähigkeit zur Folge hat, eine Handlung, die mit Zuchthaus bis zu 10 Jahren bestraft wird.

Es ist dabei allerdings zu bedenken, daß der Gesetzgeber nur die Kastration als die ihm einzig bekannte Form der Sterilisierung im Auge gehabt hat, da die operative Sterilisierung zum Zwecke der Geburtenverhütung im heutigen Sinne zur Zeit des Inkrafttretens des StGB. nicht bekannt war.

Die Rechtswidrigkeit fehlt also nur deshalb, weil die künstliche Sterilisierung zu Heilzwecken, also im gesundheitlichen Interesse der Behandelten, notwendig ist, und zwar ist diese sowohl erlaubt, wenn sie nur ein Nebenerzeugnis des operativen Eingriffes darstellt (wie z. B. bei Fortnahme der Genitalien wegen Erkrankung derselben), als auch, wenn sie zur Verhütung einer Schwangerschaft, die Leben und Gesundheit der Schwangeren gefährden würde, vorgenommen wird.

Erfolgt jedoch die Handlung aus anderen, z. B. eugenischen, Gründen, d. h. also, um die Erzeugung von Nachkommen zu verhindern, von denen man eine mittelbare oder unmittelbare Gefahr für das Volkswohl erwartet, so ist die Sachlage eine andere. Die einzige Rechtfertigung für den Arzt ist in diesem Falle die Einwilligung des Behandelten. Ob sie dazu geeignet ist, hängt davon ab, ob der Staat die Berechtigung des Zweckes anerkennt. Dies ist jedoch in Deutschland nicht der Fall, und es scheint v. Lilienthal zweifelhaft, ob die Sterilisierung stillschweigend geduldet wird. Daß dies in der Tat geschieht, zeigt das Verhalten der Staatsanwaltschaft in Sachsen gegenüber den Sterilisierungen, die dort zu eugenischen Zwecken nach dem Vorschlage von Boeters vorgenommen werden. Bei der Unsicherheit in betreff der Vorhersage der Vererbung geistiger Abnormitäten usw. erscheint v. Lilienthal die Unfruchtbarmachung der kranken oder minderwertigen Eltern als eine vom rechtlichen Standpunkt aus keineswegs einwandfreie Handlung.

Auch de lege ferenda glaubt v. Lilienthal nicht, daß der Staat in absehbarer Zeit eine entsprechende Bestimmung in das Gesetz aufnehmen wird. In der Tat fehlt sie ja auch noch in dem Gesetzentwurf von 1918. Wenn je der Staat die Einwilligung zur Sterilisierung aus eugenischen Gründen geben würde, so würde das nach der Ansicht v. Lilienthals zuerst wohl für die Geisteskranken der Fall sein.

Der Strafrechtlehrer Heimberger erkennt ebenfalls die Berechtigung der künstlichen Sterilisierung als „prophylaktische Maßnahme zur Verhütung einer künftigen Lebensgefährdung" an. Erfolgt die Sterilisierung jedoch nicht zu Heilzwecken, so ist sie zunächst als eine schwere Körperverletzung anzusehen. Die Frage der Berechtigung ist abhängig von dem Standpunkt, den man in dem Streit über die Wirkung der Einwilligung des Verletzten in die Körperverletzung einnimmt. Heimberger selbst ist der Ansicht, daß die Einwilligung des Verletzten die Rechtswidrigkeit und damit die Strafbarkeit der Körperverletzung ausschließt, daß also auch der Arzt, welcher eine Frau mit ihrer Einwilligung sterilisiert, strafrechtlich nicht zur Verantwortung gezogen werden kann, ebenso wie die Frau selbst, wenn sie es etwa verstünde, sich durch Röntgenstrahlen zu sterilisieren. Die genauere juristische Begründung dieser Auffassung des Verfassers befindet sich in seiner Schrift: Strafrecht und Medizin (Beck-München). Heimberger ist sich dabei bewußt, daß der Zustand, daß der Arzt, wenn er eine Frau mit ihrem Willen sterilisiert, durchaus straffrei bleiben soll, etwas unbefriedigendes hat. Er gibt jedoch zu bedenken, daß bei Mißbrauch seitens des Arztes gegen diesen ehrengerichtlich vorgegangen werden kann.

Zitelmann faßt (juristisch) die Erteilung der Einwilligung in die Verletzung (Sterilisierung) als ein Rechtsgeschäft auf, das nötig sei, sobald es gegen die guten Sitten verstoße. Da die Sterilisierung, soweit sie nicht eine Heilbehandlung vorstelle, als ein Verstoß gegen die guten Sitten anzusehen sei, sei sie rechtswidrig und strafbar. Heimberger weist demgegenüber mit Recht darauf hin, daß es im Einzelfalle schwer, ja unmöglich sein könne, den Beweis zu erbringen, daß die Sterilisierung gegen die guten Sitten verstoßen habe. Der Nachweis eines bewußten Mißbrauchs wird immer schwer zu erbringen sein.

In dem Abschnitt über eugenische Indikationen sind bereits einige Meinungsäußerungen anderer, angesehener Juristen angeführt worden, aus denen hervorgeht, daß der Standpunkt Heimbergers doch schon eine Reihe von Anhängern hat. Vor allem ist für die Praxis zweierlei wichtig: 1. der Umstand, daß die Sterilisierungen nach dem Vorschlage von Boeters und in dessem Sinne schon seit Jahren in Sachsen ungestraft — soviel bekannt ist — ausgeführt werden, und daß 2. der oberste Vertreter der Staatsanwaltschaft, der Oberreichsanwalt Ebermayer, sich dahin ausgesprochen hat, daß die Sterilisierung aus eugenischen Gründen mit Einwilligung des Betreffenden seiner Ansicht nach auch heute schon statthaft sei.

Die verschiedenen Auffassungen der Juristen über die Berechtigung der künstlichen Sterilisierung aus nicht medizinischen Gründen — daß die Sterilisierung, wenn zu Heilzwecken ausgeführt, nicht gesetzwidrig ist, darüber sind sich wohl alle einig — ist wohl zum Teil so zu erklären, daß die Juristen bis jetzt gar keine oder nur selten Gelegenheit gehabt haben, in praxi zu der vorliegenden Frage Stellung zu nehmen. Sind es doch erst die Erlebnisse der letzten Jahre, die auch den Nichtarzt, vor allem den Sozialpolitiker und dann auch den Juristen auf die Bedeutung des Problems haben aufmerksam werden lassen. Die intensive Beschäftigung mit dem Gegenstand wird wohl auch eine weitere Erklärung und eine einheitliche Stellungnahme der Juristen bringen. Bezeichnend in der Beziehung ist ja die schon erwähnte Tatsache, daß der Oberreichsanwalt, der sich früher vollkommen ablehnend hinsichtlich der Berechtigung der eugenischen Indikation verhalten hat, neuerdings auf Grund der Kenntnisnahme gewisser Tatsachen einen zustimmenden Standpunkt einnimmt, ja sogar die Frage der zwangsweisen Sterilisierung für diskutabel erklärt. Gerade die neuen Bestimmungen über die Berechtigung der Sterilisierung aus eugenischen Gründen im neuesten Entwurf (1925) zum StGB. sollen der Initiative Ebermayers ihre Einführung verdanken.

Die Sachlage ist also heute die, daß die Rechtmäßigkeit der künstlichen Sterilisierung, wenn sie zu Heilzwecken ausgeführt wird, allgemein anerkannt ist, daß sie aber bestritten wird, wenn sie aus eugenischen Gründen vorgenommen wird. Die Berechtigung der sozialen

Indikation wird von manchen Juristen anerkannt, allerdings nicht als einzige Indikation, so z. B. von v. Calker. Dieser erklärt es sogar für eine bedeutsame Pflicht des Arztes, gerade den Momenten der sozialen Verhältnisse bei in Frage kommenden Entscheidungen seine besondere Aufmerksamkeit zu widmen, da sie mittelbar für die Entscheidung von großer Bedeutung seien. Als einzige Indikation lehnt sie jedoch auch v. Calker ab, und zwar weil er Bedenken hat, ob man für die Bestimmung des Begriffes „soziale Verhältnisse" sowie für ihre Beurteilung und Bewertung auch nur einigermaßen feste Gesichtspunkte gewinnen könne. Diese Bedenken liegen ja natürlich auch dann vor, wenn die sozialen Verhältnisse als mittelbarer Grund herangezogen werden, worauf auch schon Schickele hingewiesen hat. Dieser Auffassung von der Rechtslage widerspricht die Anschauung anderer Juristen, der sich auch Winter und Pankow anschließen, die dahingeht, daß auch heute schon der Arzt eine Sterilisierung ausführen könne aus welchen Gründen er wolle, ohne sich strafbar zu machen, vorausgesetzt, daß er die Einwilligung des Betreffenden besitzt. Winter ist also der Ansicht, daß der Staat, der doch ein unbestrittenes Interesse an der Frage hat, heute noch keine Handhabe besitze, die aus wissenschaftlich nicht anerkannten Gründen ausgeführte Sterilisierung zu verbieten. „Wohl kann er auch jetzt schon, heißt es bei Winter weiter, seine Organe, d. h. in diesem Falle die Universitätslehrer, die beamteten Ärzte und die Ärztekammern (?) anweisen, belehrend und mahnend auf die praktischen Ärzte einzuwirken, daß sie sich nicht mit der Indikation von dem Boden der Wissenschaft entfernen." Auf die Schwäche, die in den Ausdrücken „wissenschaftliche Grundlage", „Boden der Wissenschaft" u. ä. liegt, ist schon mehrfach hingewiesen worden.

Der neue Strafgesetzentwurf (1918), der so manche Besserung bringt, der z. B. nicht mehr eine Handlung, die nach den Regeln der ärztlichen Kunst zu Heilzwecken vorgenommen wird, als Körperverletzung beurteilt, und der die aus medizinischen Gründen erfolgte Einleitung des Abortes nicht mehr als Abtreibung ansieht, enthält auch ausdrückliche Bestimmungen über die Berechtigung der Unfruchtbarmachung. Er bestimmt nämlich, daß Eingriffe oder Verfahren zum Zwecke der Einschränkung der Zeugungs- oder Gebärfähigkeit eines anderen ..... nur zur Abwendung einer schweren, anders nicht zu beseitigenden Gefahr für Leib und Leben der behandelten Personen zulässig und nur einem staatlich anerkannten (approbierten) Arzt erlaubt seien.

Übrigens schränkt der Entwurf auch das Verfügungsrecht der Frau über ihren Körper ein, wie das ja beim Manne schon der Fall war, indem er allgemein bestimmt, daß derjenige mit Gefängnis bestraft wird, der vorsätzlich seine Zeugungs- oder Gebärfähigkeit beseitigen läßt, ohne hierzu befugt zu sein. Wenn dieser Entwurf Gesetzeskraft erlangt, werden wir ja klare Verhältnisse in der Beziehung bekommen, da im Gesetz zum Ausdruck gebracht wird, daß eine Sterilisierung nur zu Heilzwecken gestattet und straffrei ist. Die Sterilisierung aus rein sozialen Gründen sieht auch der Entwurf 1918 nicht vor. Das hindert selbstverständlich nicht, daß bei der Indikationsstellung die sozialen Verhältnisse eine ernste Berücksichtigung erfahren sollen, in dem Sinne, wie es v. Calker will. Die Frage der eugenischen Indikation ist von denen, die den Entwurf bearbeitet haben, anscheinend für noch nicht spruchreif erachtet und darum gar nicht erwähnt worden. Man kann gespannt darauf sein, welche Stellung der Entwurf zur Lex Zwickau (alias Boeters) einnehmen wird.

In allerletzter Zeit ist der Entwurf 1925 zum StGB. bekannt geworden, der eine wesentliche Klärung der Verhältnisse herbeiführt. Schon die Stellungnahme des Entwurfes zu der Frage: Operation = Körperverletzung? zeigt ein weitgehendes Verständnis für die tatsächliche Lage der Dinge. Es heißt nämlich im § 238 des Entwurfes klipp und klar: „Eingriffe und Behandlungsweisen, die der Übung eines gewissenhaften Arztes entsprechen, sind keine Körperverletzungen oder Mißhandlungen im Sinne des Gesetzes."

Der Maßstab für die Zulässigkeit eines ärztlichen Eingriffes bleibt demnach „die Übung eines gewissenhaften Arztes". Der Eingriff muß somit nicht nur nach den Regeln der ärztlichen Wissenschaft angezeigt, sondern auch vom Standpunkt der ärztlichen Ethik aus statthaft erscheinen.

Die Notwendigkeit der Einwilligung des Kranken ist ganz fallen gelassen worden, da die Achtung des Selbstbestimmungsrechtes zur ärztlichen Ethik gehört.

Der Paragraph gilt aber nicht nur für Eingriffe zu Heilzwecken. In der Begründung heißt es nämlich ausdrücklich: auf den Gesichtspunkt der ärztlichen Ethik wird es vor allem ankommen, wenn zu entscheiden ist, ob der Arzt eine Frau auf ihr Verlangen, aber ohne medizinische Notwendigkeit unfruchtbar machen dürfte.

Balser, der in der Münch. med. Wochenschr. den Entwurf bespricht, glaubt daraus schließen zu dürfen, daß damit die soziale Indikation für die Sterilisierung einer gesunden Frau grundsätzlich anerkannt sei. Der Einzelfall unterliege der Beurteilung nach den Grundsätzen der ärztlichen Ethik; sie läßt keinen Zweifel darüber, was nicht erlaubt ist. Diese Auffassung dürfte wohl zu optimistisch sein; eine Entscheidung im Einzelfalle wird vielfach nicht zu umgehen sein.

Wer aus der Sterilisierung ein Geschäft macht, den trifft der § 234 des Entwurfes, der „in der Zerstörung der Fortpflanzungsfähigkeit eine bedeutende Beeinträchtigung im Gebrauche des Körpers, bzw. eine Verstümmelung" erblickt.

Der § 238 betont dann außerdem noch ausdrücklich die Zulässigkeit der Unfruchtbarmachung von Personen, von denen nach feststehender Erfahrung eine entartete oder asoziale Nachkommenschaft zu erwarten ist.

Danach ist also grundsätzlich die Sterilisierung aus eugenischen Gründen gestattet. Die Fassung des Paragraphen könnte vollkommen befriedigen, wenn er nicht den Ausdruck „nach feststehender Erfahrung" enthielte. Dieser müßte durch einen anderen ersetzt oder ganz fallen gelassen werden, wenn der Wert des Paragraphen nicht in Frage gestellt werden soll.

Es scheint jedoch selbstverständlich, daß die neue Bestimmung nicht einem jeden Arzt plein pouvoir zur Sterilisierung nach eigenem Belieben geben will, worauf auch Lochte in der Besprechung des Entwurfes auf dem letzten Ärztetag hingewiesen hat.

Wenn dieser Entwurf Gesetz wird, so ist in der Tat die künstliche Sterilisierung eine „Sache ärztlicher Gewissenhaftigkeit und Ethik" (Winter).

Zum Schluß seien noch einige Punkte erwähnt, deren juristische Beurteilung für den Arzt von Wichtigkeit ist. (Nach Heller, Die ärztlich wichtigen Rechtsbeziehungen des ehelichen Geschlechtsverkehrs. Kabitzsch 1924.)

a) Sterilisierung ohne Einverständnis des Ehemannes.

Nach § 1568 des StGB. würde eine schwere Verfehlung darin zu erblicken sein, wenn sich eine Frau nicht zu Heilzwecken, sondern aus anderen Gründen (z. B. um keine Kinder mehr zu bekommen) operativ oder durch Röntgenstrahlen sterilisieren ließ, ohne daß der Ehegatte seine Einwilligung gegeben hat.

b) Gewollte Unfruchtbarkeit.

Der Gebrauch von Präventivmitteln gegen den Willen eines Ehegatten bildet eine schwere Verfehlung der durch die Ehe begründeten Pflichten und einen relativen Scheidungsgrund; aus § 1568. Ebenso ist es im französischen Recht. Das Reichsgericht hat mehrfach in diesem Sinne entschieden. Jeder Ehegatte hat das Recht, „einen ordnungsmäßigen Verkehr zu verlangen", es müßte denn sein, daß ein ausreichender Grund zur Ausführung des Präventivverkehrs vorliege (z. B. geisteskranke Frau).

c) Gewollte Sterilität wegen schwerer Erkrankung.

Die lungenkranke Ehefrau kann den Verkehr verweigern, wenn nach ärztlichem Urteil die Beiwohnung bzw. die Folgen derselben zu einer Verschlimmerung des Leidens führen können; ebenso jeder Ehegatte, wenn der andere geisteskrank ist, also aus eugenischen Gründen (= eugenische vorbeugende Maßnahme [Reichsgerichtentscheidung 16. 10. 1902]).

d) Durch Konzeptions- bzw. Kohabitationsunfähigkeit bedingte Unfruchtbarkeit.

Ein derartiger Defekt, z. B. infolge von Fehlens der Scheide, gilt gesetzlich als eine persönliche Eigenschaft, die bei Eingehung der Ehe offenbart werden muß. Die Nichtoffenbarung stellt einen Anfechtungsgrund dar (§ 1333).

Ist sich die Frau des Mangels nicht bewußt gewesen, und wird die Ehe von dem Manne angefochten, so soll die Frau die Verpflichtung haben, sich einer Operation zu unterziehen, da eine Ablehnung eine Verfehlung gegen § 1568 darstelle.

Heller geht dabei offenbar von der Voraussetzung aus, daß die in Frage kommende Operation ein harmloser Eingriff ist. Da diese Voraussetzung nicht stimmt — die Bildung einer künstlichen Scheide ist selbst bei Anwendung des Schubertschen Verfahrens kein ungefährlicher und bei Ausführung der Dünndarmmethode ein mit großer Lebensgefahr verbundener Eingriff — dürfte auch die Folgerung hinfällig sein.

Liegt jedoch nur ein relatives Hindernis vor, wie z. B. ein zu enger Introitus oder ein zu straffer Hymen, so wird die Verweigerung des zur Beseitigung des Hindernisses notwendigen, ungefährlichen Eingriffs vom Reichsgericht als ein relativer Scheidungsgrund erklärt.

Interessant ist schließlich die Mitteilung Haberdas, daß das Gericht in einem Falle das Vorhandensein einer künstlichen (rektalen) Vagina nicht als Eheanfechtungsgrund hat gelten lassen. Ob nicht eine Revisionsinstanz in dem Falle anders entschieden hat, wird nicht angegeben.

XVI. Die Vorbedingungen der künstlichen Sterilisierung.

Vor der Ausführung einer Operation bzw. eines Eingriffs, der wie die künstliche Sterilisierung die weitgehendsten Folgen für die Patientin selbst, die Familie und letzten Endes auch für die Allgemeinheit hat, und mit dem aus naheliegenden Gründen leicht Mißbrauch getrieben werden kann, müssen eine Reihe von Vorbedingungen erfüllt sein, die die unberechtigte Vornahme nach Möglichkeit verhindern. Dies um so mehr, als die Indikation zu dem Eingriff zum Teil „noch unsicher und schwankend und die Krankheitsbilder in ihrer pathologischen Dignität verschiedener Auffassung fähig sind" (Winter).

Schon F. A. Kehrer hat in einer seiner ersten Veröffentlichungen eine Reihe von Bedingungen aufgestellt, von denen er die Ausführungen der künstlichen Sterilisierung abhängig gemacht wissen will. Da diese im großen und ganzen auch heute noch, wenn auch zum Teil mit Einschränkung, Gültigkeit haben, seien sie hier angeführt: 1. Vorhergegangener erfolgloser Versuch mit der Anwendung von Präventivmitteln; 2. das Vorhandensein mehrerer lebender Kinder; im Einzelfalle kann auf Erfüllung dieser Bedingung verzichtet werden; 3. völlige Zustimmung beider Ehegatten, die am besten in einer gerichtlich gültigen, schriftlichen Erklärung erfolgt. Schriftliche Zustimmung des Hausarztes und eines zweiten hinzugezogenen Arztes.

Von diesen Bedingungen für die Sterilisierung wird die erste von einzelnen Autoren, wie Chrobak und Krönig, unter gewissen Voraussetzungen anerkannt. Chrobak schränkt sie ein auf die mehr chronisch verlaufenden Fälle, wie die Tuberkulose. Er will von der Forderung absehen, wenn aus irgendwelchen triftigen Gründen, wie z. B. solcher moralischer oder besonders religiöser Natur, der Gebrauch antikonzeptioneller Mittel abgelehnt wird. Er hält die Sterilisierung für erlaubt, wenn die Präventivmittel versagt haben, und wendet sich dabei ziemlich scharf gegen die „Moralisten", die derartige Konzessionen nicht anerkennen wollen und rät ihnen zu bedenken, wie sie sich verhalten würden, wenn es sich um ihre eigenen Frauen handele.

Für die ganze Einstellung des human denkenden, erfahrenen Arztes spricht der Satz: es ist bestimmt ein Unrecht, an den Fragen des ehelichen Lebens achtlos vorüberzugehen und so vielleicht die Qualen, die Sorgen, den Kummer, die Freudlosigkeit der kranken Frauen zu steigern und dem Unfrieden der Ehe Nahrung zu bieten.

Mit Krönig wird man zugeben müssen, daß in vielen Fällen die erste Forderung Kehrers nicht erfüllt werden kann, wie z. B., wenn eine schwere, nicht heilbare Erkrankung, wie etwa ein Herzfehler, beim Eingehen der Ehe schon vorliegt oder kurz danach auftritt. In solchen Fällen wäre es natürlich in höchstem Grade bedenklich, die Anwendung eines nicht ganz sicher wirkenden Mittels zu empfehlen, wenn die dann vielleicht notwendige Unterbrechung der Schwangerschaft und Sterilisierung die Frau in die größte Lebensgefahr bringen würde. Wenn natürlich noch eine entfernte Aussicht auf Heilung des Grundleidens vorliegt, und noch keine oder nur ein oder zwei Kinder vorhanden sind, so sollte doch stets der Versuch gemacht werden, durch andere Mittel die Konzeption zu verhüten. Auch sind bei den Grenzfällen auch die anderen Umstände, wie z. B. die wirtschaftlichen Verhältnisse, die Wünsche der Eltern im einzelnen Falle zu berücksichtigen.

Winter hält die Forderung der vorangegangenen Anwendung von Präventivmitteln für nicht berechtigt. Nach seiner Auffassung bedeutet die Erhebung dieser Forderung eine laxe Auffassung in der Stellung der Indikation zur künstlichen Sterilisierung. Er deduziert dabei folgendermaßen: die operative Sterilisierung beruht auf der Unzulänglichkeit der Präventivmittel. Gäbe es sichere unschädliche Mittel, so brauchten wir keine künstliche Sterilisierung. Bei dieser Sachlage kann der Arzt, der eine weitere Schwangerschaft sicher verhindern will, die Anwendung solcher Mittel nicht empfehlen. Entweder hält der Arzt jede weitere Schwangerschaft für so gefährlich, daß man sie mit allen Mitteln zu verhindern suchen muß, oder er hält dieses Vorkommnis nicht für so bedenklich, dann ist auch die Empfehlung von Präventivmitteln unberechtigt.

Dieser Auffassung wird man für die weitaus größte Zahl der Fälle beistimmen, nämlich für diejenigen, bei denen unter allen Umständen eine jede weitere Schwangerschaft verhütet werden muß, weil keinerlei Aussicht auf Heilung besteht. Dem Standpunkt Winters könnte man also unbedingt zustimmen, wenn es in jedem Falle möglich wäre, die Prognose mit Sicherheit zu stellen. Daß dies eine Utopie ist, braucht nicht erst bewiesen zu werden. Jeder einzelne hat doch da, besonders auf dem Gebiete der Tuberkulose, seine Erfahrungen gemacht, die die Unzulänglichkeit unseres Wissens beweisen. Ich kenne z. B. einen Fall, wo ein sehr gewissenhafter und erfahrener Internist die Indikation zur Sterilisierung gestellt hat, die Frau an den Folgen des Eingriffes zugrunde ging und die Sektion nur das Vorhandensein eines abgeheilten Herdes in der Lunge erkennen ließ. Und in der Literatur ist eine ganze Reihe von Fällen niedergelegt, wo die größten Fachautoritäten sich in der Vorhersage des Krankheitsverlaufes getäuscht haben. Es erübrigt sich, solche Fälle hier mitzuteilen. Von dem Vorhandensein einer wissenschaftlichen Grundlage als einer objektiven, mit Sicherheit nachweisbaren, von jedem erkennbaren Unterlage als Indikation zur künstlichen Sterilisierung kann doch in manchen Fällen gar nicht die Rede sein. Man braucht nur an die schon erwähnten eigenen Worte Winters über die verschiedene Auffassung von der Bedeutung und Schwere einer Erkrankung zu erinnern. Also auch Winter muß zugeben, was ja eigentlich selbstverständlich ist, daß es Fälle gibt, wo die Meinung auch der sachverständigsten Fachärzte darüber auseinandergeht, ob eine Heilung noch möglich, wahrscheinlich oder ausgeschlossen ist. Wenn in solchen Fällen noch kein oder nur ein Kind vorhanden ist, wenn die Mutter den dringenden Wunsch hat, nicht für immer der Möglichkeit beraubt zu werden, Kinder zu bekommen, so ist doch wohl der Fall gegeben, zunächst einen Versuch mit Präventivmitteln zu machen, selbstverständlich unter strengster Kontrolle der Patientin. Wenn die Mittel dann versagen oder die Erkrankung vielleicht noch eine Verschlechterung erfährt oder beides zusammen der Fall ist, so ist dann immer noch Zeit, die Sterilisierung, wenn nötig zugleich mit der Unterbrechung der Schwangerschaft, auszuführen. Daß die Präventivmittel, richtig angewandt, nicht so unsicher sind, wie vielfach behauptet wird, zeigt doch tausendfältige Erfahrung des täglichen Lebens — Ausnahmen kommen selbstverständlich vor — und nicht zuletzt die schon öfters zitierte Angabe von Martius sen., daß er niemals in die Lage gekommen sei, eine Sterilisierung zu empfehlen, da er stets mit den Präventivmitteln das gewünschte Ziel erreicht habe. Im übrigen wird man eben auch hier, wie auch sonst in der Medizin, von Fall zu Fall entscheiden müssen. Es können nur Richtlinien aufgestellt werden, die dem Arzt ein Wegweiser sein sollen, aber keine strengen „Gesetzestafeln", um einen Ausdruck Werths zu gebrauchen, mit einzelnen Paragraphen, die bindend für das Handeln des Arztes sind. Im übrigen muß man den Arzt nach bestem Wissen und Gewissen handeln lassen.

Ich komme also zu dem Schluß, daß es in einer großen Anzahl, vielleicht sogar in der Mehrzahl der Fälle nicht nötig, ja gelegentlich sogar unmöglich und falsch ist, die erste Forderung Kehrers zu erfüllen, daß es aber gewiß Fälle gibt, wo ein Versuch durch Präventivmittel eine weitere Schwangerschaft zu verhindern, durchaus berechtigt ist.

Die zweite Forderung Kehrers, das Vorhandensein mehrerer Kinder, kann selbstverständlich, wie auch Kehrer selbst zugibt, keine allgemeine Gültigkeit haben, und ihre Erfüllung nur als höchst wünschenswert bezeichnet werden. Das Vorhandensein mehrerer Kinder ist, wie Winter sagt, zweifellos eine große Erleichterung für den Entschluß der Sterilisierung und die Bedingung wird auch, wie ich hinzusetzen möchte, in der Mehrzahl der Fälle zu erfüllen sein. Es sind aber auch anderseits Fälle denkbar, und auch in der Tat beobachtet worden, wo der Zustand einer jungen verheirateten Frau ein derartiger ist, daß ohne jede Rücksichtnahme auf Vorhandensein oder Nichtvorhandensein von Kindern wegen drohender Lebensgefahr das Eintreten einer Schwangerschaft zu verhüten ist. Es sind das solche Fälle, wo entweder die Frau trotz einer ernsten Erkrankung, die an sich das Heiraten verbietet, z. B. einem Herzfehler, eine Ehe eingeht, oder wo nach der ersten Geburt — selten schon früher — eine rapide Verschlimmerung einer vorher mehr latenten Erkrankung, wie z. B. einer Lungentuberkulose, eintritt. Das Nichtvorhandensein von Kindern kann demnach nicht als ein entscheidender Gegengrund für die Ausführung einer sonst wohl begründeten Sterilisierung gelten. Die Forderung Kehrers muß daher in dem Sinne erweitert bzw. umgestaltet werden, daß außer bei Sterilisierung wegen Beckenenge in einzelnen Fällen von ihrer Erfüllung abgesehen werden kann.

Die volle Zustimmung der Ehegatten nach entsprechender Belehrung ist eine selbstverständliche Forderung, deren Berechtigung oder Notwendigkeit eigentlich nicht erörtert zu werden braucht. Wie vor jeder Operation und vor jedem Eingriff wird die Notwendigkeit, die Art und die Gefährlichkeit des Eingriffs zu schildern sein, und dazu noch — was ja gelegentlich auch bei anderen Operationen nötig ist — eine Aufklärung darüber zu erfolgen haben, welche Konsequenzen der Eingriff hat. Man wird darauf hinweisen müssen, daß das oder die vorhandenen Kinder sterben können, daß die Frau etwa später eine zweite Ehe eingehen und daß dann der Wunsch nach weiteren Schwangerschaften auftreten könne u. ä. m. Wenn nun auch die Zustimmung der Eheleute zu dem Eingriff unbedingte Voraussetzung der Sterilisierung ist, so soll nach der Auffassung Winters der Wunsch und Wille niemals den Arzt in seiner Entscheidung beeinflussen. Die Berechtigung dieser Anschauung in ihrer Allgemeinheit scheint mir fraglich. Es gibt doch Krankheitszustände, auf deren Vorkommen oben bereits hingewiesen ist, bei denen es zweifelhaft sein kann, ob eine dauernde Unfruchtbarkeit dringend erforderlich ist, und wo die Entscheidung, was im Einzelfalle geschehen soll, von anderen Umständen und Momenten, wie soziale Lage der Familie, das Vorhandensein einer mehr oder minder großen Zahl von Kindern u. a. m., abhängig gemacht werden muß. So wird man meines Erachtens in einem solchen, hinsichtlich seiner Beurteilung zweifelhaften Falle den dringenden Wunsch der Mutter, ihr nicht die Möglichkeit zu nehmen, noch einmal Kinder zu bekommen, durchaus berücksichtigen müssen. Wenn die Mutter das Risiko einer neuen Schwangerschaft auf sich nehmen will, um die Möglichkeit zu haben, zu dem oder den etwa vorhandenen Kindern noch ein weiteres hinzuzubekommen, so wird man diesem Wunsche bei der Indikationsstellung Rechnung tragen dürfen und müssen, wenn nicht der Gesundheitszustand der

Mutter ein derartiger ist, daß eine Besserung völlig ausgeschlossen erscheint und von einer erneuten Schwangerschaft eine lebensbedrohende Verschlimmerung absolut sicher zu erwarten ist.

Daß Wünsche nach der anderen Richtung hin, die dahin gehen, von der Möglichkeit einer erneuten Schwangerschaft unbedingt befreit zu werden aus mehr oder minder subjektiven, unsachlichen Gründen, die ärztliche Entscheidung in keiner Weise beeinflussen dürfen, erscheint mir ebenso selbstverständlich. Ich kann also der Anschauung Winters, daß den Ehegatten nur das Recht der Einwilligung, aber nicht das der Mitbestimmung zustehe, in dieser allgemeinen Fassung nicht zustimmen und bin überzeugt, daß diese Auffassung von den meisten geteilt wird. Schließlich ist es doch die Frau selbst, die wie auch Sellheim und andere betonen, ihre Haut zu Markte trägt.

Was endlich die Form angeht, in der die Einwilligung der Eheleute erfolgt, so ist es sicher richtig, eine schriftliche Zustimmungserklärung beider Ehegatten zu verlangen. Diese wird zweckmäßig einen Passus enthalten, aus dem hervorgeht, daß eine entsprechende Belehrung und Aufklärung erfolgt ist, also z. B.: „Nachdem ich über die Folgen der bei mir (bzw. meiner Frau) als notwendig erachteten Operation (Röntgenbehandlung) hinreichend aufgeklärt worden bin, gebe ich meine Zustimmung zu dem Eingriff." Ich muß allerdings hierzu bemerken, daß ich auch ohne eine derartige schriftliche Erklärung in einer über 20jährigen selbständigen Tätigkeit nie eine Unannehmlichkeit erlebt habe; aber besser ist es sicher, eine solche zu verlangen, um übler Nachrede und Vorwürfen zu entgehen, zumal dann, wenn nicht wie in einer großen Klinik eine größere Zahl von Personen vorhanden ist, die die Tatsache der Zustimmung der Ehegatten zu dem Eingriff bezeugen können.

Die letzte von Kehrer aufgestellte Vorbedingung zur Vornahme der künstlichen Sterilisierung, das Konsilium mehrerer Ärzte und deren Übereinstimmung betreffs der Notwendigkeit des Eingriffs, muß jedoch unbedingt erfüllt werden.

Zunächst ist es notwendig, daß der Hausarzt, der seine Klientin und deren Verhältnisse schon mehr oder weniger lange Zeit kennt, gehört wird bzw. sich gutachtlich äußert. In der Regel wird es ja so sein, daß dieser seine Patientin der Klinik oder dem Spezialarzt mit einer entsprechenden Begründung zur Sterilisierung überweist. Dann erfolgt zweckmäßigerweise die Untersuchung und Begutachtung der Patientin durch den in Frage kommenden Facharzt. Dieser wird häufig eine Beobachtung der Patientin verlangen, um ein sicheres Urteil über ihren Zustand zu gewinnen. Es folgt schließlich eine Besprechung des Hausarztes, des Facharztes und des Frauenarztes, bei der der erstere fehlen kann, wenn seine schriftliche Meinungsäußerung vorliegt. Dabei ist es Sache des Operateurs, dem Facharzt die Art und Schwere des vorzunehmenden Eingriffs bzw. die Vor- und Nachteile einer Röntgenbestrahlung zu schildern, und die des letzteren, seine Auffassung von der Art und dem voraussichtlichen Verlauf der Erkrankung darzulegen. Auf diese Weise ist eine Beleuchtung des Falles von möglichst vielen Seiten und eine einwandfreie Indikationsstellung gewährleistet. Die Frage, wer nun letzten Endes die Entscheidung zu treffen hat, welche Stellung der Gynäkologe als Nichtfachmann in Hinsicht auf die Beurteilung der die Sterilisierung veranlassenden Erkrankung einnehmen soll, ob er sich nur als ausführendes Organ betrachten, oder überhaupt, wie sich die Zusammenarbeit gestalten soll, ist mehrfach Gegenstand der Erörterung gewesen, zuletzt wohl in einer

Sitzung der Wiener geb.-gyn. Ges. im April 1923, wo mehrere erfahrene und angesehene Gynäkologen sich über das Problem ausgelassen haben und ziemlich einheitlich unseres Erachtens beherzigenswerte Anschauungen vertreten haben. Besonders treffend zeichnete Halban das Verhältnis des Gynäkologen zum Facharzt, indem er etwa folgendes ausführte: Es ist selbstverständlich, daß wir bei den Fällen, die außerhalb unseres Wirkungskreises liegen, für die Diagnosenstellung einen Fachmann heranziehen, da es unmöglich für uns ist, in allen Fällen eine sachgemäße Diagnose und Prognose zu stellen. Im allgemeinen sind wir glücklich, wenn wir unser eigenes Fach schlecht und recht beherrschen. ..... Auch bei den sozusagen landläufigen Fällen soll die Diagnose vom Internisten gestellt werden; das ist richtiger und gewissenhafter, als sich auf die eigene Beurteilung zu verlassen. ..... Die Verantwortung für die Diagnose trifft einzig und allein den Fachmann, hingegen tragen wir für die Indikationsstellung und die Durchführung der Operation die volle Verantwortung. Wer soll nun aber die Indikation stellen? Da werden wir zunächst natürlich die Ansicht des zugezogenen Facharztes berücksichtigen, wir werden aber selbstverständlich die Erfahrungen, die wir selber gemacht haben und die gewiß manchmal ausgedehntere sind als die des zugezogenen Facharztes, nicht vernachlässigen, ebenso wie das, was die Literatur bringt usw.

Also die endgültige Entscheidung muß nach dieser Auffassung, die auch die meisten damaligen Diskussionsredner teilten, dem Gynäkologen überlassen bleiben.

Einen ähnlichen Standpunkt nimmt übrigens auch Winter ein in bezug auf die Aufgaben, die den drei an der Entscheidung beteiligten Ärzten zufallen. Was die Indikationsstellung anlangt, so verlangt Winter allerdings vom zugezogenen Facharzt ein derartig präzises Ja oder Nein auf die Frage nach der Heilbarkeit oder Unheilbarkeit einer Erkrankung, wie es in vielen Fällen kaum wird gegeben werden können. So stellt Winter die Forderung auf: erst wenn mit aller Bestimmtheit gesagt werden kann, daß die Krankheit sich unaufhaltsam weiter entwickelt, daß sie durch keine Behandlung gehemmt werden kann usw., ist eine Sterilisierung indiziert. Er fügt dann aber gleich die abschwächende Bemerkung hinzu: eine durchaus sichere Prognose vermögen nur „sehr durchgebildete Fachärzte" zu stellen. Daß aber auch die bekannten größten Autoritäten sich irren können, ist ja wohl auch Winter bekannt. Und wie steht es, wenn kein „durchgebildeter Facharzt" zugegen ist, wie das doch in weiten Teilen des deutschen Vaterlandes der Fall sein dürfte? Man wird sich also in einer Zeit, in der alle Indikationsstellung fließend und unsicher ist (Halban, Latzko u. a.), in einer großen Zahl von Fällen noch mit subjektiven Urteilen wie: „mit größter Wahrscheinlichkeit ist eine Heilung nicht mehr zu erwarten" oder ähnlichem als Unterlage für die künstliche Sterilisierung begnügen müssen. Dies um so mehr, als der Gynäkologe in der Regel gar nicht in der Lage ist, mit Sicherheit die Bedeutung aller anderen, für den voraussichtlichen Verlauf der Erkrankung in Betracht kommenden Momente, wie soziale Verhältnisse, erbliche Veranlagung u. ä. m. im einzelnen Falle abzuschätzen. Wenn wir aber so vorgegangen sind, wie es eben geschildert worden ist, so ist wohl das Menschenmögliche geschehen, um ein Fehlurteil zu verhindern. Eine mit solchen Kautelen umgebene Sterilisierung wird der Bedeutung des Eingriffes gerecht und schützt den Arzt vor übler Nachrede.

Was schließlich die Frage anlangt, ob bei der Sterilisierung als sogenannter Nebenoperation die gleichen Bedingungen zu erfüllen sind, wie verlangt worden ist, so liegen doch hier die Verhältnisse meines Erachtens etwas anders. Chrobak hat zwar, wie schon einmal erwähnt, darauf hingewiesen, daß man eigentlich diese Forderung stellen müsse, daß sie aber sehr selten oder gar nicht erfüllt werde. Das scheint mir eine gewisse Berechtigung zu haben. Die Sterilisierung wegen irgendeiner Erkrankung, also zumeist wegen Lungentuberkulose, wird doch in den allermeisten Fällen in Verbindung mit der Unterbrechung der Schwangerschaft ausgeführt, und der letztere Eingriff ist doch in juristischer und wohl auch ethischer Beziehung anders zu bewerten als die Sterilisierung. Das soll hier nicht näher erörtert werden, zumal später darüber noch einiges zu sagen sein wird. Es scheint daher durchaus richtig, daß man bei der Kombination dieser beiden Eingriffe einen ganz anderen Maßstab an die Erfüllung der Vorbedingungen anlegt als bei der als Nebenoperation ausgeführten Sterilisierung.

XVII. Die Sterilisierungsmethoden.

a) Die temporäre Sterilisierung.

Zur Verhinderung einer Befruchtung stehen uns verschiedene Methoden zur Verfügung, die in bezug auf ihre Wirkung sehr verschieden zu beurteilen sind. Kommt es darauf an, die Konzeption nur vorübergehend für kürzere oder längere Zeit zu verhindern, so besitzen wir dafür dreierlei Verfahren: Den Coitus interruptus, die Anwendung der Präventivmittel und die Röntgenstrahlen. Das scheinbar natürlichste Mittel, die Enthaltsamkeit, ist erfahrungs- und naturgemäß das allerunsicherste aus Gründen, die nicht näher erörtert zu werden brauchen. Der Arzt muß deshalb die Anwendung solcher Mittel empfehlen, die die Kohabitation gestatten, aber die Konzeption verhindern, wenn er das letztere für nötig hält. Das sind in erster Linie die Präventivmittel.

Die Kenntnis von der Anwendung von Verhütungsmaßregeln ist so alt wie die menschliche Geschichte. Das wohl älteste und heute noch am weitesten verbreitete Verfahren, der Coitus interruptus wird schon in der Bibel geschildert (1. Buch Mose 38 Vers 9). Die Bedeutung, die man bei uns heute dem, mit dem Ausdruck Onanismus in Verbindung gebrachten Begriff gibt, beruht auf einer durchaus irrtümlichen Auffassung der angezogenen Bibelstelle. Dagegen bezeichnet man mit Recht in Frankreich den Coitus interruptus als onanisme conjugale. Die Verbreitung dieser Form des Geschlechtsverkehrs scheint eine enorme zu sein. So soll z. B. die in Frankreich seit Jahrzehnten beobachtete Geburtenabnahme fast ausschließlich auf diese Weise erzielt werden (Grotjahn). Die Größe des Vertrauens auf die Sicherheit des Verfahrens steht jedoch im umgekehrten Verhältnis zu dem erzielten Erfolg. Wie oft hört man von den wegen Ausbleibens der Periode den Arzt aufsuchenden Frauen nach der Eröffnung, daß eine Schwangerschaft vorliege, den Ausspruch: das sei ganz unmöglich, man habe sich ja vorgesehen. Es braucht nicht näher ausgeführt zu werden, warum die Art des Vorgehens beim Coitus interruptus an sich in keiner Weise die Sicherheit des Erfolges gewährleistet. Erstens wird es oft vorkommen, daß die Unterbrechung nicht im richtigen Moment vorgenommen wird, und zweitens ist es bekannt, daß auch bei einer Deponierung des Ejakulats ante portas doch eine Befruchtung zustande kommen kann. Aber der Umstand, daß der Coitus interruptus ohne Apparate und ohne Unkosten — auch dieses Moment ist gewiß nicht zu unterschätzen! — vorgenommen werden kann, erklärt seine weite Verbreitung. Bin ich doch sogar von einem sehr angesehenen, geistig hochstehenden, moralisch durchaus einwandfreien Geistlichen über die Schädlichkeit dieser Art des Präventivverkehrs befragt worden.

Neben der Unsicherheit dieser Methode ist es eben die Frage ihrer Schädlichkeit, die es nicht gestattet, sie als ein empfehlenswertes Verfahren zu bezeichnen. Wenn auch die extremen Anschauungen — völlige Harmlosigkeit einerseits und Quelle der verschiedensten seelischen und körperlichen Schädigungen anderseits — sicher übertrieben sind, so scheint doch die Auffassung richtig zu sein, daß die Unterbrechung des Aktes nicht gleichgültig für beide Partner ist. (Zumal sexualneurasthenische Zustände sind nach der Ansicht bekannter Sexologen nicht selten die Folge dieser unnatürlichen Art der Ausübung des Geschlechtsverkehrs.) „Robusten und nervengesunden Männern dürfte diese Art von Präventivverkehr zwar nichts anhaben; sie ist aber nicht harmlos und auch nicht sicher genug, um ihre grundsätzliche Empfehlung zu rechtfertigen" (Fürbringer). Diese Anschauung stimmt genau überein mit den Angaben, die wir von einem derartig konstituierten Manne erhalten haben, der auf Befragen bezeugte, trotz jahrelang ausgeübtem Coitus interruptus niemals Beschwerden gehabt zu haben, und sich vollkommen wohl zu fühlen. Bei den Frauen liegen die Verhältnisse wohl etwas anders, und zwar deshalb, weil die Akme des ganzen Aktes, die beim Manne, normale Ausführung vorausgesetzt, stets oder fast stets eintritt, bekanntlich bei sehr vielen Frauen nicht erreicht wird. Es erscheint darum schon a priori unwahrscheinlich, daß die Schädigungen bei allen oder der großen Mehrzahl der Frauen eine sehr erhebliche ist. In der Tat ergibt sich auch aus dahingehenden, von den verschiedensten Autoren und auch von uns angestellten Ausforschungen, daß die Wirkung eine ganz verschiedene ist. Während solche Frauen, die entweder keine Lustempfindung kennen gelernt haben, auch durch diese Variation nicht weiter berührt werden — übrigens kommt auch eine Art Anpassung vor, so daß trotz unregelmäßigen Ablaufs des Aktes der Orgasmus erreicht wird — gibt es sicher andere Frauen, die schwer unter den Folgen zu leiden haben. Besonders häufig findet man — in ihrer ätiologischen Bedeutung allerdings vorsichtig zu bewertende — Angaben über mehr oder minder heftige Kreuz- und Rückenschmerzen, die früher oder später auftreten und von kürzerer oder längerer Dauer sind. Außerdem stellen sich bei solchen Frauen Erscheinungen von hochgradiger Mattigkeit bis zur Erschöpfung mit oder ohne vorhergegangene Erregungszustände ein. Vielfach scheint es sich dabei um neuropathisch veranlagte Frauen zu handeln.

Der Gedanke, der neuerdings wieder von Kehrer aufgegriffen worden ist, daß nämlich auch organische Veränderungen als Folge des Coitus interruptus vorkommen können, ist schon 1880 von Valenta (zit. nach Ferdy) ausgesprochen worden. Es ist in der Tat sehr wahrscheinlich, daß infolge der Hyperämie chronische Stauungszustände, vor allem in der Gebärmutter in Form der Metritis chronica, aber auch in den anderen Genitalorganen entstehen können, die der Frau mehr oder minder große Beschwerden verursachen. Den weitergehenden Anschauungen, die alle möglichen Erscheinungen, sogar die Entstehung von Myomen (Kehrer) als Folgeerscheinungen des anormalen Geschlechtsverkehrs ansehen, können wir jedoch nicht folgen.

Es erscheint daher selbstverständlich, daß man in solchen Fällen, wo offenbar Schädigungen durch den Coitus interruptus entstanden sind, die Ausübung desselben verbieten soll. Da man aber stets mit der Möglichkeit derartiger Folgen auch in anderen Fällen rechnen muß, so wird man auch sonst diese Methode des Präventivverkehrs ärztlicherseits unbedingt widerraten. Hierzu kommt noch als weiterer Grund, daß die ewige Sorge beider Eheleute, besonders der Frau, ob nicht trotz der angewandten Vorsichtsmaßregeln die unerwünschte oder dringend verbotene Konzeption eintreten möchte, naturgemäß die Entstehung eines chronisch-nervösen Zustandes zur Folge hat — wie viel Fälle von Nervosität in der heutigen Zeit mögen so ihre ungezwungene Erklärung finden —, der ebenfalls dringend die Empfehlung des Coitus interruptus verbietet.

Demgegenüber steht ein anderes Mittel, das auch von seiten des Mannes angewandt werden muß, das nach fast allgemeiner Anschauung, von denen, die sich intensiver mit dieser Frage beschäftigt haben, von allen Präventivmitteln als das weitaus beste, sicherste und unschädlichste Mittel bezeichnet wird, der Kondom. Der Kondom oder Condus, wie manche sagen — die Entstehung des Wortes ist nicht ganz klar —, ist schon seit Beginn des 18. Jahrhunderts in England in Gebrauch — als french letter, in Frankreich redingote anglaise genannt — und Ende dieses Jahrhunderts schon überall bekannt. Es hat jedoch lange gedauert, bis die offizielle Medizin bzw. ihre Vertreter, die akademischen Lehrer, aus naheliegenden und verständlichen Gründen gewagt haben, für die Anwendung dieses Präventivmittels im gegebenen Falle einzutreten. Es ist das nur natürlich bei einem Mittel, das so häufig, ja sogar meist zu Zwecken verwendet wird, die ärztlich nicht begründet sind. Man hat offenbar Bedenken gehabt, ein, wie das Gesetz sagt, zu unzüchtigen Zwecken gebrauchtes Mittel auch aus ärztlich begründeter Indikation zu empfehlen. Erst in der neueren Zeit haben sich auch akademische Lehrer gefunden, die unter Zurückstellung der geschilderten Bedenken den Mut dazu aufgebracht haben. Es ist dies vor allem der schon öfters zitierte Friedrich Martius, der dieses Verdienst allerdings mit folgenden Worten weitergibt: „Es ist ein großes Verdienst Grotjahns, in völlig überzeugender Weise die enorme Bedeutung des Kondoms als, wie man geradezu sagen könnte, eines Kulturinstrumentes in die richtige Beleuchtung gerückt zu haben." Es bezieht sich dieser vielleicht etwas pathetisch anmutende Ausdruck nicht nur auf die Bedeutung des Kondoms für die Geburtenprävention, sondern auch in mindestens gleichem Maße auf seine souveräne Bedeutung für die Verhinderung der Übertragung von Geschlechtskrankheiten. Unter der Voraussetzung des richtigen Materials stellt der Kondom nach der Ansicht von Martius dasjenige Präventivmittel dar, das allen Anforderungen genügt und das sogar die operative Sterilisierung völlig unnötig macht. Wir kommen auf diesen Punkt noch zurück. Ähnlich lautet das Urteil vieler anderer, die sich mit den vorliegenden Fragen beschäftigt haben, wie z. B. Forel, Kisch, v. Gruber, Sarwey, Gönner, Graefe, Martius junior, Pankow. Nach Labhard, der mit ebensoviel Freimütigkeit wie Ernst das heikle Thema behandelt hat, kann als Präventivmittel einzig und allein der Kondom in Frage kommen; alle anderen Mittel seien unnütz und schädlich oder beides. Leider hat der sonst in jeder Beziehung für die ärztliche Empfehlung so geeignete Kondom den einen wohl zu beachtenden Nachteil, daß er, wenn nicht in feinster Ausführung hergestellt, das Geschlechtsempfinden nicht unerheblich herabsetzt. Dieser Umstand und manche anderen Unbequemlichkeiten machen es gelegentlich schwierig, in Fällen, wo die Anwendung von Präventivmitteln notwendig ist, seine Empfehlung auch in den sogenannten besseren Kreisen durchzusetzen, auch dann, wenn es sich um Männer handelt, die gewiß die größte Rücksicht auf ihre Frau zu nehmen gewillt sind. Erheblich größer ist natürlich der Widerstand bei den Männern der niederen Stände, wie man das aus gelegentlichen Äußerungen der Frauen entnehmen kann, denen eine derartige Rücksichtnahme doch fremd ist, und die von dem „ganzen Umstand" nichts wissen wollen, und nicht gewillt sind, auf eine Herabsetzung ihrer Empfindungen in diesem Falle einzugehen, und auch nicht immer in der Lage sind, das Mittel zu beschaffen. Auch mit diesen Verhältnissen muß der Arzt rechnen. Hat man es jedoch mit ernsten, der Tragweite ihres Handelns bewußten Ehemännern, die es selbstverständlich in allen Kreisen gibt, zu tun, so soll man diese Art der Konzeptionsverhütung als die relativ sicherste dringend empfehlen. Vermehrt wird die Sicherheit der Anwendung noch durch den Rat, bei Versagen des Mittels eine Spülung hinzuzufügen.

In den nicht seltenen Fällen, wo der Gebrauch des Kondoms nicht möglich oder aus den eben angegebenen Gründen abgelehnt wird, muß der gewissenhafte Arzt versuchen, durch andere Mittel seine Klientinnen zu schützen, wenn eine baldige Schwängerung aus ärztlichen Gründen verhindert werden muß. Zu diesem Zwecke muß er auch darüber Bescheid wissen, welche von den vielen Verfahren, die seit alters von den Frauen verwendet und noch täglich benutzt werden, in der Anwendung ungefährlich sind und einen gewissen Schutz zu gewähren versprechen.

Neben dem Coitus interruptus sind es wohl die Ausspülungen post cohabitationem, die sich der weitesten Verbreitung erfreuen. Sie stellen, richtig und zeitig ausgeführt, sicher eines der besten und sichersten Mittel zur Verhütung der Konzeption dar, wie tausendfältige Erfahrung lehrt. Auch ist ihre Anwendung völlig ungefährlich und unschädlich, vorausgesetzt, daß keine stark wirkenden Gifte der Spülflüssigkeit zugesetzt werden. Es ist zwar nicht bewiesen, erscheint aber immerhin möglich, daß die häufige Wiederholung solcher Spülungen, denen stark wirkende Desinfizientien zugesetzt werden, nicht ganz unschädlich ist. Wie wir gleich sehen werden, ist es aber gar nicht nötig, überhaupt giftig wirkende Mittel anzuwenden. Da nun weiter diese Spülungen den Kohabitationsakt in keiner Weise stören, so könnten sie ein ideales Verhütungsmittel sein, wenn sie nicht den einen Nachteil hätten, daß sie nicht absolut sicher wirken. Wir glauben zwar, daß eine richtig und sofort nach der Kohabitation ausgeführte Spülung so gut wie sicher in ihrer Wirkung ist, müssen aber zugeben, daß theoretisch die Möglichkeit besteht, daß sie gelegentlich doch einmal zu spät kommt, indem vielleicht die Aufnahme des Spermas in die Zervix schon bei der Kohabitation erfolgt. Viel wichtiger ist allerdings der Umstand, daß Fehler in der Anwendung gemacht werden, und daß infolgedessen der Erfolg ausbleibt. Schon das Bereithalten oder -stellen des Irrigators mit warmem Wasser erfordert eine gewisse Beherrschtheit von seiten der Frau, ebenso die sofortige und sachgemäße Ausführung der Spülung. Auch die Art, wie die Spülung vorgenommen wird, ist gewiß nicht ohne Bedeutung. Die Meinungen gehen aber darüber auseinander. Während Rohleder es für nötig erachtet, die Spülung in sitzender oder stehender Lage vorzunehmen, hält Pankow dieses Vorgehen für unzweckmäßig und verlangt die Anwendung eines, den Scheideneingang abschließenden Spülrohres, wie der Pinkusschen Birne oder des Zillschen Spülrohres, von denen das letztere vorzuziehen sei, da es einen langen Ansatz besitzt. In Ermangelung eines solchen müssen die Spülungen in liegender Stellung vorgenommen werden, bei erhöhtem Becken, da dadurch eine sicherere Wirkung gewährleistet werde. Wir sind auch der Ansicht, daß diese Lage die zweckmäßigste ist, da hierbei eine gewisse Menge von Flüssigkeit den Teil der Spermatozoen, der nicht mechanisch entfernt wird, unschädlich machen kann. Ein Zusatz zu dem Spülwasser ist nicht unbedingt nötig, da alte und neuere Untersuchungen bewiesen haben, daß Wasser allein die Spermatozoen abtötet. Sicherer ist es aber jedenfalls, der Flüssigkeit ein saures Mittel zuzusetzen, das die Vernichtung der Spermatozoen noch besser gewährleistet. Hierzu eignen sich Essig, Holzessig, Borsäure (ein beliebtes Spülmittel) usw. Als gutes Mittel mit Tiefenwirkung scheint uns das Sublamin empfehlenswert zu sein.

Steinhäuser hat das biologische Verhalten von Spermatozoen gegenüber antikonzeptionellen Mitteln experimentell untersucht und dabei folgendes festgestellt: wirksam erweisen sich besonders Essigwasser (nach Ferdy zwei Eßlöffel auf ein Liter), weniger essigsaure Tonerde. Ähnlich günstig wirken 10%ige Weinsäure und 4%ige Borsäure. Noch besser wäre die Wirkung einer 1%igen Lösung Hydrargum oxycyanatum. Am stärksten wirkt Sublimat, selbst noch in Lösungen von 1:100 000. Bemerkenswert ist, daß auch gewöhnliches Leitungswasser fast genau so wirkt, wie die meisten Desinfizientien. Deshalb ist auch bei vorhandener Sterilität nach etwa gemachten Spülungen zu fahnden. Daß so etwas vorkommt, habe ich selber erlebt.

Aber auch der Zusatz dieser Mittel vermag nicht immer einen Mißerfolg zu verhindern, aus Gründen, die schon erwähnt worden sind. Deshalb können die Spülungen nicht als ein Mittel bezeichnet werden, das der Arzt im Bedarfsfalle als sicher und zuverlässig empfehlen kann.

Um diesen Nachteil der Spülungen, vor allem den des Zuspätkommens zu vermeiden, hat man schon seit langem den Versuch gemacht, die Spermatozoen vernichtende Mittel ante coitum in die Scheide einzuführen. Über die Frage, welchem von diesen Vorgehen vom ästhetischen Standpunkt aus der Vorzug zu geben ist, kann man wohl verschiedener Meinung sein. Man braucht sich nicht unbedingt der Meinung derjenigen anzuschließen, die dem zu schildernden Verfahren unbedingt den Vorzug geben. Man hat zu diesem Zwecke Präparate in Form von Kugeln, Suppositorien, Tabletten oder Salben hergestellt, die die Spermatozoen tötende Mittel enthalten. Besonders beliebt scheint ein, Patentex genanntes, in Tuben mit Ansatz verkauftes Silbergemisch zu sein. Um die Wirkung derartiger Mittel zu erhöhen, hat man dann schließlich den Präparaten schaumbildende Substanzen zugesetzt, die einmal die Verbreitung des Mittels gewährleisten und dann wohl auch eine mechanische Wirkung ausüben sollen. Von diesen sind am bekanntesten die Semori- und die Spermaton- bzw. die Spetontabletten.

Daß solche Medikamente ganz unsicher sind und sein müssen, liegt auf der Hand, wenn sie auch zweifellos häufig mit Erfolg angewandt werden. Auch sie kommen also für die ärztliche Empfehlung nicht in Betracht.

Etwas günstiger in Beziehung auf die Sicherheit der Anwendung stehen die sogenannten Okklusivpessare da, deren Anwendung dann empfohlen werden kann, wenn die Benutzung des Kondoms aus irgendwelchen Gründen unmöglich ist. Sie bilden gewissermaßen das Gegenstück zu dem Kondom, da sie das Eindringen der Spermien in den Uterus auf mechanischem Wege verhindern sollen und können. Schon vor der Erfindung der Schutzpessare hat man sich mit der Einlage von Schwämmchen geholfen (Pariser Schwämmchen), die dem gleichen Zwecke dienten. Sie sind wegen ihrer Unsicherheit und Unsauberkeit in der Hauptsache wohl durch die Pessare abgelöst worden. Neuerdings ist von Krull ein Verfahren angegeben worden, das an die Schwämmchenmethode erinnert. Die Okklusivpessare sind in den verschiedensten Formen in Gebrauch. Am bemerkenswertesten waren früher die von dem Flensburger Arzt Mensinga anfangs der 80er Jahre des vorigen Jahrhunderts zum Schutz der Frauen angegebenen und seinen Namen tragenden Pessare. Sie bestehen aus einem kreisförmigen, federnden Stahlring, der mit Kautschuck überzogen ist und einer halbkugelförmigen Kautschukmembran. Das Pessar soll so eingeführt werden, daß es den inneren Teil der Scheide völlig abschließt. Es muß deshalb nach der Größe der Vagina vom Arzte ausgesucht werden. Nach den Vorschriften Mensingas soll es stets getragen werden. Schon F. A. Kehrer hat seinerzeit das Mensingapessar als „ein in der Wirkung unsicheres und unsauberes Mittel" bezeichnet. Ähnlich äußern sich andere Autoren. Blumreich meint allerdings, daß das Mensingapessar bei richtiger Applikation durch den Arzt seine Aufgabe im allgemeinen erfülle, allerdings ohne eine Sicherheit zu gewähren. Dazu gehöre jedoch eine extreme Sauberkeit der Frau zur Vermeidung übler Folgen. Graefe verurteilt die Anwendung des Pessars wegen seiner Unsicherheit, Unsauberkeit und schädlichen Wirkung. Jedenfalls lassen starke Schädigungen sich nur vermeiden, wenn das Pessar jedesmal vor der Periode herausgenommen und dann vom Arzt wieder eingeführt wird. Einzelne Frauen besitzen wohl die Geschicklichkeit, das Pessar selber einzusetzen, so daß sie es nach Belieben wechseln können, wodurch die Forderung der Reinlichkeit eher erfüllt wird. Bei Vorhandensein von Fluor oder Neigung dazu ist die Anwendung natürlich gar nicht angezeigt. Eine Verbesserung soll das von Bergl (Prag) vor einiger Zeit empfohlene Modell darstellen, das ein Gummiventil trägt, das nur bei Bedarf geschlossen wird und so Sekretstauungen verhindern soll.

Außer der runden Form gibt es auch noch eine andere Art von Pessaren, deren Bügel geschweift ist und die Form eines leicht gebogenen Stützpessars aufweist. Neuerdings sind an die Stelle dieser, die ganze Scheide abschließenden Pessare, die sogenannten Kappenpessare getreten, die der Portio aufgesetzt werden und nur diese abschließen. Sie sind jedoch nur bei entsprechender Form der Portio anzuwenden. Außerdem bedarf man einer größeren Zahl von Nummern — Windler (Berlin) stellt einen Satz von 20 Größen her —, um einen guten Sitz zu erreichen. Besonders Pust (Jena) ist für diese Form der Pessare eingetreten und hat ein besonderes Modell konstruiert, von dem nach seinen Angaben viele Tausende in Gebrauch sind. Sie werden nebenbei als therapeutisches Mittel, und zwar zur Bekämpfung des gonorrhoischen und nicht gonorrhoischen Zervixkatarrhs angewendet und haben sich nach der Mitteilung mehrerer Hautkliniken als solche gut bewährt. Die Firma Subito bringt ein „Orga" genanntes Muster in den Handel, das sogar aus Edelmetall hergestellt wird, und das gewisse Vorzüge vor den ursprünglich aus Zelluloid bestehenden Pustschen Kapseln haben soll. Nach unseren, allerdings sehr geringen Erfahrungen, haben auch diese den Nachteil aller die Zervix abschließenden Pessare. Außerdem haben wir neulich einen Fall erlebt, wo wir, um das Eintreten einer Schwangerschaft wegen einer vorangegangenen Uterusperforation für einige Zeit zu verhüten, ein solches Pessar eingelegt hatten, und wo trotzdem eine Gravidität eingetreten war. Der Fall ist allerdings nicht restlos geklärt.

Endlich ist auch eine Kombination der Pessarbehandlung mit der Anwendung der oben angeführten spermatozoiden Mittel oder mit Spülungen empfohlen worden. Die erste Kombination dürfte in der Tat die Sicherheit erhöhen, während die Spülungen doch gelegentlich zu einer Verschiebung des Pessars führen und dadurch die Wirkung desselben aufheben können.

Einer viel größeren Beliebtheit scheinen sich nach unseren und anderen Erfahrungen die intrauterin applizierten Pessare, die sogenannten Intrauterinstifte, von denen das Sterilett das bekannteste und berüchtigste ist, zu erfreuen. Diese Stifte aus Knochen, Elfenbein, Aluminium, Silber oder Gold hergestellt, besitzen an ihrem einen Ende einen Knopf, der sie in der Uterushöhle festhält und am anderen eine den äußeren Muttermund abschließende Kappe. Am gefährlichsten ist die Sorte, bei der sich an Stelle des Stiftes zwei sich spreitzende Federn befinden, die geschlossen in den Uterus eingeführt werden und dann sich mit ihren Knöpfen in die Schleimhaut einbohren. Es ist klar, daß derartige Fremdkörper — besonders in der letzteren Form — im Uterus reizend wirken und zu Blutungen und Entzündungen gefährlichster Art führen können. Wir sehen wie wohl jede größere Klinik in jedem Jahr eine Anzahl solcher Fälle, bei denen es zu mehr oder minder schweren, ja zum Tode führenden Schädigungen kommt. Zur Zeit der Niederschrift dieser Zeilen haben wir nicht weniger als drei derartige Fälle in der Klinik zu behandeln. Es scheint jedoch keinem Zweifel zu unterliegen, daß das Instrument von einer großen Zahl von Frauen ohne wesentlichen Schaden vertragen wird, denn im Hinblick auf die enorme Verbreitung der Intrauterinstifte — sie werden von Händlern, die von Haus zu Haus ziehen, vertrieben und den Frauen gleich eingesetzt — ist die Zahl der geschädigten Fälle, die man zu sehen bekommt, doch eine relativ geringe. Übrigens gibt es auch eine ganze Zahl von Ärzten — selbst Frauenärzte befinden sich darunter, wie ich authentisch weiß —, die die Pessare selber einführen und dadurch natürlich eine gewisse Anziehungskraft auf das Publikum ausüben. In Fachkreisen findet der Intrauterinstift eine fast einmütige Ablehnung. Ein besonderes Verdienst hat sich die Niederrh.-westf. Ges. f. Geb. u. Gyn. in bezug auf die Feststellung der Verbreitung und Schädlichkeit der Intrauterinstifte erworben. Aus einer Umfrage, die sie vor 10 Jahren veranstaltet hat, geht nach der Zusammenstellung von Gummert hervor, daß jede Frau, die ein Sterilett lange Zeit bei sich trägt, mit Sicherheit eine Infektion erwirbt, während anderseits das Pessar häufig seinen Zweck gar nicht erfüllt. In besonders energischer Weise haben sich kürzlich Walthard und Reist gegen die Anwendung dieser Stifte gewandt, und zwar auf Grund eigener trüber Erfahrungen. In der betreffenden Veröffentlichung führt Walthard im einzelnen aus, wie die schädliche Wirkung des Steriletts und aller Intrauterinpessare zu erklären ist. Zunächst stört es den antibakteriellen Schutz, den der Zervikalschleim bietet und die Selbstreinigung der Scheide. In zweiter Linie bewirkt es eine Drucknekrose der Schleimhaut an der Stelle, wo der Knopf liegt. Die weitere Folge hiervon ist eine exsudative Entzündung der Schleimhaut, die sich bei gestörtem Abfluß leicht auf die Tubenschleimhaut fortsetzen kann und dort zur Bildung von Endosalpingitiden, Pyosalpingen und Pyoovarien führen kann. Von dieser Gefahr ist jede Sterilettträgerin bedroht. Wegen der weitergehenden Schädigungen, die das Tragen von Steriletts zur Folge haben kann, hat Walthard bei den Schweizer staatlichen Behörden angeregt, den Vertrieb und Verkauf der Steriletts zu verbieten. Walthard geht jedoch noch weiter und verlangt, daß jeder Arzt, der ein Sterilett einlegt, wegen Kunstfehlers (Anwendung einer gefährlichen Methode) belangt werde, da die Gefährlichkeit dieser Methode heute allgemein bekannt sei. Übrigens hat schon 1917 Guggisberg in der gleichen Weise die Schweizer Ärzte vor der Anwendung des Steriletts gewarnt mit dem Hinweis auf das Risiko gerichtlicher Strafverfolgungen, wegen fahrlässiger Körperverletzung, der sie sich aussetzen würden.

In diesem Zusammenhang ist es vielleicht von Interesse, daß schon vor über 20 Jahren in Magdeburg ein Arzt zu Gefängnis verurteilt worden ist, weil er seinen Patientinnen einen allerdings schlecht konstruierten und zerbrechlichen „Obturator" in den Uterus einlegte (s. Koferstein, Zentralbl. f. Gyn. 1902). Es handelte sich dabei um das schon erwähnte Sterilett mit federnder Branche. Die Einführung dieses Instrumentes bezeichnete das Gericht als gefährlich und schädlich, nachdem die Sachverständigen erklärt hatten, „es übe unter allen Umständen einen überaus schädlichen Einfluß aus".

Das Sterilett hat auch in einer großen Zahl der Walthardschen Fälle Veranlassung zu den schwersten Schädigungen gegeben, über die Reist im Anschluß an die Ausführungen Walthards in ausführlicher Weise berichtet (Schweizer med. Wochenschr. 1924. Nr. 29). Nicht weniger als siebenmal in einem Jahr war das Sterilett als Ursache septischer Entzündungen gefunden worden und hatte zweimal einen tödlichen Ausgang verursacht.

Im Anschluß an die eigenen Fälle stellt Reist die bekannt gewordenen schädlichen Folgen der Sterilettanwendung zusammen. Im ganzen konnte er 15 Todesfälle in der Literatur ausfindig machen, abgesehen von den von ihm mitgeteilten zwei Fällen, die sich nach Einlegen von Steriletts zugetragen hatten. Die Zahl der Erkrankungen, über die außerdem berichtet worden ist, ist natürlich eine viel größere. Es sind nicht weniger als 368 Fälle, in denen über Schädigungen berichtet wird. Diese äußerten sich in der Hauptsache als Endometritiden mit allgemeinen Entzündungserscheinungen, eitrigen Entzündungen der Adnexe, Parametritiden und diffusen Peritonitiden. Bemerkenswert sind noch 4 Fälle von Extrauteringravidität bei liegendem Stift und 62 Fälle von septischen Aborten nach Konzeption, die trotz des Stiftes erfolgt war. Unter diesen Fällen befinden sich 21 Fälle von Fruktulettschädigung. Das Urteil derjenigen, die sich mit der Sterilettfrage näher beschäftigt haben, lautet den geschilderten Erfahrungen entsprechend niederschmetternd. Von mangelndem ärztlichen Verständnis spricht Gummert und von dem Fehlen der bona fides bei der Anwendung der Federuterinstifte v. Franqué, während Labhard den das Instrument anwendenden Ärzten direkt den Vorwurf macht, daß sie gegen besseres Wissen lediglich um sich persönlichen materiellen Vorteil zu verschaffen, solche Apparate verwenden. Auch in allen Lehrbüchern, die das Intrauterinpessar überhaupt erwähnen, wird seine Anwendung abgelehnt. Selbst diejenigen älteren Autoren, die früher die Stifte zu anderen Zwecken verwendet haben, wie das damals vielfach üblich war, wie z. B. Fehling und Küstner, betonen die Gefahren, die bei ihrer Anwendung drohen. Zum Zwecke der Konzeptionsverhinderung ist es natürlich auch von diesen nie empfohlen worden, ebensowenig wie von A. Martin, Gönner und Rieck, die noch bedingte Anhänger des Intrauterinstiftes unter besonderen Umständen sind. Gegen die Anwendung und Empfehlung der Intrauterinpessare spricht, wie schon kurz erwähnt, außerdem der Umstand, daß sie noch nicht einmal mit Sicherheit eine Schwangerschaft verhüten. In der Gummertschen Zusammenstellung finden sich beispielsweise 92 derartige Fälle. Jedoch pflegen die Stifte nach eingetretener Konzeption, wenn die Frucht eine gewisse Größe erreicht hat, als Fremdkörper zu wirken und zum Abort zu führen, so daß auf diesem Umwege, allerdings nicht ohne Gefahren, der beabsichtigte Zweck auch erreicht wird. Es sind jedoch auch Fälle beobachtet worden, wo nach oder auch ohne Herausnahme des Stiftes die Schwangerschaft ungestört weiter bestehen blieb. Wie andere haben auch wir es erlebt, daß ein derartiges Pessar während der Geburt eines reifen Kindes in der Zervix gefunden wurde.

Neuerdings hat nun Pust (Jena) nach dem Vorgang von Braun ein Pessar konstruiert, das die Nachteile der alten Modelle völlig vermeiden soll. Es besteht aus mehrfach verflochtenen Silkwornfäden, in denen eine bewegliche Platte aus Jenaer Glas befestigt ist. Die Anwendung ist die gleiche wie die der anderen Instrumente. Von diesem Modell sollen nach Pust (schriftliche Mitteilung aus dem Jahre 1924) viele Tausende in Gebrauch sein. Wir haben uns das Instrument auch kommen lassen, um ein Urteil über seine Zweckmäßigkeit zu gewinnen. Wir haben aber nicht den Eindruck gewonnen, daß bei seiner Anwendung die Gefahren, die sonst dem Intrauterinstift anhaften, vermieden werden, und es infolgedessen auch niemals eingelegt. Nun teilt neuerdings Pankow mit, daß er das Pustpessar fünfmal angewandt habe, zweimal sei der Stift herausgefallen wegen eines Konstruktionsfehlers, der jetzt abgestellt sei, und einmal sei bald nachher eine sehr starke und lange Periode aufgetreten, derentwegen das Pessar entfernt werden mußte. Danach kommt Pankow zu dem Schluß, daß das Pustsche Modell weder harmlos noch absolut sicher sei.

Reist geht noch erheblich weiter, indem er das Pustsche Pessar auch zu den gefährlichen und absolut zu verwerfenden Instrumenten rechnet, und zwar auf Grund einer Beobachtung aus der Walthardschen Praxis: Bei einer Multipara mußte nach langer konservativer Behandlung wegen chronischer Adnexitiden operiert werden, wobei sich zum Erstaunen des Operateurs als Causa peccans ein Bündel Silkwornfadenschlingen, die Reste eines derartigen Pessars, in der Uterushöhle fand.

Das Urteil über alle Arten von Intrauterinstiften muß danach dahingehen, daß sie

1. nicht imstande sind, die Konzeption mit Sicherheit zu verhüten, wenn auch meist nach eingetretener Schwangerschaft der Abort folgt, und daß sie sich

2. vielfach als gefährliche Instrumente erwiesen haben, die in vielen Fällen zu schweren Gesundheitsschädigungen, zu Verletzungen, zu septischen Entzündungen und selbst zum Tode geführt haben.

Die gefährlichste Sorte stellt das Modell mit den federnden Branchen dar.

Die relative Unsicherheit der bis jetzt besprochenen Mittel und die mancherlei Unbequemlichkeiten und Unannehmlichkeiten, die ihre Anwendung mit sich bringt, haben schon vor Jahren dazu geführt, nach anderen Verfahren zu suchen, die diese Nachteile nicht besitzen. Man hat verschiedene Operationsmethoden ausgearbeitet zu dem Zweck, vorübergehend das Zusammentreffen der männlichen und weiblichen Keimdrüsenprodukte zu verhindern. Von den interessanten technischen Einzelheiten dieser Methode soll noch im Abschnitt „operative Sterilisierung" gesprochen werden. Hier sei nur soviel gesagt, daß ihnen eine praktische Bedeutung nicht zukommt, da bis jetzt nur einmal ein Erfolg erzielt worden ist.

In den letzten Jahren hat man dann auch die Röntgenstrahlen, die ja beinahe „das Mädchen für alles" geworden sind, zu diesem Zwecke herangezogen. Auch darüber wird im Zusammenhang in einem besonderen Abschnitt noch zu reden sein. Aber auch von dieser Methode kann hier schon gesagt werden, daß ihre allgemeine Anwendung aus den verschiedensten Gründen nicht empfohlen werden kann.

b) Die Dauersterilisierung.

Die operative Sterilisierung.

Während man früher die Sterilisierung auf operativem Wege in der Weise vornahm, daß man einfach die Ovarien entfernte, und dementsprechend auch vielfach die Begriffe Kastration und Sterilisation synonym gebraucht wurden, wie man das jetzt auch noch von Laien, ja auch von Ärzten hören kann, versteht man heute unter operativer Sterilisierung eine Maßnahme, bei der durch einen operativen Eingriff, meist an den Eileitern, seltener am Uterus, die Möglichkeit einer Konzeption ausgeschaltet wird.

Die meisten Operationsverfahren, die zum Zweck der Sterilisierung angegeben worden sind, greifen an der Tube an. F. A. Kehrer hat schon 1897 eine große Zahl von Operationsmethoden aufgezählt. Von diesen Methoden ist die erste, die einfache Unterbindung, sehr bald aufgegeben worden, da sie sich als völlig unsicher erwies. In zahlreichen Tierexperimenten und Untersuchungen von Tuben solcher Frauen, die trotz der Unterbindung schwanger geworden waren, hat man dann versucht, Klarheit darüber zu gewinnen, welche Umstände zum Versagen dieser Methode geführt haben. L. Fraenkel hat zuerst durch Tierversuche den Nachweis erbracht, daß ein wirklicher Verschluß des Tubenlumens mit Obliteration nur in den seltensten Fällen eintritt. In einem sehr großen Teil seiner Fälle (fast der Hälfte) fand Fraenkel sogar ein ganz offenes Lumen und in einem anderen Teil wohl mehr oder weniger hochgradige Veränderungen an der Schleimhaut, die aber einen völligen Verschluß des Lumens nicht gewährleistet hatte. Die Muskulatur zeigte natürlich an der Einschnürungsstelle entsprechende Veränderungen. In einzelnen Fällen fand sich sogar ein Einbruch des Unterbindungsfadens in das Lumen mit sekundärer Fistelbildung.

Die Untersuchungen, die später an unterbundenen menschlichen Tuben angestellt wurden, ergaben fast die gleichen Veränderungen. Es gelang dann Nürnberger, auch auf anderem Wege nachzuweisen, daß die Kontinuität des Kanals nicht völlig aufgehoben war, nämlich mittels Röntgenstrahlen nach Einspritzen einer Kontrastmasse in das Tubenlumen. Nürnberger hat auch, und zwar auf Grund eigener histologischer Untersuchungen solcher Tuben, eine sehr plausible Erklärung für das Versagen der Unterbindungsmethode gegeben. Nürnberger stellt sich den Vorgang so vor, daß durch das Zugrundegehen der Muskelwand an der Einschnürungsstelle, also durch einen partiellen Muskelschwund, eine Lockerung des Umschnürungsfadens zustande kommt oder richtiger eigentlich, daß die Ligatur zu weit wird. Dadurch kann die Passage wieder frei werden. Tatsächlich hat man auch eine nachträgliche Kanalisierung an der Unterbindungsstelle verklebter Tubenpartien beobachtet.

Endlich hat Kalliwoda eine sehr interessante Feststellung gemacht, die das Versagen der Unterbindungsmethode in einzelnen Fällen erklären kann. Kalliwoda fand nämlich in einem Falle, wo trotz doppelter Unterbindung noch zweimal eine Schwangerschaft eingetreten war, zwar die eine Tube völlig verschlossen, an der anderen Tube jedoch, in der Gegend der Unterbindungsstelle eine mit der Bauchhöhle kommunizierende Öffnung, während der abdominale Teil der Tube völlig obliteriert war. Die Befruchtung mußte also auf dem Wege durch die Fistel zustande gekommen sein.

Diese Experimente und Untersuchungen gaben eine hinreichende Erklärung dafür, daß die Unterbindungsmethode ein ganz unsicheres Verfahren darstellt. Dementsprechend wird sie wohl auch heute kaum noch irgendwo ausgeführt.

Das nächste von Kehrer erwähnte und ausgeführte Verfahren stellt die Durchschneidung und Ligatur beider Stümpfe dar, eine Methode, die vor 25 Jahren sehr viel ausgeführt wurde. Kehrer selbst hält sie für ziemlich sicher. Fritsch ging dann noch einen Schritt weiter und empfahl zunächst, die Resektion eines größeren Tubenstückes vorzunehmen und dann die Enden zu unterbinden. Daß auch diese Methode nicht zuverlässig ist, zeigten die schon bald danach (1905) veröffentlichten Fälle von Küstner und Reifferscheid. Der weitere Schritt, der gemacht wurde, um den Erfolg zu sichern, war der, daß man ein Tubenstück aus dem Isthmus resezierte (zuerst Fritsch 1897). Aber auch danach erlebte man Mißerfolge (Küstner u. a.). Es erscheint mir jedoch zweifelhaft, ob dies stets an der Methode selbst gelegen hat oder nicht vielmehr an der Ausführung bzw. dem Heilungsverlauf. So glaubte Küstner, daß das vaginale Vorgehen, wie es Kehrer empfohlen hatte, das Heilresultat beeinträchtige.

Das an vierter Stelle von Kehrer erwähnte Verfahren, durch Kauterisierung des uterinen Stumpfes und Vernähung des Peritoneums (Zweifel) eine Verbesserung der Erfolge zu erreichen, ist ebenso unsicher und wird wohl heute auch nicht mehr geübt.

Von Kehrer selbst wurde dann so vorgegangen, daß nach doppelter Durchschneidung der Eileiter die Tubenstümpfe in das Parametrium versenkt und die Blätter des Ligamentum latum darüber vernäht wurden. Dieses Verfahren, das Kehrer selbst für das sicherste hielt, ist vielfach nachgeahmt worden und wird auch heute noch ausgeführt. Auch bei diesem Vorgehen erlebte Reifferscheid einen Mißerfolg.

Eine weitere Modifikation besteht darin, daß man nach der Resektion eines Tubenstückes die Tubenenden zurückschlüpfen läßt in der Erwartung, daß die Serosa dann verklebt oder daß man die abgeschnittenen Enden miteinander verknüpft. Auch diese beiden Verfahren haben sich als unzulässig erwiesen.

In ganz anderer Weise ging Friedemann 1906 vor, indem er statt die Tuben mit dem Messer zu durchtrennen, diese mittels eines Mikuliczschen Enterotriptors zusammenquetschte und die danach entstehende Schnürfurche mit einem Faden abband. Das Verfahren wurde später auf Grund von Tierversuchen verworfen. In der Tat hat auch Flatau bei einer Reihe so operierter Frauen Schwangerschaft eintreten sehen.

Neuerdings hat aber Madlener dieses Verfahren wieder aufgegriffen, modifiziert, und mit gutem Erfolg bei einer größeren Zahl von Fällen angewandt. Madlener beschreibt sein Vorgehen wie folgt:

„Die Operation wird mit einem Enterotriptor nach Doyen (Écraseur) ausgeführt, dessen quetschende Fläche eine Breite von 9 mm hat. Der Operateur faßt mit einer Pinzette die Tube da, wo sie am beweglichsten ist, also nicht in der Nähe des Uterus, sondern in der Mitte des Verlaufes oder lateral der Mitte. Die Tube wird in die Höhe gezogen, so daß sie ungefähr rechtwinkelig abgeknickt wird. Dann legt man mit der anderen Hand dicht unterhalb der Spitze der Pinzette die Doyenklemme an die Tube, der von und zur Pinzette laufende Tubenteil wird damit schräg getroffen und zugleich auch ein kleiner Zipfel der Mesasalpinx mit gequetscht. Nun läßt man die Pinzette durch den Assistenten halten und setzt in den Écraseur den Hebel ein, den man mit starkem Faustschluß drückt, so daß in allen Fällen das Gewebe papierdünn gequetscht wird. Nach Abnahme der Klemme wird, während die Pinzette weiterhin die Tube gefaßt hält, eine dünne Zwirnligatur in die Quetschfurche gelegt. Manchmal entstehen am Rande der Quetschfurche kleine Hämatome, die aber belanglos sind.

Die Klemme muß beim Anlegen und Quetschen ruhig gehalten werden, damit der Eileiter nicht gezerrt und abgerissen wird, was ich einmal erlebte. Die Verwendung des Enterotriptors machte weder bei abdominalem noch bei vaginalem Vorgehen Schwierigkeiten. Allerdings war bei allen unseren vaginalen Operationen die Zugänglichkeit wegen des Prolapses eine gute und ich nehme an, daß die Anlegung der etwas plumpen Ligamenten nicht immer möglich ist. In solchen Fällen wäre der abdominale Weg vorzuziehen."

Die ersten Fälle Madleners waren im Jahre 1910 operiert worden. Madlener war infolge der Unsicherheit der alten Verfahren zu einer Änderung derselben veranlaßt worden, denn auch bei der damals und auch heute noch als am sichersten geltenden Methode, der Exzision der Pars interstitialis, waren Mißerfolge beobachtet worden [Küstner und Falgowski (Zentralbl. f. Gynäkol. 1911, 42)]. Dazu kam die zweifellos richtige Überzeugung, daß auch diese Operation keinen einfachen Eingriff darstelle und bei vaginalem Vorgehen im gestauten Uterus recht blutig sein kann. Die neue Operation war von Madlener

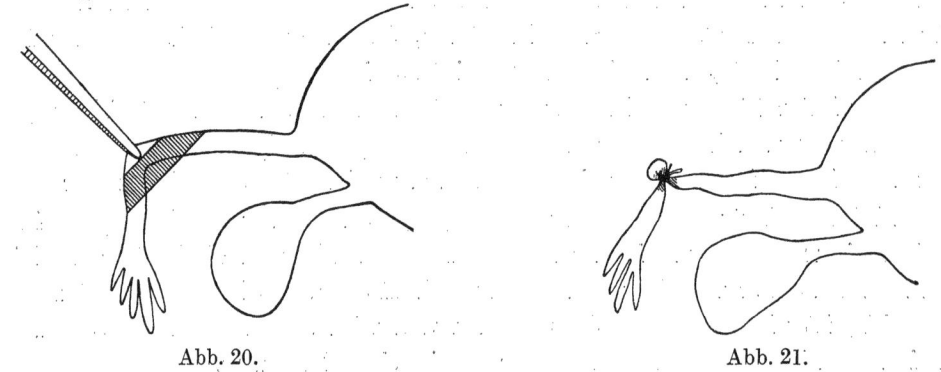

Abb. 20.   Abb. 21.

Operation nach Madlener. Zentralbl. f. Gynäkol. 1919.

89mal ausgeführt worden, und zwar niemals als selbständiger Eingriff; 55mal vaginal bei Gelegenheit von Prolapsoperationen. Von 86 so operierten und im März 1919 nachuntersuchten Frauen hatte keine geboren oder war schwanger geworden. Madlener hält danach sein Verfahren zwar nicht für absolut sicher, aber eine Wiederherstellung des Tubenrohres für ausgeschlossen. Höchstens könne es zu einer Zerreißung des serösen Eileitermantels und zur Bildung einer Fistel kommen, was jedoch bei vorsichtiger Handhabung des Instrumentes zu vermeiden sei. Außerdem habe das Verfahren den Vorzug, rasch ausführbar und unblutig zu sein und keine subtile Technik zu erfordern.

Die Methode ist von verschiedenen Operateuren übernommen worden (Klein, Weber). Neuerdings sind aus der Züricher und Frankfurter Klinik gute Erfolge mit dem Verfahren, an einer größeren Zahl von Fällen beobachtet, erschienen.

Walthard hat nach Waser in nicht weniger als 225 Fällen die Methode nachgeprüft und sie für so gut befunden, daß er keine andere mehr angewandt hat. Er setzt die Gefahr des Eingriffes noch dadurch herab, daß er ihn in Lokalanästhesie (nach Frey) ausführt. Selbst das Quetschen der Tube kann durch Injektion von Novokain ($^1/_2\%$ige Lösung + 9 Tropfen Suprarenin auf 100 ccm) in das Ligamentum infundibulo-pelvicum schmerzlos gemacht werden. Die Vorbereitung der Patientin geschieht mit Allonal Roche (1 ccm abends, 2 ccm vor der Operation). Vor der Anwendung von Morphium ist nach Walthard dringend zu warnen, da Kollapsgefahr besteht. Die Technik hat Walthard

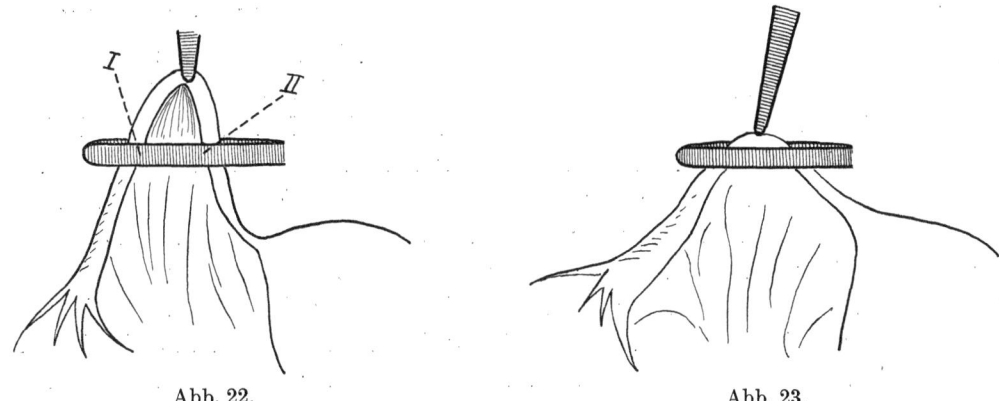

Abb. 22.   Abb. 23.

Modifikation der Madlenerschen Operation nach Walthard. Zentralbl. f. Gynäkol. 1925.

insofern etwas modifiziert, als er die Quetschfurche tiefer legt als Madlener, da er einmal ein Versagen der Methode erlebt hat, was er auf ein Abgleiten des Fadens zurückführt. Walthard rät deshalb, die Tubenschenkel möglichst tief zu fassen unter ausgedehnter Berücksichtigung der Mesosalpinx. Die Quetschfurche soll 9 mm breit sein.

In einem Falle hatte die Madlenersche Methode versagt und es war nach der Sterilisierung eine Tubargravidität zustande gekommen, die eine Operation nötig machte. Die Ursache des Mißerfolges konnte nicht festgestellt werden.

Die Operation wurde 59 mal als selbständiger Eingriff, sonst als Nebenoperation ausgeführt, und zwar stets vom Abdomen her.

Die Unzuverlässigkeit der alten Methoden hat zur Erfindung so vieler neuer Verfahren geführt, daß es nicht möglich ist, sie alle einzeln aufzuführen. Als besonders originell mag noch das Verfahren von Flatau erwähnt werden. Es besteht in einer Übertragung der Methode der Ureterknotung auf die Tuben: Loslösung der Tuben fast bis zum Uterus und feste Knotung des Tubenrohres, Vernähung des Schlitzes. Flatau hat das Verfahren sechsmal ohne Mißerfolg angewandt. Mitteilungen über Nachprüfungen liegen nicht vor. Es liegt das Bedenken nahe, daß durch die Knotung kein völliger Abschluß erreicht und daß auch die völlige Loslösung des Tubenrohres schlecht vertragen wird [1].

[1] In allerletzter Zeit ist von Peitmann eine neue Methode der Sterilisierung angegeben worden. Die Methode erscheint uns erwähnenswert, wenn auch Peitmann selbst keine präzisen Angaben über Dauererfolge macht. Peitmann beschreibt sie wie folgt: Uterus und Tube werden von einem Assistenten leicht gespannt gehalten; Schnitt etwa 4 cm lang, durch die Serosa des zentralen Tubenendes, davon 1 cm auslaufend auf das Uterushorn; Freipräparieren des kleinen, tubaren Muskelschlauches durch Zurseitedrängen (teils stumpf, teils scharf) der beiden sehr zarten Peritonealblätter. Exstirpation eines etwa 3 cm langen Stückes aus dem Tubenrohr, wobei namentlich das Endchen aus der Uteruswand besonders

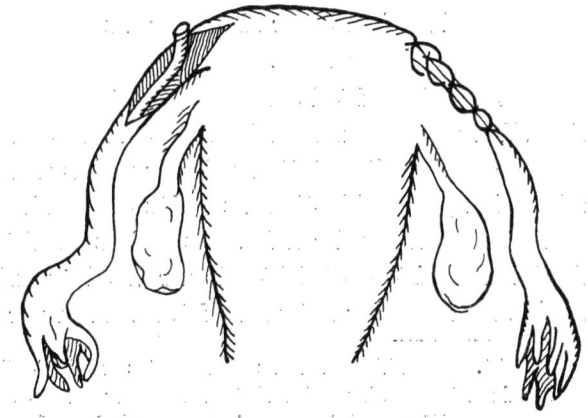

Abb. 24. Operation nach Peitmann. Zentralbl. f. Gynäkol. 1926.

Von allen diesen Verfahren wird zur Zeit wohl die Keilexzision mit Resektion eines Tubenstückes, sorgfältige Vernähung der Wunde und Versenkung des unterbundenen Tubenrohres zwischen die Blätter des Ligamentum latum als sicherste Methode angesehen und am meisten ausgeführt. Manche meinen, daß die Madlenersche Methode berufen ist, die Operation der Wahl zu werden. Unsere Erfahrungen mit derselben sind nicht ausgedehnt genug und liegen nicht weit genug zurück, um ein eigenes Urteil zu ermöglichen. Die Technik der Ausführung hat jedenfalls etwas Bestechendes, da keine Verletzungen gesetzt werden und keine Blutungen entstehen. Doch liegen meines Erachtens theoretische Bedenken betr. ihrer Zuverlässigkeit vor. Der Gedanke, daß es infolge der Abquetschung zu einer Fistelbildung kommt, hat sich dann auch in der Tat in einem Falle Walthards verwirklicht. Die große Zahl der von Madlener ohne Mißerfolg ausgeführten Operationen und die Mitteilungen über Nachprüfungen des Verfahrens vor allem aus der Frankfurter und Züricher Klinik lassen jedoch einen Versuch berechtigt erscheinen.

Die Totalexstirpation der Tube dürfte kaum Vorteile, wohl aber den Nachteil der stärkeren Blutung und die Notwendigkeit mehrerer Umstechungen bringen. Fast alle diese Methoden haben aber den Nachteil, daß, wenn eine feste Vereinigung der getrennten Gewebsschichten ausbleibt, oder wenn ein Faden sich lockert oder durchschneidet, eine Fistel entstehen kann, die den ganzen Erfolg illusorisch macht. Deshalb ist man in der neueren Zeit wieder dazu übergegangen, das Problem ganz anders anzufassen, indem man den abdominellen Eingang in die Tube völlig extraperitoneal außerhalb des Bauchraumes verlagerte, um damit dem Ei den Eintritt in den Eileiter zu versperren. Es ist nicht Menge gewesen, wie auch neuerdings Pankow wieder schreibt, der zuerst diesen Weg betreten hat, sondern Fritsch. Fritsch hat schon vor vielen Jahren behauptet, daß „die einfachste, ungefährlichste und betreff des Erfolges sicherste Methode das Einnähen der Tuben in die Bauchdecken sei". Er beschreibt sein Vorgehen wie folgt: Schnitt wie zur Alexander-Adamsschen Operation, Hervorholen des Ligamentum rotundus, Eröffnung des Prozesses des Peritoneums auf dem Band, Einziehen des Winkels des Uterus und Heranziehen der Tube mit Pinzette aus der Bauchhöhle; dies gelingt auffallend leicht.

Stoeckel empfiehlt, die Tube mittels gestielten Tupfers hervorzuheben, sie zwischen Muskel und Faszie zu verlegen, dann das Peritoneum zu vernähen, ohne die Tube mitzufassen und schließlich zur Sicherung des Erfolges eine Fixierung des Uterus durch Alexander-Adams hinzuzufügen.

Die Methode ist dann auch von Stoeckel neuerdings in der ausgesprochenen Absicht, dadurch einen reversiblen Zustand zu schaffen, der die Wiederherstellung der Konzeptionsmöglichkeit gestatten soll, angewandt worden. Davon wird später noch die Rede sein. Menges Modifikation des Fritschschen Verfahrens besteht in einer Resektion des abdominellen Teiles der Tube, was meines Erachtens die Operation unnötig kompliziert. Auch für uns ist sie die Methode der Wahl geworden für die Fälle, wo keine Schwangerschaftsunterbrechung notwendig ist, nachdem wir im Anschluß an eine Keilexzision mit

---

wichtig ist. Dann Vernähen des Wundbettes durch 4—5 Seidenknopfnähte, von denen zwei stärkere und tiefergreifende die uterine Seite versorgen und die drei übrigen das kleine Peritonealblatt durchgreifend verschließen. Die Operation läßt sich fast ohne Blutung ausführen, wenn man mit zierlichen Instrumenten arbeitet und sich beim Herauspräparieren des Tubenschlauches immer dicht an diesen hält.

Tubenresektion bei einem dritten Kaiserschnitt eine vierte Schwangerschaft erlebt hatten. Wir führen sie auch in der Weise aus, daß wir gelegentlich anderer Operationen die Tuben extraperitoneal verlagern. Wir haben den Eingriff bis jetzt siebenmal ausgeführt. Ähnlich sind auch H. Freund und Hellendall vorgegangen; ersterer neuerdings in der Absicht, dadurch eine temporäre Sterilisierung zu erreichen. Bei Dauersterilisierung hat Freund nach Resektion der Tuben den uterinen Teil in die Bauchwand eingenäht und das abdominelle Ende mit Peritoneum bedeckt. Auch Pankow verwendet die Methode mit Vorliebe und hat nie Mißerfolge gesehen.

Man kann die Verlagerung der Tuben außerhalb der Bauchhöhle auch auf vaginalem Wege ausführen, entweder als selbständige Operation oder häufiger wohl als Nebenoperation, indem man die Tuben unterhalb des Scheidenlappens fixiert, wie es Rühle und H. Freund vorgeschlagen und ausgeführt haben. Auch wir halten diesen Weg für durchaus gangbar und haben ihn mehrfach bei Gelegenheit plastischer Operationen beschritten. Man muß dabei natürlich vorsichtig vorgehen und eine Abschnürung der Tuben vermeiden, damit es nicht zu einer Verdickung oder zu sonstigen Störungen in der Integrität der Tube kommt, wie es Sellheim erlebt und beschrieben hat.

Eine besondere Besprechung verdienen dann noch die Operationsverfahren, die mit der bewußten Absicht ausgeführt wurden und werden, später wieder eine Restitutio ad integrum herzustellen. Zur Herbeiführung der zeitweiligen Sterilität ist eine große Zahl von Operationsverfahren angegeben worden — Naujoks zählt nicht weniger als 24 solcher Methoden auf —, woraus wohl am besten hervorgeht, daß erstens das Bedürfnis nach einem derartigen Eingriff ein sehr großes ist, und daß zweitens keine der bis jetzt angegebenen Methoden völlig befriedigende Resultate liefert. Es ist natürlich nicht möglich und auch überflüssig, alle die angegebenen Verfahren hier aufzuzählen. Wer sich dafür interessiert, sei auf die ausführliche Mitteilung von Naujoks hingewiesen. Es sollen hier nur die Methoden genannt werden, die eine gewisse Aussicht auf Erfolg bieten.

Mit Naujoks kann man drei Arten des Vorgehens unterscheiden: 1. solche, die einen Verschluß der Tuben bewirken, 2. solche, die eine Verlagerung der intakten Tube, und 3. solche, die eine Verlagerung des intakten Ovariums zum Zwecke haben.

Von der ersten Art zählt Naujoks allein neun verschiedene Methoden auf, die alle sich als unbrauchbar erwiesen haben und auch aus theoretischen Erwägungen als nicht geeignet bezeichnet werden können. Es kommen also nur die beiden anderen Methoden in Frage: Die Verlagerung der Tuben und der Eierstöcke und die dadurch bewirkte räumliche Trennung der beiden Organe voneinander. Die Dislokation kann auf zwei Arten ausgeführt werden, entweder durch Verlagerung der Organe außerhalb des Bauchraumes oder in eine zu diesem Zweck gebildete abgeschlossene Tasche innerhalb derselben. Beides ist mehrfach versucht worden. Wie a priori zu erwarten hat die extraperitoneale Dislokation der Tube, dieses zarten und empfindlichen Organes keine Erfolge gezeitigt. Ein fester Nahtabschluß der Tube und eine sichere Befestigung derselben ist technisch nicht möglich, ohne sie so zu schädigen, daß sie ihre Funktionsfähigkeit verliert (Stoeckel). Schon das erste Erfordernis eines solchen Eingriffes, die Verhinderung der Konzeption, wird auf diese Weise nicht erfüllt (Fälle von Krönig und Hofmeier). Gelingt jedoch der Abschluß, so kann man mit großer Sicherheit annehmen, daß die Intaktheit der Tube so gelitten hat, daß sie praktisch unbrauchbar ist. Die Veränderungen, die eine so behandelte Tube erleidet, sind übrigens von Mayer genauer beschrieben worden.

Die Verlagerung der Tube in einen abgeschlossenen Peritonealsack, wie sie z. B. Schweitzer ausgeführt hat, verdient etwas mehr Vertrauen, da sich die Tube gewissermaßen in der gewohnten Umgebung befindet. Aber auch dieses Verfahren entbehrt der Sicherheit und schließt eine Schädigung nicht aus.

In jeder Beziehung geeigneter für die Verlagerungsbestrebungen sind die Ovarien. Nach Tierversuchen von Bucura u. a. hat Blumberg 1912 als erster eine derartige Operation ausgeführt, indem er die Ovarien in eine künstliche Peritonealtasche versenkte. Einen Erfolg in bezug auf eine völlige Restitutio erlebte Blumberg jedoch nicht. Der erste und bis jetzt einzige, der einen solchen erzielte, ist Vandervelde. Vandervelde beschreibt sein Vorgehen wie folgt: Nach Durchtrennung der Fimbria ovarica Einschnitt in das breite Mutterband und Verlagerung des Ovariums durch dieses auf seine Vorderseite. Verschluß des Schlitzes. Dann exakter Abschluß des vesiko-uterinen Peritonealraumes durch eine doppelte Naht unter Miterfassung der Ligamenta rotunda.

Die erste derartige Operation führte Vandervelde schon 1908 aus und in den folgenden Jahren noch zwei weitere. Der Heilungsverlauf war stets ungestört und das Resultat quo ad Sterilität in allen Fällen ein guter.

In einem dieser Fälle erzielte Vandervelde nach Öffnung des abgeschlossenen Teiles einen vollen Erfolg, indem kurz nach der zweiten Operation Schwangerschaft eintrat. Dieser Fall ist jedoch der einzige in der Literatur geblieben, bei dem auf operativem Wege der beabsichtigte Erfolg erzielt worden ist. Es darf jedoch nicht unerwähnt bleiben, daß Pfeilsticker eine Vereiterung nach der „Knopflochverlagerung" Vanderveldes erlebt hat. Die von ihm an deren Stelle empfohlene Methode — extraperitoneale Verlagerung der Tuben auf die Vorderseite des Uterus nach vorderem Scheidenschnitt — dürfte aber wohl kaum den Anforderungen, die man an eine temporäre Sterilisierung stellen muß, entsprechen.

Wenn man das Resümee aus dem vorhergehenden zieht, so geht das dahin: als empfehlenswerteste Methode zur operativen Sterilisierung sehen wir zur Zeit die Verlagerung der Tuben nach Fritsch an, wenn der Eingriff als selbständige Operation ausgeführt werden soll. Als Teiloperation bei Laparotomien kommt in erster Linie die Verlagerung auf die Faszien in Frage, bei vaginalen Operationen die Verlagerung unter die Scheidenschleimhaut, bei Interposition die Durchschneidung und Verknüpfung und Vernähung der uterinen Enden auf der vorderen Uteruswand.

Etwas anders liegen die Verhältnisse, wenn eine Schwangerschaft besteht. Da gibt es mehrere Wege. Entweder kann man die Schwangerschaft unterbrechen und in einer späteren Sitzung die Sterilisierung in der eben angegebenen Weise ausführen, oder man kann, was empfehlenswerter ist und heute wohl von den meisten getan wird, die Sterilisierung der Entleerung des Uterus anschließen. Früher wurde in diesen Fällen zu dem Zwecke die Keilexzision mit Tubenresektion ausgeführt. Das Verfahren hat auch heute noch viele Anhänger. Die Erfahrungen, die man aber bei dem vaginalen Vorgehen gemacht hat, wo das Operieren an den blutreichen, gestauten Uterus sehr unangenehm werden kann, läßt dieses Vorgehen nicht als zweckmäßig erscheinen. Etwas anderes ist es, wenn zur Unterbrechung der Schwangerschaft der suprapubische Weg gewählt wird, wie z. B. beim

Kaiserschnitt, da kann man die Sterilisierung durch Tubenresektion mit Keilexzision ausführen, da dann die Gefahr der Stauungsblutung nicht vorliegt. In der Tat ist dies wohl auch das am meisten beliebte und von Pankow wieder neuerdings empfohlene Verfahren. Daß es jedoch gelegentlich versagen kann, darauf ist vorher schon hingewiesen worden. Zweckmäßiger scheint es mir darum, in solchen Fällen ein anderes Verfahren zu wählen, das den Vorteil absoluter Sicherheit hat und als Operation nicht eingreifender ist, als das eben beschriebene Vorgehen, nämlich die Amputation oder Exzision des Corpus uteri.

Für besondere Fälle und bei frühen Graviditäten führen andere die vaginale Totalexstirpation des Uterus unter Mitnahme der Adnexe aus.

Gerade in den letzten Jahren ist vielfach darüber diskutiert worden, welches Vorgehen das beste sei, wenn man vor der Aufgabe steht, die Schwangerschaft zu unterbrechen und das Eintreten einer weiteren zu verhüten. Die Mehrzahl der Autoren, die sich zu dem Thema geäußert haben, hält es für richtig, die beiden Eingriffe möglichst zu vereinigen. Für dieses Vorgehen lassen sich in der Tat mehrere gute Gründe anführen: es werden der Patientin die wiederholten Eingriffe und eventuell sogar eine doppelte Narkose erspart, es fällt die dadurch bedingte wiederholte psychische Aufregung weg und endlich wird der Krankenhausaufenthalt abgekürzt und die Frau braucht nicht so lange das Bett zu hüten, ein Punkt, der auch bei gewissen Komplikationen, wie z. B. der Lungentuberkulose sehr ins Gewicht fällt. Es kann danach keinem Zweifel unterliegen, daß die Unterbrechung der Schwangerschaft und Sterilisation in einer Sitzung erledigt werden müssen, es sei denn, daß der dazu gewählte Eingriff erheblich größer ist als die Unterbrechung allein. Das scheint mir bei der vaginalen Totalexstirpation des graviden Uterus samt Adnexen der Fall zu sein, zumal, wenn eine weiter vorgeschrittene Schwangerschaft vorliegt. Deshalb halten wir diese Art der Sterilisierung nicht für zweckmäßig und haben sie wieder ganz aufgegeben.

Auch bei Schwangerschaften in den ersten Wochen stellt die Unterbrechung allein einen wesentlich kleineren Eingriff dar als die Kombination von Unterbrechung und Sterilisierung. Wenn also in solchen Fällen die Patienten sehr reduziert und wenig widerstandsfähig sind und womöglich bereits Ende der 30er oder gar anfangs der 40er Jahre stehen, so kann man ihnen den größeren Eingriff dadurch ersparen, daß man zunächst den Uterus entleert und dann eine Röntgensterilisierung folgen läßt. Dieses Verfahren haben wir in einer größeren Zahl von Fällen (23) mit Erfolg ausgeführt. Die Bedenken, die man sonst gegen diese Art der Sterilisierung haben muß, treten in diesen Fällen zurück gegenüber den Vorteilen der Methode. Davon wird später noch die Rede sein.

Als Methode der Wahl muß also die Erledigung beider Eingriffe in einer Sitzung gelten. Es besteht jedoch noch keine Einigung darüber, welche Art des Vorgehens als die beste anzusehen ist. In der zweiten Hälfte der Schwangerschaft wird, wie schon erwähnt, heute in der Regel so verfahren, daß zunächst der Uterus entleert wird durch Laparotomie und Hysterotomia anterior, und dann die Sterilisierung in Form der Tubenresektion in der geschilderten Weise oder neuerdings nach Madlener angeschlossen wird.

Walthard scheint der erste gewesen zu sein, der für die kombinierte Methode eingetreten ist. 1912 konnte er bereits über 18 so operierte Fälle berichten. Walthard rühmt dem ganzen Vorgehen, besonders in der Kombination mit der Madlenerschen Modifikation den Vorzug der Übersichtlichkeit, Einfachheit, Zuverlässigkeit nach und hebt auch den günstigen, fieberfreien Heilungsverlauf hervor. Kurz darauf empfahl auch Sellheim dieses Vorgehen, zuerst in etwas veränderter Form — Schnitt an der Hinterwand des Uterus, dann auch an der Vorderseite — als schonendsten Eingriff, der allen Anforderungen genüge, allerdings, wie später Werner bemerkt, nicht für vorgeschrittene Fälle wegen der Allgemeinnarkose. Er operierte 20 bzw. 40 Fälle in dieser Weise. Das Verfahren kann jedoch noch dadurch weniger eingreifend gestaltet werden, daß man die Narkose durch die Lokal- oder Sakralanästhesie ersetzt. Frey konnte schon 1921 über sechs unter Lokalanästhesie erfolgreich operierte Fälle berichten ($^1/_2\%$ Novokokain + 2 bis 4 Tropfen Adrenalin 1:1000 auf 100 ccm Lösung. Davon 300—500—800 ccm). Der Uterus soll dabei nach Möglichkeit in situ bleiben. Früher empfahl Frey die Kombination mit Morphium zur Verlängerung der Wirkung, neuerdings wird jedoch von der Züricher Klinik davor gewarnt, da die beiden Mittel sich schlecht zusammen vertragen. Der abdominelle Weg, sagt Frey, entspricht allen modernen bakteriologischen und chirurgischen Anforderungen und stellt demnach für die betreffende Patientin den schonendsten Eingriff dar, jedoch nur dann, wenn er in Lokalanästhesie vorgenommen wird, was bei vorgeschrittener Erkrankung der Lungen oder bei schweren Herzerkrankungen eine Conditio sine qua non ist. Walthard zieht deshalb auch bei frühen Schwangerschaften die Laparotomie dem vaginalen Weg vor. Was die Vorteile der Lokalanästhesie anlangt, so bestehen sie nicht nur darin, daß die Größe des Eingriffes dadurch vermindert wird, auch das Erbrechen wird verhütet, die Erholung tritt schneller ein und die Ernährung ist bald möglich; Pneumonien sind aber auch hierbei nicht ganz zu vermeiden. So erlebte Frygesi bei 350 größeren Operationen in Lokalanästhesie fünfmal diese Komplikation.

Später sind dann auch H. W. Freund, Vogt und Weber sehr für den einzeitigen Eingriff durch Laparotomie, und zwar auch in früheren Monaten der Schwangerschaft, eingetreten. Freund rühmt dem Verfahren die größtmögliche Zeit- und Blutersparnis und das Operieren in keimfreiem Gewebe nach. Er hat den Eingriff in 15 Jahren 70mal ausgeführt, was er „ohne Scheu vor denjenigen mitteilt, die von sich berichten, nur ausnahmsweise so vorgegangen zu sein, einen Standpunkt, den man bei genügend langer Verfolgung des Schicksals der Kranken nicht vertreten könne." Freund beschreibt sein Vorgehen wie folgt:

Die Kranken nehme ich mehrere Tage vor dem Eingriff in die Anstalt auf, damit beim Unterlassen jeglicher Untersuchung ein völliges Unberührtbleiben der Geschlechtsorgane garantiert ist. Im Beginn der Narkose, die eine halbe sein kann, wird eine Spritze Sekale, am besten Gynergen, intramuskulär gegeben. Die Technik erleidet nur graduelle Unterschiede, je nachdem man in den ersten oder letzten Monaten operiert. In den ersten Monaten genügt ein sehr kleiner Bauchschnitt, bei schlaffen Bedeckungen sogar ein solcher, in den man bequem zwei Finger einführen und den Uterus vorziehen kann. Diesen inzidiere ich mit möglichst kleinem Medianschnitt in der vorderen Korpuswand. Die hintere Inzision halte ich für ungünstiger, weil Netz oder Därme mit ihr verlöten können, während der vordere Korpusschnitt höchstens mit der Blase in Verbindung geraten kann, was unter Umständen einen Vorteil bedeutet. Schneidet man den Uterus vorsichtig Schicht für Schicht auf, so braucht man das Ei nicht zu verletzen, man löst es vielmehr mit der Fingerspitze oder dem Skalpellstiel von der Unterlage ab, soweit man es ohne tieferes Eindringen erreicht, und drückt es dann total und uneröffnet bequem heraus, meist folgt auch die Hauptmasse der Dezidua mit. Ihre Reste wischt man mit einem um eine Klemme gewickelten Tupfer besser heraus als mit der Kürette. Eine Erweiterung des Zervikalkanals von oben her und ein Einschieben von Gaze ist theoretisch unrichtig und praktisch unnötig. Ein solches Verfahren durchbricht das Prinzip, den ganzen Vorgang in keimfreien Abschnitten zu halten, und erleichtert die Kommunikation mit den keimhaltigen Geweben. In 70 Fällen habe ich einige Male Kontraktionen gesehen, die über den Grad erträglicher Nachwehen nicht hinausgingen, niemals aber eine Dezidua- oder Lochienretention. Der Uterusschnitt wird mit Seidenknopfnähten bei exakter Blutstillung geschlossen. Auf Katgut darf man sich bei Kaiserschnitten, auch in früheren Monaten, nicht verlassen, es ist nur für subperitoneale Nähte zulässig.

Bei der sofort anzuschließenden Tubensterilisierung sind alle Verfahren wirksam, die eine Wiederherstellung der Passage im Eileiter oder eine Extrauteringravidität mit Sicherheit ausschließen.

Mein Vorgehen beruht auf dem Prinzip, ein Ende der durchschnittenen Tube ins Peritoneum zu versenken und das andere in die Bauchdecke zu nähen. Das geschieht, indem man eine feste Seidenligatur um den Ansatz der Tube am Uterushorn, eine zweite 1—2 cm davon entfernt distal anlegt, die Tube vorsichtig zwischen beiden nur bis auf den Ansatz an der Mesosalpinx durchschneidet und sie dann nach beiden Seiten hin stumpf mit den Fingern ablöst. Vermeidet der Assistent ein zu strammes Anziehen der Unterbindungsfäden, und der Operateur ein brüskes Ablösen der Tubenstücke, so braucht es bei diesem ganzen Akt nicht zu bluten. Man biegt dann das periphere Tubenstück noch einmal, wie beim Unterbinden einer Nabelschnur, zurück und ligiert es mit dem ersten Unterbindungsfaden noch einmal, während man das zentrale Stück unter Verwendung seines Ligaturfadens ventrifixiert. Man kann sich ein schnelleres, aseptischeres und schonenderes Verfahren nicht vorstellen. Zeichen von Schock oder Erschöpfung treten nach demselben auch bei herz- oder lungenkranken Frauen nicht auf, und es ist nicht bloß erfreulich, daß sie heilen, sondern wie schnell und ungestört sie heilen. Gestorben ist keine der 70 Operierten, eine erneute Schwangerschaft oder die Implantation eines Eies auf den Tubenstumpf ist nicht vorgekommen.

Das von Vogt geschilderte Verfahren unterscheidet sich in einigen Punkten von dem Freundschen. Vogt legt den Schnitt in den unteren Gebärmutterabschnitt nach Zurückpräparieren des Blasenperitoneums, auch drainiert Vogt den Uterus nach der Vagina. Beide Abweichungen halten wir nicht für glücklich. Von 40 so operierten Fällen starb eine an Lungenembolie. Weber operierte 50 Frauen nach Sellheim-Madlener ohne Mißerfolg. Dörfler beschreibt ungefähr das von Vogt angegebene Verfahren als den „kleinen Kaiserschnitt". Zur Erzielung einer sicheren Sterilisierung empfiehlt er eine von ihm ausgedachte, reichlich komplizierte, aber wie er sagt „unblutige" Methode, von der er angibt, daß sie sich in vielen 100 Fällen bewährt habe (vgl. Zentralbl. f. Gynäkol. 1923. Nr. 6).

Die hier kurz geschilderten Erfolge des kombinierten Vorgehens sprechen unbedingt für die relative Lebenssicherheit dieses Eingriffes, zum mindesten für alle Fälle in der zweiten Hälfte der Schwangerschaft. Es kann sich unseres Erachtens nur darum handeln, ob es nicht eine noch bessere und sicherere Methode gibt, die vielleicht auch noch andere Vorteile hat. Davon soll gleich die Rede sein.

Aus dem Umstand, daß auch bei beginnenden Graviditäten von einzelnen Operateuren der Leibschnitt ausgeführt wird, läßt sich ersehen, daß die Erfolge der einzeitigen Operation bei vaginalem Vorgehen nicht so günstige sind. Dafür sind nach allgemeiner Anschauung zwei Gründe verantwortlich zu machen: Einmal das Fehlen eines keimfreien Operationsfeldes und zweitens die Neigung zu Blutungen während und nach der Operation. Letzteres erklärt sich aus der Tatsache, daß in der Regel der Uterus bei dem Eingriff zum Teil nach außen verlagert wird, wodurch es zu einer Abschnürung der Gefäße und zu einer allgemeinen Stauung kommt. Bei der natürlichen Konsistenz des graviden Uterus wird dadurch verständlicherweise die exakte Vernähung der gesetzten Wunde sehr erschwert, ja vielfach unmöglich gemacht. Eine Blutung oder Nachblutung ist infolgedessen nicht mit Sicherheit zu vermeiden. Haben doch Schauta-Werner nach ihrer Methode der Zervixspaltung, Ausräumung und Tubenexstirpation unter 60 Fällen nicht weniger als 10mal stärkere

Blutungen während der Operation und 7mal profuse Blutungen nach derselben, davon eine mit tödlichem Ausgang, erlebt! Dadurch wird der offensichtliche Nutzen des vaginalen Vorgehens, das das Allgemeinbefinden wenig tangiert, und nach dem die Arbeitsfähigkeit sicher und schnell wieder hergestellt wird, doch sehr erheblich beeinträchtigt.

Diese und ähnliche Erwägungen haben darum auch schon vor langer Zeit dazu geführt, ein Verfahren ausfindig zu machen, das ein vaginales Vorgehen gestattet, aber ganz sicher in der Ausführung und im Erfolg ist.

Am radikalsten ist Bumm vorgegangen, der schon vor über 20 Jahren empfahl, bei Lungentuberkulose den ganzen Uterus samt den Adnexen vaginal zu entfernen und dabei in 80% günstige Erfolge erzielte. Kürzlich angestellte Nachforschungen haben folgendes ergeben: nach 5 Jahren in 32 Fällen (57%) Besserung und in 3 Fällen (8,3%) Verschlechterung bei insgesamt 56 nachuntersuchten Fällen. Gestorben waren 16 (28%) Frauen, zum Stillstand gekommen war der Prozeß in 2 Fällen (3%). Von den letzten 20 Fällen hatten außerdem fünf noch lange Zeit unter Gemütsverstimmungen und nervöser Erregbarkeit zu leiden.

Bumm hatte bei seinem Vorgehen noch den Nebengedanken, daß die Entfernung der Eierstöcke den Stoffwechsel und damit das Allgemeinbefinden der Tuberkulosekranken günstig beeinflussen würde, eine Erwägung, deren Richtigkeit damals schon von namhaften internen Klinikern bestritten wurde. Man hat sogar neuerdings behauptet, daß der Ausfall der Ovarialfunktion in jungen Jahren überhaupt oder doch in vielen Fällen für Tuberkulosekranke nicht unbedenklich sei (Wolf-Eisner). Für die Richtigkeit dieser Anschauung sprechen auch Tierexperimente von Christopholetti und Thaler, die eine verminderte Resistenz kastrierter Tiere gegen Tuberkulose feststellen konnten. Auch Coulard fand nach Kastration in der Gravidität und im Puerperium einen Zustand der Tuberkuloseanergie. Hierzu kommt noch der schon erwähnte Umstand, daß der Eingriff für gesundheitlich geschwächte Individuen doch als ein recht großer und auch nicht ungefährlicher — Werner gibt eine Mortalität von 5% an! — anzusehen ist, so daß die Methode, wie mir scheint, mit Recht nicht mehr viele Anhänger hat. Auch für uns waren diese Gründe dafür maßgebend, die Methode aufzugeben, und an ihrer Stelle ein Verfahren zu wählen, das in der Ausführung einfacher ist und im Effekt das gleiche leistet, abgesehen von der Wirkung der Kastration. Das ist die schon erwähnte Korpusamputation oder -exzision, wie sie zuerst von Krömer, Rieck und v. Bardeleben schon vor langer Zeit empfohlen und ausgeführt worden ist. Auch von Sachs wurde die „vaginale, supravaginale Amputation" sehr empfohlen, da sie ein kleinerer Eingriff sei als die Laparotomie, ohne Narkose ausgeführt werden könne und das Wochenbett völlig ausschalte. Sie ist deshalb auch für uns die Methode der Wahl in allen Fällen von Schwangerschaft bis zum vierten Monat geworden. Wenn Sachs schreibt, daß der Eingriff auch im 5. bis 6. Monat noch möglich sei, so ist das gewiß richtig — hat man doch auch Myome von entsprechendem und noch größerem Umfang so entfernt —, aber die Vorteile des vaginalen Vorgehens scheinen uns doch durch die Unübersichtlichkeit des Eingriffes und die größere Blutungsgefahr wett gemacht zu werden. Deshalb ziehen wir vom fünften Monat an die Laparotomie als das kleinere Übel vor. Über die Technik ist nicht viel zu sagen. Nach Freilegung der vorderen Uteruswand und Abschieben der Blase wird der Uterus inzidiert und das Ei entfernt, um den Uterus zu verkleinern. Eine Spritze Pituglandol intravenös und Ergotin, intramuskulär appliziert, erhöhen die Wirkung und verhindern die Blutung. Dann werden die Adnexe beiderseits direkt am Uterus abgeklemmt und das Korpus keilförmig exzidiert. Die Vernähung des Stumpfes, der Verschluß des Peritoneums und der Vaginalwand und das Einlegen eines kleinen Dochtes schließen den schnell und unblutig auszuführenden Eingriff. Die Operation wird von uns meist in Sakralanästhesie ausgeführt.

Seitdem wir diese Methode der Unterbrechung und Sterilisierung kennen gelernt haben und üben, haben wir nicht mehr das Bedürfnis empfunden, eine andere auszuführen. Der Eingriff war immer schnell und glatt erledigt und die Heilung ungestört, so daß die Frauen sehr bald aufstehen konnten. Vor allem zwei Punkte sind es, die unseres Erachtens einen großen Vorzug dieses Vorgehens bilden: einmal die absolute Zuverlässigkeit der Methode und zweitens das sichere Gefühl, das man bei der Operation hat, daß man die Blutung sicher beherrschen kann, was eben bei den meisten anderen vaginalen Sterilisierungsmethoden fehlt — vielleicht macht das Madlenersche Verfahren eine Ausnahme. Daß außerdem das Wochenbett mit der Infektionsgefahr und sonstigen Unbequemlichkeiten fortfällt, ist ein weiterer, nicht zu unterschätzender Vorteil. Schließlich sehen wir in dem Umstand, daß bei dem vaginalen Vorgehen die Laparotomiewunde, die zweifellos die Atmung in den ersten Tagen erheblich behindert, fortfällt, was sicher bei tuberkulösen Kranken von wesentlichem Nutzen ist, einen weiteren Vorteil dieser Methode.

Es soll jedoch nicht verschwiegen werden, daß Halban (nach Köhler) weniger gute Erfahrungen mit der „Fundusexzision" nach Bardeleben-Rieck gemacht hat. Er sah nach dem Eingriff meist Hämatome und Exsudatbildung. Er empfiehlt deshalb für diese Fälle eine Partialresektion der Ovarien, mit der er in 4 von 6 Fällen sehr gute Erfolge erzielt hat.

Erfordert jedoch die Größe des Uterus ein Vorgehen von oben, so geben wir auch dann der beschriebenen Art der Sterilisierung durch Uterusamputation den Vorzug. Wir haben diesen Eingriff bei dritten Kaiserschnitten jetzt bereits 20mal ohne Todesfall für Mutter und Kind ausgeführt. Gerade am Ende der Schwangerschaft scheint uns die Ausschaltung des Uterus von besonders günstiger Wirkung für den Heilungsverlauf zu sein, zumal dann, wenn man sich nicht durch Fieber oder vorzeitigen Blasensprung abhalten läßt, den Eingriff auszuführen. Hierzu kommt, daß gerade beim hochschwangeren Uterus und strotzender Blutfüllung der Venen die Keilexzision der Tuben einen recht blutreichen Eingriff darstellt, der auch einmal versagen kann, wie es uns passiert ist. Die erwähnten günstigen Resultate haben uns dann veranlaßt, in den wenigen Fällen von vorgeschrittener Schwangerschaft, bei denen wegen Erkrankung eine Unterbrechung und Sterilisierung notwendig war, in der geschilderten Weise vorzugehen.

Auch von anderer Seite wird dieses Vorgehen neuerdings empfohlen. So berichtet z. B. Schuhmacher aus der Gießener Klinik (v. Jaschke) über die guten Erfolge, die in 25 Fällen von Tuberkulose mit der Uterusamputation erzielt worden waren. Kein Todesfall. Großer Wert wird jedoch auf sorgfältige Nachbehandlung gelegt: frühes Aufstehen, Atemgymnastik bei Tuberkulösen usw.

Auch die Freiburger Klinik ist Anhängerin der Methode. Von Siegert sind die Erfahrungen an 26 Fällen bekannt gegeben worden, bei denen der Eingriff wegen Tuberkulose ausgeführt worden war. Die Operation gehört nach Siegert „zu den erfolgreichsten Methoden, tuberkulösen Schwangeren Leben und Gesundheit zu erhalten".

Ebenso spricht sich neuerdings Pfeilsticker für die Resektion des graviden Uterus aus. Auch Franz ist Anhänger der Methode, und Martius empfiehlt sie als einen „technisch einfachen Eingriff, der die puerperale Rückbildung erspart und die Infektionsgefahr vermindert". Wir selbst haben den Eingriff in insgesamt 46 Fällen ausgeführt, 29mal vaginal und 17mal durch Laparatomie. Gewisse Schwierigkeiten entstanden nur dann, wenn die Größe des Uterus unterschätzt worden war bzw. das vaginale Vorgehen forciert wurde, was jetzt nicht mehr geschieht.

Wir kommen danach zum Schluß, daß die supravaginale hohe Uterusamputation, vaginal oder per laparatomiam ausgeführt, die beste Behandlungsmethode darstellt, um in jedem Stadium der Schwangerschaft in einer Sitzung die Unterbrechung derselben und die gleichzeitige Sterilisierung auszuführen.

Nun noch einige Worte über die Sterilisierung mittels Röntgenstrahlen, die neuerdings zur Herbeiführung einer dauernden oder vorübergehenden Unfruchtbarmachung angewandt und empfohlen wird.

Es ist selbstverständlich, daß man eine dauernde Sterilisierung durch eine intensive Röntgen- oder auch Radiumbestrahlung erreichen kann. Man muß dann aber auch natürlich die Nachteile der Röntgenkastration mit in den Kauf nehmen. Die Methode kommt deshalb nur dann in Frage, wenn es sich um Frauen handelt, die sich nahe dem Klimakterium befinden, oder bei denen eine wichtige Gegenindikation gegen eine operative Sterilisierung vorliegt. Bei älteren Frauen ist sie deshalb die Methode der Wahl, wenn eine Sterilisierung außerhalb der Schwangerschaft notwendig ist. Sie kommt aber auch bei diesen dann in Frage, wenn eine frühe Schwangerschaft vorliegt, so daß die Unterbrechung durch einen kleinen Eingriff möglich ist. Endlich auch bei jüngeren Frauen, bei denen eine Sterilisierung wegen Hämophilie ausgeführt werden muß, und vielleicht auch bei Frauen die schwer tuberkulös sind oder an einer anderen lebensgefährlichen Erkrankung leiden, derentwegen man ihnen den größeren Eingriff der gleichzeitigen Unterbrechung und Sterilisierung nicht zumuten kann.

Noch ganz im Fluß ist hingegen die Frage der temporären Röntgensterilisierung. Aber heute schon kann gesagt werden, daß die übertriebenen Hoffnungen, die man auf ihre Verwendung vielfach gesetzt hat, in absehbarer Zeit, wenn überhaupt, leider nicht in Erfüllung gehen werden. In der Tat wäre ja durch die Einführung einer sicheren und ungefährlichen Methode der temporären Sterilisierung die häufig so schwere und folgenreiche Entscheidung, ob durch eine verstümmelnde Operation eine Frau dauernd unfruchtbar gemacht werden soll, in vielen Fällen überflüssig, und die ganze Frage der dauernden Sterilisierung bekäme ein anderes Gesicht.

Eine zeitweise Ausschaltung der Menses durch die Röntgenstrahlen haben Gauß und M. Fraenkel schon vor 15 Jahren versucht, nachdem die Anregung dazu schon Ende 1897 von Beuttner gegeben worden war. Besonders Gauß ist es gewesen, der die Hauptschwierigkeit, die einer Verbreitung dieser Methode im Wege stand, die Dosierungsfrage durch die bis in die Neuzeit reichenden Versuche zu beseitigen suchte, ohne die Frage restlos lösen zu können. Auch heute liegen die Verhältnisse noch so, daß es unmöglich ist, im einzelnen Falle den Eintritt und die Dauer des Erfolges mit Bestimmtheit vorauszusehen. Auch M. Fraenkel, der ein sehr warmer Verteidiger dieses Verfahrens ist und es eifrig propagiert, gibt keine technischen Einzelheiten seines Vorgehens bekannt und schreibt nur von wiederholten kleinen Dosen.

Neuerdings hat Gauß durch Berendt über 38 Fälle berichten lassen, die zwecks temporärer Sterilisierung bestrahlt worden waren. Unter Ablehnung der Erlanger Methode und mit dem Eingeständnis, daß auch die Genauigkeit der Freiburger Methode nicht überschätzt werden soll, wurde folgendes Verfahren angewandt: Großfeld 20×20, 170—180 e F.H.A. 40 cm, 0,5 cm Kupfer, dann meist $3/5$ der Dosis vom Bauch und $2/5$ vom Rücken her. In 83% der Fälle unter 35 Jahren wurde temporäre Sterilisierung erreicht. Die Ausfallserscheinungen waren zum Teil stark und lange dauernd.

Der Autor kommt jedoch zu dem Schluß, daß sich die temporäre Sterilisierung durch Röntgenstrahlen zum Zwecke der Konzeptionsverhinderung bei Tuberkulösen nicht eignet, da der Wirkungsbeginn und die Wirkungsdauer nicht sicher zu berechnen seien.

Auch die Erlanger Klinik hat sich seit Jahren eifrig mit dem Problem beschäftigt. Von den neueren Publikationen dieser Klinik seien die von Flaskamp erwähnt. Flaskamp hatte die temporäre Sterilisierung besonders für die Heilung entzündlicher Adnexerkrankungen empfohlen und bei einer großen Zahl von Fällen sehr befriedigende Erfolge erzielt, wie nach und mit ihm ja auch viele andere. Flaskamp empfiehlt das Verfahren aber auch für die Zwecke, von denen hier die Rede ist. Er muß jedoch neuerdings zugeben, daß die Technik sehr schwierig ist, da die notwendige Dosis direkt an der Grenze der Dauersterilisierung liegt, und daß sie nur mit den allerbesten Apparaten und Meßinstrumenten auszuführen ist und wirkliche Sachkunde erfordert. Die Technik der Bestrahlung sei aus einer Beschreibung nicht lernbar und eine allgemeine Verbreitung der Methode nicht möglich. Diese Ausführungen eines erfahrenen Röntgenologen und Vertreters einer Klinik von der Bedeutung der Erlanger auf diesem Gebiete dürften wohl am besten zeigen, wie wenig spruchreif, ja wie wenig aussichtsvoll die ganze Behandlungsmethode noch ist. Als Dosis gibt Flaskamp an: 28% der HED. am Ovarium. Einen sofortigen Eintritt der Amenorrhöe sah Flaskamp jedoch nur in $2/3$ der Fälle. Was die Dauer der erzielten Amenorrhöe anlangt, so betrug sie bei jüngeren Frauen durchschnittlich 2, bei älteren 3 Jahre. Bei Frauen über 36 Jahren erlebte Flaskamp einige Male eine Daueramenorrhöe.

Des weiteren hat sich Naujocks von der Königsberger Klinik in einer umfassenden Studie mit dem Problem beschäftigt. Naujocks verfügt selbst über eine nicht geringe Erfahrung auf dem Gebiete der temporären Sterilisierung, die sich auf eine relativ lange Zeit erstreckt. In nicht weniger als 20 Fällen der Winterschen Klinik wurde diese Art der Bestrahlung ausgeführt, um wegen einer bestehenden Tuberkulose die Konzeptionsmöglichkeit, und zwar meist vorübergehend auszuschalten. Naujocks machte dabei die bekannte Beobachtung, daß fast regelmäßig Ausfallserscheinungen auftraten, die in einigen Fällen eine nicht unbeträchtliche Höhe erreichten (z. B. Schrumpfung der Vagina, die zu Kohabitationsstörungen führte).

Einen ungünstigen psychischen Einfluß des Ausbleibens der Periode konnte übrigens Naujocks in keinem seiner Fälle feststellen. Ebenso gaben die meisten befragten Frauen an, keinen Einfluß auf ihr sexuelles Empfinden bemerkt zu haben; nur einige sprechen von einer Steigerung bzw. Herabsetzung desselben. Alle Frauen erklärten jedoch mit einer Ausnahme, daß die Nachteile der Bestrahlung durch die Vorteile völlig aufgehoben würden.

Als schwerwiegendsten Nachteil muß auch Naujocks den Umstand bezeichnen, daß weder der Beginn noch das Ende der temporären Sterilität exakt festgestellt werden kann, daß man also nie weiß, wann der Schutz beginnt und wie lange er währt. So betrug z. B. die Dauer der temporären Sterilisierung in den Fällen von Naujocks sechsmal weniger als ein Jahr, nämlich 3, 4, 8, und zweimal 11 Monate. Auch Naujocks muß zugeben, daß eine exakte Regulierung der Dauer der Sterilisierung bis jetzt noch nicht möglich ist.

Den wichtigsten Vorwurf, den man der temporären Sterilisierung machen kann, den der ungünstigen Beeinflussung späterer Schwangerschaften, glaubt Naujocks zurückweisen zu können, da noch kein einwandfreier Beweis einer stattgehabten Keimschädigung vorliege.

Kurz nach der Veröffentlichung von Naujocks ist der unterdessen vielfach diskutierte Fall von Gummert (Essen) bekannt geworden. Während früher nur Beobachtungen an Tieren vorlagen, bei denen wohl eine derartige Beeinflussung in Form von Entwicklungsstörungen mehrfach festgestellt worden war, die man jedoch nicht immer ohne weiteres auf den Menschen übertragen konnte, zumal in der Literatur über eine sehr große Zahl von einwandfreien und normalen Schwangerschaften — W. Schmitt und Flaskamp zählen nicht weniger als 150 solcher Fälle auf — berichtet worden war, schien der Fall Gummert den Beweis zu liefern, daß auch beim Menschen derartige Schädigungen vorkommen können. Gummert hat das betreffende körperlich mißbildete und geistig zurückgebliebene Kind im Sommer 1925 der Niederrheinisch-westfälischen Gesellschaft für Geburtshilfe und Gynäkologie vorgestellt. Bei der Wichtigkeit des Falles für die ganze Frage sei an der Hand von Aufzeichnungen von Seynsche etwas näher auf denselben eingegangen.

Es handelte sich um eine Frau von 45 Jahren, deren Familienanamnese nichts besonderes bot, und die zwei gesunde Kinder von 10 und 16 Jahren hatte. In ihrem 37. Lebensjahre wurde sie wegen starker Blutungen bestrahlt, das letztemal im August 1918. Die Blutungen blieben danach dreimal aus und traten dann wieder in mäßiger Stärke 5—6mal wöchentlich auf. Im Juli 1920 trat die Regel zum letzten Male ein.

Am 28. 3. 1921 wurde am Ende der Schwangerschaft ein Knabe geboren, Länge 53 cm, Gewicht 3460 g, Kopfumfang 34,5 cm. Das Kind hatte eine auffallend schmale Lidspalte, einen ausgesprochenen Mikrophthalmus und eine sehr kleine, schmale Mundöffnung. Die körperliche Entwicklung war relativ gut. Nach der Untersuchung von Herrn Dr. Kleefisch, Oberarzt am Franz-Saleshaus in Essen, einer Anstalt für Schwachsinnige, Epileptische usw. in Essen, besteht ein ausgesprochener Mongolismus. Der Kopf ist relativ klein, der Mikrophthalmus ist noch deutlich, ebenso der Epikanthus. Typisches Clowngesicht. Das Kind spricht wenige, meist unverständliche Worte, dagegen lallt es einige Melodien. Es ist sehr unruhig, in dauernder Bewegung.

Seynsche ist selbst sehr vorsichtig in der Beurteilung dieses Falles, indem er schreibt, daß ein strikter Beweis für den ursächlichen Zusammenhang zwischen Bestrahlung und Keimschädigung durch diesen Fall noch nicht erbracht sei.

Als Ergänzung dieser ersten Beobachtung teilt dann Seynsche noch zwei weitere Fälle mit, in denen von Frauen, deren Männer schon seit Jahren unter der Einwirkung von Röntgenstrahlen stehen, minderwertige Nachkommen zur Welt gebracht wurden.

Fall 1. Kind W., beide Eltern sind gesund; Familienanamnese o. B. Der Vater ist in seinem Beruf als Arzt seit mehreren Jahren intensiv röntgenologisch tätig. Drei Kinder, von denen das älteste 7½ Jahre alt ist, sind vollkommen gesund. Das fünfte Kind, ein Jahr alt, ist nach der Untersuchung von Herrn Privatdozent Dr. Bossert, dem Leiter der städtischen Kinderklinik in Essen, ein typischer Mongole. Auch das zweitjüngste Kind, $2^1/_2$ Jahre alt, hat mongoloide Anzeichen; unter anderem ist es noch unsauber.

Fall 2. Kinder Sch., Eltern gesund. In der Familie keine Geisteskrankheiten, Imbezillität oder Idiotie. Der Vater arbeitet seit 16 Jahren in einer großen Röntgenabteilung und hat seit einiger Zeit ein Ekzem an der rechten Hand, das offenbar auf Röntgenschädigung zurückzuführen ist. Die Mutter, die regelmäßig menstruiert, hat eine Fehlgeburt durchgemacht. Die drei Kinder sind 13, 10 und 5 Jahre alt. Bei der Geburt zeigten sie keine Abweichung von der Norm. Körperlich ist auch heute kein Zurückbleiben im Wachstum nachweisbar. Dagegen sind beide Mädchen, besonders das ältere, ausgesprochen imbezill. Die Schulleistungen sind sehr mangelhaft. Bei dem fünfjährigen Knaben ist die Intelligenz, soweit feststellbar, weniger gestört.

Die Beurteilung der Bedeutung des Gummertschen Falles ist nicht leicht. Martius sieht ihn als „den ersten sicheren Beweis für die Möglichkeit einer Schädigung beim Menschen" an und schreibt ihm eine große Bedeutung für die erörterte Frage zu.

Die bis vor kurzem vorliegenden Tierexperimente von Fraenkel, Little und Bagg, Schinz, Geller, Trillmich und Driesen hatten es schon sehr wahrscheinlich gemacht, daß eine Schädigung der Nachkommenschaft nach Bestrahlung möglich ist. Nun sind noch die Untersuchungen von Martius und Franken hinzugekommen, die in anscheinend einwandfreier Weise auch die Übertragung der Wirkung auf weitere Generationen beweisen.

Schon früher hatten vorsichtige Forscher auf die Möglichkeit einer Schädigung der Erbmasse durch die Röntgenstrahlen, die erst später, ja erst in der nachfolgenden Generation zutage treten könnten, hingewiesen. In dem Sinne hatte der bekannte Vererbungsforscher F. Lenz schon die größten Bedenken gegen die temporäre Sterilisierung durch Röntgenstrahlen geäußert, da er auf diesem Wege geradezu die Gefahr der künstlichen Erzeugung minderwertiger Nachkommen für unmittelbar gegeben hält. Die gleichen Bedenken wurden auch von psychiatrischer Seite, z. B. von Bumke geäußert. Diese Erwägungen erbbiologischer Natur, die vorliegenden Tierexperimente und der Fall von Gummert sind für fast alle Kliniker die Veranlassung gewesen, in der Frage der temporären Sterilisierung durch Röntgenstrahlen die allergrößte Zurückhaltung zu üben, ja sie direkt abzulehnen. Selbst die Würzburger Klinik, deren Veröffentlichungen aus der letzten Zeit dies nicht vermuten ließ, nimmt (laut brieflicher Mitteilung von Gauß) heute einen sehr reservierten Standpunkt ein, indem sie nur diejenigen Fälle bestrahlt, bei denen mit größter Wahrscheinlichkeit das Eintreten einer Schwangerschaft nicht mehr zu erwarten ist (also z. B. bei doppelseitigen gonorrhoischen Adnexititen und ähnlichen Erkrankungen). Im Zweifelsfalle läßt Gauß von der Patientin einen Revers unterschreiben, demgemäß diese anerkennt, auf die Möglichkeit von Schwangerschaftskomplikationen aufmerksam gemacht worden zu sein, weswegen sie von der Klinik auf die Notwendigkeit einer Kontrolluntersuchung (zwecks eventueller Unterbrechung) hingewiesen sei.

Demgegenüber ist die Erlanger Klinik anscheinend nicht geneigt, dem Gummertschen Fall eine erhebliche Bedeutung beizumessen, wie aus einer Veröffentlichung von Flaskamp hervorgeht, und empfiehlt nach wie vor, allerdings unter den oben erwähnten strengen Kautelen, die temporäre Röntgensterilisierung.

In neuester Zeit hat sich dann noch Döderlein zu der Frage geäußert und auch zur größten Zurückhaltung gemahnt unter Hinweis auf die vorliegenden Tierexperimente und auf die von Lenz nachgewiesene Möglichkeit eines rezessiven Verhaltens mancher Erbmassendefekte.

Endlich lehnt auch die Franzsche Klinik durch eine Arbeit von A. Hirsch die temporäre Sterilisierung durch Röntgenstrahlen völlig ab. Hirsch weist darauf hin, daß von den bis jetzt nach Bestrahlung geborenen Kindern doch ein recht großer Prozentsatz als geschädigt anzusehen sei. Er hält ferner auch die Schädigung späterer Generationen im eben beschriebenen Sinne für möglich.

Nach alledem müssen auch wir die temporäre Röntgensterilisation wegen der damit verbundenen Gefahr für die Nachkommenschaft solange ablehnen, bis nicht eine andere Methode gefunden worden ist, bei der Schädigungen mit Sicherheit zu vermeiden sind [1].

---

[1] Die Frage der Keimschädigung nach vorangegangener Bestrahlung ist in der allerletzten Zeit nach Abschluß der Arbeit Gegenstand mehrfacher Erörterungen gewesen. Vor allem ist von Interesse die Stellungnahme der Erlanger, Frankfurter und Würzburger Kliniken zu der Frage im allgemeinen und zum Falle Gummert im besonderen.

Aus der Würzburger Klinik liegt eine ausführliche Arbeit von W. Schmitt vor, der sich schon früher mit dem Problem beschäftigt hat. Schmitt konnte 135 Fälle von Schwangerschaft nach Bestrahlung zusammenstellen. 63 mal war es zum Abort gekommen, bei 10 Fällen war die Schwangerschaft noch nicht beendigt, von dreien fehlte eine Mitteilung. Zwei Kinder waren tot geboren und ein Kind zeigte Mißbildungen am Kopf (vielleicht Röntgenfolge?). Von den nachuntersuchten Kindern boten sieben nur geringe Abweichungen von der Norm.

Schmitt hält danach den Beweis einer Schädigung bis jetzt noch nicht für erbracht. Er ist der Ansicht, daß einmal geschädigte Follikel sich nicht wieder regenerieren können. Auch der Essener Fall sei nicht beweiskräftig. Dem bei diesem beobachteten Mongolismus liegt ein in seiner Lebensfähigkeit geschädigtes Keimplasma zugrunde (Weygandt), wie man es bei erschöpften oder älteren Müttern (Stoelzner) findet. Immerhin müsse man die Möglichkeit der Schädigung zugeben. Man soll deshalb in der Regel nur bei voraussichtlich sterilen Frauen bestrahlen.

Die Erlanger Klinik ist noch weniger geneigt, die Beweiskraft des Essener Falles anzuerkennen. Wintz hält es (nach Penzoldt) für erwiesen, daß bei einer Konzeption, die 4 Wochen und länger nach eingetretener Amenorrhöe stattfindet, eine Schädigung der resultierenden Kinder nicht zu befürchten ist. Er bezeichnet es als unwahrscheinlich, daß ein geschädigter Primordialfollikel sich zum vollwertigen Graafschen Follikel ausbilden kann, und hält die Befruchtung eines durch Röntgenstrahlen geschädigten Eies für nicht sehr wahrscheinlich. Er empfiehlt deshalb eine Unterbrechung der Schwangerschaft, wenn eine solche vor Ablauf der ersten 4 Monate eintritt. Unter diesen Voraussetzungen hält Wintz die temporäre Sterilisierung für einen erlaubten und unschädlichen Eingriff.

Neuerdings hat auch die Seitzsche Klinik zu den erörterten Fragen Stellung genommen, und zwar in einem Bericht von Guttmann und Bott.

Zunächst machen die Verfasser den Vorschlag, den von vielen als nicht ganz zutreffend bezeichneten Ausdruck: „temporäre Kastration" durch Röntgenmenolipsierung bzw. -stasierung zu ersetzen. Auf Grund von 200 Fällen empfehlen sie weiter, die Bestrahlung nur dann anzuwenden, wenn die anderen Behandlungsmethoden bei der betreffenden Erkrankung versagen, und zwar wegen der doch gelegentlich unangenehmen Nebenerscheinungen (starke Ausfallserscheinungen in 54%, sehr starke in 7% der Fälle). Was die Technik anlangt, so betrug die Dosis in der Regel 25—30%, meist 28% der HED. (= bei einer Apparatur, mit der die HED bei 405 R. erreicht wird). Von 89 Fällen hatten sie 11 Versager, indem gar keine Amenorrhöe auftrat bzw. kürzer als 6 Monate dauerte. Die Ausfallserscheinungen verschwanden in 73% der Fälle vor Wiedereintritt der Regel, so daß dieser vorausgesagt werden konnte. Eine Keimschädigung halten sie für noch nicht bewiesen. Deshalb halten sich die Verfasser auch für berechtigt, die temporäre Kastration für die Fälle zu empfehlen, wo wegen Lungentuberkulose die Konzeption für eine gewisse Zeit verhindert werden soll und haben sie selbst in 30 Fällen mit befriedigendem Erfolg ausgeführt.

Ablehnend verhält sich dagegen auf Grund neuerer Nachforschungen die Kermauersche Klinik, aus der früher schon entsprechende Veröffentlichungen erschienen waren. So berichtet Werner über 22 Frauen, die an der Klinik selbst bestrahlt und noch mehrere Jahre lang beobachtet worden waren. Sie hatten während dieser Zeit insgesamt 45 Schwangerschaften durchgemacht. 18 mal war es zum Abort gekommen, von 27 Kindern waren 3 zu früh geboren worden und 5 Kinder waren früh gestorben. Von den 22 noch lebenden Kindern zeigte eines eine angeborene Trachealstenose, ein anderes einen angeborenen Herzfehler, ein drittes angeborene verkrümmte Unterschenkel, ein viertes Rachitis, ein fünftes Lungentuber-

Es scheinen also diejenigen, die sich am eingehendsten mit dem Problem der temporären Sterilisation mittels Röntgenstrahlen beschäftigt haben, in ihrer großen Mehrheit eine Bestrahlung für zulässig zu halten, wenn dafür gesorgt wird, daß nicht bald danach eine Konzeption eintritt. Diese läßt sich sich ja wohl auch durch Präventivmittel solange verhindern, bis die Röntgenwirkung eintritt. Im schlimmsten Falle muß, falls trotzdem eine Schwangerschaft eintritt, diese unterbrochen werden. Es ist dazu natürlich eine strenge Kontrolle der bestrahlten Frauen notwendig.

Man hat dann weiter auch noch versucht, die Radiumstrahlen zum Zwecke der temporären Sterilisierung zu benutzen. Der erste, der dies zielbewußt getan und direkt von einer „temporären Sterilisierung durch Radiumstrahlen" gesprochen hat, scheint Pinkus (1916) gewesen zu sein. Es folgen Beobachtungen von Koblanck und Kupferberg. Über sehr ausgedehnte Erfahrungen mit der Anwendung der Radiumstrahlen an Stelle der Röntgenstrahlen bei der Behandlung gutartiger Erkrankungen hat Schaedel 1922 berichtet. Unter seinen 500 behandelten Frauen findet sich eine große Zahl, wo eine vorübergehende Amenorrhöe, die 6—15 Monate dauerte, erzielt werden konnte. Danach setzte die Periode wieder in der gewöhnlichen Weise ein.

Wie diese Wirkung des Radiums zustande kommt bzw. zu erklären ist, darüber herrscht noch keine Einigung. Während die einen, zu denen auch Schaedel gehört, behaupten, die Wirkung beruhe in der Hauptsache auf einer Zerstörung der Uterusmukosa im Sinne einer Verbrennung, nehmen andere (z. B. Pinkus) eine Schädigung der Ovarien an. Wahrscheinlich liegt die Wahrheit in der Mitte, wie auch Siegel und Naujocks meinen. Schon 1920 haben Gauß-Friedrich die Ansicht ausgesprochen, daß die Radiumstrahlen primär eine Schädigung der Gebärmutterschleimhaut durch ihren weichen Anteil und sekundär der Ovarien durch ihren harten Anteil bewirkten.

Wenn es möglich sein sollte, die Radiumstrahlen so zu dosieren, daß die Ovarien vollkommen ungeschädigt blieben, und die Wirkung nur durch die Beeinflussung der Uterusmukosa erreicht würde, so hätte diese Art der Strahlenbehandlung gewisse Vor-

---

kulose, ein sechstes war schwächlich, ein siebtes lernte schlecht. $^2/_3$ der Kinder waren in der Länge bzw. im Gewicht etwas zurückgeblieben, $^1/_3$ dagegen hatte die Norm überschritten. (Man kann nicht sagen, daß diese doch sorgfältig beobachteten Fälle sehr beweisend für die Annahme einer Keimschädigung sind, da die angeführten Veränderungen zum großen Teil auf andere Weise zu erklären sind. Der Verfasser). Diese Beobachtungen veranlaßten Werner zu der Schlußfolgerung, daß, wenn auch die Fälle Gummert und Thaler nicht beweisend seien, die Beobachtungen von Abortneigung, erhöhter Sterblichkeit und Zurückbleiben in der Entwicklung bei anderen Fällen doch sehr zur Vorsicht mahnten. Im übrigen sei ja auch die Bestrahlung zu entbehren, da uns ja einfachere und sicher wirkende Methoden zur Verfügung ständen — welcher Art diese sind, wäre interessant zu erfahren —; er selbst habe niemals das Bedürfnis zur Ausführung der temporären Röntgensterilisierung gehabt.

Endlich ist noch die sehr bemerkenswerte Besprechung der Frage der Keimschädigung auf der Naturforscherversammlung in Düsseldorf im September 1926 zu erwähnen, deren Resultat denen recht zu geben scheint, die die gegen die Bestrahlung vorgebrachten Bedenken nicht sehr hoch einschätzen. Martius und Nürnberger hatten als Referenten Gelegenheit, die Frage in ganzer Breite zu besprechen. Der Standpunkt Nürnbergers war ja schon bekannt. Auch hier bestritt N. die Beweiskraft der mitgeteilten Tierexperimente, zum Teil auf Grund eigener Versuche, und kam zu dem Schluß, daß eine Bestrahlung unter gewissen Kautelen gestattet sei. Bei den Ausführungen von Martius überraschte, daß Martius offenbar nicht mehr so von der Beweiskräftigkeit der beim Menschen beobachteten Schädigungen überzeugt ist, und daß er auch den Schlußfolgerungen Nürnbergers nicht widersprach, die dahin gingen, daß nur bei Frühbefruchtung nach der Bestrahlung eine Schädigung eintreten könne, nicht aber nach einer Spätbefruchtung. Ähnlich sprachen sich Flaskamp und Vogt in der Diskussion aus.

teile vor der Anwendung der Röntgenstrahlen. Die Erfahrungen Schaedels scheinen ja für das Vorliegen dieser Möglichkeit zu sprechen. Auch das Fehlen von Ausfallserscheinungen, das Schaedel u. a. aufgefallen ist, wäre zugunsten der Radiumbehandlung anzuführen. Anderseits besitzt diese Behandlungsart auch gewisse Nachteile, wie die Notwendigkeit des Krankenhausaufenthaltes und die Unannehmlichkeiten, die ein intrauteriner Eingriff mit sich bringt. Und schließlich fällt auch hier wie bei der Röntgenbehandlung der Umstand sehr ins Gewicht, daß der Beginn der Wirkung und die Dauer derselben niemals mit Sicherheit zu bestimmen ist.

Anhangsweise soll dann noch ein neues Verfahren zur Erzielung einer Sterilität erwähnt werden, über das bis jetzt allerdings nur Tierexperimente vorliegen, von dem aber sein Erfinder annimmt, daß ihm eine große praktische Bedeutung für die Zukunft zukomme. Es ist das die sogenannte

hormonale Sterilisierung.

Die grundlegenden Versuche stammen von dem Physiologen Haberlandt aus dem Jahre 1919. Haberlandt hat darüber in mehreren Mitteilungen in Pflügers Archiv und in der Münch. med. Wochenschr. berichtet und dann seine Erfahrungen in einer größeren Monographie niedergelegt, die unter dem Titel: „Über hormonale Sterilisierung des weiblichen Tierkörpers" in den Fortschritten der naturwissenschaftlichen Forschung veröffentlicht worden und auch als Sonderabdruck (Urban & Schwarzenberg) erschienen ist. Die Arbeit ist außerordentlich gründlich und enthält einen Literaturnachweis von über 300 Nummern. Schon früher hatten Hermann und Stein und auch Bucura nach Injektion von Corpus luteum bzw. Ovarienreizstoffen eine vorübergehende Beschleunigung und nachfolgende Hemmung der Follikelbildung beobachtet. Und Fellner und Hermann hatten festgestellt, daß auch in der Plazenta ovulationshemmende Stoffe vorhanden sind. Ebenso ist ja schon lange die Tatsache bekannt, daß das Corpus luteum persistens besonders beim Rinde hemmend auf das Eintreten der Brunst einwirkt. Die ersten Versuche Haberlandts gingen nun dahin, durch subkutane Transplantation von Ovarien trächtiger Tiere auf normale Weibchen, die Follikelreifung zu verhindern. Die Versuche führten sowohl bei Kaninchen als auch bei Meerschweinchen nur in einem Teil der Fälle zu positiven Resultaten. In einer zweiten Reihe von Versuchen wurde Ovarialextrakt, der von trächtigen Tieren gewonnen war, eingespritzt, und dabei ebenfalls Erfolge erzielt. Das gleiche gelang mit einem von E. Merck ad hoc hergestellten Präparat, das von trächtigen Kühen gewonnen war. In einigen Versuchen gelang es in der Tat, durch Injektion von zum Teil sehr großen Extraktmengen (bis zu 100 Ampullen) die Befruchtung für kürzere oder längere Zeit zu verhindern. Das gleiche gelang mit einem Plazentaropton. Bei diesen Versuchen wurden jedoch noch größere Dosen (bis zu 300 Ampullen) verwandt. Trotzdem einige Versuche, wie der Verfasser selber betont, vollkommen negativ verliefen, glaubt der Verfasser, daß das Verfahren für „die Geburtenregelung beim Menschen, bei Erkrankungsfällen und im eugenischen Interesse" eine große Bedeutung haben würde.

Gegen diese Auffassung Haberlandts hat sich nun vor allem Greil in ziemlich scharfer Weise gewandt. Er betont, daß der Erfolg der Einspritzungen als eine Giftwirkung anzusehen sei, deren Zustandekommen bei der großen Menge des injizierten Stoffes sehr verständlich sei. Greil hält deshalb derartige Versuche beim Menschen für unstatthaft. Der Einwand Greils scheint in der Tat beachtenswert und kann nur mit guten Gründen entkräftet werden.

Auch R. Köhler, der sich seit Jahren mit dem Problem der Spezifität der Organextrakte beschäftigt hat, führt eine Reihe von eindrucksvollen Gründen gegen die Richtigkeit der Haberlandtschen Anschauungen an (Zeitschr. f. Geburtsh. u. Gynäkol. 1924. Bd. 44). Er vertritt ebenfalls die Ansicht, daß eine nicht spezifische Wirkung vorliege, und die Anwendung des Verfahrens unsicher und nicht unbedenklich sei.

Von Interesse ist aber doch vielleicht eine Mitteilung Rübsamens, die dahin geht, daß es ihm gelungen sei, das wirksame Prinzip des Corpus luteum in Lösung zu bringen, ohne daß dabei Eiweißmengen, die für eine unzpezifische Wirkung in Frage kommen könnten, mit extrahiert wurden. Rübsamen verwandte das Präparat zunächst zur Stillung von ovariellen Blutungen. Durch Überdosierung war es Rübsamen dann möglich, in einigen Fällen eine völlige Amenorrhöe und dementsprechend auch eine vorübergehende Sterilität zu erzielen. Zwei Frauen, die sonst ohne Anwendung von Präventivmitteln immer sehr schnell gravide wurden, sollen unter dem Einfluß der Medikation längere Zeit nicht konzipiert haben. Wenn sich diese Beobachtungen vermehren und bestätigen sollten — laut brieflicher Mitteilung hat Rübsamen in der Tat weitere entsprechende Erfahrungen gesammelt —, so wäre damit vielleicht das Mittel gefunden, das Haberlandt für die Anwendung beim Menschen gesucht hat.

In das gleiche Gebiet der hormonalen Sterilisierung gehören endlich die Versuche Dittlers, durch parenterale Spermazufuhr eine vorübergehende Sterilität („Spermaimmunität") zu erzielen. Auch diese Versuche haben natürlich noch keine praktischtherapeutische Bedeutung. Früher hatten schon Metschnikoff, Landsteiner und Dunbar bewiesen, daß nach der Injektion von Spermaflüssigkeit spermatoxische Substanzen im Blute auftreten, daß also das Serum dieses Blutes die Spermatozoen abtötet. Sie haben diese Erscheinung als eine Immunitätswirkung von reversiblem Charakter aufgefaßt. Bei längerem Fortsetzen der Versuche entstand jedoch eine proteinogene Kachexie. Die Richtigkeit der Beobachtungen Dittlers konnte von anderer Seite bestätigt werden. So konnte Mc Cartner bei Ratten durch Injektion von Spermaflüssigkeit eine Verzögerung der Konzeption bis zu 22 Wochen erzielen. Als Ursache wird von dem Autor die Anwesenheit von Spermatoxinen im Vaginal- und Uterussekret, die eine agglutinierende Wirkung auf die Spermatozoen haben, angesehen.

Der Gedanke, daß sogar die Spermazufuhr auf normalem Wege gewisse Folgen für den weiblichen Körper hat, auch wenn es nicht zur Konzeption kommt, ist ja nicht neu und unter anderen auch von Abderhalden geäußert worden. Man hat wohl nicht mit Unrecht gewisse Änderungen im körperlichen und seelischen Verhalten junger Frauen damit in Zusammenhang gebracht. Ein weiteres Eingehen auf diese interessanten Dinge ist aber hier leider nicht möglich. Nur eine Erscheinung, die für die vorliegende Frage von Bedeutung ist, mag noch erwähnt sein, nämlich die professionelle Sterilität der Prostituierten. Es erscheint durchaus möglich, daß dies auf die übergroße Spermazufuhr zurückzuführen ist. Auch manche unklare Fälle von Sterilität und anderseits die sog. Kriegsschwangerschaften, die oft nach jahrelanger Sterilität beobachtet worden sind, können auf die gleiche Weise eine Erklärung finden (Vogt).

Eine weitere Form der hormonalen bzw. biologischen Sterilisierung stellen die Versuche Chudarkowskis dar, durch Injektion von Serum mit Fruchtteilen vorbehandelter — durch Implantation von Frucht, Plazenta oder Corpora lutea weiblicher Kaninchen — Hunde eine vorübergehende Sterilität zu erzeugen. Wurde dieses Serum Kaninchen vor dem Belegen oder kurz nach demselben injiziert, so blieb die Schwängerung aus. Erfolgte die Injektion später als am 7. Tage nach dem Belegen, so wurde eine Verlängerung der Trächtigkeitsdauer, ein Übertragen, beobachtet.

Literaturverzeichnis.

Abderhalden, Abwehrfermente. — *Derselbe*, Pflügers Arch. f. d. ges. Physiol. Bd. 102. — *Adam*, In *Placzek:* „Künstliche Fehlgeburt und künstliche Unfruchtbarkeit". — *Adler*, Die mangelhafte Geschlechtsempfindung des Weibes. Fischers Verlag 1919 und 1922. — *Derselbe*, Zeitschr. f. Geburtsh. u. Gynäkol. 37. 3. — *Alban Doran*, Verschluß des Ostiums bei Entzündungen und verwandten Erkrankungen der Tube. Lancet 1890. Dez. Ref. Zentralbl. f. Gynäkol. 1891. 15. — *Albrecht*, Zentralbl. f. Gynäkol. 1924. 43. — *Albridge*, Americ. journ. of obstetr. a. gynecol. July 1923. Ref. Ber. üb. ges. Geburtsh. u. Gynäkol. Bd. 2, S. 374. — *Alder*, Zeitschr. f. Geburtsh. u. Gynäkol. 87. 3. — *Alfieri*, Ref. Zentralbl. f. Gynäkol. 1924. S. 1225. — *Andersen*, Ref. Ber. üb. ges. Geburtsh. u. Gynäkol. Bd. 3, S. 484. — *Angel* und *Bouin*, Cpt. rend. des séances de la soc. de biol. 65, 455 et 506. 1909. Zitiert bei *Haberlandt* l. c. — *Anspach*, Zentralbl. f. Gynäkol. 1925. 6. — *Asch*, Zentralbl. f. Gynäkol. 1922. Nr. 30, S. 1000. — *Assel, A.*, Arch. f. Frauenheilk. Bd. 11. 4 u. 5. — *Aufrecht*, Zentralbl. f. Gynäkol. 1924. 44. — *Bab*, Volkmanns Vortr. üb. Gynäkol. 198. 200. — *Baisch*, Gynäkol. Kongreß 1913. — *Bainbridge*, Americ. journ. of obstetr. a. gynecol. (Mai 1923. Ref. Zentralbl. f. Gynäkol. 1924. 7a.) — *Balkunyi*, Zentralbl. f. Gynäkol. 1925. S. 2777. — *Balser*, Münch. med. Wochenschr. 1925. 35. — *Bardeleben*, Zentralbl. f. Geburtsh. 1911. 30. — *Derselbe*, Med. Klinik 1923. 33. 34. — *Bauer, J.*, Klin. Wochenschr. 1922. S. 1977. — *Baumann*, Zur Frage der künstlichen Befruchtung. Schweiz. med. Wochenschr. 52. Nr. 15. — *Behrendt*, Zentralbl. f. Gynäkol. 1925. 44. — *Belot*, Ref. Ber. üb. d. ges. Geburtsh. u. Gynäkol. Bd. 2, S. 137. — *Benesch* und *Achler*, Zentralbl. f. Gynäkol. 1924. S. 46. — *Beuttner*, Zentralbl. f. Gynäkol. 1897. S. 40. — *Biedl*, Innere Sekretion 1916. — *Binding-Hoche*, Über das Recht zur Vernichtung lebensunwerten Lebens. — *Björkenheim*, Zentralbl. f. Gynäkol. 1925. S. 8. — *Blumberg*, Zentralbl. f. Gynäkol. 1921. Nr. 23. — *Blumreich*, In *Scueta* und *Kaminer*, „Krankheiten und Ehe". — *Bodner* und *Kamitter*, Zentralbl. f. Gynäkol. 89. 1. — *Boeters*, Ä. V. Nr. 1297. — *Derselbe*, Münch. med. Wochenschr. 1924. 21. — *Derselbe*, Zeitschr. f. Medizinalbeamte 1925. 10. — *Bondi*, Der Einfluß des Geschlechtsverkehrs auf den Eierstock. Zentralbl. f. Gynäkol. 1919. — *Bonmann*, Schweiz. med. Wochenschr. 1922. 15. — *Borak*, Zentralbl. f. Gynäkol. 1922. Nr. 44, S. 2408. — *Borell*, Zentralbl. f. Gynäkol. 1924. 44, S. 2408. — *Derselbe*, Jahreskurse f. ärztl. Fortbild. 1924. H. 8. — *Brandt*, Journ. of the Americ. med. assoc. March 1923. — *Braun, H.*, Zentralbl. f. Gynäkol. 1924. 3. — *Bucuna*, Wien. klin. Wochenschr. 1910. 46. 1911. 13. — *Bucura, C. J.*, Zentralbl. f. Gynäkol. 37. 1846. 1913. — *Bumke*, Lehrbuch der Geisteskrankheiten. 2. Aufl. S. 348. — *Bumm*, Geburtshilfe und Geburtenrückgang. Monatsschr. f. Geburtsh. u. Gynäkol. 46. 71. — *Derselbe*, Über Behandlung und Heilaussichten der Sterilität der Frau. Dtsch. med. Wochenschr. 1904. 48. — *Derselbe*, Über die Bedeutung und Behandlung der Adnexerkrankung bei der Frau. Therapie d. Gegenw. 1909. 11. — *Derselbe*, Gynäkol. Kongreß 1913. — *Derselbe*, Verhandl. d. Ges. f. Geburtsh. u. Gynäkol. Berlin 1921. — *Burla*, Drüsen und drüsige Gebilde der Scheide. Wien. klin. Wochenschr. 1922. Nr. 7. — *van Calker*, Frauenheilkunde und Strafrecht (Schlesier und Schweickhard, Straßburg 1908.) — *van Calker* und *Schickels*, Sterilisierung und Recht. — *Camerey*, Zitiert nach *Sänger*, Arch. f. Gynäkol. 40. S. 419. — *Canterbury*, Zitiert nach *Sänger*, Arch. f. Gynäkol. 33. S. 169. — *Mc Cartner*, Ref. Ber. üb. d. ges. Geburtsh. u. Gynäkol. Bd. 2, S. 42. — *Cary*, Sterilitätsstudien. Americ. journ. of obstetr. a. gynecol. Vol. 2, Nr. 4. — *Castannio* und *Gomez*, Ref. Ber. üb. d. ges. Geburtsh. u. Gynäkol. Bd. 1, S. 467. — *Ceni*, Die Genitalzentren bei Gehirnerschütterung. Arch. f. Entwicklungsmech. d. Organismen 38. 8. 1914. — *Derselbe*, Die höheren Genitalzentren bei Gehirnerschütterung. Zeitschr. f. Sexualwissensch. 1914. — *Chapell*, Über Sterilität. Wien. klin. Wochenschr. 1904. 48. — *Child*, Zitiert nach *Jolles*, Zentralbl. f. Gynäkol. 1924. 43. — *Christensen*, Allm. Lo. Läkartidn. 1919. — *Derselbe*, Zentralbl. f. Gynäkol. 1922. 32. — *Chrobak*, Zentralbl. f. Gynäkol. 1905. 21. — *Chudarkowski*, Zentralbl. f. Gynäkol. 1925. 7. — *Conill* (Barcelona), Rev. española de obstetr. y gynecol. 1921. Nr. 63. — *Conill*, Sterilität und ihre Behandlung mit Diathermie. Ref. Zentralbl. f. Gynäkol. 1922. — *Contmann*, Zentralbl. f. Gynäkol. 1924. 43. — *Couvelaire*, La sterilité chez la femme. Progr. méd. Tom. 48, Nr. 38. — *Cron*, Journ. of the Americ. med. assoc. 1922. Nr. 9. — *Cunchmann*, Münch. med. Wochenschr. 1923. 28. — *Curtis*, Journ. of the Americ. med. assoc. March 1923. — *Dahl*, Die Innervation der weiblichen Genitalien. Zeitschr. f.

Geburtsh. u. Gynäkol. Bd. 78. — *Derselbe*, In „Lebensnerven" von *Müller*. — *Dickinson*, Americ. journ. of obstetr. a. gynecol. Vol. 1, Nr. 3 and Vol. 5, Nr. 266. — *Derselbe*, Ref. Zentralbl. f. Gynäkol. Bd. 36, S. 1310. 1922. — *Dietrich*, Nordwestdtsch. Ges. f. Gynäkol. 28. Okt. 1922. — *Derselbe*, Münch. med. Wochenschr. 1924. 5. — *Dittler, R.*, Sterilität des weiblichen Tierkörpers durch parenterale Spermazufuhr. Münch. med. Wochenschr. 1920. Nr. 52 und Zeitschr. f. Biol. 72. 273. — *Derselbe*, Studien zur Physiologie der Befruchtung. Zeitschr. f. Biol. 72. — *Dittler, Haberlandt*, Münch. med. Wochenschr. 1923. S. 20 u. 21. — *Döderlein*, Zentralbl. f. Gynäkol. 1896. 20. — *Doertler*, Zentralbl. f. Gynäkol. 1923. 6. — *Driesen*, Strahlentherapie 1924. 16. — *Duffek*, Fälle von wiederholter Tubargravidität. Geburtsh.-gynäkol. Ges. Wien. Febr. 1912. Ref. Zentralbl. f. Gynäkol. 1912. 36. — *Dunbar*, Zeitschr. f. Immunitätsforsch. Bd. 4 u. 7. 1910. — *Ebeler*, Prakt. Ergebn. d. Geburtsh. u. Gynäkol. Bd. 6. — *Econ*, Journ. of the med. assoc. Chicago 1922. 9. — *Edelburg* und *Gallant*, Münch. med. Wochenschr. Nr. 1924. — *Ellis*, Das Geschlechtsgefühl. 1922. — *Engelmann*, Zentralbl. f. Gynäkol. 1922. Nr. 9 u. 34. — *Esch*, Verhandl. d. dtsch. Ges. f. Gynäkol. Innsbruck 1922. — *Derselbe*, Zentralbl. f. Gynäkol. 1922. 30. — *Estes*, Surg., gynecol. a. obstetr. 1924. Nr. 3 and 9. — *Evans, Mc Lean* and *Bishop*, Journ. of metabolic research Vol. 3, Nr. 2. Ref. in Berichte über die ges. Gynäkol. u. Geburtsh. Bd. 3, H. 8. — *Ewald*, Münch. med. Wochenschr. 1924. 11. — *Eymer*, Strahlentherapie H. 2. — *Fehling*, Zur Behandlung der Zervikalstenosen. Arch. f. Gynäkol. Bd. 18. — *Felix*, Dtsch. Zeitschr. f. Chirurg. Bd. 171. — *v. Fellenberg, R.*, Korresp.-Blatt d. Schweiz. Ärzte 1915. Nr. 45. — *Fellner*, Monatsschr. f. Geburtsh. u. Gynäkol. Bd. 37. — *Fellner, O.*, Arch. f. Gynäkol. Bd. 100, S. 641. 1913. — *Ferdy*, Die Mittel zur Verhütung der Konzeption. Leipzig M. 1907. Zentralbl. f. Gynäkol. 1906. 6. — *Derselbe*, Die Stellungnahme des Arztes gegenüber dem Verlangen nach Konzeptionsverhütung. Leipzig, Spohn 1907. — *Fischer, E.*, Über das klinische Bild der infantilen Sterilität. Inaug.-Diss. Halle 1920. — *Fischer*, Zentralbl. f. Gynäkol. 1925. 15. — *Flaskamp*, Röntgenologische Tiefentherapie bei entzündlichen Adnexerkrankungen. Zentralbl. f. Gynäkol. 1923. Nr. 3. — *Derselbe*, Dtsch. med. Wochenschr. 1925. 44. — *Flatau, W. S.*, Sterilisierung durch Tubenknotung. Zentralbl. f. Gynäkol. 1921. Nr. 13. — *Derselbe*, Röntgenologische Behandlung der Oligo- und Amenorrhöe. Verhandl. d. dtsch. Ges. f. Gynäkol. Innsbruck 1922. — *Derselbe*, Zentralbl. f. Gynäkol. 1922. Nr. 40, S. 1602. — *Derselbe*, Zentralbl. f. Gynäkol. 1922. Nr. 42 und 1924. Nr. 43. — *Flatau*, Über Reizbestrahlung bei Hyperfunktion der Eierstöcke (Oligomenorrhöe, Amenorrhöe). Zentralbl. f. Gynäkol. 1922. Nr. 40. — *Derselbe*, Monatsschr. f. Geburtsh. u. Gynäkol. Bd. 69, H. 5/6. — *Flesch*, Inaug.-Diss. Frankfurt 1924. Ref. Zentralbl. f. Gynäkol. 1925. S. 2840. — *Fox*, Ref. Ber. üb. d. ges. Geburtsh. u. Gynäkol. Bd. 3, S. 484. — *Fraenkel, M.*, Zentralbl. f. Gynäkol. 1914. Nr. 26. — *Fraenkel, L.*, Dtsch. med. Wochenschr. 1924. 30/31. — *Derselbe*, Zentralbl. f. Geburtsh. u. Gynäkol. 1924. 43 u. 1923. 7. — *Derselbe*, Fortschr. d. Therapie 1925. 2. — *Fraenkel, M.*, Strahlentherapie. Bd. 16, H. 5. — *Derselbe*, Unfruchtbarmachung von Verbrechern und Geisteskranken durch Röntgenstrahlen. Archiv 1910. — *Derselbe*, Die Röntgenstrahlen in der Gynäkologie 1911. — *Fränkel*, Die Funktion des Corpus luteum. Arch. f. Gynäkol. 68. 438. — *Derselbe*, Neue Experimente zur Funktion des Corpus luteum. Arch. f. Gynäkol. 91. 705. — *Derselbe*, Klimakterische Blutungen. Zur Pathologie und Therapie der weiblichen Sterilität. Volkmanns Vortr. 460. 461. Monatsschr. f. Geburtsh. u. Gynäkol. Bd. 8. — *Derselbe*, Beiträge zur Pathologie und Therapie der Salpingitis. Monatsschr. f. Geburtsh. u. Gynäkol. 1912. 35. — *Derselbe*, Klinische Vorträge zur Pathologie und Therapie der weiblichen Sterilität. Volkmanns Vortr. 1908. 460/61. — *Derselbe*, Allg. med. Zentralzeitg. 1918. 24 u. 38. — *Derselbe*, Berlin. klin. Wochenschr. 1921/22. — *Derselbe*, Naturforscherversammlung 1886. — *Frank, S.*, Monatsschr. f. Psychiatrie u. Neurol. Bd. 17. 1925. — *Frank*, Monatsschr. f. Geburtsh. u. Gynäkol. — *Franz, K.* und *Zondeck*, In: Spez. Pathol. u. Therapie d. inn. Krankheiten von *Kraus* und *Brugsch* 1923. — *Franz*, Gynäkologische Operationen 1925. — *Fremberg*, Klin. Wochenschr. 1925. 32. — *Frenius*, Surg., gynecol. a. obstetr. Nov. 1921. — *Freund, H.*, Verhandl. d. Ges. dtsch. Naturforsch. u. Ärzte Leipzig 1922. — *Freund, H. W.*, Ergebn. d. inn. Med. Bd. 14. 1915. — *Derselbe*, Zentralbl. f. Gynäkol. 1923. 42. — *Derselbe*, Zentralbl. f. Gynäkol. Bd. 74. — *Derselbe*, Dtsch. Zeitschr. f. Chirurg. Bd. 18. 1883. — *Frey*, Zeitschr. f. Geburtsh. u. Gynäkol. 87. 2. — *Derselbe*, Zentralbl. f. Gynäkol. 1923. 19. — *Friedemann*, Zentralbl. f. Gynäkol. 1906. 17. — *Friedländer*, Ref. Ber. üb. d. ges. Geburtsh. u. Gynäkol. Bd. 1, S. 215. — *Frommolt*, Zentralbl. f. Gynäkol. 1925. 3. — *Fuchs*, Münch. med. Wochenschr. 1924/26. S. 185. Klin. Wochenschrift 1922/23. — *Derselbe*, Monatsschr. f. Geburtsh. u. Gynäkol. 1924. Septemberheft. — *Fürbringer*, In v. *Noorden-Kamitter*: „Krankheiten und Ehe". — *Fürth*, Das Bevölkerungsproblem in Deutschland. — *Funke*, Geschlecht und Gesellschaft VII, zitiert nach *Rohleder* l. c. — *Galant*, Zentralbl. f. Geburtsh. 1924/26. — *Gaupp*, Jahresversammlung dtsch. Irrenärzte Kassel 1925. — *Derselbe*, Die Unfruchtbarmachung geistig und sittlich Kranker und Minderwertiger. Berlin: Julius Springer 1925. — *Gauß*, Gynäkologenkongreß 1911. — *Derselbe*, Zeitschr. f. Geburtsh. u. Gynäkol. 87. 1. — *Derselbe*,

Temp. Sterilisation. Verhandl. d. dtsch. Ges. f. Gynäkol. 1911. — *Gebhard*, Zentralbl. f. Gynäkol. 1923. 37 und Zentralbl. f. Gynäkol. 1924. 37. S. 2049. — *Gél*, Strahlentherapie 1924. S. 374. — *Gellert*, Zentralbl. f. Gynäkol. 1925. 5. — *Gellhorn*, Vergleichende Physiologie der Spermatozoen. Pflügers Arch. f. d. ges. Physiol. Bd. 193, H. 5 u. 6. — *Derselbe*, Verhandl. d. amerik.-gynäkol. Ges. (Americ. journ. of obstetr. and dis. of wom. a. children. July 1911.) Ref. Zentralbl. f. Gynäkol. 1911. 35. — *Geppert, F.*, Berlin. klin. Wochenschr. 1921. Nr. 10. — *Geppert*, Zentralbl. f. Gynäkol. 1924. 31. — *Gersuny*, Eine Operation des Tubenverschlusses. Zentralbl. f. Gynäkol. 1896. 20. — *Derselbe*, Zentralbl. f. Gynäkol. 1896. 20. — *Gibbons*, Brit. med. journ. 1923. 3253. — *Giles*, Journ. of obstetr. a. gynecol. of the Brit. Empire. Vol. 28, Nr. 2. — *Glaevecke*, Monatsschr. f. Geburtsh. u. Gynäkol. Bd. 67. — *Glitsch*, Zur Ätiologie der Tubenschwangerschaft. Arch. f. Gynäkol. 1900. 60. — *Görner*, Zentralbl. f. Gynäkol. 1914. — *Gossillond*, Clinique 1923. 17. Ber. üb. d. ges. Geburtsh. u. Gynäkol. Bd. 1, S. 467. — *Gouillioud*, De la salpingostomie. Ann. de gynecol. et d'obstétr. Jg. 27. 1900. — *Gräfenberg*, Die zyklischen Schwankungen des Säuretiters im Scheidensekret. Arch. f. Gynäkol. 108. — *Derselbe*, Über die Abhängigkeit der Scheidensekretion vom Ovar. Arch. f. Frauenkunde u. Eugenetik Bd. 7. — *Graff, E.*, Verhandl. d. dtsch. Ges. f. Gynäkol. Wien. 1925. — *Derselbe*, Wien. klin. Wochenschr. 1922. Nr. 35. — *Derselbe*, Verhandl. d. dtsch. Ges. f. Gynäkol. Innsbruck 1922. — *v. Graff*, Wien. klin. Wochenschr. 1923. 4. — *v. Graff* und *Petzold*, Zeitschr. f. Geburtsh. u. Gynäkol. 86. 3. — *v. Grebe*, In: *v. Noorden-Kamitter*. — *Greil*, Keimesfürsorge. Arch. f. Frauenkunde u. Eugenetik 1924. — *Derselbe*, Arch. f. Gynäkol. Bd. 71. 1923. — *Derselbe*, Zentralbl. f. Gynäkol. 1924 u. 1925. 5. — *Grey*, Ref. Ber. üb. d. ges. Geburtsh. u. Gynäkol. Bd. 3, S. 43. — *Grödel*, Münch. med. Wochenschr. 1922. 12. — *Gron*, Wien. klin. Wochenschr. 1900. S. 203. — *Gronauer*, In: Handb. d. ges. Augenkrankheiten 1920. — *Grosser*, Arch. f. Gynäkol. 1919. 10. — *Derselbe*, Med. Klinik 1924. 24. — *Grotjahn*, Geburtenrückgang und Geburtenregelung im Licht der individuellen und sozialen Hygiene. Koblenz-Berlin 1921. — *Derselbe*, Soziale Pathologie. Berlin: Julius Springer 1923. — *Derselbe*, Entwurf eines Elternschaftsversicherungsgesetzes nebst Begründung. Arch. f. Hyg. u. Dermatol. 1925. H. 1. — *Grozat*, Arch. f. Gynäkol. 124. 1. — *v. Gruber*, Hygiene des Geschlechtslebens 1912. — *Derselbe*, Ursache und Bekämpfung des Geburtenrückgangs. 1913. — *Guggenberger*, Monatsschr. f. Geburtsh. u. Gynäkol. Bd. 59, H. 1/2. 1922. — *Gummert*, Zentralbl. f. Gynäkol. 1925. S. 1708. — *Guthmann*, Monatsschr. f. Geburtsh. u. Gynäkol. Bd. 59, H. 1/2. 1922 u. Bd. 65, H. 1/2. 1923. — *Gutzahn*, Geburtenrückgang und -regelung. Berlin: Marcus. — *Haberlandt*, Münch. med. Wochenschr. Bd. 68, Nr. 49. 1921. — *Derselbe*, Über hormonale Sterilisierung des weiblichen Tierkörpers. Münch. med. Wochenschr. 1921. Urban & Schwarzenberg 1924. — *Haberlandt, L.*, Münch. med. Wochenschr. 1921 u. Pflügers Arch. f. d. ges. Physiol. Bd. 194, S. 235. 1922. — *Derselbe*, Klin. Wochenschr. 1923. 42. Pflügers Arch. f. d. ges. Physiol. 1922. — *Häberlin*, Med. Klinik 1906. S. 1310. — *Halban*, Arch. f. Gynäkol. 70. — *Derselbe*, Wien. klin. Wochenschr. 1903. Nr. 28. — *Derselbe*, Verhandl. d. dtsch. Ges. f. Gynäkol. Innsbruck 1922. — *Halke*, In: *Placzek* „Künstliche Fehlgeburt und künstliche Unfruchtbarkeit". — *Hammer*, Zentralbl. f. Geburtsh. 1922. 12. — *Hammerschlag*, Monatsschr. f. Geburtsh. u. Gynäkol. Bd. 22, S. 300. — *Hannes*, Zentralbl. f. Geburtsh. 1925. Nr. 14, S. 772. — *Hartkopf*, Köln. Zeitg., Abendausgabe. 23. April 1925. — *Derselbe*, Köln. Zeitg., Beilage zu Nr. 298. 1925. — *Heaney*, Americ. journ. of obstetr. a. gynecol. Ref. Ber. üb. d. ges. Geburtsh. u. Gynäkol. Bd. 5, S. 265. — *Hegar*, Zur chirurgischen deutschen und amerikanischen Kriminalistik. Wiesbaden: J. F. Bergmann 1914. — *Derselbe*, Der Geschlechtstrieb 1894. Stuttgart: Enke. — *Heimberger*, Monatsschr. f. Kriminalpsychol. u. Strafrechtsreform 1924. Juliheft. — *Derselbe*, Strafrecht und Medizin. München: Beck. — *Hellendall*, Zentralbl. f. Gynäkol. 1922. Nr. 23. — *Heller*, Die ärztlich wichtigen Rechtsbeziehungen des ehelichen Geschlechtsverkehrs. 1924. — *Derselbe*, Strahlentherapie Bd. 19, S. 1. — *Henderson* and *Amos*, Journ. of the Americ. med. assoc. Vol. 78, Nr. 23. — *Henkel*, Arch. f. Gynäkol. 94. 2. (Totalexstirpation.) — *Hennig*, Arch. f. Geburtsh. 1892. — *Henning, Helene*, Über genitale Hypoplasie und Sterilität. Inaug.-Diss. Tübingen 1919. — *Hermentin* und *Neustadt*, Zeitschr. f. Geburtsh. u. Gynäkol. Bd. 88, S. 1. — *Herrmann, E.*, Monatsschr. f. Geburtsh. u. Gynäkol. Bd. 41, S. 1. 1915 und Zentralbl. f. Gynäkol. Bd. 44, S. 1449. 1920. — *Herrmann* und *M. Stein*, Wien. klin. Wochenschr. Jg. 29. 1916. — *Herrmann* und *Stein*, Über die Wirkung eines Hormones des Corpus luteum auf männliche und weibliche Keimdrüsen. Wien. klin. Wochenschr. 1916. Nr. 25. — *Heyn*, Zentralbl. f. Gynäkol. 1924. S. 112. — *Derselbe*, Ber. üb. d. ges. Geburtsh. u. Gynäkol. H. 7/10. — *Higier*, Münch. med. Wochenschrift 1923. 40. — *Hirsch, M.*, Monatsschr. f. Geburtsh. u. Gynäkol. 1923. — *Derselbe*, Zur Klinik der Zervikalstenosen. Berlin. klin. Wochenschr. 1920. 32. — *Hirsch*, Dtsch. klin. Wochenschr. 1912. 29. — *Derselbe*, Zeitschrift f. Sexualwiss. Sept. 1919. — *Derselbe*, Die Sterilität des Weibes. 2. Aufl. 1895. — *Derselbe*, Fortpflanzungstherapie beim Weibe. (In: Ärztl. Heilk. u. Geburtenrückgang 1923.) — *Derselbe*, Fruchtabtreibung und Präventivverkehr. 1914. Würzburg: Kabitzsch. — *Hirschberg*, Zentralbl.

f. Gynäkol. Bd. 16. 1924. — *Hirst*, Americ. journ. of obstetr. a. gynecol. Vol. 4, Nr. 2. 1922. — *Hirst* and *Mazer*, Americ. journ. of obstetr. a. gynecol. Vol. 4, Nr. 6. — *His* und *Külbs*, In: „Krankheiten und Ehe". — *Hoche*, Geisteskrankheit und Ehe. (In: *v. Noorden-Kaminer*.) — *Hoehne*, Ätiologie der Extrauterinschwangerschaft usw. Jahreskurse f. ärztl. Fortbild. 1913. Juliheft. — *Derselbe*, Im Lehrb. d. Geburtsh. von *Stoeckel* 1920. — *Höhne* und *Behne*, Über die Lebensdauer der Spermatozoen im weiblichen Genitalapparat usw. Zentralbl. f. Gynäkol. 1914. — *Dieselben*, Zentralbl. f. Gynäkol. 1919. 1. — *Hofbauer*, Zentralbl. f. Gynäkol. 1924. 3. — *Hoffmann*, Zentralbl. f. Gynäkol. 1924. 3. — *Hofmeier*, Handb. d. Frauenkrankh. Bd. 15, S. 579. — *Holzknecht*, Verhandl. d. dtsch. Ges. f. Gynäk. Innsbruck 1922. — *Hope-Lewin*, Brit. med. journ. 1913. — *Hüssy* und *Wallart*, Zeitschr. f. Geburtsh. u. Gynäkol. 77. 177. — *Humpstone*, Ref. Ber. üb. d. ges. Geburtsh. u. Gynäkol. Bd. 2, S. 443. — *Hunner*, Southern med. journ. Vol. 17. Ref. Ber. üb. d. ges. Geburtsh. u. Gynäkol. Bd. 5, H. 1/2, S. 45. — *Derselbe*, New York med. journ. a. med. record Vol. 113, Nr. 13. — *Ironius*, Ref. Ber. üb. d. ges. Geburtsh. u. Gynäkol. Bd. 3, S. 484. — *Jacoby*, Ref. Zentralbl. f. Gynäkol. 1924. S. 1232. — *Jaffé*, Zentralbl. f. Gynäkol. 1924. 21. — *Jakoby*, Med. record Vol. 101, Nr. 6. 1922. — *Jarway*, Dtsch. med. Wochenschr. 1905. S. 292. — *v. Jaschke*, Münch. med. Wochenschr. 1914. 21. — *Derselbe*, Verhandl. d. Ges. dtsch. Naturforsch. u. Ärzte. Leipzig 1922. — *Derselbe*, Arch. f. Gynäkol. Bd. 92. — *Derselbe*, Zeitschr. f. Geburtsh. u. Gynäkol. Bd. 78. — *Derselbe*, In: Die Erkrankungen des weiblichen Genitales in Beziehung zur inneren Medizin. — *Jolles*, Zentralbl. f. Gynäkol. 1924. 43. — *Jorzer*, Les stigmates obstétricaux de la degénérescence. Paris 1901. — *Jung*, Ges. f. Geburtsh. u. Gynäkol. Berlin, Sitzung vom 11. Juli 1924. — *Kalliwoda*, Arch. f. Gynäkol. Bd. 93. 3. — *Kalliwoda, G.*, Arch. f. Gynäkol. Bd. 113, H. 1. — *Kalisch*, Strahlentherapie 1925. H. 3. — *Kaufmann*, Zeitschr. f. Geburtsh. u. Gynäkol. Bd. 37. — *Kautzki*, Arch. f. Gynäkol. Bd. 106. — *Derselbe*, Geburtshilfl.-gynäkol. Ges. Wien. Ref. Zentralbl. f. Gynäkol. 1923. 46/47. — *Kehrer, E.*, Was leistet die *Martin*sche Salpingostomatoplastik? Monatsschr. f. Geburtsh. u. Gynäkol. 1909. 30. — *Kehrer, F. A.*, Operationen an der Portio vaginalis. 1876. — *Derselbe*, Chirurgie der Sterilität. Münch. med. Wochenschr. 1912. Nr. 46. — *Kehrer*, Zentralbl. f. Gynäkol. 1897. S. 961. — *Derselbe*, Beitr. z. Geburtsh. u. Gynäkol. Bd. 5. 1901. — *Derselbe*, Monatsschr. f. Geburtsh. u. Gynäkol. 1909. 30. — *Derselbe*, Arch. f. Gynäkol. Bd. 99. — *Derselbe*, Münch. med. Wochenschr. 1921. 48 u. 1922. 46. — *Derselbe*, Ursachen und Behandlung der Sterilität nach modernen Gesichtspunkten. Dresden-Leipzig: W. Steinkopf 1922. — *Derselbe*, Gynäkol. Ges. zu Dresden. 393. und 394. Sitzung. Januar 1922. — *Kennedy*, Ref. Zentralbl. f. Gynäkol. 1924. 7a. — *Derselbe*, Ref. Ber. üb. d. ges. Geburtsh. u. Gynäkol. Bd. 2, S. 152. — *Kermauner*, In: „Die Erkrankungen des weiblichen Genitales in Beziehung zur inneren Medizin". — *Kestner* und *Plaut*, Arch. f. klin. Med. Bd. 139. — *Kirstein*, Zentralbl. f. Gynäkol. 1924. 50. — *Kisch, E. H.*, Zeitschr. f. Sexualwiss. Mai 1914. — *Derselbe*, Zeitschr. f. Sexualwiss. Februar 1915. — *Knaus*, Münch. med. Wochenschr. 1923. 21. — *Knefeld*, Dtsch. med. Wochenschr. 1911. 19. — *Koblanck*, Strahlentherapie Bd. 10. 1920. — *Koch*, Zentralbl. f. Gynäkol. 1924. 35. — *Derselbe*, Gynäkol. Kongreß 1925. — *Derselbe*, Klin. Wochenschr. 1925. 32. — *Köhler*, Zentralbl. f. Gynäkol. 1923. 44. — *Kolde*, Gynäkologie und Tuberkulose. Zentralbl. f. Gynäkol. 1919. Nr. 41. — *Koopmann*, Über Schädigungen durch Fremdkörper in der Vagina. Med. Klinik 1921. 41. — *Derselbe*, Med. Klinik 1921. Nr. 41. — *Kosslowski*, Dtsch. med. Wochenschr. 1921. 32. — *Kossmann*, Allg. Gynäkol. Berlin: Aug. Hirschwald 1903. — *Derselbe*, Mann und Weib. Darin: *Johanna Ellerskirchen*: „Das Geschlechtsleben des Weibes". Bd. 1, Kap. 3. — *Kramer*, Inaug.-Diss. Leipzig. — *Krampf*, Inaug.-Diss. 1919. — *Kratzeisen*, Dtsch. med. Wochenschr. Jg. 47. 1921. — *Kraus, F.*, Dtsch. med. Wochenschr. 1922. 1. — *Kraus*, Dtsch. klin. Wochenschr. 1922. 5. — *Krönig* und *Döderlein*, Operative Gynäkologie. 1. Aufl. 1905. — *Krönig* und *Pankow*, Verhandl. d. dtsch. Ges. f. Geburtsh. u. Gynäkol. 1911. — *Krohne*, Die Bewertung des Geburtenrückgangs vom volkshygienischen, sittlichen und sozialen Standpunkt. Leipzig 1901. — *Derselbe*, Zentralbl. f. Gynäkol. 1925. S. 2354. — *Kroner*, Arch. f. Gynäkol. Bd. 19, S. 140. — *Kronfeld* und *Prissmann*, Therapie d. Gegenw. 1923. 9 u. 10. — *Krons* und *Gler*, Med. Klinik 1909. 26. — *Kühne*, Beitr. z. klin. Tuberkul. Bd. 60, S. 5. — *Küstner*, Monatsschr. f. Geburtsh. u. Gynäkol. 1905. Märzheft. — *Kuttner*, Münch. med. Wochenschr. 1901. S. 1851. — *Labhardt*, Schweiz. med. Wochenschr. 1924. 3 u. 4. — *Lahm*, Zentralbl. f. Gynäkol. Bd. 46, Nr. 16. 1922. — *Derselbe*, Gynäkol. Ges. zu Dresden, 19. Januar 1922 u. Klin. Wochenschr. 1924. Nr. 26. — *Derselbe*, Zentralbl. f. Gynäkol. 1924. Nr. 30, S. 1666ff. u. 1925. S. 13. — *Landecker*, Vaginale Ultraviolettbestrahlung bei Sterilität. Verhandl. d. dtsch. Ges. f. Gynäkol. Innsbruck 1922. — *Derselbe*, Verhandl. d. dtsch. Ges. f. Gynäkol. Innsbruck 1922. — *Derselbe*, Strahlentherapie 14. 3. — *Landsteiner*, Zeitschr. f. Bakteriol. 1899. Münch. med. Wochenschr. 1902. — *Langer*, In: Die Röntgenbehandlung innerer Krankheiten von *Salzmann* 1923. — *Lehmann*, Die diagnostische Verwertbarkeit des Vaginalabstrichs. Zentralbl. f. Gynäkol. 1921. 18. — *Lemperg*, Zentralbl. f. Gynäkol. Jg. 50, Nr. 20. 1926.

— *Lenz, F.*, Menschliche Auslese und Rassenhygiene. Lehmann 1923. — *Leupold* und *Seisser*, Arch. f. Gynäkol. 119. 3. — *Lewin*, Die Fruchtabtreibung durch Gifte und andere Mittel. 3. Aufl. Berlin: Julius Springer 1922. — *Derselbe*, Die Fruchtabtreibung durch Gifte und andere Mittel. Berlin 1925. 4. Aufl. — *Liebermeister*, Klin. Wochenschr. 1924. 11. — *Linzenmeier*, Zentralbl. f. Gynäkol. 1922. Nr. 14. — *Derselbe*, Zentralbl. f. Gynäkol. 1922. Nr. 39. — *Derselbe*, Münch. med. Wochenschr. 31. 22. — *Loeb, L.*, Zeitschr. f. Physiol. Bd. 23, S. 76; Bd. 24, S. 206. 1910 und Dtsch. med. Wochenschr. Jg. 37. 1911. — *Löb*, Zentralbl. f. Physiol. Bd. 23, S. 76 und Bd. 24, S. 206. 1910. — *Löheberg*, Monatsschr. f. Geburtsh. u. Gynäkol. 1905. 41. — *Löring*, Zentralbl. f. Gynäkol. 1924. 10 u. 19. — *Löser*, Konstitution und latente Infektion. Scheidenflora usw. Zentralbl. f. Gynäkol. 1920. 44. — *Ludwig*, Schweiz. med. Wochenschr. 1922. Nr. 4. — *Derselbe*, Zur Frage der künstlichen Befruchtung. Schweiz. med. Wochenschrift 1922. 4. — *Lüthje*, Arch. f. exp. Pathol. u. Therapie Bd. 48 u. 50. — *Macnoughton, Jones*, Vortrag in der britischen gynäkologischen Gesellschaft. Lancet Nov./Dez. 1902. Ref. Zentralbl. f. Gynäkol. 1903. 27. — *Macomber*, One-child sterility. Ref. Ber. üb. d. ges. Geburtsh. u. Gynäkol. — *Derselbe* (Boston), Ref. Zentralbl. f. Gynäkol. 1924. S. 1230. — *Madlehner*, Zentralbl. f. Gynäkol. 1919. Nr. 20. — *Mandelstamm*, Zentralbl. f. Gynäkol. 1922. 46 u. 47. Zentralbl. f. Gynäkol. Bd. 50. 1925. — *Mansfeld*, Zentralbl. f. Gynäkol. 1925. Nr. 10. — *Marcuse*, Der eheliche Präventivverkehr, seine Verbreitung und Methodik. Stuttgart: Enke 1917. — *Derselbe*, Die Fruchtabtreibung. München: Pflaum 1925. — *Markowitz*, Dtsch. med. Wochenschr. 14. 22. — *Marion-Sims*, Gebärmutterchirurgie (deutsch von *Beigel*). 1870. — *Martin, A.*, Über partielle Ovarien- und Tubenexstirpation. Volkmanns klin. Vortr. 1889. Nr. 343, S. 18. — *Derselbe*, Ergebnisse der Ovarien- und Tubenresektion. Verhandl. d. Ges. f. Gynäkol. 4. Kongr. Ref. Zentralbl. f. Gynäkol. 1891. 25. — *Derselbe*, Die Krankheiten der Eileiter. Leipzig 1895. — *Martin, E.*, Münch. med. Wochenschr. 1909. 24. — *Derselbe*, Verhandl. d. dtsch. Ges. f. Geburtsh. u. Gynäkol. 1911. — *Derselbe*, Monatsschr. f. Geburtsh. u. Gynäkol. Bd. 54, S. 288. 1921. — *Martius*, Konstitution und Vererbung. 1914. — *Derselbe*, Zentralbl. f. Gynäkol. 1920. Nr. 40. — *Derselbe*, Verhandl. d. dtsch. Ges. f. Gynäkol. Innsbruck 1922. — *Derselbe*, Münch. med. Wochenschr. 44. 22. — *Martius* und *Franke*, Zentralbl. f. Gynäkol. 1926. 1. — *Mathaei*, Zentralbl. f. Gynäkol. 1919. 35. — *Mathes*, Der Infantilismus und die Asthenie. 1912. — *Derselbe*, Infantilismus und Asthenie usw. Berlin: Karger 1920. — *Derselbe*, Klinische Wochenschr. Nr. 7. 1923. — *Derselbe*, Münch. med. Wochenschr. Nr. 8. 1923. — *Derselbe*, Arch. f. Frauenheilk. Bd. 9. 2. — *Mayer, A.*, Über Sterilität. Volkmanns Vortr. 1908. 499. — *Derselbe*, Über die Beziehungen des Krieges zur Eklampsie. Zentralbl. f. Gynäkol. 1916. Nr. 40. — *Derselbe*, Über die Ursache des Seltenerwerdens der Eklampsie usw. Zentralbl. f. Gynäkol. 1917. Nr. 4. — *Derselbe*, Zentralbl. f. Gynäkol. 1916. S. 40 und 1917. Nr. 4. — *Derselbe*, Klin. Wochenschr. 1922. 23. Zentralbl. f. Gynäkol. 1924. 30. — *Meaker*, Boston med. a. surg. journ. Vol. 187, Nr. 15. — *Derselbe*, Ref. Zentralbl. f. Gynäkol. 1925. Nr. 17, S. 460. — *Meier, H. W.*, Jur.-psych. Grenzfragen. Bd. 8. 1912. — *Meier*, Inaug.-Diss. München 1923. — *Meiner*, Zentralbl. f. Gynäkol. 1925. 13. — *Menge*, Kriegsschwangerschaften. Zentralbl. f. Gynäkol. 1919. — *Derselbe*, In *Menge-Opitz:* „Handb. f. Frauenheilkunde". — *Mensinga*, Fakultative Sterilität. Leipzig 1900. — *Derselbe*, 100 Frauenleben in der Beleuchtung des § 1354 B.G.G. Neuwied. — *Metschnikoff*, Ann. de l'inst. Pasteur 1901. — *Derselbe* u. ff., siehe *Dittler*, Münch. med. Wochenschr. 1920. Nr. 52 und Zeitschr. f. Biol. 72. — *Mayer, A.*, Klin. Wochenschr. 1922. Nr. 23. — *Derselbe*, Oberrhein. Ges. f. Gynäkol. Basel, 21. März 1922. — *Meyer, E.*, Zentralbl. f. Gynäkol. 1924. 26 und Monatsschr. f. Geburtsh. u. Gynäkol. 1925. Juliheft. — *Meyer, R.*, Zentralbl. f. Gynäkol. 1925. 25. — *Meyer*, Zeitschr. f. Medizinalbeamte 1925. 16. — *Meyer-Dierks*, Inaug.-Diss. Kiel 1924. — *Meyer* und *Schreiber*, Münch. med. Wochenschr. 1914. S. 1041. — v. *Mikulicz-Radecki*, Zentralbl. f. Gynäkol. 1925. 30. — *Miller*, Ref. Ber. üb. d. ges. Geburtsh. u. Gynäkol. Bd. 5, H. 1/2, S. 40. — *Misgeld*, Zentralbl. f. Gynäkol. 1921. 16. — *Mohr*, Med. Klinik 1923. 40. Innere Sekretion 1916. — *Mohr-Staehelin*, Handb. d. inn. Med. 1919. — *Moll*, Handb. d. Sexualwi s. Leipzig 1911. — *Derselbe*, Dtsch. med. Wochenschr. 1923. 20. Med. Klinik 1923. 20. — *Momm*, Med. Klinik 1920. Nr. 26. — *Derselbe*, Zentralbl. f. Gynäkol. 10. 23. — *Derselbe*, Beeinflussung der Amenorrhöe durch Röntgenstrahlen. Med. Klinik 1920. Nr. 26. — *Mülberger*, Zentralbl. f. Gynäkol. 1921. Nr. 33. — *Naecke*, Zentralbl. f. Gynäkol. 1920. 32. — *Derselbe*, Die Unfruchtbarkeit der Frau. Berlin-Grunewald: Rothschild 1922. — *Naegeli*, Krankheiten des Blutes und der Drüsen mit innerer Sekretion. 2. Aufl. 1922. — *Nagel*, Monatsschr. f. Geburtsh. u. Gynäkol. Bd. 8, 2. Teil u. Bd. 53. — *Derselbe*, Monatsschr. f. Geburtsh. u. Gynäkol. 53. 2. — *Nassauer*, Münch. med. Wochenschr. 1920. Nr. 51 u. 1924. Nr. 14 u. 1923. Nr. 6. — *Naucke*, Neurol. Zentralbl. 1909. S. 226. — *Derselbe*, Arch. f. Kriminalanthropol. usw. 1899—1908. — *Naujoks*, Zeitschr. f. Geburtsh. u. Gynäkol. 86. 3. — *Derselbe*, Das Problem der temporären Sterilisierung der Frau. Stuttgart: F. Enke 1925. — *Derselbe*, Dtsch. med. Wochenschr. 1925. 41. — *Novak*, Verhandl. d. Ges. f. Gynäkol. Wien. — *Der-*

selbe, Verhandl. d. dtsch. Ges. f. Gynäkol. Innsbruck 1922. — *Derselbe*, Die Erkrankungen des weiblichen Genitale in Beziehung zur inneren Medizin *(v. Frankel-Hochwart, v. Noorden, v. Strümpell)*. — *Derselbe*, Zentralbl. f. Gynäkol. 1924. 43. Wien. klin. Wochenschr. 1923. 13. — *Derselbe*, Zentralbl. f. Gynäkol. 1924. 44. Wien. klin. Wochenschr. 1922. 40. — *Nowak*, Münch. med. Wochenschr. Bd. 40. 1922 u. 36. 13. — *Nürnberger*, Volkmanns Sammlung klinischer Vorträge 1917. Nr. 731—734. — *Derselbe*, Nordwestdeutsche Gesellschaft für Gynäkologie. Hamburg, 28. Okt. 1922. — *Derselbe*, Verhandl. d. Ges. deutscher Naturforscher u. Ärzte. Leipzig 1922. — *Derselbe*, Experimentelle Untersuchungen über die Gefahren der Bestrahlung für die Fortpflanzung. Prakt. Ergebn. d. Geburtsh. u. Gynäkol. Jg. 8, H. 2. — *Derselbe*, Die Behandlung der weiblichen Sterilität. Dtsch. med. Wochenschr. 1923 u. 1924. 14. — *Derselbe*, Zentralbl. f. Gynäkol. Bd. 42. 1922 u. 1925. S. 158. — *Derselbe*, Volkmanns Vortr. üb. Gynäkol. Bd. 258/261, S. 49. — *Odebrecht*, Ref. Zeitschr. f. Geburtsh. u. Gynäkol. 1895. 33. — *Oberholzer*, Juristisch-psychiatrische Grenzfragen. Bd. 8. 1912. — *Oehlecker*, Zeitschr. f. urol. Chirurg. Bd. 1. 1919. — *Oertel*, Anatomie, Histologie und Topographie des weiblichen Urogenitalsystems. — *v. Oettingen*, Zentralbl. f. Gynäkol. 1924. 28. — *Offergeld*, Arch. f. Gynäkol. Bd. 86. — *Derselbe*, Zeitschr. f. Geburtsh. u. Gynäkol. Bd. 39. — *Olshausen, T.*, Dtsch. med. Wochenschr. 1908. 12. — *Opitz*, Strahlentherapie. *Krönig* gedenkband. — *Derselbe*, Oberrhein. Ges. f. Geburtsh. u. Gynäkol. Basel, 22. März 1922. — *Derselbe*, Grundsätzliches zur Strahlentherapie der Freiburger Frauenklinik. Strahlentherapie Bd. 10, S. 988. — *Oppermann*, Sterilität der Haustiere. Hannover 1922. — *v. Ott*, Zentralbl. f. Gynäkol. 1925. 10. — *Derselbe*, Monatsschr. f. Geburtsh. u. Gynäkol. Okt. 1925. — *Ottow*, Zentralbl. f. Gynäkol. Bd. 46/47. 1923. — *Pankow*, Hegars Beiträge. 1909. 13. S. 50. — *Derselbe*, Monatsschr. f. Geburtsh. u. Gynäkol. Bd. 59. — *Pape*, Münch. med. Wochenschr. 1921. 26. — *Derselbe*, Münch. med. Wochenschr. 26. 22. — *Payer*, In: „Die Krankheiten des weiblichen Genitale in ihren Beziehungen zur inneren Medizin". 1912. — *Pearl* und *Surface*, Zitiert bei *Haberlandt* l. c. — *Peham*, Sitzung der kriminalstatistischen Vereinigung. April 1923. Wien. klin. Wochenschr. 1923. Nr. 20. — *Derselbe*, Wien. klin. Wochenschr. 1923. 20. — *Peiser*, Über Beziehungen der Hungerblokade zur Funktion der Nebenniere. Münch. med. Wochenschr. 1921. — *Peterson* und *Königstein*, Wien. klin. Wochenschr. 1910. 22. — *Petersen, Rubin, Cron*, Ref. Ber. üb. d. ges. Geburtsh. u. Gynäkol. Bd. 2, S. 375. — *Pfannenstiel, Veits* Handbuch Bd. 4. 1. — *Pfulstroker*, Zentralbl. f. Gynäkol. 1924. 72. — *Philipps*, Brit. med. journ. Nr. 3271. Ref. Zentralbl. f. Gynäkol. 1924. S. 1228. — *Pincby*, In: „Die Krankheiten des weiblichen Genitale in ihren Beziehungen zur inneren Medizin" 1912. — *Pinkus*, Dtsch. med. Wochenschr. 1916. 40. — *Pirkner*, Journ. of the Americ. med. assoc. March 1922. — *Derselbe*, Arch. f. Frauenkunde und Eugenetik. Juni 1923. — *Placzek*, Künstliche Fehlgeburt und künstliche Unfruchtbarkeit. Ihre Indikationen, Technik und Rechtslage. Leipzig: Thieme 1918. — *Plaut, Rahel*, Dtsch. Arch. f. klin. Med. Bd. 139, H. 5 u. 6. — *Ploß-Bartels*, Das Weib in der Natur- und Völkerkunde. — *Poblacion*, Ref. Ber. üb. d. ges. Geburtsh. u. Gynäkol. Bd. 2, S. 376. — *Pock, J.*, Wien. med. Wochenschrift Jg. 72. 1922. — *Polano*, In: *Halban-Seitz*, Biologie und Pathologie des Weibes. — *Porges*, In: *v. Noorden-Kaminer*. — *Posner*, Klin. Wochenschr. Bd. 1, Nr. 6. 1922. — *Derselbe*, Über Befruchtung ohne Immissio penis. Arch. f. Frauenkunde u. Eugenetik Bd. 7. — *Derselbe*, Arch. f. Frauenkunde u. Eugenetik Bd. 8. — *Derselbe*, Fortpflanzungstherapie beim Manne, ärztliche Heilkunde und Geburtenrückgang. — *Pribram*, Zentralbl. f. Gynäkol. 1924. 50. — *Derselbe*, Zeitschr. f. Konstitutionslehre. — *Prochownick*, Demonstration in der geburtshilfl. Ges. Hamburg. Ref. Zentralbl. f. Gynäkol. 1914. — *Derselbe*, Ref. Zentralbl. f. Gynäkol. 1914. S. 309. — *Derselbe*, Zentralbl. f. Gynäkol. März 1915. — *Derselbe*, Zentralbl. f. Gynäkol. 1920. S. 61. — *Prostner*, Zentralbl. f. Gynäkol. 1922. — *Pryll*, Zeitschr. f. Geburtsh. u. Gynäkol. 79. 3. — *Puppel, E.*, Monatsschr. f. Geburtsh. u. Gynäkol. Bd. 54. 1921. Dtsch. med. Wochenschr. Jg. 47. 1921. — *Pust*, Münch. med. Wochenschr. 1914. 23. — *Reichel*, Inaug.-Diss. Kiel 1924. — *Reifferscheid*, Zentralbl. f. Gynäkol. 1905. 19. — *Derselbe*, Die Behandlung der weiblichen Sterilität. Therapie d. Gegenw. 1923. — *Reist*, Schweiz. med. Wochenschr. 1924. 29. — *Reitmeyer*, Inzucht und Versuchung beim Menschen 1897. — *Reynold, Edw.* and *Donald Macomber*, Transact. of the Americ. gynecol. soc. Vol. 46, p. 99. 1921. — *Reynolds* (Boston), Journ. of the Americ. med. assoc. Vol. 73, Nr. 15. 1919. — *Reynolds* und *Macomber*, Mangelhafte Nahrung als ein Grund von Unfruchtbarkeit. Ref. Zentralbl. f. Gynäkol. 1922. — *Richter*, „Nierenerkrankung und Ehe". Krankheiten und Ehe. 2. Aufl. — *Rieck*, Zentralbl. f. Gynäkol. 1914. S. 1061. — *Ries*, Americ. journ. of surg. a. gynecol. May 1899. — *Ritter*, Monatsschr. f. Geburtsh. u. Gynäkol. Okt. 1925. — *Rixen*, Köln. Zeitg. Nr. 97, Beilage. — *Rochedim*, Schweiz. med. Wochenschr. 1922. 23. — *Rohleder*, Arch. f. Frauenkunde u. Eugenetik Bd. 6. — *Derselbe*, Die Zeugung beim Menschen. 1918. — *Derselbe*, Normale, pathologische und künstliche Zeugung beim Menschen. Zentralbl. 1918. — *Derselbe*, Mcnographie über die Zeugung. Leipzig: Thieme 1921. — *Derselbe*, Dtsch. med. Wochenschr. 1924. 50. — *Rongy*

(New York), Ref. Zentralbl. f. Gynäkol. 1924. S. 1231. — *Derselbe*, Ref. Ber. üb. d. ges. Geburtsh. u. Gynäkol. Bd. 2, S. 152. — *Rongy* and *Rosenfeld*, Americ. journ. of obstetr. a. gynecol. Vol. 3. Nr. 5. — *Dieselben*, The Americ. journ. of obstetr. a. gynecol. May 1922. — *Rosen*, Ref. Zentralbl. f. Gynäkol. 1923. S. 857. — *Rosenfeld*, Münch. med. Wochenschr. 1925. Nr. 47, S. 2040. — *Rosenstein*, Wie ist bei einer Operation einer Tubargravidität die Tube der anderen Seite zu behandeln? Monatsschr. f. Geburtsh. u. Gynäkol. 1910. 32. — *Derselbe*, Monatsschr. f. Geburtsh. u. Gynäkol. 65. 6. — *Roth*, Dtsch. med. Wochenschr. 1893. S. 15. — *Rubin*, Journ. of the Americ. med. assoc. Vol. 75, Nr. 10. 1920 and Vol. 84, Nr. 7. 1925. — *Rübsamen*, Zentralbl. f. Gynäkol. 1924. Nr. 30, S. 1666ff. — *Rühl*, Arch. f. Gynäkol. 124. 1. — *Runge, E.*, Arch. f. Gynäkol. Bd. 87. — *Sachse*, Med. Klinik 1917. 28 u. 30. — *Schädel*, Zentralbl. f. Gynäkol. 48. 22. — *Schallehn*, Monatsschr. f. Geburtsh. u. Gynäkol. Bd. 67. 5. S. 312. — *Derselbe*, Zentralbl. f. Gynäkol. 1924. 51. — *Schemberg*, Inaug.-Diss. Kiel 1923. — *Schenk*, Pathologie und Therapie der Unfruchtbarkeit des Weibes. Berlin: Karger 1903 u. 1908. — *Schickele*, Strafrecht und Frauenheilkunde. München: J. F. Bergmann 1907. — *Schiedermeier*, Münch. med. Wochenschr. 1924. Nr. 14. — *Schiffmann*, Zentralbl. f. Gynäkol. 1921. Nr. 13. — *Schinz*, Röntgenkongreß. — *Schlesinger*, Med. Klinik 1920. Nr. 5. — *Schmidt, A.*, Zeitschr. f. Geburtsh. u. Gynäkol. Bd. 75 u. 87, S. 2. — *Schmidt*, Med. Klinik 1922 u. 1923. — *Derselbe*, Med. Klinik 1922. Nr. 23. — *Derselbe*, Die Sterilität der Frau und die Aussichten ihrer Behandlung. Med. Klinik 1922. 23. — *Derselbe*, Die *Fehling*sche Spülkur bei Dysmenorrhöe und Sterilität. Arch. Bd. 61. — *Derselbe*, Strahlentherapie Bd. 18, H. 2. 1924. — *Schmitt*, Zentralbl. f. Gynäkol. 1924. 7a. — *Schneickert*, Zeitschr. f. Sexualwiss. März 1915. S. 470. — *Schober*, Zentralbl. f. Gynäkol. 1925. 6. — *Schönholz*, Münch. med. Wochenschr. 1925. 22. — *Schröder, R.*, Die klinischen Zeichen der Funktionsanomalie des Ovariums. Monatsschr. f. Geburtsh. u. Gynäkol. Bd. 51. 1920. — *Derselbe*, Monatsschr. f. Geburtsh. u. Gynäkol. Bd. 51, H. 4. — *Derselbe*, Zentralbl. f. Gynäkol. 1921. 1. — *Schröder*, Handbuch. 4. Auflage. 1879. Nr. 147 u. 148. — *Derselbe*, Vortr. Ges. f. Geburtsh. u. Gynäkol. Berlin 1884. Juli. Ref. Zentralbl. f. Gynäkol. Bd. 8. — *Derselbe*, Köln. Zeitg. Nr. 72, Beilage. — *Schubert*, Zentralbl. f. Gynäkol. Bd. 21. 1924 u. Bd. 38. 1924. — *Schultze*, Die Pathologie und Therapie der Lageveränderung der Gebärmutter 1881. — *Schultz*, Inaug.-Diss. Königsberg 1918. — *Schwalbe, J.*, Dtsch. med. Wochenschr. 1908. 12. — *Schwalbe*, „Tag". 1912. 147. — *Schweitzer*, Münch. med. Wochenschr. 1922. 7. — *Sehrt*, Blockade und innere Sekretion. Münch. med. Wochenschr. 1921. — *Seidler*, Ref. Ber. üb. d. ges. Geburtsh. u. Gynäkol. Bd. 7, H. 9. — *Seitz*, Monatsschr. f. Geburtsh. u. Gynäkol. Bd. 41. — *Derselbe*, Verhandl. d. dtsch. Ges. f. Gynäkol. Bd. 15. Innsbruck 1922. — *Derselbe*, In: „*Döderleins* Handb. d. Geburtshilfe". Bd. 2. — *Seitz* und *Wintz*, Unsere Methode der Röntgentiefentherapie. Urban & Schwarzenberg 1920. — *Sellheim*, Ref. Zentralbl. f. Gynäkol. Bd. 35, S. 1382. 1911. — *Derselbe*, Med. Klinik 1920. 46. — *Derselbe*, Verhandl. d. Ges. deutsch. Naturf. u. Ärzte. Leipzig, 20.—29. Sept. 1922. — *Derselbe*, Zentralbl. f. Gynäkol. Bd. 37. 1923. — *Derselbe*, Zentralbl. f. Gynäkol. Nr. 11. 1924 u. Nr. 51. 1924. — *Derselbe*, Münch. med. Wochenschr. Bd. 35, S. 486. 1924. — *Derselbe*, Das weibliche Fortpflanzungsleben als eine Kette fruchtbarer und unfruchtbarer Funktionsgänge. Arch. f. Frauenkunde u. Eugenetik Bd. 3. — *Derselbe, Hegars* Beiträge Bd. 5. — *Derselbe*, Zeitschr. f. ärztl. Fortbild. 1924. 10. — *Derselbe*, Dtsch. med. Wochenschr. 1924. 4. — *Seynsche*, Keimdrüsenbestrahlung und Nachkommenschaft. — *Sfameni*, Ref. Ber. üb. d. ges. Geburtsh. u. Gynäkol. Bd. 1, S. 61. — *Shaw*, Johns Hopkins hosp. reports Sept. 1921. — *Siegel*, Gewollte und ungewollte Schwankungen der weiblichen Fruchtbarkeit. Berlin: Julius Springer 1917. — *Siegert*, Zeitschr. f. Geburtsh. u. Gynäkol. 87. 3. — *Derselbe*, Med. Klinik 1923. 33/34. — *Sillmann*, Strahlentherapie Bd. 9. — *Sippel, P.*, Strahlentherapie Bd. 18, H. 1. — *Sippel*, Zeitschr. f. Geburtsh. u. Gynäkol. Bd. 88/1, S. 245. — *Derselbe*, Arch. f. Gynäkol. Bd. 118. 3. 1923. — *Skutsch*, Gynäkol. Kongreß 1889. — *Derselbe*, Beitrag zur operativen Therapie der Tubarerkrankungen. 3. Kongreß d. dtsch. Ges. f. Gynäkol. Freiburg 1889. Ref. Zentralbl. f. Gynäkol. Bd. 13, Nr. 32. — *Sobotta*, Über den Mechanismus der Aufnahme des Eies der Säugetiere in den Eileiter und des Transportes durch diesen in den Uterus. Anat. Hefte 1916. 1. Abt. H. 163. — *Solomons* (Dublin), Surg., gynecol. a. obstetr. Vol. 30, Nr. 2. — *Derselbe*, Irish journ. of med. science Ser. 5, Nr. 7. — *Derselbe*, Ref. Zentralbl. f. Gynäkol. 1924. 43. — *Derselbe*, Surg., gynecol. a. obstetr. Vol. 30, p. 173. — *Sormann*, Familienforschung und Vererbungslehre. Leipzig: Barth. — *Spenger*, Biol. Zentralbl. Bd. 13. — *Stefko*, Virchows Arch. f. pathol. Anat. u. Physiol. 252. 2. — *Stein*, Monatsschr. f. Geburtsh. u. Gynäkol. Sept. 1922. — *v. Steinbüchel*, Zentralbl. f. Gynäkol. 1923. 23. — *Steinhäuser*, Monatsschr. f. Geburtsh. u. Gynäkol. 1923. Juniheft. — *Derselbe*, Inaug.-Diss. Breslau 1923. — *Steinsick*, Inaug.-Diss. Tübingen 1922. — *Stekel*, Störungen des Trieb- und Affektlebens. Urban & Schwarzenberg 1920. — *Derselbe*, Die Geschlechtskälte der Frau. Urban & Schwarzenberg, Berlin und Wien 1920/21. — *Stieger*, Schweiz. med. Wochenschr. 47. 21 und Dtsch. med. Wochenschr. 9. 22. — *Stoeckel*, Zentralbl. f. Gynäkol.

1915. — *Stolz* (Graz), Zentralbl. f. Gynäkol. 1918. Nr. 16. — *Derselbe*, Volkmanns Vortr. üb. Gynäkol. Nr. 2, S. 222/224. — *Straßmann*, Die Klinik am Eingang des 20. Jahrhunderts. 1904. Nr. 9. — *Derselbe*, Verhandl. d. Ges. dtsch. Naturf. u. Ärzte. Leipzig 1922. — *Derselbe*, Zentralbl. f. Gynäkol. 1924. Nr. 31 u. 88, S. 1. — *Strecker*, Monatsschr. f. Geburtsh. u. Gynäkol. 65. 6. — *Stremann*, Dyspareunie. In *Sänger-Herff:* Enzyklopädie der Geburtsh. u. Gynäkol. 1900. — *Strohmayer*, Dtsch. med. Wochenschrift 1920. 14. — *Talmey*, Med. record Vol. 100, Nr. 15. — *Tandler*, Zeitschr. f. angew. Anat. u. Konstitutionsl. Bd. 1, S. 2. 1913. — *Temesvary*, Zentralbl. f. Gynäkol. Bd. 48, Nr. 16. 1924. — *Thaler*, Röntgenbehandlung der Oligo- und Amenorrhöe. 17. Verhandl. d. dtsch. Ges. f. Gynäkol. 1922. — *Derselbe*, Zentralbl. f. Gynäkol. 1922. Nr. 51 u. 1924. Nr. 44. — *Derselbe*, Entzündliche Adnex- und Beckenbindegewebserkrankungen. Arch. f. Gynäkol. Bd. 93, H. 3. — *Derselbe*, Röntgenreizbestrahlungen der Ovarien bei Amenorrhöen und anderen durch Unterfunktion der Ovarien hervorgerufenen Anomalien. Vortrag auf dem Gynäkologenkongreß Innsbruck 1922. Ref. Zentralbl. f. Gynäkol. 1922. Nr. 30. — *Derselbe*, Arch. f. Gynäkol. 93. 3. — *Derselbe*, Wien. med. Wochenschr. 1923. 41—43. — *Derselbe*, Zeitschr. f. Geburtsh. u. Gynäkol. Bd. 86, S. 3. — *Derselbe*, Zentralbl. f. Gynäkol. 1925. S. 2354. — *Theil*, Naturf.-Vers. 1911. — *Thies*, Zentralbl. f. Gynäkol. 1925. Nr. 9, S. 509. — *Tüsburger*, Sexuale Hygiene in der Ehe. In *v. Noorden-Kaminer*: Krankheiten und Ehe. 1916. 2. Aufl. — *Tuffier*, Surg., gynecol. a. obstetr. Oct. 1924. — *Tuffier et Bour*, Bull. de l'acad. de méd. 1924. 33. — *Turolt*, Zentralbl. f. Gynäkol. 1924. S. 186. — *Ulerich*, Inaug.-Diss. Kiel 1924. — *Unterberger*, Monatsschr. f. Geburtsh. u. Gynäkol. Okt. 1925. — *Veit*, Handb. d. Gynäkol. 2. Aufl. Wiesbaden 1910. — *Velde, van der*, Zentralbl. f. Gynäkol. 1915. Nr. 19. — *Derselbe*, Zentralbl. f. Gynäkol. 1917. 22. — *Derselbe*, Strahlenbehandlung in der Gynäkologie. Zentralbl. f. Gynäkol. 1915. Nr. 19. S. 318. — *Derselbe*, Zentralbl. f. Gynäkol. 1921. Nr. 13. — *Venema*, Über die Wirkung von Spermainjektionen. Dtsch. med. Wochenschr. 1916. — *Derselbe*, Dtsch. med. Wochenschr. 1916. Nr. 46. — *Vogt, E.*, Klin. Wochenschrift Jg. 1, Nr. 23. 1922. — *Derselbe*, Verhandl. d. Ges. dtsch. Naturf. u. Ärzte. Leipzig 1922. — *Vogt*, Monatsschr. f. Geburtsh. u. Gynäkol. 1923. Aprilheft. Zentralbl. f. Gynäkol. 1922. 35 u. 1925. 3. — *Volkmann*, Zentralbl. f. Gynäkol. 1924. 51. — *Vollmann*, Sitzung des G. A. 19. April 1925. — *Derselbe*, Die Fruchtabtreibung als Volkskrankheit 1925. — *Wagner*, In: „Erkrankungen der weiblichen Geschlechtsorgane in Beziehung zur inneren Medizin". 1912. — *Waldstein* und *Eckler*, Wien. klin. Zeitschr. 1913. 42. — *Walthard*, Münch. med. Wochenschr. 1912. 18. — *Derselbe*, Schweiz. med. Wochenschrift 1924. 29. — *Waser*, Zentralbl. f. Gynäkol. 1919. 24. — *Waser* und *Otto*, Schweiz. med. Wochenschr. Jg. 55, Nr. 38. — *v. Wasliewsky*, Ref. Münch. med. Wochenschr. 1925. Nr. 47, S. 2040. — *Weber*, Wien. Zeitschr. f. d. ges. Neurol. u. Psychiatrie Bd. 91, Nr. 8, S. 1 u. 2. 1924. — *Weil, L.*, Münch. med. Wochenschr. 1912. Nr. 42. — *Weil*, Die chemischen Ursachen der Spermatozoenbewegung. Arch. f. Frauenkunde u. Eugenetik Bd. 7. — *Derselbe*, Arch. f. Frauenkunde u. Eugenetik Bd. 8, S. 378. — *Weinberg*, Die Kinder der Tuberkulösen. Leipzig 1913. — *Derselbe*, *Placzeks* Handb. 1918. — *Weinzius*, Die uneheliche Schwangerschaft 1925. — *Weißenberg*, Zentralbl. f. Gynäkol. 1925. 13. — *Werner*, Zentralbl. f. Gynäkol. 1923. 43. — *Wesenberg*, Wiederholte Tubargravidität nach Tubenplastik. Zentralbl. f. Gynäkol. 1911. 35. — *Derselbe*, Zentralbl. f. Gynäkol. 1911. 35. — *Wessel*, Zentralbl. f. Gynäkol. 1921. Nr. 2. — *Westergaard*, In: *v. Noorden-Kaminer*. — *Weymersch* und *Olbrechts*, Ref. Ber. üb. d. ges. Geburtsh. u. Gynäkol. Bd. 3, S. 84. — *Wiebe*, Inaug.-Diss. Königsberg 1919. — *Wiesel*, Klin. Wochenschr. 1923. S. 25. — *Wiesner*, Arch. f. mikroskop. Anat. u. Entwicklungsmech. 1899. 1. — *Winckel*, Das Recht. Bd. 11, S. 25. 1909. — *Winter*, Die künstliche Sterilisierung der Frau aus eugenetischer und sozialer Indikation. Med. Klinik 1919. Nr. 40. — *Derselbe*, Die Indikationen zur künstlichen Sterilisierung der Frau. Urban & Schwarzenberg 1920. — *Derselbe*, Ursachen und Behandlung der weiblichen Sterilität. Dtsch. med. Wochenschr. 1921. Nr. 26 u. 27. — *Derselbe*, Dtsch. med. Wochenschr. 1921. 2. — *Winter* und *Oppermann*, Dtsch. med. Wochenschr. 1923. 1—3. — *Wintz*, Klin. Wochenschrift 47. 22. — *Derselbe*, Zentralbl. f. Gynäkol. 1924. 43. — *Wolf, J.*, Der Geburtenrückgang. Die Rationisierung des Sexuallebens in unserer Zeit. Jena: Fischer 1912. — *Wormser*, Zur klinischen Behandlung der Retroflexio uteri mobilis. Münch. med. Wochenschr. 1902. 26. — *Zangemeister*, Verhandl. d. Ges. dtsch. Naturf. u. Ärzte. Leipzig 1922. — *Zimmermann*, Klimakterische Blutung und Sterilität des Weibes und ihre Behandlung. Dtsch. med. Wochenschr. Bd. 77, S. 38. 1923. — *Zondek, B.*, Verhandl. d. dtsch. Ges. f. Gynäkol. Innsbruck 1922. — *Zondek, H.*, Klin. Wochenschr. 1922. Nr. 26. — *Zondek*, Arch. f. Frauenkunde u. Eugenetik Bd. 11, S. 1. 1925. — *Zucker*, Wien. klin. Wochenschr. 1905. — *Zuntz, L.*, Einfluß der Ernährung auf die Frucht. Arch. f. Gynäkol. Bd. 110. — *Zweifel*, Über Salpingo-Oophorektomie. Arch. f. Gynäkol. 1891. 40.

Nach Abschluß der Arbeit erschienene oder dem Verfasser bekannt gewordene Veröffentlichungen:

Bainbridge, Americ. journ. of obstetr. a. gynecol. Oct. 1923. — *Castle* and *Wiesner*, Science Vol. 38. 1913. — *Cullen*, Bull. of Johns Hopkins hosp. Vol. 33. 1922. — *Dellepiane*, Folia gynaecol. 1924. 2. — *Dickinson*, Americ. journ. of obstetr. a. gynecol. Nov. 1924. — *Douai*, Bull. de la soc. d'obstétr. et de gynécol. de Paris 1924. Nr. 9. Ref. Zentralbl. f. Gynäkol. 1926. S. 2666. — *Dyroff*, Münch. med. Wochenschr. 1926. 8. — *Derselbe*, Röntgenkongreß 1926. Naturf.-Vers. Düsseldorf 1926. — *Esch*, Zentralbl. f. Gynäkol. 1926. 43. — *Estes, W. L.*, Americ. journ. of surg. 1925. Nr. 3. — *Ferguson*, Journ. of the Americ. med. assoc. Vol. 84, Nr. 5. 1925. Ref. Zentralbl. f. Gynäkol. 1926. S. 2665. — *Frank*, Zentralbl. f. Gynäkol. 1918. Nr. 7, S. 444. — *Frey*, Herz und Schwangerschaft. Leipzig: Thieme 1923. — *Geist*, Americ. journ. of obstetr. a. gynecol. 1925. Nr. 3. — *Geller*, Zentralbl. f. Gynäkol. 1925. 19. — *Greffagnino*, Americ. journ. of obstetr. a. gynecol. 1925. Nr. 5. — *Grigorieff*, Zentralbl. f. Gynäkol. 1897. S. 663. — *Hellerowno* und *Betta* (polnisch), Ref. Zentralbl. f. Gynäkol. 1926. S. 2662. — *Heymann*, Zentralbl. f. Gynäkol. 1926. S. 439. — *Hilgenberg*, Zentralbl. f. Gynäkol. 1925. 42. — *Hinselmann*, Münch. med. Wochenschr. 1926. 38. — *Hirsch, M.*, Röntgenstrahlen und Eugenetik. Zentralbl. f. Gynäkol. 1919. S. 1132. — *Hoffmann*, Münch. med. Wochenschr. 1926. 27. — *Horalek* (czechisch), Ref. Zentralbl. f. Gynäkol. 1926. S. 2663. — *Hornung*, Zentralbl. f. Gynäkol. 1925. 23. — *Hutmacher*, Zentralbl. f. Gynäkol. 1926. 35. — *Isbruch*, Zentralbl. f. Gynäkol. 1926. Nr. 26. — *Kiparsky*, Zur Eileitereinpflanzung. Zentralbl. f. Gynäkol. 1926. 23. — *Kirsch*, Inaug.-Diss. Jan. 1925. Ref. Zentralbl. f. Gynäkol. 1926. S. 2662. — *Kitai*, Arch. f. Gynäkol. 128. 3. — *Kok*, Zentralbl. f. Gynäkol. 1926. S. 438. — *Krianer*, Zentralbl. f. Gynäkol. 1900. S. 322. — *Laurentin* et *Mouselli*, Rev. franç. de gynécol. et de l'obstétr. 1925. 4. Ref. Zentralbl. f. Gynäkol. 1926. 2664. — *Lenz*, Münch. med. Wochenschr. 1926. — *Mandelstamm*, Zur Frage der Tubenimplantation in den Uterus. Monatsschr. f. Geburtsh. u. Gynäkol. Mai 1926. — *Derselbe*, Weitere Erfahrungen mit der Tubendurchblasung, zugleich ein Beitrag zum Sterilitätsproblem. Zentralbl. f. Gynäkol. 1926. 23. — *Derselbe*, Zentralbl. f. Gynäkol. 1926. 37. — *Martin, A.*, Monatsschr. f. Geburtsh. u. Gynäkol. Januarheft 1926. — *Martin, E.*, Münch. med. Wochenschr. 1909. 24. — *Menge*, Zentralbl. f. Gynäkol. 1926. 14. — *Meyer, E.*, Dtsch. med. Wochenschr. 1926. 27. — *Meyer-Wirz*, Schweiz. med. Wochenschr. 1926. 6. — v. *Mikulicz, Lueg, Hutmacher*, Zentralbl. f. Gynäkol. 1926. 21. — *Moensch*, Journ. of the Americ. med. assoc. 1925. Nr. 84, S. 24. — *Morris*, New York med. journ. Oct. 1895 and Med. review May 1906. — *Neuwirth*, Monatsschr. f. Geburtsh. u. Gynäkol. Bd. 72, H. 1/2. — *Derselbe*, Monatsschr. f. Geburtsh. u. Gynäkol. Bd. 72. S. 112. — *Nowak*, Wien. klin. Wochenschr. 1923. Nr. 13, S. 238. — *Novak* und *Tischel*, Untersuchungen über den Mechanismus des Eitransports. Zentralbl. f. Gynäkol. 1926. 12. — v. *Oettingen*, Arch. f. Gynäkol. 129. 1. — *Ottow*, Dtsch. med. Wochenschr. 1925. 19. — *Pankow*, Zentralbl. f. Gynäkol. 1926. 38. — *Peitmann*, Zur Technik der tubaren Sterilisation. Zentralbl. f. Gynäkol. 1926. 26. — *Penzoldt*, Temporäre Sterilisierung und Keimschädigung. Strahlentherapie Bd. 21, S. 4. — *Pfeilsticker*, Zentralbl. f. Gynäkol. 1926. 29 u. 28. — *Richter*, Münch. med. Wochenschr. 1926. S. 1093. — *Rieländer* und *Mayer*, Arch. f. Gynäkol. 87. 1. — *Rist*, Zentralbl. f. Gynäkol. 1926. 23. — *Rosenblatt* und *Kass*, Monatsschr. f. Geburtsh. u. Gynäkol. Bd. 74, S. 3 u. 4. — *Rubin*, Journ. of the Americ. med. assoc. Vol. 84, p. 7. 1925. Ref. Zentralbl. f. Gynäkol. 1926. S. 2665. — v. *Schedler*, Diagnostische und therapeutische Erfahrungen mit der Pertubation. Zentralbl. f. Gynäkol. 1926. 25. — *Schmitt, W.*, Nochmal zur Frage der Nachkommenschädigung nach einer der Schwangerschaft vorausgegangenen Röntgenbestrahlung. Strahlentherapie Bd. 21. — *Schoenherz*, Inaug.-Diss. Kiel 1923. — *Schulze-Rohnhof*, Zentralbl. f. Gynäkol. 1926. 13. — *Schwarzmüller*, Zentralbl. f. Gynäkol. 1926. 35. — *Seides*, Surg., gynecol. of obstetr. 1925. Nr. 5. — *Seynsche*, Keimdrüsenbestrahlung und Nachkommenschaft. Strahlentherapie Bd. 21, S. 4. — *Stoeckel*, In: Lehrbuch d. Gynäkol. von *Stoeckel* und *Reifferscheid* 1924. — *Derselbe*, Die in Lokalanästhesie vorgenommene Totalexstirpation, ein typisches Sterilisierungsverfahren bei Lungentuberkulose. Fortschr. d. Therapie 1925. 12. — *Temesvary*, Zentralbl. f. Gynäkol. 1924. 16. — *Thaler*, Zentralbl. f. Gynäkol. 1925. 42. — *Tuffier (Raymond Petit)*, Bull. et mém. de la soc. de chirurg. Oct. 1922. — *Tuffier* et *Bour*, Presse méd. 1925. Nr. 64. — *Vercesi*, Pathologica Vol. 402. 1925. Ref. Zentralbl. f. Gynäkol. 1926. S. 2667. — *Ward*, Americ. journ. of obstetr. and gynecol. August 1922. — *Williams* and *Reynolds*, Brit. med. journ. Nr. 3354. Ref. Zentralbl. f. Gynäkol. 1926. S. 2667.

Die Bedeutung der Konstitution für die Frauenheilkunde.

Von

Professor Dr. **A. Mayer**-Tübingen.

Einleitung.

1. Historisches.

Die ersten Anfänge der Konstitutionsforschung in unserem Fache der Geburtshilfe und Gynäkologie gehen zurück auf die unübertroffenen Altmeister Alfred Hegar und Wilhelm Alexander Freund. Obwohl sie die operative Gynäkologie begründeten, blieben sie keine einseitigen Organspezialisten, sondern trieben schon damals Konstitutionsforschung. Mit ihren Schülern (H. W. Freund, Stieda, R. Freund, Sellheim, Alterthum, K. Hegar, A. Mayer, Diepgen) bearbeiteten sie hauptsächlich ein Teilgebiet der Konstitution, die Entwicklungshemmungen, die Hypoplasie und den Infantilismus.

Aber die riesigen therapeutischen Triumphe, welche die damals zu ihrem glanzvollen Siegeslauf ansetzende „chirurgische Ära" in der Gynäkologie feierte, führten dazu, daß noch lange die Organpathologie über die Konstitutionspathologie siegte. Hegar und Freund, die ihrer Zeit weit vorauseilten, konnten daher nur langsam Gehör und Gefolgschaft finden. Dezennien lang hatte Hegar in seinen gynäkologischen Befunden den allgemeinen Habitus, Knochenbau, Muskulatur, Fettpolster, Hautbeschaffenheit, Pigmentverhältnisse, Behaarung, Kopfform, Zähne, Gaumen, Thyreoidea usw. genauestens beachtet. In seinen Krankengeschichten liegt daher eine Fülle unverarbeitetes Konstitutionsmaterial. Aber Forscher, die später voll Begeisterung seinen Spuren folgten, erblickten in seinen Bemühungen eine überflüssige Kleinarbeit, die man fast mit einem gewissen überlegenen Spott belächelte.

Auch zu Anfang unseres Jahrhunderts war noch wenig Stimmung für diese Dinge. Auf dem Hallenser Kongreß, der sich mit der inneren Sekretion befaßte, gelang es nicht, eine Diskussion über den Infantilismus, dieses wichtige Teilgebiet der Konstitution, hervorzurufen. Als ich im Jahre 1910 meinem Lehrer Hegar eine Arbeit über Hypoplasie und Infantilismus, die damals die erste Zusammenfassung dieses Kapitels darstellte, vorlegte, sagte er mir: Das ist um 10 bis 15 Jahre zu früh. Wenn die Zeit für diese Fragen reif sein wird, werden sich alle damit beschäftigen, aber von diesem ersten Versuche wird niemand mehr reden. Er hatte recht behalten. Die Gynäkologie hat sich relativ spät der Konstitutionsforschung zugewendet. Erst das Buch von Mathes: „Der Infantilismus, die Asthenie usw." brachte die Dinge etwas mehr in Fluß.

Andere Gebiete sind der Gynäkologie zunächst vorausgeeilt. Unter den pathologischen Anatomen hatte Beneke mit seinem Buch: „Konstitution und konstitutionelles Kranksein des Menschen" auf Grund von Größenbestimmungen an Organen schon im Jahre 1881 den Anfang gemacht. Aus dem Kreise der klinischen Fächer ist vor allem die innere Medizin Schrittmacherin gewesen. Im Bestreben, die Krankheitsursachen möglichst klar aufzudecken, waren Hueppe und Gottstein schon in den Jahren 1893 und 1897 auf die alte Konstitutionslehre zurückgekommen. Einen besonderen Markstein bedeutet das Buch von Martius: „Über die Pathogenese innerer Krankheiten". Aber seine hohe Bedeutung fand erst viel später Anerkennung, darum blieb die allgemeine Konstitutionsforschung auch danach noch längere Zeit stehen.

An ihrer Stelle trat mehr die Forschung über bestimmte Abschnitte der Konstitutionslehre in den Vordergrund, vor allem die innere Sekretion, die Blutdrüsen und die Vagotonie (Biedl, Falta, Novak, Seitz, Bucura, Aschner, Chvostek, Eppinger und Heß usw.). Andere Teilkapitel der Konstitution waren: Asthenie, Status thymico-lymphaticus, Enteroptose, mit denen sich hauptsächlich Stiller, Bartel, Paltauff, Sellheim, Mathes, van den Velden u. a. befaßten.

Nachdem aber durch die Wiederentdeckung der Mendelschen Vererbungsgesetze die Vererbungswissenschaft wesentliche Fortschritte erlebt hatte, ging es nun auf einmal im allgemeinen rascher vorwärts. Der jetzt anbrechenden Epoche verdanken wir die Bücher von Brugsch: „Allgemeine Prognostik", 1919; F. Krauß: „Allgemeine und spezielle Pathologie der Persönlichkeit", 1919; Baur, Fischer und Lenz: „Die menschliche Erblichkeitslehre", 1921; J. Bauer: „Die konstitutionelle Disposition zu inneren Krankheiten", 1921; sowie „Vorlesungen über allgemeine Konstitutions- und Vererbungslehre", 1921; Siemens: „Konstitution und Vererbungspathologie", 1921; Weil: „Die innere Sekretion", 1922; Borchardt: „Klinische Konstitutionslehre", 1924; Peritz: „Einführung in die innere Sekretion", 1925.

Auf dem so vorbereiteten Boden gewann die Konstitutionsforschung auch im Spezialgebiet der Gynäkologie erheblich an Interesse. Schon im Jahre 1913 war unter Führung von Sellheim und Hirsch an die Stelle der Frauenheilkunde die „Frauenkunde" getreten. Mancher, der diese Dinge als „moderne Schlagworte" ohne verwertbaren Inhalt bezeichnete, ist von einem Saulus ein Paulus geworden und treibt mit Eifer Konstitutionsforschung. Überaus befruchtend wirkte Sellheims Buch: „Das Geheimnis vom ewig Weiblichen". Sehr wertvoll ist auch die Monographie von Aschner: „Die Konstitution der Frau", so sehr sie auch im einzelnen Widerspruch gefunden hat. Entsprechend dem Wandel der Zeit erschien die von Tandler herausgegebene „Zeitschrift für Konstitutionsforschung"; und das „Archiv für Frauenkunde und Eugenetik" hat sich in „Archiv für Frauenkunde und Konstitutionsforschung" umgetauft. Auch die Lehrbücher der Gynäkologie begnügen sich nicht mehr mit der Abhandlung von Organkrankheiten. Sie berücksichtigen vielmehr auch den Allgemeinzustand und die Konstitution, vor allem das von Menge und Opitz und besonders das von v. Jaschke und Pankow.

2. Konstitutionsbegriff und Aufgaben der Konstitutionslehre.

Es gibt heute kaum einen Arzt, der nicht von Konstitution spricht. Jeder weiß auch, was er damit meint, aber nicht immer, was der andere darunter versteht. Eine Definition des Begriffes Konstitution ist daher sehr schwer. Manche behaupten sogar, daß man sich unter Konstitution überhaupt nichts Bestimmtes vorstellen könne. Nach ihrer Ansicht gilt der Satz: „Denn eben, wo Begriffe fehlen, da stellt ein Wort zur rechten Zeit sich ein". Eine kurze Schilderung der Entwicklung des Konstitutionsbegriffes findet sich vor allem bei Neuburger, sodann bei Rosenbach, Hueppe, Martius, F. Krauß, Tandler, Mathes, J. Bauer, Siemens, Lenz u. a.

Manche verstehen unter Konstitution einfach den Gesamthabitus, das Exterieur, die Erscheinungsform, den Allgemeinzustand, die Körperverfassung. Soweit diese Dinge nur vorübergehend sind, haben sie mit Konstitution an sich nichts zu tun. Zur Konstitution gehört vielmehr ein dauernder Besitzstand des Einzelindividuums, wie Martius mit Recht betont. Das Exterieur ist höchstens nur ein Teil der Konstitution. Fast wichtiger ist das innere Verhalten des Körpers äußeren Reizen gegenüber, also der Grad seiner Erregbarkeit oder Reizbarkeit, die Art seiner Reaktion auf Reize, seine Disposition zu bestimmten Erkrankungen. Konstitution setzt sich demnach aus etwas Morphologischem und etwas Funktionellem zusammen; darüber ist man sich allgemein einig.

Die Diskussion dreht sich heute hauptsächlich noch darum, ob man unter Konstitution lediglich die im Keimplasma verankerten Faktoren versteht, oder auch nach der Zeugung im intrauterinen oder extrauterinen Leben einwirkende Kräfte hinzurechnet. Im ersten Falle stellt die Konstitution eine unabänderliche Erbmasse dar entsprechend der Kontinuität des Keimplasmas im Sinne Weißmanns. Im zweiten Falle ist die Konstitution beeinflußbar. Hierher kann man z. B. die Schädigung der Nachkommen durch sog. Keimgifte (etwa die Erzeugung minderwertiger Nachkommen durch Alkoholismus der Eltern), oder die angeborene Immunität gegen bestimmte Krankheiten, z. B. Pocken rechnen.

Zu der ersten Gruppe von Autoren gehört Tandler. Unter Konstitution versteht er nur die Summe der vererbbaren Merkmale. Er nennt daher die Konstitution das „somatische Fatum" eines Individuums und bezeichnet alles andere später Hinzugekommene als „Kondition". Darnach gilt von der Konstitution der Satz: „Nach dem Gesetz, nach dem du angetreten, mußt du vollenden deinen Lauf". Aber auch Tandler gibt zu, daß auf dem Weg über die innersekretorischen Drüsen konditionelle Eigenschaften der Keimdrüsen in konstitutionelle übergehen können.

Versteht man unter Konstitution etwas Beeinflußbares, so taucht gleich die Frage nach der Vererbung erworbener Eigenschaften auf. Im Gegensatz zu Lamark wurde diese Möglichkeit seit Dezennien vollständig abgelehnt, bis heute wieder ein Zoologe wie Plate und andere Forscher (Kammerer, Goldscheid) sie anerkennen.

Es sei außerdem gleich hier bemerkt, daß das Soma allein die Konstitution nicht ausmacht; vielmehr spielen Temperament, Affektbereitschaft, überhaupt die Psyche und besonders die Sexualpsyche eine wichtige Rolle.

Aschner bezeichnet daher als Konstitution die gesamten jeweils fertigen Körpersubstrate (Körperverfassung) mit ihren anatomischen und funktionellen Eigenschaften, ihrer Reizbarkeit und Widerstandskraft gegenüber äußeren Einflüssen, und ihrer körperlichen und psychischen Reaktionsweise in gesunden und kranken Tagen. Sie kommt morphologisch, selbstverständlich einschließlich der Art- und Rassenqualitäten, im Habitus zum Ausdruck und äußert sich funktionell auch im Temperament. Wie Martius, ist auch er der Meinung, daß es eine angeborene und erworbene Konstitution gibt.

Bei den verschiedenen Definitionen ist sonach die Konstitution bald nur etwas **Somatisches** und dann entweder nur im Keimplasma bedingt oder auch erst später geworden. Neben dem Somatisch-morphologischen handelt es sich bald um etwas **Funktionelles**, um eine Reaktionsweise auf einen Reiz, eine Disposition zu einer Erkrankung oder einer bestimmten Verlaufsart einer Krankheit.

Tatsächlich ist die Konstitution alles zusammen und außerdem kommen noch die psychischen Besonderheiten des Individuums, die Familieneigentümlichkeiten und letzten Endes auch die Rassenmerkmale hinzu. — Daß man die Konstitution einmal auf bestimmte chemische oder elektrische Formeln (Ionengehalt) bringen kann, scheint nicht wahrscheinlich.

So sehr auch die erwähnte Tandlersche Definition mit der Unterscheidung in Konstitution und Kondition vom rein wissenschaftlichen Standpunkt aus den Vorzug verdient, so kommt der Kliniker vorerst damit nicht aus, weil wir oft nicht wissen, was im Keimplasma angelegt und was erworben ist. Für klinische Zwecke muß man neben den im Keimplasma verankerten Faktoren der Konstitution auch jene berücksichtigen, die als dauernder Besitzstand des Einzelindividuums geeignet sind, die Reaktionsweise des Individuums dauernd, oder doch lange Zeit hindurch zu beeinflussen, wie es Martius, Chvostek, R. Schmidt, Freund, van den Velden, Sellheim u. a. tun.

Wir selbst wollen die Konstitution bezeichnen als die Summe jener, dem Körper innewohnenden, angeborenen Gesetze oder erworbenen Eigenschaften, resp. Kräfte, welche zu beliebig späterer Zeit imstande sind, aus inneren Ursachen heraus den Körper zu bestimmen, so zu sein, wie er unter gegebenen Bedingungen ist, sich so zu verhalten und so zu reagieren, wie er es tut. Die Entstehung dieser Kräfte und der Zeitpunkt ihrer Wirksamkeit liegen immer zeitlich auseinander. Sitz der Kraft und Ort ihrer Wirkung, oder besser die Stelle der Äußerung dieser Wirkung, brauchen nicht zusammenzufallen; vielmehr hat die Kraft keine bestimmte Lokalisation im Körper. Die Konstitution ist demnach das Eigene, das „Es" einer Person. Da jedes Individuum sich verschieden verhält, hat man eigentlich so viele Konstitutionen, als man Menschen hat. Indes lassen sich oft bestimmte Familientypen herausfinden.

So sehr es aber auch zu dem auf der Höhe seiner Kunst stehenden Arzt gehört, dieses Eigene der Einzelperson zu finden oder wenigstens zu suchen und zu berücksichtigen, gehört es doch zu den Aufgaben der klinischen Konstitutionsforschung, Ähnlichkeiten oder Gleichheiten zu erkennen, das heißt **Konstitutionsgruppen** und **-Typen** aufzustellen. Notwendig dazu ist unter allen Umständen die **Familienforschung**. Nur so kann die klinische Medizin aus der Massenerfahrung heraus für den einzelnen Kranken prognostische und therapeutische Schlüsse aus der Konstitutionslehre ziehen. Die Konstitutionslehre muß das zusammenfassen, was die Hausärzte alten Stiles am Ende eines langen Lebens über die Eigenart einer Familie oder eines Familienmitgliedes wußten. Die Erfahrung dieser alten Hausärzte soll in der Konstitutionslehre niedergelegt und bereits dem jungen Arzt auf seinen Weg mitgegeben werden, damit er daraus für seine Patienten Nutzen zieht.

Für den akademischen Lehrer erwachsen daher nach dieser Richtung besondere Aufgaben. Der einzelne Arzt muß durch genaueste Berücksichtigung des Körperbaues seiner Kranken und eingehende Familienanamnesen möglichst viel statistisches Material sammeln und damit die so wichtigen Bausteine zum Gebäude der Konstitutionsforschung zusammentragen helfen.

Im Spezialfach der Gynäkologie beruht die Konstitutionsforschung auf zwei wichtigen Grundlagen:

1. Dem Unterschied zwischen Mann und Weib in Bau und Funktion.

2. Dem Unterschied zwischen bestimmten Frauengruppen, also in der Individualanatomie (Lubosch), der Individualpathologie (Mittasch, Kraus) und der Individualpsychologie (Adler), wie sie im Handbuch „der Biologie der Person" von Brugsch und Lewy zum Ausdruck kommen.

Ebenso wie die Abgrenzung des Konstitutionsbegriffes stößt auch die Darstellung der Bedeutung der Konstitution für die Geburtshilfe und Gynäkologie auf gewisse Schwierigkeiten. Zieht man die Grenzen zu breit, so besteht die Gefahr, daß man die Beziehungen unseres Faches zu den Grenzgebieten, vor allem der inneren Medizin, schildert und den strengen Zusammenhang mit der eigentlichen Konstitution verliert. Steckt man die Grenzen zu eng, so bleibt vieles unbesprochen, was mancher hier suchen wird. So bringt nach unserem Empfinden das breit angelegte Buch von Aschner trotz mancher Vorzüge zu viel, während das glänzend geschriebene Kapitel von Mathes im Handbuch von Halban und Seitz zu knapp ist.

Es liegt in der Natur der Dinge, daß auch die nachstehenden Ausführungen dem einen zu breit und dem anderen zu kurz sein werden. Sie sollen aber auch nichts Fertiges darstellen, sondern nur ein erster Versuch sein.

Erstes Kapitel.

Unterschiede zwischen Mann und Frau (Physiologie).

Für die Bewertung pathologischer Verhältnisse ist es wichtig, sich die normalen Unterschiede zwischen Mann und Frau klarzumachen. Diese Unterschiede kommen im anatomischen Bau, in der Funktion und im seelischen Verhalten zum Ausdruck.

A. Unterschiede in körperlicher und funktioneller Hinsicht.

Die hier in Betracht kommenden Unterschiede stellen teils an den anatomischen Bau gebundene Dauerzustände dar; teils treten sie im Zusammenhang mit den verschiedenen Phasen der Sexualfunktionen mehr oder weniger vorübergehend auf.

I. Geschlechtsunterschiede im anatomischen Bau.
a) Längen- und Breitenwachstum.

Das neugeborene Mädchen ist durchschnittlich um 1,5—2 cm kürzer als der Knabe (Daffner). Sein Geburtsgewicht beträgt nur etwa 3000 g, gegen 3200 g beim Knaben. Davon abgesehen finden sich beim Neugeborenen keine deutlichen Wachstumsunterschiede (Weißenberg).

Über das weitere Wachstum besitzen wir eine ausgedehnte Literatur. Aus ihr stellt Rößle in seiner Arbeit: „Wachstum und Altern" rund 500 Nummern zusammen.

Auf diese sei verwiesen. Unter den Gynäkologen am bekanntesten sind die Bücher von Stratz, dem wir weitgehend folgen.

Zunächst verhält sich das Wachstum bei den Kindern beiderlei Geschlechtes gleichmäßig: Das weitere Längenwachstum erfolgt bei den Mädchen wie bei den Buben nicht ganz konstant; die Jahre zwischen 5 und 7, sowie zwischen 11 und 15 sind im Wachstum

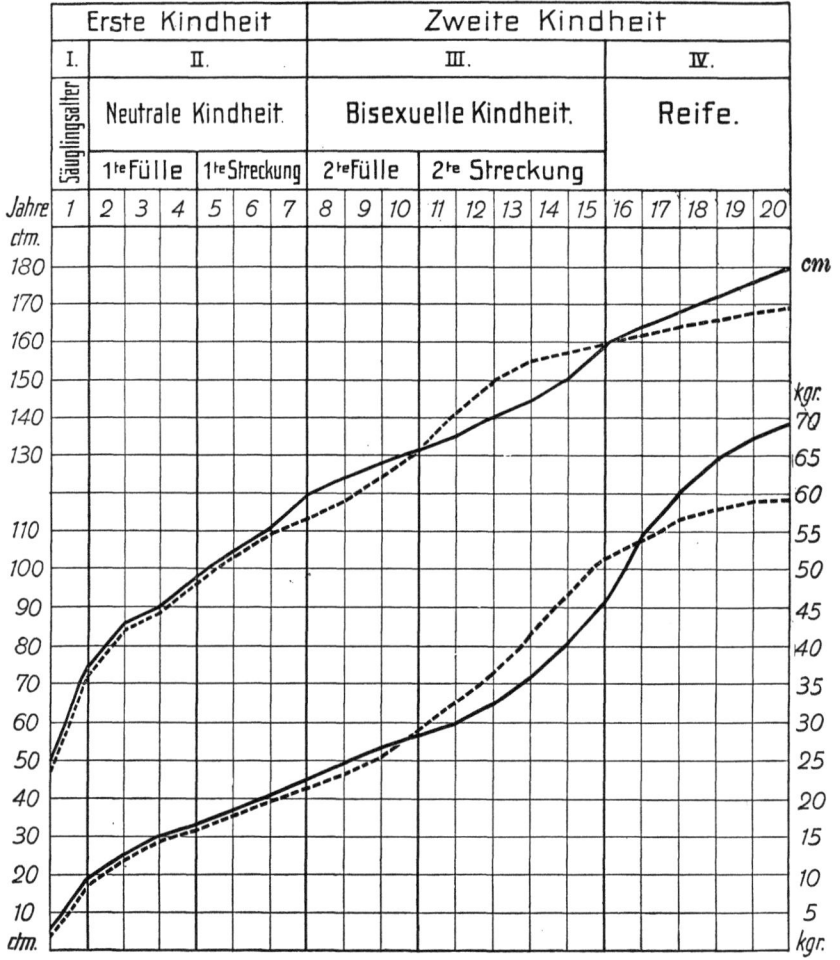

Abb. 1. Wachstumskurve. (Nach Stratz: Körper des Kindes. Stuttgart, F. Enke.)

bevorzugt (Bartels, Bowditch, Bucura, Stratz). Man spricht daher von einer „ersten und zweiten Streckung", denen das Stadium der „Reife" folgt (Abb. 1).

Auch die Gewichtszunahme erfolgt nicht gleichmäßig, sondern zeigt leichte Ansätze zu Schüben. Jeweils vor den beschriebenen Streckperioden wachsen die Kinder relativ mehr in die Breite, so daß man auch von einer „ersten und zweiten Fülle" spricht. Da im Stadium der Reife noch einmal eine stärkere Rundung eintritt, kann man auch eine „dritte Fülle" unterscheiden.

Bis zum Ende der ersten Streckung, also etwa bis zum 7. Jahre, verhalten sich Längen- und Gewichtszunahme der beiden Geschlechter ungefähr gleich. Man hat darum diese Zeit der „ersten Kindheit" auch die „neutrale Kindheit" genannt.

In der nun folgenden „zweiten Kindheit" kommen bereits im Verhalten des Längenwachstums und der Gewichtszunahme Geschlechtsunterschiede zum Ausdruck, so daß man diese Zeit auch als „bisexuelle Kindheit" bezeichnet hat. Mit Rücksicht auf diese Dinge kann man also mit Stratz ein „erstes und zweites Kindesalter", jedes mit zwei Unterarten voneinander unterscheiden:

Erstes (neutrales) Kindesalter 0—7 Jahre:
1. Säuglingsalter;
2. Neutrales Kindesalter (2—7 Jahre),
   a) erste (neutrale) Fülle (2—4 Jahre),
   b) erste (neutrale) Streckung (5—7 Jahre).

Zweites (bisexuelles) Kindesalter 8—20 Jahre:
1. Bisexuelles Kindesalter bis zur Reife (8—15 Jahre):
   a) zweite (bisexuelle) Fülle (8—10 Jahre),
   b) zweite (bisexuelle) Streckung (11—15 Jahre);
2. Reife (Pubertät) (16—20 Jahre).

Im zweiten, bisexuellen Kindesalter eilt das Mädchen beim Eintritt in die Phase der zweiten Fülle und der zweiten Streckung dem Knaben zeitlich voraus, wie das die nachstehende Tabelle von Stratz zeigt:

Zweites bisexuelles Kindesalter, 8—20 Jahre.

Jahr	Knaben	Jahr	Mädchen
8. 9. 10.	Zweite (bisexuelle) Fülle	8. 9. 10.	Zweite (bisexuelle) Fülle (Rundung der Hüften und Beine)
11. 12.		11. 12.	Zweite (bisexuelle) Streckung
13. 14.	Zweite (bisexuelle) Streckung	13. 14.	(Höhenantrieb) (Knospenbrust) (Gewichtsantrieb) (monatliche Reinigung)
15. 16.	(Höhenantrieb) (Stimmwechsel) (Gewichtsantrieb)	15. 16.	Dritte (reife) Fülle
17. 18.	Dritte (reife) Fülle	17. 18.	Reife
19. 20.	Reife	19. 20.	

Auch im Grade des Wachstums zeigen sich Unterschiede.

Nach der ersten Streckung bleibt das Mädchen an Länge zunächst hinter dem Knaben etwas zurück; in der 2. Streckung wächst es dafür um so rascher (Abb. 1), so daß die Mädchen im Alter von 11—15 Jahren in der Regel auch absolut größer sind als die gleichalterigen Knaben (Bowditch, Schadow, Daffner, Geyer, Axel Key, v. Lange, Monti, Camerer). Der Höhepunkt der Größenzunahme, der „Höhenantrieb"

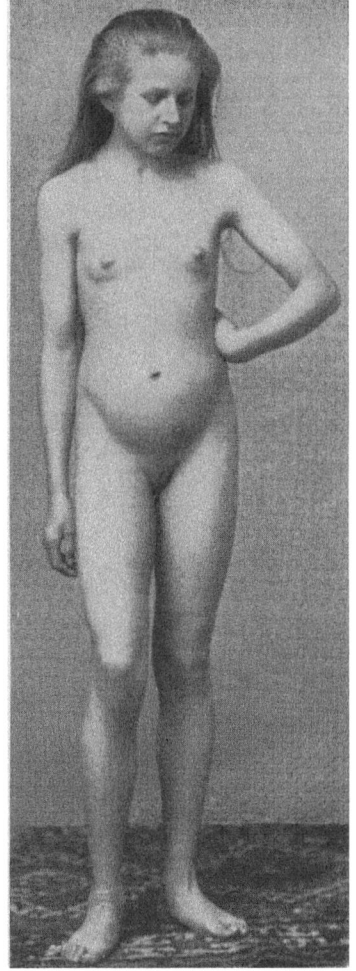 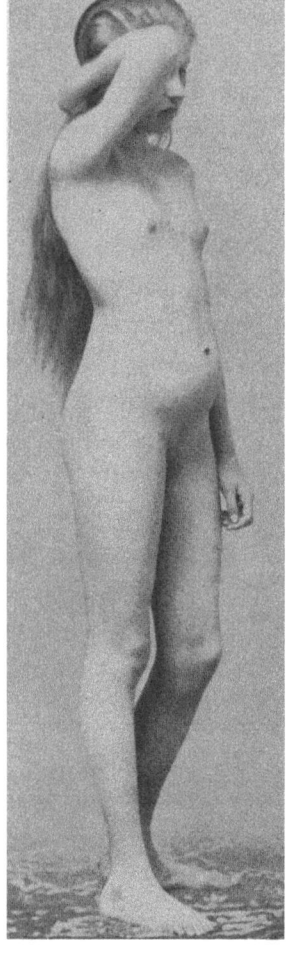

Abb. 2a. Mädchen von 12 Jahren.   Abb. 2b. Dasselbe in Seitenansicht.
(Nach Stratz: Körper des Kindes.)

(„Pubertätsantrieb" nach v. Lange) fällt beim Mädchen in das 13., beim Knaben in das 15. Lebensjahr.

Während am Ende des 10. Jahres die Höhe der Knaben und der Mädchen gleich ist, haben die Mädchen an Gewicht den gleichalterigen Knaben überschritten. Im Verlauf der nun folgenden 2. Streckung steigt das Gewicht bei dem Mädchen von 27,5 auf 52 kg, bei dem Buben von 26,5 auf nur 47 kg. Die Mädchen sind also in dieser Phase der 2. Streckung nicht nur länger, sondern auch schwerer als die Knaben und entwickeln sich in dieser Zeit überhaupt viel stärker. Der Höhepunkt der Gewichtszunahme, der „Gewichtsantrieb" fällt beim Mädchen in das 14., beim Knaben in das 16. Lebensjahr.

Mit der 2. Streckung fängt bei den Mädchen schon der speziell weibliche Körperbau besonders der typische Fettansatz an. Im großen und ganzen beginnt bei normaler weiblicher Körperentwicklung das Breiterwerden der Beckengegend schon am Ende der 1. Streckung (7 Jahre); während das Wachsen der Brüste (12 Jahre) und der Körperhaare (13—15 Jahre) in der 2. Streckung einsetzt. Das stärkere Hervortreten der sekundären

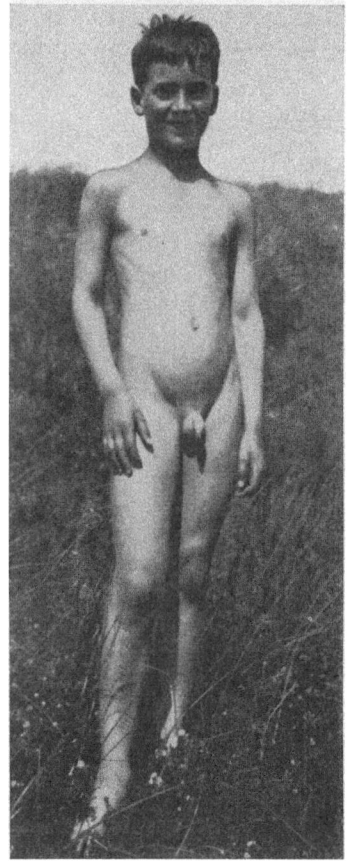 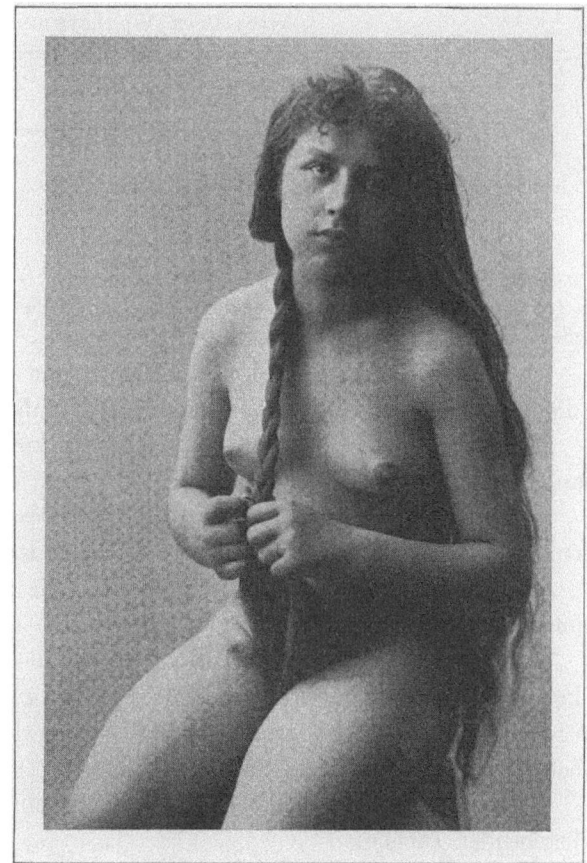

Abb. 3. Knabe von 12³/₄ Jahren.   Abb. 4. Mädchen von 14 Jahren.
(Nach Stratz: Körper des Kindes.)

Geschlechtsmerkmale fällt also ungefähr mit dem Gewichtsantrieb zusammen. Eine Verschiebung in dieser Reihenfolge ist aber häufig und kommt nach Stratz hauptsächlich bei Brünetten vor.

Jedenfalls treten die sekundären Geschlechtsmerkmale (Breiterwerden des Beckens, Rundung der Formen, Entwicklung der Brüste, Auftreten der Körperhaare) im 2. Kindesalter zuerst bei den Mädchen auf, so daß um diese Zeit der weibliche Typ deutlicher ausgesprochen ist als der männliche (Abb. 2—7). In der 2. Streckung unterscheiden sich also die Mädchen nicht nur durch ihr rascheres Höhen- und Breitenwachstum, sondern durch die deutlichere Entwicklung der sekundären Geschlechtsmerkmale.

Nach Abschluß der 2. Streckung, also gegen das 15. Jahr, drehen sich die Verhältnisse während der nun folgenden Reife entsprechend um. Im sog. „Überkreuzungsalter" werden die Mädchen von den Buben dauernd überholt. Das Mädchen wächst weniger, der Knabe wächst bedeutend mehr als 5 cm pro Jahr (Abb. 1 u. 8).

Auch die Dauer des Längenwachstums ist bei der Frau mit ihrer früheren Geschlechtsreife kürzer als beim Mann, so verschieden auch das Alter des Wachstumsabschlusses der beiden Geschlechter angegeben wird:

Alter beim Wachstumsabschluß.

	Mann	Frau
Erismann	27	18
Weißenberg	23	18
Camerer	18	17

Nach Camerer hört also das Wachstum bei beiden Geschlechtern früh auf; er meint, was später hinzukommt, seien Nachholungen von früheren Wachstumsstörungen. Weißenberg ist nicht abgeneigt, das zuzugeben.

Die verschiedene Dauer des männlichen und weiblichen Wachstumsalters erinnert an die zwei Wachstumstypen, die Friedental aufstellte:

1. Primitiver Typ, bei dem die Wachstumskurve wie bei den Anthropoiden in der Erlangung der Geschlechtsreife gipfelt.

2. Typ der „Intelektuellen", wo das Skelettwachstum 10 Jahre länger dauert und besonders der Kopfumfang über das 30. Jahr hinaus zunimmt.

Wie dem auch sei, während die Mädchen die 2. Streckung beherrschen, beherrscht das männliche Geschlecht die Reife.

Der Mann erreicht eine Körperlänge von 170—175 cm und ein Gewicht von rund 70 kg. Das Weib kommt nur auf 160—165 cm und auf rund 60 kg, es bleibt also in seiner Vollkraft um 10 cm Länge und 10 kg Gewicht hinter dem Manne zurück; alle Knochen sind graziler.

Die wichtigsten Normalzahlen für die Unterschiede der Entwicklung ergeben sich aus nachstehender Tabelle:

	Mädchen	Knaben
Höhenantrieb	13 Jahre	15 Jahre
Gewichtsantrieb und deutliche geschlechtliche Umbildung	14 „	16 „
Ende des Pubertätsantriebs	15 „	17 „
Geschlechtsreife	18 „	24 „
Höhepunkt der Geschlechtskraft	24 „	30 „

b) Ursachen der Wachstumsunterschiede.

Warum das intrauterine Wachstum des Knaben stärker ist, so daß er länger und schwerer wird als das Mädchen, wissen wir nicht. Am einfachsten ist es anzunehmen, daß die besonderen Wachstumsgesetze schon dem Keimplasma innewohnen. Aber erklärt ist damit nichts.

Auch eine geistreiche Hypothese von Bayer über das fötale Uteruswachstum kann uns kaum weiterhelfen. Er geht davon aus, daß embryonal die Ovarien differenziert sind, ehe die Müllerschen Gänge sich entwickeln und läßt daher das embryonale Uteruswachstum zunächst durch den eigenen Eierstock entstehen. In den späteren Monaten kommt aber eine Phase, wo die fötalen Ovarien nicht wachsen, der Uterus aber dennoch größer wird. In dieser Phase gehen nun nach Bayer mütterliche Eierstockshormone auf die

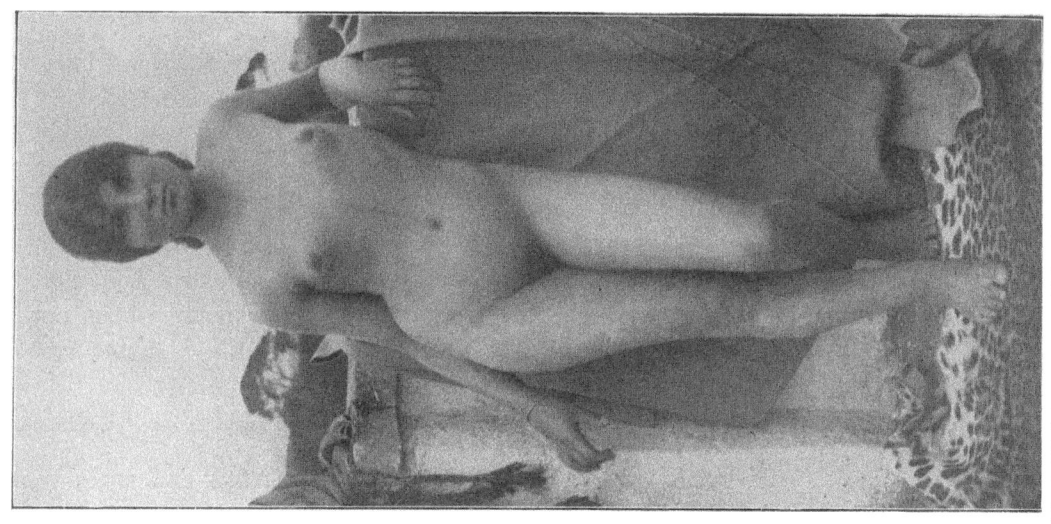

Abb. 7. Mädchen von 14 Jahren mit weiblichen Formen.

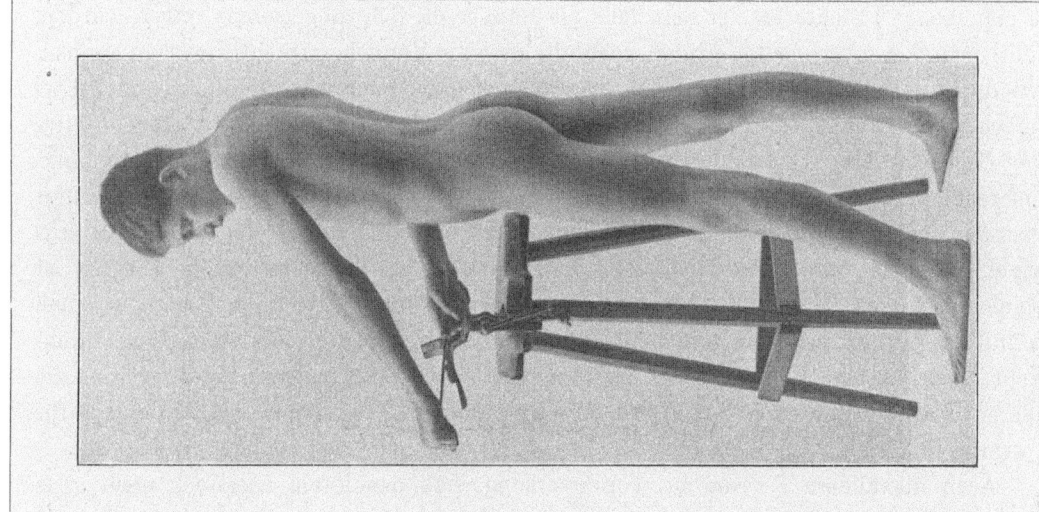

Abb. 6. Knabe von 15 Jahren.
(Nach Stratz: Körper des Kindes.)

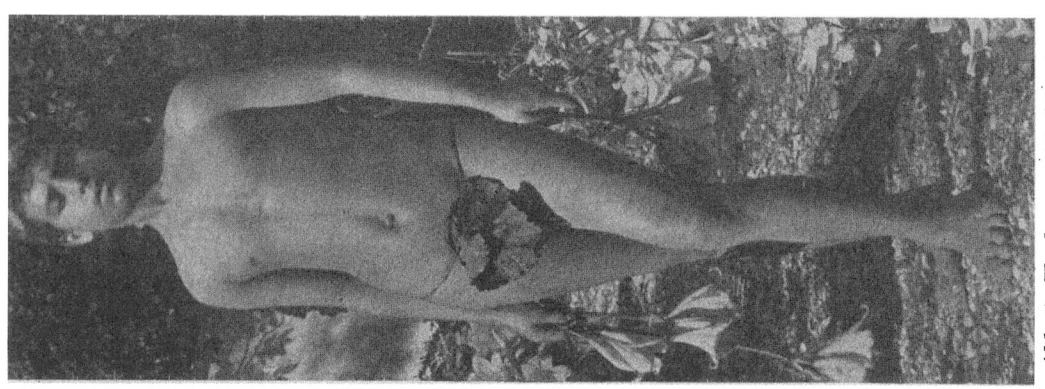

Abb. 5. Knabe von 14 Jahren.

Leibesfrucht über und bewirken an Stelle des eigenen, jetzt ruhenden Ovariums das intrauterine Wachstum des fötalen Uterus. Der Wegfall dieser Reizstoffe mit der Geburt führt zur Rückbildung des kindlichen Uterus in der ersten Lebenszeit (Friedländer). Bedenkt man nun, daß die Tätigkeit der Keimdrüse das Knochenwachstum aufhält (Sellheim), so könnte man annehmen, daß das mütterliche Eierstockshormon das Knochenwachstum der weiblichen Frucht hemmt. Aber man müßte fragen, warum das beim Knaben nicht auch so ist. Zur Erklärung des Unterschiedes müßte man auf die Geschlechtsspezifität der Keimdrüsen zurückgehen und etwa sagen: Das mütterliche Ovarialhormon kann nur bei der weiblichen Frucht mit ihrer gleichgerichteten Keimdrüse wirksam werden und wird bei der männlichen Frucht durch den Hoden aufgehoben.

Der Sinn dieser überaus gekünstelten Hypothese wäre der, daß die weibliche Leibesfrucht durch mütterliche Eierstockshormone noch mehr verweiblicht wird, während diese Verweiblichung bei den männlichen Früchten nicht möglich ist.

Alles zusammen liefe darauf hinaus, daß die weiblichen Früchte kleiner sind, weil das Weib die Schwangerschaft trägt und nicht der Mann. In der Konsequenz davon müßten die männlichen Früchte kleiner sein, falls die Männer die Schwangerschaft tragen würden. Wollte man das experimentell prüfen, so müßte man die Männchen trächtig machen können, etwa durch eine künstliche Bauchhöhlenschwangerschaft; oder man müßte die trächtigen Weibchen vermännlichen, indem man den Eierstock durch Hodenimplantation ersetzt.

Gegen die Bayersche Annahme, daß die mütterliche Keimdrüse für die nicht funktionierende kindliche eintritt, läßt sich außerdem manches einwenden. Es ist nicht bekannt geworden, daß nach doppelseitiger Ovariotomie in der Schwangerschaft der kindliche Uterus kleiner geblieben wäre. Der Übertritt mütterlicher Ovarialhormone auf die Frucht ist also nicht bewiesen. Man muß daher annehmen, daß der fötale Uterus unabhängig von jedem Einfluß des eigenen oder mütterlichen Eierstockes seine intrauterine Entwicklung durchmacht, nach eigenen, in der Anlage begründeten Wachstumsgesetzen, ebenso wie es die anderen Körperorgane auch tun. Ich habe an anderer Stelle versucht, den Beweis dafür zu erbringen.

Auch die andere Bayersche Voraussetzung, daß der fötale Eierstock noch ganz ruhe, wird heute nicht allgemein anerkannt. Heute gehen manche Ansichten dahin, daß es schon intrauterin zur fötalen Hormonwirkung kommen kann (Seitz, Sellheim, Matsuno, Thomas), wie wir bei der Struma congenita noch besonders sehen werden. Und wenn es tatsächlich gelingt, das Geschlecht des Kindes intrauterin zu bestimmen (Sellheim), so beweist das, daß die fötale Keimdrüse in irgendeiner Weise wirksam sein muß und daß die stellvertretende Einwirkung der mütterlichen Keimdrüse keinesfalls ein notwendiges Postulat für die intrauterine Entwicklung ist.

So kommen wir also zu dem oben schon betonten Ergebnis: Das intrauterine Kleinerbleiben der Mädchen ist in der Keimanlage begründet. Damit stimmt auch, daß, soweit ich sehe, in den bekannten Steinachschen Versuchen die ihrer natürlichen Anlage nach zum Kleinerbleiben neigenden Weibchen trotz Vermännlichung nicht so groß werden wie die normalen Männchen.

Auch die wenigen anderen, schon an der Leibesfrucht vorhandenen Geschlechtsunterschiede wie Beckenform (Harms), Tiefe der Excavatio vesico-uterina (Keibel und Mall) scheinen sich selbständig und unabhängig von der Keimdrüse zu entwickeln.

Ehe wir die Ursache der extrauterinen Wachstumsunterschiede untersuchen, ist ein kurzer Hinweis auf die das Wachstum beeinflussenden Kräfte überhaupt angebracht.

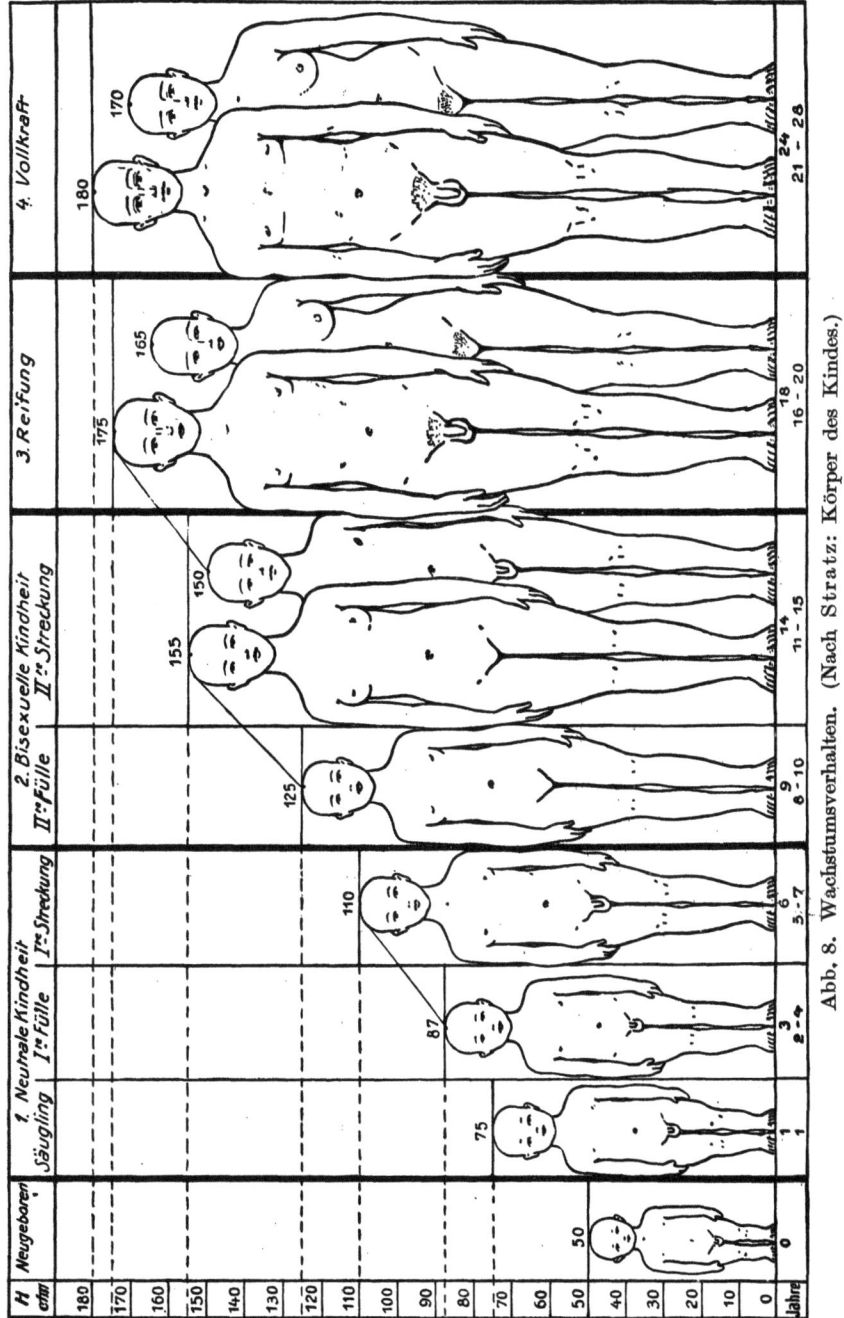

Abb. 8. Wachstumsverhalten. (Nach Stratz: Körper des Kindes.)

Aus dem schubweisen Wachstum und dem Wechsel des Wachstumstempos mit Phasen der Beschleunigung und solchen der Verzögerung gewinnt man an sich den Eindruck, daß der Wachstumsvorgang ein Prozeß ist, bei dem verschiedene endogene Wachstumsfaktoren ineinandergreifen und sich gegenseitig bald fördern, bald hemmen. In der Tat haben wir sog. „Wachstumsorgane". Sie gehören hauptsächlich dem endokrinen System an und sondern von dort aus ihre „Wachstumsstoffe" ab. Rößle hat diese Dinge vor einigen Jahren im Zusammenhang behandelt. Die wichtigsten dieser Organe sind Keimdrüse, Thyreoidea, Hypophyse, Thymus (Dustin). Die das Knochenwachstum hemmende Wirkung der Keimdrüse ist durch den auffallenden Riesenwuchs der Eunuchen und die Tierexperimente Sellheims allgemein bekannt. Die Bedeutung der Thyreoidea sehen wir am Zwergwuchs und beim Myxödem. Die Beziehung der Hypophyse zum Knochenwachstum ist den Geburtshelfern hauptsächlich von der Akromegalie in der Schwangerschaft bekannt, wo die Hypophyse stark hypertrophiert und nach Seitz so typische Veränderungen durchmacht, daß man aus ihrem histologischen Aussehen die Schwangerschaftsdiagnose stellen kann.

Daß die verschiedenen Wachstumsorgane, wie angedeutet, zusammenwirken, geht auch daraus hervor, daß es kein Organ gibt, dessen Ausfall alle Reifeerscheinungen des Körpers hindern könnte, sowie daraus, daß die verschiedenen Hemmungen des Wachstums keineswegs nur von einem einzigen Organ ausgelöst werden können (Rößle).

Die Einwirkung dieser Wachstumsstoffe scheint wenigstens zum Teil schon im Fötalleben zu beginnen. Dafür sprechen die Fälle von angeborenem Myxödem bei Schilddrüsenaplasie.

Für den zwischen Mädchen und Knaben bestehenden Wachstumsunterschied ergeben sich aus diesen Dingen nur wenige Anhaltspunkte. Der früher erfolgende Wachstumsabschluß des Weibes stimmt mit dem früheren Einsetzen der Keimdrüsenfunktion bei den Mädchen gut überein. Vielleicht spricht auch aus der größeren Häufigkeit des noch zu besprechenden „Schulkropfes" bei den Mädchen (S. 316) ein Zusammenhang der Thyreoidea mit dem in dieser Zeit ganz besonderen Wachstumsverhalten.

Zu den endogenen Wachstumsfaktoren kommen exogene hinzu. Sie sind weniger geeignet, Geschlechtsunterschiede im Wachstum zu erklären, als individuelle Unterschiede der einzelnen Mädchen den anderen gegenüber. Einige dieser exogenen Faktoren seien kurz angedeutet. Weitgehenden Einfluß hat die Nahrung. Am Tierexperiment läßt sich zeigen, daß Tiere desselben Wurfes bei verschiedener Nahrung aussehen können, als ob sie ganz anderen Rassen angehören (Abb. 9). Dabei kommt es nicht nur auf die Menge der Nahrung an, sondern auch auf die Art. Die moderne Vitaminlehre hat dafür Beispiele genug. Sehr interessant sind auch die Untersuchungen von Ludwig, der zeigen konnte, daß Tiere, die mit röntgenbestrahltem Futter ernährt wurden, im Wachstum außerordentlich zurückblieben (Abb. 10).

In anderen Fällen führt die Unterernährung mehr zur Proportionsstörung, indem ein System auf Kosten des andern wächst. Beim hungernden Lachs reifen die Geschlechtsorgane auf Kosten der Muskulatur und des Fettes heran. Erhalten wachsende Hunde nur so viel Futter, daß sie ihr Gleichgewicht behalten, dann wächst das Skelett auf Kosten der Muskulatur.

Am Menschen ist Dikanski aufgefallen, daß Mädchen sozial höherer Schichten größere Körpermaße und untereinander auch größere Variationsbreiten zeigen als die anderen. Auch Rößle fand, daß die „höheren" Schüler in bezug auf Länge und Gewicht den anderen meist um 1 Wachstumsjahr voraus sind (Abb. 11 u. 12). Neben ethnologischen

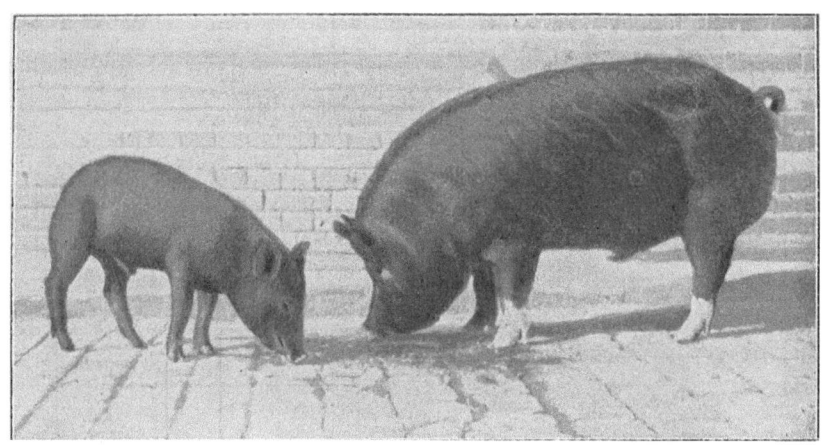

Abb. 9. Schweine des gleichen Wurfes, verschieden genährt.
(Nach Baur, Fischer, Lenz, Menschl. Erblichkeitslehre. München 1923.)

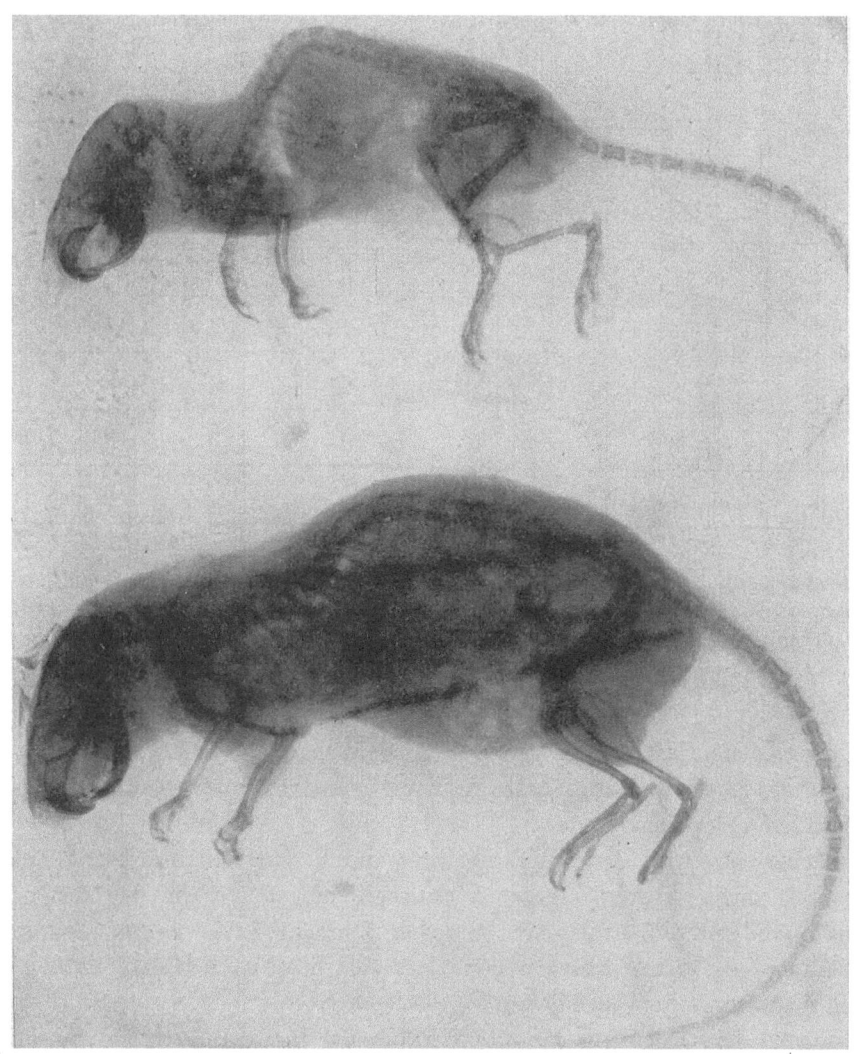

Abb. 10. Wachstumsunterschiede durch röntgenbestrahltes Futter (oben), unten das Normaltier.
(Aus Strahlentherapie, Bd. 20. Wien.)

und dysgenischen Einflüssen (Pfaundler) spielen dabei auch Ernährungseinflüsse, sowie Licht, Luft- und Wohnungshygiene mit. Man spricht daher von einer „sozialen Abänderung der Wachstumskurve".

Bekannt sind auch die wachstumshemmenden Einflüsse der Schulen und der Fabriksäle, wie der englische Großindustrielle W. H. Lever nach Unterbringung der Arbeiterfamilien in einer Gartenstadt zeigen konnte. An Stelle des früheren Wachstumsrückstandes waren von da an die Kinder der Arbeiter denen der wohlhabenden Bevölkerung an Länge und Gewicht gleich, oder übertrafen sie sogar (Bumke).

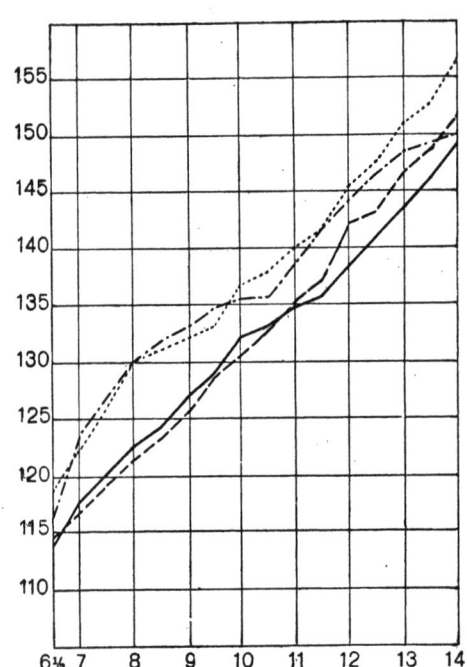
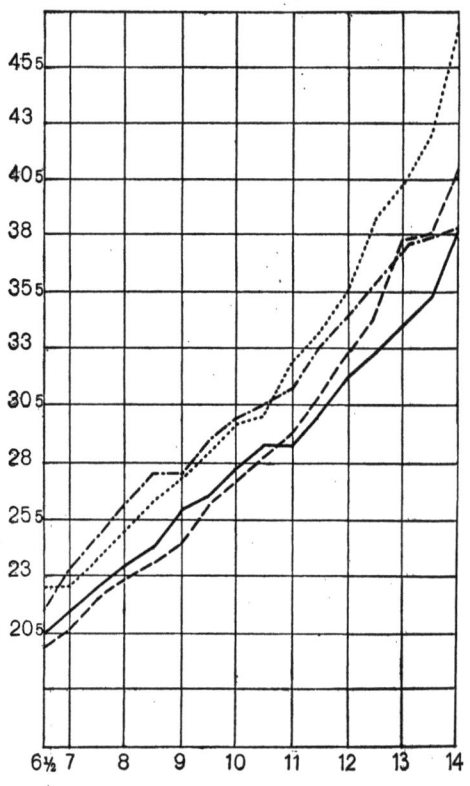

Abb. 11. Längenwachstum für Volksschüler und „höhere" Schüler (Knaben ——— bzw. —·—·—, Mädchen — — — bzw. ·····).

Abb. 12. Körpergewichtszunahme für Volksschüler und „höhere" Schüler (Knaben ——— bzw. —·—·—, Mädchen — — — bzw. ·····).

(Nach Rößle: Wachstum der Schulkinder. Jena 1924.)

Ein überaus deutliches und trauriges Experiment über die Wirkung der Unterernährung auf das Körperwachstum hatte der Krieg gebracht mit seinen auffallenden Wachstumsrückständen vieler Schulkinder.

Glücklicherweise wird der Wachstumstrieb durch Unterernährung gewöhnlich nur zurückgehalten, nicht erstickt. Aron konnte an jungen Ratten, bei denen er das Wachstum durch Unterernährung zum Stocken gebracht hatte, zeigen, daß sie unter besseren Bedingungen den Wachstumsrückstand auch noch nach Überschreitung des gewöhnlichen Wachstumsalters nachholten.

Bekannt ist dem gegenüber die gute Wirkung des Sportes, der auch vom ärztlichen Standpunkt aus mehr Beachtung verdient. Leider nehmen viele der modernen Sportarten

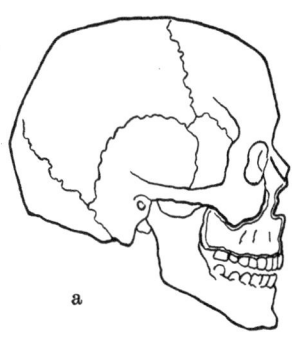
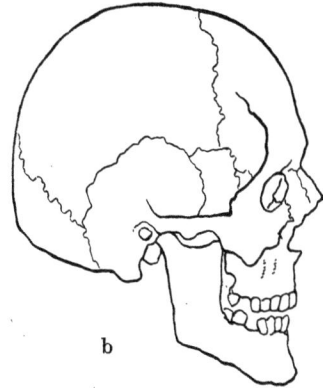

Abb. 13. Weiblicher (a) und männlicher (b) Schädel. (Nach Stratz.)

zu wenig Rücksicht auf die Entwicklung des Rumpfes und beschränken sich auf die Entwicklung der Extremitäten.

Wahrscheinlich hat die bei so vielen unserer gynäkologischen Patientinnen festzustellende Unterentwicklung der Muskulatur ihre Ursache nicht selten in mangelhafter Nahrung und unzweckmäßiger Lebensweise.

Auf die das einzelne Organ oder Organsystem beeinflussenden Wachstumsstoffe sei nicht näher eingegangen. Das bekannteste Beispiel dafür ist der Einfluß des Eierstockes auf das Uteruswachstum. Die Pubertätsentwicklung des Uterus bleibt bekanntlich aus, wenn der Eierstock fehlt und der reife Uterus bildet sich nach Wegfall der Keimdrüse früher oder später zurück. Aber das Wachstum des kindlichen Uterus, so weit es ein solches gibt, scheint in weitgehendem Maße autonom zu sein, wie ich durch Kastration jugendlicher Tiere zeigen konnte. Das entspricht auch dem Standpunkt Halbans, der annimmt, daß der Einfluß des Eierstockes auf den Uterus in der Regel erst mit der Pubertät zur Geltung kommt. Die Rolle der Keimdrüse ist seiner Ansicht nach nur protektiv, nicht formativ.

c) Anatomische Geschlechtsunterschiede am übrigen Körper.

Zu den besprochenen Wachstumsunterschieden kommen beim erwachsenen Weibe auch eine Reihe Geschlechtsunterschiede am übrigen Körperbau, die man als sog. „sekundäre Geschlechtsmerkmale" zusammenfaßt. Eine neuere sehr lesenswerte Abhandlung darüber verdanken wir O. Schultze.

Der Gesichtsschädel ist im Verhältnis zum Gehirnschädel kleiner, breiter und weniger hoch als beim Mann. Das Gesicht ist dadurch im Verhältnis zum Schädel kürzer, die einzelnen Teile gehen leichter ineinander über. Das Schädeldach ist bei der Frau weniger gewölbt, der Scheitel verläuft flacher, setzt sich in scharfem Winkel mehr senkrecht gegen die

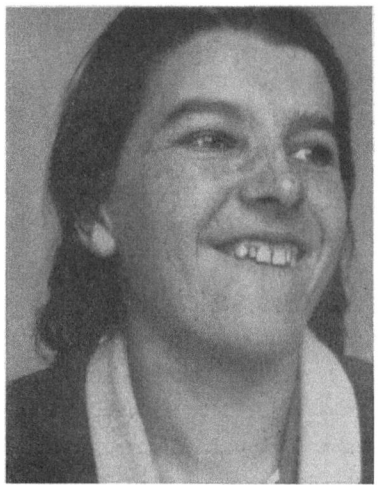

Abb. 14[1]. Sehr breite mittlere Schneidezähne.

---

[1] Die eigenen Photographien wurden alle von den Ärzten der Klinik angefertigt. Der Verlag hat in überaus dankenswerter Weise keine Mühe gescheut, sie technisch zu vervollkommnen.

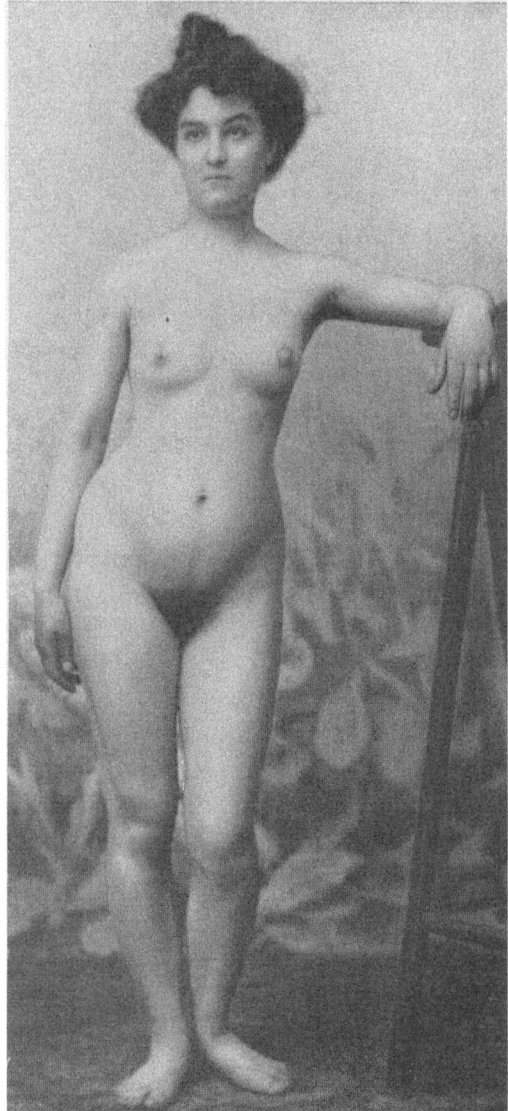
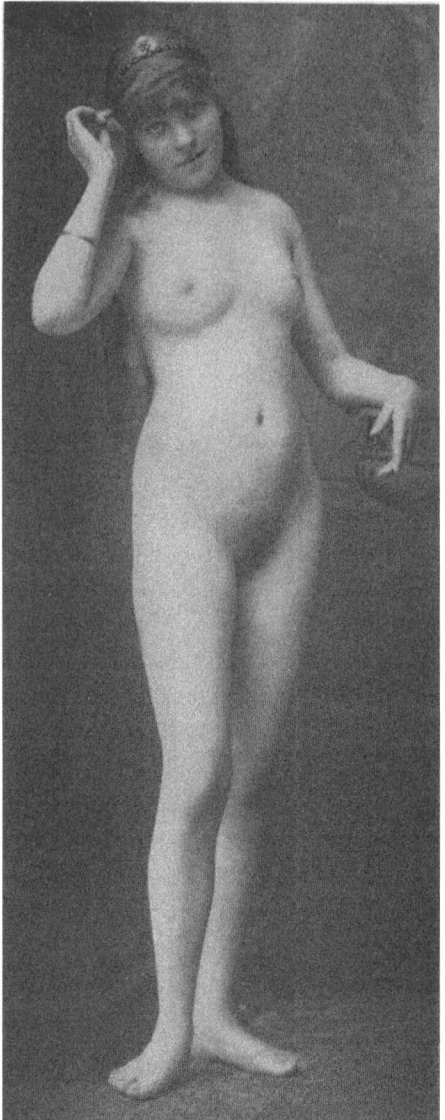

Abb. 15. Kurzbeinige Frau.　　　　　　　　Abb. 16. Langbeinige Frau.
(Nach Stratz: Schönheit des weiblichen Körpers. Stuttgart, F. Enke.)

Stirn ab (Abb. 13 a u. b). Von vorn gesehen ist die Stirn nicht so hoch; gleichmäßig rund gewölbt, während beim Manne die Stirnhöcker stärker hervortreten. Im ganzen ist der Weiberschädel mehr rund, breit, mit Überwiegen des Hirnteiles. Der Männerschädel eckig, hoch, mit Überwiegen des Gesichtsteiles. Die Augenhöhlen des Weibes sind, wie beim Kind relativ groß. Das Gehirn ist absolut kleiner und leichter als beim Mann, aber relativ größer. Jedoch existieren auch gegenteilige Anschauungen (Mies, Moebius). In dem relativen Übergewicht erblickt Schultze ein infantiles Merkmal.

Nase und Mund sind kleiner. Die Kinnlinie verläuft mehr abgerundet, weniger zugespitzt. Der Unterkiefer ist relativ kleiner; seine Gelenkfortsätze divergieren nach oben; dadurch verjüngt sich das Gesicht von der Mitte nach dem Kinn zu. Der Unterkieferwinkel ist um 7° stumpfer als beim Mann (Vierordt). Die Zähne sind im allgemeinen kleiner; nur die oberen, mittleren Schneidezähne sind nach Schaafhausen größer als beim Mann infolge Breiterseins des Zwischenkiefers (Abb. 14).

Der Brustkorb ist im allgemeinen schmäler und länger als beim Manne. Die Beziehung des Brustumfanges zur Körperlänge zeigt ein dem Manne analoges Verhalten; nur ist es bei der Frau der Mammae wegen schwerer, den Brustumfang zu bestimmen (Brugsch).

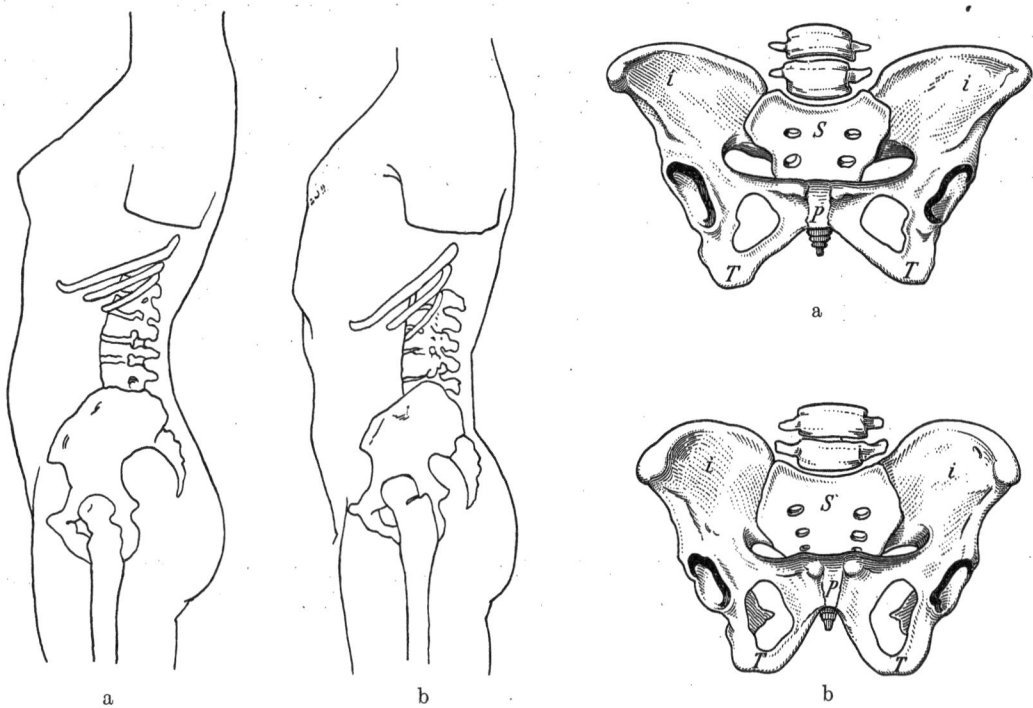

Abb. 17. Weiblicher (a) und männlicher (b) Torso im Profil nach Thomson.

Abb. 18. Weibliches (a) und männliches (b) Becken von vorn nach Stratz.

Das Schlüsselbein ist weniger stark gebogen (v. Lenhosek) und springt weniger stark hervor; der Querschnitt ist mehr kreisrund, anstatt abgeplattet.

Die Wirbelsäule des Weibes ist verhältnismäßig länger, weil die einzelnen Wirbel höher und die Zwischenknorpel etwas dicker sind. In Übereinstimmung damit hat die Frau etwas kürzere Beine (Weißenberg), erscheint im Sitzen oft größer (Abb. 15 u. 16). Der Lendenteil der Wirbelsäule zeigt eine starke Lordose (Abb. 17a u. b). Demzufolge ist das weibliche Kreuz stärker eingezogen und der Rücken zeigt im Profil eine stärkere Biegung. Die Ursache liegt nach Merkel daran, daß die weibliche Lendenwirbelsäule vorn länger und hinten kürzer ist, weil hier die Wirbelkörper im Gegensatz zum Manne, vorn höher und hinten niedriger sind.

Einer der wichtigsten Geschlechtsunterschiede ist das im Vergleich zu den Schultern relativ breite weibliche Becken. Der Unterschied zwischen Schulterbreite und Beckenbreite beträgt beim Weib nur 3 cm gegen 14,5 beim Mann:

Geschlechtsunterschiede nach Stratz.

	Mann	Weib
Körperlänge	165,5	158
Schulterbreite	47	37
Taillenbreite	25	23
Hüftbreite	32,5	34

Die größte Beckenbreite bleibt also beim Weib nur wenig hinter der größten Schulterbreite zurück.

Das Becken selbst zeigt andere Maße. Die Beckenschaufeln laden stärker aus, sind flacher, niedriger und breiter. Das Kreuzbein ist breiter, die Symphyse niedriger, der Schambogen weiter und niedriger, die Querspannung groß. Der Beckenkanal ist mehr zylindrisch, beim Mann mehr trichterförmig (Abb. 18 a u. b).

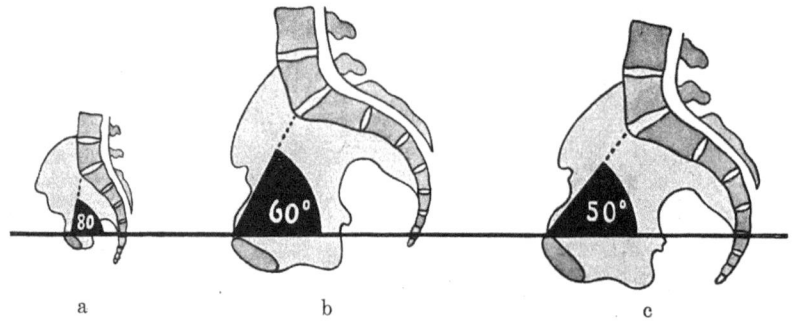

Abb. 19. Beckenneigung beim Kind (a), der Nichtschwangeren (b), der Schwangeren und beim Mann (c).
(Nach Sellheim: Zeitschr. f. Geburtsh. u. Gynäkol. Bd. 80.)

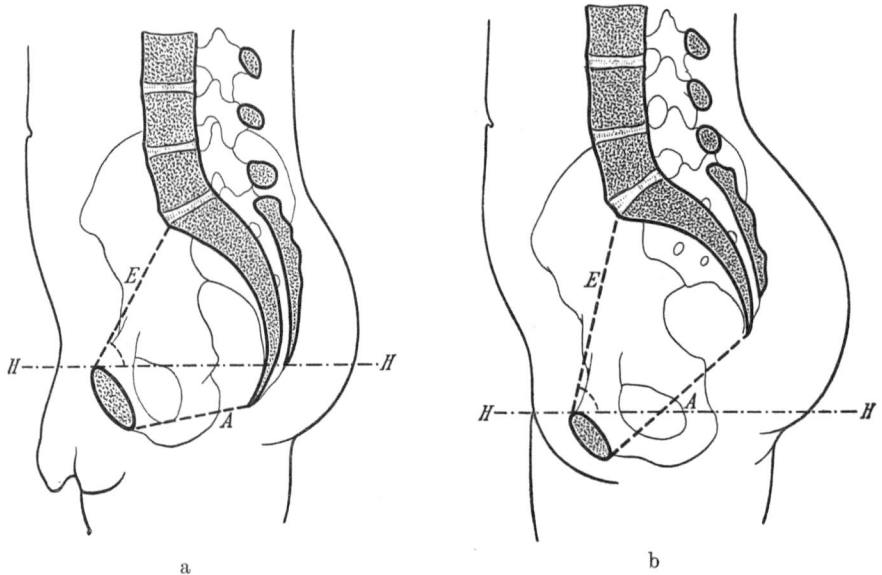

Abb. 20. Beckendurchschnitt von Mann und Weib.
(Nach Stratz: Schönheit des weiblichen Körpers.)

	Weibliches Becken	Männliches Becken
Beckeneingang:		
Gerader Durchmesser	11 cm	$10^1/_2$ cm
Querer Durchmesser	$13^1/_2$ cm	$12^1/_2$ cm
Beckenweite:		
Gerader Durchmesser	$12^3/_4$ cm	$11^1/_2$ cm
Querer Durchmesser	$11^1/_2$ cm	11 cm
Beckenenge:		
Gerader Durchmesser	$11^1/_2$ cm	$9^1/_2$ cm
Querer Durchmesser	$10^1/_2$ cm	8 cm
Beckenausgang:		
Gerader Durchmesser	9 cm	$7^1/_2$ cm
Querer Durchmesser	11 cm	8 cm
Distantia spinarum	26 cm	26 cm
Distantia cristarum	29 cm	26 cm
Distantia trochanterica	$31^1/_2$ cm	$31^1/_2$ cm
Conjugata externa	20 cm	18 cm

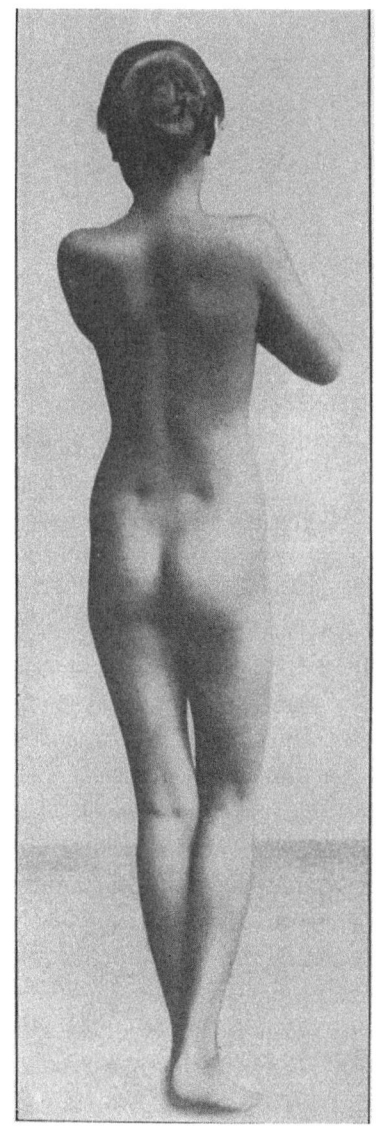

Abb. 21. Kreuzbeingrübchen.
(Nach Stratz: Schönheit des weiblichen Körpers.)

Die Beckenneigung ist stärker (Abb. 19 u. 20). Dadurch verschwindet ein Teil des Vulvaspaltes zwischen den Beinen und das Gesäß tritt im Gegensatz zum Manne deutlicher hervor. Bei gutgebauten Frauen finden sich die Kreuzbeingrübchen (Abb. 21) regelmäßig entwickelt, während sie beim Manne nur in 18—25% vorkommen. Ihr Abstand beträgt bei der Frau entsprechend dem breiteren Kreuzbein 10—12 cm, beim Mann nur etwa 7—8 cm. Bei der Frau umschließen sie eine Raute, beim Manne mehr ein Dreieck mit unterer Spitze (Stratz). Die relative Beckenhöhe im Vergleich zur Körperlänge ist geringer (Mijsberg).

Von den Beinen des Weibes wurde die relative Kürze schon erwähnt. Auffallend ist die starke Konvergenz der Oberschenkel nach unten. Vielfach hat man die Ursache zum Teil darin erblickt, daß der Oberschenkelhals beim Weibe rechtwinklig verläuft und beim Manne stumpfwinklig. Langer hat aber nachgewiesen, daß das kein Geschlechtsunterschied ist, sondern wahrscheinlich mit Rachitis zusammenhängt. Die starke Konvergenz der weiblichen Oberschenkel findet dann ihre Erklärung in dem größeren Abstand der Gelenkpfannen infolge der größeren Beckenbreite.

Aus der stärkeren Konvergenz der Oberschenkel resultiert die kompensatorische Divergenz der Unterschenkel, die sich innerhalb gewisser Grenzen als physiologische X-Beinstellung der Frau bezeichnen läßt. Trotz der starken Konvergenz der Oberschenkel findet man fast immer einen vollkommenen Schenkelschluß, den Mathes als spezifisch weiblich bezeichnet. Dieser Schenkelschluß rührt von der typischen weiblichen Fettansammlung am Oberschenkel her.

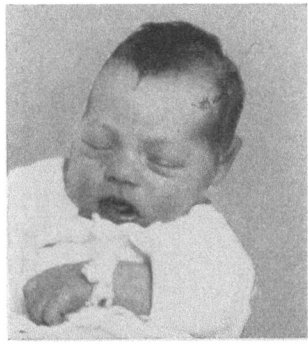 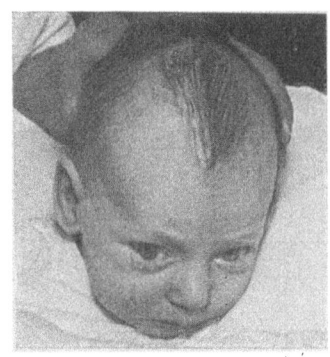 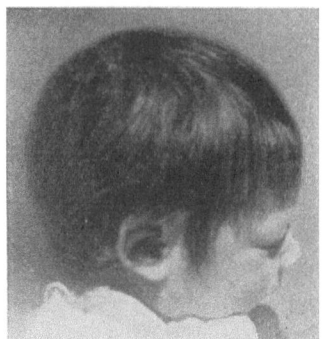

Abb. 22. Abb. 23. Abb. 24. Neugeborenes mit
Abb. 22—23. Neugeborenes mit Stirnglatze (Geheimratsecken). starker Behaarung.
(Nach Buschke und Gumpert. Klin. Wochenschr. 1926)

Von Hand und Fuß sei nur erwähnt, daß die Frau einen längeren Zeigefinger und einen kürzeren Daumen hat; eine längere zweite und eine kürzere fünfte Zehe als der Mann.

Die Haut der Frau ist zarter, meist heller und pigmentärmer. Der Pigmentgehalt wechselt mit den Geschlechtsfunktionen und nimmt mit der Gravidität und oft auch mit der Menstruation zu und ändert sich im Alter oft besonders stark.

Bezüglich der Behaarung zeichnet sich die Frau hauptsächlich durch ihre langen Kopfhaare aus. Das scheint nicht die Folge einer besonderen Mode, sondern ein wirklicher Geschlechtsunterschied zu sein, da der Mann, auch wenn er die Haare wachsen läßt, doch nie den Kopfschmuck der Frau erreicht. Außer der Länge zeigt die Kopfbehaarung auch in der Anordnung ausgesprochene Geschlechtsunterschiede. Der haarlose Stirnwinkel, die sog. „Geheimratsecke", auf die neuerdings O. Stein besonders hinwies, fand sich nach Untersuchungen von Buschke und Gumpert unter 500 Frauen nur bei 9,5%, gegenüber von 62,5% bei Männern. Sie nimmt beim Mann mit dem fortgeschrittenen Alter an Häufigkeit zu und kann bei „maskulinen" Männern fehlen und bei „femininen" vorhanden sein.

Auch die Glatze, die sich beim Mann so außerordentlich oft schon früh, besonders aber als Alterserscheinung findet, kommt beim Weibe so gut wie nicht vor (Jadassohn). Nach Friedenthal soll sie dadurch entstehen, daß der männliche Schädel bei schon beginnender Schrumpfung der Kopfschwarte noch wächst, so daß es zu abnormer Spannung kommt. Für das verschiedene Verhalten der Geschlechter hat man auch die Unterschiede in der Kopfbedeckung anschuldigen wollen. Bei dem Zusammenhang der Seborrhoe mit der Keimdrüsenfunktion soll nach R. O. Stein Glatzenbildung durch Seborrhoe beim Weibe deswegen fehlen, weil seine Keimdrüsenfunktion früher und vollständiger erlischt. Im Gegensatz dazu soll der Mann in Betätigung seines länger wachbleibenden Sexualtriebes sich „die Haare wegamüsieren" (Mosbacher). Aber ein solcher Einfluß von Sexualhormonen ist sehr fraglich, da man schon beim Neugeborenen starke Unterschiede in der Kopfbehaarung (Abb. 22—25) beobachten kann (Buschke und Gumpert). Angesichts dieser angeborenen Faktoren spielen wohl Familienmerkmale oder Rassezeichen eine Rolle. Damit stimmt, daß die Kopfbehaarung überhaupt im Gegensatz zur übrigen Körperbehaarung eine weitgehende Unabhängigkeit von der Keimdrüse zeigt und darum an den sonstigen Kastrationsfolgen wenig teilnimmt.

Beim Weibe finden wir im Alter an Stelle der Glatze sogar eine Zunahme der Behaarung (Friedberg). In der Schwangerschaft tritt außerdem manchmal eine Hypertrichosis auf (Halban, Jellinghaus S. 325).

Auch die **Körperbehaarung** weicht stark vom Manne ab. Außer den Pubes und den Achselhaaren ist der normale Frauenkörper mehr oder weniger unbehaart. Die Achselbehaarung ist graduell geringer als beim Manne. Die Schambehaarung zeigt speziell weibliche Form, sie ist konvex nach oben begrenzt, während sie beim Manne spitzwinklig nach oben ausläuft, indem sehr oft die Linea alba bis zum Nabel hinauf behaart ist. Die Umgebung des Anus und die Oberschenkel sind bei der Frau nicht oder nicht stark behaart.

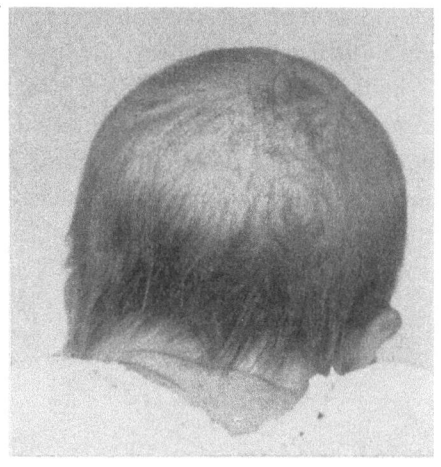

Abb. 25. Neugeborenes mit Hinterhauptsglatze.

Die **Muskeln** sind weniger entwickelt als beim Manne; besonders auch die Kaumuskeln. Nach O. Schultze sind die weiblichen Muskeln blasser, weicher und wasserreicher. Das Gewicht der Gesamtmuskulatur soll um etwa 10 kg geringer sein als beim Manne. Es beträgt nach Vierordt beim Manne $24\frac{1}{2}$ kg, bei der Frau $14\frac{3}{4}$ kg. Der Händedruck der Frau ist um $\frac{1}{3}$ schwächer als der des Mannes, der mit beiden Händen einen Druck von 70 kg ausüben kann. Während der Mann mehr als das Doppelte seines Gewichtes tragen kann, kann die Frau nur die Hälfte tragen. Dieser Unterschied muß in der Anlage liegen, denn er ist schon im Kindesalter vorhanden, wo Knaben um $\frac{1}{3}$ größere Lasten tragen können als Mädchen (Quételet), und Frauen bekommen auch durch Training nie so kräftige Muskeln wie der Mann.

Im umgekehrten Verhältnis zur Muskulatur steht das **Fett**, das bei der Frau im Vergleich zum Mann stark überwiegt, wie die beiden nachstehenden Tabellen nach Bischoff und Liebig zeigen.

Verhältnis zwischen Fett und Fleisch nach Bischof.

	Fett	Fleisch
Neugeborenes	33%	21%
Erwachsenes Weib	28%	39%
Erwachsener Mann	18%	42%

Analyse nach Liebig und Bischof.

	Gesamtgewicht	Fett	Muskel
Mann	55,75 kg	6,6 kg	23,06 kg
Frau	55,4 kg	15,67 kg	19,85 kg

Das Weib zeichnet sich aber nicht nur durch größeren Fettreichtum, sondern vor allem auch durch ganz besondere Ablagerungsstätten des Fettes aus. Bevorzugt sind Nacken, Schultern, Hüften (Abb. 26), Nates, Oberschenkel, Waden, auch Wangen und Kinn, was in pathologischen Fällen (cfr. S. 444) besonders zum Ausdruck kommt. Mit den Geschlechtsunterschieden in der Fettverteilung haben sich neuerdings Merselis und Tekler unter Anwendung exakter Meßmethoden beschäftigt.

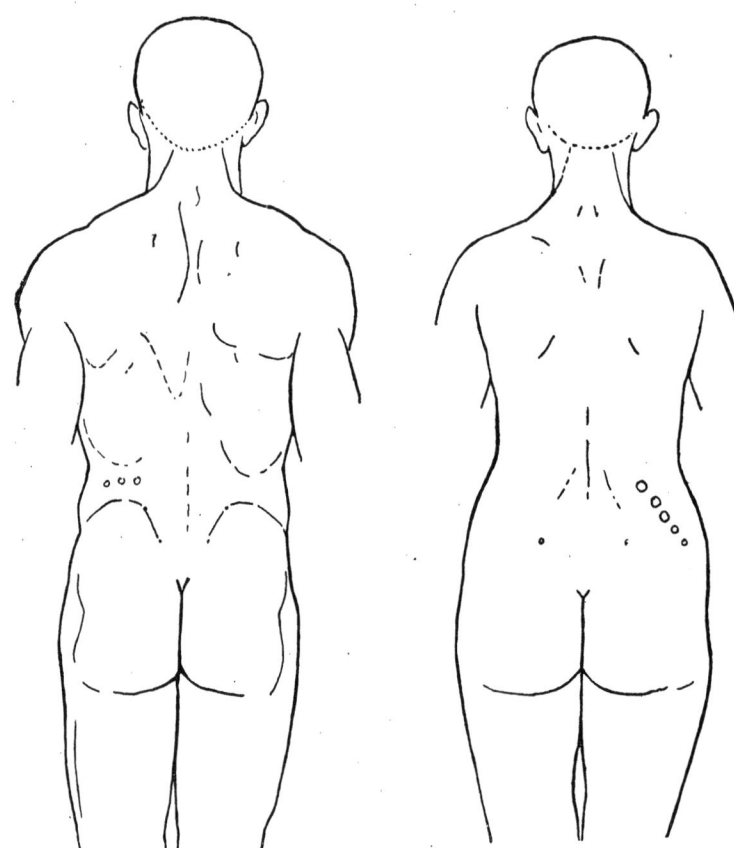

Abb. 26. Rückansicht von Mann und Weib nach Ricker.
ooooo stärkere Fettanhäufung.

Durch den größeren Fettreichtum tritt die an sich schwächer entwickelte Muskulatur, zumal im Vergleich zum Muskelrelief des Mannes, zurück und es entsteht beim Weib die weichere Rundung. Die gesteigerte Fettansammlung an bestimmten Partien hilft mehrfach mit am Zustandekommen der typischen weiblichen Form. So verursacht die Fettansammlung an den Hüften zum Teil die weibliche Taille. Die untere Begrenzung des um den Nabel stärker entwickelten Fettpolsters führt zu einer seichten Querfurche über der Symphyse, die Ricker für ein Kennzeichen des weiblichen Geschlechtes hält (Abb. 27).

Der Hals wird durch die Fettansammlung runder, weil die beim Manne auch am Hals deutlicher hervortretenden Muskeln verdeckt werden. Im übrigen ist oder scheint der weibliche Hals im ganzen schlanker, einesteils weil er muskelschwächer ist, dann auch weil die Schultern steiler abfallen, weil der Brustkorb weniger gewölbt ist und das Schlüsselbein weniger hervorspringt, sodann weil der Unterkiefer kleiner ist.

Auch die Bauchdecke zeigt Geschlechtsunterschiede sowohl an den Nahtstellen als an den Muskeln. Der Nabel ist beim Weibe weiter von der Symphyse entfernt als beim Mann. Auf einen viel wichtigeren Unterschied weist Sellheim hin auf Grund der, auch für unsere Zwecke sehr wertvollen Arbeit Bönheims „Über Anomalien im ventralen Rumpfverschluß als Ursache der Hernia epigastrica". Darnach ist die juvenile Rektusdiastase und damit die Hernia epigastrica bei der Frau fünf- bis sechsmal seltener als beim Mann, weil der ventrale Bauchverschluß bei der Frau kräftiger angelegt ist. Im Gegensatz zum Verhalten der Linea alba findet sich beim Weib an der faszielen Verbindungsstelle zwischen den geraden mit den queren und schrägen Bauchmuskeln eine von Haus aus schwache Stelle, an welcher wohl infolge der Schwangerschaftsdehnung beim Weibe häufiger Brüche auftreten als beim Mann (Sellheim).

Der Hauptgeschlechtsunterschied liegt aber in der Bauchmuskulatur und in der Bauchhöhle, worauf abermals Sellheim, der klassische Kenner dieser Dinge, besonders hingewiesen hat. Am männlichen Bauch ist das Muskelrelief auf Belastung von außen eingestellt. Außer der mit dem Verdauungstraktus zusammenhängenden Volumverstellung wird kein Anspruch in dieser Richtung an dasselbe gestellt. Darum ist der Muskelschlauch massiver, stabiler, kompakter, panzerartig.

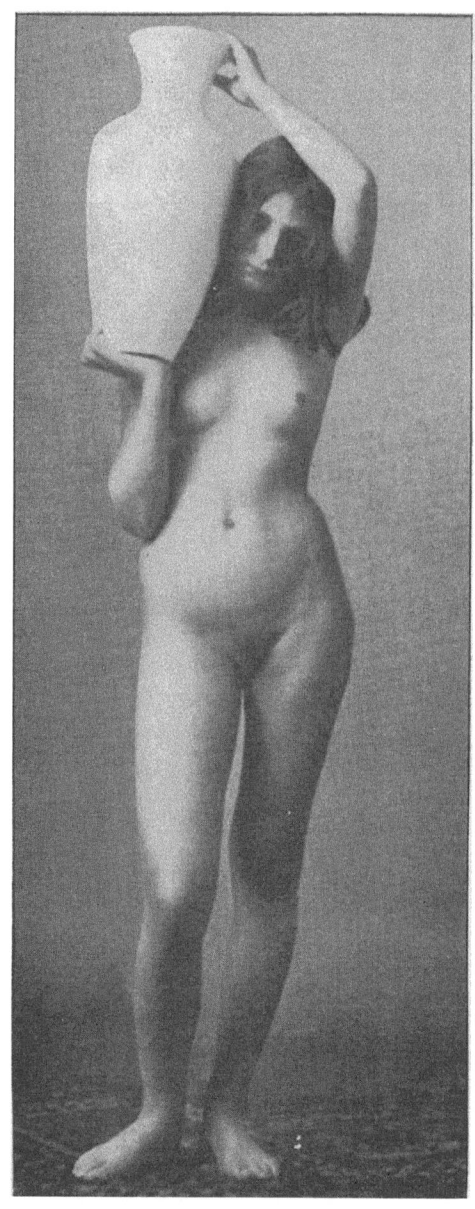

Abb. 27. 14jähriges Mädchen mit Querfurche über der Symphyse (Rickersche Bauchlinie). (Nach Stratz: Schönheit des weibl. Körpers.)

Bei der Frau spielt eine mit der Gravidität von innen herauskommende Volumveränderung eine sehr wichtige Rolle. Die Form ist daher ungebundener und die einzelnen Muskelschichten sind leichter entfaltbar und verschieblicher, so daß man von einer „lockeren Webart" oder einer Art „physiologischer Aufblätterung" sprechen kann. Zu dieser lockeren und leichter beweglichen Anordnung der Muskeln kommt noch eine größere Ausdehnung des Skelettfensters am Rumpf infolge größerer Neigung des Beckens und infolge im Verhältnis zum Rumpf größerer Länge des Bauches (Abb. 28). Die größere Länge zeigt sich auch daran, daß bei Männern von 165 cm und Frauen von 155 cm durchschnittlicher Körperlänge der Processus xiphoideus beide Male 29 cm über der Symphyse liegt (Hasselwander). Die weibliche Bauchhöhle ist im Verhältnis zur Rumpflänge nicht nur länger, sondern auch breiter und tiefer, wie die Gipsausgüsse Sellheims deutlich zeigen (Abb. 29). Wesentlich ist dabei, daß die Hohlform des weiblichen Unterleibs einfacher gestaltet und durch den

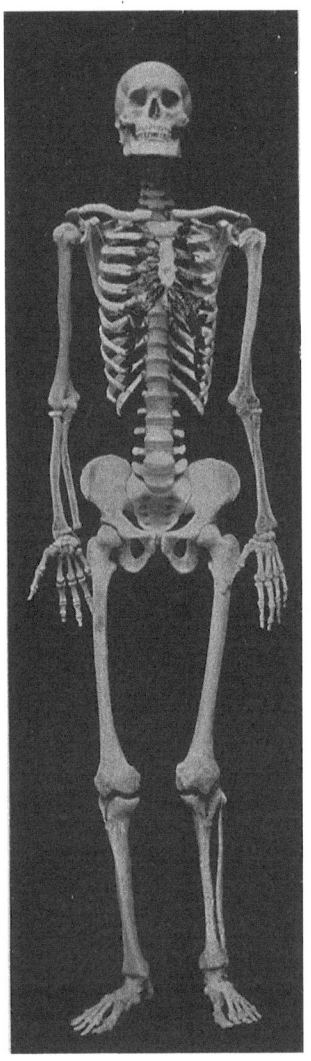 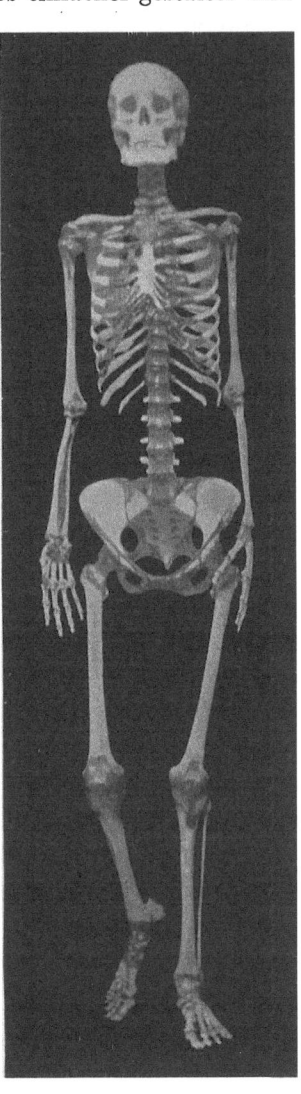

Abb. 28a. Skelettfenster am Bauch des Mannes.   Abb. 28b. Skelettfenster am Bauch der Frau.

Wegfall von Erhöhungen und Vertiefungen glatter ist wie beim Manne. Die von Henke beschriebenen „Engen" und „Weiten" der Bauchhöhle sind bei der Frau weniger deutlich als beim Manne (Abb. 30). Der Bauch der Frau ist, wie die Frau überhaupt, auf Nachwachsen eingerichtet.

Schließlich darf man den Bauchmuskeln, wie allen Muskeln des weiblichen Körpers ein leichter ansprechbares, neuromuskuläres Spiel zuschreiben. Der Frauenbauch ist also von Hause aus nicht nur geräumiger, sondern an sich leichter entfaltbar. Der Bauch ist auf nachträgliche Entwicklungsfähigkeit eingestellt. Sellheim hat in dieser Richtung den Männerbauch als eine Art Koffer mit Etuis bezeichnet und den Frauenbauch mit einem Sack verglichen, der je nach Bedarf eingeschlagen und ausgelassen werden kann. Diese

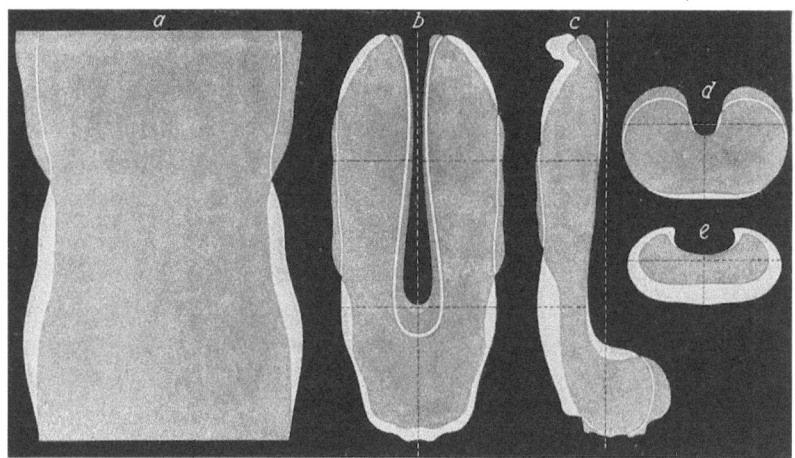

Abb. 29. Längere, breitere, tiefere, aber auch einfachere Gestalt des Frauenbauches im Vergleich zum Männerbauch an: a Projektion der Umrisse aufeinander von vorn gesehen; b Projektion der Frontalschnitte; c Projektion der Sagittalschnitte; d und e Projektion der Querschnitte in Brust- und Bauchhöhe. Weiß = weiblich; grau = männlich.

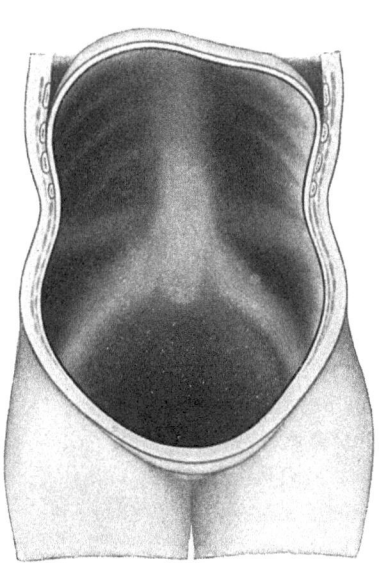 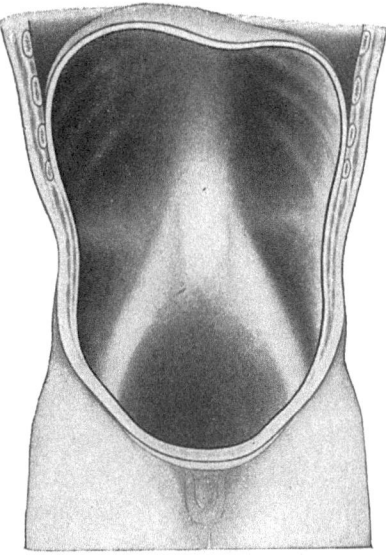

Abb. 30a. Taillenenge nebst Psoasenge bei der Frau.   Abb. 30b. Taillenenge nebst Psoasenge beim Mann.
(Nach Sellheim: Zeitschr. f. Geburtsh. u. Gynäkol. Bd. 80.)

weibliche Eigenschaft wird durch eine durchgemachte Schwangerschaft auch für die spätere Zeit noch gesteigert.

Aus der leichteren Entfaltbarkeit des Bauches ergibt sich, daß bei der Frau der Bauchraum leichter besetzt werden kann. Daher ist die Überfüllung der Harnblase und des Rektums leichter möglich, daher die Obstipation bei der Frau häufiger, darum können große Unterleibstumoren lange getragen werden ohne Erscheinungen zu machen („Weiterstellung des Bauches", cfr. S. 323).

Am Kehlkopf bestehen vor der Geschlechtsreife keine erheblichen Unterschiede. Zur Zeit der Pubertät wächst der männliche Kehlkopf so stark, daß die Stimmritze etwa in einem Jahr nocheinmal so lang wird. Infolge davon nimmt die Stimme während der sog. „Mutationsphase" den männlichen Charakter an. Der männliche Kehlkopf ist größer und die beiden Thyreoidknorpel stoßen in einem scharfen Winkel zusammen. Dadurch entsteht beim Mann der „Adamsapfel", der beim Weibe fehlt. Der weibliche Kehlkopf ist in allen Teilen kleiner; die Stimmbänder sind kürzer und die Stimme liegt ungefähr um eine Oktave höher als beim Mann.

Die Atmung ist bei der erwachsenen Frau vorwiegend kostal und beim Manne abdominal. Ob aber hier ein wirklicher Geschlechtsunterschied vorliegt, oder nur eine Folge der früheren Frauenkleidung ist nicht ausgemacht (Bucura). Anscheinend atmen aber die Frauen auch im Schlaf und im entkleideten Zustand kostal, was mehr für einen Geschlechtsunterschied sprechen würde. Nach Ackermann ist der weibliche Brustkorb in seinem unteren Umfang leichter konzentrisch aufweitbar und im ganzen spielend kopfwärts zu verschieben.

Auch das Herz- und Gefäßsystem zeigt gewisse Geschlechtsunterschiede. Das Herz des Weibes hat sowohl absolut als relativ ein geringeres Gewicht und eine weniger dicke Wand. Bis zum 20. Jahr ist das Herzwachstum der Geschlechter ungefähr gleich; von da an bis zum 40. Jahr tritt nach Sellheim beim Weib ein Stillstand ein, worauf wir bei der Schwangerschaftsreaktion des Herzens noch zurückkommen (S. 329).

Den Aortenumfang fand schon Beneke beim weiblichen Geschlecht fast bei allen Altersklassen kleiner. Beim Studium seiner Zahlen fällt sehr auf, daß der Unterschied vom 17. bis 50. Jahre auffallend stark ist. Das steht wohl im Einklang mit dem eben erwähnten Verhalten des Herzwachstums.

Der Blutdruck ist bei der Frau geringer, die Vasomotorenerregbarkeit größer als beim Mann. Der normale erwachsene Mann hat ungefähr 72 Pulsschläge in der Minute, das erwachsene Weib ungefähr 80. In der Regel findet man die Angabe, daß die Pulszahl des Weibes um 7—10 Schläge höher sei als die des Mannes (O. Schultze). Manche halten diesen Unterschied für angeboren und versuchen ihn zur intrauterinen Geschlechtsbestimmung der Leibesfrucht zu benützen (Depaul, K. Schroeder, zit. in O. Schultze, S. 41). Das spezifische Gewicht des Blutes beträgt bei der Frau 1050—1056, beim Manne 1055 bis 1060. Frauen haben in einem Kubikmillimeter Blut $4^1/_2$ Millionen, Männer im Durchschnitt 5 Millionen Erythrozyten. Der Hämoglobingehalt des Blutes beträgt bei der Frau 89% des normalen Hämoglobinwertes des Männerblutes (Haldane), nach Leichtenstern 92%. Der Wassergehalt des Frauenblutes soll um ein geringes größer sein als der des Mannes.

Bekannt ist auch die große Toleranz des Weibes gegen Blutverluste. Am imposantesten tritt diese uns sub partu entgegen; hier können wir zuweilen beobachten, daß Blutverluste von 2, ja sogar 3 Litern, die beim Manne tödlich verlaufen, von der Frau unter Umständen überwunden werden. Die Ursache ist schwer festzustellen. Die Vermehrung der Blutmenge in der Gravidität reicht, wenn sie überhaupt vorhanden ist, schon

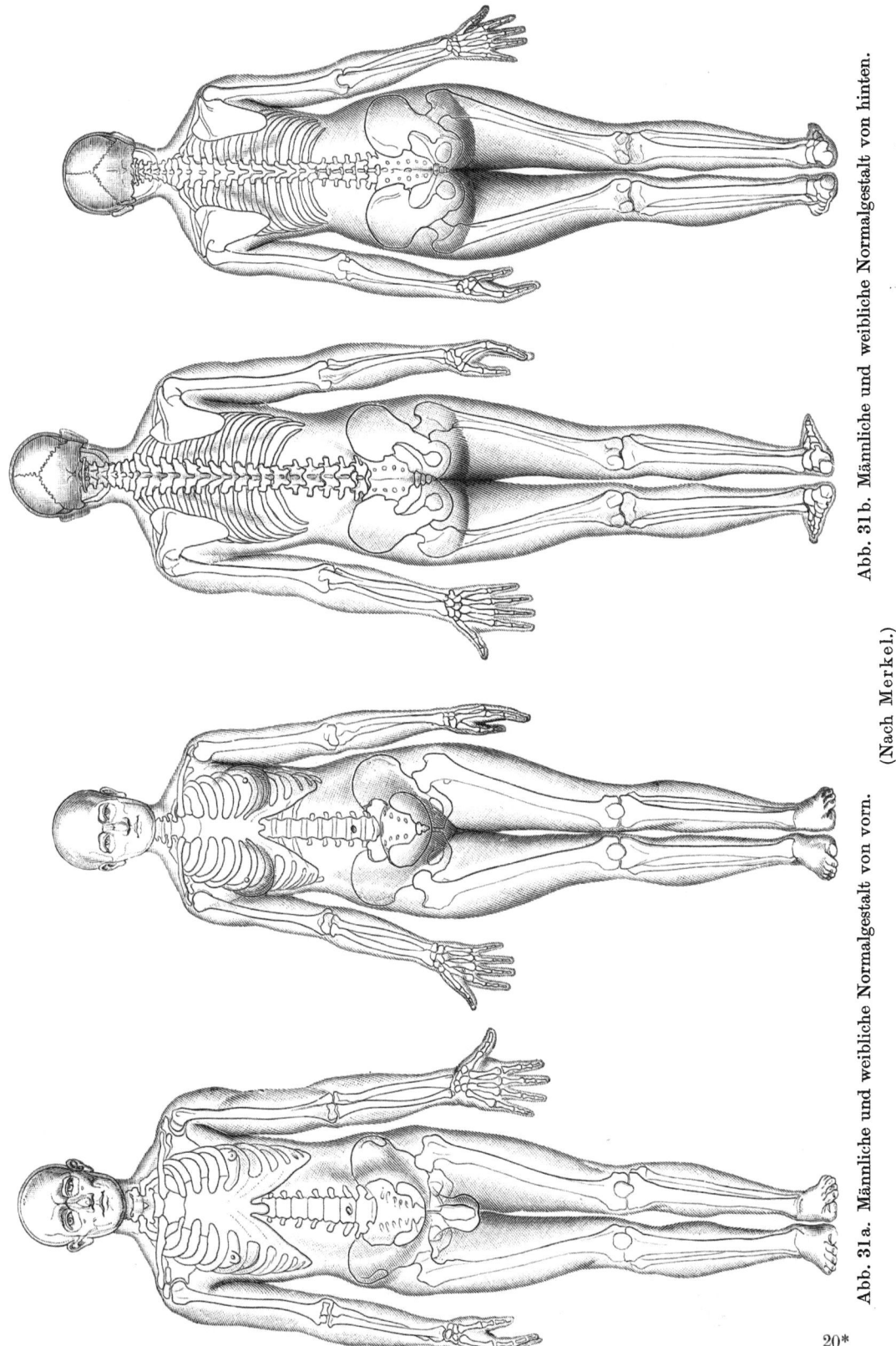

Abb. 31a. Männliche und weibliche Normalgestalt von vorn. Abb. 31b. Männliche und weibliche Normalgestalt von hinten. (Nach Merkel.)

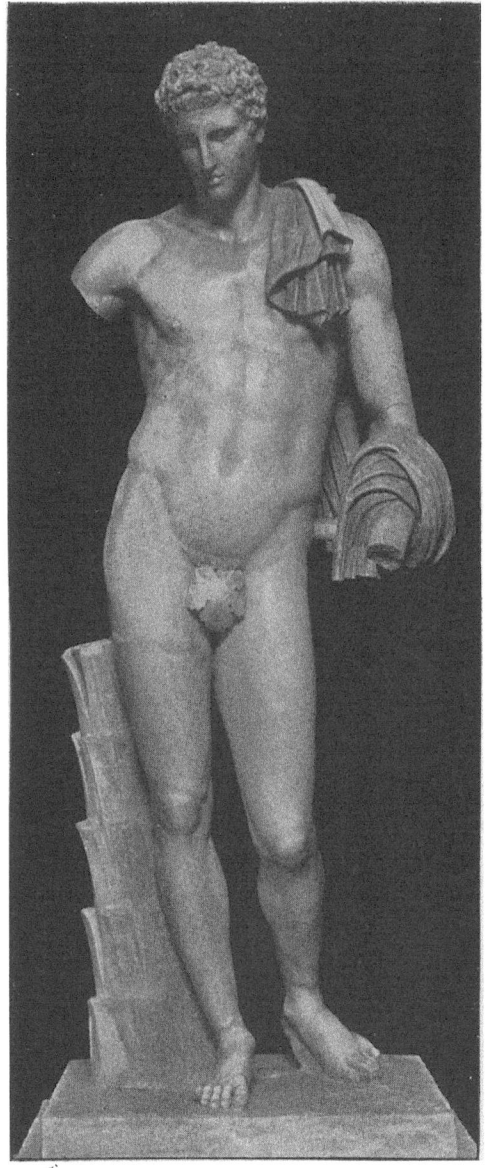

Abb. 32. Antinous vom Kapitol.

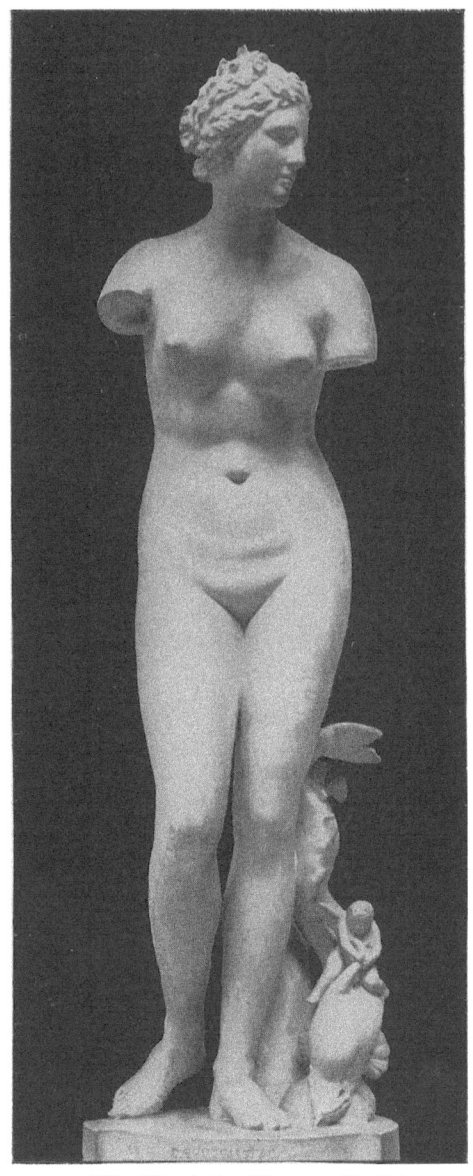

Abb. 33. Aphrodite von Medici.

deswegen zur Erklärung nicht aus, weil die große Toleranz sich auch bei nichtgraviden Frauen findet. Starke Varixbildung in der Schwangerschaft mag insofern von Bedeutung sein, als das in ihnen angesammelte Blut zum Teil aus dem Kreislauf ausgeschaltet ist und bei schweren Blutverlusten als Reserve von der Peripherie hereingeholt werden kann. Die Hauptursache der großen Widerstandskraft gegen Blutverlust liegt an der, durch die Menstruationsblutung sich entwickelnden Gewöhnung und Anpassung mit einer Steigerung der Blutregenerationsfähigkeit (S. 319). Mit dieser Spezialfähigkeit des weiblichen Körpers wird natürlich den Interessen der Fortpflanzung gedient. In diesem Sinne ist die Bluterneuerung nur ein Sonderfall der großen Reproduktionskraft des Weibes überhaupt. Von

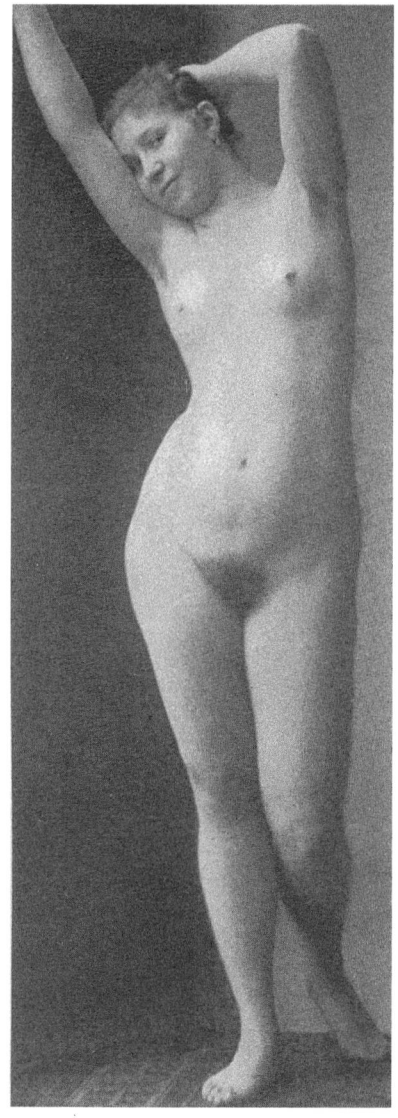 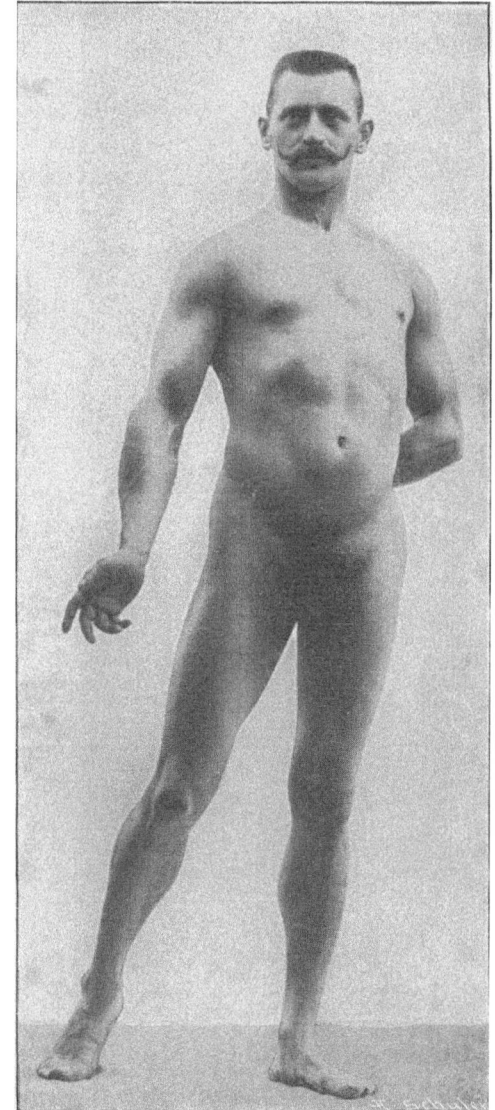

Abb. 34. Weibliche Normalgestalt.   Abb. 35. Männliche Normalgestalt.
(Nach Stratz: Schönheit des weiblichen Körpers.)

dieser bekommen wir schon hier einen Begriff, wenn wir überlegen, daß die Hühner mit Eierlegen ihre eigene Körpermasse während ihres ganzen Lebens etwa 200 mal reproduzieren können. Die wenn auch nicht so hohe, aber doch ebenfalls staunenswerte Leistung des menschlichen Weibes, werden wir bei der Gravidität näher kennen lernen (S. 336).

Die wichtigsten sekundären Geschlechtscharaktere des Weibes sind darnach: zarter Knochenbau, reichliches Fettpolster, zarte Muskulatur, runde Formen, breite Hüften; reiche, lange Kopfhaare, Fehlen der Körperhaare außer in den Achselhöhlen und am Genitale; weibliche Mamma, weibliche Stimme und bis zu gewissem Grade auch kostale Atmung.

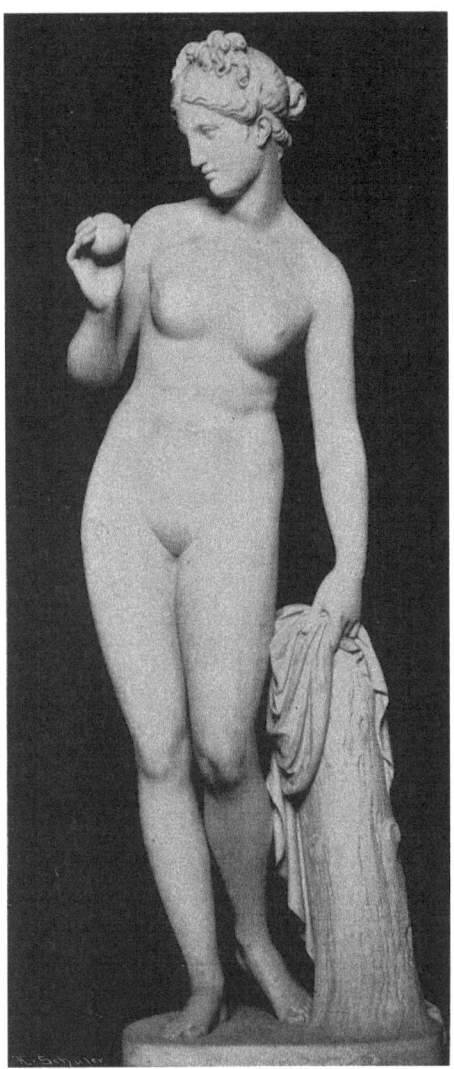 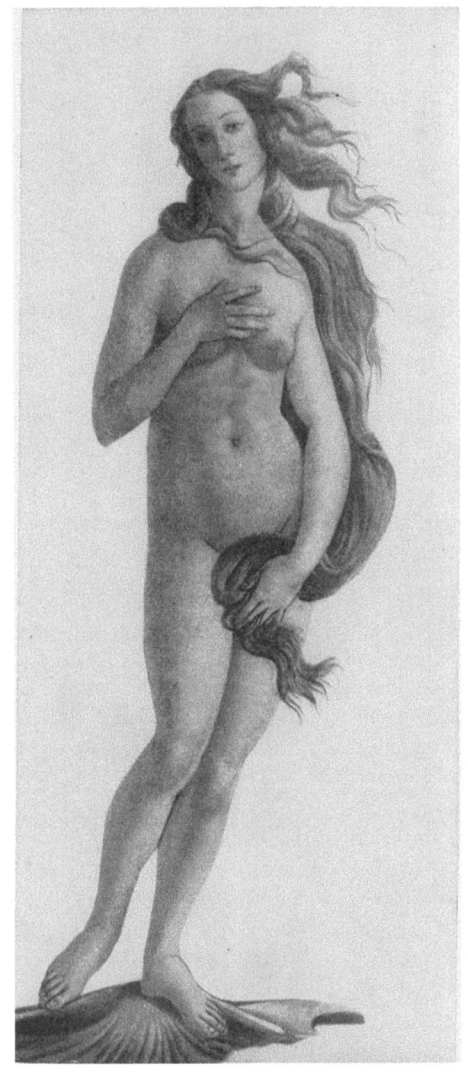

Abb. 36. Venus von Thorwaldsen. Abb. 37. Venus von Botticelli.

In bildlicher Form sind die Unterschiede zwischen Mann und Frau in den anatomischen Normalgestalten von Merkel zum Ausdruck gebracht (Abb. 31). Ebenso hat die darstellende Kunst sich mit den Geschlechtsunterschieden beschäftigt. Von zahlreichen Produkten dieser Art sei auf die Statue des Antinous vom Kapitol und auf die Aphrodite von Medici (Abb. 32 u. 33), sowie auf die Photographien von Stratz (Abb. 34 u. 35) hingewiesen.

Suchen wir nach dem Typ eines normalen Frauenkörpers, so klopft man natürlich auch bei der darstellenden Kunst an. Diese kann aber nicht als absolut zuverlässiger Wegweiser betrachtet werden, da Mode und Geschmacksrichtung sowie Schönheitsideal einer bestimmten Epoche sie stark beeinflussen. Die Allmacht der Mode ergibt sich aus den „Wespentaillen" und den Schnürfurchen, die heute verschwunden sind, aber von einer früheren Zeit geduldig hingenommen wurden. Den Einfluß der verschiedenen Kultur-

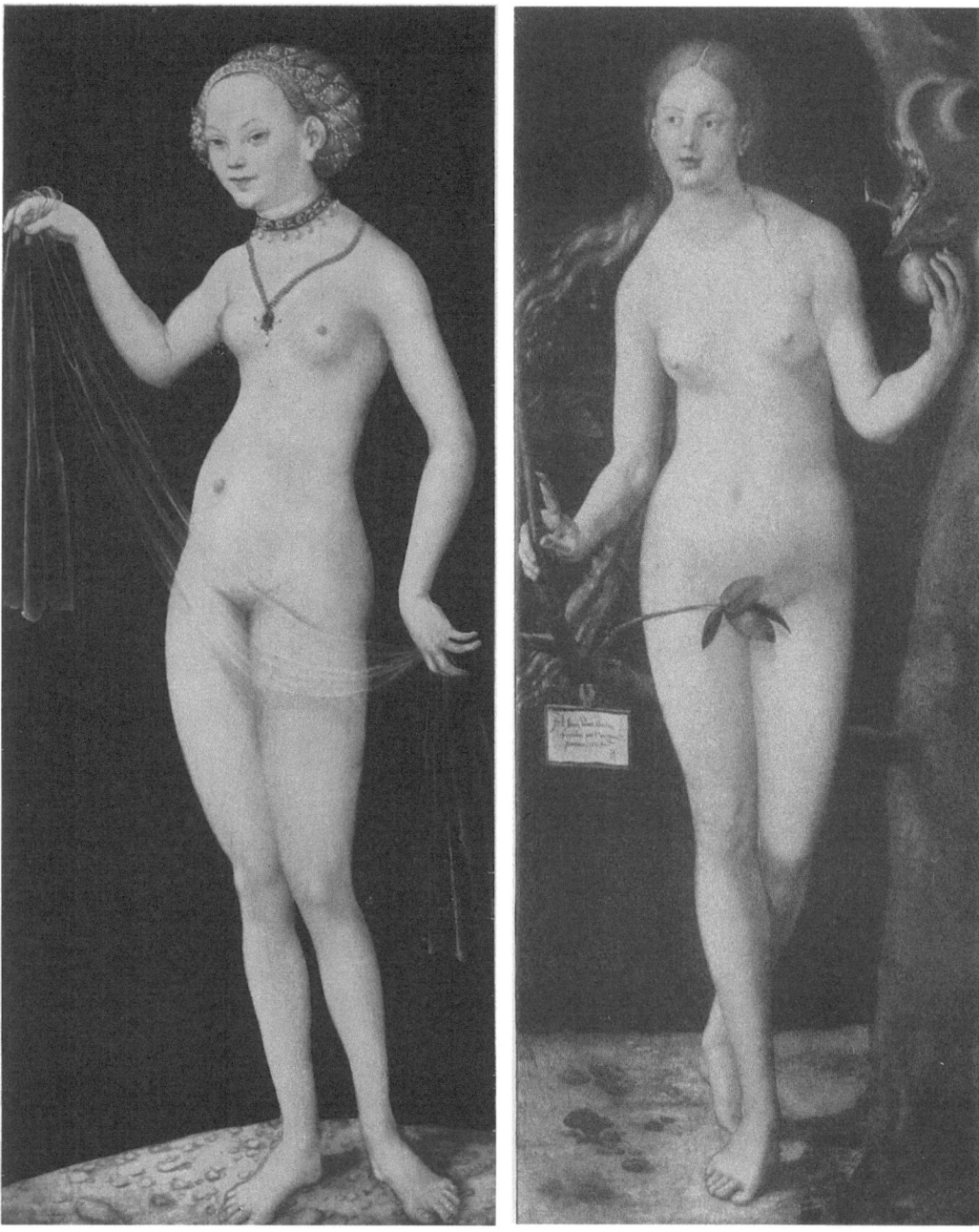

Abb. 38. Venus von Cranach.   Abb. 39. Eva von Dürer.
(Nach Moreck: Das weibliche Schönheitsideal. München 1923.)

epochen sehen wir daraus, daß das ägyptische Schönheitsideal, das griechische Schönheitsideal, das gotische Schönheitsideal, das Ideal der Renaissance himmelweit verschiedene Dinge sind, wie jeder weiß.

So schwankt das Schönheitsideal nicht nur nach Völkern und Sitten, sondern auch nach Zeiten und Mode, wie Moreck in seinem Buch „Das weibliche Schönheitsideal im

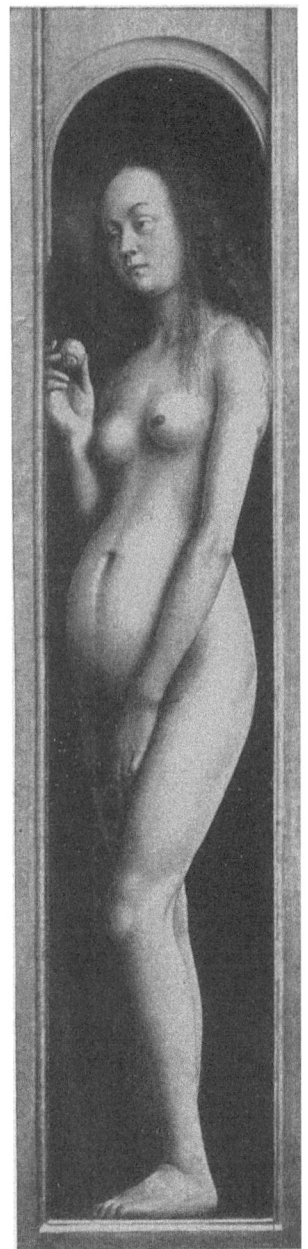 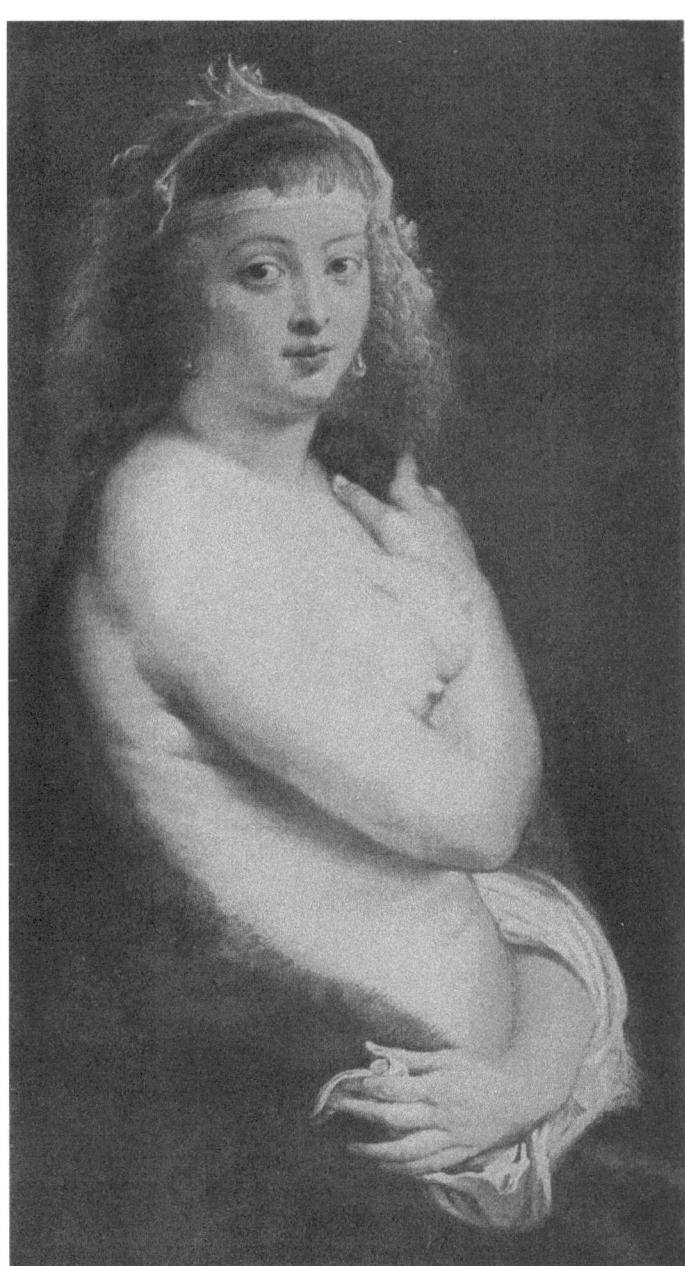

Abb. 40. Eva nach van Eyck. Abb. 41. Helene Fourment (Ausschnitt) von Rubens.
(Nach Moreck: Das weibliche Schönheitsideal. München 1923.)

Wandel der Zeiten" so deutlich zeigt. Man braucht auch nur die Venus von Thorwaldsen (Abb. 36), Botticelli (Abb. 37) und Cranach (Abb. 38) oder die Eva von Dürer (Abb. 39) und van Eyck (Abb. 40) einander gegenüberzustellen.

Dabei ist zu bedenken, daß der Mann sich das Bild des Weibes macht und daß das Weib sich nach diesem Bilde bildet, wie schon Nietzsche sagte. Was Mode und damit zum „Frauenbild" einer bestimmten Zeit wird, hängt darum nicht selten von der

Geschmacksrichtung führender Künstler ab, denen andere nachzueifern suchen. Nur so ist zu verstehen, daß die berühmte Venus von Botticelli, die eigentlich den Typ eines tuberkulösen Mädchens darstellt (Abb. 37), lange Zeit als Schönheitsideal galt. Andere haben wieder einen anderen Geschmack und ihren eigenen Schönheitsbegriff. Um einen extremen Gegensatz zu haben, braucht man nur die Vollbusigkeit der Frauengestalten etwa eines Rubens (Abb. 41) der modernen „Busenflucht", wie sie der Simplizissimus darstellt, entgegenzuhalten. Es ist freilich eine starke Karikatur, aber sie zeigt doch gerade deswegen den Einfluß der gegenwärtig angestrebten „geraden Linien" in der höchsten Auswirkung.

Brantome zählt 30 aus dem Spanischen entnommene Schönheiten auf, deren eine Frau bedarf, um als vollkommen zu erscheinen:

3 Dinge seien weiß: Haut, Zähne, Hände.
3 schwarz: Augen, Augenbrauen, Wimpern.
3 rot: Lippen, Wangen, Nägel.
3 lang: Körper, Haare, Hände.
3 kurz: Zähne, Ohren, Füße.
3 breit: Busen, Stirne, und der Raum zwischen den Brauen.
3 eng: Der Mund, die Taille und die Fessel.
3 dick: Arme, Hüften, Waden.
3 dünn: Finger, Haare, Lippen.
3 klein: Brüste, Nase, Kopf.

Sehen wir von extremen Bildungen ab, so haben wir das typisch Weibliche ungefähr in dem, was Stratz als Vorzüge in der Entwicklung der sekundären Geschlechtsmerkmale den Fehlern gegenüberstellt:

Sekundäre weibliche Geschlechtsmerkmale.

Gut ausgeprägt (Vorzüge):	Schlecht ausgeprägt (Fehler):
Zierlicher Knochenbau.	Plumper Knochenbau.
Runde Formen.	Eckige Formen.
Hochgestellte, runde, pralle Brüste.	Tief angesetzte, sinkende, schlaffe Brüste, Hängebrüste, fehlende Brüste.
Breites Becken.	Schmales Becken.
Reiches, langes Haar.	Dünnes, kurzes Haar.
Gerade, niedrige Schamhaargrenze.	Hohe, spitz zulaufende Schamhaargrenze.
Spärliche Achselhaare.	Reichliche, lange Achselhaare.
Keine Körperbehaarung.	Schnurrbart und starke Körperbehaarung.
Zarte Haut.	Dicke Haut.
Runder Schädel.	Eckiger Schädel.
Kleines Gesicht.	Großes Gesicht.
Große Augenhöhlen.	Kleine Augenhöhlen.
Hohe, schmale Augenbrauen.	Niedrige, buschige Augenbrauen.
Niedriger, schmaler Unterkiefer.	Hoher, breiter Unterkiefer.
Weicher Übergang von Wange zum Hals.	Scharf abgesetzter Hals mit vorspringendem Unterkiefer.

Runder Hals, Collier de Vénus.	Eckiger Hals mit vorstehendem Kehlkopf.
Feines Handgelenk.	Plumpes Handgelenk.
Schmale Hand mit längerem Zeigefinger.	Breite Hand mit längerem Ringfinger.
Runde Schultern.	Eckige Schultern.
Gerade, schmale Schlüsselbeine.	Gebogene, dicke Schlüsselbeine.
Schmaler, langer Brustkorb.	Kurzer und breiter Brustkorb.
Schlanke Taille.	Fehlen der Taille.
Hohles Kreuz.	Gerades Kreuz.
Vorstehende, gewölbte Hinterbacken.	Flache, kleine Hinterbacken.
Kreuzgrübchen.	Keine Kreuzgrübchen.
Runder, dicker Oberschenkel.	Flacher, magerer Oberschenkel.
Niedriger, stumpfer Schambogen.	Hoher, spitzer Schambogen.
Weiche Knieumrisse.	Scharfe Knieumrisse.
Runde Wade.	Eckige Wade.
Feines Fußgelenk.	Plumpes Fußgelenk.
Trockener, schmaler Fuß mit schmalen Zehen.	Plumper, dicker Fuß mit breiten Zehen.
Größere Länge der 2. und größere Kürze der 5. Zehe.	Größere Länge der 1. und stärkere Entwicklung der 5. Zehe.
Breite, vordere Schneidezähne.	Schmale Vorderzähne.

d) Ursachen der sekundären Geschlechtsmerkmale.

Unsere Anschauungen über die Entstehungsursache der sekundären Geschlechtsmerkmale haben sich im Laufe der Zeit verschiedentlich geändert. Früher hat man sich die Dinge ziemlich leicht gemacht, einfach einen ausgesprochenen Sexualcharakter herausgenommen und ihn als Urheber für den ganzen Typ hingestellt. So war es in grauer Vorzeit die Brustdrüse, welche das ganze Wesen des Weibes ausmachte. Ihre Abwesenheit oder ihr Verlust verschafften ihm männliche Stärke, Tapferkeit, sowie andere kriegerische Tugenden und machten es zur Amazone. Merkwürdigerweise begegnen wir auch heute noch ähnlichen Anschauungen. Die Skopzen verstümmeln die Brüste und wohl auch die äußeren Geschlechtsteile ihrer Frauen, weil sie dadurch ihre weiblichen Eigenschaften glauben verhindern zu können (Pelikan). Sie setzen diese Verunstaltung auf eine Linie mit dem sog. „kleinen und großen Siegel" beim Manne, d. h. mit der Wegnahme der Hoden oder der gleichzeitigen Entfernung der Hoden und des Membrum virile (Hegar).

Nach der Brustdrüse kam der Uterus zu Ansehen, und von Helmont rührt der Spruch her: „Propter solum uterum mulier est, quod est". Diesen veränderte dann der Franzose Chéreau in „Propter solum ovarium mulier est, quod est". Auch Virchow huldigte dieser Anschauung und äußerte das mit den Worten: „Das Weib ist eben Weib durch seine Generationsdrüse. Alle Eigentümlichkeiten seines Körpers und Geistes oder seiner Ernährung und Nerventätigkeit, die süße Zartheit und Rundung der Glieder bei der eigentümlichen Ausbildung des Beckens, die Entwicklung der Brüste bei dem Stehenbleiben der Stimmorgane, jener schöne Schmuck des Kopfhaares bei dem kaum merklichen Flaum der übrigen Haut, und dann wiederum diese Tiefe des Gefühls, diese Wahrheit der unmittelbaren Anschauungen, diese Sanftmut, Hingebung und Treue —

kurz, alles, was wir an dem wahren Weibe Weibliches bewundern und verehren, ist nur eine Dependence des Eierstockes. Man nehme den Eierstock hinweg, und das Mannweib in seiner häßlichen Halbheit, den groben Formen, den starken Knochen, dem Schnurrbart, der rauhen Stimme, der flachen Brust, dem mißgünstigen selbstsüchtigen Gemüt und dem scharfen Urteil steht vor uns."

Alfred Hegar, der sich ebenfalls mit diesen Fragen befaßte, bemerkt hierzu: „Wenn ein so kritisch veranlagter Kopf wie Virchow sich zu diesem Dithyrambus auf den Eierstock hinreißen ließ, so kann man sich nicht wundern, wenn andere vor und nach ihm noch weitere Entdeckungen machten. Die kastrierte Henne, welche übrigens nicht existiert, da die vollständige Wegnahme des Ovariums den Tod herbeiführt (Sellheim), soll den Federschmuck des Hahnes annehmen, krähen, den Harem beherrschen und die anderen Hühner treten (Brandt). Es fehlt nur noch, daß der Kapaun Eier legte. Man stellte es selbst als wahrscheinlich hin, daß nach einer sehr frühzeitigen Kastration die Keimdrüse des anderen Geschlechts zur Entwicklung käme."

Dabei ging man von der Herbstschen Theorie aus, wornach die ursprüngliche Anlage bisexuell ist und die Keimdrüse die Entwicklung der homologen sekundären Geschlechtsmerkmale fördert, während sie die heterologen hemmt. Die Rolle der Keimdrüse wäre dabei eine doppelte. Einmal soll die spezifische Keimdrüse die übrigen sekundären Geschlechtsmerkmale hervorbringen; sodann soll die Wegnahme der Keimdrüse zur Entwicklung der heterologen, sekundären Geschlechtsmerkmale führen.

Gewöhnlich wird freilich dieser Standpunkt abgelehnt. Aber man darf doch nicht außer acht lassen, daß neuerdings der gerade auf diesem Gebiete sehr angesehene Zoologe Harms über „experimentell-physiologische" Geschlechtsumwandlung bei Kröten und jungen Hühnern berichtet. Diesen experimentellen Resultaten fügt er Beobachtungen von spontaner „normal-physiologischer" Umwandlung bei Schwertfischen hinzu, so daß frühere Weibchen mehrfach eine fruchtbare Begattung ausführten. Ja, durch nachträgliche Umwandlung von Weibchen in Männchen soll sogar eine Umkehr des ursprünglichen Geschlechtsverhältnisses eintreten (Essenberg, Harms). Ehe man indes diese Beobachtungen verallgemeinert, muß man aber bedenken, daß es sich bei den betreffenden Hühnern und Kröten um einen „rudimentären Hermaphroditismus" (Benoit und Witschi) gehandelt haben kann. Aber auch Steinach hat durch seine bekannten Experimente an Ratten und Meerschweinchen zeigen können, daß der Austausch der Keimdrüsen von Bedeutung ist. Durch diesen Austausch gelang ihm an jugendlichen Tieren bekanntlich eine weitgehende „Vermännlichung" oder „Verweiblichung". Seine darauf aufgebauten „Verjüngungen" am Menschen haben zwar viel Anklang gefunden (Camerer, Fraenkel, Schmidt, Lichtenstern, Ekhardt), aber doch auch besonders beim Weibe zur vorsichtigen Zurückhaltung geführt (Knud Sand, Lipschütz).

Jedoch fehlte es von jeher nicht an gegenteiligen Anschauungen, die eine solche Abhängigkeit von der Keimdrüse bestritten, wenn sie auch wenig Anklang fanden. So sprach sich Geoffroy St. Hilaire für die unabhängige Entwicklung der einzelnen Abschnitte des Genitalapparates aus. Das Geschlecht der Keimdrüse bestimmt nach ihm nicht die typische Entwicklung der übrigen Teile, und deren meistenteils in gleicher Richtung mit der Geschlechtsdrüse einhergehende Entwicklung rührt offenbar von einer gleichmäßig der ganzen Keimanlage mitgeteilten Bewegung her. Klebs schließt sich diesen

Ausführungen in seiner Arbeit über Hermaphroditismus an. Sehr entschieden spricht sich Puech in seiner vortrefflichen Monographie gegen das herrschende Dogma aus. Auch Hegar hat in seiner Schrift über die Kastration der Frau sich ähnlich geäußert. Am entschiedensten hat wohl Halban die Herbstsche Theorie bekämpft. Nach seiner Ansicht „ist beim Embryo im Momente der Befruchtung nicht nur die Keimdrüse im männlichen oder weiblichen Sinne festgelegt, sondern auch alle primären und sekundären Charaktere eines Individuums sind bereits in diesem Stadium männlich oder weiblich determiniert, so daß das Geschlecht eines Individuums und jedes seiner Organe, ja jeder Zelle männlich oder weiblich angelegt ist. Im weiteren Verlauf entwickelt sich das, was in der Anlage vorhanden ist, und normalerweise sind die Individuen unisexuell, in allen Einzelheiten männlich oder weiblich angelegt. Daraus geht hervor, daß nicht in dem einen Fall der Hoden, im anderen das Ovarium die Geschlechtscharaktere aus einer vorhandenen bisexuellen Anlage männlich oder weiblich gestaltet, daß also kein formativer Reiz von seiten der Keimdrüse ausgeht". Wenn Halban auch die Entstehung der sekundären Geschlechtsmerkmale durch „formativen" Reiz ablehnt, so gibt er aber doch zu, daß ihre volle Ausbildung unter dem „protektiven Einfluß" der Keimdrüse steht.

II. Änderungen im Zusammenhang mit den Geschlechtsphasen.

Einer der ausgesprochendsten Unterschiede zwischen Mann und Weib liegt auf funktionellem Gebiete und besteht in Menstruation, Gravidität und Laktation mit ihren oft weitgehenden Veränderungen des Körpers. Bis zu einem gewissen Grade gehören auch das Klimakterium und der Ablauf des Alterns hierher. Von den mit diesen Epochen verbundenen Veränderungen des weiblichen Körpers seien nur die erwähnt, die das Weib dem Manne gegenüber besonders deutlich stigmatisieren.

a) Menstruation.

Das frühere Eintreten der Geschlechtreife beim Weibe ist schon erwähnt, ebenso die damit verbundene Eigenheit des Körperwachstums.

Außer den beschriebenen Wachstumsveränderungen gehen in der Pubertät auch andere Veränderungen vor sich. Genannt sei vor allem das Anschwellen der Thyreoidea. Diese Erscheinung ist in der letzten Zeit der Pubertät so häufig, daß man geradezu von einer Pubertätsanschwellung spricht. Der sog. „Schulkropf" im Alter zwischen 15 und 16 Jahren wurde in der Schule zu Lauterbrunnen bei den Mädchen in 66,6% beobachtet, bei den Knaben aber nur in 26,2%. Scheinbar stellen die mit dem vermehrten Wachstum verbundenen Stoffwechselvorgänge erhöhte Anforderungen an die Schilddrüse, denen nur ein gesundes Organ ohne anatomische Änderungen gewachsen ist, während bei konstitutionellen Besonderheiten eine Hypertrophie nötig ist. Vielleicht hängen manche Pubertätssymptome bei den Mädchen wie Herzklopfen, Reizung des Vasomotorenapparates mit einer gesteigerten Thyreoideatätigkeit zusammen. Manche dieser Pubertätsstörungen haben einen basedowoiden Charakter, auch echter Basedow neigt zu Verschlimmerung; alles ein gewisser Hinweis darauf, daß die Körperverfassung um diese Zeit eine Art thyreotoxischen Stempel trägt.

Es scheint, daß eine Überschwemmung des Körpers mit Eierstocksprodukten zu einer Vergrößerung der Schilddrüse führt. Darum braucht auch das häufige Anschwellen des Halses zur Zeit der Menstruation nicht aufzufallen. Nach den Untersuchungen der Schweizer Ärztin Maria Tobler kommt es fast regelmäßig vor. Auch das Anschwellen der Thyreoidea nach dem Sexualverkehr resp. der Konzeption sei erwähnt. Nach manchen alten Sitten bekam die jung verheiratete Frau einen enganliegenden Seidenfaden um den Hals; wenn er nach der Brautnacht zerrissen war, dann zog man daraus seine Schlüsse; ob mit Recht, sei dahingestellt. Schon Catull (64, 376) hat auf diese Volksauffassung angespielt:

„Non illam nutrix orienti luce revisens,
Hesterno collum poterit circumdare filo."

Auch Goethe bringt eine ähnliche Anschauung zum Ausdruck: „Ach mein Hals ist ein wenig geschwollen, so sagte die Beste ängstlich.... Stille mein Kind, still und vernehme das Wort: Dich hat die Hand der Venus berührt; sie deutet Dir leise, daß sich das Körperchen bald, ach unaufhaltsam verstellt" (venezianische Epigramme).

In der Gravidität gilt das Anschwellen der Thyreoidea geradezu als physiologisch. Mit bezug auf diese Dinge hat Meckel die Thyreoidea eine Wiederholung des Uterus am Halse genannt (Winckel).

Eine mehrfach vertretene weitere Anschauung geht dahin, daß das Weib in der Menstruationsblutung eine besondere ihm eigene Entgiftungsmöglichkeit für seinen Körper habe. Infolge dieser regelmäßigen monatlichen Reinigung sollen nach Möbius und anderen die Frauen gegen manche Krankheiten widerstandsfähiger und langlebiger sein, was wohl kaum allgemeine Anerkennung finden dürfte.

Den Laien ist die Annahme einer Entgiftung von jeher geläufig, daher auch die Bezeichnung „monatliche Reinigung". In der jüdischen Religion kommt die Vorstellung, daß mit dem Menstrualblut Giftstoffe ausgeschieden werden, in besonderen gesetzlichen Bestimmungen über den Sexualverkehr während dieser Zeit zum Ausdruck (v. Hauff).

Auch die alten Ärzte huldigten dieser Auffassung. Bis ins 17. und 18. Jahrhundert war sie allgemein geläufig. Baptist Montanus schreibt: Uterus est sentina omnium excrementorum in corpore existentium, nam omnia decrementa defluunt ad uterum.

Zum Beweise für die Giftausscheidung bei der Menstruation wurde auf verschiedenes hingewiesen, zunächst auf den zeitweilig unangenehmen Geruch des ausgeschiedenen Blutes. Aber dieser läßt sich durch Stockung im Abfluß und durch Zersetzung des Blutes auch ohne Anwesenheit eines besonderen Giftes leicht erklären. In manchen Gegenden herrscht der Volksglaube, daß neuer Wein verdirbt, frisch Eingemachtes sauer wird oder blühende Blumen welken, wenn eine menstruierende Frau mit ihnen in Berührung oder auch nur in ihre Nähe kommt, so daß man von einer „Giftigkeit der Frau in der Menstruation" spricht (Scheumann). Vor einigen Jahren versuchten Schick, Macht und Lubin dieser Volksvorstellung eine experimentelle Grundlage zu geben durch den Nachweis, daß Blumen oder Keimlinge, die von einer Menstruierenden in die Hand genommen wurden, anfangen zu welken.

Das Gift des Menstrualblutes sollte Arsen enthalten (Rieß). Andere nehmen an, daß zur Zeit der Menstruation die Schweißsekretion vermehrt ist zwecks Ausscheidung der für eine etwaige Befruchtung bereitgestellten Stoffe. In diesen abgebauten Stoffen soll sich Cholin und Kreatinin finden, das der Hefegärung gefährlich wird, wie alle Abbauprodukte aus dem menschlichen Stoffwechsel auf andere Lebewesen giftig wirken. Aber Labhardt und Polano, Schubert und Steuding konnten die Schickschen Angaben nicht bestätigen.

Indes nicht nur entgiftende Stoffwechselprodukte, sondern auch Brunststoffe sollen mit dem Menstrualblut ausgeschieden werden. Loewe will aus dem Blute von Menstruierenden Substanzen gewonnen haben, die an der kastrierten Maus Brunsterscheinungen hervorriefen. Die mit der Menstruation verbundene sexuelle Entladung soll daran schuld sein, daß die Frau die sexuelle Abstinenz leichter trägt als der Mann, dem dieses Abzugsventil fehlt (Aschner). Nach der Auffassung mancher älterer Ärzte ist die Menstruation von der Vorsehung zum Schutz der Jungfräulichkeit eingerichtet (Heyn) und nach Elisabeth Blackwell ist die Menstruation an sich wie die männliche Pollution eine volle geschlechtliche Befriedigung. Indes mit der vielfach angenommenen postmenstruellen Steigerung des Geschlechtstriebes stimmt das nicht zusammen. Trotzdem sei erwähnt, daß auch Volksmund und Dichter an ein Enthaltensein von Brunststoffen im Menstrualblut glauben. Will eine Frau einen Mann verliebt machen, so braucht sie nach der Volksvorstellung bloß einige Tropfen Menstrualblut der Speise beizusetzen. Auch bei Hofe war dieses Liebesrezept eingeführt. „Da hat ihr eine leichtfertige Frau am Hofe von der Leibwäsche der Herzogin verschafft. Die schnitt sie in kleine Stückchen, tauchte sie in Branntwein, wusch sich das Gesicht und dies hat die Liebe des Herzogs zu ihr hingezogen" (Württembergische Lustschlösser 1. Teil, Ludwigsburg S. 14). Endlich macht Richard Wagner in Tristan und Isolde von diesem Rezept Gebrauch. „Den furchtbaren Trank, der der Qual mich vertraut, ich selbst, ich selbst habe ihn gebraut aus Vaters Not, aus Mutters Weh und Liebestränen eh und je, aus Lachen und Weinen" (Hovorka-Kronfeld).

Unter den modernen Autoren huldigt vor allem Aschner wieder der entgiftenden Wirkung der Menstruation. Auf sie basiert er den von ihm so warm empfohlenen Aderlaß. Das Auftreten von Ausfallserscheinungen nach Uterusexstirpation bei Belassung der Ovarien ist kein stichhaltiger Beweis für die Richtigkeit seines Standpunktes, da die Eierstöcke nach Entfernung des Uterus atrophieren können. Daher dürfte er größere Gefolgschaft vorerst jedenfalls nicht finden.

Tatsache ist aber, daß der Volksmund die Menstruation als den besten Freund der Frau bezeichnet, und daß die gesunde Frau die Menstruation zu ihrem Wohlbefinden nötig hat. Als Beweis für die entgiftende Wirkung läßt sich dieses jedoch deswegen nicht ansehen, weil die normale Menstruation im Vorstellungsleben der Frau so sehr als Ausdruck normaler Weiblichkeit gilt, daß sie Störungen an und für sich als Mißbehagen oder gar als Krankheit empfindet.

Wieweit die Menstruation eine psychologische Vorbereitung für das Mutterwerden und eine körperliche Vorübung für den Wehenschmerz ist, wie Meta von Kemnitz meint, sei nicht weiter untersucht.

Mit der Menstruation ist für das ganze körperliche und seelische Geschehen des Weibes eine Wellenbewegung verbunden, durch die sich das Weib vom Manne erheblich unterscheidet. Manche nehmen freilich beim Manne eine ähnliche Wellenbewegung an. Diese soll keinen 28 tägigen, sondern einen 23 tägigen Zyklus darstellen und dem sog. „Siebenjahr", das für das gesamte Weltgeschehen eine große Bedeutung haben soll, zugrunde liegen. Auch der Sexualtrieb des Mannes soll nach Havelock Ellis einen periodischen Ablauf zeigen. Indes stimmt doch die überragende Mehrzahl der Autoren darin überein, daß sich trotz aller Spekulationen der genannten Art beim Manne keine, der Menstruation nur annähernd ähnliche Wellenbewegung findet. Auch die männlichen Pollutionen lassen sich nicht als Analogon der weiblichen Menstruation auffassen.

Über die mit dem Ersatz des verlorenen Menstruationsblutes verbundene Leistung des weiblichen Körpers bekommt man einen näheren Begriff, wenn man den Gesamtverlust während der ganzen Fortpflanzungsdauer in Gewicht auszudrücken versucht. Nimmt man an, daß eine Frau während der angegebenen Zeit von 15 bis 45, also während einer Dauer von 30 Jahren 5 Schwangerschaften, Geburten, Wochenbetten und Laktationsperioden durchmacht, mit je zweijähriger Amenorrhoe, so kommt man auf eine 20jährige Menstruationstätigkeit. Bei einem jeweiligen menstruellen Blutverlust von 210 g ergibt sich in 20 Jahren ein Gesamtverlust von 50 kg Blut, ungefähr soviel, als eine Frau mit 20 Jahren im ganzen wiegt. Man kann also sagen, daß der weibliche Körper durch den Ersatz des Menstruationsblutes noch einmal sein Gewicht im Alter von 20 Jahren aufbaut (Sellheim).

b) Einwirkungen der Ehe.

Ein überaus wichtiger Geschlechtsunterschied besteht in der Einwirkung der Ehe resp. des Sexualverkehrs auf Körper und Seele der Frau.

Immer wieder fällt auf, daß zarte schwächliche Mädchen schon in den ersten Monaten der jungen Ehe allgemein aufblühen und eine ganz auffallende universelle Gewichtszunahme zeigen, manchmal sogar von 20 bis 30 Pfund. Angesichts der elementaren Veränderungen bekommt man oft den Eindruck einer vollkommenen Umstellung und Umstimmung des Körpers durch die Ehe. J. Bauer berichtet von einer örtlichen Fettansammlung an Gesäß und Hüften nach Aufnahme eines regelmäßigen Sexualverkehrs.

Die Erklärung ist nicht ganz leicht. Zunächst muß man daran denken, daß so viele Bräute an Gewicht abnehmen, so daß man fast von einer physiologischen Gewichtsabnahme der Braut sprechen kann. Daß dieser Gewichtsverlust in der Ehe wieder eingeholt wird, fällt nicht auf. Er ist aber auch hier nicht gemeint; ich habe vielmehr jene Fälle im Auge, wo in der jungen Ehe eine völlige Umstellung des Körpers vor sich geht, das Körpergewicht sich weit über das Verhalten der letzten Jahre hinaus erhebt.

Natürlich kann die Verbesserung der äußeren Lebenslage, der Aufstieg in eine bessere wirtschaftliche Situation, der Wegfall von anstrengender Erwerbsarbeit und ihr Ersatz durch die Ruhe der Häuslichkeit eine gewisse Rolle spielen und wird es auch tun. Daß der Kampf ums Dasein anders auf den Körper wirkt als der Aufenthalt in der Küche, quasi an der Futterkrippe ist verständlich. Manche Kulturhistoriker nehmen an, daß bei Völkern mit Weiberherrschaft deswegen der Mann durchschnittlich fetter und die Frau magerer sei.

Aber wir finden jene Körperentwicklung auch da, wo die eben erwähnten Einflüsse wegfallen. Da müssen wir an eine wachstumsfördernde Wirkung des Sexualverkehrs, speziell des Spermas, denken. Als ich vor 10 Jahren zum ersten Male auf eine solche Möglichkeit aufmerksam machte, fand ich fast nur Ablehnung. Heute zweifelt man nicht mehr daran, daß das Sperma nicht spurlos am weiblichen Körper vorübergeht. Ich erinnere nur an die Frage der Spermaimmunität und die Möglichkeit der Sterilisierung durch Spermainjektion beim Tier (Haberland, Venema, Dittel usw.).

Klinisch allgemein bekannt ist, daß infantile Uteri in der Ehe ohne Gravidität an Größe zunehmen können (Blumenthal, Holst, Lombroso, Ploß-Bartels, Bucura).

Die Tierexperimente von Bondi haben einen ähnlichen Einfluß des Sexualverkehrs gezeigt. Ursächlich kommt manches in Betracht. Zunächst kann es sich um die Folge einer Hyperämie infolge des Sexualverkehrs handeln. Daneben muß man aber auch an eine Änderung im Wechsel zwischen Corpus-luteum und Follikel denken. Bei manchen Tieren führt die Kohabitation mechanisch zum Follikelsprung. Daß die mit der Kohabitation verbundene Hyperämie auf den Follikelsprung auch Einfluß gewinnen kann, ist jedenfalls nicht ausgeschlossen. Vermehrte Follikeltätigkeit, rascheres Heranwachsen junger Follikel können aber zur Größenzunahme des Uterus führen, entsprechend unserer Anschauung, daß der Follikel die Zurüstung zur Menstruation besorgt. Wieweit schließlich das Sperma an sich einen Wachstumsreiz ausübt, ist mangels experimenteller Untersuchungen vorerst schwer zu sagen; Bucura lehnt eine solche Wirkung des Spermas ab, da er ein Uteruswachstum auch bei Präventivverkehr beobachtete, wo eine Spermaresorption ausgeschlossen war.

Eine Einwirkung der Ehe auf den Körper der Frau sehen wir auch am Schwinden mancher Dysmenorrhöe der Braut in der Ehe. Manchmal mag es sich um eine Folge der oben erwähnten allgemeinen Kräftigung des Körpers und des Nachwachsens eines infantilen Uterus handeln. Aber zuweilen liegen die Dinge doch anders. Die Dysmenorrhöe der Braut hat nicht selten eine psychische Ursache. Für die Braut wird der normale Ablauf der Menstruation in besonderem Maße zum Zeichen körperlicher Gesundheit, normaler Weiblichkeit und oft auch moralischer Intaktheit. Menstruationsstörungen führen daher leicht zu Krankheitsfurcht, Minderwertigkeitsgefühl, Scheu vor Eheunfähigkeit und vor Verfehlen der eigentlichen Karriere usw. Mit Frank kann man von einer spezifischen Angstneurose der Brautzeit sprechen. Halb gehörte Schauererzählungen von Gefahren des Wochenbettes, von Schrecknissen der Brautnacht, Sorge, dem Manne am Ende nicht zu genügen und vieles andere, was oft längst ins Unterbewußtsein getreten ist und als unterbewußter Angstaffekt fortlebt, kann hinter der Dysmenorrhöe der Brautzeit stecken. Angelangt im glücklichen Hafen der Ehe fallen diese Sorgen weg und damit auch die Dysmenorrhöe.

In das Kapitel der Änderung des Körpers durch die Ehe gehört auch die Frage der sog. Telegonie herein. Darnach soll das Weib durch eine Schwangerschaft Merkmale vom Kindesvater in sich aufnehmen und diese auch auf spätere Kinder von anderen Vätern übertragen können. Tierzüchter betonen immer wieder, daß eine rassereine Hündin, wenn sie einmal von einem nicht rassereinen Hund gedeckt wurde, die Eigenschaft, rassereine Junge zur Welt zu bringen, für mehrere Würfe verloren hat, auch wenn sie wieder von einem rassereinen Vater gedeckt wird. In ähnlicher Weise soll z. B. eine Europäerin, die einmal von einem Neger konzipiert hat, auch auf spätere, von einem Europäer empfangene Kinder gewisse Negermerkmale übertragen (Spenzer, Funke, Posner, Kronfeld). Eine Mutter, in deren Erbmasse mongolisches Blut war, gab mir an, daß in der Ehe mit einem Europäer ihre dunkle Haut nach jedem Kinde heller geworden sei. Freilich muß man diesen Dingen überaus skeptisch gegenüberstehen und sie werden von anderen Forschern ebenso energisch bestritten als sie entschieden berichtet werden. Wer Anhänger der Unabänderlichkeit des Keimplasmas ist und wer die Vererbung erworbener Eigenschaften ablehnt, muß sie auch bestreiten; aber wir hörten schon, daß das lange Zeit geltende Dogma neuerdings von zünftigen Zoologen angegriffen wird (Plate).

Der Vollständigkeit halber sei auch erwähnt, daß in der Ehe mit dem fortschreitenden Alter die Frau zuweilen dem Manne etwas ähnlich wird. Man hat auch das auf Spermawirkung zurückzuführen gesucht. Aber diese Vermännlichung der Frau hat mit Spermaresorption wohl gar nichts zu tun; sie ist vielmehr die Folge des Sistierens der Keimdrüse. Bei einer bisexuellen Anlage fällt nach Sistieren der Eierstocktätigkeit die Hemmung auf die heterologen Geschlechtsmerkmale weg und so kommt es zur Vermännlichung.

Allgemein bekannt ist ferner, daß die „junge Frau" sich vom Mädchen und von ihrer unverheirateten älteren Stammesschwester unterscheidet. Wenn man den Unterschied auch oft nicht genau bezeichnen kann, so fühlt man doch, daß der Blütenstaub des Mädchens von der jungen Frau genommen ist. Seitdem sie vom „Baume der Erkenntnis gegessen" hat und „wissend geworden" ist, sind manche Hemmungen abgelegt; an ihre Stelle ist eine gewisse Freiheit getreten; frühere Ängstlichkeit ist durch größere Sicherheit ersetzt.

Freilich darf man bei all diesen Dingen die Möglichkeit einer Selbsttäuschung nicht vergessen. Wie das Mädchen oder die junge Frau oder die unverheiratete ältere Frau sich gibt, kommt sehr darauf an, wie der Untersucher ihr gegenübertritt. Dieser aber stellt sich zum vornherein ganz anders ein, wenn er weiß, daß er es mit einer Unverheirateten zu tun hat. Jene Änderung der Frau ist daher zum Teil nur scheinbar und hängt mit der anderen Einstellung des Untersuchers zusammen.

Eine interessante seelische Umstellung bringt die Ehe manchmal bei berufstätigen Frauen mit sich, wie Meta von Kemnitz betont. Produktive Frauen (z. B. Künstlerinnen), „die vor der Ehe nicht nur Schaffensdrang, sondern auch Leistungskraft bewiesen haben, die trotz des herrschenden Inferioritätsdogmas der Frau das heute beim Weibe so seltene Selbstvertrauen besaßen, welches die wichtigste Vorbedingung zur schöpferischen Leistung ist, verändern sich in der Ehe vollkommen". Sie verlieren den Glauben an ihre eigene schöpferische Leistungskraft, ja den Glauben an die schöpferische Begabung des weiblichen Geschlechtes überhaupt. Sie geben die künstlerische Tätigkeit auf, selbst wenn der Mann sie in keiner Weise hemmt, eine Mutterschaft nicht eintritt und der Haushalt sie nicht belästigt. Meta von Kemnitz sucht die Erklärung auf psychologischem Wege. Sie erinnert daran, daß in der Laienvorstellung der Mann bei der körperlichen Zeugung die alleinige Zeugungskraft besitzt und die Frau nur eine empfangende Rolle spielt. Vermutlich überträgt die Frau das in der Ehe auch auf das Geistige, zumal wenn sie an dem Schicksal anderer ihre Vermutung immer wieder bestätigt findet. Diese Entwicklung ist besonders zu erwarten, wenn die Frau in der Ehe aus irgendeinem Grunde frigide ist und so die Überlegenheit des Mannes immer wieder erlebt. Dieses Erlebnis und die herrschende Vorstellung von der Parallele der körperlichen und geistigen Zeugungskraft haben dann eine störende Wirkung auf das Selbstbewußtsein und auf den Glauben an die Gleichwertigkeit des weiblichen Geschlechts.

Uns scheint, ein wichtiger Punkt ist der, daß manche Künstlerin auch mit anerkannten Fähigkeiten mehr der Not gehorchend und nicht immer aus eigenem Trieb ihren Beruf ausübt. Sie ist daher, wenn in der Ehe der Zwang zur Erwerbstätigkeit wegfällt ihrer natürlichen Anlage gemäß lieber Weib als Erwerberin.

Daß jemand seinen Beruf und eine im Leben anerkannte Stellung aufgibt, um zu heiraten, ist eine typische weibliche Eigenschaft, die man beim Manne kaum findet.

Ein letzter Punkt ist die merkwürdige Anpassungsfähigkeit der Frau an neue soziale Verhältnisse in der Ehe. Nicht selten heiraten geistig hochstehende Männer Mädchen aus dem Volke, während das Umgekehrte kaum vorkommt. Manches Dienstmädchen oder manche Köchin hat es darum schon zur Kommerzienrätin oder zur Marquise gebracht und führt ihre Rolle gut durch; aber keinem Leibkutscher ist es gelungen, ein wirklicher Kavalier zu werden. Schopenhauer erklärt das mit der Behauptung, daß es beim Weib kaum Unterschiede in der inneren Anlage gebe, darum eigne sich die Stallmagd zur Königin ebenso, wie die Königin zur Stallmagd. Jedoch reicht das zur Erklärung nicht aus.

Allen diesen verschiedenen Arten, auf die Ehe zu reagieren, steht beim Manne höchstens eine Vermehrung der Spermaproduktion gegenüber, entsprechend dem vermehrten Spermaverbrauch. Man kann daher von einer spezifisch weiblichen Reaktion auf die Ehe oder von einem Geschlechtsunterschied in dieser Reaktion sprechen.

c) Graviditätsveränderungen.

Eine ganz speziell weibliche Eigenart stellen die Schwangerschaftsveränderungen dar. Es kann nicht unsere Aufgabe sein, alle hierher gehörigen Veränderungen des Körpers und seiner Organe hier zu behandeln; das würde viel zu weit in die benachbarten Grenzgebiete, vor allem der inneren Medizin und der Serologie hineinführen. Insbesondere sollen die mehr vorübergehenden Veränderungen zum größten Teil unerörtert bleiben; statt dessen wollen wir uns in der Hauptsache beschränken auf die mehr oder weniger dauernden Veränderungen, die eine gewisse Änderung der Körperverfassung hinterlassen, darum bis zu gewissem Grade besondere Geschlechtsmerkmale darstellen und den Frauen in mancher Richtung einen anderen Charakter geben als bisher.

Was bei dieser Einschränkung in Betracht kommt, sind hauptsächlich Veränderungen des Habitus und des Organwachstums, sowie Veränderungen der inneren Sekretion, des biologischen resp. des serologischen Verhaltens.

1. Habitusveränderungen.

Unter den Habitusveränderungen sind allgemein bekannt die Veränderungen der Pigmentverhältnisse: das Dunkelwerden der Linea alba, der Brustwarzen und der Warzenhöfe, sowie das Auftreten von Chloasma uterinum (Abb. 42). Der absolute Grad ihrer Entwicklung ist bei den schon vorher pigmentreichen Frauen stärker, darum tritt z. B. hier die intensiv dunkelgefärbte Linea alba deutlicher hervor. Aber relativ, d. h. im Vergleich zu vorher, kann der Pigmentreichtum bei Blondinen ebenso stark zunehmen wie bei Brünetten. Manche Frauen bleiben auch nach der Schwangerschaft dauernd dunkler. Die Chloasmabildung ohne Schwangerschaft ist so selten, daß man das Chloasma für gewöhnlich doch als typische Graviditätserscheinung ansprechen darf.

Die Striae gravidarum hat man früher mehr auf die mechanische Dehnung der Haut durch den wachsenden Uterus zurückgeführt (v. Rosthorn) und sie weniger als spezifische Schwangerschaftserscheinung angesprochen, da Striae ja auch außerhalb der Gravidität (Loebel), ja sogar beim Manne (Galant) vorkommen. Aber einerseits ist das doch sehr selten und andererseits unterscheiden sich die Striae außerhalb der Gravidität durch ihren geringen Entwicklungsgrad und ihre besondere Lokalisation doch sehr stark von den Schwangerschaftsstreifen. So sitzen z. B. die Striae beim Mann gewöhnlich nur am Oberschenkel (Galant); demgegenüber sind die Striae gravidarum am deutlichsten an den Bauchdecken und dort außerdem so eigenartig angeordnet, daß wir sie heute nicht mehr mechanisch erklären, sondern als eine biologische Folge der Gravidität, als eine Schwangerschaftsreaktion der Bauchdecken auffassen.

Die nähere Ursache ist aber schwer anzugeben. Daß es sich lediglich um die Folgen einer Volumzunahme durch Fettablagerung im subkutanen Gewebe handelt, wie Sfameni meint, wird von anderen (Loebel, Galant) bestritten. Kermauner glaubt, daß eine solche Fettansammlung und eine Änderung der Elastizität der Haut zusammenwirken. Eine sehr einleuchtende Erklärung gibt Sellheim. Er faßt die Striaebildung auf als Schwangerschaftsreaktion der Muskelfaszienschicht und weist darauf hin, daß die Bauchdecke an der Auflockerung und Vollsaftigkeit des graviden Uterus teilnimmt und mitwächst.

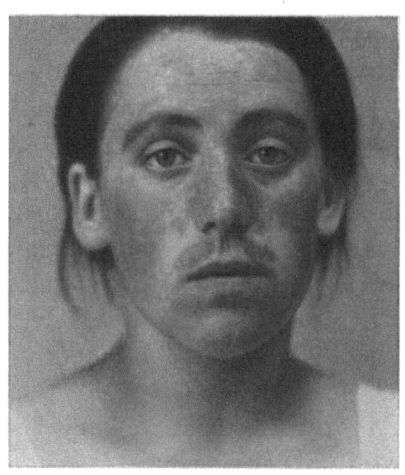

Abb. 42. Chloasma uterinum.

Mit Rücksicht darauf spricht er vom „Lebendigwerden" der Bauchdecken und schlägt an Stelle der bisher angenommenen „Dehnung" der Bauchdecken daher die sehr glückliche Bezeichnung „Weiterstellung" der Bauchdecken vor. Für das von Sellheim angenommene aktive Wachstum der Muskulatur konnte Küstner den mikroskopischen Beweis erbringen an der zahlenmäßigen Zunahme und gleichzeitigen Verringerung der Höhe der Inocommata. „Bei rascher und starker Weiterstellung der Muskelfaszienschicht — sagt Sellheim weiter — wird die relativ wenig elastische Bauchhaut überraschend stark belastet und gedehnt. Als Zeichen dafür erscheinen reichlich Dehnungsstreifen. Bei widerwilligem Nachgeben der Muskelfaszienschicht wird die Haut nur allmählich in geringem Grade belastet; sie bleibt vor solch überraschender starker Dehnung geschützt. Gerade die Schwangerschaftsreaktion der Muskelfaszienschicht und Dehnungsgrade der Haut stehen also in einem reziproken Verhältnis."

Hochgradige Entwicklung der Striae, die man früher auch als „Funktionsschwäche der Haut" (Barfurth) angesprochen hat, ist daher am ehesten da zu erwarten, wo der ganze Körper am leichtesten auf die Schwangerschaft reagiert, also bei Jugendlichen, während sie bei alten Erstgebärenden oft ausbleibt, wie wir Sellheim bestätigen können. Bei Jugendlichen hätten wir also wegen ihrer guten Weiterstellung nach Küstner zu erwarten: reichlich Striae, keine Rektusdiastase, niedrige Inocommata; demgegenüber findet man bei alten Erstgebärenden mit Fehlen der Weiterstellung wenig Striae, Rektusdiastase und normale Höhe der Inocommata.

Striae sind also in hohem Maße etwas spezifisch Weibliches und außerdem ist die individuelle Disposition dazu verschieden. Abgesehen von dem soeben schon erwähnten Alter soll auch das feste Gefüge der Haut von Bedeutung sein. Barfurth meint, je fester die Haut mit dem Fettgewebe verbunden ist, um so stärker treten Striae auf. Bei den Beziehungen der Hautbeschaffenheit und besonders ihres Wassergehaltes zur

21*

Thyreoidea und Hypophyse verdient künftig wohl auch das Verhalten dieser endokrinen Drüsen einige Beachtung.

Außerdem ist am Ende auch das Pigmentverhalten bei der Entwicklung von Striae nicht ganz ohne Einfluß. Sellheim hat den Eindruck, als ob die Blondinen, und besonders die Rotblondinen wegen der größeren Feinheit und Verletzlichkeit ihrer Haut häufiger stark entwickelte Striae zeigen; er meint, daß in Übereinstimmung damit auch der Damm und die Dammhaut der Blondinen weniger aushalten könne als bei Brünetten.

Unser eigener Eindruck geht eher nach der entgegengesetzten Seite, daß Brünette an der starken Striaebildung in besonders hohem Maße beteiligt sind. Eine Erklärung dafür könnte man in einer vermehrten Anforderung an den Hautstoffwechsel während der Gravidität suchen. Der auch sonst zu wenig beachtete Hautstoffwechsel spielt besonders während der Gravidität eine große Rolle; vermutlich werden durch ihn manche Schlacken ausgeschieden und der Körper entgiftet. Eine wichtige Rolle bei dieser Aufgabe fällt wohl den Kapillaren zu. Diese liegen bei den Brünetten wegen der größeren Hautdicke tiefer, dazu sind sie noch in einen dichteren Pigmentschleier gehüllt; die Beeinflussung des Hautchemismus durch das Licht, insbesondere das Sonnenlicht, ist deswegen erschwert; der nötige Ausgleich wird geschaffen, wenn durch Bildung von Striae das Kapillarnetz mehr an die Oberfläche kommt und die photochemischen Prozesse anders beeinflußt werden.

Diese Auffassung erfährt eine Stütze durch die sehr interessanten Untersuchungen von Ries über die Bedeutung von Pigment und Farbstoff bei Lichtwirkungen. Davon nur einige Beispiele:

Läßt man auf verschiedenfarbiges Papier durch ein Brennglas Sonnenlicht fallen, so entzündet sich zuerst das schwarze; fast ebenso schnell das blaue, später das grüne, dann das rote, das weiße, und zuletzt das gelbe Papier. Ins Blütenblatt einer Kornblume war sofort ein Loch gebrannt, während man eine weiße oder gelbe Blume längere Zeit ohne Schaden bestrahlen konnte. Die blaue Farbe der Kornblume saugt alle gelben und roten Wärmestrahlen auf, während sie die kalten blauen reflektiert; das umgekehrte findet bei den weißen, roten und gelben Blumen statt.

An der Rhicostoma-Meduse zeigten sich an verschiedenen, durch verschiedenen Pigmentgehalt ausgezeichneten Stellen des Körperinnern Temperaturunterschiede von 2,5 bis 3 Grad. An den Froschleichen ist die helle Stelle unten und die dunkelpigmentierte oben, dem Licht zugewendet. Das sieht so aus, als ob schädliche Lichtstrahlen von dem Keim abgehalten und andere aufgenommen werden sollten. Finsen konnte zeigen, daß Pockenkranke in Zimmern mit roten Fensterscheiben geringere Eiterungen aufwiesen als andere. Die Bauern in Ungarn hüllen seit jeher Pockenkranke in rote Decken.

Man könnte sich daher fragen, ob die Pigmentvermehrung der Graviden nicht auch dem Schutz der Frucht und der Begünstigung von förderlichen photochemischen Prozessen dienen soll. Aber zu einer Abhängigkeit der Striae vom Pigmentgehalt paßt es schlecht, daß wir gelegentlich auch bei Rotblondinen sehr starke Striaebildung sahen. Wie weit die Striaebildung etwa ausbleibt, wenn die Gravidität unter der Einwirkung von Sonnenbädern oder überhaupt im Nacktzustand durchgemacht wird, ist zu wenig beobachtet. Meine Erkundigung bei Ärzten und Missionaren in den Tropen und bei schwarzen Menschenrassen ergaben keine eindeutigen Resultate.

Damit kommen wir zum Einfluß der Kultur. Im Gegensatz zu den eben erwähnten Mitteilungen sind nach Stratz die Striae bei Naturvölkern seltener und nicht so stark ausgeprägt. Sellheim bezeichnet daher die Striae geradezu als eine Folge der Zivilisation und sagt: „Wir müssen beim Kulturmenschen gegenüber dem Naturmenschen einen Mangel an Übung der Hautelastizität annehmen, welcher in der zu geringen Gelegenheit zur Bewegung, in der Verwöhnung durch Kleidung usw. seinen zureichenden Grund haben dürfte". Zur Stütze dieser Auffassung weist er darauf hin, „daß die für das Unterbleiben von Dehnungsstreifen notwendige, dem Frauenkörper verlorengegangene Elastizität der Haut durch nachdrückliche systematische Bewegungen in Form der Massage nachgeholt werden kann", wie auch Barfurth und Stratz betonen.

Faßt man die Striae als Zeichen einer Graviditätsreaktion auf, so erhebt sich auch die Frage, ob man aus dem Grad ihrer Entwicklung Anhaltspunkte für die Geburtsprognose, Dammrißgefahr und Wehenbeschaffenheit bekommt. Über den ersten Punkt haben wir schon gehört, daß nach Sellheim starke Striaeentwicklung bei Blondinen auf eine vermehrte Gefahr des Dammrisses hinzudeuten scheint. Wir selbst sind eher zum Gegenteil gekommen: Wo Striae stark ausgeprägt sind, darf man auch an Scheide und Damm eine weitgehende Schwangerschaftsreaktion in Form von Auflockerung (Stieve), Aufweitung und Wachstum, d. h. eine Verminderung der Rißgefahr erblicken. Führt man nun auch die Auslösung von Wehen auf eine gute Schwangerschaftsreaktion des Uterus zurück, so dürfte man in guten Striae einen Hinweis auf eine voraussichtlich gute Wehenbeschaffenheit erblicken. Obwohl wir aber seit Jahren auf alle diese Dinge achten, möchten wir sie noch nicht näher beantworten.

Als weitere Hautveränderungen wäre zu erwähnen, daß zuweilen auch über ein vermehrtes Haarwachstum (Halban) und ein Auftreten von abnormer Behaarung in der Schwangerschaft berichtet wird (Halban, Jellinghaus, Hegar, H. W. Freund, Aschner, Euffinger). Das vermehrte Haarwachstum führt Halban auf die Hauthyperämie zurück; Aschner erklärt es aus einem Materialüberschuß durch den Ausfall der Menstruationsblutung. Die Erklärung der abnormen Behaarung wird auf verschiedene Weise versucht. Manche erblicken darin den Ausdruck eines Plazentarhormons. Andere fassen die Erscheinung als eine Art von Vermännlichung auf und weisen darauf hin, daß nach Herbst die ursprüngliche Anlage bisexuell sei und daß die eigene Keimdrüse die Entwicklung der homologen sekundären Geschlechtsmerkmale fördert und die heterologen hemmt. Durch das Ruhen oder die Einschränkung der Eierstockstätigkeit während der Gravidität, an die manche glauben (Peritz), falle diese hemmende Wirkung auf die latenten heterologen Geschlechtsmerkmale weg und die Folge sei das abnorme Haarwachstum. Bei dieser Deutung steckt also hinter der Vermännlichung eine Hypovarie und die Gravidität wäre als eine Art physiologischer Kastration anzusehen, was wohl kaum angängig ist.

Darum kann man sich auch fragen, ob nicht mit der Gravidität resp. mit dem Sperma ein männliches Element in den weiblichen Körper kommt, das als maskulines Hormon zu jener Vermännlichung beiträgt. Natürlich sind das alles sehr vage Hypothesen, aber vorerst bleibt ein anderer Erklärungsversuch für jene Erscheinungen kaum übrig.

Nach Hinselmann scheint die Haut in der Gravidität auf chemische Reize stärker zu reagieren, so daß man eine latente Hautüberempfindlichkeit annehmen kann. Wir selbst sahen nach Bestrahlung mit künstlicher Höhensonne das Erythem bei Graviden

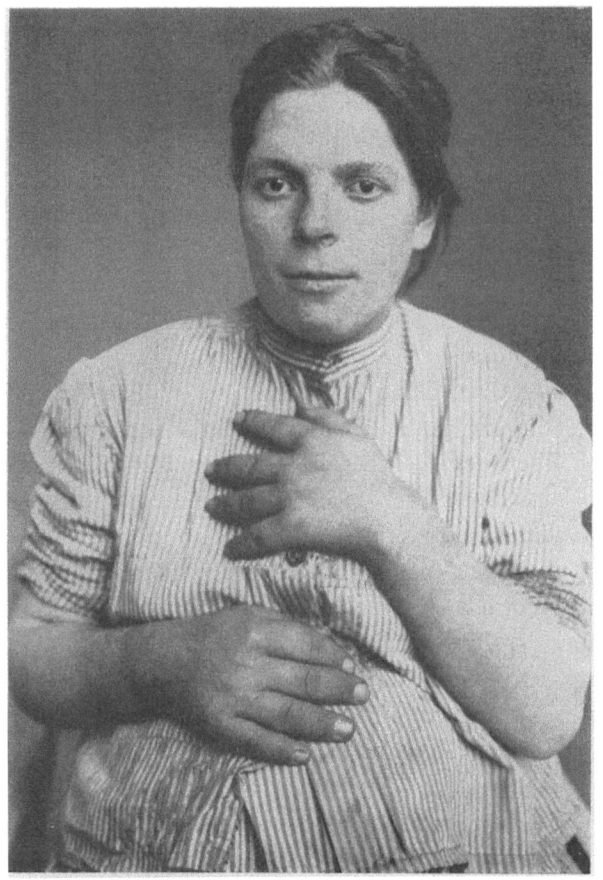

Abb. 43. 23 jährige I-Gravida, Akromegalie, hochgradiger Schwachsinn, Menarche mit 16 Jahren.

früher auftreten als bei Nichtgraviden und auf dem Leib der Schwangeren stärker als in der Infraklavikulargrube.

Wenn Gravide manchmal noch ein Körperwachstum zeigen, so kommt es darauf an, ob sie wachsen, weil sie an sich noch im Wachstumsalter sich befinden, oder weil sie schwanger sind. Ein von der Gravidität ausgehender Wachstumsreiz läßt sich ähnlich erklären wie das abnorme Haarwachstum.

Eine nicht ganz seltene Form von Wachstum ist das Spitzenwachstum. In Form von Gefühl des Dickseins in den Händen oder Zu-eng-werden der Ringe, oder Vergröberung der Gesichtszüge kommt es ziemlich häufig vor, ist aber nur zum Teil auf Skelettveränderungen zurückzuführen. Ausgesprochenes Spitzenwachstum in Form der Akromegalie (Abb. 43) ist selten.

Nach der Gravidität gehen die Dinge gewöhnlich zurück. Bei einer unserer Wöchnerinnen führte das Knochenwachstum insbesondere der massive Unterkiefer zu stark männlichem Aussehen, das nach 3 Jahren ganz geschwunden war (Abb. 44). Die Ursache liegt wohl in Veränderungen der Hypophyse, auf die wir noch zurückkommen (S. 332).

Was in der Regel am meisten in die Augen springt, ist die nicht selten auffallende Zunahme des Körpergewichts. Sie beträgt etwa $1/5$ des gesamten bisherigen Gewichtes. Da dieses natürlich lange nicht alles durch die Leibesfrucht und die Plazenta bedingt sein kann, muß man annehmen, daß die Gravida auch ihren eigenen Körperbestand vermehrt. In der Tat führt die Schwangerschaft zu einer intensiven Steigerung aller Lebensvorgänge, die oft in die spätere Zeit hinein nachwirken, indem viele Frauen von der Niederkunft an schwerer und voller bleiben. Manches zarte Persönchen entwickelt sich bekanntlich durch die Schwangerschaft zur stattlichen Frau, blüht auf und erreicht erst durch diese „zweite Blüte" die volle Weiblichkeit.

An dem Breiterwerden der Hüften ist natürlich der vermehrte Fettansatz zum großen Teil schuld; aber auch die Beckenknochen selbst wachsen in die Breite, zum mindesten werden die Gelenkbänder nachgiebiger, so daß der Beckenring weiter und der Beckenumfang größer werden kann, wie Pretzsch seinerzeit an der Ahlfeldschen Klinik feststellen konnte.

Änderungen im Zusammenhang mit den Geschlechtsphasen. 327

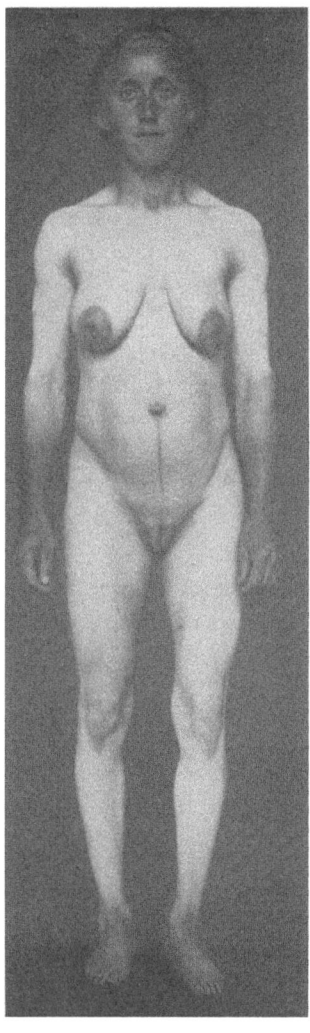 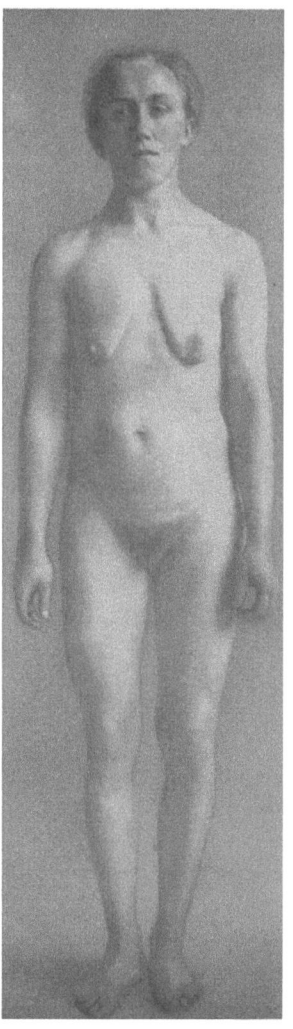

Abb. 44a. 20jährige Wöchnerin, Vermännlichung im Aussehen infolge Akromegalie, Vergröberung des Gesichtes. Derber Unterkiefer, breite Schulter, dicke Hände.

Abb. 44b. Dieselbe Frau (wie Abb. 44a) 3 Jahre später im nichtpuerperalen Zustand.

2. Organveränderungen.

Die Bauchhöhle, die an sich schon ein anderes Verhalten zeigt als beim Mann, erfährt in der Schwangerschaft eine enorme Erweiterung. Diese beträgt 70% ihres Volumens, während die Abnahme im Wochenbett nur bis 52% geht (v. Rosthorn). Die Raumzunahme kommt anschaulich zum Ausdruck in einer bildlichen Darstellung Sellheims (Abb. 45 u. 46). Die unteren zwei Drittel des Bauchraumes werden, wie ein Schnitt durch den liegenden Frauenkörper zeigt, ausgeräumt; das obere Drittel wird noch gehörig gedehnt und brustwärts verlagert (weißes Feld als Gegensatz zu dem grauen). Unter der Geburt wird der vom Ei in Anspruch genommene Raum von oben nach unten und auswärts verschoben (weißer Ansatz von unten und vorn). Auf diesen wirklichen Anspruch an Raum ist der weibliche Organismus auch durch ein leichter ansprechbares Tonusspiel der Bauchwand in eigentümlicher Weise gerüstet. Wir haben also geradezu eine ganze Reihe räumlicher Ergänzungsmöglichkeiten für die Zwecke der Fortpflanzung.

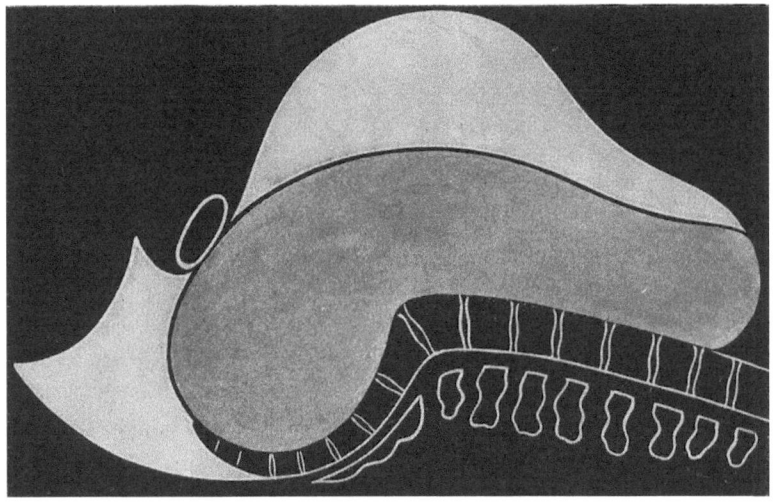

Abb. 45. Aufeinanderprojektion mit Raumvermehrung in der Schwangerschaft, Raumverschiebung unter der Geburt und Raumverminderung im Wochenbett.

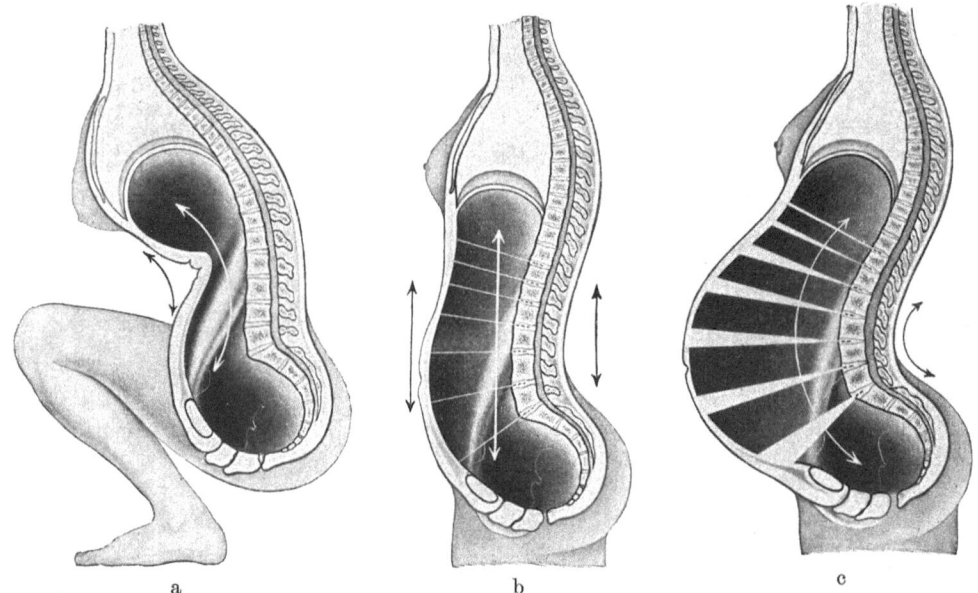

Abb. 46. Weitere Vereinfachung der Bauchform der Frau durch die Entfaltung in der Schwangerschaft (c) im Gegensatz zum nichtentfalteten nichtschwangeren Zustande (b) oder gar im Gegensatz zum zusammengefalteten Zustand in Hockstellung (a).

(Nach Sellheim: Zeitschr. f. Geburtsh. u. Gynäkol. Bd. 80.)

Auch das Herz zeigt eine Schwangerschaftsreaktion und erfährt eine Vergrößerung, die beim Manne nirgends ein Analogon hat. Wir verdanken auch diese Kenntnisse, wie so sehr vieles auf dem Gebiete der Konstitution, Sellheim.

Bis zum 20. Jahr ist, wie wir schon hörten (S. 306), das Herzwachstum bei beiden Geschlechtern ungefähr gleich. Von da an wächst das männliche Herz gleichmäßig etwa bis zum 70. Jahre weiter, um danach der Atrophie zu verfallen. Im Gegensatz zur männlichen Kurve zeigt das weibliche Herzwachstum ganz deutlich vom 20. bis zum 40. Jahr ein Sistieren. Nach dem 40. Jahre wächst es in gleicher Weise wie das männliche Herz weiter, um dann auch mit dem 70. Jahr an Gewicht abzunehmen (Abb. 47). Auch beim Vergleiche des auf das Körpergewicht bezogenen sog. proportionalen Herzgewichts (Herzgewicht : Körpergewicht) ergibt sich für die Zeit vom 20. bis 40. Lebensjahre ein auffallendes Zurückbleiben des weiblichen Herzgewichtes.

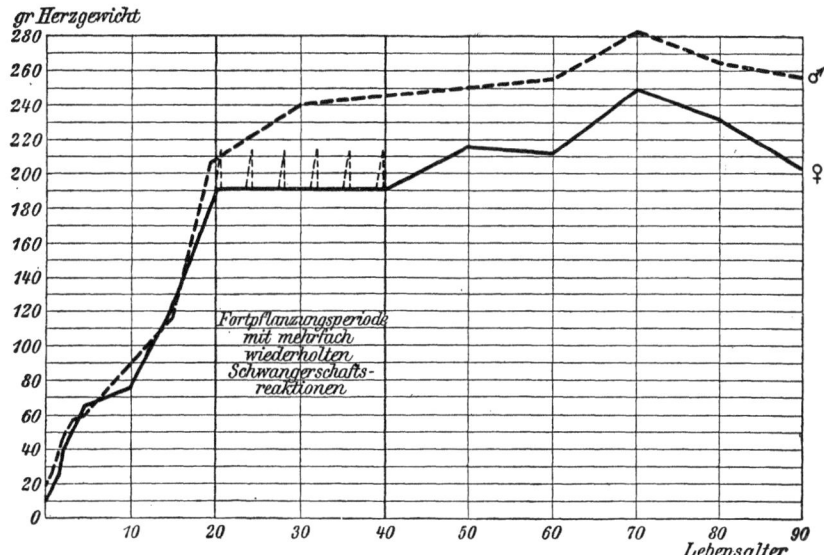

Abb. 47. Herzgewicht von Mann und Frau in der Schwangerschaft.
(Nach Sellheim: Geheimnis des Ewig-Weiblichen. 2. Aufl.)

„In diese, vom 20. bis 40. Jahre sich erstreckende Fortpflanzungsperiode, in welcher sich das weibliche Herz von dem männlichen durch das Stehenbleiben auf der, mit der Ausreifung des Körpers erreichten Stufe so auffallend zurückhält, fallen hauptsächlich die Schwangerschaften, Geburten, Wochenbetten und Stillzeiten. Das sind aber alles Vorgänge, welche in hohem Grade durch vermehrte Muskelanstrengung, vermehrte Wärmebildung, vermehrten Stoffwechsel usw. gesteigerte Anforderungen an das Herz stellen: Mehrleistungen, auf welche ein über eine normale Reaktionsfähigkeit verfügender Organismus, — wie wir beim gesunden Menschen anzunehmen durch Beispiele aus der Tierwelt bestärkt wurden — regelmäßig mit einer Massenzunahme des Herzens zu reagieren pflegt" (Sellheim).

Die durch puerperale Mehrbelastung bedingte Massenzunahme des weiblichen Herzens ist um so deutlicher, in je jüngeren Jahren eine ausgereifte Frau Mutter wird. Eine von Sellheim nach Dreysels Zahlen des absoluten Herzgewichtes angefertigte Kurve zeigt, daß Schwangere von 16. bis 20. Jahr das größte Herzgewicht aufweisen und von da das Herz sich in der Schwangerschaft immer weniger vergrößert, je mehr fortgeschrittenes Lebensalter und Gravidität zusammenfallen (Abb. 48). Das Verhältnis wird noch deutlicher, wenn man das proportionale Herzgewicht von Schwangeren mit dem proportionalen Herzgewicht von Nichtschwangeren in den einzelnen Jahresklassen vergleicht. Der Unterschied zwischen Herzgewicht der Schwangeren und Nichtschwangeren ist als Beweis für die stärkere Reaktion durch Massenzunahme um die 20er Jahre sehr groß; um die 40er Jahre verschwindet er, wie aus dem Zusammenlaufen der Kurven der Herzgewichte Schwangerer und Nichtschwangerer zu ersehen ist (Abb. 49).

Der physiologische Zuwachs an Herzgewicht in der Schwangerschaft wird von W. Müller und Dreysel ziemlich übereinstimmend im Durchschnitt auf 25 g geschätzt. Daß es sich dabei um einen mit der Gravidität ursächlich zusammenhängenden Vorgang handelt, wird dadurch erhärtet, daß der Zunahme in der Schwangerschaft eine entsprechende Abnahme im Wochenbett auf dem Fuße folgt. Wie eine nach einer Tabelle Dreysels von Sellheim

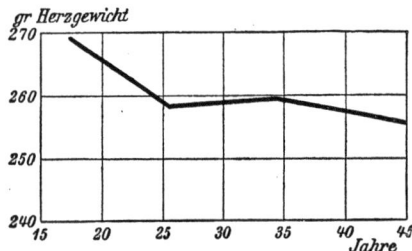
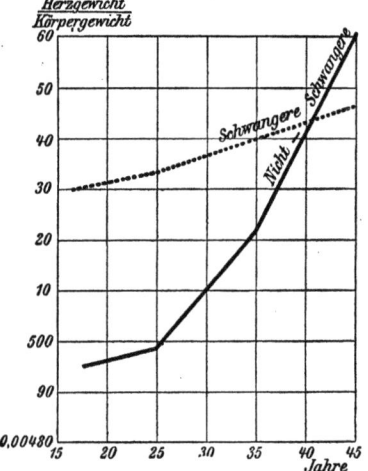

Abb. 48. Herzgewicht der Schwangeren und Lebensalter.

Abb. 49. Unterschied zwischen dem Herzgewicht der Schwangeren und Nichtschwangeren.

(Nach Sellheim: Geheimnis des Ewig-Weiblichen. 2. Aufl.)

gefertigte Kurve (Abb. 50) erkennen läßt, nimmt das absolute Herzgewicht in der Schwangerschaft ganz allmählich zu, erreicht unter der Geburt seinen Höhepunkt und fällt dann im Laufe der ersten bis fünften Woche des Wochenbettes steil ab.

Neben der Massenzunahme äußert sich die Schwangerschaftsreaktion des Herzens auch im Verhalten des Pulses. Bei genauerem Zusehen hat sich nämlich gezeigt, daß die physiologische Pulsverlangsamung nicht erst im Wochenbett, sondern schon in der Gravidität auftritt.

Um den Grad der Massenzunahme des Herzens während der ganzen Fortpflanzungsepoche darzustellen, hat Sellheim die in den verschiedenen Schwangerschaften sich mehr oder weniger wiederholenden Gewichtszunahmen des Herzens als entsprechend steile Zacken dem Plateau der weiblichen Herzwachstumskurve in der Blüte der Jahre aufgesetzt (Abb. 47). Für sechs Schwangerschaften in der Zeit vom 20. bis 40. Lebensjahr berechnet, müßte die Summe der verschiedenen Herzzunahmen und Abnahmen die ungeheure Höhe von etwa 150 g zusammen ausmachen, also etwa drei Viertel des normalen Herzgewichtes und das Fünffache des Betrages, um welchen das Wachstum des weiblichen Herzens hinter dem des männlichen in der Fortpflanzungsepoche eingehalten erscheint. Solche enorme und mehrfach wiederholte Größenschwankungen sind nur durch die Verteilung auf einen so langen

Zeitraum wie zwei Dezennien möglich, dürften aber auch dann noch als eine ganz respektable Leistung des weiblichen Herzens anzusehen sein.

Das physiologische Verhalten des Herzens ist geeignet, manche Erscheinungen der Pathologie zu erklären. „Beim Zusammentreffen von Herzkrankheit und Belastung mit Fortpflanzungsaufgaben spielt nach unseren Beobachtungen das Lebensalter eine Rolle. Die Prognose zeigt sich um so ungünstiger in je späterem Lebensalter Herzkranken die Fortpflanzungsanstrengung zugemutet wird (Abb. 51). Das mag seinen Grund zum Teil darin haben, daß die normale Anpassungsfähigkeit des weiblichen Herzens in Sachen der Fortpflanzung von der Jugend her, etwa vom 20. Jahre an bis zum 40. Jahre hin, immer mehr schwindet. Außer dem angenommenen physiologischen Momente spielt der Grad

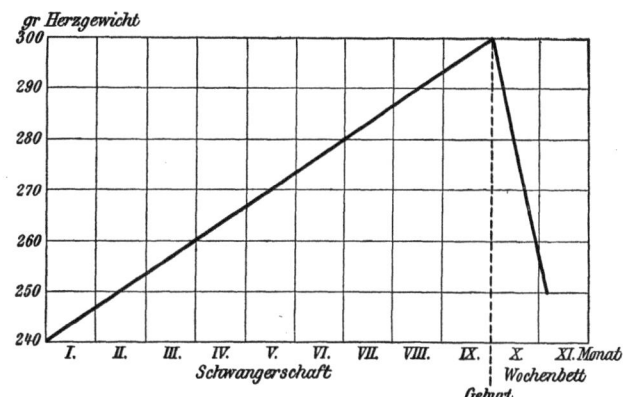

Abb. 50. Unterschied des Herzgewichtes in der Schwangerschaft und im Wochenbett.
(Nach Sellheim: Geheimnis des Ewig-Weiblichen. 2. Aufl.)

der Abnutzung durch die Anstrengung des Lebens, des Berufes, durch Gifte und Krankheiten, sowie bereits absolvierte Geburten und Wochenbetten, insbesondere wenn mit septischen Erkrankungen kompliziert, eine Rolle" (Sellheim).

Herzkranke Frauen, welche die Schwangerschaft und damit die natürliche Anpassungsfähigkeit des Herzens an die Mehrleistung gut ertragen, haben eine gewisse Anwartschaft, auch den Anstrengungen der Geburt gewachsen zu sein.

Von den Schwangerschaftsveränderungen des Blutes sei nur das wichtigste angedeutet. Eine alte und immer neue Frage ist die, ob die Blutmenge vermehrt ist. Nach früheren Anschauungen (Spiegelberg u. a.) besteht am Ende der Schwangerschaft eine Vermehrung um nahezu ein Viertel. Später wurde diese Blutvermehrung bestritten,

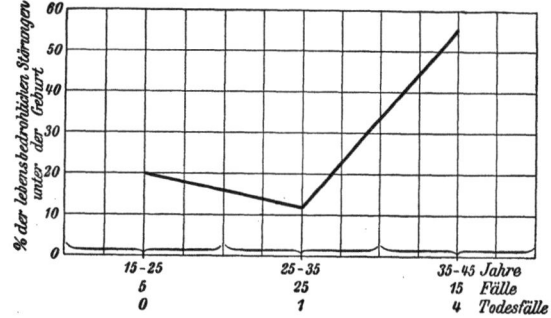

Abb. 51. Geburtsgefahren bei Herzkranken, je nach Lebensalter.
(Nach Sellheim: Geheimnis vom Ewig-Weiblichen.)

bis sie ganz neuerdings wieder angenommen wird (Kaboth, Böhnen und Borrmann). Allerdings beträgt darnach die Vermehrung nur etwa 300—450 g und ist teilweise durch den Gewebezuwachs bedingt.

In dieser Vermehrung der Blutmenge hat man zum Teil die Ursache der Varizenbildung in der Schwangerschaft und der Toleranz gegen Blutverluste sub partu erblickt.

Daß eine Vermehrung der Blutmenge vorliegen kann, läßt sich — wie (S. 308) schon erwähnt — gelegentlich am Verhalten von Frauen mit sehr starken Varizen im Gebiet der unteren Extremitäten gegen schwere Blutverluste erkennen. Man kann gelegentlich beobachten, daß solche Frauen von sonst lebensbedrohlichen Blutverlusten auffallend wenig Schaden nehmen und kaum ihr Aussehen und den Puls verändern, jedenfalls sich sehr rasch wieder erholen. Zur Erklärung muß man annehmen, daß das in den Varizen befindliche Blut quasi in Reserve war und nach dem Blutverlust in Funktion trat.

Berichtet wird auch, daß eine Volumzunahme der roten Blutkörperchen in der Schwangerschaft vorkommt (Cohnstein, Lebedeff, Payer, Aschner). Bekannt geworden ist neuerdings auch die Vermehrung der Senkungsgeschwindigkeit, auf die man die Schwangerschaftsdiagnose aufzubauen versuchte (Linzenmeier). Die Verminderung der Resistenzfähigkeit der Erythrozyten dient vermutlich der Erleichterung des Fruchtaufbaues. Klinisch wichtiger als diese Dinge sind die Lipoidämie der Schwangeren und die Übersäuerung des Blutes, sowie die Neigung zu Kapillarspasmen (Hinselmann). Die Lipoidämie soll die leichte Narkotisierbarkeit der Gebärenden verursachen, Übersäuerung des Blutes und Kapillarspasmen werden neben anderen Faktoren für die Eklampsieentstehung, die Neigung zu Ödembildungen und für die Ödembereitschaft in der Schwangerschaft angeschuldigt.

3. Innersekretorisches System.

Über das Verhalten der innersekretorischen Drüsen in der Schwangerschaft sei zunächst auf die Thyreoidea hingewiesen, deren Vergrößerung allgemein bekannt ist. Die Vergrößerung trifft in 65 bis 90 % der Fälle während der Schwangerschaft ein, kann also als physiologisch angesprochen werden und bildet sich in der Mehrzahl während des Wochenbettes wieder zurück (Seitz).

Die Ursache hat man in einer Hypovarie während der Gravidität erblicken wollen und auf den Antagonismus zwischen Keimdrüse und Thyreoidea — Hypothyreoidismus hemmt, Hypovarie fördert das Knochenwachstum — hingewiesen (Peritz). Indes ist das alles fraglich und manche andere Beobachtung spricht gegen den genannten Antagonismus.

Der Zweck der Schilddrüsenvergrößerung besteht jedenfalls in der Beförderung der Entgiftung des Körpers, in Unterstützung des Kalkstoffwechsels usw. Wie weit eine mangelhafte Schilddrüsenfunktion infolge von Stoffwechselstörungen mit dem intrauterinen Fruchttod in Zusammenhang steht, verdient nach unseren Erfahrungen künftig besondere Beachtung. Bekannt ist, daß in der Schwangerschaft thyreotoxische Symptome nicht selten sind und ein Basedow sich zu verschlimmern pflegt.

„Eine gewisse Analogie zur Schilddrüse zeigt die Hypophyse, hauptsächlich in ihrer Beteiligung an den Graviditätsveränderungen. Vergleicht man die Gewichte männlicher und weiblicher Hypophysen, so ergibt sich im Mittel ein Gewichtsunterschied von ungefähr 6,5 cg; die weibliche Hypophyse wiegt durchschnittlich 73,1, die männliche 66,7 cg (Caselli). Dieser Gewichtsunterschied dürfte aber nicht den tatsächlichen primären Geschlechtsunterschied, sondern eine nach Schwangerschaften zurückbleibende Massenzunahme dieses Organs wiedergeben. Erdheims und Stummes Untersuchungen zeigen nämlich, daß im Durchschnitt die Hypophysen von nulliparen Frauen in den einzelnen Altersstufen ziemlich genau übereinstimmen, daß aber die Hypophysen von Frauen, die auch vor langer Zeit geboren hatten, im Durchschnitt schwerer sind als die des Mannes: Durchschnittsgewicht der Hypophyse beim Mann 61 cg; bei der Frau, die nie gravid war 61,1 cg; bei der Frau, die Schwangerschaften durchgemacht hatte, 71,6 cg. Am normalen Schwangerschaftsende erreicht die Hypophyse ein Gewicht von 106 bis maximum 165 cg, geht im Puerperium wieder zurück, ohne aber ihr Anfangsgewicht je wieder zu erreichen" (Bucura).

Zur Schwangerschaftsvergrößerung gesellt sich eine Veränderung des histologischen Bildes, aus dem sich sogar die Schwangerschaftsdiagnose machen läßt (Seitz); die Hauptzellen wandeln sich dabei zu sog. Schwangerschaftszellen um, bilden sich aber nach der Gravidität wiederum zu Hauptzellen zurück (Kolde).

Sternberg hat die in der Gravidität erfolgende Umstimmung des endokrinen Apparates anschaulich zusammengefaßt: „In den geschlossenen Kreis endokriner Korrelation treten vom ersten Moment der Gravidität zwei neue Faktoren, Plazenta und Corpus luteum verum; gleichzeitig beginnt eine Verschiebung der Wechselwirkung der endokrinen Drüsen aufeinander. Die einen werden tätiger (Nebennierenrinde, Schilddrüse, Hypophyse), die anderen fallen aus, oder werden abgeschwächt (Geschlechtsdrüsen, Pankreas). Diese konstitutive Umstimmung verläuft planmäßig und teilt die Gravidität in bestimmte Perioden, entsprechend der Prävalenz dieser oder jener endokrinen Drüsen". Die oben besprochenen Veränderungen der Pigmentation, der Hautbeschaffenheit, der Fettablagerung und des Knochenwachstums in der Schwangerschaft hängen damit zusammen.

4. Biologisches Verhalten.

Die biologische Umstimmung des Körpers in der Schwangerschaft wurde von Hofbauer, Frey, Klaften u.a. beschrieben; auf diese Abhandlungen sei verwiesen. Einiges, was hierher gehört, wurde auch im Vorstehenden schon berührt, so das Verhalten der Schwangeren gegen Narkose, sowie die Veränderungen des Blutes, usw.

Die mit der Schwangerschaft verbundene Disposition zu einer Reihe von internen Erkrankungen, z. B. Gallensteinen, und vielen anderen gehört streng genommen nicht zu unserem Thema und soll übergangen werden. Die Beziehungen der Gravidität zu Tuberkulose, Grippe, Streptokokkeninfektionen und Infektionskrankheiten überhaupt sind ein Spezialfall des Kapitels „Person und Infekt" und finden später (S. 695) unter dem Titel „Schwangerschaft und Infekt" Erwähnung. Hier sei nur betont, daß manche dieser Beziehungen auf eine Umstimmung des Organismus in der Schwangerschaft hinweisen.

Auch von der Pyelitis gravidarum werden wir sehen (S. 559), daß die in der Schwangerschaft liegende Disposition auf eine Umstimmung des Organismus hinausläuft, und daß die früher angenommene rein mechanische Disposition durch Ureterkompression nicht ausreicht.

Eine wichtige Umstimmung infolge der Gravidität ist die Gewebehyperämie, die man zuweilen der Wundheilung dienlich machen kann. Wenn man sich aber auch zur Vornahme von plastischen Operationen am Damm in der Schwangerschaft (Stöckel) schon wegen der Abortgefahr nicht gerne entschliessen wird, so kann man doch bei Operationen von Bauchbrüchen mit Rektusdiastasen nicht allzulange post partum von dem vorausgegangenen „Lebendigwerden" der Bauchdecken, der größeren Nachgiebigkeit und Entfaltbarkeit der einzelnen Schichten einen großen Gewinn haben.

Intraperitonealen Adhaesionen und Ausschwitzungen gegenüber scheint in der Schwangerschaft eine erhöhte Resorptionsfähigkeit zu bestehen, wie unsere Erfahrungen bei Relaparotomien zeigten.

Bekanntlich nahmen schon die alten Chirurgen bei Knochenbrüchen in der Schwangerschaft eine Verzögerung der Heilung an. Auch neuere Anschauungen (Reifferscheid, Zentralbl. f. Gynäkol.. 1906, Nr. 12; Hartmann, Zentralbl. f. Gynäkol. 1907, Nr. 21) gehen dahin. Den Grund erblickt man in mangelhafter Kallusbildung, da die Leibesfrucht die Kalksalze für sich in Anspruch nimmt. Aber wenn die Schwangerschaft eine Verjüngung des Organismus bedeutet, und wenn sie allgemein mit einem vermehrten Wachstumstrieb einhergeht, dann sollte man eigentlich etwas anderes erwarten. In der Tat fand ich an tierexperimentellen Versuchen während der Schwangerschaft eine bessere Knochenheilung.

Eine praktisch sehr wichtige Frage ist die Beziehung der Schwangerschaft zum Karzinom. Im Gegensatz zur früheren Auffassung nehmen wir heute eher eine vermehrte Schutzwirkung gegen das Karzinom an, worauf wir später noch im Kapitel „Konstitution und Karzinom" zurückkommen (A. Mayer, Weibel, Peller, Schweitzer, Fellner).

d) Laktation.

Eine speziell weibliche Funktion ist die Laktation. Das spezifisch Weibliche zeigt sich darin, daß eine richtige Laktation nur bei Vorhandensein einer Plazenta (Halban, Basch, A. Mayer) und nach einer Geburt auftritt. Über die Ursachen dieses Vorganges verweisen wir auf die Ausführungen von Pfaundler und v. Jaschke, der auf diesem Gebiet besonders erfahrenen Autoren.

Gegen das spezifisch Weibliche der Laktation hat man manches eingewendet, aber die Einwände lassen sich leicht widerlegen. Die auch bei Virgines gelegentlich zu beobachtende Sekretion der Mamma erreicht gewöhnlich nur einzelne Tropfen, aber nie einen Milchstrom. Durch den Saugreiz (Sellheim) läßt sich die Ergiebigkeit der Brust gewiß steigern, aber nicht an und für sich hervorrufen. Die Auslösung der Sekretion ist daher an Schwangerschaft und Geburt gebunden.

Man hat auch betont, daß bei manchen Volksstämmen die Männer stillen (Ploß-Bartels); aber, wenn die Berichte stimmen, dann kann es sich höchstens nur um seltene Ausnahmen handeln, bei denen zudem nicht feststeht, ob es sich nicht um Mannweiber gehandelt hat. Führende Gynäkologen der Gegenwart haben gemeint, das bischen Stillen kann der Mann zur Not auch noch vollbringen. Man hat aber nichts davon gehört, daß die Tat der kühnen Hoffnung entsprochen hätte.

Kurz, die Laktation ist eine nur dem Weibe eigene Eigenschaft. Das Stillen stellt eine nur der Frau mögliche Form der körperlichen und seelischen Verbindung mit dem Kinde dar. In der Befriedigung über das Stillen hat das Weib einen ihm eigenen Genuß und erreicht dabei die höchste Höhe der Mütterlichkeit, deretwegen die Frau zu allen Zeiten besonders verehrt und hochgeschätzt wurde.

Ein bekannter Umschwung des weiblichen Organismus ist der oft sehr auffallende Fettansatz der Stillenden, worauf wir später (S. 447) nochmals zurückkommen. Wenn auch vieles davon nach dem Abstillen wieder abgegeben wird, so bleibt doch nicht selten manches als dauernder Besitz. In Folge davon können ursprünglich recht schmächtige Mädchen recht ansehnliche Frauen werden, als ob sie mit Schwangerschaft und Stillen einen zweiten Wachstumsantrieb erlebt hätten. Es hat daher etwas Tatsächliches für sich, wenn der Volksmund davon spricht, daß manche Mutter ihre Schönheit ihren Kindern verdankt.

Änderungen im Zusammenhang mit den Geschlechtsphasen.

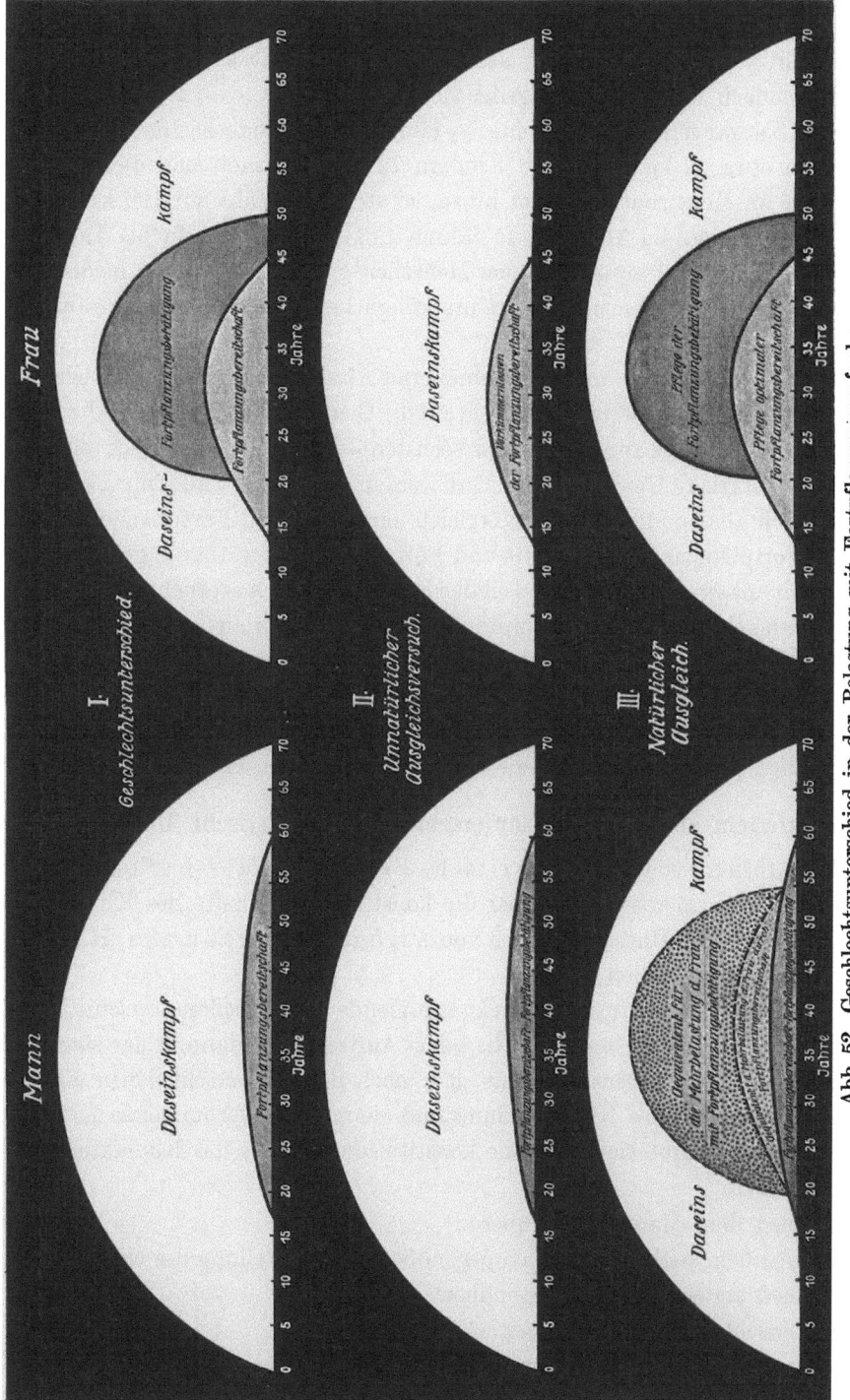

Abb. 52. Geschlechtsunterschied in der Belastung mit Fortpflanzungsaufgaben. (Nach Sellheim: Geheimnis vom Ewig-Weiblichen. 2. Aufl.)

Durch die auf Menstruation, Geburt und Laktation verwendete Arbeitsleistung unterscheidet sich die Frau abermals im höchsten Maße vom Manne. Wie wir oben (S. 319) hörten, bringt die Frau durch den Ersatz des Menstruationsblutes während der Geschlechtsblüte nicht weniger als 50 kg auf, also etwa ebensoviel, als sie mit 20 Jahren wiegt; sie verdoppelt demnach dadurch ihr Eigengewicht.

Durch eine Schwangerschaft und eine $^3/_4$-jährige Stillperiode leistet die Frau einen Körperansatz von etwa 12 kg und bei 6 Kindern 72 kg. Rechnet man die dazwischenliegenden Verluste an Menstruationssekret hinzu, so steigt die Zahl auf 100 kg. Darnach hat eine Frau mit 6 Kindern im Alter von 45 Jahren ihr Gewicht verdreifacht. Die Matrone hat, bildlich gesprochen, drei ausgewachsene Menschen gebildet, dabei die beiden letzten ungefähr in demselben Wachstumstempo des ursprünglichen Eigenwachstums während der Kinderjahre (Sellheim).

Der Mann hat dem nichts, auch nur annähernd Ähnliches, gegenüberzustellen. Um einen Vergleichswert zu haben, weist Sellheim auf die Geweihbildung beim Wild hin. Vom Reh ist bekannt, daß etwa bis zum vierten bis sechsten Jahre und beim Hirsch bis zum 12. bis 15. Jahr immer stärkere Geweihe produziert werden, um von da ab „zurückzusetzen". Dieses ist aber auch alles und nichts im Vergleich zur weiblichen Fortpflanzungsleistung.

Die durch Fortpflanzungsbereitschaft und Fortpflanzungsbetätigung geleistete innere Arbeit der Frau nimmt einen erheblichen Teil der Frauenkraft in Anspruch, der dem Kampf ums Dasein verloren gehen muß. Der Kampf ums Dasein ist daher aus natürlichen Ursachen weniger Sache der Frau als vielmehr Sache des Mannes. Zum gerechten Ausgleich fällt auf den Mann eine „Zubußeverpflichtung" (Sellheim), die er in der Ehe ohne weiteres durch Sorge um Frau und Kind übernimmt, die aber auch außer der Ehe der Frau zuteil werden sollte. Eine sehr sinnfällige Veranschaulichung dieser Dinge verdanken wir Sellheim (Abb. 52).

e) Klimakterium als Geschlechtsunterschied. Klimakterische Umstellung.

Trotz der Arbeiten von Bröse, Fritsch, Schickele, Mossbacher, Pankow, v. Jaschke, Wiesel u. a. wissen wir über die konstitutionelle Seite des Klimakteriums nicht sehr viel. Die neueren Untersuchungen von Aschner, E. Straßmann, Hofstätter u. a. sind daher sehr zu begrüßen.

Der im Klimakterium zum Ausdruck kommende Geschlechtsunterschied ist ein doppelter und besteht einmal in der Tatsache seines Auftretens, sodann in der eigenartigen Umstellung des weiblichen Lebens. Nimmt man noch die bei verschiedenen Frauen so verschiedenen Verlaufsarten des Klimakteriums und die mit ihm verbundenen Krankheitsdispositionen hinzu, so ergibt sich, daß die konstitutionelle Seite des Klimakteriums auf vier Punkten beruht:

1. Unterschied dem Manne gegenüber.
2. Unterschied dem seitherigen Leben gegenüber mit Umstellung des eigenen Lebens.
3. Unterschied anderen Frauen gegenüber.
4. Klimakterische Krankheitsdisposition.

Die beiden ersten Punkte gehören zu den physiologischen, geschlechtsgebundenen Unterschieden zwischen Mann und Frau und sollen hier näher besprochen werden. Die beiden letzten Punkte beruhen auf Konstitutionsunterschieden der Frauen unter sich und **werden im pathologischen Teil abgehandelt.**

Wohl reden manche Autoren wie Church, Holländer, K. Mendel, Wenkebach, auch vom Klimakterium des Mannes, aber keinesfalls findet im Leben des Mannes eine so entschiedene und zeitlich so scharf begrenzte Umstellung des Körpers statt, wie sie das Klimakterium für die Frau darstellt. Das Klimakterium ist daher eine typisch weibliche Erscheinung, durch die sich das Weib somatisch und psychisch in hohem Maße vom Manne unterscheidet.

Außer diesem prinzipiellen Geschlechtsunterschied bedeutet aber das Klimakterium auch in dem seitherigen Leben des Weibes selbst einen entscheidenden Wendepunkt in körperlicher und seelischer Hinsicht. Dieser teilt das weibliche Leben in zwei große Abschnitte: „Aufstieg" und „Abstieg" und hat seinen Namen „Wechseljahre" mit Recht verdient. Die Umstimmung ist zum großen Teil dauernd, oder hält wenigstens lange Zeit an.

Die Zeichen dieser körperlichen und seelischen Umstellung sind unendlich verschieden; sie alle aufzuzählen, gehört an dieser Stelle nicht zu unserer Aufgabe. Das wichtigste in körperlicher Hinsicht ist: Wegfall der Menstruation, Verlust der Fortpflanzungsfähigkeit, Änderung des Sexualverhaltens, Zunahme der Körperfülle mit Fettansatz und Breitenwachstum, zuweilen auch Vermännlichung im Aussehen (Bartbildung, Vergröberung der Gesichtszüge), Blutdrucksteigerung, Störungen des subjektiven Befindens, Zirkulationsstörungen, Wallungen, fliegende Hitzen, die als „Ausfallserscheinungen" bekannt sind.

Der mit dem Klimakterium verbundenen Änderung der Vita sexualis ist beim Mann nichts Gleichwertiges gegenüberzustellen. Bei ihm bleiben Sexualtrieb und Fortpflanzungsfähigkeit bis ins hohe Alter hinein erhalten, wenn sie auch an Intensität abnehmen.

An Körpergewicht, Umfang und Breitenwachstum zeigt auch der Mann mit fortschreitendem Alter eine Zunahme, aber der Umschwung erfolgt gewöhnlich allmählich und oft auch nicht in so hohem Maße. Der Unterschied gegen früher tritt darum bei ihm nicht so scharf heraus wie beim Weib, wo die auffallende Massenzunahme zur Bezeichnung des „Altweiberspecks" geführt hat.

Die Ursache des Fettansatzes hängt wohl mit dem Wegfall der Keimdrüsenfunktion zusammen, wenn auch nach manchen Literaturangaben (Bucura) von den Kastrierten nur 30—33 % fettsüchtig werden. Aschner möchte auch den Wegfall der Menstruationsblutung an sich anschuldigen. Die dadurch gesparte Blutmenge soll als verfügbares Bildungsmaterial direkt zur vermehrten Fettentwicklung (oder auch zur Bartbildung, auf die wir noch zu sprechen kommen), verwendet werden. Der allgemeinen Auffassung entspricht das nicht. Man darf nämlich nicht vergessen, daß wahrscheinlich im Gegensatz zu früher die Blutbildung mit dem fortschreitenden Alter abnimmt, und daß es darum gar nicht zur Ansammlung einer abnormen Blutmenge im Körper kommt.

Eher können Verbesserungen der wirtschaftlichen Lage, eine mit dem fortschreitenden Alter ruhiger werdende Lebensweise, Wegfall von Sorgen um Kinder usw., an der Gewichtszunahme schuld sein und zu einer Art „Faulheitsfettsucht" (v. Noorden) führen. Jedenfalls aber spielt diese exogene, konditionelle Ursache des klimakterischen Fettansatzes den endogenen, konstitutionellen Momenten gegenüber eine nebensächliche Rolle, da Fettansatz oft genug auch eintritt unter schlechteren äußeren Umständen.

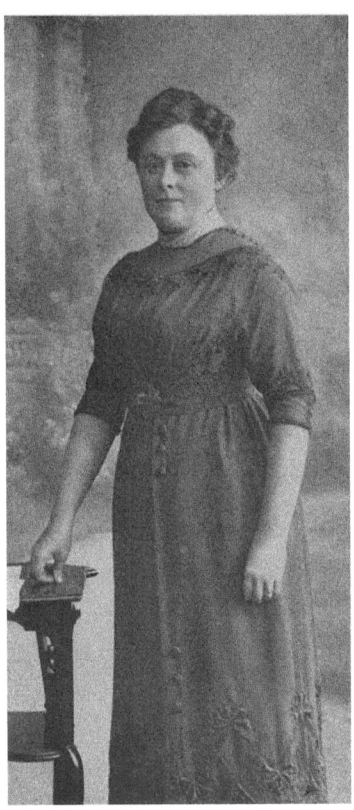 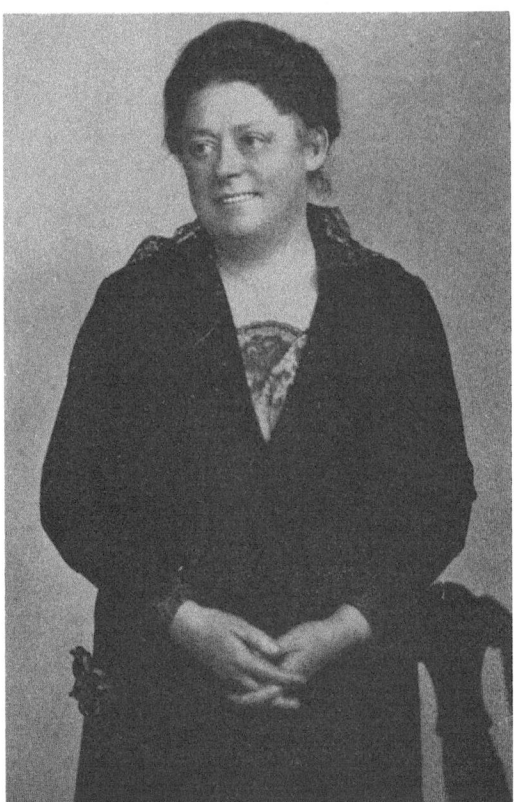

Abb. 53. 36jährige völlig weibliche Person; Menarche mit 13 Jahren; Heirat mit 28 Jahren; zwei normale Geburten und ein Abort. Mit 43 Jahren Aufhören der Periode. Die Frau glaubte sich im Wechsel.

Abb. 54. Dieselbe Frau wie Abb. 53, ein Jahr nach Entfernung des Uterusmyoms zusammen mit den Ovarien und nach Transplantation eines Eierstockes einer jungen Myomkranken.

(Nach Sellheim: Zeitschr. f. mikrosk. anat. Forschung. Bd. 3.)

Die Vermännlichung ist an und für sich nicht sehr häufig und bleibt meist beschränkt auf mehr oder weniger deutliche Bartbildung und Vergröberung der Gesichtszüge, Dinge, die bei mangelnder Aufmerksamkeit oft übersehen werden. Halban hat neuerdings mehrere Fälle aus der Literatur zusammengestellt. Einen ganz ungewöhnlich starken Grad von Vermännlichung hat Sellheim beschrieben. Die 47jährige Frau hatte zwei normale Geburten und eine Fehlgeburt durchgemacht. Seit Ausbleiben der Periode mit 43 Jahren trat eine starke Vermännlichung der bis dahin durchaus weiblichen Person auf, vor allem starker Bartwuchs und Zunahme der Körperbehaarung (Abb. 55). Nach operativer Entfernung einer histologisch unklaren Eierstocksgeschwulst mit einem Uterusmyom und nach Implantation eines anderen Eierstockes kam es wieder zur Verweiblichung (Abb. 53—55). Auch Bingel sah Ähnliches nach Entfernung eines Luteinzellentumors.

Die Erklärung dieser Umstellung im Klimakterium wird auf verschiedene Weise versucht. Gewöhnlich beruft man sich auf die Herbstsche Theorie und sagt, die ursprüngliche Anlage ist bisexuell, die Keimdrüse fördert die Entwicklung der homologen sekundären Geschlechtscharaktere und hemmt die heterologen. Mit dem Sistieren der Ovarialfunktion im Klimakterium fällt die Hemmung der heterologen Geschlechtsmerkmale weg und diese treten jetzt in Erscheinung.

Halban bekämpft, wie schon (S. 316) erwähnt, diese Herbstsche Theorie seit langem und anerkennt nur einen „protektiven" aber keinen formativen Einfluß der Keimdrüse. Nach seiner Ansicht „ist beim Embryo im Momente der Befruchtung nicht nur die Keimdrüse bereits im männlichen oder weiblichen Sinne festgelegt, sondern auch alle primären und sekundären Sexualcharaktere eines Individuums sind bereits in diesem Stadium männlich oder weiblich determiniert, so daß das Geschlecht eines Individuums und jedes seiner Organe, ja jeder Zelle männlich oder weiblich angelegt ist. Im weiteren Verlaufe entwickelt sich das, was in der Anlage vorhanden ist". Mit der Annahme, daß der Altweiberbart infolge Ausfalles der Eierstocksfunktion oder durch Materialersparnis infolge Amenorrhoe (S. 325) entsteht, sollte daher seiner Ansicht nach aufgeräumt werden. Der Bart entsteht, wie er glaubt, nur bei solchen Frauen, bei welchen eine Anlage dafür vorhanden ist. Darum kann man ihn auch bei verschiedenen Generationen: Großmutter, Mutter und Tochter finden. Daß er erst im

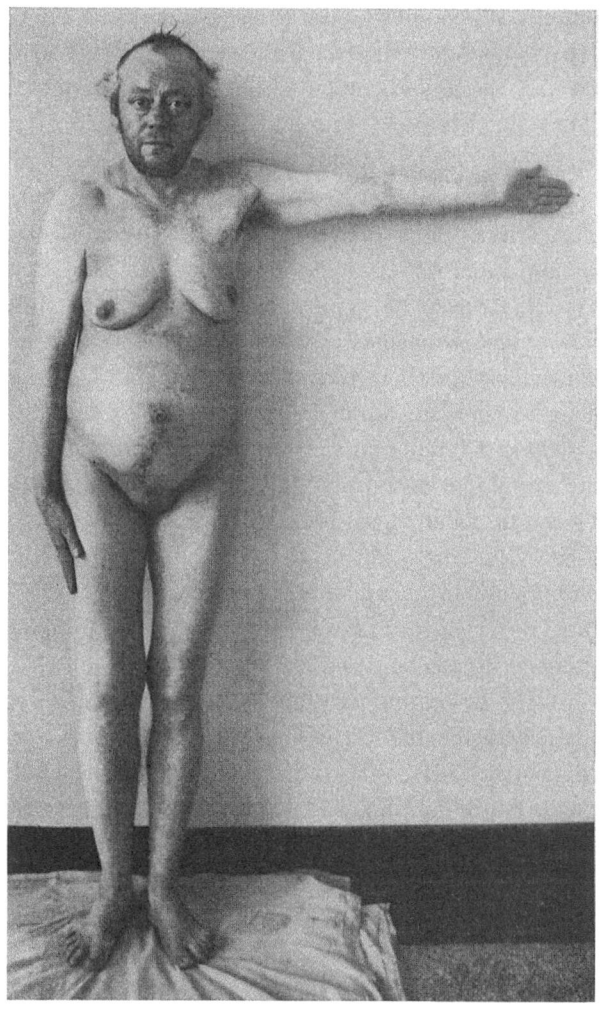

Abb. 55. Dieselbe Person, wie in Abb. 53 im Alter von 47 Jahren. Seit Aufhören der Periode auffallende Vermännlichung, deutlicher Bartwuchs, Zunahme der Körperbehaarung; Heraustreten der Kehlkopfgegend; Umschlag der früheren Sopranstimme in tiefen Baß; Entwicklung eines mannskopfgroßen Myoms, das entfernt wurde; dabei fand sich im linken Eierstock eine kleine auf Hodensubstanz oder Nebennierensubstanz verdächtige Geschwulst.
(Nach Sellheim l. c.)

klimakterischen Alter in Erscheinung tritt, hat mit dem Wegfall der Ovarialfunktion nichts zu tun, sondern rührt davon her, daß das Wachstum des Bartes überhaupt, auch beim Mann, sehr langsam ist. Auch beim Mann kommt der Backenbart erst in der zweiten Hälfte des dritten Dezenniums zur vollen Entwicklung; beim Weibe geht das noch langsamer und darum tritt anlagegemäß die Bartbildung erst in den Wechseljahren, aber nicht durch die Wechseljahre in Erscheinung.

Berblinger erklärt die Bartbildung mit der Annahme, daß durch die klimakterische Schrumpfung des Eierstocks die Nebenniere mit ihrer fördernden Wirkung auf die Ausbildung der männlichen Geschlechtscharaktere das Übergewicht gewinnt. Mit Recht wendet Halban ein, daß dieses Übergewicht mit dem fortschreitenden Alter durch die Eierstocksatrophie bei allen Frauen eintritt, aber doch die Bartbildung eine Ausnahme ist.

Die klimakterische Blutdrucksteigerung verdient künftig vielmehr Beachtung als bisher. Mit Recht haben Aschner und E. Straßmann diesen Fragen neuerdings eine besondere Aufmerksamkeit gewidmet. Es verdient nur Zustimmung, wenn Straßmann sagt: „Es ist den Ärzten und auch den Gynäkologen noch nicht genügend bekannt, daß mit dem Aufhören der Menstruation bei den meisten Frauen eine Erhöhung des Blutdrucks um ganz beträchtliche Ziffern einsetzt, die allein genügt, erhebliche Beschwerden zu machen". Schon Hegar und andere alte Autoren haben auf die Bedeutung der klimakterischen Blutdrucksteigerung hingewiesen. Im großen Stil bestätigt wurde diese Erscheinung durch den Amerikaner Symondes. Als Arzt einer großen Versicherungsgesellschaft fand er an 15 000 Männern und 12 000 Frauen, daß bei Frauen unter 40 Jahren der systolische Blutdruck durchschnittlich um 1—2 mm geringer und über 40 Jahren um 1—2 mm höher ist als bei den entsprechenden Männern. Ebenso verhält sich der diastolische Blutdruck. E. Straßmann fand den Blutdruck im natürlichen Klimakterium durchschnittlich um 20 mm Hg erhöht; die Drucksteigerung führt in 15—20 % zur Vergrößerung des Herzens; er spricht daher von „klimakterischem Blutdruck" und „klimakterischem Herzen".

Die Erklärung wird auf verschiedene Weise versucht. Schickele fand im Ovarium blutdrucksenkende Substanzen und schuldigt deren Wegfall durch die klimakterische Amenorrhoe für die Hypertension an. Anscheinend wirkt das Ovarium hemmend auf den Tonus des Sympathikus (Tsukahara); fällt diese Hemmung weg, so kommt es zur Bildung der Sympathikotonie, als deren besonderes Symptom die Blutdrucksteigerung auftritt (Adler, Aschner, Biedl, Christofeletti, Schickele). Wer in der Menstruationsblutung einen Entgiftungsvorgang sieht und dem Uterus eine exkretorische Aufgabe zuerkennt, erklärt die Blutdrucksteigerung auch toxisch durch Versiegen dieser Entgiftungsquelle (Aschner) und spricht von „Menorrhämie" (Keiffer). Daß die Vermehrung der Blutmenge durch Ausbleiben des menstruellen Blutverlustes von Bedeutung sein soll (Aschner), entspricht trotz der im Lauf der Zeit nicht ganz bedeutungslosen Blutersparnis jedenfalls nicht der allgemeinen Anschauung, zumal da die Blutbildung im Alter abnimmt. Schließlich wird auch auf das Überwiegen der Nebenniere infolge Atrophie des Eierstockes hingewiesen.

Die Blutdrucksteigerung wird angeschuldigt für die zahlreichen subjektiven Beschwerden, wie Wallungen, fliegende Hitzen, Schwindel, Ohrensausen, Herzbeschwerden. Nach Adler liegt der Drucksteigerung eine Verengerung der sympathisch innervierten Darmgefäße zugrunde, denen dann eine kompensatorische Blutfülle der Kopf- und Hautgefäße folgt.

Die klimakterischen Zirkulationsstörungen äußern sich neben der eben erwähnten Hyperämie noch in einer zweiten Form, als Gefäßkrämpfe. Diese hängen wohl mit anderen subjektiven Mißempfindungen, wie Migräne, Schwindel, Pelzigsein der Finger, Reynaudschen Symptomen (Doigt-mort), Wadenkrämpfen usw. zusammen.

Die mit dem Klimakterium verbundene seelische Umstellung soll des Zusammenhanges wegen hier schon besprochen sein. Sie hat bisher viel weniger Beachtung gefunden als die körperliche. Die schöngeistige Literatur ist uns auf diesem Gebiete voraus, wie z. B. Balzac mit seiner „Frau von 30 Jahren" gezeigt hat. Die medizinische Wissenschaft weiß darüber im allgemeinen nicht sehr viel und im Einzelfall sehen wir oft genug zu wenig in die Tiefe der Patientenseele hinein. Die psychologische Richtung der Gegenwart findet daher gerade hier ein voraussichtlich nicht unfruchtbares Feld der wissenschaftlichen Betätigung.

Was das Klimakterium mit seiner Amenorrhoe für die Frau seelisch ist, zeigt sich am ehesten, wenn man sich klar wird, was die Menstruation für sie bedeutet. Diese ist für die normal eingestellte Frau das eindrucksvolle Zeichen der körperlichen Gesundheit und der normalen, vollentwickelten Weiblichkeit mit der Befähigung zum einzigen natürlichen Beruf der Fortpflanzung und der Mutterschaft. Volkssitten, die den Eintritt der ersten Menstruation festlich begehen, haben daher einen tiefen psychologischen Sinn. Wenn mit dem Klimakterium die Menstruation ausbleibt, so heißt das für die Frau, daß sie auf dem Gipfel ihrer Laufbahn angelangt ist. Die Fortsetzung des Weges führt abwärts,

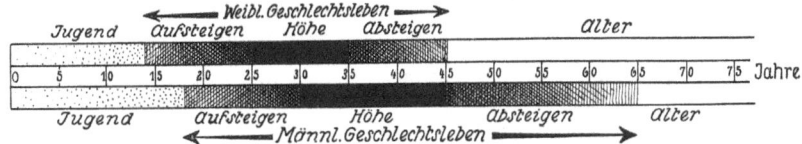

Abb. 56. Das weibliche und männliche Geschlechtsleben gemessen am Maßstab des Lebensalters, Verschiebung und Zusammenschiebung des weiblichen Geschlechtslebens nach der Jugend hin.
(Nach Sellheim: Geheimnis vom Ewig-Weiblichen. 2. Aufl.)

eine Weiterentwicklung in dieser Richtung ist nicht möglich; wo aber diese Möglichkeit aufhört, beginnt das Altern. Der Eintritt in dieses Stadium des Verblühens ist daher die Vertreibung aus dem gesegneten Paradies der Mutterschaft, der natürlichen Heimat einer normalen Frau. Dabei wird nicht nur der Altersstempel durch die eindrucksvollen somatischen Veränderungen, vor allem den Wegfall der Menstruation, in sichtbarer Form erteilt, sondern der Weg durch das Alter ist lang; jeder Schritt vorwärts bedeutet einen Abbau und führt dem sichtbaren Ende näher.

Ganz anders beim Mann (Abb. 56). Die Ehe, die der Frau Schicksal ist, ist ihm Erlebnis. Die Fortpflanzung ist nicht sein Hauptberuf; die Fortpflanzungsfähigkeit bleibt obendrein viel länger erhalten. Wenn die Frau schon den Abstieg antritt, ist der Mann in den besten Jahren; auf dem aussichtsreichen Anmarsch zur Höhe winken ihm allerlei Entwicklungs-, Aufbau- und Erweiterungsmöglichkeiten. Das Fortschreiten auf seinem Lebensweg macht ihn wegen der zunehmenden Übung und Lebenserfahrung zu einem immer vollkommeneren Vertreter seines Berufes. Ist der Gipfel erreicht, dann folgt ihm oft genug ein langer Höhenweg. Der Abstieg beginnt nicht selten erst im hohen Alter; die Grenzüberschreitung wird zudem nicht durch so eindrucksvolle Veränderungen am eigenen Körper sichtbar gemacht und schon darum selbst oft weniger deutlich empfunden.

Auch auf die Stellung des Weibes als Gattin kann das Klimakterium Schatten werfen. Für den Mann Reize haben und von ihm begehrt werden, ist oft auch für diejenigen Frauen ein seelisches Bedürfnis, die körperlich auf die Kohabitation leicht verzichten könnten. Sie sehen daraus, daß sie noch etwas zu geben haben, daß der Mann ihnen gehört und keiner anderen. Stellt der Mann nun noch infolge Aufgehens in einem angestrengten

Beruf oder infolge hohen Alters wenig sexuelle Ansprüche, so mag darin für die Frau manche bange Frage und das schwerlastende Gefühl der Entthronung liegen. Wenn auch nicht sicher für alle, so mag doch für einzelne Frauen der Standpunkt von Rousseau gelten, der es als unverzeihliches Verbrechen gegen eine Frau bezeichnet, ihren Besitz erlangen zu können, ohne davon Gebrauch zu machen. Weibsein und Muttersein ist für die normale Frau der Inhalt ihres Lebens. Das Verschwinden der Menstruation, die sexuelle Zurückhaltung des Gatten mahnen sie deswegen daran, daß ihre Rolle in mancher Richtung ausgespielt ist und sagen ihr das bittere Wort „Vorbei".

Aus dem Gefühl, als Sexualwesen an Bedeutung zu verlieren, kann der Wunsch entstehen, das Interesse des Mannes durch Ersatzmittel, wie Krankheit oder durch Erregung von Mitleid zu erhalten. Manche klimakterische Erscheinung ist daher der letzte Kampf um eine vermeintlich oder wirklich zusammengebrochene Herrlichkeit und das Zeichen dafür, daß es schwer ist, in Schönheit zu sterben.

In mancher Richtung beeinflußt das Klimakterium auch das äußere Auftreten der Frau durch eine besondere Kleidung und eine andere Einstellung dem Leben gegenüber. Es ist nicht uninteressant, darüber eine Frau selbst zum Wort kommen zu lassen. Annie Francé-Harrar entwirft darüber in ihrer Frau von 40 Jahren ein freilich nach der früheren Zeit gezeichnetes Bild. Danach war die Frau mit 40 Jahren eine Matrone — unweigerlich —. „Sie trug den Kapotthut mit den samtenen Bindebändern ums Kinn. Sie trug die schwarze Mantille, zuweilen hatte sie auf dem Kopf das kleine Spitzenfichue oder — noch eine Generation früher — die Haube, aus deren kunstvollen Falten nur das Antlitz hervorsah. Nur wenige, und dann nur bei besonderen Festlichkeiten hatten Lust, noch im ausgeschnittenen Kleid zu gehen. Die 40jährige trug dunkle oder doch mindestens sehr gedämpfte Farben. Nur den Töchtern und deren Versorgung zuliebe beteiligt sie sich dann und wann an einem Familienausflug; sonst ging sie nur zu Besuchen, allenfalls zu Einkäufen auf die Straße. Bis auf einige, recht seltene Ausnahmen, die ob ihrer „ewigen Jugend" angestaunt wurden, wie Wundertiere, fühlte sie sich schon im vollen „Verzicht auf das Leben begriffen". „Ihre Kinder waren erwachsen oder doch zumeist halberwachsen, und sie richtete sich darauf ein, Schwiegermutter zu werden und Enkel zu wiegen. Mit mißgünstigen oder traurig entsagenden Augen maß sie die jungen Mädchen und kaum vermählten Frauen; denn sie kam sich selber uralt vor, nicht mehr begehrenswert und doch — ach wie oft — gequält von der Sehnsucht nach dem Unausgelebten, nie mehr Auszulebenden. Aber sie hätte sich und andere für lächerlich und schamlos gehalten, wenn sie sich nicht schweigend jenen geheimen Krisen unterworfen hätte, in denen sie das Altwerden als einen schrecklichen, die ganze Welt übertäubenden Schmerz empfand und in denen sie die Überzeugung hatte, daß sie niemals jung gewesen sei, niemals glücklich, sondern immer enttäuscht, immer unzufrieden, immer um die Träume ihrer Seele und ihres Leibes betrogen."

Vieles mag übertrieben sein, aber gerade die Übertreibung zeigt die psychologischen Momente deutlich. Auch paßt das Bild für die heutigen Zeiten nicht, da sich die Zeiten ändern und damit auch Anschauungen, Sitte und Mode. Kleidungskunst, wie Pagenkopf und Schminke, Stöckelschuhe und kurze Röcke, ferner „Befreiung vom Kind" und an seiner Stelle berufliche Verselbständigung, schließlich Sport und Gymnastik haben der heutigen Zeit das eben entworfene Bild genommen; aber nur äußerlich, innerlich ändert die

Revolution des Nichtalternwollens nichts Wesentliches, wie schon Balzac in seiner Frau von 30 Jahren zeigte.

Überblicken wir das, so kommt im Klimakterium zu dem körperlichen Umschwung der seelische hinzu. Vieles der zahlreichen klimakterischen Beschwerden mag die Folge einer innersekretorischen Veränderung sein, aber manches läßt sich nach dem Vorstehenden doch auch psychologisch auffassen.

Auf die weiteren Fragen: die endokrine und die psychische Umschaltung als Ursachen klimaktischer Beschwerden kommen wir bei der Pathologie des Klimakteriums nochmal zurück, da die Pathologie manches Licht auf die Norm werfen kann.

III. Tonusunterschiede.

Der Versuch, das Verhalten des Tonus vom Standpunkt des Geschlechtsunterschiedes aus zu behandeln, stößt auf große Schwierigkeiten, da wir den Begriff des Tonus nur sehr schwer fassen können. Wohl spricht man allgemein vom Tonus, aber niemand weiß genau zu sagen, was er darunter versteht. Dazu kommt noch, daß man von verschiedenen Tonusarten redet, z. B. Allgemeintonus, Muskeltonus, Tonus des vegetativen Nervensystems usw.

In überaus anschaulicher Weise schildert Sellheim den Muskeltonus durch den Hinweis auf die skelettlosen Weichtiere. Mangels eines Skelettes wird hier die Körperform durch das unentwegte Zusammenspiel einer von außen sich um den Körperinhalt spannenden Hülle und eines von innen nach außen quellungsfähigen Inhaltes erhalten. Man spricht daher bei den Weichtieren von einer äußeren Spannung, einem „Tonus der Körperwand" und einer inneren Spannung, einem „Turgor des Eingeweidepaketes". Das Zusammenarbeiten dieser beiden Kräfte, das „Tonus-Turgorspiel" hält das Körpergebäude aufrecht, so lange die Körperwand der Tiere unversehrt ist und der Zirkulationsapparat ungestört arbeitet. Die Bedeutung des Zusammenspieles von Tonus und Turgor zur Erhaltung der Körperform läßt sich leicht experimentell nachweisen. Der Spulwurm verliert seine Form, wenn man seine Wand ansticht und damit das Tonusspiel unterbricht. Der pralle Tintenfisch sinkt in sich zusammen, sobald im Tode das vom Zirkulationsapparat erhaltene Turgorspiel sein Ende erreicht.

Auf den Menschen übertragen, lassen sich die Verhältnisse am Bauche am besten darstellen. Dort haben wir als Erzeuger des Tonus den Muskelschlauch der Bauchwand und als Erzeuger des Turgor das Gefäßsystem der Eingeweide, also zwei ineinandergeschaltete, antagonistisch arbeitende Hohlmuskelsysteme. Darum ist auch die Bauchform ein guter Hinweis auf den allgemeinen Tonus.

Ist es nun schon nicht leicht, den Begriff des Muskeltonus zu definieren (Pal, Martini), so fällt es erst recht schwer, zu sagen, worin eigentlich der allgemeine Körpertonus besteht. Das ändert sich auch nicht, wenn man auch an Stelle des Tonus den „Elektrolytturgor" (Krauß) setzt. Jedenfalls ist der allgemeine Körpertonus mehr als die Summe des Tonus der einzelnen Muskeln; eher könnte man an die Summe des Tonus der einzelnen Zellen denken. Aber auch das ist zu wenig, da mit dem Allgemeintonus nicht allein der Tonus des Soma gemeint ist, sondern der der ganzen Persönlichkeit mit Leib und Seele, wobei vor allem auch Temperament und Stimmung mitsprechen. Für diesen Tonus könnte man auch die Ausdrücke „Biotonus", „vitale Energie", „Lebenskraft" usw. gebrauchen.

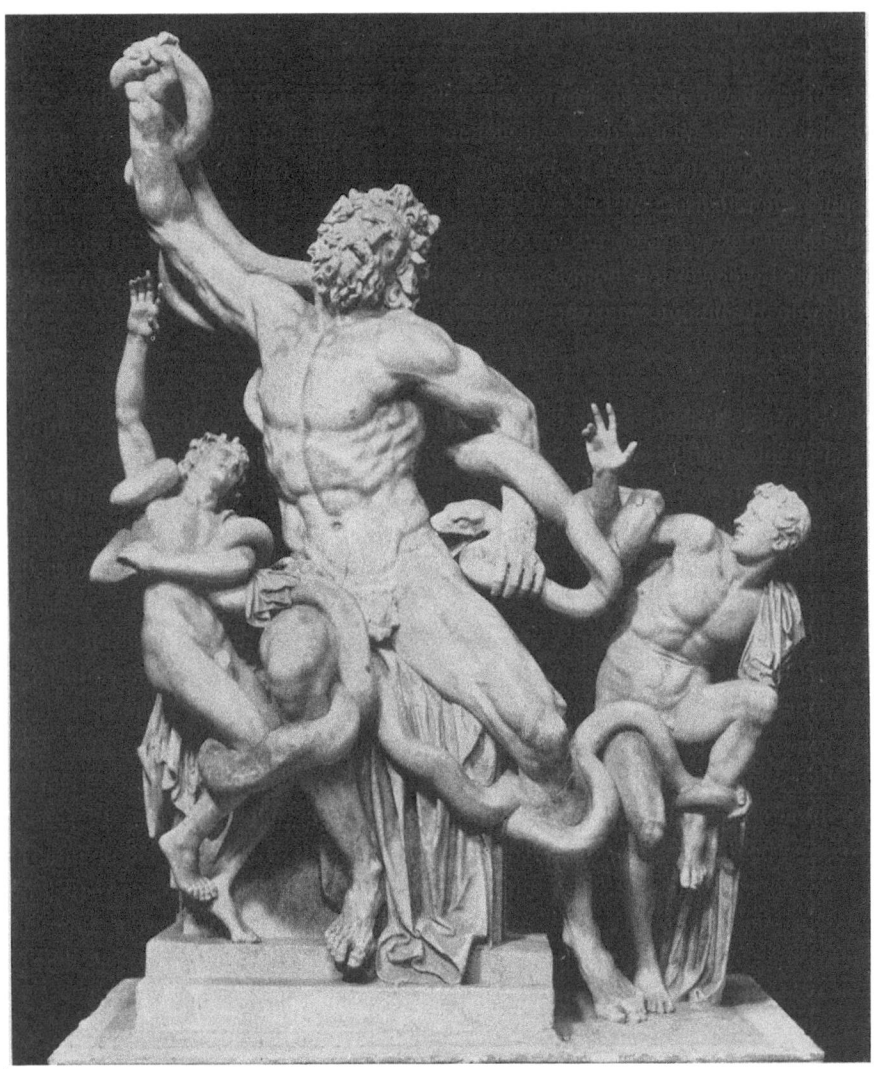

Abb. 57. Laokoongruppe.

Zur Veranschaulichung der Abhängigkeit des Tonus von der seelischen Verfassung weist Sellheim einerseits auf die Bauchform des mit dem Verderben ringenden Laokoon hin, und andererseits auf das bekannte Bild der den Goldregen empfangenden Danaë (Abb. 57 u. 58). Bei der Unlust des Laokoon haben wir eine „Befestigungsbewegung", beim Lustgefühl der Danaë spielt sich wohl ein entgegengesetzter Vorgang ab, eine „Auflockerungsbewegung". Durch den Abfluß des Blutes nach der Peripherie werden die Eingeweide lockerer gepackt. Gleichzeitig trägt die äußere Bauchform eine größere Ungebundenheit zur Schau.

Die Tonuslehre hat namentlich bei den alten Ärzten schon eine sehr wichtige Rolle gespielt, wie Aschner und Brugsch in interessanten Ausführungen näher darlegten. Mit ihrer Unterscheidung zwischen straffer und schlaffer Faser, zwischen sthenischen und asthenischen Menschen haben sie wichtige Konstitutionsunterschiede bezeichnet.

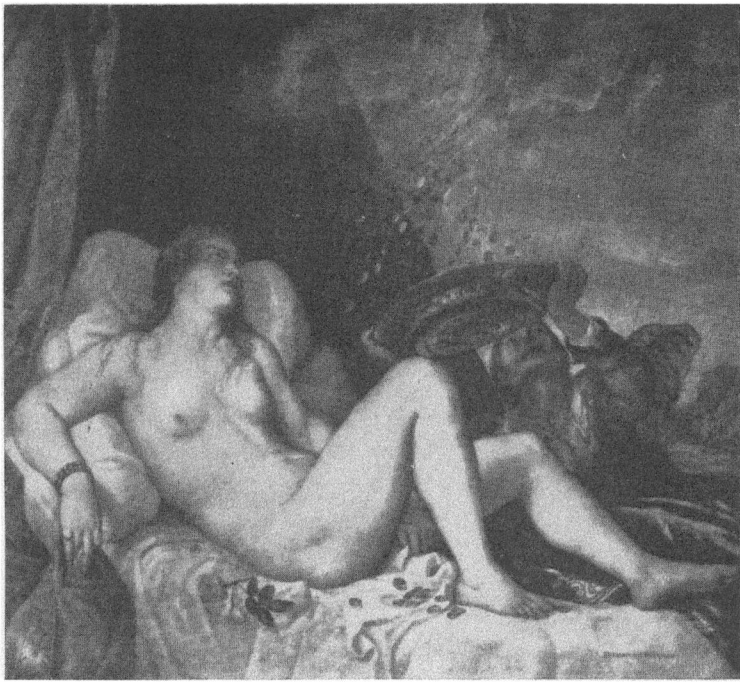

Abb. 58. Danaë, den Goldregen empfangend, von Tizian.

Gerade auch für die Gynäkologie hat die Tonuslehre von alters her eine hohe Bedeutung gehabt. Den Ausdruck dafür erblickt Aschner darin, daß Soranus von Ephesus nicht nur der bedeutendste Frauenarzt, sondern auch der hervorragendste Vertreter der Tonuslehre seiner Zeit war.

In Anlehnung an die antike Medizin mit ihrer Einteilung nach straffer und schlaffer Faser unterscheidet Tandler die Menschen in hypertonische und hypotonische. Als Paradigma eines Hypertonischen bezeichnet er den „Moses" von Michelangelo (Abb. 59), also einen Mann, und als Typus der Hypotonie die „Venus" von Botticelli (Abb. 37), also eine Frau. Darin kommt schon ein mit dem Tonus zusammenhängender wichtiger Geschlechtsunterschied zum Ausdruck; die Frau ist dem Manne gegenüber durch die schlaffe Faser gekennzeichnet. Darum findet sich bei ihr die leichtere Ermüdbarkeit, die man geradezu als Gradmesser der Konstitution benutzt hat. Darum sind auch bei ihr manche auf der Grenze zwischen gesund und krank stehende Zustände, oder auch manche aus der schlaffen Faser entstehende, ausgesprochene Erkrankungen häufiger, wie Obstipation, Enteroptose, Rektusdiastase, Hernien, Senknieren, Senkleber, Magenstörungen, Gallensteine. Indes dürfte Aschner mit seiner Angabe, daß jede 3. bis 4. Frau, die zum Gynäkologen kommt, eine Enteroptose hat, etwas hochgegriffen haben.

Eine weitere Eigenart des Weibes ist die leichte Erregbarkeit seines vegetativen Nervensystems, das ja immer mehr mit der Tonusregulierung in Zusammenhang gebracht wird (de Boer, E. Frank, Martini). Ob dabei eine Vererbung etwa der Vagotonie vorkommt (Heissen) bleibe dahingestellt.

Weiterhin unterscheidet sich das Weib vom Mann dadurch, daß es mit den Geschlechtsphasen zusammenhängende Tonusschwankungen zeigt. In der Pubertät

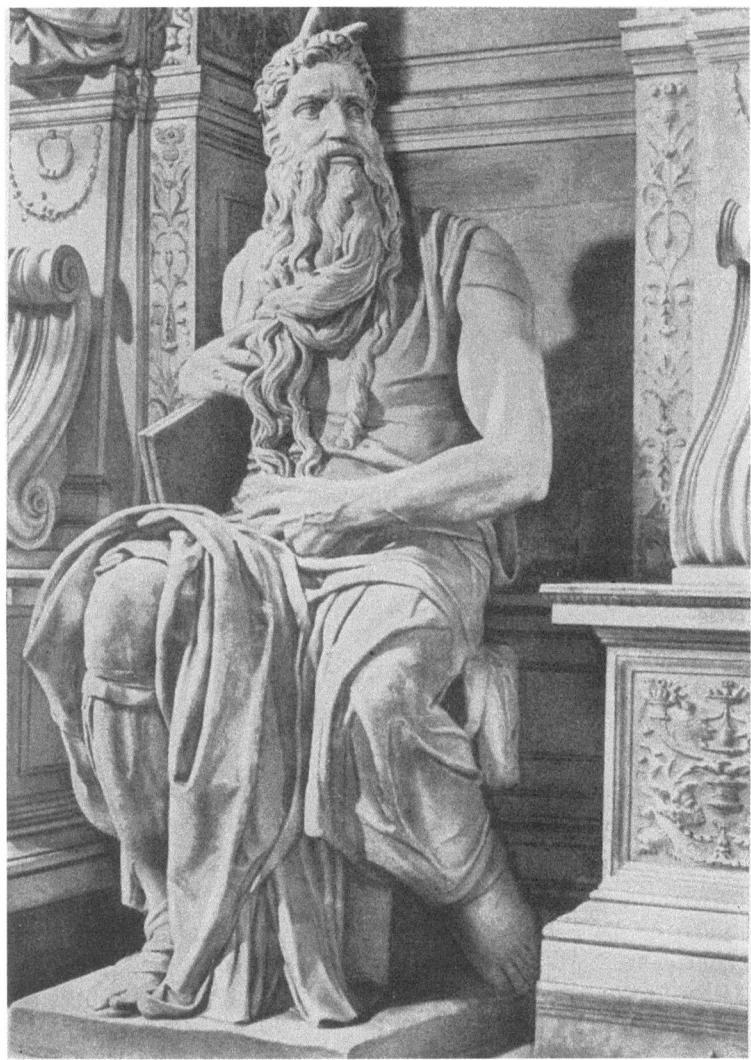

Abb. 59. Moses von Michelangelo.

wird unter dem Einflusse der endokrinen Umstellung nach Tandler der asthenische Zustand manifest, was sich in Atonie des Magens, Obstipation, Schlaffheit des Herzens usw. äußert. Die Menstruation bringt alle vier Wochen eine Tonusänderung: eine Tonuserhöhung während des Tumeszenzvorganges im Prämenstruum und eine Tonusverringerung mit dem Eintritt der Blutung, also im Beginn der Detumeszenz (Aschner). Mathes bezeichnet die Menstruation geradezu als asthenischen Anfall.

In der Schwangerschaft nehmen wir entgegen der früheren Auffassung heute eine Tonussteigerung an; wir haben einen erhöhten Tonus des vegetativen Nervensystems (Novak und Jetter, Louros, Peyser), eine leichte Erregbarkeit der Gefäßnerven mit Dermographismus (H. W. Freund), eine experimentell nachgewiesene leichtere Erregbarkeit der Uterusmuskulatur (Kehrer), eine Neigung zu Krämpfen, Tetanie, Eklampsie usw.

Das umgekehrte Tonusverhalten haben wir im Wochenbett: eine starke Tonusverminderung, vor allem der Bauchdecken mit Neigung zu Erschlaffungszuständen,

Senkungen und Vorfällen. Das Klimakterium ist neben dem allgemeinen Rückgang ausgezeichnet durch seine Blutdrucksteigerung (Straßmann).

Diesem, mit den Geschlechtsphasen zusammenhängenden Tonuswechsel hat der Mann nichts Gleiches gegenüberzustellen.

IV. Sterblichkeit und Lebensdauer der Frau.

In der Sterblichkeit während der verschiedenen Altersklassen und in der Lebensdauer besteht ein deutlicher Geschlechtsunterschied.

Die verschiedene Sterblichkeit der Geschlechter führt dazu, daß sich das bei der Geburt herrschende Geschlechterverhältnis vollkommen umdreht. Während bei der Geburt auf 100 Mädchen 106 Knaben kommen, haben wir beim Erwachsenen auf 100 Männer etwa 104 Frauen. Der Knabenüberschuß bei der Geburt ist also beim Erwachsenen in einen Frauenüberschuß übergegangen infolge einer größeren Sterblichkeit des männlichen Geschlechtes. Wie an den Zahlen von Bucura zu ersehen ist, haben wir in der Kindheit eine große Übersterblichkeit der Knaben: auf 1000 Knaben sterben nur 847 Mädchen. Infolgedessen verringert sich der bei der Geburt bestehende Knabenüberschuß von 1000 zu 943 bis zum 10. Jahr auf 1000 Knaben zu 997 Mädchen. Von da an entwickelt sich dann der bekannte Frauenüberschuß. Er erfährt im Alter zwischen 20 und 30 Jahren (offenbar infolge der Fortpflanzungstätigkeit) graduell einen deutlichen Rückschlag, ist aber doch das ganze Leben vorhanden und nimmt im späteren Alter immer mehr zu, wie wir gleich näher sehen werden.

Die zahlenmäßige Darstellung dieser Verhältnisse zeigt nachstehende Tabelle von Bucura:

Geschlechtsverhältnis der Bevölkerung Österreichs im Jahre 1900.

Altersklassen	Männer	Frauen	Auf 1000 Männer entfallen Frauen
0—10	3 439 327	3 429 924	997
11—20	2 509 043	2 601 067	1 037
21—30	2 077 705	2 124 722	1 022
31—40	1 629 506	1 690 670	1 039
41—50	1 319 761	1 373 277	1 040
51—60	955 590	1 077 344	1 082
61—70	603 844	675 258	1 118
71—80	234 044	273 547	1 169
81—90	42 116	49 259	1 169
91—100 u. m.	1 727	2 647	1 533
	12 852 639	13 298 015	1 035

Die Todeswahrscheinlichkeit während der einzelnen Lebensabschnitte ist nach den Berechnungen der Lebensversicherungsgesellschaften ebenfalls nach dem Geschlecht verschieden. An der Gesamtbevölkerung Hollands während der Jahre 1900 bis 1909 kommt Haehner zu nachstehendem Ergebnis: Beim weiblichen Geschlecht sinkt die Todeswahrscheinlichkeit bis zum 11. Jahr, um dann allmählich anzusteigen. Beim männlichen Geschlecht sieht man ein Sinken bis zum 12. Jahr, dann ein Steigen bis zum 21., dann wieder ein Sinken bis zum 31. und dann den Beginn eines regelmäßigen Anstieges bis zum Ende.

Das Verhältnis der männlichen Todeswahrscheinlichkeit zur weiblichen kommt deutlich zum Ausdruck in einer von Correns konstruierten Kurve (Abb. 60). In ihr hat er die Sterbenswahrscheinlichkeit des Weibes gleich 100 gesetzt und sie als Abszisse aufgetragen. Die männliche Sterbenswahrscheinlichkeit wurde für die einzelnen Lebensjahre nach der deutschen Sterbetafel berechnet. Die sich ergebenden Differenzen von 100 wurden, je nachdem sie positiv oder negativ ausfielen, als Ordinaten über oder unter der Abszissenachse eingetragen. Durch Verbindung der einzelnen Punkte ergibt sich eine Kurve der männlichen Todeswahrscheinlichkeit im Vergleich zur weiblichen. Je nachdem diese Kurve sich unter oder über der Abszisse bewegt, ersieht man die Unter- oder Übersterblichkeit des Mannes während der einzelnen Altersabschnitte im Vergleich zu der des Weibes. Die aus der Kurve sich ergebende Untersterblichkeit des Mannes zwischen 10 und 18 Jahren, sowie zwischen 25 und 40 ist natürlich zum großen Teil durch die Übersterblichkeit des Weibes in dieser Zeit bedingt.

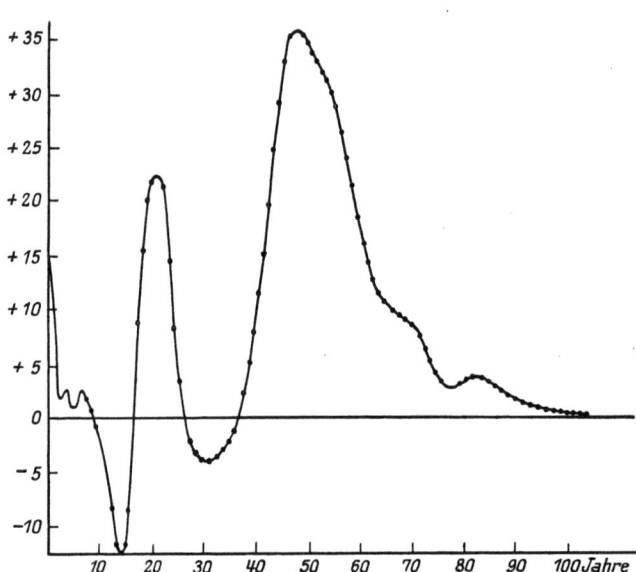

Abb. 60. Verhältnis der männlichen Todeswahrscheinlichkeit zur weiblichen. Nach Correns.
(Nach Korschelt, Lebensdauer, Alter und Tod. Jena 1922.)

In der Tat zeigen die Geschlechter hinsichtlich der Sterblichkeitsmaxima auch wieder eine deutliche Verschiedenheit. Die Sterblichkeit des männlichen Geschlechts zeigt drei Maxima: In den ersten Jahren der Kindheit, mit 21 Jahren und mit 47 Jahren. Die Übersterblichkeit der Knaben hält nach Bucura fast beständig bis zum 4. Jahre an und ist namentlich in den ersten 6 Monaten post partum so groß, daß auf 100 Mädchen 129 Knaben sterben.

Sterblichkeit der versicherten Frauen nach Haehner.

Lebensalter	Sterblichkeit der Männer in %	Sterblichkeit der Frauen in %	Lebensalter	Sterblichkeit der Männer in %	Sterblichkeit der Frauen in %
21—25 Jahre	0,52	1,06	51—55 Jahre	2,38	1,56
26—30 ,,	0,50	1,04	56—60 ,,	3,28	2,25
31—35 ,,	0,76	1,06	61—65 ,,	4,55	3,54
36—40 ,,	1,03	1,12	66—70 ,,	6,51	5,02
41—45 ,,	1,36	1,13	71—75 ,,	9,05	8,29
46—50 ,,	1,74	1,28			

Das Sterblichkeitsmaximum des Weibes fällt auf die Pubertätsjahre und die Fortpflanzungsepoche. In dieser Zeit fallen die äußeren und inneren Schädlichkeiten besonders schwer ins Gewicht; der „Vernichtungsfaktor", wie es Pütter nennt, ist besonders groß.

Etwa bis zum 40. Jahre übertrifft die weibliche Sterblichkeit die des Mannes, dann wird sie bedeutend niedriger, wie die Erhebungen der Lebensversicherungsgesellschaft Germania in vorstehender Tabelle von Haehner zeigen.

Damit taucht die Frage auf, wie Fortpflanzung und Ehe allgemein auf die Sterblichkeit und Lebensdauer des Menschen einwirken. Eine anschauliche Antwort bekommen wir darauf an einer Tabelle von Turksma, worin er die Todeswahrscheinlichkeit nach dem Zivilstand getrennt berechnet.

Todeswahrscheinlichkeit (nach Turksma-Haehner).
(Nach den Jahren 1870—1880 berechnet.)

Alter	Unverheiratete Männer	Übrige Männer	Unverheiratete Frauen	Übrige Frauen
20½ Jahre	0,00986	0,00478	0,00658	0,00957
30½ Jahre	0,01085	0,00720	0,00835	0,01102
40½ Jahre	0,01481	0,01059	0,01151	0,01274
50½ Jahre	0,02318	0,01702	0,01773	0,01321
60½ Jahre	0,03737	0,03207	0,03040	0,02597

Die Heirat übt also auf die Männer einen beschützenden Einfluß aus, auf die Frauen ist sie dagegen, was die Lebensdauer betrifft, von Nachteil bis in die vierziger Jahre. Sind sie durch diese Gefahrenperiode durch, dann sind die Lebensaussichten der verheirateten Frauen besser als die der Unverheirateten und der Männer. Man kann also nicht sagen, daß ledigsein an sich, d. h. die Unterdrückung der Fortpflanzungstätigkeit das Leben verlängert, wie es bei manchen Tieren und Pflanzen der Fall zu sein scheint (S. 356).

Weiter von Interesse ist eine ebenfalls dem Haehnerschen Buch entnommene Tabelle, die für verschiedene europäische Länder die jährliche Sterblichkeitsziffer (um das Jahr 1910) der Ledigen, Verheirateten, Verwitweten und Geschiedenen je auf 1000 Personen berechnet:

Sterblichkeit auf 1000 Personen nach Geschlecht, Lebensalter und Zivilstand.

	Männer			Frauen		
	Jahre					
	20—39	40—59	über 60	20—39	40—59	über 60
Deutschland.						
Ledig	61	227	789	52	135	686
Verheiratet	45	134	553	55	101	441
Verwitwet und geschieden	137	284	1061	83	145	769
Preußen.						
Ledig	96	244	793	50	136	662
Verheiratet	65	139	551	54	99	430
Verwitwet und geschieden	150	300	1085	79	143	766

	Männer			Frauen		
	Jahre					
	20—39	40—59	über 60	20—39	40—59	über 60
Bayern.						
Ledig	107	233	837	55	142	749
Verheiratet	71	142	596	63	116	488
Verwitwet und geschieden	166	288	1102	92	162	838
Sachsen.						
Ledig	53	235	815	49	130	640
Verheiratet	41	135	579	50	95	426
Verwitwet und geschieden	128	276	1086	96	142	748
Württemberg.						
Ledig	122	211	835	56	138	713
Verheiratet	66	132	554	56	107	482
Verwitwet und geschieden	156	267	1046	79	159	789
Österreich.						
Ledig	83	252	890	72	165	732
Verheiratet	65	161	602	74	121	501
Verwitwet und geschieden	156	320	1139	127	186	869
Belgien.						
Ledig	62	185	758	49	114	589
Verheiratet	42	118	520	51	92	416
Verwitwet und geschieden	177	237	972	89	135	742
Bulgarien.						
Ledig	128	332	760	152	259	586
Verheiratet	83	150	375	117	134	357
Verwitwet und geschieden	172	291	787	152	201	625
Dänemark.						
Ledig	56	180	561	47	112	504
Verheiratet	36	106	481	45	83	377
Verwitwet und geschieden	109	223	967	71	121	757
Frankreich.						
Ledig	96	268	917	76	150	730
Verheiratet	60	145	606	60	105	430
Verwitwet und geschieden	155	275	1116	99	144	853
England.						
Ledig	—	—	—	35	105	540
Verheiratet	—	—	—	48	108	412
Verwitwet und geschieden	—	—	—	71	170	741
Schottland.						
Ledig	108	353	1099	113	247	975
Verheiratet	64	156	572	86	131	491
Verwitwet und geschieden	158	329	1195	109	186	885

	Männer			Frauen		
	Jahre					
	20—39	40—59	über 60	20—39	40—59	über 60
Luxemburg.						
Ledig	76	213	746	65	137	662
Verheiratet	58	150	528	59	100	508
Verwitwet und geschieden	245	267	1048	90	132	815
Norwegen.						
Ledig	103	155	617	68	110	531
Verheiratet	51	97	453	64	88	353
Verwitwet und geschieden	133	152	946	94	108	731
Niederlande.						
Ledig	52	147	681	42	108	604
Verheiratet	35	97	481	47	89	413
Verwitwet und geschieden	82	173	918	63	123	760
Serbien.						
Ledig	163	417	1001	182	296	416
Verheiratet	88	197	503	133	189	479
Verwitwet und geschieden	136	330	899	151	292	928
Schweden.						
Ledig	74	166	624	56	105	536
Verheiratet	43	98	450	55	85	364
Verwitwet und geschieden	98	137	944	84	114	742
Schweiz.						
Ledig	65	212	846	57	132	705
Verheiratet	51	145	597	59	109	494
Verwitwet und geschieden	130	279	1041	79	148	766

Man sieht auch hier: die Regel, daß die Verheiratung Hand in Hand geht mit einer geringeren Todesaussicht bei den Männern und den älteren Frauen gilt ungefähr für alle Länder. Nur England macht eine geringe Ausnahme, indem die verheiratete Frau zwischen 40 bis 59 Jahren eine etwas höhere Sterblichkeitswahrscheinlichkeit zeigt als die Unverheiratete. Dagegen hat der Grundsatz, daß die Ehe einen ungünstigen Einfluß auf das Leben der jüngeren Frau ausübt sich nicht so allgemein bestätigt. In 9 der angeführten 18 Länder trifft er zu, in 8 ist das Umgekehrte der Fall und in einem Lande (Württemberg) sind beide Sterblichkeitsziffern gleich.

Etwas drittes, das sich aus der Tabelle ergibt, ist der Umstand, daß verwitwete Personen die schlechtesten Lebensaussichten haben; nur Serbien macht bezüglich der Männer und Schottland bezüglich der Frauen eine Ausnahme.

Von Interesse ist schließlich noch das Verhalten der Geschiedenen. Darüber gibt nachstehende Zusammenstellung von Prinzing Aufschluß. Wie man sieht, schneiden die Geschiedenen am schlechtesten ab. Der Stoß, den ihr Leben erlitten hat, spiegelt sich in ihrer Lebensdauer wieder:

Sterblichkeit der Ledigen, Verheirateten, Verwitweten und Geschiedenen (n. Prinzing)
(auf 1000 Lebende in Bayern von 1881—1890).

Alter	Männer				Frauen			
	ledig	verheiratet	verwitwet	geschieden	ledig	verheiratet	verwitwet	geschieden
30—35 Jahre	11,9	7,0	20,0	26,7	8,8	9,6	12,7	11,6
35—40 ,,	15,5	9,0	23,1	22,7	10,6	11,1	12,2	16,8
40—45 ,,	20,0	11,0	25,1	27,8	12,3	11,3	13,5	13,5
45—50 ,,	23,8	14,8	28,2	45,0	15,7	11,8	14,4	17,1
50—55 ,,	29,8	19,5	31,4	37,0	20,6	15,7	19,1	23,0
55—60 ,,	38,8	26,5	37,5	44,7	26,4	22,5	26,3	29,0
60—65 ,,	55,1	38,3	52,4	68,8	41,4	35,9	40,6	47,6
65—70 ,,	75,9	57,4	72,5	87,0	60,5	56,3	61,5	90,6

Zusammengefaßt ergibt sich also etwa: Der verheiratete Mann hat eine kleinere, die verheiratete Frau eine größere Todeswahrscheinlichkeit, wenigstens für die Zeit der Fortpflanzungsepoche; nachher sind auch ihre Lebensaussichten besser. Zur Erklärung des männlichen Verhaltens kann man bis zu gewissem Grade sagen: Bei den Männern wird wenigstens zum Teil die ruhige und solide Lebensweise in der Ehe die Aussicht auf ein längeres Leben erklären können (dafür spricht auch die größere Sterblichkeit der geschiedenen Männer, von denen ein Teil sich offenbar in das solide Leben nicht schicken kann); der „Vernichtungsfaktor" ist also in der Ehe für den Mann kleiner. Vor allem aber wird man berücksichtigen müssen, daß die Ehe zu einer Art Auswahl der Männer Veranlassung gibt und die Schwachen und Gebrechlichen weniger leicht zur Ehe kommen. Das ist namentlich in kleineren Orten der Fall, wo die Gebrechen des einzelnen allgemein bekannt sind und die Gebrechlichen von der Ehe eher ausgeschlossen bleiben. Das zeigt sich z. B. auch aus einer Tabelle von Riffel, der aus kleineren Dörfern Badens genauere Familiengeschichten zusammenstellt.

Daß die Ehe der jüngeren Frauen mit erhöhten Todesaussichten Hand in Hand geht, kann als Folge des schwächenden Einflusses und der Gefahren von Schwangerschaft, Geburt und Wochenbett, sowie Stillen angesehen werden, Gefahren, die nach dem 40. Jahr größtenteils überstanden sind. Nachher leben im allgemeinen die verheirateten Frauen in besseren wirtschaftlichen Verhältnissen als die Ledigen. Der „Vernichtungsfaktor" ist also in der Ehe bei den jüngeren Frauen größer und bei den älteren kleiner.

Übrigens muß die größere Sterblichkeit der verheirateten jungen Frauen nicht immer mit dem schlechten Verlauf von Geburt und Wochenbett zusammenhängen, sonst würde die Geburtshilfe z. B. in Deutschland und Holland mit ihrer größeren Sterblichkeit der verheirateten jungen Frauen hinter Serbien und Bulgarien zurückstehen, wo die verheirateten Frauen die kleinere Sterblichkeit zeigen. Im allgemeinen ist da, wo die Sterblichkeit der jungen ledigen Frauen die der Verheirateten übertrifft, die Sterblichkeit der Ledigen überhaupt höher als in anderen Ländern mit umgekehrtem Verhältnis.

Wegen der Verschiedenheit der Sterblichkeit und der Todeswahrscheinlichkeit der Geschlechter in bestimmten Lebensaltern haben Mann und Frau des gleichen Alters gewöhnlich nicht mehr eine gleiche mittlere Lebensdauer zu erwarten. Die „Lebenserwartung" zeigt vielmehr eine Geschlechtsverschiedenheit und ist für die Frau durchweg höher, wie Haehner aus den Ergebnissen der Volkszählung in Holland vom Jahre 1909 berechnet.

Lebenserwartung (nach Haehner).

Im Alter von	beim Mann	bei der Frau
15 Jahren	49,8	51,0
20 ,,	45,7	46,9
25 ,,	41,8	42,8
30 ,,	37,8	38,8
35 ,,	33,6	34,8
40 ,,	29,5	30,8
45 ,,	25,6	26,9
50 ,,	21,8	22,9
55 ,,	18,1	19,1
60 ,,	14,7	15,5

Die Frau kann sich also im allgemeinen einer längeren Lebensdauer erfreuen. Die Vitalität des Weibes ist größer oder die des Mannes ist geringer (Bucura). Damit stimmt die bekannte Tatsache überein, daß es mehr Greisinnen als Greise und mehr Witwen als Witwer gibt.

Bei Tieren und Pflanzen sind ähnliche Unterschiede in der Lebensdauer zwischen beiden Geschlechtern bekannt. Aus dem Tierreich sei erinnert an das Schicksal mancher Insektenmännchen, die nach Erfüllung ihrer Funktion der Fortpflanzung zugrunde gehen. Nach Straßburger leiden bei der Lichtnelke die männlichen Individuen mehr unter dem Winter als die weiblichen. Weber gibt an, daß beim gelben Hanf des Grazer botanischen Gartens die männlichen Pflanzen alljährlich erfrieren, während die weiblichen, welche um diese Zeit erst beginnen, die Früchte zu reifen, die männlichen stets um viele Wochen überleben. Correns hat diese Frage an der nur einmal blühenden zweijährigen Doldenpflanze Trinia glauca geprüft. Bis kurz vor der Blüte besteht das Geschlechtsverhältnis 1:1. Die Sterblichkeit der beiden Geschlechter ist bis dahin gleich; dagegen gehen bei Beginn der Blütezeit die männlichen Pflanzen fast alle durch Abfaulen am Wurzelkopf zugrunde, während die weiblichen Pflanzen nur selten erkranken.

Offenbar bedingen die stofflichen Veränderungen bei der Blütezeit eine größere Empfänglichkeit der Männchen für die Infektion, wie sie zur Zeit der Fruchtreife auch bei den Weibchen sich zeigt. Jedenfalls lassen die männlichen Pflanzen eine erhöhte Empfänglichkeit gegen äußere Einflüsse erkennen.

Die Erklärung dieser Geschlechtsverschiedenheit beim Menschen ist nicht leicht. Mit dem, was zur Erklärung der verschiedenen Lebensdauer verschiedener Pflanzen- oder Tierarten herangezogen wird, ist nicht viel anzufangen. Immerhin wollen wir uns kurz in dieser Richtung umsehen. Botaniker und Zoologen betonen, daß Organismen, die rasch den Zustand des Ausgewachsenseins erreichen und die Hauptzeit ihres Lebens als ausgewachsenes Individuum verbringen, eine kürzere Lebensdauer haben, als jene, die nie ausgewachsen sind. Darum erreichen die Tiere nie das Alter wie manche Pflanzen, unter denen ein Alter von mehreren Jahrhunderten, ja sogar Jahrtausenden bekannt ist ohne Wachstumsstillstand (Küster). Auch beim Tier hat man von jeher nach Beziehungen der Dauer der Jugendperiode zu der des ganzen Lebens gesucht. Schon um die Mitte des 18. Jahrhunderts glaubte Buffon, der Lebensdauer bis zum Abschluß des Knochenwachstums eine besondere Bedeutung zumessen zu sollen. Er war der Meinung, daß die Gesamtlebensdauer etwa das 6—7fache der Dauer des Knochenwachstums betrage. Flourens, der diese Untersuchungen wieder aufnahm, kam zu dem Ergebnis, daß es nur etwa das 5fache sei.

Besonders schwere Tiere, die für den Aufbau ihres Körpers eine längere Zeit brauchen, erlangen die Geschlechtsreife und damit die Eignung zum Dienst an der Art viel später. Darum sollen die mit besonderer Körpergröße ausgezeichneten Arten eine lange Lebensdauer haben. Elefanten und Riesenwale erreichen ein Alter von 150—200 Jahren und mehr.

Das hieße also: Rasches Wachstum, kurze Lebensdauer; langsames Wachstum, lange Lebensdauer. Aber so einfach liegen die Dinge nicht, wie Korschelt betont. Schon von Insekten ist bekannt, daß sie vor Erreichung des ausgebildeten Zustandes eine sehr lange und nachher nur noch eine kurze Lebenszeit haben. Auch manche Vögel, die ein ungewöhnlich hohes Alter erreichen, werden schon im ersten Lebensjahr fortpflanzungsfähig.

Daher hatte sich schon Weißmann gegen diese Auffassung gewendet und ein Blick auf die nachstehende Rubnersche Tabelle widerlegt die Flourenssche Anschauung.

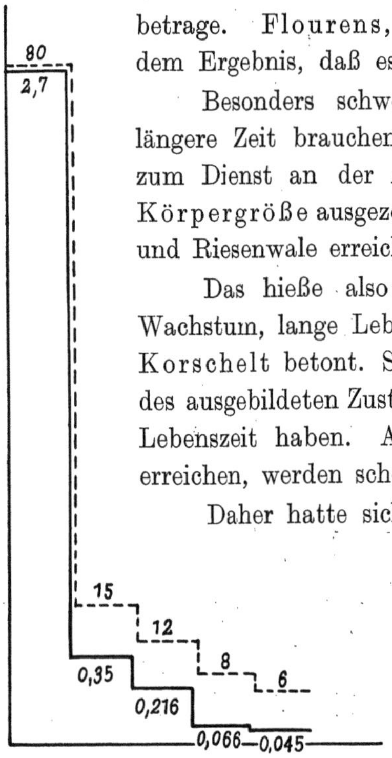

Abb. 61. Cephalisationsfaktor und Lebensdauer.
—— Cephalisationsfaktor, ---- Lebensdauer in Jahren.
(Nach Lipschütz: Allgemeine Physiologie des Todes.)

	Gewicht in kg	Lebensdauer	Jugendzeit	Lebensdauer ohne Jugendzeit
Pferd	450	35	5	30
Rind	450	30	4	26
Mensch	60	80	20	60
Hund	22	11	2	9
Katze	2	9,5	1,5	8
Meerschweinchen .	0,6	6,7	0,5	6

Bekannt ist auch, daß der kleinere Esel über 100 Jahre alt werden kann, während das größere Pferd höchstens 40—60 Jahre alt wird. Und das Rind steht an Größe und Gewicht dem Pferde kaum nach und wird höchstens 20—30 Jahre alt.

Ein gesetzmäßiger Zusammenhang zwischen der Dauer der Wachstumsperiode und der gesamten Lebensdauer ist also abzulehnen. Für den Menschen wäre damit auch nicht viel anzufangen, da das Weib trotz einer kürzeren Jugendzeit eine längere Lebensdauer hat.

Auch Rubner lehnt einen gesetzmäßigen Zusammenhang zwischen Wachstumsdauer und Lebensdauer ab. Aus seinen Untersuchungen über den Energieverbrauch, den die Natur macht, damit 1 kg Neugeborener sich im Gewicht verdoppelt, kommt er zu dem Ergebnis, daß das Wachstum der verschiedenen Tierarten spezifische Eigenschaften zeigt. Die neugeborenen Kaninchen verdoppeln z. B. das Gewicht in 6 Tagen und der Mensch erst in 188 Tagen.

Dagegen kann man nach Rubner bei der Beurteilung der Lebensdauer ausgehen vom Vergleich des Energieverbrauchs während der Wachstumsperiode und dem gesamten übrigen Leben. Der Mensch hat z. B. zur Zeit des Ausgewachsenseins etwa $1/3$ und bei Beginn der Pubertät etwa $1/4$ seines Gesamtlebensumsatzes verbraucht. Die Lebensdauer läßt sich als Funktion jenes Energieverbrauches ausdrücken (Rubner).

Pütter und H. Friedenthal konnten die Rubnerschen Untersuchungen über Energieverbrauch des Organismus während der Lebensepoche nach Abschluß des Wachstums und über den Energieverbrauch zur Verdoppelung des Körpergewichtes nicht bestätigen. Trotzdem wird man zugeben müssen, daß der Energieverbrauch mit der Dauer des Lebens in Zusammenhang steht. Aber zur Erklärung des Geschlechtsunterschiedes in der Lebensdauer reicht er nicht aus.

Nach Friedental steht der sog. Cephalisationsfaktor mit der Lebensdauer in Beziehung. Er versteht darunter die Beziehung des Hirngewichts zur gesamten Protoplasmamenge des Körpers. Aus einer Berechnung an 5 verschiedenen Säugetieren ergibt sich eine merkwürdige Parallele zwischen Lebensdauer und Cephalisationsfaktor, wie Abb. 61 und nachstehende Tabelle zeigen:

	Cephalisationsfaktor	Lebensdauer
Maus	0,045	6 Jahre
Kaninchen	0,066	8 ,,
Callithrix	0,216	12 ,,
Reh	0,35	15 ,,
Mensch	2,7	80 ,,

Danach könnte man sagen, der klügste lebt am längsten. Auch Rubner glaubt, daß die Langlebigkeit mit der Höhe der Intelligenz zusammenhängt. Aber Rößle wendet mit Recht ein, wie häufig der Mensch seine Intelligenz dazu benützt, sein Leben zu verkürzen. In der Tat hat Mephisto recht, wenn er vom Menschen sagt, viel besser könnt er leben, wär' ihm nicht der Schein des Himmelslichtes, die Vernunft gegeben, die er nur braucht, um tierischer als jedes Tier zu sein. Da obendrein der Cephalisationsfaktor der Frau nicht größer ist als der des Mannes, so läßt sich dieser Punkt zur Erklärung der Langlebigkeit des Weibes nicht heranziehen.

Auch mit der Annahme Metschnikofs, daß die Darmbakterien letzten Endes den Tod des Menschen bewirken, ist nichts anzufangen. Da gerade die Frau so häufig an Obstipation leidet, müßte sich bei ihr eine Kurzlebigkeit finden (Korschelt).

Wenn man annimmt, daß mit der Schwangerschaft ein neues Wachstum in den Organismus kommt, so könnte man vermuten, daß die Schwangerschaft das Leben verlängert. In der Tat haben meine Nachfragen von hochbetagten Greisinnen, die die goldene Hochzeit gefeiert hatten, ergeben, daß sie immer eine größere Anzahl Kinder geboren hatten. Man muß aber dabei bedenken, daß Kinderreichtum an sich ein Ausdruck der Gesundheit ist, und daß demnach das hohe Alter erreicht wurde, nicht weil die Frauen viele Kinder hatten, sondern weil sie ausweislich ihrer großen Kinderzahl besonders gesund waren. Außerdem lassen sich den hochbetagten Müttern auch hochbetagte alte Jungfern gegenüberstellen.

Da wegen des Frauenüberschusses viele Frauen ledig bleiben müssen, könnte man auch daran denken, die Langlebigkeit des Weibes mit dem häufigeren Ledigsein zu erklären.

Wir wollen uns auch hier wieder zunächst in der Botanik und Zoologie umsehen. Durch das Bestreben, zur Fortpflanzung zu gelangen, wird bei Pflanzen und Tieren eine Verlängerung des Lebens erzielt, besonders von den Pflanzen kann man nachweisen, daß die Spätblüte das Leben verlängert. Die Agave americana wird in Mexiko schon nach 8—10 Jahren mannbar. In

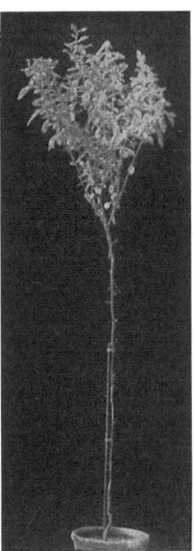
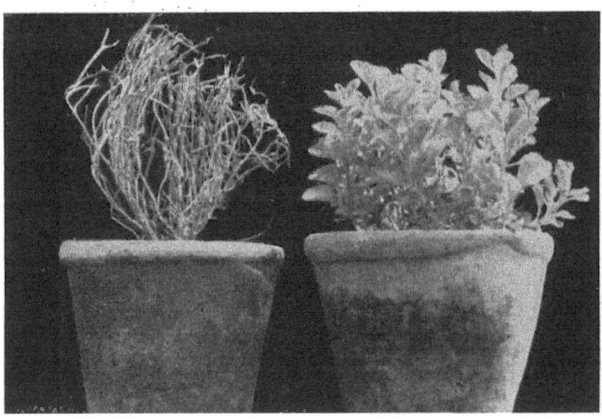

Abb. 62. Reseda odorata; Verlängerung der Lebensdauer durch Verhinderung des Blühens; 3 jährige Pflanze in Bäumchenform.

Abb. 63. Lobelia erinus; links: Absterben im August nach dem Blühen; rechts: Pflanze im Dezember, die — um das Blühen zu verhindern — im Sommer zweimal kurz geschnitten wurde.

(Nach Molisch: Populäre biologische Vorträge. Jena 1922.)

den europäischen Gewächshäusern erreicht sie dieses Ziel erst mit 30 oder 50 Jahren und zeigt ein vielfaches ihrer Lebensdauer (Molisch). Unterdrückt man bei der Reseda odorata die Blütenbildung, so kann man die Lebensdauer verlängern und ein baumartiges Gewächs sich entwickeln sehen (Abb. 62). Ähnlich verhält sich Lobelia erinus (Abb. 63). Den die Lebensdauer verkürzenden Einfluß, den die Beschleunigung der Blüte haben kann, sehen wir auch am sog. „späten Frühling". Hier wird durch ein beschleunigtes Wachstum der bisherige Rückstand rasch ausgeglichen, so daß z. B. das Wiesengras noch ungefähr zu dem normalen Termin schnittreif wird.

Auch beim Tier ist bekannt, daß die Verhinderung der Begattung lebensverlängernd wirken kann, z. B. bei kurzlebigen Insekten (Korschelt). Bei langlebigen Tieren dürfte indes das Hinausschieben der Begattung keine lebensverlängernde Wirkung haben. Ähnlich ist es beim Menschen. Aus Tabelle S. 348 und 349 ergibt sich, daß nach Überschreitung der Fortpflanzungsepoche die verheiratete Frau eine kleinere Sterblichkeit zeigt und die ledige eine größere.

Wenn es somit nicht leicht ist, die Langlebigkeit der Frau zu erklären, so läßt sich aber die Kurzlebigkeit des Mannes in mancher Richtung leichter verstehen. Auf den Mann wirken der Kampf ums Dasein, Berufskrankheiten, Aufbrauchskrankheiten, Unfälle, Alkohol, Tabak, Lues u. a. in erhöhtem Maße ein. Letzten Endes wäre zu fragen, ob die Frau an sich widerstandsfähiger und zäher ist und ob der nach Pütter sog. „Alternsfaktor", d. h. die Geschwindigkeit, mit der sich die inneren Bedingungen so verschieben, daß das lebende System leichter durch äußere Schädlichkeiten zerstört werden kann, beim Mann größer ist. Dieser Auffassung widerspricht die herkömmliche Meinung, wonach der Mann das „starke Geschlecht" ist, vollkommen. Aber manches stimmt uns doch nachdenklich. Von den Velden konnte an Familiengeschichten zeigen, daß in degenerierten Familien die Weiber eine bis zu 10 Jahren längere Lebensdauer hatten als die Männer und daß das übliche Geschlechtsverhältnis von 106 Knaben zu 100 Mädchen sich umkehrte in 90 Knaben zu 100 Mädchen. In Übereinstimmung damit stehen die Anschauungen von Vaerting. Er weist auf die Untersuchungen von Fahlbeck am schwedischen Adel hin. Danach soll bald nach Adelung des Vaters eine Abnahme der Knabengeburten und häufig das Aussterben des geadelten Geschlechtes folgen. Vaerting sagt darum, die totgeborenen Knaben sind ein Zeugnis für die Fortpflanzungssünden der Menschheit. Auch sonst hält Vaerting den Mann für hinfälliger als die Frau und fordert darum seit Jahren die Männerpflege, bis jetzt freilich ohne breiteren Anklang zu finden.

Es ist vorerst nicht möglich, zu diesen Dingen Stellung zu nehmen, aber ein so kritischer Autor wie Bucura ist ebenfalls der Meinung, daß die Frau konstitutionell widerstandskräftiger ist, während der Mann mindestens in degenerierten Familien aus konstitutionellen Ursachen hinfälliger ist und damit der Auslese stärker unterliegt. Von Interesse ist auch, daß die meisten Lebensversicherungsgesellschaften für Frauen keine höheren Prämiensätze berechnen, trotz der besonderen Gefährdung durch die Fortpflanzung. Man hält dieses Risiko durch die durchschnittlich längere Lebensdauer der Frauen für ausgeglichen (Haehner).

V. Altern der Frau.

Die einschlägigen allgemein medizinischen Fragen sind in einer Anzahl zusammenhängender Abhandlungen erörtert. Einige von ihnen seien genannt: Canstatt, Die Krankheiten des Greisenalters und ihre Heilung, 1839; Geist, Klinik der Greisenkrankheiten, 1866; Schwalbe, Lehrbuch der Greisenkrankheiten, 1909; Lorand, Das Altern und seine Ursachen usw., 1910; Schlesinger, Krankheiten des höheren Lebensalters, 1914; Lipschütz, Allgemeine Physiologie des Todes, 1915; Doflein, Das Problem des Todes und der Unsterblichkeit bei Pflanzen und Tieren, 1919; Korschelt, Lebensdauer, Alter und Tod, 1924; Rößle, Wachstum und Altern, 1923; Hirsch, Das Altern und Sterben des Menschen, 1926.

Die hier in Betracht kommende Epoche läßt sich einteilen in eine Zeit des Verblühens und eine solche des wirklichen Greisenalters. Die Phase des beginnenden Verblühens fällt mit dem Klimakterium zusammen und ist schon behandelt. Auch beim Ablauf des Greisenalters fragt sich wieder, wie weit die Frau im physiologischen Altern dem Manne gegenüber einen Geschlechtsunterschied zeigt und durch pathologisches Altern sich anderen Frauen gegenüber unterscheidet.

a) Ein genaueres Urteil über Geschlechtsunterschiede ist um so schwerer abzugeben, als wir über den normalen Eintritt der Altersveränderungen keine sicheren Normen haben. Wenn ein Kleinerwerden infolge Altersschrumpfung der Intervertebralknorpel auch schon mit dem 50. Jahr bemerkbar werden sollte, so wird doch in der Regel niemand schon von beginnendem Greisenalter reden. Nach Geist ist das 65. Lebensjahr als ein Wendepunkt in der Altersentwicklung anzusehen, da nach diesem Jahre die Atmungskapazität in entscheidendem Maße abnimmt. Auch Naunyn verlegt den Eintritt des Greisenalters in die zweite Hälfte des siebten Dezenniums. Aber alle diese Einteilungen sind mehr oder weniger willkürlich. Der Übergang vom Alternden zum Greis vollzieht sich allmählich und ist nicht an eine bestimmte Zahl von Jahren gebunden. Als sicher ist nur anzusehen, daß am Ende der zweiten Hälfte des siebten Jahrzehnts bei den meisten Menschen die Greisenhaftigkeit ausgebildet ist (Hirsch).

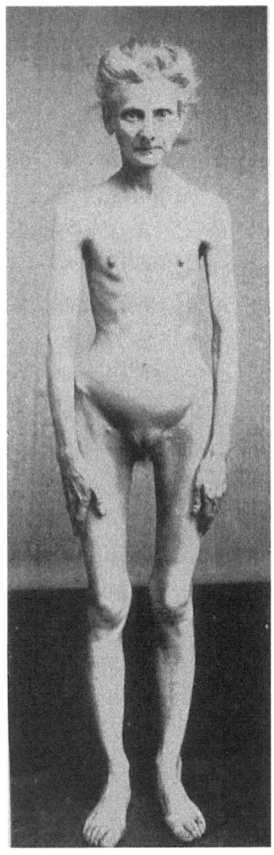

Abb. 64. 36jährige Kranke mit präseniler Involution nach Zondek.
(Nach Borchardt: Klin. Konstitutionslehre 1924.)

Angesichts der schweren Belastung durch die Fortpflanzung sollte man annehmen, daß die Frau früher altert als der Mann. Wenn aber, wie wir hörten, die Frau an sich länger lebt als der Mann, erhebt sich die Frage, ob sie später anfängt zu altern, d. h. Greis zu werden. Eine Antwort ist nicht leicht zu geben, da exakte Beobachtungen fehlen und mit Eindrücken nicht viel anzufangen ist. Nach Naunyn geht der Eindruck dahin, daß die Langlebigen nicht auffällig häufig später Greise werden. Das mag die Regel sein, aber daß es davon viele Ausnahmen gibt, weiß jeder, der auf das Aussehen hochbetagter Menschen einen kritischen Blick wirft und dabei feststellt, daß sie öfter ein auffallend jugendliches Aussehen haben.

Dem Eindruck, daß die Frau später Greisin wird, steht entgegen, daß man viel mehr Greisinnen sieht als Greise. Das rührt aber hauptsächlich davon her, daß es an sich mehr alte Frauen gibt; es heißt darum nicht, daß die Frau an sich früher altert.

Aber ein den Eintritt des Alterns beeinflussender Faktor ist bei der Frau in der Regel geringer, der seelische. Männer, die in ihrem Berufe viel Geistesgegenwart brauchen und dauernd eine schwere Verantwortung tragen, verbrauchen sich bekanntlich recht früh. Im Sturme des Lebens kommt man gewöhnlich rascher an die Pforten des Alterns als im Schutze der Familie. Auch Naunyn betont, daß seelische Einflüsse in nicht unwichtigem Maße bestimmend werden für das körperliche Altern eines Menschen.

Sie können aber nicht nur den Eintritt des Alterns beschleunigen, sie können ihn auch verzögern. Wir sehen das unter anderem auch daran, daß oft bis dahin noch leistungsfähige Männer nach Ausscheiden aus Amt und Beruf rasch zusammenfallen. Anscheinend befördert der mit der Pensionierung verbundene gesetzliche Altersstempel das Altersbewußtsein und damit den körperlichen Rückgang. In dieser Hinsicht verhält sich die Frau anders. Aus ihren Ämtern als Hausfrau und Mutter wird sie nie entlassen und wenn die Muttersorgen aufhören, fangen die Großmuttersorgen an und unterhalten die Spannkraft von Seele und Körper.

Soweit Gifte, Alkohol, Tabak, Geschlechtskrankheiten zum vorzeitigen Altern führen, stehen die Frauen vorerst noch besser als der Mann. Ob das im rauchenden, durch die „Errungenschaften der Revolution befreiten" Deutschland auch künftig noch der Fall sein wird, muß abgewartet werden.

Vorerst kann man wohl sagen, der wirkliche senile Marasmus (Abb. 64) setzt anscheinend bei der Frau später ein als beim Mann. Aschner meint, daß das mit der reich-

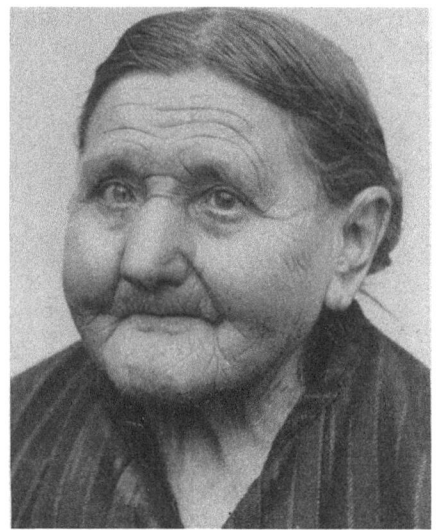 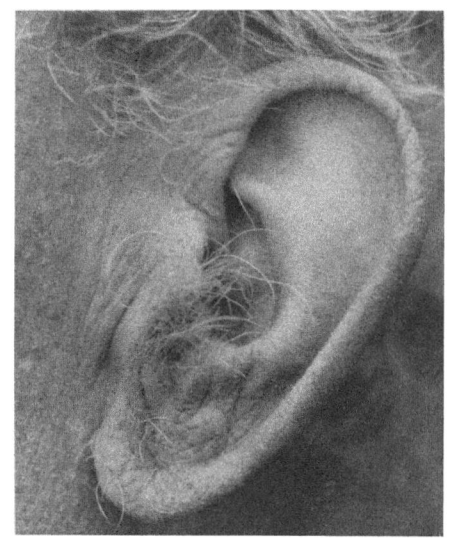

Abb. 65. 71 jährige Frau; eingefallener Greisenmund, das Rot der Oberlippe kaum zu sehen.

Abb. 66. Großes Ohr eines 83 jährigen Mannes mit starker Haarentwicklung am äußeren Gehörgang und am Ohrläppchen.

(Nach L. R. Müller: Altersschätzung beim Menschen. 1922.)

licheren Blutbildung bei der Frau zusammenhänge. Aber es ist zu bedenken, daß die höhere Blutbildungsfähigkeit im Alter aufhört.

Wenn auch im zeitlichen Eintritt des Alterns keine sicheren Unterschiede zwischen Mann und Frau feststellbar sind, so ergeben sich solche Unterschiede bezüglich des Ablaufes des Alterns. Die von L. R. Müller, Rößle und Hirsch zusammengestellten somatischen Alternszeichen hängen freilich oft nicht vom Geschlecht ab, aber wenige weibliche Besonderheiten lassen sich doch herausschälen.

Die Glatze, die sich beim Manne so außerordentlich oft schon früh, besonders aber als Alterserscheinung findet, kommt beim Weibe so gut wie nicht vor (Jadasson). Ebenso sind die mit der vermehrten Kopfarbeit des Mannes in Zusammenhang gebrachten „Geheimratsecken" bei der Frau selten. Die verschiedenen Erklärungsversuche wurden oben (S. 300) erörtert. Nach Stein und Buschke kommen angeborene Faktoren, Familien- und Rasseeigenschaften in Betracht.

Bekannt ist die größere Hinfälligkeit der weiblichen Zähne. Die damit im Zusammenhang stehenden Altersveränderungen finden sich daher beim Weibe besonders oft. Es ist hauptsächlich das Einsinken der Lippen nach Wegfall der Unterlage mit einem typischen Gesichtsausdruck, an dem neben dem Breiterwerden des Mundes das Vorstehen des Kinns und auch der Nase besonders auffallen (Abb. 65).

Relativ oft hört man von Vermännlichung des Weibes. Anscheinend ist die entsprechende Verweiblichung des Mannes nicht so häufig, so daß man von einer Art spezifisch weiblicher Eigenschaft reden kann. Die Vermännlichung besteht neben Rückbildung der sekundären Geschlechtsmerkmale häufig im Auftreten abnormer Behaarung am Körper oder in der Entwicklung eines sog. „Altweiberbartes", worüber wir im Kapitel Klimakterium näheres hörten (S. 339).

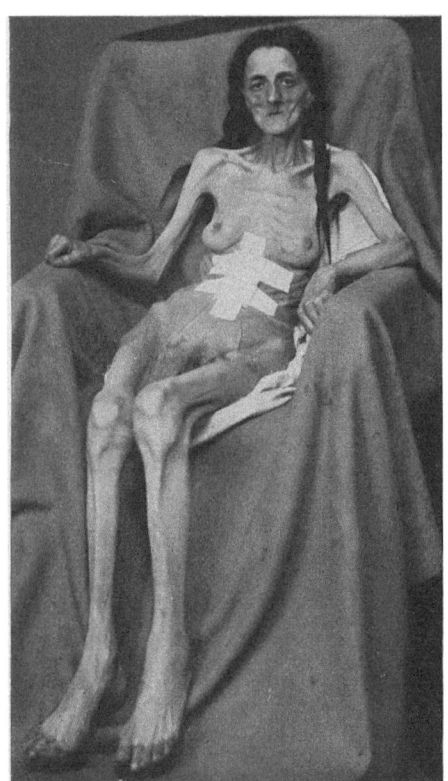
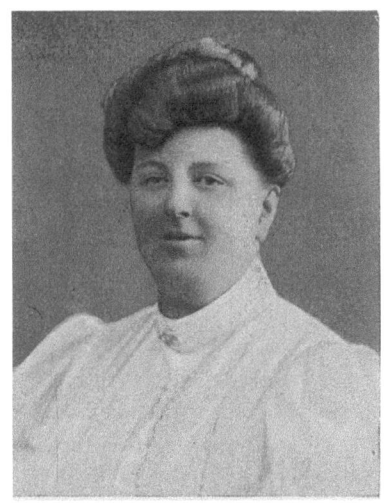

Abb. 67a. 42jährige Kranke mit Kachexia hypophyseopriva nach Zondek.
Abb. 67b. Die gleiche Kranke im Alter von 34 Jahren.
(Aus Handb. d. norm. u. pathol. Physiol. Bd. 17. Julius Springer, Berlin.)

Dagegen scheint die Behaarung der äußeren Ohröffnung (Abb. 66) mehr ein männliches Alterszeichen zu sein, da man sie beim Weibe sehr selten antrifft.

In weitgehendem Maße unterscheidet sich die Greisin vom gleichalterigen Greis durch die hochgradige Atrophie der Genitalorgane mit Bildung von Follikelnarben und mit Ablagerung von Alters- und Abnützungspigment (Rößle).

An sonstigen Unterschieden in den Alterszeichen der Organe ist nicht viel bekannt. Nach Geist soll jedoch die „Greisendrehung" der Lunge infolge Altersveränderung des Thorax bei der Frau häufiger sein.

b) Im Gegensatz zu diesen mehr physiologischen Geschlechtsunterschieden dem Mann gegenüber sind die individuellen Unterschiede anderer Frauen gegenüber mehr durch „pathologisches Altern" bedingt. In früherer Zeit unterschied man zwei äußere Erscheinungsformen des Alterns: den habitus laxus, der hauptsächlich durch Korpulenz ausgezeichnet war, und den durch Magerkeit charakterisierten habitus strictus (Geist).

Wenn auch eine strenge Scheidung in diese zwei Typen nicht möglich ist, so sehen wir doch oft die alte Frau nach der einen oder anderen Seite hin sich entwickeln. Natürlich können konditionelle Momente (Krankheiten, wirtschaftliche Lage) von Einfluß sein, aber die Konstitution spielt dabei auch eine Rolle. Wir sehen das auch daran, daß nicht selten Angehörige derselben Familie ein ganz ähnliches Verhalten zeigen. Nach J. Bauer soll beim fetten Typ eine Heterochronie der senilen Involution mit Bezug auf Keimdrüse und Schilddrüse, beim mageren Typ vielleicht eine solche hinsichtlich der Nebenniere bestehen.

Ebenso müssen wir an familiäre Besonderheiten denken, wenn verschiedene Schwestern ohne bestimmte Ursachen ein auffallend frühes oder auffallend spätes Eintreten des Seniums zeigen. Manchmal handelt es sich dabei um familiäre Kurz- oder Langlebigkeit.

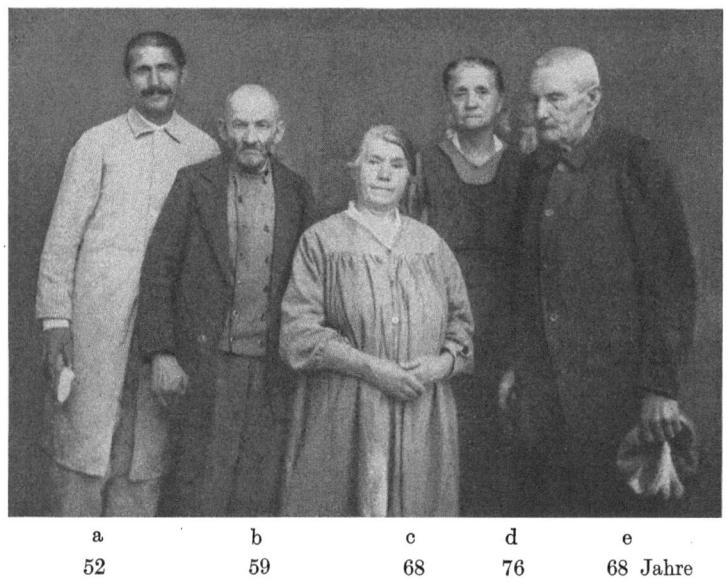

a   b   c   d   e
52   59   68   76   68 Jahre

Abb. 68. Patient b (von Beruf Kellner) erscheint sowohl gegen a (Landarbeiter) als c (Masseuse) wesentlich älter. Patientin d (Hausnäherin) erscheint kaum älter als b; Patient e ist vollkommen erblindet, dabei ungefähr von gleichem Altershabitus wie c.
Nach Hirsch. (Aus Handb. d. norm. u. pathol. Physiol. Bd. 17. Julius Springer, Berlin 1926.)

In anderen Fällen liegt ein „pathologisches Altern" vor auf dem Boden einer individuellen Partialkonstitution. Die hierher gehörigen Frauen sind oft körperlich in bestimmtem Maße stigmatisiert durch Infantilismus, Climacterium praecox, Zwergwuchs, Riesenwuchs oder andere Störungen auf endokrinem Gebiet mit oder ohne Hypogenitalismus. Soweit Infantilismus oder Riesenwuchs etwa mit einem hypoplastischen Gefäßsystem verbunden sind, wird die Neigung zum vorzeitigen Altern verständlich. Es gilt ja auch sonst der Grundsatz, daß der Mensch so alt wird wie seine Gefäße. Sofern ein Climacterium praecox das Zeichen einer verminderten Lebensenergie darstellt, disponiert es natürlich auch zur Progerie.

Aus den angeführten Beispielen ergibt sich, daß den endokrinen Drüsen bei der ganzen Frage eine große Bedeutung zukommt. Unter diesen verschiedenen Drüsen hat Horsley der Schilddrüse eine besondere Rolle zuerkannt und die Altersveränderungen der Haut, die Zunahme des Bindegewebes zu ähnlichen Veränderungen bei Schilddrüseninsuffizienz in Beziehung gebracht. Vermehren verglich das Altern mit chronischem Myxödem und Lorand wollte die Altersveränderungen einfach auf eine Involution der Schilddrüse zurückführen. Indes läßt sich das doch wohl nicht aufrecht erhalten (Bauer, Hirsch).

Daß die Unterfunktion der Keimdrüse beim Altern eine Rolle spielt, ist allgemein bekannt, seitdem Brown-Séquard durch Injektion von Hodenextrakt eine Verjugendlichung erzielte und so den Anstoß zu den modernen Verjüngungsoperationen nach Steinach

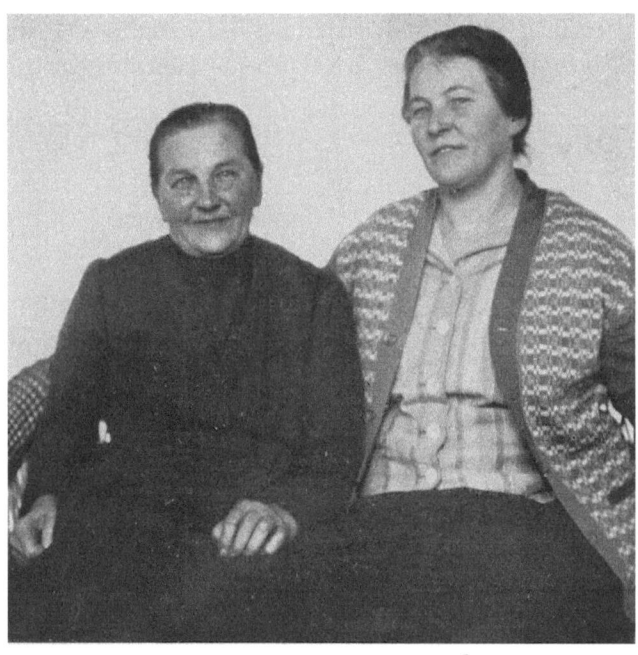

a b
Abb. 69. Mutter (a), 69 Jahre alt mit Carc. port. (1926, Nr. 465); sieht ungewöhnlich jung aus und ähnelt zudem der Tochter (b) sehr.

gab. Vielleicht darf man auch auf das frühzeitige Altern mancher Riesen hinweisen, bei denen ja oft eine minderwertige Keimdrüse vorliegt.

Auch bei Hypophysenerkrankungen kommt frühzeitiges Altern vor, wie das die Cachexia hypophysiopriva (Simmonds) zeigt (Abb. 67a u. b). Soweit es sich beim vorzeitigen Altern um eine vorzeitige Gefäßsklerose handelt, hat man auch die Nebenniere angeschuldigt. Oft wird aber eine pluriglanduläre Insuffizienz im Spiele sein und oft fehlen alle nachweisbaren Ursachen des vorzeitigen Senilismus.

Schließlich mag ein Unterschied zwischen Verheirateten und Ledigen bestehen. Soweit die Schwangerschaft neues Leben in den Organismus bringt und ihn zu einer zweiten Reife führt, soweit die Sorgen um Haus, Mann und Kinder die Frau lebensfrisch erhalten, mag die Verheiratung das Senium hinausschieben. Aber soweit Kinderreichtum die wirtschaftliche Lage verschlechtert, beeinflußt er die Altersbedingungen erheblich. Das zeigt sich an nachstehender Tabelle von Lindheim, worin die Altersverteilung im kinderreichen Deutschland und kinderarmen Frankreich einander gegenüber gestellt wird.

Wie man sieht, scheinen in dem kinderarmen Frankreich die Altersbedingungen besser zu sein als in Deutschland.

Von 1000 Einwohnern waren	in Deutschland	in Frankreich
Im Alter von 0—10 Jahren	246	184
,, ,, ,, 10—20 ,,	197	172
,, ,, ,, 20—60 ,,	480	520
,, ,, ,, 60—70 ,,	51	72
,, ,, über 70 ,,	24,7	43,4

Nicht selten sprechen sich im vorzeitigen oder raschen Altern das Schicksal des Menschen, die Summe seiner seelischen oder körperlichen Erlebnisse aus (Hirsch), die oft von Umweltfaktoren abhängen. Darum ist der Anteil der Konstitution so ungeheuer schwer zu beurteilen; darum können auch alte Menschen jung und jüngere alt aussehen, wie Abb. 68 und 69 zeigen. Eine sprechende bildliche Darstellung des Unterschiedes zwischen Greisin und Kind haben wir in dem „Kuß der Großmutter" von Jean Dampt.

B. Psychische Unterschiede zwischen Weib und Mann.
I. Allgemeine seelische Anlagen.

Über die seelischen Anlagen der Frau stehen sich die Ansichten scharf gegenüber. Auf der einen Seite stehen die Dichter, unter ihnen hauptsächlich die Minnesänger der Vergangenheit und der Gegenwart, denen die Frau die höchste menschliche Erscheinungsform in jeder Richtung ist. Auf der andern Seite sind Naturforscher und Philosophen, die teilweise zu einem geradezu vernichtenden Urteil kommen.

Eine weitere Erschwerung des Urteils liegt darin, daß oft nur ein bestimmter Frauentyp für die Urteilsbildung zur Verfügung steht. Nicht jedem ist es wie Goethe vergönnt, Frauen von der Magd bis zur Fürstin, von der Dirne bis zur Heiligen, von der schlichten Hausmutter bis zur Literaturgröße kennen zu lernen; und wem das vergönnt ist, den interessiert wahrscheinlich eben der Frauentyp, der „ihm liegt". Darum lernt er nur eine bestimmte Sorte näher kennen, geht an den anderen mehr oder weniger vorüber und sein Urteil wird subjektiv getrübt.

Volksglaube und Märchen sind nur schwer zur Urteilsbildung heranzuziehen. Wohl ist ihr Urteil oft sehr schnell fertig, aber nicht immer richtig, wie der Spruch von den „langen Haaren und dem kurzen Verstand" sagt.

Die Erfahrung der Ärzte hat den Nachteil, daß sie sich in der Regel nur auf kranke Frauen stützen.

Somit ist ein Urteil über die seelischen Anlagen der Frau schwer und wird von Einzelerfahrungen zu leicht beeinflußt. Derselbe Goethe, von dem das Wort stammt: „Das Ewig-Weibliche zieht uns hinan", hat auch gesagt: „Es ist unglaublich, wie der Umgang der Weiber herabzieht" (Moebius).

Es ist daher zu begrüßen, daß neuerdings zu den angedeuteten Methoden der Urteilsgewinnung die wissenschaftliche psychologische Forschung hinzukam. Sie benützt die Ergebnisse der psychologischen Experimente, die vergleichende Statistik von Geisteskrankheiten und Verbrechern und besonders in den letzten Jahren immer mehr die Biographie, wie die neuerdings immer allgemeiner gewordene Pathographie der Persönlichkeit gezeigt hat.

Es ist hier nicht die Stätte, alle einschlägigen Fragen im einzelnen zu behandeln, aber weniges sei angedeutet, da diese Dinge für die Eignung der Frau zu Studium und Beruf von Bedeutung sind. Bekannt ist die seinerzeit Aufsehen erregende Schrift von Moebius über den „physiologischen Schwachsinn des Weibes". Bekannt sind auch die Anschauungen eines der größten Weiberfeinde aller Zeiten, Schopenhauer. Nach seiner Auffassung ist die Frau so etwas Inhaltsloses, daß es keinerlei Unterschiede unter den verschiedenen Vertreterinnen dieses Geschlechtes gibt. Die eine ist so viel oder so wenig wert wie die andere. Die Stallmagd unterscheidet sich in nichts von der Königin und die Königin in nichts von der Stallmagd. Einige seiner vermessenen Behauptungen, die keine Allgemeingültigkeit beanspruchen können, seien hier angeführt: „Schon der Anblick der weiblichen Gestalt lehrt, daß das Weib weder zu großen geistigen, noch körperlichen Arbeiten bestimmt ist. Es trägt die Schuld des Lebens nicht durch Tun, sondern durch Leiden ab, durch Wehen der Geburt, die Sorgfalt für das Kind, die Unterwürfigkeit unter den Mann, dem es eine geduldige und aufopfernde Gefährtin sein soll. Die heftigsten Leiden, Freuden und Kraftäußerungen sind ihm nicht beschieden".

„Je edler und vollkommener eine Sache ist, desto später und langsamer gelangt sie zur Reife. Der Mann erlangt die Reife seiner Vernunft und Geisteskräfte kaum vor dem 28. Jahre, das Weib mit dem 18. Jahre; aber es ist auch seine Vernunft danach eine gar knapp bemessene. Daher bleiben die Weiber für ihr Leben lang Kinder, sehen immer nur das nächste, kleben an der Gegenwart, nehmen den Schein der Dinge für die Sache und ziehen Kleinigkeiten den wichtigsten Angelegenheiten vor".

„Das niedrig gewachsene, schmalschultrige, breithüftige und kurzbeinige Geschlecht das schöne nennen, konnte nur der vom Geschlechtstrieb umnebelte männliche Intellekt; in diesem Triebe nämlich steckt seine ganze Schönheit. Mit mehr Fug als das „schöne" könnte man das weibliche Geschlecht das unästhetische nennen. Weder für Musik, noch Poesie, noch bildende Künste haben sie wirklich und wahrhaftig Sinn und Empfänglichkeit; sondern bloß Äfferei zum Behufe ihrer Gefallsucht ist es, wenn sie solche affektieren und vorgeben. Das macht, sie sind keines rein objektiven Anteiles an irgend etwas fähig, und der Grund hiervon ist, denke ich, folgender: Der Mann strebt in allem eine direkte Herrschaft über die Dinge an, entweder durch Verstehen oder durch Bezwingen derselben. Aber das Weib ist immer und überall auf eine bloß indirekte Herrschaft verwiesen, mittels des Mannes, als welchen allein es zu beherrschen hat. Darum liegt es in der Weibernatur, alles nur als Mittel, den Mann zu gewinnen, anzusehen; und ihr Anteil an irgend etwas anderem ist immer nur ein simulierter, ein bloßer Umweg, das heißt, läuft auf Koketterie und Äfferei hinaus".

„Als die Natur das Menschengeschlecht in zwei Hälften spaltete, hat sie den Schnitt nicht gerade durch die Mitte geführt. Bei aller Polarität ist der Unterschied des positiven vom negativen Pol kein bloß qualitativer, sondern zugleich ein quantitativer. So haben eben auch die alten und namentlich die orientalischen Völker die Weiber angesehen und danach die ihnen angemessene Stellung viel richtiger erkannt, als wir mit unserer altfranzösischen Galanterie und abgeschmackten Weiberveneration, dieser höchsten Blüte germanischer Dummheit, welche nur gedient hat, sie so arrogant und rücksichtslos zu machen, daß man bisweilen an die heiligen Affen in Benaros erinnert wird, welche im Bewußtsein ihrer Heiligkeit und Unverletzlichkeit sich alles und jedes erlaubt haben".

Zu Beginn unseres Jahrhunderts hat Weininger mit seinem vielgelesenen Buch „Geschlecht und Charakter" ebenfalls ein niederschmetterndes Urteil über die Frau gefällt. Nach seiner Auffassung „fehlt dem Weibe jede logische und jede ethische Begabung. Das vollkommen weibliche Wesen kennt weder den logischen, noch den moralischen Imperativ; und das Wort Gesetz, das Wort Pflicht, Pflicht gegen sich selbst, ist das Wort, das ihm am fremdesten liegt". Weininger spricht daher dem Weibe überhaupt die Seele ab. Zum Beweise seiner Behauptung weist er hin auf die Chinesen. Frägt man einen Chinesen nach der Zahl seiner Kinder, so zählt er nur die Knaben auf und hat er bloß Töchter, so erklärt er kinderlos zu sein. Auch Mohamed schließt die Frauen als seelenlose Wesen vom Paradiese aus.

Als weitere Zeugen seiner Auffassung beruft sich Weininger auf Aristoteles und Euripides, sowie auf die Kirchenväter Tertulian und Origines.

Auch manchen modernen Dichtern erscheint die Frau als seelenloses Wesen, so bei Ibsen in den Gestalten der Anitra, Rita, und Irene, sowie bei Strindberg in seinem Schauspiel „Gläubiger", in Lortzings Undine und bei vielen anderen. Selbst Frauen reden vom moralischen Schwachsinn des Weibes.

Zum Beweis der mangelhaften intellektuellen Begabung der Frau wird auf das Hirngewicht hingewiesen, das beim Weibe absolut kleiner ist, als beim Manne. Daß es relativ größer ist, wird als infantiles Merkmal angesehen. Indes ist damit über den Intellekt nichts Bestimmtes ausgesagt, da hochbegabte Menschen ein kleines Hirngewicht haben können (O. Schultze).

Weiter wird betont, daß in der ganzen Kulturgeschichte der Menschheit kein weibliches Genie zu finden ist und daß die Frauen nirgends etwas Bahnbrechendes geleistet haben, weder in der Kunst noch in der Stiftung von Religionen. Man kann daher mit O. Schultze fragen: „Wer hat die neunte Symphonie erdacht, wer die Sixtina gemalt? Wer hat den Apollo von Belvedere aus Stein gehauen, die Bibel und den Faust geschrieben, Mikroskop und Fernrohr erfunden?"

Dem gegenüber behauptet die Frau freilich, daß sie nichts leisten konnte, weil sie durch Jahrtausende vom Manne unterdrückt war. Manche von ihnen sind der Überzeugung, daß die Frau die Höhe des Mannes erreichen würde, sobald man ihr hauswirtschaftliche Arbeit abnimmt, ihr dieselbe Vorbildung und dieselbe Entwicklungsmöglichkeit gibt wie dem Manne. Da der Mann nicht gewillt sein wird, seine führende Stellung aufzugeben, so wird wohl dieses Zeitalter, das sich durch die weibliche Kultur auszeichnen soll, auch in Jahrtausenden nicht anbrechen. Man wird aber sagen können, daß es ebenso wie bei den Männern auch bei den Weibern dumme und gescheite gibt. Die Frau ist nicht wertloser, sondern anders als der Mann; ihre spezielle Begabung liegt darum auf anderem Gebiet.

Fassen wir alles zusammen, was sonst noch auf den verschiedenen Wegen gefunden wurde, so ergibt sich als spezifisch weibliche Eigenschaft etwa folgendes: Die größere „Emotionalität" der Frau (Heymanns); sie ist der „Affektabilität" Laycocks und der „Affizierbarkeit" Curellas gleichwertig. Der größere Einfluß des Unbewußten auf Denkarbeit und Handeln, der geringere Bewußtseinsumfang im Vergleich zum Bewußtseinsgrad (Heymanns), die lebhafte Phantasie, die Vorliebe für das Konkrete und Abneigung gegen das Abstrakte (Bucura). Aus den kurz angedeuteten Unterschieden erklärt sich vieles im Verhalten und Handeln der Frau. Wegen der großen Emotionalität ist die Frau rascher gereizt, zorniger, weint leicht, zeigt eine labile Stimmung, ist unberechenbar, ihre Handlungen sind gefühlsbetont, bald von Mitleid, bald von Haß bestimmt.

Da die Frau dem Unterbewußten näher steht, so hat sie einen feineren Instinkt, ein rascheres Urteil, eine größere Menschenkenntnis, zaudert weniger, handelt auch wenn es falsch ist. Was der Mann mit langem Überlegen falsch macht, macht die Frau oft instinktiv richtig. Dabei urteilt sie mehr mit dem Herzen, weniger mit dem Verstand, läßt sich von Sympathien und Antipathien leiten, sie ist ein guter Anwalt, aber ein schlechter Richter.

Das Überwiegen des Bewußtseinsgrades über den Bewußtseinsumfang hängt besonders mit der größeren Emotionalität zusammen. Daher ist die Frau leichter suggestibel, leichter zu überreden als der Mann; daher vermag eine sich aufdrängende Vorstellung, hauptsächlich wenn sie stärker gefühlsbetont ist, beim engeren Bewußtseinsumfang der Frau leichter alle anderen Vorstellungen zurückzudrängen als beim Manne, bei dem die übrigen Vorstellungen im Moment der Beschlußfassung nicht zurückgedrängt werden, sondern von ausschlaggebendem Einflusse bleiben können.

Wegen des Überwiegens der Bewußtseinsintensität ist die Frau unberechenbar, nie fertig; sie bleibt an Dingen haften, die gerade ihr Interesse erwecken; das um so mehr, als sie wegen der größeren Emotionalität willensschwächer ist, leichter zu überreden, weniger Verständnis zeigt für Gesetz und Gesetzesbestimmungen. Den Stundenschlag der ewig gleich gestellten Uhr des Dienstes überhört sie leichter. Befehle schüchtern sie weniger ein; ihre Pflicht tut sie mehr weil sie will, weniger weil sie muß, wie der Mann. Dabei handelt sie seltener der Sache zu lieb, vielmehr irgend einem andern Menschen zu lieb.

Auf sich selbst gestellte Frauen verkümmern. Der Strom ihrer Seele versandet, wenn er nicht im Herzen eines anderen Menschen das Meer findet, in das er sich ergießen kann. Die Frau erreicht die höchste Vollendung ihres eigenen Willens in der Regel nur in der Gemeinschaft mit dem Mann. Im Gegensatz dazu kann sich der Mann auch ohne Frau entwickeln. „Stark ist nur der Einsame" (Ibsen), das darf man jedenfalls am wenigsten auf die Frau anwenden. Die Einsamkeit bedrückt und lähmt die Frau und trocknet sie aus. Dem Manne hilft die Einsamkeit oft zur Selbstbesinnung, zur Entfaltung seiner Gaben und wird zur besonderen Kraftquelle. Große Geisteshelden waren daher oft genug furchtbar einsam.

Der Schaffenstrieb ist an sich ein männlicher Zug. Daß aber die Frau das Schaffen des Mannes in hohem Maße fördern kann, zeigt das Beispiel der Christiane an Goethes Schaffen.

Die Frau kann leicht von Menschen und Dingen, die außer ihr liegen, sprechen, findet den sprachlichen Ausdruck ihrer Gefühle, sie ist daher in der Lyrik stark. Aus sich heraus, aus der eigenen Tiefe findet sie weniger. Im Gegensatz dazu liegt dem Manne die Abkehr von der Außenwelt, das Versinken in die Tiefe des eignen Wesens. Die größten Dramen sind daher nicht von Frauen, sondern von Männern geschrieben.

Die Herrschaft über die Frau ist nach Ansicht vieler Frauen vom Manne gewaltsam errungen. Bei einer tieferen Psychologie muß das bestritten werden. Die Frau hat die Herrschaft mehr oder weniger dem Manne abgetreten. Sie will dienen, erobert sein. Dienen entspricht dem tiefsten Zug ihres Wesens. Richard Wagner hat das in seiner „Kundri" im Parsifal in schöner Weise zum Ausdruck gebracht, aber „indem die Frau dient, herrscht sie".

Natürlich finden sich die genannten Unterschiede nicht durchweg; sie sind nur bei Frauen häufiger als beim Manne und auch stärker ausgeprägt. Aber es gibt keine Eigenschaft, die nur beim Manne oder nur beim Weibe vorkäme. Jeder Mann hat etwas vom Weib und jedes Weib hat etwas vom Manne. Je männlicher der Mann und je weiblicher das Weib, desto seltener sind sie und desto mehr stehen dann beide an den extremen Polen des Menschentums; zwischen drinn sind die alltäglichen Mischungen.

II. Psyche der Reifungszeit (Pubertätspsyche).

Da mit dem Ausdruck „Pubertät" von manchem auch die fertige Reife bezeichnet wird, so sei eigens erwähnt, daß wir dem vorherrschenden Gebrauch entsprechend die Zeit der sich entwickelnden Geschlechtsreife meinen. An diese reiht sich dann die Reifung der Persönlichkeit, die sog. Jugend oder „Adoleszenz", womit die Römer die Stufe zwischen Knabe und Mann verstanden (Charlotte Bühler). Beim Buben spricht man noch von „Flegeljahren" und „Tölpeljahren" (Ament).

Was uns nun hier beschäftigen soll, sind nur einige wichtige Unterschiede zwischen Mädchen und Knabe.

Einer der bekanntesten Unterschiede besteht darin, daß das Mädchen entsprechend seiner früheren Entwicklung immer wesentlich reifer ist als der gleichaltrige Knabe.

Die erste Menstruation bedeutet oft einen ziemlich unvermittelten Einschnitt in das Leben des Mädchens, wie ihn der Knabe nicht kennt; man kann sagen, die erste Menstruation stellt ein seelisches Erlebnis dar. Viele der Mädchen sind durch sie „wissend" geworden und legen schon auf dieser Vorstufe des Weibseins manches ihrer bisherigen Unbefangenheit und Kindheit ab. Sie treten schon jetzt in das „Zwischenland" (Lu Andreas Salomé) ein, in dem sie sich weder beim Erwachsenen, noch beim Kind wohl fühlen.

War das Mädchen bis dahin unaufgeklärt, so durchziehen seine Seele öfter Gefühle von Bestürzung, Entsetzen, Sorge, Neugierde, Ahnung, Erwartung und dergleichen, Dinge, die oft auf den Ablauf der weiteren Menstruation weitgehend Einfluß haben und mit manchen Formen von Dysmenorrhoe im Zusammenhang stehen können.

Die nun folgende Zeit mit der Fülle geheimnisvoller und nach dem Urteil der Gesellschaft geheimzuhaltender Vorgänge bringen dem Mädchen oft eine besondere Veranlassung zu Unwahrheiten oder Lüge (B. Bauer). In der Folgezeit erfährt das noch eine Steigerung. Das Mädchen fühlt unbewußt oder bewußt seine natürliche Bestimmung und seine natürliche Ergänzungsbedürftigkeit. Es belügt sich aber selbst, weil es sich selbst nicht zugestehen will, daß es schon jetzt ein wirkliches Interesse am anderen Geschlecht empfindet, ein Interesse, das mit den ersten sexuellen Regungen zu erklären ist. Noch mehr aber als sich selbst belügt es die Mitwelt, weil es dieses Interesse am anderen Geschlecht als etwas Unrechtes, Ungehöriges erachtet und vor den Eltern sorgsam verbergen will (B. Bauer). So fällt die erste Lüge gegen sich selbst zusammen mit einer Lüge gegen die Mitwelt.

Manche weitere Eigenheiten der nun folgenden „Backfischzeit", die den Tölpeljahren des Buben entspricht, entspringen ebenfalls der jetzt erwachenden Ergänzungsbedürftigkeit der Geschlechter oder ihren Vorstufen. Mit Recht sagt Charlotte Bühler: „Die Begleiterscheinungen der Reifung sollen, um die Paarung zu sichern, das Individuum ergänzungsbedürftig machen, unruhig in seiner Einsamkeit, erregt und sehnsüchtig und das Ich soll aufgeschlossen werden für die Begegnung mit einem Du. Das ist der biologische Sinn der Pubertät".

Aus dieser Einstellung resultieren das Schwärmen, Sehnen und Suchen des Backfisches, die bald kein bestimmtes Objekt haben, bald auf einen Lehrer oder eine Lehrerin gerichtet sind.

Aus derselben Quelle der natürlichen Ergänzungsbedürftigkeit läßt die auf diesem Gebiet besonders erfahrene und sehr verdiente Charlotte Bühler noch andere Backfischeigenschaften entstehen: Die Putz- und Gefallsucht, die Anbetung der Mode und andere Dinge, die nicht selten dazu führen, daß der gleichalterige, noch nicht erwachte Knabe, den Umgang mit den „Zieraffen" entrüstet ablehnt. Was beim Jüngling Kraft und Stärke bedeuten, bedeuten bei der Jungfrau Schönheit und Wissen (B. Bauer).

Die Flegeljahre des Buben, die Hermann Hesse in seinem „Demian" schildert, mit ihrem Hang zum Verbotenen, zum Nichtgehorchen, zum Austoben, mit ihrem Drängen und Verlangen nach körperlicher Kraft und Stärke, nach Wagnis und Sieg unter den Altersgenossen, fehlen den Mädchen.

Weitere recht interessante Unterschiede hat Charlotte Bühler aus Tagebüchern von Jugendlichen festgestellt. Schon rein äußerlich ist der Unterschied groß: Die Knaben nehmen das Tagebuch wörtlich und machen ohne Ausnahme so gut wie täglich ihre Einträge, die Mädchen dagegen in beliebigen Abständen. Der Knabe beschäftigt sich mit den täglichen Ereignissen, Arbeiten, Vorkommnissen und mit intellektuellen Fragen, wie Hamlet, Richard Wagner, Darwinismus, Charakteristik eines Freundes, religiösen Reflexionen, Eisenbahnnetz der Erde usw. Dem gegenüber zeigt sich beim Mädchen durchschnittlich ein geringeres Interesse an intellektuellen und sachlichen Dingen. „Das Tagebuch des Mädchens enthält so gut wie nichts von jenen tatsächlichen Dingen des äußeren Lebens, die der Knabe hineinnimmt. Das Tagebuch des Mädchens konzentriert sich ausschließlich auf Erlebnisse im eigentlichen Sinn, auf Vorgänge des inneren Lebens und solche des äußeren, die es tief berühren. Die Personenwelt, die es umgibt, vor allem hat sein Interesse. Sie spiegelt sich in seinem Tagebuch. Personen sind es, an denen es leidet, durch die es beglückt wird, persönliche Beziehungen füllen sein inneres Dasein, geben ihm Anlaß zu Fragen und Philosophieren".

„So weit die noch unsicheren Bestimmungen geistiger Leistungsfähigkeit Schlüsse zulassen, scheint es, daß die Mädchen mit 12 bis 14 Jahren einen Vorsprung vor dem Knaben gewinnen, den diese erst später teils erreichen, teils überholen. In der Tat sind in den Mädchengymnasien die beiden Tertien die besten Lernklassen. Der Eifer zum eigentlichen Lernen erschlafft dann für längere Zeit. Um das 14. Jahr herum dürfte demnach ein erster Wendepunkt liegen, und zwar bei den Mädchen eine geistige Erschlaffung, bei den Knaben ein geistiger Aufschwung."

Während der Aufschwung bei den Knaben beginnt, setzt bei dem ihm an Reife vorauseilenden Mädchen eine seelisch mühsame Wartezeit des Unausgefülltseins ein.

Manche suchen infolge falscher Erziehung Zuflucht bei Tand und Flirt, andere leiden an diesem Warten, „am Warten auf den eigentlichen Eintritt ins Leben, auf das Sichbewähren und Leisten, auf Mann, Ehe oder Beruf. Dieser Übergang zum Erwachsenen vollzieht sich beim Jüngling rascher, fast unmittelbar nach seiner Pubertät beginnt auch schon das Leben für ihn und nur eine kürzere Periode der Erschlaffung zeigt uns den flirtenden Oberprimaner und den willig der Erziehung eines Korps gehorchenden jungen Studenten, dem sich das gleichaltrige Mädchen meist fremd fühlt. Denn mit 17 bis 18 Jahren, wo der Jüngling den Höhepunkt idealen Aufschwungs oder unbeherrschten Leidenschaftssturmes erreicht, beginnt für das Mädchen in der Regel schon das Bewußtsein des Erwachsenseins und eines gemesseneren Eintritts ins Leben, einer willigeren Einordnung in die Gesellschaft".

Damit steht aber das Mädchen im Gegensatz zum Jüngling, den seine Berufsvorbereitung ausfüllt, vor einer großen Kluft. Es ist innerlich reif für seinen natürlichen Beruf der Fortpflanzung und Ehe, findet aber bei unserer Gesellschaftsordnung dazu gewöhnlich noch keine Gelegenheit. Statt dessen ist es gezwungen, seiner natürlichen Bestimmung entgegen, nach einem anderen Beruf sich umzusehen, um am Ende keine Enttäuschung zu erleben.

In diesem Konflikt gibt es nach Charlotte Bühler drei verschiedene Möglichkeiten.

1. Die erste ist die früher allgemein übliche Einstellung auf das Nur-Weib-sein auf dem direkten Weg zum Hausfrauen- und Mutterberuf. „Bei dieser Einstellung wird ein anderer Beruf nicht in Frage gezogen. Schule und sachliche Interessen können daher keinen großen Raum einnehmen. Sobald einmal feststeht, wohin die Reise geht, versinkt die unpersönliche Welt in einem Nebel von Gleichgültigkeit. Die Probleme von Ehe, Liebe, Kindererzeugung werden weit interessanter und rücken in den Mittelpunkt."

Dabei steuern diese „geborenen Mütter" in verschiedener Art auf ihr eigentliches Ziel los. Die einen gehen in ganz harmloser unwissender Weise von der Heiratsabsicht aus, aller Eifer wird auf das Erlernen häuslicher Beschäftigung gelegt, ohne daß in der ganzen Sache ein Problem geahnt wird; eine heute seltene Kindlichkeit. Sie kann zur sexuellen Neugierde, zu einer damit verbundenen bloß äußerlichen Vorstellung und Vorbereitung auf Kommendes führen. Die Aufmerksamkeit richtet sich dann von vornherein auf das andere Geschlecht, mit dem vorläufig indes bloß Tändelei und Flirt und mehr oder weniger harmloses Zusammensein einen Kontakt bringen (Charlotte Bühler).

Eine zweite feinere und seltenere Art übt sich trotz ihrer auf Ehe und Mutterschaft eingestellten Zukunftshoffnung in scheuer Zurückhaltung, fern von allen diesen Dingen. Sie können warten und in stiller ruhiger Erwartung sich innerlich und äußerlich vorbereiten auf ihren Beruf. Schon bei all diesen Mädchen liegt, sofern sie jemals fröhlich lernende, frisch umhertollende Kinder waren, ein Bruch zwischen Kindheit und Jugend. Der in der Schulzeit gepflegte Intellekt tritt zurück, praktische Betätigungen und eine mehr praktische, vom Instinkt und Gefühl geleitete Einstellung gewinnen an Raum, die Umstellung ist eine radikale (Charlotte Bühler).

2. Weitaus die häufigste Einstellung und Entwicklung ist heute eine andere: Weibsein auf dem Umweg eines bürgerlichen Berufes. Dabei faßt das Mädchen zwar nach wie vor den Frauen- und Mutterberuf als den idealen Beruf für die Zukunft ins Auge. Doch um

auch dann gesichert und unabhängig zu sein, wenn ihre Ideale sich nicht erfüllen sollten, bereitet sie noch einen anderen Beruf vor, der ihr erlaubt, auf eigenen Füßen zu stehen. Diese Notwendigkeit, zwei Zukunftsmöglichkeiten ins Auge zu fassen, macht die heutige Mädchenentwicklung zu einer ungeheuer schwierigen. Durch die doppelte Zielsetzung mit all ihren Eventualitäten wird das Mädchen um verschiedene Konflikte bereichert. Da die Welt des natürlichen Berufes als Möglichkeit oder als Hoffnung neben der Vorbereitung zum bürgerlichen Beruf stehen bleibt, so kann das Mädchen in dieser nicht so aufgehen wie der Mann.

3. Ein letzter, wohl seltenerer Typ ist die Abneigung gegen Heirat und Mutterschaft. Hieraus resultiert die Dauereinstellung auf einen anderen Beruf und damit eine dem Knaben ähnliche, sachlich gebundene Entwicklung mit der Abstreifung so mancher rein weiblicher Vorzüge und Eigenschaften, mit dem Verzicht auf das Weibsein im Interesse des bürgerlichen Berufes.

Während demnach die Entwicklung des Knaben ziemlich gleichmäßig fortläuft und von einer Phase in die andere emporsteigt, erfährt die des Mädchens in unseren heutigen wirtschaftlichen Verhältnissen nicht selten eine unnatürliche Abbiegung. Während der Knabe sich einen festen bestimmten Weg suchen muß, auf dem er gehen und den er behaupten will, muß das Mädchen sich Haltung und Kraft bewahren, um den verschiedenen Möglichkeiten ihres Lebens gegenüber gewappnet zu sein.

Da glücklicherweise aber der natürliche Beruf nicht außer acht gelassen wird, marschiert es zwischen zwei Welten, Herz und Auge bald in der einen und bald in der anderen. „Nicht sexuelle Nöte des Körpers sind es, die dem Durchschnittsmädchen Schwierigkeiten bereiten, sondern die in der Entwicklung gebotene Zukunftsfrage: Wohin mich wenden?"

III. Menstruation und Psyche (Menstruationspsyche).

Von jeher ist aufgefallen, daß zur Zeit der Menstruation gewisse seelische Veränderungen auftreten können, so daß man von einer „Menstruationspsyche" sprechen kann. Für diese weibliche Eigenart fehlt beim Mann ein vergleichbares Korrelat (Stransky). Die Veränderungen beziehen sich auf die verschiedenen Bestandteile der seelischen Persönlichkeit: Intellekt (Aufmerksamkeit, Aufnahmefähigkeit, Schärfe der Sinneswahrnehmung), Wille, Stimmung (Ärgerlichkeit, Verdrießlichkeit, Depression).

Die Ursache erblickte man in endokrinen Vorgängen und damit in einer Art Menstruationsvergiftung. Hauptmann lehnt nach seinen Untersuchungen an Studentinnen der Medizin diese Auffassung ab. Statt dessen konnte er zeigen, daß die Art der menstruellen Umstimmung zusammenhängt mit der sonstigen seelischen und nervösen Verfassung, der sonstigen Stimmung, dem Verhalten der Libido, dem Vorhandensein stärkerer körperlicher Beschwerden und der persönlichen Einstellung zu diesen Dingen.

An dem genannten Untersuchungsmaterial legte er sich drei Fragen vor: 1. Sind bei der Menstruation bestimmte psychische Erscheinungen vorhanden, deren regelmäßiges Auftreten eine gesetzmäßige Beeinflussung des Gehirns durch endokrine Vorgänge anzunehmen gestattet? Oder 2. sind die psychischen Erscheinungen nur der Ausdruck der jeweiligen Prädisposition des menstruierenden Individuums? Oder 3. sind übereinstimmende psychische Äußerungen vorhanden, die bei näherer Analyse als verständliche, überindividuelle Reaktion auf menstruelle Einwirkungen im weiteren Sinne (also nicht nur wie bei Frage 1) angesehen werden müssen?

Seine Versuchspersonen teilt er in fünf Gruppen ein:

1. Bei der ersten Gruppe handelte es sich um seelisch und nervös vollwertige Individuen, deren Familien auch keine nennenswerten Veranlagungen zeigten. Bei den meisten fehlten wesentliche körperliche Beschwerden während der Menstruation, bei einigen waren sie aber doch vorhanden, was besonders hervorgehoben werden soll, da es zeigt, daß die Ursache für das psychische Verhalten der Angehörigen dieser Gruppe nicht in dem Fortfall somatischer Belästigungen gesucht werden darf.

Ihr seelisches Befinden während der Menstruation bot keine qualitativen Abweichungen von ihrem Normalzustand, es befand sich vielmehr nur auf verändertem und zwar erhöhtem Niveau. Hierzu bedurfte es nicht irgendwelcher spezifischer, psychisch einwirkender Agentien; die gesteigerte psychische Leistungsfähigkeit entsprach vielmehr nur und entstammte einer gesteigerten Sinnesempfindlichkeit. Die psychische Maschinerie lief mit erhöhter Tourenzahl bei gleichbleibender oder doch verminderter Reibung, weil die Aufnahmeorgane, die Antriebselemente auf die üblichen Reize der Außenwelt ein Plus an Energie hineinwarfen.

Die Konzentrationsfähigkeit war normal. In Übereinstimmung damit waren keinerlei Störungen der Willensfunktion vorhanden. Es war höchstens entsprechend dem übrigen Verhalten auch in dieser Hinsicht eine gewisse Potenzierung zu bemerken, insofern ihre Entschlußfähigkeit zu diesen Zeiten besonders ausgeprägt war und sie auch tatsächlich mehr zustande brachten. Und zwar kam es, da gleichzeitig die assoziative Bindungsfähigkeit eine größere war, da ihnen „mehr einfiel", zu einer wirklich produktiven Tätigkeit; es wurden reale Werte geschaffen, und nicht etwa nur eine leere Betriebsamkeit entwickelt.

2. Die Angehörigen der zweiten Gruppe zeigten fast sämtlich eine gewisse nervöse Konstitution; doch waren die Abweichungen von der Norm so geringgradig, daß man sie landläufig sicher noch nicht zu den „nervösen" Individuen gerechnet hätte. Es fehlten auch völlig die Anlagebestandteile zu wirklichen Psychosen. Körperliche Belästigungen von der Menstruation empfanden sie etwa in dem gleichen, zahlenmäßig niedrigen Verhältnis wie bei Gruppe 1.

Die Wirkung der Menstruation entsprach auch durchaus dem dort Beobachteten, d. h. es fand sich auch nur eine quantitative Steigerung der Sinnesempfindlichkeit mit den gleichen Konsequenzen für das Seelenleben, aber doch mit anderen komplexen Auswirkungen. Hier traten schon psychische Erscheinungen zutage, von denen man sagen mußte, daß sie den Rahmen des Normalen entschieden überschreiten.

Während es sich dort um eine allgemeine Aktivitätssteigerung handelte, die eine Förderung des Individuums bedeutete, da wirkliche Werte geschaffen wurden, erschöpfte sich hier der gesteigerte Antrieb großenteils in einer leeren Betriebsamkeit. Wo dort die gesteigerte Sinnesempfindlichkeit eine vermehrte Aufnahmefähigkeit mit sich brachte, war hier eine Reizbarkeit vorhanden und das Plus an Wahrnehmungen wurde nur unangenehm empfunden. Und wo dort die Fülle der sich anbietenden Gedanken zum Anlaß neuer schöpferischer Überlegungen wurde, kam hier die Reichhaltigkeit der Assoziationen nur als unproduktives „Gedankendrängen" zum Bewußtsein. Dementsprechend trug die Psychomotilität nicht den Stempel eines planmäßigen Handelns, sondern einer „Gschaftelhuberei". Was in den Blickpunkt des verbreiterten Auffassungskreises fiel, wurde zum Gegenstand der Betätigung, aber eben nur einer momentanen, um sehr bald von einem anderen Objekte abgelöst zu werden. Und jeder neue Einfall, der anschoß, wurde Ziel eines Vorsatzes, der mitten in der Ausführung wieder durch einen frischen verdrängt wurde.

Dort konnte das vollwertige Individuum auch mit einem Mehr an Wahrnehmungen und Einfällen fertig werden, indem es sie benützte, um etwas Neues zu schaffen; oder aber es half sich dadurch, daß es durch die Konzentration einen gewissen Teil gar nicht in den Mittelpunkt des Bewußtseins gelangen ließ. Ganz aber verfügte der nervös minderwertige Organismus nicht über diese Steigerungsmöglichkeit seiner Betriebskräfte, über diese Anpassungsfähigkeit, die den vollwertigen auszeichnet. So mußte es dahin kommen, daß hier das Räderwerk des Willens, anstatt sich des Sinnesmaterials und seiner gedanklichen intrapsychischen Auswirkungen zu seinen Zwecken zu bemächtigen, von diesem zur Tätigkeit angetrieben, gewissermaßen überwältigt wurde, so daß das Handeln dieser Personen etwas Passives bekam. Sie handelten nicht eigentlich, sondern waren Objekte des Geschehens. Ihre Persönlichkeit ging in dem Ansturm von außen und innen zum Teil unter. Sie wurden getrieben, anstatt Treibende zu sein. Sie mußten allerhand verrichten und denken, was gar nicht Ausfluß ihrer Persönlichkeit, Ziel ihrer aktuellen Tendenzen war. Es war sehr viel Betrieb da, aber kein adäquat geordneter und verwerteter Betriebsstoff.

Man kann hier von einem Versagen der Willensfunktion gegenüber dem Plus an gebotenem Material von Anregungen sprechen, ein Versagen auf Grund der minderwertigen nervösen Anlage.

Nach der Richtung der Stimmung war keine Einheitlichkeit vorhanden. Ein Teil der Untersuchten, und zwar gerade der, der die passivsten Naturen umfaßte, war trotz seiner Lebhaftigkeit, trotz des Umgetriebenwerdens in seiner Stimmungslage gar nicht verändert. Ein anderer Teil bezeichnete seine Stimmung selbst als „ärgerlich". Und bemerkenswerterweise waren das die Personen, die weniger passiv erschienen. Darin liegt zugleich der Schlüssel für das Verständnis zum Zustandekommen dieser Ärgerlichkeit. Es handelte sich nämlich nicht etwa um eine primäre Veränderung des Affektlebens, durch den endokrinen Vorgang, sondern die ärgerliche Stimmung war die subjektive (biologisch notwendige) affektive Begleiterscheinung einer Stellungnahme der Persönlichkeit zu dem Bewußtwerden der oben erwähnten Überwältigung des Willens. Hier suchte sich der Wille noch gegen die Vergewaltigung zu wehren und dieser Kampf, die Einsicht in die ungleiche Kräfteverteilung, die Furcht vor dem Unterliegen, und zugleich die Erfahrung von der Fruchtlosigkeit der Bemühungen sich durchzusetzen, erzeugten die ärgerliche Stimmung.

Andere sprachen von einer „Reizbarkeit". Reizbarkeit ist nichts anderes, als die affektive Begleitnote der sensorischen Überempfindlichkeit. Sie entspricht etwa der affektiven Unlustkomponente einer sensiblen (biologisch schädigenden) Empfindung des Schmerzes.

3. Maßgebend für die Aufstellung der dritten Gruppe war nicht so sehr die Besonderheit des psychischen Bildes, als vielmehr das Vorhandensein körperlicher Be-

schwerden, und zwar teils lokal, teils allgemein (Kopfschmerzen, Schwindel, Brechreiz usw.). Die körperlichen Beschwerden wirkten entweder durch Ablenkung der Aufmerksamkeit störend, oder sie beeinflußten durch Unlustaffekte den Ablauf der psychischen Vorgänge ungünstig. Die resultierenden psychischen Phänomene waren die gleichen, die auch bei anderen körperlichen Beschwerden zu beobachten waren und hatten also mit der Menstruation als endokrinem Vorgang nichts zu tun. Sie bestanden in Beeinträchtigung der Auffassungsfähigkeit, Einschränkung der Konzentrationsfähigkeit, Lähmung der Denkfähigkeit, Verminderung des Interesses, Bedürfnis sich abzuschließen, mißmutiger Stimmung, Verlangsamung des psychischen Tempos, Bremsung des Antriebes.

4. Die vierte Gruppe setzte sich zusammen aus psychotischen Individuen mit paranoischen Äußerungen. Körperliche menstruelle Beschwerden waren zwar teilweise vorhanden, spielten aber keine so dominierende Rolle, wie bei der dritten Gruppe.

„Der Seelenzustand, der das paranoische Verhalten gebar, hing zwar unmittelbar mit der Menstruation zusammen, aber nicht mit ihren Beschwerden, auch nicht mit ihren endokrinen Einflüssen, sondern nur mit der Tatsache der Menstruation. So wie der Soldat sich in seiner Uniform als ein anderer fühlt, wie wir mit dem schwarzen Rock auch einen anderen Menschen anziehen, so war das Ichgefühl der Versuchspersonen mit der Menstruation ein anderes geworden. Das war nicht die Wirkung irgendwelcher ovarieller Sekrete, auch nicht die vollbewußte Hinlenkung der Aufmerksamkeit auf den uterinen Vorgang, sondern allein das mehr unterbewußte, periphere Wissen um die Tätigkeit ihrer Sexualorgane, was ihre Einstellung zur Umwelt veränderte. Sie waren, wie man sagen könnte, „potenziert weiblich" geworden. Sie, die sich sonst auch Weib fühlten, wurden sich dieses Umstandes ganz besonders bewußt, und mußten demgemäß in ihrer Reaktion auf tägliche Erlebnisse auch Andere werden".

„Ihre spezifische seelische Einstellung ließ eigens abgestimmte Empfangsorgane entstehen, die „einschnappten", wenn von außen das entsprechend passende Erlebnismaterial herangebracht wurde. Aus harmlosen, vielleicht wissenschaftlichen Zwecken dienenden Unterhaltungen hörten sie gegen sie gemünzte Spitzen heraus, ja häufig genügte das etwas länger dauernde Verweilen eines ihren Körper streifenden Blickes, um einen unzarten Annäherungsversuch in ihm zu sehen.

Bei einigen Versuchspersonen kam als Substrat ihrer Einstellung eine gesteigerte Libido hinzu, die sie sich nicht eingestehen wollten, die sie zu verdrängen suchten. Das aus dem Kampf zwischen dieser Begehrlichkeit und den moralischen Hemmungen resultierende Spannungsgefühl brachte eine besondere Empfangsbereitschaft für auch nur entfernt sexuell Gefärbtes in ihren Erlebnissen zustande; und nun war es der lebhaft vorhandene Wunsch, den sie sich aber nicht eingestehen durften, der sie in die Abwehrstellung drängte, aus der heraus sie Harmloses und Gleichgültiges als persönlichen Angriff deuten mußten. Der hier vor sich gehende psychologische Mechanismus ist also der, daß man Wünschen oder Trieben, deren man sich schämt (oder schämen zu müssen glaubt), dadurch das Beschämende nimmt, daß man sie nach außen, in einen Dritten verlegt, und sich selbst zum Objekt dieses Wunsches macht. Diese überindividuelle Reaktion ist im Grunde der gleiche Mechanismus, der sich da zeigt, wo man ein persönliches Verschulden auf die Ungunst der äußeren Verhältnisse abzuwälzen sucht.

Hauptmann erblickt in diesen Dingen eine fortwährende Stellungnahme, d. h. eine Abwehrstellung der Persönlichkeit zu entsprechenden erlebten Begebenheiten aus dem Gefühl der potenzierten Weiblichkeit heraus.

Nicht der körperliche Vorgang, nicht die Steigerung der Libido ist als Ursache der paranoischen Reaktion anzusprechen, sondern die Stellung der Persönlichkeit zu dieser Potenzierung des Triebes. Eine primitiver organisierte Persönlichkeit würde sich diesen Trieb einfach eingestehen, sich vielleicht seiner freuen und ihm womöglich nachgeben; hier würde nie eine paranoische Reaktion zustande kommen. Erst der moralische Konflikt, der Kampf zwischen dem natürlichen Wunsch nach Befriedigung des Triebes und den moralischen Hemmungen, die das Eingestehen des Wunsches als einen eigenen unterdrücken, mußte zur paranoischen Reaktion führen. Und die Affektenergie der moralischen Entrüstung über das Ansinnen des dritten war nichts anderes, als die ihr gleiche Intensität des aus der gesteigerten Libido geborenen Wunsches nach Befriedigung.

5. In der fünften Gruppe handelte es sich um Personen, bei denen die Menstruation vorhandene Anlagen der Stimmung manifestierte und potenzierte. So weit der Verstimmungszustand körperlicher Provenienz war, darf man aber auch wieder nicht von irgendwelchen spezifischen Menstruationsprodukten sprechen, die etwa die Depression schufen. Wir müssen uns vielmehr den Zusammenhang so denken, daß die Menstruation eine der Anstoßkräfte für gewisse, bei derart Veranlagten paratliegende Mechanismen darstellt.

Ein auch sonst zu depressiven Verstimmungen neigendes Individuum wird zur Zeit der Menstruation depressiv, weil es das körperliche Unbehagen, die Abnahme seiner Leistungsfähigkeit, die Beeinträchtigung seiner psychischen Funktionen empfindet und darauf mit Verstimmung antwortet. Eine konstitutionell mißtrauisch Veranlagte zeigt diese Anlage während der Menstruation in verstärktem Maße, weil die dauernd vorhandene Sicherungstendenz auf Grund der instinktiv erfühlten besonderen Schutzbedürftigkeit eine übermäßige Empfindlichkeit entstehen läßt. Die Eifersüchtige wird aus dem Gefühl und der Einsicht ihrer verminderten Konkurrenzfähigkeit naturgemäß diese Eigenschaft besonders intensiv hervortreten lassen. Die Selbstsüchtige wird aus der Befürchtung, sich manches entgehen lassen zu müssen ihren Egoismus als Mittel zur Befriedigung ihrer psychisch-biologischen Bedürfnisse besonders anfachen. Der Eigensinnigen wird die Aussicht, etwa nachgeben zu müssen, den Nacken erst steifen, damit ihr nicht der Boden, gegen den sie sich zur Aufrechterhaltung ihrer Persönlichkeit stemmt, unter den Füßen weggezogen wird. Die Ehrgeizige wird sich, um keine beschämenden Erfahrungen zu machen, nur doppelt anstrengen, und das Niveau ihrer an sich selbst gestellten Anforderungen heraufsetzen. Und der Schüchternen wird das Gefühl der Leistungsunfähigkeit die wenigen Kräfte nehmen, die sie bis dahin instand setzten, ihre Hemmungen zu überwinden.

So sehen wir also, wie gewisse konstitutionell bereits vorhandene Charakterzüge zur Zeit der Menses eine Verstärkung erfahren, aber nicht auf dem Wege einer durchaus hypothetischen somatischen, etwa endokrinen Beeinflussung, sondern in verständlicher Ableitung aus dem mehr oder minder bewußten Gefühl einer Veränderung der Persönlichkeit oder aus der Erfahrung einer verminderten Leistungsunfähigkeit.

Es fehlt neuerdings nicht an Versuchen, für die psychische Umstellung während der Menstruation auch ein körperliches Substrat zu finden. Ausgehend von der Vorstellung, daß der Plexus chorioideus in Blut und Lymphe kreisende Substanzen zum Schutz des Gehirns abfängt, prüfte man die Durchlässigkeit des Plexus für Farbstoffe; es fand sich eine bedeutende Permeabilitätssteigerung während der Menstruation. In Übereinstimmung damit konnte man auch eine Änderung der Liquorzusammensetzung feststellen, nämlich eine Vermehrung des Liquorzuckers und eine Verminderung der Chloride während der Menstruation (Heilig u. Hoff).

Die „klimakterische Psyche" wurde oben schon (S. 341) erörtert. Die Besonderheiten der „Graviditätspsyche" werden im nachstehenden Erwähnung finden (S. 383).

IV. Sexualpsyche und Geschlechtstrieb.

Das natürliche Verhalten des Geschlechtstriebes der Frau ist nicht leicht zu beurteilen; es ist vielfach durch die Zivilisation, durch Sitten und Gebräuche, Religion und Erziehung verwischt. Den Hemmungen, die Religion und Erziehung mitgebracht haben, stellt das moderne Leben eine Reihe von Anreizen gegenüber in Form von Gesellschaften, Theatern, Tanzsälen, Animierkneipen usw.

Das rein natürliche Verhalten des Weibes schildert Reitzenstein in seinem Buch: „Das Weib bei den Naturvölkern". Was daran die Kultur geändert hat, wurde in zahlreichen Schriften, besonders auch der letzten Jahre behandelt. Erwähnt seien z. B. Hildebrand: „Norm und Entartung des Menschen"; Klaatsch: „Der Werdegang der Menschheit und die Entstehung der Kultur"; Meta von Kemnitz: „Erotische Wiedergeburt"; Mirtl: „Der Zuchtwahlinstinkt des Weibes"; Bauer: „Weib und Liebe"; Jessner: „Körperliche und seelische Liebe".

Bekannt ist auch, daß Ablenkung durch Berufstätigkeit mit anstrengender körperlicher und geistiger Arbeit den Trieb hemmt, während Müssiggang, Wohlleben und Alkohol seine Herrschaft fördern und die individuelle Haltlosigkeit steigern.

Dazu kommt noch die Verschiedenheit der individuellen Anlage, der individuellen Erziehung und Einstellung zum Geschlechtsverkehr. Um extreme Gegensätze zu haben, braucht man nur den Standpunkt, den Gabriele Meyer in ihrem Buch: „Vom Mädchen zur Frau" vertritt, etwa dem von Ellen Key oder von Karin Michaëlis gegenüberzustellen, dann sieht man zwei Welten und zwischen ihnen eine schier unüberbrückbare Kluft.

Die Angaben der schöngeistigen Literatur widersprechen sich vollständig. Auf der einen Seite redet man von der „kalten Frau", die Marcel Prévost in seinem Buche „Flirt" so gut zeichnet. Andere sagen, die Frau ist nur Sexualität, aber verbirgt es gut. Didérot kleidet das in die Worte: „Das einzige, was die Frau vom Grund aus gelernt hat, ist, das Feigenblatt, das ihre Stammutter Eva ihr vererbte, mit Würde zu tragen". Natürlich ist es an sich nicht ganz unbedenklich, über das speziell Weibliche den Mann zu fragen. Mancher ist „durch Nacht zum Licht" emporgestiegen und hat Spezialtypen verallgemeinert. Bei der in irgend einer Form käuflichen Liebe führen oft genug Gewinnsucht, Alkohol und dergleichen zum Abweichen vom rein Natürlichen.

Das Befragen der Frauen selbst, wozu man seine Zuflucht nahm, ist nicht immer zuverlässig. Außerdem spricht die Frau nicht gerne über diese ihre innersten Angelegenheiten. Die Angaben der Ehemänner sind auch nicht immer verwertbar; schon deswegen nicht, weil manche Frau vorhandene Gefühle verheimlicht aus Schamhaftigkeit, oder nichtvorhandene vorgibt, etwa um den Ehemann zu beglücken oder an sich zu ketten; oder um ihm zu verschleiern, daß sie einen andern liebt. Das Verhalten der Frau richtet sich oft auch nach den an sie gestellten Ansprüchen. Ein durch Beruf, Sorge und Arbeit konsumierter Mann kann daher unter Umständen die Bedürftigkeit seiner beschäftigungslosen Frau übersehen, bis sie mit einem anderen durchgeht. Allgemein gültige Urteile sind darum sehr schwer.

In den letzten Jahren haben sich nun auch mehrfach Ärztinnen zu der Frage geäußert. Faßt man alles zusammen, so kann man etwa sagen: Entgegen einer früheren Annahme, daß der Geschlechtstrieb beim Mädchen „geweckt" werden müsse, erwacht er von selbst durch innere Reifung. Er tritt aber zuerst als „vergeistigter Trieb" auf und äußert sich in den bekannten Backfischschwärmereien. Diese „Vergeistigung der Sexualität" stellt nach Meta von Kemnitz eine natürliche Hemmung dar, weil die Erhöhung der Tauglichkeit zur Mutterschaft die Verhinderung einer vorzeitigen Schwangerschaft verlangt.

Als charakteristisch für das Weib bezeichnet Meta von Kemnitz eben die Frühentwicklung der Vergeistigung des Triebes und die Spätentwicklung des Begattungstriebes und der orgastischen Fähigkeit. Diese stellt sich nach ihrer Ansicht viel später ein als beim Manne und erreicht ihren Höhepunkt erst im 3. oder 4. Dezennium.

Demgegenüber hat man beim Manne Frühentwicklung der orgastischen Fähigkeit und des Begattungstriebes, dagegen eine relative Spätentwicklung oder ein Fehlen des vergeistigten Triebes.

Der einmal erwachte Sexualtrieb des Weibes verläuft periodisch durch eine von innen herauskommende Kraft, die mit der hormonalen Tätigkeit der Keimdrüse in Zusammenhang steht. Deswegen ist das Weib nicht immer zum Sexualverkehr an und für sich aufgelegt, sondern zeigt eine zeitliche Bindung. Die Angaben über die Zeit des stärksten Geschlechtstriebes variieren in engen Grenzen. Fast alle Autoren, die sich darüber aussprechen, geben an, daß der Geschlechtstrieb am stärksten in den letzten Tagen der Menstruation auftritt oder knapp nach derselben, seltener knapp vor derselben, noch seltener am Beginn der Menstruation (Bucura).

Daß die Frau in der Menstruation eine Möglichkeit der sexuellen Entladung und damit einer Triebverminderung habe, kann nicht angenommen werden, wie wir oben (S. 318) hörten.

Demgegenüber ist der Mann zeitlich kaum gebunden, sondern fast immer bereit, oder kann sich leicht in den Zustand der Bereitschaft setzen. Äußere Einflüsse, die Anwesenheit eines Weibes, vor allem von ihr ausgehende Sinnesreize spielen bei ihm eine große Rolle. Sein Trieb ist daher mehr „induziert", mehr „zerebralisiert" und nicht so ursprünglich wie der des Weibes.

Im Gegensatz dazu treten äußere Einflüsse bei der Frau der hormonalen, von innen herauskommenden Auslösung gegenüber stark in den Hintergrund. Die Anwesenheit des Mannes an sich ist auf sie wenig wirksam, hinzukommen muß der Tribut an ihr Zärtlichkeitsbedürfnis und die „Werbung" des Mannes. Die hohe Bedeutung der Werbung ist vom „Liebesspiel" der Tiere allgemein bekannt. Beim Menschen wird auf sie, namentlich in der Ehe, öfter zu wenig Wert gelegt. Wichtig bei der Werbung ist, daß sie an den

„erogenen Zonen" der Frau ansetzt. Stekel hat es darum als eine wichtige Aufgabe des jungen Ehemannes bezeichnet, auf Entdeckungsreisen nach den erogenen Zonen seiner Frau auszuziehen.

Während der männliche Trieb oft durch ein spezielles körperliches Merkmal der Frau angeregt wird, spielen für die Frau speziell körperliche Eigenschaften des Mannes weniger eine Rolle. Für sie kommt mehr die ganze Figur und Erscheinung des Mannes in Betracht, sowie das, was der Mann im übrigen darstellt, sein Beruf und seine Stellung, Charakter und Seele. Darum heiraten Frauen viel eher Krüppel, Blinde und Sieche, als man das beim Manne antrifft. Man kann sagen, der „Sexualtrieb der Frau ist auf das ganze gerichtet, der des Mannes auf einzelne Teile".

Dadurch wird verständlich, daß die sexuelle Befriedigung der Frau von viel mehr Vorbedingungen und Nebenumständen abhängt als beim Mann. Eine Frau, die von ihrem Manne bestimmte Charaktereigenschaften erwartet hatte, aber enttäuscht wird, ist deswegen vom körperlichen Verkehr viel eher unbefriedigt als der Mann. Sollte es wahr sein, daß die Frau den Ehebruch des Mannes leichter trägt, als es umgekehrt der Fall ist, so mag auch das neben anderem damit zusammenhängen, daß der Mann sie durch andere der obengenannten Werte entschädigt. Jedenfalls erlebt manche dieser Dulderinnen, die den Glauben an sich nicht verlieren, den Triumph, daß der treulose Mann nach manchen Irrfahrten zu ihnen zurückkommt.

Dieser wohl nicht häufigen Fraueneigenschaft steht eine andere gegenüber, die Eifersucht. Hier haben wir nichts von sieghaftem Glauben der Frau an sich selbst; statt dessen nur Mißtrauen und Zweifel an der eigenen Sieghaftigkeit. Manche dieser Frauen brauchen vor sich selbst eine Rechtfertigung darüber, daß sie „dem Manne verfallen" waren. Sie finden diese Rechtfertigung im Bewußtsein ihrer Reize, mit denen sie den Mann an sich ketteten; darum tragen sie es schwer, daß eine andere ebenso sieghafte Waffen besitzt und werden eifersüchtig.

Die sexuelle Beglückung der Frau hängt weiter in hohem Maße ab von der Intensität des Wunsches beim Manne, ihr diese zu bereiten (Meta von Kemnitz). Es spielt bei der Frau also etwas Seelisches stark in das Körperliche hinein. Die Beglückung des Mannes kann daher dem Manne zulieb auch die Frau selbst beglücken, auch wenn sie selbst beim Verkehr empfindungslos blieb. Die Erklärung kann wohl zum Teil darin liegen, daß manche Frau zu ihrem Mann eine Art mütterliche Einstellung hat und ihn als ihr „ältestes Kind" betrachtet. Nicht selten handelt es sich gerade um kinderreiche Mütter, die etwas von der „Allmutter Erde" an sich haben; in echt verschwenderischer Mütterlichkeit geben sie jedem ihrer „Kinder", auch dem Manne, was es braucht, und sind damit zufrieden. Ein Analogon dazu findet sich beim Manne kaum.

Ein wichtiger Unterschied ist weiter der, daß die Frau viel mehr bewußte oder unbewußte Hemmungen hat, als der Mann. Von den zahlreichen Hemmungen seien einige wichtige genannt: Erziehung, Beispiel, Religion, ethische Grundsätze, Angst vor Schande, Schwangerschaft oder Geschlechtskrankheiten usw. Da die Frau auf eine gewisse Feierlichkeit nicht gern verzichten mag, so fühlt sich manche auch durch eine zu große Nüchternheit und Trockenheit des Mannes abgestoßen.

Zeitlich erreicht der Orgasmus beim Weib seine Höhe etwas später. Die Welle fällt langsamer ab als beim Manne, wie die Kehrersche Kurve (Abb. 70) zeigt.

Mit Rücksicht darauf, daß der Sexualtrieb des Weibes mehr von innen heraus entsteht, mehr primär und weniger induziert ist, als beim Manne, hat Bucura gemeint, daß die sexuelle **Abstinenz** dem Weibe schwerer falle, als dem Manne. Er weist auf den isolierten männlichen Hund hin, der kaum durch seine geschlechtliche Appetenz auffallen wird, während die Hündin zur Zeit der Brunst auch in isoliertem Zustand ihre geschlechtliche Erregung zeigt. Man könnte auch daran erinnern, daß manche Witwe, die ihr aufgezwungene Abstinenz nicht ganz leicht trägt. Der weibliche Trieb entsteht, wie wir hörten, mehr als reines Naturgesetz, aus inneren, nicht beeinflußbaren Kräften. Äußere Einflüsse, die beim Manne eine so wichtige Rolle spielen, haben weniger Bedeutung. Von diesen aber kann sich der Mann durch Arbeit und Beruf in höherem Maße

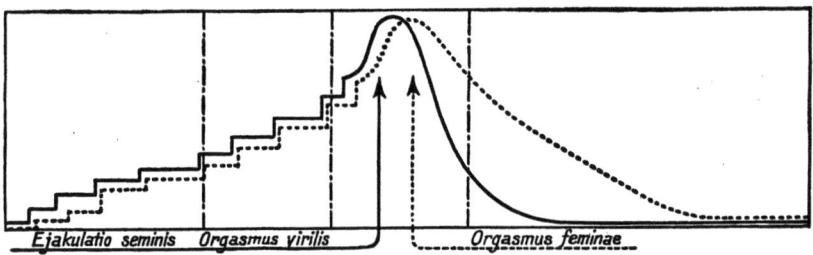

Abb. 70 Normale Kohabitationskurve (Eupareuniekurve) bei Mann und Frau. (Nach Kehrer: Ursachen der Unfruchtbarkeit.)

freimachen. Diese Ablenkungsmöglichkeit steht dem Weibe mit seinem mehr von innen herauskommenden Triebe nicht so zur Verfügung und, insofern kann es ihm weniger leicht entfliehen.

Aber dennoch wird Bucura keine allgemeine Anerkennung finden. Meta von Kemnitz bekämpfte auch seinen Standpunkt sehr entschieden. Zum mindesten muß man eine Entscheidung nach dem Lebensalter machen. Beim Weib eilt die Vergeistigung des Sexualtriebes der orgastischen Fähigkeit weit voraus. Diese ist bei Beginn der Menarche noch nicht vorhanden und erreicht ihre Höhe erst ein Jahrzehnt später als beim Mann, erst im 3. oder 4. Dezennium. Bei den Frauen, die die typische Frigidität des Mädchens und die Spätentwicklung der sexuellen Erregbarkeit aufweisen, ist die Enthaltsamkeit bis über das 20. Lebensjahr hinaus ziemlich allgemein und entbehrt jeder Schwierigkeit. Blühen und Früchte bringen ist nicht identisch, das sehen wir auch in der Botanik: Die Lärche blüht schon mit 10 Jahren, aber erst mit 25 produziert sie auch keimfähigen Samen (Küster).

Wenn auch ein Teil der Frauen den männlichen Entwicklungstyp der Sexualität zeigt und deshalb nicht die Spätentwicklung ihrer sexuellen Erregbarkeit erlebt, so fehlt bei diesen doch zum mindesten die starke Anregbarkeit der Sexualität durch die Sinneseindrücke, die vom anderen Geschlecht ausgehen. Dadurch wird auch ihnen die Enthaltsamkeit erheblich erleichtert. Nach Meta von Kemnitz ist es darum auch hier ein großer Irrtum zu glauben, daß das weibliche Geschlecht die sexuelle Enthaltsamkeit in der Isolierung schwerer empfände, als das männliche.

Auch die vollentwickelte Frau ist im Gegensatz zu Bucura im allgemeinen in der Einsamkeit und der Trennung von dem männlichen Geschlecht eher noch unabhängiger vom Sexualtrieb als der Mann. Die Hormonbildung arbeitet bei beiden Geschlechtern nach ähnlichen Gesetzen und so sind beide Geschlechter primär sexuell. Zur Steigerung dieser primären hormonalen Erregung braucht aber das Weib die „Werbung" durch den Mann.

Bei der ganzen Frage spielt die Erziehung zur Selbstdisziplin eine große Rolle. Es ist natürlich ein himmelweiter Unterschied, ob die Erziehung der heranwachsenden Jugend nach dem Grundsatz erfolgt: „Von der Gewalt, die alle Wesen bindet, befreit der Mensch sich, der sie überwindet", oder ob man mit Ellen Key den jungen Mädchen zuruft: „Hört nicht auf die Alten, nehmt eure brennenden Herzen und folget ihnen".

Eine umstrittene Frage ist auch die sog. **Geschlechtskälte** der Frau. Manche Autoren behaupten, daß 80% der Frauen frigid seien. Danach wäre die Frigidität eigentlich die Norm; aber es scheint, daß diese Häufigkeit der Geschlechtskälte nicht in der Anlage begründet ist, sondern in einer unphysiologischen Beanspruchung des Triebes.

Auch dieses Kapitel zeigt, daß die sexuelle Anlage der Frau viel wechselvoller ist, als die des Mannes, der fast durchweg sehr eindeutig bestimmt ist. Man hat das ausgedrückt mit den Worten: „Die Frau ist ein Komma, der Mann ist ein Punkt. Hier weißt du, woran du bist, dort lies weiter". Was beim Weiterlesen herauskommt, hängt nicht selten vom Manne ab. So manche Frau ist sexuell das, was der Mann aus ihr zu machen versteht.

Manche Geschlechtskälte geht darauf zurück, daß die Frau in unzweckmäßiger Weise in das Geschlechtsleben eingeführt wurde. Nicht ohne Bedeutung ist hier der voreheliche Geschlechtsverkehr. Er bedeutet für manches, durch moralische oder gesellschaftliche Grundsätze gehemmtes Mädchen eine verbotene Frucht, von der es nur mit schlechtem Gewissen naschte, anstatt sich mit voller Seele hinzugeben. Der geringe Genuß beim ersten Versuch verdirbt den Appetit für die Zukunft.

Auch in der jungen Ehe kann leicht die Grundlage zur späteren Geschlechtskälte gelegt werden. Mancher junge Ehemann überträgt seine vorehelichen Erfahrungen auf seine junge Frau und vergißt, daß auf ihr noch der Blütenstaub des Mädchens liegt. Ihn kurzerhand wegzuwischen auf Grund des jetzt erworbenen „Rechtes" wird oft zum brutalen Recht des Stärkeren und zur Vergewaltigung der Frauenseele, in der etwas zerbricht, was nie wieder klingt. Die Erinnerungen, die sich hier der Frauenseele eingraben, sind von entscheidender Bedeutung. Für die Erweckung der jungen Frau zum Weibe ist es besser, wenn der junge Ehemann, anstatt auf „Rechte" zu pochen weiß, daß er eine schwere heilige Aufgabe hat, die nicht unter allen Umständen sofort gelöst werden muß. Ein erfahrener Psychologe hat einmal gesagt: Der junge Ehemann soll nicht als „Eheherr" von der Frau „Besitz ergreifen", sondern die Frau sollte in der jungen Ehe „verführt werden in des Wortes bestem Sinne". Leider erlebt nicht jede junge Frau die Brautnacht so, daß sie sagen möchte: „O daß sie ewig grünen bliebe, die schöne Zeit der jungen Liebe".

Daran ist nicht selten die Erziehung als Mädchen schuld. Manche Mutter läßt in unangebrachter Prüderie oder aus Mangel an besserem Wissen ihre Tochter ganz unaufgeklärt in die Ehe gehen. Manche Tochter tritt daher mit Entsetzen in dieses Neuland ein, die Erinnerung daran verdirbt ihr den Genuß für alle Zeiten. So muß manche junge Frau die Unterlassungssünde ihrer Mutter mit Frigidität büssen.

Meta von Kemnitz führt die Frigidität zum großen Teil auf zu häufigen Verkehr zurück. Sie erinnert daran, daß beim Tier das Weibchen Zeit und Zahl der Begattungen bestimmt und spricht von einer „königlichen Stellung des Weibes". Diese ist beim Menschen verloren gegangen durch Einführung der Männerherrschaft mit ihrem Dogma, daß die Frau zur Freude des Mannes geschaffen sei. Seither entscheidet nicht mehr der aus inneren Gesetzen periodische Wunsch des Weibes über die Häufigkeit der Begattung, sondern der Mann zwingt das Weib gegen seinen eigenen inneren Trieb, sich ihm nach seinem Belieben hinzugeben. Infolge dieser Sünde wider die Natur kommt es zur Frigidität der Frau. Aber nicht 80—90% der Weiber sind frigid, wie man behauptet hat, sondern das Weib ist in 80—90% der von ihm geforderten Beiwohnungen empfindungslos. Sie würde es nicht sein, wenn auf ihre innere Anlage mehr Rücksicht genommen und die Zahl der Kohabitationen eingeschränkt würde. In der Tat, was wir in der Verschwiegenheit der ärztlichen Sprechzimmer zu hören bekommen, kann zuweilen den Eindruck erwecken, als ob natürliche Institutionen gehandhabt würden, „um tierischer als jedes Tier zu sein".

Manche Frigidität im Lauf der Ehe geht auch darauf zurück, daß der Mann den ehelichen Verkehr als eine poesielose und nüchterne Selbstverständlichkeit ohne jede Feierlichkeit betrachtet, während die Frau umworben und erobert sein will, um dann mit einer gewissen Andacht an den heiligen Altar zu treten.

Eine wichtige Ursache der weiblichen Frigidität erblickt Grete Meißel-Hess in der ehelichen Untreue des Mannes: „In demselben Augenblick, in dem eine Ehe oder ein eheähnliches Verhältnis gebrochen wird, ist die Ehe zu Ende. Mann und Weib verbinden magische Ströme. Wird der eine Teil geschlechtlich „abgelenkt", so ist der Kontakt sofort gestört, und es wirkt ein neuer, meist sehr schmutziger Strom auf das Bündnis ein. Es liegt in der Natur der Sache, daß der Ehebruch sich sofort fühlbar machen muß. Denn es gibt keine nur sexuellen Beziehungen, und die berühmte Trennung von Sinnen und Seele, mit der sich die meisten beschwichtigen, ist ein Ammenmärchen. Es ist unmöglich, daß ein Mann, der am Abend vorher mit irgend einer Dirne geschlechtlich verkehrt hat, sich am anderen Tage mit der Herzlichkeit, Freudigkeit und Vertraulichkeit, die das Um und Auf der Ehe ist, sich seiner Frau zuwendet ......". „Zahllose Frauen, die temperamentvoll und erotisch sind, werden in der Ehe frigid, weil der Mann ihrem Geschlechtsempfinden durch heimliche Polygamie eine Vergewaltigung angetan hat. Manche Frau, die aus Liebe gewählt wurde und wählte, erlangt in der Umarmung ihres Mannes nicht mehr den Höhepunkt — warum? Weil ein anderes Weib bei der Umarmung vor seinen Blicken steht. Naturgemäß wird der volle Rausch, die Exstase des Mannes darunter leiden und logischerweise wird dadurch die Frau nicht bis zu jenem Siedepunkt des Empfindens gebracht, der die volle Auslösung mit sich bringt". Aus der Erfahrung durch unsere eigene Sprechstunde können wir bestätigen, daß der Krieg auf diese Weise manche vorher heißblütige Frau frigid gemacht und manche vorher harmonische Ehe ins Wanken gebracht hat.

Endlich sei auch daran erinnert, daß die sexuelle Beglückung der Frau an viel mehr Vorbedingungen geknüpft ist, als die des Mannes. Außer vom Körperlichen hängt sie auch von einer Reihe seelischer Faktoren ab. Darum bleibt eine Frau in der Ehe kalt, während sie beim Hausfreund, der ihr besser konveniert, zu einem vollen Genuß kommt.

Eine letzte Wurzel der Frigidität liegt nach Meta von Kemnitz in der allgemeinen Auffassung über die Verschiedenheit der Rollen beim Geschlechtsverkehr. Der Mann gilt als der „Erzeuger" als aktiver Teil; während die Frau als die „empfangende" passiv ist. Daraus kann ein Insuffizienzgefühl entstehen, das sich in Frigidität äußert.

Einen wichtigen Unterschied stellt das Verhalten des **Fortpflanzungstriebes** dar. Manche Forscher behaupten zwar: Der Fortpflanzungstrieb ist eine Neuerwerbung, ursprünglich gibt es ihn nicht; das Kind ist die Folge, nicht der Zweck des Geschlechtsverkehrs; es gibt daher nur einen Begattungstrieb (v. Reitzenstein).

Ob das vor Jahr Millionen so war, soll hier nicht diskutiert werden. So berechtigt es ist, bei der Suche nach dem normalen Verhalten des Trieblebens auf das Tier und den Urmenschen zurückzugreifen, so darf man doch nicht vergessen, für den Kulturmenschen haben sich allmählich Verhältnisse herausentwickelt, die für ihn als Norm angesehen werden müssen. Es geht darum nicht an, die Welt immer wieder um Jahr Millionen zurückschrauben zu wollen.

Das Kulturweib hat in hohem Maße einen Mutterschaftstrieb, der viel mehr verbreitet und viel intensiver ist als der Vaterschaftstrieb. Schon bei jungen Mädchen kann man die Sehnsucht nach dem Kinde antreffen längst ehe sie von körperlicher Fortpflanzung überhaupt etwas wissen, also unter gänzlichem Überspringen des Mannes. Nicht wenige der Ehefrauen und gerade die gehaltvollsten nehmen den Sexualverkehr hin in der Hoffnung auf das Kind und lehnen ihn ab, wenn diese Aussicht fehlt.

Nietzsche meint: „Alles im Weibe ist ein Rätsel und alles im Weibe hat seine Lösung; sie heißt Schwangerschaft. Der Mann ist für das Weib ein Mittel, der Zweck ist immer das Kind".

Mit Bezug auf den Mutterschaftstrieb hat man daher auch die Ehe als die einzige für die Frau natürliche Karriere bezeichnet und deswegen gesagt: Die Ehe ist für die Frau Schicksal, und für den Mann Erlebnis. Schopenhauer hat den Ausspruch getan: „Jedes Weib, das kinderlos stirbt, hat den einzigen Zweck, zu dem es taugt, verfehlt".

Manche moderne Frauenrechtlerinnen sprechen daher auch vom „Recht auf das Kind". Dieses einer Frau vorzuenthalten, sehen sie als ein schweres Unrecht an, das sie mit dem laut in die Welt hinausgerufenen „Schrei nach dem Kind" öffentlich brandmarken wollen. Den Anspruch auf ein Kind halten manche für ein so heiliges Naturrecht, daß sie die Ehe verwerfen und die freie Liebe predigen, da in unseren sozialen Verhältnissen infolge Männermangels lange nicht jede Frau einen Mann trifft. Zur Mißkreditierung der Ehe weist man auch darauf hin, daß aus dem Bunde der instinktiv wählenden und handelnden Liebe bessere und tüchtigere Nachkommen zu erwarten seien als aus der oft berechnenden Vereinigung der Ehe. Man kann sich dabei auf Shakespeare berufen:

> „Man preist sie nicht ohne Grund, die Kinder der Liebe,
> Die im heißen Diebstahl der Natur
> Mehr Stoffe empfangen und kräftgeren Feuergeist, —
> Als in verdumpftem, trägem, schalem Bette
> Verwendet wird auf ein ganzes Heer von Tröpfen
> Halb zwischen Schlaf gezeugt und Wachen".

Bei dieser Auffassung wird die Ehe, die bisher als Grundlage des Staates gilt, prinzipiell verworfen als ein morsches, ja sogar unsittliches Institut, das Menschen zusammenzwingt, die nicht zusammenpassen. Man behauptet weiter, in der Ehe ist der Mann der gesetzliche Schutz für die Prostitution seiner Frau und die Trauung bewahrt das Weib vor der polizeilichen Aufsicht. Weiter heißt es: Die Ehe führt zur Entwürdigung, zum Martyrium, zur Sklaverei und zur „biologischen Tragödie" der Frau, wie das Nemilow vor kurzem temperamentvoll bezeichnet hat. An Stelle dieses modernen Instituts setzt man daher eine „neue Ethik", die Ethik der freien Liebe. Sie und das „Evangelium des Fleisches" (Frank-Wedekind) an Stelle des bisherigen „Evangeliums des Geistes" sollen nach den Erfahrungen von Sowjet-Rußland die Frau aus ihrer bisherigen Sklaverei befreien und sie zum Kameraden des Mannes und zum gleichberechtigten Mitglied der Gesellschaft machen.

Es ist hier nicht die Stätte, zu all diesen Punkten Stellung zu nehmen. Bezüglich des Kindes sagt Helene Lange: „Wir wollen einmal die Kinder, die aus solchen Verbindungen hervorgehen, später fragen, ob sie für die Ehe oder für die freie Liebe stimmen, dann werden wir wissen, was besser ist". Die Zeitungsberichte über die „vagabundierenden Kinder in Sowjet-Rußland" reden heute schon eine erschütternde Sprache.

Von den Frauen wird wohl die erdrückende Mehrheit lieber einen Mann ganz für sich haben als mehrere zu einem Bruchteil und das noch oft genug zum Leide einer anderen; denn auf dem Glücke des kurzen Besitzes lastet doch fast immer das Unglück der im Stich Gelassenen und die Furcht vor dem baldigen Verlust als schwerer Schatten. Es wäre daher ein Unrecht, den natürlichen monogamen Trieb in der Frau einfach zugrunde gehen zu lassen. Und die gerügten Mängel der Ehe hängen wohl weniger mit dem Wesen derselben zusammen, als vielmehr mit der Art ihrer Handhabung. Die Ehe kann, so wie die Liebe, alles sein, das Höchste und das Niederste, das Reinste und das Gemeinste (Fendrich).

Etwas, was das Weib sehr wesentlich vom Manne unterscheidet, ist der Mutterinstinkt, der dem Weibe manchmal schon post cohabitationem sagt, daß es empfangen hat.

Hier taucht nun die Frage nach der seelischen Einstellung der Graviden zu dem zu erwartenden Kind, also die Frage der **Mutterliebe** auf. Leider haben darauf so viele äußere, hauptsächlich wirtschaftliche Momente Einfluß, daß es nicht leicht ist, die eigentliche natürliche Seelenverfassung zu erkennen, wie sie unabhängig von allen sekundären Begleitumständen sich entwickelt. Bei ganz natürlichem Ablauf der seelischen Reaktion folgt die erste Mutterfreude zuweilen schon der Vermutung, empfangen zu haben auf dem Fuße nach und ist auch durch die sich anschließenden Schwangerschaftsbeschwerden (Übelkeit, Erbrechen) nicht zu trüben. Vor allem ist der Moment der ersten Kindsbewegungen für manche Mutter ein großes seelisches Erlebnis. Die Schwangere fühlt sich oft schon von da an wirklich als Mutter, als ob ihr Kind ihr schon die Krone der Mutterwürde zum voraus auf das Haupt gesetzt hätte.

Allgemeine Beurteilung erlauben aber diese einzelnen Beobachtungen nicht. Über das Verhalten der Allgemeinheit liegen leider nur wenige systematische Untersuchungen vor. Um so wichtiger sind die statistischen Erhebungen Siegels. 1000 Gravidae aus dem zweiten bis vierten Stand der Bevölkerungsschichten in verschiedenen Monaten der Schwangerschaft frug er danach, ob sie dem Kinde Freude, Gleichgültigkeit oder Abneigung entgegenbringen. Natürlich müssen eheliche und uneheliche Mütter getrennt behandelt werden.

Tabelle nach Siegel. Eheliche.

Schwangerschaftszeit	Zahl der Fälle	Freude	Gleichgültigkeit	Abneigung
1.—4. Monat	250	144 = 57,6%	22 = 8,8%	84 = 33,6%
5.—7. Monat	143	110 = 76,9%	8 = 5,6%	25 = 17,5%
8.—10. Monat	269	249 = 92,2%	5 = 1,9%	16 = 5,9%
1.—10. Monat	662	503 = 76%	35 = 5,3%	125 = 18,7%

Tabelle nach Siegel. Uneheliche.

Schwangerschaftszeit	Zahl der Fälle	Freude	Gleichgültigkeit	Abneigung
1.— 4. Monat	82	15 = 18,3%	10 = 12,2%	57 = 69,5%
5.— 7. Monat	70	27 = 38,6%	11 = 15,7%	32 = 45,7%
8.—10. Monat	186	135 = 72,6%	22 = 11,8%	30 = 15,6%
1.—10. Monat	338	177 = 52,4%	43 = 12,7%	119 = 34,9%

Wie man an den Zahlen sieht, nimmt die Freude am Kind mit der fortschreitenden Schwangerschaft zu und die Abneigung ab. Der Unterschied zwischen verheirateten und unverheirateten Müttern in dieser Richtung ist kein prinzipieller, sondern nur ein gradueller.

Die Freude am Kind scheint eine natürliche Quelle zu haben, darum findet sie sich auch bei Ledigen, auch bei solchen ohne Heiratsaussicht, bei Witwen mit unehelichen Kindern, bei Ehefrauen mit einem außerehelichen Fehltritt, ja selbst sogar bei Empfängnis von Kriegsgefangenen, obschon oft genug wirtschaftliche Not, gesellschaftliche Verurteilung, nationale Entehrung, ja sogar Gefängnis drohte (Siegel). Gegen alle diese Dinge zeigt sich zuweilen eine gewisse Gleichgültigkeit, ja fast Kritiklosigkeit. Manche Frauen machen sich unter Umständen von allen Bedenken mit einer merkwürdigen Unbekümmertheit frei und geben sich ganz dem Gefühl des Mutterwerdens hin.

Daß das Muttergefühl eine eigene Lokalisation im Gehirn (Hinterkopf) hat mit besonderer Ausbuchtung und Vorwölbung der Scheitelbeine (Gall), oder daß diese Partien bei Kindsmörderinnen im Sinne des geborenen Verbrechers von Lombroso unterentwickelt seien, hat sich nicht feststellen lassen.

Natürlich können auch äußere Umstände die Einstellung zur Schwangerschaft beeinflussen. Einige der wichtigsten sind: angstvoller Rückblick auf schwere Geburten und Wochenbetten (s. S. 413), große Kinderzahl, rasche Kinderfolge, wirtschaftliche Lage, Wohnungsnot, persönliche Ansprüche ans Leben, Einstellung zum Ehemann und Einstellung des Ehemanns zu einem weiteren Kind, ethische Auffassung über Abtreibung und dergleichen.

Die große Kinderzahl nehmen nicht wenige Frauen, auch bei wirtschaftlicher Not hin mit einer ruhigen Gelassenheit und Sorglosigkeit, die fast an Stumpfsinn erinnert, wo andere ganz aus der Fassung kommen, in Affekt geraten und den Kopf völlig verlieren. Zu dieser letzten Gruppe gehört in besonderem Maße die Frau der gehobenen Stände. Die „Dame der Gesellschaft" ist in diesen Punkten dem einfachen Weib aus dem Volke an Wagemut, und, man darf wohl auch sagen, Opferfreudigkeit, oft weit unterlegen. Es liegt daher ein tiefer Sinn in den dichterischen Worten: „Geh du nach Rom und knie vor der Madonna, ein schwanger Weib vom Volk ist mir mein Heiligenbild". Zur Rechtfertigung der „Dame" muß man sagen, daß manche in ihrer persönlichen Anspruchslosigkeit ans Leben nicht zu übertreffen sind, daß aber fast alle die Verantwortung vor der Zukunft in besonders hohem Maße auf sich lasten fühlen und oft gerade darum ein weiteres Kind so schwer nehmen.

Der Verlauf früherer Geburten und Wochenbetten beeinflußt die Einstellung zu einer weiteren Schwangerschaft oft auch in hohem Maße. Einer Frau, die im letzten Wochenbett monatelang auf den Tod krank lag, dann etwa nach Überstehen einer Lungenembolie mit knapper Not das Leben davonschlug, oder am Ende infolge einer metastatischen Ophthalmie ein Auge verlor, kann man es nicht übel nehmen, wenn sie den Mut zur Freude am neuen Kind mit der ihr drohenden neuen Lebensgefahr nicht aufbringen kann. Natürlich haben es die Frauen etwas leichter, die in gänzlicher Unkenntnis der Dinge sozusagen das Fürchten nicht gelernt haben und darum als „reine Toren" der Zukunft entgegengehen. Am drückendsten ist die Situation für die Wissenden, z. B. für die Ärztinnen oder Arztfrauen; so weit die letzteren selbst ahnungslos sein sollten, besteht die Gefahr, daß der Ehemann ihnen seine berechtigten Sorgen nicht verheimlichen kann.

Wie weit zu dieser, auf ein bestimmtes Objekt gerichteten Angst — der sog. Realangst — auch Angstzustände ohne bestimmten Inhalt hinzukommen, rein als Ausdruck einer Neurose, bleibe dahingestellt. Auf Grund seiner Untersuchungen über Schwangerschaftsträume schließt Heberer, daß Angstneurosen ziemlich häufig seien. Dabei hatten nur 30% aller Frauen bewußte Angst vor der Geburt; das waren seltsamerweise nicht einmal immer die, die aus früheren schlechten Erfahrungen Grund dazu hatten; vielmehr fand sich der Angstaffekt bei vielen anderen Frauen, für die der Gedanke an die bevorstehende Entbindung frei von jeder bewußten Angst war. Heberer faßt diese Angst als neurotisches Symptom auf, das im Zusammenhang mit der Umformung des gesamten Geschlechtslebens der Graviden sich entwickelt. Ein wichtiger Punkt in dieser Umstellung ist der, daß für die Gefühlsbetätigung der Frau zum Manne oder zu schon vorhandenen Kindern künftighin ein weiteres hinzukommt. „Hat sich die Libido der geschlechtsreifen Frau auf den Mann konzentriert, so erfährt sie in der Gravidität wieder eine Spaltung: sie muß sich zum mindesten teilweise auf ein neues Sexualobjekt, das Kind, einstellen." Es kommt also zu einer Sexualverdrängung und infolge davon zur neurotischen Angst.

Die Person des Kindes kann anscheinend auch in anderer Richtung das Mutterempfinden nachteilig beeinflussen. Hierher gehören jene an Zahl seltenen Frauen, bei denen die Mutterfreude zwar mit der Konzeption beginnt, aber mit dem Abstillen einen Rückschlag erleidet. Die psychologische Erklärung liegt wohl darin, daß manche Mutter nur körperlich etwas geben kann, was mit dem Abstillen aufhört; zum geistigen Geben, das dann anfängt, hat sie nichts zur Verfügung. Sie empfindet das instinktiv und aus diesem instinktiven Insuffizienzgefühl entsteht unter Umständen eine Abneigung gegen das Kind. Diese Abneigung dient zum Schutz des eigenen, unzulänglichen „geistigen Ich" dem von jetzt an immer mehr überlegenen Kinde gegenüber. Es sieht so aus, als ob die Einstellung der Mutter zum Kind durch den Verteidigungskampf um die eigene geistige Persönlichkeit bestimmt wird.

Ihnen steht eine andere, auch nicht häufige Muttersorte gegenüber, die angesichts der Schwangerschaft ihre körperliche Person verteidigt. Es sind Frauen, die ohne jede wirtschaftliche Sorge, ohne jede bewußte Angst vor der Geburt sich zur Schwangerschaft indifferent (weder Lust noch Unlust), oder eher ablehnend verhalten, obschon der Ehemann sich auf das Kind in hohem Maße freut. Aber mit der Geburt werden diese Frauen die besorgtesten glücklichsten Mütter. Daß die Schwangerschaftsvorgänge in ihrem Körper sich nach eigenen, völlig unbeeinflußbaren Gesetzen vollziehen, ist ihnen unsympathisch. Sie empfinden es schwer, daß das eigene Ich dagegen „gar nichts machen kann". „Es macht mit mir", wie eine unserer Patientinnen sich ausdrückte. „Man ist nicht Herr im eigenen Hause", sondern sozusagen nur die Retorte, in der ein unbeeinflußbarer Prozeß zwangsläufig vor sich geht.

Mit der Geburt erfolgt eine gänzliche Umstellung. Das „Es" hat jetzt seine Macht verloren; die Mutter gelangt wieder ganz zur Herrschaft, auf die sie ungern verzichtet hatte. Im Stillakt kommt das „Es" in sichtbare Abhängigkeit vom „Ich" der Mutter; darum jetzt höchste Form der Mutterliebe, sorgende ängstliche Aufopferung für das Kind unter freiwilligem Verzicht auf die eigene Person.

Anscheinend sind es phantasieschwache, intellektstarke Frauen, die als Substrat ihrer Einstellung ein sichtbares Zeichen in Form des Kindes brauchen, und die ihre Überlegenheit dem Kinde gegenüber nicht aufgeben wollen. So freudig sie bewußt geben, so ungern lassen sie unbewußt von sich nehmen.

Ein praktisch gewöhnlich gar nicht berücksichtigter Gesichtspunkt ist der Einfluß, den das Geschlecht des Kindes auf die seelische Einstellung der Graviden ausüben kann. Es ist etwas ganz anderes für die werdende Mutter, ob sie das schon vorherrschende Geschlecht und damit eine neue Enttäuschung für sich und besonders für den Mann fürchtet, oder ob sie an das andere Geschlecht glauben und dadurch sich auffrischen kann.

Wie es aber auch sein mag, das werdende Kind mag noch so unerwünscht gewesen sein, spätestens mit seiner Geburt ist die Mutter ihm untertan. Mit dem Stillen erlebt und genießt die Frau die höchste Form mütterlicher Freude und Befriedigung. Mag der Weg bis dahin noch so mühsam gewesen sein, hier wird er in Licht getaucht. Hier legt sich gewöhnlich die Erinnerung an überstandene Mühen und Qualen, an Kummer und Sorge, wie ein lichter Regenbogen über trübe Wolken.

Eine von nun an alles übersteigende und überstrahlende Eigenschaft ist die Mutterliebe. Durch sie erblühen die tiefsten seelischen Mutteranlagen, alles Gaben, um deretwillen die Mütter in aller Welt höchste Verehrung verdienen und erfahren (Muckermann). Die Mutter nährt ihr Neugeborenes oft genug unter physischen Schmerzen und persönlichen Opfern. Sie pflegt die heranwachsenden Kinder nach arbeitsreichen Tagen mit nimmermüder Geduld in sorgenvollen Nächten. Um sie zu erziehen und zu kleiden, ist sie zu den größten Opfern bereit und spart sich nicht selten das Nötigste vom Mund ab. Sie liebt die Kinder als Erwachsene mit warmer Nachsichtigkeit und verzeihender Liebe, unbekümmert um das eigene Wohl, um Leumund und Ehre. Auch wenn die Kinder ihr Schande bereiten, so hält die Mutter zu ihnen und sagt: „es ist doch mein Kind". Sie liebt die Kinder nicht ihrer selbst willen, wie oft der Vater, sondern der Kinder wegen. Der Vater wird um den für das Vaterland gefallenen Sohn trauern, aber auf ihn stolz sein; die Mutter wird ihn nur beweinen und sie gäbe gerne den Ruhm her, um ihn wiederzuhaben

(Bucura). Dabei läßt sie es aber auch nicht an Seelengröße und an Opferbereitschaft dem Vaterland gegenüber fehlen. Der Weltkrieg hat gezeigt, daß manche deutsche Frau sich tapfer fügte, wo das Herz der Mutter ein tiefer Schmerz durchzog.

Die Liebe der Mutter zu ihren Kindern ist etwas so Elementares, so Natürliches, daß jeder anderen Liebe ein guter Teil der Mütterlichkeit anhaftet. Die wahre Mutter kennt keinen Egoismus, deshalb ist die Frau viel altruistischer als der Mann. Überhaupt strahlt etwas von der instinktiven Mutterliebe in jede Eigenschaft der Frau aus. Wo sich Gefühlsbetontes mit Liebe vereinigt, dort ist das Weib dem Manne weit überlegen, denn Mitleid, aufopfernde Liebe und Helfen ist echte Frauenart.

Und was man säet, das erntet man auch; deshalb denkt das Kind an seinen Vater mit ungefälschter Verehrung und Dankbarkeit, an seine Mutter aber mit Wehmut und unauslöschlicher Liebe (Bucura).

Zweites Kapitel.

Unterschiede der Frauen untereinander (Pathologie). Für die Gynäkologie wichtige Konstitutionsanomalien.

Was wir bisher erörterten, sind die in der normalen Anatomie und Physiologie begründeten Unterschiede zwischen Mann und Frau. Über diese hinaus bestehen in vieler Richtung ausgesprochene Unterschiede der Frauen unter sich. Diese liegen im Gebiet der Pathologie, betreffen bald das Soma, bald die Psyche, sind aber vielfach so einheitlich umrissen, daß man von typischen Konstitutionsanomalien sprechen kann.

A. Somatische Typen.
I. Organminderwertigkeit, Partialkonstitution.

Minderwertige Organe tragen nach Adler morphologisch und funktionell den embryonalen Charakter an sich. Die biologische Bedeutung dieser Organminderwertigkeit liegt nach ihm zum Teil darin, daß die Minderwertigkeit eines Organs durch reaktive Kompensation und Übung zu einer höheren Ausbildung führen kann, wie z. B. der stotternde Demosthenes zum großen Redner wurde. Diese Auffassung, daß die Organminderwertigkeit etwas Gutes hat, kann aber höchstens nur für Ausnahmen gelten. Zum mindesten spielt sie für die Geburtshilfe und Gynäkologie kaum eine Rolle.

Andererseits aber erblickt Adler in der angeborenen Organminderwertigkeit eine Disposition zu Erkrankung und funktionellem Versagen der Organe, so daß „der Kampf mit den feindlichen Einflüssen des Lebens den Eigner minderwertiger Organe häufig mit Krankheit und Tod bedroht". Diese Seite des Problems kann für die Genitalorgane wohl eine besondere Bedeutung gewinnen. Zur Illustration ließe sich etwa an die Disposition der infantilen Schlängelung des Eileiters zur Tubenschwangerschaft oder an die Disposition des hypoplastischen Genitalapparates zur Tuberkulose erinnern. Man könnte sich auch fragen, wie weit etwa eine Organminderwertigkeit hinter Schwangerschaftsniere (s. S. 413) oder Schwangerschaftsleber, kurz hinter der toxischen Wirkung einer Schwangerschaft steckt (Veit).

An extragenitalen Organen wäre vor allem auf das Tropfenherz und die enge Aorta mit ihrer verminderten Widerstandskraft gegen Narkose, Blutung und Infektion etwa bei Geburten hinzuweisen.

Bei kleinem Herzen sind die Beziehungen des Herzgewichtes zum Lebensalter zu berücksichtigen. In der Pubertät erfährt das Herz ein sehr starkes Wachstum, das die Arterien nicht entsprechend mitmachen (Brugsch). Danach ist die Pubertät normalerweise ausgezeichnet durch ein relativ großes Herz und eine physiologische Enge der Gefäße. In der Kindheit dagegen hat man ein kleines Herz und relativ weite Arterien. Auch im reifen Alter sind die Arterien relativ weit.

Die Kleinheit des Herzens kann mit einer kongenitalen Anlage oder mit sekundären Einflüssen während des intrauterinen oder extrauterinen Lebens zusammenhängen. Stammbäume über Vererbung beizubringen ist sehr schwer, weil bei hochgradigen Fällen von Herzhypoplasie die Individuen meist in der Jugend sterben, oft an Tuberkulose. Brugsch glaubt, daß die Vererbung keine Rolle spielt. Trotzdem kann das kleine Herz angeboren sein infolge Schädigung des elterlichen Keimplasmas oder durch ungünstige fötale Verhältnisse seitens der Mutter (Intoxikation, Infektion, Unterernährung), besonders bei vererbbarer Engbrüstigkeit (s. S. 409). An extrauterinen Einflüssen spielt das Ausbleiben des Pubertätswachstumsimpulses eine Rolle.

Bei näherem Zusehen erweisen sich aber minderwertige Organe oft doch nur als ein Teil einer allgemeinen Minderwertigkeit, z. B. das Tropfenherz als Teilerscheinung eines Status thymico-lymphaticus oder einer universellen Hypoplasie. Wir begegnen daher den minderwertigen Organen im Rahmen der — nicht selten dysendokrin bedingten — allgemeinen Konstitutionsanomalien wieder, vor allem der des Infantilismus und der Asthenie. Aus diesem Grund verzichten wir an dieser Stelle auf eine nähere Besprechung dieser Dinge.

Die eben schon angedeutete Engbrüstigkeit oder Weitbrüstigkeit kann vererbt sein. Dabei ist aber zu bedenken, daß günstige äußere Verhältnisse in der Jugend, entsprechende Lebensweise und Berufsarbeit, Sport usw., eine in der Anlage beabsichtigte Engbrüstigkeit zur Weitbrüstigkeit umwandeln können und umgekehrt, wie Brugsch an sehr interessanten Stammbäumen zeigt. Zu bedenken ist auch, daß Jugendformen nicht der Reife entsprechen. Bei Aufstellung bestimmter Typen des Körperbaues muß man auf diese Dinge Rücksicht nehmen.

Wie wir im Kapitel Konstitution und Infekt noch hören werden, scheint die Disposition einzelner Organsysteme zu bestimmten Infektionskrankheiten je nach Geschlecht zu wechseln, so daß man von einer Art Geschlechtsmerkmal sprechen kann. An den „dermotropen" Erkrankungen scheint das weibliche Geschlecht mehr beteiligt zu sein, während bei den „neurotropen" das männliche überwiegt (Schiff).

Eine besondere Form der Partialkonstitution haben wir auch im verschiedenen Verhalten einzelner Uterusabschnitte gegen eindringende Bakterien (Plazentarstelle) und in den besonderen Ablagerungsstätten des Fettes an der Körperoberfläche (Günther), worauf wir noch zurückkommen.

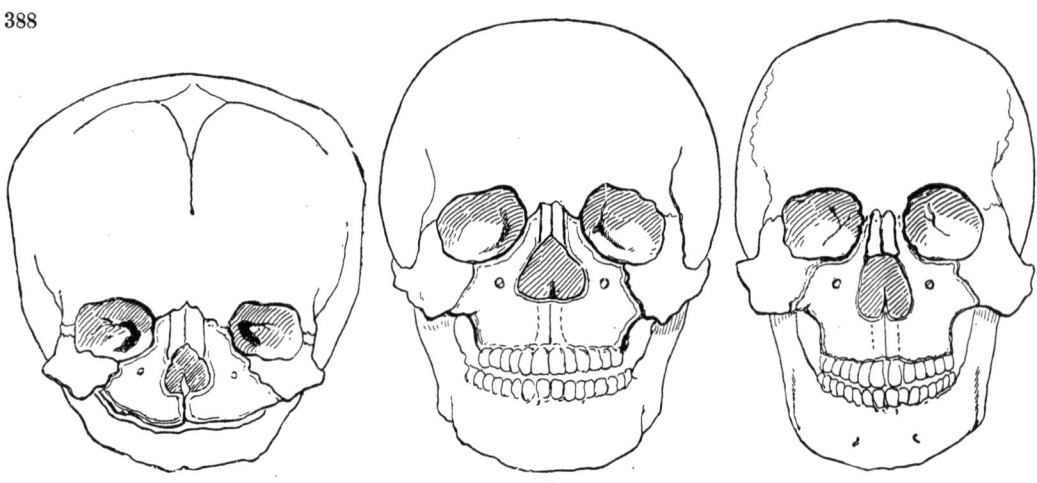

Abb. 71. Schädel des Neugeborenen (a) mit geringem Oberkiefer-(Gesichts-)Wachstum; Schädel einer erwachsenen Frau mit kurzem, breitem Oberkiefer (b) und mit schmalem, langem Oberkiefer (c). (Stratz).

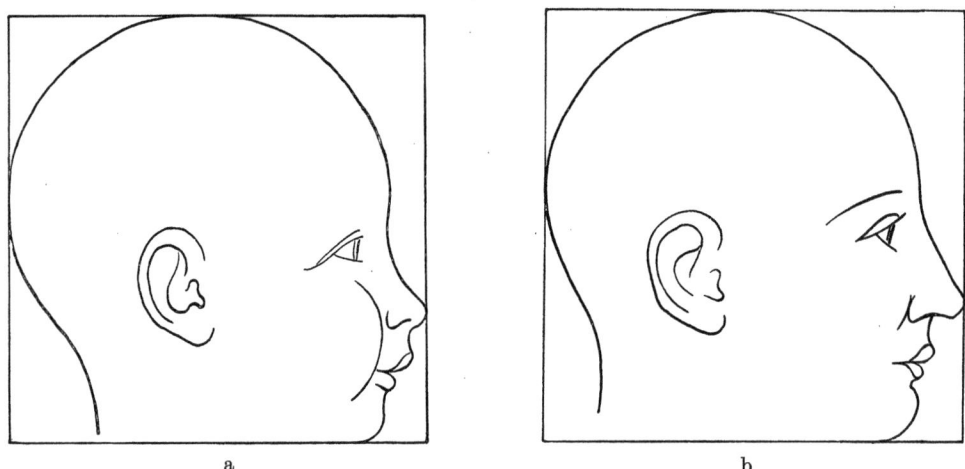

Abb. 72. Ohrlage beim Kinde (a) wenig hinter der Mitte des Schädeltiefendurchmessers; beim Erwachsenen (b) beträchtlich hinter dieser Mitte. (Nach Schadow.)

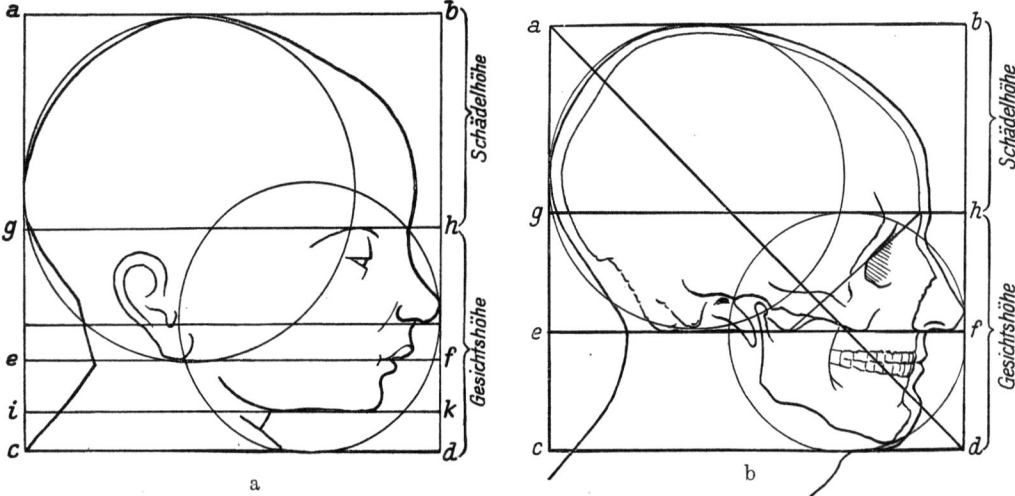

Abb. 73. Kopfproportionen; Augenbrauen beim Kinde (a) etwa in der Mitte der Kopfhöhe; beim Erwachsenen (b) deutlich darüber. (Nach Geyer.)

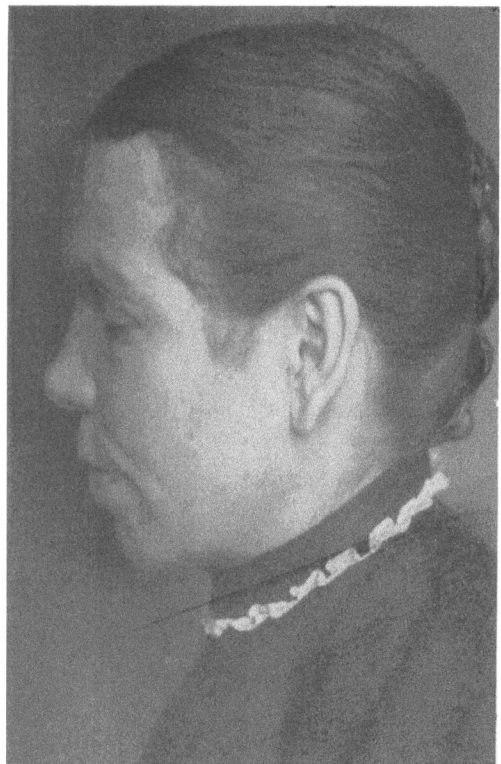

Abb. 74. Schmalohr.

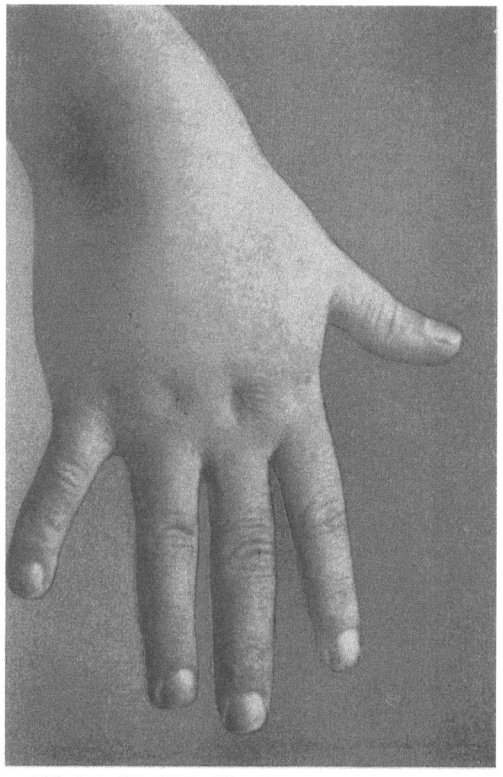

Abb. 75. Kindliche Hand mit Fettgrübchen und relativ kurzen Fingern.

II. Allgemeinkonstitution.

a) Infantilismus.

Mit Infantilismus bezeichnen wir das Stehenbleiben auf einer früheren Stufe der Entwicklung in morphologischer oder funktioneller Hinsicht. Man hat es also mit einer Entwicklungshemmung, einem Zustand des Nichtausgereiftseins zu tun. Da die Entwicklungshemmung zuweilen schon vor der Kindheitsphase einsetzt, so könnte man für manche Fälle von Fötalismus oder sogar Embryonismus (Hegar) sprechen; aber gewöhnlich bedient man sich doch des Ausdrucks Infantilismus, wie ihn Lasègue zuerst anwendete.

Wenn auch schon Lorain eine Beschreibung lieferte, so haben doch erst A. Hegar und W. A. Freund diesem Gebiet Einzug in die Gynäkologie verschafft. So wenig sie auch zu Beginn Anklang fanden, so muß man heute mit Bewunderung anerkennen, wie gerade diese überragenden Führer in der operativen Gynäkologie ihrer Zeit vorauseilten und sich über die Organspezialität hinaus zum Konstitutionsproblem erhoben. Heute spielt der Infantilismus wegen seiner engen Beziehungen zur Gynäkologie und Geburtshilfe überall eine hochwichtige Rolle, deren Bedeutung allgemein anerkannt ist.

Mit der Einteilung des Infantilismus wollen wir uns hier nicht näher befassen, sondern nur auf die Arbeiten von Anton, Rosthorn, Peritz und anderen verweisen. Man spricht von universellem und partiellem Infantilismus, von Infantilismus der Form eines Organs und einem solchen der Lage (Infantilismus formalis und topicus). Dem Infantilismus somaticus stellt man einen Infantilismus psychicus gegenüber.

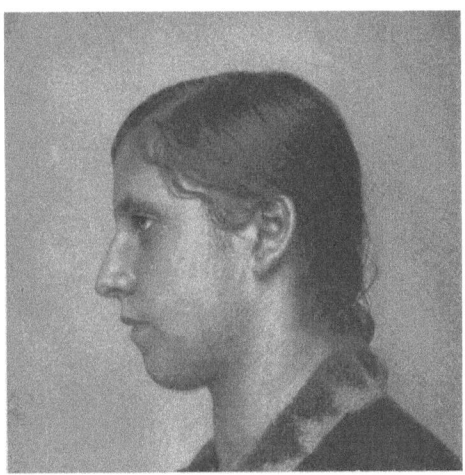

Abb. 76. Kinn- und Backenbart bei einem jungen Mädchen. Menarche mit 15 Jahren; im Alter von 17 Jahren wegen lange dauernder Pubertätsblutungen Ovarienimplantation (1925, Nr. 1276). Pigmentdysharmonie (cf. Abb. 120).

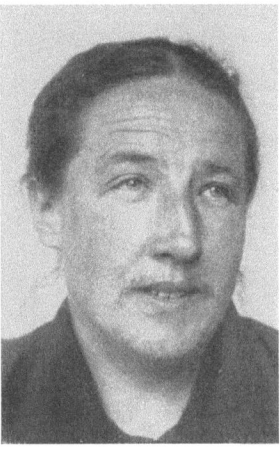

Abb. 77. Schnurrbart und Backenbart bei einer Erwachsenen.

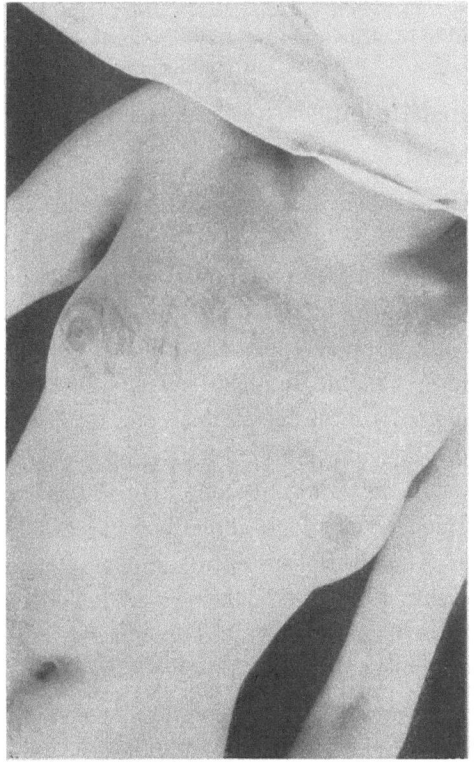

Abb. 78. Behaarung von Sternum und Warzenhöfen.

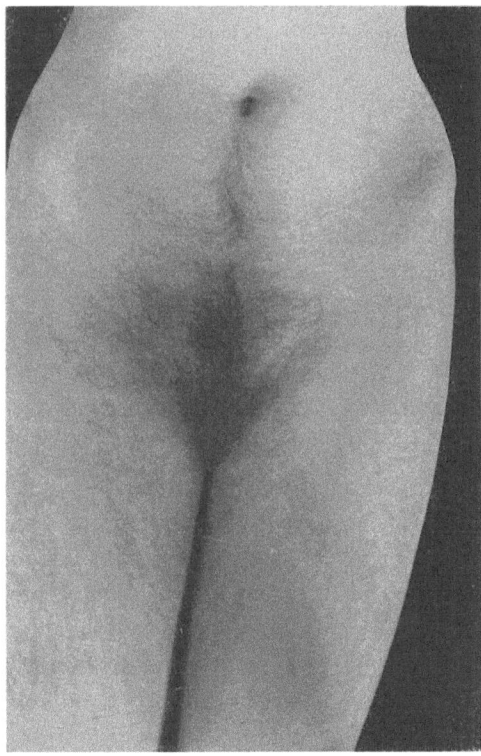

Abb. 79. Behaarung der Linea alba bis zum Nabel (männliche Form) bei einem jungen Mädchen.

Äußerer Habitus und Organbeschaffenheit zeigen oft ein ganz divergentes Verhalten. Gerade in der Gynäkologie hat man sehr oft einen partiellen genitalen Infantilismus ohne Reduktion der Körpergröße. Im Gegenteil, nicht wenige Frauen mit hypoplastischem Genitale sind übergroß nach Art des eunuchoiden Hochwuchses. Man hat darum sogar den Riesenwuchs zum Infantilismus gerechnet (Brugsch) und spricht von hypogenitalem oder eunuchoidem Infantilismus (Peritz). Wenn wir uns auch selbst dieser Auffassung nicht anschließen, so bleibt doch bestehen, daß gerade unter den gynäkologisch kranken Frauen gar manche ihrem äußeren Format nach nicht auf einen genitalen Infantilismus schließen lassen. Man kann hier von „unreinem" Infantilismus sprechen und sie jenen Fällen von „reinem" Infantilismus gegenüberstellen, wo die Unterentwicklung im äußeren Habitus und im Genitale gleichmäßig ausgesprochen sind.

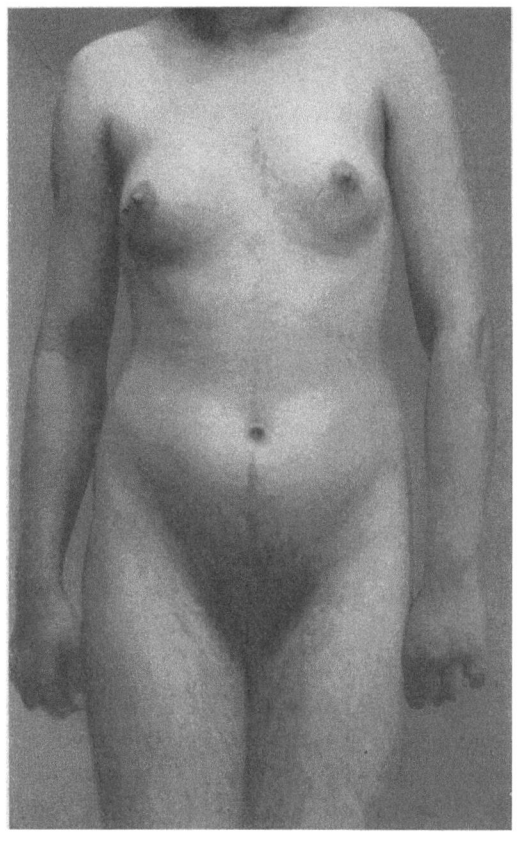

Abb. 80. Männliche Genitalbehaarung bis zum Nabel, Behaarung der Oberschenkel.

1. Beim **reinen Infantilismus** ist der äußere Habitus verschieden charakterisiert. Wir finden rundliches, kindliches Gesicht durch mangelhafte Kinnbildung; Gleichmäßigkeit des Gesichtes ohne scharfe Prägung einzelner Teile durch Zurückbleiben der Nase und des ganzen Mittelgesichtes (Abb. 71). Das infantile Gesicht tritt hinter dem Schädel zurück; daher liegt das Ohr beim Kind nur wenig hinter der Mitte des Schädeltiefendurchmessers, während es beim Erwachsenen durch das Gesichtswachstum mehr nach hinten kommt (Abb. 72). Die Augenbrauen befinden sich beim Kind in der Mitte der Kopfhöhe, beim Erwachsenen rücken sie darüber hinaus, weil die Gesichtshöhe mehr zugenommen hat als die Schädelhöhe (Abb. 73). Die Form des äußeren Ohres erinnert zuweilen durch die sog. Darwinsche Spitze an das embryonale menschliche Verhalten oder an manche Affenarten (Cercopithecus). In anderen Fällen haben wir ein „Schmalohr" (Abb. 74) wie beim Tier.

Am Körperskelett seien erwähnt die kindlichen Proportionen der Gliedmassen, die Rundung der Formen und die nach Aussehen und Proportion kindliche Hand mit dem guten Fettpolster, dem Zurücktreten der Knochenkonturen und mit den kleinen Fettgrübchen über den Grundphalangen, sowie den kurzen Fingern (Abb. 75).

Entsprechend dem Kind ist der Thorax zylinderisch, die Rippen verlaufen mehr rechtwinklig zur Wirbelsäule. Infolge davon kommt es zur Enge der oberen Thoraxappertur (W. A. Freund, Hart, von den Velden).

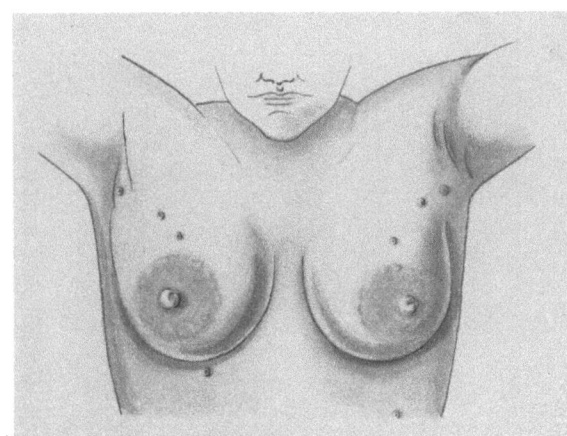

Abb. 81. Hyperthelie entlang der Milchleiste nach Neugebauer.

An der Körperoberfläche zeigt sich der Infantilismus hauptsächlich im Fehlen oder Zurücktreten der sekundären Geschlechtsmerkmale, Unterentwicklung der Mamma, Fehlen der weiblichen Fettverteilung, Schmalsein der Hüften im Vergleich zur Schulterbreite und abnormer Behaarung.

Die Behaarungsanomalie besteht dabei in Persistenz fötaler Verhältnisse als abnorme Lanugobehaarung oder in Form von Fehlen der Haare an normaler Stelle, z. B. Axilla und Scham. In anderen Fällen liegt die Abnormität der Behaarung im Anklang ans Männliche in Form von Haarentwicklung an sonst beim Weib unbehaarten Stellen: Bartbildung, Behaarung von Sternum, Linea alba, Anus, Oberschenkel usw. (Abb. 76—80). In beiden Fällen deutet die Behaarungsanomalie auf eine mangelhafte sexuelle Differenzierung hin, einerlei ob es sich um ein Stehenbleiben auf kindlicher Stufe handelt, oder um ein Durchschlagen einer bisexuellen Anlage, also um eine Art Pseudohermaphroditismus secundarius. Von manchen Autoren wird die Hypertrichosis auch als Atavismus gedeutet, was uns nicht recht einleuchten will.

Wirkliche Atavismen finden auch wir nicht ganz selten in Form der Hyperthelie. Neugebauer beobachtete 10 Brustwarzen, die in ihrer Anordnung entlang der Milchleiste tatsächlich an die Verhältnisse mancher niederer Säugetiere erinnerten (Abb. 81). Den überzähligen Warzen entspricht zuweilen auch funktionierendes Drüsengewebe, so daß man von Hypermastie (Abb. 82) sprechen kann. Die überzähligen Anlagen können die Laktationshypertrophie so weit mitmachen, daß man Haupt- und Nebenmamilla kaum noch unterscheiden kann. Kommt zur Hypermastie noch eine zweieiige Zwillingsschwangerschaft hinzu, so haben wir starke Anklänge ans tierische (Lichtenstern). Bei der sog. Achselhöhlenmamma kann das Fehlen einer Mamilla zu Störungen im Wochenbett führen (Seitz, John), wie wir später hören werden.

Daß der Infantilismus an einen besonderen Pigmenttyp gebunden sei und bei Blonden häufiger vorkommt (Aschner), konnten wir nicht finden. Fassen wir den Albinismus als Fortbestehen der Pigmentarmut in der Kindheit auf, so ist verständlich, wenn dabei auch sonstige Zeichen der Hypoplasie angetroffen werden. Daß aber Pigmentdysharmonien (z. B. blaue Augen und schwarze Haare) oft mit infantilen Zeichen verbunden sind, entspricht auch unserer Erfahrung, wenn schon Ausnahmen nicht selten vorkommen.

An der Mundhöhle seien erwähnt der kindliche enge hohe Gaumen, der sog. Spitzbogengaumen nach Hegar als Persistenz kindlicher Verhältnisse vor dem Zahnwechsel (Abb. 83). Tandler erblickt freilich im flachen Gaumen das Kindliche; den hohen Gaumen läßt er infolge der Mundatmung (Bloch, Körner) sekundär entstehen. Siebenmann und Fränkel bekämpfen diese Auffassung; aber auch wenn sie richtig wäre, so

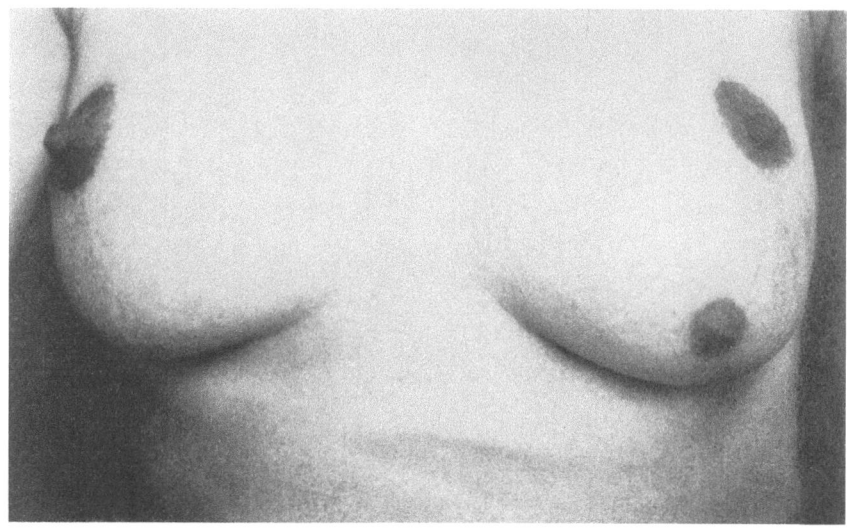

Abb. 82. Hypermastie im Wochenbett.

findet sich die Mundatmung am ehesten bei adenoiden Wucherungen. Da diese den kindlichen Verhältnissen näher stehen, so erscheint auch der in ihrem Gefolge auftretende hohe Gaumen doch wieder als Infantilismus, wenn auch nur mittelbar.

Manchmal fallen die Gaumenleisten am harten Gaumen sehr auf (Abb. 84). Sie kommen im harten Gaumen der Säugetiere vor, finden sich aber beim Menschen hauptsächlich in der Embryonalzeit, bilden sich nach der Geburt rasch zurück und sind in den Kinderjahren verkümmert. Sie erinnern an die Gaumenzähne der Fische, sind aber kein homologes Gebilde (Wiedersheim).

An den Kiefern haben wir zunächst eine kindliche Form der Krümmung, d. h. annähernd ein Kreissegment mit kleinem Radius, während beim Erwachsenen im Oberkiefer mehr eine Ellipse und im Unterkiefer mehr eine Parabel vorliegt (Abb. 85).

Abnorme Kleinheit des Kiefers kann zu einem Platzwechsel der Zähne führen, z. B. zwischen Eckzahn und Incisivus (v. Metnitz und Wunschheim). Oder die Zähne stehen außer der Reihe (Abb. 83). Da aber dafür auch andere Ursachen (Entwicklung embryonaler Keime) vorliegen können, wird es nicht leicht sein, einen Wachstumsstillstand des Kiefers für die abnorme Zahnstellung anzuschuldigen.

Mangelhafte Vereinigung der einzelnen Kieferabschnitte ist nicht selten und kommt manchmal bei mehreren Schwestern oder anderen Familienangehörigen vor. Man findet dann eine Lücke das sog. Trema nach Virchow (Abb. 86) zwischen den mittleren oberen Schneidezähnen, oder zwischen Schneidezahn und Eckzahn (Abb. 87), Diastema der Zahnärzte. Dem Trema und Diastema entspricht unter Umständen eine nahtartige Furche am Alveolarfortsatz, die auf eine mangelhafte Verschmelzung der entsprechenden Kieferabschnitte hindeutet (Abb. 87 und 88). Auch zwischen dem medialen und lateralen oberen Schneidezahn kann man eine solche Lücke antreffen (Abb. 89). Das Diastema wird von den Anthropologen als pithekoides Merkmal beschrieben (de Terra). Bei der embryonalen Entwicklungsart des Oberkiefers aus verschiedenen Abschnitten kann man die Anomalie aber auch als Embryonismus ansprechen.

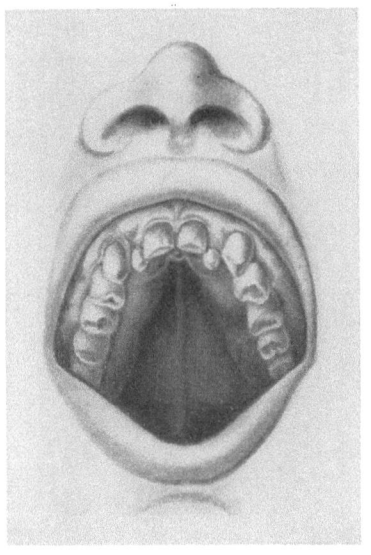 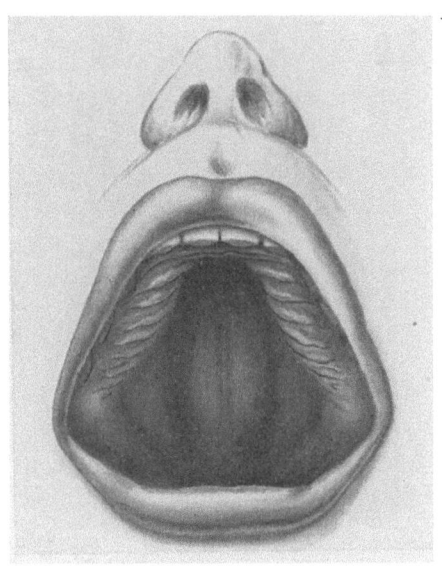

Abb. 83. „Spitzbogengaumen" mit Persistenz von Milchzähnen, die außer der Reihe stehen.

Abb. 84. Deutliche Gaumenleisten.

Durch die mangelhafte Verbindung der Oberkieferabschnitte kann es zu einem abnormen Weitstand mehrerer Zähne kommen, den sog. „Gitterzähnen" nach Hegar (Abb. 90). Indes so einleuchtend diese Erklärung des Weitstandes der Zähne sein mag, für den Unterkiefer mit seiner ganz anderen Entstehungsart reicht sie nicht aus. Obendrein fällt oft die Kleinheit dieser Zähne auf. Hier kommt dann die Persistenz der kleinen Milchzähne in Betracht (Abb. 91). Diese Persistenz läßt sich nach Analogie mit dem Fortbestehen des Thymus und der Lanugobehaarung zum Infantilismus rechnen. Wie weit dabei ein Hypothyreoidismus (Borchardt) oder eine Unterfunktion der Hypophyse (Aschner) in Betracht kommt, muß meist offen bleiben. Die Persistenz findet bei niederen Tierreihen ihr Analogon, wo das Milchgebiß, die Zähne der ersten Dentition, als einziges und dauerndes Gebiß vorkommt. Mit dem Aufstieg in der Tierreihe ändert sich die Zusammensetzung des Dauergebisses. Die Abkömmlinge der ersten Dentition treten im Dauergebiß zurück. Auf der nächst höheren Stufe besteht das Dauergebiß

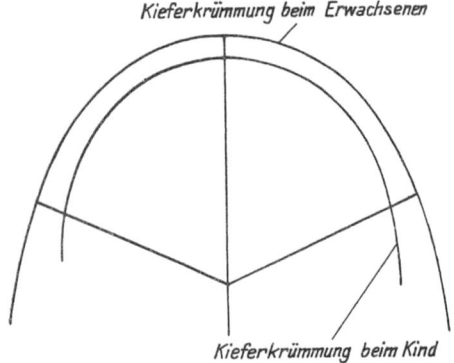 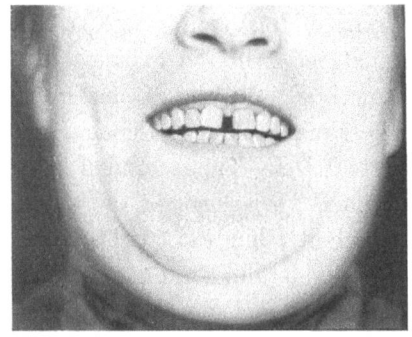

Abb. 85. Kieferkrümmung. (Nach Metnitz u. Wunschheim, Pathol. der Zähne. 2. Aufl.)

Abb. 86. Trema zwischen den oberen mittleren Incisivi.

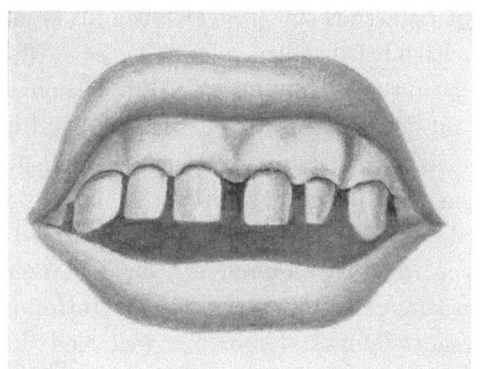

Abb. 87. Trema und Diastema besonders links.

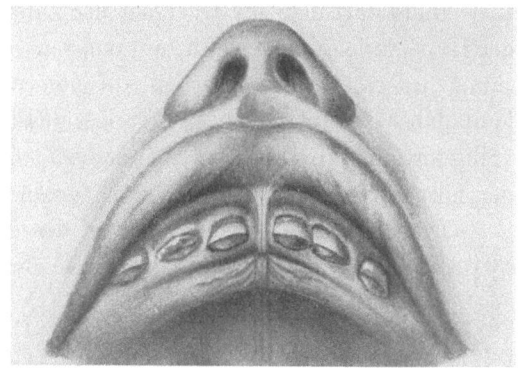

Abb. 88. Trema mit nahtartiger Furche im Oberkiefer. Diastema links.

daher nicht mehr ganz, aber noch hauptsächlich (bis auf Prämolaris III) aus Zähnen der ersten Dentition (Marsupialia). Bei noch höherem Aufstieg wird das Dauergebiß hauptsächlich aus Elementen der zweiten Dentition gebildet bis auf die Molaren. Auch beim Menschen spricht manches dafür, daß die vielhöckerigen Molaren dauernd gewordene Milchzähne geworden sind, indem die Milchmolaren den Prämolaren im Dauergebiß entsprechen und die Molaren keine Vorgänger im Milchgebiß haben (Wiedersheim).

Bei einer anderen Art von Mikrodontie handelt es sich um abnorme Kleinheit der Zähne zweiter Dentition infolge von Unterentwicklung oder Hypoplasie der Zähne zweiter Ordnung auf dem Boden einer Erkrankung. In Betracht kommt als solche hauptsächlich die Lues, die auch sonst ursächlich für die Entwicklungshemmungen angeschuldigt wird.

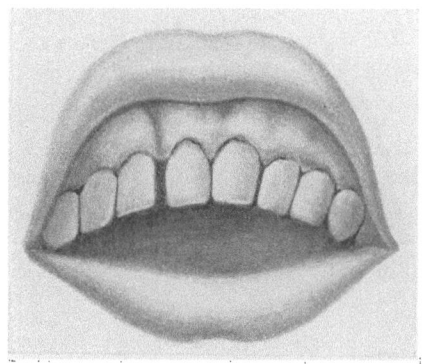

Abb. 89. Lücke und Kieferfurche zwischen Incisivus I und II.

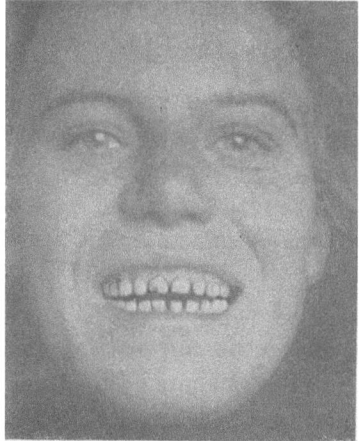

Abb. 90. „Gitterzähne".

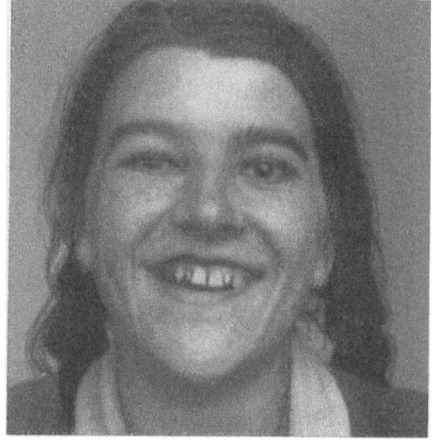

Abb. 91. Persistenz von Milchzähnen im Gebiet der lateralen Schneidezähne.

Indes darf man die Kleinheit der Zähne nicht immer als ein Zurückbleiben im Sinne der Hypoplasie auffassen. Die am meisten von der Kleinheit befallenen lateralen Schneidezähne des Oberkiefers scheinen auf den Aussterbeetat gesetzt zu sein. Ihre Kleinheit kann daher der Anfang eines Vorganges darstellen mit der Tendenz, daß diese Zähne künftig völlig fortfallen (Adloff). Wir finden bei solchen kleinen Zähnen oft auch andere Stigmata der körperlichen Degeneration z. B. angewachsene Ohrläppchen.

Die ausgesprochensten Zeichen des Infantilismus finden sich oft am Genitalapparat. Wir haben hier Hypoplasie der Labien, niedrigen Damm mit einer starken Einziehung dicht hinter dem Introitus („Muldendamm") (Abb. 92), weil sich die Ränder der ektodermalen Kloake vor dem Anus nur in geringem Umfang aneinanderlegten (Sellheim). Ganz selten liegt die Einziehung dicht vor dem Anus wie eine Art zweiter Analöffnung. Manchmal weist eine von vorn nach hinten über den Damm ziehende kammartige Hautleiste auf die ursprüngliche paarige Anlage hin (Abb. 93a). Gewöhnlich verläuft diese Leiste in der Mitte, manchmal aber auch extramedian. Ganz selten besteht sie aus zwei Hälften, die beim Auseinanderziehen eine seichte Furche umschließen mit einer spiegelnden, schleimhautähnlichen Oberfläche. Durch ihre rötliche Farbe fällt diese, namentlich zum Anus hin der dunkelpigmentierten Körperhaut gegenüber sehr auf. Dieser hintere Abschnitt scheint in die Rektalschleimhaut direkt überzugehen, so daß letztere nach Auseinanderziehen der Analfalten direkt vorquillt, namentlich bei einem schlaffen Sphinkter ani, der sich dabei

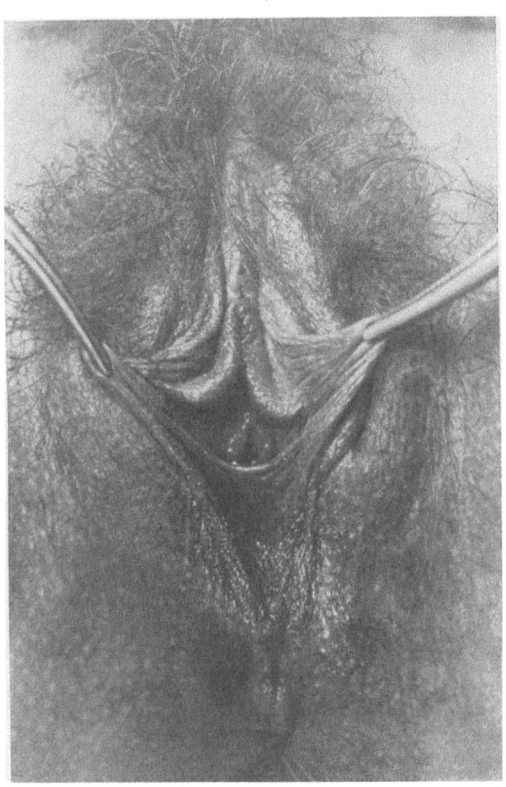

Abb. 92. „Muldendamm".

öfters zu finden scheint (Abb. 93 b). Sub partu droht dabei der komplette Dammriß (Abb. 94).

Das Herausragen der Rektumschleimhaut auf den Damm erweckt den Eindruck, als ob die Hinterwand des Rektums nach Art einer Hypospadie zu kurz geblieben sei. Alles zusammen stellt vielleicht die letzte Andeutung eines Anus anomalus vestibularis dar (Kermauner).

In diesen Fällen, aber auch sonst, sind die tieferen Partien des Septum rectovaginale gelegentlich mangelhaft entwickelt, so daß Scheiden- und Mastdarmrohr einander nahe anliegen. Daß bei einer solchen mangelhaften Entwicklung des Beckenbodens, bzw. des Septum recto-vaginale eine Neigung zu Genital- und Mastdarmprolaps besteht, ist leicht verständlich. Die Literatur kennt eine größere Anzahl von sogar angeborenen Prolapsen, die auf diese Weise erklärt werden (Kermauner). Fast regelmäßig fand sich dabei eine Meningozele, resp. Spina bifida lumbalis. Diese kann neben der primären mangelhaften Bildung des muskulösen Beckenbodens dadurch zu Prolapsen in Beziehung stehen, daß infolge mangelhafter Innervation eine Atrophie der Beckenbodenmuskulatur eintritt.

In seltenen Fällen handelt es sich um eine Spina bifida occulta, die nach Ebeler in 10% der virginellen Vorfälle mit dem Röntgenbilde nachweisbar ist. An der entsprechenden Hautstelle findet sich zuweilen infolge einer Hypertrichosis lumbosacralis eine Art Haarschwanz, wie ihn Veit, Becker, Virchow, Ornstein beschrieben (Abb. 95—96).

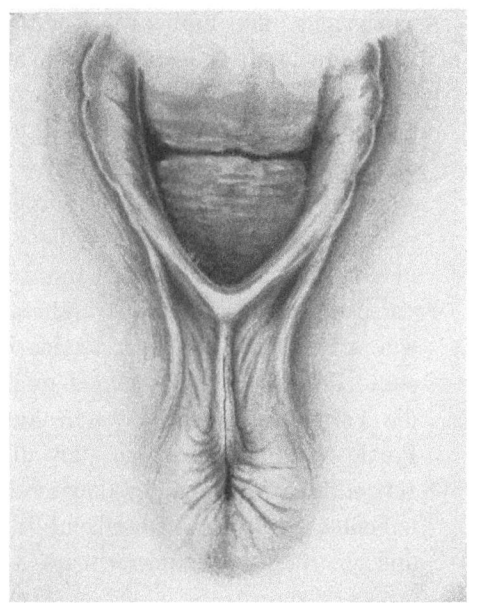
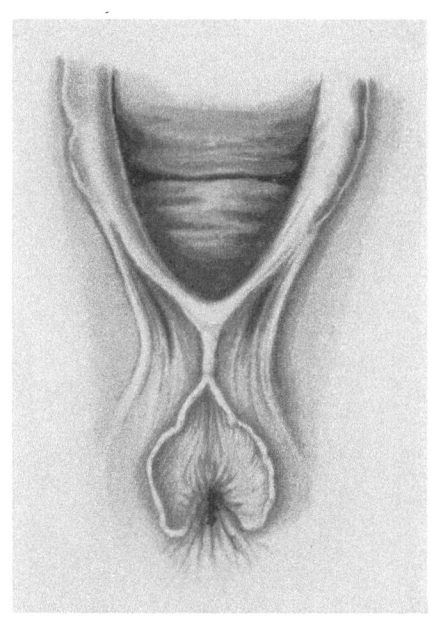

Abb. 93a. Mediane Dammfalte (geschlossen).   Abb. 93b. Mediane Dammfalte (geöffnet).

Ganz selten entdeckt man im Gebiet der Steißbeinspitze eine trichterförmige oder fistelgangähnliche Einziehung der Haut, bei der jegliche entzündliche Reaktion vollkommen fehlt und keinerlei Anhaltspunkte für eine sekundäre Entstehung auffindbar sind. An Stelle der üblichen kleineren Einziehung fanden wir einmal etwas hinter dem Anus eine etwas größere Nische, so daß eine Art zweiter Anus entstand (Abb. 97).

Nach den Mitteilungen von Madelung und H. W. Freund, sowie nach eigenen Beobachtungen (PP. Journal 1909 Nr. 31; 1910 Nr. 71; 1925 Nr. 429) liegen die Dinge im Gebiet der von Ecker sog. Foveola coccygea, einer kleinen Grube in der Gegend der Steißbeinspitze. Zu ihrem Verständnis muß man sich dabei erinnern, daß in einem gewissen Stadium der embryonalen Entwicklung die Steißbeinspitze mehr gestreckt verläuft und eine Art Schwanz darstellt. An der Stelle, wo die prominente Steißbeinspitze gegen die Haut andrängte und die sog. „Cauda humana" bildete, beschrieb Ecker einen Steißhaarwirbel. Mit dem Verschwinden jenes Schwanzes kommt es zu einer haarlosen Stelle, der „Steißbeinglatze", die zu jener Foveola coccygea einsinken kann, indem durch die Umbiegung der Steißbeinspitze nach vorn die Haut eingezogen wird. Diesem Grübchen hat man früher mehr Aufmerksamkeit geschenkt. Als die Schlußstelle des Wirbelkanals hat man es als eine Art „untere Fontanelle" betrachtet. Sie scheint nach dem Gesagten auf einen mangelhaften Verschluß des Canalis neurentericus aus der Embryonalzeit hinzuweisen.

Die infantil gebliebene Scheide fällt beim Einführen des touchierenden Fingers durch ihre abnorme Kürze und Enge auf. Vereinzelt sind die Dimensionen so reduziert, daß man nur noch eine Sonde einführen kann. Eine konstante Abhängigkeit der Unterentwicklung der Scheide vom Grade der Uterushypoplasie scheint nicht zu bestehen. Relativ normale Scheiden kommen bei hochgradiger Beeinträchtigung des Uterus vor. Oft hat man eine dem Finger gut zugängliche Scheide, wo sich ein Uterus überhaupt nicht nachweisen läßt; während sich bei einem wenigstens als fühlbares Rudiment vorhandenen Uterus ganz unentwickelte Scheiden finden können, in die nur eine Sonde wenige Zentimeter weit eindringen kann (August Mayer).

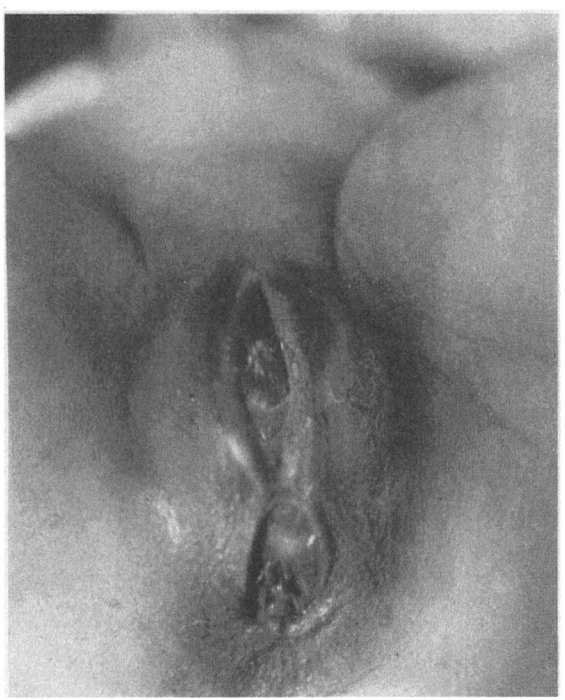

Abb. 94. Mediane Dammfalte sub partu.

Ist die Scheide auch räumlich relativ normal, so fallen oft die sehr dicht stehenden und stark kammartig vorspringenden Querfalten sehr auf, wie es im infantilen, resp. fötalen Zustand der Fall ist. Manchmal greifen die Falten sogar auf die sehr kurze Portio vaginalis über, so daß diese tangential verlaufende, wallartige Erhabenheiten an ihrer Oberfläche trägt und ein rüssel- oder pilzförmiges Aussehen bekommt.

Dazu ist die Portio vaginalis oft in allen Richtungen hinter den normalen Dimensionen erheblich zurückgeblieben und darum außerordentlich klein. Dadurch und durch die eigene Unterentwicklung der Scheide kommt es zum Fehlen eines ordentlichen Scheidengewölbes.

Im vorderen Scheidengewölbe fühlt man besonders bei Druck auf die Portio vaginalis nach hinten gelegentlich eine in der medianen Sagittalebene liegende, sichelförmige Gewebeleiste sich spannen, welche die Portio nach vorn zu ziehen scheint. Saenger beschrieb sie als „Crista cervicalis mediana" und faßte sie als Überbleibsel aus der Verschmelzung der Müllerschen Gänge auf. In ähnlichem Sinne hat sie Hegar in seinen klinischen Vorträgen als Rudiment eines Scheidenseptums immer gedeutet.

In anderen Fällen ist die Portio vaginalis konisch und lang. Die Ursache hierfür liegt vielleicht darin, daß die Rückbildung des fötalen Uterus, wie sie in der Kindheit eintreten sollte, unterbleibt (Hegar).

Weitaus am häufigsten kommen die infantilen Anomalien an dem klinisch wichtigsten Abschnitt des Genitaltraktus, am Uterus, zur Beobachtung. Hier kennen wir Abnormitäten der Größe, resp. Länge, der Form und der Lage.

Die Größen- und Formanomalien kommen in verschiedenen Arten und Kombinationen vor. Sie sind bei den klinischen Befunden leider nicht immer scharf auseinanderzuhalten, aber anatomisch doch wohl charakterisiert (K. Hegar). Ein wichtiges, in der Form liegendes Unterscheidungsmoment ist hierbei die Proportion zwischen Körper und Hals. Während normalerweise der Körper länger ist als der Hals kann dieses Verhältnis verschoben sein, oft sogar bis zur völligen Umkehr: Hals länger als Körper. Meistens ist dabei noch die Gesamtlänge reduziert. Mäßige Grade dieser Hemmungsbildung

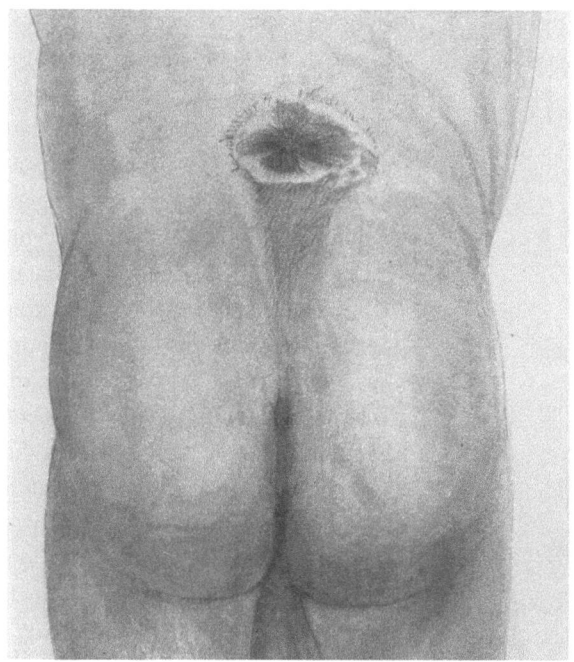
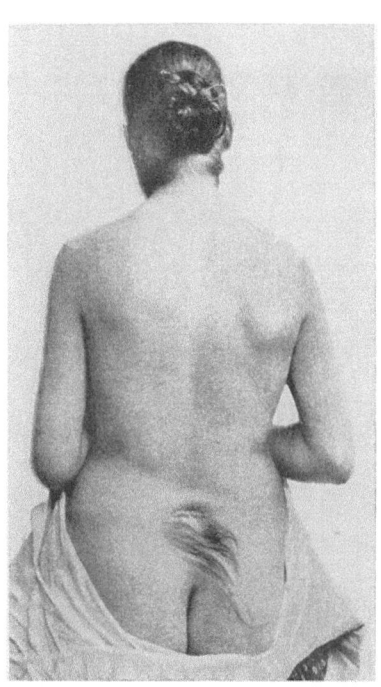

Abb. 95. Hypertrichosis lumbosacralis beim Neugeborenen. Abb. 96. Haarschwanz.

repräsentieren die häufigste Erscheinungsart der infantilen Gebärmutter: Uterus infantilis, hypoplasticus, Uterus foetalis.

Seltener sind die Fälle mit auf das Corpus beschränkten Formanomalien. Hierher gehören die Uteri mit unterentwickelter, abgeplatteter Wand und die mit Zeichen einer mangelhaften Verschmelzung der ursprünglichen Anlage: Uterus arcuatus, Uterus incudiformis und planifundalis, Nebenhorn.

Zuweilen sind Größe und Form so hochgradig beeinträchtigt, daß man nur noch von einem Rudiment ohne Differenzierung in Körper und Hals sprechen kann: Uterus rudimentarius. Das Uterusrudiment stellt gelegentlich eine nur erbsengroße Verdickung dar mit einer nach links und rechts ziehenden Gewebsfalte, die wohl den Ligamenta sacro-uterina oder cardinalia entspricht.

In noch hochgradigeren Fällen kann man klinisch oft überhaupt kein, den Uterus darstellendes Gebilde mehr erkennen: scheinbarer oder wirklicher Defekt des Uterus, Uterusaplasie oder Uterusagenesie.

Die in Betracht kommenden Lageanomalien des Uterus sind Abweichungen von der Normallage in sagittaler und transversaler Richtung.

Die Deviationen in sagittaler Richtung bestehen in abnormer Anteflexio und in Retroflexio resp. Retroversio. Diese Lageanomalien in sagittaler Richtung und unter ihnen namentlich die Retrodeviationen sind die häufigsten Formen der kongenitalen Lageveränderungen.

Für die angeborene spitzwinklige Anteflexio hat man verschiedene Namen; Hypercurvatio uteri anterior (H. W. Freund), posthornförmiger oder schneckenförmiger Uterus (Bossi), Hyperanteflexio uteri congenita (Karl Hegar).

Zur Erklärung der abnormen Anteflexio hat man ätiologisch verschiedene Momente herangezogen. Karl Hegar erblickt die Ursache der „Hyperanteflexio" in einer abnormen Länge, Dehnbarkeit und Nachgiebigkeit des, den Flexionswinkel tragenden Isthmus bei an sich langem Kollum. Mathes hebt hervor, daß sich bei hypoplastischem Uterus oft eine angeborene Kürze der Ligamenta sacro-uterina finde. Inserieren diese etwas hoch am Uterus, so kann seiner Ansicht nach durch einen Zug derselben die Isthmusgegend stark nach hinten rücken und so eine gesteigerte Anteflexio zustande kommen. Dieser Auffassung gegenüber wäre noch zu erwägen, ob nicht die Kürze der Ligamenta sacrouterina die Folge davon ist, daß der Uterus primär weit hinten im Becken lag.

Für das Zustandekommen der Retrodeviationen hat man Anomalien der Scheide und der Ovarien angeschuldigt.

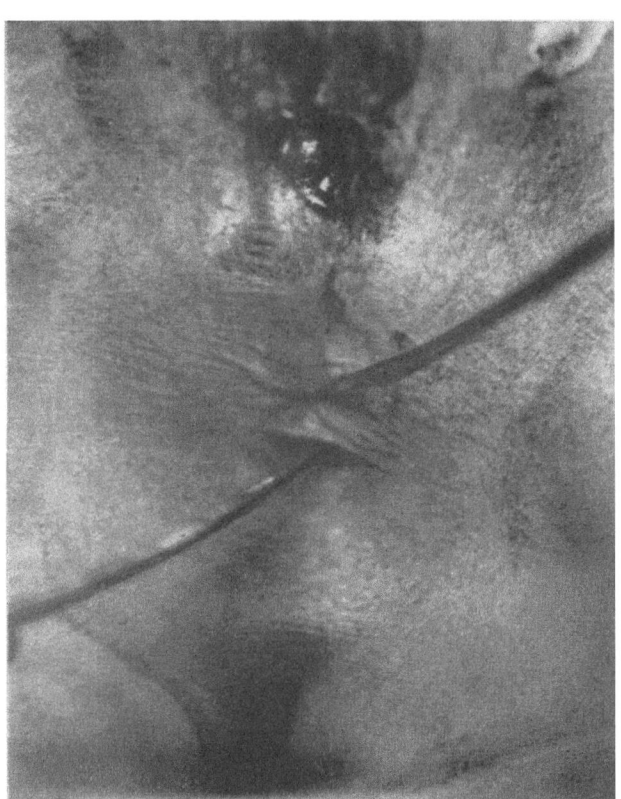

Abb. 97. „Zweiter Anus" durch Einziehung hinter dem eigentlichen Anus.

Die kurze vordere Scheidewand, vor allem das kurze vordere Scheidengewölbe und die „Sängersche Falte" sollen die Portio vaginalis nach vorn und damit den Uteruskörper nach hinten ziehen.

Einen ähnlichen Effekt hat der fötale Hochstand der Ovarien. Während diese normaliter bei der Erwachsenen im kleinen Becken liegen, treffen wir sie bei mangelhaftem Deszensus über der Linea terminalis an. Natürlich dürfen wir hierin nur dann einen Infantilismus topicus erblicken, wenn andere Prozesse, die einen solchen Hochstand bedingen können (Entzündung) auszuschließen sind. Nach den Ausführungen von Sellheim und Küstner hindern beim Hochstand der Ovarien die Ligamenta ovarii propria den Uterus daran, dem Zug der Ligamenta rotunda nach vorn zu folgen, und es resultiert eine Retroversio resp. Retroflexio.

Zu den Abweichungen des Uterus in transversaler Richtung gehört die Lateropositio und die Lateroversio. Klob und Rosthorn bringen angeborene Lateropositionen mit mangelhafter Entwicklung des Ligamentum latum der entsprechenden Seite in Zusammenhang. Mir selbst fiel in einer früheren Zusammenstellung von 60 Fällen von Infantilismus elfmal eine Dextro- resp. Sinistroversio auf.

Ob die Ursache in einer Störung des unter normalen Verhältnissen in der Mittellinie erfolgenden Verschlusses der paarigen Uterusanlage oder in einer primären Unterentwicklung des einen Ligamentum latum liegt, läßt sich nicht immer bestimmt sagen. Bei den nahen entwicklungsgeschichtlichen Beziehungen zwischen Ligamentum latum und Uterus darf man wohl eine isolierte Entwicklungshemmung des Mutterbandes ohne Beteiligung des Uterus nicht allzuhäufig erwarten. Hat man aber neben der seitlichen Lageabweichung noch eine Entwicklungsstörung am Uterus selbst, dann liegt die Erklärung der Lageanomalie durch eine kongenitale Kürze des betreffenden Mutterbandes sehr nahe. So findet man z. B. den Uterus unicornis fast stets schief im Becken liegen.

Die Ursachen der einzelnen Lageabnormitäten werden also zum Teil im Uterus selbst, zum Teil in den ihn umgebenden Gebilden zu suchen sein.

Neben der Lageanomalie fällt nicht selten die Enge des äußeren oder inneren Muttermundes auf. Die Verengerung am inneren Muttermund mag in vielen Fällen durch die abnorme Knickung des Zervikalkanals infolge der abgehandelten Lageanomalien verursacht sein oder durch Persistenz der fötalen starken Faltenbildung des Arbor vitae zustande kommen. Man könnte auch daran denken, solche Stenosen mit Bildungsfehlern im Sinne der angeborenen Atresie in Zusammenhang zu bringen. Doch ist hierüber ein Urteil sehr schwer, da die Frage der angeborenen Genitalatresien noch mehrfach umstritten ist. Aber wenn auch etwa nach Analogie der atretischen Nebenhörner des Uterus an entwicklungsgeschichtliche Einflüsse gedacht werden kann, so ist immer noch zu erwägen, ob es sich in der Tat um eine wirkliche Persistenz fötaler Verhältnisse handelt. Eine solche könnte nur dann im Spiele sein, wenn, wie manche wollen, die Müllerschen Gänge ursprünglich solide Stränge sind und erst sekundär eine Höhlung bekommen.

An den Ovarien kennen wir außer dem durch den schon erwähnten Hochstand bedingten topischen Infantilismus auch einen Infantilismus formalis. Er äußert sich in einer abnormen Kleinheit der Keimdrüse mit glatter Oberfläche infolge Fehlens oder mangelhafter Ausbildung des Follikelapparates (Koßmann). Oft sind solche Ovarien länglich oder spindelig gestaltet und stehen mit ihrer Längsachse der Körperachse genähert.

Die Tuben zeigen in einer auffallenden Schlängelung hin und wider eine Persistenz fötaler Verhältnisse. Zum Verständnis der geschlängelten Tube sei kurz erwähnt, daß die ursprünglich gestreckten, oberen Partien der Müllerschen Gänge auf der Wanderung aus ihrer Lage neben der Lendenwirbelsäule nach dem kleinen Becken sich gesetzmäßig spiralig drehen. Wenn diese Drehung ein Maximum erreicht hat, dann gleicht sie sich vom Uterus lateralwärts fortschreitend wieder aus (W. A. Freund). Unterbleibt dies, dann haben wir eben die geschlängelte Tube auch im späteren Alter und damit einen Infantilismus. Nach Höhne stehen die Tubenwindungen im engen Zusammenhang mit Hypoplasie der Tubengefäße.

Auch der Douglas kann am Infantilismus beteiligt sein. Sellheim und W. A. Freund betonen, daß beim Fötus die Douglastasche fast bis auf den Beckenboden herabreicht und im Laufe der weiteren Entwicklung allmählich seichter wird. Auf Grund dieser Beobachtung läßt sich ein abnorm tiefer Douglas im späteren Leben, wie ihn Ziegenspeck an der Leiche der erwachsenen Frau schon im Jahre 1887 beschrieb, als Infantilismus deuten. Klinisch läßt sich dieser Zustand hin und wieder daran erkennen, daß die den Boden des Douglas bildenden Ligamenta sacro-uterina abnorm tief an der Zervix inserieren, oder gar von der Scheide abgehen, was mir bei der klinischen Untersuchung schon wiederholt auffiel (Abb. 98). Den anatomischen Beleg hierfür bringt Sellheim in seinem Atlas.

Als Infantilismus des Darmes bezeichnet W. A. Freund den Hochstand des Sphinkter ani tertius und das Fehlen der Dammkrümmung des Rektums. Bis zu gewissem Grade kann man auch eine abnorme Beweglichkeit der Flexura sigmoidea und das Coecum mobile (Hansemann, Wilms, Klose, v. Jaschke) hierher rechnen. Als Infantilismus des Wurmfortsatzes beschreiben W. A. Freund und Hansemann eine weite, trichterförmige Öffnung gegen den Dickdarm zu.

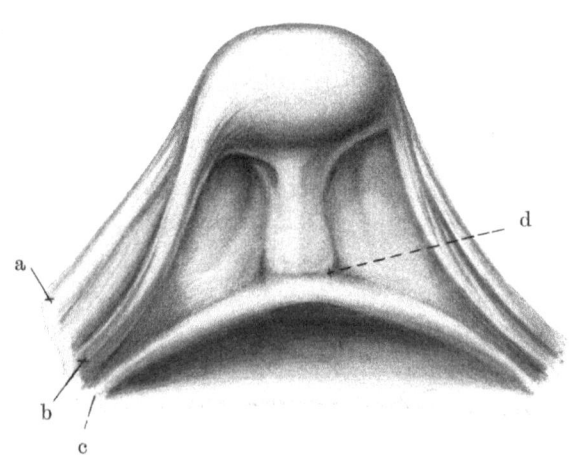

Abb. 98. Tiefer Abgang der Ligamenta sacro-uterina.
a = linkes Lig. rot.; b = linke Tube; c = linkes Lig. sacrouterinum; d = Verbindungsstück der Lig. sacro-uterina am hinteren Scheidengewölbe.

An weiteren Infantilismen des Magen-Darmkanales sei nur noch die Steilstellung des Magens erwähnt.

Herter hat einen intestinalen Infantilismus beschrieben, den er auf Überwuchern und Persistenz der Säuglingsdarmflora zurückführt. Da beim Kind der Bauch unverhältnismäßig groß ist infolge der dünnen Bauchdecken und des relativ langen Darmes, so erklärt Kahler auch manche Formen von Meteorismus durch Infantilismus.

Unter den Weichteilgebilden des kleinen Beckens wäre der Harnblase noch zu gedenken. Wie fast alle Eingeweide des Kindes steigt sie aus ihrer ursprünglich höheren Lage mit dem zunehmenden Alter allmählich herab. Wir haben also bei einem ausgesprochenen Hochstand derselben, oberhalb des kleinen Beckens, einen Infantilismus topicus. Dazu kommt noch, daß die Blase durch eine mehr längliche, spindelige Gestalt, ohne eigentlichen Fundus auch eine fötale Form bewahren kann (Takahasi, A. Mayer, Kermauner, Holzbach). Daß natürlich eine primäre Beckenniere eine Entwicklungshemmung darstellt, sei nur kurz erwähnt.

Das kindliche Becken zeichnet sich aus durch einen engen hohen Schambogen mit trichterförmiger Verengerung im Ausgang, hohe Symphyse, Hochstand des Promontorium, Steilstellung des Kreuzbeins, geringe Querspannung des vorderen Beckenhalbringes und geringe Neigung des Beckens infolge einer schwachen Lordose der Lendenwirbelsäule. Mit dieser steht auch die geringe Ausbildung der Hüften, wenigstens teilweise im Zusammenhang.

Andere Beckenanomalien infolge von Entwicklungsstörungen sind: Quere Verengerung und schräge Verschiebung infolge unvollständigen Wachstums der Kreuzbeinflügel, Spondilolisthesis infolge mangelhafter Entwicklung der Partes intercondyloideae des letzten Lendenwirbels (K. Hegar).

Aus den Hypoplasien des Zirkulationsapparates sei nur das von Virchow beschriebene und neuerdings orthodiagraphisch mehrfach nachgewiesene primär zu kleine Herz („Tropfenherz") und die abnorm enge, dünnwandige Aorta erwähnt (Krauß, Strauß).

2. Beim unreinen Infantilismus kann der äußere Habitus trotz hohen Grades genitaler Hypoplasie sowohl im Längen- als auch im Breitenwachstum sich sehr verschieden verhalten. Oft spielt dabei die überwiegende Störung einer bestimmten endokrinen Drüse eine besondere Rolle, und führt zu einem besonderen Aussehen. Außer Störungen der Keimdrüse handelt es sich dabei um solche der Hypophyse — Dystrophia adiposo-genitalis —, der Thyreoidea (Brissaud): Myxödem, Kretinismus und Basedow. Bei Basedow ist uns wiederholt ein infantiles Genitale aufgefallen. In Übereinstimmung damit steht die öfters zu beobachtende Amenorrhöe (Mayer, Kocher). Mit Rücksicht auf diese Dinge spricht man bis zu gewissem Grad von dysthyreoidem, hypophysärem, thymiprivem, hypovariellem oder pluriglandulärem Infantilismus. Manche dieser Fälle sind partielle Infantilismen und gehören eigentlich zu den Störungen des Längenwuchses. Da nach Aschner der Status thymico-lymphaticus nur ein Spezialfall des Infantilismus ist, kann natürlich auch er dem äußeren Habitus bei genitalem Infantilismus seinen besonderen Stempel aufdrücken.

Die Unterscheidung der einzelnen Formen des endokrin entstandenen Infantilismus ist klinisch oft nicht möglich. Aber zuweilen sind einzelne Hinweise da.

Der hypovarielle Infantilismus kann äußerlich in ganz verschiedenem Kleide einhergehen. Relativ selten ist der Gesamteindruck von Gesicht und Körperbau kindlich (Abb. 99). Nicht selten zeigen sich Abweichungen in Form von übermäßigem Längenwachstum oder insbesondere in Form von abnormer Fettanhäufung. In reinen Formen kann der hypovarielle Infantilismus gekennzeichnet sein durch einen eunuchoiden Hochwuchs, an dem vor allem auch das Überwiegen der Unterlänge auffällt (Abb. 100).

Dazu kommen Anklänge ans Männliche, seitens der übrigen sekundären Geschlechtsmerkmale und des übrigen Skelettbaues: dürftige Entwicklung der Mammae, männliche Behaarung, schmales Becken (Abb. 101 u. 102). Die Knochen sind dabei oft frauenhaft grazil; in anderen Fällen wird auch dieses weibliche Zeichen abgelegt, die Knochen werden derb und dick, die Klavikula und das ganze Skelett treten deutlicher heraus, so daß Habitus und Gesichtsausdruck ganz männlich werden (Abb. 103—105).

Nicht selten ist das Fett ganz übermäßig entwickelt, so daß wir es mit stark übergewichtigen Mädchen zu tun haben, an denen das Fett trotz ihrer Jugend überall in Falten herumhängt (Abb. 106). An dieser Fettansammlung nehmen oft die Brüste in besonderem Maße teil (Abb. 107); infolge von Acrozyanose sehen sie dann bläulich aus und fühlen sich kalt an.

Besonders da, wo die „Unterlänge" auffallend überwiegt, wird man den übermäßigen Fettreichtum im Sinne des Eunuchoidismus auf eine Unterfunktion der Keimdrüse zurückführen dürfen. Alles zusammen genommen, kann man hier mit Recht auch von einem dysplastischen Typ reden. In besonders auffallendem Gegensatz zu den übergroßen Ausmaßen des äußeren Körperbaues steht das hypoplastische Genitale.

Bei hypopituitärem Infantilismus durch Unterfunktion der Hypophyse fällt oft auch eine abnorme Fettsucht auf, oder Diabetes insipidus und vielleicht auch Sehstörung infolge von Hypophysenvergrößerung können gewisse diagnostische Anhaltspunkte geben. Kopf und Gehirn sind dabei an der Wachstumshemmung gewöhnlich nicht beteiligt; darum hat man einen verhältnismäßig großen Schädel und Infantilismus psychicus fehlt (Borchardt; Abb. 108).

Was für dysthyreoiden Infantilismus (Abb. 109

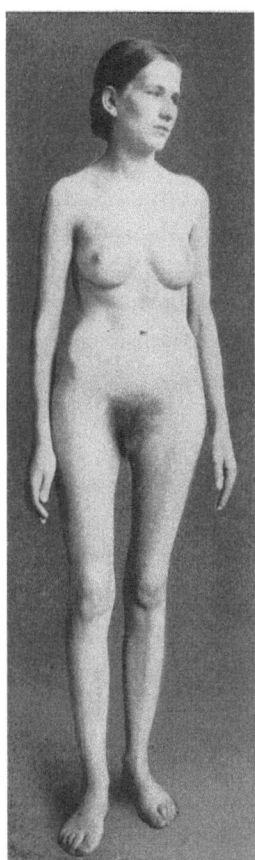
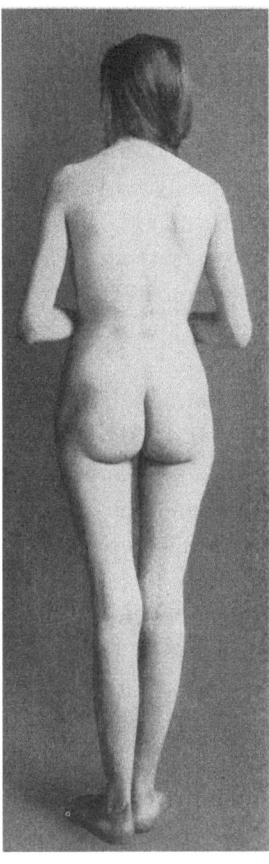
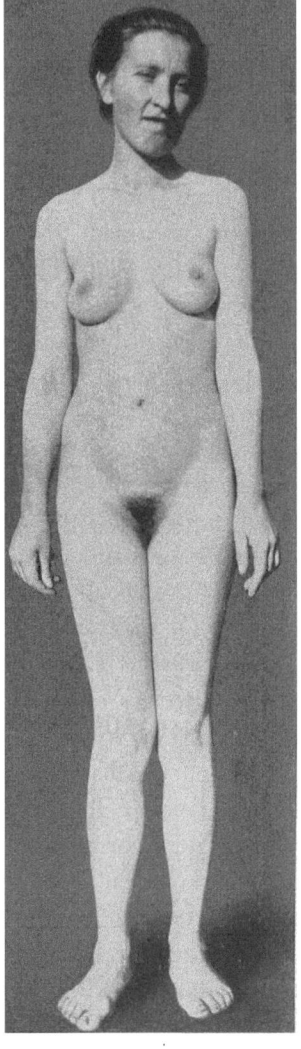

a   b
Abb. 99. 24jährige Nullipara. Menarche mit 20 Jahren; universeller Infantilismus von vorn (a) und von hinten (b).

Abb. 100. Alt aussehende 24jährige Nullipara; Hypopl. uteri; eunuchoider Hochwuchs. Überwiegen der Unterlänge über die Oberlänge; breite Schultern, schmales Becken.

und 110) sprechen kann, sind: Proportionen des Neugeborenen mit relativ großem Kopf, rundes, fleischiges Gesicht, wenig ausgeprägte Nase, Tiefstand des Nabels, ferner Bestehen einer Struma, wulstige Lippen, dicke Zunge, trockene Haut, Verzögerung des Zahnwechsels mit abnorm langer Persistenz des Milchgebisses und unter Umständen das verspätete Auftreten der Knochenkerne im Röntgenbild. Der dysthyreogene Infantilismus ist keine reine Form von Infantilismus und ähnelt etwas dem Myxödem.

Allgemeinkonstitution. Infantilismus.

Über thymipriven Infantilismus wissen wir wenig. Die vorliegenden experimentellen Arbeiten stammen hauptsächlich von Basch, Klose und Vogt, Matti und Aschner. Nach den Ergebnissen der Tierexperimente hemmt die Thymusexstirpation das Längenwachstum und die Entwicklung des Genitalapparates (Aschner, Peritz). Klose und Vogt unterscheiden drei Stadien des thymipriven Zustandes: zunächst Adipositas, dann Gewichtsabnahme mit starker Wachstumshemmung und schließlich Idiotia thymica mit Kachexie und Exitus im Coma thymicum. Vom Menschen werden nach Exstirpation eines hyperplastischen Thymus in der Kindheit ähnliche Dinge berichtet (Borchardt, Peritz).

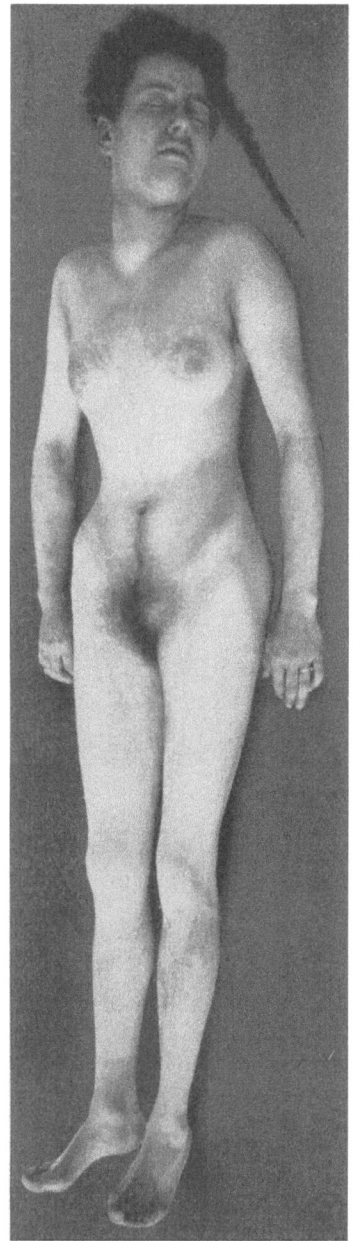
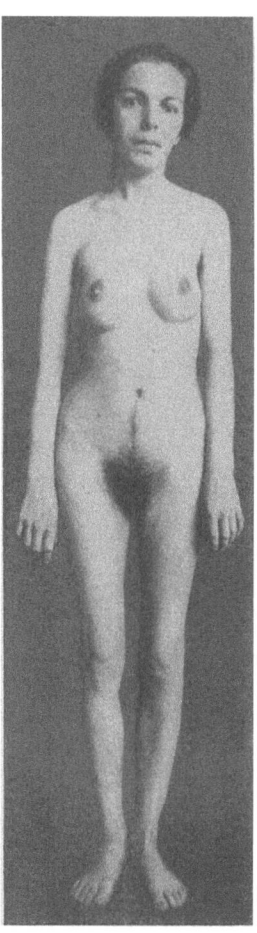
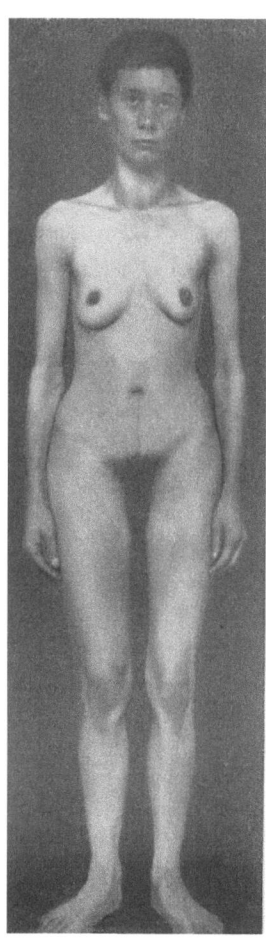

Abb. 101. 22jährige Nullipara, 172 cm lang. Hypoplasia uteri. Behaarung von Brust, Linea alba und Mamma; Anklänge ans Männliche, schmales Becken, breitere Schultern. Menarche mit 14 Jahren. Periode in großen Pausen bis zu $1/2$ Jahre und mehr.

Abb. 102. 25jährige ledige Nullipara. Hypoplasia uteri, Anklänge des Habitus ans Männliche, Linea alba behaart, schmales Becken.

Abb. 103. 25jährige Nullipara, 2 Aborte. Hypoplasia uteri; männlicher Eindruck. Skelett springt stark heraus, breite Schultern, schmales Becken; männlicher Gesichtsausdruck: Pat. unter 22 Geschwistern die erste; 13 leben.

3. Mit dem somatischen ist oft ein psychischer Infantilismus verbunden, worauf Anton besonders hingewiesen hat. Da das Weib vom Kind weniger weit entfernt ist als der Mann, mag bei ihm auch der psychische Infantilismus häufiger sein. Vermutlich gehört manches von dem hierher, was Möbius den „physiologischen Schwachsinn des Weibes" genannt hat. Der Infantilismus psychicus mit seiner nervösen Überempfindlichkeit

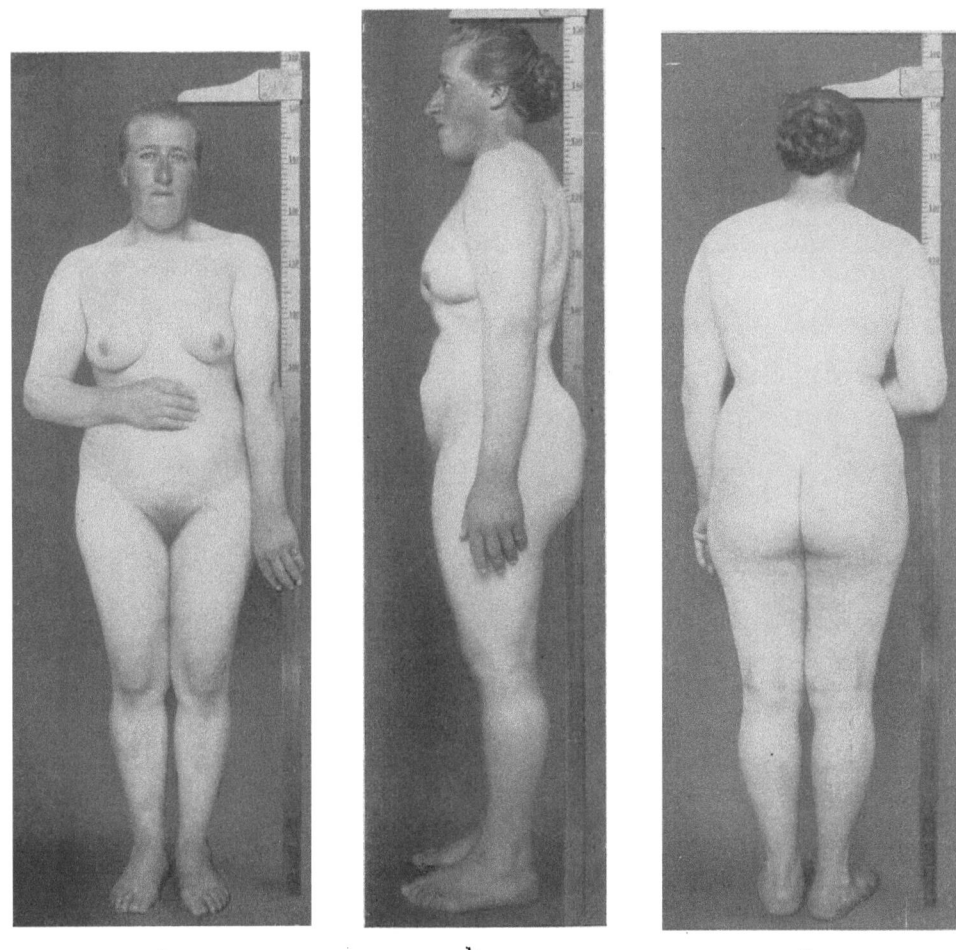

a   b   c

Abb. 104. 28 jährige Nullipara. Menarche mit 17 Jahren, immer nur 2—3mal unwohl im Jahr, immer nur sehr schwach; jetzt seit 8 Monaten amenorrhoisch. Gedrungener Körperbau. Anklänge ans Männliche; derbe Gesichtszüge; massiver Unterkiefer; breitschulterig; große Hände (Akromegalie); angewachsene Ohrläppchen; Trema und Diastema; große Zunge; Körperlänge 152 cm; Ovarienimplantation (1926, Nr. 710.)

und seiner Labilität des vegetativen Nervensystems macht die Frauen in hohem Maße insuffizient den Ansprüchen des Lebens gegenüber. Der Infantilismus der Sexualpsyche bewirkt eine abnorme Einstellung zu Menstruation und Menstruationsstörungen, sowie zu den Fortpflanzungsaufgaben; infolge davon kann es zu Frigidität, Dyspareunie und Vaginismus kommen.

Wie oft ein somatischer Infantilismus mit Psychosen einhergeht, ist noch nicht genau untersucht. L. Fränkel fand ihn bei Hebephrenie und Dementia praecox.

4. **Die Ursachen des Infantilismus** kennen wir im einzelnen nicht genau. Wir wissen nicht, ob die hemmenden Einflüsse schon im Keime erkrankter Eltern angelegt sind, oder ob sie erst das befruchtete Ei in der Embryo- oder Fötalzeit treffen, oder erst auf das geborene Kind einwirken.

Für endogene, im Keimplasma liegende Ursachen spricht das Vorkommen von Infan-

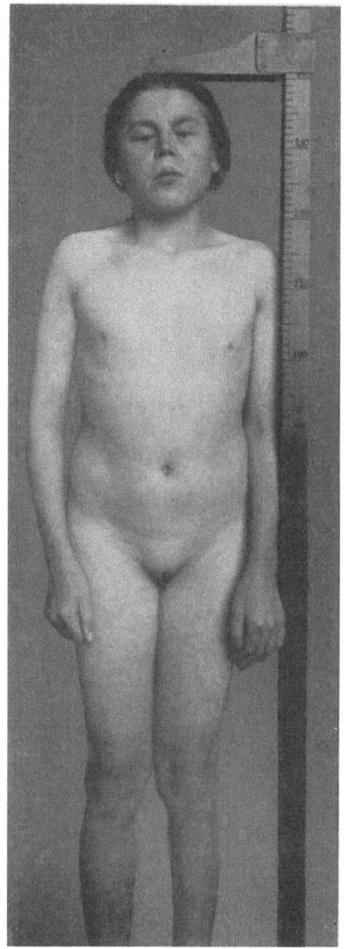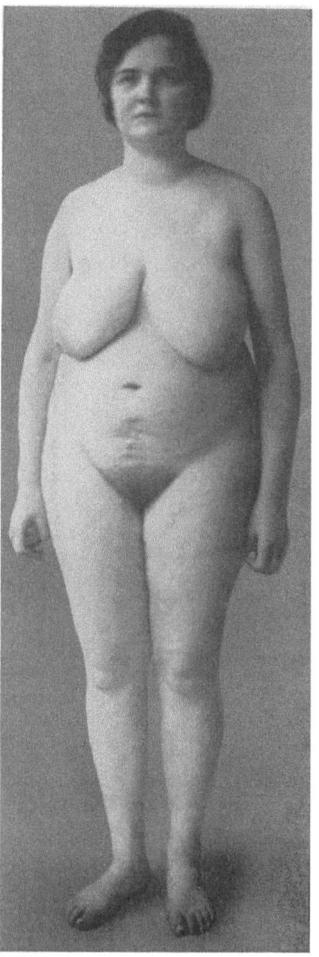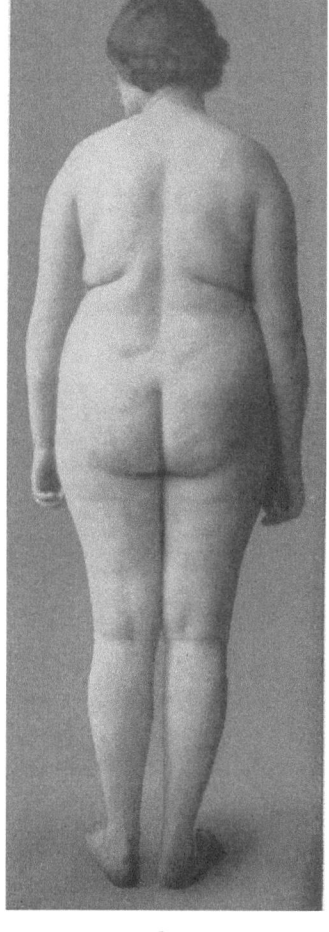

Abb. 105. 20 jährige, noch nicht menstruiert; blond, viriler Habitus; Achselhaare und Pubes fehlen; äußeres Genitale hochgradig infantil, Sondenlänge der Scheide 8 cm; erbsen- bis kirschgroßes Uterusrudiment; Wallungen; aber vielleicht psychisch bedingt durch Beobachtungen an der älteren Schwester.

Abb. 106. 18 jährige Nullipara. Hypoplasia uteri, abnorme Fettansammlung besonders an den Mamae von vorn (a) und von hinten (b) mit Speckfalten; außerhalb der Klinik wegen Adnexgonorrhöe operiert.

tilismus bei mehreren Sprossen derselben Familie, oder bei Verwandtenehen. Als Ursache der Keimverderbnis (Plastophorie) gelten unter anderem Alkoholismus, Lues und Tuberkulose der Eltern (Forel, Stockardt, Borchardt). Ob Keimschädigung durch Röntgenstrahlen (Nürnberger, Martius) von Bedeutung sind, ist noch unentschieden. Daß ein hohes Zeugungsalter der Eltern (Aschner) Einfluß haben soll, ist nicht sehr wahrscheinlich, da mitten aus einer Reihe normaler Geschwister heraus ein infantiles auftreten kann. Dagegen findet sich bei angeborenen oder früherworbenen Herzfehlern oft eine starke Hemmung des Körperwachstums, wie die Abbildungen von Peritz (in Kraus und Brugsch Spez. Path. u. Ther. innerer Krankheiten 1919, Bd. I, S. 727 u. 728) zeigen.

Neben den konstitutionellen spielen konditionelle Momente des intrauterinen

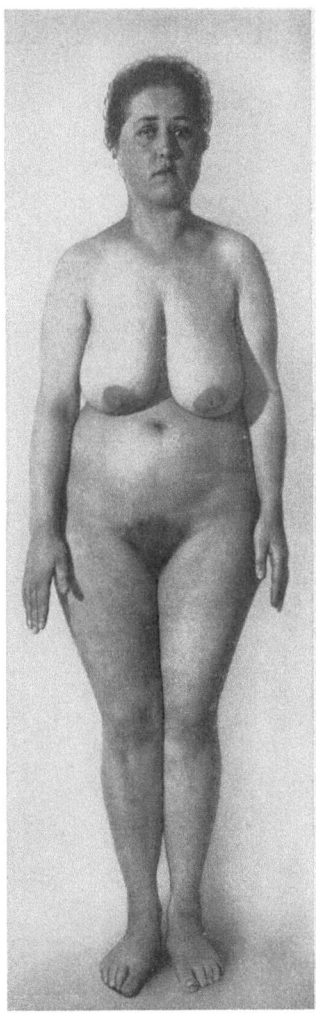

Abb. 107. 23 jährige Nullipara. Hypoplasia uteri; sehr fettreiche, große Mammae (Grande-mammie), links Hohlwarze; dysplastischer Typ.

Abb. 108. 16 jähriges Mädchen mit hypopituitärem Infantilismus. (Nach Borchardt: Klin. Konstitutionslehre 1924.)

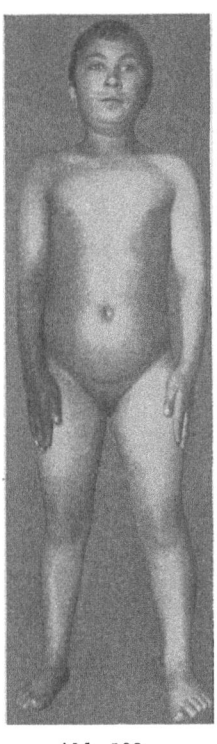

Abb. 108.

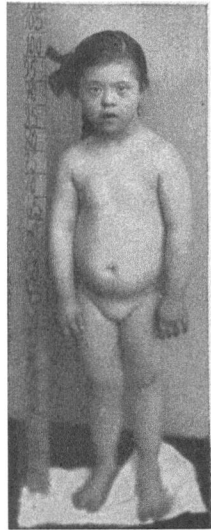

Abb. 110.

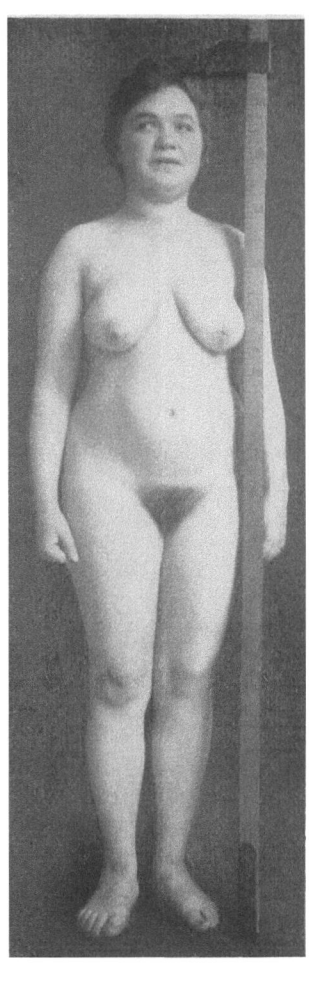

Abb. 109. 20 jährige Nullipara. Hypoplasia uteri; dysthyreoide Zeichen: dicke Lippen, fettreich. Menarche mit 15 Jahren.

Abb. 110. Dysthyreogener Infantilismus, kleines Gesicht, dicke Lippen. Tiefstand des Nabels. (Nach Peritz in Kraus und Brugsch: Spezielle Pathologie und Therapie innerer Krankheiten 1919.)

oder extrauterinen Lebens eine Rolle. Diesen durch exogene Ursachen entstandenen Infantilismus bezeichnet man seit Lorand als dystrophischen Infantilismus. Als wachstumshemmende Schädigungen kommen zunächst verschiedene, die Leibesfrucht oder das kleine Kind treffende Gifte, resp. Infektionskrankheiten in Betracht, wie Alkohol, Quecksilber, Lues, Lepra, Malaria, Echinokokkus, Tuberkulose (Borchardt, Abb. 43, S. 243). Die Wachstumshemmung durch früherworbene Lues zeigt eine Beobachtung von Peritz, wo zwei kleine Mädchen im Alter von 4 resp. 6 Jahren bei einem Notzuchtversuch mit Lues angesteckt wurden (sehr anschauliche Abbildung in Kraus und Brugsch, Spez. Path. u. Ther. innerer Krankheiten 1919, Bd. I, S. 725). Borchardt beschreibt einen 5jährigen Knaben, der von seinem Vater zum Alkoholiker gemacht wurde, infolge davon eine ausgesprochene Wachstumshemmung zeigte und auf dem Stadium des 3jährigen Kindes stehen geblieben war.

Peritz hat vermutet, daß beim toxischen und infektiös entstandenen Infantilismus lipoidbindende Substanzen am Werke seien, die dem Körper Lipoide entziehen und sein Wachstum hemmen, was besonders bei Luestoxinen, Tuberkulose (Calmett), Tetanus und Diphtherie (Petit) und Alkohol der Fall sein soll (Meyer und Overton).

Eine wohl nicht unwichtige Ursache liegt in der quantitativen oder qualitativen Unterernährung, die entweder auf die schwangere Mutter oder das geborene Kind einwirkt. Wenn auch Prochowniks Versuche, die Kinder durch eine bestimmte Ernährung der Mutter klein zu halten, keinen sicheren Erfolg zeigten, so ist doch bekannt, daß die Fruchtentwicklung bis zu gewissem Grade von den sozialen Verhältnissen der Mutter während der Schwangerschaft abhängt. Die seit langem bekannte Übergewichtigkeit der Neugeborenen bei den Hausschwangeren einer Klinik und die Untergewichtigkeit der Kriegskinder bestätigen das. Aus der Tierzucht wäre zu erwähnen, daß die auffallende Kleinheit der Jungen des gemeinen Landbären auf das Ausfallen der Nahrung während des Winterschlafes zurückgeführt wird. Experimentell haben Reeb und Fetzer gezeigt, daß man durch quantitative und qualitative Unterernährung (Eisenhunger) der Muttertiere die Entwicklung der Jungen im ganzen hemmen kann. Damit ist freilich nicht gesagt, daß auch eine Bildungshemmung einzelner Organsysteme im Sinne des Infantilismus entsteht. Unterernährung während der Schwangerschaft führt aber nach Brugsch bei vererbbarer Engbrüstigkeit zu Hypoplasie von Herz und Gefäßen (s. S. 387).

Die nachteilige Wirkung des Hungers auf heranwachsende Kinder ist zur Genüge bekannt. E. Schlesinger konnte zeigen, daß unter dem Einfluß der Hungerblockade des Weltkrieges die Körperlänge der Kinder um 3—5 cm und das Gewicht um 2—5 kg zurückblieb. Stefko fand an Knaben aus dem ukrainischen Hungergebiet einen Wachstumsstillstand zwischen dem 8. und 9. und zwischen dem 12. und 13. Jahre. Glücklicherweise scheinen diese Dinge sich bei guter Ernährung auszugleichen. Wachstums- und Entwicklungshemmung infolge Unterernährung durch Magen-Darmkrankheiten sowie durch Verdauungsinsuffizienz auf dem Boden eines intestinalen Infantilismus beschreiben (Herter, Heubner, Schick, Wagner, Borchardt).

Bei quantitativer Unterernährung gilt als besonders wichtiger Baustein Eisen (Fetzer), Kalk (Osborne und Mendel), Phosphorsäure und vor allem Vitamine und Lipoide (Funk, Berg). Unter den Vitaminen ist besonders wichtig ein fettlösendes Vitamin-A, das Lipoidcharakter hat. Es findet sich in vielen grünen Pflanzen, besonders in

Spinat, Salat und Gelbrüben. Den höchsten Gehalt von Vitamin-A hat der Lebertran. Da Ernährung mit röntgenbestrahltem Futter (s. S. 292) zu erheblicher Wachstumshemmung führen kann (Ludwig), so kann man auch da an eine Vitaminzerstörung denken.

Wie der Lipoidmangel im einzelnen wirkt, ist unbekannt. Möglicherweise ist der Zellstoffwechsel durchweg erheblich verändert. Für wahrscheinlicher hält Borchardt, daß der Lipoidmangel in erster Linie die Blutdrüsen schädigt und dann den Organismus in Mitleidenschaft zieht. Bei avitaminös ernährten Tauben atrophieren zunächst Thymus und Hoden, dann Milz und dann Ovarien und andere Blutdrüsen (Carrison). Danach spricht manches dafür, daß der Infantilismus eine pluriglanduläre Affektion ist.

Wie weit die Röntgenbestrahlung der Föten oder kleiner Kinder zu infantiler Wachstumshemmung führt, ist noch nicht ausgemacht. Jedenfalls gab es schon Infantilismus vor der Röntgenära. Ebenso läßt sich schwer sagen, wie weit Frühgeburten von Einfluß sind. Wohl findet man unter den Infantilen immer wieder Frühgeborene, aber oft genug holen diese Kinder, wenn sie über die besondere Gefahr der ersten Lebenszeit hinaus sind, das intrauterin versäumte Wachstum extrauterin nach. Andererseits sind viele Infantile ausgetragen gewesen.

So sehr bei wilden Tieren die Domestikation entwicklungshemmend wirken kann, so gibt es beim Kulturmenschen kaum eine in das freie Walten der Natur ähnlich tief einschneidende Form der Domestikation, daß man sie für den Infantilismus anschuldigen könnte. Viel eher lassen sich schwere hygienische Mängel, wie Fehlen von Luft und Licht anschuldigen. Mit Bezug auf diese Einwirkungen rechnet Brugsch den Infantilismus zu den sog. „Kümmerformen", an deren Entstehung die Entfernung von der natürlichen Lebensweise der Eltern oder der Kinder schuldig ist.

Angeborene oder früherworbene Herzfehler, die sonst auch in der Ätiologie des universellen Infantilismus erwähnt werden (Borchardt), findet man bei genitalem Infantilismus nicht gerade häufig. Dagegen sind ein kleines Herz, Tropfenherz und eine enge, hypoplastische Aorta ziemlich oft anzutreffen, besonders in Verbindung mit Status thymico-lymphaticus. Die Hypoplasie der Aorta und die Unterentwicklung des Genitalapparates mögen dabei gleichwertige, an verschiedenen Körperstellen in Erscheinung tretende Ausdrucksformen einer gemeinsamen entwicklungshemmenden Ursache sein. Soweit neben der Aorta auch die Uterinagefäße unterentwickelt sind, mag eine damit zusammenhängende mangelnde Blutversorgung die Unterentwicklung des Genitalapparates von sich aus begünstigen.

Schließlich ist aufgefallen, daß bestimmte Pubertätserkrankungen, besonders die Chlorose (Stieda) und die Tuberkulose (Hegar) oft mit genitaler Hypoplasie verbunden sind. Die Chlorose als Ursache des Infantilismus anzuschuldigen, haben wir heute ganz aufgegeben. Faßt man die Chlorose mit Nägeli als Folge einer Hypovarie auf, wie es der Infantilismus in vielen Stücken auch ist, so stellen Chlorose und Infantilismus die gleichwertigen Äußerungen einer gemeinsamen Ursache dar. Vielleicht läßt sich die Beziehung zur Tuberkulose ähnlich deuten. Die Tuberkulose ist bekanntlich eine Erkrankung der Jugend und der Asthenie, also eines Zustandes, wo die Keimdrüse noch nicht, oder schwach funktioniert, wie es beim Infantilismus auch der Fall ist. Treffen im Genitalapparat selbst Tuberkulose und Infantilismus zusammen, dann kann man vielleicht annehmen, daß die

Hypoplasie mit ihren mangelhaften Blutgefäßen das Primäre ist und zur Genitaltuberkulose disponiert (Virchow).

Die Unterentwicklung einzelner Abschnitte des Genitaltraktus hat man in engen Zusammenhang mit dem Eierstock gebracht. Die Bedeutung der Kastration für das Verhalten der sekundären Geschlechtscharaktere schien dies auch zu bestätigen. Die einstige hohe Einschätzung der Eierstocksfunktion kommt klar zum Ausdruck in dem oben erwähnten alten Satz: „propter solum ovarium mulier est quod est", dem sogar Virchow noch huldigte. Demnach sollte vor allem das Wachstum des Uterus von der Tätigkeit des Eierstocks abhängen. Indes erleidet die Gesetzmäßigkeit eines solchen Abhängigkeitsverhältnisses einen empfindlichen Stoß, wenn man neben einem unausgewachsenen Uterus ausgewachsene Ovarien findet und umgekehrt. Daher hält auch Hegar die korrelative Allgewalt der Keimdrüse längst nicht mehr für haltbar und Halban lehnt bei der Entstehung der Geschlechtsorgane eine formative Wirkung der Keimdrüse ab. Wir selbst sahen am jungen Tiere nach Kastration keine Störung des Uteruswachstums in der Kindheitsphase.

5. Die Häufigkeit des Infantilismus ist nicht genau anzugeben, da diese Dinge oft zu wenig beachtet sind. Ausgesprochene Formen finden sich etwa in 3—5% (Sellheim, Rosthorn, A. Mayer, Kermauner). Wenn man jedes einzelne infantile Zeichen rechnet, dann mag Aschner recht haben, daß 10—20% aller Frauen infantil sind. Unter den Sterilen fand Bumm den Infantilismus in 75%. Mathes spricht beim Weib von einer physiologischen Disposition zum pathologischen Infantilismus.

• 6. Die klinische Bedeutung des Infantilismus ist groß. Spätmenarche, Dysmenorrhoe uud pathologische Amenorrhoe sind dabei nicht selten. Durch sie wird oft der Pubertätszeit ein besonderer Stempel aufgedrückt. Der körperlich bedingte Menstruations-Schmerz erfährt manchmal noch eine Steigerung durch einen gleichzeitig vorhandenen psycho-sexuellen Infantilismus. Die damit verbundene Schwachtriebigkeit läßt unter Umständen den körperlichen Vorgang als etwas Unästhetisches erscheinen und löst einen gewissen Ekel oder jedenfalls ein Unlustgefühl aus (Mathes, Hirsch). Für nicht wenige Mädchen wird daher diese sonst der erwachenden Blütezeit des Weibes entsprechende Phase bereits zum Beginn eines gynäkologischen Leidensweges. Manche der kaum Erblühten beginnen schon zu welken.

Mit ganz besonderen Klippen ist die Fortpflanzungsaufgabe verbunden. Die Hypoplasie der Weichteile erschwert die Defloration; mangelhafter Sexualtrieb und die bei jedem neuen Kohabitationsversuch auftauchende Erinnerung an den Schmerz und die Schmerzfurcht unterdrücken das Aufkommen der zur Überwindung des Deflorationsschmerzes nötigen Stimmung. Ein heftiger Vaginismus ist die Folge und macht oft schon die junge Ehe zum qualvollen Martyrium. In ganz katastrophalen Fällen bedeutet die Aufnahme der Sexualtätigkeit für die Frau eine furchtbare Enttäuschung, die sie so mit Ekel, Abscheu und Angst erfüllt, daß sie schon am Beginn dem neuen Lebensweg entsetzt den Rücken kehrt, fluchtartig noch in der Brautnacht das Ehegemach verläßt und nicht mehr dorthin zurückkommt. Wenn auch diese tragischen Auswirkungen des Infantilismus nicht häufig sind, so kommt nicht selten vor, daß durch die schwere sexuelle Dysharmonie von Anfang an die Grundlage für eine gute Ehe fehlt oder wenigstens der Ehemann sich nur schwer mit der Frigidität seiner Frau abfindet.

In anderen Fällen gelingt zwar die Kohabitation aber es folgt Sterilität und das so heiß ersehnte Kind bleibt aus. Für die meisten Frauen wird die Vorenthaltung des Mutterglückes zu einem ewig nagenden Wurm und zu einem qualvollen Zustand der Unausgefülltheit und des ewig Unbefriedigtseins. Besonders jene, die die Ehe um des Kindes willen suchten, sind bitter enttäuscht und können durch nichts Ersatz finden, auch wenn der Mann noch so sehr um sie sich bemüht. Ganz besonders schwer wird die Enttäuschung für die Frauen, von denen eine alte familiäre Tradition oder das Geschäft des Mannes mit Sicherheit einen Stammhalter erwartet. Das Gefühl enttäuscht zu haben, verdirbt auch mancher, sonst selbstbewußten Frau mit hohem Eigenwert die Lebensfreude. Ob dabei die Sterilität mechanisch bedingt ist, weil im engen Genitalrohr die Wanderung der Keimzellen auf Hindernisse stößt, oder biologisch, weil keine entwicklungsfähigen Ovula produziert werden oder durch das Fehlen des Orgasmus (Kehrer), ist für die Einstellung der enttäuschten Frau ziemlich gleichgültig.

Ist endlich eine Konzeption erfolgt, so wird nicht selten die winkende Mutterfreude durch einen Abort zerstört (Schaeffer, Lumppe). Vermutlich bringt die hypoplastische Uterusschleimhaut das zur Fruchtentwicklung nötige Nährmaterial nicht auf; vielleicht bleibt die wenig elastische Uteruswand in ihrem Eigenwachstum hinter dem raschen Wachstum des Eies zurück und es kommt zur Verschiebung zwischen Ei und Uterus und damit zu Blutungen und Abort. Vielleicht ist auch der hypoplastische Eierstock nicht imstande, seine protektive Wirkung dem jungen Ei gegenüber richtig auszuüben. Vielleicht fehlt es auch an anderen endokrinen Vorgängen.

Nicht selten folgen sich mehrere Aborte hintereinander. Zum Glück lehrt die Erfahrung, daß der infantil gebliebene Uterus durch diese an sich wertlosen Schwangerschaften seinen Wachstumsrückstand allmählich nachholt, so daß letzten Endes den wiederholten Aborten ausgetragene Schwangerschaften mit reifen, gesunden Kindern folgen können.

Andere Frauen kommen zwar ans normale Schwangerschaftsende, aber durch die Steigerungen der Schwangerschaftsbeschwerden ist ihr Weg voller Qual. Emesis und Hyperemesis erreichen gerade nicht selten bei Infantilen und Asthenischen hohe Grade mit starker Beeinträchtigung des Allgemeinbefindens, mit Gewichtsabnahme, Reduktion der Körperkräfte und etwaiger Verschlechterung einer Lungentuberkulose. Daß bei einer Emesis eine infantile Steilstellung des Magens eine Rolle spielt, wäre in den letzten Graviditätsmonaten durch Druck des graviden Uterus denkbar, ist aber wohl am Beginn der Schwangerschaft abzulehnen.

Starrheit und mangelhafte Dehnungsfähigkeit der unterentwickelten Uteruswand können bei fortschreitendem Wachstum der Frucht zu unangenehmem Spannungsgefühl und ausgesprochenem Dehnungsschmerz führen, sowie die Kindsbewegungen schmerzhaft gestalten, zumal wenn ein empfindsames Nervensystem ängstlich alles, worüber andere Frauen hinwegsehen, genau registriert.

Spontane Uterusrupturen in der Gravidität sind zwar schon von Kußmaul, Peter Müller und W. A. Freund erwähnt, kommen aber doch selten vor.

Mangelhafte Entfaltung eines infantilen langen Uterushalses kann den vorliegenden Kindsteil am Eintritt ins Becken hemmen und so nicht nur das Gefühl von Vollsein und allerlei Belästigungen auch von seiten des Magens auslösen, sondern auch Lageanomalien verursachen.

Unter der Geburt steigert die vermehrte Weichteilspannung den Wehenschmerz oder die Gefahr der Gewebezerreißung. Auch bei Spontanentbindungen findet man daher blutende Zervix- und Scheidenrisse, die sonst bei Spontangeburten selten sind. Die auch sonst alltäglichen Dammrisse drohen hier in vermehrtem Maße (Jacobs), besonders wenn ein sehr oft vorhandener enger Schambogen zu einer besonderen Belastung des Dammes führt (Sellheim). Kommen zu den unelastischen und unterentwickelten Weichteilen noch Wehenschwäche oder enges Becken hinzu, so resultiert daraus eine hochgradige Erschwerung und Verlängerung der Geburt mit allen Konsequenzen. In der Nachgeburtsperiode sind nach H. W. Freund Blutungen und Störungen des Plazentaraustrittes besonders häufig.

Auch in das Wochenbett kann der Infantilismus hineinwirken durch Subinvolutio uteri oder durch mangelhafte Stillfähigkeit. Sei es, daß die Brust primär wenig ergiebig ist oder daß Schrunden das Stillen zu einer unerträglichen Qual machen. Vor allem aber drohen infolge der Entbindungsschäden am Beckenboden Verlagerung des Uterus, Prolaps, Hängebauch, Enteroptose mit allen möglichen, oft sehr schweren Folgen.

Ob die Hypoplasie der Niere etwa zur Eklampsie disponiert (Veit) ist unentschieden (s. S. 386 u. 553). Zu bedenken ist jedenfalls, daß die Eklamptischen gewöhnlich in ihrem äußeren Habitus nichts von Hypoplasie zeigen, sondern vielmehr kräftige und gut genährte Menschen darstellen.

Gebärende mit infantilem Herzen, Tropfenherz, enger Aorta oder anderer Form des hypoplastischen Gefäßsystems sind den Anstrengungen der Wehen an sich schlecht gewachsen und gegen Blutverlust besonders empfindlich. Etwa nötig werdende Narkosen sind mit besonderen Gefahren belastet, hauptsächlich wenn gar noch ein Status thymicolymphaticus vorliegt. Auch gegen Puerperalinfektion ist die Widerstandskraft herabgesetzt, so daß solche Frauen einem Wochenbettfieber oder einer Grippe im Wochenbett viel leichter erliegen als die anderen.

Kein Wunder, daß ein nach dem geschilderten Programm abgelaufener Vorgang in denkbar ungünstiger Erinnerung bleibt. Schon der Gedanke an eine erneute Konzeption löst bei diesen Frauen Angst aus und macht sie zu wahren Geburtsneurasthenikern. Zu dem von Hause aus mangelhaften Sexualtrieb gesellt sich nunmehr der Verlust des Mutterschaftstriebes und manche dieser Frauen hören auf, eigentlich Weib zu sein.

Ebenso bedeutungsvoll ist der Infantilismus auf dem Gebiet der Gynäkologie. Einige besonders wichtige Punkte seien erwähnt.

a) Der Infantilismus führt, wie wir schon hörten, zu zahlreichen gynäkologischen Beschwerden ohne ausreichenden somatischen Befund. Darum werden so manche Frauen erfolglos und oft genug noch zum großen Nachteil mit unzureichenden gynäkologischen Mitteln behandelt, wo eine Allgemeinbehandlung oder gar keine Behandlung das Richtige wäre. In erster Linie ist hier der nutzlosen Dilatation, Sondierung, Muttermundsdiszision oder anderer operativer Künsteleien zu gedenken, die wegen Dysmenorrhöe, Sterilität oder Vaginismus vorgenommen werden, aber von vornherein erfolglos sein müssen, weil die genannten Störungen nur selten mechanisch, sondern oft genug konstitutionell bedingt sind.

Ein besonders trauriges Feld des therapeutischen Mißerfolges stellt die Retroflexio mobilis dar, die in diesen Fällen als Persistenz intrauteriner Verhältnisse meist kongenital ist. Bei etwa ¹/₃ aller virginellen Retroflexionen findet der aufmerksame Untersucher infantile Stigmata. Man mag sonst zur Retroflexionsbehandlung stehen wie man will, so viel läßt sich sagen: Wenn mindestens sämtliche virginellen Retroflexionen prinzipiell unbehandelt und unbeachtet blieben, dann würde das für die Frauen viel besser sein, als das oft so kritiklose und leider ebenso oft erfolglose Vieloperieren. Man darf nicht vergessen, es handelt sich hier um „unfertige Menschen", um „geborene Invaliden", die man nicht mit Messer und Schere umformen kann. Wir kommen auf diese Frage bei der Asthenie nochmal zurück.

b) Der Infantilismus begünstigt oder verursacht gynäkologische Leiden, wie Senkungen und Vorfälle. Die Schlängelung der infantilen Tuben erschwert die Wanderschaft des befruchteten Eies und verursacht Tubengravidität. Schon W. A. Freund wies darauf hin, daß der beim tiefen Douglas gleichzeitig bestehende Infantilismus des Verdauungstraktus zu Verdauungsstörungen disponiert und daß der Hochstand des Sphinkter ani tertius mit der umfänglichen, darüber stehenden Ampulle zu Obstipation führt. Die lange Retention von Fäzes veranlaßt seiner Ansicht nach Verdickung der Ligamenta sacro-uterina, Douglasitis, Proktitis mit Defäkationsstörungen, Parametritis posterior mit sekundärer Lageanomalie. Als weitere Folgen können auftreten Beckenhyperämie, Beckenbauchfellreizung mit Dysmenorrhöe, Blutungsanomalien, Ausfluß und endlich auch Kohabitationsbeschwerden. Bei Klagen über letztere kann schon ein leichter Fingerdruck durch das hintere Scheidengewölbe auf den im tiefen Douglas weit herabreichenden Darm sehr schmerzhaft sein.

c) Aus den Beziehungen des Infantilismus zu anderen Erkrankungen seien genannt die manchmal zu beobachtende Vergesellschaftung mit Mißbildung und Verdoppelung des Genitalapparates in verschiedener Form, die schon Hegar beschrieb. Wenn auch bei Sterilen Myome häufig vorkommen, wenn auch bei Myomträgerinnen abnorme Behaarung anzutreffen ist (R. Freund, Benthin), so kann man nicht sagen, daß ein infantiler Uterus zum Myom disponiert. Nach unserer Auffassung stellt die Kombination dieser Dinge eher einen Zufall dar.

Was uns neuerdings besonders auffiel ist der Umstand, daß unter den Frauen mit Uteruskarzinom ein sehr großer Prozentsatz verspätet in die Menarche eintritt. Wenn ein innerer Zusammenhang vorliegt, so könnte man etwa sagen, die Spätmenarche ist das funktionelle Zeichen des somatischen genitalen Infantilismus. Im infantilistischen Genitalapparat ist das Bindegewebe auch unterentwickelt; in der Hypoplasie des Bindegewebes liegt aber nach der Thierschschen Karzinomtheorie eine Disposition zum Krebs.

Allgemein bekannt ist die Beziehung des Infantilismus zur Tuberkulose. Bei infantilem Genitale findet man ziemlich oft eine extragenitale Tuberkulose, vor allem in den Lungen oder auch eine genitale Tuberkulose. Wir hörten schon, daß die Hypoplasie der Blutgefäße im Bereich des infantilen Genitalapparates zur Entstehung der Tuberkulose disponieren kann.

Die häufige Kombination zwischen Infantilismus und Tuberkulose verwenden wir oft mit Vorteil differentialdiagnostisch bei ätiologisch unklaren Adnextumoren, indem wir im Infantilismus des Genitalapparates einen sehr brauchbaren Hinweis auf tuberkulöse Herkunft der Tumoren erblicken.

7. Über die Heilung des Infantilismus ist nicht viel zu sagen. Manche infantilen Uteri wachsen in der Ehe, manche Dysmenorrhöe der Mädchenzeit schwindet da ohne Konzeption. Ob die Spermaresorption einen Wachstumsreiz ausübt, sei dahingestellt. Jedenfalls kann man sich vorstellen, daß die Kohabitation wachstumsfördernd wirkt entweder durch Erzeugung einer Hyperämie, oder vielleicht auch durch Beeinflussung der Follikelreifung. Da der Follikel eine mehr aufbauende, zur Hypertrophie führende Wirkung hat und das Corpus luteum mehr eine abrüstende, so kann eine Änderung im Wechsel zwischen Follikel und Corpus-luteum-Herrschaft auch zu einem Uteruswachstum führen.

Unter den ärztlichen Maßnahmen steht wohl die Hyperämisierung im Vordergrund. Zu diesem Zweck verwenden wir Reizabrasio, Wärme in verschiedener Applikationsform, Diathermie usw. Daneben spielt die Zufuhr von Ovarialhormonen durch Medikamente oder durch Eierstocksimplantation auch eine gewisse Rolle.

b) Die Asthenie.

Die Stillersche Lehre der Asthenie ist auch für die Gynäkologie von großer Bedeutung. Wenn auch die somatischen, morphologischen Zeichen des Habitus asthenicus, so besonders die fluktuierende 11. Rippe nicht allgemein anerkannt werden, so wissen doch alle erfahrenen Ärzte, daß es Menschen gibt, die sich allen an sie herantretenden Anforderungen, auch solchen der eigenen Körperfunktionen gegenüber als vermindert leistungsfähig erweisen. In dieser Auffassung der verminderten Leistungsfähigkeit wird die Lehre der Asthenie allgemein anerkannt.

Somatisch haben wir es dabei mit einer allgemeinen Gewebeschwäche zu tun; bis zu einem gewissen Grad kann man von der schlaffen Faser oder dem Zustand der Atonie resp. Hypotonie reden. Nach Untersuchungen v. Hueck haben sich neuerdings auch histologische Unterschiede zwischen schlaffer und fester Faser ergeben.

Am äußeren Habitus (Abb. 111 u. 112) fällt morphologisch verschiedenes auf: Untergewichtigkeit, graziler Knochenbau, dürftige Muskulatur, spärliches Fettpolster; dünne zarte, durchsichtige Haut; langes schmales Gesicht, schlanker Hals; flacher, schlanker Thorax mit enger oberer und unterer Appertur; vorspringende Klavikula, Abstehen der Skapula, spitzer epigastrischer Winkel, steilstehende herabhängende Rippen. Röntgenologisch sieht man die Rippen stark spitzwinklig zur Wirbelsäule ziehen und den Thorax herabhängen (Abb. 113). Dadurch ist der Tiefendurchmesser des Thorax klein, der des Bauches infolge der gleich zu besprechenden Ptose groß, also die Norm gerade umgekehrt (Stiller). Manches im Aussehen erinnert an den Zustand der hochgradigen Unterernährung und Abmagerung, ist aber zum Unterschied dagegen nicht erst sekundär geworden, sondern primär gewesen.

Alles zusammen haben wir ein zuwenig an Volumen, an Tonus, Funktion und Widerstandskraft.

Die äußere Dürftigkeit kann an manche Formen von Infantilismus erinnern. Die Beziehung des Infantilismus zur Asthenie ist oft so eng, daß Mathes von asthenischem Infantilismus sprach. Aber es lassen sich doch gewisse Unterschiede feststellen. Was beim Infantilismus nie fehlen darf, ist die Unterentwicklung der Form. Die infantile Frau zeigt daher immer das eine oder andere Zeichen der somatischen Unterentwicklung, aber die Funktion kann normal sein. Bei der Asthenie ist es gerade umgekehrt. Was an Mängeln wenigstens da sein muß, ist die Unterentwicklung der Funktion, die Form kann normal sein. Wie wir noch im Kapitel Fluor hören werden, meint Salomon, daß man auch im Verhalten des Scheidensekretes differentialdiagnostische Anhaltspunkte habe.

Eines der wichtigsten Zeichen ist die Erschlaffung der Bauchdecken in Form des Hängeleibes und die angeborene

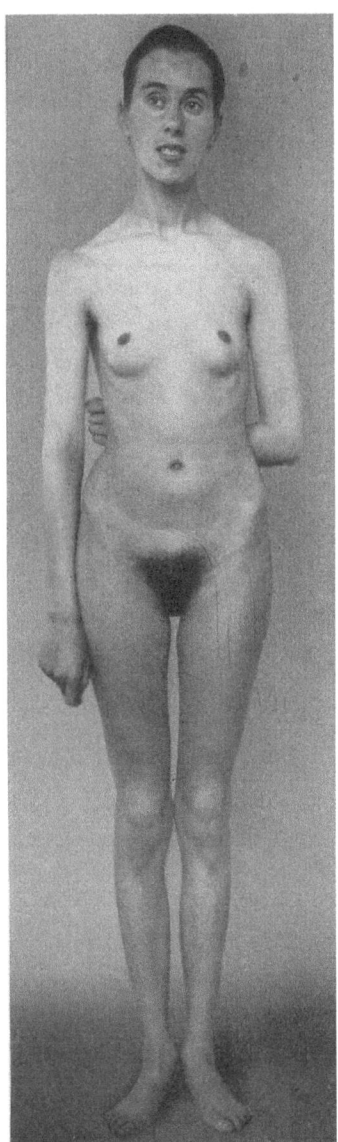
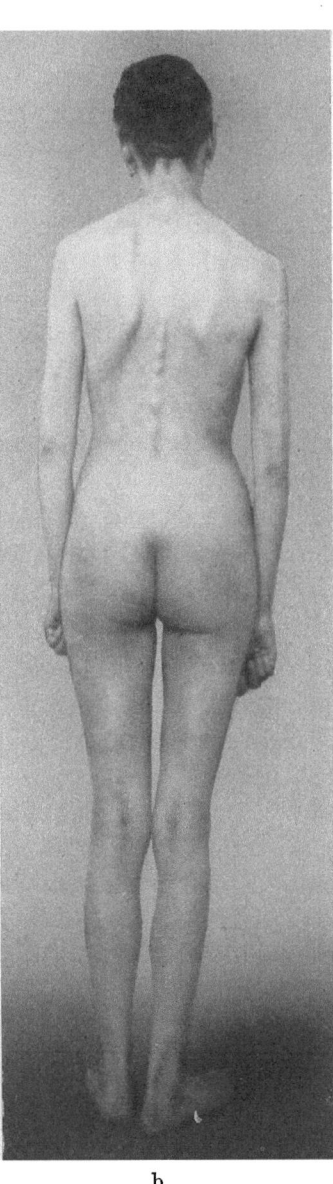
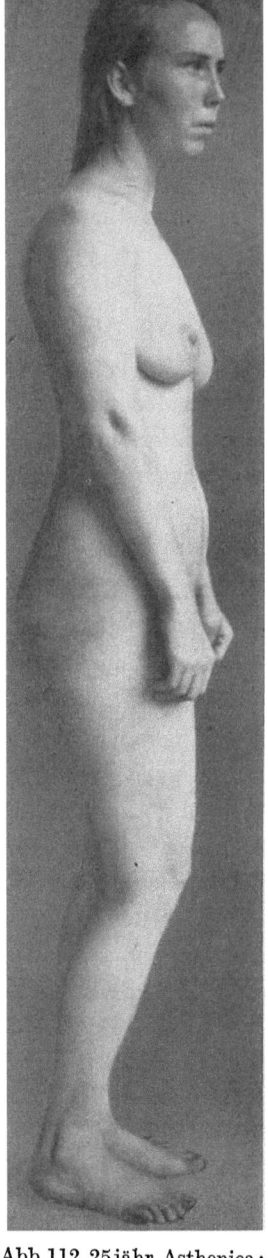

a　　　　　　　　　　　b
Abb. 111. 26jährige, ledige Nullipara. Asthenica mit Hypoplasia uteri; Körperlänge 170 cm. Thorax zylindrisch (a); Abstehen der Scapula (b). Menarche mit 12½ Jahren.

Abb. 112. 25jähr. Asthenica; außerhalb d. Klinik operiert wegen „Eileiterentzündung" und chronischer Blinddarmentzündung ohne Erfolg.

oder erworbene Enteroptose mit Verlagerung der verschiedenen Organe. Besonders bei Nulliparen kann man die Enteroptose als morphologischen Ausdruck der Asthenie ansprechen (Abb. 114—116).

Unter den ptotischen Organen spielen die Hauptrolle die Gastroptose mit entsprechenden Ernährungsstörungen, mit Pseudoanämie und Pseudotuberkulose; ferner die Koloptose und die Nephroptose vielleicht mit vermehrter Neigung zu Pyelitis (Albrecht). An der allgemeinen Ptose nimmt nicht selten auch der Genitalapparat teil. Wir finden

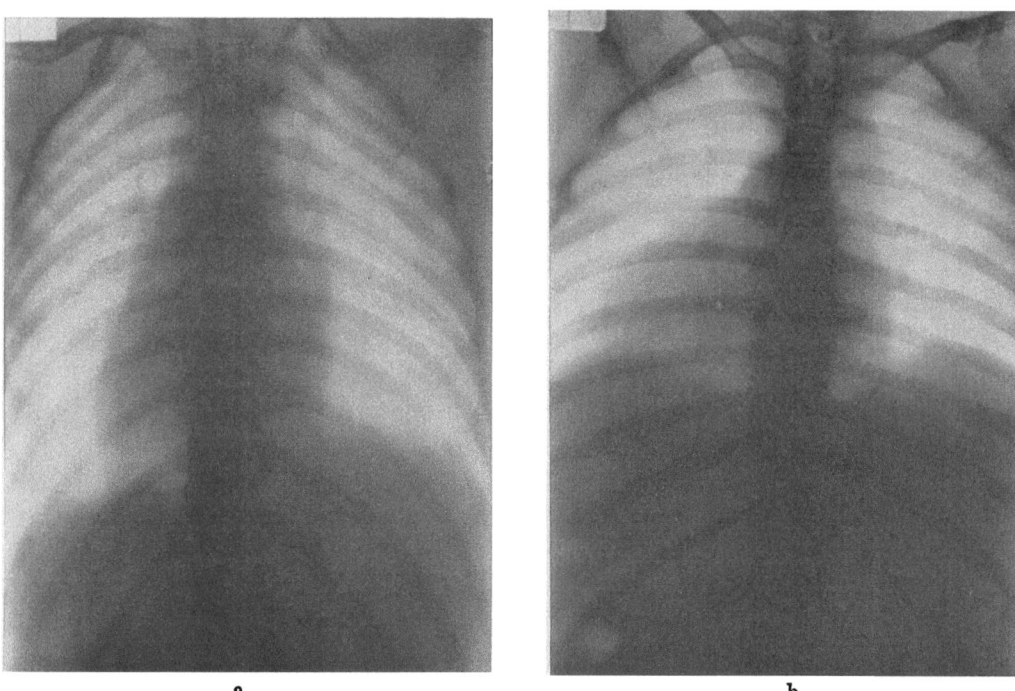

Abb. 113. Rippenstellung zur Wirbelsäule; steil abfallend bei Asthenie (a) und mehr horizontal bei der Norm (b).

daher Erschlaffungszustände der Ligamente und des Beckenbodens mit den entsprechenden Lageanomalien (Retroflexio, Deszensus und Prolaps) auch bei Nicht- oder Wenig-Gebärenden, wo die sonst übliche Ätiologie dieses Leidens ausscheidet.

Neben dem Genitalprolaps trifft man als weiteren Ausdruck eines mangelhaften Verschlusses der Bauchhöhle die verschiedenen Formen von Hernien.

Eine spezielle Form der Atonie kommt nicht selten in einer hartnäckigen Obstipation zum Ausdruck. Es kann nicht genug betont werden, wie häufig eine Darmträgheit hinter vermeintlichen gynäkologischen Beschwerden steckt. Es sollte daher bei der gynäkologischen Anamnese dieser Punkt jedesmal ganz besondere Berücksichtigung finden. Die Anamnese genügt aber oft nicht, da sie trügen kann; Rektaluntersuchung ist notwendig. Wer sie prinzipiell übt, findet auch bei Frauen, die angeblich täglich Stuhlgang haben, ungeheuer oft eine hochgradige Obstipation, oft so, daß das kleine Becken von harten Kotballen ausgemauert ist. Oft genug finden damit Magenstörungen, Appetitlosigkeit, Gefühl von Vollsein, Unterernährung mit Verdacht auf latente Tuberkulose oder Anämie, ferner Kreuzschmerzen, Leibschmerzen, Urindrang, Prolapsgefühl usw. blitzartig ihre Aufklärung. Auf die weitere Auswirkung der Koprostase wurde beim Infantilismus schon hingewiesen.

Die somatische Asthenie ist meistens mit einer Psychasthenie und Hyperästhesie verbunden. Diese führt zu Mißdeutungen normaler Körpervorgänge und zur Überwertung jeder noch so geringfügigen Störung. Bei sehr vielen Asthenischen besteht daher ein

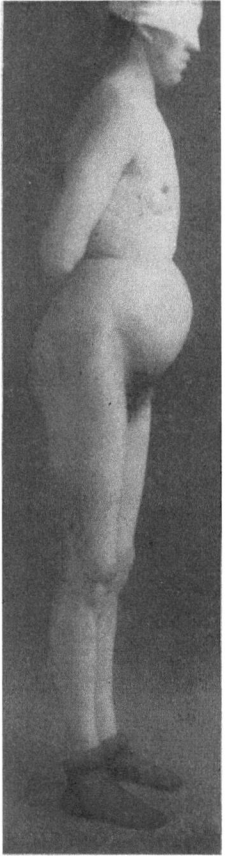
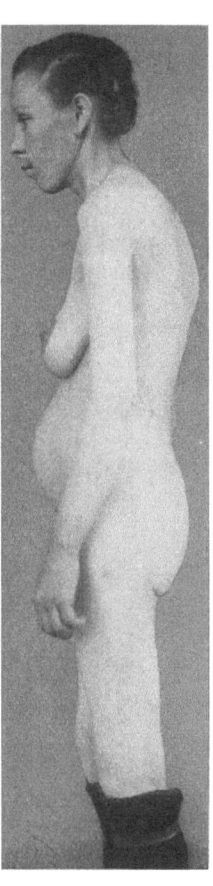
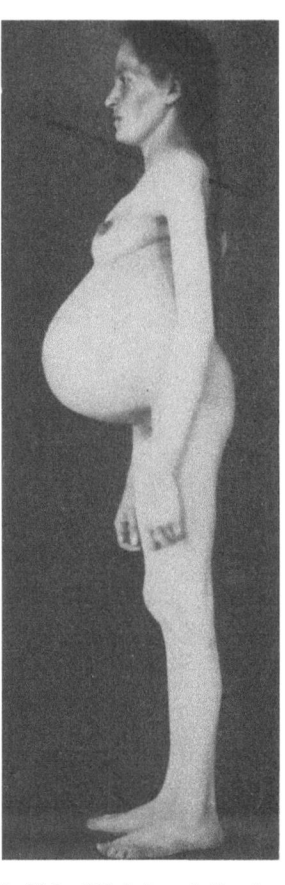

Abb. 114. Virgo mit Hängeleib.

Abb. 115. Asthenica mit Hängeleib und zusammengesunkener Haltung.

Abb. 116. 26jährige Asthenica in der Gravidität. Geburt 4 Wochen zu bald. Kind 46 cm lang, 2450 g schwer.

auffallender Gegensatz zwischen Größe der subjektiven Klagen und Geringfügigkeit des objektiven Befundes.

Ob dabei jedesmal eine besondere Empfindlichkeit des vegetativen Nervensystems im Sinne von Eppinger und Heß, wie Stiller und Mathes meinen, vorhanden ist, soll offen bleiben.

Die **Häufigkeit** der Asthenie ist vorerst schwer zu beurteilen. Rechnet man sämtliche partielle Stigmata mit, so findet sie sich nach Aschner in 30—70% aller Menschen. Das Spezialsymptom der Enteroptose schätzt er auf 30—80% aller Frauen, die zum Gynäkologen gehen und die Atonie des Magens auf 25—33%. Uns wollen diese Zahlen alle zu hoch erscheinen, aber daß die Asthenie gerade bei der Frau besonders häufig ist und daß sie bei der gynäkologisch kranken Frau eine sehr wichtige Rolle spielt, ist auch unsere Meinung. Von Jaschke fand irgendwelche Zeichen der Asthenie in 85% aller gynäkologisch kranken Frauen und ausgesprochene Formen in 11%.

Die **Bedeutung** der Asthenie für die Gynäkologie ergibt sich nach dem vorstehenden von selbst. Asthenie und Infantilismus haben bezüglich ihrer Bedeutung für die Gynäkologie vieles gemeinsam, wenn man will, kann man diese Beziehungen von Asthenie und Infantilismus zur Gynäkologie in drei Gruppen einteilen:

1. In der ersten Gruppe werden an sich kranke Menschen für gesund gehalten. Hierher gehören jene zahlenmäßig nicht gerade häufigen Patientinnen, die scheinbar gynäkologische Klagen haben, z. B. Kreuzschmerzen; der Genitalbefund ist negativ; die hinter den Beschwerden steckende Asthenie wird ganz verkannt. Bei der Divergenz zwischen subjektiven Klagen und objektivem, örtlichem Befund kommt man oft zu jener bekannten Diagnose „Nihil", die oft genug nur ein Zeichen der diagnostischen Insuffizienz ist. Wer ganz versagt, behandelt die Kranken gar noch unfreundlich und stempelt sie zu unangenehmen Einbildungskranken. Es sind hauptsächlich junge unerfahrene Ärzte, die diesen Fehler machen. Sie tun damit ihren Patientinnen tatsächlich unrecht, verletzen sie innerlich, vermehren die Last ihres Leidens und rufen nur ihren Protest hervor. Die Folge ist, daß die Kranken zum Schutz ihrer Person nur um so aufmerksamer sich beobachten, einen anderen Arzt aufsuchen und bei ihm um so eindringlicher ihre Klagen vorbringen.

2. In der zweiten Gruppe werden allgemein kranke Menschen für gynäkologisch krank gehalten. Gynäkologische Symptome imponieren als Ausdruck einer gynäkologischen Krankheit, während sie tatsächlich nur der örtliche Ausdruck eines Allgemeinleidens sind. In Verkennung der Situation nimmt man Organe in Behandlung, von denen jene Symptome zwar örtlich, aber nicht ursächlich ausgehen. Man behandelt z. B. einen Fluor mit Spülungen oder eine Dysmenorrhöe mit Massage, anstatt eine Obstipation zu beseitigen. Oder man operiert wegen Kreuzschmerzen einen leichten Deszensus, anstatt die Enteroptose oder die Inanition und Defatigation therapeutisch anzugreifen.

Nach Hirsch sind 85% der Dysmenorrhöen Schizoide im Sinne Kretschmers und ihrem Körperbau nach asthenisch. Bei 20% dieser Asthenischen war die Dysmenorrhöe im wesentlichen ein Ausdruck der Eingeweideptose und erst nach der Entbindung entstanden. Hofstätter glaubt, daß 25% aller Oligomenorrhöen zu der Asthenie gehören. Die Beziehung zum Fluor albus ergibt sich daraus, daß bei Asthenie eine Verminderung des Glykogengehaltes der Scheidenschleimhaut auftreten kann (Niderehe) mit Disposition zur Verschlechterung der Scheidenflora, wie sie Löser tatsächlich fand.

Praktisch wohl am wichtigsten ist die Retroflexio uteri, wenn sie im Rahmen der Asthenie oder des Infantilismus auftritt. Hier wirkt der Arzt nicht selten geradezu als „krankmachender Faktor". Manche dieser Frauen werden durch die eindrucksvolle Mitteilung „Sie haben eine Knickung" oder durch die fortgesetzte örtliche Behandlung wenigstens in ihrer Vorstellung unterleibskrank, auch wenn sie es bisher nicht waren. Nicht wenige nehmen obendrein aus den zahlreichen örtlichen Eingriffen noch körperlichen Schaden. An vielzuvielen von ihnen wird oft das ganze Operationsprogramm, über das der betreffende Operateur verfügt, der Reihe nach durchgeführt. Ein Trauerspiel in verschiedenen, immer dramatischer werdenden Akten: Erst kleinere gynäkologische Eingriffe (Sondierung, Muttermundsdiszision, Abrasio); dann größere Operationen (Retroflektionsoperation, Scheidendammplastik, Portioamputation). — Danach zunächst Exkurs in die Bauchhöhle (Appendektomie, Gastroenterostomie, Kolopexie, Nephropexie). — Nach neuen Mißerfolgen zurück zum Genitalapparat und schließlich Uterusexstirpation. Zum traurigen Schluß endet die Patientin als körperliche und oft genug auch seelische Ruine beim Psychiater. Von Arzt zu Arzt ging ihre Wanderung. Vor jeder Sprechzimmertüre neue Hoffnungen und hinter ihr jedesmal neue Enttäuschungen. Immer neue Mittel, aber immer das alte Leid.

Gerade bei der Retroflexio kann gar nicht genug vor Übereilung gewarnt und zu kritischer Zurückhaltung geraten werden. So manche Frauen dieser Art klagen auch über Magenstörungen und Obstipation. Man war früher geneigt, und manche sind es heute noch, die Magenstörung als eine von der Retroflexio ausgehende Reflexneurose anzusprechen, so wenig man sich das auch im einzelnen erklären konnte; und die Obstipation wurde in oft geradezu gedankenloser Weise auf die Kompression des Rektum durch den verlagerten Uterus zurückgeführt, so sehr auch der örtliche Befund und das Fehlen von Obstipation bei wirklich obturierenden, das kleine Becken ausfüllenden Genitaltumoren gegen diese Deutung sprechen. Heute faßt man daher alle drei Dinge: Magenstörungen, Obstipation und Uterusverlagerung, als gleichartigen Ausdruck einer gemeinsamen, in der Asthenie liegenden Ursache auf. Der beste Arzt für diese Kranke ist nicht der Polypragmatiker und Organspezialist, sondern der Allgemeinarzt für Körper und Seele, der die zarten Anlagen berücksichtigt, den feinbesaiteten Kranken ihre Grenzen weist, sie davor bewahrt, daß zu große Anforderungen des Lebens die „kleinen Gefäße" zum Überlaufen bringen, anstatt den wertlosen Versuch zu machen, Anlage, Schicksal und Leben mit Messer und Schere ändern zu wollen.

3. In dritter Linie ist zu sagen, daß die Asthenie in mancher Richtung zur Entstehung gynäkologischer Leiden führen kann, vor allem solcher, die sonst nicht recht ursächlich erklärbar sind. Es sind hauptsächlich: Hängeleib, Deszensus und Prolaps bei Nulliparen, bei denen die gewöhnliche mit der Geburt verbundene Veranlassung fehlt. Pribram fand bei 490 Prolapsen 447mal ausgesprochene Zeichen von Asthenie (Enteroptose, Hernien, Rektusdiastase, Hämorrhoiden, Varizen, Plattfuß). Kommt eine Asthenica zur Geburt, so muß daher im Wochenbett besondere Prophylaxe gegen Hängeleib und Prolaps getrieben werden. An Stelle von Frühaufstehen oder gar Früharbeiten sind hier sorgfältiges Abwarten des Wochenbettes, Gymnastik und Enthaltung von schädlichen Arbeiten, besonders schwerem Heben zu empfehlen.

Zum Schluß sei noch das Verhalten der Sexualpsyche erwähnt. Ihre Beziehungen zur Vita sexualis, sowie zu deren Störungen hat bisher wenig Beachtung gefunden, verdient aber besondere Aufmerksamkeit. Es sei hier schon betont, daß manche Dysmenorrhöe, Dyspareunie, Frigidität, Vaginismus und Fluor weniger mit örtlichen gynäkologischen Veränderungen zusammenhängen, als mit der psychosexuellen Konstitution der Asthenischen oder Infantilen.

Fassen wir das zusammen, so liegt die Bedeutung der Asthenie hauptsächlich auf dem Gebiet der sog. kleinen Gynäkologie. Hier droht der Kranken die Gefahr, verkannt zu werden und dem Arzt die Gefahr, sich schwer zu irren. Dieses, in der Zeit des so glänzenden Aufstieges der operativen Gynäkologie etwas zu kurz gekommene Kapitel muß jetzt in der Ära der Konstitutionsforschung ganz besonders berücksichtigt werden, sonst läuft der Gynäkologe Gefahr, von der Höhe des wirklichen Arztes zur Tiefe des einfachen Technikers herabzusinken. Und der allzu organspezialistisch eingestellte Therapeut verfällt in den Wahn, als könnte man der Frauen tausendfaches Ach und Weh von einem Punkte aus kurieren. Er treibt mit den Scheuklappen des Spezialisten öde Organbeschauung und sieht wie durch ein Fernrohr auf den übrigen Körper, bemerkt aber weniger als der unvoreingenommene allgemeine Arzt. Kurz, der Organspezialist einseitiger Prägung wird gerade auf dem Gebiet der Asthenie seinen Patientinnen zur Gefahr, wie ich andernorts näher ausführte.

c) Abnorme Behaarung.

Die Behaarungsanomalien sind relativ noch wenig beachtet. Früher schenkte ihnen A. Hegar besondere Aufmerksamkeit, neuerdings hat Aschner sich eingehender mit ihnen befaßt. Zum Verständnis der abnormen Behaarung empfiehlt sich ein kurzer Überblick über Entstehung und Bedeutung der normalen Behaarung.

1. Die normale Behaarung.

Im Gegensatz zur heutigen, auf bestimmte Körperbezirke beschränkten Behaarung, sollen unsere Ahnen vermutlich ein universelles Haarkleid getragen haben. Diese Vermutung liegt nahe, wenn man annimmt, daß die Haare sich auf der Grundlage eines ursprünglichen Schuppenkleides entwickelt haben. Freilich läßt sich die Stellung der primären Wollhaare des Menschen für diese Annahme nicht verwerten (Friedenthal).

Die Reduktion auf die jetzt übliche Haararmut erklärt Darwin bekanntlich durch Zuchtwahl. Auf Grund eines gegenseitigen Widerwillens der Menschen gegen ihre Behaarung sollen immer mehr die haararmen Frauen zur Fortpflanzung gekommen und so die vollständigere Enthaarung der Frau entstanden sein. Gegen diese Erklärung lassen sich manche gewichtige Einwände erheben, auf die ich nicht eingehe. In der Tat lehnen auch manche Autoren die Enthaarung des menschlichen Körpers zu ornamentalen Zwecken ab (Brandt). Offen bleibt auch die Frage, warum gerade die Genitalien behaart geblieben sind.

Damit kommen wir zum biologischen Sinn der heutigen normalen Behaarung. Er wird sehr verschieden gedeutet. Manche schreiben der normalen Behaarung eine physiologische Funktion im Dienste des persönlichen Sexuallebens und der Arterhaltung zu, freilich ist damit eine sichere Erklärung ihres Zustandekommens nicht gegeben.

Im persönlichen Sexualleben sollen die Achsel- und Schamhaare bald eine Reibung der gegenüberliegenden Hautstellen vermindern (Exner), bald ein sexuelles Lockmittel sein und als Duftpinsel Riechstoffe zur Steigerung des Sexualtriebes ausstrahlen. Der Geruch spielt ja im Sexualleben der Tiere eine große Rolle und soll es auch beim Menschen tun (Havelock Ellis). Auch der männliche Schnurrbart — ein Hinweis auf die Erlangung der Geschlechtsreife und die verborgenen Reize — wird als ein sexuelles Lockmittel aufgefaßt (Friedenthal). Bald erblickt man in der Behaarung der Genitalien ein, den Interessen der Schamhaftigkeit dienendes verhüllendes Mittel.

Die Aufgabe der Behaarung im Dienste der Arterhaltung soll darin bestehen, daß der Säugling an den Achsel- und Schamhaaren sich mit Händen und Füßen festhalten kann (Robinson).

Schließlich sollen die Achsel- und Schamhaare die letzten Reste ehemals funktionierender Milchdrüsen sein. Der Verlauf der Milchlinie beim Menschen und die Tatsache, daß bei einigen Echidnaarten Haarbüschel die Funktion der Brustwarzen übernommen haben, mag diese Auffassung stützen. Auch sei erwähnt, daß Äquivalente einer überzähligen Brustwarze in Form von Haarwirbeln beschrieben werden.

Endlich hebt Friedenthal hervor, daß durch die Haare infolge Vermehrung der gereizten Nervenendpunkte das Hautberührungsgefühl vermehrt werde. Seiner Ansicht nach hilft das, durch sie gesteigerte Berührungsgefühl der Mutter mit ihrem neugeborenen Kind den Mutterinstinkt wecken. In diesem Sinne dient also die Behaarung der Erhaltung der Art. Danach wäre die Behaarung des Warzenhofs von der Natur vorgenommen an solchen Individuen, die vermöge ihrer Bildungshemmung dieses veralteten Reizes zur Auslösung von Geschlechtsgefühlen bedürfen, während er in der Norm überflüssig ist, da andere Reize an ihre Stelle treten.

Behaarung in der Umgebung der Mamilla mag früher auch den Zweck gehabt haben, der Brustwarze einen gewissen Schutz zu bieten, wie heute noch verschiedene Körperöffnungen (Mund, Nase, Ohr, Auge) von Haaren umwachsen sind.

Das heutige normale Haarkleid des Menschen tritt nach Friedenthal in drei hauptsächlichen Gruppen auf, als Wollhaar oder Primärhaarkleid, als Kinderhaarkleid und als Altershaarkleid.

Das nur aus Wollhaar bestehende Primärhaarkleid entwickelt sich in der Fötalzeit fast über den ganzen Körper mit Ausnahme einzelner dauernd haarlos bleibender Partien. Charakteristisch für dieses Primärhaarkleid ist die annähernd gleichartige Ausbildung aller Körperhaare. Der Gipfelpunkt dieser Behaarung wird ungefähr im achten Monat der Schwangerschaft erreicht.

Schon während der Ausbreitung der Wollhaare über den Körper beginnt an den zuerst behaarten Hautstellen eine Ausstoßung der Primärhaare.

Nach Ausstoßung derselben heben sich Wimpern, Augenbrauen und Kopfhaare, ohne ihren Wollhaarcharakter ganz aufzugeben allmählich durch stärkeres Längenwachstum, größere Dicke und intensivere Pigmentierung den zurücktretenden reinen Wollhaaren gegenüber deutlich ab. Auf diese Weise hat sich schon intrauterin das Kinderhaarkleid zu entwickeln begonnen, wie es der Neugeborene mitbringt. Dieses Haarkleid ist also ausgezeichnet durch Ungleichmäßigkeit der Haarentwicklung infolge Reduktion an bestimmten Stellen und Steigerung des Haarwuchses an den oben genannten Bezirken: Kopf, Wimpern, Augenbrauen. Diese Tendenz zu örtlicher Verschiedenheit in der Ausbildung der Haare bleibt im allgemeinen bis ans Lebensende bestehen.

Durch diese Verschiedenheit des Haarwuchses stechen von jetzt an die sog. behaarten Partien deutlich ab gegen die sog. unbehaarten, obschon diese zum großen Teil oft zeitlebens Wollhaare tragen. Auf den behaarten Stellen kommt es im Gegensatz zu früher zu einer längeren Lebensdauer der einzelnen Haare. An Stelle der vergänglichen Wollhärchen haben sich hier jetzt die sog. Dauerhaare entwickelt, ob schon auch jetzt noch ein stetiger Haarwechsel stattfindet.

Das Kinderhaarkleid bleibt bei einer großen Anzahl von Menschen in der Hauptsache bis zum Tode erhalten, besteht in voller Reinheit aber nur bis zur Pubertät, dann beginnen die Terminalhaare zunächst am Schamberg, in der Achselhöhle und beim Manne auch an den Lippen, Kinn und Wangen zu wachsen. Sie nehmen beim Manne dann ständig an Terrain zu, ergreifen Ohrenöffnung, Nasenlöcher, Brust, Beine usw., so daß schließlich nur noch kleine Hautpartien frei bleiben, während bei der Frau die Kinderbehaarung sich eher erhält.

Diese drei Haarkleider des Menschen: Wollhaarkleid, Kinderhaarkleid, Terminalhaarkleid gehen zeitlich so ineinander über, daß ein Auseinanderhalten nicht leicht fällt, zumal da auch morphologisch fließende Übergänge bestehen. Überhaupt wird die Endform beim Menschen und namentlich bei der Frau erst später erreicht im Gegensatz zu vielen Tieren.

Die Ursache der normalen Terminalhaarbildung überhaupt kennen wir ebensowenig genau, wie die Ursachen ihrer nach Geschlechtern verschiedenen Wachstumsform. Da die Entwicklung von Terminalhaaren zeitlich mit der Reifung der Geschlechtsprodukte im Hoden und Eierstock zusammenfällt, so hat man den Stoffwechselschlacken der Geschlechtsorgane eine das Terminalhaar auslösende Wirkung zuerkennen wollen. In diesem Sinne wäre ein gutfunktionierendes Ovarium von Bedeutung für Beschränkung der Terminalhaare auf Achselhöhle und Schamberg unter Freibleiben der Lippen, während der Hoden auf die volle Bartentwicklung Einfluß hätte. Indes, die nach Geschlechtern bestehende Verschiedenheit der Haarwuchsform stellt einen großen Teil der sekundären Geschlechtsmerkmale dar. Diese aber sind, wie wir hörten, in der Anlage bedingt und keine ausschließliche Folge der Keimdrüsenfunktion. Vielmehr hat die Keimdrüse hierbei keine „formative" Rolle (Herbst), sondern nur eine „protektive" (Halban). Wir müssen daher annehmen, daß die Entwicklung der normalen geschlechtsspezifischen Behaarung in der Anlage begründet ist und durch die Keimdrüse nur graduell beeinflußt werden kann.

2. Die abnorme Behaarung.

Die abnorme Behaarung äußert sich entweder im Fehlen der Behaarung oder in übermäßiger Behaarung (Hypertrichosis). Biologisch stellt sie eine Entwicklungshemmung oder eine mangelhafte sexuelle Differenzierung dar.

a) Zur mangelhaften Behaarung gehört das Fehlen der Achsel- und Schamhaare beim erwachsenen Weib (Abb. 105). Das Fehlen der Pubes hat man im Hinblick auf das Verhalten der menschenähnlichen Affen auch als Atavismus bezeichnet (Bischoff). Aber richtiger ist es wohl, das Fehlen als Persistenz onthogenetischer Stadien, also als einen Fötalismus oder Infantilismus anzusprechen, wie man es heute tut.

b) Bei der Hypertrichosis müssen wir sehr unterscheiden zwischen Lanugohaaren und Terminalhaaren; außerdem können wir von einer Hypertrichosis connata und acquisita sprechen.

1. Die abnorme Wollbehaarung erinnert als verzögerter Haarwechsel an die Persistenz der Milchzähne und bedeutet ebenfalls einen Fötalismus oder Infantilismus. Tatsächlich ist sie öfters mit Zahnanomalien kombiniert. Diese Kombination erinnert weiter an eine stammesgeschichtliche Verwandtschaft zwischen Haaren und Zähnen; bei Haifischen sind Hautschuppen und Zähne gleichartige Bildungen und die bei Selachiern auf der Hautoberfläche vorhandene Bezahnung rückt bei dem höheren Wirbeltier in den Mund hinein.

Abnorme Lanugobehaarung ist auch bei infantilem Becken (Hildebrand), Uterus infantilis (Hilbert, Sellheim), Uterus duplex (Hegar), Uterus unicornis (Freund), bei fötaler Faltenbildung der Scheide (Hegar), bei Zwittern (Mense), angeborenem Mangel

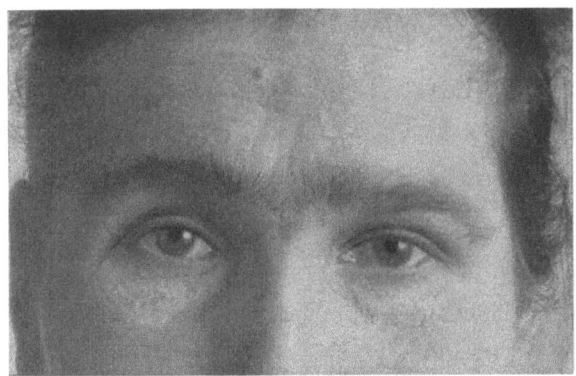 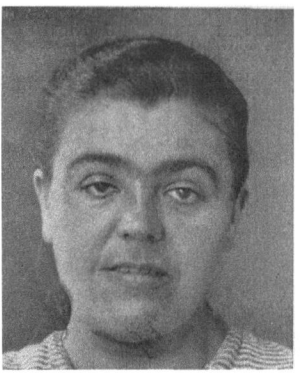

Abb. 117. Behaarung der Nasenwurzel mit flach verlaufenden Augenbrauen.   Abb. 118. Behaarung der Nasenwurzel mit stark gebogenen Augenbrauen.

beider Ovarien (Olivet) und bei Ovarialtumoren (Halban, Sellheim, Termeer, Hofbauer) beobachtet.

Die Fortdauer der embryonalen Haare (Eckert) kann zu einer beträchtlichen Längenentwicklung führen, entweder durch längere Lebensdauer oder durch rascheres Wachstum des einzelnen Haares.

Das bestehende Lanugohaarkleid kann über den ganzen Körper ausgebreitet, also universell auftreten, oder auf bestimmte Bezirke örtlich beschränkt bleiben.

Ein universelles Wollhaarkleid liegt wahrscheinlich vor bei dem universellen Haarkleid der sog. „Haarmenschen", wie sie von Siebold, Bartels u. a. beschrieben werden. Früher hat man in ihnen zwar einen Atavismus erblickt; allein nach neueren Anschauungen bleiben die Wollhaare bestehen und ihre Umwandlung in Dauerhaare unterbleibt. Es handelt sich also um eine richtige Hemmungsbildung (Friedenthal, Wiedersheim, Unna, Ecker).

Zu der örtlich beschränkten Wollhaarpersistenz gehört namentlich die Persistenz im Gesicht, besonders auf der Oberlippe und auf dem Nasenrücken (Abb. 117 u. 118).

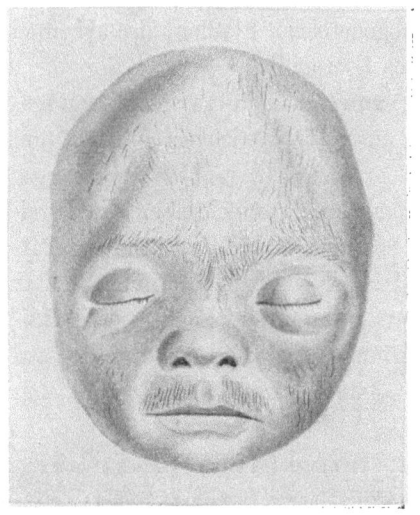

Abb. 119. Fötale Behaarung im 4.–5. Monat.

Beim Fötus vom 4.–5. Monat bildet die starke Lanugobehaarung zwischen den Augenbrauen das sog. Haarkreuz, das später ausfällt. Nach Eschrecht sollen um diese Zeit die Lanugohaare an den seitlichen Partien der Oberlippen sogar länger sein als die Kopfhaare (siehe Abb. 119).

2. Die aus Terminalhaaren bestehende Hypertrichosis entwickelt sich in der Regel erst mit der Pubertät; manchmal auch noch später; hauptsächlich im Klimakterium (Altweiberbart), zuweilen auch während der Gravidität und bei Auftreten von Genitaltumoren. Außer an den schon bei der Lanugobehaarung genannten Stellen kann man sie an den Wangen als Backenbart antreffen, als Behaarung des Sternums, der Brust, der Warzenhöfe, der Liniea alba, des Anus und

der Oberschenkel (Abb. 78—80). Wir haben also einen Behaarungstyp, wie er beim Manne normal ist, so daß man dem Aussehen nach von einem Virilismus sprechen kann. In der Tat hat man öfters auch andere Anklänge an das männliche, wie robusten Knochenbau, entsprechende Fettverteilung, derbe Haut, rudimentäre Mammae und daneben Unterentwicklung des weiblichen Genitalapparates.

Zur Erklärung der übermäßigen Terminalbehaarung hat man verschiedenes herangezogen. Manche erblicken in dem abnormen Haarkleid eine Wiederholung des oben erwähnten Ahnenzustandes also einen Atavismus. Daß aber die abnorme Behaarung gewöhnlich erst in der Pubertät oder im Klimakterium auftritt, stimmt mit einem Atavismus nicht gut überein.

Brandt vertritt auf Grund phylogenetischer Studien die Ansicht, daß der Bart des Mannes eine erst vor kurzem auftretende phylogenetische Neuerwerbung sei. Den Bart des Weibes betrachtet er daher als eine in der Entstehung begriffene Neuerwerbung. Brandt hat aber wenig Anhänger gefunden. Da wir die möglichst weitgehende Differenzierung der Geschlechter als Ideal ansehen, würde die Brandtsche Erklärung auf eine Degeneration der Menschheit hinauslaufen; für diese könnte der Umstand sprechen, daß man die abnorme Bartbildung oft bei besonderen Menschenrassen antreffen kann, vor allem bei den Romanen und bei den Jüdinnen und vielleicht auch bei Rassenkreuzung (Kermauner).

Den Altweiberbart in Analogie mit dem männlichen Bart als ein sexuelles Lockmittel und als letzten Trumpf der Natur aufzufassen, halten wir nicht für angängig.

Im Hinblick darauf, daß die abnorme Behaarung des Weibes mit Terminalhaaren ihrer äußeren Erscheinung und Lokalisation nach an das normale Verhalten des Mannes erinnert, ist es am einfachsten, das ganze als eine mangelhafte sexuelle Differenzierung, als Virilismus oder Pseudohermaphroditismus secundarius aufzufassen. Hegar, der die Dinge zu allererst beschrieb, hat von Anfang an diesen Standpunkt vertreten und Halban hat sich ihm angeschlossen, wie wir oben (S. 339) schon hörten. Darum kann der Altweiberbart nicht mit dem Erlöschen der Eierstocksfunktion erklärt werden, sondern muß auf einer Anlage beruhen. Auf eine Anlage deutet auch der Umstand hin, daß wir eine Bartbildung mehrfach bei verschiedenen Frauen derselben Familie in der gleichen oder in verschiedenen Generationen sehen. Daß dabei eine Hypofunktion des Eierstocks besteht, ist gut verständlich.

Ebenso wie die abnorme Behaarung an sich, läßt sich auch ihr zeitliches Auftreten in der Pubertät oder im Klimakterium am besten mit einer im Keimplasma vorhandenen Anlage erklären. Daneben sollen aber die einzelnen Phasen des weiblichen Geschlechtslebens noch einen stimulierenden Reiz auf die Haarentwicklung ausüben. Schon vor der Geschlechtsdrüsenfunktion sollen gewisse Abfallprodukte des Stoffwechsels den Körper durch die Haut verlassen und dort das Haarwachstum befördern (Ickeli).

Andere erblicken hauptsächlich in den Stoffwechselprodukten der Geschlechtsdrüse selbst einen größeren Wachstumsreiz. Darum soll auch die Menstruation zu vermehrtem Haarwachstum und dadurch zu vermehrtem Haarausfall führen (Friedenthal). Ein Analogon hierzu hätte man bei manchen Tieren, wo die periodische Häutung oder Abwerfung ihres Geweihes einer Absetzung des Körpers von Reizstoffen, die sich beim Organstoffwechsel, namentlich bei der Tätigkeit der Geschlechtsorgane, bildeten, entsprechen soll.

Einen Einfluß der Sexualfunktion auf die Entwicklung epidermoidaler Gebilde überhaupt sieht man auch in der Entstehung von Brunstwarzen bei Fischen (Leydig).

Manche betrachten auch den Menstruationsausfall in Schwangerschaft und Klimakterium als Anreiz zum Haarwachstum. Sie weisen darauf hin, daß mit dem Menstrualblut Kohlenstoff und Pigment, also Teile, aus denen sich auch die Haare bilden, ausgeschieden werden. Wenn diese Ausscheidung aufhört, dann soll der nicht mehr gebrauchte Stoff in Form von Haaren angelegt werden (Eble). Danach wäre die abnorme Behaarung eine Art vikariierende Menstruation, was wohl kaum allgemeine Anerkennung finden dürfte. Viel wahrscheinlicher ist, daß Sistieren der Menstruation und Auftreten der Behaarung gleichwertige Äußerungsformen einer gemeinsamen, wenn auch nicht genau bekannten, Ursache sind.

Offensichtlich spielen diese Ursachen sich vielfach auf dem Gebiet der Störungen des endokrinen Systems ab. Eine besondere Bedeutung scheinen Erkrankungen der Nebenniere zu haben (Berblinger, Thumim). J. Bauer macht für den männlichen Behaarungstyp bei Frauen mit Wahrscheinlichkeit eine kompensatorische Überfunktion der Nebennierenrinden verantwortlich.

Auch die Schilddrüse scheint nach einer Beobachtung von Hofmann mit Abnormitäten der epidermoidalen Gebilde in Zusammenhang zu stehen. Er beschreibt eine ganz eigenartige Nagelbildung an den Fingern und eigenartige Augenbrauen, die aus stumpfendigenden Stummeln bestanden und wie angesengt aussehen. Die Entscheidung, ob ein Hypo- oder Hyper- oder Dysthyreoidismus vorliegt, läßt er offen. Mathes fand bei 42 Kretinen nur 12mal normale Behaarung.

Auf das Ovarium weist außer den schon erwähnten zeitlichen Zusammenhängen mit Pubertät, Menstruation, Gravidität und Klimakterium auch der Umstand hin, daß die abnorme Behaarung bei Amenorrhöe, Uterus infantilis und Ovarialtumoren (Sellheim, Halban, Hofbauer) vorkommt.

3. Die klinische Bedeutung.

Die klinische Bedeutung der abnormen Behaarung ist nicht einheitlich. So sehr sie in sich auch eine Abweichung von der normalen Weiblichkeit darstellt, so kann es sich möglicherweise doch nur um eine rein ästhetische Äußerlichkeit handeln, während innerlich alles normal ist. Aber diese Äußerlichkeit kann nach Form und Grad der abnormen Behaarung auf die Heiratsaussichten ungünstig oder unter Umständen auch günstig zurückwirken. Hochgradige Abweichungen von der Norm sollen als Irrtum in der Person zur Grundlage für Ehescheidungsprozesse geworden sein (Taruffi).

Weit wichtiger ist die Bedeutung der abnormen Behaarung als Ausdruck einer besonderen Konstitution. Oft sagt sie uns auf den ersten Blick, daß die Trägerin kein vollwertiges Weib darstellt, sondern dem Kinde oder dem Manne nahe steht und darum für die Aufgaben der Fortpflanzung und Ehe oft wenig gut sich eignet. In der Tat finden wir bei diesen Frauen nicht selten die schon erwähnte Unterentwicklung des Genitalapparates und außerdem allerlei Störungen der Genitalfunktion, ferner Spätmenarche, Dysmenorrhöe, Oligomenorrhöe, Frigidität, Vaginismus, Sterilität, enges Becken, Stillschwierigkeiten.

Ob Homosexualität öfters vorkommt, müssen wir noch ganz offen lassen. Aschner glaubt, daß die abnorm behaarten Frauen männliche Eigenschaften und Neigungen haben, so z. B. Vorliebe für Kutscherei, Reiten oder andere, mehr männliche Sportsarten. Daß sich abnorme Behaarung beim „Typ intersexe" (Mathes) öfter findet, ist kein Zweifel, einerlei ob es sich dabei um Rassenmischungen (Kermauner) handelt oder nicht.

Bis zu einem gewissen Grade weist die abnorme Behaarung auch auf ernste Erkrankungen des übrigen Körpers, vor allem Karzinom oder Tuberkulose hin. Zuweilen kann man die abnorme Behaarung bei Genitaltumoren differentialdiagnostisch verwenden. Wir sahen z. B. während der Entwicklung eines malignen Ovarialtumors bei einer jugendlichen Patientin eine abnorme Behaarung an Sternum und Mammae zugleich mit Amenorrhoe auftreten. Daraus vermuteten wir Malignität und schritten darum trotz Beschwerdelosigkeit zur Operation, die unsere Vermutung bestätigte. Nach Entfernung der Geschwulst (Endotheliom) schwanden die Haare. Die Menstruation kehrte wieder und in der alsbald folgenden Ehe kam es bald zur Konzeption und Geburt eines gesunden lebenden Kindes. Auch Sellheim und Halban berichten über Vermännlichung des Aussehens mit Auftreten einer Hypertrichosis bei einem malignen Genitaltumor.

Ebenso wie die abnorme Behaarung gewisse Hinweise auf das übrige Verhalten des Körpers gibt, so können wir aus manchen Zeichen des äußeren Habitus eine abnorme Behaarung vermuten. Mit recht weist Aschner auf die Pigmentdysharmonie hin, die auch nach unserer Erfahrung oft mit Behaarungsanomalien verbunden ist. Daneben ist die Persistenz von Milchzähnen und das Vorhandensein eines engen hohen Gaumens zu nennen.

Das bisher Gesagte hat nur Geltung, wenn die Hypertrichosis als Konstitutionsanomalie angesprochen wird, wie es ja auch die meisten tun. Es darf aber nicht vergessen werden, daß diese Auffassung des Pathologischen nicht ganz allgemein geteilt wird. Auch bei der persistierenden Hypertrichosis weisen manche darauf hin, daß es bei der Frau im Gegensatz zum Mann mit seinem mehr konstanten Haarkleid mehrere normale Typen gibt. Sie rechnen daher Fälle mit semifemininem Typ der Schambehaarung, mit mehr oder weniger ausgesprochener Behaarung von Unterarmen oder Unterschenkeln zur Norm ohne pathologische Bedeutung (Susmann-Galant).

Schließlich scheint der Haarwuchs auch aus sekundären, nicht konstitutionellen Ursachen wechseln zu können, so daß die Hypertrichosis nur vorübergehend ist. Vielleicht gehört der vermehrte Haarwuchs in der Gravidität oder bei malignen Ovarialtumoren hierher. Hofstätter berichtet von drei Fällen, wo in Zeiten vollständiger unfreiwilliger Abstinenz die Behaarung unangenehme männliche Ausmaße annahm, während zu Zeiten der sexuellen Hyperaktivität weitgehender Haarausfall eintrat.

Leider sind die Dinge bisher fast gar nicht beachtet worden. Noch im Jahre 1923 konnte daher Redlich auf dem Internistenkongreß in Wien sagen, daß die abnorme Behaarung bei der Frau häufiger sei als man glaubt. So weit sie Berücksichtigung fand, ist sie in ganz verschiedenen Spezialgebieten der Medizin registriert und von ganz besonderen Gesichtspunkten aus gewertet, bald bei den Dermatologen, bald bei den Psychiatern, bald bei den Internisten. Tatsache ist aber, daß Hegar und seine Schüler seit Dezennien auf diese Dinge achteten. Leider reichen aber diese Beobachtungen nicht aus, um über die Häufigkeit etwas Bestimmtes zu sagen. Wenn Aschner meint, daß schwache Behaarungsanomalien in 15 bis 20% auftreten und starke in 5 bis 10%, so ist das wohl nicht zu viel. Es darf nicht vergessen werden, daß gerade die Frau an sich häufiger als der Mann eine mangelhafte sexuelle Differenzierung zeigt.

Das vorzeitige Ergrauen der Haare werden wir bei den Pigmentanomalien besprechen.

d) Pigmentverhalten.

Bedenkt man, daß die nach Pigmentgehalt verschiedenen Menschenrassen auch manche biologischen Verschiedenheiten wie z. B. Frühreife zeigen, so könnte man auch fragen, ob bei derselben Menschenrasse ähnliche Unterschiede vorliegen, ob etwa die Blonden sich anders verhalten als die Schwarzen.

Die Beantwortung ist sehr schwer. Will man biologische Rasseverschiedenheiten mit der Verschiedenheit des Pigmentgehaltes in Zusammenhang bringen, dann muß man davon ausgehen, daß der verschiedene Pigmentgehalt mit der Rasse (Paul, Lenz) und mit nichts anderem zusammenhängt. Im Allgemeinen wird das auch angenommen, aber es werden doch auch Stimmen laut, wonach weniger die Rasse als vielmehr Klima, Ernährung, Lebensweise eine Rolle spielen. Nach Pribram und Camerer soll es bei niederen Tieren (Insekten, Amphibien) gelingen, durch Veränderung des Milieus auch eine Änderung der Körperfarbe zu erzeugen. Eine vorübergehende Farbenänderung haben wir bei der Mimicri. Schultz berichtet, daß bei Säugetieren durch Rasieren und Lichtbestrahlung ein Nachdunkeln heller Haare zu bewirken sei. Auch Meirowsky glaubt, daß der Pigmentgehalt der Haut in weitgehendem Maße von der Belichtung abhänge. Nach Aschner soll auch der Kampf ums Dasein eine Rolle spielen. Ein ruhiges Leben ohne Kampf soll die Entstehung des blonden Typs begünstigen, daher bei den Indern die hellere Hautfarbe unter den oberen Kasten, daher nach seiner Ansicht die größere Häufigkeit der Blonden auf dem Lande, beim Adel und bei den wohlhabenden Ständen; daher das Auftreten von Blonden bei den Juden mit zunehmendem Wohlstand und fortschreitender Verfeinerung. Weiter weist er darauf hin, daß weiße Hauskaninchen, wenn sie wild leben, in einigen Generationen die dunkle Färbung der Wildkaninchen erhalten.

Wir müssen das alles dahingestellt sein lassen. Aber wenn der Pigmentgehalt keine sichere Rasseneigentümlichkeit ist, dann fehlt eine wichtige Voraussetzung dafür, das biologische Verhalten der Menschen nach ihrer Pigmentbeschaffenheit einzuteilen.

Eine Fehlerquelle liegt auch darin, daß das Pigmentverhalten desselben Menschen nicht immer gleich ist. Dunkle Neugeborene werden oft später blond oder umgekehrt; ja dreimaliger Farbenwechsel kann beobachtet werden. Jugendfarben sind keine Altersfarben.

Schließlich ist sehr zu beklagen, daß bei unseren ärztlichen Befunden das Pigmentverhalten meist viel zu wenig berücksichtigt wird. So fehlt vorerst das nötige Beobachtungsmaterial, um irgend etwas Bestimmtes urteilen zu können. Trotzdem müssen wir nach den im Kapitel Striae gravidarum erwähnten Untersuchungen von Ries dem Pigment eine hohe Bedeutung zuerkennen. Das wenige, was sich klinisch sagen läßt, sei kurz bemerkt. Wir folgen dabei in weitgehendem Maße den Ausführungen von Aschner. Die weiße Maus ist gegen Infektion empfänglicher als die graue Hausmaus. Unter sonst gleichen Bedingungen starben nach Milzbrandinfektion von den weißen Mäusen 86%, von den grauen 63,7%, von den schwarzen 20,6% (Müller[1]). Weiße Schafe vertragen den zur

---

[1] Müller, Der Milzbrand der Ratte 1893.

Blütezeit gemähten Buchweizen nicht und erkranken nach dessen Genuß bei Besonnung an Hautausschlägen, während die schwarzen Schafe der gleichen Zucht gesund bleiben. Die helleren Rinderrassen sollen gegen Tuberkulose empfindlicher sein als die pigmentreichen. Die Stiere der hellen Simmentaler Rasse gelten als gutmütiger, während die der dunkleren Schwyzerrasse aggressiver sein sollen. Bei Pferden gelten die Füchse als temperamentvoller aber weniger widerstandsfähiger, weniger „hart" als die Braunen und die Schimmel. Alle diese Dinge entspringen oft mehr der Meinung als exakten Untersuchungen.

Darum ist damit für den Menschen nicht viel anzufangen. Dichter und Volksglaube freilich haben von jeher die verschiedenen Farbentypen mit besonderen Eigenschaften und Temperamenten ausgestattet. So sagt Mirza Schaffy:

> Graue Augen, schlaue Augen.
> Der Augen Bläue sichert die Treue.
> Näckische Launen künden die Braunen.

Wenn Heine singt:

> Ich liebe die Schlanken, die Blonden,
> die Mädchen mit blassem Gesicht,

so bezeichnet er letzten Endes damit einen bestimmten Sexualtyp, der ihm liegt.

Im allgemeinen gelten die dunkeln glutäugigen Menschen als besonders leidenschaftlich, heißblütiger, sinnlicher, sexuell früher reif und stärker veranlagt, ehrgeiziger, geistig regsamer, körperlich widerstandsfähiger. Die Geistes- und Gefühlstätigkeit soll bei Dunklen intensiver, mehr in Extremen ablaufen. Sie verzehren sich darum rascher. Schauspieler und Sängerinnen mit Altstimme sollen meistens dunkel sein. Sopranstimmen sollen sich mehr bei den Blonden finden. Außerdem gelten die Blonden als später reif, frigid, temperamentlos, gutmütiger, träger, gemütlicher, auf Essen und Trinken eingestellt, anfälliger, empfindlicher gegen Erkältung, Infektion, Tuberkulose; mehr Durchschnittsmenschen, weniger einseitige Typen.

Bei den Dunkelfarbigen soll der Brustumfang größer sein als bei den Blonden. Danach wäre der dunkle Typ der kräftigere, ausgereiftere und der blonde der zartere, unvollkommenere, weniger ausgereifte. Damit könnte stimmen, daß manche der blonden Riesen sehr schlappe und leicht ermüdbare Menschen sind, die auch in Krankheiten sich nicht sehr widerstandskräftig erweisen. Aber durchgehend sind die Unterschiede nicht: Schon an den Südländerinnen zeigt sich, daß die Dunkelfarbigen sich rascher verbrauchen als die Blonden. Hypoplasie und Infantilismus finden sich außerdem bei allen Typen. Auch hat sich bis jetzt nicht ergeben, daß unter den langlebigen Menschen mehr brünette und seltener blonde sich befinden. Sicher ist jedenfalls, daß Blonde von der Langlebigkeit nicht ausgeschlossen sind.

Daß die Schwangerschaftspigmentierung bei den Dunklen stärker auftritt, ist allgemein bekannt. Wie wir oben (S. 322) schon hörten, scheint auch die Bildung von Striae gravidarum je nach dem Pigmentgehalt verschieden auszufallen. Vielleicht hat sie den Zweck, das Kapillarnetz der Haut mehr der Lichtwirkung auszusetzen, um besondere photochemische Prozesse zu erleichtern.

Bekannt ist, daß die zarte Haut der Blondinen durch Neigung zur Schrundenbildung Stillschwierigkeiten machen kann. Nicht bewiesen ist, daß die Brünetten sich zum Stillen besser eignen, weil ihre Milch mehr feste Bestandteile habe als die der Blonden. Die Analysen, auf die Reich sich stützt, stammen aus der Mitte des letzten Jahrhunderts. Neuere Untersuchungen hierüber konnte ich nicht auffinden. Der Hinweis, daß die Milch des starkpigmentierten ungarischen Steppenviehs außerordentlich fettreich sei, kann nicht als ausreichender Beweis gelten.

Ob die Dunkelfarbigen ein konzentrierteres Blut haben und ob sie darum mehr zu Steinbildung, Thrombose, Gicht usw. neigen, wie Aschner meint, ist eine offene Frage.

Als besondere Disposition zu Krankheiten gilt bei den Brünetten die Neigung zum Virilismus, zu schweren Formen der Chlorose, Osteomalazie, Basedow, Akromegalie, Migräne, Karzinom usw. Wunderlich und Strümpell glaubten, daß bei den Karzinomkranken das Ergrauen der Haare seltener sei. Schridde konnte das am Sektionsmaterial nicht bestätigen. Dagegen waren ihm bei Karzinomkranken an den unbedeckten Stellen des Körpers, besonders den Schläfen, tiefschwarze, glanzlose, matte Haare aufgefallen, die starrer und straffer waren als die übrigen. Auf Grund dieses Haarbefundes hat er mehrmals die Diagnose Karzinom von vornherein mit Sicherheit gestellt und sie bei der Sektion bestätigt gefunden. Die Haarveränderung war nach seinen Beobachtungen um so stärker, je ausgedehnter das Karzinom war. An der Körperhaut entsprach ihr eine stärkere Pigmentierung. Bei Sarkom waren die Veränderungen nicht nachweisbar.

Das vorzeitige Ergrauen der Haare tritt nicht selten familiär auf, und zwar in verschiedenen Generationen. Daraus ergibt sich, daß es sich oft um eine Erbanlage handelt, ohne daß ein vorzeitiges „Alterszeichen" darin zu liegen braucht. Es ist daher Vorsicht geboten, aus vorzeitigem Ergrauen etwa den Schluß zu ziehen, daß eine längerdauernde Amenorrhöe ein Klimakterium praecox beweise.

Nach unseren Eindrücken ist das vorzeitige Ergrauen bei Männern häufiger. Da wo es familiär auftritt, sind die Männer stärker befallen als die Frauen.

Daß das vorzeitige Ergrauen bei Dunkelhaarigen häufiger ist als bei Blonden, scheint der allgemeinen Erfahrung zu entsprechen. Ob dabei Hysterie, Neurasthenie, Neuralgie, Migräne, Gicht, wie Aschner meint, häufiger vorkommen, können wir nicht beurteilen.

Warum das vorzeitige Ergrauen manchmal nur auf eine Haarsträhne beschränkt bleibt, wie auch der Vitiligo nur eine zirkumskripte Hautpartie befällt, ist nicht immer klar. Man hat wiederholt die Haare eines zirkumskripten von einem bestimmten Nerven versorgten Hautbezirks isoliert ergrauen sehen mit oder ohne Neuralgie (Bauer, Nehl, Cheatle). Auch Halbseitigkeit haben wir beobachtet. Neben isolierten trophischen Störungen spielen aber vielleicht auch hereditäre Einflüsse eine Rolle, wenigstens da, wo die isolierte weiße Haarlocke familiär auftritt (Harmann, Meirowsky).

Ein weiterer Punkt ist die Frage der Beziehungen zwischen Pigmenthaushalt und Wirkung der Röntgenstrahlen. Schon die oben erwähnte Buchweizenkrankheit der weißen Schafe läßt an eine besondere Bedeutung des Pigmentverhaltens denken. Eine Zeitlang hatten wir den Eindruck, als ob der Röntgenkater vom primären Pigmentgehalt des Körpers und von der sekundären Pigmentreaktion der bestrahlten Haut abhängt. Es schien als ob die wegen Genitaltuberkulose bestrahlten Patientinnen weniger unter ihm zu leiden hätten. Da die hierher gehörigen Kranken oft dem blonden, pigmentarmen Typ angehören, konnte man daran denken, daß am Ende die Pigmentverhältnisse eine Rolle spielen. Vielleicht ist dabei das Verhalten des Kapillarnetzes der Körperoberfläche von

Einfluß, das nach Otfried Müller bei verschiedenen Konstitutionen wechselt. Ein reich entwickelter Hautkapillarschleier kann wohl manche Lichtstrahlen abfangen und durch Aufspannen des sog. „roten Sonnenschirmes" den Körper einigermaßen schützen. Aber nach anderen Mitteilungen (Strauß) soll gerade der „Tizianteint" eine besondere Empfindlichkeit gegen Röntgenstrahlen zeigen, vielleicht weil ihm der sog. „braune Sonnenschirm" (Behring-Meyer) fehlt. Ob aber diese von der gewöhnlichen Belichtung stammenden Vorstellungen auf die Röntgenstrahlen übertragbar sind, soll dahingestellt bleiben.

Wenn bei den Kranken mit Genitaltuberkulose tatsächlich die Ausfallserscheinungen nach Röntgenkastration milder sind, so hängt das wohl nicht mit ihrem Pigmentverhalten zusammen, sondern dürfte einen anderen Grund haben. Unter den entsprechenden Kranken sind manche, bei denen außer der Spätmenarche und der Häufigkeit der Sterilität seit langem eine Hypofunktion des Ovariums besteht. Sie sind daher auf den gänzlichen Wegfall der Keimdrüsenfunktion vorbereitet und die Umstellung nach Röntgenkastration geht bei ihnen nicht so unvermittelt vor sich.

Einer besonderen Erwähnung bedürfen die Rothaarigen. Ihre Häufigkeit scheint mit der Rasse zu wechseln. Bei den stark variierenden Menschenrassen ist Rothaarigkeit häufiger. Unter den Iren befindet sie sich in 2,7% und unter den Deutschen in 1,9%, während sie unter den Magiaren und Nordslaven gar nicht vorkommt (Friedenthal, Bauer).

Die individuellen Eigenschaften der Rothaarigen zeigen auch manche Abweichungen von der Norm. Bekannt ist die besondere Empfindlichkeit der Haut. Daß die Roten zu Infantilismus, Lymphatismus, Blutdrüsenerkrankungen, Leberstörungen, Karzinom, Tuberkulose (Schmidt, Bauer) und Überempfindlichkeit gegen Medikamente besonders disponiert seien, konnten wir bis jetzt nicht bestätigen. Einzelbeobachtungen darüber, daß sie sexuell besonders bedürftig, manchmal sogar dirnenhaft veranlagt waren, berechtigen in keiner Weise zur Behauptung, daß das für alle gelte. Im Urteil der Dichter und im Volksmund haben die Rothaarigen freilich ihre besondere Note. Rot ist dort die Farbe des Sexuellen und des charakterlich Angreifbaren. Darum stehen oft rothaarige Kinder außerhalb der Gemeinschaft ihrer Altersgenossen; darum redet der Volksmund von „roten Spitzbuben"; darum haben in Märchen und Sagen Bösewichte und Kobolde rote Haare.

Überaus gering sind unsere Erfahrungen über Albinismus. In typischen Fällen findet sich dabei: Fehlen des Pigments der Uvea, Durchleuchtbarkeit der Iris, Nystagmus und Amblyopie. Im Hinblick auf das Angeborensein (Seyfarth) des Zustandes ist nicht zu verwundern, wenn zuweilen mehrere Geschwister derselben Familie davon befallen sind (Bettmann, Jarisch, Lässer, Ehrmann, Bauer). Da man das Fehlen des Pigmentgehaltes als eine Art Hemmungsbildung auffassen kann, so ist verständlich, daß wir öfters Infantilismus des Genitalapparates, Sterilität und andere Anomalien finden. Im Einklang damit steht, daß die Albinos nicht selten eine schwächliche Konstitution, Überempfindlichkeit gegen Narkotika und Blutverlust usw. haben. Soweit wir die obigen Erfahrungen an weißen Mäusen auf den Menschen übertragen dürfen, scheinen sie auch weniger widerstandsfähig gegen Infektion zu sein. Betont sei auch, daß die weißen Mäuse taub sind. Nach Hansemann besteht eine Neigung zu melanotischen Tumoren (Bauer). Auch andere, am Tiere gewonnene Erfahrungen sprechen für die Abwegigkeit der Gesamtkonstitution bei Albinismus. Die Hundezüchter berichten, daß weiße Hündinnen seltener brünstig werden und unbefriedigendere Züchtungsergebnisse liefern als die anderen des gleichen Wurfes. Im Frederiksborger Gestüt ging die Fruchtbarkeit um so mehr zurück, je mehr das Weiß der Hautfarbe vorherrschte. So brachten neun Stuten bei 70 Reinzuchtpaarungen nur 22 Füllen, während sonst die Erfolge 60—75% betragen (Köhler).

Daneben aber darf man nicht vergessen, daß Albinos ganz vollwertige und robuste Menschen sein können.

Eine ganz wenig beachtete Erscheinung ist die von Aschner sog. Pigmentdysharmonie (Abb. 120—123). Dabei fallen entweder Teile des Körpers aus dem übrigen Rahmen heraus, z. B. blonde Haare und braune Augen, oder blonde Kopfhaare und schwarze Genitalhaare (Ehrmann); oder einzelne Individuen zeigen ein Abweichen von ihrer Rasse, z. B. blonde Jüdinnen, so daß man von rassischer Pigmentdysharmonie sprechen kann (Köhler). Bei genauerer Beachtung sind die Dinge gar nicht so selten wie es scheint. So sehr solche Farbenmischungen vom ästhetischen Standpunkte als schön gelten mögen, so hält Aschner diese Menschen biologisch für wenig vollwertig, weniger widerstandsfähig und häufiger mit Konstitutionsanomalien behaftet. Insbesondere hat er oft eine abnorme Behaarung beobachtet, was wir zunächst bestätigen können (Abb. 120, 122). Am ehesten stellt wohl die rassische Pigmentdysharmonie eine konstitutionelle Abwegigkeit dar, wie Köhler meint. Er stützt seine Ansicht auf die Erfahrungen an drei Jüdinnen, bei denen der blonde Einschlag in starkem Gegensatz zu ihrer Abstammung aus ostjüdischen oder ungarischen Familien steht. An ihnen fiel die Überempfindlichkeit gegen die parenterale Zufuhr körperfremder Stoffe, die wiederholte schwere Hyperemesis, anaphylaktische Reaktion nach Kollargolinjektion enorm auf. Französische Autoren berichten, daß unter den Prostituierten, selbst in südlichen Gegenden, wo sonst der dunkle Typ vorherrscht, sehr viele helläugig sind.

Auf den Zusammenhang von Pigmentdysharmonie mit Tuberkulose und Karzinom weisen Schmidt und Neußer hin.

Aber trotz Pigmentdysharmonie und trotz abnormer Behaarung haben wir doch auch in jeder Richtung normale Funktion sowohl hinsichtlich von Menstruation als auch Konzeption, Schwangerschaft, Geburt und Laktation beobachtet (Abb. 121, 122). Wenn neuerdings öfters über Pigmentdysharmonie bei Hyperemesis berichtet wird (Aschner, Köhler), so ist doch Hyperemesis auch sonst so häufig, daß man vorerst auf die dabei vorkommende Pigmentdysharmonie keinen allzu großen Wert legen kann.

e) Hautverhalten.

Über die Bedeutung der Haut wissen wir bei den überaus schwierigen Untersuchungsbedingungen leider recht wenig. Die innere Medizin ist uns hier etwas vorausgeeilt. Tatsache ist, daß zwischen Haut und Gesamtorganismus lebhafte Wechselbeziehungen bestehen, worauf neuerdings Schwenkenbecher, Bloch, Schacht, v. Ries, Padtberg, Wahlgren, Vollmar, Luithlen in seiner Abhandlung über Pharmakologie der Haut ganz besonders hingewiesen haben.

Um die wichtige Aufgabe der Haut zu illustrieren, sei darauf hingewiesen, daß die Haut ein hochwertiges Kochsalzspeicherungsorgan ist (Padtberg, Wahlgren). Bei chlorreicher Ernährung befindet sich ein Drittel, bei chlorarmer über ein Viertel des gesamten Körperchlors in der Haut, der Rest ist größtenteils im Blut, Muskeln, Skelett und Darm enthalten. Nach intravenöser Kochsalzinfusion werden bis zu 77% des im

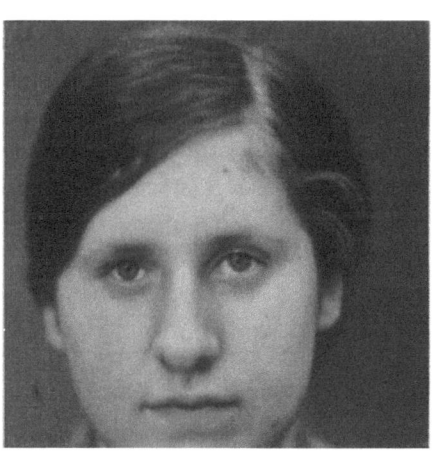

Abb. 120. 17jährige Nullipara. Blaue Augen, dunkle Haare; Dysfunktion des Ovariums. Menarche mit 15 Jahren, seit 1 Jahre Periode alle 1 bis 2 bis 3 Wochen. Abnorme und starke Behaarung der Oberschenkel seit der Menarche. Hypoplasia uteri. Ovariumimplantation.

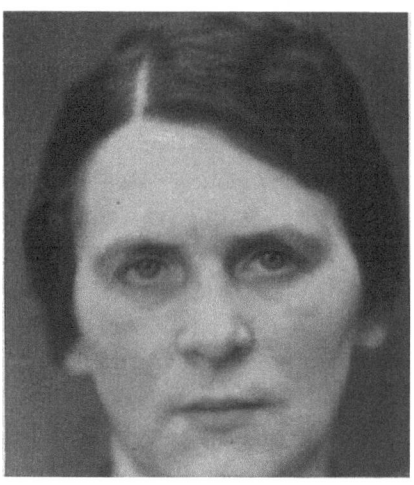

Abb. 121. Gesunde erwachsene Frau mit blauen Augen, fast schwarzen Haaren; Genitalfunktionen normal.

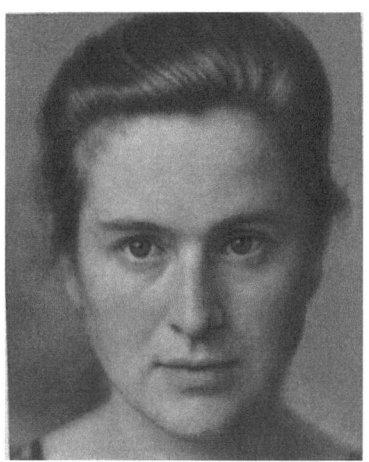

Abb. 122.

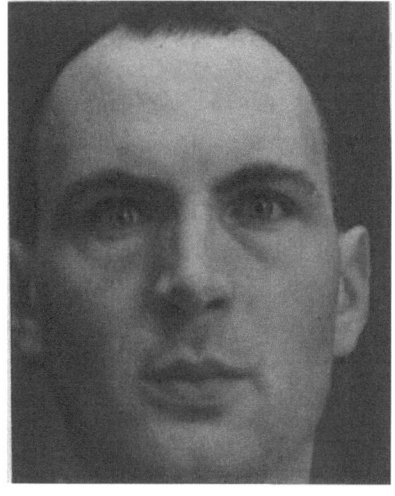

Abb. 123.

Abb. 122 u. 123. Ehepaar. Die Frau: 29 Jahre alt; braune, dunkle Augen; helle, rötlichblonde Haare. Starke Lanugobehaarung an Wangen und Beinen. Menarche mit 14 Jahren. Menses normal; Schwangerschaft, Geburt, Wochenbett, Stillgeschäft normal. Ehemann: blaue Augen, fast schwarze Haare.

Körper retinierten Chlors in der Haut gespeichert, der Rest findet sich größtenteils im Blute. Bei kochsalzarmer Ernährung sinkt der Chlorgehalt des Körpers um 11 bis 21%; das abgegebene Chlor entstammt dabei zum größten Teil (60 bis 90%) der Haut, trotzdem diese nur etwa 16% des Körpergewichtes ausmacht. Es wäre denkbar, daß das tiefe Penetrationsvermögen der langwelligen Strahlen auf dem hohen Salzgehalt der Haut beruhte (v. Ries).

Wohlgemut stellte eigene Fermente (Lithase, Diasthase, Kathalase) in der Haut fest. Nach ihm steht die Haut selbst solchen Organen, die im Organismus eine große Bedeutung haben, an Menge der Fermente nicht nach; sie hat nämlich für sich ein anderes Eiweiß als der übrige Körper, also muß sie auch noch für dieses besondere Fermente besitzen.

Erwähnt sei auch, daß bei Lichtbestrahlung die Mineralstoffe, speziell der Blutkalk, im Innern vermehrt werden (Sachs). Nach Stieve können Sonnenstrahlen, welche die Haut treffen, den Gesamtkörper umgestalten. Auch die Anschauung, daß die Ponndorfsche Reaktion oder die Pockenimpfung intrakutan ablaufen sollen, unter möglichster Vermeidung der Blutkapillaren spricht dafür, wie hoch die biologische Bedeutung der Haut eingeschätzt wird. F. Müller bezeichnet geradezu die Haut als ein **immunisierendes und bei Infektionen abwehrleistendes Organ**, da sie die weißen Blutzellen kräftigen und vermehren hilft. di Gaspero kommt zu dem Ergebnis, daß das Hautorgan ein nervöses Oberflächenkraftzentrum für lebenswichtige Prozesse, für die Auswirkung, Umformung, Nutzbarmachung, Unschädlichmachung innerlich angelegter, wirksamer Kräfte des Organismus ist.

Danach ist verständlich, daß die Haut und ihre Funktion in gesunden und kranken Tagen eine große Rolle spielt. Von besonderer Bedeutung für uns sind die Beziehungen der Haut zu Lebensalter, Stoffwechselanomalien, innersekretorischen Drüsen, Ovarium, Thyreoidea und Fieber.

Zunächst sei an die Alters- und Geschlechtsunterschiede erinnert. Die Haut der Kinder ist weich, glatt, gut durchfeuchtet, glänzend, mit Fett unterpolstert. Im Alter wird die Haut trocken, welk, matt, faltig und venenreich (Abb. 124 und 125). Leider wissen wir über die physiologischen Altersveränderungen der Haut und den normalen Zeitpunkt ihres Auftretens sehr wenig. Aber daß die Haut ein ausgesprochenes, auf den ersten Blick sichtbares Alterszeichen sein kann, haben wir oben schon gehört. Ein frühzeitiges Verwelken der Haut ist darum unter Umständen nicht nur ein Symptom des äußeren Verfalls, sondern auch ein Hinweis auf den vorzeitig faulenden inneren Kern, d. h. auf das Bestehen schwerer Gesundheitsschäden. In der Haut kommt daher oft genug das innere Getriebe des Organismus zum sichtbaren Ausdruck. Daß wir Ärzte uns auf die Deutung dieser Dinge oft so wenig verstehen, ist bedauerlich. Manche Tierzüchter sind uns überlegen; sie beurteilen oft mit erstaunlicher Sicherheit den Zustand ihrer Tiere nach Hautbeschaffenheit und Haarglanz.

Die Beziehungen der Haut zu den Gestationsvorgängen sind sowohl in physiologischer als in pathologischer Hinsicht von Bedeutung, aber leider nicht genügend bekannt.

Aus dem Gebiet der Physiologie sei darauf hingewiesen, daß mit der Geschlechtsreife die Haut im ganzen belebt wird. Diesen fördernden Einfluß der Keimdrüse sehen wir auch am Welken der Haut im Alter und Steinach konnte an Tieren beobachten, daß nach der „Verjüngung" die welke Haut wieder Glanz und Turgor bekam. Bekannt ist ferner die Steigerung der Talgsekretion um die Zeit der Pubertät (Scheuer). Eine besondere Steigerung dieser Sekretion erfolgt in der Laktation. Seitz sah eine so hochgradige Schweißabsonderung in der Axilla, daß echte Milchsekretion vorgetäuscht wurde.

Das beste Beispiel der Beziehungen zwischen Haut und Gravidität sind die oben näher behandelten **Striae gravidarum**. Warum die Striae graduell eine oft so verschiedene Entwicklung zeigen, wissen wir nicht. Anscheinend bleibt die Striaebildung bei der Haut alter Erstgebärender öfters aus. Am ehesten ist das zu verstehen, wenn man die Striae als Schwangerschaftsreaktion auffaßt. Man kann dann annehmen, daß eine alte Erstgebärende es nicht mehr zu dieser für die Striaebildung nötigen Schwangerschaftsreaktion der Haut gebracht hat. Die Veränderung des Hautverhaltens während der Gravidität zeigt sich auch daran, daß Waschfrauen, die sonst gegen Seife und Lauge unempfindlich sind, im Zustand der Schwangerschaft auf einmal Ekzeme bekommen.

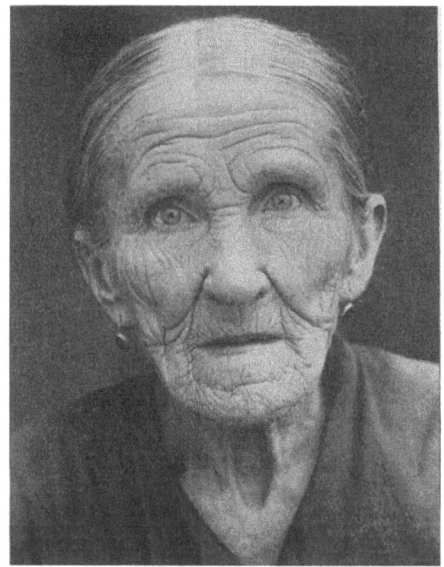
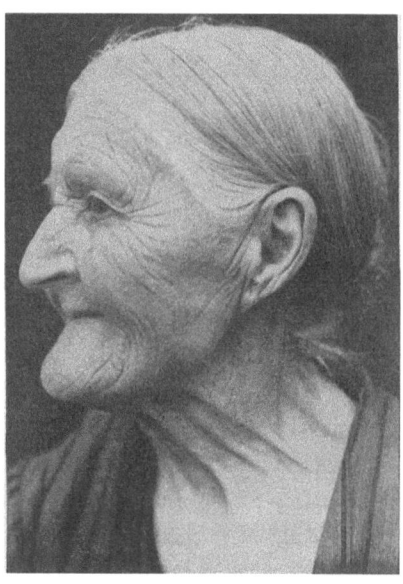

Abb. 124. 85 jährige Greisin mit starken Hautfalten im Gesicht. Abb. 125. 84 jährige Greisin mit starken Hautfalten am Hals.
(Nach L. R. Müller: Altersschätzung beim Menschen. Berlin: Julius Springer 1922.)

Gelegentlich kann man sehen, daß eine von Haus aus abnorm trockene, schuppende Haut in der Gravidität saftreicher und weicher wird. Im Hinblick auf die allgemeine Schwangerschaftshyperämie braucht uns das nicht zu wundern. Ob dabei die Thyreoidea oder die Hypophyse, die ja zum Wassergehalt der Haut im Zusammenhang stehen, eine Rolle spielen, ist schwer zu sagen. Dafür, daß vermehrte Hautdurchfeuchtung in der Gravidität eine hyperthyreotische Ursache haben kann, läßt sich auf die Hyperhidrosis bei Basedow hinweisen, sowie darauf, daß die Gravidität von mancher Seite als physiologischer Basedow angesprochen wird. In einem unserer Fälle von abnormer Hauttrockenheit bestand von jeher eine leichte Struma, status thymico-lymphaticus mit etwas myxödematösem Einschlag. In der Gravidität wurde die Haut gegen das Ende geschmeidiger, die Struma nahm etwas zu. Ob aber ein Dysthyreoidismus vorlag, der sich in der Schwangerschaft besserte, muß offenbleiben.

Bei wiederholten Schwangerschaften haben wir ein verschiedenes Verhalten einer abnorm trockenen Haut beobachtet. Eine unserer Patientinnen erlebte nach anfänglicher Verschlimmerung bei zwei Bubenschwangerschaften in der zweiten Hälfte jedesmal eine

Besserung; bei ihrer älteren Schwester, die ebenfalls zwei Buben hat, soll eine Besserung ausgeblieben sein.

Man könnte daran denken, daß an jener anfänglichen Verschlimmerung der Wegfall der mütterlichen Ovarialfunktion in der Schwangerschaft schuld war und daß die Besserung erst eintrat, nachdem die Keimdrüse der Leibesfrucht ergänzend eintreten konnte. Aber es ist sehr fraglich, ob in der Gravidität neben dem germinativen auch der innersekretorische Teil des Ovariums ruht. Und außerdem beobachtete dieselbe Patientin in einer anderen Schwangerschaft, die mit Abort im dritten bis vierten Monat endete, schon am Anfang eine Besserung.

Will man die Keimdrüse überhaupt als „Hautbesserer" ansprechen, so könnte man sich fragen, ob bei der Schwangerschaft das Geschlecht des Kindes auf das Verhalten der Haut einen Einfluß hat. Ein bestimmtes Urteil konnten wir bis jetzt nicht bilden.

Eigens erwähnt sei, daß einer unserer Patientinnen die Hauttrockenheit ihrem Manne gegenüber sehr unangenehm war. Anscheinend empfand sie das Fehlen eines weiblichen Reizes peinlich. Schon Morgagni und Frank betonten, daß diese Frauen wenig geeignet seien, Männer zum Genuß physischer Liebe anzuregen und oft steril bleiben (Günther).

Ob bei Graviditätstoxikosen, insbesondere bei Dermatosen, Hyperemesis und Eklampsie eine besondere Hautbeschaffenheit eine Rolle spielt, ist bis jetzt nicht untersucht.

Damit sind wir bei der Hautpathologie angelangt. Auf ihrem Gebiet spielen sich hauptsächlich die mit den Gestationsvorgängen zusammenhängenden Hautveränderungen ab. In erster Linie sei erinnert an die Pubertätsakne, an das ganze Kapitel der übrigen mit Menstruation und Gravidität zusammenhängenden Hautveränderungen, die man unter dem Namen „Hautkrankheiten sexuellen Ursprungs" zusammenfassen kann (Scheuer). Auch die oben schon berührte Frage der Ausscheidung von Menstruationsgiften durch die Haut taucht wieder auf.

Was diesen verschiedenen Hautanomalien ursächlich zugrunde liegt, sind bald Veränderungen des Hautstoffwechsels, Schädigung der Haut durch ausscheidende Gifte und damit Herabsetzung der Hautwiderstandskraft gegen Infektion, bald handelt es sich um trophische Störungen infolge Versagens der endokrinen Drüsen. Unter diesen spielen hauptsächlich die Keimdrüse, die Thyreoidea und auch die Hypophyse eine Rolle (Eppinger, Luithlen). Ein klinisch bekannter Typ einer ovarigenen Hautstörung ist das Auftreten von Pruritus oder Craurosis vulvae im Senium, worin manche den Ausdruck einer Hypovarie erblicken (Labhardt).

Davon abgesehen fallen öfter zwei Extreme von Hautbeschaffenheit auf. Es sind auf der einen Seite eine dünne, zarte, glänzende, durchsichtige, leicht verschiebliche Haut mit sichtbaren Venen. Auf der anderen Seite haben wir eine dicke, matte, derbe, unelastische, rauhe und trockene Haut mit wenig sichtbaren Venen. Manchmal bestehen dabei starkes Abschuppen, Struma, dicke Finger oder sonstige Zeichen des Dysthyreoidismus. Anscheinend findet sich dieser Hauttyp häufiger bei dunklen und seltener bei blonden Frauen.

Leider sind die Beziehungen dieser Hauttypen zu gynäkologischen Erkrankungen so gut wie gar nicht studiert. Wir haben den Eindruck, daß der erste Typ bei Dysmenorrhöe, Myomen und Tuberkulose öfter vorkommt. Vom zweiten Typ können wir nur sagen, daß die Fälle von Hydrops gravidarum ohne Albuminurie hierher zu gehören scheinen.

Das wenige, was wir sonst wissen, ist, daß Unreinigkeit der Haut, Warzen (Abb. 126), Lentigines, Nävi sich am ehesten bei Karzinom finden, während der Tuberkulose eher eine schöne Haut zukommt. Auch daran sei erinnert, daß Melanosarkome des Genitalapparates ihr Pigment öfters aus Hautwarzen beziehen (Vogt). Schließlich wissen wir

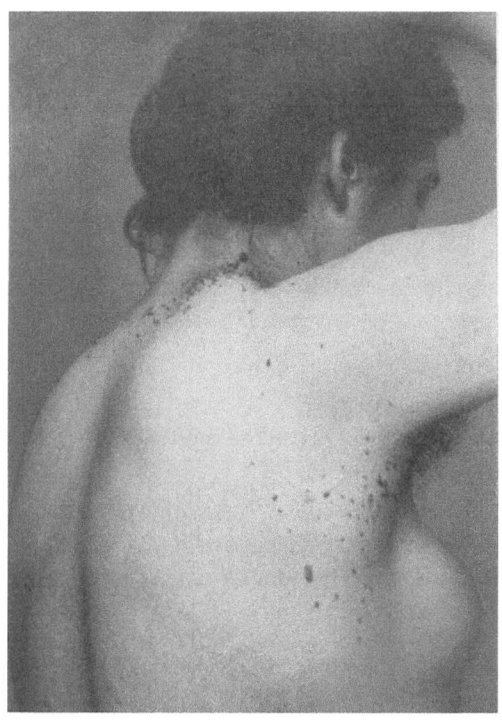 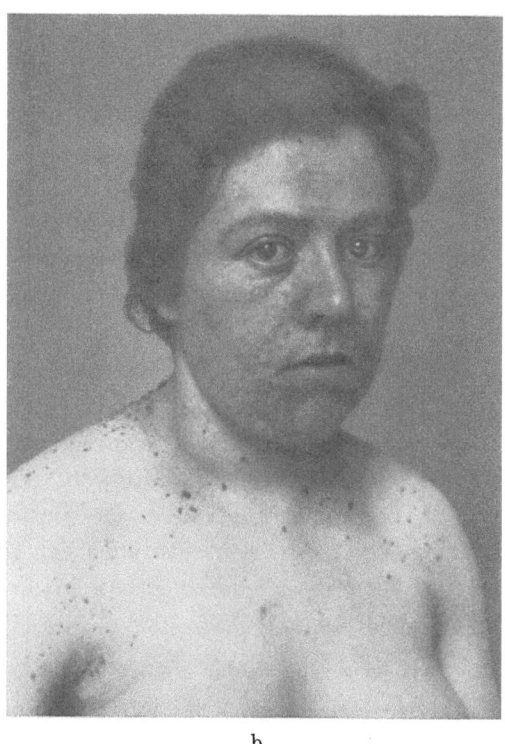

a b
Abb. 126. 23jährige Primipara mit zahlreichen Hautwärzchen an Nacken (a), Gesicht und Brust (b). Menarche mit 16 Jahren; etwas enges Becken; vorzeitiger Blasensprung; Wehenschwäche.

vom Caput Medusae, daß die Verbindung von stark entwickelten Hautvenen und Genitaltumoren auf Malignität hindeutet.

Wenig beachtet ist auch die Teilnahme der Haut an schweren Allgemeininfektionen. Ob die Ausscheidung von Bakterien oder Bakteriengiften durch die Haut eine Rolle spielt, steht nicht fest. Aber im Hinblick auf die oben erwähnten Kutanimpfungen ist eine Teilnahme der Haut an diesen Vorgängen gut verständlich. Sie äußert sich vor allem im Haarausfall, in Trockenheit und Abschilfern der Haut, vielleicht infolge von Vergiftung der Hautkapillaren; daß dabei die Hautfunktion schwer darniederliegt, ist gut verständlich. An der Besserung des Aussehens der Haut und an der Steigerung ihrer Funktion hat man bis zu gewissem Grade prognostische Anhaltspunkte für die Allgemeininfektion. Wir haben z. B. bei Puerperalfieber zu diesem Zweck der Haut durch Betupfen mit Jod funktionelle Aufgaben gestellt, und gesehen, daß die Haut mit dem Jodfleck bei eintretender Besserung der Allgemeininfektion rasch fertig wurde, während der Fleck beim Darniederliegen der Hautfunktion auf der Höhe der Infektion lange bestehen blieb.

Wie weit aber etwa eine angeborene „Hautminderwertigkeit" auf die Abheilung von schweren Allgemeininfektionen Einfluß hat, und wie weit sich die Prognose von Allgemeininfektionen nach der Beschaffenheit der Haut richtet, läßt sich leider nicht beurteilen. Auf jedenfall hat der Volksausdruck, wonach man „in einer guten oder schlechten Haut steckt", einen tiefen biologischen Sinn (A. Mayer).

f) Ernährungszustand.

1. Allgemeines.

Eingehende Studien über das normale Körpergewicht verdanken wir aus der neueren Zeit Brugsch. Gute zusammenhängende Abhandlungen über dieses Kapitel mit genauer Literaturangabe finden sich bei J. Bauer und Aschner.

Bei Beurteilung des Ernährungszustandes genügt in der Regel der Gesichtseindruck, hauptsächlich bei extremen Abweichungen von der Norm, also bei extremer Abmagerung oder extremer Fettsucht. Besondere inspektorische Merkmale der abnormen Magerkeit sind nach Oeder:

1. Eingesunkensein der Zwischenrippenräume (in der Regel vorn neben dem Brustbein, über dem 2., 3. und 4. Interkostalraum).
2. Eingesunkensein der Wangen, der Halsgruben, des Bauches und der Zwischensehnenreihen am Handrücken.
3. Vorspringen des Processus mastoideus, der Klavikula, des Adamsapfels, der Spinae ossis ilei, evtl. auch der Skapulae und der Wirbelfortsätze.
4. Vorspringen oder Sichtbarsein der Konturen oberflächlicher Muskeln am Hals und Rumpf.

Als Kennzeichen der abnormen Fettsucht können gelten:

1. Striae an Schultern, Mammae, Bauch, Hüften und Außenseite der Oberschenkel und Oberarme.
2. Die durch das Fettpolster bedingten Niveauverhältnisse des Körpers, insbesondere umschriebene Wülste am Unterkinn, Hals, Rumpf und Extremitäten.
3. Grübchen, Dellen und Furchen an Wangen, Kinn, Hals, Akromion, Kreuzbein, Rumpf und Extremitäten.

So leicht es nun ist, die Extreme festzustellen, so kommt man innerhalb der Extreme mit dem bloßen Aspekt oft nicht aus. Vor allem zur Feststellung des Optimalgewichtes, bei dem das Individuum weder mager noch fett ist, sowie zur Feststellung einer Unterernährung zeigt sich das Bedürfnis nach exakteren Methoden. Für den klinischen Gebrauch steht seit langem die Brocasche Formel im Ansehen. Danach ist das Normalgewicht (in kg) = Körperlänge (in cm) minus 100. Das heißt, der Mensch soll normalerweise so viel kg wiegen, als er über 100 cm lang ist. Diese Formel läßt aber außer acht, daß bei derselben Körperlänge das Normalgewicht mit einer Reihe von Faktoren, insbesondere mit dem Alter und dem Brustumfang wechselt.

Der Brustumfang wird durch die Formel von Borchardt besonders berücksichtigt. Darnach ist das Gewicht $= \dfrac{\text{Länge} \times \text{mittlerer Brustumfang}}{240}$.

So sehr diese Formel zur Beurteilung eines Individuums geeignet ist, so hält Brugsch sie nicht für ausreichend, wenn Individuen verschiedener Körpergröße auf ihren Ernährungszustand hin verglichen werden sollen. Für diese Zwecke empfiehlt er den Index der Körperfülle oder den Index ponderalis nach Livi: $\sqrt[3]{\dfrac{\text{Gewicht} \times 100}{\text{Körperlänge}}}$.

Weitbrüstige Individuen haben bei gleicher Körperlänge meist ein Übergewicht über die Engbrüstigen, während sich das Gewicht der Normalbrüstigen fast völlig mit dem durchschnittlichen Körpergewicht einer Längengruppe deckt. Danach hat z. B. ein Individuum mit 170 cm Länge

> als engbrüstiger . . . . . 59 kg Gewicht
> als normalbrüstiger . . . 66 kg Gewicht
> als weitbrüstiger . . . . 75 kg Gewicht.

Im ersten Falle wäre der Maximalwert der Ernährung rund . 3 500 Kalorien
im zweiten Falle . . . . 4 360 Kalorien
im dritten Falle . . . . 5 600 Kalorien

Hinter dieser Berechnung steckt nach Brugsch eine ganz verschiedene Leistungsfähigkeit. Nach Brugsch hat der

> Engbrüstige für Arbeitsleistung frei . 1400 Kalorien
> der Normalbrüstige . . . . 2050 Kalorien
> der Weitbrüstige . . . . 3000 Kalorien.

Die Kleinwüchsigen weisen relativ höhere Gewichte und einen höheren Index ponderalis auf als die Hochwüchsigen, weil sie durchschnittlich gedrungener und die Hochwüchsigen schlanker sind.

2. Untergewichtigkeit.

Die für den Gynäkologen wichtigen Formen der Untergewichtigkeit lassen sich einteilen in eine Untergewichtigkeit infolge primärer Anlage — die sog. konstitutionelle Magersucht — und eine Untergewichtigkeit infolge sekundärer, krankhafter Einflüsse, die sekundäre Abmagerung.

a) An eine konstitutionell entstandene Magersucht (Brugsch) muß man denken, wenn man sieht, daß verschiedene Menschen unter sonst gleichen Bedingungen einen ganz verschiedenen Ernährungszustand aufweisen. Die Magersüchtigen sind jene schlanken, hageren Menschen, meist vom Type „respiratoire" Sigauds, welche trotz bestem Appetit, trotz immer wieder versuchter Mästung ihren außerordentlich spärlichen Fettbestand nicht erhöhen, kein Fett ansetzen, welche also offenbar mehr verbrennen, als der normale Durchschnitt. Ihre oxydative Zellenergie ist besonders groß, der Energieumsatz besonders hoch (J. Bauer). Aus dem Gebiet der Pathologie scheinen manche Fälle von vorzeitigem Altern hierher zu gehören (Abb. 64), wie es zuweilen in manchen Familien gehäuft vorkommt.

1. Die Ursachen sind unklar. In Betracht kommen: Unvermögen zum Fettaufbau, eine geringe Tendenz des Gewebes zur Fettbildung, eine größere Luxuskonsumption, konstitutionelle Verdauungsmängel (Trägheit der Resorption, Verzögerung der Darmsekretion) oder Abweichungen endokrinen Ursprungs. Infolge der Untätigkeit der schwachen

Körpermuskulatur fehlt es oft auch am nötigen Anreiz zur Nahrungsaufnahme und an der Eßlust, so daß es zur Anorexie kommt. Simons spricht das Leiden als Trophoneurose an.

Da es sich bei der konstitutionellen Magerkeit nicht um progressive Abzehrung handelt, sondern um einen Zustand, eine Gleichgewichtskonstanz, die in weitem Maßstabe von der Nahrungszufuhr unabhängig ist, so liegt die Annahme einer geringen Tendenz zur Fettgewebsbildung, im allgemeinen gesprochen, eine Störung des Fettgewebsaufbaues am nächsten (Brugsch). J. Bauer hält es für sehr wahrscheinlich, daß es sich um eine gesteigerte Schilddrüsentätigkeit handelt, kurz um eine thyreotoxische Konstitution, wofür auch das ganze übrige Bild dieser Menschen spricht. In letzter Zeit zieht Brugsch auch die geringe relative Verdauungskapazität, d. h. die geringe intestinale Resorptionsfläche gewisser magersüchtiger Individuen zur Erklärung heran. Nach seinen Beobachtungen zeigt sich bei näherem Zusehen, daß der Engbrüstige zur Magerkeit neigt und das um so mehr, je kleinwüchsiger er ist; der Weitbrüstige tendiert dagegen mehr zur Fettleibigkeit. Der Verdauungskanal des Engbrüstigen hat aber eine geringere Kapazität, eine kleinere sezernierende und resorbierende Fläche und kann darum die Nahrung weniger ausnützen.

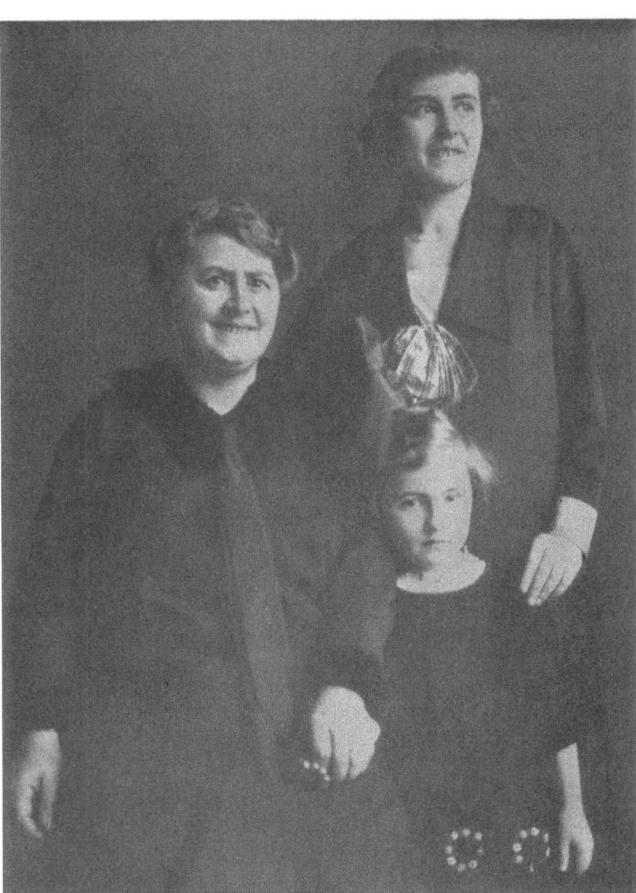

Abb. 127. Mutter, Tochter, Enkeltochter mit großer Ähnlichkeit, besonders zwischen Mutter und Tochter. Mutter in der Jugend zart, jetzt sehr übergewichtig. Tochter untergewichtig, kommt aber bei der großen Ähnlichkeit später wohl auch auf das Format der Mutter heraus.

Bei der konstitutionellen Anlage brauchen wir uns nicht zu wundern, daß manche Formen dieser Magersucht erblich sind; sie findet sich z. B. häufig bei deutschen Adelsfamilien.

Ziemlich oft ist das Dezennium der Pubertät, also eine bestimmte Lebensperiode, durch die Magersucht gekennzeichnet. Nicht wenige dieser Frauen blühen in der Gravidität ganz auf, nehmen sehr erheblich an Gewicht zu, und sind ausgezeichnete Stillmütter, magern aber nach der Geburt oder spätestens nach der Laktation wieder erheblich ab. In der Nähe des Klimakteriums kommt es dann oft zu einem sehr erheblichen

Fettansatz, so daß man an die Magerkeit aus der Jugendzeit gar nicht mehr glauben möchte. Beim Vergleich von Mutter und Tochter stellen die im Klimakterium befindlichen Frauen darum oft trotz aller sonstiger Ähnlichkeit durch ihre übermäßige Körperfülle einen schreienden Gegensatz zur jugendlichen Tochter dar (Abb. 127). Wo aber Jugendbildnisse der Mutter vorhanden sind, kann man sich oft von der frappanten Gleichheit zwischen Mutterbild und Tochteroriginal überzeugen.

Ein spezieller Typ dieser Magersucht ist vielleicht die Simonsche progressive Lipoiddystrophie (Borchardt, Abb. 128). Sie stellt eine, der progressiven Muskeldystrophie bis zum gewissen Grad analoge Erkrankung des Fettgewebes dar, die in den beobachteten Fällen nur Frauen betraf, und mit allmählich völligem Schwund des Fettes im Gesicht („Totenkopfgesicht"), an den Armen und am Rumpf einhergeht, während Gesäß und Oberschenkel eine starke Hyperplasie des Fettgewebes aufweisen (Reithosenform).

Manchmal sind diese Kranken körperlich besonders stigmatisiert durch eine lange Wirbelsäule, eine flache Brust mit geringem Umfang, durch Hypoplasie des Herzens und der gesamten Körpermuskulatur, schließlich durch Ptose der Organe, ptotischen Langmagen.

2. Die gynäkologische Bedeutung der konstitutionellen Magersucht ist nicht gering. Praktisch bedeutet sie nämlich, daß bestimmte Menschen bei derselben Ernährung abmagern, bei der andere fett werden und daß manche bei derselben Nahrung noch eine große Anzahl von Kalorien für Arbeitsleistung frei haben und andere nicht. Bedenkt man nun, wie viele konstitutionell unterernährte und erschöpfte Frauen wegen Fluor oder Kreuzschmerzen die gynäkologische Sprechstunde aufsuchen, aber tatsächlich

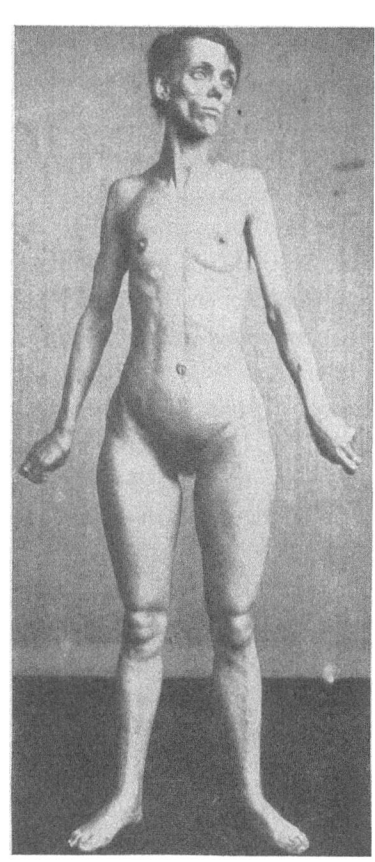

Abb. 128. 21 jährige Kranke mit Lipoiddystrophie. (Nach A. Simon, aus Borchardt: l. c. S. 264, Abb. 55.)

nicht gynäkologisch krank sind, oder höchstens eine bedeutungslose Retroflexio haben, so gewinnen die Versuche von Pirquet, die Resorptionsgröße des Darmes aus den Körperproportionen zu bestimmen, auch für uns Gynäkologen an Wert, besonders auch im Hinblick auf die Retroflexio uteri.

Klinisch scheint eine Verwandtschaft der konstitutionellen Magersucht mit der Asthenie zu bestehen. Die hierher gehörigen Frauen sind daher oft von Haus aus vermindert leistungsfähig, leicht ermüdbar und gegen jede Form von Belastung und Belästigung hypersensibel. Für den Gynäkologen kommen aus diesem Konstitutionsbereich hauptsächlich drei Gruppen von Patientinnen in Betracht, ähnlich wie bei der Asthenie. Der Wichtigkeit halber sei nochmal darauf hingewiesen.

a) Die eine Gruppe sind jene Frauen, bei denen ein Heer von Klagen in schreiendem

Gegensatz zur Geringfügigkeit des gynäkologischen Befundes steht. Die Hauptklagen zerfallen oft in bestimmte Typen: Zahlreiche Allgemeinbeschwerden, Schmerzen in der Ileo-Inguinalgegend, schwere Dysmenorrhöe und Ausfluß. Der gynäkologische Befund ist oft genug fast normal, nicht einmal die beliebte „Knickung" ist da, höchstens daß sich das berühmte „Geschwür" am Muttermund findet.

Es ist gleich falsch, solche Patientinnen für unterleibskrank zu halten und nur gynäkologisch zu behandeln oder sie für gesund zu erklären und abzuweisen. Die richtige therapeutische Einstellung besteht darin, daß man über die Scheuklappen des Spezialisten hinweg als richtiger Arzt die Inanition und Defatigation erkennt und auf dieser Grundlage zwar auch eine gynäkologische Behandlung unterläßt, aber dafür eine sorgfältige Allgemeinbehandlung einleitet.

β) Die zweite und vielleicht wichtigste Gruppe von Kranken aus dem Gebiet der konstitutionellen Magersucht sind jene Frauen, die über Kreuzschmerzen klagen und einen gynäkologischen Befund in Form von Retroflexio uteri haben. Wer die Kreuzschmerzen als Ermüdungssymptom deutet, läßt die Retroflexio unbehandelt und macht seine Patientinnen durch eine Erholungs- und Liegekur wieder arbeitsfähig. Wer in einseitiger organspezialistischer Einstellung in der Retroflexio die Ursachen der Beschwerden erblickt, greift zur Retroflexionsoperation, vermindert durch die postoperative Gewichtsabnahme das Körpergewicht noch mehr und hat seinen Kranken nicht selten direkt geschadet.

γ) Die dritte hierhergehörige Gruppe ist schließlich die, bei der der konstitutionelle Fettmangel die vielleicht von Hause aus bestehende Neigung zur Ptose und Atonie begünstigt. Hinter diesen oder jenen gynäkologischen Beschwerden verstecken sich Obstipation, Gastroptose, Nephroptose, Koloptose, Deszensus und Prolaps.

b) Von der konstitutionellen Magersucht unterscheidet sich die Abmagerung infolge krankhafter innerer Bedingungen. Die dafür in Betracht kommenden Ursachen sind:

1. Abmagerung durch Unterernährung;
2. Abmagerung durch Steigerung des Umsatzes, z. B. bei Hyperthyreoidismus;
3. Abmagerung durch infektiös toxische Ursachen, bei Infektionskrankheiten;
4. Abmagerung durch Protoplasmadegeneration bei Kachexie;
5. Abmagerung durch Stoffwechselkrankheiten, z. B. Diabetes.

Die am Habitus zum Ausdruck kommenden Zeichen der Unterernährung haben wir oben erwähnt. Dem Körpergewicht nach kann man drei Grade von Abmagerung unterscheiden:

Beim ersten Grad ist das Gewicht um 10—20% unter dem Normalgewicht. Dieser Zustand stört das subjektive Wohlbefinden nicht und braucht die Leistungsfähigkeit nicht zu beeinträchtigen. Er besteht bei manchen Sportsleuten als Folge des Trainings.

Beim zweiten Grad der Abmagerung bleibt das Körpergewicht etwa 20—30% unter dem Normalgewicht. Hier geht die Abmagerung schon oft mit subjektiven Krankheitserscheinungen einher, das Tempo der Abmagerung ist dabei öfters von maßgebender Bedeutung.

Der dritte Grad der Abmagerung liegt vor, wenn das Körpergewicht um mehr als 30% hinter dem Normalgewicht zurückbleibt. Hier fehlen subjektive Beschwerden so gut wie nie, besonders bei jähem Eintritt der Abmagerung.

Manchmal bleibt bei abgemagerten Frauen das Fett an den Hüften und Bauchdecken erhalten, während es intraabdominell zum Fettschwund mit Neigung zur Organsenkung kommt. So entsteht manchmal ein gegen den übrigen Ernährungszustand stark abstechender Fetthängebauch mit allerlei Beschwerden. Oft geht mit dem Sinken des Körpergewichts die nervöse Reizbarkeit stark empor. Zu bedenken ist ferner, daß schließlich auch Blutmenge und Blutfarbstoff sinken, der Herzmuskel leicht ermüdet, so daß die allgemeine Leistungsfähigkeit sehr stark abnimmt.

3. Fettsucht.

Das Weib ist, wie wir schon hörten (S. 301), physiologischerweise fetter als der Mann, seine Muskulatur beträgt darum nur etwa 35—40% des Körpergewichtes, gegen 40—45% beim Mann.

Die Fettmenge wechselt bis zu gewissem Grade mit den verschiedenen Altersabschnitten des Weibes. Bekanntlich sind es die erste und zweite Periode der sog. „Fülle", die Pubertät, die Gravidität, die Laktation und das Klimakterium, in denen eine vermehrte Neigung zum Fettansatz besteht. Bis zu gewissem Grade scheint es auch, daß die Aufnahme eines regelmäßigen Sexualverkehrs zum Fettansatz, besonders an den Hüften und an der Gesäßgegend führt, wie wir J. Bauer bestätigen können. Alle diese Dinge stellen dem Manne gegenüber einen Geschlechtsunterschied dar.

Neben dem vermehrten Fettansatz kann man auch bezüglich der Fettlokalisation von Geschlechtsunterschieden reden. Eine beim Mann kaum zu beobachtende und darum ziemlich speziell weibliche Form der Fettlokalisation ist nach J. Bauer der sog. „Reithosentyp", das heißt das Überwiegen der Fettansammlung in der Gegend der Trochanteren; sodann der „Fettkragen", d. h. die überwiegende Fettansammlung oberhalb der Fußgelenke und an den Oberschenkeln. Auch die starke Fettansammlung an den Mammae, der Typus mammalis (Günther), ferner die Fettansammlung am Steiß, der „Fettsteiß" (Steatopygie, typus pygalis) und die vorwiegende Beteiligung von Gesicht, Kinn und Hals (typus facialis) sind mehr weibliche Formen der Fettlokalisation.

Demgegenüber kommt der sog. Madelungsche Fetthals hauptsächlich bei Männern vor.

Die krankhafte Fettsucht ist bei der Frau häufiger als beim Mann. Auf zwei fettsüchtige Frauen kommt etwa ein Mann. Selten besteht die Fettsucht schon von Kindheit an; sehr oft tritt sie erst mit einem bestimmten Alter auf, etwa mit der Menarche, mit dem Wochenbett oder mit dem Klimakterium.

a) Ursachen. Man sollte meinen, daß die Entwicklung der normalen weiblichen Form der Fettansammlung vom Eierstock abhängt. Dem steht aber entgegen, daß Eunuchen lediglich nach Wegnahme der Hoden — ohne Ovarien — auch eine weibliche Form der Fettlokalisation aufweisen können. J. Bauer zieht daraus den Schluß, „daß eigentlich nur der männliche Verteilungstypus des subkutanen Fettpolsters als sekundäres Geschlechtsmerkmal anzusehen ist, da nur er sich von der Funktion der Keimdrüse abhängig erweist. Der weibliche Lokalisationstypus ist von der Gegenwart und Funktion der Ovarien unabhängig; er ist demnach kein Geschlechtsmerkmal, sondern das undifferenzierte, ursprüngliche Speziesmerkmal".

Man könnte einwenden, daß es sich beim Eunuchen um die Auswirkung der von manchen angenommenen ursprünglich bisexuellen Anlage handelt, die bei Wegnahme der hemmenden Wirkung des Hodens nach der weiblichen Richtung hin in Erscheinung tritt. Dennoch wird man J. Bauer zugeben müssen, daß in der ganzen Frage der Fettlokalisation die Konstitution und wohl auch die „Partialkonstitution" eine Rolle spielt. Für den Einfluß der Konstitution spricht schon das familiäre Vorkommen der Fettsucht, die dann enorm hohe Grade annehmen kann (Abb. 129). Bekannt ist auch, daß weder nach Röntgen- noch nach operativer Kastration, noch im Klimakterium alle Frauen fett werden. Bei genauerer

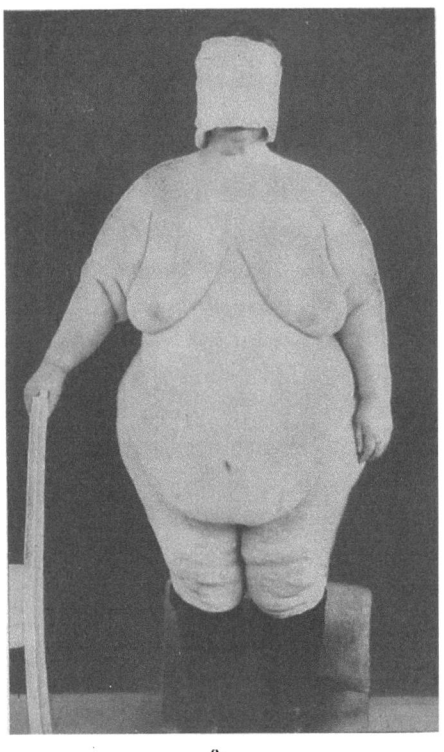 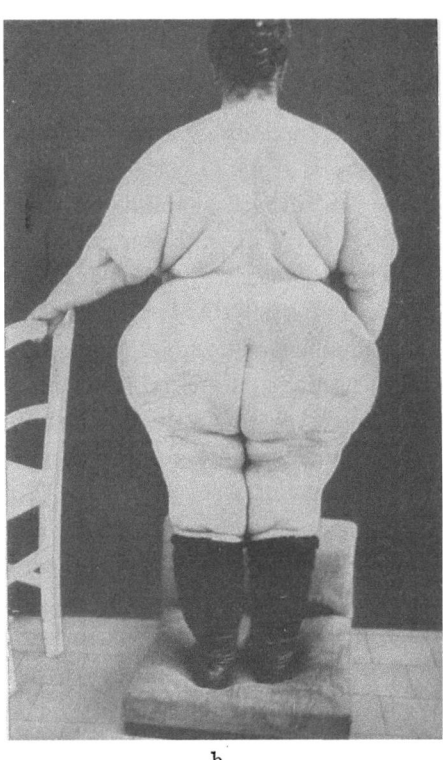

a b

Abb. 129. Konstitutionelle heredo-familiäre Fettsucht (Rubens-Typ). 49jährige Frau mit 123 kg Gewicht, mit 16 Jahren 90 kg; beide Eltern sehr fettleibig, ebenso alle 13 Brüder; zahlreiche Kinder der Brüder fettleibig; 2 Schwestern und 3 Brüder der Mutter adipös.
(Nach Jul. Bauer: Die konstitutionelle Disposition zu inneren Krankheiten. Berlin: Julius Springer.)

Familienforschung kann man finden, daß jugendliche Frauen aus fettleibigen Familien, vor allem solche mit einer fettleibigen Mutter auf eine Kastration gewöhnlich auch mit Fettleibigkeit reagieren; während die Töchter schlanker Mütter viel öfter auch schlank bleiben. J. Bauer bringt dafür schöne Beispiele. Aus unserer eigenen Erfahrung können wir das bestätigen und dem noch hinzufügen, daß sich die Töchter um so mehr wie die Mütter verhalten, je ähnlicher sie sich im übrigen sind.

Auch eine Beobachtung von Peritz macht konstitutionelle Einflüsse wahrscheinlich. Bei einer 33jährigen Frau entwickelten sich im Anschluß an die Entbindung des fünften Kindes die untrüglichen Zeichen eines Hypophysentumors und gleichzeitig eine auf die untere Körperhälfte beschränkte Fettleibigkeit. Ihre 34jährige Schwester, die keine nachweisbare hypophysäre Störung aufweist, hat aber schon seit ihrem 16. Jahr die vollkommen gleiche Lipomatose an Gesäß und unteren Extremitäten bis hinab zu den Knöcheln. Danach muß man annehmen, daß die Hypophysenstörung nur den Anstoß zum Fettansatz abgab, aber nicht zum Verteilungsmodus. Dieser muß vielmehr auf eine besondere konstitutionelle Affinität bestimmter Körperteile zum Fett zurückgeführt werden.

In dieser besonderen Affinität einer bestimmten Körpergegend zur Fettbildung, oder in der sog. Lipophilie (Günther) erblickt J. Bauer den Ausdruck einer Partialkonstitution. Zur Illustration derselben führt er ein sehr interessantes Beispiel an. Einer Frau wurde im 12. Lebensjahr ein Hautdefekt am Handrücken durch Transplantation aus der Bauchhaut gedeckt. Als sie im Alter von 30 Jahren auffallend korpulent wurde, nahm auch das Transplantat an der Haut ähnlich wie die Bauchhaut unverhältnismäßig an Dicke zu. Auch in einem Falle von Hoffmann kam es auf dem Boden eines Transplantates zur „Fettbauchbildung" am Handrücken, als zwei Jahre später zur Zeit der Pubertät eine allgemeine Zunahme des Fettpolsters erfolgte.

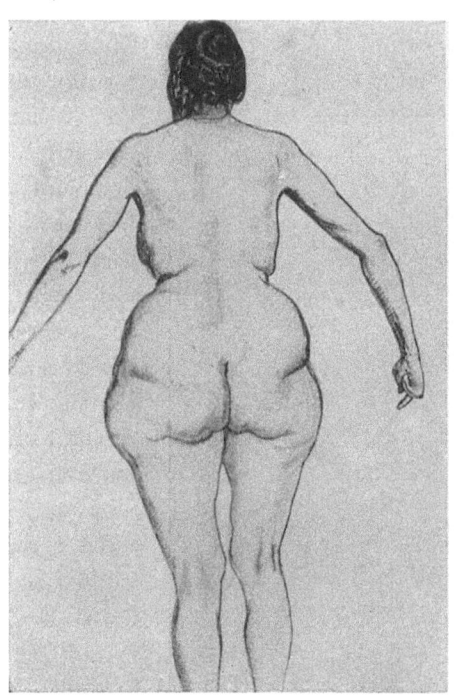

Abb. 130. Starke Anhäufung des Fettes in der Lenden- und Trochanterengegend. (Nach Schweisheimer: Dickwerden und Schlankbleiben. München: J. F. Bergmann 1926.)

b) Einteilung. Der äußeren Erscheinungsform nach läßt sich die Adipositas je nach Sitz und Grad der Fettansammlung verschieden einteilen. Auf Grund der verschiedenen Arten der Fettlokalisation beim erwachsenen Weibe wollte J. Bauer vier Haupttypen unterscheiden. Beim ersten, dem sog. „Rubenstyp", sitzt das Fett hauptsächlich an den Darmbeinkämmen, an der Unterbauchgegend und am Gesäß (Abb. 129); zu ihm gehören die meisten Frauen. Der zweite Typ ist der schon erwähnte sog. „Reithosentyp" mit Fettansatz in der Trochanterengegend (Abb. 130). Bei der dritten Gruppe befindet sich das Fett hauptsächlich an den Armen, Hals, Nacken, Brüsten, Rücken, bei schlanker und relativ fettarmer unterer Körperhälfte. Der vierte Typ ist durch den sog. „Fettkragen" gekennzeichnet mit starker Fettansammlung an den Ober- und Unterschenkeln, hauptsächlich oberhalb der Fußgelenke, während der Stamm, der Hals und die oberen Extremitäten relativ fettarm sind. Ob sich eine solche Einteilung aufrechterhalten läßt, steht dahin.

Vom klinischen Standpunkt aus wird die Fettsucht ihrem Grade nach öfters in drei Gruppen eingeteilt, die auch für den Gynäkologen von gewisser Bedeutung sind.

1. Ein leichter Grad von Fettsucht liegt vor, wenn das Körpergewicht die Norm etwa bis zu 10 kg überschreitet.

2. Beim zweiten Grad beträgt dieser Überschuß etwa 10—25 kg.

3. Beim dritten Grad von Fettsucht handelt es sich um Körpergewichte von 2 Zentnern und mehr.

c) Der Ursache nach unterscheidet man mit den Internisten zweckmäßig zwei Gruppen von Fettsucht: die exogene und die endogene Fettsucht.

Die exogene Fettsucht entsteht durch Überfütterung und mangelhafte Bewegung; sie wird daher auch Trägheitsfettsucht genannt (von Noorden). Da eine mangelnde Beschäftigung oft bei bestimmten Gesellschaftsschichten vorkommt, so kann man in mancher Hinsicht von einer sozialen Disposition zur Fettsucht sprechen. Ihr gegenüber stellt die vermehrte Ruhe während der Laktation und im Klimakterium bis zu gewissem Grade eine physiologische Disposition zur Fettansammlung dar.

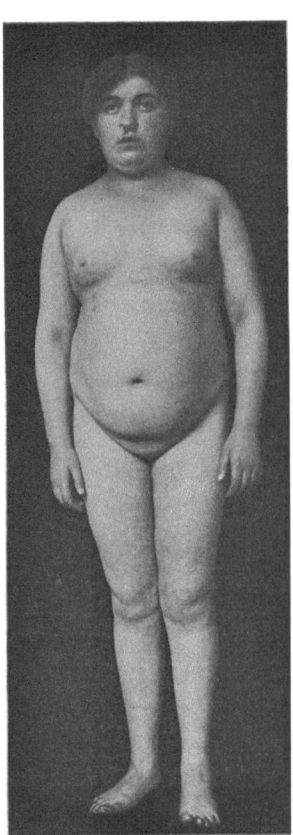

Abb. 131. 16jährig. Fettansammlung unter den Mammae, an den Hüften, Außenseiten der Oberschenkel und Mons veneris. Hypophysäre Dystrophie nach Hypophysentumor. (Nach Weil: Die innere Sekretion. Berlin: Julius Springer 1922.)

Recht häufig ist die endogene oder konstitutionelle Fettsucht. In vielen Fällen tritt sie familiär auf und zeigt eine hereditäre Komponente. Diese äußert sich zuweilen darin, daß vorwiegend nur der weibliche Teil einer Familie Fettsucht zeigt. Die hierher gehörigen Frauen essen oft äußerst wenig und suchen, sich auf die verschiedenste Weise ihrer Fettsucht zu erwehren. Aber infolge Verlangsamung und Verminderung des Umsatzes oder infolge einer besonderen lipogenen Tendenz ist alles erfolglos. Zuweilen findet man bei diesen konstitutionell Fettsüchtigen eine besondere Störung der einen oder anderen endokrinen Drüse in Erscheinung treten, so daß man von hypophysärer, thyreogener oder eunuchoider Fettsucht sprechen kann. Die einzelnen Unterarten dieser Fettsucht kommen manchmal an diesen oder jenen Merkmalen des Habitus zum Ausdruck.

Wohl am leichtesten erkennbar ist die hypophysäre Fettsucht (Abb. 131). Sie ist gekennzeichnet durch diese oder jene Symptome eines Hypophysentumors, durch den oft vorhandenen Hypo-genitalismus und eine besondere Form der Fettansammlung, die oft vor allem auf Brust und Bauch beschränkt ist. Klinisch ist uns diese Fettsucht bekannt unter dem Namen der „Dystrophia adiposo-genitalis", bei der gynäkologisch das Symptom der Amenorrhöe im Vordergrund steht. Das Bild ähnelt in mancher Richtung dem eunuchoiden Fettwuchs. Ja Tandler und Groß haben die Meinung vertreten, daß die Fettansammlung bei der hypophysären Fettsucht nicht die direkte Folge der gestörten Hypophysenfunktion sei, sondern der — allerdings durch die Hypophyse beeinflußten — Keimdrüse. Indes muß man doch annehmen, daß die Hypophysenerkrankung das Primäre ist und daß erst später die Keimdrüse der Involution verfällt.

Die hypophysäre Fettsucht tritt gewöhnlich zu Anfang des zweiten Dezenniums auf, erreicht oft mit 15—16 Jahren ihren Höhepunkt und geht dann häufig an Stärke zurück. Wenn auch ein Mehrgewicht nicht selten für die Dauer vorhanden bleibt, so verwischt sich mit der Pubertät die jugendliche Fettsucht gewöhnlich doch. Unter den

Mädchen mit verzögerter Menarche finden sich manche, die in diesen Typ hereingehören; auch unter den sog. juvenilen Blutungen fehlen Vertreterinnen dieser Form von Fettsucht nicht ganz.

Die thyreogene Fettsucht zeigt als Hauptcharakteristikum einen myxödematösen Einschlag. Sodann ist auch hier das Fett nicht über den ganzen Körper gleichmäßig verteilt, sondern hauptsächlich in der unteren Körperpartie lokalisiert, sodaß die unteren Extremitäten manchmal den Eindruck des chronischen Ödems machen können. Die Haut ist trocken, rauh und abschilfernd. Das Genitale kann oft unbeteiligt sein, oder die bei Myxödem beschriebenen Veränderungen zeigen.

Die Fettansammlung nach Wegfall der Keimdrüsenfunktion ist vom Tierexperiment her und von den klinischen Erfahrungen an den Eunuchen und Skopzen genügend bekannt. Löwy und Richter haben durch Stoffwechselversuche an Hunden beiderlei Geschlechtes gezeigt, daß nach der Kastration eine Verminderung des Stoffwechsels um 14—20% eintritt und Monate, ja sogar Jahre lang anhält. Allerdings konnte Lüthje das nicht bestätigen.

Die eunuchoide Fettsucht ist hauptsächlich gekennzeichnet durch den eunuchoiden Hochwuchs, den Hypogenitalismus und den Virilismus. Das Fett bevorzugt auch oft besondere Körperstellen, wie Brust, Hüften und Nates. Wenn man vom Kastratenwuchs absieht, dann ähnelt die eunuchoide Fettsucht in mancher Richtung der Dystrophia adiposogenitalis, wie oben schon erwähnt.

Die eunuchoide Fettsucht erreicht gewöhnlich keinen sehr hohen Grad, es sei denn, daß exogene Momente wie Untätigkeit, Alkoholismus und dergleichen sie begünstigen.

Auch sie ist, wie die hypophysäre Fettsucht, oft an das jugendliche Alter gebunden. Aus den übrigen Lebensabschnitten des Weibes gehören hauptsächlich noch die Fettansammlung in der Laktation und im Klimakterium, wenn auch nicht ganz, so doch teilweise, hierher.

Im Hinblick auf die Laktationsamenorrhöe kann man für die Fettansammlung während der Laktation eine Hypovarie anschuldigen. Aber oft kommt es zur Fettsucht ohne Amenorrhöe. Wir müssen daher auch an andere und zwar exogene Ursachen denken. In Betracht kommen vor allem die körperliche Ruhe, die reichliche Flüssigkeitszufuhr und die Überfütterung der stillenden Frauen. Während der Gravidität hat die Frucht dazu beigetragen, daß Umsatz- und Nahrungsbedarf sich decken. Wenn mit dem Wegfall der Frucht der Umsatz geringer wird, aber die Frau mit ihrer Appetenz sich noch nicht entsprechend umgestellt hat, so kommt es leicht zur Überfütterung.

Die Fettansammlung nach dem Klimakterium läßt sich wohl in den meisten Fällen auf den Wegfall der Keimdrüse zurückführen und als hypovarielle Erscheinung deuten. Indes spielen auch Heredität, familiäres Verhalten und eigene Körperverfassung eine Rolle. Anscheinend nehmen hauptsächlich die Breitgebauten an Gewicht zu, während die Schmalgebauten eher eine Abnahme zeigen können (Aschner).

Auch manche Formen von Klimakterium praecox und Adipositas gehören wohl noch hierher. Jedoch muß man sich hier schon fragen, ob die inneren Zusammenhänge nicht auch anders sein können. Anstatt daß die Hypovarie zur Adipositas führt, kann eine primäre Adipositas aus anderen Ursachen eine Hypovarie mit Amenorrhöe veranlassen. Wir sehen das besonders bei manchen jugendlichen Patientinnen, die wegen Amenorrhöe unsere Sprechstunden aufsuchen und an großem Fettreichtum leiden. Hier ist sehr oft die Adipositas primär und die Amenorrhöe sekundär.

Eine wahrscheinlich pluriglandulär entstandene Form der Fettsucht ist die sog. Dercumsche Krankheit oder die Neurolipomatosis dolorosa, wie sie auch genannt wird. Anscheinend kann sie in drei verschiedenen Formen auftreten:

1. Als Knotenform, d. h. als isolierte, nicht symmetrisch liegende Lipome in oder unter der Haut.

2. Die lokalisierte diffuse Form, bei der sich an bestimmten Körpergegenden breite, flache oft gelappte Fettwucherungen finden, während der übrige Körper freibleibt.

3. Die dritte und häufigste Form erstreckt sich über den ganzen Körper und ähnelt der gewöhnlichen Fettsucht. Indes ist die Haut an einzelnen Stellen besonders fettarm, so daß es durch Hervortreten der tieferen Fettdepots zur Bildung von Furchen und Knoten kommen kann.

Allen drei Formen gemeinsam ist die Druckempfindlichkeit, die nach Schwenckenbecher durch Druck des gewucherten Fettes auf kleine Nervenstämme zustande kommt und zu dem Namen Adipositas dolorosa Veranlassung gab.

Die Dercumsche Krankheit ist bei der Frau etwa sechsmal häufiger als beim Mann (Brugsch) und entwickelt sich meist erst nach dem Klimakterium, selten schon im 3. bis 4. Dezennium. Wegen der Schmerzhaftigkeit der Gliedmassen, besonders auch beim Gehen, kann der Verdacht der Osteomalazie erweckt werden.

d) Die klinische Bedeutung der Fettsucht ist auch für den Gynäkologen nicht gering. An erster Stelle seien auf dem Gebiet der inneren Medizin liegende Punkte genannt. Das Herz ist durch die Fettansammlung oft in seiner Leistungsfähigkeit behindert. Infolge des Fettreichtums an der Körperoberfläche kann es zur schlechten Wärmeabgabe kommen, die für das Herz eine besondere Belastung bedeutet. Eine Verbreiterung des Gefäßgebietes der Haut oder des Unterhautfettgewebes stellt wohl einen gewissen Ausgleich dar, verbreitert aber andererseits das Stromgebiet und kann so das Herz auch mehr belasten. Infolge einer relativen Herzinsuffizienz kann es zur Gehirnanämie kommen. Bei den sog. anämischen Formen von Fettsucht (Immerman) ist der Hb.-Gehalt öfter vermindert, die Blutmenge im Vergleich zur Körperfülle reduziert (Kisch). Auf dieser Grundlage entstehen als Ausdruck der mangelnden Blutzirkulation Anfälle von Schwindel, Flimmern vor den Augen, Neigung zu Ohnmachten, Schlafsucht, Verminderung der Leistungsfähigkeit, Herzklopfen, Atemnot usw., insbesondere wenn eine starke intraabdominelle Fettansammlung oder ein nicht selten bestehender Meteorismus mit vermehrter Bildung von Darmgasen zu Zwerchfellhochstand führt.

Der Blutdruck ist zuweilen erhöht wie bei der plethorischen Fettsucht oder normal resp. vermindert, wie bei der atonischen Fettsucht. Schlechte Durchblutung der Körperspitzen kann dazu führen, daß diese sich kalt anfühlen, z. B. die sehr fettreichen Mammae. In anderen Fällen kommt es zu einer so hochgradigen Akrozyanose, daß man an einen echten Herzfehler denken könnte.

Bei dieser Sachlage sind Narkosen oder Operationen in Beckenhochlagerung mit besonderer Vorsicht zu beurteilen, wenn man vor Überraschungen durch einen Herztod verschont bleiben will. Es kommt noch hinzu, daß an sich leichte Operationen infolge der übermäßig fettreichen Bauchdecken technisch sehr schwer sein können und länger dauern als sonst.

Eine zweite Gruppe von Beziehungen zwischen Adipositas und Gynäkologie liegt schon auf dem Spezialgebiet der Gynäkologie selbst. Infolge von Adipositas entstandene Striae dürfen nicht als Zeichen einer vorausgegangenen Gravidität angesehen werden. Gar manche Frauen mit unklaren Kreuzschmerzen haben nichts anderes als einen Fetthängebauch (Abb. 132). Eine dabei vorhandene Retroflexio uteri für die Kreuzschmerzen verantwortlich zu machen wäre sehr falsch. Nicht selten findet sich dabei

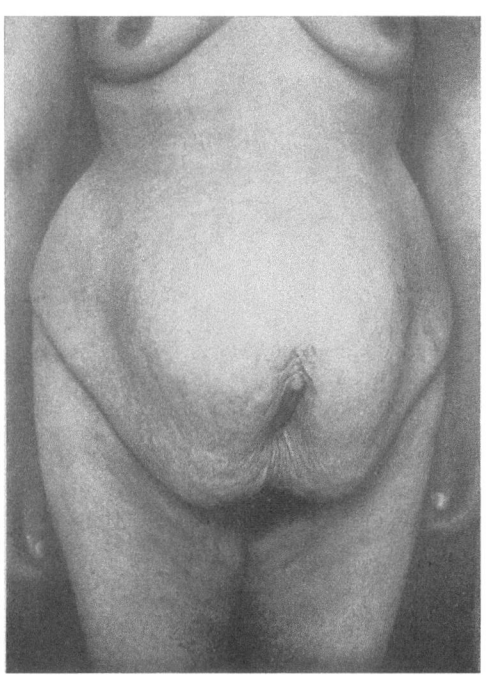
Abb. 132a. Fetthängebauch von vorn.

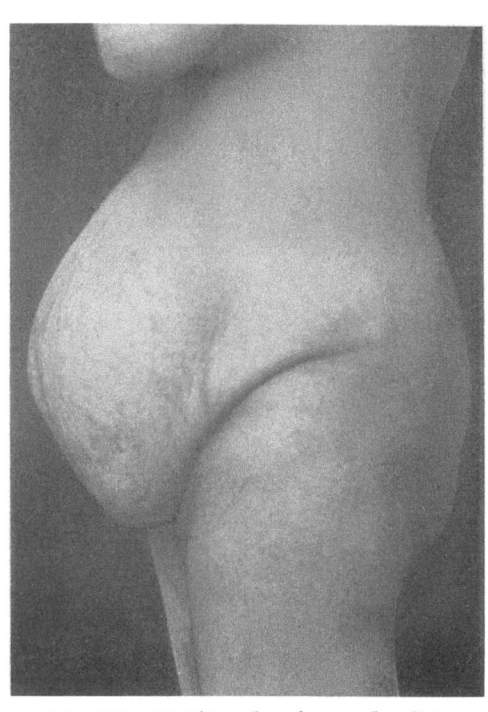
Abb. 132b. Fetthängebauch von der Seite.

eine epigastrische Hernie, ein präperitoneales Lipom, ein Leistenbruch oder ein größerer oder kleinerer Nabelbruch. Gerade die Nabelbrüche sind bei fettreichen Frauen auffallend häufig. Gewöhnlich weist man zur Erklärung darauf hin, daß die vermehrte intraabdominale Fettansammlung zur Ausstülpung des Bruchsackes und zum Austritt vom Bruchinhalt führt. Jene Fettansammlung mag an diesen Dingen schuld sein, aber für das Offenbleiben des Nabelringes reicht sie nicht aus, da sie in der Kindheit gewöhnlich gar nicht besteht. Wir müssen daher gerade auch die Häufigkeit dieser Nabelbrüche als Ausdruck einer besonderen konstitutionellen Veranlagung ansehen. Wie wir aber oben hörten, sind die epigastrischen Hernien bei der Frau 5—6mal seltener als beim Manne (Bönheim).

In anderen Fällen täuscht die Adipositas eine gynäkologische Erkrankung vor. Führt z. B. ein starker Intertrigo zu nässendem Ekzem im Oberschenkelgebiet, so wird das leicht als Ausfluß gedeutet auf dem Boden einer Endometritis mit der Konsequenz einer gänzlich nutzlosen gynäkologischen Lokalbehandlung. Noch ernster ist der Irrtum, wenn noch ein Pruritus hinzukommt und hinter diesem ein Diabetes steckt, den man übersieht. Da diese Kombination nicht selten ist, muß man sich gerade bei fettreichen Frauen zum Grundsatz machen, keinen Pruritus zu behandeln, ehe ein Diabetes ausgeschlossen ist.

Die hauptsächlichste gynäkologische Bedeutung der Adipositas liegt wohl in ihrer Beziehung zu den Fortpflanzungsvorgängen. Manche Pubertätsblutungen, vor allem aber manche Amenorrhöe, Hypomenorrhöe, Frigidität und Sterilität gehören hierher. L. Adler hat besonders darauf hingewiesen, daß man unter den Amenorrhoischen oft zwei Typen findet: fette und hypoplastische.

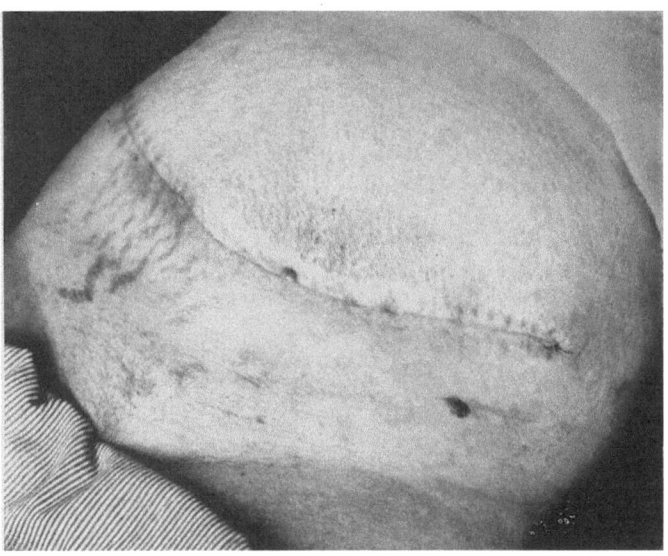

Abb. 133. Fetthängebauch nach Bauchdeckenplastik von vorn.

Soweit die Fettsucht primär ist und zur Hypovarie führt, hat an Stelle einer gynäkologischen Behandlung eine Entfettungskur platzzugreifen. Läßt sich die Fettsucht auf eine bestimmte endokrine Störung zurückführen, so gehört es natürlich auch zu den therapeutischen Aufgaben den endokrinen Defekt zu ersetzen.

Kommt es zur Konzeption, so sind natürlich oft genug alle Schwangerschaftsbeschwerden graduell gesteigert und die Geburt besonders erschwert. Diese dicken Frauen leiden oft an primärer Wehenschwäche und sind mit ihrem Fettherz den Preßwehen schlecht gewachsen. Man kann sie darum mit Recht dem dystoken Frauentyp zurechnen.

Bekannt ist auch, daß die Fettreichen ein relativ großes Kontingent zur puerperalen Eklampsie stellen. Auf Grund dieser klinischen Beobachtung hat man bekanntlich die Abnahme der Eklampsie im Krieg mit der Unterernährung infolge der Hungerblockade erklären wollen und zur Eklampsieprophylaxe Unterernährung empfohlen.

Auch im Wochenbett kann die Adipositas noch eine gewisse Bedeutung gewinnen. Starker Fettreichtum der Oberschenkel kann durch Verschluß der Vulva den Abfluß des Lochialsekretes hemmen und zu Lochiometra führen. Die Stillfähigkeit ist bekanntlich oft genug sehr gering, da die voluminöse Brust in der Hauptsache aus Fett besteht. Der einigermaßen Kundige wird sich durch den falschen Schein nicht täuschen lassen.

Daß Fettreiche zur Thrombose im Wochenbett besonders disponiert sind (Aschner), ist nicht zu verwundern, wenn man an die oben erwähnten Schädigungen des Herzens und des Gefäßsystems denkt. Daß bei dem plethorischen Typ der Fettsucht mit seiner Hypertension aus der Thrombose leicht eine Embolie entstehen kann, bedarf keiner weiteren Begründung.

Bei der Neigung der Fettleibigen zu Gallensteinen und bei der bekannten Disposition des Wochenbettes zu Gallensteinanfällen braucht man sich nicht zu sehr zu wundern, wenn bei schon vorausgegangenen Gallensteinanfällen im Wochenbett erneute Attacken auftreten, wie wir wiederholt sahen.

Daß Fettleibige weniger zur Tuberkulose und mehr zum Karzinom neigen, während es bei Schlanken eher umgekehrt ist (Aschner), entspricht einer allgemeinen ärztlichen Erfahrung. Jedenfalls möchten wir eigens betonen, daß die in den Lehrbüchern oft ganz besonders erwähnte Kachexie bei Uteruskarzinom in den seltensten Fällen vorhanden ist. Anscheinend sind hier die Beobachtungen bei Karzinomen am Verdauungstraktus, wo es schnell zu einer Abmagerung kommt, einfach übernommen worden. Nach unseren Erfahrungen haben Frauen mit Uteruskarzinom im Gegensatz zur Lehrbuchmeinung nicht selten so fettreiche Bauchdecken, daß dadurch die Operation geradezu erschwert wird.

Noch fast gänzlich unerforscht ist das Verhalten des Fettreichtums des Netzes zum Gesamternährungszustand. Bei zahlreichen gynäkologischen Laparotomien konnten wir nicht selten ein auffallendes Mißverhältnis zwischen Fettreichtum des Netzes und übrigem Ernährungszustand feststellen. Ganz schlecht genährte Frauen zeigten ein auffallend fettreiches Netz und umgekehrt, ohne daß man etwa eine Beziehung zur gynäkologischen Erkrankung hätte feststellen können.

Hochgradige Formen von Fettsucht, welcher Ätiologie sie auch sind, treten gewöhnlich schon im dritten Dezennium ein. Wer im vierten Dezennium noch verschont geblieben ist, hat eine gewisse Aussicht, dauernd verschont zu bleiben. Für die Prophylaxe ist das nicht unwichtig.

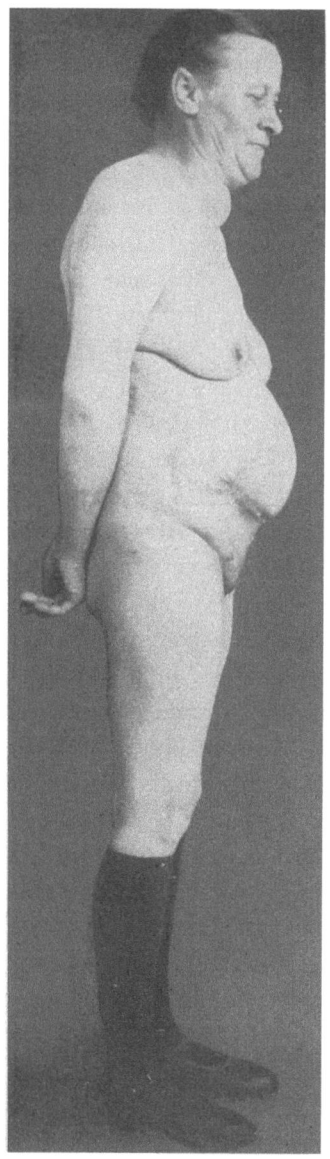

Abb. 134. Fetthängebauch nach Bauchdeckenplastik von der Seite.

Wird man vor die Aufgabe gestellt, die Wirkung einer Kastration auf den Fettansatz zum voraus zu beurteilen, so wird man manche Anhaltspunkte gewinnen können aus dem Verhalten der Familie und insbesondere der Reaktion der Mutter oder einer älteren Schwester auf die Kastration.

Die allgemeine Prognose der Fettsucht kommt darin zum Ausdruck, daß von

10 Mageren, drei das 80. Lebensjahr erreichen, aber von 10 Fetten nur einer, wie Schweisheimer bildlich darstellt.

e) Die Therapie der Fettsucht gehört, soweit Diät, Medikamente (Lipolysin, Thyreoidin), Lebensweise, Gymnastik, Massage, Badekuren usw. in Betracht kommen, ins Gebiet der inneren Medizin.

Die operative Therapie spielt keine große Rolle. Als kausale Therapie kann die Entfernung von Hypophysentumoren gute Resultate zeitigen. Um eine mehr symptomatische Therapie handelt es sich bei der Operation einer großen Fettbrust oder eines Fetthängebauches. Indes haben wir den Eindruck gewonnen, daß die Operation eines Fetthängebauches, besonders wenn größere Fettmengen (10—15 Pfund) abgetragen werden, eine gewisse Umstellung des Organismus bewirkt mit Anhalten der erzielten Gewichtsabnahme. Was man in kosmetischer Rücksicht als Nebengewinn erzielt, zeigt der Vergleich der Abb. 133 und 134 mit der Abbildung 132.

Das fettreiche Neugeborene.

Das fettreiche Neugeborene bedarf einiger besonderer Bemerkungen. Die überschwer zur Welt kommenden Kinder sind nicht immer auch überlang (s. S. 460 u. 597). Soweit nicht nur das Gewicht, sondern auch die Länge die Norm überschreitet, sind die Kinder meistens übertragen, oder stammen von besonders großen Eltern und sind darum konstitutionell überentwickelt. Daß auch überalte Erstgebärende von 40 und mehr Jahren entgegen der gewöhnlichen Annahme sehr fette, dicke Kinder zur Welt bringen können, muß zugegeben werden. Soweit bei einigermaßen normaler Länge nur das Gewicht überschüssig ist, muß man die Ursachen in konditionellen Faktoren suchen, die ihrem Wesen nach in besonders günstigen intrauterinen Entwicklungsbedingungen bestehen. Als solche kommen in Betracht: Ruhe und Schonung der Mutter während der Gravidität, gute Ernährung, kräftige Gesundheit, günstiger Plazentarsitz innerhalb des Uteruskörpers. Die Bedeutung des Plazentarsitzes kann an den oft recht großen Gewichtsdifferenzen bei Zwillingen zum Ausdruck kommen (Brandess).

Daß die Übergewichtigkeit der Kinder nicht nur für die Mutter die Geburt erschwert, sondern durch Verlängerung der Geburtsdauer auch den Kindern selbst gefährlich wird, ist bekannt. Praktisch zeigt sich das schon darin, daß unter den schwereren Knaben mehr totgeborene sind als unter den leichteren Mädchen.

An der physiologischen Gewichtsabnahme des Neugeborenen sind die überschweren Kinder in besonders hohem Grade beteiligt. Die Ursache wird gewöhnlich darin erblickt, daß die reichliche Abgabe an Urin und Mekonium in besonders starkem Gegensatz zu der geringen Aufnahme in den ersten Lebenstagen steht. Außerdem wird auch darauf hingewiesen, daß der Akt des Geborenwerdens infolge der größeren mechanischen Schwierigkeiten zu ausgedehnteren Zirkulationsstörungen führt (v. Reuß). Zirkulationsstörungen im Gebiet des Verdauungstraktus, besonders im Duodenum verursachen dann Störungen der Resorption und damit eine Gewichtsabnahme. Auf dieser Grundlage soll auch bei kräftigen Kindern der physiologische Ikterus neonatorum häufiger und intensiver sein und seinerseits eine größere Gewichtsabnahme begünstigen (Opitz).

Das Verhalten der überschweren Neugeborenen in der späteren Kindheit ist nicht exakt genug beobachtet. Oft aber werden diese auffallend dicken Kinder von ihren Müttern in der Annahme, daß das ihrer Konstitution zuträglich sei, überfüttert und zu Fressern erzogen. Darauf hat schon Hufeland hingewiesen mit der Bemerkung: „Man kann mit Wahrheit behaupten, daß der größte Teil der Menschen viel mehr ißt, als er nötig hat, und schon in der Kindheit wird uns durch das gewaltsame Hinunterstopfen und Überfüttern der natürliche Sinn genommen, zu wissen, wann wir satt sind". Es ist darum nicht zu verwundern, wenn solche Kinder mit ihrem Habitus ihrem Alter weit vorauseilen und mit zwei Jahren schon aussehen wie 6—8jährige, wie Holländer und Schweisheimer es abbilden.

g) Riesenwuchs.

So merkwürdig es auch klingt, so ist es nicht leicht zu sagen, was wir unter Riesenwuchs verstehen. Das Hauptmerkmal besteht jedenfalls darin, daß der Riese seinen gleichalterigen Rassengenossen an Körperlänge erheblich überragt. Dazu kommen aber noch andere Merkmale. Hält man sich im landläufigen Sinne zunächst nur an dieses Überragen der durchschnittlichen Körperlänge, so wenden manche Autoren die Bezeichnung Riesenwuchs erst an bei ganz exzessivem Längenwachstum von mehr als 200 cm (Ranke, Meige), oder sogar mehr als 205 cm (Bollinger). Unterhalb dieser Grenze sprechen sie dann von „Hochwuchs", während andere darunter etwas anderes verstehen, wie wir noch sehen werden.

Im klinischen Sprachgebrauch hält man sich lange nicht immer an diese Längenmaße und redet auch schon bei geringerer Abweichung von „Riesen". Natürlich muß man dabei von der Durchschnittslänge der Rasse ausgehen. Diese beträgt nach Martin in Mitteleuropa beim Weib 154 cm und beim Mann 165 cm. Danach können wir die Frauen nach ihrer Körperlänge etwa folgendermaßen einteilen:

187 cm und mehr	Riese	152—140 cm untermittelgroß, klein
186—168 cm	sehr groß	139—121 cm sehr klein
167—156 cm	groß, übermittelgroß	120 cm und weniger Zwerg
155—153 cm	mittelgroß	

Der äußeren Erscheinungsform nach kann man bis zu gewissem Grade zwei Typen unterscheiden. Bei dem einen ist der Riesenwuchs harmonisch; der Längenzunahme entspricht eine allgemeine Massenzunahme, oft mit Grobknochigkeit, starker Fettansammlung — besonders auch an den Brüsten — und mit Breithüftigkeit verbunden. Das ganze macht quasi den Eindruck des „Überweibs". Die andere Form ist unharmonisch; die Längenzunahme überragt die Massenzunahme; auffallend sind die schlanken Knochen, die Fettarmut, Schmalhüftigkeit, zuweilen auch männliche Behaarungsformen oder andere Anklänge an den Virilismus, so daß man hier eher von „Unterweiblichkeit" sprechen könnte. Borchardt bezeichnet diese Form mit isoliertem Überwiegen der Längenzunahme als „Hochwuchs" und die erste als Riesenwuchs. Er meint mit Breus und Kolisko, daß es sich um qualitative Unterschiede handle. So verlockend diese Einteilung auch ist, so muß man bedenken, daß die beiden Formen ineinander übergehen können. Infolge vermehrten Breitenwachstums mit dem fortschreitenden Alter kann ein „Hochwuchs" später zu einem „Riesenwuchs" werden. Sekundärer Fettschwund, etwa infolge von Tuberkulose, kann einem früheren „Riesenwuchs" das Aussehen des „Hochwuchses" geben. Das sind aber dann keine Unterschiede dem inneren Wesen nach, sondern nur der äußeren

Erscheinungsform nach. Man wird daher die Bezeichnung Hochwuchs besser in dem obigen Sinne gebrauchen und nur verschiedene Grade des vermehrten Längenwachstums damit bezeichnen. Auf dieser Grundlage schließen wir für unsere weiteren Ausführungen in die Bezeichnung „Riesenwuchs" auch den „Hochwuchs" gleich ein.

Die Ursache des Riesenwuchses ist im einzelnen nicht leicht festzustellen. Theoretisch aber lassen sich ursächlich zwei Formen unterscheiden:

1. Der physiologische Riesenwuchs,
2. der pathologische Riesenwuchs.

a) Der physiologische Riesenwuchs ist wohl im Keimplasma bedingt und wird darum von Sternberg als „normaler" und von Pierre Marie als „echter" Riesenwuchs bezeichnet. Äußerlich dürfte er am ehesten das oben erwähnte harmonische Wachstum zeigen.

Er kann an bestimmte Rassen oder Familien gebunden, also erblich sein und familiär gehäuft vorkommen. Sehr interessante Stammbäume über Riesenwuchs teilt Brugsch mit.

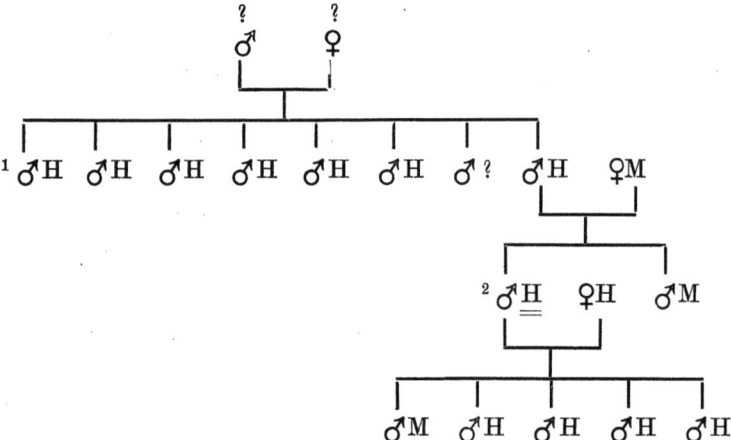

Stammbaum über Riesenwuchs nach Brugsch.

Wir selbst verfügen (Abb. 135) über eine achtköpfige Geschwisterserie, in der das kleinste 182 cm und das größte 200 cm lang ist.

Familiärer Hochwuchs bei Eltern und Kindern (von Abb. 135).

	Erna	Änne	Karl	Elsbeth	Otto	Heiko	Hilde	Trude
Nr.	1	2	3	4	5	6	7	8
Alter d. Kinder bei Aufnahme d. Photographie	17	16	14	13	11	9	8	6
Jetziges Alter	30	29	gefallen	26	24	22	21	19
Jetzige Körperlänge in cm	189	182		189	200	199	187	187
Jetziges Gewicht in Pfund	160	138		163	190	164	156	162
Geburtgewicht in Pfund	8	$8^1/_2$	$8^3/_4$	$8^1/_4$	9	$8^1/_2$	$8^1/_4$	$8^1/_2$
Geburtslänge in cm	55	53						
Menarche	$13^1/_2$	13					13	$14^1/_2$

[1] H = Hochwuchs. M = Mittelwuchs. ? = Wuchs fraglich.

[2] Der doppelt unterstrichene hochwüchsige Vater war in erster Ehe mit einer kleinwüchsigen Frau verheiratet. Wie diese Mischung auf die Wachstumsform der Deszendenz wirkte, werden wir später S. 461 sehen.

1. Alle Kinder von jeher größer als die Altersgenossen; z. B. Erna mit 1³/₄ Jahr als 4jährig angesehen.
2. Wachstum bis 20 resp. 22 Jahre: Änne, Karl, Heiko;
   Wachstum bis 16 resp. 17 Jahre: Erna, Elsbeth, Otto, Hilde, Trude.
3. Alle schlank, aber kräftig gebaut; Änne und Hilde besonders schlank.
4. Heiko als Kind sehr schmal, erst durch Turnen und Sport breit geworden; Änne als Kind zart.
5. Karl und Heiko zeigten erst mit Pubertätsjahren vermehrtes Breitenwachstum.
6. Knochenbau mittelkräftig bei Erna, Änne, Hilde, Trude;
   Knochenbau kräftig bei Karl, Elsbeth, Otto, Heiko.
7. Haarfarbe dunkelblond: Erna, Karl, Elsbeth, Hilde;
   Haarfarbe etwas heller: Änne, Otto, Heiko, Trude.
8. Augenfarbe blau: alle außer Trude;
   Augenfarbe hellgrau: Trude.

Die verschiedene geographische Verbreitung sieht man daraus, daß Quetélet in Frankreich unter 1 Million der 20jährigen Konskribierten 1186 mit einem Längenmaß

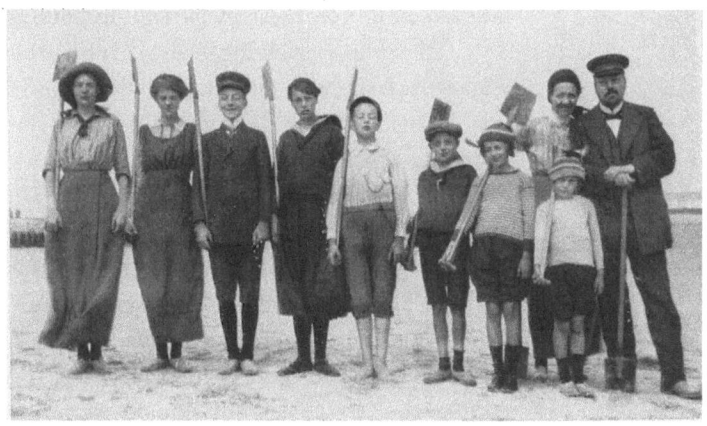

Abb. 135. Hochwuchsfamilie.

von mehr als 191,5 cm fand, während nach einer Berechnung von Ranke diese Zahl für Bayern nur 22 auf 1 Million betrug.

b) Der pathologische Riesenwuchs ist ursächlich oft sehr schwer zu klären. Es liegt kein Anhaltspunkt dafür vor, daß es sich um eine Verschmelzung mehrerer Eier handelt, wie sich das am Tierexperiment hat zeigen lassen (Metschnikoff, Borchardt). Jedenfalls spielen Störungen des endokrinen Systems eine Rolle; er wird daher auch „symptomatischer" Riesenwuchs genannt (Pierre Marie). Die in Betracht kommenden endokrinen Drüsen sind: Keimdrüse, Hypophyse, Zirbeldrüse, Nebenniere. Die vorwiegende Beteiligung einer bestimmten dieser Drüsen kann dem äußeren Habitus einen besonderen Stempel aufdrücken.

Nach den Erfahrungen an den Eunuchen kann man vielleicht in einer ungewöhnlichen Beinlänge, also in einem Überwiegen der Unterlänge über die Oberlänge (Langer) einen Hinweis auf eine mangelhafte Keimdrüsenfunktion erblicken (Abb. 136). Auch das Offenbleiben der Epiphysen kann auf Grund der Sellheimschen Tierexperimente über Kastration so gedeutet werden. Daß dabei die Wachstumsdauer verlängert sein kann, ist klar.

Auf einen hypophysären, d. h. durch Überfunktion des Hypophysenvorderlappens entstandenen Riesenwuchs deutet eine etwaige gleichzeitige Akromegalie hin

(Abb. 43), wie schon Sternberg betonte. Nach Meige bieten Riesen fast immer bestimmte Symptome der Akromegalie. Unter Umständen zeigt das Röntgenbild entsprechend der Hypophysenvergrößerung eine Vergrößerung der Sella turcica. Das Fehlen einer solchen Vergrößerung schließt natürlich einen hypophysären Riesenwuchs nicht aus, da Hyperfunktion auch vorkommen kann ohne Organvergrößerung. Hypophysentumoren führen gerade im Wachstumsalter gerne zu Riesenwuchs. Brissaud und Meige glauben, daß die Art, wie eine Hypophysenstörung auf das Knochenwachstum wirkt, zum Teil vom Lebensalter abhängt. Am noch wachsenden Knochen kommt es darum zum Riesenwuchs und am ausgewachsenen zur Akromegalie. Danach wäre der Riesenwuchs die infantile Form der akromegalen Wachstumsstörung (Guggisberg). Indes beruhen keinesfalls alle Fälle von Riesenwuchs auf hypophysärer Grundlage.

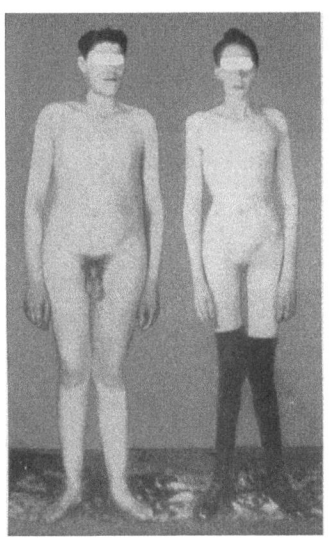

Abb. 136. Eunuchoider Hochwuchs. Mann 176 cm lang; Oberlänge 83, Unterlänge 93 cm. Frau 23 Jahre, 175 cm lang, Oberlänge 79, Unterlänge 96 cm. Vagina blind endend; Uterus und Ovarien nicht palpabel. Keine Menstruation. Schulterbreite 41,5 cm, Hüftbreite 34 cm. (Nach Weil: Die innere Sekretion. Berlin: Julius Springer 1922.)

Über die Beziehungen der Zirbeldrüse zum Riesenwuchs wissen wir nicht sehr viel. Soweit eine Störung der Zirbeldrüse zu Riesenwuchs führt, muß man einen Hypopinealismus annehmen, da es sich an dem vorliegenden Sektionsmaterial um Tumoren der Drüse mit Zerstörung des Organs handelte (Östreich-Slavyk, Frankl-Hochwart, Pellizi). Da die Zirbeldrüse sich etwa vom 7. Jahr an zurückbildet, so müssen durch sie bedingte Wachstumsstörungen schon frühzeitig einsetzen. Die Epiphysenfugen schließen sich bald; das Genitale und die sekundären Geschlechtsmerkmale kommen frühzeitig zur Ausbildung, so daß die betreffenden Kinder einen erheblich älteren Eindruck machen können. Gigon beschreibt ein 11jähriges Mädchen mit einer Körperlänge von 162,5 cm, das in seiner ganzen Entwicklung und in der Beschaffenheit der Geschlechtscharaktere einem Mädchen von 17 bis 18 Jahren entspricht. Ursächlich vermutete er eine Störung der Zirbeldrüse.

Soweit Nebennierenstörungen in Betracht kommen, gehen sie hauptsächlich von der Rinde aus infolge von Tumoren. Zuweilen findet man dabei eine Entwicklung der heterologen sekundären Geschlechtsmerkmale, wie oben (S. 339) dargetan (Berblinger).

c) Die Differentialdiagnose zwischen physiologischem und pathologischem Riesenwuchs ist klinisch nicht immer leicht und muß daher zuweilen offenbleiben. Vielleicht kann man sagen, daß der physiologische Hochwuchs eher harmonisch und proportioniert ist, während der pathologische darin eher Abweichungen zeigt. Darum tritt vielleicht bei dem letzteren der Geschlechtscharakter des Beckens weniger deutlich hervor oder springt durch schmale Hüften eher ins andere Geschlecht über. Familiäres Auftreten spricht eher für physiologischen Riesenwuchs. Überentwicklung bei der Geburt muß nicht das Vorhandensein einer Erbanlage beweisen, da ja abnorme Einflüsse erst die Leibesfrucht getroffen haben können.

Auf der einen oder anderen der genannten Grundlagen kann der Riesenwuchs entstehen durch **Verlängerung der Wachstumsdauer** oder durch **Beschleunigung des Wachstumstempos** zu verschiedenen Zeiten des normalen Wachstumsalters. Brugsch meint, daß bei der Mehrzahl der Riesen das Wachstum bis ins vierte Dezennium dauert. Im Hinblick darauf, daß das Wachstum eine spezifische Eigenart der Jugend ist,

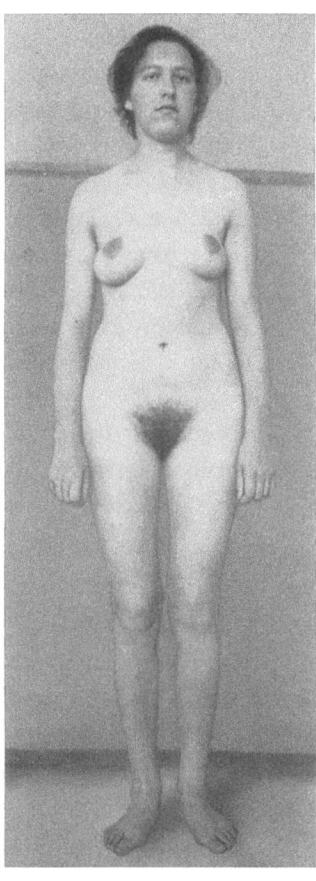
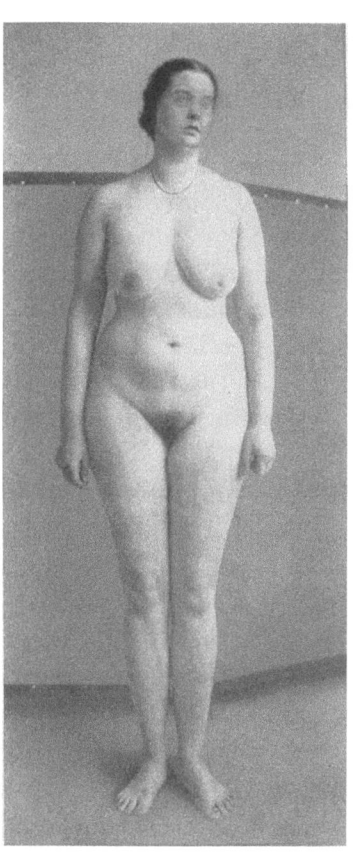

Abb. 137. 20 Jahre alt. Hochwuchs; ledig. Nullipara; 178 cm lang, 74 kg schwer. In der Schule kleiner als die Altersgenossen, erst seit Menarche mit 16 Jahren sehr stark gewachsen. Uteruskörper kastaniengroß. Periode alle 4 Wochen. Dysmenorrhöe.

Abb. 138. 24 jähr. Nullipara, 165 Pfd. schwer, 180 cm lang, Unterlänge überragt; Kopf und besonders Unterkiefer mit Kinn klein. Ohrläppchen angewachsen. Nasenwurzel behaart. Hohlwarzen; Hypoplasia uteri. Schon mit sechs Jahren größer als die 7jährigen. Besonders stark gewachsen seit Menarche mit $11^1/_2$ Jahren. Mit 14 Jahren schon 180 cm. Eltern eher klein. 3 Brüder ebenso groß. Urgroßvater sehr groß.

könnte man seiner Ansicht nach diesen Riesenwuchs zum Infantilismus rechnen. Wir können dem aber nicht zustimmen, da man dann unter Infantilismus bald eine Entwicklungshemmung, bald eine Entwicklungssteigerung verstehen würde.

Die verlängerte Wachstumsdauer mag für den eigentlichen Riesenwuchs mit mehr als 2 m Körperlänge gelten. Aber unterhalb dieser extremen Grenze kann man sowohl beim Weib als beim Mann oft hören, daß sie schon mit 14 resp. 17 Jahren ebenso groß waren wie jetzt. In der oben erwähnten Abb. 135 war die älteste Tochter mit 17 Jahren schon fast so groß wie der Vater. Wir müssen also hier eine Wachstumsbeschleunigung als Ursache des Riesenwuchses annehmen. Wann diese Beschleunigung einsetzt, ist freilich oft schwer feststellbar. In den ersten Kindheitsjahren fällt der Hochwuchs oft gar nicht auf, weil das Vergleichsmaß an der Umgebung fehlt. In eine zum Vergleich herausfordernde Umgebung kommen viele Kinder erst mit dem Eintritt in die Schule. Jetzt zeigt sich auf einmal, daß sie ihre Altersgenossen, oder sogar die höheren Altersstufen erheblich überragen.

Im Gegensatz zum frühzeitigen Riesenwuchs beginnt bei anderen der Hochwuchs erst um die Zeit der Pubertät, bis dahin können die späteren Riesen in der Schule sogar kleiner gewesen sein als die Altersgenossen (Abb. 137). Natürlich kann es sich hier um eine erst extrauterin einsetzende Ursache handeln, etwa Hypophysentumoren oder Wegfall der Keimdrüsenfunktion, so selten das auch sein mag. Jedenfalls aber wäre es falsch, wegen des spät auftretenden Hochwuchses an sich eine erworbene Ursache als sicher anzunehmen. Wie bei dem normalen Wachstum ist es möglich, daß angeborene Gesetze jetzt erst wirksam werden. Obendrein ist denkbar, daß sekundäre Einflüsse bisher den in der Anlage beabsichtigten Hochwuchs hemmten. Ich kenne z. B. einen Fall von Hochwuchs, der erst nach der Pubertät sich entwickelte, während in der Kindheit eine Rachitis mit Kleinwuchs und Verkrümmung der Extremitäten bestand. Immerhin aber wird man bei verspätetem Hochwuchs an sekundäre Ursachen, vor allem Erkrankungen des endokrinen Systems denken müssen.

d) Aus dem klinischen Verhalten des Riesen ist einiges besonders erwähnenswert. Der Kopf ist oft klein und steht in starkem Gegensatz zu dem übrigen Körper. Das Gehirngewicht ist darum relativ klein. Der zuweilen schwache Intellekt der Riesen läßt sich aber kaum darauf zurückführen. Vielmehr wird man annehmen müssen, daß eine primäre Gehirnanomalie sowohl an dem mangelhaften Intellekt als an dem überschüssigen Wachstum schuldig ist. Auf eine Gehirnanomalie weist auch die manchmal zu beobachtende Asymetrie im Wachstum hin (Gigon, Guggisberg).

Gewöhnlich wird angegeben, daß der Unterkiefer kräftig entwickelt sei. Dem gegenüber ist an einer unserer Patientinnen mit einer Körperlänge von 180 cm die auffallende Kleinheit des Unterkiefers sowie des Kopfes sehr aufgefallen (Abb. 138).

Die Extremitätenknochen zeigen oft eine außerordentliche Weichheit; man findet darum nicht selten genu valgum (Abb. 136), Kyphosen usw. Die Epiphysen sind bei vielen Riesen offen. Wie erwähnt, glauben Brissaud und Meige, daß ein Einsetzen des Wachstumsreizes bei offenen Epiphysen zum allgemein vermehrten Längenwachstum führt und nach Schluß der Epiphysen zum Dickenwachstum der Knochenenden, zur Akromegalie. Danach wären Riesenwuchs und Akromegalie nicht dem Wesen nach verschieden, sondern nur durch den Zeitpunkt, zu dem der Wachstumsimpuls wirksam wird.

Mehrfach sind multiple, knorplige Exostosen beschrieben worden. Sternberg hat diese sogar als Unterlage für eine besondere Einteilung des Riesenwuchses benützt.

Das Becken ist meist abnorm groß, weit und hoch (Breus und Kolisko); aber die Form kann verändert sein; z. B. kann ein enger Schambogen oder die geringe Beckenbreite im Vergleich zur Schulterbreite an den männlichen Typ erinnern. Nach Mijsberg wächst die Beckenhöhe mit steigender Körperlänge, aber nicht so schnell wie diese; darum sinkt die relative Beckenhöhe, auch die des kleinen Beckens mit zunehmender Körperlänge. Der Index des Beckeneingangs steigt mit zunehmendem Schädelumfang.

Bei manchen Riesen findet man Pollyurie, Glykosurie, mitunter sogar Diabetes. Wichtig ist das Verhalten des Herzens. Aus den Röntgenuntersuchungen von Moritz, Dietlen, Grödel und Brugsch sind wir in der Lage, die Herzrelationen, d. h. das Verhältnis des Herzvolumens zum Rumpfvolumen zu bestimmen.

Nachstehende Tabelle von Brugsch gibt interessante Einblicke in die Beziehungen zwischen Herzrelation und Körperlänge. Man sieht, beim Hochwuchs trifft man die kleinsten Herzen:

Beziehungen der Herzgröße zur Körperlänge nach Brugsch.

Herzrelation von	bei Kleinwüchsigen	bei Mittelwüchsigen	bei Hochwüchsigen
$\frac{1}{21} - \frac{1}{30}$	44%	36%	32%
$\frac{1}{31} - \frac{1}{40}$	56%	52%	53%
$\frac{1}{41} - \frac{1}{50}$	—	12%	12%
$\frac{1}{51} - \frac{1}{60}$	—	—	3%

Die Lebensdauer ist oft verkürzt. Die Widerstandskraft gegen Krankheiten aller Art, besonders auch Infektionen, ist vermindert.

In speziell gynäkologischer Hinsicht sei zunächst auf die Pubertas praecox hingewiesen, die öfters vorkommt (Neurath). Daß Mädchen, die mit 10 und 11 Jahren schon die Körperformen einer 17—18jährigen erreicht haben (Gigon), auch frühzeitig menstruieren (Abb. 111 u. 138), ist an sich nicht auffallend. Auch in unserer oben erwähnten Riesenfamilie war relativer Früheintritt der Menarche die Regel. Soweit Tumoren der Nebenniere oder der Zirbeldrüse dabei im Spiele sind, stimmt die Frühmenarche mit den sonstigen, ohne gleichzeitigen Riesenwuchs gemachten, Erfahrungen über diese Dinge überein.

Der Frühfunktion entspricht hier gewöhnlich auch ein frühzeitiges Organwachstum. Nicht selten aber bleibt der Uterus trotz vermehrtem Körperwachstum und trotz Frühmenstruation doch hinter der Norm zurück, so daß wir an ausgewachsenen Frauen eine mehr oder weniger ausgesprochene Hypoplasie finden. Bei diesem Widerspruch scheint es, daß die Keimdrüsenfunktion zwar früh einsetzt, aber auch früh erlischt. In anderen Fällen entspricht der genitalen Hypoplasie eine Spätmenarche (Abb. 161) oder Amenorrhöe (Abb. 163).

Graduell ist der Hypogenitalismus sehr verschieden. Nicht selten ist die genitale Unterentwicklung nur relativ gering, der Uterus etwa kastaniengroß; nicht wenige dieser Patientinnen sind dann entsprechend ihrer Hypovarie ziemlich fettreich. — Hochgradige genitale Unterentwicklung bis zum Uterusrudiment oder bis zur Aplasie des Uterus ist nicht häufig. Äußerlich kommt dann die Hypovarie durch einen deutlichen Anklang an den männlichen Skelettbau oder durch andere Virilismen zum Ausdruck.

Das spätere Verhalten der Periode ist oft gestört. Oligomenorrhöe oder große Zwischenräume (Abb. 101) sind nicht selten, was beim Vorhandensein eines Hypogenitalismus nicht aufzufallen braucht.

In Übereinstimmung damit steht auch das Klimakterium praecox, das man zuweilen findet. Überhaupt zeigt sich bei endokrin entstandenem Riesenwuchs ein rasches Altern.

Auch Dysmenorrhöe, Kohabitationsschwierigkeiten und Sterilität sind durch ein hypoplastisches Genitale ausreichend erklärt.

Wenn bei den männlichen Riesen die Libido sexualis öfters abgeschwächt sein soll, so ist zu sagen, daß unter unseren hochwüchsigen Patientinnen recht libidinöse sich befanden.

Geburtsarbeit, Blutverlust, Narkose und Infektion bedeuten für die Riesen mit ihrem kleinen Herzen eine besondere Gefahr.

1. Fötaler Riesenwuchs.

Wenn der Riesenwuchs auf angeborene Ursachen zurückgeht, so taucht die Frage auf, ob die Riesen schon als Riesenkinder auf die Welt kommen und ob der familiäre Riesenwuchs alle Familienmitglieder trifft oder nicht.

Über den ersten Punkt wissen wir nichts Sicheres, da das weitere Schicksal der überreifen Neugeborenen zu wenig verfolgt wurde. Unter den zahlreichen Riesen, die Launois und Roy beschreiben, ist nur von einem einzigen angegeben, daß er bei der Geburt 10,5 kg gewogen haben soll. Ein von Schweisheimer abgebildetes Riesenkind soll mit $^3/_4$ Jahren 107 Pfund gewogen haben.

Da das Körpergewicht der Neugeborenen von sekundären Einflüssen während der Schwangerschaft abhängen kann (s. S. 452), sind Angaben über die Körperlänge viel wichtiger. Aus unserer eigenen Erfahrung seien nur zwei Beispiele erwähnt:

1. Knabe, bei der Geburt 54 cm lang, 4650 g schwer; jetzt mit $4^3/_4$ Jahren 117 cm lang, also weit über sein Alter hinaus entwickelt, da sonst 5jährige Kinder erst 100 cm lang sind (Feer). Beide Eltern hochwüchsig, der Vater 180 cm lang, die Mutter 174 cm lang.

2. Mädchen, bei der Geburt 48,5 cm lang, 3820 g schwer; jetzt mit $4^3/_4$ Jahren 115 cm lang, 19,5 kg schwer. Die Länge entspricht also etwa dem Alter von 7—8 Jahren und das Gewicht dem von 6 Jahren.

Bei dem spanischen Riesen José Lopez soll der Riesenwuchs auf das Fötalleben zurückgehen (Biedl).

Im allgemeinen aber ist zu sagen, daß viele der Riesenkinder im späteren Leben ihren Wachstumsvorsprung wieder einbüßen.

Natürlich kommt für das spätere Alter viel auf die Keimanlage an, also darauf, ob beide Eltern hochwüchsig sind und selbst wieder aus hochwüchsigen Familien stammen. Das gilt besonders bezüglich der Frage, ob familiärer Riesenwuchs alle Familienmitglieder befällt oder nur einen Teil. In der oben erwähnten Riesenfamilie sind alle acht Kinder der hochwüchsigen Eltern auch hochwüchsig. In dem oben (S. 454) erwähnten Stammbaum von Brugsch hat ein hochwüchsiger Vater — der Sohn eines hochwüchsigen Vaters und einer mittelwüchsigen Mutter — mit einer hochwüchsigen Ehefrau fast lauter hochwüchsige Kinder, während in einer zweiten Ehe mit einer kleinwüchsigen Frau Mittelwuchs und Kleinwuchs überwiegen und Hochwuchs nur als Ausnahme auftrat, wie die nachstehenden Stammbäume zeigen.

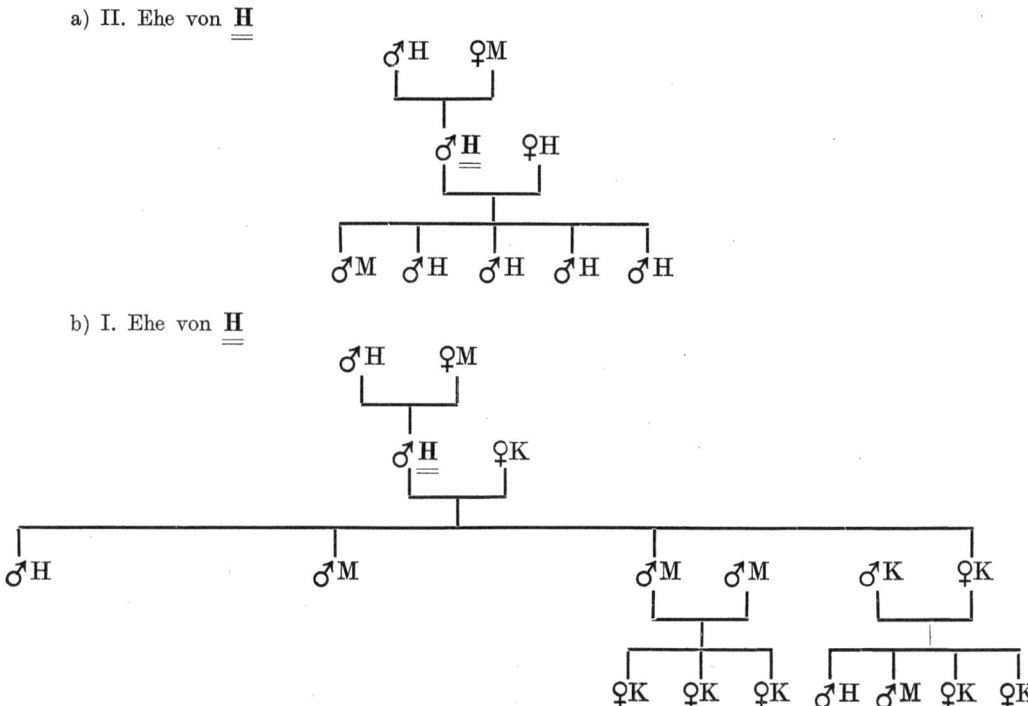

Stammbaum aus 2 Ehen eines hochwüchsigen Vaters H[1].
a) mit einer hochwüchsigen Frau.   b) mit einer kleinwüchsigen Frau.

Vielleicht unterscheiden sich die durch ihren Wuchs aus der Reihe fallenden Geschwister zuweilen auch durch andere Körpermerkmale vom Familientyp. Sie können z. B. ein anderes Verhalten des Breitenwachstums oder des Pigmentes zeigen. In einer unserer eigenen Beobachtungen ist die einzige Schwester mit 180 cm Länge dunkelbrünett; von drei ebensogroßen Brüdern sind zwei brünett, einer blond; ein vierter, um einen Kopf kleinerer Bruder, ist rotblond; beide Eltern sind sehr groß.

Über die Beziehungen der Größe der Eltern zur Größe der Neugeborenen liegen keine ausreichenden Beobachtungen vor. Für die Vererbung von den Eltern auf die Kinder kommt natürlich nur der den Eltern selbst wesenseigene physiologische Hochwuchs in Betracht. Anscheinend ist es seltener, daß große Eltern kleine Kinder haben, als daß kleine Eltern große Kinder zeugen. Ist die Größe der Eltern phänotypisch und genotypisch verschieden, so bietet die Verbindung eines großen Vaters mit einer kleinen Mutter für den Geburtshelfer mehr Interesse als das Umgekehrte, weil die kleine Mutter eher ein, für ein großes Kind unzureichendes Becken hat als eine große Mutter. In der Tat kenne ich, wie jeder Geburtshelfer, Fälle, wo kleine schmächtige zarte Frauen aus der Ehe mit einem großen und kräftigen Mann 8—9 Pfünder geboren haben.

Da die Geburtsschwierigkeiten hauptsächlich von der Kopfgröße des Kindes abhängen, so sei eigens betont, daß die Hutnummer des Vaters in dieser Richtung bedeutungsvoller sein kann, als seine Körperlänge. Sellheim beschreibt einen Fall, wo frühere Geburten

---

[1] H = hochwüchsig; M = mittelwüchsig; K = kleinwüchsig (s. S. 454).

spontan verliefen, während bei einer weiteren Entbindung mechanische Schwierigkeiten mit nachfolgender Uterusruptur auftraten. Das Kind hatte im Vergleich zu den früheren einen ungewöhnlich großen Kopf. Bei genauerer Nachforschung stellte sich heraus, daß sein Vater einen viel größeren Kopfumfang hatte als der Mann aus der ersten Ehe. Wir selbst haben erlebt, daß eine uneheliche Mutter mit engem Becken bald kleine Kinder brachte und spontan niederkam, bald große mit großen Geburtschwierigkeiten. Bei näherem Zusehen hatte jedes einen anderen Vater mit ganz verschieden dicken Köpfen. Zum Glück haben nun, wie oben erwähnt, die Riesen oft einen auffallend kleinen Kopf. Leider aber sind die näheren Beziehungen der Riesenkinder zu ihren Vätern noch sehr wenig studiert.

Wie weit im fötalen Riesenwuchs neben der Keimanlage Einflüsse des endokrinen Systems der Frucht oder der Mutter zum Ausdruck kommen, wissen wir nicht. B. Wolf glaubt, daß jedenfalls schon intrauterine fötale Wachstumskorrelationen sich entwickeln. Er weist auf die Bildungsanomalien der Nebenniere hin, die oft mit solchen der Geschlechtsorgane verbunden sind. Für den Übergang endokriner Substanzen von der Mutter auf das Kind kann unter anderem auch der Umstand sprechen, daß schilddrüsenlose Neugeborene normal sein können (Guggisberg). Man muß hier annehmen, daß die mütterliche Schilddrüse für die kindliche eintritt. Einen anderen Anhaltspunkt für den Übergang mütterlicher Hormone auf die Frucht glaubte Bayer am Spezialfall des fötalen Uteruswachstums zu haben, wie oben ausgeführt wurde (S. 288).

Die letzte Ursache des fötalen Riesenwuchses ist das Übertragen. Soweit dieses damit zusammenhängt, daß durch äußere Lebenshaltung — Ruhe, Schonung — der Geburtseintritt hinausgeschoben wird, hat es mit Konstitution nichts zu tun. Anders ist es mit dem habituellen Übertragen infolge konstitutioneller mangelhafter Bildung von wehenerregenden Stoffen, mangelhafter Reaktionsfähigkeit des Uterus, oder abnormer Langlebigkeit des Trophoblasts (De Snoo).

2. Mammahypertrophie.

Ein Spezialfall des Riesenwuchses ist die Mammahypertrophie, die in mancher Richtung mit der Konstitution zusammenhängen kann. Vielfach steckt hinter der abnormen Vergrößerung nur eine starke lokale Fettansammlung. Oft besteht dabei eine universelle Lipomatosis und die Mammahypertrophie ist nur eine örtliche Erscheinung dieser allgemeinen Anlage. Tritt die Fettansammlung an der Mamma aus dem übrigen Rahmen heraus, oder ist sie gar nur einseitig, so muß man an eine Partialkonstitution der Mamma denken, die ja an sich zu den besonderen Fettablagerungsstätten gehört. Worin die Partialkonstitution beruht, ist allerdings schwer zu sagen.

Besonders schwer fällt die Erklärung bei einseitiger Hypertrophie. Daß dabei eine einseitige Eierstocksanomalie eine Rolle spielen soll, ist nicht anzunehmen, wenn auch bei Vögeln mit einseitigem Keimdrüsendefekt das Gefieder einseitig einen heterosexuellen Charakter gezeigt haben soll. Viel näher liegt die Annahme einer einseitigen Anomalie in der Mammaanlage. Wenn z. B. einseitig Drüse und Blutgefäße fast fehlen, wie es in seltenen Fällen vorkommen kann (Dietrich und Frangenheim), so muß sich natürlich ein pathologischer Wachstumsreiz in einseitiger oder ungleicher Vergrößerung äußern. Selten aber ist die Hypertrophie einseitig, meistens doppelseitig, wenn auch dabei graduelle Unterschiede zwischen links und rechts bestehen können.

Die Mehrzahl der Erkrankungen wird nach Bartlett in der Zeit vom 30.—50. Lebensjahr, also in der Epoche des aktivsten Sexuallebens beobachtet.

Nach Blond können die verschiedenen Hypertrophien folgendermaßen eingeteilt werden:

1. Vergrößerung im Kindesalter.
    a) Ohne sonstige Erscheinungen der Frühreife. Die Hypertrophie ist relativ zum Alter, verdient aber nicht den Namen einer Hypertrophie, sondern den einer vorzeitigen Entwicklung.
    b) Bei Frühreife verdient die Vergrößerung durchaus nicht die Bezeichnung Hypertrophie, sondern ist als ein integrierendes Glied in der Kette der Reifeerscheinungen zu betrachten.
2. Hypertrophie im Vorpubertätsalter.
3. Hypertrophie im Pubertätsalter beginnend.
4. Hypertrophie im Alter der fertigen Geschlechtsreife,
    a) ohne vorausgegangene Gravidität,
    b) nach vorausgegangener Gravidität.
5. Hypertrophie, die im Pubertätsalter begann, zum Stillstand kam und im Verlauf einer Gravidität sich weiterentwickelte.
6. Graviditätshypertrophie mit verschiedener Verlaufsart.

Vom klinischen Standpunkt aus kann man ursächlich bis zu gewissem Grade drei Formen von Hypertrophie unterscheiden: Die Pubertätshypertrophie, die Laktationshypertrophie und die Hypertrophie im Zusammenhang mit Genitaltumoren, wie Uterusmyomen und Eierstocksgeschwülsten.

Die Laktationshypertrophie stellt wohl meist eine Aktivitätshypertrophie dar und hat dann oft keine rein konstitutionelle Ursache. Bei den anderen Formen liegt wohl eine endokrine Störung vor; es ist leider nur schwer, diese aufzufinden. Da aber schon ausweislich der Laktationsamenorrhöe Mamma und Ovarium als Antagonisten gelten, so braucht es uns nicht zu wundern, wenn bei pathologischen Formen von Mammahypertrophie Zeichen einer Dys- oder Hypofunktion des Ovariums auftreten, wie Amenorrhöe, Oligomenorrhöe, Myome.

Auf dieser Vorstellung der endokrinen Ursache einer Mammahypertrophie beruhen auch die therapeutischen Versuche mit Mammin, Thyreoidin usw. (Fränkel, Rottmann). Mit Veränderungen des endokrinen Verhaltens kann es auch zusammenhängen, wenn eine Mammahypertrophie nach operativer Entfernung von Myomen, Ovarialtumoren oder nach Röntgenbestrahlung, wie wir es sahen, zurückgeht.

Das funktionelle Verhalten der hypertrophischen Mamma verdient besondere Beachtung. Im Falle Köhlers ließ sich während der Gravidität kaum ein Tropfen Kolostrum exprimieren, unmittelbar post partum eine kleine Menge einer blutig tingierten Flüssigkeit, die Erythrozyten und Kolostrumkörperchen zeigte. Auch diese Sekretion versiegte bald, Stillfähigkeit war nicht zu erzielen. In der Mehrzahl der Fälle ist die Sekretion hypertrophischer Brustdrüsen herabgesetzt. Das Ausbleiben der Laktation wird auf das Verstreichen der Mamilla zurückgeführt, wie Dietrich und Frangenheim berichten. Im Hinblick darauf, daß bei hochgradiger Hohlwarze es doch zur Laktation kommen kann, wenn nur der nötige Saugreiz nicht fehlt, scheint uns diese Erklärung nicht sehr plausibel. Wahrscheinlicher ist es, daß innersekretorische Störungen vorliegen. Normale Sekretion oder Hypersekretion wird nur selten bemerkt (Billroth, Lotzbeck). Andere sahen 18 Monate dauernde Galaktorrhöe (Delbet und Monod).

h) Zwergwuchs.

Zwerge sind Menschen, die durch mangelhaftes Wachstum — nicht durch Knochenverbiegung — hinter der durchschnittlichen Länge ihrer gleichrassigen Altersgenossen erheblich zurückbleiben.

Die Frage, von welcher Körpergröße an man einen Menschen als Zwerg bezeichnen kann, läßt sich nicht exakt beantworten. Wenn man bedenkt, daß die durchschnittliche Länge der erwachsenen Frau in Mitteleuropa 154 cm beträgt, und daß an die mittlere Größe nach unten erst die sog. „Untermittelgröße" und der „Kleinwuchs" sich anreihen und dann erst der Zwergwuchs kommt, so kann man bei einer Körperlänge unter 120 cm von Zwergwuchs sprechen (s. S. 453). Bollinger gibt 105 cm an.

Der Zwergwuchs spielt wegen seiner Seltenheit für den Geburtshelfer und Gynäkologen keine allzu große Rolle. Das wichtigste für den Geburtshelfer sind die Fragen: Ist der Zwergwuchs vererbbar und wie verhalten sich die Fortpflanzungsvorgänge.

Die verschiedenartigen Beziehungen richten sich zum Teil nach der Art des Zwergwuchses. Leider herrscht über diese Art trotz mühsamer Forscherarbeit manche Unklarheit, da als „Zwerge" ganz verschiedene Krankheitsbilder zusammengefaßt werden, die nur die Störung des Längenwachstums gemeinsam haben. Es kann aber an dieser Stelle nicht unsere Aufgabe sein, die vielfach noch sehr unklare Ätiologie des Zwergwuchses eingehend zu erörtern. Zu diesem Zweck sei hingewiesen auf die wichtigen Arbeiten von Hansemann, Paltauf, Breus und Kolisko, Falta, Bauer, Schwalbe, Dietrich, Aschner, Borchardt, Brugsch, Peritz, Weil, Sternberg, Finkbeiner, Gigon, Guggisberg; insbesondere sei die Arbeit von Rößle „Über Wachstum und Altern" genannt, die ein klassischer Führer durch das unübersehbare Heer von Fragen ist.

Die Verworrenheit wird durch die ganz verschiedene Nomenklatur noch erhöht. Man spricht z. B. auch von „echtem" oder „unechtem" Zwergwuchs und versteht unter „echt" bald angeborenen (und nicht erworbenen), bald nicht vorgetäuschten (etwa durch Knochenverkrümmungen entstandenen) Zwergwuchs.

Was weiterhin die Unklarheit steigert, ist der Umstand, daß man bei dem Versuch, den Zwergwuchs systematisch einzuteilen bald von morphologischen Gesichtspunkten (äußere Erscheinungsform, Körperproportionen), bald von ätiologischen Momenten ausgeht. Leider läßt sich keines von beiden strikte durchführen. Bald sind unter der gleichen äußeren Form ganz verschiedene Ätiologien und bald unter der gleichen Ätiologie verschiedene äußere Erscheinungsformen. Gegen die morphologische Einteilung ist außerdem einzuwenden, daß Aussehen und vor allem Körperproportionen im Laufe des Lebens sich ändern können. Gegen das ätiologische Einteilungsprinzip ist zu sagen, daß wir über die Ätiologie noch so wenig Sicheres wissen. Wenn das nicht wäre, dann könnte man versucht sein, den Zwergwuchs in einen „konstitutionellen" und einen „konditionellen" zu unterscheiden. Der erste ist im Keimplasma bedingt, der zweite entsteht durch sekundäre Einwirkungen im intrauterinen oder extrauterinen Leben, die oft mit Störungen des endokrinen Systems zusammenhängen. Man könnte daher auch die erste Form „physiologischen" und die zweite „pathologischen", oder im Hinblick auf die vorherrschende spezielle Ursache auch dysendokrinen Zwergwuchs nennen. Da nach Hammar ein beträchtlicher Teil der innersekretorischen Drüsen schon bei einer Fötuslänge von 10—15 mm Sekretionszellen zeigt, die wohl auch bald nachher funktionieren, so läßt sich nicht sagen, wie früh

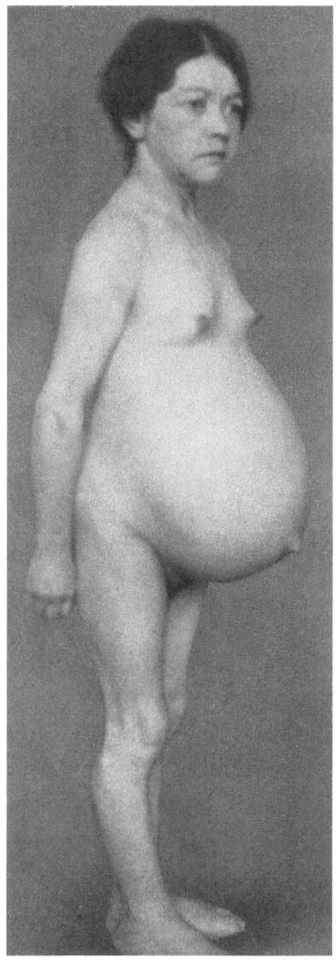
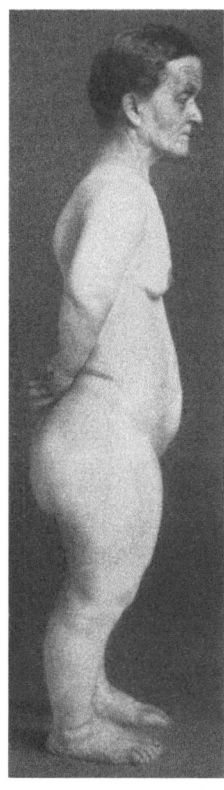
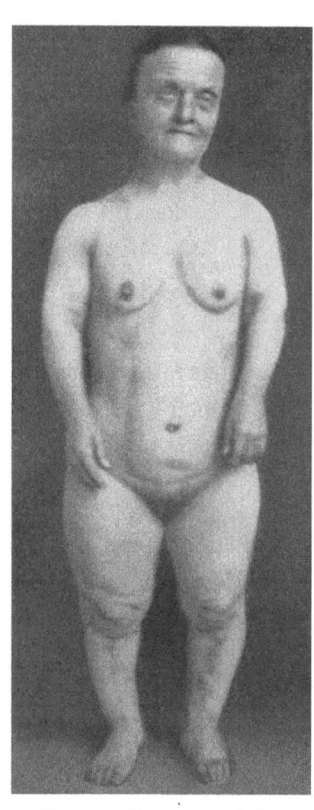

Abb. 140. Unproportionierter Zwerg 125 cm; 53 Jahre alt (1927 Nr. 55).

Abb. 139. Proportionierter (primord.) Zwergwuchs. 40jährige I. para, 115 cm lang; enges Becken. Sp. 20,5 cm, Cr. 22,5 cm, Troch. 23,5, C. ext. 14,5. Schlechte Wehen; Glanduitrin-Wirkung schlecht. Uterusschnitt. Kind 2380 g, 46,5 cm lang. (Nach E. Vogt.)

Abb. 139.

im Fötalleben die endokrinen Störungen beginnen und was am Zwergwuchs angeboren, was erworben ist.

Angesichts dieser Schwierigkeiten herrscht vorerst noch die morphologische Einteilung vor, obwohl sie unter Umständen ätiologisch verschiedene Formen unter einer Gruppe zusammenfaßt.

Sternberg unterscheidet dabei zwischen „proportioniertem" (Abb. 139) und „unproportioniertem" Zwergwuchs. Beim unproportionierten Zwergwuchs ist das Längenwachstum nicht in allen Teilen des Körpers gleichmäßig gehemmt; die Beine können z. B. stärker verkürzt sein als der Rumpf (Abb. 140). Zu den unproportionierten Formen wird der rachitische und der chondrodystrophische Zwergwuchs gerechnet.

Der proportionierte Zwergwuchs entspricht dem „wahren oder echten" Zwergwuchs Virchows. Die Bezeichnung „proportioniert" bezieht sich dabei eigentlich nur auf den äußeren Habitus, hauptsächlich das Skelett und läßt andere Relationen, z. B. des Genitales außer acht.

Von Hansemann, dessen Einteilung längere Zeit ziemlich angenommen war, unterscheidet beim „proportionierten oder echten Zwergwuchs" zwei Formen: Die Nanosomia primordialis und die Nanosomia infantilis. So weit es nach dem heutigen Stand unserer Kenntnisse möglich ist, kann man demnach den Zwergwuchs in weitgehender Anlehnung an Guggisberg morphologisch etwa folgendermaßen einteilen:

I. Proportionierter Zwergwuchs (wahrer, echter Zwergwuchs Virchows):

1. Nanosomia primordialis,
2. Nanosomia infantilis,
   a) Nanosomia pituitaria (Paltaufscher Zwergwuchs),
   b) Nanosomia hypoplastica.

II. Unproportionierter Zwergwuchs:

1. Rachitischer Zwergwuchs,
2. Chondrodystrophischer Zwergwuchs,
3. Dysendokriner Zwergwuchs verschiedener Herkunft.

Bei diesem Schema ergeben sich aber manche Schwierigkeiten. Die Nanosomia pituitaria z. B. ist unter den proportionierten Formen aufgezählt, während im übrigen die dysendokrinen Formen bei den unproportionierten sind.

Vor allem läßt sich der „Paltaufsche Zwerg" schwer unterbringen. Dabei handelte es sich um einen Mann im Alter von 49 Jahren, 112 cm lang, knabenhaftes Genitale, einseitiger Leistenhoden, offene Epiphysen, Schilddrüse unbeteiligt, Intelligenz normal.

Dieser vielbesprochene „Paltaufsche Zwergwuchs" wurde immer mehr als ein besonderer Typ für sich (Falta), oder als Spezialfall einer bestimmten Gruppe herausgestellt, so daß manche Lehrbücher heute noch vom „Paltaufschen Zwerg" sprechen. Wie Rößle ausführt, ist das nicht berechtigt, da vieles an ihm sehr umstritten ist. Erdheim z. B., der hypophysäre Wachstumshemmung mit infantiler identifiziert, rechnet die Paltaufsche Form zum hypophysären Zwergwuchs, obschon Paltauf über die Hypophyse nichts berichtete. Rößle zählt ihn dem infantilen Zwergwuchs zu, versteht aber unter „infantil" wieder etwas anderes als Erdheim, wie wir noch hören werden.

Auch die dysendokrine Herkunft wird angezweifelt. Ob das kleine Genitale durch Entwicklungshemmung oder durch Atrophie entstand, ist nach Sternberg nicht sicher. Falta zählt daher den Paltaufschen Zwerg überhaupt nicht zu den endokrinen Formen.

Ebenso umstritten ist das Proportioniertsein. Während Breus und Kolisko „überraschend schöne Proportionen" fanden, ist Rößle eine entschiedene Langbeinigkeit aufgefallen. In Wirklichkeit gibt es daher seiner Meinung nach keinen Paltaufschen Zwergwuchs; „es gibt höchstens die Aufgabe, herauszubringen, welcher Art der Paltaufsche Zwerg wirklich war".

An all diesen Schwierigkeiten kommen wir am besten herum, wenn wir uns Rößle anschließen und folgende Einteilung treffen:

1. Primordialer Zwergwuchs,
2. Dysgenitaler Zwergwuchs,
   a) Infantilistischer Zwergwuchs,
   b) Sexogener oder glandulär- dysgenitaler (gamet-atrophischer und gametohypertrophischer) Zwergwuchs.
3. Hypophysärer (dyspituitärer) Zwergwuchs.
4. Thyreogener (dysthyreotischer) Zwergwuchs.
5. Dyszerebraler Zwergwuchs.
6. Chondrodystrophischer Zwergwuchs (Achondroplasie).
7. Rachitischer Zwergwuchs.
8. Seltene, fragliche und Mischformen.

„Dabei ist das pathogenetische Moment als Einteilungsprinzip fast durchweg gewahrt; nur die Nr. 2a (infantilistischer Zwergwuchs) ist symptomatischer Art. Aber aus später zu erörternden Gründen kann auf ihre Abgrenzung als wohlcharakterisierter Typ nicht verzichtet werden" (Rößle).

1. Die Nanosomia primordialis.

Die Nanosomia primordialis (Hansemann) scheint im Keimplasma bedingt und nicht durch persönliche Krankheiten verursacht zu sein. Sie kann darum ein Rassenmerkmal darstellen, wie die Zwergvölker Afrikas (Negrillos, Nekritos, Buschmänner) zeigen; oder sie kommt bei mehreren Mitgliedern derselben Familie vor und ist vererbbar (Taruffi, v. Hansemann, R. Levi, Bauer). Die Vererbung scheint durch den Vater zu gehen (Levi). Diesen Zwergwuchs bezeichnet Bauer, wie uns scheint, mit Recht als den Antipoden des konstitutionellen, nichtendokrinen Riesenwuchses. Wenn man unter Zwergwuchs mit Hansemann immer etwas Pathologisches versteht, so sind das eigentlich keine Zwerge.

Bei der Nanosomia primordialis kommen die Individuen schon bedeutend kleiner zur Welt und bleiben dauernd kleiner, obwohl die weitere Entwicklung sich regelrecht vollzieht und zur normalen Zeit ihren Abschluß findet. Die quantitative Wachstumstendenz ist vermindert, die Wachstumsdauer läuft qualitativ normal ab. Die Epiphysenfugen verknöchern rechtzeitig, wie sonst; die Körperproportionen entsprechen denen des normalen Erwachsenen. Die Geschlechtsreife tritt rechtzeitig ein und die Fortpflanzungsfähigkeit ist vorhanden. Die psychische Entwicklung und Intelligenz sind normal. Außer der Kleinheit besteht also kein Unterschied gegen die Norm. Das ganze ist eine Miniaturausgabe eines sonst normalen reifen Menschen, den man durch ein verkehrtes Opernglas betrachtet (Daniel und Philippe, Bauer).

2. Der dysgenitale Zwergwuchs.

Der Ausdruck dysgenital soll sagen, daß es sich um Hypo- und Hypergenitalismus handeln kann. Unter dieser Bezeichnung versteht Rößle „alle Fälle stärkerer Wachstumshemmung, welche mit Mißwachstum der Keimdrüsen und nur mit diesem verknüpft sind. Diese letztere Einschränkung ist deshalb nötig, weil es zweifellos Typen gibt, bei denen neben Mißwuchs der Geschlechtsorgane andere, und zwar wesentliche Störungen der somatischen Konstitution vorliegen, so z. B. Hypogenitalismus beim thyreoigenen und hypophysären Zwergwuchs, Hypergenitalismus (auch mit allgemeinen Wachstumsstörungen) durch Tumoren der Epiphysis, der Nebennieren, der Keimdrüsen".

α) Infantilistischer Zwergwuchs.

Im Gegensatz zur Nanosomia primordialis handelt es sich bei der Nanosomia infantilis zur Zeit der Geburt in der Regel um normale Masse der Neugeborenen. An Stelle der dort herrschenden allgemeinen Verminderung der quantitativen Wachstumstendenz bei normalem qualitativen Ablauf der Wachstumsdauer haben wir hier ein plötzliches Sistieren der Entwicklung bei bis dahin normalem Wachstum, einen vorzeitigen Wachstumsabschluß und damit die Persistenz eines sonst nur vorübergehenden Entwicklungsstadiums, zuweilen auch Persistenz von Milchzähnen und Lanugo (Bauer). Im weiteren Gegensatz zur Nanosomia primordialis sind die Epiphysenfugen meist offen, die Geschlechtsreife bleibt aus, die Fortpflanzungsfähigkeit fehlt, die sekundären Geschlechtsmerkmale (Pubes, Brüste) können angedeutet sein. Entsprechend dieser Hemmung des ganzen Körpers spricht man auch von Nanosomia hypoplastica (Hansemann, Breus und Kolisko). Die psychische Hemmung ist ebenso charakteristisch wie die somatische. Die Hemmungserscheinungen auf den verschiedenen Gebieten werden demnach vielfach als harmonisch angegeben. Während bei Nanosomia primordialis der Mensch klein geblieben, aber im kleinen Format gereift ist, könnte man hier sagen, er ist in harmonischer Weise klein und unreif, also Kind geblieben. Aber Rößle betont eigens, daß diese Harmonie nicht immer stimmt. Auf geistigem Gebiet handelt es sich oft um einen „merkwürdigen Mischmasch und körperlich kommt die Dysharmonie oft durch die meist vorhandene übermäßige Kopfgröße und abnorme Beinlänge zum Ausdruck.

Von dem gleich zu erörternden sexogenen Zwergwuchs unterscheidet sich diese Form hauptsächlich dadurch, daß immer eine genitale Unterentwicklung da ist, wenn auch von verschiedenem Grad. Rößle beobachtete diese Formen von Zwergwuchs familiär gehäuft, verbunden mit Mißbildungen, wie Syndaktylie und Polydaktylie.

Die Ursachen dieser Form von Zwergwuchs sind in den Ursachen des Infantilismus überhaupt zu suchen.

Da der Paltaufsche Zwerg auch durch Offenbleiben der Epiphysen gekennzeichnet ist, wird er öfters, z. B. auch von Guggisberg als Spezialfall des infantilen Zwergwuchses angesehen und hierher gerechnet.

β) Sexogener Zwergwuchs.

Zur Aufstellung dieser Unterform des dysgenitalen Zwergwuchses, also einer glandulär (in den Keimdrüsen) bedingten Form des infantilistischen Zwergwuchses sah Rößle sich veranlaßt durch die Beobachtung, daß erstens nicht bloß Infantilismus, also Hypogenitalismus mit Wachstumshemmung verbunden ist, sondern auch das Gegenteil: Hypergenitalismus; zweitens dadurch, daß auch Zwergwuchs mit starker Hypoplasie der Keimdrüsen ohne infantilistisches Aussehen vorkommt. In diesen Fällen scheinen ihm eher Anhaltspunkte dafür vorzuliegen, daß die Hemmung des Längenwachstums nur abhängig ist von dem krankhaften Verhalten der Keimdrüsen, sei es direkt oder sei es indirekt. Dem Grad eines etwaigen Hypogenitalismus entspricht der des universellen Infantilismus nicht; Aussehen und Hypogenitalismus gehen daher nicht parallel.

Zur Erörterung dieser Form, bei der das allgemeine Aussehen an der hochgradigen Unterentwicklung des Genitales nicht teilnimmt, diene nachstehende Beobachtung von Rößle:

Eine im 39. Lebensjahr an Gliosarkom des Kleinhirns gestorbene Landwirtstochter von 133 cm zeigte bei der Sektion eine bis auf undeutliche Rudimente vollkommene Aplasie der Ovarien, auch die äußeren Genitalien waren kindlich, die sekundären Geschlechtsmerkmale fehlten. Trotzdem bot sie weder im Aussehen, d. h. in der Bildung und im Ausdruck des Gesichtes, noch in bezug auf die Proportionen deutliche kindliche Züge. Sie war intelligent gewesen und war bis zum 8. Jahre normal gewachsen. Thymus war nur in Resten vorhanden, die Schilddrüse etwas kropfig, die Hypophyse durch den Hydrozephalus abgeplattet (aber verhältnismäßig groß, 1 g); ein Teil der Knorpelfugen, auch die Sutura spheno-occipitalis waren unverknöchert, ferner obere Humerus-, untere Radius- und Ulnaepiphyse. Der Erbsenbeinkern fehlte.

Es bestand also hier bei fast vollkommenem Fehlen der Ovarien ein starker Kleinwuchs, aber mit sehr geringen infantilistischen Zügen. Der Fall unterscheidet sich von den Fällen mit infantilistischem Zwergwuchs durch die ausschließlich auf die Genitaldrüse beschränkte Hypoplasie. Dies legt doch sehr den Gedanken nahe, daß hier diese dem Mangel an Wachstums- und Knochenreife nicht bei- sondern übergeordnet sei.

Neben dem Hypogenitalismus rechnet Rößle noch den Kleinwuchs bei Pseudohermaphroditismus und Pubertas praecox zum sexogenen Zwergwuchs.

Bei Zwitterbildung ist Kleinwuchs selten. In einem von Rößle beobachteten Fall von „wahrscheinlich männlichem Scheinzwittertum bei einem 43 jährigen Individuum bestand Kleinwuchs von 139 cm; das Individuum höchstwahrscheinlich irrtümlich als Mädchen getauft und erzogen, schließlich einer Geisteskrankheit verfallen, hat einen proportionierten, gedrungenen, männlich anmutenden Körperbau mit etwas kurzen Gliedern; es bestand Hypospadie dritten Grades, rudimentäre Vagina und Uterus, fraglicher Leistenhoden" (Rößle).

Die vorzeitige Geschlechtsreife ist nach Rößle als Ursache menschlicher Körperkleinheit bisher nicht genügend hervorgehoben worden: „zunächst imponiert gewöhnlich das Gegenteil, nämlich der ebenso interessante gewaltige Wachstumstrieb, den wie bei zeitig, so bei unzeitig erwachender Pubertät, das Wachstum erfährt . . . . Jedoch führt, wie es scheint, dieser Zustand unter Umständen früh zum Wachstumsabschluß, so weit die Pubertas praecox nicht etwa überhaupt durch ihre Veranlassung (Tumoren der Epiphysis, der Hoden, der Nebennieren) frühzeitig zum Tode kommt, bevor sich als Endergebnis doch ein Kleinwuchs herausgebildet hat". Ihr physiologisches Paradigma hat diese Kombination von Zwergwuchs und Pubertas praecox in jenen Individuen, die rassemäßig früh menstruieren und dabei klein, kurzbeinig zu sein pflegen. Aus eigener Anschauung kennt Rößle zwei Fälle von Kleinwuchs bei verfrühter Pubertät.

3. Hypopituitärer Zwergwuchs.

Über den hypopituitären Zwergwuchs sei zunächst gesagt, daß der Ausfall der Hypophysenfunktion beim Menschen eine sehr verschiedene Wirkung haben kann. „Diese Wirkung ist erstens abhängig vom Alter und wohl auch von der individuellen Blutdrüsenformel, zweitens von Grad und Art der Zerstörung, bzw. der Störung. Was den ersten Punkt anlangt, so scheint in der ersten Lebenszeit die Hypophysis jedenfalls nicht die Bedeutung zu haben wie später; jedenfalls macht weitgehende Zerstörung noch nicht die Symptome wie beim älteren Kind und beim Erwachsenen" (Rößle). Für den Erwachsenen hat Simmonds bei Zerstörung wenigstens des Hypophysenvorderlappens das Bild der hypophysären Kachexie festgelegt. Daß die Kachexie durch die Störung der Hypophysenfunktion und nicht etwa durch Malignität einer Hypophysengeschwulst entsteht, zeigt sich daran, daß eine syphilitische Entzündung fast der ganzen Hypophyse bei einem 22jährigen Dienstmädchen eine ähnliche Folge hatte (Rößle, Schäfer).

Zu den wichtigsten Merkmalen des hypopituitären Zwergwuchses gehört neben der — graduell verschiedenen — Wachstumshemmung der fast nie fehlende und meist generelle Infantilismus, dem oft thyreogene, dysgenitale, zerebrale oder andere Züge beigemischt sind. Der hypophysäre Zwergwuchs ist in charakteristischen Fällen weiterhin gekennzeichnet durch eine, im Vergleich zum Grad der sonstigen Entwicklungshemmung besonders exzessive Genitalhypoplasie, ein reichliches Fettpolster mit besonderer Anhäufung an Mons pubis, Hüften und Brüsten, so daß eine Ähnlichkeit mit der Dystrophia adiposo genitalis entsteht (Abb. 141). Die Epiphysenfugen pflegen lange, aber wohl nicht dauernd offenzubleiben.

Früh befallene Patienten können in selten reiner proportionierter Form Infantilismus zeigen. Die verhältnismäßig kurzen Extremitäten und das infantile Überwiegen der Oberlänge können dabei den kindlichen Eindruck verstärken.

In anderen Fällen ist die Proportion gestört; hier fällt dann am ehesten der große Kopf, ein bedeutender Brustumfang, überhaupt die Breitenausdehnung aus dem Rahmen heraus. An Stelle der kindlichen Skelettproportionen kann auch das gerade Gegenteil, nämlich eine eunuchoide Hochwuchsproportion beim Kleinwuchs vorliegen (Rößle, Kon, J. Bauer). Hier tritt dann die Dysproportion unter Umständen auch im übrigen Gesamteindruck deutlich hervor. Es fehlt die Adipositas universalis, das Überwiegen der Unterlänge steht zur gesamten Körperlänge in auffallendem Gegensatz und erinnert an die Proportionen des Eunuchoidismus. Der aber gleichzeitig vorhandene, hochgradige Hypogenitalismus ließe an Stelle des Unterwuchses eher Hochwuchs erwarten. Die Kombination des trotzdem erfolgten Zwergwuchses mit Hypogenitalismus deutet daher auf die hypophysäre Herkunft des Ganzen und damit auch des Zwergwuchses hin (Abb. 142).

Bei tumorhafter Vergrößerung der Hypophyse kommen zu dem gezeichneten Bild des äußeren Habitus unter Umständen zerebrale Erscheinungen hinzu (Kopfschmerzen, Sehfeldeinschränkung, Augenhintergrundveränderungen), röntgenologisch nachweisbare Veränderungen der Sella turcica. Schließlich kann ein Diabetes noch auf die Hypophyse hinweisen.

Das Verhalten der Intelligenz hängt ganz von der anatomischen Qualität der Hypophysenstörung und nicht von dieser als solcher ab (Rößle).

4. Thyreogener Zwergwuchs.

Der hypothyreotische Zwergwuchs (Abb. 143 und 144) ist gekennzeichnet durch myxödematöse, schleimige, wassersüchtige Hautbeschaffenheit, sowie durch wulstige Lippen; eine plumpe, dicke Zunge; eingesunkene Nasenwurzel infolge mangelhafter Verknöcherung und daraus resultierender Verkürzung der Schädelbasis; kurzer Hals und Intelligenzdefekt. Auf dem Röntgenbild zeigt sich infolge Zurückbleibens der endochondralen Ossifikation ein Fehlen von Knochenschatten (Abb. 145). Die Epiphysenlinien können bis ins späte

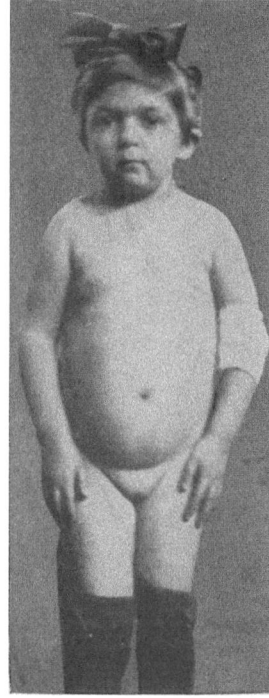 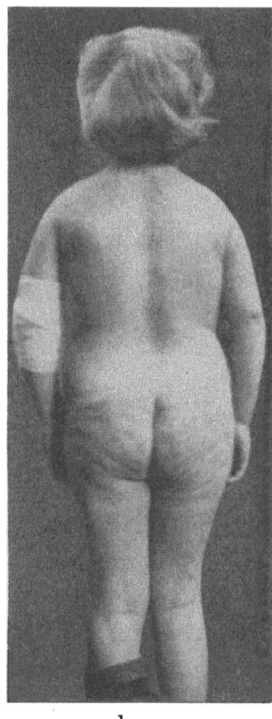 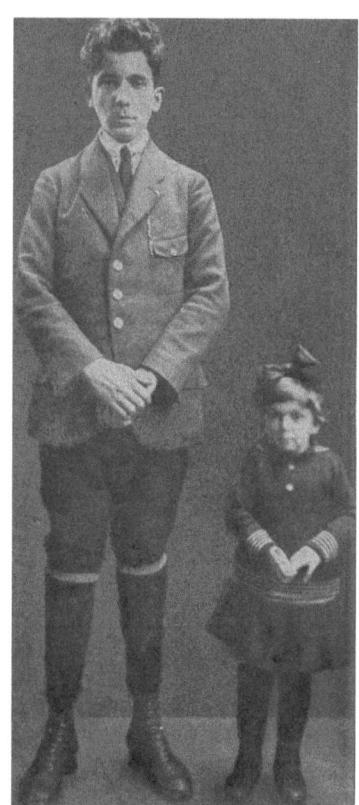

a b

Abb. 141. Hypophysärer Zwergwuchs, 13 jähriges Mädchen. Der danebenstehende Bruder (c) 14 Jahre alt. (Nach Borchardt: Klin. Konstitutionslehre.)

c

Körperlänge 95 cm; sonst schon im 9.—10. Lebensjahr 125 cm. Geburtsgewicht 4¼ kg, 10 Monate gestillt ohne an Gewicht zuzunehmen. Fontanellen bis zum 4. Jahre offen; lernte mit 3 Jahre Stehen und mit 4 Jahre Gehen und Sprechen; geistig gut entwickelt; spricht deutsch, russisch und polnisch, speziell slowenisch. Stark defektes Gebiß. Die äußeren Proportionen entsprechen dem 4. Lebensjahr. Damm fehlt, mit 3 Monaten operiert wegen angeblicher Verengung des Afters. 4 Brüder gesund.

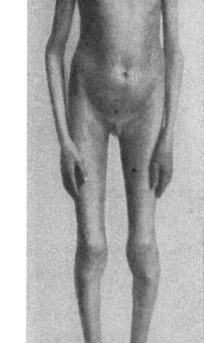

Abb. 142. Hypophysärer Zwergwuchs, 22jähriger Mann; 142 cm lang, Unterlänge 75 cm, Oberlänge 67 cm, also Hochwuchsproportion, Spannweite 149 cm, 27,5 kg schwer; offene Epiphysenfugen; hochgradige Genitalhypoplasie; verkleinerte, etwa erbsengroße Sella turcica (Röntgenbild). Thymusdämpfung, kleine Schilddrüse, gelblichbraune Pigmentierung an Stirn, Oberlippe, Imbezillität; Blutzucker 0,124%; leichte alimentäre Dextrosurie.

(Nach Bauer: Die konstitutionelle Disposition zu inneren Krankheiten. Berlin: Julius Springer 1924).

Abb. 142.

Alter hinein erhalten bleiben. Die Verabreichung von Thyreoideapräparaten verändert oft in überraschender Weise das ganze Bild und bestätigt die Diagnose (Abb. 146 und 147).

Besondere Typen des thyreogenen Zwergwuchses stellt der Kretinismus (Abb. 148) dar (Scholz, Finkbeiner). Man unterscheidet gewöhnlich zwei Formen, den sporadischen Kretinismus und den endemischen Kretinismus.

Im ersten Fall handelt es sich um eine kongenitale Aplasie oder um eine frühzeitige Atrophie der Schilddrüse; man spricht hier auch von kongenitalem oder infantilem Myxödem. Trotz Fehlens der Schilddrüse können die Kinder in annähernd normalem Zustand zur Welt kommen. Anscheinend spielt die fötale Schilddrüse intrauterin keine Rolle als Wachstumsdrüse, oder die mütterliche Thyreoidea übernimmt die Funktion auch für das Kind (Guggisberg). Das Myxödem setzt bei kongenitaler Aplasie der Schilddrüse aber doch oft schon 4—6 Monate post partum ein. Die Kinder mit kongenitalem Myxödem gehen gewöhnlich schon im jugendlichen Alter zugrunde, so daß erwachsene Zwerge selten auf dieser Krankheit beruhen. Wenn ja, dann handelt es sich im Gegensatz zur kretinistischen Form mehr um einen proportionierten Zwergwuchs, da beim Vorherrschen der reinen Athyreose die Ossifikationsdefekte ziemlich gleichmäßig sind (Guggisberg).

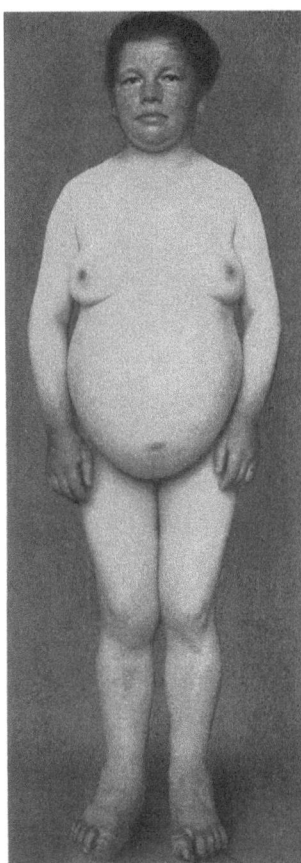

Abb. 143. Dysthyreotischer Zwergwuchs (1926, Nr. 269). 38jährige I-Gravida, 144 cm lang, Menarche mit 17 Jahren, myxödematöses Aussehen, kleine Hände, Sp. 23,5 cm, Cr. 23,75 cm, C. diag. 11,2 cm. Spontangeburt in Gesichtslage. Kind 49,5 cm lang, 2400 g schwer, Struma congenita, Asphyxie, Exitus.

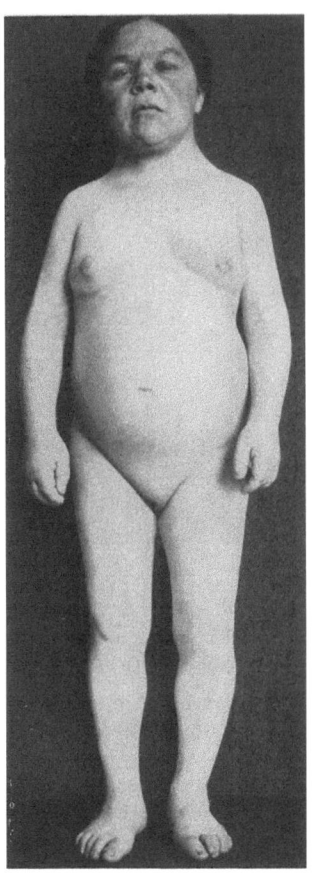

Abb. 144. Athyreot. Zwerg, 39 Jahre alt, 122 cm lang, Menarche mit ? Jahren, Periode alle 5—8 Wochen. Gravid im 3.—4. Monat; trockene Haut, etwas Anasarka bei normaler Niere. Becken nicht verengt. Graviditätsunterbrechung, Exitus in Narkose; laut Sektion völliges Fehlen der Schilddrüse (1924, Nr. 132).

Die Genese des endemischen Kretinismus kennen wir trotz der eingehenden Bearbeitung durch Scholz und Finkbeiner nicht genau. Teils nimmt man eine Art Infektion, teils Vergiftung durch Trinkwasser, Bodenbeschaffenheit an (Kocher, Bircher); teils führt man ihn auf Erbanlagen zurück, wofür besonders das familiäre Auftreten sprechen kann (Hanhardt, v. Kutschera). Nach Finkbeiner ist der Kretinismus weder eine Infektionskrankheit, noch auch lediglich durch Störung der Schilddrüsen-

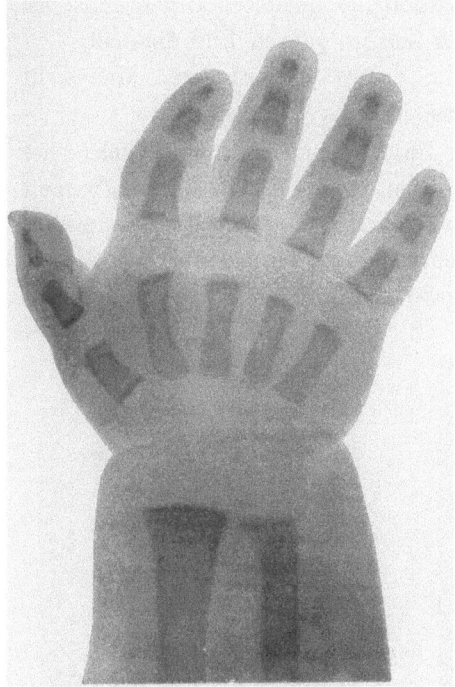
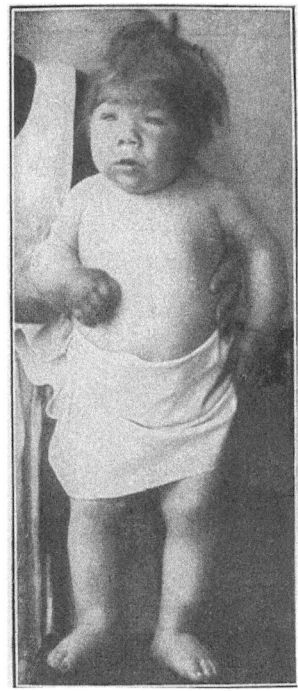

Abb. 145a. Röntgenbild der Hand eines 4 jährigen Kindes mit angeborener Aplasie der Schilddrüse.

a   b
Abb. 146. Kretin (a) vor der Thyreoidinbehandlung und nachher (b).
(Nach Oppenheim aus Peritz: Einführung in die Klinik der inneren Sekretion. Berlin 1923.)

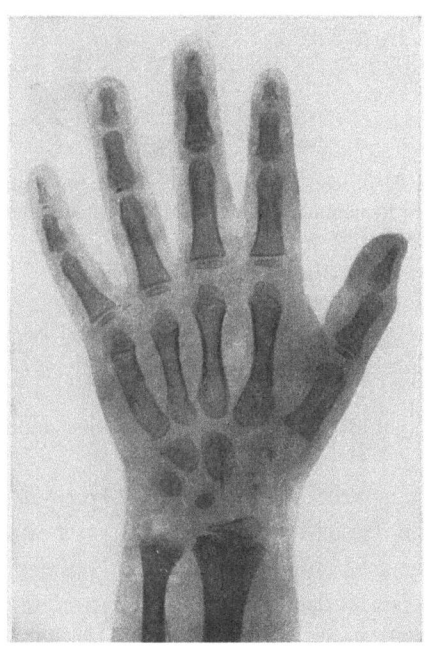
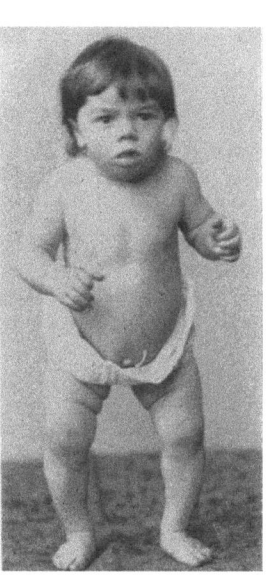
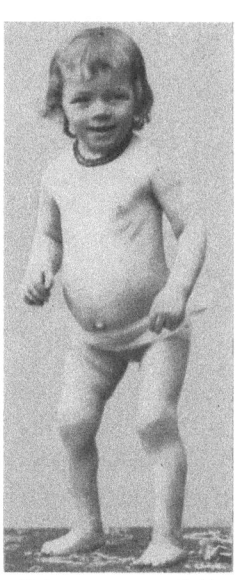

Abb. 145b. Röntgenbild bei einem gleichalterigen normalen Kind.

Abb. 147a. Kretinismus und Myxödem bei einem 4½ jährigen Mädchen.

Abb. 147b. Dasselbe Kind, 5½ Jahre alt, nach 13 monatl. Behandlung mit Schilddrüsenextrakt.

(Nach Weil: Innere Sekretion. Berlin: Julius Springer 1922.)

funktion zu erklären, sondern eine schwere Degeneration des gesamten Organismus, bei dem die hypothyreotische Quote nur einen einzelnen Zug im ganzen Bild darstellt.

Das an sich verlangsamte Wachstum kann die Pubertät überdauern. Man sieht mitunter, daß Kretine noch bis ins 4. und 5. Lebensjahrzehnt wachsen.

Die kretinistischen Zwerge sind in ihrem Wuchs eher unproportioniert, blöd, meist geschlechtlich unterentwickelt (Abb. 149). Da dem gewöhnlichen thyreogenen Kretinismus eine hochgradige Unterentwicklung des Genitalapparates an sich nicht zukommt, ja sogar eher durch das Gegenteil ersetzt

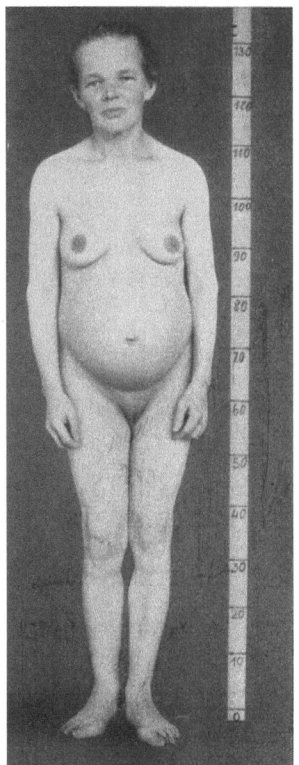
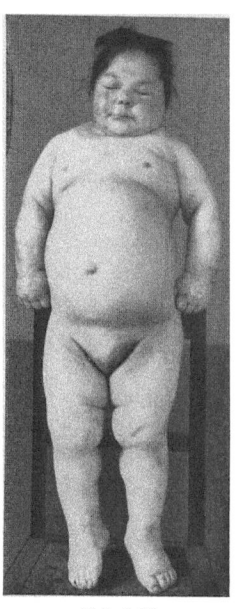
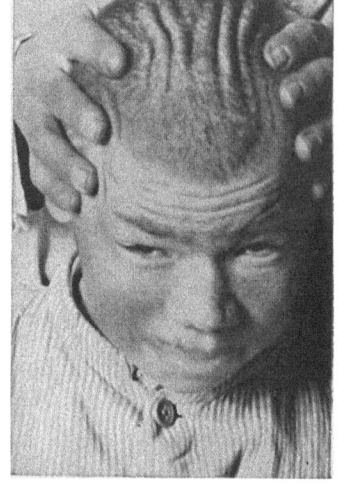

Abb. 148.   Abb. 149.   Abb. 150.

Abb. 148. Kretinistischer Zwergwuchs, 38 Jahre. III-Gravida, Menarche mit 18 Jahren, 132,5 cm lang, Knochen sehr gracil; Sp. 24,5 cm, Cr. 26,5 cm, Tr. 27 cm; innere Beckenmaße normal trotz der geringen Außenmaße. Spontangeburt, Kind 48 cm lang, 2550 g schwer (1922, Nr. 644).

Abb. 149. Sporadischer Kretinismus mit Zwergwuchs; 28jähr. Weib, 99 cm lang, kongenitale Thyreoaplasie. Myxödem. (Nach Rößle aus Aschoff: Pathol. Anatomie I.)

Abb. 150. 20jähriger Kretin mit dicker, leicht verschieblicher Kopfhaut, die beim Verschieben dicke Wülste bildet. (Nach Scholz in Kraus und Brugsch: Spezielle Pathologie und Therapie I.)

sein kann (Bauer), so vermutet man bei hochgradiger Hypoplasie des Genitales eine Mitbeteiligung der Hypophyse (Aschner, Bauer).

An weiteren somatischen Zeichen seien genannt: spärliche Haare, dicke, trockene, welke Haut mit Faltenbildung (Scholz) besonders im Gesicht (Geroderma) oder auf dem Kopf (Abb. 150); infolge davon kann es zu einem greisenhaften Aussehen kommen. Dazu gesellen sich weiter Defekte der Zahnbildung, Tiefstand des Hautnabels, Auftreibung des Leibes (Froschbauch, Hängebauch) und schließlich auch Nabelhernien (Abb. 151). Die Kinder von Kretinen sollen gewöhnlich eine normale Geburtslänge haben, aber nach Guggisberg kann das Kropfgift den Fötus schon intrauterin kropfkrank machen und zu Wachstumshemmung führen.

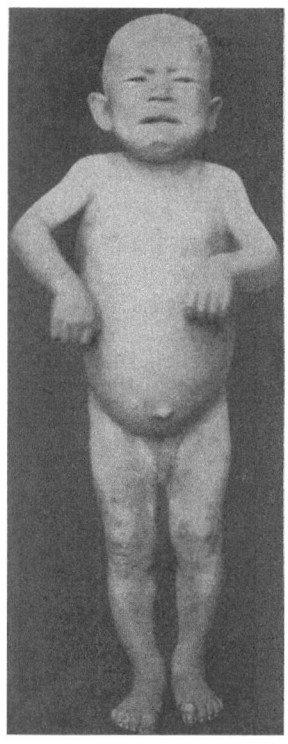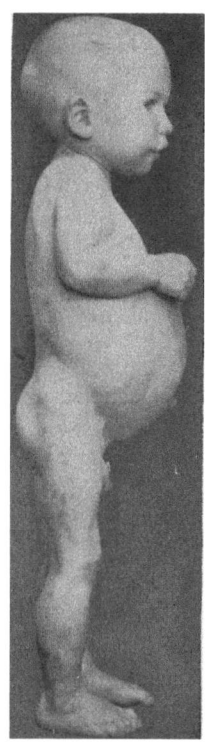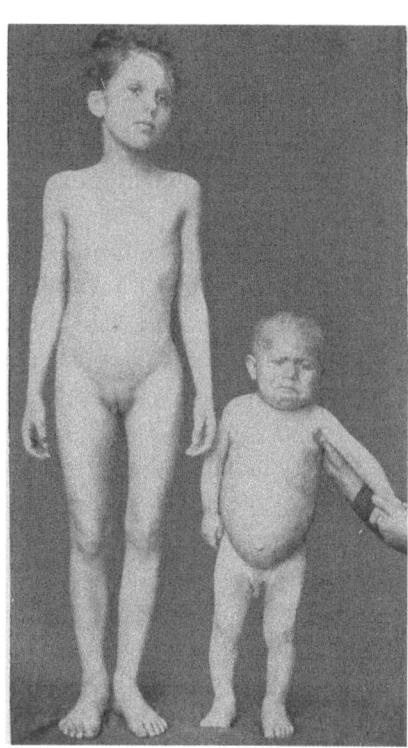

Abb. 151. Hypothyreoider Zwergwuchs, 9jähriger Knabe, großer Kopf, dicker Bauch, Tiefstand des Nabels; daneben gleichalteriges Vergleichskind. (Nach Borchardt: Klin. Konstitutionslehre 1924.)

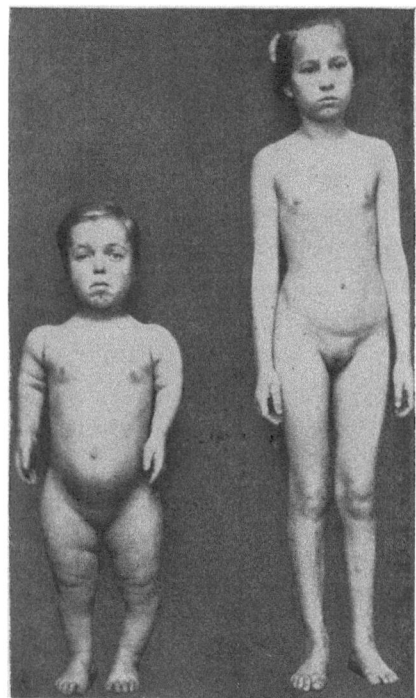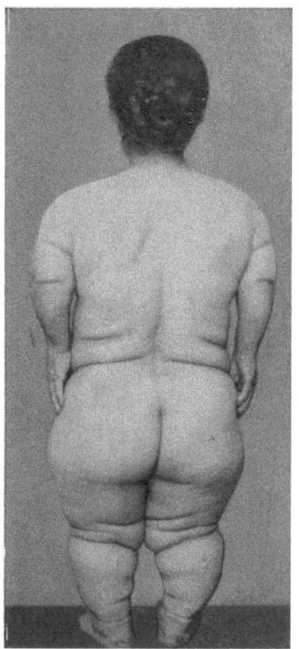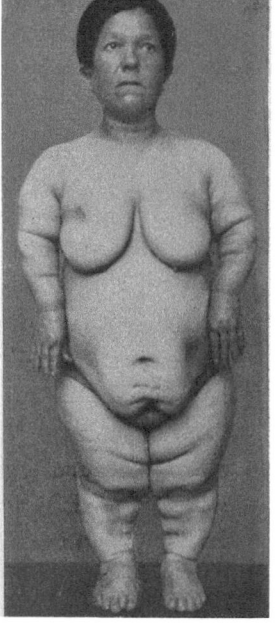

Abb. 152. Chondrodysplastischer Zwergwuchs, 13jährige Zwergin neben einem gleichalterigen normalen Mädchen.
(Nach Borchardt: Klin. Konstitutionslehre 1924.)

a b
Abb. 153. Achondroplastischer (unproportionierter) Zwergwuchs. 49 Jahre alt, Körperlänge 107 cm, Oberlänge 68,5 cm, Unterlänge 38,5 cm, Spannweite 93,5 cm, Kopfumfang etwa 56 cm, Isodaktylie. Als 6. von 7 Geschwistern geboren; Eltern und Geschwister normal. Menarche mit 17 Jahren. Mit 29 Jahren Uterusexstirpation wegen Menorrhagie und Dysmenorrhöe (?). Libido sexualis lebhaft. Intelligenz normal; Gewicht 46 kg.
(Nach Bauer: Konstitutionelle Disposition. 3. A. Berlin 1924.)

5. Der dyszerebrale Zwergwuchs.

Diese Form ist von Rößle und Gigon ziemlich gleichzeitig und unabhängig voneinander aufgestellt worden. Es handelt sich dabei weniger um Zwergwuchs als um Kleinwuchs. Der übrigen Entwicklungshemmung scheint eine solche des Gehirns mit Mikrozephalie zu entsprechen. Gigon nimmt an, daß sich solche Fälle von Zwergwuchs hauptsächlich durch den ziemlich schweren psychischen Defekt vor den anderen Arten des Zwergwuchses auszeichnen. Zerebrale Störungen, wie Epilepsie und halbseitige Wachstumsstörungen können damit verbunden sein.

Beispiele von analogen Einwirkungen einer Gehirnerkrankung auf das allgemeine Wachstum sind ausreichend bekannt. Erdmann sah bei Kaulquappen einseitigen Zwergwuchs durch Verkümmerung der gleichen Seite des Zentralnervensystems. Klinisch wissen wir, daß bei Herderkrankungen einer Gehirnhemisphäre oder bei frühzeitigen Entwicklungsstörungen die Extremitäten der entgegengesetzten Körperhälfte im Wachstum gehindert werden. Aschner geht bekanntlich so weit, die Gegend zwischen Hypo- und Epiphyse als eine Art von Stoffwechselzentrum zu betrachten. Rößle beschreibt mehrere Fälle, wo Minderwuchs, Schwachsinn, Gehirnatrophie, Epilepsie und Tetanie verbunden waren. Er glaubt daher, daß der Hirnfaktor auch bei den sog. endokrinen Zwergformen eine gewisse Rolle spielt, und daß manche der in der Literatur beschriebenen Arten von Zwergwuchs, die sonst nicht oder schwer einzureihen sind, hierhergehören.

6. Der chondrodystrophische Zwergwuchs.

Der chondrodystrophische Zwergwuchs (Abb. 152 und 153) entspricht dem, was man früher fötale Rachitis nannte (Virchow). Das Wesen des Prozesses besteht im Ausbleiben der enchondralen Verknöcherung, während die periostale Knochenbildung normal ist. Kauffmann erblickt die Ursache des von ihm als Chondrodystrophie bezeichneten Prozesses in einer primären Mißbildung. Bidl vermutet eine fötale Unterfunktion des Hypophysenvorderlappens. Ade glaubt an einen Hyperthyreoidismus und verweist auf eine Beobachtung von Carazzani. Danach hatte eine Frau vor und während der Gravidität sehr viele Thyreoidintabletten genommen; das aus dieser Schwangerschaft stammende Kind zeigte Mikromelie. Demgegenüber berichtet N. Lewi, daß eine Mutter sechs Jahre nach Thyreoidektomie ein chondrodystrophisches Kind zur Welt brachte, das alsbald starb.

Die Folge der gestörten Knochenbildung ist eine Mikromelie, d. h. eine im Verhältnis zum Rumpf abnorme Kürze des Extremitäten. Wegen des normalen Ablaufes der periostalen Knochenbildung sind dabei die Knochen oft nicht nur sehr kurz, sondern sehr plump und dick. Die im Wachstum nicht zurückgebliebenen Weichteile werden dickwulstig und hängen zuweilen wie zusammengesunkene Säcke an den Beinen (Abb. 153). Indes können diese Fettwülste auch fehlen, wie wir bei zwei Schwestern sahen (Abb. 154 und 155). Die Störung des epiphysären Knochenwachstums hatte zu einer auffallenden kolbigen Verdickung der Gelenkenden geführt (Abb. 156). In anderen Fällen fällt die ungewöhnliche Kürze der Unterlänge im Vergleich zur Oberlänge und die Isodaktylie auf (Abb. 157).

Eine große Zahl der chondrodystrophischen Früchte wird totgeboren oder stirbt bald nach der Geburt. Nach Kassowitz scheint es, „daß die Affektion das Leben nur

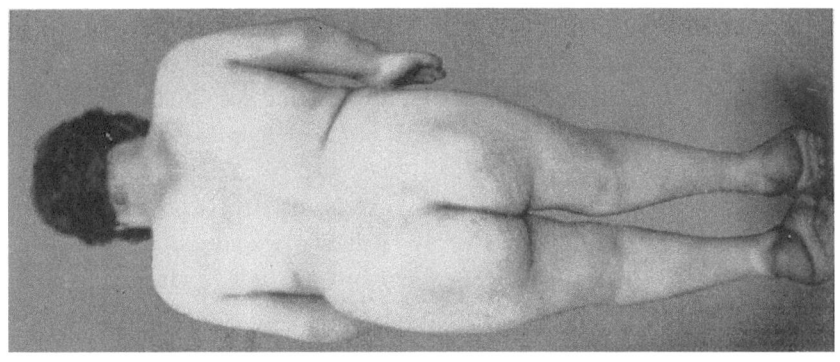

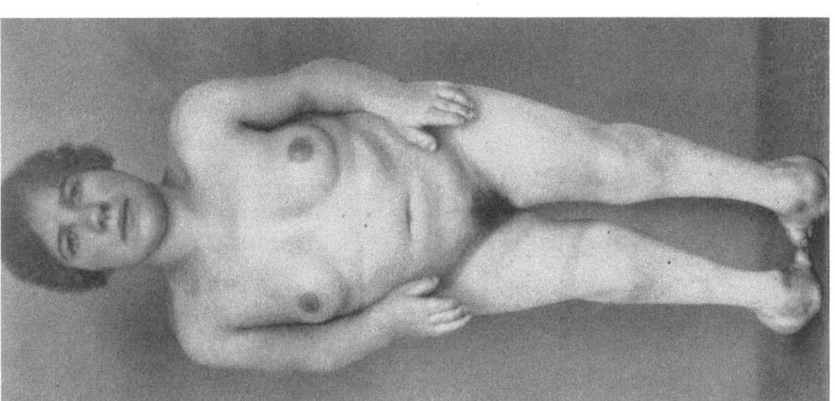

Abb. 154. Chondrodystrophischer Zwergwuchs (1921 Nr. 314). 32 Jahre alt, laufen gelernt mit 2 Jahren, Brünette, keine Struma; 108 cm lang, 63,5 Pfund schwer. Menarche mit 20 Jahren; fraglicher Abort. Mit 26 Jahren wegen unregelmäßigen Blutungen Röntgenkastration, seither Wohlbefinden; Sondenlänge des Uterus damals 7,5 cm; Sp. 24 cm, Cr. 26,5 cm, C. diag. 10 cm, Schamberg normal, Hände klein, Fingergelenke kolbig aufgetrieben, Plattfuß Darmbeinkämme überragen den unteren Thoraxrand (a) infolge Kyphose (b). Intellekt normal.

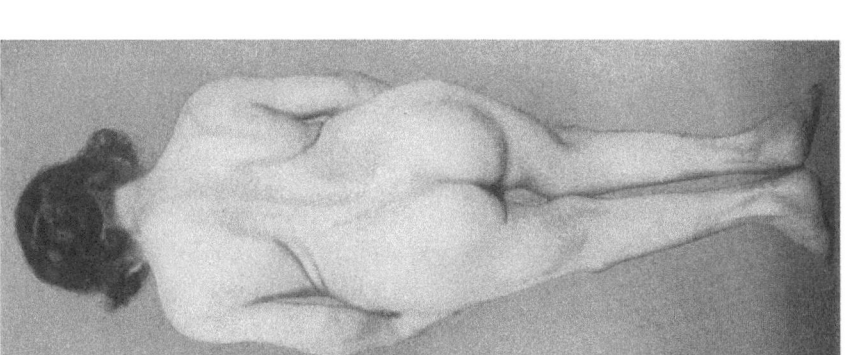

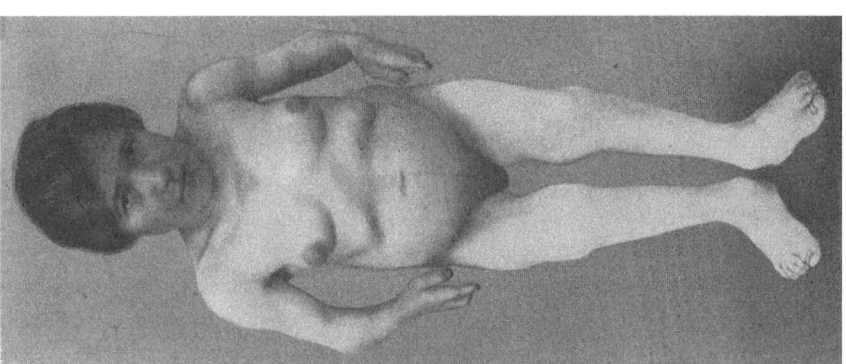

Abb. 155. Chondrodystrophischer Zwergwuchs, Schwester von Nr. 154. 18 Jahre alt, laufen gelernt? Menarche 16½ Jahre; Periode alle 3—5 Wochen sehr stark; etwas Dysmenorrhöe; steht mit einem normal großen Mann in Sexualverkehr, keine Scheu vor Konzeption; Sexualtrieb normal. 109 cm lang, 73,5 Pfund schwer, dunkelblond, kleine Struma; geringe Kyphoskoliose, Nabel steht tief, Pubes etwas spärlich; Genitalorgane normal. Sp. 24 cm, Cr. 26,5 cm, Tr. 28,5 cm; hochgradige Klumpfüße; Intellekt gut.

in der Fötalperiode ernsthaft bedroht, daß aber, wenn diese kritische Periode überstanden ist, die Lebensfähigkeit durch die Mißbildung nicht ernsthaft beeinträchtigt wird". Aus den in der Literatur niedergelegten Beobachtungen kann man eine fast lückenlose Serie von Mikromelie aus allen Altersklassen, von der Jugend bis ins höhere Alter zusammenstellen (Sumita, von Reuß). Aus den Überlebenden werden die sog. chondro-dystrophischen Zwerge mit anatomisch und funktionell normalem Genitalapparat, normaler Libido und normaler Intelligenz. Vermutlich gehören hierher die klugen Zwerge der verschiedenen Märchen und Sagen, sowie die Hofnarren des Mittelalters (Finkbeiner).

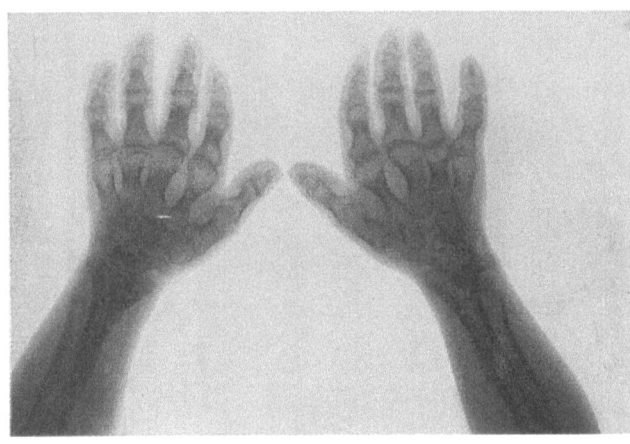

a

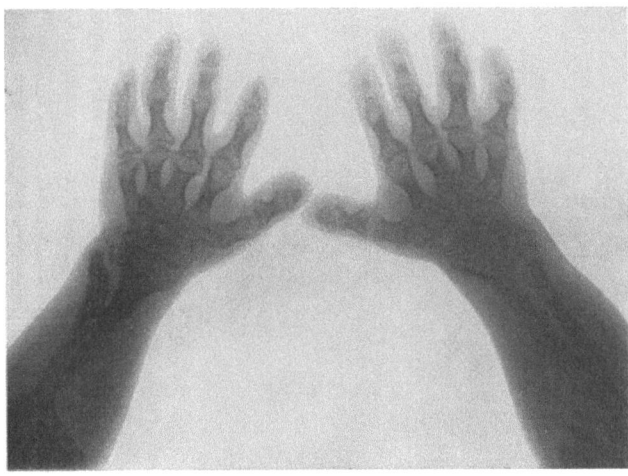

b

Abb. 156. Störung des epiphysären Knochenwachstums und Auftreibung der Fingergelenke bei chondrodystrophischen Zwergschwestern von Abb. 154 u. 155. a = Abb. 154; b = Abb. 155.

7. Der rachitische Zwergwuchs.

Zunächst sei erwähnt, daß wir hier einen scheinbaren Zwergwuchs haben können durch Verkrümmung von Extremitäten oder Wirbelsäule.

Daneben kann die Rachitis aber auch zu echtem Zwergwuchs führen (Abb. 158). Die Verkürzung der Körperlänge ist freilich meistens nicht sehr hochgradig, da die Wachstumsrückstände aus der Kindheit später oft ausgeglichen werden. Stettner hat an 150 rachitischen Kindern festgestellt, daß für die ersten sechs Lebensjahre eine Wachstumseinbuße von 7,5 cm zu errechnen war, daß später aber ein Ausgleich bis auf 2,6 cm stattfand. Wir kennen selbst einen Fall, wo ein rachitisches Kind später fast Riesenwuchs erreichte. Daß aber besonders bei schwerer oder mittelschwerer Rachitis dauernde Wachstumsverkürzungen entstehen können, unterliegt keinem Zweifel. Die Ursache ist in der Erkrankung der Diaphysengrenzen zu erblicken.

Die Diagnose „rachitischer Zwergwuchs" ist leicht, wenn die Zeichen der Rachitis ausgesprochen sind. Da diese allgemein bekannt sind, seien sie hier nur angedeutet. Das wichtigste ist: Spätes Laufenlernen, caput quadratum, rachitische Zähne, rachitischer

Rosenkranz, Verkrümmung der Extremitäten, Auftreibung der Epiphysen; die Epiphysenlinie ist manchmal offen; umgekehrt hat Guleke eine primäre Synostose beschrieben. Dazu kommt das rachitische Becken mit seinen charakteristischen Zeichen. Bei gleichzeitiger Hypophysenstörung können auch akromegale Anklänge (massives Gesicht, dicke Hände) hinzukommen (Abb. 159).

8. Klinische Bedeutung des Zwergwuchses.

Das klinische Interesse am Zwergwuchs knüpft wegen des engen Beckens zunächst an Schwangerschaft und Geburt an. Die auftauchenden Fragen lauten: 1. Welche Geburtsgefahren bringt der Zwergwuchs?, 2. wie verhält sich das Kind?, 3. ist von der Schwangerschaft eine ernste Verschlimmerung einer dem Zwergwuchs zugrundeliegenden endokrinen Störung zu fürchten?

Über den ersten Punkt ist zunächst zu sagen, daß die an sich sehr seltenen Fälle von absoluter Beckenenge sich gerade unter den Zwergen finden. Eine Graviditätsunterbrechung wegen engen Beckens kommt aber trotzdem heute im Zeitalter des zervikalen Uterusschnittes wohl nicht mehr in Betracht. Obendrein ist zu bemerken, daß der Zwergwuchs nicht unter allen Umständen mit einem engen Becken verbunden sein muß. Wir haben bei einer 122 cm langen athyreotischen Zwergin (Abb. 144) eine fast normale Länge der

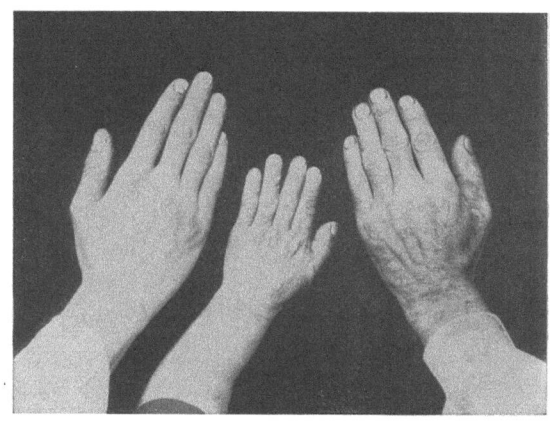

Abb. 157. a normale Hand, b Isodaktylie, Hand von Abb. 153: Achondroplastische Zwergin. c Hand eines männlichen chondrodystrophischen Zwerges.
(Nach Bauer: Konstitutionelle Disposition. 3. Aufl. Berlin 1924, Julius Springer.)

Conjugata diagonalis feststellen können. Eine andere Frau mit einer Körperlänge von 134 cm hatte ebenfalls ein normales Becken und brachte ein 50 cm langes, 3770 g schweres Kind spontan und lebend zur Welt (1924 Nr. 62).

Ist das Becken äußerlich eng, dann hängt der Grad der inneren Verengerung in hohem Maße von der Dicke der Knochen ab. Es besteht daher ein großer Unterschied zwischen Zwergen mit derben und solchen mit zarten Knochen. Eine unserer kretinistischen Zwerginnen (Abb. 148) mit sehr grazilem Knochenbau bot äußerlich eine deutliche Reduktion der Beckenmasse: Dist. spin. 24,5, Dist. cr. 26,5, Dist. troch. 27 cm; aber innerlich war das Becken normal; die Frau hatte schon zweimal spontan geboren und brachte jetzt ein 48 cm langes, allerdings nur 2550 g schweres Kind in vier Stunden spontan zur Welt (1922 Nr. 644).

Außer den mechanischen Gesichtspunkten ist bei der Geburt zu bedenken, daß die Zwerge wegen ihrer endokrinen Störungen gegen Narkose, Narkotica, Blutverlust und auch gegen Infektionen besonders wenig widerstandsfähig sind. Bei einer dysthyreoiden Zwergin (38jährige Erstgebärende) hatten wir es in der Nachgeburtsperiode mit einer erheblichen Atonie zu tun. Eine andere (Abb. 144) mit Athyreoidismus

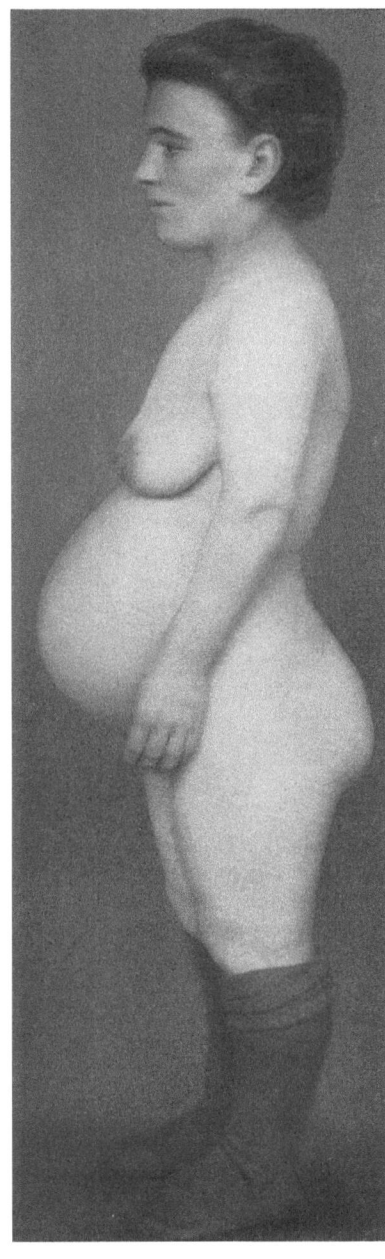

Abb. 158. Rachitische Zwergin. 27 Jahre, I Gravida, 130 cm lang, C. diag. 6,3 cm (instrumentell), Pituitrin wirkt gut. Sectio caesarea. Kind 47 cm lang, 2550 g schwer. (Nach E. Vogt.)

erlag der Narkose. Nach Finkbeiner starben unter 26 Kretinen 0,5%, also auffallend viel im Wochenbett.

Über die Größe der Neugeborenen bestehen keine durchweg gültigen Gesetze. Eine schon bei der Geburt bestehende auffallende Kleinheit ist am ehesten bei der Nanosomia primordialis und beim chondrodystrophischen Zwergwuchs zu erwarten. Aber auch sonst sind die Kinder gewöhnlich nicht groß und entsprechen in der Regel dem Verhalten der Mutter. Ausnahmen kommen jedoch vor: die oben erwähnte, nur 134 cm lange Mutter hatte ein 50 cm langes und 3770 g schweres Kind zur Welt gebracht (1924 Nr. 62). Wie weit dabei eine besondere Größe des Vaters eine Rolle spielt, läßt sich nicht beurteilen.

Nicht uninteressant ist, daß eine andere unserer Zwerginnen mit einer Körperlänge von 138 cm angab, daß ihre Mutter und alle ihre Schwestern ebenfalls Zwergwuchs zeigen, während der Vater und die Brüder normal groß seien (1925 Nr. 303). Ob es sich dabei um einen Zufall handelt, oder ob eine Geschlechtsgebundenheit vorliegt, läßt sich nicht entscheiden. Liegt dem ganzen eine endokrine Störung zugrunde, so wäre denkbar, daß die Geschlechter sich verschieden verhalten. Ein Überwiegen des Mannes scheint beim Kretinismus vorzuliegen; dort kommen nach den Zahlen von Scholz und Finkbeiner 54% Männer auf 46% Weiber. Wie weit aber schon die Neugeborenen an der endokrinen Störung der Mutter teilnehmen, ist schwer zu sagen und wird im Kapitel „Thyreoidea" noch etwas erörtert werden.

Die Frage, wie weit sich Zwergwuchs und Idiotie vererben, regelt sich nach den oben angegebenen Ursachen des Zwergwuchses von selbst. Vererbt kann nur werden, was im Keimplasma verankert ist. Dabei ist zu beachten, daß heute manches von dem endemischen Zwergwuchs, der früher auf konditionelle Schädigungen durch Trinkwasser zurückgeführt wurde, als vererbbar angesprochen wird. Nach diesen Gesichtspunkten muß man sich richten, wenn man etwa als Eheberater um sein Urteil über Ehefähigkeit und Vererbbarkeit angegangen wird.

Angesichts einer bestehenden Schwangerschaft könnte die Frage einer Schwangerschaftsunterbrechung vom eugenischen Standpunkt aus auftauchen. So sehr sie

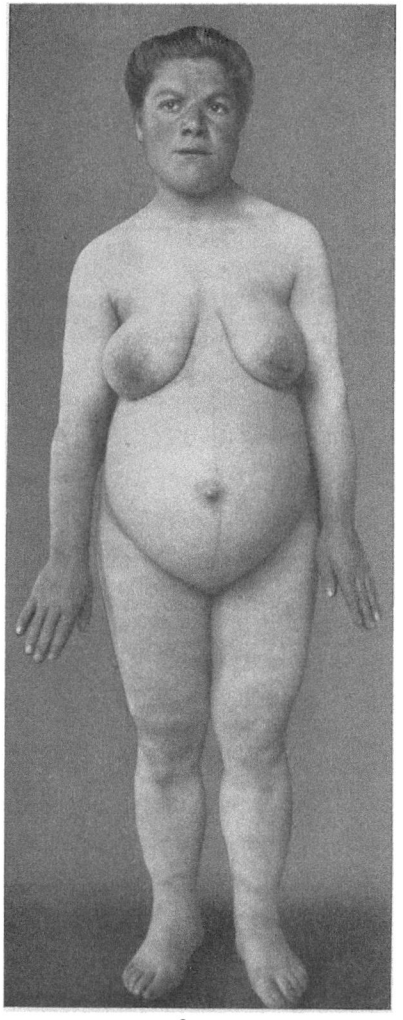 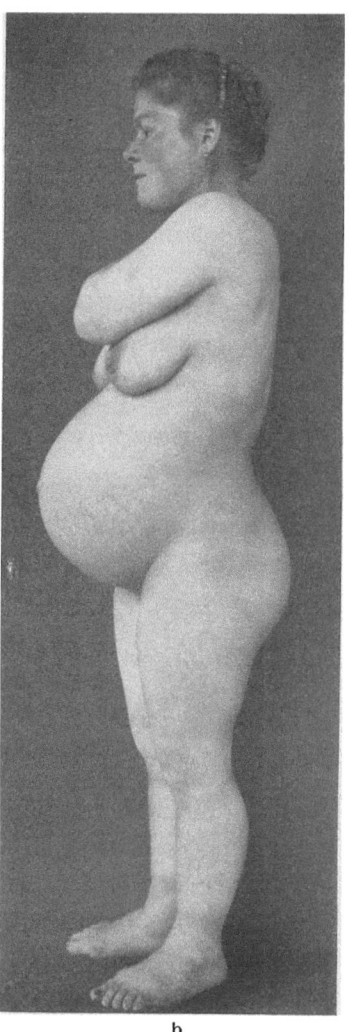

a　　　　　　　　　　　　　　　　　b

Abb. 159. Rachitischer Zwerg mit hypophysärer Komponente: massives Gesicht, große Hände, stärkere Fettansammlung (längere Zeit nach Schwangerschaft das Fett zum größeren Teil geschwunden). 26 Jahre, I Gravida. Menarche mit 17 Jahren. Körperlänge 138 cm, Becken plattrachitisch. C. vera 8 cm, Wehen schlecht, Uterusschnitt; Knabe 52,5 cm lang, 3430 g schwer.

im Einzelfall angezeigt sein mag, so verbietet sie bei uns vorerst das Gesetz, während man in Amerika großzügiger ist.

Ob die Schwangerschaft im Interesse der Mutter zu unterbrechen ist, richtet sich danach, ob eine ernste Verschlimmerung einer etwa vorhandenen endokrinen Störung zu fürchten steht. Diese Gefahr droht am ehesten bei Athyreoidismus, da die Gravidität an die Thyreoidea schon normalerweise besondere Ansprüche stellt. In der Tat mußten wir eine solche Unterbrechung wegen Athyreoidismus vornehmen, wobei die Patientin der Anästhesierungsmethode erlag (Abb. 144).

Schließlich verdient der mit dem Zwergwuchs unter Umständen verbundene Schwachsinn noch besonderes Interesse. Bei Schwachsinn kommt es leicht zu sexuellem Mißbrauch, zu Inzest, Ehebruch usw., worauf auch Finkbeiner hinweist. In anderen Fällen sieht man, daß die Schwachsinnigen die Schwangerschaft verheimlichen, die Geburt verkennen und unter, für das Kind ungünstigen Bedingungen niederkommen, so daß sie mit dem Gesetz in Konflikt geraten.

Auch vom gynäkologischen Standpunkt aus bietet der Zwergwuchs Interesse. So weit er im Keimplasma bedingt ist (Nanosomia primordialis) ist der Genitalapparat normal. So weit es sich aber um endokrine Störungen handelt, haben wir mit den entsprechenden Störungen am Genitale zu rechnen: Hypoplasie mit Spätmenarche, Amenorrhöe, Klimakterium praecox, Sterilität. Die Hemmung des Genitalapparates geht dabei wahrscheinlich über den Eierstock und äußert sich in Persistenz der Primordialfollikel und Verzögerung der Graafschen Follikel. Wie weit die interstitielle Drüse dabei beteiligt ist, läßt sich vorerst nicht beurteilen.

i) Status thymico-lymphaticus.

Die erste Beschreibung dieses Krankheitsbildes stammt von Paltauf. Eine eingehende Schilderung aus den letzten Jahren verdanken wir Peritz und Borchardt. Unter Hinweis darauf können wir uns hier mit dem Wichtigsten begnügen. Dem äußeren Habitus nach haben wir ein blasses, pastöses, fettes Aussehen mit gut entwickeltem Panniculus adiposus. Der Lymphapparat ist bis zu gewissem Grade auf kindlicher Stufe stehengeblieben. Demzufolge sind die Lymphdrüsen hyperplastisch, die Gaumentonsillen und die Zungenbälge am Zungengrund sind hypertrophisch (Schridde, Neußer); der Rachenring ist eng; indes vermissen Bartel und Bauer die Rachenmandeln in mehreren Fällen (3—6%?). Auch die Follikel der Darmschleimhaut zeigen eine Hypertrophie, ebenso kann die Milz durch Follikelhyperplasie vergrößert sein. Die Thymuspersistenz läßt sich öfters perkutorisch oder röntgenologisch nachweisen, jedoch ist der Nachweis oft recht schwer. Die Körpergröße zeigt keine ganz charakteristischen Abweichungen; neben ausgesprochen infantilem Wuchs findet sich nicht selten auch Hochwuchs (Bartel) vielleicht auf dem Boden einer Hypovarie. Der Rumpf ist verhältnismäßig kurz mit langen Armen und Beinen. Am übrigen Skelett ist vor allem die Enge der oberen Thoraxappertur zu nennen (W. A. Freund, Hart, Mendelsohn, Dietrich); an Stelle der normalerweise vorhandenen Lordose im Gebiet der Hals- und Lendenwirbelsäule befindet sich eine Streckung (Peritz). Die Stellung der Rippen zur Wirbelsäule zeigt kindliche Form (Mathes bei Peritz Abb. 22—24, S. 181).

Das Genitale ist öfter hypoplastisch, die Vagina eng, der Uterus klein. Nur die Ovarien fallen zuweilen durch ihre Größe auf. Hermann fand mikroskopisch eine Zunahme des bindegewebigen Anteils insbesondere im Gebiet der Albuginea. Daneben kann eine mangelhafte Follikelreifung bestehen und zum Bild der kleinzystischen Degeneration führen. In Übereinstimmung mit diesem Hypogenitalismus steht die klinische und experimentelle Erfahrung, daß nach Kastration sich ein vergrößerter Thymus findet.

Das Blutbild ergibt eine Lymphozytose. Aber sichere Schlüsse lassen sich nicht ziehen, da bei verschiedenen Störungen der endokrinen Drüsen ähnliche Blutbilder vorkommen (Peritz).

Besonders wichtig ist die Enge und Dünnwandigkeit der Aorta, sowie des gesamten Gefäßapparates. Das Herz fällt oft durch seine Kleinheit auf und zeigt die Form des sog. Tropfenherzens. Das chromaffine System ist öfters unterentwickelt.

Daß der Status thymico-lymphaticus angeboren sei, wird von der Mehrzahl der Autoren verneint. Zwar kann beim Neugeborenen mit angeborenem Kropf der Thymus vergrößert sein (Borchardt, Wegelin, Matti, Hedinger, Schirmer); aber wenn auch ein abnorm großer Thymus kongenital vorkommt (Dietrich, Christeller), so ist nach Lubarsch eine Hyperplasie des lymphatischen Gewebes bei Föten oder Neugeborenen nie beobachtet worden. Sie entsteht erst im Laufe des extrauterinen Lebens als Ausdruck der individuellen Reaktionsweise auf entsprechende Reize oder Schädigungen. Nach Birk wird die Schwellung des lymphatischen Apparates erst im zweiten Lebensjahr manifest und nach Kolisko läßt sich ein Status thymico-lymphaticus nicht vor dem sechsten Jahr feststellen.

Dem stehen andere Beobachtungen von Unger, Schirmer und Schridde entgegen, wonach der Status thymico-lymphaticus auch angeboren vorkommt. Indes betont Hart, daß in keinem dieser Fälle eine Schädigung der Frucht seitens der Mutter und damit eine sekundäre (konditionelle) Reaktion auf irgend einen Reiz auszuschließen sei. So stammte z. B. ein Kind mit angeborenem Status thymico-lymphaticus von einer an Eklampsie gestorbenen Mutter, die selbst das Bild des Status thymico-lymphaticus bot (Schridde).

Borchardt ist der Meinung, daß jedenfalls ein Teil der Fälle mit angeborenem Lymphatismus als Erbfaktor, d. h. als funktionelles, auf Vererbung beruhendes Abartungszeichen anzusehen sei.

Über die Häufigkeit des Status thymico-lymphaticus gehen die Anschauungen ziemlich weit auseinander. Das kommt zum Teil davon her, daß verschiedene Untersucher unter Thymushyperplasie nicht immer dasselbe verstehen. Nach Schmincke sollte man eine Thymushyperplasie erst annehmen, wenn die für das jeweilige Alter von Hammar angegebenen Normalzahlen für das Thymusgewicht um 50% überschritten sind.

Die klinische Bedeutung liegt einmal auf dem Gebiet des Hypogenitalismus und ist beim Infantilismus abgehandelt. Daneben spielt die erhöhte Reaktionsfähigkeit auf irgendwelche Reize, sowie die Unterentwicklung des Herzens und der Aorta mit der Labilität der Gefäßnerven eine sehr wichtige Rolle. Sie hängen ursächlich mit den klinisch oft geklagten Ohnmachten zusammen, vor allem aber mit der Überempfindlichkeit gegen Narkose und Lumbalanästhesie (Sternberg, Vogt). Da man bei plötzlichen Todesfällen oft eine Thymuspersistenz fand, sprach man geradezu von „Thymustod". Indes hat man heute nicht mehr allgemein die Ansicht, daß die Thymusvergrößerung immer die wirkliche Todesursache sei. Stattdessen wird auch die gleichzeitige Vergrößerung der Schilddrüse angeschuldigt, die z. B. beim Basedow oft mit Thymushypertrophie verbunden ist (Gierke). Eine sehr wichtige Rolle scheint beim plötzlichen Tod sodann auch das chromaffine System zu spielen. Nach Wiesel findet man oft eine Hypoplasie der Nebenniere; während Hedinger meint, daß man bei reinem Status thymicus ein normales Verhalten des chromaffinen Systems habe. Da Eppinger und Heß in der Vagotonie einen Zustand erblicken, der zum Status thymico-lymphaticus gehört, so meint Peritz, daß vielleicht auch ein starker Vagusreiz von irgend einer Seite her den plötzlichen Herzstillstand bewirken könne.

Anscheinend findet sich neben der Hypoplasie des Herzens und Gefäßsystems und neben der Insuffizienz des chromaffinen Systems zuweilen auch noch eine Verminderung der Blutmenge und der Blutgerinnungsfähigkeit. Bei dieser Sachlage wird gut verständlich, daß die Empfindlichkeit gegen Blutverluste sub partu (Mansfeld, Vogt) oder bei Operationen (Melchior) stark erhöht ist, so daß schon kleinere Blutverluste lebensgefährlich werden.

Ob, wie Mannsfeld meint, der Status thymico-lymphaticus wegen Unterentwicklung des chromaffinen Systems auch zur Inversion des puerperalen Uterus neigt, infolge Verminderung des Tonus der sympathischen Innervation, mag dahingestellt bleiben, da bei Morbus Addison mit hochgradiger Zerstörung der Nebenniere die Geburt normal verlaufen kann (Vogt).

Schließlich sei noch auf die Todesfälle nach intravenöser Injektion von Salvarsan hingewiesen (Rindfleisch); vielleicht sind sie der Ausdruck erhöhter Reaktionsfähigkeit auf einwirkende Reize.

k) Störungen der Schilddrüsenfunktion.

1. Beziehungen zur Keimdrüse.

Die Schilddrüse spielt im Leben des Weibes in vieler Richtung eine besondere Rolle. Sie zeigt durch ihre Beziehungen zur Keimdrüse im allgemeinen und zu den Fortpflanzungsvorgängen im besonderen dem Manne gegenüber weitgehende Besonderheiten, so daß an dieser Stelle darauf eingegangen sei. Seitz hat diese Dinge eingehend behandelt, sie sind aber trotzdem noch lange nicht durchweg klar.

In physiologischer Hinsicht sei an die große Häufigkeit des „Schulkropfes" bei den Mädchen und die menstruelle Anschwellung der Thyreoidea erinnert, die wir oben schon kennen gelernt haben. Nach Aschoff wechselt das Aussehen der Schilddrüse mit den Lebensphasen und für die Pubertätszeit ist das kolloidreiche, makrofollikuläre Aussehen bezeichnend.

Das Wachstum der Schilddrüse in der Schwangerschaft ist so häufig, daß man es fast für physiologisch halten kann. Da es so regelmäßig auftritt, hat es wohl eine bestimmte Aufgabe. Diese könnte darin liegen, die Plazentarstoffwechselprodukte zu entgiften und den Kalkstoffwechsel im Interesse des Fötus zu fördern. Störungen dieser Aufgaben können zu pathologischen Erscheinungen in der Gravidität führen. Für eine solche entgiftende Aufgabe der Schilddrüse könnte der Umstand sprechen, daß nachweislich des Tierexperiments nach Thyreoideaexstirpation beim Muttertier die Jungen absterben und frühzeitig ausgestoßen werden. Aus der klinischen Erfahrung sei erwähnt, daß bei Ausbleiben der Thyreoideahypertrophie Schwangerschaftstoxikosen häufiger sein sollen als sonst; darum fehlt bei Eklampsie häufig der Schwangerschaftskropf (H. W. Freund), während bei Eintreten desselben die Emesis oft ausbleiben soll.

Die Beziehung zum Kalkstoffwechsel kann darin liegen, daß die Thyreoidea die Aufgabe hat, dem Fötus die Kalkbestände der Mutter oder der Nahrung aufzuschließen. In allen Fällen von reicher Kalkablagerung in der Plazenta verdient daher das Verhalten der mütterlichen und kindlichen Thyreoidea besondere Aufmerksamkeit.

Auch bei manchen Störungen des Wasserhaushaltes der Haut und des Gewebes in der Gravidität muß man ursächlich an eine Anomalie der Schilddrüsenfunktion denken, wie oben ausgeführt wurde (S. 432).

Auf die Bedeutung der dysthyreoiden, kretinischen Idiotie wurde beim Zwergwuchs schon hingewiesen. Schließlich seien noch die Gefahren genannt, die einer Gebärenden durch einen großen Kropf mit Kompression der Trachea und mit Kropfherz drohen können.

In mancher Richtung kann man Keimdrüse und Thyreoidea als Antagonisten auffassen. Die Schwangerschaftshypertrophie der Thyreoidea kann einen Gegensatz darstellen zur Reduktion der innersekretorischen Eierstocktätigkeit während der Gravidität (Peritz). Diese Hypofunktion der Keimdrüse läßt sich mit der Neigung zu thyreotoxischen Symptomen während der Schwangerschaft in Zusammenhang bringen. In Fällen, in denen die Keimdrüse an sich minderwertig ist, wie beim Status thymicolymphaticus gewinnt die Schilddrüse das Übergewicht. Umgekehrt hat man beim Basedow mit seinem Hyperthyreoidismus oft eine Hypovarie, erkenntlich an der Hypoplasie des Uterus oder an Amenorrhöe, resp. Hypomenorrhöe, die nach Kocher in 70—80% vorhanden ist. Dementsprechend lassen sich Basedowsymptome durch Injektion von Ovarialextrakt häufig beeinflussen (Peritz). Entfernung der Schilddrüse soll Ovarialdegeneration verursachen und Röntgenbestrahlung der Thyreoidea wird neuerdings immer mehr gegen menstruelle Blutungen empfohlen (Gál, Rusznyak und Dach).

Im Gegensatz zu dieser antagonistischen Beziehung zwischen den beiden Drüsen stehen andere Beobachtungen: Der Pubertätskropf, der gerade mit der Steigerung der Keimdrüsenfunktion auftritt; ferner die menstruelle Thyreoideaanschwellung, sowie die Vergrößerung von Strumen während der Entwicklung eines Uterusmyoms (H. W. Freund) und ihre Rückbildung nach der Myomoperation (Novak), oder Kastration. Danach scheint es, als ob die Hyperfunktion des Ovariums auf die Thyreoidea einen fördernden und die Hypofunktion einen hemmenden Einfluß hat und umgekehrt.

Dafür spricht auch die klinische Erfahrung, wonach die Fälle mit Hypothyreoidismus, wie Myxödem und Kretinismus gleichzeitig auch Hypogenitalismus zeigen mit Sterilität, Spätmenarche, Amenorrhöe, so sehr es auch davon wieder Ausnahmen gibt, wie die Metrorrhagia thyreopriva Kochers zeigt.

2. Beziehungen zur Leibesfrucht.

Die Struma congenita stellt ein noch sehr unklares Kapitel dar. Zwar hat schon Demme im Gerhardtschen Handbuch der Kinderheilkunde im Jahr 1878 die Struma congenita beschrieben und durch mehrere Nachuntersucher eine Bestätigung gefunden, aber die Nachuntersuchungen befaßten sich meist nur mit morphologischen und topographischen Fragen.

Auch die Geburtshelfer haben die Dinge meist nur vom mechanischen Gesichtspunkt aus betrachtet und sich gewöhnlich damit begnügt, mehr oder weniger sichere Beziehungen der Struma congenita zur Gesichtslage aufzufinden; die viel interessantere biologische Seite haben sie ziemlich vernachlässigt. Die Beziehungen der Struma congenita zur Entwicklung des Fötus und zum Verhalten des Neugeborenen und Kleinkindes wurden fast vollkommen übersehen. Es ist daher überaus zu begrüßen, daß Guggisberg neuerdings diesem Kapitel seine besondere Aufmerksamkeit gewidmet hat. Seinen Ausführungen wollen wir hier weitgehend folgen.

a) Die Häufigkeit ist an sich bekanntlich nicht groß und wechselt in hohem Maße, je nach der Aufmerksamkeit des Untersuchers, nach dem Grad der Strumaentwicklung und wahrscheinlich auch nach der geographischen Lage. Unter 116 eigens untersuchten Neugeborenen der Berner Frauenklinik fand Guggisberg

normale Schilddrüsen	mittlere Strumen	ausgesprochene Strumen
55 = 47%	43 = 38%	18 = 15%

Er schließt daraus, daß in endemischen Kropfgegenden über die Hälfte (53%) der Neugeborenen schon klinisch eine vergrößerte Schilddrüse zeigen.

Die Größe der Struma war recht verschieden. Das Maximum betrug 3—4 cm Dicke und 8 cm Breite. Exzessive Größen, die zum Geburtshindernis führten (Hubbauer, Houel) ließen sich nicht feststellen; wahrscheinlich lagen bei Geburtshindernissen keine reine Strumen, sondern andersartige Geschwülste der Halsgegend vor.

Zur Beurteilung des weiteren Verhaltens muß man zwei Formen unterscheiden: Eine Stauungsschilddrüse und eine eigentliche Struma.

Die Stauungsschilddrüse kommt durch Zirkulationsstörungen infolge des Geburtsaktes zustande und bildet sich in wenigen Tagen zurück.

Die eigentliche Struma nimmt zwar in den ersten Lebenstagen auch etwas an Größe ab, aber meist geht sie in die diffuse Struma des Kindesalters über. Demme fand unter 642 Kropfkindern 53 mal Struma congenita. Die Struma congenita ist demnach keine unschuldige, bedeutungslose Anomalie.

b) Die Ursache des Leidens ist nicht bekannt. Auffallend ist nur, daß die entsprechenden Mütter fast immer auch eine Struma haben; aber lange nicht jede mit Kropf behaftete Mutter bringt ein Kind mit Struma congenita zur Welt.

Schuldigt man für die mütterliche Struma die Wassertheorie oder die infektiöstoxische Theorie an, so müßte man annehmen, daß das kropferzeugende Gift die Plazentarscheidewand passiert und auf den Fötus übergeht.

Erblickt man die Ursache des mütterlichen Kropfes in einem Jodmangel, so muß man annehmen, daß der Jodübergang von der Mutter durch die Plazenta auf das Kind ungenügend ist. Aus einzelnen Gegenden der Schweiz wird berichtet, daß die Darreichung von Jod in der Schwangerschaft zu einer wesentlichen Verringerung der Zahl der Neugeborenenstrumen geführt habe. Es wird dies als Beweis für die Bedeutung des Jods zur Entstehung des Kropfes des Neugeborenen gedeutet. Die Beeinflussung kann aber auch anders aufgefaßt werden, wie Guggisberg betont.

Inwieweit Vererbung eine Rolle spielt, läßt sich vorerst nicht sagen. Auffallend ist nur, daß die Mütter meist auch Kröpfe haben und daß öfters auch andere Familienmitglieder Kropfträger sind.

Eine weitere Erklärungsmöglichkeit der Struma congenita wäre die, daß der Neugeborenenkropf nur da auftritt, wo die mütterliche Schilddrüse es in der Schwangerschaft an sich fehlen läßt. Die kindlichen Kröpfe würden dann eine Art Kompensation für einen mütterlichen Defekt darstellen. Zum besseren Verständnis sei auf die schon erwähnte physiologische Schwangerschaftshypertrophie der mütterlichen Schilddrüse und ihre besonderen physiologischen Aufgaben hingewiesen. Von großem Interesse ist in dieser Hinsicht eine Beobachtung von Neurath, der nach Strumektomie bei der Mutter eine Struma congenita am Neugeborenen beobachtete. Die betreffende Mutter hatte, wie zwei ihrer Schwestern seit der Pubertät eine langsam wachsende Struma; ihre zwei ersten Kinder im Alter von 2½ und 1½ Jahren sind ganz strumafrei. Wegen zunehmender Atemnot ließ sich die Frau in Wien eine Strumektomie machen; das 10 Monate nachher zur Welt kommende dritte Kind brachte eine doppelwalnußgroße, hauptsächlich linkssitzende Struma auf die Welt, war stark asphyktisch und starb gleich p. partum. Neurath glaubt, daß ein Zufall ausgeschlossen ist und erblickt in der Struma congenita eine Kompensationserscheinung.

Diese Kompensationserscheinung läuft im Prinzip darauf hinaus, daß die kindlichen innersekretorischen Organe auf die Mutter Einfluß gewinnen und am Ende sogar für sie einen bestimmten Dienst übernehmen. Leider wissen wir darüber fast nichts, aber seit den Sellheimschen Untersuchungen über die intrauterine Geschlechtsbestimmung muß man doch annehmen, daß aus dem innersekretorischen System der Leibesfrucht stammende Substanzen im mütterlichen Blut sich befinden. Von großem Interesse ist daher die Mitteilung von Holzbach, daß der Diabetes einer Gravida mit der Geburt erheblich schlimmer wurde. Man muß hier wohl annehmen, daß das kindliche Pankreas bisher für die Mutter eingetreten war.

Sieht man die Struma congenita als Kompensationserscheinung an, so müßte man annehmen, daß sie zum Ersatz der mütterlichen Thyreoidea eine gesteigerte Funktion zeigt. Dagegen sprechen die vielen degenerativen Veränderungen, die Hirschberg und Wegelin gefunden haben. Wegelin glaubt daher, daß die Neugeborenenstruma trotz der Organvergrößerung ein ungenügendes Sekret liefert.

c) Will man demnach eine Einwirkung der Struma congenita auf die Leibesfrucht selbst annehmen, so müßte man diese in der Richtung des Hypothyreoidismus suchen, wie es Wegelin tut. Da ein Hypothyreoidismus das Knochenwachstum hemmt, ist in erster Linie nach Störungen der Längenentwicklung der Neugeborenen mit Struma congenita zu fragen. Guggisberg betont, daß in Bern von den ausgetragenen Kindern etwa die Hälfte die durchschnittliche Länge von 50 cm nicht erreicht, gegenüber nur 27% in Berlin. Er weist weiter darauf hin, daß in Bern bei 23% die Knochenkerne der unteren Femurepiphyse fehlen gegen nur 3,3% in Berlin. Den Grund erblickt er in der mangelnden Funktion der fötalen Schilddrüse, die offenbar nicht genügenden Ersatz in der mütterlichen Schilddrüse findet.

Auch an der intrauterinen Entstehung eines echten Kropfherzens kann man auf Grund von anatomischen und röntgenologischen Untersuchungen (Guggisberg, Feer) nicht zweifeln, wenn auch die Deutung der Röntgenbilder und die Größenbestimmung des Herzens durch den Thymusschatten erschwert sein kann. Das Kropfherz erreicht beim Neugeborenen eine so gewaltige Ausdehnung, wie wir sie beim Erwachsenen nur selten sehen. Zwei- bis dreifache Vergrößerung über die Norm hinaus, ist nicht selten (Feer).

Auf Grund dieser Beobachtungen kommt Guggisberg zu dem Ergebnis: das Kropfgift trifft nicht nur die Thyreoidea des Fötus, sondern es macht den Fötus schon intrauterin kropfkrank; darum kommt es zur Wachstumsstörung, zur Herzbeeinflussung, ja, das ganze Kind ist schon bei der Geburt minderwertig.

d) Sub partu und in den ersten Wochenbettstagen hat die Struma congenita hauptsächlich mechanische Bedeutung, indem sie zur Gesichtslage disponiert oder post partum eine Kompression der Trachea verursacht, die unter Umständen einen chirurgischen Eingriff notwendig machen kann.

Der höchste Grad von Hypothyreoidismus liegt vor, wenn die Schilddrüse vollkommen fehlt. Dieses sehr seltene Vorkommnis eines völligen Athyreoidismus ist von Abels und Feer beschrieben. Da in der Regel das Sekret der mütterlichen Schilddrüse ausreicht, so findet sich meist keine angeborene Wachstumshemmung und das zu erwartende kongenitale Myxödem tritt erst später auf, wenn der mütterliche Einfluß aufhört. Doch wird auch von angeborenem Myxödem beim Neugeborenen berichtet (Abels), wie im Kapitel „Zwergwuchs" angedeutet wurde.

e) Im Anschluß daran taucht die Frage auf, wie sich Hypothyreoidismus und Hyperthyreoidismus der Mutter an der Leibesfrucht äußert.

Zur Beurteilung des Hypothyreoidismus kann man das Verhalten der Kinder von Kretinen heranziehen. In der Regel zeigen die Neugeborenen ein normales Aussehen, trotz kretinistischem Zwergwuchs ihrer Mutter. Guggisberg ist aber doch auch bei normaler Schwangerschaftsdauer ein Zurückbleiben der Körperlänge um 3—5 cm aufgefallen. An einen typischen thyreogenen kongenitalen Zwergwuchs glaubt er jedoch nicht. Ebenso wie beim angeborenen Kretinismus müssen auch beim Zwergwuchs zu den konstitutionellen Momenten, die in einer Keimschädigung seitens der hypothyreotischen Eltern liegen, später noch Störungen der infantilen Schilddrüse hinzukommen, deswegen werden hypothyreotischer Zwergwuchs und Kretinismus erst manifest nach Monaten oder Jahren, wenn die extrauterinen Schädigungen sich bemerkbar machen und vermehrte Ansprüche an die Schilddrüse gestellt werden.

Da wir bei sonst unerklärtem intrauterinen Absterben übertragener Früchte öfters an den Müttern Zeichen von Hypothyreoidismus finden, muß man sich auch fragen, wie weit ein solcher Hypothyreoidismus der Mutter mit dem Absterben der Frucht und einem Abort zusammenhängt. Im Hinblick auf die oben erwähnte Aufgabe der Thyreoidea dem Kalkstoffwechsel gegenüber wäre ein Zusammenhang denkbar. Erwähnt sei auch, daß nachweislich des Tierexperimentes nach Thyreoideaexstirpation beim Muttertier die Jungen abzusterben scheinen (Lehmann).

Noch schwerer zu sagen ist, wie der Hyperthyreoidismus der Mutter auf die Frucht wirkt. Zur Beurteilung halten wir uns zunächst an das bekannteste klinische Beispiel eines Hyperthyreoidismus, den Basedow. Wie verhalten sich hier die Früchte? Clifford White berichtet über konformes Verhalten, nämlich kongenitalen Morbus Basedowii nach mütterlichem Basedow während der Schwangerschaft. Eine genauere Urteilsbildung ist aber ungeheuer schwer, schon deswegen, weil kein ausreichendes Beobachtungsmaterial vorliegt, und dann deswegen, weil die Beeinflussung des Basedow durch die Gravidität verschieden beurteilt wird. Während die deutschen Autoren eine Verschlimmerung erwarten, nehmen die Franzosen eine Besserung an. Nach ihrer Ansicht besteht in der Gravidität ein vermehrtes Bedürfnis nach Schilddrüseninkret; das Inkret wird darum verbraucht, ehe es toxisch wirken kann (Lehmann).

In anderen Fällen scheint ein Antagonismus zu bestehen, indem der mütterliche Hyperthyreoidismus zu einem Hypothyreoidismus der Frucht führen kann. So weist Peritz darauf hin, daß Mütter von Kindern mit kongenitalem Myxödem oft in der Schwangerschaft ausgesprochene Basedowsymptome oder wenigstens eine deutliche Thyreotoxikose gehabt haben.

Wenn man sonst die Mikromelie auf eine hypothyreogen entstandene Hemmung der Knochenbildung zurückführt, so läßt sich in diesem Zusammenhang auf eine Beobachtung von Cavazzani hinweisen, wonach ein Hyperthyreoidismus Einfluß gehabt hätte. Danach hatte eine Mutter, die während der Gravidität sehr viel Thyreoidintabletten nahm, ein Kind mit Mikromelie zur Welt gebracht.

Aus der experimentellen Erfahrung wäre zu erwähnen, daß man bei Kaulquappen durch Fütterung mit Schilddrüsensubstanz eine Aplasie der Thyreoidea erzielen kann.

So gut wie nichts wissen wir über einen Einfluß des Hyperthyreoidismus der Mutter auf das Wachstum der Leibesfrucht. Holmgreen sah zwar bei Strumakranken mit Hyperthyreoidismus im Wachstumsalter eine ausgesprochene Großwüchsigkeit, aber bis jetzt fehlt doch jeder Anhaltspunkt dafür, daß ein vermehrtes Wachstum neugeborener Riesenkinder mit einem Hyperthyreoidismus der Mutter zusammenhängt. Die Kinder hyperthyreotischer Mütter sind bis jetzt nicht durch Riesenwuchs aufgefallen (Guggisberg).

Auch das Tierexperiment erlaubt keine bestimmten Schlüsse. Etienne und Remy haben trächtigen Kaninchen Schilddrüsenextrakt verabfolgt und gesehen, daß die Jungen größer waren als sonst, aber an Zahl vermindert. Lehmann berichtet über Verkürzung der Tragzeit um einige Tage. Im Gegensatz dazu steht, daß Zondek und Frankfurter nach Schilddrüsenfütterung bei trächtigen Meerschweinchen fast immer Abort beobachteten. Da Parbon nach Schilddrüsenfütterung bei erwachsenen Tieren eine Kalziumverarmung sah, könnte man die Aborturache in einem Kalziummangel erblicken. Indes sind die vorliegenden Tierexperimente nicht genügend fundiert, um sichere Schlüsse zu ziehen.

1) Tonusanomalien.

Wie wir schon hörten, kann das Verhalten des Tonus einen Geschlechtsunterschied darstellen. Hier sei noch darauf hingewiesen, daß sich auch die Frauen untereinander nach dem Tonus unterscheiden können. Wie aus dem oben schon erwähnten Einfluß der Geschlechtsphasen hervorgeht, spielt das Lebensalter eine wichtige Rolle. Im allgemeinen kann man sagen, in der Jugend hat man mehr einen erhöhten Tonus (Spasmophilie), im Alter mehr einen herabgesetzten; darum spricht man auch von „Alterssenkung" der Eingeweide (Vogt).

Vom Körperbau gilt ungefähr, daß der breite Bau mehr dem sthenischen und der schmale mehr dem asthenischen Zustand entspricht. Indes darf man nicht vergessen, daß der Körperbau in weitem Maße mit Lebensalter und Wachstumsphasen wechselt; junge, schwächliche Mädchen entwickeln sich später nicht selten zur äußerst komfortablen Frau.

Gleichmäßigere Beziehungen bestehen zwischen Tonus und Muskulatur. Allgemein bekannt ist das homologe Verhalten zwischen Tonus der Bauchdecken und des Darmes. Erschlaffung der Bauchdecken mit oder ohne Rektusdiastase ist oft mit Obstipation vergesellschaftet.

Nimmt man Körperbau und Muskulatur als Gradmesser des Tonus zusammen, so kommt man etwa zu dem Ergebnis:

1. hypotonische Individuen finden sich vorzugsweise bei den Engbrüstigen;
2. hypertonische bei den Weitbrüstigen;
3. Extremitätenentwicklung und Muskeltonus gehen im allgemeinen parallel;
4. das hypotonische Individuum weist meist auch nervöse Kennzeichen auf, die man auf eine Labilität des vegetativen Nervensystems beziehen muß (Brugsch).

Ob der dunkle Menschentyp allgemein mehr zur straffen und der blonde mehr zur schlaffen Faser neigt (Aschner) soll offenbleiben. Wie weit die Unterscheidung zwischen Vagotonie und Sympathikotonie Unterschiede des allgemeinen Tonusverhaltens zum Ausdruck bringt, läßt sich nicht bestimmt sagen.

Daß Erziehung, zäher Wille, Selbstdisziplin und Stimmung auf den allgemeinen Tonus weitgehenden Einfluß gewinnen können, ist bekannt. Daß Kummer und Gram beugen und niederdrücken, während die Freude aufrichtet, weiß jeder aus eigener Erfahrung. In der Regel dürfen wir daher bei den Menschen mit heiterem Temperament einen erhöhten Tonus erwarten.

Der Einfluß, den Tonusanomalien auf Entstehung und Verlauf von Krankheiten gewinnen können, ist allgemein bekannt.

Soweit Tonusstörungen pathogenetisch von Bedeutung sind, kann man die entstandenen Krankheiten in hypotonische und hypertonische einteilen.

Die hypotonischen Erkrankungen sind zum Teil bei der Asthenie schon erwähnt, wie Enteroptose, Obstipation, Magenstörungen usw. Nicht selten sieht man die universelle Atonie schon an der Bauchform mit den verschiedenen Graden von Hängeleib oder mit der so charakteristischen „Dreiteilung" der vorderen Bauchwand (Abb. 160). Hinzufügen kann man noch die Inversio uteri puerperalis, von der wir beim Status thymico-lymphaticus hörten, ferner manche Formen von Fluor und von hypotonischen Blutungen im Gebiet der Gynäkologie (Theilhaber); vor allem aber die Varizen und das ganze Kapitel der Atonie sub partu mit der Gefahr der Geburtsverzögerung und der Nachgeburtsblutung, das Kermauner in seinem tiefschürfenden Referat auf dem Wiener Kongreß auf eine moderne wissenschaftliche Grundlage zu stellen versuchte. Wenn man die Frauen in dystoke und eutoke einteilen will, so berühren wir damit weitgehend Tonusfragen.

Zu den hypertonischen Krankheiten können wir verschiedenes rechnen: Manche Formen von Dysmenorrhöe, Vaginismus, Blasenkrämpfe, Darmspasmen und Gefäßspasmen usw. Opitz hat unlängst auf die spastische Kontraktion der Muskeln in den Ligamenta sacro-uterina oder cardinalia hingewiesen. Neben Lateropositio kann dieser Zustand hauptsächlich eine Retropositio uteri verursachen, einen Entzündungszustand vortäuschen und heftige Kreuzschmerzen auslösen. An Uterus und Harnblase kann die Tonussteigerung durch abnorme Kontraktionszustände zu Pseudotumoren führen, wie wir sie mehrfach gesehen und beschrieben haben. Im Klimakterium führt die Hypertonie zu Hitzegefühl und Blutandrang zum Kopfe. Aschner stellt in einer langen Tabelle, auf die verwiesen wird, eine ganze Reihe von sthenischen und asthenischen Zuständen einander gegenüber. Wenn wohl auch nicht alles daraus allgemeine Billigung findet, so wird man doch den Grundgedanken anerkennen müssen.

Auch der Ablauf von Krankheiten hängt in mancher Richtung vom Tonus ab. Ein bekanntes Beispiel ist die Wundheilung und die Bildung von Granulationen. Unter sonst gleichen Bedingungen ist die Heilungstendenz bei verschiedenen Menschen sehr verschieden. Das ist so bekannt, ,,daß auch die Laien von Menschen mit guter oder schlechter Heilhaut" sprechen. Ja, sie beurteilen sogar die Gefahr schwerer Operationen nach diesen Gesichtspunkten. Den Ohrenärzten ist geläufig, daß nach Warzenhofaufmeißlungen bei dem einen Kranken sehr rasch und bei dem anderen sehr langsam und träge die zur Ausfüllung der offengelassenen Wundhöhle nötigen Granulationen auftreten. Da wir in unserem eigenen Fache die Operationswunden fast immer mit Naht verschließen und auf Primärheilung rechnen, so haben wir kein gleichwertiges Testobjekt. Aber das, wenn auch sehr seltene Auseinanderweichen der Bauchdecken nach Laparotomien (Holtermann) hängt, wenn eine Infektion ausgeschlossen ist, in hohem Maße mit dem Tonus des Gewebes zusammen. Hochgradige Kachexie, Inanition, trophische Störungen, hohes Alter und anderes mehr spielen dabei eine wichtige Rolle. Wie weit der Kapillartonus dabei mitspricht, läßt sich schwer sagen. Es wäre aber immerhin denkbar, daß die v. Ries beschriebene Einwirkung des Lichtes auf die Wundheilung und die unter der Lichtwirkung entstehende Neigung zu Narbenkeloid über die Kapillaren geht. Dieterich

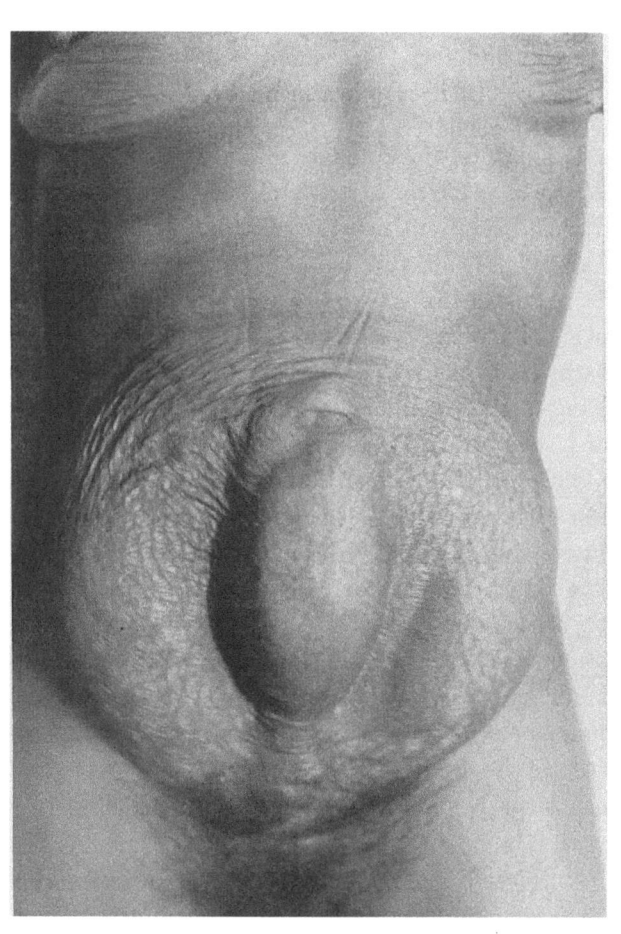

Abb. 160. Dreiteilung der Bauchdecken. 48 Jahre VII Para. Menarche mit 18 Jahren (1921 Nr. 1403).

meint, daß ein Überschuß an den dem Gewebe physiologisch zukommenden Salzen resp. deren Ionen die Wundheilung günstig beeinflußt.

Auch die seelische Verfassung spielt eine Rolle. Nicht nur ungebildete Laien, auch Männer, wie Kant und Goethe schätzen die Bedeutung des Willens gegen eine Krankheit hoch ein. In einem Gespräch mit Eckermann erzählt Goethe, daß er in einem Falle, wo er ,,der Ansteckung mit Faulfieber unvermeidlich ausgesetzt war, nur durch einen entschiedenen Willen gegen die Krankheit verschont blieb". ,,Es ist unglaublich — sagt Goethe weiter — was in solchen Fällen der moralische Wille vermag. Er durchdringt gleichsam den Körper und setzt ihn in einen aktiven Zustand, der alle schädlichen Einflüsse zurückschlägt. Die Furcht dagegen ist ein Zustand träger Schwäche und Empfänglichkeit, wo es jedem Feinde leicht wird, von uns Besitz zu nehmen" (Birnbaum).

Ob Goethes Auffassung in allen Teilen richtig ist, mag dahingestellt bleiben; sicher aber ist, daß der Wille zum Gesundbleiben oder Gesundwerden viel ausmacht.

Daß das Erhalten der guten Stimmung das Kranksein erleichtert und die Heilung befördert, ist nicht zu bezweifeln. Es bedeutet daher ein zweckmäßiges ärztliches Handeln und keine „Unwahrheit", wenn wir unsere Kranken manchmal über ihre Lage hinwegtäuschen und das Wort „unheilbar" ihnen gegenüber nicht aussprechen. Der Dichter Theodor Storm hat das in seinen Novellen „Bötjer Basch", „Schweigen", „Ein Bekenntnis", treffend geschildert. Der rücksichtslosen ärztlichen Offenheit gegenüber sagt er daher: „Das Leben ist die Flamme, die über allem leuchtet, in der Welt entsteht und untergeht; nach dem Mysterium soll kein Mensch, kein Mann der Wissenschaft seine Hand ausstrecken, wenn ers nur tut im Dienste des Todes, denn sie wird ruchlos gleich der des Mörders" (Hanssen).

Die Bedeutung der seelischen Spannung ist auch aus dem täglichen Leben allgemein bekannt. „Dem Mutigen gehört die Welt", der Mutlose erliegt an der kleinsten Aufgabe, das ist eine bekannte Erfahrung. In kranken Tagen ist es ebenso: Wer „sich gehen" oder „hängen läßt", kommt nicht vorwärts; aber „Frisch gewagt ist halb gewonnen", das sehen wir fast an jedem Krankenbett. Manchmal sieht es fast so aus, als ob die Menschen nicht an ihrer körperlichen Krankheit sterben, sondern an ihrem fehlenden Lebensmut, an ihrer seelenlahmen Verzagtheit. Wie sehr Vorstellungen den Tonus der Organe beeinflussen können, hat Heyer gezeigt mit dem Nachweis, daß eine Magensenkung nach Suggestion verschwunden war. Statt weiterer Ausführungen über den Einfluß des Tonus auf den Ablauf von Krankheiten sei ein Satz aus dem Buche über „Gemütsbewegungen als Krankheitsursachen" von Cohn erwähnt: „Für den Nervösen besonders kommt alles darauf an, ob er mit Tonus ißt, oder ohne Tonus; allein essen, heißt für den Nervösen tonuslos essen, in Gesellschaft dagegen mit animiertem Tonus, also mit straffem Magen. Da wird die Ptose viel weniger leicht eintreten; trotzdem er hier viel mehr ißt, wird er doch keine Senkungsbeschwerden bekommen".

B. Psychosexuelle Konstitutionsanomalien.

Es kann hier nicht unsere Aufgabe sein, alle pathologischen Äußerungsformen der Sexualpsyche zu besprechen. Über dieses umfangreiche Kapitel ist eine schier unübersehbare Literatur aus den verschiedensten Gebieten der Wissenschaft und Dichtung vorhanden. Einige der zusammenfassenden medizinischen Abhandlungen seien genannt, so die von: Albrecht, Forel, Havelock-Ellis, Magnus-Hirschfeld, Moll, Kisch, Krafft-Ebing, Rohleder, Stekel, Nemilow, Fuchs, Sydow.

I. Der psychosexuelle Infantilismus.

Der psychosexuelle Infantilismus tritt uns am auffallendsten entgegen in jenen, allerdings sehr seltenen Fällen, wo junge Mädchen der Pubertätsjahre oder auch ältere in völliger Unkenntnis und Ahnungslosigkeit über die Konsequenzen des Sexualverkehrs sich schwängern ließen. In ihrer jugendlichen Unerfahrenheit kommen sie gar nicht auf den Gedanken einer Gravidität, gehen voller Harmlosigkeit der Amenorrhöe wegen zum Arzt, hören von ihm zum erstenmal von der Schwangerschaft, sind darüber wie aus den Wolken gefallen, konzedieren ohne weiteres den vorausgegangenen Verkehr, wußten aber angeblich nicht, daß man davon schwanger wird. So merkwürdig es auch klingt, so verdienen in seltenen Ausnahmefällen diese Angaben tatsächlich Glauben.

Eine andere Form von psychosexuellem Infantilismus haben wir an jenen Mädchen, die dem Sexualakt ebenso teilnahmslos gegenüberstehen, wie dem Leben überhaupt. Ihrer Intelligenz nach stehen sie wohl dem Schwachsinn mehr oder weniger nahe. Sie nehmen, wie Mathes sich ausdrückt, den Geschlechtsverkehr mit derselben Gelassenheit hin, wie sie etwa ein Stück Schokolade verzehren. Natürlich ist diese Mädchensorte ein bequemes Sexualobjekt, das leider allzuoft in gewissenlosester Weise vom Manne ausgenützt wird. Hierher gehören wohl zum Teil auch jene Ehefrauen, die apathisch und stumpfsinnig genug sind, um bei Tag von ihrem Manne sich prügeln zu lassen und nachts ihm zu Willen zu sein.

II. Intersexualismus.

Praktisch die wichtigste Rolle spielen wohl die von Mathes sog. Intersexuellen, die ihrem Charakter nach zum schizoiden Kreis Kretschmers gehören und dem Körperbau nach zu den Asthenischen, Hypoplastischen. Ihrem Wesen nach stellen sie eine Modifikation der normalen Mischung beider Geschlechter dar, die in jedem Menschen vorhanden ist. Ihre Häufigkeit läßt sich schlecht angeben. Mathes meint, daß sie bei Sterilität in mehr als $^2/_3$ der Fälle vorkommen.

Das klinische Bild dieses Typs hat Mathes so klassisch geschildert, daß wir uns hier mit wenigen Bemerkungen begnügen können. Die mangelnde Weiblichkeit kann so weit gehen, daß z. B. die Menstruation als eine Äußerung der vollen Weiblichkeit unangenehm empfunden, als etwas Unästhetisches angesehen und abgelehnt wird. Dem Manne gegenüber kommt es zum Kampf der beiden Geschlechtsprinzipien, die in dieser Sorte Frau vereinigt sind. Sie will dem Manne unterliegen, kann es aber nicht, da sich das andere Geschlecht immer wieder in ihr aufbäumt. Sie begehrt auf der einen Seite den Mann und lehnt sich gegen ihn auf, sie zieht ihn an und stößt ihn ab. Auf der anderen ertönt der „Schrei nach dem Kinde", mit dem sie sich selbst ihre Weiblichkeit beweisen will. Bei dieser inneren Zwiespältigkeit ist für sie das Liebesleben voller Konflikte, aus denen Dyspareunie, Vaginismus und manche andere Störungen entstehen. Nach außen hat sie den großen Stil des Lebens, kleidet sich gewählt und versteht aufzutreten und Ansprüche zu machen. Alles zusammen genommen, zehrt sie an der Kraft des Mannes, anstatt, wie die Pyknika, ihm Kraft zu geben. Sie ist gegen ihre Fehler einsichtslos, gegen Belehrungen unzugänglich, weil sie sich im Rechte glaubt, so daß die Ehe oft genug auf die schwersten Belastungsproben gestellt wird. Doch auch von diesen Frauen gelten ebenso wie von vielen anderen die Worte Spittelers:

> Es ist kein Weib so spröd im weiten Weltenrund,
> Das nicht nach Liebe lechzt in tiefstem Herzensgrund.
> Ob ihre Hoffahrt über Mond und Sterne fliege,
> Geschiehts, um den zu suchen, dem sie unterliege.

Damit ist schon angedeutet, daß die Gattenwahl (S. 778) hier eine schwere Aufgabe ist. Trotz aller Psychologie ist diese Aufgabe oft nicht befriedigend zu lösen. Mag man mit der Seelenkunde verborgene Schätze entsiegeln, aber welcher Mann zu welchem Weibe paßt, wird kein Psychologe je erklügeln (Paul Heyse).

Ob die intersexuelle Anlage zur Ehescheu führt, die neuerdings nicht nur in Amerika, sondern auch in Deutschland von sich reden macht (Stransky), bleibe dahingestellt. Die Gynäkologen haben vorerst wenig Gelegenheit, darüber Erfahrungen zu sammeln, da die meisten unserer hilfesuchenden Frauen verheiratet sind oder im anderen Falle gewöhnlich noch in jüngeren Jahren stehen, wo man noch nicht von Ehelosigkeit aus Ehescheu sprechen kann. Natürlich muß man bei einer wirklich endogen entstandenen Ehescheu in hohem Maße an Intersexualität denken (s. S. 739).

Auch den Kindern gegenüber kann sich die intersexuelle Anlage unter Umständen äußern in Form einer großen Strenge und Härte und Herrschsucht. Vielleicht liegt hier eine Konversion der Empfindungen vor, mittels der die Mutter durch die Kinder den Vater treffen will, um sich noch hinterher in Ausübung des „Geschlechterhasses" für die „Demütigung" der Konzeption zu rächen (Stransky).

Im höheren Alter, wo die Verpflichtung, vor allem Weib zu sein, aufhört, ist die Intersexuelle die geistvolle Greisin, in deren Gesellschaft Männer von Rang sich wohl fühlen und die Verbindung von weiblicher Anmut und männlicher Kraft des Geistes bewundern.

III. Homosexualismus.

Mit dem Kapitel der Homosexualität wollen wir uns nur insofern befassen, als sie in die Gynäkologie hereinspielt. Während das Leiden nach Magnus Hirschfeld beim Mann in 4,3%, resp. 6%, der Fälle vorkommt, so läßt sich über die Häufigkeit beim Weibe nichts Bestimmtes sagen. Es scheint aber seltener zu sein als beim Manne, aber vielleicht doch häufiger als man glaubt; die Frau hat ja oft eine größere Scheu, über ihre Intima zu sprechen, und in der Ehe entgeht mancher Fall der Wahrnehmung, da es nicht zu Kohabitationsschwierigkeiten kommen muß, wie es beim homosexuellen Mann so oft der Fall ist.

Ursächlich handelt es sich entweder um eine angeborene endokrine Störung, mit oder ohne Pseudohermaphroditismus, oder um eine erworbene Anomalie. Dabei spielen häufig die ersten Sexualeindrücke der früheren Kindheit eine Rolle, oder die fehlende Gelegenheit zu normaler Geschlechtsbetätigung im späteren Leben (impotenter Ehemann, abstoßende Erlebnisse bei Prostituierten — Krafft-Ebing).

Der Körperbau kann, aber muß nicht Anklänge ans Männliche zeigen. Männliche Formen des Kehlkopfes (Moll, Flatau), männliche Stimme, Bartwuchs, schmales Becken, männliche Form der Körperbehaarung usw., können vorkommen, finden sich aber auch bei heterosexuellen, normal veranlagten Frauen nicht selten.

Vorliebe für männlichen Geschmack in der Kleidung kann, sofern sie der gerade herrschenden Mode auffallend widerspricht, unter Umständen einen diagnostischen Fingerzeig abgeben. Bei näherem Zusehen findet man zuweilen auch andere männliche Züge, z. B. Unlust an ausgesprochener weiblicher Arbeit, statt dessen mehr Freude an männlicher Beschäftigung; unter Umständen schon beim Kind Ablehnung der Puppen und an ihrer Stelle Lust am Schaukelpferd, an Soldaten oder Räuberspielen. Künstlerische Veranlagung in irgend einer Form kommt nach Havelock-Ellis in 68% vor. Auf das gleiche Geschlecht gerichtete Träume scheinen eine gewisse diagnostische Bedeutung zu haben (Havelock-Ellis, Moll, Naecke). Eine unserer Patientinnen träumte schon mit 8—10 Jahren viel von nackten Weibern, an denen ihr die Brüste immer besonders gut gefielen. Nach Havelock-Ellis tritt die Homosexualität in 35% erblich auf.

Die klinische Bedeutung ist zunächst eine wissenschaftliche und an die Frage gebunden, wie weit Keimdrüsenanomalien hinter der Entstehung der Homosexualität stehen und wie weit Keimdrüsenersatz zur Heilung führen kann, oder mit anderen Worten: wie weit man ein mangelhaft differenziertes Weib später noch verweiblichen kann (Sellheim).

In praktischer Hinsicht handelt es sich um die Frage, wie weit eine Homosexuelle an ihrer äußeren Laufbahn als Weib leidet und scheitert. Über die seelische Einstellung zur Menstruation ist wenig bekannt. Man könnte daran denken, daß die homosexuelle Frau diese Äußerung des Weibseins ablehnt und unter ihr leidet. Eine unserer eigenen Patientinnen gab aber an, daß davon keine Rede war, sie fühlte sich sogar um diese Zeit eher wohler, sexuell etwas entspannt; ein sonst oft quälender Urindrang war besser. Die Erklärung ist schwer. Vielleicht bekommt in dem ständigen, verzehrenden Konflikt zwischen Mann und Weib das Weib durch die sichtbaren Vorgänge der Menstruation vorübergehend die Oberhand, so daß sich diese Zeit des eindeutigen geschlechtlichen Bestimmtseins in Wohlbefinden äußert. Daß am Ende durch die Menstruation eine sexuelle Entladung erfolgt (Aschner), scheint sehr unwahrscheinlich.

Bei einer anderen Kranken trat die Menstruation sehr verspätet, erst mit 18 Jahren, ein. Da sie von Kindheit an sich als Mann fühlte, war ihr diese Verzögerung sehr erwünscht, denn sie kam ihrer Sehnsucht, ein Mann zu sein, entgegen. Als dann später die Periode endlich eintrat, nahm sie dieselbe ohne besondere seelische Belastung hin; sie stellte sich mit ihrer männlichen Einstellung über den Menstruationsvorgang und „wollte sich durch diese weibliche Angelegenheit nicht behelligen lassen". So blieb auch hier eine Dysmenorrhöe aus.

Ob und inwieweit die Abnormitäten des sexuellen Vorstellungslebens zu Mißempfindungen im Genitale oder etwa Ausfluß führen, läßt sich mangels ausreichender Erfahrung nicht beurteilen. Es ist aber denkbar, daß Kohabitationsphantasien im Traum oder Wachzustand, wie sie eine unserer Patientinnen schilderte, nicht spurlos ablaufen.

Von der Einstellung zur Ehe gibt Moll an, daß vermutlich manche der Frauen in die Ehe gehen, ohne sich über ihre homosexuelle Anlage klar zu sein. Enttäuschungen über den Sexualverkehr kann die Anlage deutlich in Erscheinung treten lassen. Gewöhnlich kommt es zu allerlei Eheschwierigkeiten, Ekel über den normalen Verkehr, Ablehnung des Mannes und als Ausdruck dafür Dyspareunie, Frigidität, Vaginismus und schließlich Schiffbruch der Ehe mit Eheanfechtung und Ehescheidung.

Im Gegensatz dazu glaubt Moll, daß die Homosexualität in der Ehe auch schwinden kann. Vielleicht ist das bei den homosexuellen Frauen der Fall, die im andern Weib nicht eigentlich das Weib, sondern das Männliche in ihm lieben.

IV. Frigidität und Vaginismus.

Die Frigidität behandeln wir trotz ihrer größeren Häufigkeit absichtlich nach den soeben erörterten psychosexuellen Konstitutionsanomalien, weil sie zum Teil in diesen begründet ist. Die übrigen Ursachen wurden oben (S. 379) näher besprochen, so daß wir uns hier mit einigen Rekapitulationen begnügen können.

Ursachen und Häufigkeit sind schwer zu beurteilen. Wir hörten den Standpunkt von Meta von Kemnitz, daß nicht 80—90% der Frauen frigid seien, sondern daß die Frau in 80—90% der von ihr geforderten Beiwohnungen empfindungslos sei, weil auf ihre innere Anlage zu wenig Rücksicht genommen wird. Jedenfalls ist die Frigidität nicht allein eine Folge der Anlage, sondern auch eine solche der falschen Handhabung dieser Anlage.

Die gemachten Fehler liegen zum Teil schon darin, daß die Art der Erweckung der Frau und der Einführung in das Geschlechtsleben durch den Mann nicht ihrem Empfinden entspricht. Hierher gehören jene Frauen, denen der voreheliche Verkehr nach gesellschaftlicher Erziehung oder religiösen Grundsätzen nicht zusagt. Sie naschen daher mit schlechtem Gewissen von der „verbotenen Frucht" und können, gleich beim ersten Mal enttäuscht, den eigentlichen Wert nicht kennen lernen. Mancher Mann büßt daher die vorzeitige Besitzergreifung der Braut durch Dyspareunie in der Ehe.

Manche Frigidität wurzelt auch darin, daß der junge Ehemann, auf sein Jus primae noctis pochend, als „Eheherr" seine Ansprüche an seine Frau geltend macht, anstatt, wie Stekel sagt, auf Entdeckungsreisen nach ihren erogenen Zonen auszugehen.

Im weiteren Verlauf der Ehe selbst scheint die unphysiologische Beanspruchung des Triebes eine nicht unwichtige Rolle zu spielen, vor allem die zu häufige Inanspruchnahme. Der Trieb regt sich bei der Frau mehr von innen heraus, durch zyklische, an die tierischen Brunstphasen erinnernde Vorgänge; während er beim Mann jederzeit durch äußere Eindrücke geweckt werden kann. Die Frau kann sich daher nicht immer in die vom Mann gewünschte Bereitschaft bringen und bleibt darum empfindungslos.

Auch die Art des Vorgehens kann von Bedeutung sein. Entsprechend dem langsameren Anstieg ihres Orgasmus braucht die Frau die „Werbung". Was der Mann vielleicht als Umweg empfindet, ist der Frau eine wichtige Vorbedingung. Sie will auch in feierlicher Stimmung an den heiligen Altar der Menschwerdung treten und lehnt darum das Tempo, manche Allüren und den Modus procedendi des am Ende aus Nacht zum Licht emporgestiegenen Mannes ab.

Weiterhin ist der weibliche Trieb im Gegensatz zum Mann vielmehr auf das Ganze, auf Körper und Seele, sowie auf die Persönlichkeit gerichtet. Deswegen bleibt manche Frau ihrem Ehemann gegenüber teilnahmslos, während sie in den Armen eines anderen zu einem vollen Genuß kommt.

Manche besonders mütterlich angelegte Frauen brauchen zu einer vollen Empfindung das Bewußtsein, daß eine Empfängnis wenigstens möglich ist. Die Genußfähigkeit ist bei ihnen, wie beim Tier, an die Konzeptionsfähigkeit gebunden; sie sind daher frigid bei Anwendung von antikonzeptionellen Mitteln oder in der Gravidität. So befand sich in unserer Behandlung eine Mutter von vier Kindern, die zur Konzeptionsverhütung auf Wunsch des Mannes eine Portiokappe trug. Das Bewußtsein ihrer Anwesenheit hinderte sie aber am völligen Orgasmus; dazu kam es nur, wenn die Kappe vorher entfernt wurde.

Man könnte daran denken, daß in solchen Fällen die Dyspareunie somatisch bedingt ist entweder durch die mit der Portiokappe unter Umständen verbundene Änderung der lebendigen Berührungsempfindung oder durch die mangelhafte Anfeuchtung des Genitales infolge Retention des Zervixsekretes. Indes spielen sicher seelische Dinge eine wichtige Rolle. Das beweisen jene Frauen, die eine Tubensterilisation ablehnen aus Furcht, daß das Bewußtsein der Konzeptionsunmöglichkeit das Aufkommen des Orgasmus hemmt und so zu der Gefahr führt, den Ehemann nicht dauernd an sich binden zu können. Diese Frauen mit reinem, heiligem Trieb — Muttertiere in des Wortes schönster Bedeutung — können die Gaben der Natur nur voll genießen, wenn sie ihnen unverfälscht gereicht werden. Daher genügt ihnen die Rolle eines Receptaculum seminis nicht.

Natürlich können neben falscher Weckung, falscher Beanspruchung des Triebes, auch primäre Schwachtriebigkeit oder falsche Triebrichtung bei der Frigidität eine Rolle spielen.

Von den genannten Ursachen der Frigidität ist es zum **Vaginismus** eigentlich nur noch ein weiterer Schritt in derselben Richtung. Während die Frigide auf dem Boden ihrer Anlage beim Sexualverkehr unbeteiligt bleibt, ihn sich aber gefallen läßt, lehnt ihn die andere ab und erwehrt sich desselben mit dem Mittel oder mit der Waffe des Vaginismus. Wir sind heute seit den grundlegenden Mitteilungen von Walthard und Stekel der Meinung, daß der Vaginismus häufiger in der psychosexuellen Konstitution der Frau bedingt ist als in der anatomischen Beschaffenheit.

Bei einer entsprechenden psychosexuellen Konstitution führen Furcht oder Abneigung gegen den Sexualverkehr als Angstneurose auf dem Wege eines „selbständig gewordenen bedingten Reflexes" zur Tonussteigerung und krampfartigen Kontraktion der Beckenbodenmuskulatur, sowie der Oberschenkeladduktoren.

Wie ich in dem Buche von Schwarz: „Psychogenese und Psychotherapie körperlicher Symptome" an Beispielen gezeigt habe, sind die psychischen Ursachen des Vaginismus unendlich vielgestaltig. In Betracht kommen: Ungeschicklichkeit oder Brutalität des Mannes, zu geringe Männlichkeit, unfreundliche Stellung desselben gegen die Mutter der Frau, seelische Bindung der Frau an einen anderen Mann, religiöser Fanatismus, mangelnde Aufklärung vor der Ehe, Selbstvorwürfe über voreheliche Verkehr, Ablehnung von Präventivmaßnahmen oder eines nach Art oder Zahl unsympathischen Verkehrs, leider auch Fehler bei ärztlicher Untersuchung mit daran sich knüpfenden Vergewaltigungsphantasien und anderes mehr.

Die Schuld des Mannes am Vaginismus sei nicht einzeln erörtert. Aber wer seine Frau zur Kohabitation herbeipfeift oder seinen Dank für die Hingabe im Rauche einer Zigarette ausdrückt und so die Frau vom Himmel zur Erde reißt, der braucht sich nicht zu wundern, daß die entrüstete Frauenseele gegen diese Beleidigung sich mit körperlichen Schmerzen wehrt.

Der auf der einen oder anderen dieser Grundlagen entstandene psychische Vaginismus sagt also: „ich will nicht, ich mag nicht, ich darf nicht" (Stekel). Die durch die eine oder andere Situation verletzte Sexualpsyche verschanzt sich hinter dem Schutzschild des körperlichen Schmerzes.

Besonders erwähnen will ich, daß es manchen Frauen schwer fällt, in der Sprechstunde gleich mit ihrem eigentlichen Anliegen herauszurücken. Sie geben darum zunächst alle möglichen gynäkologischen Beschwerden an. Fühlt aber der Arzt den wahren Sachverhalt heraus und versucht er den Dingen auf die Spur zu kommen, so sind manche Kranke direkt dankbar für die Möglichkeit, sich über das, was sie eigentlich drückt, aussprechen zu können.

Die Pathogenese und den psychophysischen Mechanismus des Vaginismus haben Walthard und H. W. Maier auf dem 1. Psychotherapeutenkongreß in Baden-Baden (Frühjahr 1926) scharf herausgearbeitet. Nach ihnen sind „psychisch bedingte Symptomenkomplexe am weiblichen Genitale phylogenetisch altvererbte, im Unbewußten (Thalamus) ausgelöste und im Physiologischen ablaufende Symptomenkomplexe der Abwehr gegenüber Unlustempfindungen und der Bereitstellung zu Lustempfindungen".

„Die Symptomenkomplexe werden bei unversehrtem Nervensystem ausgelöst durch Originalerlebnisse oder durch Ekphorie von Engrammkomplexen, von solchen, an welch letztere auch die Engramme der Empfindungen beim Originalkomplex gekoppelt sind.

Die im Unbewußten und Physiologischen ablaufenden Symptomenkomplexe sind streng empfindungsgemäß (H. W. Maier)".

„Die Symptomenkomplexe entstehen durch Zusammenwirken von paroxysmal und maximal einsetzenden Erregungen im sympathischen und im parasympathischen Abschnitt des vegetativen Nervensystems (Weber, Cannon, Guillaume, W. R. Heß, Müller, Petersen) mit den hormonalen und örtlichen Zustandsbedingungen in den glattmuskeligen und drüsigen Organteilen des weiblichen Genitales.

An der Pars copulationis beteiligt sich am Abwehr- bzw. Bereitstellungssymptomenkomplex ihre Skelettmuskulatur."

Die genannten Autoren rechnen Vaginismus, Frigidität und Pruritus vulvae zu den Äußerungsformen „einer unbewußten Abwehr an der Pars copulationis" und führen im Einzelnen aus:

„a) Vaginismus (Katathymer Abschluß des Introitus vaginae; Retraktion des Urethralwulstes; Entleerung der Corpora cavernosa und bulbi vestibuli; Verschluß des Ausführungsganges der Bartholinischen Drüsen).

Vaginismus entsteht durch Zusammenwirken von katathymen Kontraktionen der Skelettmuskulatur (Levatorenplatte plus Mm. des Trigonum urogenitale) mit katathymen sympathikusbedingten Kontraktionen aller glattmuskeligen Elemente der Pars copulationis.

b) Frigidität (katathyme Anästhesie der Pars copulationis).

Frigidität entsteht durch katathyme sensorische Sperre im Sinne der „Totstellreflexe".

c) Pruritus vulvae (katathyme Hyperästhesie der Pars copulationis).

Psychisch bedingter Pruritus vulvae entsteht katathym durch Ekphorie von Engrammkomplexen früherer sensorischer Originalkomplexe an der Pars copulationis".

Angesichts dieser Erkenntnis spielt die somatische Konstitution als Ursache des Vaginismus, wenn überhaupt, nur eine sehr untergeordnete Rolle. Daß aber Hypoplasie des Genitalapparates den Vaginismus begünstigen kann, soll nicht bestritten werden.

Demnach aber ist die frühere Meinung, wonach es sich beim Vaginismus in der Regel um eine abnorme Enge des Genitalrohres handelt, falsch und verlassen. Das Genitalrohr kann auch bei normaler Anatomie vorübergehend eng werden durch eine abnorme Muskelkontraktion. Ebensowenig hat gewöhnlich eine etwaige Retroflexio mit den Kohabitationsschmerzen etwas zu tun, so oft sie auch dafür schon angeschuldigt worden sein mag.

Daß im Hinblick auf die psychische Genese des Vaginismus die Therapie uns eine sehr vielgestaltige Aufgabe bringen kann, ist klar. Die früher rein somatische Therapie reicht natürlich nicht aus. Vor allem sind die rein mechanischen Dehnungsversuche des Introitus zu einem Mißerfolg verurteilt, wenn sie an sich noch Schmerzen machen. Benutzung der Narkose schaltet den Dehnungsschmerz aus, aber zur Überwindung des bei der Kohabitation auftretenden Angstreflexes genügt die Dehnung in Narkose oft schon deswegen nicht, weil die Kranke an die Schmerzlosigkeit nur glauben kann, wenn bei der Dehnung das Bewußtsein erhalten war. Die Untersuchung außerhalb Narkose ist darum zur Verstärkung der Suggestion sehr wichtig. Läßt man die Kranke beim Einführen des Fingers nach dem Vorschlag von Walthard pressen, so gelingt die Exploration gewöhnlich beim ersten Versuch, wenn auch in verschieden hohem Grade. Aber sie erfordert ein sehr geschicktes Vorgehen seitens des Arztes, da sie im Falle der Schmerzhaftigkeit oft mehr schadet als nützt.

In anderen Fällen ist an Stelle der Frau der Mann zu behandeln oder zu belehren.

V. Hypersexualität.

Hypersexualität oder Nymphomanie beschäftigen den Gynäkologen relativ selten. Mindestens die hochgradigen Fälle, bei denen die Frauen sich über Erziehung, Sitte und Gebräuche hinwegsetzen, weisen auf ethische Defekte hin und gehören in das Gebiet des Psychiaters. Wenn z. B. ein junges Mädchen uns angab, „sie möchte am liebsten Dirne sein, wo ein Mann den anderen ablöst, damit sie sich geschlechtlich endlich sättigen könnte", so kann man sich diese Bedürftigkeit nicht mehr als rein körperlich entstanden vorstellen, sondern muß eine psychopathische Persönlichkeit annehmen.

Therapeutisch taucht gelegentlich die Frage auf, ob man hier etwa von einer Kastration einen Erfolg erwarten dürfe. Zum vornherein dürfen wir unsere Hoffnungen nicht hochschrauben, wenigstens nicht, wenn es sich um eine wirkliche Psychopathie und eine zerebralisierte Hypersexualität handelt. Albrecht berichtet über eine Patientin, die sexuell übermäßig erregbar und gleichzeitig homosexuell war. Die Übererregbarkeit besserte sich nach der Röntgenkastration, die Homosexualität blieb bestehen. Die verkehrte Richtung wurde also nicht geändert, wohl aber der Impuls zur Betätigung gehemmt (Fuchs)[1]. Heimann behandelte eine 42 jährige Patientin wegen heftiger Masturbation, besonders zur Zeit der Periode. Röntgenbestrahlung führte für drei Monate zur Amenorrhöe. In dieser Zeit war die Masturbation gebessert, nachher aber dann umso schlimmer. Heilung trat erst durch Radikaloperation ein. Man kommt dabei auf die Vermutung, daß der abnorme Trieb nicht an den Follikelapparat gebunden sein könnte, der hauptsächlich durch die Röntgenbestrahlung beeinflußt wurde, sondern an die interstitielle Drüse, die erst durch Exstirpation des Organs entfernt wurde. Jedenfalls kann Röntgenkastration nur in Betracht kommen, wenn der abnorme Trieb auch wirklich nur von der Keimdrüse ausgeht, aber nicht bei primären Anomalien der Sexualpsyche.

---

[1] Fuchs, Die konträre Sexualempfindung usw. Stuttgart: Enke 1926, S. 76.

C. Psychische Störungen.

I. Störungen im Zusammenhang mit den Geschlechtsphasen.

Die Statistik zeigt, daß in dem Alter von 15—25 Jahren die Zahl der weiblichen Geistesgestörten erheblich ansteigt, ja die der männlichen um ein Erhebliches übertrifft (unter 100 Geisteskranken 54 weibliche gegen 46 männliche). Auch zur Zeit der Rückbildung (45.—60. Lebensjahr) geht die weibliche Kurve stärker in die Höhe (Kraepelin), während in den übrigen Lebensperioden die Zahl der männlichen Geisteskranken wohl unter dem schädigenden Einfluß der Umwelt (Beruf, Lues, Alkohol) dauernd überwiegt (Ewald). Man kann also sagen, daß die weibliche Konstitution eine, an bestimmte Zeiten, resp. Geschlechtsphasen, gebundene Disposition zu jenen Störungen abgibt. Daher müssen wir hier dieser Dinge kurz gedenken. Zu einer eingehenden Erörterung fühlen wir uns aber nicht kompetent genug. Wir müssen uns daher mit kurzen Andeutungen der konstitutionellen Zusammenhänge begnügen und verweisen im übrigen auf die Abhandlungen der Fachvertreter Siemerling und Ewald in den Handbüchern von Döderlein, resp. Halban und Seitz.

a) Die Beziehungen zwischen Menstruation und Psychose beschäftigen den Gynäkologen insofern, als die Laien sehr geneigt sind, Psychosen, die um den Menstruationstermin herum auftreten, ursächlich auf die Menstruation zurückzuführen, oder das Ausbleiben der Menstruation für psychotische Zustände anzuschuldigen. Sie gehen daher zum Frauenarzt und wünschen, daß er „die Periode vertreibt oder herbeizieht". Schon im Altertum war das Zusammenfallen von Erregungszuständen mit der Menstruation bekannt. Entsprechend der auch heute noch oft gehörten Laienmeinung, daß es ein Menstruationsgift gebe und daß „die Periode in den Kopf steige", schuldigte man um die Mitte des letzten Jahrhunderts (Schlager) hauptsächlich die „Menstruatio suppressa" für die Entstehung von Psychosen an, wie Ewald ausführt, dem wir im Nachstehenden weitgehend folgen. Noch zu Anfang unseres Jahrhunderts beschäftigten sich Psychiater, wie Wernicke und Kraepelin mit den „Menstruationspsychosen" und Krafft-Ebing widmete diesem Kapitel noch im Jahre 1902 eine eingehende Monographie. Er unterschied darin eine „primordiale Entwicklungspsychose", eine „Ovulationspsychose" und eine „epochale Menstruationspsychose." Freilich wies er dabei schon auf die überragende Bedeutung der Veranlagung hin. Aber Burger warnte 1909 ausdrücklich vor Überschätzung der ätiologischen Bedeutung der Menstruation und 1912 lehnte Häffner die Menstruationspsychose als streng abgegrenztes Krankheitsbild ab. Ihm schlossen sich Jolly u. a. an.

Das häufigere Zusammenfallen einer Psychose mit dem Menstruationstermin ist an sich kein Beweis für einen inneren Zusammenhang der Vorgänge. Wenn man einige Tage vor und einige Tage nach der Menstruation zu dem ätiologisch bedeutungsvollen Zeitabschnitt rechnet, so muß nach Ewald bei jeder dritten bis vierten geschlechtsreifen Frau der Ausbruch einer etwaigen akuten Psychose auf diesen Zeitpunkt fallen. Darum scheiden als Menstruationspsychosen alle Psychosen aus, die Krafft-Ebing mit dem Namen einer einmaligen oder gelegentlich rezidivierenden Ovulationspsychose belegt. Auch auf die Menstruation fallende Exazerbationen von Psychosen hat man fälschlich Menstruationspsychosen genannt.

„Nur wenn sich eine Psychose kurz vor oder mit dem Menstruationstermin entwickelt, nach wenigen Tagen wieder abklingt, um beim nächsten und jedem weiteren Menstruationstermin längere Zeit hindurch regelmäßig von neuem einzusetzen, darf man es als einigermaßen gesichert ansehen, daß ein gewisser pathogenetischer Zusammenhang zwischen Menstruation und Psychose besteht, und darf man von einem menstruellen Typ einer Psychose reden" (Ewald).

Eine Menstruationspsychose in dem Sinne, daß die Krankheit durch die Menstruation oder durch das Ausbleiben derselben entsteht, muß man also ablehnen. Es gibt kein spezifisches, mit der Menstruation zusammenhängendes (endokrines) Agens, auf dessen Einwirkung auf das Gehirn etwa das Zustandekommen psychotischer Erscheinungen zurückzuführen wäre. Es gibt dementsprechend auch keine Menstruationspsychose im früheren Sinne, d. h. keine durch ein bestimmtes Symptomenbild festgelegte Psychose (Hauptmann).

Wenn eine Psychose an den Menstruationszyklus gebunden ist, muß man annehmen, daß die Anlage vorhanden war und daß die Menstruation diese Anlage aktivierte, wie auch Fehling betonte. Die Bedeutung der Anlage sieht man auch daran, daß Hauptmann bei einer Menstruationspsychose verschiedene Zustandsbilder beobachten konnte. Da der menstruelle Vorgang jedesmal der gleiche war, konnte dieser Wechsel der Zustandsbilder nur durch verschiedene, jeweils entsprechende Anlagebestandteile erklärt werden. Die psychotischen Phänomene sind nur vorgebildete Bestandteile der speziell veranlagten Persönlichkeit und werden durch den Menstruationsvorgang gewissermassen aus ihrer Latenz herausgehoben.

Die Art und Weise wie die Menstruation eine aktivierende Wirkung entfaltet, kann man sich verschieden vorstellen. Denkbar ist, daß die gesteigerte Erregung des vegetativen und zentralen Nervensystems durch Zirkulationsänderungen im Gehirn oder reflektorisch oder inkretorisch, also chemisch, die Psychosen auslöst. Im letzten Fall stellen die Menstruationspsychosen einen Spezialfall der endokrin entstandenen Psychosen (Fischer) dar.

Bei den psychogenen Psychosen kann man annehmen, daß eine „Pubertätspsychose" eine Erlebnisreaktion auf die erste Menstruation darstellt. Eine stark verzögerte Menarche oder heftige Dysmenorrhöe können, besonders bei affektlabilen, sensiblen Individuen zu Depressionen führen, da sie sich minderwertig und krank oder eheunfähig vorkommen. Später können enttäuschte Schwangerschaftshoffnungen oder andere im Unterbewußtsein schlummernde Vorgänge, besonders bei Hysterischen, zum Verlust des psychischen Gleichgewichtes Veranlassung geben, wie die moderne Psychanalyse gelehrt hat.

An solchen Menstruationspsychosen wurden nach Ewald hauptsächlich drei Formen beschrieben:

1. Die erste Form haben wir bei den sog. „primordialen menstruellen Psychosen" oder „menstruellen Entwicklungspsychosen". Sie sind sehr selten, aber doch mehrfach mitgeteilt (Friedmann, Schönthal, Wernicke, Krafft-Ebing). Es handelte sich hier um Psychosen, die schon vor der Pubertät in vierwöchentlichen Intervallen auftraten; doch sieht Kraepelin in ihnen gewiß mit Recht nur die ersten Anfänge eines manisch-melancholischen Irreseins oder einer Katatonie, die durch den, dem Körper bisher so fremden, vegetativen Reiz hervorgerufen werden.

2. Bei der zweiten Form handelte es sich um Psychosen, die im Zusammenhang mit der ersten Menstruation auftreten. Tritt eine solche Psychose nur ein einziges Mal in Erscheinung, so wird sie sehr den Verdacht auf psychogene Entstehung erwecken, sie erscheint dann als Reaktion auf das erste Erleben der geschlechtlichen Reife. Wiederholt sich die Psychose auch bei den nächsten Menstruationsterminen, so wird es sich wieder für gewöhnlich um eine manisch-melancholische oder katatone Erkrankung handeln. Nicht selten verliert sie allmählich ihren menstruellen Typ, geht zunächst über mehrere Termine hinweg und löst sich schließlich ganz vom Turnus. Sie dokumentiert dadurch auch nur wieder die im Grunde doch bestehende Unabhängigkeit von der Periode und legt deren lediglich akzessorisch auslösende Rolle klar (Ewald).

3. Als dritter Typ kommen Psychosen in Betracht, die erst im späteren Leben gleichzeitig mit oder kurz vor der Periode auftreten und nun in regelmäßigen, ununterbrochenen Intervallen streng den Menstruationsturnus beibehalten. Es kann auch vorkommen, daß eine Psychose, die anfangs keine deutliche Abhängigkeit von der Menstruation zeigte, allmählich in einen ganz ausgesprochenen menstruellen Typus übergeht. „Es kann natürlich keine Frage sein, daß der Turnus der Psychose biologisch geregelt wird durch die mit der Menstruation einhergehende Erregung des vegetativen und Zentralnervensystems, mag diese nun eine chemische, eine reflektorische oder eine mechanische (Zirkulations-) Ursache haben". Wie wenig abhängig die Psychose aber im Grunde von den ovariellen Menstruationsvorgängen selbst ist, lehrt eine Beobachtung von Ewald: Eine Patientin, deren manisch-melancholische Psychose Jahre hindurch einen ganz streng mit der Menstruation gehenden Turnus zeigte, behielt nicht nur zwei Jahre lang nach Röntgenkastration ihren Turnus bei, obwohl die Kranke nicht mehr blutete, sondern auch nach der doppelseitigen Ovariotomie wurde eine zehnmalige Wiederholung im menstruellen Turnus beobachtet.

„Solche Beobachtungen können vielleicht noch mehr Licht in die komplizierten Beziehungen zwischen ovarieller Funktion und vegetativem Nervensystem bringen; es ist kaum zu verstehen, wie der menstruelle Turnus auch nach der Ovariotomie noch beibehalten werden konnte, und die Beobachtung läßt an eine für die Menstruation wichtige Zentralstelle im Bereich des vegetativen Nervensystems denken, die eine merkwürdige Autonomie besitzen würde. Man wird unwillkürlich an die alten Gedankengänge eines Goodmann, Schüle und Hegar erinnert, die scheinbar längst überwunden waren mit ihrem Bestreben, eine Wellenbewegung im Leben des Weibes als biologisches Gesetz aufzustellen, wobei die Menstruation selbst nur eine untergeordnete Rolle spielte" (Ewald).

Da die Frauen den Verlust des seelischen Gleichgewichts gerne auf körperliche Vorgänge zurückführen, gehen sie zum Gynäkologen. Dieser kann unter Verkennung der eigentlichen Sachlage durch wertlose örtliche Behandlung nicht nur nicht nützen, sondern am Ende direkt schaden. Für sein Handeln muß er daher nach Ewald immer fragen:

a) Handelt es sich um eine endogene (idiopathische) Psychose, von der die Kranke entweder zufällig in dieser Lebensperiode befallen wurde, ähnlich wie eine endogene Psychose auch an den Kriegsteilnehmern nicht vorüberging, und der gleiche Prozentsatz von ihnen erkrankte, wie von den zu Hause gebliebenen Zivilisten; oder steht diese endogene Psychose im Sinne eines Ausgelöstwerdens in irgend einem ursächlichen Zusammenhang mit den jeweiligen biologischen Umwälzungen im Organismus? — eine Entscheidung, die nicht immer zu treffen sein wird.

β) Handelt es sich um eine infektiös-toxische Psychose, die an sich vielfach mit dem Generationsgeschäft nur in lockerem Zusammenhang stehen wird?

γ) Handelt es sich um eine psychogen-hysterische Psychose, die mit mancherlei bewußten oder unterbewußten Wünschen im Zusammenhang steht, die sich während der Generationsvorgänge wohl meist auf diese oder die aus dem Zeugungsakt resultierenden Folgen beziehen werden?

Diese Trennung der drei Haupttypen ist äußerst wichtig; denn sie schließt die prognostische und therapeutische Stellungnahme und die Beantwortung manch anderer Frage in sich; im ersten Falle richtet sich die Prognose nach dem Grundleiden, therapeutisch kommt nur eine symptomatologische Behandlung in Frage; im zweiten Fall ist die Prognose bei Beseitigung der exogenen Noxe quoad sanationem günstig, die Therapie richtet sich gegen den infektiös-toxischen Prozeß und bleibt auf psychischem Gebiet symptomatologisch; im dritten Fall aber ist die Prognose fast durchweg günstig, therapeutisch kommt jede Form der Psychotherapie, insbesondere Komplexforschung und Suggestivmethoden in Frage (Ewald).

Der Vollständigkeit halber sei auch erwähnt, daß die menstruelle Übererregbarkeit auch bei sonst nicht wesentlich auffallenden Frauen Anlaß geben kann zu kriminellen Handlungen (Ewald, Hübner), besonders Warenhausdiebstählen und Brandstiftungen. Es sollte häufiger berücksichtigt werden, ob diese zur Zeit der Menstruation begangen wurden, wenn man auch Krafft-Ebing nicht zustimmen wird, daß in diesem Umstand allein ein Grund zur Exkulpierung gegeben sei.

b) Bekanntlich kommen auch die entgegengesetzten Beziehungen zwischen Menstruation und Psychose vor, daß eine Psychose Einfluß auf die Menstruation bekommt. Schröter hatte schon 1874 die Menstruatio suppressa nicht als Ursache sondern als Folge der Psychose angesprochen. Später glaubte man, daß Amenorrhöe nur bei akuten Geisteskrankheiten auftrete, aber nicht bei chronischen und daß die Wiederkehr der Menstruation die Einleitung der Genesung bedeute. Schäfer kam dann zu dem Ergebnis, daß die Menstruation in gesetzmäßiger Weise von den einzelnen Psychosen abhänge: die chronischen „intellektuellen Psychosen", wie chronische Paranoia, und Schwachsinn zeigten regelmäßige Menstruation, während die mit schweren Affektstörungen einhergehenden Geistesstörungen häufig Menstruationsanomalien boten. Haymann glaubt in der Dauer der Amenorrhöe bis zu gewissem Grad einen Maßstab für die Schwere der Psychose sehen zu dürfen. Nach Ewald ist das zu weit gegangen; ihm scheint es eine gewisse Berechtigung zu besitzen, die Amenorrhöe in Beziehung zu bringen zu den mancherlei anderen körperlich-vegetativen Störungen bei Psychosen, die von den vegetativen Zentren des Hirnstammes abhängig sind. Handelt es sich um eine Dementia praecox oder um ein manisch-melancholisches Irresein, um eine Hysterie oder um eine Paralyse, immer wird es sich um einen destruktiven Prozeß, um eine funktionelle Störung oder krankhafte Veranlagung in den, der Affektivität zugeordneten nervösen Elementen handeln, die wir nach der Hirnstammgegend verlegen, und eine Stoffwechselstörung oder eine menstruelle Unregelmäßigkeit findet auf solche Weise ihre zwanglose Erklärung. Es kann dann auch nicht wundernehmen, daß gerade bei den schwereren und akuteren, besonders die Affektivität intensiv betreffenden Psychosen sich häufig Menstruationsstörungen einstellen. Eine Gesetzmäßigkeit ist aber nicht vorhanden. Allenfalls kann man annehmen, daß Wiedereinsetzen der Periode gleichzeitig mit psychischer Besserung prognostisch günstiger ist, als wenn trotz Wiederkehr der Menses der psychotische Zustand anhält; aber auch dies ist nur ein unsicherer Hinweis.

Endlich sei noch erwähnt, daß schwere Affektstöße besonders bei Hysterischen und Vagotonischen (Traugott) zu plötzlichem Einsetzen oder zu einem Ausbleiben der Regel führen können, wie Füth und ich zeigen konnten und der Weltkrieg besonders lehrte. Bekannt ist auch, daß Hypnose oder Autosuggestion bei besonders geeigneten Personen gleich anderen vegetativen Erscheinungen Blutungen aus den Genitalien zu erzeugen oder solche zum Schwinden zu bringen vermögen. Den exzessivsten Ausdruck einer solchen Autosuggestion unter dem Einfluß von Wunsch oder Furcht darf man in der sog. „eingebildeten Schwangerschaft" erblicken (Liepmann, Hofstaetter, A. Mayer), worauf wir später (S. 522) noch näher zu sprechen kommen.

In der Regel sind die befallenen Frauen bis dahin klinisch gesund. Manchmal liegt aber auch eine gewisse Disposition zu jener Reaktion auf eine seelische Einwirkung vor. Als disponierende Momente kommen in Betracht: Menstruationsnähe, Zeit des Follikelsprunges, Vagotonie, bereits vorhandene Störungen der inneren Sekretion, die an sich zu Menstruationsanomalien neigen, wie Basedow, affektive Konstitution und anderes.

c) Von den Menstruationsneurosen spielen praktisch hauptsächlich zwei eine wichtige Rolle und werden nicht selten dem Gynäkologen vorgetragen: Die Epilepsie und die Migräne.

Am häufigsten zeigt die Epilepsie Beziehungen zur Menstruation. Bei jungen Mädchen beobachtet man öfter gleich mit dem Einsetzen der Menses ein Auftreten epileptischer Anfälle, die zuweilen jahrelang, ja dauernd die Menstruation begleiten (Binswanger). Meist verliert sich später unter Zunahme der Anfälle der menstruelle Typ und das Leiden geht unabhängig von der Periode seinen gesonderten Gang (Ewald).

Ein Zusammenhang mit der Menstruation liegt hier also nach Ansicht der Psychiater nicht vor. Aber von den Gynäkologen glauben doch manche an innere Beziehungen. Fellner, der 41 Fälle von Epilepsie in der Schwangerschaft veröffentlichte, stellte drei Gruppen auf.

Die erste dieser Gruppen umfaßt die große Mehrzahl der Fälle. Ein Zusammenhang zwischen Epilepsie und Ovulation ist nicht vorhanden, darum geht die Epilepsie ganz unbekümmert um Menstruation und Schwangerschaft weiter.

Zu der zweiten Gruppe gehören die wenigen Fälle, in denen die Epilepsie nur in der Schwangerschaft besteht.

In der dritten Gruppe, die $1/4$ der Fälle umfaßt, treten die Anfälle um die Menstruation herum ein, hören aber in der Schwangerschaft auf.

Winter konnte bei vier Fällen genuiner Epilepsie, bei denen Krampfanfälle und Bewußtseinstrübungen (Absenzen) fast ausschließlich um die Periodenzeit auftraten, durch temporäre Kastration mittels Röntgenstrahlen auf die Dauer der Amenorrhoe ein Sistieren der Absenzen, in drei Fällen ein Ausbleiben der Krampfanfälle erreichen. Die Beobachtung, daß die Anfälle nicht gleich nach der Bestrahlung ausblieben, sondern erst vor dem ersten Pausieren der Periode, und daß sie direkt vor der unerwarteten ersten Wiederkehr der Menses wieder auftraten, spricht seiner Ansicht nach gegen die Erklärung der Wirkung durch suggestive Einflüsse. Es dürfte also ein Zusammenhang zwischen

Menstruation und epileptischen Krampfanfällen bestehen. Die Herabsetzung der Krampfbereitschaft und der günstige Einfluß auf die Anfallshäufigkeit dürfte auf eine Unterbrechung des im Organismus vorgebildeten Krampfmechanismus (Fischer) zurückzuführen sein.

Trotzdem darf man sich von der Kastration bei der Epilepsie nicht allzuviel versprechen. Merkwürdigerweise sahen wir eine sehr erhebliche Besserung einer seit der Pubertät bestehenden und hauptsächlich an die Menstruation gebundenen Epilepsie nachdem durch Operation einer chronischen Appendizitis eine Dysmenorrhöe behoben war bei einer 26jährigen ledigen Patientin mit ziemlich hochgradiger Hypoplasia uteri und deutlicher Adipositas. Dagegen kann man unter Umständen veranlaßt sein, zu sterilisieren, um einer Verschlimmerung der Epilepsie durch Graviditäten vorzubeugen oder degenerierte Kinder zu verhüten.

Ähnlich ist es mit der Migräne, die ja oft genug an die Menstruation gebunden ist. Krönig hatte sie ja deswegen mit Kastration zu behandeln versucht, ist aber später selbst wieder davon abgekommen. Wir selbst hatten erlebt, daß bei einer uns zur Kastration wegen Migräne zugeschickten Patientin unter Insulinanwendung eine starke Gewichtssteigerung auftrat, die Periode ausblieb, aber auf den Periodentermin die Migräne sich einstellte.

d) Für die Gestaltung der „Schwangerschaftspsyche" und die Entwicklung der Psychoneurosen kommt als auslösender Faktor verschiedenes in Betracht: weitgehende innersekretorische Umstellung (Hypophyse, Zirbeldrüse, Schilddrüse, Epithelkörperchen, Nebenniere), die zahlreichen Schwangerschaftsbeschwerden, Unlust zum Kind, Angst vor angeborener Erkrankung des Kindes usw.

Erwähnt sei auch, daß die Graviditätspsyche forensische Bedeutung bekommen kann; so sind Selbstmorde, besonders im Beginn der Schwangerschaft verhältnismäßig häufig: daneben kommen bei nervös psychopathischen Individuen allerhand, geradezu triebhafte, kriminelle Akte vor (Leppmann, Gudden, Fischer). Man sollte daher nicht unterlassen, bei Delikten zur Zeit der Schwangerschaft psychiatrischen Rat einzuholen.

Im Wochenbett können Erschöpfungszustände durch die Geburtsarbeit, schwere Anämie, plötzliche Umstellung des Blutchemismus nach Wegfall der Plazenta, das Einschießen der Milch, Erschöpfung durch zu langes Stillen, schließlich auch infektiös toxische Momente nach Skopolamin Dämmerschlaf (Meyer, Siegel), Eklampsie (Bonhöfer, Kutzinski), Puerperalfieber oder Mastitis dazu führen, daß eine vorhandene Anlage zur Psychose in Erscheinung tritt. Bei den psychogenen Psychosen des Wochenbettes spielen Sorge um das Kind, Insuffizienzgefühl dem Haushalt und den übrigen Kindern gegenüber, Mißtrauen in die eheliche Treue des Mannes usw., eine Rolle.

e) Auch bei den Psychosen des Klimakteriums muß man annehmen, daß das Klimakterium nur als Aktivator auf eine vorhandene Anlage wirkt. Kommen z. B. zu einer empfindlichen und reizbaren Anlage die mancherlei psychischen Besonderheiten des Klimakteriums — das Bewußtsein des Verblühens, der schwindenden Reize für den Mann, der künftigen Entsagung und der Unerfüllbarkeit sexueller Wünsche und dergleichen — hinzu, so ist die Entwicklung einer Involutionsparanoia verständlich (Ewald). Wie auch sonst, kann also auch der Aufbau (Birnbaum) dieser klimakterischen Psychosen nur durch die „mehrdimensionale" Diagnostik (Kretschmer) geklärt werden.

Alles in allem kann man also bei verschiedenen psychischen oder funktionellen Anomalien der Frau von einem „körperlichen Entgegenkommen" oder einem Entgegenkommen der Gesamtperson sprechen.

II. Imbezilität und ethische Defektzustände.

Die verschiedenen Grade von Schwachsinn (Debilität, Imbezilität, Idiotie) hat Stransky im Handbuch von Halban und Seitz behandelt. Sie beschäftigen den Gynäkologen hauptsächlich durch ihre Auswirkungen auf den Sexualtrieb.

Wie schon angedeutet wurde, werden Schwachsinnige nicht selten von raffinierten Männern zur Befriedigung des Triebes ausgenützt, so sehr sie oft auch jeden weiblichen Reiz vermissen lassen. Manche dieser Frauen kommt daher zu einer Gonorrhöe oder zu einem unehelichen Kind, ohne eigentlich zu wissen, wieso. Sie werden oft genug zum Spielball gleich einer ganzen Anzahl gewissenloser Männer und haben darum bei ihren Alimentationansprüchen nicht selten keinen Vater zu ihrem Kind, beglücken aber obendrein die Allgemeinheit jedes Jahr mit einem weiteren Sprößling.

Manchen von ihnen fehlt der Öffentlichkeit gegenüber der „Mut der Persönlichkeit" und der eigenen Verantwortung. Sie verbergen daher ihre Gravidität mit allen Mitteln, unterlassen jede Vorbereitung für das Kind und sind kritiklos genug zu glauben, daß niemand etwas merkt. Sie werden darum zuweilen in äußerlich völlig unzureichenden Verhältnissen von Wehen überrascht, so daß die Geburt unter äußeren Umständen erfolgt, die dem Kinde schädlich oder gefährlich werden. Wegen Verheimlichung der Schwangerschaft und wegen Unterlassung der nötigen Sorgfalt kommen sie dann mit dem Gesetz in Konflikt.

Unter der Geburt kann der Schwachsinn zum Verkennen der Wehen mit allen Konsequenzen führen. Bei einigen selbsterlebten Fällen kam es zur „Klosettgeburt". Da die Kinder in die Abortgrube fielen und erstickten, so tauchte natürlich die Frage der Kindstötung oder mindestens der Fahrlässigkeit auf. Aber der ausgesprochene Schwachsinn schützte die Mütter vor einer gerichtlichen Verfolgung.

Eine andere Gruppe von Schwachsinnigen sind jene mit mehr aktiver Einstellung, vor allem mit stärkerem Sexualtrieb. Oft fehlen gerade diesem gegenüber die nötigen Hemmungen; daher werden manche dieser Personen in zuweilen geradezu schamloser Weise sexuell aggressiv und sinken zur Dirne herab.

Bei anderen steht der moralische Schwachsinn im Vordergrund, so daß es zu asozialer Einstellung und zu ethischen Defektzuständen kommt. Gerade aber deswegen verstehen sie es in besonderem Maße, sexuelle Reize hemmungslos auszustrahlen. Nicht selten mit den Allüren der Dame von Welt ausgestattet, üben sie eine besondere Anziehungskraft aus, und zwingen nicht nur einen breiteren, sondern auch einen höherstehenden Männerkreis in ihren Bann (Stransky). Aus ihrer Gabe, zu berücken schlagen sie rücksichtslos Kapital und ketten ohne Bedenken Männer an sich, auch wenn das Glück einer anderen oder einer ganzen Familie zerbricht.

Tritt eine Schwangerschaft ein, so kommen sie damit ohne Scham und ohne Hemmung zum Gynäkologen und fordern die Unterbrechung fast als eine Selbstverständlichkeit.

Gänzlich skrupellose und völlig anethische Weiber benützen die Schwangerschaft dazu, den Mann aus seiner bisherigen ehelichen Verbindung ganz zu lösen.

In der Ehe kommen sie aber mangels der seelischen Anlagen des wahren Weibes über die Rolle des „Weibchens" nicht hinaus. Zu einer seelischen Verbindung mit dem Mann oder einer Kameradschaft fehlen die Voraussetzungen. Oft gänzlich verständnislos für den Beruf des Mannes, entziehen sie diesen seiner Berufs- und Erwerbstätigkeit; anstatt ihn zu fördern, zehren sie an ihm; dem Rückgang seiner Einkünfte passen sie ihre Ansprüche nicht an. Aus Mangel an jenem spezifisch weiblichen Instinkt ist die Debile oder Imbezile nicht imstande, aus ihrem eigenen instinktiven Kraftbewußtsein heraus ihrem Mann in schweren Lagen Halt und Stütze zu bieten. Zu all dem kommt oft genug noch die völlige Unfähigkeit zur Kindererziehung, so daß die Frau für den Mann eine wahre Krux und die ganze Ehe ein fortlaufender Mißklang wird, aus dem zahlreiche körperliche gynäkologische Beschwerden entstehen können.

D. Sexualverbrechen.

Bezüglich des wichtigen Kapitels, wie weit der Sexualtrieb das Weib zur Verbrecherin macht, sei auf das interessante Buch von Wulffen „Das Weib als Sexualverbrecherin" hingewiesen. Über die unerlaubten Triebhandlungen, wie z. B. Warenhausdiebstähle, die zur Zeit der Menstruation oder Schwangerschaft häufiger sein sollen, wurde oben schon eine kurze Bemerkung gemacht. Wie weit das Weib seine sexuellen Beziehungen zum Manne als „Erpresserin oder Anstifterin" mißbraucht oder aus ihnen heraus zu Ehebruch, Mord oder Selbstmord greift, haben Wulffen, Schneickert, Mittermaier und Hurwicz gezeigt. Wir wollen uns an dieser Stelle nur mit der Abtreibung und der Kindstötung kurz befassen. Welche seelische Verfassung spielt dabei eine Rolle?

Bei der **Abtreibung** müssen wir sagen: die Lockerung der Sitten im allgemeinen, der Kampf des Weibes um „Befreiung vom Kind", die Verminderung des allgemeinen Gesellschaftsgefühles, stattdessen das Emporschießen eines rücksichtslosen Individualismus (mit der Sucht, sich auszuleben und die sog. „Menschenrechte" zu genießen), neuerdings noch die Wohnungsnot und der schwere wirtschaftliche Kampf haben das allgemeine Volksempfinden über die Heiligkeit des keimenden Lebens verflacht, ja vielfach bereits zerstört. Daher gilt die Abtreibung im Urteil der öffentlichen Meinung vielfach nicht mehr als ein Unrecht. Leider sind auch sehr viele Ärzte von dieser Zeitströmung erfaßt und wirken ihr nicht als Erzieher ihres Volkes entgegen. Als echte Kinder ihrer Zeit unterliegen zahlreiche einzelne Frauen dieser modernen Massenpsychologie und empfinden es nicht nur theoretisch, sondern auch praktisch im eigenen Fall nicht mehr als unerlaubt, sich abtreiben zu lassen. Daher bringen sie mit einer auch den erfahrenen Arzt manchmal verblüffenden Offenheit und Ungeniertheit ihr Ansinnen in unseren Sprechstunden vor.

So fallen wichtige, bisher in der öffentlichen Meinung liegende Hemmungen weg und im Spezialfall kommen manche, in der seelischen Verfassung der einzelnen Frau verankerte Antriebe zur Abtreibung hinzu. Das Wesen dieser seelischen Verfassung ist in der Hauptsache ein starker Affekt und eine Hypersensibilität. Sie führen bei der ledigen Mutter zur übergroßen Furcht vor Schande; ihr gegenüber unterliegt der eigene „Mut der Persönlichkeit", der zum Kampf mit der Familie, der Gesellschaft und dem Leben nötig wäre, vollkommen. In der Ehe führt der gesteigerte Affekt zum Verlust des Vertrauens in die eigene Leistungsfähigkeit und zu Überwertung der Schwangerschaftsbeschwerden, zu übertriebener Furcht für die eigene Gesundheit, und dergleichen.

Frühere Bemerkungen des Arztes über notwendige „Schonung" werden gerne ausgegraben und überwertet, auch wenn sie gar nicht so tiefernst gemeint waren — ein Beweis, wie vorsichtig man mit solchen, oft in lange Zukunft suggestiv nachwirkenden Äußerungen sein soll.

Zur Sorge um das eigene Ich kommt dann die um die anderen Kinder, die man „nicht erziehen kann", die Sorge um Familie und Mann, denen man „gar nichts mehr sein kann" und schließlich der Hinweis, daß ein so unerwünscht gezeugtes und so unter Furcht und Kummer getragenes Kind doch auch unmöglich gesund sein könne. Jeder noch so sachliche Zuspruch prallt den überwertigen Ideen gegenüber an der durch den Affekt bedingten Einsichtslosigkeit ab: „Die Botschaft hör ich wohl, allein mir fehlt der Glaube". Gerade das Nichtglaubenkönnen, der völlige Kurzschluß und die ganz kopflose Einsichtslosigkeit sind oft der Schlüssel für die Ablehnung des Kindes.

Daß diesen Frauen der Mutterinstinkt an sich fehle, ist keineswegs der Fall. Ähnlich wie bei der Kindstötung handelt es sich um Verzweiflungstaten der Mutter gegen ihr eigenes Fleisch und Blut, die psychologisch mit dem Selbstmord etwas verwandt sind. Aber von einem völligen Defekt des Fortpflanzungswillen ist in der Regel keine Rede. So weit ist die moderne Frauenbewegung und die „Befreiung vom Kinde" glücklicherweise noch nicht gekommen, daß die Frau überhaupt kein Kind mehr haben will.

Immerhin, die zunehmende Ehescheu gibt zu denken und die sich immer mehr ausbreitende Frauenberufstätigkeit ist für den Kinderwunsch ein wenig fruchtbares Erdreich. Ellen Key hat bekannt, früher im Irrtum gewesen zu sein, wenn sie „die Mütterlichkeit für die Zentrale in dem Wesen der meisten Frauen hielt". Es liege im individuellen Recht der Frau, die Ehe nicht zu wollen, oder sie ohne Kinder zu wollen. Auch Gabriele Reuter spricht von der berechtigten Furcht so vieler strebender und schaffender Frauen vor der Mutterschaft, „von der fortwährend wehen, aufgeregten, sich zur Wehr setzenden Angst vor der Mutterschaft. Eine Angst, ein Abscheu, der so stark, so lebensleitend in ihnen geworden ist, daß man fast an einen dunklen perversen Instinkt glauben möchte, der durch grausame Notwendigkeiten empfangen und geboren und durch sie mächtig geworden ist".

Tatsächlich finden sich nicht mehr so ganz selten in unseren Sprechstunden Bräute (!) ein mit dem Wunsch, sterilisiert zu werden, da sie keine Kinder wollen.

Ein nicht bedeutungsloser Faktor bei dieser Scheu vor dem Kinde ist auch die Rolle des Ehemannes und die Harmonie der Ehe. Ehemänner, die ihren Frauen fortgesetzt vom schweren Kampf ums Dasein und der Kostspieligkeit der Kinder vorjammern oder gar den Frauen über ihre leichte Empfänglichkeit Vorwürfe machen, brauchen sich nicht zu wundern, wenn sie der Frau die Lust am Kind verderben und die Lust zur Abtreibung züchten.

Der **Kindsmord** ist schlechthin das typische weibliche Verbrechen, welches das Weib ganz selbständig und allein verübt. Die Gründe dafür liegen auf der Hand: Die Kindsmutter ist mit dem Neugeborenen bei der Tat allein. Der Mann steht gänzlich im Hintergrunde; er beeinflußt die Tat nur insofern, als er der Schwangeren keinen genügenden Schutz angedeihen läßt und sie vorläufig auf gut Glück ihrem Schicksal überläßt. Nicht selten ist der Kindsmord nichts anderes, als die Nachholung einer Abtreibungshandlung, die früher versäumt oder nicht gewagt wurde, oder keinen Erfolg hatte (Wulffen).

Da der Kindsmord an sich dem natürlichen Muttergefühl zuwiderläuft, könnte man fragen, ob nur ein bestimmter Typ Weib dieser entmenschten Tat fähig sei. Man kann indes nicht sagen, daß die Kindsmörderin von Hause aus jedes Muttergefühl entbehre. Der Schlüssel zu der naturwidrigen Handlung ist der Affekt, der die Regung der Mutterempfindungen unterdrückt. Veranlassungen zum Affekt sind genug da: Scham, Furcht vor den Eltern oder der öffentlichen Meinung, wirtschaftliche Not, Hilflosigkeit, durch Imbezillität manchmal noch gesteigerte Ratlosigkeit usw. Diese affektgespannte Situation erfuhr eine dichterische Bearbeitung in „Rose Berndt" von Gerhard Hauptmann. Auch Racheempfindungen und Entrüstung über den oft treulosen Mann, können sich im Morde an seinem Kinde Luft machen. Ebenso drückend lastet unter Umständen der Ausblick auf das kommende Schicksal des „vaterlosen" Kindes, das man ins Leben zwang, auf der verzweifelten Mutter, so daß an Stelle des Muttergefühls ein schweres Schuldbewußtsein tritt. In seiner „Kindsmörderin" hat Schiller das in ergreifender Weise geschildert:

> Weib, wo ist mein Vater? lallte
> Seiner Unschuld stumme Donnersprach;
> Weib, wo ist Dein Gatte? hallte
> Jeder Winkel meines Herzens nach.
> Weh! Umsonst, wirst, Waise, du ihn suchen,
> Der vielleicht schon andere Kinder herzt,
> Wirst die Stunde unseres Glückes fluchen,
> Wenn dich einst der Name Bastard schwärzt.

Faßt man das zusammen, so ist es weniger die Besonderheit der seelischen Konstitution, als vielmehr die Besonderheit und die lastende Schwere der Situation, die eine affektlabile Frau zum Kindsmord treiben können. Dieser Auffassung tragen auch die Richter Rechnung, indem sie dem Kindsmord eine privilegierte Behandlung einräumen. In der richterlichen Neigung zur Milde erblickt Wulffen eine Art Dank des in seiner Gesamtheit mitschuldigen männlichen Geschlechtes an die einzelnen unglücklichen Vertreterinnen des weiblichen Geschlechtes.

Demnach sind die Kindsmörderinnen also Gelegenheitsverbrecherinnen, die sonst weder vorher noch nachher gegen das Strafgesetz verstoßen. Immerhin berichtet doch Wulffen über eine Reihe von Fällen, wo die Kindsmörderin wegen anderer Delikte (Diebstahl, Unterschlagung, Betrug, Körperverletzung usw.) vorbestraft war. Ja auch wiederholter Kindsmord kommt vor, wenn auch selten (Wulffen, Straßmann), so daß eine gewisse charakterliche Disposition, vielleicht im Sinne des ethischen Defektes, vorzuliegen scheint.

Ratlosigkeit, Unerfahrenheit, Trägheit, Leichtfertigkeit usw. stecken wohl auch hinter dem **Aussetzen** oder gar dem **Verkauf** eines Kindes. Gerade das Verkaufen spricht am ehesten für ein Fehlen des Mutterinstinktes, da hier im Gegensatz zum Kindsmord mit seiner Augenblickshandlung der Affekt wegfällt und an seine Stelle viel eher ruhige Überlegung, ja sogar abstoßender Geschäftssinn treten. Wenn z. B. eine uneheliche Mutter schreibt: „ich bin umständehalber gezwungen, mein Kind zu verkaufen, evtl. auch für etwas Schmerzensgeld" und wenn sie mehrmals hintereinander ein Kind für 20 Mark hergibt (Wulffen), so stößt das das normale Empfinden vollkommen ab. Noch naturwidriger und noch abstoßender ist es, wenn der Versuch gemacht wird, mit dem Verkauf des Kindes noch ein Geschäft zu machen und eine hohe Abstandssumme verlangt wird. Wulffen berichtet von einem Ehepaar, „das gewillt ist, sein Kind herzugeben; das außerdem noch fünf Knaben und zwei Mädchen hat, deren Unterhaltung schwer fällt. Aus diesem Grunde hatten sich die Eltern „eine Vergütung ausbedungen, damit sie den anderen Kindern etwas mehr bieten können". Sie dachten an eine Summe von etwa 3000—5000 Mark, da diese früher schon einmal angeboten wurde.

Drittes Kapitel.

Störungen der Menstruation sowie des Klimakteriums und Konstitution.

I. Eintritt der Menarche und Konstitution.

a) Variationen im Eintritt.

Auf den Eintritt der Menarche haben verschiedene in der Konstitution liegende Momente Einfluß. Die Klima- und Rassenunterschiede sind bekannt; leider läßt sich nicht immer entscheiden, wie weit vermeintliche Klimaunterschiede Rassenunterschiede sind. Nach Kisch soll in dem 500 m höher liegenden München die Menarche später eintreten als in Berlin, wie nachstehende Tabelle zeigt.

Verhalten des Alters bei Eintritt der Menarche.

Alter	14	15	16
Berlin	18%	19%	—
München	—	17,5%	18,75%

Während die Südländerinnen sehr früh menstruieren und Ende der Zwanzigerjahre schon anfangen zu altern, haben wir bei den Nordländerinnen die Spätmenstruation und Ende der Zwanzigerjahre erreichen sie oft erst ihre Vollreife. Die Frühmenstruation der Jüdinnen ist bekannt. Ein Rassenunterschied scheint auch darin zu liegen, daß in Indien die Eingeborenen früher menstruieren als die zugewanderten Europäerinnen (Leicester).

Bekannt ist die Frühmenstruation der Städterinnen und die Spätmenstruation der Landbevölkerung. Schon Schopenhauer nahm an, daß bei den ersten die früher einwirkenden seelischen Einflüsse die körperlichen Vorgänge beschleunigen. Daneben ist zu bedenken, daß schwere körperliche Arbeit und mangelhafte Ernährung auf dem Land, also wirtschaftliche Faktoren, zur Verzögerung der Menstruation führen können. Man sieht das auch daran, daß manche Mädchen der Landbevölkerung nur in der Ruhe der Wintermonate und auch dann schwächer menstruieren als die Städterinnen. Heyn fand, daß in der gleichen Stadt- oder Landbevölkerung die besser Situierten früher menstruieren als die schlechter situierten Kassenpatienten. Unter den Kassenpatienten ist wieder ganz besonders auf bestimmte Formen der Industriebeschäftigung hinzuweisen. Leider liegen über die an sich beklagenswerte Erwerbstätigkeit von Kindern vorerst zu wenig Erhebungen vor, um ein bestimmtes Urteil über den Einfluß auf den Eintritt der Menarche abgeben zu können. Bedenkt man aber, daß von den österreichischen Haarnetzarbeiterinnen nicht weniger als 35% höchstens 8 Jahre alt sind und daß in Dänemark von den 10jährigen Mädchen schon 28,6% und von den 13jährigen gar 47,4% erwerbstätig sind, so wird man Hirsch recht geben, wenn er von diesem Mißbrauch der Menschenkraft schwere allgemeine Körperschädigungen und eine Hemmung in der Ausreifung des weiblichen Organismus fürchtet.

Neben Klima, Rasse und wirtschaftlichen Momenten gibt es familiäre Unterschiede im Eintritt der ersten Menstruation. Früh- oder Spätmenarche kommen zuweilen als familiäre Eigentümlichkeit vor, worauf Kisch aufmerksam gemacht hat. Außer eigenen Beobachtungen erwähnt er auch die von Tilt und Courty. Oft fehlen dabei ausgesprochene konstitutionelle familiäre Eigentümlichkeiten; in anderen Fällen sind solche vorhanden. Aschner glaubt, daß der dunkle Typ entsprechend dem Verhalten der Südländerinnen eher zur Frühmenarche neige. Schon Busch, der sich auf Marc d'Espine bezieht, vertrat eine ähnliche Auffassung. Marcuse fand aber das Gegenteil. An einem ausreichend großen Material sind diese Fragen nicht geprüft worden, aber Heyn konnte einen Einfluß der Pigmentgegensätze neuerdings nicht bestätigen: der Eintritt der Menarche fiel bei den Schwarzhaarigen und Hellblonden meist auf das 14. Jahr, bei den Rotblonden auf das 15. und bei den Dunkeln auf das 16.

Ein bedeutungsvoller Faktor ist das endokrine Drüsensystem, das oft familiär oder individuell ein besonderes Verhalten zeigt. Nach Tandler soll bei Kurzbeinigen die sexuelle Frühreife häufiger sein. Auf Grund der Zusammenhänge zwischen Kastration und Knochenwachstum (Sellheim) kann man wohl annehmen, daß das frühe Erwachen der Keimdrüsen nicht nur zu Frühmenstruation, sondern auch zu vorzeitigem Stillstand des Knochenwachstums und damit zur Kurzbeinigkeit führt. Bekannt ist weiterhin die Frühreife bei Chondrodystrophie (Aschner).

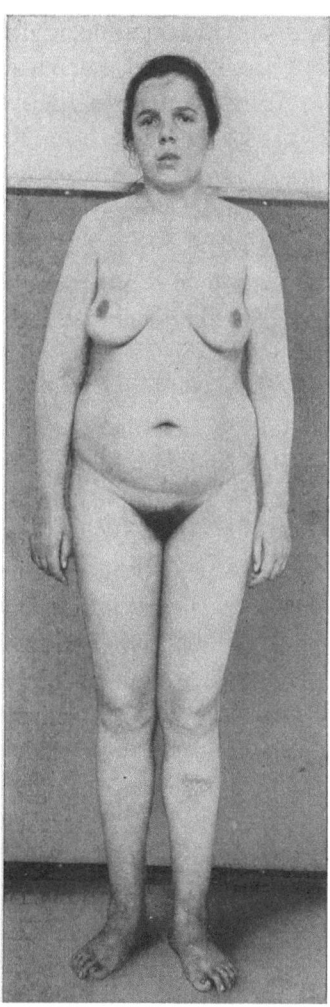

Abb. 161. Spätmenarche mit 19 Jahren. 24 Jahre alt, 177 cm lang, 178 Pfund schwer; 1 Abort, Mens. VI; sekundäre Sterilität; Uteruskörper klein (1926 Nr. 288).

Spätmenarche findet man oft bei Asthenie, Hypoplasie, Hypothyreoidismus, Hyperthyreoidismus (Basedow), Stoffwechselstörungen mit endogener Fettsucht, Epilepsie, Dementia praecox, Chlorose, Lungentuberkulose usw. Entgegen dem gewöhnlichen Verhalten gehört auch mancher Riesenwuchs hierher, so daß der ungewöhnlich kräftige äußere Körperbau in auffallendem Gegensatz zur genitalen Unterfunktion steht (Abb. 161).

Uns ist weiter aufgefallen, daß rund 45% der Frauen mit Uteruskarzinom erst mit 17 Jahren in die Menarche eintraten, während das durchschnittliche Alter hierzuland etwa bei 16 liegt. Eine ähnliche Verzögerung zeigte sich bei den Frauen mit primärem Ovarialkarzinom. Zur Erklärung kann man auf die Thiersche Karzinomtheorie hinweisen, wonach die verminderte Widerstandskraft des Bindegewebes mit der Karzinomentwicklung im Zusammenhang steht. Bei den Spätmenstruierten haben wir sehr oft eine allgemeine Asthenie und eine Hypoplasie des Genitales mit unterentwickeltem Bindegewebe. An diesen Zusammenhang denkt man um so mehr, als die Spätmenarche bei den Frauen mit Uterus körperkarzinom häufiger zu sein scheint, als bei denen mit Kollumkarzinom. Der häufigste Menstruationsbeginn fiel beim Korpuskarzinom mit $21,42\%$ erst auf das 18. Lebensjahr und beim Kollumkarzinom mit $21,18\%$ auf das 16. Lebensjahr. Das Korpuskarzinom ist aber an sich mehr konstitutionell bedingt als das Kollumkarzinom, bei dessen Entstehung die konditionellen Faktoren der Geburtsschädigung eine große Rolle spielen.

Aus dem Exterieur Anhaltspunkte für das Vorhandensein von Menstruationsanomalien zu finden, ist nicht leicht, da diese Dinge lange Zeit kaum beachtet wurden. Aber man kann etwa sagen, daß bei Asthenischen, Hypoplastischen, Dysplastischen, Dyspigmentierten (blaue Augen, schwarze Haare), Dysproportionierten (Asthenie, infantiles Genitale, große Mammae), abnorm Behaarten am ehesten Menstruationsstörungen zu erwarten sind. Da die genannten Anomalien des äußeren Habitus vielfach auf abnormes Verhalten der sekundären Geschlechtscharaktere hinauslaufen, die im wesentlichen Teil die Schönheit des Weibes ausmachen, so kann man mit entsprechender Einschränkung ungefähr sagen: Schönsein bedeutet Gesundsein und schwere Abweichungen davon lassen am ehesten Menstruationsanomalien vermuten.

Über die Zusammenhänge zwischen Zeitpunkt der Menarche und Menstruationsverlauf in den ersten Jahren einerseits und dem späteren Verhalten von Menstruation, Fertilität und Klimakterium andererseits ist wenig Sicheres bekannt. Eine Beurteilung ist umso schwerer, als zahlreiche unkontrollierbare sekundäre Einflüsse die ursprüngliche Anlage und deren Äußerungsform beeinflussen können. Im allgemeinen läßt sich aber sagen, da wo die Menstruation rechtzeitig beginnt und der weitere Verlauf gleich normal ist, darf in der Regel auch weiterhin ein normales Verhalten erwartet werden.

Dieterich gewann an dem Material der Klinik von Jaschke im Gegensatz zu unserer eigenen Auffassung den Eindruck, daß bei Spätmenarche eine Neigung zu längerer Dauer der Menstruationsblutung besteht. Wenn dem so ist, so könnte man die Erklärung in einer mangelhaften Funktion der Blutstillungsvorgänge, also in einer Hypoplasie des Corpus luteum erblicken.

Auch über die Beziehungen der Frühmenstruation zu Sexualtrieb und Fertilität sind wir nicht genügend unterrichtet. Sicherlich aber finden sich unter den Mädchen mit Spätmenarche manche mit vermindertem Sexualtrieb, sowie sexueller Psychasthenie und damit manche Anwärterin auf Vaginismus, Dyspareunie, unharmonische Ehe und Sterilität. Dem gegenüber kommt Dieterich zu der Ansicht, daß bei Spätmenarche die Fruchtbarkeit eher größer sei. Wir können das ebensowenig generell bestätigen, wie seine andere Auffassung, daß die Zahl der Aborte umso geringer sei, je später die erste Menstruationsblutung einsetzt. Zum mindesten besteht da, wo hinter der Spätmenarche eine Hypoplasie des Genitalapparates steckt, eine große Neigung zum Abort, wie die klinische Erfahrung genügend bestätigt hat.

Die Beziehungen zwischen Eintritt der ersten Menstruation und Eintritt des Klimakteriums stehen nicht allgemein gültig fest. Wenn bei anderen Menschenrassen Frühmenarche auch Frühklimakterium bedeutet, so gilt das bei Angehörigen derselben Rasse nicht, oder wenigstens nicht mit der gleichen Gesetzmäßigkeit. Aus dem Späteintritt der Menarche auf ein Spätklimakterium zu schließen geht auch nicht an. Viel eher hat man dabei mit einem Frühklimakterium zu rechnen, da dem ganzen oft eine Hypofunktion der Keimdrüse zugrunde liegt, die sich in einem späten Beginn der Ovarialtätigkeit, sowie in einem frühen Erlöschen äußern kann.

In mancher Richtung kann man also sagen, daß der Zeitpunkt der Menarche und der Verlauf der Menstruation in den Mädchenjahren einen gewissen Hinweis auf die Zukunft abgeben und einen Gradmesser der Konstitution darstellen.

b) Pubertas praecox.

Da der Beginn der Menstruation normalerweise bald früher bald später eintritt, dürfen einfache Variationen im Zeitpunkt dieses Eintritts nicht hierher gerechnet werden. Von einer Pubertas praecox kann man nur reden, wenn die erste Menstruation und die Entwicklung der sekundären Geschlechtsmerkmale in einem Zeitpunkt der Kindheit auftreten, in dem das sonst nicht vorkommt. Dabei muß man aber in der Regel die „Menstruation" des Neugeborenen ausnehmen. Hierbei handelt es sich nämlich oft gar nicht um eine echte Menstruation, sondern um eine Genitalblutung infolge der Geburtsvorgänge (z. B. Stauung bei Geburt in Beckenendlage). Da, wo man eine echte Menstruationsblutung vor sich hat, liegt die auslösende Ursache wohl nicht im kindlichen Körper selbst, sondern im Übergang von mütterlichen Ovarialhormonen, wie Bayer annimmt. Da mit der Geburt dieser Hormonübergang aufhört, folgt der Menstruation des Neugeborenen gewöhnlich keine weitere mehr nach.

Unter Pubertas praecox verstehen wir also nur solche Fälle, bei denen die Ursache der Frühreife im Kind selbst liegt. Der Frühmenstruation entspricht außer einer frühzeitigen Entwicklung der sekundären Geschlechtsmerkmale oft auch ein kindlicher Riesenwuchs (Abb. 111 u. 138). Dieser geht manchmal auf die Geburt zurück, ist also angeboren; oft aber tritt er erst später, in den ersten Lebensjahren, hervor. Jedoch braucht der Kleinwuchs (S. 469) nicht zu fehlen (Rößle).

Über das Wesen der Dinge sind wir in vielen Punkten noch im Unklaren. Eine sehr wichtige Förderung erfuhr diese Frage neuerdings durch Halban, den so erfahrenen Kenner auf dem Gebiete der inneren Sekretion, sowie durch Berblinger und seinen Schüler Termeer. Die Ursache der Frühreife läßt sich nicht immer erkennen. In vielen Fällen ist die Entstehung der Anomalie auf Störungen der inneren Sekretion zurückzuführen. Bei frühzeitigem Einsetzen dieser Störung — schon im Embryonalleben — soll es zu Pseudohermaphroditismus kommen und bei späterem Auftreten zu Pubertas praecox (Biedl). Sehr oft handelt es sich um bösartige oder gutartige Tumoren der Keimdrüse, der Nebenniere oder der Zirbeldrüse. Lenz schuldigt auch Hypophysentumoren an, was Borchardt bezweifelt. Auch Hydrozephalus soll eine Rolle spielen (Kußmaul).

Das Wesen der Wirksamkeit dieser Tumoren hat man sich verschieden vorgestellt. Bezüglich der Nebennierentumoren weist Halban darauf hin, daß zwischen Tumoren der

Nebenniere und Keimdrüse ein prinzipieller Unterschied nicht zu bestehen scheint. Diese beiden Drüsen können vielmehr einen ganz gleichen, oder mindestens sehr ähnlichen morphogenetischen Einfluß auf die Sexualcharaktere ausüben. Daß Ovarialtumoren beim Kind Frühmenstruation auslösen, während sie bei Erwachsenen oft Amenorrhöe bewirken, bedeutet einen gewissen Widerspruch, auf den wir noch zurückkommen (S. 516).

Über die Wirkungsweise der Zirbeldrüsentumoren gehen die Ansichten auseinander. Askanazy, dem unter den pinealen Geschwülsten das Überwiegen der Teratome aufgefallen war, glaubt, daß das embryonale Gewebe dieser Tumoren einen fördernden Einfluß auf die Entwicklung der Sexualcharaktere habe. Er stützt sich dabei auf die Versuche von Starling, wonach Injektionen von Embryonalbrei Wachstum der Mamma und der Genitalien auslösen. Da in der Schwangerschaft ähnliche Erscheinungen auftreten, spricht er angesichts der Wirkung jener Tumoren mit embryonalem Gewebe geradezu von „Pseudoschwangerschaft". Das Wesen der Wirkung von Zirbeldrüsentumoren läge danach weniger im Tumor der Zirbeldrüse, als vielmehr im embryonalen Charakter dieses Tumors.

Halban weist diese Deutung zurück unter Hinweis darauf, daß es sich nicht immer um Teratome der Zirbeldrüse handelt (Berblinger), und daß nicht alle Teratome zu Frühreife führen.

Im Gegensatz zu Askanazy sind Marburg und Berblinger der Ansicht, daß das wirksame Prinzip in einem Hypopinealismus liegt und nicht in einem Hyperpinealismus, der Fettsucht verursacht. Nach ihrer Meinung hemmt die Zirbeldrüse normalerweise die Entwicklung der Sexualorgane; führt ein Tumor zur Zerstörung der Drüse, so fällt diese Hemmung weg und es kommt zur Pubertas praecox.

Die vorliegenden Tierexperimente sind nicht eindeutig. Foa und Zoia sahen nach Exstirpation der Zirbeldrüse bei jungen Hähnen eine Hypertrophie des Hautkammes und eine vorzeitige Entwicklung der Hoden und des Geschlechtstriebes. Dem entgegen berichtet Mac Cords über die gleichen Veränderungen nach Verfütterung von Zirbeldrüsensubstanz.

Da, wo ein Hydrozephalus vorliegt, könnte man sich denken, daß er zur Druckatrophie der Zirbeldrüse geführt hat.

Halban unterscheidet drei Formen von geschlechtlicher Frühreife:

1. Isosexuelle Frühreife, z. B. ein weibliches Kind erhält schon in den ersten Lebensjahren eine mehr oder minder vollkommene Ausbildung seiner Sexualcharaktere (auch funktionell — Menstruatio praecox).

2. Eine heterosexuelle Frühreife, z. B. ein weibliches Kind bekommt ausgebildete Sexualcharaktere des männlichen Geschlechts, wie sie diesem erst in der Pubertät oder noch später zukommen (Bart usw.).

3. Eine iso- und heterosexuelle Frühreife, z. B. ein weibliches Kind bekommt gut entwickelte Mammae, Menstruatio praecox, gleichzeitig aber auch männliche Sexualcharaktere, z. B. Bart usw.

Welche der genannten drei Formen von Frühreife auftritt, richtet sich nach Halban danach, welche Sexualcharaktere in der Anlage der betreffenden Patienten vorhanden sind. Sind dieselben unisexuell, so kommt es zur Frühreife, zu der im übrigen unkomplizierten Pubertas praecox; das Individuum bleibt vollkommen männlich oder weiblich. Sind die Anlagen hermaphroditisch, so entwickeln sich die in diesen Individuen vorhandenen Anlagen, es entsteht ein hermaphroditisches frühreifes Kind. L. Fränkel stellte die Hypothese auf, daß es männliche und weibliche Hypernephrome gibt. Dementsprechend wirken sie antagonistisch oder synergetisch mit der Keimdrüse und können die sekundären Geschlechtsmerkmale entgegengesetzt oder gleichsinnig beeinflussen.

Bezüglich der Beteiligung der Geschlechter an der Frühreife ist aufgefallen, daß unter 398 Fällen von Frühreife nicht weniger als 327 Mädchen und nur 71 Knaben waren (Reuben und Manning, Borchardt). Sofern es sich um Tumoren der Keimdrüse handelt braucht uns der Mädchenüberschuß nicht zu wundern, da auch beim Erwachsenen die Geschwülste des Eierstocks ungleich viel häufiger sind, als solche des Hodens.

So weit die heterosexuellen Merkmale an der Frühreife beteiligt sind, könnte man zur Erklärung der Häufigkeit bei den Mädchen darauf hinweisen, daß nach Krabbe, Laulanie, Janosik, Nagel, Coert und Kohn die Anlage des Ovariums hermaphroditisch sein soll, während die Hoden sich fast direkt aus dem ursprünglich indifferenten Zustand entwickeln. „Beim Ovarium bleibt dann der männliche markige Anteil rudimentär. Abnormerweise wird dieser Teil in die benachbarte Nebenniere aufgenommen und gibt die Matrix für die Tumoren ab, welche dann ein testikuläres Hormon absondern und dementsprechende morphogenetische Wirkungen erzeugen" (Halban).

Der Mädchenüberschuß findet sich auch unter den Frühreifen infolge von Nebennierentumoren (Borchardt); unter denen mit Zirbeldrüsentumoren überwiegen anscheinend die Knaben. Berblinger fand unter sieben Fällen von Frühreife infolge von Zirbeltumoren lauter Knaben. Die Gründe für dieses verschiedene Verhalten des Geschlechtes kennen wir nicht.

Über das weitere Schicksal der frühreifen Mädchen ist nicht sehr viel zu sagen. Nach Entfernung der Tumoren können sich die Erscheinungen der Pubertas praecox zurückbilden (Sacchi, von Verebely, Borchardt, Riedl). Die Rückbildung kann sich anscheinend auch auf die seelische Frühreife erstrecken. Im Falle Sacchi ging daher bei einem 9jährigen Knaben nach Entfernung einer bösartigen Hodengeschwulst auch die vorher bestehende philosophische Neigung zurück.

Der Frühreife entspricht aber auch eine Frühkonzeption (Wehefritz). Reuben und Manning erwähnen 83 Fälle von Schwangerschaft bei Mädchen unter 15 Jahren mit vorzeitiger Geschlechtsreife. 28 waren vorher menstruiert; von den Kindern wurden 14 tot geboren. Über den Geburtsverlauf werden wir im Kapitel „Jugendliche Erstgebärende" zu sprechen haben.

Wie bald das Klimakterium eintritt, ist nicht genau untersucht. Die Beteiligung dieser Patientinnen am Klimakterium praecox ist darum nicht genau bekannt. Nicht selten aber schließt sich an die Frühreife ein vorzeitiges Altern und ein frühes Sterben.

Im übrigen wird das weitere Schicksal von drei Momenten beherrscht: 1. Von der Natur etwaiger Primärtumoren, 2. von der frühzeitigen Verknöcherung der Epiphysenfugen, 3. von dem vorzeitigen Eintreten von Involutionsvorgängen (Borchardt).

Die frühzeitige Verknöcherung der Epiphysen ist die Folge der vorzeitigen Entwicklung der Geschlechtsorgane. Sie führt dazu, daß das anfänglich überstürzte Wachstum bald aufhört. Dadurch entstehen breite, stämmige, kurzgliedrige Menschen mit starkem Sexualtrieb; äußerlich können sie den Chondrodystrophischen sehr ähnlich sehen, so sehr sie sich innerlich voneinander unterscheiden (Borchardt).

Die psychische Entwicklung braucht der körperlichen nicht immer zu entsprechen. Bald bleibt sie hinter dem Körper zurück und behält den kindlichen Charakter (Münzer). Bald findet man auch die geistige Entwicklung vorzeitig ausgeprägt besonders bei Zirbeldrüsentumoren (Frankl-Hochwardt). Gehen Psyche und Körper konform, so spricht Askanazy von Praecocitas psycho-somo-genitalis.

Anhangsweise sei erwähnt, daß die sexuelle Frühreife der Kinder manches Verwandte zeigt mit der Mamma lactans nicht gravider erwachsener Frauen. Rechnet man das frühzeitige Wachstum der kindlichen Mamma zur sexuellen Frühreife, so kann man die unzeitige Sekretion der ausgewachsenen Mamma als isosexuelle Überreife bezeichnen. Auch bei der Mamma lactans erwachsener nicht gravider Frauen wurden verschiedentlich gutartige oder bösartige Ovarialtumoren gefunden (Martin, Pfannenstiel, Polano, Sänger, Schmincke). Danach führt derselbe Reiz in der kindlichen Mamma zu vermehrtem Wachstum, wie es in der Gravidität der Fall ist, und an der reifen Mamma bewirkt er Überreife, d. h. Sekretion wie im Wochenbett. Das wäre eine nur graduell verschiedene Wirksamkeit, je nach dem Alter der Mamma und darum an sich verständlich. Aber in anderer Richtung ergibt sich ein Widerspruch. Angesichts der physiologischen Laktationsamenorrhöe nehmen wir an, daß Mamma und Ovarium Antagonisten sind. Wollen wir dieses Verhalten auf die Ovarialtumoren bei pathologischer Mamma lactans übertragen, dann kommen wir zu dem Ergebnis, daß hinter den Ovarialtumoren eine Hypofunktion der Keimdrüse steckt, während wir ihnen angesichts der frühzeitigen Menstruation eine Hyperfunktion zuerkennen müssen.

Ein ähnlicher Widerspruch ergibt sich auch angesichts der Wirkung, vor allem der bösartigen Ovarialtumoren auf die Kinder und auf manche Erwachsene: dort Frühmenstruation und hier eine heterosexuelle Geschlechtsumstimmung mit Amenorrhöe. Warum bösartige Ovarialtumoren bei Kindern Menstruation auslösen und bei Erwachsenen sie oft hindern, ist nicht klar. Die ganz verschiedenartige Wirkung soll an nachstehenden zwei Beispielen illustriert werden.

1. Fall Riedl: 6jähriges Mädchen. Im vierten Jahre Menstruation, Mammae reichlich entwickelt, Pubes bis 6 cm lang. Ovarialsarkom von 2½ kg (meduläres Rundzellensarkom mit vielen Erweichungszysten wird exstirpiert). Nach der Operation Sistieren der Blutungen.

2. Eigener Fall (Stübler und Brandeß). 27jährige, ledige Nullipara. Erste Menstruation mit 13 Jahren, alle 3 Wochen. Vom 18. Jahr an nur alle 6 Wochen, vom 20. Jahr an nur dreimal im Jahr menstruiert, in den letzten Jahren Amenorrhöe. Im Mai 1919 wurde ein hypoplastisches Genitale und hühnereigroßer rechtsseitiger Ovarialtumor festgestellt. Ungefähr seit Oktober 1919 auffallende Behaarung an den Oberschenkeln und Brüsten. Juli 1920 Exstirpation eines Endothelioms des Ovariums. Menses nach der Operation wieder vierwöchentlich regelmäßig. 2½ Jahre später Geburt eines ausgetragenen Kindes.

Wie die Mamma lactans bei nicht graviden Frauen, kann man auch das so seltene Chloasma virginum oder andere der Schwangerschaft ähnliche Pigmentveränderungen nichtgravider Frauen zur Überreife rechnen. Bei der an sich sehr seltenen Anomalie findet man zuweilen ebenfalls auch endokrine Störungen. In anderen Fällen aber ist der Befund gänzlich negativ und es entwickelt sich bei anscheinend ganz Gesunden ein hochgradiges Chloasma uterinum ohne Schwangerschaft.

II. Störungen der menstruellen Blutungen.

a) Pubertätsblutungen, sonstige Blutungsanomalien und Konstitution.

Will man die Zusammenhänge zwischen Pubertätsblutungen und Konstitution feststellen, so muß man sich erst darüber klar werden, welche Faktoren ganz allgemein an einer Uterusblutung beteiligt sind. Zu diesem Zweck müssen wir davon ausgehen, daß man die Konstitution in drei Hauptkomponenten einteilen kann: Die kolloidal-ionale Konstitution, die hormonale Konstitution, die vegetativ nervöse Konstitution. Jeder dieser drei Unterteile kann auf verschiedenem Weg die Menstruationsblutung beeinflussen, wie nachstehendes Schema nach Ottow schön zeigt:

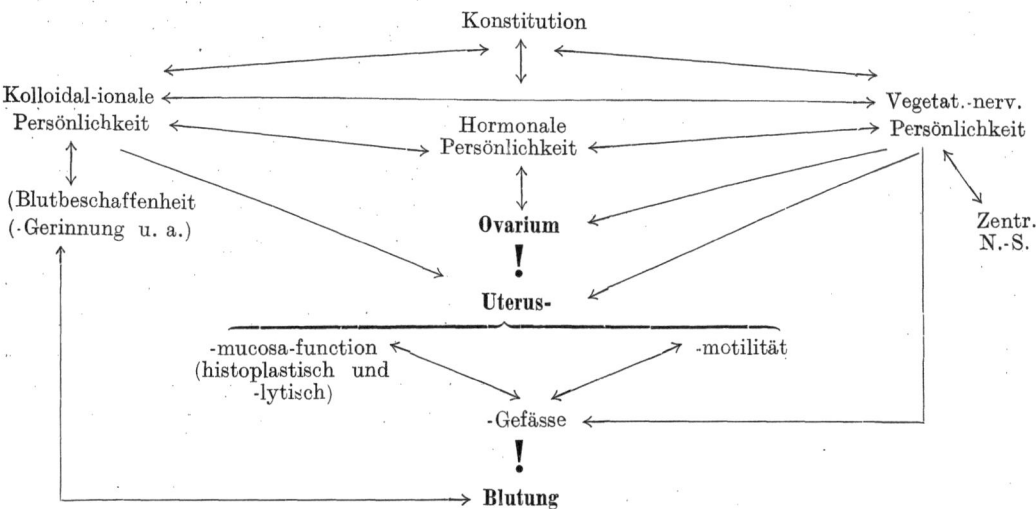

Zusammenfassend kann man etwa sagen: Der Eierstock gibt den Impuls zur Blutung und nach den gegenwärtigen Vorstellungen auch zum Sistieren derselben. Die beiden Eierstockskräfte, die sich in diese Aufgabe teilen, sind der Follikel und das Corpus luteum; der Follikel rüstet zu, das Corpus luteum rüstet ab. Faktoren, die den normalen Wechsel zwischen Follikelherrschaft und Corpus-luteumherrschaft stören, können daher zu abnormer Blutung führen. Leider sind uns wenige solcher Faktoren näher bekannt, aber sicher spielen alle Formen der Hyperämie eine Rolle. Darum sind auch chronische Obstipation, psychogene Faktoren u. a. in der Ätiologie von Pubertätsblutungen nicht unwichtig.

Die Menge des zum Uterus strömenden Blutes richtet sich nach dem Tonus der Gefäße, der die Breite der Strombahn bestimmt. Wie viel Blut im Uterus aufgenommen werden kann, hängt von dem Zustand der Mukosa und deren Kapillarnetz ab. Der Grad und die Dauer der Blutung hängen mit der Gerinnungsfähigkeit des Blutes, dem Tonus des Uterusmuskels, der Kapillaren in der Mukosa und dem Verhalten des Corpus luteum zusammen. Fassen wir diese Punkte zusammen, so sind die Konstitutionstypen, bei denen Pubertätsblutungen vorkommen, auf den verschiedensten Gebieten zu suchen; aber man kann eine gewisse Gruppeneinteilung aufstellen.

Bei der einen Gruppe von Kranken fehlt ein eigentlicher Organbefund, man muß sich mit der Vermutungsdiagnose „Störung der inneren Sekretion" begnügen. Zu dieser

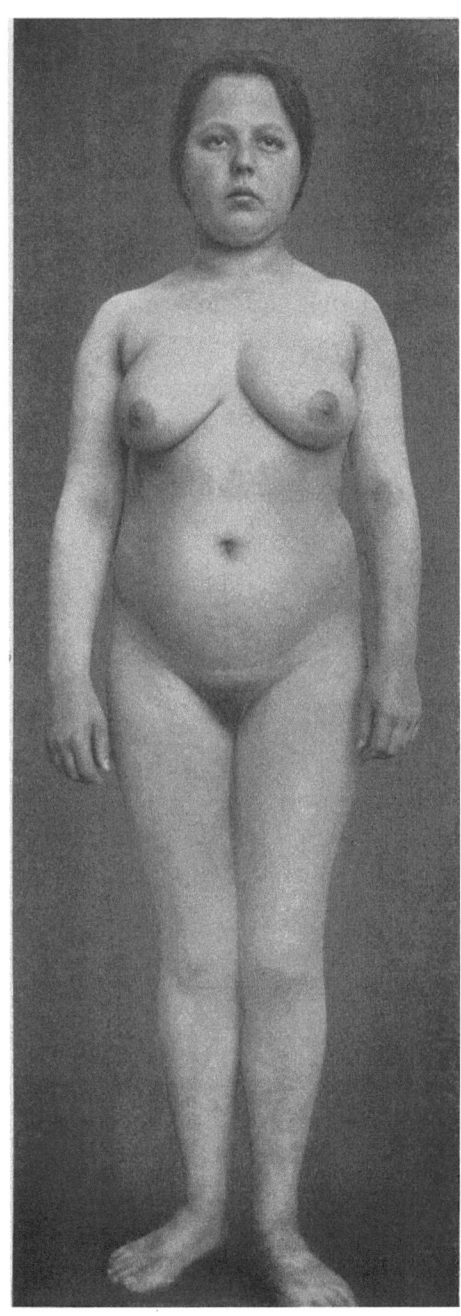

Abb. 162. Pubertätsblutungen, dysplastischer Typ. 19 Jahre alt, übermittelgroß; Menarche mit 16 Jahren, Periode alle 2 Wochen 5 Tage lang, Uteruskörper kastaniengroß (1922 Nr. 63).

Diagnose kommt man oft mehr per exclusionem, manchmal aber auf Grund von positiven körperlichen Zeichen. Unter diesen spielt vor allem der äußere Eindruck des „dysplastischen Typ" (Abb. 162) eine Rolle. Ferner gehören hierher Fälle mit Chlorose, Schilddrüsenanomalien, Vasoneurosen, unter denen manche mit Fettleibigkeit und Cutis marmorata (Heimberger) auffallen.

Bei einer anderen Gruppe handelt es sich um eine Störung des Blutbildungsapparates in Knochenmark, Milz und Retikulo-endotheliensystem. Es lag nahe, dabei die Beschaffenheit des „Gerinnungsorgans" (Stephan), d. h. die Beschaffenheit des Retikulo-endotheliensystems durch die Neigung zu Stauungsblutungen zu prüfen. Leider aber haben Vogts Untersuchungen in dieser Richtung kein verwertbares Resultat gebracht. Auf die ursächliche Bedeutung der Schilddrüse und des Blutregenerationsapparates stützt sich die Behandlung der Pubertätsblutungen mit Röntgenbestrahlung von Thyreoidea, Milz oder Knochenmark.

Atonie und Enteroptose, die bei den Blutungen der späteren Jahre, besonders auch im Klimakterium, oft eine wichtige Rolle spielen, sind in der Jugend selten, dagegen haben wir es oft mit hochgradiger Obstipation zu tun. Da Obstipation bei den allerverschiedensten Körperverfassungen vorkommt, so ist es leider nicht möglich, die Patienten mit Pubertätsblutungen von diesem Gesichtspunkt aus in bestimmte Typen einzuteilen.

Dagegen sind manche durch einen besonderen Genitalbefund, vor allem die Zeichen der genitalen Hypoplasie stigmatisiert. Dem kleinen Uterus entspricht dabei oft auch ein kleines Ovarium. Aber nicht selten fallen die Ovarien geradezu durch ihre Größe auf. Die Ursache liegt gewöhnlich in einer überstürzten, aber zugleich unvollendeten Follikelreifung. Anstatt daß ein Follikel wächst, ganz ausreift und die anderen durch die Erreichung der Herrschaft niederhält, zeigen gleich mehrere Wachstumsansätze. So kommt es zur Organvergrößerung und zur Zyklusstörung mit

Störungen der menstruellen Blutungen.

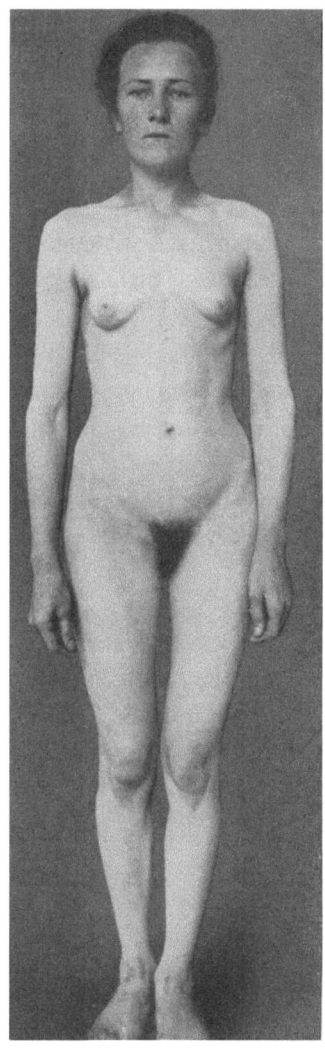

Abb. 163. Eunuchoider Hochwuchs mit deutlich männlichem Anklang; 18 Jahre; 169 cm lang; noch nicht unwohl, Uteruskörper taubeneigroß (1922 Nr. 764).

Blutungen. Wir haben quasi eine follikuläre Hyperfunktion und dabei einen Überschuß an blutungserregenden Kräften. Es ist daher sinnvoll, zur Verkleinerung dieses Überschusses und damit zur Blutstillung die einseitige Röntgenkastration anzuwenden, wie wir es zum Teil mit recht befriedigendem Erfolg taten (Pape). Henkel und Sippel empfehlen aus ähnlichen Vorstellungen heraus die partielle Resektion des einen oder der beiden Eierstöcke und berichten über sehr gute Erfolge.

In anderen Fällen kann die zu starke oder zu langdauernde Blutung die Folge einer Hypofunktion des Corpus luteum sein, so daß therapeutisch die Verabreichung von Corpus-luteumpräparaten angezeigt wäre. Hierher gehören vielleicht jene Fälle von Pubertätsblutungen, denen eine Spätmenarche vorausging (Dieterich), wie oben (S. 512) erwähnt.

Eine sicher seltene, aber gerade praktisch nicht un-

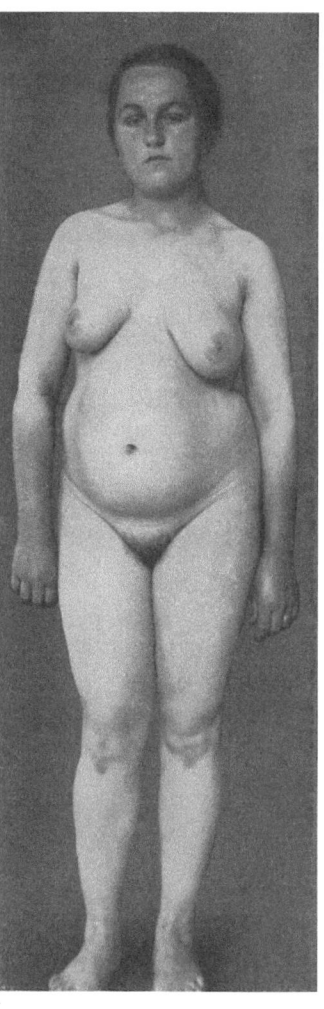

Abb. 164. Primäre Amenorrhöe. 21 Jahre alt, gedrungener Körperbau, ziemlich fettreich, Pubes dürftig, Uteruskörper kastaniengroß, noch nicht unwohl, keine Struma (1922 Nr. 766).

wichtige Form der Pubertätsblutungen ist die psychogen entstandene. Solche Blutungen wurden von Füth, Walthard und mir beschrieben. Im Schwarzschen Buch „Psychogenese und Psychotherapie körperlicher Symptome" habe ich ihnen ein besonderes Kapitel gewidmet.

Unter den psychogenen Momenten spielen akute, Unlust betonte Affekte, wie Angst, Furcht, Schreck, Bestürzung, Ekel usw. eine wichtige Rolle. Auf Grund der Experimente über die psycho-physiologische Blutverschiebung (Weber, Berger) muß man annehmen, daß zwischen den Gefäßen der Körperoberfläche und des Splanchnikusgebietes ein Widerspiel besteht (Otfried Müller), so daß die letzteren sich füllen, wenn die ersteren sich entleeren (Dastre-Moratsches Gesetz). E. Weber konnte nun zeigen, daß ebenso wie auf mechanische periphere Reize auch auf unlust-betonte Affekte eine Verengerung der peripheren Blutgefäße eintritt und eine Erweiterung der Blutgefäße in den Bauchorganen folgt. Diese psychomotorische Blutverschiebung mit Abwanderung des Blutes aus der Körperperipherie kommt im Sprachgebrauch schön zum Ausdruck mit der Bezeichnung „bleich vor Schreck".

Die auf diese Weise entstandenen Blutungen setzen gewöhnlich ganz akut ein, können dann aber längere Zeit dauern und schließlich in Metro- oder Menorrhagie übergehen. Der einmal aus dem Geleise gebrachte ovarielle Zyklus kommt anscheinend nicht so bald wieder in Ordnung.

Eine weitere, sicher recht seltene Form psychisch entstandener Blutungen sind die sog. Tendenzblutungen im Freudschen Sinne. Die Kranken streben hier bewußt oder unbewußt die Blutungen an und benützen sie als Mittel zur Erreichung irgend eines Zwecks, z. B. um bei den Eltern vermehrte Rücksicht zu finden, oder um sich vor dem Mann zu schützen, und dergleichen. Natürlich sind das psychisch oder psychosexuell abnorm veranlagte Menschen, sonst könnten sie nicht die Krankheit wollen.

b) Amenorrhöe und Konstitution.

1. Die verschiedenen Formen der physiologischen Amenorrhöe wie die Laktationsamenorrhöe sollen hier nicht besprochen werden. In das Kapitel der an dieser Stelle zu erörternden konstitutionell bedingten Reduktion der Menstruationsblutungen gehören außer der Amenorrhöe auch die Oligomenorrhöe und die Opsomenorrhöe im Sinne von Seitz.

Sozusagen physiologisch sind diese Störungen zu Beginn der Pubertät und vor den Toren der Menopause. Bekanntlich setzt die Menarche relativ selten so ein, daß der ersten Periode gleich die anderen in regelmäßigen vierwöchentlichen Abständen folgen. Ebenso selten beginnt die Klimax so, daß die Periode normal bleibt und dann auf einmal aufhört. Vielmehr haben wir in beiden Lebensabschnitten einen Wechsel zwischen Amenorrhöe, Oligomenorrhöe und Opsomenorrhöe. Anscheinend wirken Einübung und Erlöschen der Ovarialfunktion gleichsinnig.

An einer pathologischen Amenorrhöe können verschiedene Ursachen schuld sein, die bald auf körperlichem oder bald auf seelischem Gebiete liegen.

Unter den somatischen Momenten kommen zunächst solche in Betracht, die den Körper im ganzen schädigen, so daß er im Kampfe um das Eigendasein den Dienst an der Art einstellt und eine Erschöpfungsamenorrhöe auftritt. Eine wichtige Rolle in dieser Richtung spielen latente Tuberkulose, okkulte Karzinome, schwere Infektionskrankheiten, wie Sepsis, Typhus usw. Wie früh der Körper auf diese Schäden mit Amenorrhöe reagiert, hängt zum Teil gerade von seiner konstitutionellen Verfassung im ganzen oder dem Zustand des endokrinen Systems ab.

An eine Tuberkulose muß man namentlich in den Entwicklungsjahren denken. Hier kann die Amenorrhöe geradezu das Frühsymptom einer beginnenden Tuberkulose, z. B. der Lunge oder der Niere sein (S. Fränkel, Gottschalk). Verkennung dieser Dinge kann zu einer verkehrten oder unter Umständen sogar schädlichen Therapie führen, worauf Hofstätter mit Recht hinweist. Die Amenorrhöe ist hier auch ein gewisser Hinweis auf die Schwere der Tuberkulose (Margarete Friedrich). Die Wiederkehr der Menstruation kann etwas Gutes bedeuten.

Karzinome kommen natürlich erst im späteren Alter in Betracht. Daß dabei die Amenorrhöe der Ausdruck einer schweren Körperschädigung, also eine Art Insuffizienz-

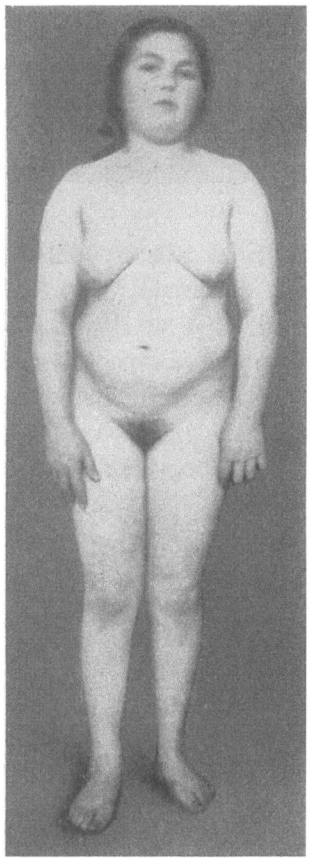
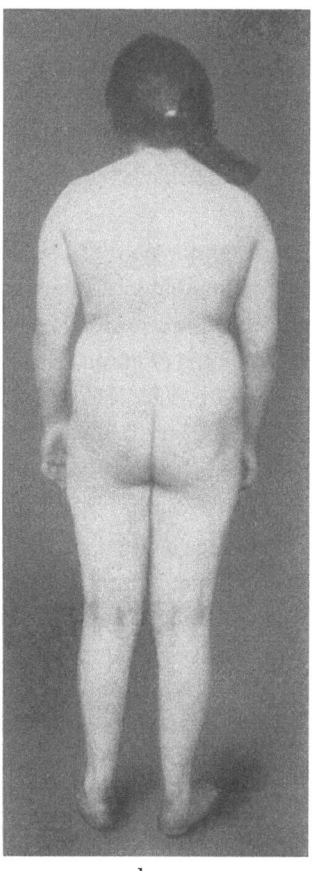
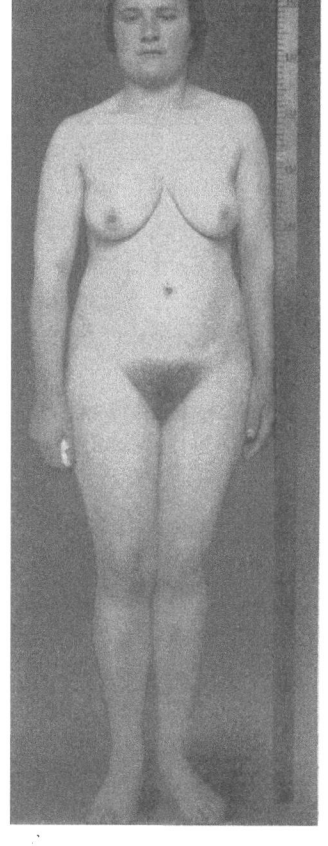

a   b

Abb. 165. Sekundäre Amenorrhöe. 19 Jahre alt, klein, fettreich, Anklänge an Dystrophia adiposo-genitalis. Menarche mit 16 Jahren. Alle 5—6 Wochen, 2—3 Tage, schwach. Seit 1½ Jahren Amenorrhöe, seit ½ Jahr Fettansatz und Gewichtszunahme. Alle 4 Wochen Molim. menstr. Blutandrang zum Kopf (rot im Gesicht). Schweißausbrüche. Uteruskörper klein (1926 Nr. 224).

Abb. 166. Seltene Menstruation. 19 Jahre alt, 149 cm lang, etwas breitschulterig, sonst normal gebaut. Menarche mit 16 Jahren. Menstruiert nur 2—3 mal im Jahr, sehr schwach. Die Zwillingsschwester verhält sich ebenso, hat aber konzipiert (1926 Nr. 683).

erscheinung ist, sieht man auch daran, daß die primären Ovarialkarzinome seltener zur Amenorrhöe führen als die metastatischen, hinter denen gewöhnlich ein primäres Magenkarzinom und damit eine schwere Allgemeinschädigung steckt.

Nach schweren Infektionskrankheiten kann man bis zu gewissem Grade im Wiedereintritt der Menstruation das Zeichen der definitiv sich anbahnenden Genesung erblicken. Mit der Amenorrhöe ist hier oft eine Abmagerung und trophische Hautstörung verbunden, so daß es zu der von v. Norden beschriebenen Degeneratio genito-sclerodermica kommt. Sie scheint der Ausdruck einer Störung der Thyreoidea zu sein und bietet manche Anhaltspunkte zur Beurteilung der Schwere der Infektion, wie ich anderwärts ausführte.

Eine weitere Gruppe von konstitutionellen Ursachen der Amenorrhöe liegt auf dem Gebiet der innersekretorischen Störungen, besonders der Thyreoidea, der Hypophyse, der Nebenniere und der Keimdrüse. Hierher gehören Struma, Basedow, Myxödem, Sklerodermie, Akromegalie, Addison, Dystrophia adiposo-genitalis, Fettsucht, Diabetes usw. Da es sehr viel für sich hat, die Chlorose mit Naegeli auf eine Hypofunktion der Keimdrüse zurückzuführen, kann man sie ruhig zu den mit Amenorrhöe einhergehenden endokrinen Störungen rechnen. Auch die Laktationsatrophie des Uterus mit langdauernder Amenorrhöe ist hier zu nennen, da wir sie auf die Unterdrückung der Keimdrüse durch die laktierende Mamma zurückführen.

Ein etwaiger Hypogenitalismus kann sich dabei im Körperbau sehr verschieden äußern. Bald haben wir einen eunuchoiden Hochwuchs mit Virilismus (Abb. 100, 101 und 163), bald starke Fettansammlung mit oder ohne Anklänge an Dystrophia adiposo-genitalis (Abb. 164 und 165); bald deuten Erscheinungen der Akromegalie auf die Beteiligung der Hypophyse hin (Abb. 104, 167); bald ist der äußere Habitus ziemlich normal (Abb. 166), so daß man eine Menstruationsanomalie nicht vermuten würde. Dabei kann unter Umständen trotz Hypomenorrhöe eine Konzeption erfolgen (Abb. 167).

Besondere Berücksichtigung verdienen schließlich die in der seelischen Verfassung liegenden Momente. Diese wirken bald nur einmal ganz akut, bald länger und wiederholt ein. Unter den akuten Einwirkungen scheinen besonders akute Schreckereignisse eine Rolle zu spielen. Im Kriege konnte man das oft erleben. Im Anschluß an eine unerwartete Todesbotschaft aus dem Felde hörte die eben bestehende Periode plötzlich frühzeitig auf und blieb für lange Zeit aus. Im präklimakterischen Alter konnten wir dabei beobachten, daß die bis dahin ganz normale Periode nicht nur plötzlich sistierte, sondern für immer verschwand, so daß wir es mit einer besonderen Art des Eintritts in die Menopause zu tun hatten.

Das geläufigste Beispiel einer Amenorrhöe auf dem Boden einer länger dauernden seelischen Verfassung ist die Grossesse nerveuse, sei es, daß es sich um Schwangerschaftshoffnung oder Schwangerschaftsfurcht handelt (A. Mayer, Hofstetter, Liepmann). Daneben sind die oben schon erwähnten depressiven Psychosen zu nennen. Bekanntlich hat man hier versucht, das Verhalten der Menstruationsstörung zum Anhaltspunkt für die Prognose der Geisteskrankheit zu machen.

Unter Umständen führen seelische Einflüsse neben der Amenorrhöe auch zu anderen endokrinen Störungen, z. B. der Hypophyse. Man kann hier auf eine Beobachtung von Lützenkirchen hinweisen, wo es außer einer dreijährigen Amenorrhöe zur Dystrophia adiposo-genitalis mit Diabetes insipidus und Genitalatrophie kam:

Die vom Vater sehr verwöhnte Patientin heiratete gegen seinen Willen einen Berufsmusiker. Vom Vater verstoßen, geriet sie bald in schwere finanzielle Not.

Die erste Geburt normal, 6 Monate gestillt.

In der zweiten Gravidität sehr abgemagert, angeblich aus Kummer über den Vater. Alsbald kamen tiefgehende Zerwürfnisse mit dem Ehemann hinzu, sogar körperliche Mißhandlung durch ihn; schwere Depression, in der die Kranke viel weinte. Seit dieser Zeit die ersten Zeichen einer endokrinen Störung:

Kopfschmerzen, Durst, Polyurie, gänzliches Aufhören der Libido, dauernde Gewichtszunahme; im folgenden Wochenbett konnte die Kranke nur 3 Tage stillen, anstatt wie früher 6 Monate. 6 Wochen nach der Geburt wieder unwohl; dann mehrjährige Amenorrhöe mit starker Atrophie des Uterus und Gewichtszunahme auf 218 Pfund.

Nach 2½ Jahren Ehescheidung; 4 Monate nach Aufnahme des Sexualverkehrs mit dem zweiten Mann stellt sich die Periode wieder ein und kam alle 4 Wochen. 3 Monate nachher Konzeption; während der Gravidität Gewichtsabnahme von 58 Pfund.

Sella turcica nachweislich des Röntgenbildes normal; Hypophysen- und Thyreoideapräparate erfolglos. Lützenkirchen erblickt daher die Ursache der schweren körperlichen Veränderungen in den genannten seelischen Vorgängen.

2. Die Erklärung der psychogen entstandenen Amenorrhöe ist nicht leicht. Schon Charcot hatte darauf hingewiesen, daß seelische Traumen auf dem Wege des Unbewußten eine Amenorrhöe verursachen können. Zum Verständnis sei zunächst ganz allgemein betont, daß unlustbetonte Affekte imstande sind, eine Drüsenfunktion plötzlich zu hemmen und auch die innersekretorischen Vorgänge stark zu beeinflussen. Bekannt ist z. B. das Versiegen der Laktation nach plötzlichen Todesnachrichten. Ebenso bekannt ist die Erschöpfung des Adrenalsystems nach Angst- und Schreckeinwirkungen. Hierher gehören wohl manche jener freilich recht seltenen Todesfälle vor Beginn einer Operation, ehe ein Narkotikum gegeben wurde. Von Internisten hören wir auch, daß der Diabetes des Bankiers mit den Kursen seiner Aktien schwankt.

Möglich ist auch, daß eine in den Genitalapparat getriebene Blutwelle einen reifenden Follikel mit Ei zerstört und damit die Voraussetzung zur nächsten Menstruation beseitigt und so zum Corpus-luteum-Persistenz mit seiner blutungshemmenden Wirkung führt (Halban).

Weiter wichtig in diesem Zusammenhang scheinen mir die interessanten Feststellungen von Stieve. Er

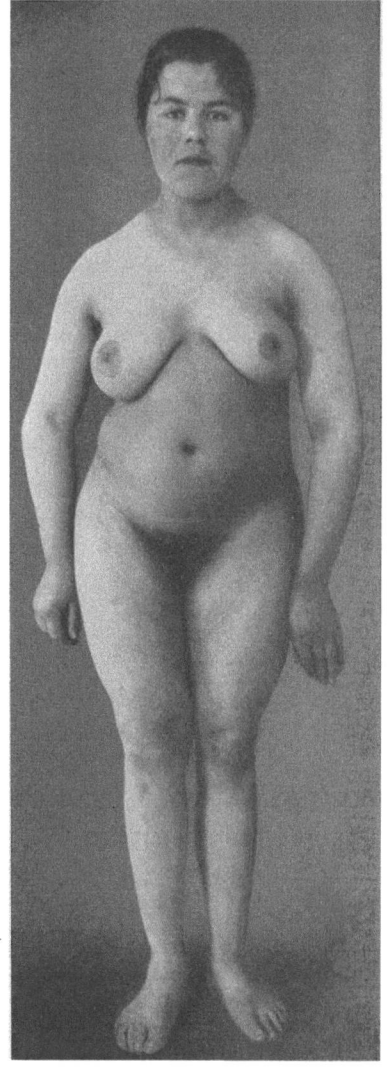

Abb. 167. Sekundäre Amenorrhöe. 20 Jahre alt, ledig, massives Gesicht, dicke Hände. Menarche mit 18 Jahren, später Abort, jetzt seit 1 Jahr Amenorrhöe, seither fettreich; jetzt Gravidit. im 4. Monat, also konzipiert während der Amenorrhöe (1922 Nr. 475).

konnte beobachten, daß bis dahin gut legende Hühner in der Schwangerschaft alsbald zu legen aufhörten. Als anatomisches Substrat fand er Rückbildungsvorgänge im Eierstock. Die Hoden eines im Freien aufgewachsenen jungen Hahnes waren fast zehnmal so groß als die seines im Dunkeln gehaltenen Bruders. Jener zeigte lebhafte Samenbildung, während diese bei letzterem ganz fehlte. In Übereinstimmung damit fand Stieve in den Hoden von drei Hingerichteten schwere Veränderungen mit engen Hodenkanälchen und Fehlen von Samenbildung, was er auf die Aufregung und Angst vor der Hinrichtung zurückführt. Danach scheint möglich, daß unlustbetonte Affekte auch am Eierstock Veränderungen bewirken, in deren Gefolge Amenorrhöe eintritt.

Ob eine Amenorrhöe zustande kommen kann, als Äußerung des „Männlichkeitskomplexes", d. h. als Folge des Wunsches, ein Mann zu sein, oder wenigstens keine Menstruation zu haben, wie es manche Psychoanalytiker annehmen (Abraham, Ophuijsen, Eisler, Kogerer), wage ich nicht zu entscheiden, scheint mir aber nicht wahrscheinlich.

Auffallend an den seelischen Einwirkungen ist der Umstand, daß ein gleichartiger psychischer Reiz ganz verschieden wirken und nach unseren früheren Ausführungen bald zu einer abnormen Uterusblutung, bald zu einer Amenorrhöe führen kann. Ja, diese gegenteilige Reaktion kann zu verschiedenen Zeiten an derselben Frau eintreten.

Angesichts dieser Tatsache kann man von einer paradoxen Reaktion auf den gleichen Reiz sprechen, worauf wir an dieser Stelle kurz eingehen wollen.

Die Erklärung zu dieser gegensätzlichen Reaktion liegt zum Teil in der Konstitution der Patientin. Ein Bewegungsimpuls läuft im Gebiet der glatten Muskulatur in der Richtung des verminderten Widerstandes. Wo und wie ein Reiz wirksam wird, hängt damit vom Tonus des betreffenden Systems ab. So kann also ein unlustbetonter Affekt, der sonst eher zu Blutungen führt, auch eine Amenorrhöe auslösen, wenn die Vasokonstriktoren im Moment der Reizeinwirkung zufällig einen entsprechenden Tonus zeigen. Für die Art der Reizwirkung spielt demnach zum Teil das Verhalten des Vagustonus zum Sympathikustonus eine Rolle.

Dabei ist es wahrscheinlich auch nicht gleichgültig, ob ein Reiz den Eierstock im Stadium des Follikels oder des Corpus luteum trifft, da der Follikel die Zurüstung zur Menstruationsblutung besorgt und das Corpus luteum die Abrüstung.

Schließlich kommt es wohl auch auf die Reizstärke etwas an; schwache Reize erregen die Gefäßdilatatoren und starke die Konstriktoren.

Walthard und Maier haben die Grundlagen der gegensätzlichen Wirkung gleichartiger Reize in ihrem Referat auf dem Kongreß für Psychotherapie (Baden-Baden, Frühjahr 1926), auf eine sehr knappe Form gebracht, die hier kurz erwähnt sei. Danach entsteht:

Die psychisch bedingte Apoplexia mucosae uteri und eine Genitalblutung im Intermenstruum „durch Originalschreckerlebnisse, sowie durch wiederholte Ekphorie der Engrammkomplexe von solchen Schreckerlebnissen. Sie entstehen durch ein Zusammenwirken einer sympathikusbedingten Blutverschiebung von der Körperoberfläche nach dem Splanchnikusgebiet (Splanchnikus minor) mit den hormonalen Zustandsbedingungen der Pars gestationis e corpore folliculare efflorescente". Wir haben also eine „Hemmung der Kontraktionsbereitschaft der glattmuskeligen Elemente der Pars gestationis".

Die psychisch bedingte Cessatio mensium entsteht „durch Schreckerlebnisse, sowie Ekphorie der Engrammkomplexe von solchen Schreckerlebnissen sub menstruatione oder im Prämenstruum und zwar durch Zusammenwirken einer katathymen sympathikusbedingten Kontraktion der glattmuskeligen Wandelemente der Pars gestationis mit dem Zustand ihrer gesteigerten Kontraktionsbereitschaft e corpore folliculare involvente".

3. Nach diesen Auseinandersetzungen über die verschiedene Wirkung des gleichen Reizes kommen wir zur Frage, wie weit die Diagnose „konstitutionell bedingte Amenorrhöe" sich auf besondere körperliche Merkmale stützen kann. Es ist sehr schwer darüber ein bestimmtes Urteil abzugeben, aber einiges sei erwähnt.

Aschner stellte fünf Haupttypen von konstitutioneller Amenorrhöe auf:

1. Die verschiedenen Formen der Anämie, insbesondere die Chlorose.
2. Im Gegensatz dazu die plethorischen, robusteren, breitgebauten vollblütigen Frauen.
3. Der universelle oder partielle Infantilismus.
4. Im Gegensatz zu diesen „Kümmerformen" die Fettsüchtigen mit einem Zuviel an Körpermasse.
5. Die Frauen mit Hypertrichosis.

Unserer Auffassung nach lassen sich diese fünf Gruppen nicht so scharf auseinanderhalten. Für die jugendlichen Patientinnen stimme ich aber Aschner zu: Entweder sind es infantile, anämische, asthenische Typen oder fettleibige, plethorische, hypersthenische.

Für das fortgeschrittene Alter haben wir zuweilen ein vorzeitiges Ergrauen oder andere Alterszeichen. Daß Rothaarige und Frauen mit Cutis marmorata besonders häufig beteiligt sein sollen, wie Aschner meint, haben wir bis jetzt nicht gefunden. Für die konstitutionellen Grundlagen der Amenorrhöe spricht aber die Tatsache, daß sie oft familiär vorkommt.

Über die Beteiligung der einzelnen Habitusformen an der Amenorrhöe liegen bis jetzt keine allzugroßen Erfahrungen vor. Um so mehr ist die Arbeit von Hofstätter dankbar zu begrüßen. Unter 244 Amenorrhöen fand er

Astheniker (Schizoide) etwa 65% ...
- Ptotikerinnen . . . . etwa 7—8%
- Hypoplasien . . . . etwa 40%
- Neurasthenikerinnen . . . . . etwa 5%
- Spasmophile . . . . etwa 2—3%
- Intersexuelle . . . . etwa 10%

Pyknikerinnen etwa 20%

Dysplastische Spezialtypen etwa 15% .
- Hypophysäre Fettsucht
- Akromegalie
- Basedow
- Kretinismus
- Lymphatiker

Über die Heilungsaussichten lassen sich im einzelnen Fall natürlich keine bestimmten Regeln aufstellen, aber Alter der Patientin und Dauer des Leidens spielen eine gewisse Rolle. Mit dem fortschreitenden Alter wird die Prognose schlechter, aber auch zwischen 33 und 34 Jahren fand Hofstätter noch recht oft Heilung. Ähnlich ist es mit der Dauer der Amenorrhöe. So lange diese 4—5 Monate nicht überschreitet, kommen die Dinge oft leicht in Ordnung; aber auch nach zweijähriger Dauer ist Heilung nicht ausgeschlossen.

Das Verhalten des Blutdrucks (Schlesinger), die Beschaffenheit des Bluts, Lymphozytenzahl und Lipoidgehalt (Bab, Novak, Neumann, Hermann, Aschner, Friedrich) geben keinen zuverlässigen Anhaltspunkt (Hofstätter).

Es lag nahe, auch aus dem Körperbau prognostische Anhaltspunkte zu gewinnen. Hofstätter hat das an einem größeren Material getan. Nach seiner Erfahrung tritt bei dem schizoiden (asthenischen) Typ in 75% der Fälle Heilung ein. Hier handelt es sich oft um ein hypoplastisches Genitale, das man durch hyperämisierende Einwirkungen, wie Reizabrasio, Diathermie, Röntgenreizbestrahlung (Flatau), Ovarienimplantation usw. zur Nachreifung bringen kann.

Ungünstig ist die Situation beim pyknischen Typ mit starker Adipositas. Natürlich besteht ein Unterschied zwischen exogener Fettsucht (Mastfett) und endogener Fettsucht. Während im ersten Fall die Entfettung durch Diätkuren, Sport usw. oft leicht zu erreichen ist, gelingt das bei endogener Fettsucht sehr oft trotz aller Bemühungen nicht, da man hier eine körperliche Umstimmung erzielen müßte.

Bei den dysplastischen Spezialtypen kommt es darauf an, die betreffende endokrine Drüse, die in der Hauptsache gestört ist, herauszufinden. Ist das gelungen, so hat man nicht nur manche prognostische, sondern auch therapeutische Anhaltspunkte gewonnen.

Über die Rückwirkung der Amenorrhöe auf das Allgemeinbefinden ist nicht viel zu sagen. Manches kommt dabei auf das Alter und die persönliche Einstellung zu den Dingen an. Eine einfache Pubertätsamenorrhöe verläuft gewöhnlich ohne nennenswerte Allgemeinstörungen; einesteils wird die Funktion des in der Einübung begriffenen Eierstockes körperlich noch nicht vermißt, andernteils ist die regelmäßige Wiederkehr der Menstruation noch nicht so zum sichtbaren Zeichen der Gesundheit geworden, daß das Fehlen etwas Krankhaftes fürchten ließe.

Ausnahmen kommen vor. Auf jeden Fall ändert sich die Situation, sobald etwa hinter der Amenorrhöe das Gespenst einer gefürchteten Schwangerschaft auftaucht. Aber auch ohne diese Sorge beunruhigen sich erwachsene Patientinnen oft im höheren Grade. — Ausfallserscheinungen sind aber trotzdem im allgemeinen selten (Abb. 105 und 165). Wir haben aber bei einem 19 jährigen jungen Mädchen, bei dem bald nach Beginn der Menarche mit 16 Jahren eine mehrjährige Amenorrhöe einsetzte, richtige Ausfallserscheinungen gesehen mit Molimina menstrualia, Blutandrang zum Kopf, Hitzegefühl und Schweißausbrüchen.

Einen besonderen Standpunkt nimmt Aschner ein. Er betrachtet die menstruelle Blutung nicht nur als belanglose Begleiterscheinung der Ovulation und der Schleimhautveränderungen, sondern als das jeweilige Endresultat einer rhythmischen Stoffwechselbewegung. Auf Grund dieser Auffassung erblickt er in der menstruellen Blutung eine wichtige exkretorische Aufgabe und hält die Amenorrhöe für eine Störung des Gesamtstoffwechsels, welche nicht ohne schädliche Allgemeinfolgen bleiben kann. Durch den Wegfall der menstruellen Entgiftung kommt es daher zu allerhand Störungen, Kopfschmerzen, Migräne, Schmerzen in den Brüsten und Brustwarzen, Schnupfen, Fettsucht, Plethora, Cutis marmorata, Hypertrichosis, Hautjucken, Anschwellen der Schilddrüse, der Leber, der Milz, Hysterie, Psychose, Epilespie (Romberg), vikariierende Blutungen, ja sogar Karzinom, da die Anhäufung der Ausscheidungsprodukte am unrechten Ort zu Neoplasmen führen kann. Vermutlich wird Aschner wenig Gefolgschaft finden. Wohl ist auch uns aufgefallen, daß Amenorrhoische ein Karzinom bekommen, aber ich halte die Amenorrhöe für die Folge des Karzinoms nicht für die Ursache.

III. Dysmenorrhöe und Konstitution.

Beschränken wir uns nicht auf die Dysmenorrhöe im engeren Sinne, d. h. die örtlichen Schmerzen, sondern nehmen auch die Fernsymptome (Kopfschmerzen, Magenstörungen usw.) hinzu, so ist zunächst zu sagen, daß eine überaus große Zahl von Frauen an Dysmenorrhöe leidet. Maria Tobler fand, daß nur 16% aller Frauen beschwerdefrei sind, während 84% mehr oder weniger Beschwerden haben. Bei dieser großen Häufigkeit des Leidens sollte man erwarten, daß eine besondere Konstitution dabei nicht bevorzugt ist. Dennoch sind die Erkrankten nicht selten besonders stigmatisiert. In körperlicher Hinsicht fällt die große Anzahl der Infantilen und Asthenischen auf, die nach Freund, Hegar, Sellheim, A. Mayer, Kehrer, Mathes in 5% resp. 30—37% aller Frauen überhaupt vorkommen. Hirsch fand an seinem Dysmenorrhöematerial, daß 85% dem asthenischen (schizoiden) Typ angehörten, 2% dem pyknischen (zirkulären), 13% dem dysplastischen Spezialtyp. Da Behaarungsanomalien und Pigmentdysharmonien bei den Hypoplastischen sehr häufig sind, so darf man dabei öfters Dysmenorrhöe gewärtigen. Ob aber Aschners Satz: „Namentlich die Kombination von dunklen Haaren, hellen Augen, Schnurrbartbildungen läßt aus dem Gesicht allein schon mit größter, an Sicherheit grenzender Wahrscheinlichkeit eine bestehende Dysmenorrhöe vermuten", allgemeine Anerkennung verdient, ist doch nicht sicher.

Den nachteiligen Einfluß eines zarten Allgemeinzustandes mit sitzender Lebensweise und den Nutzen des Sportes usw. sieht man an den Beobachtungen von Florence Meredith an einer Mädchenschule in New York. Vor zehn Jahren litten noch 75% der Schülerinnen an Dysmenorrhöe. Seit Einführung einer besseren allgemeinen Hygiene mit körperlicher Durchbildung der Mädchen sank die Zahl auf 17%.

Zwischen Blutgerinnung und Dysmenorrhöe lassen sich nur schwer Zusammenhänge konstruieren. Wohl geben manchmal Kranke an, daß das Blut in „Klumpen" abgeht und man könnte an wehenartige Schmerzen zur Ausstoßung der Blutgerinnsel denken; aber wo sich die Gerinnsel bilden (ob im Uterus oder in der Scheide), wieweit die Abflußgeschwindigkeit aus der Scheide (Beschaffenheit des Scheidenschlußapparates, sitzende Lebensweise, Tragen von Binden) bei der Gerinnselbildung eine Rolle spielen, wissen wir nicht. Vor allem aber ist zu bedenken, daß bei zahlreichen Frauen mit heftiger Dysmenorrhöe das Blut ganz flüssig ist.

Als Schmerzursache wurde früher die Enge des hypoplastischen Uterushalses hoch gewertet; Marion Sims vertrat den Standpunkt: „Nulla Dysmenorrhoea nisi obstructiva". Heute sind wir der Meinung, daß die seelische Verfassung und der Zustand des Nervensystems eine wichtige Rolle spielen (Schroeder, Fraenkel, Dick). Infantile haben in der Regel ein überempfindliches, sensibles Nervensystem mit einer niedrigen Reizschwelle gegen jede Sorte von Mißempfindung oder Schmerz. Ob dabei eine besondere Asthenie des Bauchsympathikus besteht (Mathes) oder ein erhöhter Tonus des dem autonomen System angehörigen Nervus pelvicus (Novak), mag dahingestellt bleiben. Infolge Überempfindlichkeit der Gehirnrinde treten sonst subkortikal verlaufende Vorgänge ins Bewußtsein (Walthard, Kermauner).

Auf die Rolle der Psyche deutet der häufige Mangel einer ausreichenden mechanischen und körperlichen Erklärung hin. Entsprechend den allgemeinen psychologischen Erfahrungen ist der erste Eindruck, den die Mädchen von diesen Vorgängen bekommen, von großer Bedeutung. Das Bild, das sich die heranwachsenden Mädchen über die Schmerzhaftigkeit des Vorganges nach den Erfahrungen aus ihrer Umgebung gemacht haben, wirkt daher nach und lenkt ihre eigene Erwartung in eine bestimmte Richtung. Wenn sie bei älteren Schwestern immer nur von Schmerzen sehen und hören, dann gehen sie mit der sicheren Erwartung desselben Schicksales ihrer eigenen Zukunft entgegen. Die Schmerzgewißheit wird ihnen so selbstverständlich, daß sie sich den Vorgang gar nicht mehr anders als schmerzhaft denken können. Auf diese Art „seelische Infektion" oder Suggestion haben schon Lomer, Fränkel u. a. hingewiesen.

Außerdem aber entwickelt sich eine besondere Aufmerksamkeit auf die Vorgänge. Die Bedeutung einer solchen ist allgemein bekannt. Ich habe sie in dem Buche von Schwarz: „Psychogenese und Psychotherapie körperlicher Symptome" näher behandelt.

Ist die Menstruation einmal schmerzhaft gewesen, dann liegt für viele junge Mädchen darin die Bestätigung dessen, was sie nach dem Hörensagen mehr oder weniger als selbstverständlich erwartet hatten und so fixiert sich leicht die Vorstellung, daß es auch künftighin so sein muß. Was eine solche vorgefaßte Meinung über die Selbstverständlichkeit des schmerzhaften Ablaufes eines Vorganges bedeutet, sagt das Beispiel von jenem Fleischer, der ausgleitet, im Fallen mit dem Arm an einem Fleischhaken hängen bleibt und unsägliche Schmerzen empfindet, obschon der Haken nur den Rockärmel gefaßt hatte (Hack Tuke).

Mit diesen Dingen — Miterleben des schmerzhaften Vorganges bei anderen, vorgefaßte Meinung, vermehrte Aufmerksamkeit — hängt es wohl auch zusammen, daß die Dysmenorrhöe auf dem Lande seltener ist, wo die Mädchen durch Arbeit abgelenkt werden, während bei vermehrter Aufmerksamkeit Vorgänge, die sonst subkortikal ablaufen, bis in die Gehirnrinde vordringen (Walthard).

Bei dieser Sachlage kommt an der Dysmenorrhöe oft die Erziehung der Mutter zum Ausdruck. Fehler, die die Mutter begeht, büßt sehr oft die Tochter mit Dysmenorrhöe. Leider ist gerade hier die Therapie recht schwer, da die Mutter oft mehr behandelt gehört als die Tochter. Aber gerade die unvernünftigen Mütter halten ihre Erziehungskünste oft für die besten, in die sie sich am wenigsten dreinreden lassen und das durch die Autorität der Mutter in das Mädchengehirn eingemeißelte Bild vom Ablauf der Menstruation ist oft ungeheuer schwer zu verwischen.

Natürlich spielt auch die Selbstzucht und die Strenge gegen sich selbst eine Rolle. Auch diese Dinge hängen von Erziehung, Sitte, Schamgefühl, religiöser Einstellung und anderem weitgehend ab. Ist ein Mädchen so erzogen, daß es die Menstruation zu den „secreta mulierum" rechnet, über die man den Buben gegenüber nicht spricht und sich nichts anmerken läßt, so ist es meistens standhafter im Aushalten von Schmerzen. Damit mag es zusammenhängen, daß Mädchen, die eine Bubenschule besuchen, oft die dysmenorrhoischen Schmerzen leichter tragen als andere. Für manche kann aber gerade der Besuch der Knabenschule auch Veranlassung zur Dysmenorrhöe werden. Es sind besonders „feine Seelchen" mit ausgeprägter Wahrheitsliebe. Wenn sie starke schwächende Blutungen bekommen, die sie am Schulbesuch hindern, dann sind sie gehemmt, über den wahren Grund zu sprechen. Sie kommen in einen ethischen Konflikt und brauchen eine Ausrede, die ihnen als Wahrheitsfanatikerin nicht liegt. Zur Rechtfertigung vor sich selbst wird dann ein sich einstellender körperlicher Schmerz überwertet. Hier tritt also die Dysmenorrhöe als „Tendenzsymptom" auf.

In diesen, wie in vielen anderen Fällen läuft die Menstruation zu Beginn oft längere Zeit ganz schmerzlos ab; der Schmerz kommt nicht selten erst später und ist auf einmal da, ohne daß sich eine besondere Ursache nachweisen ließe.

Man kann nach dem ganzen Hergang von einer **sekundären Dysmenorrhöe** sprechen. Unter 69 von Schmitt zusammengestellten dysmenorrhoischen Mädchen befand sich keine unter 18 Jahren, die meisten waren sogar schon über 20. Bei genauerem Zusehen zeigt sich aber — von körperlichen Erkrankungen, vor allem einer latenten Tuberkulose, abgesehen — daß gerade hinter diesen sekundären Dysmenorrhöen nicht selten eine besondere Seelenverfassung steckt. Oft handelt es sich um ein seelisches Trauma, so daß man die Dysmenorrhöe als psycho-traumatische Neurose auffassen kann (Edelberg-Galant, Novak). Infolge der Neurose kommt es zu unkoordinierten, spastischen Kontraktionen der Uterusmuskulatur und damit zu Schmerzen (Novak).

Eine Äußerungsform dieser Seelenverfassung haben wir soeben schon kennen gelernt: Die Dysmenorrhöe als Tendenzsymptom; dort soll der körperliche Schmerz vor dem Vorwurf der Lüge bewahren. In anderen Fällen werden andere Tendenzen verfolgt. Es handelt sich z. B. dabei um Mädchen, die sich von den Eltern zu wenig beachtet fühlen und nach elterlichen Liebesbezeugungen hungern. Ihnen wird die Dysmenorrhöe zum Bundesgenossen bei Erreichung ihrer Ziele. Andere sind in einem Dienst oder in einer Schule überanstrengt und lehnen sich mit der Dysmenorrhöe gegen die ihnen aufgeladene Bürde auf. Auch Schmitt sah unter den Dysmenorrhoischen hauptsächlich diejenigen Berufe vertreten, die mit starken körperlichen Anstrengungen verbunden waren.

Beispiele:

1. Patientin hat zwei Schwestern und einen Bruder. Bruder gefallen. Bei Eintreffen der Todesnachricht sagt die Mutter: „Jetzt habe ich kein Kind mehr." Das hat der Patientin, die eine sehr gehorsame Tochter ist und sich mit ihren Schwestern zusammen die größte Mühe um die Erhaltung der Heimat gab, „in die Seele hinein weh getan". Schon die nächste Periode war schmerzhaft, die folgenden wurden es immer mehr. Daß die Mutter sich aber so wenig darum kümmerte, tat jedesmal mehr weh. Es sah so aus, als ob die „Töchter in der Tat nicht auch Kinder ihrer Mutter seien".

2. Menarche mit 14 Jahren; seit dem 17. Jahre heftige Dysmenorrhöe. Das Mädchen sollte um diese Zeit auf Wunsch der Mutter mehr am Haushalt teilnehmen, woran sie im Gegensatz zur Schwester gar keine Freude hatte. Geistige Beschäftigung oder Musik lagen ihr viel mehr. Darum von der Mutter öfters getadelt unter Vorhalten des guten Beispiels der Schwester. Bei der körperlichen Zartheit strengte das Mädchen die Hausarbeit auch sehr an, was die besonders gesunde Mutter nicht verstehen konnte. Schmerzen oder Schonungsbedürftigkeit beim Unwohlsein kannte die Mutter nicht, sie deutete das als übertriebene Nachgiebigkeit gegen sich selbst. So fühlte sich das Mädchen von der Mutter gar nicht verstanden und entfernte sich von ihr innerlich immer mehr. Sie hatte aber das „Bedürfnis, sich irgendwo anzulehnen und auszusprechen". Zunahme der Dysmenorrhöe.

Von Einfluß ist auch das Verhalten des **Sexualtriebes**. In seltenen Fällen gehen dabei die ersten Wurzeln bis auf die Kindheit zurück und hängen mit Analerotik zusammen. Die Aufdeckung derselben ist aber gewöhnlich nicht leicht. In einem unserer Fälle ergab die von Brandeß vorgenommene Traumanalyse, daß die Patientin als Kind mit 9 Jahren im Anschluß an einen Einlauf Lustempfindungen bekam, obwohl der Einlauf zuerst schmerzhaft war. Zur Lustgewinnung machte sie sich später selbst öfter die schmerzhaften Einläufe. Der Eintritt der ersten Menstruation war nun mit einer ähnlichen Lustempfindung verbunden; die Kranke nahm daher ohne weiteres an, daß sie immer schmerzhaft sein müsse, was denn auch in der Tat so war.

Der Sexualtrieb kann besonders in seinen Extremen als abnorm schwacher oder als abnorm starker Trieb Bedeutung gewinnen.

Bei ungewöhnlich schwachem oder verkehrtem Triebe stehen die Mädchen der Menstruation öfters mit Abscheu und Ekel gegenüber. Alles, was daran erinnert, ist ihnen unsympathisch, fällt ihnen auf die Seele und äußert sich in körperlichem Schmerz oder Mißbehagen, unter Umständen auch Asthma. Infolgedessen wird ihnen die ganze sexuelle Laufbahn, die Defloration, die Kohabitation, Schwangerschaft und Geburt, alles, was sonst eine Frau auf die Höhe ihrer Mission bringen kann, zum Martyrium.

Ob dieses sexuelle Verhalten an einem bestimmten Körpertyp (Asthenie, Typ intersexe) gebunden ist, wie es Hirsch und Mathes wollen, mag dahingestellt bleiben.

Bei starkem Trieb greift manches Mädchen zur Onanie oder zur Kohabitation. Nicht alle sind aber stark genug, dafür die Verantwortung zu tragen und den Seelenfrieden zu behalten. Manchen fehlt der „Mut zur Sünde". Die Folgen davon sind dann Selbstvorwürfe, Versündigungsideen, die den Schmerz als Strafe und Sühne für ein begangenes Unrecht hinnehmen, ja ihn sogar vielleicht wünschen, um durch sein Ertragen „Buße zu tun". Die Konflikte, die aus den Wechselwirkungen zwischen Trieb und höherem Seelenleben erwachsen, lassen den größten Teil der Neurosen und eine Anzahl von scheinbar körperlichen Leiden aus sich hervorgehen, die im Grunde nichts anderes sind als larvierte Seelenausflüsse (Kretschmar).

Homosexualität braucht, wie wir hörten, nicht etwa als Ausdruck des „männlichen Protestes" zur Dysmenorrhöe zu führen.

Auch die Dysmenorrhöe der **Braut** hat nicht selten eine psychische Ursache. Hier wird der normale Ablauf der Menstruation in besonderem Maße zum Zeichen körperlicher Gesundheit, normaler Weiblichkeit und oft auch ethischer Intaktheit. Menstruationsstörungen führen daher leicht zu Krankheitsfurcht, Minderwertigkeitsgefühl, Scheu vor Eheunfähigkeit und Verfehlen der eigentlichen Karriere; alles Dinge, durch die sich leicht körperlicher Schmerz einschleichen kann. So kommt zu der gesteigerten Geschlechtsempfindung die spezifische Angstneurose der Brautzeit hinzu, wie sie Frank schildert. Halb gehörte Schauererzählungen von Gefahren der Geburt und des Wochenbettes, von Schrecknissen der Brautnacht und der Hingabe, Sorge, dem Manne am Ende nicht zu genügen, diese oder jene kleine Sünde aus der Brautzeit und manches andere, was oft längst ins Unterbewußtsein getreten ist und als unterbewußter Angstaffekt fortlebt, kann hinter der Dysmenorrhöe der Brautzeit stecken.

Zu all dem kommt manchmal noch ein „geheimes Weh über das Verlassen von Eltern und Heimat", wo man sich wohl und sicher fühlt.

Ebenso ist manche Dysmenorrhöe der **„jungen Frau"** psychogen bedingt, vor allem dann, wenn die Beschwerden ohne örtlichen Befund erst seit der Ehe auftraten. Da sonst so manche Dysmenorrhöe der Mädchenzeit mit dem Eintritt in eine harmonische Ehe resp. mit Aufnahme des Sexualverkehrs schwindet, so darf man hier vermuten, daß einer der drei Kardinalpunkte einer jungen Ehe: Mann, Kind, Schwiegermutter nicht stimmt. Bald wurde — ähnlich wie beim Vaginismus — die junge Frau durch den Mann nicht in der richtigen Art in den Geschlechtsgenuß eingeführt; bald bleibt das ersehnte Kind aus, so daß die Dysmenorrhöe zur „Geburtsphantasie" werden kann, wie Stekel sehr anschaulich schildert; bald hapert's mit der Schwiegermutter, besonders wenn sie im gleichen Hause wohnt.

Neben der Beschaffenheit der natürlichen Triebe kann auch die intellektuelle Persönlichkeit der Frau mitentscheiden, wie sehr sie unter einer Dysmenorrhöe leidet. Wenn im **Berufe** stehende Frauen, die Karriere machen wollen, jede Äußerung ihrer weiblichen Anlage als „biologische Sinnlosigkeit" bezeichnen, durch die sie sich nicht hemmen lassen wollen, dann ist begreiflich, daß diese über Beschwerden entschlossen wegsehen, denen andere vollkommen unterliegen. Dieser Protest gegen die eigene Natur kommt auch zum Ausdruck in den Worten von Karin Michaelis: „Was nützt all das Reden und Schreiben über die Gleichberechtigung der Geschlechter, so lange wir eine von den vier Wochen des Monats Sklaven von etwas sind, das sich nicht überwinden läßt.'

Wenn nach dem Gesagten verschiedene konstitutionelle Faktoren mit der Dysmenorrhöe in Beziehung stehen, so ist auch verständlich, daß das Leiden familiär oder sogar erblich auftritt (Fränkel, Lomer, Hirsch). Und es ist nicht unberechtigt, wenn Hirsch fordert, daß künftig keine Krankengeschichte einer Dysmenorrhöekranken ohne Berücksichtigung des Körperbaues, der Psyche und der Erblichkeit geschrieben werden sollte.

Als Substrat der familiär oder erblich auftretenden Dysmenorrhöe kann die Spasmophilie gelten, die erbbar ist (Peritz) und die Hirsch in 30% der Dysmenorrhöe fand.

Die Häufigkeit der konstitutionell bedingten Dysmenorrhöe läßt sich vorerst schwer in exakten Zahlen angeben. Nimmt man nur die Dysmenorrhöe der jungen Mädchen und sieht von entzündlichen Ursachen ab, so ist vielleicht die Mehrzahl konstitutionell bedingt. Zum mindesten werden wohl die allermeisten Mißerfolge der mechanischen Behandlung hierhergehören, die im Material von Schmidt schon primär 21,7% ausmachten und sich später auf 40,5% steigerten. Auch die so häufige Verbindung von Dysmenorrhöe und Sterilität weist auf ein konstitutionell bedingtes Moment hin. Nach Schmidt litten unter 65 sterilen Frauen nicht weniger als 80,2% an Dysmenorrhöe.

Die therapeutische Konsequenz aus der ursächlichen Bedeutung der Konstitution könnte in gynäkologischer Hinsicht ein völliger Nihilismus sein. Indes würde das entschieden zu weit gehen. Auch wenn die Konstitution als Krankheitsursache eine wichtige Rolle spielt, so können doch lokale Organveränderungen dazu führen, daß Besonderheiten der Konstitution an einer bestimmten Stelle sich äußern. Die Organbehandlung kann darum die Voraussetzung für die schmerzhafte Funktionsäußerung beseitigen oder, was nicht unwichtig ist, sie kann stark suggestiv wirken. So sagt Krönig von einem Abrasioerfolg: „Ich bin fest überzeugt, daß der Erfolg des lokalen Eingriffes völlig der Suggestion zuzuschreiben ist. Wenn wir ein so schönes Hypnosemittel zu Hand haben, so müssen wir uns unbedingt dessen bedienen". Indes soll die Therapie nicht in jedem Falle von vornherein lokal und nur lokal sein, wie es in der kleinen Gynäkologie überhaupt so oft geschieht und leider nicht immer zum Nutzen der Kranken.

IV. Störungen und besondere Verlaufsarten des Klimakteriums.

Die Verlaufsart des Klimakteriums ist lange nicht bei allen Frauen gleich, sondern zeigt zahlreiche Verschiedenheiten. Diese äußern sich teils im präklimakterischen Verhalten der Menstruation, teils im zeitlichen Eintritt des Klimakteriums, teils in der Reaktion auf das Klimakterium, teils in der Disposition zu bestimmten Krankheiten.

1. Die präklimakterische Menstruationsveränderung, resp. der Modus des Versiegens der Menstruation zeigt mannigfache Unterschiede. Gewöhnlich ist es so, daß die Änderung allmählich erfolgt; die Menstruationsintervalle werden immer größer, die Blutungen immer geringer, bis sie zuletzt ganz ausbleiben. Nicht ganz selten erfolgt der Umschlag plötzlich; die Periode bleibt normal, bis man eines Tages merkt, daß der letzten Periode keine weitere

mehr folgte. Dieses plötzliche Sistieren schließt sich zuweilen an irgend ein psychisches Trauma (Angst, Schreck) an. Es findet sich daher wohl am ehesten bei Frauen, die für solche Traumen empfänglich sind.

Nach v. Jaschke sind in der Stadt, namentlich in den wohlhabenden Kreisen Abweichungen von der obengenannten Norm häufiger. Vielleicht kommt das davon her, daß dort sensible Nerven häufiger sind.

Auch der Zeitpunkt des Beginns der klimakterischen Umstellung schwankt. Der Einfluß von Menschenrassen und Klima ist bekannt. Während in Mitteleuropa das Klimakterium etwa auf das Alter zwischen 45 und 50 Jahren fällt, tritt es in südlichen Ländern, besonders bei Orientalen, wesentlich früher auf, entsprechend dem früheren Beginn der Menarche.

Innerhalb derselben Rasse spielen gewisse Familieneigentümlichkeiten eine Rolle; es gibt Familien mit Früh- und solche mit Spätklimakterium, ohne daß wir im einzelnen die Ursachen immer feststellen können. Eine der häufigsten Ursachen des Spätklimakteriums ist bekanntlich das Myom. Auf das Klimakterium praecox kommen wir später zurück.

2. Hinsichtlich der Art ihrer Reaktion auf das Klimakterium lassen sich die Frauen auch in bestimmte Gruppen teilen, solche mit günstiger und solche mit ungünstiger Reaktion. Die Art dieser Reaktion hängt vielfach von Konstitutionsunterschieden ab, die zum Teil in der psychischen Persönlichkeit begründet sind, zum Teil in somatischen Besonderheiten.

a) Die in Betracht kommenden psychischen Momente sind verschiedenartig. Zunächst sei die Berufstätigkeit der Frau genannt. Unter den Berufstätigen, meist Ledigen, sind nicht wenige, die durch die Menstruation beruflich gehemmt sind. Manche von ihnen empfinden darum die Menstruation als „biologische Sinnlosigkeit" und sind froh, wenn sie das Klimakterium davon befreit, auch wenn sie dafür gewisse andere Beschwerden in den Kauf nehmen müssen.

Ein nicht unbeträchtlicher Unterschied besteht zwischen Ledigen und Verheirateten. Nach mancher Ansicht leiden die Ledigen mehr unter dem Klimakterium als die Verheirateten. Unserer Erfahrung nach stehen auf beiden Seiten Nachteile und Vorteile einander gegenüber, die mit der Bedeutung von Mann resp. Kind für das Leben der Frau zusammenhängen.

Die Verheiratete hat bis zu gewissem Grade sich ausgelebt und ist gesättigt. Ersatz für das Entschwundene bringen ihr die Kinder, auf deren Schultern sie ihre Rolle, nur in anderer Form, weiterführt.

Dem steht gegenüber die Sorge, für den Mann, dem man ein Lebenlang so viel war, unter Umständen an Wert verloren zu haben und entthront zu sein. Es ist daher psychologisch leicht verständlich, daß die Flamme, die durch das bisherige Leben leuchtete, vor dem Erlöschen noch einmal aufflackert und der Trägerin selbst zu schaffen macht.

Die Ehelose hat es hier leichter. Sie hat schon in der Jugend entsagt und braucht es jetzt nicht zu tun. In der eben erwähnten Richtung hat sie darum keinen Verlust und wenn, dann wenigstens nicht einem bestimmten Mann gegenüber, in den man selbst einen besonderen Inhalt hineinlegte. An Stelle der Kinder bringt ihr oft ein Beruf Ablenkung und das Bewußtsein, dem Leben und den Mitmenschen auch etwas gegeben zu haben.

So ist also bei diesem Vergleich zwischen verheiratet und ledig Licht und Schatten auf beiden Seiten. Aber abgesehen davon finden sich bei jeder der beiden Kategorien doch manche eigene Typen, die dem Klimakterium ein besonders Gepräge geben und darum kurz erörtert seien.

Soweit die Frau im Weibsein und Muttersein ihre eigentliche Aufgabe erblickt, sagt der Ledigen das Klimakterium zum letztenmal in eindrucksvoller Weise, daß es nun vorbei und die eigentliche Karriere definitiv verfehlt ist. Das auf einer Kette von Mißerfolgen und falschen Rechnungen aufgebaute Leben ließ das natürliche Weib zu kurz kommen. Das erträumte glückliche Land der Kinderwelt wurde nicht erreicht. Aus der Ferne war es in glücklicher Phantasie zu sehen; aber nie hineinzukommen, mag kein leichtes Bewußtsein sein. So mag es kommen, daß manche im letzten Verzweiflungskampf noch einen Versuch macht, das Schicksal zu wenden und sich in den Geruch des „gefährlichen Alters" bringt, von dem der Volksmund spricht. Eindrucksvolle, wenn auch seltene Beispiele dafür liegen vor, z, B. wenn eine Lehrerin sich an einen Schüler verliert (Tunerding), oder wenn eine alternde Frau ohne Rücksicht auf Bildungs- und Standesunterschiede einen Jüngling heiratet, dem sie Mutter sein könnte. Es ist nicht anzunehmen, daß daran das Unterbleiben der Menstruationsblutung und damit der Wegfall einer sexuellen Entladungsmöglichkeit und statt dessen die Retention von Brunststoffen im Körper schuldig sind, wie es manche Anhänger der Menotoxinlehre wollen (Aschner).

Andere kinderlose Ledige, die auch einsam an den Pforten des Klimakteriums stehen und mit schmerzlicher Klarheit durch die offenen Tore in ein einsames Alter blicken, übertragen ihre unausgenützten weiblichen Anlagen auf Tiere, wie Hunde, Katzen, Kanarienvögel usw. und leben mit ihnen als „alte Jungfer" in trauter Hausgenossenschaft.

Schloer teilt die „alte Jungfer" in drei Gruppen ein, die bedürfnislose, die enttäuschte und entsagende und die unglückliche, verschmähte. Der ersten Gruppe fällt der Verzicht auf sexuellen Verkehr leicht, da sie bedürfnislos ist; der zweiten Gruppe wird es schon schwerer und die dritte empfindet den Mangel deutlich. An Stelle der körperlichen Bedürfnisse ist bei der ersten Gruppe eine sublimierte seelische Sexualität getreten; bei der zweiten Gruppe halten sich körperliches und seelisches Begehren die Wage, während bei der dritten Gruppe die körperliche Seite deutlich überwiegt. Schloer glaubt sogar, daß diese drei Gruppen durch besondere körperliche Merkmale, Handschrift und Gesten, sich voneinander unterscheiden.

Sicher ist, daß die Reaktion auf das Klimakterium je nach persönlicher Anlage ganz verschieden ausfällt. Ob man aber die Vielgestaltigkeit des Lebens unter drei Typen unterbringen kann, soll dahingestellt bleiben. Ein Nachteil jeden Schemas ist es, daß es subjektiv ist. Außerdem ist es für den Mann nicht leicht, über das innerste Wesen der Frau zu urteilen. Darum lehnt sich auch eine Frau, E. Schulze, sehr gegen die Schloerschen Ausführungen auf.

Unter den Verheirateten beruht die Typenbildung hauptsächlich auf dem Fehlen oder Vorhandensein von Kindern. Bei den Sterilen wird der Weg durch das bevorstehende Alter nicht durch Kinder belebt, die dem Dasein Inhalt und Wert verleihen. Wenn der Mann durch seine Person nicht für alles Ersatz bieten kann, dann führt sie an seiner Seite eine immer freudlosere und leerere Existenz. Ein nicht kleiner Teil dieser Frauen eilt jetzt zum Arzt, um am Ende noch in der letzten Stunde von der

Kinderlosigkeit befreit zu werden. Bisher übersehene oder für wertlos gehaltene Erscheinungen werden auf einmal sorgfältig beobachtet und registriert und dem Arzt vorgetragen, in der Hoffnung, daß sie ihm einen Fingerzeig zur Erfüllung des Kinderwunsches geben könnten. Andere mißdeuten die klimakterische Amenorrhöe als erwünschten Vorboten der längst ersehnten Schwangerschaft und es entsteht das bekannte Bild der Grossesse nerveuse.

Unter den mit Kindern gesegneten Müttern haben manche schon verheiratete Kinder. In diesem Stadium der klimakterischen Reizbarkeit treten sie den neu in die Familie eintretenden Schwiegersöhnen oder Schwiegertöchtern gegenüber und es entsteht das Bild der „bösen Schwiegermutter" (Ullmann). Dabei mögen auch noch andere psychologische Momente mitspielen. Nicht jeder Mutter fällt es leicht, ihr Kind an andere abzutreten und älterer Rechte sich zu begeben. Manche führt darum mit der Schwiegertochter einen stillen Kampf um den Besitz des Sohnes. Es entsteht eine mit geheimen Spannungen geladene Atmosphäre zwischen den um den Besitz ringenden Frauen. Zur Erhöhung der Spannung trägt manchmal der junge Ehemann selbst bei, wenn er der jungen Frau den mütterlichen Haushalt als Beispiel vorstellt, das Frauenbild der Mutter auf die Gattin überträgt und vergißt, daß die eigene Frau Rücksichten verlangt, auf welche die Mutter in beglückender Gebefreudigkeit verzichtet hat. Wer so handelt legt zwar ein schönes Zeugnis für den Wert der eigenen Mutter ab, kann sie aber leicht in den Geruch der „bösen Schwiegermutter" bringen.

Endlich sei erwähnt, daß auch der Grad der ehelichen Harmonie und Dysharmonie am Ablauf des Klimakteriums sich äußern kann. Die männliche Kunst der Frauenbehandlung ist daher nicht nur in der jungen Ehe wichtig, sondern gewinnt auch hier eine Bedeutung. Manches spricht dafür, daß eine harmonische Ehe die klimakterischen Beschwerden erleichtert, schon weil die Frau dem Mann zulieb manche Klagen unterdrückt, während die dysharmonische Ehe gegenteilig wirkt.

Bezüglich der Art, wie die Frauen ins Klimakterium hinübertreten, zerfallen sie nach Kugler in die drei von Laura Marholm aufgestellten Gruppen: die zerebrale, die sentimentale und die grande amoureuse. Die zerebrale grübelt über die vasomotorischen Störungen, die sentimentale ruft noch einmal nach liebendem Mitleid für ihr schweres Leiden. Die grande amoureuse, die wahre Frau und gute Mutter geht auch ins Klimakterium mit Würde; doch wird gerade ihr der Schmerz des Erlöschens des mächtigen heiligen Triebes zur Quelle depressiver Verstimmung bis schwerster Melancholie.

Wie dem auch sei, so viel läßt sich sagen, eine rein somatische Angelegenheit (cf. S. 536) der innersekretorischen Umstellung ist das Klimakterium nicht. Wohl mag vieles der allgemeinen und örtlichen Beschwerden durch jene Umstellung bedingt sein, aber die Psyche spielt eine nicht unwichtige Rolle wie, Dubois, Walthard, Pankow u. a. mit Recht betonen. Bewußte und vielleicht noch mehr unterbewußte seelische Vorgänge fallen oft schwer ins Gewicht. Diese Dinge verdienen künftighin mehr Beachtung.

b) In somatischer Hinsicht richtet sich die Art der Reaktion auf das Klimakterium vielfach danach, was mit dem Klimakterium allenfalls zu gewinnen ist. Frauen, die schwächende Blutungen, quälende Dysmenorrhöen, an die Menstruation gebundene heftige Migräneanfälle, eine zermürbende Konzeptionsangst und anderes zu verlieren hoffen, leiden unter dem Klimakterium oft sehr wenig oder blühen sogar auf. Im Hinblick darauf kann man fast sagen: Bisher kranke Frauen werden im Klimakterium oft gesund und bisher gesunde werden krank und leistungsunfähig. Im Gegensatz dazu leiden solche Frauen, die sich unter der Menstruation besonders wohlfühlten, in vermehrtem Maße unter den Wechseljahren.

Anscheinend kommen auch Hypoplasticae und Asthenicae, denen die natürlichen Fortpflanzungsaufgaben nur Beschwerden brachten, ziemlich leicht durch die Wechseljahre. Der Grund liegt zum Teil wohl auch darin, daß von jeher eine Hypofunktion der Keimdrüsen bestand; darum bringt das Klimakterium keinen großen Hormonausfall und vor allem keinen rasch sich entwickelnden Umschwung des Körpers; wo nie ein richtiges Blühen war, macht das Verblühen keinen tiefen Eindruck.

In dieses Kapitel gehört auch vielleicht unsere Beobachtung, daß die wegen Genitaltuberkulose röntgenkastrierten Frauen trotz ihrer oft großen Jugendlichkeit außerordentlich wenig Ausfallserscheinungen hatten. Anhaltspunkte dafür, daß das eine Eigenart der Tuberkulose oder des dabei oft anzutreffenden blonden Typs sei, haben wir nicht finden können. Aber Genitaltuberkulose ist bekanntlich nicht selten mit Hypoplasie, resp. Hypovarie vergesellschaftet. Darum bringt die Kastration keinen hochgradigen und keinen abrupten innersekretorischen Umschwung.

Im Hinblick darauf, daß man hinter den klimakterischen Wallungen eine Steigerung des Sympathikustonus vermutet und daß der Wegfall der Keimdrüsenfunktion diesen Tonus erhöht, wird es auch verständlich, daß hierhergehörige Frauen unter dem Klimakterium mehr leiden, während Vagotrope leichter durchkommen (v. Jaschke). Indes ist zu bedenken, daß die vorliegenden Untersuchungsergebnisse nicht ganz übereinstimmen und daß neuerdings die Unterscheidung in Sympathicotonie und Vagotonie abgelehnt oder mindestens angefochten wird.

Die verschiedenen künstlichen Methoden der Kastration wirken vielleicht auch verschieden auf die nachfolgenden Ausfallserscheinungen ein. Operative Entfernung des Eierstocks und Röntgenkastration verhalten sich deswegen am Ende nicht ganz gleich. Wenn auch die Menstruation und die Ovulation beidemale wegfällt, so unterscheidet sich die Röntgenkastration doch dadurch, daß bei ihr die interstitielle Drüse erhalten bleiben kann. Die Angaben über die Ausfallserscheinungen lauten aber nicht gleichmäßig. Nach Aschner verhalten sich die beiden Methoden der Kastration vollkommen gleich, da seiner Ansicht nach die Ausfallserscheinungen durch Unterdrückung der entgiftenden Menstruationsblutung und nicht etwa bloß durch Wegfall der innersekretorischen Eierstocksfunktion entstehen. Über den letzten Punkt wird er vorerst kaum größere Gefolgschaft finden, aber seine Angaben über die gleiche Wirkung der beiden Kastrationsmethoden mögen richtig sein.

Nach Pankow kann man den pathologischen Fettansatz nach Röntgenkastration ebenso beobachten wie nach operativem Vorgehen, aber die sekundäre Genitalatrophie, die man bei jugendlichen, operativ Kastrierten häufig beobachtet hat, fehlt bei den jugendlichen (im Alter zwischen 30 und 40 Jahren) röntgenbestrahlten Frauen.

Ziemlich weitgehende Unterschiede gibt Fuchs an. Zwar tritt nach seiner Erfahrung die Uterusatrophie auch bei Röntgenkastrierten recht oft (89%) auf, aber Vulvaatrophie stellt sich erst nach dem 50. Jahr ein. Schmerzhaftigkeit der Kohabitation ist selten (nur in 4,3%); die Sexualempfindung bleibt viel häufiger normal als nach operativer Kastration.

Dieser gegenüber ist eine Schonung des psychischen Gleichgewichtes viel öfters feststellbar, offenbar weil an die Operation gebundene psychogene Schädlichkeiten wegfallen. Eine rein ovarielle Fettsucht tritt in der Röntgenmenopause nur ausnahmsweise auf. Die Folgen der Röntgenkastration sind also im ganzen milder.

Wenn dem so ist, dann läßt sich das so erklären, daß nach Röntgenkastration die interstitielle Drüse erhalten bleibt, während sie bei der operativen Kastration zusammen mit dem Eierstock ganz weggenommen wird.

Nach Wintz sind die reifen und die der Reife am nächsten stehenden Follikel um 17—20% empfindlicher gegen Röntgenstrahlen als die Primordialfollikel. Die sog. „interstitielle Drüse", von der eine ähnliche innersekretorische Tätigkeit wie vom Corpus luteum anzunehmen ist, ist wohl noch weniger empfindlich. Möglich ist auch, daß es eine gewisse Schädigung der Primordialfollikel gibt, die zur Folge hat, daß die Primordialfollikel atretisch werden und sich so zu dem Zellkonglomerat, das wir interstitielle Drüse nennen, umwandeln.

Man ist daher nicht berechtigt, im Ausbleiben der Menstruationsblutung nach Röntgenstrahlen ein sicheres Zeichen für eine vollständige Kastration zu erblicken. In Übereinstimmung damit fand Wintz einen Unterschied im Grundumsatz: nach operativer Kastration eine Herabsetzung des Grundumsatzes in allen Fällen; aber nach Röntgenkastration war der Grundumsatz unter 38 Frauen bei 11 überhaupt nicht verändert und bei den übrigen 27 weniger herabgesetzt als nach operativer Kastration.

Ein Erhaltenbleiben der interstitiellen Drüse nach Röntgenkastration vermutet auch Straßmann: „Röntgenamenorrhöe nach Ovarialdosis bewirkt weder bei Menstruierten noch bei Klimakterischen eine Blutdrucksteigerung, ein Zeichen, daß die innere Sekretion des Ovariums ungestört bleibt". Im Gegensatz dazu fand er bei operativ kastrierten Frauen systolisch eine durchschnittliche Druckerhöhung um 32 mm Hg und diastolisch um 15 mm Hg.

Wir selbst haben einschlägige Beobachtungen an der Wirkung der Röntgenkastration auf die Osteomalazie machen können. Es sind die Fälle, wo Röntgenbestrahlung jugendlicher Ovarien zur Amenorrhöe führt, ohne die Osteomalazie zu beeinflussen, oder wo die Bestrahlung schon klimakterischer Frauen erfolglos bleibt, während beide Male die operative Kastration Erfolg bringt. Diese Beobachtungen sprechen dafür, daß tatsächlich die interstitielle Drüse an der Osteomalazie in besonderem Maße beteiligt ist, aber durch Röntgenstrahlen wenig beeinflußt wird. Leider reichen die vorliegenden Beobachtungen nicht aus, zur Entscheidung, ob tatsächlich ein Unterschied zwischen Röntgenamenorrhöe und operativer Amenorrhöe besteht und ob dieser Unterschied von dem Verhalten der interstitiellen Drüse abhängt.

Damit taucht die Frage nach der somatischen Ursache der Ausfallserscheinungen auf. Sind die Ausfallserscheinungen soweit sie innersekretorisch bedingt sind, die Folge des Sistierens des germinativen oder des innersekretorischen Anteils der Ovarialtätigkeit? Auch darauf ist schwer, eine bestimmte Antwort zu geben. Pankow schuldigt den Wegfall der Follikeltätigkeit an und nicht den der interstitiellen Drüse. Sicher sind viele derselben Meinung. Aber etwas gibt immerhin zu denken; manchmal eilen die klimakterischen Beschwerden dem Versiegen der Eierstockstätigkeit voraus; oder, was noch mehr auffällt, das Versiegen der Eierstockstätigkeit wird zunächst trotz Jugend gut vertragen und erst viel später, in der Zeit des physiologischen klimakterischen Alters stellen sich die üblichen subjektiven Beschwerden ein oder die objektiven örtlichen Veränderungen kommen erst um diese Zeit wie die Vulvaatrophie (Fuchs). Ging hier eine Röntgenkastration voraus, dann kann man zur Erklärung annehmen, daß die interstitielle Drüse trotz Röntgenstrahlen erhalten blieb bis zum Zeitpunkt ihres physiologischen Todes. Ging eine operative Kastration voraus, dann ist eine Erklärung viel schwerer. Dann sehen die Dinge so aus, als ob die Ausfallserscheinungen überhaupt nicht an den Wegfall der Eierstockstätigkeit gebunden wären, sondern mit dieser zusammen auftreten, wenn das nötige Alter erreicht ist. Die Ausfallserscheinungen stellten dann die Begleiterscheinungen eines bestimmten Lebensalters dar, etwa wie das Ergrauen der Haare. Vorerst kann man diese Dinge aber nur registrieren und nicht deuten.

3. Ein letzter konstitutioneller Gesichtspunkt ist die Frage, wie weit die klimakterische Körperfassung eine besondere Disposition zu Krankheiten abgibt. Wir können hier nicht alle aus den klimakterischen Veränderungen sich ergebenden Krankheitsbereitschaften aufzählen; zum großen Teil gehört das in das Gebiet der inneren Medizin; zum andern Teil haben v. Jaschke, Aschner, Halban u. a. dieses Kapitel so eingehend behandelt, daß ihm nichts hinzuzufügen ist. Wir begnügen uns daher, zur Andeutung der mit dem Klimakterium verbundenen Krankheitsbereitschaft mit einigen kurzen Hinweisen und Stichworten: Prolapsalter, klimakterische Gicht, Arthropathia ovaripriva (Heidenhain, Menge), Neigung zum Uteruskarzinom, Pruritus senilis (Walthard), klimakterische Psychosen. Was noch besonders erwähnt sei, ist das, daß gerade im Klimakterium das Uteruskarzinom oft übersehen wird, weil die Frauen, an unregelmäßige Blutungen gewöhnt, nicht zum Arzt gehen, oder weil dieser, in der Annahme einer reinen klimakterischen Blutungsstörung nicht innerlich untersucht. Dieser Kategorie sorgloser Frauen steht eine andere gegenüber, die der Überbesorgten. Diese verlieren, von einer geheimen Karzinomangst geplagt, ihren Seelenfrieden und werden ständige Gäste in den ärztlichen Sprechstunden.

Daß eine Neigung zu Schlaganfällen besteht, wird im Hinblick auf die klimakterische Blutdrucksteigerung verständlich. Da in der Röntgenamenorrhöe eine solche Drucksteigerung nicht aufzutreten pflegt (Straßmann), ist hier die Furcht vor Schlaganfällen, wie man sie bei Laien zuweilen antreffen kann, nicht begründet. Wenn trotzdem Schlaganfälle auftreten, so muß man annehmen, daß es sich entweder um Zufälle handelt, oder daß die Kranken seit der Röntgenkastration in das Alter des physiologischen Klimakteriums mit seiner Blutdrucksteigerung eingetreten sind.

Daß der Wegfall der menstruellen Blutung an sich durch Retention von Giftstoffen zu allerlei Krankheiten führen soll (Aschner), findet keine allgemeine Anerkennung, wie oben (S. 317) schon ausgeführt wurde.

V. Klimakterium praecox.

Ein Klimakterium praecox haben wir, wenn die Keimdrüsenfunktion beträchtlich vor der normalen Zeit mit ihrer physiologischen Schwankungsbreite erlischt.

Im einzelnen kann es sehr schwer sein, ein Klimakterium praecox im obigen Sinne von einer länger dauernden Amenorrhöe zu unterscheiden. Um Mißverständnissen vorzubeugen, sei eigens betont, daß man aus einer Amenorrhöe allein noch nicht ein Klimakterium praecox annehmen kann. Darum ist z. B. die nach konsumierenden Erkrankungen öfters auftretende Erschöpfungsamenorrhöe, auch wenn sie länger dauern sollte, hier nicht gemeint. Was hierher gehört, ist das dauernde Versiegen der Menstruation, wobei am Ovarium vorzeitig dieselben Rückbildungsvorgänge einsetzen, wie es sonst beim physiologischen Klimax normalerweise später der Fall ist.

Wie weit man aus der Konstitution der einzelnen Frau ein Frühklimakterium erwarten darf, ist ungeheuer schwer zu sagen. Aber bis zu einem gewissen Grade sind zwei Typen eher zum Frühklimakterium disponiert: die derbknochigen, breiten, fettreichen Frauen; sodann das andere Extrem, die dünngliedrigen und dürftigen Asthenicae und Hypoplasticae. Gerade die hochgradig Hypoplastischen, die oft erst mit 18—20 Jahren in die Menarche eintreten, neigen zum Frühklimakterium. Der Volksglaube meint zwar, je später die Menarche auftritt, desto später kommt auch das Klimakterium. Im Gegensatz dazu ist zu sagen, daß bei den Hypoplastischen eine primäre, schwache Ovarialfunktion vorliegt. Daher dauert es oft lange, bis der Eierstock zur Übernahme der Funktion sich gekräftigt hat und bei seiner von Hause aus schwachen Kraft ist er bald erschöpft, so daß es zum Frühklimakterium kommt (cf. S. 513).

Ganz allgemein genommen kann man wohl sagen, daß schwer endokrin gestörte Frauen eine gewisse Neigung zum Klimakterium praecox haben, sei es, daß die Störung pluriglandulär (Falta) oder monoglandulär ist. Unter den monoglandulären Ursachen des Klimakterium praecox spielt neben der Keimdrüse die Thyreoidea und die Hypophyse eine wichtige Rolle. Auf die Thyreoidea wies Horsley zuerst hin, indem er die Altersveränderungen der Haut und die Zunahme des Bindegewebes durch Schilddrüseninsuffizienz erklärte. Vermehren verglich das Altern mit einem chronischen Myxödem und Lorand glaubte, sämtliche Alterserscheinungen lediglich auf die Involution der Schilddrüse zurückführen zu dürfen. Nach Eppinger verfallen die Kropfträger von Steiermark einem frühzeitigen Greisentum. Die Bedeutung der Hypophyse sehen wir an der von Zondek beschriebenen Cachexia hypophyseopriva (Borchardt, Abb. 67a).

Aschner meint auch, daß die Dunkelpigmentierten, ähnlich wie die Südländerinnen zum Frühklimakterium neigen. Ausreichende Erfahrungen zur Urteilsbildung liegen aber nicht vor.

Die Frage, ob eine auftretende Amenorrhöe schon der Vorbote des Klimakteriums ist oder nicht, hat praktisch oft eine hohe Bedeutung, z. B. dann, wenn eine Patientin einige Zeit vor dem normalen Beginn des Klimakteriums amenorrhoisch wird und aus Sorge, kein Kind mehr bekommen zu können, den Arzt aufsucht. Die Entscheidung zwischen einer vorübergehenden Amenorrhöe oder einem Klimakterium praecox kann aber sehr schwer fallen, da Altersveränderungen am Eierstock sich dem übrigen Körper nicht mitzuteilen brauchen. Auf diese Abweichung der Organe untereinander hat schon Virchow in seiner Zellularpathologie hingewiesen. „Nicht alle Gewebe des Körpers entstehen zu derselben Zeit und nicht alle sterben zu gleicher Zeit. Auch in dieser Beziehung stellt der Organismus keine Einheit dar, sondern nur eine Gemeinschaft; die Bezeichnungen, welche wir für die Entwicklungsperioden des Gesamtorganismus mit Recht wählen, passen keineswegs für die einzelnen Teile und Gewebe. Es gibt jugendliche Gewebe im hohen Greisenalter und seneszierende Gewebe im Fötus."

Manchmal kann schon eine genaue Familienanamnese über das Verhalten der Mutter oder älterer Schwestern brauchbare Anhaltspunkte bringen, da das Klimakterium praecox als Familieneigentümlichkeit mehrere Angehörige derselben Sippschaft betreffen kann.

Was aus dem Befund für ein wirkliches Klimakterium sprechen kann, sind deutliche senile Veränderungen im Habitus, ferner das Auftreten anderer Konstitutionsveränderungen, die erfahrungsgemäß mit einer definitiven Amenorrhöe einhergehen können, z. B. Adipositas universalis, Diabetes, Alterskatarakt, Altersarthritis usw. Ob Stoffwechseluntersuchungen über Herabsetzung des Grundumsatzes, wie sie Wintz vornahm, ausreichende diagnostische Anhaltspunkte geben können, muß abgewartet werden.

Einen wichtigen Anhaltspunkt bekommt man auch am Auftreten der sonst üblichen klimakterischen Ausfallserscheinungen oder am Nachweis von Rückbildungsvorgängen am übrigen Körper. Mit der Verwertung des vorzeitigen Ergrauens der Haare muß man aber sehr vorsichtig sein, da es oft genug schon in den Zwanzigerjahren als Familieneigentümlichkeit in Erscheinung tritt.

Schließlich ist auch das Alter von Bedeutung. Je älter die Amenorrhoische ist, desto wahrscheinlicher handelt es sich um ein Klimakterium praecox, wie Hofstätter an großen Zahlen zeigen konnte.

Sind deutliche Involutionserscheinungen am Genitalapparat selbst vorhanden, dann ist wohl am Klimakterium kein Zweifel.

Viertes Kapitel.
Störungen der Fortpflanzungstätigkeit.

I. Dyspareunie.

Wie oft Dyspareunie, vor allem Frigidität und Vaginismus in der Anlage begründet sind, haben wir oben schon ausgeführt. Die in Betracht kommende Anlage beruht einesteils in psychosexuellen Momenten — hauptsächlich Schwachtriebigkeit — anderteils in körperlicher Unterentwicklung der Kopulationsorgane, so daß es auch mechanisch zu Kohabitationsschwierigkeiten kommen kann.

Die klinische Bedeutung dieser Dinge liegt einmal darin, daß die sexuelle Harmonie der Ehe gestört wird und die Ehe besonders für die Frau zum Martyrium werden kann. Kehrer[1] geht noch sehr viel weiter und schuldigt die Dyspareunie in hohem Maße für die Sterilität, ja sogar für die Myomentstehung u. a. an. So sehr auch seine Ausführungen erwägenswert sind, so werden sie doch nicht ungeteilten Anklang finden.

II. Sterilität und Konstitution.

a) Sterilität und Körperbau.

Will man die Sterilität mit der Konstitution in Zusammenhang bringen, so müssen natürlich Anomalien des Mannes und erworbene Erkrankungen der Frau auf gynäkologischem oder allgemein medizinischem Gebiet, vor allem Gonorrhöe, Lues, Nephritis, Tuberkulose usw. ausgeschaltet werden. Tut man das, so ergibt sich, daß die Ursache

---

[1] Kehrer: Ursachen und Behandlung der Unfruchtbarkeit. Dresden und Leipzig 1922.

der Sterilität viel häufiger in Konstitutionsanomalien liegt, als man früher glaubte. In der Tat können Konstitutionsanomalien die Eibildung, die Keimzellenwanderung und die Eibebrütung nachteilig beeinflussen.

Die betreffenden Frauen bieten häufig, zumal bei flüchtiger Untersuchung, gynäkologisch keinen oder keinen sehr ausgesprochenen Befund. Untersucht man aber genau, so findet man doch ziemlich oft dieses oder jenes Stigma der nicht vollreifen oder nicht ganz einseitigen weiblichen Differenzierung. Schubert beobachtete am Leichenmaterial einer Wiener Prosektur, daß nur 10% aller obduzierten Frauen frei von jenen Stigmen waren, gegen 32% bei 53 an Abortfolgen Gestorbenen. Dieses Überwiegen der Nichtstigmatisierten unter den Aborten könnte man so deuten, daß die Nichtstigmatisierten als die leistungsfähigeren leichter konzipieren, und darum unter den Aborten überwiegen.

Seitdem man nun gelernt hat, der Hypoplasie und dem Infantilismus der Genitalien vermehrte Aufmerksamkeit zu schenken, hat sich gezeigt, daß gerade diese Hemmungsbildung eine der allerwichtigsten Rollen bei der Sterilität spielt, worauf wir seit langem hingewiesen hatten. Die Angaben über Häufigkeit des Infantilismus bei Sterilität wechseln. Fränkel gibt 25% an, Pribram 25,6% (bei rein genitalem) und 39% (bei genitalem plus universellem Infantilismus). Bumm glaubt sogar, daß Entwicklungshemmungen in 75% der sterilen Fälle vorhanden seien. Diesen Bildungsanomalien gegenüber tritt demnach die früher so oft angeschuldigte Gonorrhöe als Sterilitätsursache beträchtlich in den Hintergrund.

Die Unterarten der mit einem genitalen Infantilismus verbundenen Sterilitätsursachen seien der Reihe nach kurz besprochen:

1. Gewöhnlich wird auf die Erschwerung der Samenwanderung hingewiesen und das mit Recht. Für den nicht selten nach der Kohabitation erfolgenden Spermaabfluß aus der Vagina wird gewöhnlich die Unterentwicklung des hinteren Scheidengewölbes angeschuldigt. Da ein Defluvium seminis auch bei normalem anatomischem Verhalten vorkommen kann, so wird man aber auch an andere Ursachen, etwa retrograde Kontraktionen des Vaginalrohres infolge Störung der Sexualpsyche, denken müssen. Eine Erschwerung der Spermaaszension im Uterus suchte man früher rein mechanisch durch Verengerung des hypoplastischen Genitalrohres zu erklären. Ob aber das bei der mikroskopischen Kleinheit der Samenfäden von ausschlaggebender Bedeutung ist, scheint zum mindesten zweifelhaft. Daß ein enger Muttermund an sich allein zur Sterilität führen soll, wird von Hirsch, Posner u. a. vollkommen bestritten. Wenn aber der enge Muttermund dazu führt, daß der zähe Zervixschleim sich staut und die Hydrodynamik sich ändert (Nürnberger), oder wenn ein großer festanhaftender Schleimpfropf den Zervikalkanal dicht abschließt, dann kann doch die Aszension der Spermatozoen erschwert sein.

Daß die Schlängelung der hypoplastischen Tube den Transport der Keimzellen im Eileiter hemmen kann, zeigt die Tubargravidität bei infantilen Tuben. Allzu groß ist freilich die Bedeutung dieses Momentes nicht, da zur Beurteilung nur die Fälle herangezogen werden können, bei denen die erste Konzeption gleich zur Eileiterschwangerschaft führte. Diese aber betragen nach unserer Erfahrung an 245 Tubenschwangerschaften nur 13,06% (Ulmer).

Mit Recht hat Bumm auf die mangelhafte Entwicklung des Fimbrientrichters hingewiesen. Daß dabei das Auffangen des Eierstockseies erschwert ist, wird leicht verständlich, wenn man bedenkt, daß nach Salpingostomie nur etwa 10% der Frauen konzipieren (A. Mayer, Ritter).

Neben der anatomischen Enge der hypoplastischen Genitalien kann das Fehlen des Eintauchens vom Muttermund in den Samensee bei Retroflexio uteri congenita oder bei Dyspareunie eine Rolle spielen. Jedoch werden diese Dinge sehr verschieden bewertet. So sehr eine Retroflexio uteri die Konzeption erschweren kann, so zeigt doch die Retroflexio uteri gravidi, daß das Hindernis nicht absolut ist. Die Bedeutung der Dyspareunie wird von Kehrer besonders hoch eingeschätzt. Auch die Laien schuldigen bekanntlich die Geschlechtskälte der Frau, das Fehlen des Orgasmus gerne für Sterilität an. Nach der vorherrschenden ärztlichen Meinung dürfen aber diese Dinge nicht überwertet werden. Zwar hat man die nach längerer Sterilität eingetretenen „Kriegsschwangerschaften" unter anderem auch mit einer Zunahme des Orgasmus infolge der langen Abstinenz erklären wollen, aber so weit man sie überhaupt heranziehen kann, läßt sich auch sagen, daß es zur Konzeption kam, weil durch die Abwesenheit der Männer die „Spermaimmunität" wegfiel (Vogt, Haberland, Dittler, Venema, A. Mayer). Trotzdem soll nicht bestritten werden, daß die psychosexuelle Konstitution einen gewissen Einfluß auf die Samenwanderung haben kann.

Wer, wie es heute wohl richtig ist, den Vaginismus psychogen erklärt (Walthard, A. Mayer), wird mit Recht auch den Vaginismus zu den Faktoren der psychosexuellen Konstitution rechnen, die eine Aszension der Samenfäden erschweren können. Soweit die Anziehung der Geschlechter und die sexuelle Harmonie vom äußeren Habitus abhängt, kann es daher einen tiefen biologischen Sinn haben, wenn Heine sagt: „Ich liebe die schlanken, die blonden, die Mädchen mit bleichem Gesicht".

Neben den mechanischen und psychosexuellen Faktoren können nun noch biologische Momente auf die Samenwanderung Einfluß gewinnen durch Beeinflussung des Scheidensekretes. Da die Spermatozoen nur im alkalischen Sekret gedeihen, verdient die chemische und mikroskopische Beschaffenheit der Genitalsekrete viel mehr Beachtung als früher (Weil, Posner, Höhne). Säuregrad der Sekrete und Beschaffenheit des Ionengehaltes, z. B. der Ca-Ionen (Gellhorn) haben weitgehenden Einfluß auf die Beweglichkeit der Samenfäden. Nach neueren Anschauungen ändert sich der Gehalt des Scheidensekrets an Milchsäure und auch der des Scheidenepithels an Glykogen zusammen mit dem ovariellen Zyklus, d. h. mit dem Wechsel zwischen Follikel und Eireifung (Gräfenberg, Löser, Lehmann). Ja, man kann anscheinend sogar sagen, daß auch für diese wichtige Funktion der Scheidenschleimhaut die Eierstockstätigkeit, die ihrerseits wieder mit der Konstitution zusammenhängt, richtunggebend ist (Gräfenberg).

Bei dem unter den endokrinen Drüsen herrschenden Abhängigkeitsverhältnis ist verständlich, daß außer einer Hypo- oder Dysfunktion der Ovarien vor allem auch die Thyreoidea Bedeutung gewinnen kann. Pribram fand unter den Sterilen der Giessener Frauenklinik in 17% Störungen von seiten der Schilddrüse (Struma, Basedow) und in 65% pathologisches Scheidensekret. Demnach können alle Ursachen des sog. konstitutionellen Fluors durch Veränderung des Scheidensekretes die Samenwanderung hemmen und an der Sterilität schuldig sein.

2. Zu einer Erschwerung der Eieinbettung kann es kommen, wenn die Umwandlung der Mukosa zur Dezidua mangelhaft ist, die Schuld dafür kann daran liegen, daß

in dem hypoplastischen Uterus von Haus aus nur eine dürftige, gewebearme Mukosa vorhanden ist, die auch auf normale hormonale Anreize zur Deziduabildung schwach reagiert. Von der überaus großen Dürftigkeit des Endometriums bei infantilen Uteri kann man sich gelegentlich einer Abrasio oft leicht überzeugen.

In anderen Fällen läßt es ein funktionsschwacher Eierstock an den zur Deziduabildung nötigen Impulsen fehlen. Im Hinblick auf die Untersuchungen von L. Fränkel scheint hier besonders viel auf das Corpus luteum anzukommen, so daß man von einer protektiven Wirkung des Corpus luteum dem Ei gegenüber sprechen kann (Halban-Seitz, Aschner). In beiden Situationen resultiert ein unzureichender Nährboden, auf dem alsbald das Absterben des Eies droht.

Ist die Einbettung glücklich erfolgt, so kommt es beim hypoplastischen Uterus öfter zu relativer Sterilität durch habituellen Frühabort, den wir später noch etwas näher erörtern werden.

Von den Doppelbildungen des Uterus spielen weniger die ganz kompletten, als vielmehr die partiellen eine Rolle. Was man durch operative Behandlung solcher Anomalien leisten kann, hat P. Straßmann gezeigt.

3. Eine konstitutionell bedingte Störung der Eibildung kann vorliegen, wenn an hypoplastischen Ovarien der Follikelapparat ganz fehlt oder mangelhaft entwickelt ist, so daß es zur Amenorrhöe oder Oligomenorrhöe kommt. Solche Ovarien zeigen in der Regel die Zeichen des formalen oder topischen Infantilismus durch abnorme Kleinheit, strangförmige Beschaffenheit oder Hochstand (Sellheim). Daneben können sie aber auch durch abnorme Bindegewebsbildung vergrößert sein (Virchow, Bartel, Hermann). Nicht selten aber liegt der Vergrößerung eine Störung in der Follikelreifung zugrunde; anstatt daß ein Follikel definitiv ausreift, erstarkt, die Herrschaft gewinnt und das Nachrücken der anderen hemmt, bleibt er auf halbem Wege stehen; andere Follikel versuchen neben ihm emporzukommen, erreichen aber ihr Ziel auch nicht und es entsteht die sog. kleinzystische Degeneration (Pölzl, Bartel, Hermann, Bauer, Bab).

Neben dem Ovarium können Störungen anderer endokriner Drüsen (Thyreoidea, Hypophyse, Thymus, Nebenniere) die Eibildung beeinträchtigen. Schon vor langem habe ich auf die Kombination von Basedow und genitalem Infantilismus hingewiesen. Daß Pribram unter seinen Sterilen 17% mit Störungen der Schilddrüse (Basedow, Strumen) fand, ist wohl kein Zufall.

Die hierher gehörigen Frauen tragen nicht selten deutlich erkennbare Spuren einer anormalen Konstitution an sich, zum Teil mit besonderem Hinweis auf die vorwiegende Beteiligung einer bestimmten endokrinen Drüse, vor allem der Thyreoidea oder der Hypophyse. Ich erinnere nur an die Myxödematösen, die Kretinen, manche Zwerge oder anscheinend gesunde, fettreiche Frauen, sei es, daß es sich um eine thyreogene oder hypophysäre Fettsucht handelt (Dystrophia adiposo-genitalis).

b) Stillen und Sterilität.

Faßt man Ovarium und Mamma als anlagemäßige Antagonisten auf, so stellt bis zu gewissem Grade auch die Laktationsamenorrhöe eine konstitutionelle Sterilitätsursache dar. Diese Wirkung des Stillens ist im Volke so bekannt, daß das Stillen manchmal geradezu als antikonzeptionelles Mittel angesehen und betrieben wird. Müller weist darauf hin, daß in Bayern, wo sehr wenig gestillt wird, die Geburtlichkeit sehr groß ist. Oldenberg denkt sogar daran, daß die Zunahme des Selbststillens an dem gegenwärtigen Geburtenrückgang, wenn auch nur in geringem Umfange, schuldig sein könne. Vor allem will Burghard den konzeptionshemmenden Einfluß des Stillens direkt zahlenmäßig nachgewiesen haben, wie nachstehende Tabelle zeigt:

Zahl der Mütter	Stilldauer	Nächste Geburt nach
236	3 Monate	1,50 Jahren
1972	6 Monate und mehr	3,82 Jahren

Schloßmann bezeichnet unter Berufung auf diese Zahlen den Stillwillen als ein „vorzügliches Präventivmittel gegen zu rasch aufeinanderfolgende Geburten".

Indes zeigt Würzburger, daß dieser Schluß nicht berechtigt ist. Unter 164 206 Geburten Sachsens der Jahre 1911 und 1912 erfolgten nur

16,1% innerhalb von 15 Monaten nach der letzten Geburt
28,6 ,, ,, ,, 18 ,, ,, ,, ,, ,,
39,2 ,, ,, ,, 21 ,, ,, ,, ,, ,,

Das Stillen kann also nur einen verhältnismäßig geringen Einfluß auf die Geburtenfolge gehabt haben. Auch Oldenberg weist darauf hin, daß z. B. in Berlin der Geburtenabfall mit einer Abnahme der Stillhäufigkeit zusammenfällt.

Es müssen daher die allerdings sehr auffälligen Zahlen Burghards anders erklärt werden und das Stillen als Teilursache des Geburtenrückgangs muß man ablehnen. Trotzdem ist zuzugeben, daß eine Laktationsamenorrhöe im Einzelfall zur Sterilität führen kann und daß die Sterilität aufhört, wenn das Stillen aufhört und damit die Mamma als Antagonist des Eierstocks ihre Herrschaft verliert (cf. S. 585).

c) Sterilität und Genitaltumoren.

Einer besonderen Erwähnung bedarf schon an dieser Stelle die Sterilität bei Genitaltumoren: Myomen und Karzinomen, obwohl wir später nochmals auf diese Frage zurückkommen.

Bekanntlich wird die Stellung des Uterusmyoms zur Sterilität ganz verschieden beurteilt. Bald soll die Sterilität die Ursache des Myoms sein, bald umgekehrt. Wir wollen auf diese Dinge nicht näher eingehen. Hier sei nur erwähnt, daß unserer Ansicht nach von mechanischen Momenten durch Verlagerung des Uterus abgesehen, weder das Myom die Ursache der Sterilität ist, noch die Sterilität die Ursache des Myoms. Vielmehr ist die Sterilität zusammen mit dem Myom die Folge einer gestörten Eierstocksfunktion, die wohl von Haus aus besteht.

Aufgefallen ist uns weiter, daß die Sterilität bei Frauen mit Korpuskarzinom viel häufiger ist, als beim Kollumkarzinom und wieder häufiger beim primären Ovarialkarzinom als beim sekundären. Das sekundäre Ovarialkarzinom stellt dem primären gegenüber etwas Konditionelles dar und das Uteruskorpuskarzinom ist viel eher auf konstitutionelle Faktoren zurückzuführen als das Kollumkarzinom, bei dem die konditionellen Momente der Geburtsverletzungen mitsprechen (S. 512). Mit Rücksicht darauf muß man in jenen Fällen die Sterilität als „präkanzeröses Stadium" ansehen und sie ebenso wie die späteren Tumoren als ein nur zu einer anderen Zeit manifest werdendes Zeichen einer besonderen Konstitution betrachten.

d) Sterilität bei Blutsverwandten.

Eine letzte mit der Keimzellenbeschaffenheit zusammenhängende und konstitutionell bedingte Sterilitätsursache kann vorliegen, wenn an sich gesunde Paare miteinander steril sind, während sie mit anderen Partnern fortpflanzungsfähig sind. Meistens handelt es sich um nahe Blutsverwandte. Aber auch ohne Blutsverwandtschaft kann man, wenn auch selten, sterile Eheleute treffen, die aus anderen Verbindungen Kinder haben. Diese Bedeutung der Blutsverwandtschaft ist auch von der tierexperimentellen Inzucht her bekannt. Eine Erklärung ist nicht leicht, eine gewisse Vorstellung können wir uns machen. Man kann die Vereinigung der beiden Geschlechtszellen einem chemischen Prozeß gleichsetzen. Vorbedingungen dafür, daß zwei chemische Körper aufeinander reagieren, ist das Vorhandensein einer Verschiedenheit, sie mag graduell auch noch so gering ausfallen. An Stelle dieser Verschiedenheit dürfen wir bei nahen Blutsverwandten eine weitgehende Wesensgleichheit annehmen, die so hochgradig ist, daß eine Reaktion der Keimzellen aufeinander ausbleibt. Vielleicht zeigen die auf dieser Grundlage sterilen Menschen auch hämatologisch eine weitgehende Gleichheit, vielleicht verhalten sie sich hinsichtlich des Gehalts an Hämolysinen und Hämagglutininen gleichartig und gehören denselben Blutgruppen an.

e) Rasse und Sterilität.

Wenn man hört, daß verschiedene Menschenrassen eine verschieden große Fruchtbarkeit aufweisen, so könnte gelegentlich auch einmal die Frage auftauchen, ob eine sterile Ehe mit der Rasse oder der Rassenverschiedenheit der Eheleute zusammenhängt.

Da die Heiraten gewöhnlich nur innerhalb der Rassengrenzen erfolgen, so fehlen größere Erfahrungen über den Einfluß der Rassenverschiedenheit auf die Fruchtbarkeit. Aber trotzdem kann man nicht annehmen, daß die Rassenverschiedenheit bei normalem Geschlechtsleben die Befruchtung hemmt. Dafür sind die serologischen Unterschiede (Hirszfeld) unter den verschiedenen Rassen der Species homo zu gering.

Die Annahme, daß die Fruchtbarkeit in natürlicher Abhängigkeit von der Rasse steht (Weinberg) darf füglich bezweifelt werden. Zur Stütze dieser Behauptung weist man gerne auf die besondere Fruchtbarkeit der Juden hin. Aber soweit sie vorhanden ist, hängt sie sicher weniger mit der Rasse, als mit der Vermeidung von antikonzeptionellen Mitteln zusammen. Die gleiche jüdische Rasse zeigt in verschiedener geographischer Lage eine sehr verschiedene Fruchtbarkeit. So kamen nach Ruppin und Rimalovsky um das Jahr 1900 auf 1000 jüdische Bewohner

in Preußen (1900)	19,48	Geburten
in Österreich (1900)	32,65	,,
in Galizien (1900)	38,01	,,
in Bulgarien (1893—1899)	45,30	,,
in Algier (1897—1899)	50,39	,,

Angesichts der geringen Geburtlichkeit der Juden in Preußen fürchtete Theilhaber sogar, daß die deutschen Juden ihrem Untergang entgegengehen. Wenn das wohl auch nicht richtig ist, so geht es doch nicht an, eine geringere Fruchtbarkeit mit der Rasse in natürlichen Zusammenhang zu bringen und die Rasse als Ursache der Sterilität scheidet mehr oder weniger aus.

III. Graviditätsstörungen und Konstitution.

a) Menstruation in der Gravidität.

Die Regel, daß in der Schwangerschaft die Ovulation und damit auch die Menstruation sistiert, scheint in seltenen Fällen eine Ausnahme zu erfahren. Von Zeit zu Zeit geben einzelne Frauen an, daß sie in der ersten Hälfte der Schwangerschaft alle 4 Wochen „die Periode gehabt hätten und daß dies in verschiedenen Schwangerschaften der Fall gewesen sei". Aus diesen Angaben geht natürlich noch lange nicht hervor, daß es sich um eine richtige Menstruation mit vierwöchentlicher Ovulation gehandelt hat. Vielmehr muß man zu allererst an einen drohenden Abort denken, wobei der vierwöchentliche Blutungsturnus mit dem sonstigen Menstruationstermin und mit der um diese Zeit bestehenden Abortbereitschaft zusammenfällt. Aber wenn an sich kritische und glaubwürdige Frauen aussagen, daß die genannten Erscheinungen in jeder Schwangerschaft aufgetreten seien, so sieht das allerdings nach Fortbestehen einer Ovulation aus. Anscheinend kann auch das abnorme Verhalten bei verschiedenen Frauen derselben Familie auftreten, wie Vogt berichtet. Drei Schwestern, unter denen zwei Zwillinge waren, hatten in ihren Schwangerschaften noch regelmäßig alle 4 Wochen die Periode, obgleich sie schon Kindsbewegungen fühlten. Sie kamen jeweils mit ausgetragenen Kindern nieder, obschon das letzte Unwohlsein nur 3 Monate zurücklag. Die Mutter dieser Schwestern zeigte in ihren vier Schwangerschaften genau dasselbe Verhalten. Als sie das erstemal konzipiert hatte, glaubte sie daher erst an die Schwangerschaft, nachdem untrügliche Kindsbewegungen aufgetreten waren. In der Besorgnis, diese Eigentümlichkeit auf ihre Töchter vererbt zu haben, teilte sie diesen beim Verlassen des Vaterhauses ihre Erfahrung mit, um sie vor Enttäuschungen zu bewahren.

Dieses familiäre Auftreten der vierwöchentlichen Blutungen in der Schwangerschaft spricht natürlich für eine besondere Konstitution. Nach dem Sammelwerk von Ploß-Bartels scheint es, daß das Fortbestehen der Menstruation in der Gravidität bei manchen Völkerstämmen sogar als Rasseneigentümlichkeit vorkommen kann (Seligmann, Blyth). Indes halten wir doch sehr ernste Zweifel für berechtigt. Ein Beweis für eine wirkliche Menstruation in der Schwangerschaft, d. h. für eine wirkliche Ovulation, wäre nur zu erbringen, durch das Auffinden mehrerer Corpora lutea verschiedenen Alters, oder durch eine sicher festgestellte Überfruchtung (S. 602). Das Auffinden von zwei verschiedenaltrigen Corpora lutea ist nicht zu erwarten, da das Vorhandensein eines Corpus luteum verum die Reifung eines weiteren Follikels unterdrückt (Robert Meyer). An die Möglichkeit einer Überfruchtung lassen die seltenen Beobachtungen von Zwillingen denken, von denen der eine durch weitgehende Entwicklungsunterschiede von dem anderen absticht (Hofmeier), oder längere Zeit nach dem anderen zur Welt kommt (Rémy, Valois und Roume). Ob etwa bei Uterus duplex eine Menstruation trotz Schwangerschaft eher möglich ist, ist nicht untersucht.

b) Störungen der Schwangerschaftsdauer.

1. Habitueller Abort und Frühgeburt.

Die in erworbenen sekundären Erkrankungen liegenden Ursachen einer vorzeitigen Schwangerschaftsunterbrechung sollen hier nicht erörtert werden. Stattdessen wollen wir uns auf die Frage beschränken, inwieweit die ursprüngliche Anlage am vorzeitigen Schwangerschaftsende schuldig sein kann. An solche in der Anlage enthaltenen Faktoren muß man hauptsächlich bei habituellem Abort und habitueller Frühgeburt ohne nachweisbare Erkrankungen denken. Da zu einem normalen Schwangerschaftsablauf gesunde Keimzellen und eine gesunde Brutstätte notwendig sind, liegt es nahe, Anomalien dieser beiden Dinge auch für eine vorzeitige Schwangerschaftsunterbrechung anzuschuldigen.

Die Bedeutung einer konstitutionell mangelhaften Brutstätte sehen wir am deutlichsten daran, daß Frauen mit hypoplastischem Uterus oft mehrfach hintereinander abortieren.

Zur Erklärung des Aborts kann man an Verschiedenes denken. In Betracht kommen: Funktionsschwäche von Endometrium, Myometrium, Corpus luteum. Ob auch eine erhöhte Wehenbereitschaft mit vermehrter Empfindlichkeit der Muskulatur gegen wehenerregende Reize besteht, mag unentschieden bleiben. Aber die gerade bei hypoplastischen Mädchen nicht selten plötzlich auftretende heftige sekundäre Dysmenorrhöe nach bisher normalem Menstruationsablauf läßt an solche Dinge denken. Jedenfalls scheint es, daß die hypoplastische Uteruswand das Schwangerschaftswachstum nicht genügend mitmacht, so daß es für das wachsende Ei zur Platznot kommt. Zum Glück holt mancher infantile Uterus an seinen ersten mißlungenen Schwangerschaftsversuchen seinen Wachstumsrückstand nach und erfährt eine verspätete Reifung, so daß es später auch zu ausgetragenen Kindern kommen kann.

Bei habitueller Frühgeburt muß man außerdem auch sehr daran denken, daß die für den weiteren Aufbau der Frucht immer notwendiger werdenden Bausteine, z. B. die Mineralsalze, Eisen, Kalk, Phosphor fehlen. Durch die schönen Untersuchungen von Fetzer wissen wir, daß der Eisenhunger der Muttertiere schließlich zum intrauterinen Fruchttod und damit zum Abort führen kann. Ein ähnlich wichtiger Baustein ist der Kalk. Bedenkt man, daß die Schilddrüse mit dem Kalkstoffwechsel in Beziehung steht, so läßt sich denken, daß die Frauen mit Dysthyreoidismus zur Frühgeburt disponiert sind, wie wir oben näher ausgeführt haben.

Natürlich können auch andere endokrine Drüsenstörungen von Einfluß sein, wenn es auch sehr schwer sein mag, die einzelnen gestörten Drüsen herauszufinden (Lehmann).

Ein bis jetzt fast noch gar nicht berücksichtigter Faktor ist die Lebensdauer des Trophoblasts. In sehr interessanten Ausführungen weist de Snoo darauf hin, daß es Aufgabe des Trophoblasts ist, den von dem im Uterus befindlichen Ei ausgehenden Wehenreiz aufzuheben. Hat der Trophoblast sein physiologisches Alter erreicht, dann hört diese Wehenhemmung auf und es kommt zur Geburt. Auf dieser Grundlage kann man daran denken, daß hinter einer Frühgeburt ein lebensschwacher, vorzeitig alternder Trophoblast steckt. Tatsächlich berichtet de Snoo, daß es ihm gelungen sei, durch Verabreichung von Plazentarsubstanzen drohende Frühgeburten aufzuhalten. Auch Sänger hat ähnliche Beobachtungen gemacht.

Nun ist der Trophoblast als fötales Produkt nicht nur von der Mutter, sondern auch vom Vater aus konstitutionell beeinflußbar. Da die Lebensdauer der Menschen sehr verschieden ist, ließe sich denken, daß Väter mit an sich langlebiger Anlage dem Trophoblast diese Anlage vererben. Es wäre daher möglich, daß habituelle Frühgeburten ihre Ursachen auch in einer vom Vater herstammenden, abnorm kurzen Lebensdauer des Trophoblasts haben. Um diese Dinge auf ihre praktische Bedeutung zu prüfen, muß man die Schwangerschaftsdauer bei Müttern, die von verschiedenen Vätern Kinder haben, genau beobachten. In diesem Lichte gesehen ist es vielleicht kein Zufall, daß eine unserer Patientinnen in der ersten Ehe eher vorzeitig und in der zweiten eher verspätet niederkam. Sehr interessant ist auch die Beobachtung von Sänger, wonach die Kinder aus einer zweiten Ehe immer übertragen wurden.

Außer diesem väterlichen Anteil an der habituellen Frühgeburt taucht auch der Gedanke auf, ob nicht das Sperma verschiedener Männer an sich verschiedene Eigenschaften hat. Etwas Bestimmtes können wir darüber nicht sagen, aber manche Hinweise auf den Tierzüchter scheinen erlaubt. Der Pferdezüchter z. B. scheidet von einem gewissen Alter an den Hengst aus und hält ihn schon vorher von einer übermäßigen Begattungstätigkeit zurück, weil er weniger hochwertige Nachkommen fürchtet. Leider wissen wir beim Menschen über die Beziehungen zwischen Qualität der Kinder und Zeugungsalter der Eltern gar nichts. Ebensowenig ist darüber bekannt, ob das bei übermäßiger sexueller Betätigung sich rasch erneuernde Sperma ebenso hochwertig ist, wie das besser ausgereifte bei Temperenz. Nur Väerting behauptet, daß jede Sorte von übermäßigem Sexualgenuß die Nachkommenschaft schwächt.

Ganz ähnlich verhält es sich mit dem Eierstocksei. In mancher Richtung unterscheiden sich hier Tier und Mensch. Beim Tier folgt die Befruchtung in der Regel alsbald dem Austritt des Eies aus dem Follikel. Beim Menschen ist denkbar, daß das Ei bei der Befruchtung schon überaltert ist. Außerdem kann vorkommen, daß infolge der zahlreichen, an sich unphysiologischen Kohabitationen ein noch wachsender Follikel vorzeitig platzt und ein unreifes Ei zur Befruchtung frei gibt. Ob und wie sich diese Dinge in der Lebensdauer des Trophoblasts, d. h. in der Neigung zu Aborten oder Frühgeburten auswirken, wissen wir überhaupt nicht. Wenn aber nach den Versuchen von Hertwig am Frosch aus der Befruchtung junger Eier Weibchen entstehen, dann ist wenigstens denkbar, daß auch beim Menschen das Alter des Eierstockseies bei der Befruchtung nicht ohne jede Bedeutung ist. Vielleicht ist es auch kein Zufall, daß Konzeptionen im präklimakterischen Alter relativ oft zu Blasenmolen führen. Anscheinend spielt hier die Minderwertigkeit des alternden Eierstocks eine Rolle.

Soviel läßt sich jedenfalls sagen, zur normalen Implantation muß das befruchtete Ei bei Ankunft im Uterus eine entsprechende Implantationsreife haben. Möglicherweise kann diese gerade so gut vom Alter des Eierstockseies bei der Befruchtung abhängen, wie von der Dauer der Tubenwanderung. Fehlt aber der optimale Grad dieser Implantationsreife aus irgend einem Grunde, dann kann das zur Störung der normalen Einbettung und damit zur vorzeitigen Schwangerschaftsunterbrechung führen.

Wieweit das kindliche Geschlecht bei vorzeitigen Schwangerschaftsunterbrechungen eine Rolle spielt, werden wir später erörtern (S. 591). Es sei aber schon hier darauf hingewiesen, daß Knabenschwangerschaften häufiger abortiv zugrunde gehen und daß manche Mütter anscheinend dazu neigen, nur die Mädchen auszutragen.

2. Habituelles Übertragen.

Die näheren in der Konstitution liegenden Ursachen des habituellen Übertragens kennen wir nicht. Die erwähnte Beobachtung, daß Frauen in einer Ehe vorzeitig niederkommen und in der anderen gewöhnlich übertragen, weist auf die Möglichkeit eines väterlichen Einflusses und eine verschiedene Lebensdauer des Trophoblasts (de Snoo) hin. An einen mütterlichen Anteil könnte man denken, wenn man sieht, daß häufig übertragende Mütter diese oder jene Zeichen der endokrinen Störung aufweisen. Vielleicht ist ihre Fähigkeit, der Leibesfrucht die nötigen Bausteine zu liefern, gehemmt. Geht man z. B. davon aus, daß die physiologische Schwangerschaftshypertrophie der Thyreoidea die Aufgabe hat, die Kalkabgabe des mütterlichen Körpers an die Frucht zu erleichtern, so ist es am Ende kein Zufall, daß wir gerade bei übertragenden Müttern manchmal einen Hypo- oder Dysthyreoidismus beobachten. Diese Auffassung, daß die Thyreoidea die biologischen Vorgänge fördert, während ihr Fehlen sie hemmt, findet eine gewisse Bestätigung in der experimentellen Zoologie, wo es gelingt, das embryonale Wachstum unter dem Einfluß von Thyreoideasäften zu steigern; und außerdem stimmt sie im Prinzip überein mit der Annahme, daß die Thyreoidea mit dem vorzeitigen Altern im Zusammenhang steht.

Hört man schließlich, daß hauptsächlich die Buben oft übertragen werden, so könnte man auch in der Frucht selbst eine Ursache des Übertragens vermuten. Man müßte dann an eine mit dem männlichen Geschlecht zusammenhängende Beeinflussung der Stoffwechselvorgänge denken, worauf wir später noch zurückkommen.

c) Dystope Eieinbettung.

Die hier in Betracht kommenden Abweichungen von der Eieinbettung sind Tubargravidität und Placenta praevia. Wenn dabei konstitutionelle Verhältnisse in hohem Maße beteiligt wären, dann sollte man eigentlich erwarten, daß die genannten Störungen gewöhnlich schon bei der ersten Schwangerschaft auftreten. Nun aber ist bekanntlich Placenta praevia bei einer Erstgebärenden recht selten und auch die Tubargravidität fiel nach unserem Material von 245 Fällen nur in 13% auf die erste Schwangerschaft (Ulmer).

Immerhin kann man nicht bezweifeln, daß die starke Schlängelung einer infantilen Tube die Eiwanderung im Eileiter hemmen und so zur Extrauteringravidität führen kann. Mit diesen konstitutionellen Besonderheiten läßt sich außerdem auch die Wiederholung von Tubargraviditäten bei denselben, sonst gesunden Frauen am besten erklären.

Eine weitere Möglichkeit einer konstitutionell bedingten dystopen Eieinbettung taucht auf, wenn wir davon ausgehen, daß das Ei zur normalen Einbettung in einem bestimmten Entwicklungsgrad „implantationsreif" im Uterus ankommen muß. Erreicht es diese Implantationsreife zu früh, so kann es schon in der Tube haften bleiben; erreicht es sie zu spät, so bekommt es am Ende erst in den unteren Uteruspartien die Fähigkeit, Wurzeln zu schlagen und es entsteht die Placenta praevia. Momente, die den Reifungsgrad des Eies und damit den Ort seiner Nidation bestimmen können, sind unter anderem Tempo der Wanderung vom Eierstock zum Uterus und Tempo der auf diesem Weg erfolgten Reifung. Ob und inwieweit auf diese Dinge das Alter der Keimzellen bei der Befruchtung

Einfluß hat, wissen wir nicht. Aber im Gegensatz zum Tier, wo der Follikel gewöhnlich erst bei der Kohabitation platzt, kann das menschliche Ei bei der Vereinigung mit dem Sperma schon ein gewisses Alter haben. Es wäre daher möglich, daß überalterte Eier andere Reifungs- und Wanderungsverhältnisse zeigen als junge. Leider können wir diese Verhältnisse klinisch nicht prüfen, da wir so gut wie nie das Alter des Eierstockseies bei der Kopulation kennen und den Konzeptionstermin nur selten erfahren.

Ebensowenig wissen wir, ob die rasche Samenbildung bei einer geschlechtlichen Hyperaktivität jenen Reifungsgrad anders beeinflußt als die langsame bei Temperenz.

Bedenkt man weiter, daß wir unter den Samenfäden „Männchenbestimmer" und „Weibchenbestimmer" haben, so wäre auch von diesem Gesichtspunkt aus denkbar, daß das Geschlecht der Früchte auf den Ort der Ansiedlung Einfluß gewinnt, in dem es den Reifungsvorgang modifiziert (Poorten). Da unter den Samenfäden die „Männchenbestimmer" um ein X-Chromosom ärmer und anscheinend auch kleiner (Zeleny) sind, als die „Weibchenbestimmer", so wäre immerhin denkbar, daß das befruchtete Ei beim männlichen Geschlecht die Implantationsreife infolge rascherer Wanderung durch die Tuben oder infolge langsamerer Reifung erst bekommt, wenn es im unteren Uterinsegment angelangt ist, so daß es erst hier Wurzeln schlagen kann.

Schon Rauber hatte auf die Möglichkeit hingewiesen, daß zwischen der dystopen Eieinbettung und Geschlecht der Frucht eine Beziehung besteht. Neuerdings hat Wesselink wieder die Frage berührt. Er geht von der Annahme aus, daß bei ungünstigen Ernährungsverhältnissen im Bereich der Einbettungsstelle die Knabenschwangerschaften überwiegen. Eine Unterernährung in diesem Bereich darf man nach seiner Ansicht voraussetzen bei Extrauterinschwangerschaft und Placenta praevia wegen der dabei vorhandenen mangelhaften Deziduabildung. In der Tat fand er unter 980 Fällen von Placenta praevia 124 Knaben auf 100 Mädchen. Aber an einer Zusammenstellung unseres eigenen Materials von Placenta praevia hat sich eine von der Norm abweichende Geschlechtsverteilung der Kinder nicht nachweisen lassen und an den Früchten von Tubenschwangerschaften fehlt meistens die Geschlechtsbestimmung.

Zusammenfassend läßt sich also über konstitutionelle Einflüsse auf die dystope Eieinbettung nichts Sicheres sagen.

d) Schwangerschaftstoxikosen.

1. Eklampsie und Konstitution.

a) Mütterliche Konstitution.

Seit langem ist aufgefallen, daß nur bestimmte Gravidae an Eklampsie erkranken. Im Hinblick darauf kann man sagen, daß zwischen Konstitution und Eklampsie ein gewisser Zusammenhang besteht, worauf unter andern auch Opitz, Henkel und Walthard hingewiesen hatten. Über die Art dieses Zusammenhanges wissen wir leider nicht viel.

Bekannt ist, daß Erstgebärende in besonderem Maße zur Eklampsie disponiert sind. An unserem Material kamen fast 80% Erstgebärende auf 20% Mehrgebärende (Breuning). Ähnliche Zahlen geben Bublitschenko und Hinselmann an. Wer demnach bei der ersten Gravidität ohne Eklampsie davonkommt, hat eine große Chance, dauernd davor bewahrt zu bleiben. Den Grund erblickt Hinselmann in der „Persistenz der Mutterschaftsveränderungen".

Wiederholung der Eklampsie in späteren Schwangerschaften ist sehr selten und trat bei uns unter 88 Fällen nur einmal = 1,13% auf. Bublitschenko fand 1,77% und Hinselmann 1,92%. Anscheinend macht das Überstehen einer Eklampsie immun gegen ein Rezidiv.

Dem Lebensalter nach gehören die Erkrankten hauptsächlich den jüngeren Jahrgängen an. An unserem Material waren 71,5% höchstens 30 Jahre alt. Fast das gleiche Verhalten fanden Bartel und Herrmann. Bublitschenko berichtet, daß 50,4% aller Eklamptischen höchstens 25 Jahre alt waren, während diese Zahl bei den normalen Geburten des gleichen Zeitraumes nur 39,3% betrug. Mit zunehmendem Alter sinkt die Eklampsiehäufigkeit nicht nur absolut, sondern auch im Verhältnis zu den entsprechenden Altersstufen der gesunden Kreißenden. Die hervorragende Beteiligung der jüngeren Altersklassen hängt natürlich in hohem Maße damit zusammen, daß die Eklampsie in überragendem Maße nur die Erstgebärenden befällt. Bublitschenko glaubt aber auch, daß im jugendlichen Alter sowohl die Labilität des Nervensystems erhöht ist, als auch eine maximale Erregbarkeit der Vasomotoren besteht und Korrelationsstörungen im endokrinen Drüsensystem leicht auftreten können.

Ob die jugendlichen oder die alten Erstgebärenden mehr zur Eklampsie neigen, läßt sich mangels größerer Zahlen schwer sagen (Hinselmann). Unter 88 Eklamptischen unserer Klinik waren 6 = etwa 7% jünger als 20 Jahre, während diese Altersklasse unter den Gebärenden vor dem Kriege nur 6,4% und im Kriege nur 4,5% betrug (Gänßle). Danach könnte man an eine vermehrte Eklampsiedisposition bei den jungen Erstgebärenden denken. Dem steht gegenüber, daß das Durchschnittsalter der eklamptischen Erstgebärenden 26 ausmachte und damit über dem Durchschnittsalter der Erstgebärenden überhaupt lag. Auch Hammerschlag berichtet, daß alte Primiparae häufiger erkranken als junge bis zum 25. Jahre. Zur Erklärung könnte man auf die Vermehrung der Geburtsschwierigkeiten infolge mangelhafter Nachgiebigkeit der Weichteile hinweisen.

Nicht unerwähnt sei, daß an manchen Eklamptischen die dicke, zuweilen sogar lederartige Haut auffällt, zuweilen mit mangelhafter Entwicklung der Striae. Ob das ein Zufall ist, oder ob diese Hautbeschaffenheit die Entgiftung des Körpers auf dem Hautweg hemmt, müssen wir offen lassen.

Über die Beziehungen zwischen Pigmenthaushalt und Eklampsie wissen wir bis jetzt so gut wie nichts. Aschner nimmt an, daß die Brünetten häufiger an Eklampsie erkranken, weil sie „mehr zu Vollblütigkeit und vor allem zur Eindickung und Dyskrasie des Blutes neigen". Zu einer Kritik dieses Standpunktes fehlen vorerst die nötigen Erfahrungstatsachen. Aber wenn die Eklampsie in den nordischen Ländern häufiger ist, dann scheint es, daß der blonde Menschenschlag der nordischen Rasse mehr der Eklampsie unterworfen ist. Indes bleibt es fraglich, ob diese Unterschiede mit Pigment und Rasse zusammenhängen, da man bisher die Häufigkeit der Eklampsie in den nordischen Ländern auf die eiweiß- und fettreiche Nahrung zurückgeführt hat. Bekanntlich hat man auch die merkwürdige Abnahme der Eklampsie im Krieg (Ruge II, Mayer, Geßner) mit der Unterernährung zusammengebracht. Aber es ist zu bedenken, daß in Wien diese Abnahme nicht erfolgte (Schauta); ja Bublitschenko berichtet von Petersburg geradezu eine

Frequenzsteigerung während der Hungerjahre des Krieges und der Revolution. Die Erklärung dieses Widerspruches mit den deutschen Beobachtungen erblickt er in der besonderen Nahrung. Er betont, daß nach Kehrer das Blut der Eklamptischen einen verminderten Ca-Gehalt aufweist und daß Burckhardt bei Tieren durch verstärkte Ausscheidung von Ca-Salzen und vermehrte Zufuhr von Na-Salzen eine vermehrte Krampfneigung auslösen konnte. Diese Krampfneigung glaubte Burckhardt um so eher durch die in der eiweißreichen Kost enthaltenen Na-Salze erklären zu können, als eine Zunahme der Na-Ionen im Vergleich zu den Ca-Ionen eine Reizwirkung auf das Nervensystem und die Nieren ausübt. Nun war die Petersburger Bevölkerung in jener Zeit fast ausschließlich auf Heringe und damit auf eine an NaCl sehr reiche Nahrung angewiesen.

Sei dem wie es wolle, bis jetzt hat man keinen Anhaltspunkt, die geographisch so verschiedene Ausbreitung der Eklampsie mit Rassenunterschieden in Zusammenhang zu bringen.

Am übrigen Körperbau sind die Eklamptischen doch oft durch ihren Ernährungszustand und ihren Körperwuchs in besonderem Maße gekennzeichnet. Nach fast übereinstimmender Ansicht sind vor allem gutgenährte, fettreiche, vollsaftige Frauen an der Eklampsie beteiligt. Bartel und Herrmann fanden das auch am Sektionsmaterial. An einer Tabelle über den mittleren Gewichtsüberschuß nach Broca zeigt Bublitschenko, daß das Durchschnittsgewicht der Eklamptischen aus den Jahren 1912—1919 dauernd über dem Durchschnittsgewicht der entsprechenden gesunden Erstgebärenden bis zum 30. Lebensjahre lag. Wie bei dem geographischen Unterschied, erblickt man auch hier die Ursache weniger in der von Haus aus bestehenden Konstitution, als vielmehr in der Art der Ernährung resp. der Überernährung.

Ihrem Körperwuchs nach fallen die Eklamptischen oft durch ihren kurzen, gedrungenen, mehr in die Breite gehenden Knochenbau mit pyknischem Habitus auf. Jedenfalls ist der asthenische Typ relativ seltener an der Eklampsie beteiligt. Bublitschenko fand an 141 Eklamptischen, daß der durchschnittliche Wuchs etwas kleiner (155,6 cm zu 155,88 cm) und die Beckenweite etwas größer ist als bei Gesunden (27,9 cm gegen 27,11 cm). Nach ihm sind die Eklamptischen also ausgezeichnet durch einen zurückgebliebenen Wuchs und einen herabgesetzten Stoffwechsel.

In Übereinstimmung damit steht, daß man manche Zeichen einer Störung der endokrinen Drüsen finden kann. Leider lassen sich aus den sehr interessanten Ausführungen Fischers über die Beziehungen zwischen endokrinen Störungen und Steigerung der Krampffähigkeit im allgemeinen für unsere Frage keine bestimmten Schlüsse ziehen. Aber von Bedeutung ist immerhin, daß Hofbauer auf der Grundlage einer endokrinen Störung gegen die Eklampsie therapeutisch Ovoglandol empfiehlt und damit weniger auf die Zufuhr des spezifischen Ovarialinkrets Wert legt, als vielmehr darauf, durch Hinzufügen eines Inkrets überhaupt das ganze, untereinander innerlich zusammenhängende System umzustimmen.

Im einzelnen kann man z. B. daran denken, das Zurückbleiben im Wachstum und das überschüssige Gewicht mit den ungenügenden Oxydationsprozessen und dem verringerten Eiweißzerfall ursächlich auf eine entsprechende Hypo- oder Dysfunktion der Hypophyse, der Thyreoidea respektiv der Epithelkörperchen zurückzuführen.

H. W. Freund hatte seit langem darauf hingewiesen, daß bei Eklamptischen die physiologische Schwangerschaftshypertrophie der Thyreoidea ausbleibe, was wir freilich nicht für alle Fälle bestätigen können. Auch Hinweise auf Epithelkörperchenstörung, in Form von Ameisenlaufen, Pelzigsein, Wadenkrämpfen, Doigt mort (Aschner) finden sich oft unter den Vorläufern der Eklampsie.

Als Zeichen einer Hypofunktion der Keimdrüse ließe sich vielleicht der Umstand verwerten, daß von 70 Eklamptischen unserer Klinik immerhin 37,2%, also fast $^2/_5$ eine Spätmenarche boten und erst nach dem, hierzulande üblichen 16. Lebensjahr in die Menarche eintraten. Auch Bublitschenko fand, daß von den Eklampsien nur 57,6% bis zum 15. Jahr menstruiert waren, gegen 71,4% bei den Gesunden.

Anhaltspunkte dafür, daß diese Unterfunktion der Keimdrüse zu einer Unterfunktion des Corpus luteum graviditatis mit mangelhafter Entgiftungsfähigkeit und damit zur Eklampsie führt, lassen sich bis jetzt nicht auffinden.

Ob auch Frauen mit Störungen der menstruellen Blutungen häufiger an Eklampsie erkranken (Bublitschenko), bleibe dahingestellt; von unseren Patientinnen zeigten fast 80% ein normales Verhalten.

Soweit die Spätmenstruierten ein hypoplastisches Genitale haben, taucht auch die Frage auf, ob auch sonst eine konstitutionelle Organ-Minderwertigkeit vorkommt, vor allem der Niere oder der Leber. Man könnte dann daran denken, daß der sogenannten „Niereneklampsie" oder der „Lebereklampsie" eine besondere Organdisposition entspricht. Wie oft z. B. einer Eklampsie eine orthostatische Albuminurie während der Pubertät vorausging (A. Mayer), ist kaum untersucht. J. Veit hatte schon immer auf die Bedeutung einer mangelhaften Anlage bei den eklamptischen Frauen hingewiesen und Aschner hat die Bedeutung der Kombination einer konstitutionellen Schwäche der Niere mit dem Hinzukommen plazentarer Schädlichkeiten für die Eklampsiegenese besonders betont. Für die Nephropathie an sich läßt sich aber jedenfalls eine solche konstitutionelle Schwäche nicht annehmen (Hüssy) wegen der großen Häufigkeit der Albuminurie, die nach Jaegerroos zu Beginn der Geburt sogar in 100% eintreten kann.

Als besondere konstitutionelle Merkmale fanden Bartel und Herrmann vor allem im 2. und 3. Dezennium einen sehr starken Lymphatismus, d. h. eine mehr oder minder starke Schwellung des lymphatischen Gewebes an einer oder mehreren Stellen des Körpers (Rachenring, Follikel im Magen, Darm, Milz).

Ein solcher Lymphatismus fand sich im

	II. Jahrzehnt	III. Jahrzehnt	IV. Jahrzehnt
bei Eklamptischen	60%	46,8%	36%
bei Nichteklamptischen	32%	24,0%	32%

Unter den konstitutionell besonders stigmatisierten Eklamptischen fand Bartel den Lymphatismus besonders häufig und außerdem auffallend oft Bildungsfehler, Tumoren, Aorta angusta, wie nachstehende Tabelle zeigt:

Obduktionsbefunde bei konstitutionell stigmatisierten Eklamptischen.

Jahrzehnt	II.	III.	IV.	Summe
Lymphatismus	$10 = 90,9\%$	$17 = 80,9\%$	$6 = 66,3\%$	$33 = 80,5\%$ Durchschn.
Bildungsfehler	$8 = 72,7\%$	$12 = 57,0\%$	$5 = 55,0\%$	$25 = 60,9\%$,,
umoren	$4 = 36,0\%$	$5 = 24,0\%$	$1 = 20,0\%$	$10 = 25,0\%$,,
Aorta angusta	$5 = 45,4\%$	$11 = 52,4\%$	$2 = 22,3\%$	$18 = 44,0\%$,,

Obduktionsbefunde bei allen Eklamptischen.

Lymphatismus	$60,0\%$	$46,8\%$	$36,0\%$	$43,4\%$ Durchschn.
Bildungsfehler	$30,0\%$	$24,5\%$	$20,0\%$	$23,0\%$,,
Tumoren	$13,0\%$	$10,6\%$	$16,0\%$	$12,5\%$,,
Aorta angusta	$13,0\%$	$23,0\%$	$8,0\%$	$6,5\%$,,

Zusammenfassend heben die Autoren an konstitutionellen Besonderheiten hauptsächlich heraus: das häufige Vorkommen von Adipositas (73,1%), von arterieller Hypoplasie (44%) und von Lymphatismus (80,5%). Sie betonen aber eigens, daß diese Dinge sicherlich nicht in ätiologischer Richtung Bedeutung hätten, sondern in prognostischer, indem sie den Krankheitsverlauf und den Ausgang der Eklampsie beeinflussen können.

Demgegenüber hält Hüssy eine Hypoplasie des Gefäßsystems, insbesondere der Kapillaren, für das hauptsächlichste konstitutionelle Moment, das ein Zustandekommen der Schwangerschaftstoxikosen (Hydrops, Nephropathie, Eklampsie) erleichtert. Auch Hinselmann nimmt eine „Minderwertigkeit" der Gefäße an.

Brugsch meint, daß intrauterine Schädigungen zu Gefäßhypoplasie führen können und hält es darum für denkbar, daß das Verhalten der Mutter in der Schwangerschaft an der späteren Eklampsie der Tochter schuld sein kann.

So interessant auch die von Hinselmann, Nevermann u. a. nach der Methode von Otfried Müller erhobenen Kapillarbefunde bei bestehender Eklampsie sind, so sind doch Kapillarbefunde an Schwangeren vor der Eklampsie nicht geeignet, uns von vornherein einen Hinweis auf die Eklampsie zu bringen. Um aus dem Kapillarbild auf eine Disposition zur Eklampsie zu schließen, müßten erst große Serien von Graviden untersucht werden und dann müßte es gelingen, Unterschiede zwischen denen, die später Eklampsie bekommen und denen, die gesund bleiben, herauszufinden.

Das Durchschnittsgewicht des Eklampsieherzens berechnet Löhlein an 15 Fällen auf 287 g gegen nur 250,2 g bei nichteklamptischen Wöchnerinnen.

Was vom pathologisch-anatomischen Standpunkt aus noch besonders betont werden muß, ist der Umstand, daß eine die Eklampsie etwa komplizierende Lungentuberkulose nur vereinzelt einen etwas höheren Grad erreicht, während die Neigung zur Abheilung und Schwielenbildung die Regel ist, so daß man von einem Antagonismus zwischen Eklampsie und Tuberkulose sprechen kann (Bartel).

Aschner faßt die Eklampsie auf als eine, auf die äußerste Spitze getriebene Schwangerschaftsreaktion. Dabei kommen hauptsächlich drei Faktoren in Betracht: 1. höchster Grad von Graviditätsplethora, 2. höchster Grad von Schwangerschaftsdyskrasie (Übersäuerung), und als Folge davon 3. erhöhte Reflexerregbarkeit (Schwangerschaftsspasmophilie). Zur gesteigerten Reflexerregbarkeit neigt natürlich eine von Haus aus neuropathische Konstitution in vermehrtem Maße. Eine solche ist, wie wir wissen, oft an einen asthenisch-hypoplastischen Habitus gebunden, der aber bei der Eklampsie relativ selten ist. Ist er vorhanden, dann spricht man auch von einer **asthenisch-nervös-reflektorischen** Form der Eklampsie und stellt sie der „sthenischen" Form bei Fettleibigkeit und Plethora gegenüber (Aschner). Vielleicht hat diese Unterscheidung auch insofern einen Wert, als man bei den vollsaftigen Frauen therapeutisch eher zum Aderlaß und zu Abführmitteln greift, während bei der nervös-reflektorischen Eklampsie eher die Narkotika einen Erfolg erwarten lassen.

Leider wissen wir noch sehr wenig darüber, wieweit eine Erhöhung des Vagus oder Sympathikustonus zur Eklampsie disponiert. Mit Recht fordert daher Bublitschenko eine genaue Prüfung des vegetativen Nervensystems.

Wenn wir nach all dem Gesagten an den Eklamptischen gewisse konstitutionelle Merkmale finden, so ist es vielleicht kein reiner Zufall, wenn ab und zu ein gehäuftes Auftreten von Eklampsie in derselben Familie (Morawick, Schroeder) beobachtet wird. Harig berichtet aus der Tübinger Klinik über ein familiäres Auftreten der Erkrankung: die Zwillingsschwester der Eklamptika war zuerst mit demselben Ehemann verheiratet und starb bei der ersten Geburt an Eklampsie; die Mutter der beiden Schwestern starb seinerzeit bei der Zwillingsgeburt ebenfalls an Eklampsie. Außerdem finden wir unter unserem Material noch einen Fall, wo zwei Schwestern an Eklampsie erkrankt waren. Aber die Erblichkeit der Eklampsie, an die man nach Hinselmann früher glaubte (Schroeder), muß man trotzdem ablehnen; höchstens kann das eine oder andere der obengenannten körperlichen Stigmata und damit vielleicht auch eine gewisse Eklampsiedisposition vererbt werden. Jedenfalls aber bedarf das von Bublitschenko vorgeschlagene Schema zur genauen Körperuntersuchung der Eklamptischen künftighin sorgfältigster Beachtung.

Erwähnung verdient sodann noch die Häufung der Zwillingsschwangerschaften bei Eklampsie. Während sonst auf 80 Geburten einmal (1,5%) Zwillinge kommen, hatten wir unter 88 Eklampsien 5 Zwillingsgeburten = 5,9%. Dührssen fand 4,5%, Hinselmann 6,4%, Lichtenstein 7%, Zacherl 7,9%, Winckel 11%. Der Zusammenhang mit der Eklampsie liegt wohl darin, daß bei Zwillingen die Schwangerschaftsgiftbildung vermehrt und die Belastung der mit der Entgiftung beschäftigten Organe gesteigert ist. Aschner erinnert auch daran, daß die Zwillingsschwangerschaft als eine Art Atavismus an sich schon auf eine abwegige und Störungen leichter ausgesetzte Konstitution hinweise.

Erwähnenswert ist noch, daß die Konstitution auch auf die Äußerungsform der Eklampsie Bezug haben kann. Bekanntlich treten im einen Falle mehr die toxischen Erscheinungen in den Vordergrund, während im anderen die Krämpfe überwiegen. L. Seitz hat darum von einer toxischen und einer spastischen Form der Eklampsie gesprochen und glaubt, daß eine spasmophile Anlage bei der Häufung der Krämpfe eine Rolle spielen kann. Merletti geht neuerdings noch weiter und nimmt eine solche spasmophile Konstitution für die Eklampsie überhaupt an.

β) Neugeborenes und Eklampsie.

Das Geschlecht der Kinder scheint nicht wesentlich von den allgemein gültigen Regeln abzuweichen. Bublitschenko meint zwar, daß die weiblichen Früchte erheblich prävalieren. Im Gegensatz dazu fanden wir aber ein starkes Überwiegen der Knaben, wie noch gezeigt werden soll (S. 596). Indes irgendwelche Anhaltspunkte dafür, daß mit den Hoden ein mehr körperfremdes Eiweiß in den mütterlichen Organismus kommt und damit die Eklampsiegefahr größer wird, ergaben sich nicht.

An Rückwirkungen der Eklampsie auf die Frucht sei zunächst erwähnt, daß es ziemlich oft zur vorzeitigen Geburt kommt, wie nachstehende Zahlen von Bublitschenko zeigen:

Geburtsbeginn nach Empfängnis.

	Innerhalb 270 Tagen	Später als 270 Tagen
Bei Eklampsie	22,1%	38,9%
Bei Gesunden	17,5%	58,4%

Die Häufigkeit des vorzeitigen Geburtseintritts sieht man auch daran, daß 54,4% der Kinder ein Geburtsgewicht von höchstens 5 Pfund haben (Esch).

Der Zusammenhang zwischen Eklampsie und Frühgeburt liegt wohl darin, daß die Eklampsie an sich zur Frühgeburt führt. Die seltenen Fälle von interkurrenter Eklampsie, wo nach Sistieren der Anfälle die Gravidität weitergeht, reichen nicht aus, um diese Auffassung zu widerlegen. Möglich ist aber auch, daß der Eklampsie und der Frühgeburt eine gemeinsame Ursache zugrunde liegt. Als solche betrachtet Bublitschenko eine erhöhte reflektorische Erregbarkeit des Nervensystems.

Bublitschenko macht auch darauf aufmerksam, daß bei Eklampsie auch abgesehen von der vorzeitigen Entbindung das Plazentargewicht im ganzen geringer sei als bei Gesunden. In der Unterentwicklung der Plazenta erblickt er eine Insuffizienz der, den mütterlichen Organismus vor der heranwachsenden Frucht schützenden Abwehrfunktion dieser Drüse, worauf auch schon Ulesko-Stroganowa hingewiesen hatte. Der Vermutung, daß das geringere Plazentargewicht mit der größeren Anzahl der an sich leichteren weiblichen Früchte zusammenhängt, widerspricht unserer Beobachtung eines großen Knabenüberschusses.

Daß das Kindergewicht bei Eklampsie geringer ist, ist allgemein bekannt. Bublitschenko fand ein Körpergewicht von weniger als 3000 g in 41,6%, gegen nur 17,8% bei gesunden Frauen. Soweit es sich um einen Mädchenüberschuß handelt, kann die Ursache des geringeren Gewichtes damit zusammenhängen. Größere Bedeutung kommt wohl sicher dem vorzeitigen Geburtseintritt zu. Und dann kann doch auch das Eklampsiegift oder die Erkrankung des mütterlichen Blutes, der Niere oder der Plazenta die Fruchtentwicklung hemmen.

Aufgefallen ist von jeher der große Kinderverlust bei Eklampsie. Der gesamte Kinderverlust (Totgeborene und bald post partum Gestorbene zusammen) beträgt bis zum 10. Wochenbettstag rund 44% aller Früchte, 37% der Lebensfähigen und 28% der reifen Kinder. Bei der Eklampsie ohne Anfälle gehen nahezu 100% der Kinder zugrunde; bei der interkurrenten Eklampsie 67% und bei der Wochenbettseklampsie 9% (Esch).

Als Ursachen des großen Kinderverlustes kommen in Betracht: Frühgeburt, Sauerstoffmangel während des eklamptischen Anfalles der Mutter, Narkotika, Geburtsschädigungen der Frucht usw. Ob die Eklampsie auch das Kind intrauterin oder extrauterin befällt, wurde seit den ersten Sektionsberichten durch Schmorl immer wieder diskutiert (Dienst, Schmid, Knapp, Meyer-Würz und Raubitschek, Wilke, Esch). Aber bei der Ähnlichkeit mancher Sektionsbefunde mit den bei anderen Todesursachen, z. B. Erstickung, läßt sich schwer ein Urteil abgeben. Jedenfalls erlauben die anatomischen Untersuchungsergebnisse vorerst keinen Rückschluß auf eine spezifische Schädigung der Kinder durch die mütterliche Eklampsie (Esch).

Auch etwa klinisch beobachtete Krämpfe sind kein sicherer Beweis für eine eklamptische Erkrankung des Neugeborenen, da solche Krämpfe auch aus anderen Ursachen, z. B. bei Hirnblutungen oft genug da vorkommen können, wo von Eklampsie der Mutter gar keine Rede ist. Mit Recht ist daher auch Esch gegenüber den, von ihm aus der Literatur gesammelten 23 Fällen von Krämpfen der Neugeborenen mit der Diagnose Eklampsie sehr zurückhaltend. Da die befallenen Kinder fast ausnahmslos ausgetragen oder fast ausgetragen waren, so meint er, daß zum Zustandekommen von Konvulsionen eine gewisse Entwicklung des Zentralnervensystems die Voraussetzung bilde.

Auch die mehrfach beobachtete Neigung zu Leichenstarre, sogar schon intrauterin (Dohrn) läßt sich nicht mit einer spezifischen Eklampsiewirkung erklären (Esch).

Schließlich könnte man zum Beweis, daß das Eklampsiegift am Kind wirksam werden könne, noch darauf hinweisen, daß auch bei den Wochenbettseklampsien 9% der Kinder verloren sind. Man könnte annehmen, daß hier das sub partu schon vorhandene Eklampsiegift zum späteren Tod der Kinder führt. Aber es ist zu bedenken, daß nach Büttner 18,5% dieser Kinder frühgeboren sind mit an sich verminderten Lebensaussichten. Dazu kommt gewöhnlich noch der Wegfall des Stillens infolge Erkrankung der Mutter.

Soweit die Kinder schon an die Brust gelegt waren, taucht die Frage auf, ob nicht die Milch der eklampsiekranken Mutter ein den Kindern schädliches Gift enthält. Wenn auch die mammäre Theorie der Eklampsie abgelehnt wird, so rechnen tatsächlich doch manche Autoren (Goodhall, v. Jaschke) mit der Möglichkeit einer toxischen Schädigung der Kinder durch die Muttermilch der Eklamptischen. Aber Bumm hat bei Ausgebluteten 19mal Eklampsieblut transfundiert, ohne jemals eklamptische Symptome oder sonst irgendwelche Schäden zu beobachten. Wenn man nun etwa annimmt, die Milch der Eklamptischen sei giftreicher als das Blut, so ist zu erwidern, daß nach den Experimenten von Werner und Kolisch das Kolostrum und die Milch von Eklamptischen sich nicht giftiger zeigten als bei Gesunden. Auch die klinische Erfahrung spricht gegen die Giftigkeit der Eklampsiemilch, da man wohl allgemein die Kinder ungestraft anlegt. v. Reuß, der früher in dieser Richtung Bedenken hatte, hat seinen Standpunkt inzwischen geändert.

Über die späteren Lebensschicksale der Eklampsiekinder ist nicht viel zu sagen. Soweit Störungen in der weiteren Entwicklung beobachtet werden, muß man sich natürlich immer zuerst fragen, was kommt auf Konto der bei der Eklampsie ziemlich häufigen Frühgeburt, der nicht seltenen operativen Entbindung oder einer Asphyxie? Gerade die beiden letzten Punkte sind um so wichtiger, als sie durch Organblutungen, besonders auch intracranielle Blutungen, einen der Eklampsie ähnlichen Befund allenfalls mit Krämpfen bewirken können.

Zieht man das alles ab und beschränkt sich allein auf die durch die Eklampsie bewirkten Schäden, so bleibt nicht mehr viel übrig, wie neuerdings Neugarten an Nachuntersuchungen festgestellt hat. Sind die Kinder über die erste Wochenbettszeit hinaus, so ist ihnen im Vergleich zu sonst gewöhnlich nichts Besonderes mehr anzumerken. Eine besondere Neigung zu Spasmophilie oder zu Nervosität im späteren Leben hat sich nicht nachweisen lassen. Auch zu anderen Erkrankungen, wie sie von Psychiatern und Neurologen in kausalem Zusammenhang mit der Eklampsie beschrieben wurden, dürfte eine besondere Disposition infolge der mütterlichen Eklampsie nicht vorhanden sein (Neugarten). Ebensowenig haben sich zuverlässige Anhaltspunkte für eine Keimverderbnis im Gefolge der mütterlichen Eklampsie (F. Müller) oder für eine Vererbung der Eklampsie oder der Eklampsieanlage feststellen lassen.

2. Emesis, Hyperemesis gravidarum und Konstitution.

Selbstverständlich soll hier nur das nicht organisch bedingte Schwangerschaftserbrechen erörtert werden. Aber gerade diese Form der Emesis gravidarum ist so häufig, daß man von einer besonderen Konstitution der Beteiligten nicht gut reden kann. Jedoch gerade stärkere Grade von Erbrechen, die zu einer ernsteren Belästigung oder gesundheitlichen Beeinträchtigung führen, scheinen mitunter an eine besondere Konstitution gebunden zu sein.

In körperlicher Hinsicht sind vor allem die Hypoplasticae und Asthenicae mit leicht erregbarem Nervensystem zu nennen. Zwar kommt das Leiden bei den kräftig Gebauten auch nicht selten vor, beeinträchtigt auch dort das subjektive Wohlbefinden in hohem Maße, aber wegen des von Hause aus viel besseren Ernährungszustandes kommen sie doch viel weniger körperlich herunter als jene.

Die gleiche Gefahr der raschen Entkräftung droht natürlich auch da, wo vorher schon endokrine Störungen da sind, vor allem Thyreotoxikosen, wie Basedow und dergleichen.

Etwas, was immer wieder auffällt, ist der Umstand, daß manche Frauen, die in der Mädchenzeit an heftigsten Dysmenorrhöen mit starkem Erbrechen gelitten hatten, oft überraschend wenig mit Schwangerschaftserbrechen zu tun haben. Man sollte eigentlich meinen, daß ein Körper, der schon der kleineren Aufgabe der Menstruation gegenüber versagte, das bei der Schwangerschaft erst recht tut. Diese völlige Umstellung des Organismus kann darin liegen, daß die Schwangerschaft als Befreierin von den Qualen der Menstruation begrüßt wird.

Damit stehen wir vor der Abhängigkeit der Hyperemesis von der inneren Einstellung zur Gravidität. Daß diese Einstellung eine wichtige Rolle spielt, kann nicht bezweifelt werden. Wir sehen das schon daran, daß die einfachen, natürlich veranlagten Frauen vom Land durchschnittlich viel seltener an Hyperemesis leiden als die Städterinnen. Dabei mögen natürlich die feinen Nerven in der Stadt eine Rolle spielen. Aber viel wichtiger ist ein anderer Punkt. Die unverdorbene, ursprüngliche Bauersfrau betrachtet oft genug das Kind als etwas Gottgewolltes, das sie hinnimmt, auch wenn es sie wirtschaftlich belastet. Anstatt in ihm einen Konkurrenten zu erblicken, mit dem man die Ansprüche ans Leben künftighin teilen muß, sieht sie in ihm oft genug eine billige Arbeitskraft. Die Verantwortung für die Zukunft des Kindes empfindet sie vielfach nicht so tief oder regt sich wenigstens deswegen nicht so auf. Von dieser Einstellung ist die der Städterin oft himmelweit verschieden und stellt in allen Stücken oft das gerade Gegenteil dar. Das Erbrechen ist bei ihr daher oft der körperliche Ausdruck des Protestes gegen das unerwünschte und lästige Kind.

Heute im Zeitalter der Abtreibung wird es nicht selten zur **Waffe im Kampf gegen das Kind.** Das zeigt sich zuweilen schon daran, daß eine schwere Emesis sich bessert mit dem Moment, wo man die Unterbrechung sicher in Aussicht stellt, aber den Termin davon abhängig macht, daß der Kräftezustand sich vorher noch etwas hebt. Auffallend ist auch, daß Schwangere, die ihren Zustand unter allen Umständen verbergen müssen, oder die im festen Entschluß zur Unterbrechung das baldige Ende sicher vor sich sehen, in der Regel kein Erbrechen haben, wie wir Schwab bestätigen können.

Andere lehnen sich nicht generell gegen das Kind an sich auf, sie sind aber in schwerer Sorge, daß es einst als Kranker sein Leben als eine Last schleppen müsse. Unter dieser quälenden Furcht verschlimmert sich das Erbrechen immer mehr. Eine Besserung kann hier eintreten, sobald es gelingt, die Mutter von der Grundlosigkeit ihrer Sorgen zu überzeugen.

Mehrfach haben wir auch erlebt, daß einseitig mit Buben oder Mädchen gesegnete Mütter alsbald eine Besserung des Erbrechens aufwiesen, wenn man ihnen sagte, daß sie sich mit einer Unterbrechung am Ende gerade um das ersehnte Geschlecht, den Buben oder das Mädchen, bringen würden. Die intrauterine Geschlechtsbestimmung könnte hier also ebenso nutzen wie schaden.

Daß das Geschlecht der Leibesfrucht auch durch endokrine Beeinflussung der Mutter eine besondere Rolle spielt, und daß die Emesis bei einer Knabenschwangerschaft, bei der eine männliche Keimdrüse auf das mütterliche endokrine System einwirkt, häufiger vorkomme, hat sich nicht bestätigen lassen.

Ebensowenig hat sich bis jetzt ergeben, daß die Emesis stärker sei bei größerer Vaterähnlichkeit der Frucht, wie Margit v. David meinte. Die Beziehungen zu Blutgruppenverschiedenheit zwischen Mutter und Kind sind kaum studiert.

Dagegen spielt eine nicht unwichtige Rolle die Einstellung zu dem Ehemann. Manche Hyperemesis ist nur der Protest gegen den Mann, dem man das unerwünschte Kind zu verdanken hat und der obendrein die Leistung einer Schwangerschaft überhaupt nicht, oder nicht genügend wertet. Von diesem Gesichtspunkt aus fällt ein interessantes Licht auf jene Tatsache, daß nicht selten das Erbrechen mit dem Eintritt in die Klinik vor Beginn einer entsprechenden Behandlung schlagartig aufhört. Hier, wo es der Mann ja nicht sieht, hat es nicht mehr viel Sinn, in Form von Erbrechen gegen ihn zu demonstrieren.

Auch die Ablehnung des so manchen Frauen in der Gravidität besonders lästigen Sexualverkehrs kann sich in einer Hyperemesis äußern. Darum bessert sich der Zustand oft überraschend schnell mit Einhaltung der Abstinentia sexualis.

Die besondere Einstellung der Mutter zu ihrem Kind ist praktisch von großer Wichtigkeit, wenn es sich um die Indikation zur Schwangerschaftsunterbrechung handelt. Wer diese Dinge bei seiner Beurteilung der Situation ganz außer acht läßt, kann schweren Irrtümern verfallen. Der einseitige Lungenspezialist z. B. fürchtet von der Emesis eine Verschlimmerung eines alten Lungenprozesses; er unterbricht die Schwangerschaft, sieht hinterher die Frau aufleben und glaubt, darin eine Rechtfertigung seines Vorgehens zu haben, während die angenommene Tuberkulose am Ende gar nicht da ist, und hinter der Entkräftung nur die Unlust zum Kind steckte, wie wir mehrfach erlebten.

Im Gegensatz dazu steht das Verhalten der Graviden bei lebhaftem Kinderwunsch. Dieser macht die Frauen oft zu bewunderungswürdigen Heldinnen. Mehrfach konnten wir beobachten, daß sehr erfahrene Internisten einen künstlichen Abort dringend anrieten; aber in der Sehnsucht nach dem Kind lehnten die Frauen den Eingriff ab im Vertrauen auf ihren Instinkt. Keine einzige von ihnen hat einen nachweisbaren Schaden genommen.

So sieht man also, daß das Fehlen oder Versagen des Mutterinstinktes auf Emesis und Hyperemesis sehr ungünstig einwirken kann. Bei genauem Nachforschen findet man immerhin auffallend oft, daß irgendeine Dysharmonie infolge der Schwangerschaft die Emesis mindestens graduell steigert, wenn auch nicht gerade überhaupt veranlaßt.

Aber man darf diese Dinge doch nicht einseitig überwerten und nicht vergessen, daß manche junge Frau, die ihr Kind sehnsüchtig wünscht, doch an quälendem Erbrechen leiden kann.

e) Pyelitis gravidarum und Konstitution.

Da die Pyelitis auch beim Manne vorkommt, kann man bei Erkrankung der Frau nicht recht von einer besonderen weiblichen Konstitution sprechen. Die Pyelitis gravidarum macht aber vielleicht insofern eine gewisse Ausnahme, als sie oft mit Beendigung der Schwangerschaft sich rasch bessert, um bei erneuter Gravidität zu rezidivieren. Das sieht doch nach einem ganz speziell mit der Gravidität, also mit einer rein weiblichen Angelegenheit zusammenhängenden Faktor aus. Worin dieser Faktor begründet ist, wissen wir freilich nicht genau.

Um dazu einigermaßen Stellung zu nehmen, kommt es darauf an, ob die Pyelitis aszendierend oder deszendierend entsteht. Bekanntlich ist der Entstehungsmodus sehr umstritten. Anhänger des aszendierenden Modus sind z. B. Opitz, Sippel, Döderlein, Kehrer u. a.; während Zangemeister, Veit und unter Vorbehalt auch Stoeckel einen deszendierenden Modus annehmen, dem wir auf Grund eigener reichlicher Erfahrung auch huldigen.

Frägt man nun, worin die, eine Aszension begünstigenden konstitutionellen Momente liegen, so kann man zuerst auf die kurze Harnröhre mit der weniger geschützten Harnröhrenmündung des Weibes hinweisen. Ihr zufolge ist ein Einwandern von ektogenen Keimen in die Blase leichter möglich als beim Mann.

Den einmal in die Blase gelangten Keimen soll nun die Gravidität das Aszendieren ins Nierenbecken besonders erleichtern. Lange Zeit erblickte man den Grund darin hauptsächlich in einer Harnstauung und Uretererweiterung infolge der Schwangerschaft. Man glaubte, daß der Druck des schwangeren Uterus oder des kindlichen Kopfes den Ureter komprimiere, zu Urinstauung und damit zu Ureterdilatation und aufsteigender Infektion in das Nierenbecken führe. Daß diese Erklärung zum mindesten keine allgemeine Gültigkeit haben kann, geht daraus hervor, daß nicht wenige Pyelitiden schon in den ersten Schwangerschaftsmonaten auftreten, wo von jenem Druck noch nicht die Rede sein kann. Stoeckel spricht daher auch an Stelle der Ureterdilatation durch Kompression von einer „Ureteratonie".

Hatte man gegen den aszendierenden Infektionsmodus eingewendet, daß das Stereostium in der Blase den Keimen eine schwer überwindbare Barriere entgegenstelle, so berichtet neuerdings Luchs auf Grund von zystoskopischen und röntgenologischen Untersuchungen, daß es infolge der Ureterdilatation in der Gravidität zu einer Ostiuminsuffizienz komme.

Sehr einleuchtend ist die Erklärung von Sellheim, der die physiologische Steigerung der vom Ureter zu fördernden Urinmenge während der Gravidität für die Dilatation anschuldigt. Während der Ureter unter gewöhnlichen Umständen zur Weiterförderung des Urins eine regelmäßige Peristaltik aufbringt mit abwechselnder Erweiterung und Verengerung aufeinanderfolgender Abschnitte, geht er bei starker Vermehrung seines Inhaltes nach den Untersuchungen von Böminghaus zu dauernder Erweiterung über. Sellheim weist nun darauf hin, daß nach Zangemeister die Harnflut während der Gravidität fast auf das Doppelte des nichtschwangeren Zustandes gesteigert ist und erblickt in Übereinstimmung mit den Böminghausschen Experimenten darin die Ursache der dauernden Uretererweiterung während der Schwangerschaft. Er spricht daher von einer „physiologischen Weiterstellung" des Ureters und betrachtet diese als einen Spezialfall der übrigen Weiterstellung in der Gravidität (Bauchhöhle, Collum uteri, Vagina). Ebenso wie im Uterus durch Weitstellung des Ausführungsganges eine aufsteigende Infektion begünstigt werden kann, werden nach Sellheim „auch durch die Weitstellung des Nierenausführungsganges für das Aufsteigen einer auf dem Blut-, Lymph- oder Harnweg vom Dickdarm oder sonstwoher zustande gekommenen Ureterinfektion in das Nierenbecken oder in die Niere günstige Bedingungen geschaffen".

Eine mit dem anatomischen Bau zusammenhängende, besondere Disposition zur Pyelitis liegt nach Stoeckel vor, wenn bei Infantilismus der Genitalien mit hypoplastischen Zuständen an den Harnorganen eine Gravidität eintritt. Ob dabei das zur Pyelitis disponierende Moment im engen Lumen oder in der Muskelschwäche der Ureteren liegt, steht dahin.

Die Bevorzugung der rechten Niere wird bald mit dem häufigeren Tiefstand derselben, bald mit der etwas anderen topographischen Beziehung des rechten Harnleiters zu Parametrium und Uteruskante erklärt. Vielleicht kann man auch noch darauf hinweisen, daß die Harnblase mit der fortschreitenden Schwangerschaft nach oben und nach rechts verlagert wird; alles Dinge, die eine Knickung des rechten Harnleiters mit nachfolgender Stauung begünstigen sollen.

Gegen diese an sich sehr bestechende Erklärung der Pyelitis ist einzuwenden, daß nach unserer nicht kleinen Erfahrung die Nierenbeckenentzündung meist deszendierend, nicht aszendierend beginnt, und eine Art „Bakterienausscheidungserkrankung" ist. Für die deszendierende Entstehung spricht schon der Umstand, daß nicht wenige Fälle ganz akut ohne zystitische Vorläufer plötzlich mit Fieber beginnen. Wir müssen dabei annehmen, daß die Kolibakterien aus dem Darm ins Nierenbecken einwanderten. Aber gerade dafür lassen sich gewisse konstitutionelle Momente anschuldigen. Vor allem ist dabei der häufige rechtsseitige Sitz der Erkrankung gut verständlich, seitdem Franke zwischen

Colon ascendens und rechtem Nierenbecken direkte Lymphverbindungen nachgewiesen hat.

Gewisse Schwierigkeiten aber macht die dabei zu fordernde direkte Durchwanderung der Darmkeime durch die Darmwand. Nach den Untersuchungen von Meyer-Betz ist diese Durchwanderung unter normalen Verhältnissen gewöhnlich nicht möglich; es genügen aber dazu doch schon kleinste Verletzungen der Darmwand, Stauung des Darminhaltes (Brosch), ja sogar der Hungerzustand. Außerdem ist der kindliche Darm viel eher durchlässig, insbesondere dann, wenn die Darmkeime bei Darmstörungen oder Obstipation eine Virulenzsteigerung erfahren. Manche Kinderärzte und Internisten erklären daher eine im Zusammenhang mit Darmerkrankungen auftretende Nierenbeckenentzündung als „Durchwanderungspyelitis" (Escherich und Pfaundler, Lenhartz, Finkelstein). Nun aber führt die Schwangerschaft oft zu einer Änderung des Darmverhaltens gegen früher, und bewirkt bald Obstipation, bald eine Neigung zur Diarrhöe. Vielleicht bedeutet das nicht nur eine Schädigung der Darmwand und Erhöhung ihrer Permeabilität, sondern auch eine Virulenzsteigerung der Darmkeime. Eine solche Virulenzsteigerung scheint bei Kolipyelitis vorzuliegen, und zwar am Ende im Zusammenhang mit einer Reduktion der Abwehrkraft des Blutes. An eigens auf diesen Punkt gerichteten Untersuchungen war uns (Kiefer) aufgefallen, daß aus Pyelitisharn gezüchtete Kolistämme im Eigenblut erst nach 6—8 Stunden verschwunden waren, während dies bei Koli aus dem Darm von harngesunden Schwangeren schon nach 5—6 Stunden der Fall war.

Möglich wäre auch, daß ein habituelles Abweichen von der gewöhnlichen Darmflora, wie es J. Bauer beschreibt, die Darmdurchwanderung begünstigt.

Ob am Ende auch eine Persistenz der kindlichen Darmdurchlässigkeit bei der Entstehung der Pyelitis eine Rolle spielt, ist bis jetzt nicht genügend berücksichtigt und obendrein nur sehr schwer zu beurteilen.

f) Varizen und Konstitution.

1. Daß bei der Entstehung von Varizen die Konstitution mitspricht, sehen wir schon an der vorwiegenden Beteiligung des weiblichen Geschlechts. Wenn Varizen auch bei Männern auftreten, so sind sie hier doch im Vergleich zum Weib so selten, daß man fast von einem deutlichen Geschlechtsunterschied und einer speziell weiblichen Erkrankung reden kann.

Aber auch unter den Frauen selbst kommen Unterschiede vor. Der bekannteste ist der Einfluß der Schwangerschaft. Varizen sind bei Nulliparen sehr selten und kommen fast nur bei Schwangeren vor. Demnach spielt die Gravidität in der Ätiologie der Varizen eine der wichtigsten Rollen.

Von den mit der Gravidität verbundenen Ursachen der Varixbildung seien nur einige erwähnt, so die Stauung infolge Venenkompression durch den schwangeren Uterus, dann die Vermehrung der Blutmenge (S. 331) mit konsekutiver Ausbuchtung der Venenwand, ferner die Änderung des Sympathikustonus mit Verminderung des Gefäßwandtonus (Kaschimura) und schließlich die vermehrte Nachgiebigkeit der Venenwand infolge Schädigung durch die Schwangerschaftstoxine. Daß diese Giftstoffe durch den temporären Ausfall der Ovarialsekrete besonders wirksam werden sollen (Nobl), scheint uns in hohem Maße schon deshalb unwahrscheinlich, weil ja während der Gravidität nur der germinative Anteil des Eierstocks ruht, während die maßgebende interstitielle Drüse trotzdem weiter funktionieren kann.

Aber die mit der Schwangerschaft verbundenen Momente reichen allein zur Erklärung noch nicht aus, da manche Frauen trotz zahlreicher Graviditäten keine Krampfadern bekommen, während andere schon nach ein oder zwei Entbindungen hochgradige Veränderungen zeigen.

Wir müssen demnach annehmen, daß auch noch individuelle Faktoren hinzukommen. Diese liegen zum großen Teil in der äußeren Lebenslage und Beschäftigungsart. Am nachteiligsten sind Berufe, bei denen man viel stehen muß. Schon die Hausfrauen geben oft an, daß ihnen das Stehen in der Küche schlecht bekommt. Schulte hat 1255 männliche Arbeiter durchgemustert und dabei den Nachteil des Stehens zahlenmäßig feststellen können. Es fanden sich Krampfadern

bei Arbeitern aus stehenden Berufen 12,7%,
aus stehenden und gehenden Berufen 2,2%,
aus mehr sitzenden Berufen 2,2%,
aus nur sitzenden Berufen . . . . 0,0%.

Tatsache ist, daß Krampfadern unter der handarbeitenden Bevölkerung häufiger und graduell stärker sind als sonst. Man hat sie daher auch zu den Berufskrankheiten gerechnet. Der nachteilige Einfluß eines stehenden Berufes sei nicht bestritten. Jedoch ehe man die Berufsschäden allein anschuldigt, darf man nicht vergessen, daß gerade die Frauen der arbeitenden Kreise meistens auch mehr Geburten hinter sich haben als die anderen.

Aber dafür, daß bei ihnen die Last der Blutsäule von Bedeutung ist, könnte der Umstand sprechen, daß Varizen in den oberen Körperpartien (Vena axillaris, jugularis) kaum vorkommen. Vielleicht darf man auch an die Experimente von Leon Hill erinnern: Legt man einem Aal das Herz frei und hält ihn senkrecht mit dem Kopf nach oben, so wird das Herz nach wenigen Schlägen blutleer. Streicht man dann den Körper des Tieres vom Schwanzende nach oben, so füllt sich das Herz alsbald wieder. Danach bleibt das Blut bei der aufrechten Haltung in den peripheren Körperpartien. Hält man das Kopfende nach unten so füllt sich das Herz prall an, bis die Spannung des Herzbeutels es zusammenhält (Kaiser).

Jedoch fällt immer wieder auf, daß die Varizen unter sonst ganz gleichen Bedingungen der Graviden ein sehr verschiedenes Verhalten zeigen. Daher reichen weder Geburtenzahl noch äußere Lebenshaltung zur restlosen Erklärung der Unterschiede aus. Wir sind vielmehr gezwungen, noch in der Konstitution bedingte disponierende Momente anzunehmen.

Daß dabei angeborene Dinge eine Rolle spielen, geht daraus hervor, daß das Leiden familiär auch bei Männern auftritt. Die Rekrutenmusterungskommissionen fanden früher immer wieder Familien, in denen Vater und Söhne wegen Varizen militärfrei wurden. Und wenn wir unsere varixkranken Frauen näher fragen, können wir öfters hören, daß die ganze Familie: Großmutter, Mutter und alle Schwestern, auch unverheiratete, an Varizen leiden. Nobl berichtet von Varizen bei 12—13jährigen Mädchen, deren Mütter das Leiden in hohem Maße zeigten.

All das drängt zur Annahme einer angeborenen oder gar vererbten Disposition zur Varixbildung; sonst wäre es gar nicht verständlich, daß bei der einen Frau trotz beträchtlicher und langdauernder lokaler oder allgemeiner Blutstauung eine Venenerweiterung dauernd ausbleibt, während sie sich bei einer anderen oft schon im jugendlichen Alter und bei mehreren Familienmitgliedern, in mehreren Generationen einstellt (J. Bauer).

Zum Beweis der angeborenen Disposition hat man auch auf das verschiedene Verhalten der einzelnen Rassen hingewiesen (Billroth, Labit, Bennet). Eine besondere Neigung zur Varixbildung soll in Bosnien und in der Schweiz bestehen (Knotz, Kobler, Crämer). Bei Japanern soll die Krankheit sehr selten sein. Nach Miyauchis finden sich unter 10 000 japanischen Rekruten nur 166 mit dilatierten Schenkelvenen, also 1,6%; darunter waren 1,35 leichtere, 0,2% mittelschwere und 0,11% schwere Formen. Demgegenüber waren unter 50 406 deutschen Einjährigfreiwilligen 341 = 0,6% wegen schwerer Varizen dienstuntauglich. Man hat die Seltenheit der hochgradigen Varizen in Japan mit der geringen Körperlänge und der damit verbundenen Kürze des Weges zwischen Herz und Körperperipherie in Verbindung bringen wollen. Dieser Erklärung steht aber entgegen, daß wir oft bei kleinen Frauen ausgesprochene Varizen haben, während sie bei großen fehlen. Mit Recht spricht daher Nobl die Vermutung aus, daß es sich nicht um Unterschiede der Rasse, sondern um solche der Lebensweise handelt und weist darauf hin, daß die Japaner oft bei der Arbeit mit untergeschlagenen Beinen sitzen, wo die Europäer stehen. Eine ähnlich vorsichtige Bewertung der Rasse als solcher findet sich bei Ranzi, der für die Häufigkeit der Varizen in Norditalien die Pellagra mit ihrem nachteiligen Einfluß auf den Gefäßwandtonus anschuldigt.

Wenn somit auch die Bedeutung der an die Rasse gebundenen konstitutionellen Momente sehr fraglich ist, so müssen wir innerhalb der gleichen Rasse doch eine individuelle Disposition annehmen. Leider haben wir noch viel zu wenig Erfahrung über die Beziehungen der Krampfaderbildung zum Gesamthabitus; aber es scheint doch, daß fettleibige, robuste, breitgebaute und vollsaftige Frauen häufiger erkranken als die anderen. Da das auch bei gesundem Herzen der Fall ist, so muß man an eine mit dem geschilderten Körperbau verbundene Disposition glauben. Daß dabei eine besondere Fettanhäufung in der Fossa ovalis die Vena saphena magna komprimiert, wie manche Chirurgen meinen, scheint uns nicht wahrscheinlich. Was freilich bei diesem Körperbau die Varixbildung begünstigt, können wir nicht sagen. Da wo Varizen fehlen, ist uns oft ein besonders derber Knochenbau mit einer auffallend dicken, straff gespannten, auf der Unterlage wenig verschieblichen Haut aufgefallen. Die Weichteilunterlage selbst fühlt sich dabei oft ungewöhnlich fest und unnachgiebig an.

Ob Dunkelpigmentierte mehr zur Varixbildung neigen als Blonde oder Rotblonde (Aschner) läßt sich vorerst nicht beurteilen.

Vielleicht spielt die Beschaffenheit der Venenklappen eine Rolle. Hesse und Schaack fanden daß die Venenklappen oberhalb der Einmündungsstelle der Vena saphena in 23% der Fälle fehlen und schuldigen das mit Krämer für die Varizenbildung in diesem Bezirk an. Außerdem spricht man von angeborener Schädigung der Venenklappen (Zancani, Löhr), oder von kongenitaler herabgesetzter Widerstandsfähigkeit der Venenwand mit mangelhafter Entwicklung der elastischen oder muskulösen Elemente (de Vecchi, Krämer, Nobl), oder von Kommunikationsstörungen zwischen dem oberflächlichen und dem tiefen Venengebiet; oder man nimmt an Stelle der angeborenen Disposition ein direktes Angeborensein der Varizen selbst an (Hasebroek, Nobl, Petit, Delbet, Zancani), so selten das auch ist. Definitiv geklärt sind aber diese Dinge trotz- und alledem noch lange nicht.

Nach anderer Ansicht hängt die Varixbildung damit zusammen, daß die Funktionsfähigkeit der Venenklappen nur relativ kurze Zeit dauert und die Klappen rasch altern. Klotz meinte seinerzeit (1887), daß die Zahl der prompt funktionierenden Venenklappen schon unter physiologischen Bedingungen nach dem 20. Lebensjahr abnimmt und so die Vorbedingung zur Varixbildung geschaffen wird. Meyer-Ruegg weist darauf hin, daß von den ursprünglich angelegten Venenklappen mit 30 Jahren schon 25% und mit 70 Jahren gar 80% verschwunden sind. Danach wäre die Krampfaderentstehung eine Art vorzeitiger Aufbrauchskrankheit infolge frühzeitiger Diensteinstellung der Venenklappen. In Übereinstimmung damit stünde der Umstand, daß Varizen bei Jugendlichen kaum vorkommen. Bennet fand, daß von den varikösen Frauen 41,12% im Alter zwischen 25 und 40 Jahren standen. Nobl gibt an, daß die Krampfadern im 3. bis 5. Dezennium hauptsächlich auftreten. Ehe man aber das Alter allein anschuldigt, muß man bedenken, daß in den genannten Altersklassen auch die allermeisten Schwangerschaften und Geburten vor sich gehen. Immerhin fand auch Fehling unter 12 Fällen von tödlicher Embolie an Kriegsverletzten nur zwei unter 30 Jahren, fünf zwischen 31 und 40 Jahren und fünf zwischen 40 und 50 Jahren.

Vermutlich spielen auch abnorme Druckverhältnisse in der Bauchhöhle eine Rolle. Da diese ihrerseits wieder mit der Beschaffenheit des Thorax (Kaiser, Mathes, Sellheim), dem Vorhandensein einer Obstipation, dem Tonus der Organbefestigungsmittel oder der Bauchdecke, also mit ausgesprochen konstitutionellen Momenten zusammenhängen, so begegnen wir auch auf diesem Gebiet Beziehungen zwischen Konstitution und Varizen.

Auch die konstitutionelle Beschaffenheit des vegetativen Nervensystems wurde angeschuldigt. Kaschimura glaubte, daß der vom Sympathikus abhängende Tonus der Venenwand und ihrer nutritiven Netze von Bedeutung sei. Zunächst soll es zu einer vermehrten Blutströmung mit erhöhter Arbeitsleistung und Hyperplasie der Venenmuskulatur kommen; daran soll sich dann ein Stadium der Erschlaffung mit Abnahme der Strömungsgeschwindigkeit, Stagnation und Schwund der Venenmuskulatur schließen.

Anhangsweise sei jener intrakutanen Venenbüschel am weiblichen Oberschenkel gedacht, die Novak als weibliche Geschlechtsmerkmale bezeichnet. Es handelt sich dabei um ganz feine Venen, die als hellrote oder violette Stränge von wenigen Zentimetern Länge durch die Haut ziehen und dann plötzlich in einer tieferliegenden, durch die Haut hindurchschimmernden Vene verschwinden. Zum Unterschied von den gewöhnlichen Varizen sitzen sie nach Novak auf der Vorder- und Außenseite des Oberschenkels, anstatt auf der Beuge- oder Innenseite, was wir nicht ganz bestätigen können.

Novak fand diese Venenbüschel bei 80% aller Frauen nach dem 20. Lebensjahr, was unserer Erfahrung nicht entspricht, während sie bei 80% der erwachsenen Männer fehlen sollen. Der genannte Autor erblickt in ihnen einen typischen Geschlechtsunterschied. Als Ursache vermutet er, daß es durch die größere Beckenbreite zu stärkerer Adduktionsstellung der Oberschenkel und damit zu stärkerer Hautspannung mit Abknickung der Einmündungsstelle der oberflächlichen in die tieferen Venen kommt.

Die Entwicklung dieser Venenbüschel ist nicht bei allen Frauen gleich. Auf den Zusammenhang mit der Sexualfunktion weist der Umstand hin, daß sie vor dem 14. Lebensjahre fehlen, während sie nach dem 20. Jahre schon recht häufig anzutreffen sind. Schwangerschaften verschlimmern die Erscheinungen nicht, oder nicht nennenswert. Darum sollen Nulliparae ebenso häufig beteiligt sein wie Parae. Im höheren Alter jenseits des Klimakteriums schwinden sie nicht, zeigen aber auch keine Verschlimmerung. Bei Frauen mit weicher, glatter, echt femininer Haut fehlen die Gefäßbüschel seltener, während sie bei Frauen mit derber, männlicher Haut häufiger vermißt werden. Am seltensten findet man sie bei Frauen mit männlicher Behaarung der Oberschenkel. Anscheinend fehlen sie auch öfters bei Hypoplasie und Infantilismus.

2. Neuerdings ist auch die Frage aufgetaucht, ob nicht auch die Verschlimmerung der Varizen mit Geschwürsbildung die Folge einer besonderen Konstitution sei. Man könnte an ein besonderes Verhalten des Sympathikus denken und darauf hinweisen, daß die periarterielle Sympathektomie (Leriche) zum Ausgleich der Stauungsulcera mehrfach gemacht wurde. Indes lehnt Nobl dieses Verfahren vorerst ab und zieht überhaupt die neurogene Entstehung des Ulcus cruris in Frage. Die Geschwürsbildung hängt danach weniger mit der Konstitution als mit den äußeren Verhältnissen zusammen, so z. B. mit der Berufsart, mit besonderer Neigung zur Staub- oder Schweißbildung, mangelhafter Hautpflege, fehlender Reinlichkeit und dergleichen, die natürlich alle die Entstehung von Geschwüren begünstigen.

Thrombenbildung ist nach Schauta eine Frage der Asepsis und hätte danach mit Konstitution nichts oder nur indirekt zu tun. Aber nach Recklinghausen ist das Leiden bei Frauen häufiger als bei Männern. Fehling führt das darauf zurück, „daß Frauen Unterleibsoperationen, welche zu Thrombose Veranlassung geben, häufiger durchzumachen haben als Männer; dazu kommt noch die Gelegenheitsursache des Wochenbetts." Von einer wirklichen „Thrombophilie" (Mendel) im Gegensatz zu der Hämophilie zu sprechen, hat nach Fehling wohl keinen Sinn. Aber es scheint doch, daß bei beiden Geschlechtern ein bestimmter Körpertyp in besonderem Maße mit Thrombose und Embolie behaftet ist. Rehn spricht daher geradezu von „Embolikern". „Es sind fettleibige, breit gebaute, etwas untersetzte Menschen von leicht gedunsenem Aussehen. Die Muskulatur ist leidlich gut entwickelt bis auf die der Bauchdecken und des Schultergürtels. Auch die Beine sind etwas schwächer entwickelt als der übrige Körper. Die Haut ist auffallend blaß und zart. Größeren körperlichen und psychischen Anstrengungen ist der Emboliker nicht gewachsen. Er ist häufiger beim weiblichen Geschlecht anzutreffen."

Andere (Kermauner, Schnitzler, Grafe und Holzmann) berichten von familiärem Vorkommen der Thrombose, das über den reinen Zufall hinauszugehen scheint.

Daß hinter der Thrombose eine von Haus aus gesteigerte Blutgerinnungsfähigkeit steht, die manche bei Schwangeren annehmen (Mathes, Ebeler, Küster), ist nicht wahrscheinlich (Keller, Fehling). Nach Fellner gingen nichtgravide Tiere bei intravenöser Injektion kleiner Mengen Preßsaft von Uterusgewebe zugrunde, während trächtige Tiere schadlos die zehnfache Dosis vertrugen. Das Blut gesunder Tiere enthält demnach in der Gestationszeit Schutzstoffe, welche die im Kreislauf befindliche Thrombokinase unschädlich machen (Fehling). Auch die Ovarialfunktion (Adler) hat keinen entscheidenden Einfluß auf die Thrombenbildung (Keller, Schickele); soweit die Häufigkeit der Thrombose mit dem Lebensalter schwankt, kann das daher nicht an sich mit der Tätigkeit der interstitiellen Eierstocksdrüse zusammenhängen.

Über das Lebensalter ist zu sagen, daß die Thrombose vor dem 30. Lebensjahre sehr selten ist; bis zu gewissem Grade steigt die Häufigkeit mit dem zunehmenden Alter. Zur Helle fand:

Vom 21.—30. Jahre . . . . 8,6% Thrombosen
„ 31.—40. „ . . . . 11,4%   „
„ 41.—50. „ . . . . 17,2%   „
„ 51.—60. „ . . . . 14,2%   „
„ 61.—70. „ . . . . 2,4%   „

Bekannt ist die Häufigkeit der Thrombose bei Myomen, wie sich aus nachstehenden Tabellen von Wenczel und Olshausen zeigt:

Wenczel hatte

		Thrombosen	Embolien
bei Laparotomien	835	17 = 2,0%	10 = 1,2%
bei Myomen	183	8 = 4,6%	5 = 2,8%
bei Uteruskarzinomen . . .	70	1 = 1,4%	1 = 1,4%.

Olshausen fand auf

2443 Bauchschnitte . . . . 14 = 0,6% tödliche Embolien,
571 Myomoperationen . . . . 7 = 1,3% tödliche Embolien.

Daß die Thrombose im Gebiet der unteren Extremitäten viel häufiger als an den Armen vorkommt, hängt wohl, wie die häufigere Varixbildung, damit zusammen, daß die Blutsäule auf den Gefäßen der Beine bei aufrechtem Stehen und Gehen schwerer lastet.

Auffallend ist die häufige Beteiligung des linken Beins. Nach einer Zusammenstellung von Fehling ergeben sich darüber folgende Zahlen:

		rechts	links	doppelseitig
Zur Helle	22	6	16	—
Wieländer	23	9	11	3
Sänger	32	13	16	3
Lang	31	7	15	9
Klein	40	7	24	9
Klein	62	13	28	21
Summe	210	55	110	45

Daß bei Lungenembolien die linke Lunge häufiger befallen ist als die rechte, hat in dem Verlauf des linken Astes der Arteria pulmonalis seinen Grund.

Unter welchen besonderen Bedingungen Phlebolithen entstehen, wissen wir nicht. Erwähnt sei aber, daß Phlebolithen im Ligamentum latum unter Umständen auch auf dem Röntgenbild gegen Uretersteine oder Knochen eines Dermoids nur schwer zu unterscheiden sind.

IV. Geburtsstörungen und Konstitution.
a) Wehen und Konstitution.

Wenn man immer wieder sieht, daß Wehenschwäche nicht nur bei derselben Frau sich wiederholt, sondern auch bei verschiedenen Frauen derselben Familie auftritt, und wenn man die verschiedene Wirksamkeit des gleichen Wehenmittels bei verschiedenen Frauen bedenkt, dann muß man an konstitutionelle Ursachen der Erscheinung denken. Will man diesen Dingen nachgehen, dann muß man zwischen dem Fehlen von Uteruswehen und dem Fehlen der Bauchpresse unterscheiden.

Um die konstitutionellen Ursachen der schlechten Uteruswehen aufzufinden, sollte man in erster Linie die Ursachen des Geburtseintritts und damit die letzten Wehenursachen kennen. Solange das nicht der Fall ist, müssen wir uns mit Hypothesen begnügen. Danach sind zum Eintritt von Uteruswehen zwei Dinge nötig: 1. die Bildung von wehenerregenden (chemischen oder elektrischen) Kräften, die sog. „Geburtsstoffe"; 2. die Fähigkeit des Uterus, auf diese Stoffe zu reagieren, die „Wehenreife", „Wehenbereitschaft". Wahrscheinlich nimmt diese Ansprechbarkeit des Uterus im Laufe der Gravidität zu, erreicht ihren Höhepunkt am physiologischen Ende und ist also das Produkt eines Reifungsvorganges, einer Art Schwangerschaftsreaktion des Uterus. Wehenschwäche kann also ihre Ursache darin haben, daß der eine oder andere der Faktoren, oder alle beide, es an sich fehlen lassen.

Betrachtet man die Wehenreife des Uterus als Teilerscheinung einer normalen Schwangerschaftsreaktion, so könnte man daran denken, daß überalterte Erstgebärende infolge Ausbleibens einer normalen Graviditätsreaktion Wehenschwäche zeigen. Die klinische Erfahrung lehrt aber, daß solche mit schlechten und solche mit guten Wehen abwechseln. Anscheinend besteht ein gewisser Unterschied zwischen Spätheirat und rechtzeitiger Heirat mit Spätkonzeption. Im ersten Falle scheinen die Wehen ziemlich normal, im letzten hat man am ehesten Wehenschwäche zu erwarten, wenigstens dann, wenn die Spätkonzeption auf Hypoplasie des Genitalapparats zurückgeht. Spätkonzeption und Wehenschwäche sind dann ein, zwar der Form nach verschiedener, aber dem Wesen nach gleichwertiger Ausdruck mangelhafter Anlage.

Bei ganz jugendlichen Erstgebärenden, die kaum in die Menarche eingetreten sind oder wenigstens das eigene Körperwachstum noch nicht abgeschlossen haben, wäre denkbar, daß der unausgewachsene Uterus zur nötigen Schwangerschaftsreaktion noch nicht reif genug ist. Nach unseren freilich nicht großen Erfahrungen sind die Wehen hier aber gewöhnlich ganz gut, wie auch Guggisberg annimmt. Schon Mauriceau meinte, daß Mädchen unter 15 Jahren um so leichter gebären, je jünger sie sind.

Nach allgemeiner Erfahrung lassen es die Wehen bei der Frühgeburt nicht selten an sich fehlen. Die Ursache liegt wohl daran, daß weder in der Bildung der Wehenstoffe, noch in der Entwicklung der Wehenbereitschaft des Uterus der nötige Reifegrad erreicht wurde. Da wir nach intravenösen Injektionen von Liquor cerebrospinalis von Gebärenden bei wehenlosen Frauen die Geburt eintreten sahen, muß man in Übereinstimmung mit Trendelenburg annehmen, daß sub partu ein Hypophysen inkret vorhanden ist, das in früheren Schwangerschaftsmonaten noch ganz, oder wenigstens zum großen Teil fehlt.

Vielleicht lassen sich auch plazentare Inkrete für die Wehenträgheit bei Frühgeburten verantwortlich machen, sei es, daß die unreife Plazenta ihren, den Uterus zur

Wehenbereitschaft sensibilisierenden Einfluß (Guggisberg, Wehefritz) noch nicht bekommen, oder ihre wehenhemmende Wirkung (de Snoo) noch nicht verloren hat. Zum Verständnis dieser letzteren Plazentarwirkung muß man davon ausgehen, daß die unreife Plazenta während der Gravidität die vom Uterusinhalt ausgelöste Wehenneigung hemmt und daß diese Hemmung erst mit dem Erreichen der Vollreife aufhört.

Außer diesen mit dem Lebensalter der Gebärenden und der Zeitdauer der Schwangerschaft zusammenhängenden Kriterien gibt es für die Wehenprognose aber auch am äußeren Habitus einige Anhaltspunkte. Unter der Annahme, daß die normale Wehenreife des Uterus das Produkt einer normalen Schwangerschaftsreaktion ist, haben wir uns gefragt, ob bei schlechter Wehenbeschaffenheit auch andere Schwangerschaftsreaktionen, wie Pigmentierung und Striaebildung schwach entwickelt sind. Sichere Beziehungen ließen sich nicht feststellen. Aber wir haben doch den Eindruck, daß da, wo die Striae ausbleiben, die Wehen es öfters an sich fehlen lassen.

Da die Wehenbeschaffenheit als Muskelarbeit bis zu gewissem Grade sich nach dem Zustand der übrigen Körpermuskulatur richtet, haben die an sich zarten, fettarmen, aber relativ muskelreichen Frauen gewöhnlich viel bessere Wehen als die übermäßig fettreichen Germaniafiguren, wie auch Stoeckel betont. Die Unterscheidung zwischen einem „Gazellentyp" und einem „Elefantentyp" hat tatsächlich eine gewisse Berechtigung. Schlechte Wehen sehen wir besonders auch da, wo in abnorm fettreichen Bauchdecken sich ein Nabelbruch oder eine Supraumbilikalhernie findet. Es scheint, daß diese Zeichen einer mangelhaften anatomischen Entwicklung auch ein Hinweis auf mangelhafte Funktion sind.

Soweit die Fettsucht endogen ist, kann natürlich auch die der Fettsucht zugrunde liegende endokrine Störung an der Wehenschwäche schuld sein. Soweit Frauen mit Dystrophia adiposo-genitalis oder einer anderen Form der hypophysären Fettsucht überhaupt konzipieren, ist daher zu erwarten, daß die Dysfunktion der Hypophyse auch zur Wehenschwäche führt. Anscheinend bildet auch die Thyreoidea geburtsfördernde Stoffe (Moosbacher, Guggisberg). Jedenfalls zeichnen sich die Geburten bei Kretinen oft durch mangelhafte Wehentätigkeit aus (Guggisberg). In Übereinstimmung damit steht die Obstipation bei Myxödem (Hypothyreoidismus) und die Diarrhöe bei Basedow (Hyperthyreoidismus), sowie die Heilung von Obstipation durch Schilddrüsensubstanz (H. Schur).

Nehmen wir an, daß es sich bei den bisher genannten Fällen um die mangelhafte Bildung von wehenerregenden Substanzen handelt, so liegt wahrscheinlich bei der Asthenie und der Hypoplasie eine mangelhafte Ansprechbarkeit des Uterusmuskels vor (Labhardt, A. Mayer), entweder weil es der Muskeltonus an sich fehlen läßt, wie bei der Asthenie, oder weil die Zahl der vorhandenen Muskelbündel zu gering ist, wie bei der Hypoplasie. Jedenfalls finden sich bei beiden Sorten von Gebärenden öfters Wehenanomalien. Da die den Wehenanomalien zugrunde liegenden Entwicklungshemmungen häufig bei verschiedenen Gliedern derselben Familie auch in verschiedenen Generationen vorkommen, erklären sie ohne weiteres das familiäre Auftreten von Wehenschwäche bei Mutter und Tochter oder bei verschiedenen Schwestern.

Soweit ein infantiles Becken mit engem Schambogen, ähnlich wie der Uterus infantilis, ein Zeichen der allgemeinen Bildungshemmung ist, kann auch es als Hinweis auf schlechte Wehen gelten.

Bei Uterusmißbildungen, z. B. Uterus arcuatus, läßt sich zum vornherein über die zu erwartende Wehenbeschaffenheit nichts aussagen.

Auch Neubildungen des Uterus — Myome und Kollumkarzinome — lassen für die voraussichtliche Wehentätigkeit keine zuverlässigen Schlüsse zu. Daß Myome völlig einflußlos bleiben können, ist bekannt und wurde von Heimann und Hessenberg besonders betont. Bei sehr großen und vielleicht auch bei multizentrischen, an verschiedenen Uterusstellen sitzenden Myomen kann es aber durch Ausfall an kontraktilen Substanzen oder durch Störung des muskulösen Zusammenspieles doch zur Wehenträgheit kommen. Kollumkarzinome können durch entzündliche Infiltration der Muskulatur oder durch Infektion der Eihöhle eine Wehenschwäche veranlassen.

Eine schlechte Bauchpressentätigkeit ist vor allem da zu gewärtigen, wo es an der nötigen Muskulatur und am nötigen Muskeltonus (Pal) fehlt: Hängebauch, Rektusdiastase, Enteroptose, Hernien. Vorfälle sind als anatomische Störung des Bauchverschlusses, dessen wichtige Bedeutung uns Sellheim kennen lehrte, oft genug mit Wehenschwäche verbunden. Nicht selten fallen auch bei starkem Meteorismus und bei Darmträgheit schlechte Wehen auf. Wenn auch eine genaue Einsicht in den inneren Zusammenhang nicht möglich ist, so hat man doch das Verhalten des Darmes als Ursache für die Wehenschwäche angesehen (Kehrer). Vielleicht liegt aber der innere Zusammenhang doch eher darin, daß Meteorismus und Wehenschwäche ein an verschiedenen Organen in Erscheinung tretendes Zeichen eines mangelhaften konstitutionell bedingten Muskeltonus sind. Daneben ist auch denkbar, daß Atonie des einen Organs die Atonie eines anderen nach sich zieht. Für den normalen Zusammenhalt der Bauchorgane hat Sellheim das gezeigt, und aus der Nachgeburtsperiode wissen wir, daß lediglich das Auflegen der Hand, d. h. die Steigerung des Tonus der Bauchdecken, zur Bekämpfung einer Uterusatonie ausreichen kann (Ahlfeld). Erschlaffung der Bauchdecken ist daher durch den Wegfall des nötigen Kontaktes mit dem Uterus an sich geeignet, den Uterustonus herabzusetzen.

In den geschilderten Fällen tritt das Fehlen des Tonus an den genannten körperlichen Merkmalen deutlich in Erscheinung. Es frägt sich nun, ob es nicht noch andere atonische, zu schlechten Wehen prädisponierte Frauen gibt, bei denen die Atonie zwar nicht durch jene deutlichen Merkmale erkenntlich, aber doch bei näherem Zusehen feststellbar ist. Wir kommen damit zur Bedeutung der Vagotonie und der Sympathikotonie als prognostischen Hinweis auf die Wehenbeschaffenheit. Theoretisch sollte man bei Hypotonie des Sympathikus oder bei Hypertonie des antagonistischen Vagus Wehenschwäche erwarten. Leider aber lassen sich Vagotonie und Sympathikotonie klinisch oft nicht deutlich genug feststellen. Außerdem greifen sie oft zu sehr ineinander über, um diese Dinge zur Wehenprognose verwenden zu können. Tatsache bleibt aber, daß wir bei vegetativer Neurose häufig Wehenanomalien haben, Abschwächung oder Verstärkung, oder auch Wechsel zwischen beiden, ähnlich wie Obstipation und Diarrhöe oft unregelmäßig wechseln.

Ob dabei die Wehenanomalie in einer Störung des Ionengleichgewichts, also der elektrischen Ladung (Zondek, Schultheiß, Kermauner S. 167) beruht, oder eine chemische Ursache hat in fehlerhafter Bildung von „Ermüdungsstoffen" (Embden), läßt sich nicht entscheiden. Außerdem werden schon Stimmen laut, die davor warnen die Bedeutung der Kationen für die Funktion des vegetativen Nervensystems zu überschätzen (Vollmer).

Wie dem auch sei, bei Vorhandensein eines vegetativen Zentrums im Mittelhirn können auch seelische Einflüsse für die Wehenbeschaffenheit einwirken. Daß unlustbetonte Affekte (Angst, Schreck, Entsetzen) die glatte Muskulatur erregen und damit Wehen auslösen können, ist allgemein bekannt. Wenn man davon spricht, daß sich die Haare vor Entsetzen sträuben, so meint man die Kontraktion der Errectores pilorum. Mit guter psycho-physiologischer Begründung stellt Rembrandt seinen zwischen Himmel und Erde schwebenden Ganymed mit einem abgehenden Urinstrahl dar; und schließlich bestätigt die „Examensangst" die Wirkung affektgespannter Situationen auf die glatte Muskulatur. Beim Erdbeben im Jahre 1911 ist uns die Häufung der Aborte aufgefallen.

Neben der Wehenerregung können seelische Momente auch wehenhemmend wirken. In der alten Literatur finden sich mehrere Hinweise darauf, daß unlustbetonte Affekte bisher gute Wehen verschlechtern. So wird berichtet, daß eine einschlagende Granate (Kohts), der Eintritt von Studenten in den Kreissaal oder der Anblick der Großmutter (Pajot) die Wehen nachteilig beeinflußten. Indes sind diese Angaben nicht näher zu kontrollieren. Aber auch in allerneuester Zeit weist Guggisberg darauf hin, daß schon die Abwesenheit des Ehemannes wehenhemmend wirken kann.

Für die Praxis läßt sich freilich ein großer Wert aus diesen Dingen nicht ziehen, da wir den zu solchen Reaktionen neigenden Frauentyp nicht zum vornherein sichtbar genug herausfinden können.

Etwas aber läßt sich oft zum vornherein feststellen, eine abnorme Schmerzempfindlichkeit und eine gesteigerte Schmerzscheu. Wenn hier auch weniger die Wehenentstehung beeinflußt ist, so ist es aber doch die Wehenverarbeitung. Hierher gehören außer den hypersensiblen Frauen jene, die mit Entsetzen an die schweren Erlebnisse der letzten Geburt zurückdenken. Eine besondere Gruppe von Gebärenden stellen auch jene dar, die bisher immer zu Beginn der Geburt ohne viele Wehen zu haben operativ in Narkose entbunden wurden oder spontan im Dämmerschlaf niederkamen. Die vorausgegangenen Operationen lassen von vornherein ein Vertrauen zu den Naturkräften gar nicht aufkommen und machen es den Frauen zur Gewißheit, daß auch diesmal operiert werden muß. Dazu lehnen sie, durch die schmerzlose Entbindung verwöhnt, den Geburtsschmerz ab. Wo Entbindungen im Dämmerschlaf prinzipiell durchgeführt werden, kann es daher durch eine Art Massensuggestion zum Schwinden des Vertrauens in die Naturkräfte und zum Verlust von Frauenmut und weiblicher Seelenstärke kommen.

Bekannt ist auch, daß die Unlust zum Kind die Geburtsarbeit in vieler Richtung erschwert, sei es, daß diese Unlust in wirtschaftlicher Sorge, in Ehekonflikt oder im Fehlen des Mutterschaftstriebes wurzelt.

Daß Erziehung zur Selbstbeherrschung, persönlicher Ehrgeiz und Scheu, sich schwach zu zeigen, die Verarbeitung und Wirksamkeit der Wehen befördern, bedarf keiner Erörterung.

Die genannten, in der Konstitution liegenden Ursachen von schlechten Wehen machen es begreiflich, daß Wehenschwäche auch in Form von Nachgeburtsblutungen bei manchen Frauen habituell (A. Mayer, Fürst) vorkommt und bei manchen Familien sich als familiäre Besonderheiten herausstellten. Wir gewinnen dadurch aber auch gewisse Anhaltspunkte, von vornherein eine Wehenprognose zu versuchen. Neben der genauen Beurteilung der Persönlichkeit in körperlicher und seelischer Hinsicht ist dazu auch genaue Familienanamnese über die Geburten bei den Schwestern, bei der Mutter, der Großmutter und den Tanten notwendig. Soweit aber freilich nur Angaben von Laien zur Verfügung stehen, muß man natürlich sehr vorsichtig sein; aber wenn wir beispielsweise bei langer Geburtsdauer trotz normalen Beckens und normaler Kindslage hören, daß die Wehen schlecht waren, so dürften diese Angaben doch wohl der Wirklichkeit entsprechen.

b) Becken und Konstitution.

Von den zur Beckenbeurteilung verwertbaren Merkmalen des äußeren Habitus sollen die unerörtert bleiben, die von einer sekundären Erkrankung (Rachitis, Beinkrankheiten) herrühren. Berücksichtigt wird an dieser Stelle nur das, was einigermaßen in der Anlage bedingt ist.

Will man die Körperlänge zur Beckenbeurteilung heranziehen, so tut man gut, zwischen den Körpergrößen innerhalb der physiologischen Schwankungsbreite und den Extremen (Zwerge und Riesen) zu unterscheiden.

Befindet sich die Körpergröße innerhalb der physiologischen Schwankungsbreite, so stehen Körperlänge und Beckenweite lange nicht immer in einem gesetzmäßigen Verhältnis zueinander; vielmehr können große Frauen ein enges Becken und kleine ein weites haben. Selbst bei gleichen äußeren Beckenmaßen kann das Beckenlumen wegen Verschiedenheit in der Dicke der Weichteile oder der Knochen ganz verschieden sein, wie wir schon beim Zwergwuchs (S. 479) betonten. Die Folge davon ist, daß man irrtümlich äußerlich ein enges Becken annimmt, wo innerlich keines ist. Breite Hüften beweisen also noch nicht sicher ein breites Becken, während breite Schultern eher auf ein schmales Becken hinweisen.

Etwas anders werden die Dinge da, wo die Körperlänge von der physiologischen Schwankungsbreite sich nach oben oder unten sehr weit entfernt. Da kann man eher sagen, daß kleine Frauen ein enges und große ein weites Becken haben. Aber auch hier gibt es Ausnahmen.

Bei abnormer Kleinheit kommt sehr viel darauf an, ob es sich um sekundäre, extrauterin entstandene Skelettveränderungen handelt oder nicht. Im ersten Falle, zu dem hauptsächlich Kyphosen und Skoliosen der Wirbelsäule gehören, braucht das Becken an der sekundären partiellen Erkrankung eines Skelettabschnittes gar nicht teilzunehmen und kann darum ganz normal sein. Erkrankungen der unteren Extremitäten gewinnen auf das Becken nur dann Einfluß, wenn sie vor Abschluß des Körperwachstums auftreten, solange die Beckenknochen noch einigermaßen nachgiebig sind.

Zwerge haben wohl meistens, aber nicht immer ein enges Becken. Zwergwuchs auf dem Boden einer Störung der innersekretorischen Drüsen ist in der Regel mit engem Becken verbunden. Bei dem Einfluß, den die Schilddrüse und die Hypophyse auf das Knochenwachstum haben, ist das nicht zu verwundern. Aber Ausnahmen sind doch auch nicht allzu selten, wie wir in einem Fall von Kretinismus und Athyreoidismus erlebt haben. Der Grad der Verengerung ist oft verschieden und hängt vielfach ab von der Ursache des Zwergwuchses oder von der Dicke der Knochen. Rachitische Zwerge haben darum viel eher ein hochgradig enges Becken als echte Zwerge.

Bei Riesen ist zu bedenken, daß eine ungewöhnliche Körperlänge anscheinend auf zwei verschiedenen Grundlagen entstehen kann. Das eine ist quasi der physiologische Hochwuchs, der vererbbar ist, familiär auftritt und bei mehreren Mitgliedern derselben Familie sich findet. Nach Bollinger gehören bei der mitteleuropäischen Rasse hierher Menschen mit einer Körperlänge von 175—205 cm. Hier darf man als Ausdruck der ganzen Anlage dem Hochwuchs entsprechend ein weites Becken erwarten.

Die andere Form ist der pathologische Hochwuchs, der an einzelne Vertreter einer Familie gebunden ist. Ihm liegt oft eine erworbene Störung des endokrinen Systems zugrunde. So kann z. B. der pathologische Hochwuchs als Folge der Hypofunktion der Keimdrüse auftreten. Frauen mit hypovariellem Hochwuchs haben nicht selten ein Becken mit männlichem oder kindlichem Typ, also mit Verengerung im Ausgang. Oft findet man dann neben einem infantilen Becken auch andere Zeichen der Entwicklungshemmung, vor allem ein infantiles Genitale.

So kann also das Becken bei den verschiedenen Hochwuchstypen sich verschieden verhalten. Aus der Tatsache dieser Wuchsanomalie lassen sich daher noch keine bestimmten Schlüsse auf das Becken ziehen; vielmehr muß man dafür von der Art des Riesenwuchses ausgehen. Leider ist der Unterschied zwischen physiologischem und pathologischem Hochwuchs unter Umständen sehr schwer feststellbar. Vielleicht kann man sagen, daß der physiologische Hochwuchs eher harmonisch und proportioniert ist, während der pathologische Hochwuchs eher Abweichungen in der Proportion zeigt. Soweit er auf eine Dysfunktion der Keimdrüse zurückgeht, tritt bei ihm der Geschlechtscharakter des Beckens weniger deutlich hervor oder springt eher ins Gegenteil über, so daß die Schmalhüftigkeit der betreffenden Frauen oder die Breithüftigkeit der Männer auffällt. Wieweit die bei Riesen oft auffallende Kleinheit des Kopfes und die ungewöhnliche Beinlänge mit Überwiegen der Unterlänge über die Oberlänge (Langer) zur Differentialdiagnose verwendet werden können, muß dahingestellt bleiben. Da echter Riesenwuchs beim Weibe relativ selten ist, so liegt über die Beckenbeschaffenheit weiblicher Riesen keine große Erfahrung vor.

Einen wenig zuverlässigen Hinweis auf die Beckenbeschaffenheit haben wir an den sekundären Geschlechtsmerkmalen. Da die Beckenbeschaffenheit selbst ein wichtiges sekundäres Geschlechtsmerkmal ist, so braucht man sich nicht zu wundern, daß mit der Beckenanomalie oft auch andere entsprechende Störungen verbunden sind. In Betracht kommen die Zeichen einer mangelhaften Entwicklung der homologen Merkmale (Hypoplasie, Infantilismus) oder das Überspringen ins Heterologe, also die Anklänge ans Männliche, z. B. Hypertrichosis. Die dabei anzutreffende Beckenanomalie ist entweder das virile Becken oder das infantile Becken, das der ausgesprochen ausgewachsenen Frau natürlich nicht entspricht. Ihrer Form nach haben diese beiden Beckentypen sehr viel gemeinsam: die mangelhafte Neigung, den Hochstand des Promontoriums, das schmale, steil verlaufende, mangelhaft ausgewölbte Kreuzbein, die geringe Querspannung, den engen und hohen Schambogen mit der daraus entstehenden Trichterform.

Aber wir finden oft trotz starker viriler Körperformen ein normales Becken.

Eine besondere Beachtung verdient schließlich die Beziehung zwischen den verschiedenen Formen des Assimilationsbeckens und der Konstitution. Wollte man K. Hegar folgen, so könnte man auch diese Beckenanomalien auf eine Hypovarie zurückführen. Tatsächlich finden wir beim Assimilationsbecken öfters infantile Zeichen am Genitale oder am Gesamthabitus. Es wird aber doch kaum angängig sein, die von Breus und Kolisko beschriebenen fünf verschiedenen Formen so zu erklären. Vielmehr wird man mit Mathes eine primäre Störung in der Wirbelsäulenanlage annehmen müssen. Nach Mathes ist hauptsächlich ein abnorm langer Bauch mit abnorm langer Lendenwirbelsäule auf ein Assimilationsbecken verdächtig.

Über das Verhalten des Beckens bei Exostosen am übrigen Körper wissen wir nicht viel. Wohl ist bekannt, daß solche Exostosen erblich auftreten können (Reinecke, Schmidt, Müller, Staiger) und bei familiärem Vorkommen nur einen Pigmenttyp dieser Familie, z. B. den Rothaarigen befallen, den Brünetten jedoch freilassen (Weber); aber die Beteiligung des Beckens an solchen Exostosen ist bis jetzt nicht genügend berücksichtigt worden.

c) Größe, Härte des kindlichen Kopfes und Konstitution.

Bekanntlich nimmt die kindliche Kopfgröße bei den ersten Kindern mit dem Aufstieg in der Reihe zunächst immer etwas zu. Dieses Verhalten der Kopfgröße kann daran schuld sein, daß die ersten Geburten trotz engen Beckens normal gehen und ein enges Becken sich der Wahrnehmung entzieht, während es später auf einmal zu mechanischen Geburtsschwierigkeiten kommt.

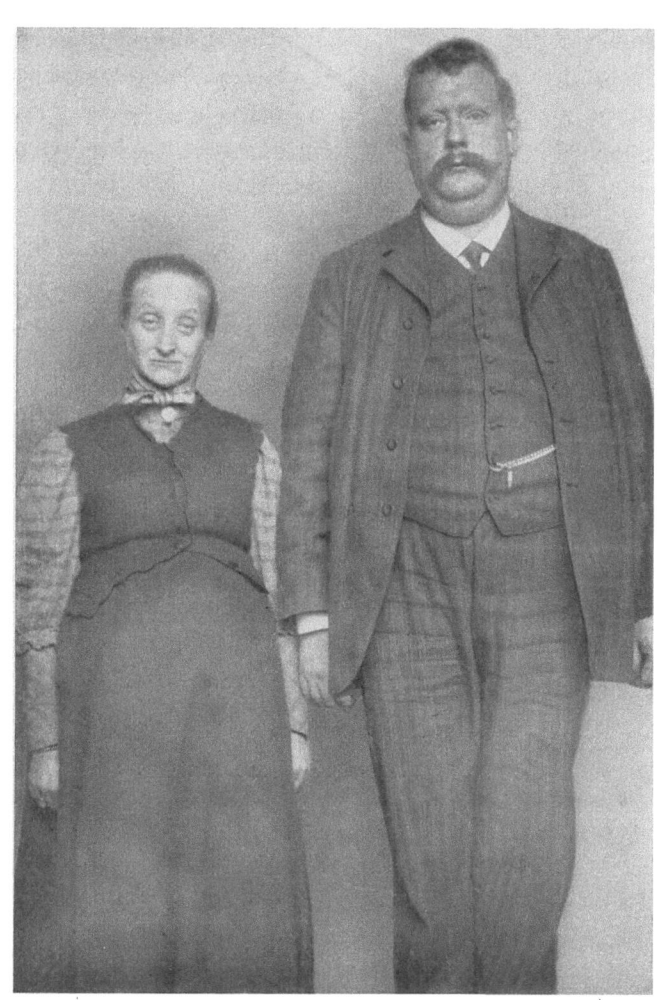

Abb. 168. Konstitutionelles Mißverhältnis zwischen Geburtskanal und Geburtsobjekt bei riesenwüchsigem Vater mit dickem Kopf und kleiner zarter Mutter.

Im großen und ganzen steht die Kopfgröße auch mit dem übrigen Entwicklungsgrad des Neugeborenen im Einklang. Kleine Kinder haben kleine Köpfe und umgekehrt.

Darüber hinaus können aber auch besondere elterliche Einflüsse eine Rolle spielen. Die durchschnittliche Kopfgröße ist nämlich, wie die anderen Maße des Neugeborenen im Keimplasma bestimmt. Darum hat auch der Vater darauf Einfluß, was sich durch die klinische Erfahrung gut illustrieren läßt. Ich erinnere an die (S. 461) erwähnten Beobachtungen, wo dieselbe Mutter je nach Kopfgröße der entsprechenden Väter bald kleinköpfige Kinder mit gutem Geburtsverlauf zur Welt brachte und bald großköpfige mit Schwierigkeiten. Bedenkt man, daß riesenwüchsige Väter auch mit kleinen, zarten und dürftigen Müttern oft übergewichtige Kinder von 8—10 Pfund haben, so könnte man daran denken, daß großköpfige Kinder in besonderem Maße bei riesenwüchsigen Vätern zu erwarten wären. Dem entspricht die klinische Erfahrung nicht ganz, da zum Glück gerade die väterlichen Riesen mitunter relativ kleine Köpfe haben. Jedenfalls scheint der väterliche Kopfumfang für die Größenentwicklung des kindlichen Kopfes mehr maßgebend zu sein als der übrige väterliche Körperwuchs. Man könnte daher fast sagen, daß die Frauen bei der Gattenwahl sich die Köpfe der Bewerber ansehen sollten. Eine ganz ungünstige Elternkombination ist natürlich ein riesenwüchsiger Vater mit dickem Kopf und eine unterwüchsige, zarte Mutter (Abb. 168).

Eine weitere Möglichkeit, daß der Vater an einer übermäßigen Kopfgröße des Kindes schuld ist, kann dort vorliegen, wo das Übertragen der Kinder durch die vom Vater ausgehende, überlange Lebensdauer des Trophoblasts (de Snoo) bedingt ist.

Soweit die durch den Vater verursachte übermäßige Fruchtentwicklung zu Geburtsschwierigkeiten führt, kann man von einem männlichen Anteil an der Dystokiegenese sprechen.

Da zuweilen dieselben Mütter mehrere hydrozephalische Kinder zur Welt bringen, weist die Geburt eines Wasserkopfes auch für die Zukunft auf die Möglichkeit einer Wiederholung und damit auf die Gefahr eines großen kindlichen Kopfes hin.

Die ungewöhnliche Härte des kindlichen Kopfes, die geburtshilflich ebenso wichtig ist wie die Größe, hängt hauptsächlich von der Weite der Nähte und Fontanellen ab und kann als familiäre Eigentümlichkeit bei verschiedenen Neugeborenen derselben Familie vorkommen.

d) Gesichtslage und Konstitution.

Bis zu gewissem Grade hat die Konstitution, und zwar der primäre anatomische Bau von Mutter und Kind auch Einfluß auf die Entwicklung einer Streckhaltung, besonders einer Gesichtslage.

Am Kinde soll eine primäre Dolichozephalie ursächlich zu einer Gesichtslage führen (Hecker), während andere die dolichozephale Schädelform als Folge der Gesichtslage, also als etwas Sekundäres ansehen (v. Winckel). Neuerdings glaubt Kermauner, daß eine besondere Beschaffenheit des Atlanto-occipitalgelenkes ursächlich mit der Gesichtslage zusammenhänge. Bekannt ist auch die Häufigkeit der Gesichtslage bei Anenzephalen.

Auch die Struma congenita wird für die Entstehung der Gesichtslage angeschuldigt. Indes fanden wir die Anomalie unter 106 Gesichtslagen nur 11mal (Mauthe).

Das Geschlecht des Kindes könnte nur insofern Einfluß haben, als das höhere Gewicht der Buben in Betracht kommt. An unserem Material kamen auf 100 Mädchen 112 Buben; aber andere Statistiken haben ein Überwiegen der Mädchen ergeben.

Der anatomische Bau der Mutter scheint die Entstehung einer Gesichtslage begünstigen zu können, wenn gewisse Mißverhältnisse zwischen hartem oder weichem Geburtskanal und Geburtsobjekt bestehen. Darum ist das enge Becken bei Gesichtslage etwas häufiger als sonst, wenn auch in Zweidrittel unserer Fälle ein normales Becken vorlag.

Den Einfluß der Weichteilschwierigkeiten sieht man vielleicht daran, daß an unserem Material die alten Erstgebärenden etwas häufiger waren als sonst, und daß fast die Hälfte der Frauen mit Gesichtslage erst mit 17 Jahren oder später in die Menarche eintraten, also vermutlich eine Hypoplasie des Genitalapparates hatten. Indes erfährt diese Auffassung eine Einschränkung dadurch, daß die Mehrgebärenden, bei denen doch durch die erste Entbindung die Weichteilschwierigkeiten überwunden sind, unter den Gesichtslagen häufiger waren als sonst. An unserer Klinik verhalten sich

im allgemeinen die Erstgebärenden zu den Mehrgebärenden = 100 : 180,6,
bei Gesichtslagen ,, ,, ,, ,, ,, = 100 : 212,0.

Schließlich sei noch erwähnt, daß das Überwiegen der zweiten Gesichtslage (Rücken rechts) mit der Drehung des Uterus um seine Längsachse (linke Kante mehr nach vorn, rechte mehr nach hinten) in Zusammenhang gebracht werden kann.

e) Vorzeitiger Blasensprung und Konstitution.

Wenn man genau darauf achtet, dann kann man immer wieder finden, daß bestimmte Frauen bei verschiedenen Geburten jedesmal einen vorzeitigen Blasensprung zeigen. Manchmal sind die Dinge sogar so, daß die Geburt nicht mit Wehen, sondern mit dem vorzeitigen Blasensprung ohne Wehen beginnt. Bis zum Eintritt von Wehen geht es oft noch viele Stunden, oder sogar 1—2 Tage. Auch dann bleiben die Wehen oft genug sehr schlecht und die Geburt verläuft mehr als schleppend. Zuweilen ergeben weitere Nachforschungen, daß die Geburten bei den Müttern dieser Frauen ähnlich verliefen. Diese Beobachtungen sehen doch sehr nach konstitutioneller Anlage aus. Leider ist es aber sehr schwer, etwas Bestimmtes über diese Konstitution herauszubringen.

Grundsätzlich wird es sich dabei wohl um zwei Dinge handeln: Eine abnorme Belastung des unteren Eipols und eine abnorme Zerreißlichkeit der Eihaut. Man muß sich daher fragen, wie die ursprüngliche Anlage diese Dinge bewirken kann.

Als Ursache für den in der Anlage liegenden Überdruck kommen in Betracht: Gemini, Hydramnion, Querlage bei Uterusmißbildungen oder engem Becken, Hängeleib; sodann auch mangelhafte Abdichtung des unteren Eipols durch abnormen Kopfhochstand, ungewöhnliche Kleinheit des Kopfes (Anenzephalus) oder mangelnden Tonus des unteren Uterinsegmentes, so daß die Uteruswand dem kindlichen Kopf nicht anliegt, sondern weit absteht. Alle diese Dinge können konstitutionell verursacht sein und darum bei verschiedenen Geburten derselben Frau, oder bei verschiedenen Schwestern, immer wieder auftreten. Aber nichts von all dem war in unseren Fällen von vorzeitigem Blasensprung und primärer Wehenlosigkeit nachweisbar.

Daher müssen wir sehr an eine abnorme Brüchigkeit der Eihaut denken. Worin diese aber näher ihre Ursachen hat, muß offenbleiben. Irgendwelche Beziehungen zur Epidermis des Kindes konnten wir nicht auffinden. Unsere Vermutung, daß es sich vielleicht um einen mangelhaften Gehalt an Kieselsäure handelt, da die auf Elastizität in Anspruch genommenen Gewebe besonders kieselsäurereich sein sollen, hat sich nicht bestätigen lassen.

f) Weichteilzerreißlichkeit und Konstitution.

Eine vermehrte Neigung zur Weichteilzerreißung haben wir bei den ganz jugendlichen und bei alten Erstgebärenden (siehe S. 770). Bei den ersteren sind die Weichteile noch nicht voll entwickelt und haben die zur Geburt nötige Dehnbarkeit noch nicht erreicht. Bei den letzteren haben sie diese Dehnbarkeit schon wieder verloren; auch der Schwangerschaft gelang es nicht, die sonstige Auflockerung, Aufweichung und Aufweitung zu bewirken, da die Frauen für die zu diesem Zweck erforderliche Schwangerschaftsreaktion zu alt geworden sind. In der Annahme, daß die Striaebildung der Ausdruck einer

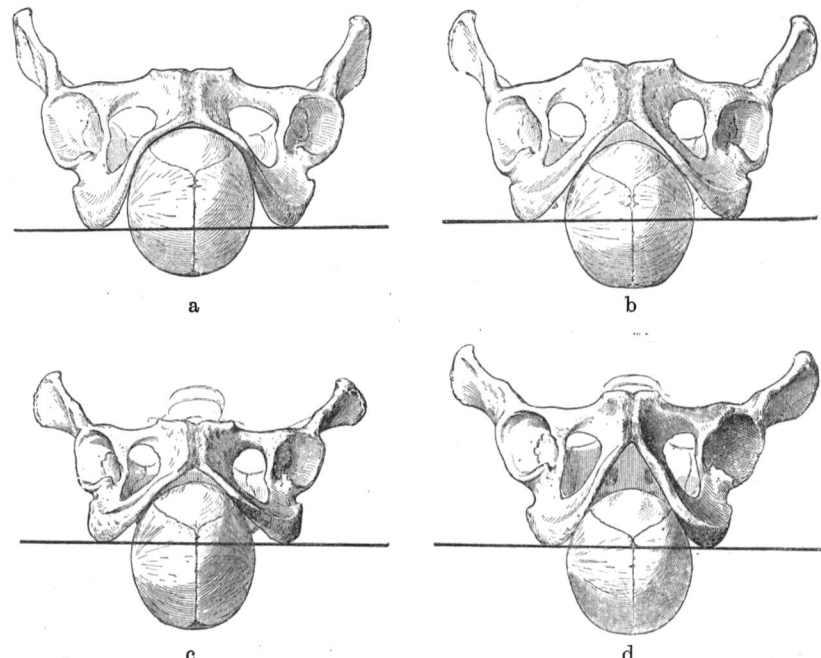

Abb. 169. Beschaffenheit des Schambogens und Dammrißgefahr; bei weitem Schambogen (a) Rißgefahr klein; bei engem Schambogen (d) Rißgefahr groß. (Nach Sellheim.)

normalen Reaktion der Weichteile auf die Gravidität ist, waren wir bestrebt, im Ausbleiben der Striaebildung einen Hinweis auf Weichteilschwierigkeiten sub partu zu erblicken, ohne aber zu einem sicheren Ergebnis zu gelangen (M. m. W. 1927, Nr. 15).

Eine weitere Gruppe von Gebärenden mit besonderer Disposition zu Weichteilverletzungen sind die Asthenicae und Hypoplasticae mit infantilem Genitale. Oft kann man schon aus dem kindlichen Aussehen der äußeren Genitalien zuverlässige Schlüsse auf die Unterentwicklung und abnorme Enge des inneren Weichteilrohres ziehen; oder man kann sich bei der Betastung direkt von der Unnachgiebigkeit überzeugen. Zuweilen kommt noch ein enger, hoher Schambogen hinzu, so daß der kindliche Kopf sub partu den zum Austritt nötigen Platz auf Kosten des Dammes gewinnen muß, worauf besonders Sellheim hinwies (Abb. 169).

Was die spezielle Beschaffenheit von Damm und Septum recto-vaginale betrifft, so fällt nicht selten der von Haus aus abnorm niedrige und dürftige Damm auf, der vorn oft noch als besonderes Zeichen der Gewebearmut des Septum recto-vaginale eine muldenförmige Einziehung zeigt, der sog. „Muldendamm" Hegars. In der medianen Sagittalebene springt dabei manchmal eine dünne Hautleiste hervor, die man als Zeichen mangelhaft gelungener Verbindung zweier Hälften ansehen kann (Abb. 92—94). Das Septum recto-vaginale ist dabei oft von vorn nach hinten sehr wenig dick und von unten nach oben sehr kurz, so daß Rektum und Vagina einander fast anliegen.

Unter der Geburt sieht man oft, daß diese kurzen Dämme im Gegensatz zu sonst sich gar nicht dehnen. Auch in der Art des Zustandekommens eines Dammrisses bestehen Abweichungen vom gewöhnlichen Verhalten. Gewöhnlich gehen dem drohenden Dammriß Vorboten voraus in Form von starker Blässe des Gewebes; der Riß beginnt gewöhnlich vorn und setzt sich allmählich nach hinten fort. Statt dessen reißt hier das Gewebe ohne prämonitorisches Erblassen und ohne Dehnung mit Blitzesschnelle von vorn bis zum Anus in einem Zug durch, so daß der Riß auf einmal einfach da ist. In anderen Fällen beginnt der Riß in der Mitte, auf der Kuppe des gewölbten Dammes als sog. „zentraler Dammriß" und setzt sich von da aus entweder nach vorn oder hinten bis zum Anus resp. Rektum fort (Abb. 170).

Außer der besonderen Weichteilbeschaffenheit hat man dabei oft ein auffallendes Abweichen des Vulvaringes nach vorn, als ob der Kopf hinter dem Vulvaring austreten wolle.

An Beckenanomalien werden dabei beschrieben: Verringerung der Beckenneigung (Münster), gerader Verlauf des Kreuzbeins (Braun-Fernwald), enger Schambogen (Kroner), also lauter Eigenschaften, wie sie beim infantilen oder männlichen Becken vorkommen.

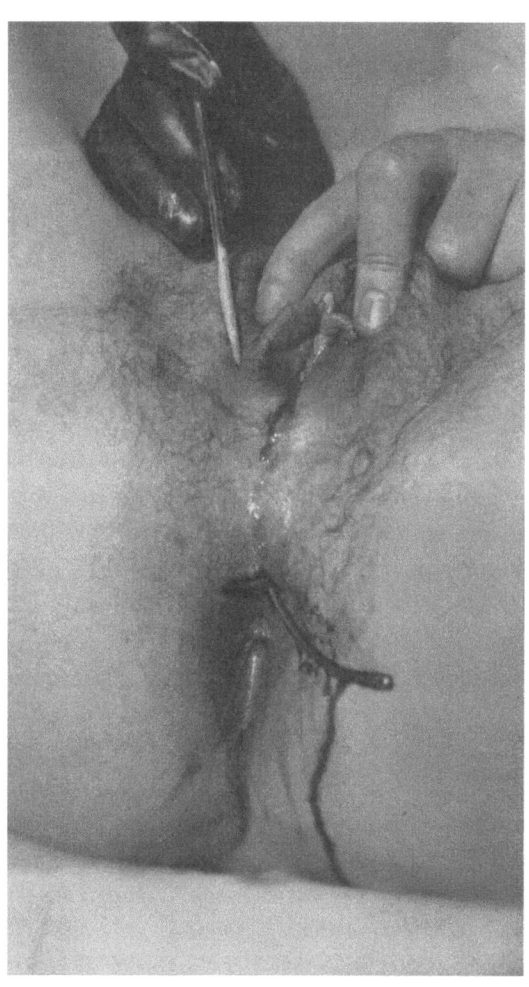

Abb. 170. Komplizierter Dammriß bei Hypoplasie des Sept. recto-vag. 21jährige I Para. Geburt ohne Dammschutz. Kind 50 cm lang, 3100 g schwer. Dammhaut rechts von der kleinen Labie geplatzt, ferner am Scheidenansatz abgerissen und von der Unterlage abgesprengt. Riß dicht vor dem Anus, durch den Sonde und vom Scheidenriß her eingeführter Finger herauskommen.

An den frischen Dammwunden fällt oft die Trockenheit und die gekörnte Beschaffenheit des Gewebes auf. Aus diesen ungewöhnlichen Eigenschaften gewinnt man den Eindruck einer ganz besonderen, nur bestimmten Individuen zukommenden Eigenart des Gewebes. Leider wissen wir nicht genau, welche Kräfte den Wassergehalt und die Feuchtigkeit der Gewebe regulieren. Da wir aber die Gewebetrockenheit im Senium nach Absterben des Eierstocks sehr oft finden und da anderseits auch die Thyreoidea mit der Hautdurchfeuchtung im Zusammenhang steht, so liegt die Vermutung nahe, daß endokrine Drüsenstörungen hinter jenen Dingen stecken können.

So gut wie gar nicht untersucht ist die Bedeutung einer durch Vaginismus entstandenen Weichteilverengerung für die Geburt. Wir müssen dabei davon ausgehen, daß die alte Anschauung, wonach der Vaginismus etwas rein Somatisches ist, heute abgelehnt wird. Statt dessen müssen wir den Vaginismus mit Walthard, Stekel, A. Mayer auffassen als Ausdrucksbewegung eines seelischen Vorgangs, der letzten Endes eine Ablehnung der Kohabitation bedeutet. Da sich die Ablehnung oft gegen den speziellen Mann richtet, wäre zu fragen, ob die hinter den ganzen Erscheinungen stehende seelische Grundstimmung auch sub partu zu einem Vaginismus führen kann. In mehreren Fällen, die sich wegen Vaginismus in unserer Behandlung befanden, traten unter der Geburt keinerlei Schwierigkeiten auf. Anscheinend wird die Ablehnung des Mannes durch den Wunsch nach dem Kinde übertönt. Immerhin aber haben wir an einem in der Dissertation von Walcher beschriebenen Fall erlebt, daß es auch unter der Geburt zu hochgradigen Spasmen mit schweren Scheidenzerreißungen kam. Da aber gleichzeitig eine hochgradige Hypoplasie des Genitalapparates vorlag, so muß man natürlich diese in allererster Linie für die Risse anschuldigen. Diese Verbindung von Hypoplasie des Genitalapparates mit Vaginismus ist nicht auffallend, da dem Vaginismus oft eine Psychasthenie zugrunde liegt und da Körper und Seele oft ein konformes Verhalten zeigen. Wenn es bei Vaginismus zu Rissen kommt, dann handelt es sich vermutlich meistens um eine solche Verbindung von anatomischer Unterentwicklung und Spasmen. Da aber solche Spasmen die verschiedensten Formen annehmen können, so können sie auch echte Stenose vortäuschen (Werner) eventuell mit der therapeutischen Konsequenz der Inzision.

g) Blutung und Konstitution.

Eine konstitutionelle Disposition zu Blutungen ist da vorhanden, wo eine konstitutionelle Disposition zu Atonie, zu Zerreißungen der Weichteile oder ein mangelhafter Stillungsmechanismus der Blutgerinnung vorliegt. Über die beiden ersten Punkte sei auf das Obengesagte verwiesen. Hinzuzufügen wäre nur noch, daß verschiedene Frauen aus konstitutionellen Ursachen auf ein Wehenmittel gar nicht reagieren, das bei anderen ausgezeichnet wirkt. Dieses besondere pharmakologische Verhalten kann eine Disposition zu starken Blutungen abgeben. Soweit diese Indolenz Hypophysenpräparaten gegenüber besteht, muß man an eine Störung im endokrinen System denken.

Über konstitutionelle Anomalien des Blutstillungsmechanismus wissen wir bis jetzt recht wenig.

Die Bedeutung der Thrombenbildung als Mittel zur Blutstillung wird neuerdings nicht mehr so hoch eingeschätzt wie früher (Kermauner). Daher beanspruchen die mit der Blutgerinnung zusammenhängenden konstitutionellen Faktoren keinen sehr großen praktischen Wert. Früher hat man öfters eine Hämophilie zur Erklärung unstillbarer Blutungen herangezogen. Da aber das Weib nur als Konduktor in Betracht kommt, geschah das mit Unrecht, wie Bucura zeigte, und wie auch Bauer und Wehefritz ausführen.

Damit soll aber nicht ausgeschlossen sein, daß örtlich am Uterus andere Gerinnungsverhältnisse bestehen als am übrigen Körperblut (Kermauner, Henkel). Ergotinpräparate sollen nach von den Velden die Blutgerinnung beschleunigen. Neu gibt an, daß sonst normal gerinnendes Blut durch Zusatz von Plazentarextrakt, der offenbar Thrombokinase enthält, fast schlagartig zur Gerinnung gebracht werden kann. Danach wäre also denkbar, daß diese oder jene in der Konstitution liegenden Momente auf die Thrombenbildung Einfluß haben.

Soweit die normale Blutstillung in der Nachgeburtsperiode dadurch erfolgt, daß die sich kontrahierenden Muskelbündel das Gefäßlumen verschließen („lebendige Ligatur"), fallen konstitutionelle Störungen dieses Vorganges ätiologisch zusammen mit den konstitutionellen Ursachen der Atonie. An der Bedeutung dieser lebendigen Ligatur sind aber ernste Zweifel berechtigt, wenn man bedenkt, daß es trotz starker Erschlaffung des Uterus nicht bluten muß, selbst bei Placenta praevia, wie Hofmeier besonders betont hat. Vielleicht können hier die Versuche von Stegemann und G. Magnus zur Aufklärung dienen. Danach stellt sich nach Durchtrennung eines Gefäßes alsbald eine Umkehr des Blutstromes ein, so daß das Blut nun von der Wunde wegströmt. Diese „Umkehr des Kreislaufes" findet am Ende auch an den uteroplazentaren Gefäßwunden statt und bewirkt auf physiologische Weise die Blutstillung, worauf Kermauner hinwies. Es wäre dann denkbar, daß Frauen mit angeborener Kreislaufsschwäche (Status hypoplasticus und Status thymico-lymphaticus), oder solche mit Vasoneurosen auf die physiologische Verwundung falsch reagieren, so daß jene Umkehr des Blutstromes nicht oder nicht rechtzeitig eintritt. Bei dem Vorhandensein eines Gefäßzentrums im Mittelhirn können dann auch bestimmte psychische Einstellungen in der Blutung zum Ausdruck kommen. Jedenfalls müssen wir dem Zentralnervensystem einen Einfluß auf den Kontraktionszustand der glatten Muskulatur zuerkennen, wie wir (Wagner, A. Mayer) an der Anregung der Darmperistaltik durch Lumbalanästhesie gesehen haben. Nach diesen Erfahrungen scheint es uns auch verständlich, warum wir bei unseren Kaiserschnitten in Lumbalanästhesie den entleerten Uterus infolge der Lumbalanästhesie oft so gut kontrahiert sehen, daß Runzeln an der Oberfläche auftreten. Vielleicht erklärt dieses Verhalten des Uterus auch die weitere Beobachtung, daß es bei Kaiserschnitten, selbst bei Placenta praevia, so selten zu starken Blutungen kommt.

Einen letzten wichtigen Punkt stellt die konstitutionelle Überempfindlichkeit gegen Blutverluste dar. Hierher gehören vor allem der Status hypoplasticus und Status thymico-lymphaticus, sowie manche Zwerge oder Riesen mit kleinem Herzen und mit einer engen Aorta. Die klinische Erfahrung lehrt, daß diese Frauen gegen Blutverlust besonders empfindlich sind und auch schon kleineren Blutverlusten erliegen (Vogt). Die Beobachtung von Stöckel, wonach unter 14 Fällen von Verblutungstod in der Nachgeburtsperiode nicht weniger als 8 Zeichen einer konstitutionellen Minderwertigkeit zeigten, können wir nur bestätigen.

Eine besondere Toleranz gegen große Blutverluste scheint gelegentlich auf sehr starke Varizenbildung an den Extremitäten zurückzugehen. Wir haben beobachtet, daß ein Blutverlust von mehr als 2 Litern fast ohne Veränderung der Gesichtsfarbe überraschend gut vertragen wurde. Aber die vorher schier zum Platzen gefüllten Varizen beider Beine waren nach wenigen Augenblicken ganz verschwunden. Anscheinend war das in ihnen angefüllte Blut zum Teil aus dem Kreislauf ausgeschaltet und wurde in der Stunde der Not als Reserve von der Peripherie ins Körperinnere hereingenommen.

Warum die gleiche Frau bei verschiedenen Geburten auf verschiedene Blutverluste manchmal ganz verschieden reagiert, läßt sich oft nicht genau erklären.

h) Dystoke und eutoke Frauen.

Jedem Geburtshelfer ist bekannt, wie leicht manche Frauen jede ihrer zahlreichen Geburten und Wochenbetten erledigen und wie schwer es bei anderen geht. Jeder hat auch erlebt, daß verschiedene Mitglieder derselben Familie jedesmal ein gleiches Verhalten zeigen. Von alten Ärzten können wir hören, daß sie das sogar an verschiedenen Generationen der gleichen Familie beobachtet haben. Im Hinblick darauf kann man die Frauen geradezu in eutoke und dystoke unterscheiden. Frägt man nun, worin liegt der Unterschied zwischen Dystokie und Eutokie, so lautet die Antwort: in der Beschaffenheit der Wehen, in der Reaktion auf Wehenmittel, in der Weite des Beckens, in der Dehnbarkeit der Weichteile, in der Neigung zu Blutungen und in der Widerstandskraft gegen Blutverluste und Infektion.

Für die Geburtsprognose wäre es natürlich sehr wertvoll, wenn man diese Dinge etwa aus dem Habitus zum vornherein beurteilen könnte. Wie die Frauen mit voraussichtlich schlechten Wehen beschaffen sind, wurde soeben schon erörtert. Gute Wehen sind in der Regel nicht bei den übermäßig fetten Frauen mit dem kurzen, breiten, gedrungenen Körperbau zu erwarten, sondern viel eher bei den fettarmen, grazilen.

Warum dasselbe Wehenmittel bei der einen Frau nichts oder nur wenig nützt und bei der anderen sehr gut wirkt, wissen wir nicht. Die Annahme einer relativen Unterdosierung im Vergleich zum Körpergewicht reicht zur Erklärung in der Regel nicht aus. Eher kann die Beschaffenheit der Applikationsstelle eine gewisse Bedeutung haben. Da die Medikamente bei intravenöser Verabreichung stärker wirken, so ist z. B. denkbar, daß ein subkutan angewendetes Wehenmittel bei Injektion in eine fettarme, gut durchblutete Körperstelle rascher und weniger verändert ins Blut kommt und darum anders wirkt als von einer übermäßig fettreichen Partie aus, wo es infolge einer trägen Zirkulation lange liegen bleibt und am Ende vom Gewebefilter erst mehr oder weniger abgebaut ins Blut gelangt.

Bei der Verwendung endokriner Präparate kommt sicher manches auf das Verhalten des übrigen endokrinen Systems an. Soweit daher Hypophysenpräparate verschieden wirken, muß man sich bei der bekannten Korrelation der endokrinen Drüsen daran erinnern, daß der Antagonist das Übergewicht haben, oder daß der synergetisch wirkende Partner es an sich fehlen lassen kann. Unter Umständen bietet der äußere Habitus Anhaltspunkte für eine Störung bestimmter endokriner Drüsen, z. B. endogene Fettsucht, Kretinismus, Myxödem, hyperpituitärer Riesenwuchs, hypothyreotischer Zwergwuchs und dergleichen. In diesen Dingen hat man am Ende eine Erklärung für das besondere Verhalten der Wirksamkeit der Wehenmittel.

Die Beckenbeschaffenheit läßt sich aus dem Habitus oft genug nicht genügend beurteilen. Große Frauen können, aber müssen nicht ein normales Becken haben und umgekehrt. Bei der gleichen Körpergröße kann durch die verschiedene Dicke der Weichteile und der Beckenknochen selbst eine ganz verschiedene Weite des Beckenlumens herauskommen. Selbst bei Riesen muß das Becken nicht unter allen Umständen weit sein, vielmehr kann man bei hypogenitalem Riesenwuchs ein infantiles Becken mit engem Schambogen haben. Die im äußeren Habitus ausgedrückten Zeichen erworbener Beckenanomalien (Rachitis, Knochenerkrankungen usw.) bleiben hier unbesprochen, da sie nicht zur eigentlichen Konstitution gehören. Auf das familiäre Vorkommen des engen Beckens kommen wir im Kapitel „Vererbung" (S. 756) kurz zurück.

Eine mangelhafte Dehnbarkeit der Weichteile ist besonders bei alten, aber auch bei übermäßig jugendlichen Erstgebärenden zu erwarten. Innerhalb des normalen Alters deuten vor allem die Zeichen der Hypoplasie und Asthenie darauf hin (A. Mayer). Neben den am allgemeinen Körper ausgedrückten Kennzeichen hat man an Introitus, Damm oder Vagina die Möglichkeit, die Dehnbarkeit der Weichteile zu prüfen. Faßt man das Ausbleiben der Striaebildung als mangelhafte Schwangerschaftsreaktion auf, dann könnte man auch aus dem Fehlen von Striae vermuten, daß die Auflockerung und Aufweitung des weichen Geburtskanales ausblieb.

Neigung zu Blutungen haben wir einesteils da, wo schlechte Wehen zu erwarten sind, also bei den atonischen oder dysendokrinen Frauen; sodann da, wo man mit Weichteilzerreißungen rechnen muß, also bei sehr alten oder ganz jungen oder bei hypoplastischen Frauen, oder solchen mit starker Varizenbildung.

Mit einer verminderten Widerstandskraft gegen Blutverluste oder Infektion ist zu rechnen bei Hypoplasie, Status thymico-lymphaticus, bei manchen Formen des Riesen- und des Zwergwuchses, zumal wenn ein kleines Herz, eine enge Aorta, eine Störung des chromaffinen Systems oder eine Herabsetzung der Widerstandskraft gegen Bakterien und Bakterientoxine besteht.

Nach all dem scheinen jene traurigen Beobachtungen, wo mehrere Frauen derselben Familie der Geburt erliegen oder ein Ehemann zwei oder drei Schwestern hintereinander heiratet, aber jede im Wochenbett verliert, nicht mehr als reiner Zufall, sondern als Ausdruck einer konstitutionell bedingten Dystokie.

Leider ist es, vom engen Becken abgesehen, vorerst noch schwer, aus dem Habitus den Geburtsverlauf nach der dystoken oder eutoken Richtung zum vornherein zu beurteilen. Am ehesten können wir noch die Dystokie vorhersagen, wenn die entsprechenden körperlichen Merkmale extrem entwickelt sind. Die prägnantesten Vertreterinnen des dystoken Typs sind die hochgradig Hypoplastischen und Asthenischen, sowie die sehr Fettreichen und Pastösen mit auffallend dicker Haut und deutlichem Phlegma. Diesem dystoken „Elefantentyp" stehen die „Gazellen" als eutoke Frauen gegenüber. Indessen kommen im Spezialfall immer wieder Ausnahmen von der Regel vor. Auch das Vorhandensein oder Fehlen einer Dysmenorrhöe erlaubt keine zuverlässigen Schlüsse auf den Geburtsablauf.

Um Irrtümern vorzubeugen, sei zum Schluß eigens betont, daß die Schnellgeburten nicht immer ein ganz verläßliches Zeichen einer raschen Erweiterung der Weichteile sind. Bedenkt man, daß bei der normalen Geburt die meiste Zeit zur Erweiterung des Muttermundes gebraucht wird, so muß man das eigentliche Wesen der Schnellgeburt hauptsächlich in einer rasch erfolgenden Muttermundseröffnung erblicken. Nun kommt aber immer wieder vor, daß der Muttermund schon in den letzten Schwangerschaftswochen unbemerkt eine Weite von mehreren Zentimetern erreicht ohne subjektiv empfundene Wehen. Bei dieser Vorarbeit haben dann die wahrgenommenen Geburtswehen nur noch eine kleine

Aufgabe und es kommt zur Schnellgeburt, aber weniger deswegen, weil der Muttermund rasch, sondern vielmehr deswegen, weil er zum großen Teil unbemerkt, schon vor der eigentlichen Geburt aufging.

V. Wochenbettsstörungen und Konstitution.

Über die Beziehungen des Wochenbettsverlaufes zur Konstitution wissen wir nur so viel, daß bestimmte Konstitutionstypen den Ablauf von Wochenbetterkrankungen nachteilig beeinflussen, oder die Entstehung von gynäkologischen Nachkrankheiten begünstigen können.

Bei beiden Gruppen spielen hauptsächlich die Infantilen oder Hypoplastischen mit einem kleinen Herzen oder einer engen Aorta, ferner die mit Status thymicolymphaticus eine wichtige Rolle. Sie sind gegen Blutverluste bei der Geburt oder gegen Infektion wegen ihres leistungsschwachen Gefäßsystems, oder vielleicht auch wegen Fehlens der natürlichen Schutzkräfte vermindert widerstandsfähig und zeigen darum eine besonders hohe Wochenbettsmortalität.

Besonders wichtig ist ferner die konstitutionelle Disposition zu okkulter Thrombose und Embolie. Diese Gefahr droht trotz normaler Geburt und trotz gutem Wochenbettsverlauf einem bestimmten Typ, den wir oben als den „Embolikertyp" kennen gelernt haben.

Über die puerperale Rückbildung des Uterus ist zu sagen, daß die Frauen mit konstitutionell schlechten Wehen und sehr fettreichen Bauchdecken, die schon sub partu durch primäre Wehenschwäche sich als dystok erwiesen haben, nicht selten auch eine mangelhafte puerperale Involution zeigen.

Bei Hypoplastischen und Infantilen muß man wegen Unnachgiebigkeit der Weichteile des Geburtskanales damit rechnen, daß es durch die Geburt zu Zerreißungen des Beckenbodens oder auch ohne solche zu Lockerung des Bandapparates und damit zur vermehrten Prolapsdisposition gekommen ist. Als Menschen mit einer von Haus aus schlaffen Faser und mangelhafter Organbefestigung droht ihnen außer dem Prolaps die Gefahr der Organverlagerung und der Enteroptose in besonders hohem Maße. Vor allem versagen auch die muskelschwachen Bauchdecken leicht, so daß es zu Hängeleib kommt. Die Konstitution dieser Frauen gibt daher dem umsichtigen Arzt die Aufgabe, eine besondere Prophylaxe zu treiben. Mit Rücksicht darauf muß er den Zeitpunkt des ersten Aufstehens entsprechend wählen und die Regelung des weiteren Verhaltens im Wochenbett (Unterlassen von schwerem Heben, Anwendung von Massage, Gymnastik usw.) entsprechend einrichten.

Eine Hyperinvolution des Uterus mit überlanger Amenorrhöe ist in der Form der Laktationsatrophie bei den durch ihre gute Stillfähigkeit besonders gut konstitutionierten Frauen zu erwarten. Andererseits kommt die Anomalie hauptsächlich bei Schlechtkonstitutionierten, vor allem solchen mit primärer Hypo- oder Dysfunktion des Ovariums vor.

VI. Stilltätigkeit und Konstitution.

Zwischen Einsetzen der Milchsekretion und Konstitution, resp. anatomischer Beschaffenheit der Brust, lassen sich nur wenige Beziehungen herausfinden. Bekannt ist, daß Form und Größe der Brust keine ausschlaggebende Rolle spielen. Keinesfalls kann man behaupten, daß eine große Brust eine gute Funktion verspricht und eine kleine das Gegenteil fürchten läßt. Die Größe der Brust ist deswegen nicht von großer Bedeutung, weil sie durch funktionell wertloses Fettgewebe anstatt durch reichliches Drüsengewebe bedingt sein kann. Will man aber nach diesen Dingen urteilen, so kann man vielleicht sagen, daß die mäßig große Kugel- oder Kegelbrust durchschnittlich ergiebiger ist, als die große, fettreiche Halbkugelbrust. Aufsitzende Brüste brauchen durchaus nicht leistungsfähiger zu sein als Hängebrüste; ja, die walzenförmigen Hängebrüste sind oft die ergiebigsten, weil sie die drüsenreichsten sind.

Gerade die wohlgenährten Frauen mit großen Fettbrüsten, starker Breitenentwicklung und oft auch mit derbem und kräftigem Knochenbau gehören nach der klinischen Erfahrung nicht zu den guten Stillmüttern. Die Mageren, Schlanken, mit grazilem Knochenbau sind ihnen oft weit überlegen, auch wenn zunächst die Brust noch so dürftig erscheint. Auch bei ausgesprochener Hypoplasie und Asthenie ist man oft erstaunt, welch neues Leben und welcher Wachstumsantrieb mit dem Wochenbett in die Brust hineinkommt. Auch Frauen mit Hypertrichosis oder mit viriler Behaarungsform haben wir gut stillen sehen, obschon in der Behaarungsanomalie sich ein Mangel der weiblichen Differenzierung ausdrücken kann. Da man aber bei Hypoplasie und Infantilismus in Übereinstimmung mit mangelhafter Entwicklung der übrigen sekundären Geschlechtsmerkmale nicht selten kleine Brüste und schlecht faßbare Hohlwarzen hat, so kann man hier am ehesten mit einigem Recht von konstitutioneller Hypogalaktie sprechen (Lederer).

Ein wirkliches konstitutionelles Stillhindernis ist eigentlich nur das Fehlen der Brust bzw. der Brustwarze oder das gänzliche Unfaßbarsein der Mamilla. Das gänzliche Fehlen einer Brust (Froriep und Klötzer, zitiert nach Jaschke S. 63) ist aber extrem selten. Anscheinend fehlt dabei auch der Musculus pectoralis; ja nach Aschoff soll auch das dazugehörige Ovarium fehlen.

Im großen und ganzen kann man sagen, eine Frau, die schwanger werden kann, kann, soweit konstitutionelle Faktoren mitsprechen, auch stillen. Am ehesten ist eine vorsichtige Beurteilung angezeigt bei ganz alten Erstgebärenden. Wenn schon auch hier dem Klimakterium nahe Mütter noch überraschende Leistungen aufweisen können, so gilt doch im großen ganzen, daß mit fortschreitendem Alter die Erweckung neuen Lebens in der schon welkenden Brustdrüse schwerer wird.

Auch die Intensität der Schwangerschaftsreaktion der Brust, d. h. der Grad des Schwangerschaftswachstums, gibt keine sicheren prognostischen Anhaltspunkte. Zwar folgt gewöhnlich auf eine gute Schwangerschaftsreaktion auch eine gute Wochenbettsreaktion und an die Schwangerschaftshypertrophie schließt sich eine ergiebige Laktation. Aber trotz starken Zurückbleibens der Schwangerschaftshypertrophie kann die Laktation sehr gut ausfallen.

Ähnlich ist es mit dem Einschießen der Milch; weder der Grad des damit verbundenen Größer- und Härterwerdens der Mamma, noch der Zeitpunkt des Beginns dieser Erscheinungen, erlaubt ganz zuverlässige Schlüsse auf die künftige Ergiebigkeit. Frühzeitiges, reichliches Einschießen kann, wenn auch nur ausnahmsweise, von einer hochgradigen Hypogalaktie gefolgt sein, und umgekehrt; freilich ist es seltener, daß da, wo das Einschießen ganz fehlt, später doch noch eine gute Ergiebigkeit der Brust folgt.

Bekannt ist die große Bedeutung des Stillwillens. Dieser richtet sich zu nicht geringem Teil nach dem Grad der Bereitwilligkeit der Mutter, im Interesse des Kindes sich selbst gewisse Ketten aufzulegen und unter Umständen auch Opfer zu bringen. Soweit diese Dinge mit dem natürlichen Muttertrieb zusammenhängen, kann man daher sagen, daß die Stillfähigkeit von der psychosexuellen Konstitution der Frau abhängt.

Den seelischen Einfluß auf die Laktation sieht man auch daran, daß ein „Fließen der Brust" nicht nur bei stillenden Müttern auftritt, wenn sie an ihr Kind denken oder es aus der Ferne schreien hören, sondern auch bei gar nicht stillenden Wöchnerinnen, denen das Kind starb. Wir haben erlebt, daß nach dem Tode des Kindes die Milch monatelang nicht versiegen wollte, weil die Mutter „Tag und Nacht über die Enttäuschung ihrer Hoffnungen nicht zur Ruhe kam". In anderen Fällen versiegte die Brust plötzlich unter dem Eindruck von akuten unlustbetonten Affekten.

Ernste, im anatomischen Bau begründete Störungen der im Gang befindlichen Laktation sind in erster Linie an zu kleine, nicht faßbare Warzen oder Hohlwarzen gebunden. Da zur Unterhaltung der Laktation ein regelmäßiger Saugreiz nötig ist, so kann manche an sich gute Brust infolge einer Hohlwarze bald versiegen.

Obendrein droht hier, wenn die Haut durch den energischen Saugreiz aufquillt, die Schrundenbildung mit vermehrter Gefahr der Mastitis. Daß dabei die Hautbeschaffenheit und der Teint einen besonders nachteiligen Einfluß haben können, ist bekannt, insofern bei zarter Haut Schrunden besonders leicht entstehen. Soweit man aus dem Pigmentverhalten Schlüsse auf die Hautbeschaffenheit ziehen kann, haben hauptsächlich zarte Blondinen, insbesondere Rotblondinen eine leichtvulnerable Haut. Aus Pigmentdysharmonien, z. B. blaue Augen und schwarze Haare, lassen sich nach unserer Erfahrung keinerlei Schlüsse auf die Vulnerabilität der Haut und Störungen der Stillfähigkeit ziehen.

Da die zarte Haut öfters ein Erbstück ist, wird es verständlich, daß die Neigung zur Schrundenbildung familiär bei Müttern und Töchtern oder bei mehreren Schwestern vorkommen kann. Wo die Mutter im Gegensatz zur Tochter selbst eine gute Haut mit wenig Stillschwierigkeiten hatte, findet man bei genauerem Zusehen die zarte Haut beim Vater.

Selten gewinnen überzählige Mammae eine Bedeutung. Soweit sie in der Milchleiste liegen und einen Ausführungsgang haben, beanspruchen sie nur insofern Interesse, als ihr Anschwellen oder sogar ihre Sekretion der Wöchnerin auffallen (Abb. 82). Anders ist es mit der Achselhöhlenmamma (Seitz, John). Sie kann durch starkes Anschwellen zu lästigem Spannungsgefühl führen, das Anlegen der Arme an den Körper hindern oder die Armbewegung schmerzhaft gestalten. Am unangenehmsten ist es, wenn eine Verbindung mit der Hauptmamma und damit ein Drüsenausführungsgang fehlt und es so zur Milchstagnation oder unter Umständen zur Vereiterung kommt. Daß man in Verkennung der Situation etwa eine Achseldrüsenvereiterung annimmt und sogar inzidiert, sollte einem wissenschaftlich gebildeten Arzt nicht vorkommen.

Warum so oft bei ziemlich gleicher äußerer Beschaffenheit die eine Brust ergiebiger ist als die andere, läßt sich gewöhnlich nicht genau sagen. Damit, daß die eine Brust von vornherein oft größer ist als die andere, sind die Dinge deswegen nicht bestimmt erklärt, weil manchmal auch die kleinere sich als leistungsfähiger erweist. Von Bedeutung ist jedenfalls die Beschaffenheit der Warze, da die Ergiebigkeit der Brust sich durch den Saugreiz steigern läßt. Eine gewisse Bedeutung kommt auch dem Umstand zu, daß die mütterliche Brustwarze zum kindlichen Mund passen, d. h. so beschaffen sein muß, daß sie im erigierten Zustand die den Saugreflex auslösende Stelle des kindlichen Mundes trifft.

Worin das Wesen der gut- oder schwerlaufenden Brust liegt, ist nicht leicht zu sagen. Gewöhnlich laufen die schlaffen, fettarmen, aber drüsenreichen, hängenden Brüste besser als die mehr prallen, fettreichen und festsitzenden.

Im Kinde liegende konstitutionelle Stillschwierigkeiten sind hauptsächlich Trinkschwäche bei Frühgeborenen, Trinkfaulheit bei reifen Kindern, sowie Trinkerschwerungen durch Lippen-, resp. Gaumenspalten, große Strumen usw.

Ein letzter konstitutioneller Punkt liegt schließlich noch in der Beziehung zwischen Laktation und Menstruation. Mamma lactans und Ovarium stehen zueinander in einem antagonistischen Verhältnis (Cohn). An Stelle des nach der Geburt sozusagen brachliegenden Uterus schickt der Körper sein Blut zu der in voller Funktion stehenden Mamma und die Laktation hemmt die Ovulation, daher das Ausbleiben der Menstruation, die sog. Laktationsamenorrhöe und im Gefolge davon die Laktationssterilität (S. 543). Der Glaube an diese Sterilität ist in manchen Volksschichten so groß, daß manche Väter kinderreicher Familien zur Empfängnisverhütung großen Wert auf das Stillen legen. Daß die Rechnung nicht selten falsch ist, zeigen jene stillenden Frauen, die ohne menstruiert zu haben, mit einer neuen mehrmonatlichen Schwangerschaft zum Arzt kommen. Tatsächlich haben genauere Erhebungen ergeben, daß etwa nur die starke Hälfte der Frauen während der Laktation amenorrhoisch ist (Heil).

Es ist sehr schwer zu sagen, welcher Konstitutionstyp am meisten zur Laktationsamenorrhöe neigt. Im Hinblick auf den oben erwähnten Antagonismus zwischen Mamma und Ovarium sind die amenorrhoischen wohl da zu suchen, wo auch sonst Zeichen von Hypovarie sich finden. Das sind am ehesten sehr fettreiche, temperamentlose, asexuelle Frauen oder auch solche, die ungewöhnlich spät in die Menarche eintraten und nur sehr schwach oder in sehr großen Pausen menstruierten; vielleicht findet sich die Laktationsamenorrhöe auch häufiger bei Frauen im fortgeschrittenen Alter als bei Jugendlichen mit noch voll leistungsfähiger Keimdrüse.

Nach all dem ist der höchste Grad der Laktationsamenorrhöe, die Laktationsatrophie des Uterus, ebenfalls zu erwarten bei Frauen, die dieses oder jenes Zeichen einer primären oder sekundären Hypovarie aufweisen.

Fünftes Kapitel.
Neugeborenes und Konstitution.
I. Geschlecht und Konstitution.
a) Vererbung des Geschlechts.

Über die Entstehung des Geschlechts sind im Laufe der Zeit zahlreiche Theorien aufgestellt worden, die zum Teil in konditionellen Faktoren — Alter oder Ernährungszustand der Eltern usw. — begründet sind und darum hier nicht besprochen werden sollen.

Nach der heute vorherrschenden Theorie wird das Geschlecht durch einen Erbfaktor bestimmt (Goldschmidt). Man kann das Zustandekommen der Geschlechtsbestimmung durch die Kombination der Erbeinheiten vergleichen mit der Rückkreuzung eines heterogameten Individuums mit der rezessiven Stammform, woraus zur Hälfte Nachkommen von dem rezessiven Typus und zur Hälfte von dem (dominanten oder intermediären) Typus des heterogameten Individuums hervorgehen. Wenn Individuen von dem heterogameten Typus immer nur mit solchen von dem monogameten rezessiven gepaart werden, so entstehen natürlich in allen Generationen immer ungefähr je zur Hälfte Nachkommen von dem einen und dem anderen Typus. So auch im Falle der Geschlechtsbestimmung; und bei getrenntgeschlechtlichen Tieren ist ja eben durch den Umstand, daß nur zwei Individuen verschiedenen Geschlechts miteinander Nachkommen erzeugen können, dafür gesorgt, daß die beiden Typen (der monogametische und der heterogametische) bei jeder Paarung zusammentreffen (Lenz).

Unsere heutigen Anschauungen über die Geschlechtsbestimmung des Menschen gingen aus von der geschlechtsgebundenen Vererbung bestimmter, äußerlich sichtbarer Eigenschaften. Hierbei ist eine bestimmte körperliche Eigenschaft immer nur an ein bestimmtes Geschlecht der Nachkommen gebunden. Einer der berühmtesten dieser Fälle ist der Schmetterling Abraxas grossulariata (Stachelbeerspanner). Dieser besitzt eine als Var. lacticolor bezeichnete Varietät, welche in der freien Natur durchweg nur im weiblichen Geschlecht vorkommt und sich durch geringere Ausbildung der schwarzen Zeichnungselemente auszeichnet. Wie wir dem Buch von Dürken entnehmen, kreuzten Doncaster und Raynor die weißliche Varietät (lacticolor) mit der gewöhnlichen Varietät (grossulariata) und bekamen folgendes merkwürdige Verhalten der F-Generationen:

1. Die Färbung von Grossulariata erwies sich als dominant. F_1 (aus Lakt. ♀ Gross. ♂) ergab dadurch 50% ♀ + 50% ♂ von der phänotypischen Beschaffenheit Grossulariata. Ganz in Übereinstimmung mit der Mendelschen Spaltungsregel lieferte F_2 $^3/_4$ Grossulariata und $^1/_4$ Laktikolor. Letztere — und das ist hier von ausschlaggebender Bedeutung — waren ausschließlich Weibchen.

2. Die in F_1 erhaltenen Grossulariata ♂ wurden mit der P-Form Laktikolor ♀ rückgekreuzt. Es ergaben sich — in Übereinstimmung mit der Mendelschen Theorie — 50% Grossulariata und 50% Laktikolor, aber nun traten auch Laktikolor ♂ auf, so daß diese Kreuzung lieferte: $^1/_4$ Gross. ♂ + $^1/_4$ Gross. ♀ + $^1/_4$ Lakt. ♂ + $^1/_4$ Lakt. ♀.

3. Ferner wurden gekreuzt die so zum ersten Male erhaltenen Lakt. ♂ mit den aus F_1 stammenden Gross. ♀. Das Ergebnis war: 50% Gross. ♂ + 50% Lakt. ♀.

4. Die Kreuzung dieser Lakt. ♀ × Lakt. ♂ ergab Lakt. ♀ + Lakt. ♂. Zur besseren Übersicht sind diese Versuche auf nachstehendem Schema dargestellt.

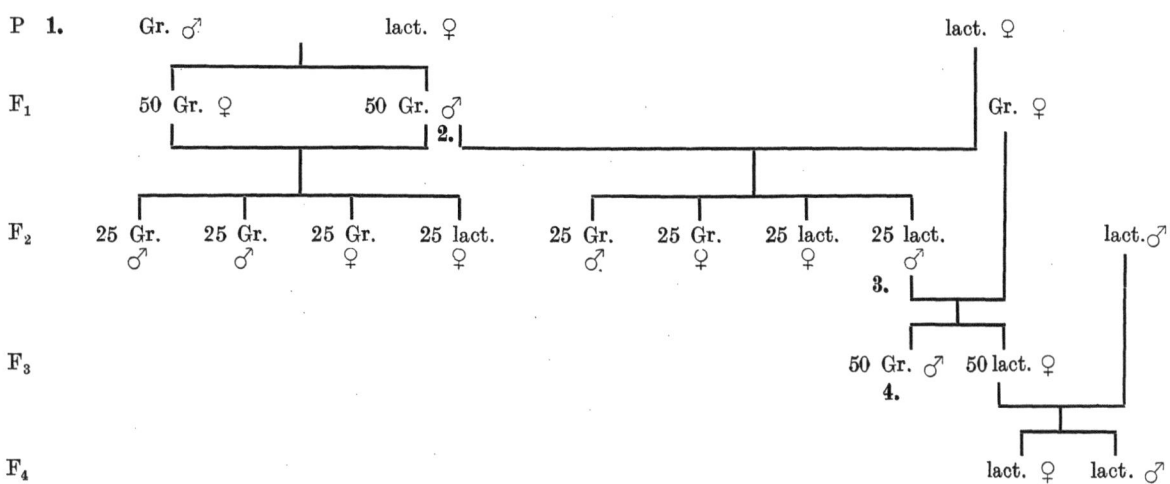

Um die wissenschaftliche Erklärung dieser Züchtungsergebnisse haben sich Bateson, Punnett u. a. bemüht. Die am meisten befriedigende Erklärung stammt von Goldschmidt. Nach ihm sind sowohl die Ausbildung der Flügelzeichnung als auch das Geschlecht „mendelnde" Eigenschaften, deren Faktoren aber in bestimmter fester Beziehung zueinander stehen. Diese Beziehungen bestehen darin, daß die Faktoren für beide Eigenschaften (Geschlecht und Flügelzeichnung) in ein und demselben Chromosom ihren Sitz haben. Beide Geschlechter werden durch positive, nebeneinander existierende Gene (M [männlich] bzw. F [weiblich]) repräsentiert, welche aber in verschiedenen Chromosomen lokalisiert sind. Ferner ist das Männchen hinsichtlich des Geschlechts homozygotisch, das Weibchen heterozygotisch; letzteres gilt jedoch nur bezüglich des Gens für die Männlichkeit. Der Faktor M verhält sich „epistatisch"[1] zum Faktor F, jedoch nur, wenn jener in zwei „Proportionen" vorhanden ist. Zwei Faktoren für Weiblichkeit (F) hingegen überwiegen einen Faktor M.

Während beim Stachelbeerspanner das Männchen hinsichtlich des Geschlechts homozygotisch, das Weibchen heterozygotisch ist, verhält sich das bei anderen Tieren anders, z. B. bei der amerikanischen Obstfliege Drosophila; bei ihr fand Morgan das Männchen heterogametisch und das Weibchen homogametisch. Bei den meisten Ordnungen der getrennt geschlechtlichen Tiere ist das männliche Geschlecht heterogametisch, das weibliche homogametisch in Bezug auf die geschlechtsbestimmenden Erbanlagen.

Auch für den Menschen folgt aus den Tatsachen über den Erbgang geschlechtsgebundener Anlagen nach der vorherrschenden Meinung, daß das männliche Geschlecht heterogametisch, das weibliche homogametisch ist.

Beide Geschlechter sind durch positive Faktoren, die nebeneinander vorkommen, vertreten: M = Faktor für Männlichkeit, F = Faktor für Weiblichkeit. Dabei sind beide

---

[1] Wenn zwei an sich dominante Faktoren heterozygotisch zusammentreffen, kann der eine von ihnen quasi zugedeckt werden, so daß er phänotypisch nicht sichtbar wird, obwohl er in einer anderen Kombination dominant ist. Man bezeichnet diesen Zustand als Epistase und nennt den verdrängenden Faktor epistatisch, den verdrängten hypostatisch.

Faktoren auf verschiedene Chromosomen verteilt. Der Faktor M hat größere Potenz als der Faktor F; er ist epistatisch zu F, aber nicht so stark, daß ein M zwei F überwinden könnte, vielmehr sind zwei F stärker als ein M, und in diesem Falle bewirken sie die Entstehung des weiblichen Geschlechts (Hansen).

Wie die anderen vererbbaren Eigenschaften, ist auch die Bestimmung des Geschlechts an die Chromosomen geknüpft (Goldschmidt). Unter diesen nennt man daher die Träger des geschlechtsbestimmenden Faktors die Geschlechtschromosomen (X-Chromosomen). Die Geschlechtschromosomen verhalten sich bei Mann und Weib verschieden. Entsprechend der sonstigen paarweisen Anordnung der Chromosomen sind die Geschlechtschromosomen beim Weib auch paarig. Das Weib hat also zwei Geschlechtschromosomen und bildet nur eine Sorte von Eizellen, nämlich nur solche mit Geschlechtschromosomen. Im Gegensatz dazu findet sich beim Mann nur ein Geschlechtschromosom. Der Mann bildet außerdem zweierlei Samenzellen, solche mit und solche ohne Geschlechtschromosom. Die Geschlechtsbestimmer sind also die Samenfäden, und zwar entsteht ein Knabe, wenn eine Eizelle von einem Samenfaden ohne Geschlechtschromosom befruchtet wird, und ein Mädchen, wenn die Befruchtung durch einen Samenfaden mit Geschlechtschromosom erfolgt. Mit Bezug auf die Eizelle wird die Geschlechtsbestimmung mit der Befruchtung entschieden (syngam). Mit Bezug auf die Samenzellen ist die Geschlechtsbestimmung schon vorher festgelegt (progam).

Es sei aber nicht verschwiegen, daß einige Forscher vom Ansehen Stieves oder R. Hertwigs einen anderen Standpunkt über Geschlechtsvererbung einnehmen.

b) Verschiebung der Geschlechtsproportionen.

Nach den Mendelschen Gesetzen müßten sich die beiden Geschlechter wie 1:1 verhalten; tatsächlich aber kommen unter den Neugeborenen 106 Knaben auf 100 Mädchen. Auch beim Tier gibt es von den theoretisch zu fordernden Proportionen Abweichungen. Diese treten zum Teil sogar bei verschiedenen Rassen der gleichen Form stark in Erscheinung. So fand Pflüger bei Fröschen aus der Gegend von Königsberg 46,7 ♂ auf 100 ♀, bei solchen aus Utrecht aber nur 13,2 ♂ auf 100 ♀. Analoge Beispiele ließen sich zahlreich anführen.

Die Verschiebung kann noch weiter gehen, so daß ein ganzes Geschlecht überhaupt unterdrückt wird, wie es bei Aphiden, Daphniden und Rotatorien der Fall ist, die sich generationenlang parthenogenetisch fortpflanzen und während dieser Zeit natürlich nur aus Weibchen bestehen (Dürken).

Wie erwähnt, beträgt beim Menschen das Geschlechtsverhältnis unter den Neugeborenen 106 Knaben auf 100 Mädchen. Aber dieses Zahlenverhältnis gibt keinen genauen Aufschluß über die wirkliche Häufigkeit der Geschlechter bei der Konzeption. Schon bei den totgeborenen Kindern ergibt sich ein noch größerer Knabenüberschuß, nämlich in Deutschland 128,3, Italien 131,1, Österreich 132,1, Frankreich 142,2. Man muß wohl das Überwiegen der Knaben unter den Totgeburten zum großen Teil auf äußere, also accidentelle Einwirkungen zurückführen, nämlich auf die größere Geburtsschädigung infolge des größeren Gewichtes und des größeren Kopfes der Knaben. Die Beteiligung der Knaben an den Totgeburten sagt darum nichts über das ursprüngliche Geschlechtsverhältnis.

Will man annehmen, daß das Geschlechtsverhältnis bei der Konzeption annähernd 1:1 betrug, so ließe sich der Knabenüberschuß bei der Geburt damit erklären, daß während der ersten Graviditätszeit mehr Mädchen absterben und — als das schwächere Geschlecht — abortiv zugrunde gehen. Wenn auch nach einer Hypothese die weiblichen Früchte bis zum fünften Monat schwerer sein sollen (Aron), so spricht bis jetzt nichts dafür, daß in den verschiedenen Monaten der Schwangerschaft die Widerstandskraft der Geschlechter verschieden ist.

Tatsache ist, daß bei Abortfrüchten der Knabenüberschuß noch viel größer ist als bei der reifen Geburt. Beim Abort kommen 160 Knaben auf 100 Mädchen (Rauber, v. Lenhossek, Siemens). Man darf daher in der Knabenabortziffer einen Hinweis auf das Geschlechtsverhältnis bei der Zeugung erblicken. Aus den vorstehenden Zahlen ergibt sich somit zweierlei:

1. Ein Knabenüberschuß bei der Konzeption (Knaben-Über-Zeugung).
2. Ein Knabenverlust bis zur Geburt.

Ad 1. **Knaben-Über-Zeugung.** Woher der Knabenüberschuß bei der Konzeption rührt, ist nicht sicher. Einiges, was zur Erklärung dienen kann, sei erwähnt.

Vielfach hat man den Knabenüberschuß erklären wollen mit der Annahme, daß bei Erstgebärenden die Knabengeburten überwiegen (v. Lenhossek, Bidder, Graff). An 3821 Erstgebärenden unserer Klinik fand zwar Gänßle kein Überwiegen der Knabenziffer; aber am Tier ist die höhere Männchenziffer bei ersten Würfen schon lange hervorgehoben worden (Wilkens). Neuerdings hat Mis King in experimentellen Zuchten bei weißen Ratten an ersten Würfen eine Männchenziffer von 115,9 gegenüber von 101,1 aus späteren Würfen gefunden.

Der von verschiedenen Autoren angenommene Knabenüberschuß bei Erstgebärenden wäre in mancher Hinsicht verständlich. Nach Zeleny weisen die beiden Spermasorten eine Größendifferenz auf. Es ist daher denkbar, daß sie auch eine verschiedene Fortbewegungsgeschwindigkeit haben, die im Wettlauf nach dem Ei zum Ausdruck kommen kann. Nach Lenz ist nun die erste Befruchtung wegen der noch uneröffneten Geburtswege schwerer als später. Wegen dieser größeren Schwierigkeit bleiben die mit dem Chromosom belasteten „weiblichen" Samenfäden in der Konkurrenz zurück, während die weniger belasteten „männlichen" ans Ziel kommen. Diese Auffassung vertritt Lenz auch gegen den entschiedenen Einspruch von Stieve. Er ist überhaupt der Ansicht, daß allgemein in Fällen erschwerter Konzeption ein Knabenüberschuß entsteht. Zum Beweis dafür hebt er hervor, daß nach Düsing in Zeiten geringerer Geburtlichkeit die Knabenziffer steigt und umgekehrt; weiter wird betont, daß Berlin, das im Reich die niedrigste Geburtenzahl aufweist, gleichzeitig die größte Knabenziffer hat.

Bei dem so entstandenen Knabenüberschuß handelt es sich also darum, daß unter bestimmten Bedingungen die beiden **Spermiensorten** eine verschiedene Aktivität haben. Denkbar ist auch, daß verschiedene **Eier** eine verschiedene Anziehungskraft und eine verschiedene Aufnahmefähigkeit den Spermien gegenüber besitzen (Goldschmidt).

Soweit das Ei selbst dabei eine Rolle spielen kann, sei daran erinnert, daß nach einer alten Angabe von Thury bei Kühen, die im Beginn der Brunst begattet werden, die weiblichen Nachkommen überwiegen, und bei den später belegten die männlichen, was Pearl und Parschley in den letzten Jahren bestätigten. Und Hertwig fand an

Froscheiern, daß aus alten Eiern Männchen und aus jungen Weibchen entstehen. Seit langem war auch der Knabenüberschuß (130—146) bei orthodoxen russischen Juden aufgefallen, den man mit der Befruchtung eines alten Eierstockseies erklären wollte, da die jüdische Religion die Kohabitation innerhalb der ersten 12 Tage nach dem Menstruationsbeginn verbietet. Daher glaubte Siegel bekanntlich, auch für den Menschen allgemein annehmen zu dürfen, daß die Knaben aus der Befruchtung alter Eier hervorgehen. Aber Siegels Anschauungen haben sich nicht bestätigt, und bei dem jüdischen Knabenüberschuß kann es sich nicht recht um die Befruchtung alter Eier handeln, wenn der Follikelsprung entsprechend unseren heutigen Anschauungen etwa in der Mitte zwischen zwei Menstruationen erfolgt. Anderseits haben wir gehört, daß die Geschlechtsbildung beim Menschen nicht mit dem Ei, sondern mit dem Samenfaden in Zusammenhang gebracht wird.

Anscheinend können auch schon vor der Zeugung — progam — stattfindende Einwirkungen auf die Eltern zu einer Modifikation des Geschlechtsverhältnisses der Nachkommen führen. Nach Behandlung männlicher Mäuse mit Yohimbin oder Koffein sah Agnes Bluhm die Männchenziffer unter den Nachkommen auf 120 resp. 126 steigen. Robinson berichtet, daß Meerschweinchen nach länger dauernder Adrenalininjektion 84,3% männliche Junge warfen anstatt 60% in der Norm. Mit Cholin behandelte Muttertiere brachten unter 10 Jungen 9 Weibchen zur Welt (Lehmann).

Von Interesse ist weiter, daß Goldschmidt bei Schmetterlingen einen Einfluß der Bastardierung auf das Geschlecht fand. Bei Kreuzung zwischen relativ weit auseinanderstehenden Formen wurden nur Männchen oder auffallend viel Männchen gebildet. Die Ursache kann nach seiner Ansicht neben intersexuellen Umwandlungen auch in einer konstitutionellen Schwäche der Bastarde bestehen, von der ein Geschlecht mehr getroffen wird als das andere.

Für den Menschen kann man auf die Angabe Pearls hinweisen, daß in Argentinien das Zahlenverhältnis für reine Italiener 100,77 ♂ : 100 ♀, für Argentinier 103,26 ♂ : 100 ♀, und für deren Kreuzung 105,72 ♂ : 100 ♀ beträgt. Freilich fand E. Fischer für die viel differentere Kreuzung zwischen Buren und Hottentotten 107,6 ♂ : 100 ♀, während sich für die Buren allein 108,1 ♂ : 100 ♀ ergaben.

Die nähere Ursache der Geschlechtsverschiebung kann man sich also verschieden vorstellen. Der heterozygote Elternteil bildet zweierlei Arten von Gameten, durch welche die beiden Geschlechter in gleicher Zahl bestimmt werden. Geht nun die eine Art dieser Heterogameten vor der Befruchtung zugrunde, so fällt natürlich das entsprechende Geschlecht aus.

Derselbe Erfolg könnte eintreten, wenn schon die Reifungsteilung der Geschlechtszellen eine Abänderung erfährt und dadurch die Verteilung der Heterochromosomen so beeinflußt wird, daß von vornherein nur auf ein Geschlecht abgestimmte Gameten entstehen. Wir würden hier zwar eine tiefgreifende Abänderung der Mendelschen Spaltung vor uns haben, die aber an der wesentlichen Auffassung, daß das Geschlecht durch erbliche Faktoren (Gene) bestimmt wird, nichts ändert und. als Ausnahme die Regel nicht umstößt, vor allem eben dann nicht, wenn die Faktoren bekannt werden, welche jene Abänderung hervorrufen (Dürken).

Wenn demnach auch das Geschlecht durch erbliche mendelnde Faktoren bestimmt wird, so greifen doch übergeordnete Faktoren in den Vererbungsmechanismus ein, so daß die Verteilung der Geschlechtsfaktoren abgeändert und die einseitige Bildung bestimmter Gametenarten gefördert werden kann; oder es kommt zur Geschlechtsverschiebung durch Potenzverschiebung der geschlechtsbildenden Faktoren (Dürken).

Obwohl es zur Konstitution im strengen Sinne vielleicht nicht gehört, so sei hier doch kurz der in der Literatur mehrfach als Tatsache hingestellten Vermehrung der Knabengeburten nach Kriegen gedacht.

Im Gefolge der Napoleonischen Kriege trat nach Düsing diese Erscheinung sogar so stark auf, daß man bald einen Mangel an weiblichen Individuen fürchtete, als ob ein Ausgleich für die Gefallenen geschaffen werden solle.

Aber die Verhältnisse nach dem Kriege von 1870 bestätigten jene Anschauungen wenigstens für Preußen nicht. Schweisheimer sagt darum geradezu, daß dem Krieg ein Einfluß zugeschrieben werde, der ihm einfach nicht gebührt.

Trotzdem wurde auch nach dem Weltkrieg von einem Knabenüberschuß gesprochen, ja Bayer hält ihn für erwiesen. An der Berliner Klinik hat das Geschlechtsverhältnis im Frieden 106 Knaben auf 100 Mädchen betragen; im Kriege kamen 116 Knaben auf 100 Mädchen. Mir scheint aber, man muß mit der Verallgemeinerung solcher Beobachtungen vorsichtig sein. Nach den Feststellungen von Gänßle schwankten die entsprechenden Zahlen an unserer Klinik auch sonst außerordentlich. Wir hatten zeitweilig auch schon vor dem Kriege 116 Knaben auf 100 Mädchen gehabt. Der Gesamtdurchschnitt der Knabengeburten aus der Kriegszeit (109,7) lag bei uns nur wenig über der entsprechenden Friedenszahl (106,3) und für Württemberg insgesamt hat der Krieg überhaupt keinen Knabenüberschuß gebracht. Ähnliches berichtet Binz über München.

Wenn aber ein Knabenüberschuß da ist (Bayer), dann scheint daran die schlechte Ernährung des Mannes schuld sein zu können (Döderlein).

Besonders erwähnt sei, daß im Kriege an unserer Klinik die eineiigen Zwillingsschwangerschaften, die sonst etwa ein Viertel aller Zwillingsschwangerschaften ausmachen, etwas zunahmen, von 23,4% auf 27,6% aller Zwillingsschwangerschaften. Auffallend gesteigert waren die eineiigen Knabenzwillinge (Lamprecht). Eine Steigerung der eineiigen Zwillingsschwangerschaften soll bei Tieren sich experimentell erzeugen lassen (Meyer), während die zweieiigen Zwillingsschwangerschaften erblich sind, indem es sich um Vererbung der mütterlichen Eigenschaft, zwei Eier auf einmal zur Reife zu bringen, handelt (Bucura, Meyer, Bonnevie).

Was die Zunahme der Knabenzwillinge betrifft, so hatten wir unter 38 eineiigen Zwillingspaaren: vor dem Kriege 48,14% Knaben und 51,76% Mädchen; im Kriege 72,72% Knaben und 27,28% Mädchen, also sehr viel mehr Knaben. Infolge dieser Steigerung ging das Verhältnis der Knaben zu den Mädchen bei den Zwillingen überhaupt von 103:100 auf 178:100 empor (S. 619). Leider lassen sich aus diesen Erfahrungen schon wegen der Kleinheit der Zahlen keine allgemeinen Schlüsse ziehen.

ad 2. Knabenübersterblichkeit. Aus dem starken Unterschied zwischen der Knabenziffer bei Abortfrüchten und bei ausgetragenen Kindern ergibt sich eine starke „differentielle Elimination" des männlichen Geschlechtes während der Gravidität (Goldschmidt, Siemens). Im einzelnen zeigt sich das auch daran, daß manche Frauen immer nur die Buben abortieren und die Mädchen austragen.

Fragen wir nach den Ursachen des vermehrten intrauterinen Absterbens der männlichen Früchte beim Menschen, so läßt sich leider nichts Bestimmtes sagen. Wir müssen uns daher damit begnügen, Hypothesen anzuführen.

a) Vielleicht wirkt schon von Hause aus ein sog. „erblicher Letalfaktor" ein. Wir verstehen darunter einen an die Chromosomen gebundenen Erbfaktor, dessen Anwesenheit den Organismus manchmal im heterozygoten (männlichen), manchmal im homozygoten (weiblichen) Zustand lebensunfähig sein läßt (Goldschmidt).

Im Hinblick auf die oben erwähnte Theorie, daß die Knaben aus überalterten Eierstockseiern stammen sollen, könnte man die Ursache des vermehrten Absterbens der männlichen Früchte in der Altersschwäche der Eierstockseier erblicken. Diese würden dann nicht nur zur Bildung einer männlichen Frucht, sondern infolge mangelnder Lebenskraft oder fehlender Implantationsreife auch zum vorzeitigen Absterben führen. Aber Siegels Anschauungen haben sich ja nicht bestätigt.

Erwähnt sei auch, daß andere Autoren konstitutionelle Momente der Mütter für den intrauterinen Knabenverlust anschuldigen. Kuntzsch meint, daß die Paarung zwischen schwächlichen Müttern und kräftigen Männern am ehesten zu einer männlichen Totgeburt führen könne.

Nach Vaerting könnte man auch daran denken, den erblichen Letalfaktor im Vater zu suchen. Er glaubt, daß nicht nur organische Krankheiten der Väter, sondern auch „jeder Mißbrauch, jede Überanstrengung väterlicher Körper- und Geisteskräfte" zu vermehrtem Knabentode führen und darum einen direkten Knabenmord darstellen. Zur Begründung weist er auf die Untersuchungen von Fahlbeck am schwedischen Adel hin. Danach soll der Adelung des Vaters alsbald eine Abnahme der Knabengeburten und häufig das Aussterben des geadelten Geschlechtes gefolgt sein. Der Nachteil der sexuellen Ausbeutung des Mannes soll sich weiter auch darin zeigen, daß in Harems auf 100 Mädchen nur 25 Knaben kommen. Vaerting sagt darum, daß die totgeborenen Knaben ein Zeugnis für die Fortpflanzungssünden der Menschheit seien. Nach ihm befindet sich die Welt seit Jahrtausenden im Irrtum, wenn sie den Mann als das stärkere Geschlecht bezeichnet. Das pure Gegenteil ist seiner Meinung nach der Fall; darum befürwortet er die „Männerpflege" und den „Vaterschutz".

Gewisse Hinweise auf die Hinfälligkeit des männlichen Geschlechts finden sich auch in der Zoologie. Junge männliche Schwertfische sollen doppelt so viel Sauerstoff brauchen als die Weibchen und gegen ungünstige Außenbedingungen (Gifte, extreme Temperaturen) wesentlich empfindlicher sein als jene (Harms).

Aber zum Vaterschutz ist nach Ansicht des angesehenen Statistikers Prinzing kein Grund vorhanden. Ferner steht der Vaertingschen Auffassung teilweise auch das Tierexperiment entgegen. Agnes Bluhm konnte bei weißen Mäusen durch akute Alkoholisierung des Vatertieres unter 131 Jungen die Männchenziffer auf 122:100 erhöhen gegenüber von 79:100 aus 965 unbeeinflußten Individuen.

Demgegenüber könnte sich Vaerting freilich auf Stockard und Papinocolau berufen, die an Meerschweinchen fanden, daß unter den Nachkommen der alkoholisierten Väter der Schaden größer war als bei der Alkoholisierung des Muttertieres. Die Spermafäden nehmen also anscheinend einen größeren Schaden.

Mit Recht hat Hirsch darauf hingewiesen, daß man die Ursache eines Aborts, resp. des intrauterinen Fruchttodes nicht immer nur in den Eltern, sondern auch in den Früchten suchen soll. Daher taucht in diesem Zusammenhang auch die Frage der Geschlechtsverteilung bei den lebensunfähigen Mißbildungen auf. Leider wissen wir darüber wenig, schon deswegen, weil die Abortivfrüchte meistens gar nicht untersucht werden. Aber es scheint mir doch von Bedeutung, daß Fetscher, der die Erblichkeit des Klumpfußes nachgewiesen hat, in allen Klumpfußfamilien eine erhöhte Knabenziffer fand.

Auch der bei manchen Zwillingen des Rindes zuweilen vorkommende Hermaphroditismus könnte hier hereinspielen. Man findet öfter neben einem normalen männlichen Zwilling einen geschlechtlich abnormen, den man früher für ein Männchen hielt. Allein Untersuchungen von Tandler und Keller haben ergeben, daß es sich um ein Weibchen handelt, so daß dieser Gegenstand für unsere Frage kein Interesse hat.

b) Neben den in der Keimanlage begründeten Ursachen können an der differentiellen Eliminierung der Buben auch postkonzeptionelle in der Schwangerschaft einwirkende Momente (latente oder manifeste interkurrente Erkrankungen) schuldig sein. Ein Beispiel einer selektiven Elimination eines Geschlechts bringt Goldschmidt. Es bezieht sich allerdings nicht auf das männliche, sondern auf das weibliche Geschlecht, betrifft den Schmetterling und läßt sich daher nicht auf den Menschen übertragen. Aber als Analogon kann es doch zum Verständnis der menschlichen Verhältnisse beitragen. Es handelt sich um die Einwirkung von zwei bösartigen Raupenkrankheiten auf die Schmetterlingsraupen. „In den Fällen, in denen die Krankheit ihren Höhepunkt erst nach der fünften Häutung erreicht, muß sie die Weibchen stärker treffen als die Männchen, denn letztere sind teils schon verpuppt, teils verharren sie nur noch kurze Zeit in dem Raupenstadium, so daß das Maximum der Infektion sie nicht mehr trifft. Es ist daher zu erwarten, daß mit steigender Sterblichkeit in späteren Raupenstadien die Prozentzahl der Weibchen abnimmt." Bei einer um diese Zeit auftretenden Epidemie mit mehr als 90% Sterblichkeit waren die erzielten Falter alle männlich; bei einer Sterblichkeit von weniger als 10% ergaben sich 103,1 Männchen auf 100 Weibchen, während sonst das Verhältnis in der Norm 87,7 ♂ auf 100 ♀ beträgt.

Wieweit Störungen des innersekretorischen Systems zu einem vermehrten Knabenabort führen, läßt sich vorerst gar nicht beurteilen. Es sei aber erinnert an die obenerwähnte Beeinflussung der Geschlechtsbildung beim Tier durch Vorbehandlung der Elterntiere mit Adrenalin, Cholin, Yohimbin (Robinson, Agnes Bluhm, Lehmann).

Vielleicht steht der Knabenabort auch mit Besonderheiten des serologischen Verhaltens der Mutter in Zusammenhang. Das serologische Verhalten der Mutter ändert sich vermutlich mit dem Geschlecht ihrer Leibesfrucht. Zwar haben wir hinsichtlich der Hämolyse und der Hämagglutination mit der Dreitropfenprobe von Nürnberger keine Geschlechtsunterschiede finden können, aber man muß doch annehmen, daß die Knabenschwangerschaft mit der Einschaltung des kindlichen Hodens in den mütterlichen Organismus serologisch etwas anderes bedeutet als die Mädchenschwangerschaft. Auf diesen Geschlechtsunterschieden in den biologischen Beziehungen zwischen Mutter und Kind basieren auch die alten Bestrebungen, das Geschlecht des Kindes intrauterin serologisch zu bestimmen (Kuntzsch, Lehmann), die neuerdings an der Sellheimschen Klinik so lebhaft betrieben werden (Lüttge und v. Mertz).

Die besondere Bedeutung des Hodens geht auch aus den Versuchen Haberlands hervor, weibliche Tiere durch Hodensubstanz zu sterilisieren. Bis zu gewissem Grade kann man auch darauf hinweisen, daß es anscheinend möglich ist, durch Einverleibung von Fötussubstanz Immunstoffe gegen die Schwangerschaft zu bilden (Churdarkowski). Nach all dem ist denkbar, daß die Knabenschwangerschaft sich serologisch von der Mädchenschwangerschaft unterscheidet und daß in diesen Unterschieden eine Veranlassung zum vermehrten Knabenabort liegen kann. Wie wir später im Kapitel „Vererbung der Blutgruppen" sehen werden, soll nach Hirszfeld die Gruppengleichheit oder Verschiedenheit zwischen Mutter und Leibesfrucht auf die Entwicklungsmöglichkeiten der letzteren Einfluß haben.

Anscheinend stellen auch die Stoffwechselvorgänge bei Knabenschwangerschaft andere und höhere Anforderungen an die Mutter als bei Mädchen. In Betracht kommen vor allem die wichtigen Bausteine Eisen, Kalk und Phosphor. Nach den Untersuchungen von Fetzer aus der Tübinger Klinik führt der Eisenhunger des Muttertieres letzten Endes zu Fruchttod und Abort. Higuchi fand nun den Eisengehalt der Plazenta bei männlichen Früchten stets größer als bei weiblichen. Es wäre demnach möglich, daß an dem Knabenabort ein Eisenmangel schuldig ist.

Ein letzter Punkt, der für den gesteigerten intrauterinen Verlust an Knaben sprechen könnte, ist die hohe Knabenziffer unter den übertragenen und ohne nachweisbare Ursache intrauterin abgestorbenen Früchten, auf die wir noch etwas näher eingehen wollen.

c) Übertragung der Knaben.

Von erfahrenen Müttern kann man immer wieder hören, daß die Knabenschwangerschaft länger dauern soll als die Mädchenschwangerschaft; ja manche Mutter schließt bei langer Schwangerschaftsdauer auf einen Knaben.

Ob die Knaben tatsächlich häufiger übertragen werden als die Mädchen, ist eine offene Frage. Unter 333 über 3500 g schweren Neugeborenen fanden wir 141,3 ♂ : 100 ♀ und unter 235 über 51 cm langen Kindern 171,1 ♂ : 100 ♀. Die Zahlen sind freilich sehr klein und lassen keine bestimmten Schlüsse zu.

Nach tierärztlichen Berichten ist die Tragzeit beim Hengstfüllen durchschnittlich etwas größer als beim Stutfüllen (Schmalz). Daß dabei das männliche ruhigere Temperament, wie die Tierärzte meinen, eine Rolle spielt, scheint aber weniger wahrscheinlich.

Indes vielleicht ist die Knabenschwangerschaft nur scheinbar verlängert; vielleicht erfolgt die Vereinigung von Sperma und Ei, also die eigentliche Konzeption, bei den männlichen Früchten später. Wir hörten oben, daß aus der Befruchtung eines alten Eies das männliche Geschlecht hervorgehen soll (Thury, Hertwig). Glaubt man nun mit Nürnberger an eine 2—3wöchige Lebensdauer der Samenfäden innerhalb des weiblichen Körpers, so ist denkbar, daß die Befruchtung erst 2—3 Wochen nach der Kohabitation erfolgt, daß also die Schwangerschaft tatsächlich um diese Zeit kürzer dauert und nur scheinbar ein Übertragen vorliegt. Freilich spricht manches gegen diese Möglichkeit, vor allem der Umstand, daß nach Höhne und Behne die Spermatozoen nur zwei Tage im weiblichen Körper lebensfähig bleiben; sodann auch die heutige Anschauung, daß das weibliche Ei mit der Geschlechtsbestimmung nichts zu tun haben soll.

Daß unter den übertragenen und plötzlich abgestorbenen Kindern unserer Erfahrung nach oft Knaben sind, kann ein Zufall sein; aber ein innerer Zusammenhang ist doch nicht ausgeschlossen. Wir hörten von besonderem Eisenbedarf der Knaben und hörten davon, daß die Leibesfrüchte ihren Haupteisenbedarf gerade in den letzten Monaten der Schwangerschaft anlegen. Danach kann also das Fehlen des um diese Zeit für die Knaben in vermehrtem Maße nötigen Eisens gerade am Schwangerschaftsende zu einer starken Beteiligung des männlichen Geschlechts am intrauterinen Fruchttod führen.

Andere Bausteine wie Kalk, Phosphor, mögen eine ähnliche Rolle spielen. Nimmt man an, daß die physiologische Schwangerschaftshypertrophie der Thyreoidea den Zweck hat, die Kalkabgabe des mütterlichen Körpers an die Frucht zu erleichtern, dann wäre wohl möglich, daß hinter dem Übertragen und hinter dem intrauterinen Fruchttod ein Hypo- oder Dysthyreoidismus der Mutter steckt. In der Tat boten einige unserer Mütter Zeichen von Hypothyreoidismus.

d) Bubenmütter.

Seit längerer Zeit war uns die Anhäufung eines Geschlechts in bestimmten Familien resp. Sippschaften aufgefallen, so daß man von „Buben- und Mädchenmüttern" sprechen könnte. Der Geburtshelfer Hohl war selbst das letzte unter 10 Geschwistern. Von diesen war das erste ein Mädchen, das Geschlecht des zweiten ist nicht bekannt; alle anderen waren Buben[1]. In der Familie einer unserer Patientinnen finden sich z. B. 70 Mädchen und 42 Buben. Es hat den Anschein, daß die Mädchenmutter selbst wieder von einer mädchenreichen Mutter und die Bubenmutter wieder von einer bubenreichen Mutter stammt. Bauer hat mir zwar eingewendet, daß es sich um einen Zufall handle, und v. Jaschke hat über eine gegenteilige Beobachtung berichtet. Es handelt sich um eine Aristokratenfamilie, in der die Töchter überwogen. Da in diesen Kreisen auf männliche Nachkommen besonderer Wert gelegt wird, so fürchtete die Mutter, ihre eigenen Eigenschaften als „Mädchenmutter" auf die Töchter vererbt und damit deren Heiratsaussichten getrübt zu haben. Dennoch aber haben die Töchter bis jetzt nur Buben zur Welt gebracht. Diese Beobachtung ist wichtig, aber sie ist vorerst kein Gegenbeweis, denn sie beschränkt sich auf eine Generation, und diese steht selbst erst am Anfang ihrer Fortpflanzungstätigkeit. Ob das Ende halten wird, was der Anfang verspricht, muß abgewartet werden.

Den Zoologen ist bei gewissen Tieren die Neigung zur Fortpflanzung eines bestimmten Geschlechts nicht unbekannt; daher die Ausdrücke „arrhenotok" und „thelytok" (Leuckart, Siebold). Ein mir vorliegender Bericht aus einem Gestüt sagt, daß zwei Mutterpferde 7♀ : 2♂ ; 8♀ : 1♂, also 15 weibliche und 3 männliche Fohlen brachten; während eine andere Zuchtstute auf 7 männliche nur 2 weibliche Nachkommen hatte. Da, wo der Beschälhengst jedesmal wechselte, scheint die Neigung zur Erzeugung eines bestimmten Geschlechtes an das Muttertier gebunden zu sein.

Miß King züchtete aus einem Stamm A von weißen Ratten eine Männchenziffer von 128,3 und aus einem Stamm B nur 81,8.

---

[1] Ich verdanke diese Mitteilung dem Enkel, Herrn Dr. Hohl in Bremerhafen. Auch Sommer bezeichnet in seiner „Familienforschung", 3. Aufl., S. 273 den Knabenüberschuß als anscheinenden Erbteil seiner väterlichen Familie.

Auch Lenz und Fetscher anerkennen eine einseitige Geschlechtsbildung bei bestimmten Frauen. Lenz spricht von Männern mit „ausgesprochener Anlage zur weiblichen Zeugung". Fetscher kommt auf Grund einer umfangreichen statistischen Erhebung in Sachsen zu dem Ergebnis: „Es gibt eine Anlage zur erhöhten Zahl von Knabengeburten, die vermutlich erblich ist."

Erwähnt sei auch, daß Hirszfeld bei den Müttern mit der Blutgruppe AB mehr Söhne beobachtete als bei den anderen Gruppen. Heim fand aber an unserem Material bei den Müttern O mehr Söhne. Wie dem auch sei, so manches spricht für die Möglichkeit, daß es Mütter gibt mit einer besonderen Disposition, ein bestimmtes Geschlecht hervorzubringen.

Als Ursache der einseitigen Häufung eines bestimmten Geschlechts bei der Geburt läßt sich wie bei der oben erwähnten allgemeinen Knaben-Über-Zeugung verschiedenes denken. Vielleicht haben bestimmte Frauen eine besondere Veranlagung zur Empfängnis eines bestimmten Geschlechts, etwa weil im Wettlauf nach dem Ei eine Spermatozoensorte immer vorauskommt, oder weil die Eier eine besondere Attraktion oder Aufnahmefähigkeit gegen eine bestimmte Spermasorte besitzen.

Vielleicht rührt das Überwiegen des einen Geschlechts auch davon her, daß bestimmte Frauen die Neigung haben, nur ein bestimmtes Geschlecht auszutragen, während sie das andere abortiv ausstoßen. Übertragen wir die oben erwähnte allgemeine Neigung zum Knabenabort auf eine bestimmte Frau, so wäre unter Umständen das Überwiegen des weiblichen Geschlechts unter ihren Nachkommen erklärt. Ich habe aber bis jetzt unter den „Mädchenmüttern" einen vermehrten Knabenabort nicht sicher finden können.

Mit Recht betont Fetscher im Hinblick auf die serologischen Sterilisierungsversuche Haberlands, daß der mütterliche Körper in der Schwangerschaft infolge der Abwehrreaktion gegen körperfremdes Eiweiß Schutzstoffe bildet, ähnlich wie bei Infektionskrankheiten. Wie diese Schutzstoffe gegen Infektionen individuell und familiär verschieden stark vertreten sind, so kann eine solche individuelle oder familiäre Verschiedenheit gegen ein bestimmtes Schwangerschaftsprodukt vorliegen. Auf diese Weise kann es zur Bildung von Abwehrstoffen kommen, die sich mehr oder weniger deutlich gegen ein bestimmtes Geschlecht der Frucht richten und zur vorzeitigen Ausstoßung desselben führen.

e) Graviditätstoxikosen, dystope Eieinbettung und Geschlecht.

Im Hinblick auf die serologischen Unterschiede zwischen Buben- und Mädchenschwangerschaften hat man auch daran gedacht, daß Geschlechtsunterschiede bei Schwangerschaftstoxikosen zum Ausdruck kommen und daß dabei die Knabenschwangerschaften überwiegen.

Soweit die Schwangerschaftstoxikosen die Wirkung von körperfremdem Eiweiß sind, stellt, wie oben erwähnt, die Knabenschwangerschaft durch Einschaltung des Hodens in den mütterlichen Körper etwas anderes dar als die Mädchenschwangerschaft. In der Tat kamen unter 86 Eklampsiefällen unserer Klinik 140 Knaben auf 100 Mädchen (Breuning). Aber Bublitschenko fand ein Überwiegen der Mädchen und unsere Zahl ist zu klein, um das Ergebnis zu verallgemeinern. Soweit ich sehe, liegt ein ausreichendes Eklampsiematerial, an dem Geschlechtsunterschiede sicher nachweisbar wären, nicht vor. Dasselbe gilt von der Emesis gravidarum. Hier sind zudem die nötigen Feststellungen besonders erschwert, schon deswegen, weil viele Fälle gar nicht zur ärztlichen Kenntnis kommen, oder weil oft Behandlung der Emesis und Geburtsleitung in verschiedenen ärztlichen Händen liegen. Indes soweit die Emesis eine psychogene Ursache hat, ist ein solcher Unterschied a priori auch gar nicht zu erwarten.

Auch die Vermutung, daß die Emesis gravidarum besonders stark auftritt bei größerer Vaterähnlichkeit des Kindes (v. David), hat sich bis jetzt nicht bestätigen lassen.

Ebensowenig ist es gelungen, zwischen dystoper Eieinbettung und Geschlecht innere Zusammenhänge festzustellen, wie oben dargetan (S. 548).

f) Intrauterine Wachstumsunterschiede und Geschlecht.

Die Beziehungen des Geschlechts zu intrauterinen Wachstumsunterschieden bestehen darin, daß die Knaben durchschnittlich etwas schwerer und etwas länger sind als die Mädchen. Die Ursache dafür muß man in der Keimanlage erblicken, wie eingangs (S. 288) näher begründet wurde. Ob etwa auf dem Boden des Hormonaustausches zwischen Mutter und Kind das mütterliche Ovarium dem Wachstum des Mädchens hinderlich wird (A. Mayer), ist bis jetzt gar nicht ventiliert worden und wohl kaum anzunehmen.

II. Wachstumsunterschiede der Neugeborenen und Konstitution der Eltern.

Eine abnorme Fettentwicklung beim Neugeborenen, die seine Länge auffallend über- oder auch untersteigt, kann zu nicht geringem Teil mit guten oder schlechten intrauterinen Ernährungsbedingungen, also mit der Kondition zusammenhängen und braucht daher mit Konstitution nichts zu tun zu haben. Dabei sei eigens bemerkt, daß dürftige, fettarme Mütter wohlgemästete, fettreiche Kinder zur Welt bringen können und umgekehrt. Gerade bei ungewöhnlich fettreichen Frauen fallen nicht selten die Kinder relativ dürftig aus.

Über das intrauterine Längenwachstum ist zunächst zu bemerken, daß die Kinder von Riesen oder Zwergen bei der Geburt normale Längenmaße zeigen können. Im Prinzip sollte man hier unterscheiden zwischen konstitutionellen und konditionellen Wachstumsstörungen der Eltern. Im ersten Falle ist am ehesten ein konformes Verhalten zwischen Kindern und Eltern zu erwarten; im anderen Falle aber können die Kinder normal sein; ja, denkbar ist sogar, daß sie zu den Eltern im direkten Gegensatz stehen, indem hochwüchsige Eltern kleine Kinder und kleinwüchsige Eltern große Kinder haben können. So hatte z. B. eine unserer Riesenmütter mit Körperlänge 185 cm und Gewicht 208 Pfund als 40jährige Erstgebärende nach 16jähriger, bisher steriler Ehe ein Kind von nur 48,5 cm Länge und 2670 g Gewicht zur Welt gebracht.

Hübner meint „je größer die Mutter, um so größer die Frucht" und Alst fand bei Frauen unter 140 cm Länge kleine Früchte.

Ausgesprochene endokrine Wachstumsstörungen der Eltern brauchen an den Neugeborenen nicht in Erscheinung zu treten. Die Kinder von Kretinen sollen bei der Geburt gewöhnlich normal sein. Nach Guggisberg brachten aber von elf kretinistischen Zwerginnen nur vier Kinder mit 50 cm Länge zur Welt, mehrere Kinder waren nur 47 cm und eines sogar nur 45 cm lang, trotz normaler Schwangerschaftsdauer. Weiter waren in der Kropfgegend von Bern etwa die Hälfte der Neugeborenen unter der durchschnittlichen Länge von 50 cm gegen nur 27% in Berlin. Auf Grund dieser Erfahrungen kommt Guggisberg zu dem Ergebnis, daß das Kropfgift den Fötus schon intrauterin kropfkrank macht, was sich unter anderem auch in Wachstumsstörungen äußern kann. Aber an einen typischen kongenitalen thyreogenen Zwergwuchs glaubt er trotzdem nicht.

Auch bei völligem Athyreoidismus der Frucht tritt meist keine Wachstumshemmung auf. Anscheinend spielt die fötale Schilddrüse keine Rolle als Wachstumsdrüse, oder das mütterliche Organ tritt ergänzend ein.

Sehr unklar sind die Beziehungen der Thyreoidea zur Mikromelie, wenn überhaupt solche bestehen. Lewi z. B. nimmt einen Hypothyreoidismus an und beruft sich darauf, daß eine Mutter 6 Jahre nach Thyreoidektomie ein Kind mit Mikromelie zur Welt brachte. Ade glaubt an einen Hyperthyreoidismus und verweist auf eine Mikromelie des Neugeborenen, die auftrat, nachdem die Mutter in der Gravidität reichlich Thyreoidintabletten genommen hatte.

Das Lebensalter der Eltern steht in keinem konstanten Verhältnis zur Fruchtentwicklung. Aber manche Laien und auch Ärzte neigen zu der Annahme, daß eine ganz alte Erstgebärende gewöhnlich keine kräftigen Kinder mehr hervorbringe; die oben erwähnte Beobachtung könnte das bestätigen. Daß jedoch davon hochgradige Ausnahmen vorkommen, ist kein Zweifel und in den von Schweisheimer abgebildeten zwei Fällen von Riesenkindern handelte es sich um Erstgebärende im Alter von 40 bis 41 Jahren.

Besonderes Interesse verdient noch die Kopfgröße des Neugeborenen. Bekanntlich nimmt die kindliche Kopfgröße bei den ersten Kindern der Reihe nach zunächst immer etwas zu. Bestimmte Relationen zwischen kindlicher Kopfgröße und Weite des mütterlichen Beckens lassen sich nicht feststellen (Mijsberg). Da die Drohnen in der größeren Wabe größer werden als die Arbeitsbienen in der kleineren, hätte man daran denken können, daß die kindlichen Köpfe in ähnlicher Beziehung zur Weite des mütterlichen Beckens stehen. Allein das ist schon deswegen abzulehnen, weil ja der Kopf während seiner Hauptentwicklung gar nicht im, sondern über dem Becken steht.

Da die Kopfgröße wie die anderen Maße des Neugeborenen auch weitgehend im Keimplasma bestimmt ist, kann auch der Vater auf sie Einfluß haben. Wie wir schon beim Riesenwuchs hörten, kommt es hier mehr auf die Hutnummer des Vaters als auf seine Körperlänge an.

Daß ein Hydrozephalus eine abnorme Kopfgröße bedingt und daß diese Anomalie als konstitutionelle Angelegenheit der Reihe nach bei mehreren Geschwistern auftreten kann, bedarf keiner weiteren Erörterung. Ebenso sollen Mikro- und Anenzephalie als Beispiele konstitutionell bedingter Kleinheit des Kopfes nur kurz erwähnt sein.

III. Vaterschaftssuche und Konstitution (Erbanalyse).

Es lag nahe, die Konstitutionsforschung auch für die Zwecke der Vaterschaftssuche nutzbar zu machen. Leider sind die bis jetzt erzielten Erfolge nicht sehr groß. Am brauchbarsten erwies sich die später zu erwähnende Blutgruppenbestimmung.

An sie reihen sich die Untersuchungen über das Verhalten der Papillarmuster der Fingerkuppen (Poll, Bonnevie, Nürnberger). Die genannten Hauptfiguren der Fingerkuppen sind nach Poll die feinsten bis heute bekannten menschlichen Individualcharaktere und werden vererbt.

Das Studium dieses feineren Baues der Haut ist aber eine recht subtile Angelegenheit und stellt einen Wissenszweig für sich dar. Wir wollen daher an dieser Stelle nicht näher darauf eingehen, sondern uns mit einigen aus der Abhandlung von Nürnberger entnommenen Beispielen für die Vaterschaftssuche begnügen:

1. Besitzt das Kind elliptische Papillarmuster, die Mutter aber nicht und von zwei fraglichen Vätern nur der eine, dann ist es in hohem Grade unwahrscheinlich, daß das Kind von dem Manne ohne elliptische Papillarmuster stammt.

2. Zeigen das Kind und der eine Vaterschaftsverdächtige zirkuläre Papillarmuster, die Mutter und der andere Vaterschaftsverdächtige dagegen elliptische Papillarmuster, dann ist es in hohem Grade unwahrscheinlich, daß das Kind von dem Manne mit den elliptischen Papillarmustern stammt.

3. Besitzen Kind und Mutter elliptische oder zirkuläre Papillarmuster, dann ist ein Entscheid über die Vaterschaft — aus der Form der Papillarmuster — unmöglich.

Auch die „Doppelschleifen" verhalten sich in der Regel bei den Kindern wie bei den Eltern, aber sie können bei Kindern fehlen, obschon sie bei den Eltern vorhanden sind und umgekehrt. Finden sich nur bei einem der Eltern Doppelschleifen, dann besitzt ein Teil der Kinder Doppelschleifen, ein anderer nicht.

Infolgedessen kann die Doppelschleifenbildung bei dem Kinde nur mit sehr großer Vorsicht in Vaterschaftsprozessen verwendet werden.

„Finden sich in einem Vaterschaftsprozeß bei dem Kinde und dem einen Vaterschaftsverdächtigen Doppelschleifen, bei der Mutter und dem anderen Vaterschaftsverdächtigen aber nicht, dann ist es wahrscheinlicher, daß das Kind von dem Manne mit Doppelschleifen stammt.

Besitzen Mutter und Kind Doppelschleifen, dann gestattet die Doppelschleifenbildung bei dem Kinde keinen Schluß auf den Vater, da das Kind die Doppelschleifen von der Mutter geerbt haben kann.

Besitzen Vater und Mutter Doppelschleifen, das Kind aber nicht, dann ist dies kein zwingender Beweis gegen die Vaterschaft, da ausnahmsweise auch von zwei Eltern mit Doppelschleifen Kinder ohne Doppelschleifen erzeugt werden können" (Nürnberger).

Da aber nach Schlaginhaufen die Papillarmuster in den ersten Lebensjahren überhaupt fehlen können, scheint uns vorerst ihre Brauchbarkeit für die Zwecke der Vaterschaftssuche nicht erheblich zu sein.

Auch die Beschaffenheit des Kopfhaarwirbels, die sich nach den Mendelschen Regeln vererben soll (Bernstein), und die Gleichheit des Wirbels bei Kind und Vater hat sich nicht als brauchbar erwiesen.

Die von Laien immer wieder betonte Ähnlichkeit des Gesichtes wurde von den Ärzten immer abgelehnt mit der Begründung, daß ein Neugeborenes ebenso aussieht wie das andere. Sicher ist diese Auffassung falsch und beruht auf mangelhafter Beobachtung.

Wenn man die Dinge studiert, bekommt man allmählich einen Blick dafür und ist nicht selten über die frappante Ähnlichkeit zwischen dem Neugeborenen und dem Vater geradezu überrascht. Es ist freilich sehr schwer, die Grundlage der Ähnlichkeit im Einzelfall herauszufinden; oft muß man sich mit dem Gesamteindruck begnügen ohne sagen zu können, welche Einzelheit des Gesamtbildes die große Ähnlichkeit bewirkt. In manchen Fällen ist die Ähnlichkeit an eine Bewegung des Gesichts (Muskelspiel, Mimik) viel mehr gebunden als an einen Dauerzustand. Es gelingt daher nicht immer, eine weitgehende Ähnlichkeit

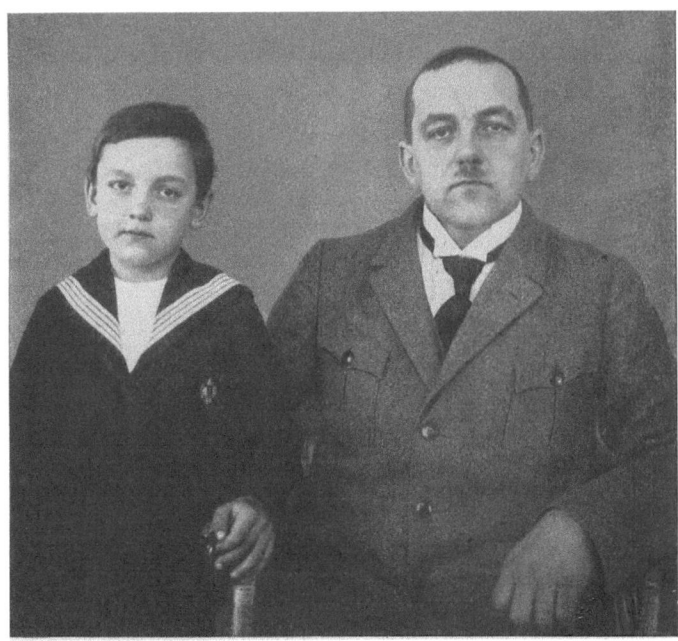

Abb. 171. Auffallende Ähnlichkeit zwischen Vater und Sohn.

in der Photographie festzuhalten, da die Photographie nur einen Zustand wiedergibt, aber die Bewegung außer acht lassen muß.

Außerdem ist zu bedenken, daß der Gesichtsausdruck des viel älteren und reiferen Vaters sich natürlich in vielen Dingen von der Jugendform unterscheiden muß. Aber wie groß die Ähnlichkeit trotz alledem, wenigstens in den ersten Kinderjahren sein kann, zeigt Abbildung 171. Für die Zwecke der Vaterschaftssuche ist freilich, von seltenen Ausnahmen abgesehen, nicht viel zu erhoffen.

Sechstes Kapitel.

Zwillinge und Konstitution.

Seitdem die Vererbungswissenschaften einen so starken Aufschwung erlebt haben, beansprucht die Zwillingsschwangerschaft vom Standpunkt der Konstitution aus weit mehr Interesse als ihr früher von der Klinik entgegengebracht wurde. Schon die biologischen Grundlagen der Zwillingsschwangerschaft, die Vererbbarkeit derselben, sodann die Diagnose der Eineiigkeit, die Ähnlichkeit und weitere Entwicklung der Zwillinge, und manches andere verdient im Lichte der modernen Forschung beleuchtet zu werden.

Die wichtigsten neueren Forschungen auf diesem Gebiete stammen nicht von den Geburtshelfern, sondern von den Vererbungswissenschaftlern und Statistikern: Lenz, Siemens, J. Bauer, Meirowsky, Leven, Weitz, Weinberg u. a. Das neueste ist wohl die ausgezeichnete Abhandlung von v. Verschuer, der alle einschlägigen Fragen auf Grund eigener eingehender Studien behandelt. Da auch die Geburtshelfer aus ihr sehr viel lernen können, sei auf sie besonders hingewiesen. Von den die ganzen Fragenkomplexe zusammenfassenden gynäkologischen Arbeiten seien die von Straßmann aus früherer, die von Weber und Engelhorn aus neuerer Zeit genannt; leider wird dabei die Konstitution wenig berücksichtigt.

Von den vielen oben angedeuteten Punkten sei zunächst die Entstehung der Zwillingsschwangerschaft herausgegriffen. Für diesen Zweck müssen wir die zweieiige und eineiige Zwillingsschwangerschaft streng auseinanderhalten.

I. Die Entstehung der zweieiigen Zwillingsschwangerschaft.

Hier handelt es sich um die gleichzeitige Reifung verschiedener Eier und die gleichzeitige Befruchtung.

Die gleichzeitige Reifung verschiedener Eier ist bei pluriparen Tieren die Regel und stellt beim Menschen eine Ausnahme dar. Man kann daher in ihr einen Atavismus erblicken (Hellin, Patellani). Nach Wiedersheim soll auch der Urmensch gleich wie mehrere anthropoiden Affen, die jetzt infolge einer Anpassung an geänderte Verhältnisse unipar geworden sind, multipar gewesen sein mit Zwillings- und Drillingsgeburten als Regel. Die Fähigkeit der Erzeugung mehrfacher Früchte hat sich zweifellos noch in bestimmten Familien erhalten, während sie der Mehrheit des ursprünglich pluriparen Genus homo im Laufe der Zeiten verloren gegangen ist.

Über die Herkunft der Eier sind verschiedene Möglichkeiten denkbar:

1. Die Eier stammen aus getrennten Follikeln in verschiedenen Eierstöcken (bifollikuläre, biovarielle Ovulation mit zwei getrennten Corpora lutea).

2. Die Eier stammen aus getrennten Follikeln in einem Eierstock (bifollikuläre, uniovarielle Ovulation mit zwei Corpora lutea).

3. Es handelt sich um ein Zwillingsei in einem Follikel (unifollikuläre Ovulation mit einem Corpus luteum).

Für die Möglichkeit der Ovulatio unifollicularis sprechen die keineswegs seltenen Befunde von zwei oder mehr Eiern in einem Follikel, die von mehreren Autoren nicht nur beim Kind, sondern auch beim reifen Weibe erhoben wurden (Straßmann, Bumm, v. Franqué). Zum Verständnis der doppeleiigen Follikel sei darauf hingewiesen, daß bei Neugeborenen die Primordialfollikel noch in größeren Ballen zusammenliegen. Erst das später einsprossende Bindegewebe teilt die Follikelballen voneinander. Bleibt das Zusammenliegen der Follikel bis ins geschlechtsreife Alter bestehen, so bekommen wir einen Follikel mit mehreren Eiern. Die betreffenden Ovarien zeichnen sich nach Hellin aus durch Follikelreichtum einerseits und Bindegewebsarmut anderseits, ähnlich wie das fötale Ovarium. Auch andere Hemmungsbildungen des Genitalapparates sollen dabei vorkommen. Über Uterushemmungsbildung (Uterus duplex, Uterus bicornis) berichten Schultze, Patellani, Straßmann, Halban, Köhler, Benthin, Beckmann, Tschirdewahn u. a. Wir selbst (Pfleiderer) fanden bei 36 Frauen mit 100 Geburten auf 4 Mütter 5mal Zwillinge (3 bei Uterus septus und 2 bei Uterus arcuatus). Polymastie teilt Lichtenstern mit. Danach sieht die Zwillingsschwangerschaft nach etwas Minderwertigem aus.

Interessant ist in diesem Zusammenhang darum auch die Tatsache, daß nach psychiatrischen Berichten die Zwillingsschwangerschaft bei Geisteskranken häufiger sein soll als sonst. Kalmus fand bei Geisteskranken 1 Zwillingsschwangerschaft auf 50 Geburten, anstatt auf 80 bei Gesunden. Auch im nächsten Familienkreis der Geisteskranken sollen Zwillingsschwangerschaften häufiger sein. v. Grube berichtet, daß unter 685 Geburten 206, also rund 30% Mehrlingsschwangerschaften waren gegen 16% bei Geistesgesunden. Er faßt daher die Zwillingsschwangerschaft als ein Degenerationszeichen auf.

Angesichts der zweieiigen Zwillingsschwangerschaft taucht auch die Frage der Überschwängerung (superfoecundatio) und der Überfruchtung (superfoetatio) auf. Diese unter dem Namen „Nachempfängnis" zusammengefaßten Begriffe hatte seinerzeit schon Kußmaul in seinem klassischen Werk „Über den Mangel, die Verkümmerung und Verdoppelung der Gebärmutter, von der Nachempfängnis und der Überwanderung des Eies" scharf voneinander getrennt.

„Eine Überschwängerung findet statt, wenn infolge verschiedener Begattungsakte eine Befruchtung mehrerer Eier, die während einer Ovulationsperiode gereift sind, geschieht. Das Vorkommen eines solchen Ereignisses ist für das Pferd erwiesen" (Kußmaul). Daß eine Stute, die von einem Hengst und von einem Esel belegt wurde, gleichzeitig ein Pferde- und ein Maultierfüllen warf, ist wiederholt beobachtet. Ähnliches ist an Hund und Katze wahrgenommen. Auch für den Menschen muß die Möglichkeit der Überschwängerung zugegeben werden, aber der Beweis wird schwer zu erbringen sein. Auch die Geburt rassedifferenter Zwillinge (Nürnberger) kann nicht als absolut sicherer Beweis gelten. Die Geburt eines weißen, oder doch hellfarbig bleibenden und eines schwarzen Kindes durch eine Negerin muß nämlich nicht notwendig auf einer Überschwängerung beruhen (Bumm), denn die Erfahrungen bei einfachen Früchten zeigen, daß die Eigenschaften der Sprößlinge von rasseverschiedenen Eltern bald mehr denen des Vaters, bald mehr denen der Mutter gleichen. Auch das Kind von anscheinend reiner Negerrasse könnte also im gegebenen Falle denselben weißen Mann zum Vater haben, wie sein hellerer Zwillingsbruder. Um das Vorkommen der Überschwängerung beim Menschen sicher zu konstatieren, müßte, wie B. Schultze mit Recht verlangt, nachgewiesen sein, daß von einer Frau Zwillinge geboren wurden, von denen jeder einen eigentümlichen Rassencharakter, und zwar einen von der Rasse der Mutter verschiedenen, an sich trüge; es müßte z. B. eine weiße Frau Zwillinge gebären, von denen der eine die äthiopische, der andere die mongolische Abstammung zweifellos zur Schau trüge. Beobachtungen dieser Art, die auf Kreuzung dreier Rassen beruhen, sind bis jetzt nicht gemacht worden (Bumm).

Neuerdings hat nun auch Siegel auf Grund seiner Hypothese, daß die Geschlechtsbestimmung des Kindes vom intermenstruellen Zeitpunkt der Empfängnis abhängt, zur Frage der Überschwängerung Stellung genommen. Auf Grund von sechs zweieiigen Zwillingspaaren versucht er die Geschlechtsverschiedenheit damit zu erklären, daß bei den zeitlich nur einige Tage auseinanderliegenden Kohabitationen das eine Ei in der „Knabenzeit", das andere in der „Mädchenzeit" befruchtet wurde. Solange aber die Siegelsche Hypothese über die Geschlechtsbestimmung abgelehnt wird, können diese Beobachtungen nicht als Beweis für die Überschwängerung angesehen werden.

Noch schwieriger ist die Frage der Überfruchtung. Eine Überfruchtung liegt nach Kußmaul vor, „wenn ein Ei aus der zweiten oder irgendeiner späteren Ovulationsperiode der Schwangerschaft befruchtet werden könnte. Bis jetzt aber ist die Möglichkeit eines solchen Ereignisses sowohl bei einfacher als doppelter Gebärmutter des menschlichen Weibes nicht sicher festgestellt, weil überhaupt der Beweis für die Fortdauer der Ovulation während der Schwangerschaft nicht geliefert ist und alle bisher aus Überfruchtung erklärten Fälle auch anderer Auslegung fähig sind."

Die Hauptgründe, die immer wieder an eine Überfruchtung denken lassen, sind nach Nürnberger:

1. Die häufig vorhandene, oft weitgehende Divergenz in den Größenverhältnissen der beiden Früchte, mit denen wir uns später noch zu beschäftigen haben (S. 608).

2. Die zeitliche Variationsbreite ihrer Ausstoßung, die trotz ihrer Seltenheit auch neuerdings immer wieder beobachtet wurde (Remy, Valois et Roume).

Wie sich aus der Kußmaulschen Definition ergibt, steht und fällt die Überfruchtung mit der Fortdauer der Ovulation während der Gravidität (siehe S. 545). Eine solche Fortdauer wird ziemlich allgemein abgelehnt. Ganz besonders betont Robert Meyer, daß das Vorhandensein eines Corpus luteum verum die spätere Reifung eines Follikels nicht zuläßt. Wenn man zwei Corpora lutea findet, sind sie seiner Ansicht nach gleichalterig, also eine spätere Reifung des einen Follikels ausgeschlossen.

Neuerdings aber glaubt Hofmeier, die Ovulation in der Schwangerschaft als Ausnahme annehmen zu dürfen. Er stützt sich dabei auf den Befund an Zwillingsfrüchten, deren Zeugung ihrem Entwicklungsgrad nach 3—4 Wochen auseinander zu liegen scheint. Auch in unserem eigenen Material finden sich bei lebenden zweieiigen Zwillingen Längenunterschiede bis zu 8 cm (Lamprecht).

Wenn aber überhaupt eine Überfruchtung möglich ist, so kann das höchstens nur der Fall sein bis zum vierten Schwangerschaftsmonat; denn von da an ist die Decidua capsularis mit der Decidua vera verklebt und darum für die Samenfäden der Weg nach oben verschlossen, wie ebenfalls schon Kußmaul betonte.

II. Die Entstehung der eineiigen Zwillingsschwangerschaften.

Für die Entstehung einer eineiigen Zwillingsschwangerschaft bestehen theoretisch zwei Möglichkeiten:

1. Das Ovulum hat primär eine zweifache Keimanlage enthalten („echtes" Zwillingsei).

2. Die Zwillinge entstehen durch doppelte Embryonalanlage auf einfacher Keimblase.

Der Befund von Eiern mit zwei Keimbläschen, der nicht nur beim Kind (Kölliker, Schülin, Döderlein u. a.), sondern auch bei geschlechtsreifen Frauen erhoben wurde

(v. Franqué, Stoeckel, Schumacher, Schwarz, Haggström), wurde als Beleg für die Entstehung der eineiigen Zwillinge aus „echten" Zwillingseiern angesehen. Jedoch wurden schon frühzeitig Bedenken gegen diese Schlußfolgerung laut. Stoeckel vermutet, daß die Zweikernigkeit nur als vorübergehendes Stadium der Teilung der Eizellen anzusehen sei. Vor allem aber lehnt Sobotta die Befruchtung eines echten Zwillingseies ab, da bei Befruchtung eines solchen Eies sich zwei Furchungskugeln bilden und demnach auch zwei doppelte Chorien entstehen müßten, während eineiige Zwillinge Monochoriaten sind.

Als das Wahrscheinlichste nimmt man daher heute mit Sobotta an, daß eineiige Zwillinge ihre Entstehung einer doppelten Embryonalanlage auf einfacher Keimblase verdanken. Solche Doppelanlagen sind beim Tier mehrfach beobachtet, z. B. beim Schaf (Assheton), Huhn (Kästner), Ente (Grundmann), Ringelnatter (Wetzel), Forelle (Kopsch), Hecht und Star (Klaußner).

Von wann an die Verdoppelung auftritt, steht nicht sicher fest. Nach Sobotta handelt es sich um eine Verdoppelung der „Embryonalblastomere", d. h. der Zelle des zweiten Furchungsstadiums, die das Material für den Embryo liefert, während die übrigen drei Zellen das außerembryonale Material (Trophoblast) liefern. Diese Verdoppelung bleibt zuerst latent und tritt erst im Keimblasenstadium durch eine Verdoppelung der Embryonalanlage in Erscheinung.

Nach Untersuchungen von Newman, Patterson bleibt bei Gürteltieren, bei denen sämtliche Embryonen eines Wurfes aus einem einzigen befruchteten Ei hervorgehen, die Entwicklung der Embryonen im noch ungeteilten Keimblasenstadium etwa 3 Wochen stehen. Während dieser „Ruheperiode" bilden sich vier Wachstumszentren aus, die dann selbständig weiterwachsen und zur Bildung der vier Früchte führen (Newman). Ohne „Ruheperiode" würde das vorhandene Wachstumszentrum zur Entwicklung einer Frucht Veranlassung geben. Der Trophoblast bleibt bis zur Geburt allen vier Embryonen gemeinsam; darum haben sie ein gemeinsames Chorion.

Denkbar wäre auch, daß die Spaltung erst an der separierten Embryonalanlage vor sich geht. Zur Stütze dieser Möglichkeit könnte man auf eine Beobachtung von Löb hinweisen: An befruchteten tierischen Eiern brach nach Verbringen derselben in verdünntes Wasser die Eihaut, so daß sich Abschnürungen bildeten, die dann Doppelmißbildungen veranlaßten. Aber Sobotta lehnt diesen Modus für das menschliche Ei ab, da seine Blastomeren wahrscheinlich nicht „totipotent" sind; daher könnte nicht aus jedem abgeschnürten Eiteil ein ganzes Ei mit allen Bestandteilen entstehen.

Je nach der Entfernung der beiden Embryonalanlagen auf der Keimblase können bei der Sobottaschen Annahme Doppelmißbildungen, mono- oder diamniotische monochorische Zwillinge entstehen. Bei der genannten Genese aus einer polyembryonalen Anlage steht also die eineiige Zwillingsschwangerschaft in engem Zusammenhang zu den Doppelmißbildungen der Pathologie und stellt einen Sonderfall der freien Doppelbildung dar, während Fälle von Duplicitas anterior oder posterior die Übergänge bedeuten (Bumm). In der Tat hat Schwalbe schon 1907 eine vollständige Reihe von eineiigen Zwillingen, ja sogar von zweieiigen bis zu den Mischgeschwülsten aufgestellt.

Die Ursache der Verdoppelung kennen wir nicht genau. Befruchtung eines Eies mit zweiköpfigen oder zweischwänzigen Samenfäden (Broman, Höfle) lehnt

Sobotta ab. Auch die Entstehung aus einer Eizelle mit ihrem abnorm großen, nicht abgetrennten Richtungskörper (Kästner) erkennt Sobotta nicht an.

Für jene am Gürteltier beobachtete Ruheperiode nimmt Newman als Ursache eine Unter- oder Dysfunktion des Corpus luteum an, wodurch die Implantation des befruchteten Eies in der Mucosa uteri verzögert und so für diese Zeit eine Weiterentwicklung des Eies über das Keimbläschenstadium hinaus zunächst unmöglich gemacht wird.

Wie Sobotta vermutet, ist die polyembryonale Entwicklungsform des Eies der Säugetiere vielleicht eine primitive Art der Multiparität, die vielleicht als phylogenetisch älter anzusehen ist, als die Form der Vermehrung durch die Befruchtung mehrerer, gleichzeitig gereifter und ausgestoßener Eierstockseier.

III. Eihautverhältnisse.

Hinsichtlich der Eihautverhältnisse gilt bis jetzt der Grundsatz: Zweieiige Zwillinge sind bichorial, eineiige monochorial.

Auf die Möglichkeit einer Abweichung hatten früher schon Schwalbe, Sobotta und Lenz hingewiesen. Aber ins Wanken geraten ist der alte Standpunkt erst neuerdings durch die umstürzenden Mitteilungen von Siemens und von Verschuer. Danach können ausnahmsweise monochorische, ja monoamniotische Zwillinge zwei- resp. mehreiig sein, während bichorische auch eineiig sein können.

Daß mehreiige Zwillinge das Chorion und sogar auch das Amnion gemeinsam haben können, sehen wir zunächst am Tier, wo durch sekundäres Einbrechen der Zwischenwand ein gemeinsamer Fruchtsack für mehrere Früchte entstehen kann. Strahl schreibt im Handbuch der vergleichenden und experimentellen Entwicklungslehre der Wirbeltiere von O. Hertwig, daß es bei pluriparen Säugetieren nicht nur zur Verschmelzung aneinander gelagerter Chorionsäcke kommen kann, sondern daß auch die Wand zwischen solchen schwindet und eine größere Zahl von Föten in einem gemeinsamen Sack gelegen ist; so hat es Bonnet beim Schwein beobachtet. Auch beim Menschen kann eine sekundäre Monoamnie, unter Umständen durch eine Leiste auf der Plazenta erkenntlich, vorkommen, wenn sie auch selten ist (Wolf).

Neben dem sekundären Wandschwund ist denkbar, daß bei zweieiigen Zwillingen, ebenso wie es Bumm für die eineiigen beschreibt, die Bildung der Zwischenwand primär ausbleibt, wenn sie nur so nahe aneinander liegen, daß der Raum zur Entwicklung der Scheidewand nicht ausreicht. Die unter Umständen entscheidende Bedeutung des räumlichen Abstandes zeigt sich am Ende daran, daß nach Arey (zitiert nach Newman 1923) unter 60 Tubenzwillingsschwangerschaften etwa $2/3$ monochorisch sind, ohne daß immer Eineiigkeit vorliegen muß. Man könnte sich denken, daß im Falle der Zweieiigkeit die beiden sich entwickelnden Eier im engen Raum der Tuben im Gegensatz zum Uterus so eng aneinander liegen, daß es zur Bildung eines doppelten Chorion nicht kommt. Vielleicht gehört auch die Beobachtung von Bar hierher. Er beschreibt eine zweieiige Uterusschwangerschaft mit einer Plazenta, bei der infolge zu naher Einnistung der beiden befruchteten Eier die Zwischenwand nur mangelhaft gebildet wurde und zwischen den Eisäcken ein Fenster bestand, durch das die Früchte ausweislich der mehrfach verschlungenen Nabelschnur öfter ihren Platz hin und her wechselten.

Monoamniotische Zwillinge finden sich nach Ahlfeld unter 132 Mehrlingen einmal. Neuerdings hat Trautner den 52 von Holzapfel und Pitz veröffentlichten Fällen noch 20 aus der Literatur und 1 aus der Erlanger Klinik hinzugefügt.

Weiter ist aufgefallen, daß monochorische Zwillinge hinter der theoretisch berechneten Häufigkeit eineiiger Zwillinge (Weinberg, Prinzing) zurückbleiben. Daraus läßt sich vermuten, daß nicht alle eineiigen Zwillinge monochorisch sind, sondern daß ein kleiner Teil davon unter den bichorischen gleichgeschlechtlichen Zwillingen sich findet, wenn auch die rechnerischen Ergebnisse keine zwingende Geltung haben (Siemens).

Schließlich hat neuerdings der Vergleich klinisch anthropologischer Zwillingsbefunde mehrere Jahre post partum mit dem einstigen Eihautbefund bei der Geburt einige Differenzen ergeben (Siemens, v. Verschuer). Auf der einen Seite konnten bichorische Zwillinge mit großer Ähnlichkeit an mehreren polymer bedingten Merkmalen festgestellt werden, so daß sie als in hohem Maße erbähnlich, wenn nicht erbgleich, d. h. als eineiige Zwillinge angesprochen werden mußten (Siemens). Auf der anderen Seite wurden monochorische Zwillinge gefunden, die auf Grund der Verschiedenheit an mehreren polymer bedingten Merkmalen wahrscheinlich aus zwei Eiern entstanden sein mußten (v. Verschuer).

Auf Grund der mitgeteilten Beobachtungen ist es heute wohl nicht mehr möglich, an der zwingenden Beweiskraft des Eihautbefundes für die Diagnose der Eiigkeit festzuhalten und nach v. Verschuer ergeben sich für die Embryonalentwicklung von Zwillingen folgende Möglichkeiten:

Bichorische Zwillinge können entstehen:

a) Aus zwei Embryonalanlagen, die ihren Ursprung aus zwei befruchteten Eiern genommen haben und sich selbständig und in gehöriger Entfernung voneinander in die Uterusschleimhaut einbetten. Dies dürfte der gewöhnliche Entstehungsmodus von zweieiigen Zwillingen sein.

b) Aus zwei Embryonalanlagen, die ihren Ursprung aus einem befruchteten Ei genommen haben, das schon in sehr frühem Stadium (wahrscheinlich nicht dem Zweizellenstadium) sich aus unbekannten Gründen in zwei selbständig sich entwickelnde totipotente, bei der Einbettung in die Uterusschleimhaut räumlich auseinander liegende Embryonalanlagen getrennt hat. Bei genügend voneinander entfernter Eieinbettung würden sich getrennte Eihäute entwickeln.

Monochorische Zwillinge entstehen:

a) Nach der oben geschilderten Hypothese von Sobotta und Newman aus einem befruchteten Ei, das wahrscheinlich im Keimblasenstadium doppelte Embryonalanlagen bildet. Dies dürfte der gewöhnliche Entstehungsmodus für eineiige Zwillinge sein. Je nach der Entfernung dieser Anlagen voneinander würden auch zusammengewachsene oder getrennte Doppelmißbildungen entstehen können.

b) Monochorische Zwillinge entstehen aus zwei oder mehreren befruchteten Eiern, wenn sie bei nahe zusammenliegender Einbettung in der Uterusschleimhaut mit ihren Eihäuten so eng aneinander liegen, daß dieselben schon in frühem Entwicklungsstadium entweder sich von vornherein nur einfach entwickeln oder später zerreißen, so daß sekundär Monochorie entsteht.

IV. Diagnose der Eiigkeit.

Für die Diagnose der Eiigkeit wäre nach Vorstehendem der **Befund der Eihäute** nicht mehr absolut beweisend. Siemens glaubt, daß die Häufigkeit der eineiigen Zwillinge tatsächlich viel größer sei als man auf Grund des Eihautbefundes gewöhnlich annimmt und etwa 33% anstatt nur 17% gegenüber den zweieiigen Zwillingen betrage. Die Ursache für diese Divergenz erblickt er in einem Irrtum bei der Beurteilung der Eihautverhältnisse. Der makroskopische Befund genügt seiner Ansicht nach nicht immer. Er fordert daher

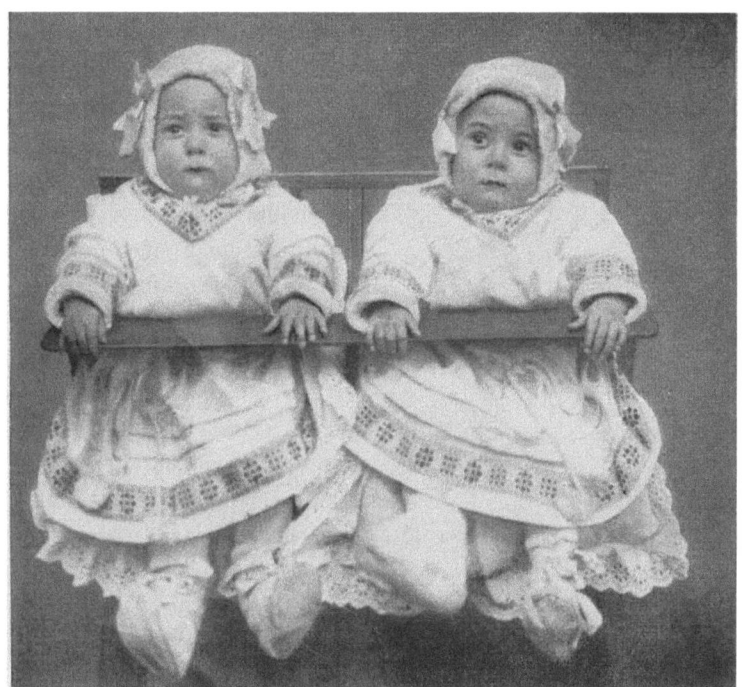

Abb. 172. Zwillingsschwestern im Alter von 9 Monaten.

in zweifelhaften Fällen die mikroskopische Untersuchung auf Vierschichtigkeit der Eihautzwischenwand.

Zur Ergänzung dieser Methode spielt nach Siemens und v. Verschuer auch die **spätere Ähnlichkeit** im körperlichen Verhalten der Zwillinge eine große Rolle. Anscheinend muß unter Umständen die bei der Geburt gestellte Diagnose über die Eiigkeit je nach der späteren Ähnlichkeit der Zwillinge eine Korrektion erfahren, wie es v. Verschuer in einem unserer Fälle tut. Die Ähnlichkeit geht durch das ganze Leben hindurch. So sehr auch der einzelne Zwilling späterer Jahre die Ähnlichkeit mit seinem eigenen Aussehen aus früherer Zeit verloren haben mag, so sehen sich die beiden Zwillinge untereinander doch auch wieder ähnlich (Abb. 172, 173). Daran zeigt sich, daß die beiden anlagegleichen Zwillinge auf alle weiteren Prozesse, vor allem auch die Wachstumsvorgänge, gleich reagieren.

Aus dem Ähnlichkeitsverhalten sind nur solche Merkmale verwertbar, die bei eineiigen Zwillingen erfahrungsgemäß selten verschieden, also streng erblich bedingt sind, während sie bei zweieiigen Zwillingen häufiger differieren, also kompliziert erblich bedingt sind. Als solche Merkmale haben sich nach v. Verschuer bewährt: Haarfarbe, Augenfarbe, Hautfarbe, Lanugobehaarung, Haarwuchs, Ausbreitung des Körperhaares, Durchblutung der Haut, Kapillarbefund (Meyer-List, Hübener), Form und Stellung der Zähne, Sommersprossen, Gefäßerweiterungen, Keratosis pilaris. Mit Hilfe dieser Merkmale ist es v. Verschuer fast immer möglich gewesen, eine eindeutige Diagnose zu stellen.

Weniger zuverlässig sind nach ihm: Ohrform, Handbildung, Körperbau, Gesichtsbildung, Verhalten der Papillarlinien (Poll).

Vermutlich sind künftighin auch Blutgruppenbestimmungen berufen, bei der Diagnose der Eiigkeit ein Wort mitzureden, wie es Ganther und Ohnesorge versucht haben. An unserem eigenen Material fand Heim bei drei eineiigen Zwillingspaaren immer ein gleiches Blutgruppenverhalten, während bei zweieiigen Unterschiede vorkamen: der eine nach dem Vater, der andere nach der Mutter geartet war.

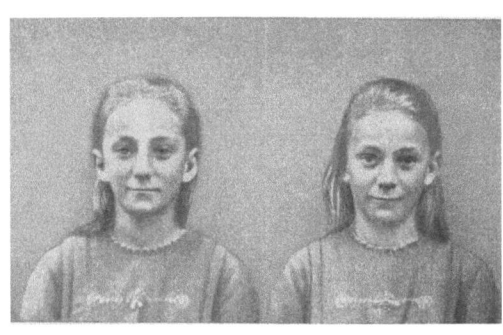

Abb. 173. Dieselben Zwillinge wie in Abb. 172 im Alter von 13 Jahren.

Selbstverständlich müssen die Geburtshelfer künftighin von diesen Dingen Notiz nehmen, aber vorerst ist doch der Eihautbefund für die Diagnose der Eiigkeit von größter Bedeutung.

Wenn man der phänotypischen Gleichheit der Zwillinge für die Diagnose der Eiigkeit so großen, ja unter Umständen sogar ausschlaggebenden Wert beilegt, so setzt man dabei sicher voraus, daß eineiige Zwillinge erbgleich sind. Gegen diese Erbgleichheit werden von den wenigen Gegnern hauptsächlich zwei Dinge ins Feld geführt:

1. Die auffällige Ungleichheit von Gewicht und Länge bei der Geburt. Sie kann bekanntlich gerade bei den sonst so ähnlichen eineiigen Zwillingen so stark in Erscheinung treten, daß ihretwegen die Eineiigkeit geradezu bezweifelt wurde (Straßmann).

2. Im späteren Leben ist das Abweichen in Merkmalen, die man für erblich hält, aufgefallen, vor allem das sog. diskordante Verhalten asymmetrischer Merkmale, z. B. der Händigkeit.

Da die klinisch anthropologische Gleichheit der Zwillinge nicht nur für die Diagnose der Eiigkeit so wichtig ist, sondern auch für zahlreiche, gerade an eineiigen Zwillingen prüfbare Fragen der Vererbungswissenschaft, so wollen wir auf die genannten zwei Punkte besonders eingehen.

V. Unterschiede in der intrauterinen Entwicklung der Zwillingsfrüchte.

Man sollte meinen, daß Zwillinge, die doch von denselben Eltern stammen und in demselben Uterus, also anscheinend unter denselben Bedingungen heranreifen, bei der Geburt einen ziemlich gleichen Entwicklungsgrad zeigen. Insbesondere sollten eineiige Zwillinge sich möglichst gleich verhalten, da gerade sie aus gleichen Keimmassen entstehen. Wie die klinische Erfahrung lehrt, ist nun ungefähr das gerade Gegenteil der Fall; fast immer ist der eine der Zwillinge länger und schwerer als der andere, wie schon Ahlfeld, Schatz, Straßmann u. a. festgestellt haben. Was besonders auffällt, ist der Umstand, daß die eineiigen Zwillinge viel größere Entwicklungsunterschiede bieten als die zweieiigen, wie wir selbst (Brandeß, Lamprecht) auch feststellen konnten in Übereinstimmung mit vielen anderen Autoren (Rumpe, Derlin, Silberstein, Rabinowitsch, Huß, Tauber, Weinberg, Dahlberg, v. Verschuer). Zur Illustration seien in nachstehender Tabelle einige Zahlenangaben über den Entwicklungsgrad der Zwillinge bei der Geburt zusammengestellt.

Durchschnittliche Gewichts- und Längenunterschiede bei ein- und zweieiigen Zwillingen.

	Bei eineiigen Zwillingen			Bei zweieiigen Zwillingen		
	Zahl der Zwillingspaare	Durchschnittlicher Unterschied von		Zahl der Fälle	Durchschnittlicher Unterschied von	
		Gewicht g	Länge mm		Gewicht g	Länge mm
Weinberg . . .	215	331,3	21,5	727	311,1	18,1
Dahlberg . . .	22	290,0	17,0	59	232,0	18,0 (7.–8. Mon.)
Dahlberg . . .	37	396,0	20,0	148	348,0	17,0 (9.–10. Mon.)
Brandeß	32	—	20,0	97	—	16,0
v. Verschuer . .	21	400,0	—	19	360,0	—

Im Gesamtdurchschnitt betragen die Entwicklungsunterschiede zwischen ein- und zweieiigen Zwillingen nach Schatz:

	Eineiige Zwillinge	Zweieiige Zwillinge
Länge	20,9 mm	17,7 mm
Gewicht	341 g	309 g

Die aus den vorstehenden Zahlen erkenntlichen Unterschiede entsprechen der Zeit der Geburt. In früheren Monaten, etwa um die Mitte der Schwangerschaft, sind die Unterschiede noch größer, wie die nachstehende Tabelle von Schatz zeigt.

Die durchschnittliche Entwicklungsdifferenz der Zwillinge (nach Schatz [1887])

beträgt bei der Länge des größeren Zwillings von	bei zweieiigen Zwillingen mit getrennten Plazenten				bei zweieiigen Zwillingen mit verwachsenen Plazenten				bei eineiigen Zwillingen			
	nach Länge		nach Schwere		nach Länge		nach Schwere		nach Länge		nach Schwere	
	von Fällen	cm	von Fällen	g	von Fällen	cm	von Fällen	g	von Fällen	cm	von Fällen	g
25–30 cm	—	—	—	—	—	—	—	—	4	3,75	3	117
30–35 cm	—	—	—	—	—	—	—	—	7	3,7	6	318
35–40 cm	5	1,2	5	112	2	2,2	2	187	5	2,3	4	360
40–45 cm	8	1,4	8	193	17	2,3	17	251	6	1,3	7	336
	—	—	—	—	16	1,8	—	—	—	—	—	—
45–50 cm	21	1,8	21	330	24	1,8	24	246	14	2,1	16	291
über 50 cm	5	2,7	5	255	4	2,8	4	571	2	2,8	3	600

Danach verhalten sich zweieiige Zwillinge ganz gleich, ob ihre Plazenten verwachsen sind oder nicht; ihre Differenzen nehmen mit dem Alter der Schwangerschaft beständig zu. Anders ist es bei den eineiigen Zwillingen. Ihre Differenzen sind um die

Mitte der Schwangerschaft absolut (bei der Länge) oder wenigstens relativ (beim Gewicht) am größten und größer als bei zweieiigen Zwillingen. Sie nehmen mit dem Fortschreiten der Schwangerschaft ab, bis sie erst am Ende der Schwangerschaft den Verhältnissen bei zweieiigen Zwillingen ähnlich werden. Hieraus ergibt sich sehr deutlich, daß die gegenseitige Beeinflussung während der intrauterinen Zeit bei eineiigen Zwillingen wesentlich größer ist als bei zweieiigen. Die geringen Unterschiede eineiiger Zwillinge während der späteren fötalen Entwicklungsmonate erklären sich zum Teil auch dadurch, daß von den Zwillingen mit großer Differenz um die Mitte der Schwangerschaft ein großer Teil abstirbt (v. Verschuer).

Zur Erklärung der genannten intrauterinen Entwicklungsunterschiede hat man Verschiedenes herangezogen. Eine Nachempfängnis des kleineren Zwillings ist, wie wir oben hörten, abzulehnen. Sie käme auch höchstens nur für zweieiige Zwillinge in Betracht.

Soweit die Zwillinge ein verschiedenes Geschlecht haben, also zweieiig sind, könnte man sich denken, daß die Buben entsprechend den sonstigen Verhältnissen der neugeborenen Knaben stärker entwickelt sind als die Mädchen. Aber nicht selten lehrt die klinische Erfahrung, daß das Umgekehrte der Fall ist.

Bei eineiigen Zwillingen spielen gegenseitige Gefäßanastomosen infolge des von Schatz beschriebenen „dritten Kreislaufes" eine wichtige Rolle. Infolge dieses dritten Kreislaufes kann der eine Zwilling dem anderen sozusagen den Boden abgraben.

Außerdem aber müssen wir wohl für beide Zwillingsarten annehmen, daß nicht immer beide Plazenten an der für die Ernährung der Frucht günstigsten Stelle Platz haben. Vermutlich bietet die tiefere, mehr dem Kollum zu sitzende Plazenta ihrer Frucht weniger günstige Entwicklungsbedingungen. In Übereinstimmung damit haben wir auch im Gewicht der Plazenten große Unterschiede gefunden, z. B. die eine 650 g schwer und die andere nur 300 g.

Daß etwa eine Lues (Cassel, Metz) die beiden Früchte ganz verschieden beeinflußt, dürfte, wenn überhaupt, nur selten vorkommen.

Überblicken wir die genannten Ursachen der intrauterinen Entwicklungsunterschiede, so ergibt sich, daß allerlei sekundäre, konditionelle Momente dazu führen, daß trotz weitgehender konstitutioneller Ähnlichkeit oder Gleichheit verschiedene phänotypische Resultate herauskommen. Diese phänotypischen Unterschiede können daher an sich nicht als Beweis gegen Eineiigkeit gelten.

Wegen der großen Unterschiede bei der Geburt, die besonders bei eineiigen Zwillingen auffallen, wurde auch, wie erwähnt, die sonst so betonte Ähnlichkeit eineiiger Zwillinge geradezu bezweifelt (Straßmann).

Wenn man aber das spätere Schicksal der Zwillinge weiter verfolgt, so ergibt sich ein ganz anderes Bild. Sobald die verschiedenen konditionellen Einwirkungen intra graviditatem aufgehört haben, so gleichen sich bei eineiigen Zwillingen, sofern sie nur unter einigermaßen gleichen äußeren Bedingungen aufwachsen, die ursprünglichen Wachstumsdifferenzen in höherem Maße aus als bei zweieiigen, wie nachstehende Zahlen von Verschuer zeigen. Danach betrug die mittlere prozentuale Abweichung der Körperlänge:

	bei eineiigen Zwillingen	bei zweieiigen, gleichgeschlechtlichen Zwillingen
bei der Geburt	2,1	1,85
mit 19 Jahren	0,6	—
mit 13 Jahren	—	1,6

Zur Erklärung dieses Unterschiedes zwischen ein- und zweieiigen Zwillingen muß man annehmen, daß die eineiigen Zwillinge wegen ihrer Erbgleichheit auf Umwelteinflüsse in viel höherem Maße gleich reagieren als die erbungleichen zweieiigen. Darum beantwortet von den Zweieiigen der eine Zwilling Wachstumshemmungen anders als der andere.

Wie hoch die Bedeutung von äußeren Bedingungen und Umwelteinflüssen sein kann, geht daraus hervor, daß v. Verschuer die durchschnittliche Verschiedenheit zweieiiger Zwillinge zu 18% auf die Umwelt und zu 82% auf Erbanlagen schiebt.

Außer den intrauterinen Wachstumsunterschieden zeigen sich auch sonst intrauterin auffallende Unterschiede zwischen eineiigen und zweieiigen Zwillingen. Das intrauterine Absterben der einen Frucht ist bei eineiigen Zwillingen etwa dreimal so häufig als bei zweieiigen (Straßmann, Schatz). Auch die Bildung eines Foetus papyraceus kommt bei eineiigen Zwillingen häufiger vor. Ebenso sind Mißbildungen, Früh- und Fehlgeburten bei eineiigen Zwillingen häufiger. Auch an den Totgeburten sind die eineiigen Zwillinge häufiger beteiligt, wie Dahlberg aus den statistischen Angaben für Frankreich berechnete.

Anhangsweise sei auch erwähnt, daß die Entwicklungsunterschiede auch am mechanischen Geburtsverlauf zum Ausdruck kommen. Bei eineiigen Zwillingen ordnet sich die Lage der Kinder viel mehr der Schwere nach als bei zweieiigen; darum kommt dort fast stets die schwerere Frucht zuerst zur Welt und die Schädellage ist an und für sich häufiger (Straßmann).

VI. Die Erbgleichheit eineiiger Zwillinge.

Die Frage der Erbgleichheit eineiiger Zwillinge ist mit Bezug auf die Bedeutung der phänotypischen Gleichheit für die Diagnose der Eiigkeit von besonders großem Wert. Man hat sich auf den Standpunkt gestellt: Was bei eineiigen Zwillingen immer gleich gefunden wird, das ist erblich, und was bei ihnen verschieden gefunden wird, das ist umweltbedingt (v. Verschuer).

Aus der Konsequenz dieser Auffassung haben sich sehr wichtige Streitfragen ergeben. Teils hat man aus der phänotypischen Ungleichheit von Zwillingen ihre Eineiigkeit, oder, wenn diese feststeht, die Erbgleichheit der eineiigen Zwillinge bestritten. Teils hat man aus der Tatsache, daß eineiige Zwillinge in, für vererbt gehaltenen Merkmalen voneinander abweichen den Schluß gezogen, daß diese Merkmale dann entgegen anderer Meinung nicht vererbbar seien. So hat B. Siemens die Erblichkeit der Muttermäler und der Linkshändigkeit bestritten, weil er diese Eigenschaften bei eineiigen Zwillingen in einem großen Prozentsatz der Fälle verschieden fand (S. 613).

Im Hinblick auf diese Dinge tauchen also hauptsächlich drei verschiedene Fragen auf:

1. Sind eineiige Zwillinge erbgleich, oder erbverschieden?

2. Müssen Unterschiede im Bau und Aussehen der eineiigen Zwillinge gegen Erbgleichheit sprechen oder können eineiige Zwillinge trotz Erbgleichheit sich verschieden verhalten?

3. Müssen die als erbgleich angesprochenen, abweichenden Merkmale idiotypisch bedingt sein oder ist eine andere Entstehung möglich?

Zur Beantwortung ist zu sagen, die Erbgleichheit der eineiigen Zwillinge ist eigentlich zu erwarten, da die einstige Teilung der Anlage eine „Äquationsteilung" mit gleichen Erbteilen ist (Lenz, Weitz).

Es muß aber die Möglichkeit zugegeben werden, „daß in seltenen Fällen auch erbungleiche Teilungen vorkommen können, wie sie schon vor der Befruchtung bei der Reduktionsteilung beobachtet werden konnten, bei der ausnahmsweise zwei homologe Chromosomen in dieselbe Keimzelle gehen oder beide daraus wegbleiben können (Bridges). Auch von befruchteten Eiern sind ganz ausnahmsweise erbungleiche Teilungen bekannt. Es gehören dahin die Halbseitenzwitter bei Schmetterlingen und Vögeln (Lenz). Von solchen wahrscheinlich sehr seltenen Ausnahmen abgesehen, kann man als Regel annehmen, daß die erbliche Veranlagung („Genotypus') von eineiigen Zwillingen dieselbe ist" (v. Verschuer).

Die Erbgleichheit eineiiger Zwillinge wurde daher bisher von fast allen Forschern, die sich mit diesen Fragen beschäftigten (Galton, Jablonski, Lenz, Poll, Siemens, Sobotta, v. Verschuer, Weitz) als Regel angenommen, von der es nur selten Ausnahmen gibt.

Dieser Anschauung stehen andere gegenüber (Dahlberg, Leven, Ludwig, Meirowsky, Newman), die eine erbliche Verschiedenheit zwischen eineiigen Zwillingen entweder als Regel, oder doch wenigstens als sehr häufig annehmen. „Sie stützen ihre Ansicht auf die Beobachtung, daß eineiige Zwillinge in Merkmalen, deren Erblichkeit mit anderen Methoden sicher festgestellt oder sehr wahrscheinlich ist, verschieden sein können. Die wichtigste Beobachtung dieser Art ist die von Newman, der bei den neunbänderigen Gürteltieren fand, daß ein vererbbares Merkmal, wie die Verdoppelung der Bänder und Schilder ungleichmäßig bei eineiigen Vierlingen desselben Wurfes auftritt. Es scheint aber der Beweis, daß es sich hier um eine wirklich erbliche und nicht durch die Bedingungen der Vierlingsschwangerschaft modifizierte Verschiedenheit handelt, noch nicht sichergestellt zu sein" (v. Verschuer).

Am Menschen fand Leven die Tastfiguren der Finger bei Eineiern regelmäßig verschieden und glaubt, daß kleine erbliche Abweichungen bei eineiigen Zwillingen regelmäßig vorkommen. Aber es ist zu bemerken, daß die Erblichkeit der Papillarlinien nach der Ansicht anderer Autoren (Poll, Komminz, Sikomo, Karriere) keineswegs geklärt ist, wenn auch Bonnevie neuerdings die Erblichkeit freilich für erwiesen ansieht.

Meirowsky hat zum Beweis für die Erbverschiedenheit für die eineiigen Zwillinge an Hand von Einzelbeobachtungen auf das dyskordante Auftreten erblicher Anlagen hingewiesen, so auf die Grübchenbildung, Rotgrünblindheit (Nettleship), Sechsfingrigkeit (Köhler), Haarpigment (Spickernagel), Heterochromie (Jablonski), Epilepsie, Nystagmus (Siemens), Astigmatismus und Myopie (Jablonski, Heinonen), die bei eineiigen Zwillingen sich nicht gleichmäßig verhielten.

Besonders großes Gewicht ist auf das dyskordante Verhalten asymmetrischer Körpermerkmale, z. B. Situs inversus (Küchenmeister, Eppstein), Links- oder Rechtshändigkeit gelegt worden.

„Bezüglich dieser asymmetrischen Merkmale nehmen manche (H. Bauer, Dahlberg) an, daß eineiige Zwillinge sich zueinander etwa so verhalten wie die rechte und linke Körperhälfte eines Individuums. Wenn also eine Eigenschaft nur in der einen Körperhälfte lokalisiert sei, dann könne sie bei eineiigen Zwillingen auch nur bei einem Zwilling vorhanden sein.

Diese Ansicht setzt eine erbliche Verschiedenheit der beiden Körperhälften bezüglich der erblichen asymmetrischen Merkmale und damit eine erbliche Verschiedenheit der beiden Blastomeren, aus welchen die rechte und linke Körperhälfte sich wahrscheinlich entwickeln, voraus. Diese Annahme findet jedoch im Tierexperiment keine Bestätigung" (v. Verschuer). „Spemann und Falkenberg erzeugten durch mediane Durchschnürung von Tritonkeimen bis zum Beginn der Gastrulation künstliche Zwillinge. Diese Zwillinge können entweder ganz symmetrisch sein oder eine mehr oder weniger stark ausgebildete Asymmetrie aufweisen." „Der Grad der asymmetrischen Ausbildung hängt im großen und ganzen mit dem zur Zeit der Durchtrennung erreichten Entwicklungsgrad zusammen, insofern als die Asymmetrie nach Durchschnürung im Zwei- und Vierzellenstadium meist ganz gering, nach Durchtrennung zu Beginn der Gastrulation dagegen immer sehr stark ausgeprägt ist." Der Situs von Herz und Darm war bei 25 linken Zwillingen 24mal normal, bei 30 rechten Zwillingen 14mal normal; aber beim Situs inversus war die Durchschnürung erst im Blastulastadium erfolgt. In 22 Fällen, bei denen die Trennung früher erfolgte, erwies sich 21mal der Situs von Herz und Darm normal.

Danach können bei genügend früher Durchtrennung der Eier die beiden Hälften sich zu vollkommen normalen symmetrisch entwickelten Tieren ausbilden.

Am Menschen fand v. Verschuer, „daß asymmetrische Merkmale bei eineiigen Zwillingen häufiger in genau gleicher als in verschiedener Weise auftreten. Gerade bei den asymmetrischen Merkmalen, deren vorwiegend erbliche Bedingtheit sicher festgestellt ist (Situs viscerum, Lage des Haarwirbels), kommt Dyskordanz bei eineiigen Zwillingen nur ganz vereinzelt vor. Diese Tatsache spricht so überzeugend für die regelmäßige erbliche Gleichheit eineiiger Zwillinge, daß wir das häufigere dyskordante Verhalten in anderen (sonst wenig variablen) Merkmalen nicht als erbliche Verschiedenheit zwischen den eineiigen Zwillingen deuten dürfen, sondern die Ursache in Manifestationsschwankungen sehen müssen, die durch die Zwillingsschwangerschaft bedingt sind."

Damit erhebt sich noch die Frage, ob die abweichenden Merkmale, die man gegen Erbgleichheit der eineiigen Zwillinge ins Feld führt, auch tatsächlich immer idiotypisch entstanden sind, oder ob sie auch durch Einflüsse während der intrauterinen Entwicklung, also paratypisch ausgelöst werden können.

v. Verschuer beschäftigte sich mit diesen Dingen eingehend. Aus seinen hochinteressanten und wichtigen Ausführungen greifen wir nur die Händigkeit heraus.

Nach allgemeiner Ansicht liegt der Händigkeit ein funktionelles Überwiegen der entsprechenden gegenüberliegenden Gehirnhälfte (Armzentrum) zugrunde. Die Ursache für dieses Überwiegen wird verschieden gedeutet. Im Hinblick auf das familiäre Vorkommen der Linkshändigkeit glauben viele Autoren an Erblichkeit (Stier, Sieben, Jordan, Hurst). Im Gegensatz dazu bestreitet Siemens die familiäre Häufung der Linkshändigkeit und damit ihre Erblichkeit. Unter 24 eineiigen Zwillingspaaren mit Linkshändigkeit war 21mal nur der eine Zwilling linkshändig und nur 3mal beide linkshändig. Aber Siemens fand unter Zwillingen Linkshändigkeit etwa doppelt so oft als unter ihren Geschwistern (15% zu 7%). Er vermutet daher, daß in der Zwillingsschwangerschaft als solcher eine von den Bedingungen für die Entstehung der Linkshändigkeit liege. v. Verschuer glaubt, daß am Ende die intrauterine Lage eine Rolle spielt. Da wo beide Zwillinge in Schädellage sind, wäre eine Beeinflussung des Armzentrums durch den gegenseitigen Schädeldruck denkbar. Indes konnte er diese Hypothese zahlenmäßig nicht beweisen. Trotzdem nimmt er an, daß bei der Linkshändigkeit von Zwillingen die paratypische Entstehung eine große Rolle spielt. Verschiedene Händigkeit eineiiger Zwillinge kann darum nicht als Beweis der Erbungleichheit betrachtet werden.

v. Verschuer will aber nicht leugnen, daß Linkshändigkeit sonst auch erblich vorkommen kann. Es scheint sogar wahrscheinlich, daß die Anlage zur Linkshändigkeit häufiger ist, als man nach der Manifestation bei Erwachsenen glauben sollte. Bethe fand, daß im Alter von 2—4 Jahren Links- und Rechtshändigkeit etwa gleich häufig ist; ein großer Teil der linkshändig Angelegten wird aber durch Erziehung definitiv zum Rechtshänder. Diese Anlage steht in Analogie zu den Feststellungen von Parson, wonach $^2/_3$ aller Menschen vorwiegend mit dem rechten Auge und $^1/_3$ vorwiegend mit dem linken Auge sehen, so daß er von rechts- und linksäugigen Menschen spricht.

Ob die Linkshändigkeit idiotypisch oder paratypisch entstanden sei, so kann man sie doch dem Wesen nach auf ein ungleiches Wachstum der beiden Körperhälften zurückführen. Rechtshändigkeit würde dann z. B. Zurückbleiben der linken Körperhälfte bedeuten mit Schädigung des rechts sitzenden Hirnzentrums für den zurückgebliebenen linken Arm. Es ist daher sehr interessant, daß v. Verschuer in der schon früher bekannten (Küchenmeister, Eppstein) Kombination von Händigkeit und Hodentiefstand eine Gesetzmäßigkeit fand. Nach seinen Untersuchungen steht der linke Hoden doppelt so oft tiefer als der rechte. In der Mehrzahl der Fälle ist Rechtshändigkeit verbunden mit linksseitigem Hodentiefstand, und umgekehrt.

Zum Verständnis dieser Kombination erklärt v. Verschuer in Analogie mit dem Descensus testiculorum und mit dem Leistenhoden den Tiefstand des linken Hodens mit einer, durch Hochstand zum Ausdruck kommenden Entwicklungshemmung des rechten. Hochstand des rechten Hodens bedeutet aber Zurückbleiben der rechten Körperhälfte mit entsprechender Veränderung in der gegenüberliegenden linken Gehirnhälfte. Wegen der Faserkreuzung führt die Hirnstörung an der Hand nicht rechts, sondern links zu der entsprechenden Entwicklungshemmung, also zur Rechtshändigkeit.

Soweit nun Zwillinge Unterschiede in der Händigkeit zeigen, muß man natürlich zuerst fragen, ob sie sicher eineiig sind. Steht das sicher fest, so kann man zur Erklärung der Verschiedenhändigkeit auf die erwähnten intrauterinen Unterschiede der Zwillinge hinweisen. Durch sie können Manifestationsschwankungen auftreten, die im späteren Leben nicht mehr ausgeglichen werden, ihre Ursache aber allein in den Besonderheiten der Zwillingsschwangerschaft haben.

Im großen und ganzen hat also wohl v. Verschuer recht, wenn er sagt: Eineiige Zwillinge sind idiotypisch gleich. In ihrer phänotypischen Entwicklung können sie aber Manifestationsschwankungen aufweisen, die ihre Ursache in erster Linie in den abnormen paratypischen, intrauterinen Entwicklungsbedingungen haben. Wenn bei eineiigen Zwillingen asymmetrische Merkmale sich dyskordant verhalten, so ist die Dyskordanz wahrscheinlich durch paratypische, mit der Zwillingsschwangerschaft zusammenhängende Faktoren entstanden.

Idiotypisch könnte eine Ungleichheit entstehen bei inäqualer Teilung der ursprünglich gemeinsamen Anlage. Dieser Fall wäre denkbar, wenn die Teilung erst erfolgte im Stadium weitgehender Differenzierung der Anlage, oder wenn nicht nur der Zellkern, sondern auch das Plasma (Blum) Träger von Erbmerkmalen wäre. Nach der herrschenden Meinung erfolgt die Teilung spätestens im Keimblasenstadium, also zu einer Zeit, wo noch weitgehende Undifferenziertheit herrscht. Demnach ist auf diese Weise eine Ungleichheit nicht zu erwarten. Da das Plasma nicht als Träger der Erbfaktoren gilt, ergibt sich auch von hier aus kein Anhaltspunkt für idiotypische Erbungleichheit.

VII. Statistische Erfahrungen.

Über die Häufigkeit der Mehrlingsschwangerschaften gelten im allgemeinen etwa folgende Zahlen:

1 Zwillingsgeburt auf 80 Einlinge,
1 Drillingsgeburt ,, $80^2 =$ 6 400 Einlinge,
1 Vierlingsgeburt ,, $80^3 =$ 512 000 ,,
1 Fünflingsgeburt ,, $80^4 =$ 40 960 000 ,,

In den Kliniken strömen infolge der häufigen Geburtsstörungen mehr Zwillingsgeburten zusammen, darum finden wir in unserem Material (Lamprecht):

1 Zwillingsgeburt auf 69,9 Einlinge = 1,42%,
1 Drillingsgeburt ,, 3 188 ,, = 0,03%,
1 Vierlingsgeburt ,, 12 753 ,, = 0,007%.

In verschiedenen Gegenden und verschiedenen Ländern zeigt die Häufigkeit der Mehrlingsgeburten Schwankungen, wie nachstehende Zahlen zeigen:

Häufigkeit der Mehrlinge nach Gegenden.

	Einlinge	Zwillinge	Drillinge
Königsberg	98,10%	1,84%	— %
Halle	98,50 ,,	1,50 ,,	— ,,
Tübingen	98,54 ,,	1,42 ,,	0,03 ,,
Berlin	98,69 ,,	1,30 ,,	0,01 ,,
Bonn	98,74 ,,	1,23 ,,	0,03 ,,
Leipzig	98,82 ,,	1,16 ,,	0,02 ,,
Erlangen	98,81 ,,	1,14 ,,	0,02 ,,
Würzburg	98,82 ,,	1,13 ,,	0,05 ,,

Die Häufigkeitsunterschiede je nach Ländern führt Weinberg auf Rassenunterschiede, also konstitutionelle Momente, zurück. Zur Stütze seiner Ansicht weist er darauf hin, daß in Frankreich und Italien die am stärksten mit germanischen Bestandteilen durchsetzten Provinzen denselben Überschuß an Mehrlingsschwangerschaften aufweisen, wie die germanischen Länder selbst.

Häufigkeit der Zwillinge nach Ländern (Weinberg).

Land		Mehrlingsgeburt	Land		Mehrlingsgeburt
Baden	1896—1905	1,36 %	Schweiz	1896—1905	1,25 %
Württemberg	„	1,30 „	Niederlande	„	1,22 „
Preußen	„	1,29 „	Schottland	„	1,19 „
Bayern	„	1,24 „	Italien	„	1,17 „
Sachsen	„	1,24 „	Frankreich	„	1,07 „
Österreich	„	1,23 „	Spanien	„	0,81 „
Ungarn	„	1,32 „	Bulgarien	„	1,49 „
Schweden	„	1,49 „	Serbien	„	1,32 „
Finnland	„	1,45 „	Rußland	„	1,21 „
Dänemark	„	1,36 „	Rumänien	„	1,83 „
Norwegen	„	1,35 „			

Auch Drejer glaubt in seiner gründlichen Monographie über Zwillinge an Beziehungen der Zwillingshäufigkeit zur Rasse und weist auf die große Häufigkeit der Zwillinge in Rußland und die Seltenheit bei den romanischen Völkern hin, wie sie nachstehende Tabelle zeigt.

Häufigkeit der Zwillinge nach Ländern (Drejer).

Name des Landes	%	Name des Landes	%
Rußland	2,380 / 1,969	Preußen	1,261
Bayern	1,767	Braunschweig	1,261
Schweden	1,540	Hannover	1,228
Oldenburg	1,454	Baden	1,225
Dänemark	1,380	Österreich	1,153
Holland	1,299	Italien	1,150
Hessen	1,296	Frankreich	0,970
Württemberg	1,293	Belgien	0,940
Norwegen	1,280	Spanien	0,860

Vergleicht man aber die Tabelle Drejers mit der von Weinberg, so fällt z. B. sehr auf, daß die Zwillinge in Rußland nach Weinbergs Zahlen gar nicht so häufig sind, wie sie Drejer angibt. Schon danach scheinen Bedenken an den Beziehungen der Häufigkeit zur Rasse berechtigt.

Wehefritz weist deswegen darauf hin, daß nach anderen Statistiken (Duncan, Hecker), die Häufigkeit der Zwillingsschwangerschaften von der sonstigen Fruchtbarkeit einer Familie oder eines Landes abhänge, wie Puech schon 1874 für Frankreich gezeigt habe. Auch in Sachsen scheint die Häufigkeit der Zwillinge je nach der sonstigen Geburtenhäufigkeit zu schwanken; sie betrug bald 1:75—80, bald 1:79—83 (Straßmann).

Das Ansteigen der Zwillingshäufigkeit zusammen mit der Geburtlichkeit überhaupt wird verständlich, wenn die Zwillingsgeburten in der Regel nicht auf die erste Schwangerschaft fallen, sondern auf spätere Graviditäten, so daß die Anlage erst in Erscheinung treten kann, wenn durch wiederholte Schwangerschaften Gelegenheit zur Manifestation gegeben ist.

Zum Studium dieser Frage haben wir an 183 Zwillingsmüttern unserer Klinik in der Dissertation Lamprecht feststellen lassen, wie häufig die Zwillingsschwangerschaft auf die erste oder eine in der aufsteigenden Reihe spätere Gravidität fiel. Von den 183 Zwillingsschwangerschaften fielen

auf die	1.	Gravidität	37 = 20,2%,	auf die	9.	Gravidität	9 =	4,9%,
,, ,,	2.	,,	33 = 18,0%,	,, ,,	10.	,,	3 =	1,6%,
,, ,,	3.	,,	26 = 14,2%,	,, ,,	11.	,,	4 =	2,2%,
,, ,,	4.	,,	21 = 11,4%,	,, ,,	12.	,,	1 =	0,5%,
,, ,,	5.	,,	9 = 4,9%,	,, ,,	13.	,,	3 =	1,6%,
,, ,,	6.	,,	14 = 7,6%,	,, ,,	14.	,,	0 =	0,0%,
,, ,,	7.	,,	11 = 6,5%,	,, ,,	15.	,,	1 =	0,5%,
,, ,,	8.	,,	10 = 5,3%,	,, ,,	16.	,,	1 =	0,5%.

Wie man sieht, treten nur 20,2% der Zwillingsgraviditäten gleich bei der ersten Schwangerschaft auf und nur 52,4% mit den ersten drei Schwangerschaften; fast die Hälfte kommt erst später, zum Teil sogar erst bei der 10.—16. Schwangerschaft in Erscheinung. Bei einem Volk mit Zweikindersystem hat daher die Zwillingsanlage keine Möglichkeit, sich ganz auszuwirken; die Zwillinge sind daher seltener. Danach scheint die Ansicht, daß ihre Häufigkeit der Gesamtgeburtlichkeit konform läuft und kein Rassenmerkmal ist, richtig.

Der Versuch, aus der verschiedenen Häufigkeit der Zwillinge ein Rassenmerkmal abzuleiten, stößt auch noch auf ein anderes Bedenken. Wir wissen nicht, wie viele Frauen mit der Anlage zur Zwillingsschwangerschaft unverheiratet bleiben oder sonst an der Fortpflanzung nicht teilnehmen, so daß sie von der Möglichkeit einer Zwillingskonzeption ausscheiden. So betrachtet, kann man wohl sagen, daß die Verwirklichung der genotypischen Anlage zu Zwillingen in erheblichem Maße abhängt von der Konstellation mancher Zufallsbedingungen (Wehefritz).

Wenn freilich Dahlberg in dem kinderreichen Italien wenig Zwillinge findet und in dem eher kinderarmen Schweden viele, so sieht das doch wieder nach konstitutionellen Eigenschaften der Rasse aus.

In Übereinstimmung mit den Feststellungen über Verteilung der Zwillingsschwangerschaften auf die einzelne Gravidität steht der Umstand, daß ganz allgemein Zwillingsschwangerschaften bei Mehrgebärenden häufiger sind als bei Erstgebärenden. An dem auf einen großen Zeitpunkt sich erstreckenden Material unserer Klinik ergab sich:

auf 6900 Mehrgebärende kamen 142 Zwillingsschwangerschaften = 2,05%,
,, 3821 Erstgebärende   ,,   35   ,,   = 0,90%.

Auch die Verteilung der Erst- und Mehrgebärenden unter den Zwillingsmüttern ist bemerkenswert:

Unter 177 Zwillingsgebärenden waren 35 = 20,0% Erstgebärende und 142 = 80,0% Mehrgebärende.
 ,, 10 721 Einlingsgebärenden   ,,   3821 = 35,41%   ,,   ,, 6900 = 64,59%   ,,

Danach sind die Erstgebärenden unter den Zwillingsschwangeren mit 20% erheblich seltener als unter den Einlingsschwangeren, wo sie 35,41% ausmachen.

Die größere Beteiligung der Mehrgebärenden an den Zwillingsschwangerschaften zeigt auch ein Vergleich der Altersverteilung der Gebärenden überhaupt mit der Altersverteilung der Zwillingsgebärenden im besonderen.

Es waren

	überhaupt	bei den Zwillingsgebärenden
bis 20 Jahre alt	364 = 6,2%	7 = 3,8%
20—30 Jahre	2865 = 48,7%	71 = 38,7%
30—40 Jahre	2070 = 35,1%	94 = 51,3%
40—50 Jahre	582 = 10,0%	11 = 6,5%
Summe	5881	183

Man sieht also, das Maximum der Zwillingsgeburten liegt mit 51,3% um ein Dezennium später als das Maximum (48,7%) der Geburten überhaupt.

In diesem Zusammenhang sei auch erwähnt, daß eineiige Zwillinge bei Erstgebärenden häufiger sind als zweieiige, wie nachstehende Tabelle zeigt, die den Entfall der Zwillingsschwangerschaften auf die Zahl der Geburtenreihe darstellt.

Es fielen auf die ? Gravidität:

Gravidität	Eineiige Zwillinge	Zweieiige Zwillinge	Gravidität	Eineiige Zwillinge	Zweieiige Zwillinge
1.	10 = 25,6%	20 = 16,8%	9.	3 = 7,7%	6 = 5,0%
2.	8 = 20,5%	21 = 17,6%	10.	0 = 0 %	3 = 2,5%
3.	6 = 15,3%	17 = 14,3%	11.	1 = 2,6%	3 = 2,5%
4.	2 = 5,1%	13 = 10,9%	12.	0 = 0 %	1 = 0,9%
5.	2 = 5,1%	5 = 4,2%	13.	1 = 2,6%	1 = 0,9%
6.	0 = 0%	13 = 10,9%	14.	—	—
7.	2 = 5,1%	8 = 6,7%	15.	—	1 = 0,9%
8.	4 = 10,2%	6 = 5,0%	16.	—	1 = 0,9%

Nach mehreren statistischen Berichten scheint es eine bestimmte Altersdisposition zur Zwillingskonzeption zu geben. Schon 1879 fand Göhlert, daß das Maximum der Zwillingsgeburten auf das Alter zwischen 26—35 fällt, also auf eine Periode, in der die Fortpflanzung an sich ihre größte Intensität erreicht. Als Durchschnittsalter errechnete er 29,5 Jahre. Wehefritz fand die Maximalzahl von Zwillingsschwangerschaften bei 26 Jahren. Andere Angaben über das Durchschnittsalter von Zwillingsmüttern lauten: Leipzig 27,9 Jahre, Erlangen 28,4 Jahre, Breslau 28,6 Jahre, Bonn 28,6 Jahre.

Nur Duncan kam zu höheren Werten und fand ein Durchschnittsalter von 33,5 Jahren. An unserem eigenen Material ergaben sich 31,3 Jahre.

Das Prädilektionsalter verhält sich bei eineiigen und zweieiigen Zwillingen verschieden. Nach den Statistiken von Straßmann (1904), Prinzing (1908) und Dahlberg (1926) nimmt die Zahl der eineiigen Zwillinge mit dem Alter der Mütter ab, steigt aber bei einer sehr großen Anzahl der vorausgegangenen Geburten wieder an. Zweieiige Zwillinge werden dagegen vorwiegend von Müttern im mittleren Geschlechtsalter hervorgebracht. Unsere eigenen Zahlen ergeben sich aus nachstehender Tabelle:

Statistische Erfahrungen.

Altersverteilung der Zwillingsmütter nach der Eiigkeit.

	Bei ein- u. zwei-eiigen Zwillingen	Eineiige Zwillinge	Zweieiige Zwillinge	Eiigkeit fraglich
18—20 Jahre	7 = 3,8%	1 = 2,6%	4 = 3,4%	2
20—25 „	25 = 13,6%	7 = 18,2%	15 = 12,6%	3
25—30 „	46 = 25,1%	9 = 23,4%	30 = 25,2%	7
30—35 „	59 = 32,2%	13 = 33,8%	36 = 30,2%	10
35—40 „	35 = 19,1%	4 = 10,0%	29 = 24,4%	2
40—45 „	11 = 6,5%	5 = 12,5%	5 = 4,2%	1
	183	39	119	25

Ohne kritische Stellung zu nehmen, sei erwähnt, daß an unserem Material die Kriegsverhältnisse in mancher Richtung sehr abwichen von den Vorkriegserfahrungen.

Schon die Alterszusammensetzung der Zwillingsmütter war eine andere als früher, wie nachstehende Tabelle zeigt:

Alterszusammensetzung der Zwillingsmütter vor und nach dem Kriege.

	1897—1919	1897—1914	1914—1919
Von 18—20 Jahren	7 = 3,8%	6 = 4,6%	1 = 2,0%
„ 20—25 „	25 = 13,6%	17 = 13,1%	8 = 14,9%
„ 25—30 „	46 = 25,1%	28 = 21,7%	18 = 33,3%
„ 30—35 „	59 = 32,2%	48 = 37,2%	11 = 20,4%
„ 35—40 „	35 = 19,1%	25 = 19,3%	10 = 18,5%
„ 40—45 „	11 = 6,5%	4 = 3,1%	6 = 11,6%
	183	129	54

Diese Zahlen ergeben, daß wir seit dem Kriege unter den jüngeren Gebärenden bis zu 30 Jahren mehr Zwillingsmütter hatten; und die maximale Häufigkeit der Zwillingsschwangerschaften ist in eine jüngere Altersgruppe gerückt, nämlich von dem Alter zwischen 30—35 auf das Alter zwischen 25—30.

Auch das Verhältnis zwischen den eineiigen und zweieiigen Zwillingen erfuhr eine Modifikation (S. 591). Gewöhnlich wird angegeben, daß 100 Zwillingsschwangerschaften sich aus 15 eineiigen und 85 zweieiigen zusammensetzen. Wir fanden in den einzelnen Zeitabschnitten:

	Eineiig	Zweieiig	Summe	Eineiig : Zweieiig
1897—1919	39	119	= 158	= 24,70 : 75,30
1897—1914	26	85	= 111	= 23,42 : 76,58
1914—1919	13	14	= 27	= 27,66 : 72,34

Während sonst auf 100 zweieiige Zwillingsschwangerschaften 17,65 eineiige kommen, fanden wir

1897—1919 auf 100 zweieiige Zwillingsschwangerschaften	32,8 eineiige,
1897—1914 „ 100 „ „	30,6 „
1914—1919 „ 100 „ „	38,2 „

Es haben also nach dem Kriege die eineiigen Zwillinge auffallend zugenommen.

In Übereinstimmung damit steht auch das Verhalten des Geschlechtes der Kinder. Wir fanden an Geschlechtern:

	Mädchenpaare	Knabenpaare	Knaben und Mädchen	Zusammen Mädchen	Knaben
1897—1919	52	65	63	167	193
	100 :	125 :	121	100	115,5
1897—1914	43	41	43	125	129
	100 :	95,3 :	100	100	103,2
1914—1919	9	24	20	38	68
	100 :	256 :	222	100	178

Das Verhältnis der Mädchen zu den Knaben betrug also vor dem Kriege 100:103,2 und nach dem Kriege 100:178. Der starke Knabenüberschuß nach dem Kriege entstand hauptsächlich durch Zunahme der eineiigen Zwillingsknaben, wie nachstehende Zahlen zeigen:

	Zweieiige Zwillinge			Eineiige Zwillinge	
	Mädchenpaare	Knabenpaare	Knaben und Mädchen	Mädchenpaare	Knabenpaare
1897—1919	21 = 17,7%	35 = 29,4%	63 = 52,9%	17 = 44,77%	21 = 55,23%
1897—1914	19 = 21,9%	25 = 28,7%	43 = 49,4%	14 = 51,86%	13 = 48,14%
1914—1919	2 = 6,25%	10 = 31,25%	20 = 62,5%	3 = 27,28%	8 = 72,72%

VIII. Vererbung der Zwillinge.

Die Frage der Vererbung von Zwillingen (Abb. 174) wurde schon von Goehlert im Jahre 1879 diskutiert, aber eine eingehendere Behandlung erfuhr sie naturgemäß erst seit der Wiederentdeckung des Mendelschen Vererbungsgesetzes. Man ging dabei davon aus, daß die Pluriparität bei vielen Säugetieren als Norm vorkommt, bei denen die gleichzeitige Reifung mehrerer Follikel mit mehrfacher Ovulation physiologisch ist. Da man beim Menschen auch nur die gleichzeitige Reifung von zwei Eiern als ein Analogon zu den pluriparen Tieren ansah, so nahm man an, daß nur bei zweieiigen Zwillingen konstitutionelle Momente vorliegen und nur hier eine Vererbbarkeit in Frage kommen könne.

Im Jahre 1901 fand Weinberg an den Familienregistern Stuttgarts mittels seiner „Differenzmethode", daß die Wahrscheinlichkeit des wiederholten Auftretens von Zwillingen in derselben Familie bei zweieiigen Zwillingen etwa dreimal so groß ist als der allgemeinen Wahrscheinlichkeit entspricht. Bei eineiigen Zwillingen wich die Wiederholungsziffer nicht wesentlich von der allgemeinen Zwillingshäufigkeit ab. Weinberg nahm daher eine Vererbbarkeit der zweieiigen Zwillingsschwangerschaft an und vertrat im Jahre 1908 den Standpunkt, „daß die bei der Vererbung der Mehrlingsgeburten gefundenen Verhältnisse am besten ihre Erklärung finden in der Annahme, daß die Mehrlingsgeburten nach den Mendelschen Gesetzen vererbt und rezessiv seien".

Zu ähnlichen Ergebnissen kamen Kristine Bonnevie 1919 und Wehefritz 1925. An einem norwegischen Bauerngeschlecht mit 5000 Angehörigen und 1300 Ehen fand Bonnevie für die zahlreichen Zweige dieser einen Familie in 3,5% aller Geburten Zwillinge, gegen nur 1,3—1,4% im Landesdurchschnitt.

Wahrscheinlich kommt die den zweieiigen Zwillingen zugrunde liegende gleichzeitige Abstoßung von zwei oder mehr Eiern häufiger vor als die Geburt von zweieiigen Zwillingen. Lenz nimmt daher an, daß die mehrfache Ovulation an sich nicht die alleinige Ursache von zweieiigen Zwillingen sei, daß vielmehr daneben noch etwas Väterliches vorliegen muß. Das geht auch aus dem Befund von Davenport hervor, wonach bei den Schwestern und Brüdern von Zwillingsvätern eine den allgemeinen Durchschnitt erheblich übersteigende Zahl von Zwillingsgeburten auftrat. Lenz vermutet daher, „daß infolge der Befruchtung eines Eies in der Gebärmutter für gewöhnlich Stoffe gebildet werden, welche die Befruchtung weiterer Eier verhindern. Eine erbliche Schwäche der Bildung derartiger Stoffe würde dann natürlich ebensowohl von väterlicher wie von mütterlicher Seite die Entstehung von Zwillingen begünstigen".

Alles in allem wird die Vererbung zweieiiger Zwillinge heute allgemein als Tatsache angenommen. Sie läßt sich bei genauerer Anamnese oft in eindrucksvoller Weise durch Stammbäume stützen (Wehefritz).

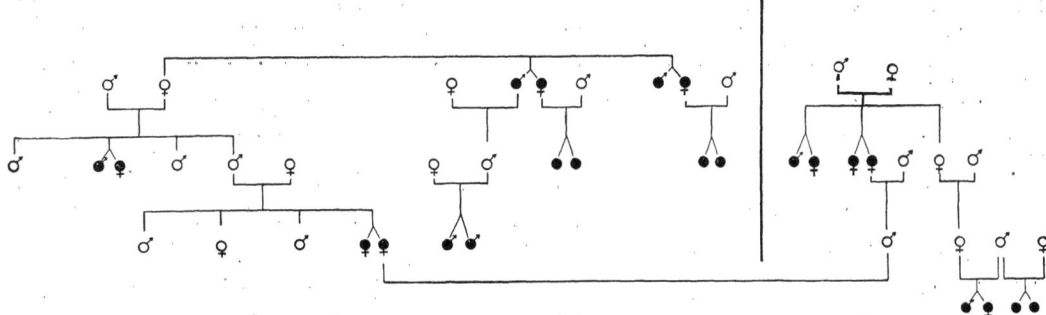

Abb. 174. Auftreten von Zwillingen in drei Generationen. Zuletzt Heirat zwischen zwei zwillingsbelasteten Partnern (eigene Beobachtung).

Etwas anders liegen die Dinge bei eineiigen Zwillingen. Vielleicht hat der seinerzeit ablehnende Standpunkt Weinbergs dazu beigetragen, daß man sich mit dieser Frage weniger beschäftigte. Abgesehen von Mirabeau (1893) und Rosenfeld (1913) lehnen hier die Autoren eine Vererbung gewöhnlich ab. Neuerdings setzen sich aber doch manche Autoren auch bei der eineiigen Zwillingsschwangerschaft für Vererbung ein. Weitz hält den Einfluß der Erbmasse auf die Entstehung eineiiger Zwillinge für sehr wahrscheinlich. Er fand in der Verwandtschaft eineiiger Zwillinge ein viel stärkeres Überwiegen der gleichgeschlechtlichen Zwillinge, als es der Wahrscheinlichkeit entspricht und erklärt das durch gehäuftes Vorkommen von eineiigen Zwillingen in diesen Familien. Auch v. Verschuer kommt mittels einer Modifikation der Probandenmethode Weinbergs zu dem Ergebnis, daß auch in den Familien der eineiigen Zwillinge die Zwillingshäufigkeit etwa $1^1/_2$mal so groß ist, als es der allgemeinen Erwartung entspricht. Er fand außerdem, „daß in der Verwandtschaft zweieiiger Zwillinge die Anzahl der verschiedengeschlechtlichen Zwillinge absolut und relativ größer ist als in der Verwandtschaft eineiiger Zwillinge und daß in der Verwandtschaft eineiiger Zwillinge die Anzahl der gleichgeschlechtlichen Zwillinge absolut wohl geringer, relativ aber größer ist als in der Verwandtschaft zweieiiger Zwillinge. Das Überwiegen der gleichgeschlechtlichen Zwillinge in der Verwandtschaft der eineiigen Zwillinge kann nur dadurch erklärt werden, daß die eineiigen Zwillinge vermehrt sind und dies würde bedeuten, daß eineiige Zwillinge familiär gehäuft auftreten. Damit ist der Beweis erbracht, daß mit großer Wahrscheinlichkeit für das Zustandekommen eineiiger Zwillinge irgendwelche erbliche Einflüsse eine Rolle spielen" (v. Verschuer).

Dahlberg, der ebenfalls bei Probanden mit genauer Bestimmung der Eiigkeit in Schweden Familienuntersuchungen über die Zwillingshäufigkeit vornahm, kam freilich zu einem unentschiedenen Ergebnis.

Analoga für die Entstehung von Mehrlingsschwangerschaften aus einem Ei, haben wir, wie schon (S. 604) erwähnt, beim Gürteltier, wo vier Embryonen aus einem Ei hervorgehen. Bei gewissen Wespenarten entstehen sogar an die 1000 Individuen aus einem Ei (Goldschmidt).

Worin näherhin die erbliche Anlage zu eineiigen Zwillingen besteht, läßt sich schwer sagen. Glaubt man mit Newman, daß eine Dys- oder Unterfunktion des Corpus luteum wahrscheinlich die Ursache für die Entstehung eineiiger Zwillinge sei, so muß man annehmen, daß dieses Verhalten des Corpus luteum vererbt wird. Freilich fällt dann bei dieser Beschaffenheit des Corpus luteum sehr auf, daß Frauen mit eineiigen Zwillingen auch Einlinge gebären. Newman glaubt diesen Einwand damit widerlegen zu können, daß er auf das häufige intrauterine Absterben der einen Frucht bei eineiigen Zwillingen hinweist und alle Einlingsgeburten dieser Frauen als verkappte Zwillingsgeburten auffaßt, wobei die eine Frucht durch frühes Absterben unbemerkt blieb. Man sollte aber meinen, daß das den Geburtshelfern im Laufe der Zeit nicht ganz entgangen sein könnte.

Darum scheint uns eine Hypothese von v. Verschuer viel plausibler. Er geht davon aus, daß zweieiige Zwillinge hauptsächlich bei Müttern des mittleren Fortpflanzungsalters sich finden, während eineiige Zwillinge hauptsächlich bei jungen, meist erstgebärenden Frauen oder bei älteren Mehr- resp. Vielgebärenden auftreten. Dieses Altersverhalten der eineiigen Zwillingsmütter bringt er mit der Newmanschen Corpus luteum-Hypothese in Einklang, indem er annimmt, daß eine Hypofunktion des Corpus luteum sich hauptsächlich bei jungen Müttern auswirkt, so lange die Fortpflanzungstätigkeit quasi erst eingeübt wird. Im Gegensatz dazu erblickt er in der Häufung der eineiigen Zwillinge bei älteren Müttern eine Art Abnutzungsvorgang am Endometrium, der ebenso wie die Unterfunktion des Corpus luteum zur Verzögerung der Eieinbettung führt und damit auch wieder zur Bildung mehrerer selbständiger Wachstumszentren während der „Ruhepause."

Dieser an sich sehr ansprechenden Hypothese gegenüber müssen wir freilich darauf hinweisen, daß nach unserer Erfahrung die obige Annahme über die Altersunterschiede zwischen den Müttern von eineiigen und zweieiigen Zwillingen nicht ganz zu stimmen scheint. Wohl fallen 25% der eineiigen Zwillinge auf die erste Gravidität gegen nur 16,8% bei den zweieiigen; auch erledigen sich bei den eineiigen Zwillingen 61,4% mit den ersten drei Schwangerschaften gegen nur 48,7% bei den zweieiigen Zwillingen. Ebenso fällt ein zweites Maximum der eineiigen Zwillinge auf die achte Schwangerschaft anstatt auf die sechste wie bei den zweieiigen Zwillingen; aber von der zehnten Schwangerschaft ab, wo am ehesten von einer „Abnützung" und Erschöpfung die Rede sein sollte, finden sich gerade die eineiigen Zwillinge nur noch in 5,2% gegen 8,6% bei den zweieiigen Zwillingen. Indes wollen wir auf diese Beobachtungen wegen der kleinen Gesamtzahl der eineiigen Zwillinge keinen allzu großen Wert legen.

Nimmt man für die eine oder andere Zwillingssorte eine Vererbung an, so taucht die Frage auf, wer der Träger der Vererbung ist, die Mutter oder der Vater. Nach der vorherrschenden Ansicht spielt die Mutter die Hauptrolle. Väterliche Einflüsse werden, wenn man von Mirabeau (1894) und Davenport (1920) absieht, von der Mehrzahl der Autoren abgelehnt. Aber v. Verschuer kommt an seinem Material zu dem Ergebnis, daß bei zweieiigen Zwillingen deutlich die mütterliche Seite überwiegt, während bei eineiigen eher die väterliche Seite von größerem Einfluß zu sein scheint.

Ein väterlicher Einfluß müßte hier darin bestehen, daß mit dem Sperma Kräfte in das Ei kommen, die eine Verzögerung seiner Entwicklung im Keimblasenstadium bewirken. Newman hält eine solche Einwirkung des Spermas für möglich, obschon er ablehnt, daß es sich dabei um zweiköpfige oder zweischwänzige Samenfäden (Broman) handeln kann.

Für die Möglichkeit der Vererbung durch den Vater spricht ein von Straß-

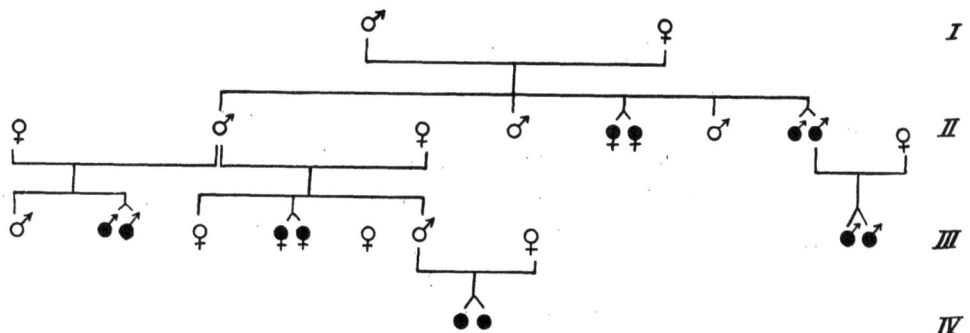

Abb. 175. Anscheinend Vererbung der Zwillinge durch den Mann. Die Frauen der zweiten Generation stammten aus Einlingsfamilien. (Nach Straßmann in V. Winckel: Handbuch der Geb. u. Gynäk. 1904.)

mann mitgeteilter Stammbaum, der aus der Familie einer amerikanischen Ärztin stammt (Abb. 175).

Peiper berichtet über eine Frau, die zweimal verheiratet war. In der einen Ehe hatte sie nur Einlinge, in der anderen nur Zwillinge. Da der Vater derselben auch ein Zwilling war, so scheint hier eine Vererbung durch den Vater vorzuliegen. Auch in einem unserer eigenen Stammbäume (Abb. 174) scheint der Vater Träger der Vererbung zu sein.

Stammen beide Eltern aus Zwillingsfamilien, so scheint eine Potenzierung der Vererbung einzutreten (Göhlert). Wie Boer berichtet, brachte eine Frau mit elf, nur mehrfachen Geburten 32 Früchte zur Welt. Ihre Mutter soll ein Vierlingskind gewesen sein und der Vater ein Zwilling.

Trotz Vererbung kommen bei denselben Eltern eineiige und zweieiige Zwillinge vor, wie wir v. Verschuer bestätigen können. Dahlberg fand bei 323 Müttern von zweieiigen Zwillingen unter 432 Geburten, die auf die Zwillingsgeburten später noch folgten, 25 Zwillingsgeburten. Von diesen waren 6 verschieden- und 19 gleichgeschlechtlich. Nach der Differenzmethode würde sich daraus ein Verhältnis von 12 zweieiigen und 13 eineiigen Zwillingen ergeben.

Wie stark die Zwillingsanlage bei der einzelnen Frau in Erscheinung tritt, d. h. wie oft eine zu Zwillingen disponierte Mutter tatsächlich Zwillinge zur Welt bringt, hängt vielfach davon ab, wie oft sie überhaupt konzipiert und damit Gelegenheit bekommt, ihre Anlage in Erscheinung treten zu lassen. Für die Beurteilung dieser Frage kann man daher eigentlich nur Frauen verwenden, die das fortpflanzungsfähige Alter hinter sich haben und dasselbe auch nach Möglichkeit ausnützten, also die Konzeptionen nicht verhinderten. Die erste Vorbedingung ist leicht zu erfüllen; über die zweite wird immer eine Unsicherheit bestehen. Weinberg fand an 1586 Zwillingsmüttern mit mindestens 20jähriger Fortpflanzungstätigkeit in 16,34% aller 10 366 Geburten Mehrlinge.

Lamprecht konnte an 119 Zwillingsmüttern unserer Klinik unter 554 Geburten die große Anzahl von 153 Mehrlingsgeburten = 27,6% feststellen. Die im Vergleich zu Weinberg auffallend hohe Zahl rührt davon her, daß die betreffenden Frauen noch keine 20jährige Fortpflanzungstätigkeit hinter sich und darum noch keine so hohe Gesamtgeburtenzahl aufzuweisen hatten; die Mehrlingsgeburten befanden sich daher schon unter einer geringeren Gesamtgeburtenzahl, was ihre prozentuale Häufigkeit steigerte.

Siebentes Kapitel.
Gynäkologische Krankheiten und Konstitution.
I. Fluor albus und Konstitution.

Für die nachstehende Besprechung scheidet der durch örtliche Organerkrankungen (Entzündung, zerfallende Tumoren) entstandene Fluor aus. Wir befassen uns nur mit dem Fluor albus, soweit er durch den lokalen Organbefund nicht genügend erklärt werden kann.

a) Von jeher hat man zwischen diesem und der Konstitution Zusammenhänge angenommen. Aber es ist nicht leicht, die näheren Beziehungen zwischen Fluor und Konstitution herauszuarbeiten. Der Hauptgrund liegt darin, daß wir trotz der eingehenden Referate von Menge und von Jaschke auch die lokalen Fluorursachen nicht genau kennen. Im allgemeinen kann man wohl sagen, daß dabei Bakterienflora der Scheide, Säuretiter des Sekretes und Beschaffenheit der Schleimhaut eine Rolle spielen. Je nach Bewertung des einen oder anderen dieser drei Dinge ist der Fluor mehr ein bakteriologisches oder ein chemisches oder ein biologisches Problem. Glykogengehalt des Gewebes, Säuretiter des Sekretes und Bakteriengehalt der Vagina sollen unter normalen Umständen mit dem Lebensalter, mit den Menstruationsphasen und mit der Gravidität wechseln, so daß teils dauernde Veränderungen, teils zyklische Schwankungen der Sekretbeschaffenheit auftreten. Weiterhin werden (nach v. Jaschke) für den Glykogengehalt nicht weniger als fünf Punkte verantwortlich gemacht:

1. Individuelle Schwankungen, abhängig von der allgemeinen Konstitution des betreffenden Individuums (Schröder, Loeser, Lehmann, Salomon).

2. Schwankungen in Abhängigkeit vom ovariellen Zyklus.

3. Vor Eintritt oder nach Erlöschen der Ovarialfunktion soll das Glykogen überhaupt fehlen (Lehmann, Lahm).

4. In Fällen ovarieller Hypofunktion soll der Glykogengehalt vermindert (Schröder, Loeser, Lehmann),

5. in der Schwangerschaft vermehrt sein.

Aber das in mühevollen Arbeiten errichtete Gebäude ist nicht allgemein anerkannt, ja an manchen Stellen beginnt es schon wieder abzubröckeln. Während z. B. nach Heurlin und Lahm das Vaginalsekret des Neugeborenen im allgemeinen lackmusalkalisch reagiert bis zur Pubertät, um dann sauer zu werden, fand Salomon, daß es von der Neugeburtszeit ab gewöhnlich in erheblichem Maße sauer war. Ebenso ist die Annahme einer mit den Menstruationsphasen verbundenen zyklischen Verschiebung des Säuretiters (Gräfenberg, Geller) auf Widerspruch gestoßen (Gänßle).

Wie dem aber auch sei, auf jeden der drei Faktoren: Bakterienflora, Säuretiter, Wandbeschaffenheit — kann die Konstitution Einfluß gewinnen. Freilich dürfen wir unter Konstitution nicht einfach die Beschaffenheit des Keimplasmas verstehen, sondern auch erworbene Änderungen des Organismus.

Die Bedeutung des Lebensalters bei der Fluorgenese sehen wir schon daran, daß die Gonokokken in der kindlichen Vagina günstigere Ansiedlungsbedingungen finden, als im Alter. Daneben kann man auch auf den Fluor senilis bei der sog. Colpitis vestibularum hinweisen, die man neuerdings als eine „Kolpodystrophie" auffaßt (Flatau).

Daß die Gravidität andere biologische Verhältnisse in der Vagina mit sich bringt, ergibt sich daraus, daß manche Frauen immer nur in der Schwangerschaft an Ausfluß leiden oder immer nur in dieser Zeit davon frei sind, was auf eine besondere Beschaffenheit des Gewebes hinweist (Kermauner). Manche sprechen geradezu von einer floraverbessernden Wirkung der Gravidität (Doederlein, Kroenig, Thaler, Schroeder).

Ihrem inneren Wesen nach hängen die konstitutionellen Momente, die den Fluor beeinflussen können, in erster Linie zusammen mit der Funktion der Keimdrüse (Labhardt, Roesch, Geller, Salomon u. a.).

Auf die Bedeutung der Hypofunktion des Ovariums (Labhardt, Schroeder, Stoeckel, Reifferscheid) weist mancher Fluor nach Kastration oder im Senium oder bei Chlorose hin; mit Bezug darauf spricht man von „ovarialschwachen" Frauen. Nach Untersuchungen von Salomon soll sich bei Oligomenorrhöe oder Amenorrhöe eine Verschiebung der Scheidenflora nach niederen Reinheitsgraden zeigen. Soweit die Ursachen in einer Hypofunktion des Eierstocks liegen, mögen sie in einer mangelhaften Ernährung und trophischen Störung des Epithels mit Neigung zu vorzeitigem Altern und Desquammation bestehen. Vielleicht kann man auch annehmen, daß die Ernährungsbedingungen für die normalen Scheidenbakterien ungünstig sind und die Abwehrkraft gegen das Eindringen fremder Keime herabgesetzt ist (Jaschke, Salomon).

Bei der weitgehenden gegenseitigen Abhängigkeit sind natürlich auch Störungen anderer endokriner Drüsen, wie Hypophyse, Thyreoidea (Kermauner, Thaler, Werner) nicht gleichgültig. Schließlich spielen auch Stoffwechselvorgänge eine ursächliche Rolle; deswegen spricht Menge auch von „Stoffwechselfluor".

Unter den Stoffwechselanomalien seien hauptsächlich Fettsucht, Diabetes und Gicht genannt. Ob dabei die Fettsucht den Chemismus der Scheidenwand, den Kalkgehalt des Blutes stört, oder durch abnorm festen Verschluß der Vulva den Abfluß des Sekretes nach außen und seine Verdunstung physikalisch hemmt und so zu Zersetzungsprozessen Veranlassung gibt, müssen wir dahingestellt sein lassen.

Ebenso unentschieden ist, ob der Diabetes mehr den Scheidenchemismus oder die Scheidenflora beeinflußt, indem er die Wachstumsbedingungen für die Keime verändert.

Im Bereich der endokrinen Störungen kann sich ein konstitutionell bedingter Fluor also finden bei Hypoplasie, Infantilismus, Asthenie, Chlorose, Status thymico-lymphaticus, thyreotoxischen Zuständen (Basedow), Störungen des chromaffinen Systems usw. Ebenso spielt das Verhalten des vegetativen Nervensystems, das auch sonst mit Sekretionsanomalien an anderen Körperorganen zusammenhängt, eine Rolle (Mosbacher, Kaboth). Schließlich sollen Frauen mit Migräne oder Asthma bronchiale zu Fluor neigen (Loeser).

Infantilismus, Asthenie und Chlorose zeigen nach Salomon hinsichtlich des Verhaltens von Scheidenflora und Säuretiter viel Ähnliches mit dem Kinde, namentlich die Neigung zu niederem Reinheitsgrad und zu alkalischer Reaktion. Sie haben also manches Gemeinsame. Salomon meint aber, daß man im Verhalten des Scheidensekretes differential-diagnostische Unterschiede zwischen Infantilismus und Asthenie finden könne, die er in nachstehender Tabelle zum Ausdruck bringt:

	Sekret	Formbestandteil	Reaktion	Bakterielles Bild	Bemerkungen
I. Infantilismus	Gering, hell, klar, schleimhaltig	Wenig Leukozyten, reichlich Epithel	Stark sauer	Bakterienreichtum, durchschn. Reinheitsgrad III	—
II. Asthenie . .	Vermehrt, wasserklar	Vermehrte Leukozyten, wenig Epithel, reichlich Detritus.	Schwach sauer, manchmal fast neutral	Bakterienarmut, Reinheitsgrad II—III	—
III. Chlorose a)	Vermehrt, schleimhaltig, Talg und Sekret vermehrt, Farbe hell bis gelblich, oft Fluor albus.	Reichlich Leukozyten, reichlich Epithel, reichlich Detritus	Säureentwicklung herabgesetzt, manchmal neutral	Wechselnd, alle Formen der Reinheitsgrade	Hypofunctio ovarii
b)[1]	Wie oben, nur Fluor albus. seltener	Reichlich Leukozyten, reichlich Epithel, reichlich Detritus	Säureentwicklung herabgesetzt, manchmal neutral	Durchschnittlicher Reinheitsgrad III (Abnahme der Vaginalbazillen, Zunahme der Anaëroben	Hyperfunctio ovarii, Prognose günstig

Ob diese Befunde konstant sind, muß der weiteren Erfahrung überlassen bleiben. Zweifel scheinen uns nicht unberechtigt.

Dagegen mag Salomon recht haben, wenn er sagt: Liegt bei einer genital- und organgesunden Frau ein Scheidensekret mit einem niedrigen Reinheitsgrad bei eventuellem Umschlag der Scheidenreaktion und Veränderung der zytologischen Elemente vor, so deutet dies auf konstitutionelle Momente hin.

Bei den vagotonischen und sympathikotonischen Individuen war Salomon aufgefallen, daß ganz unvermittelt die Scheidenflora umschlug, plötzlich Fluor auftrat,

---

[1] Hier sind die Fälle von Chlorose mit der an sich seltenen Hyperfunktion des Ovariums gemeint.

der ebenso schnell wieder verschwand. Hierbei dürften Änderungen im Tonus und in der Erregbarkeit der sekretorischen Nerven, über deren tieferes Wesen noch wenig bekannt ist, ferner Zirkulationsstörungen im Blut- und Lymphgefäßsystem mitspielen.

Fast die gleichen Erscheinungen löste nach Salomon der Morbus Basedow aus, nur daß sich hier noch der Einfluß einer Hypofunktion der Ovarien geltend zu machen schien. Bei mehreren Fällen fand sich zwar eine vermehrte Sekretion in der Vagina, aber das Bild der Genitalflora war völlig normal. „Wahrscheinlich hängt die vermehrte Scheidensekretion mit der allgemeinen, vermehrten Schweißproduktion dieser Kranken zusammen. Hervorgehoben muß werden, daß das Scheidensekret stets ausgesprochen sauer reagierte. Dies dürfte auch wieder auf die nahen Korrelationen hinweisen, die zwischen einem Organ und dem gesamten Körper bestehen; denn beim Morbus Basedow reagiert die Mundflüssigkeit ebenso wie der isolierte Parotisspeichel stets sauer und enthält, genau wie das Scheidensekret, Milchsäure."

Wenn auch Frauen mit Migräne und Asthma bronchiale zu Fluor neigen, wie Loeser angibt, dann besteht die gemeinsame Grundlage wohl in einer Vasoneurose, die auf das Kapillargebiet wirkt und entweder zu vermehrter Drüsensekretion oder zu abnormer Kapillardurchlässigkeit führt.

Anscheinend kann man von einer Fluordiathese sprechen, die sich besonders da findet, wo schon in der Kindheit Zeichen einer abnormen Diathese vorhanden waren, wie Lymphdrüsenbildung, Milchschorf, Augenkatarrhe, Prurigo, Heuschnupfen usw. (Loeser).

Weitere Beziehungen zwischen Konstitution und Fluor stellt der Lupus dar. Schon Heurlin fand, daß der Lupus vulgaris Einfluß auf die Scheidenbiologie ausübt und zu einer Verschiebung des Reinheitsgrades nach unten führt. Salomon konnte das bestätigen. Nach seinen Untersuchungen erstrecken sich die Unterschiede auch auf die Reaktion des Scheidensekretes. Während er bei gesunden Kindern die Reaktion gewöhnlich lackmussauer fand, war sie bei lupösen Kindern nur in $40^0/_0$ stark sauer, in $60^0/_0$ lackmusneutral oder alkalisch.

Dem steht aber gegenüber, daß nach Heurlin die Reaktion bei Neugeborenen lackmusalkalisch ist und in der Pubertät in sauer übergeht. Wie dem auch sei, darin stimmen beide Untersucher überein, daß eine minderwertige Konstitution im allgemeinen niedere Reinheitsgrade zeigt.

Salomon glaubt auch, daß bei minderwertiger Konstitution die Scheidenreaktion von einem hohen Säuregrad in einen niederen umschlägt bis zur neutralen oder alkalischen Reaktion. Und bei Lupuskranken erblickt er im Säuretiter sogar einen Gradmesser für die Schwere der Erkrankung, der sich zu prognostischen Zwecken verwenden läßt. Sinkt bei Lupuskranken der Säuretiter und bestehen niedrige Reinheitsgrade, so dürfte die Konstitution und der Krankheitsverlauf ungünstig sein, und zwar um so schlechter, je größer die Abweichung von der Norm im Sekret ist. In ähnlicher Weise nimmt er an, daß die Lungentuberkulose einen Einfluß auf die chemischen, mikroskopischen, zytologischen, bakterioskopischen und kulturellen Eigenschaften des Scheidensekretes ausübt.

Konsumierende Erkrankungen können auch dadurch Fluor bewirken, daß sie die Funktionstüchtigkeit des Scheidenepithels herabsetzen (Loeser). Beinahe latent vorhandene Keime bekommen dadurch andere Wachstumsbedingungen und verursachen jetzt Fluor. Mancher nach erschöpfenden Infektionskrankheiten auftretende Ausfluß ist wohl so zu erklären.

b) Wie zur Entstehung, so können konstitutionelle Momente auch zur Verschlimmerung eines Fluors führen. Menge betont, daß lange Pubes oder lange Labien, die beim Sexualverkehr sich nach innen umstülpen, zum Keimimport von außen Veranlassung geben können. Auf die Bedeutung der übermäßigen Adipositas haben wir schon oben hingewiesen. Zu der abnormen Sekretretention infolge festen Scheidenverschlusses kommt die besondere Neigung zu Intertrigo und Mazeration der Haut hinzu, die bei weniger Fettreichen ausbleibt. Eine besondere Gefahr in dieser Richtung droht natürlich bei besonderer Empfindlichkeit der Haut, wie sie sich in der Hauptsache bei Blondinen und Rothaarigen findet (Menge).

c) Zur Diagnose „rein konstitutioneller Fluor" muß man natürlich erst eine lokale Organerkrankung ausschließen. Leider bietet der äußere Habitus keine zuverlässigen diagnostischen Anhaltspunkte. Aber eine hochgradige Unterernährung, seelische Erschöpfung, Zeichen einer Hypofunktion der Eierstöcke oder andere endokrine Störungen, vor allem auch der Hypophyse oder Thyreoidea, sowie Anomalien des vegetativen Nervensystems können manchen diagnostischen Hinweis geben.

Wenn der Fluor mit verschiedenen Konstitutionsanomalien, besonders auch mit solchen des vegetativen Nervensystems zusammenhängt, so wird auch verständlich, daß er familiär auftritt und vererbbar ist, worauf Loeser hinwies. Das konstitutionelle Moment muß sich dabei nicht bei allen Familienmitgliedern in derselben Form äußern, sondern kann das eine Mal als Fluor, das andere Mal als Migräne oder als Asthma usw. auftreten, wie aus den Loeserschen Stammbäumen ersichtlich ist.

Indes dürfte es bei den zahlreichen konditionellen Veranlassungen zu Fluor im Einzelfall nicht leicht sein, sekundäre Momente auszuschalten. Zum mindesten muß man der Vererbbarkeit mit großer Vorsicht gegenüber treten.

d) Wie die somatische Konstitution, so kann auch die psychische, oder vielleicht besser, die psychosexuelle einen Fluor auslösen.

Ein erster Punkt, bei dem die seelische Verfassung zum Ausdruck kommt, ist die subjektive Bewertung des Fluors (A. Mayer, Dorsch, Schroeder). Jedem Gynäkologen ist jenes auffallende Gegensatzpaar bekannt: Auf der einen Seite objektiv fast kein Ausfluß, aber subjektiv maßlose Klagen; auf der anderen Seite Ausfluß in Strömen, aber fast keine Beschwerden. Selbstverständlich sind dabei der individuelle Reinlichkeitssinn und die nervöse Reizbarkeit sehr wichtig. Aber immer kommt man mit dieser Erklärung nicht aus; oft kommt statt dessen manches auf die seelische Einstellung der Kranken zum Fluor an. Eine oft ganz unnatürlich nüchterne Einstellung kann man bei Berufstätigen, besonders ledigen Frauen, finden. Im Streben, sich beruflich nicht hemmen zu lassen, betrachten sie jede Funktionsäußerung der Generationsorgane nach eigener Aussage als „biologische Sinnlosigkeit" und mißachten darum auch einen starken Ausfluß vollkommen. Aber die gleichen Patientinnen gehen sofort zum Arzt, sobald sie heiraten wollen, weil jetzt der Fluor als ernstes Fragezeichen an die Zukunft angesehen wird.

Andere, ängstlich Veranlagte gehen zum Arzt, weil sie hinter einem noch so geringen Fluor ein Karzinom (Moll, Bunnemann) oder eine Geschlechtskrankheit fürchten.

Aber nicht nur die subjektive Bewertung des Fluors, auch seine Entstehung kann psychogen bedingt sein. Oft kommt es dabei noch durch eine Tonusverminderung der glatten Muskulatur zu einem Offenstehen des Introitus, zu einer Art „Bereitschaftsstellung", wie es Walthard nannte und damit zu einem vermehrten, oft schubweise erfolgenden Abfluß des ergossenen Sekretes nach außen.

Aus den verschiedenartigen, hinter dem Fluor steckenden seelischen Momenten, mit denen sich auch Liepmann und Kehrer näher befaßten, seien nur einige erwähnt: Vorstellungen mit sexuellem Inhalt, Erinnerung an sexuelle Erlebnisse, Verlangen oder Ablehnung, Lust oder Trauer über Vergangenes, Kindersehnsucht, Schreck oder Bestürzung über dieses oder jenes Ereignis, Aufregung über Mitmenschen oder Schicksale.

Hierher gehören manche sexuell Unbefriedigte, mancher ältere Backfisch mit seinen Schwärmereien, manche Braut oder junge Witwe, manche kinderlos verheiratete Frau mit großer Kindersehnsucht.

Neben der sexuellen Nichtbefriedigung kann auch Hypersexualität mit oder ohne Perversitäten eine in der Konstitution begründete Fluorursache sein. Solche Patientinnen haben zuweilen ein sehr lebhaftes Sexualleben im Traum, worauf auch Bunnemann hinweist. Ausflüsse, die morgens besonders stark auftreten, sind in hohem Grade auf eine solche Genese verdächtig, sei es, daß die Kranke an den Traum sich erinnert oder nicht.

Die Hypersekretion entsteht dabei nach Walthard „vielleicht in Analogie der psychisch bedingten Hyperazidität des Magens, infolge einer Störung der splanchnoperipheren Gleichgewichtslage im Sinne einer sympathikusbedingten Blutverschiebung von der Körperoberfläche nach dem Splanchnikusgebiet und ihrer Folge- und Begleiterscheinung der gesteigerten Permeabilität, der erweiterten plethorischen Gefäße der Pars gestationis".

Ob die Besonderheiten dieser Konstitution im Großhirn resp. Zwischenhirn sitzen, oder im Erfolgsorgan, oder zwischen beiden im vegetativen Nervensystem oder im endokrinen Drüsensystem, läßt sich im einzelnen oft schwer sagen. Natürlich reagiert ein besonders sensibles vegetatives Nervensystem leichter und früher auf psychogene Reize. Darum fand Mosbacher auch unter neun funktionellen Fluorfällen nicht weniger als acht mit gesteigerter Erregbarkeit des Vagus resp. Sympathikus; die Übererregbarkeit betraf viermal den Parasympathikus allein und viermal beide Systeme gleichzeitig. Nach Kaboth zeigten unter 28 Frauen mit essentiellem Fluor 74% eine deutliche Übererregbarkeit des Parasympathikus; ein Drittel von ihnen bot gleichzeitig auch die Zeichen der Übererregbarkeit des Sympathikus, eine isolierte Tonussteigerung des Sympathikus allein fand sich nie.

Dem Ort seiner Entstehung nach müssen wir den psychogen bedingten Fluor als vestibularen oder zervikalen Fluor ansprechen. Der die Sekretion auslösende Reiz kann dabei wohl direkt an den entsprechenden Drüsen angreifen oder den Umweg über die Eierstöcke benutzen. Den Eierstöcken muß man einen weitgehenden Einfluß auf den Turgor der äußeren Genitalhaut, der Sekretion der Genitaldrüsen, sowie auf Ernährung und Desquamation des Epithels von Scheide und Uterus zuerkennen (Labhardt).

An der Diagnose: Psychogener Fluor — ist wohl kaum ein Zweifel, wenn es gelingt, ihn durch Hypnose hervorzurufen oder wieder zum Verschwinden zu bringen, wie Bunnemann berichtet. Größere Erfahrungen über diese, an einem Einzelfall „ex iuvantibus" gewonnene Diagnose liegen aber bis jetzt nicht vor.

Die Möglichkeit der psychogenen Fluorentstehung wird fast von allen Gynäkologen mehr oder weniger zugegeben (Liepmann, Kehrer, v. Jaschke, Neu, Kierstein, Novak); doch wird mit Recht auch zur Vorsicht gemahnt (v. Jaschke, Albrecht). Kritik und vorsichtige Zurückhaltung sind jedenfalls nötig.

e) Die Häufigkeit des konstitutionell (somatisch oder psychisch) bedingten Fluors ist sehr schwer anzugeben. Vor Überschätzungen ist zu warnen. Man wird aber nicht sehr irre gehen mit der Annahme, daß hauptsächlich die nicht-entzündlichen Fluorformen junger Mädchen auf konstitutionelle Herkunft verdächtig sind.

Hinsichtlich der klinischen Wertigkeit des konstitutionellen Fluors sei nur auf die Abnahme des Gewichtes hingewiesen. Bekanntlich werten die Laien den körperlichen Materialverlust durch Fluor sehr hoch und sind gerne geneigt, in ihm die Ursache einer Gewichtsabnahme zu erblicken. Nach unserem ärztlichen Urteil sind die Dinge gewöhnlich umgekehrt: Erst kommt die Gewichtsabnahme und dann, als deren mittelbare Folge oder als Teilsymptom der krankhaft veränderten Gesamtkonstitution der Fluor. Aber ein so erfahrener Kliniker wie Menge weist doch darauf hin, daß von den Ärzten die Bedeutung des durch den Fluor veranlaßten körperlichen Materialverlustes vielfach unterschätzt wird. Er warnt daher ausdrücklich vor diesem Irrtum.

Szenes betont auch, daß eine Frau mit starkem Fluor fast doppelt so viel Kalk verliert als bei einer dem Fluor entsprechenden Blutung, da der Kalkgehalt der Genitalsekrete doppelt so hoch ist als der des Blutes.

Die Therapie des konstitutionellen Fluors muß in erster Linie davon ausgehen daß eine rein örtliche Behandlung oft wertlos oder sogar schädlich ist. Das gilt namentlich dann, wenn in Verkennung der wahren Krankheitsursachen nur lokal behandelt wird und die übersehene Grundkrankheit sich inzwischen immer mehr verschlimmert. Um Mißverständnissen vorzubeugen sei eigens darauf hingewiesen, daß man nicht immer auf die örtlichen Maßnahmen verzichten soll und kann. Sie sind — in richtigem Maße angewandt — nicht selten ein wirksames Suggestionsmittel und kommen oft genug dem eigenen Bedürfnis der Kranken entgegen. Aber in den meisten Fällen kann die lokale Behandlung nur ein Teilstück des gesamten therapeutischen Vorgehens sein.

Über die engen Grenzen des Organs hinaus müssen wir die körperlichen Konstitutionsanomalien zu bessern suchen. Zu diesem Zweck sind Störungen des Stoffwechsels, des Körpergewichts, der Blutbeschaffenheit, des endokrinen Systems usw., zur Grundlage unseres therapeutischen Vorgehens zu machen. Bald können Mastkuren, bald Entfettungskuren mit Lipolysin, Hypertherman usw. angebracht sein; bald sollen Röntgenreizbestrahlung der Ovarien, der Hypophyse oder der Thyreoidea (Thaler, Werner) Erfolg bringen. Sicher können auch die von Menge so besonders empfohlenen Badekuren gerade hier viel Gutes stiften.

Auf psychischem Gebiet ist die Therapie zuweilen sehr schwer, weil die psychogenen Fluorursachen nicht selten tief ins lebendige Leben hineinragen, wo sie oft schwer auffindbar oder schwer angreifbar sind. An Stelle der hier in Betracht kommenden zahlreichen Einzelheiten wollen wir nur auf einige Hauptpunkte hinweisen. Etwaige Angstvorstellungen (vor Krebs, vor Geschlechtskrankheiten) sind durch sachgemäße Aufklärung der Kranken zu bekämpfen. Ernste Berücksichtigung verdienen sodann Spannungen, Abnormitäten oder Entgleisungen des Sexuallebens sowohl in Wirklichkeit, als im Traumzustand.

Über die Grenzen der eigenen Persönlichkeit hinaus hat sich die Fluortherapie mit Ehezerwürfnissen, Lebensschicksalen und dergleichen zu befassen. Zu bedauern ist freilich, daß man oft genug gerade diese so wichtigen Dinge therapeutisch nicht oder nicht viel ändern kann. Aber wenn man auf dem beschriebenen Weg unnötige Operationen vermeidet, dann hat man den Kranken wenigstens nicht geschadet.

II. Gonorrhöe und Konstitution.

Die Beziehungen der Konstitution zur Gonorrhöe sind rasch abzuhandeln. Sie kommen hauptsächlich in zwei Richtungen zum Ausdruck, im Unterschied zwischen Mann und Weib und dann im Unterschied zwischen erwachsener Frau und Kind.

Der große Unterschied im Verlauf der Erkrankung zwischen Mann und Weib ist bekannt. Beim Mann bleibt die Gonorrhöe oft genug auf die Oberfläche beschränkt, heilt dann rasch aus und beeinträchtigt in diesem Falle die Zeugungsfähigkeit nicht. Beim Weib kommt es leider viel zu oft zum Aszendieren in die inneren Genitalien mit Bildung von Pyosalpingen, monatelangem, nicht selten hochfieberhaftem Krankenlager und schließlich Zerstörung der Fruchtbarkeit. Die Ursache dieses tiefgehenden Unterschiedes liegt in den Besonderheiten des anatomischen Baues der Genitalien. Beim Mann müssen die Gonokokken erst die lange, mit Plattenepithel ausgekleidete Urethra durchwandern, um an die inneren Genitalien zu kommen. Beim Weib können sie mit dem Sperma direkt in den Zervikalkanal gelangen, wo sie obendrein noch wegen des Zylinderepithelbelages viel bessere Wachstumsbedingungen finden und in den Falten der Mukosa einer Behandlung viel schwerer zugänglich sind.

Der Unterschied zwischen erwachsener Frau und Kind besteht darin, daß die Gonokokken in der Vagina der Erwachsenen im Gegensatz zum Kind schlecht gedeihen und dort alsbald nicht mehr nachweisbar sind. Die Erklärung erblickt man darin, daß das Plattenepithel der kindlichen Vagina zarter ist, dem Zylinderepithel näher steht und darum den Bakterien bessere Ansiedlungsbedingungen bietet (Wagner).

Warum schließlich unter den erwachsenen Frauen bei der einen die Gonorrhöe aszendiert und bei der anderen nicht, läßt sich schwer sagen. Man könnte sich aber denken, daß eine größere Weite des Muttermundes oder der Tubeneinmündung eine Aszension begünstigt. Dann müßten Frauen mit weitem Muttermund und mangelhaftem Abschluß durch den Kristellerschen Schleimpfropf, also hauptsächlich Mehrgebärende, an der Aszension mehr beteiligt sein, als Nulliparae. Möglich wäre auch, daß die natürlichen Abwehrkräfte nicht bei allen Frauen gleich sind, wissen wir doch von der Aszension der Gonorrhoe sub menstruatione, daß die Schutzkräfte bei derselben Frau zu verschiedenen Zeiten wechseln.

Wagner weist darauf hin, daß bei hypoplastischen, chlorotischen und anämischen Mädchen die Gonorrhöe einen viel ungünstigeren Verlauf zu nehmen pflegt als bei kräftigen und gesunden. Die Ursache dafür liegt vielleicht in der Beschaffenheit des hypoplastischen Uterus, da die Gonorrhöe im kindlichen Uterus, an dem ein eigentlicher innerer Muttermund und eine scharfe Trennung zwischen Korpus und Kollum wenig ausgesprochen sind, leicht aszendiert (Vogt). Anscheinend sind auch die Rotblonden mit ihren zarten Epithelien der äußeren und inneren Bedeckung zur Aszension besonders disponiert.

In seltenen Fällen scheint es auch eine angeborene Immunität zu geben. Dafür sprechen die Fälle von sogenannter latenter Gonorrhöe (Prochownik), bei denen der Zervixschleim vollkommen glasig und klar ist, keine Leukozyten enthält, also eine normale Beschaffenheit zeigt, aber doch typische Gonokokken aufweist. Ein interessantes Beispiel einer echten Immunität berichtet Bucura. Während des Weltkrieges konnte er die Frau eines mit Gonorrhöe infizierten, im Felde stehenden Mannes zwei Jahre lang beobachten. Während des Urlaubs kam es immer wieder zum Import von Gonorrhöe in die Scheide; in dieser Zeit war das Sekret regelmäßig gonokokkenhaltig, ohne die geringsten sonstigen Veränderungen; bald nach dem Urlaub verschwanden die Keime immer wieder.

III. Genitaltuberkulose und Konstitution.

Was uns hier vor allem interessiert, sind zwei Dinge:

1. Der Unterschied zwischen Mann und Weib.
2. Die Bedeutung der Konstitution für Diagnose, Prognose, resp. Verlaufsart der Genitaltuberkulose.

Ad 1. Den ersten Punkt beginnen wir mit der Frage nach der Häufigkeit der Genitaltuberkulose beim Mann und Weib. Nach einer Literaturzusammenstellung von Pankow fanden sich unter 20 122 Frauensektionen 357mal Genitaltuberkulose = 1,8%. Danach kann man also sagen: In etwa 2% aller weiblichen Leichen überhaupt und in etwa 4—5% aller tuberkulösen weiblichen Leichen findet sich eine Genitaltuberkulose.

Unter einem an Tuberkulose gestorbenen Sektionsmaterial des Münchner Pathologischen Instituts fand Albrecht bei 1348 Männern eine Genitaltuberkulose in 4,7% und bei 807 Frauen in 5,6%. Eine überwiegende Beteiligung der Frau ist danach nicht ersichtlich.

Ein ganz auffallend großer Geschlechtsunterschied ergibt sich aber bei der Kombination von Peritoneal- und Genitaltuberkulose. Bei Frauen ist eine Peritonealtuberkulose viel häufiger mit Genitaltuberkulose verbunden als beim Mann. Bei Vorhandensein einer Peritonealtuberkulose fand sich gleichzeitig eine Genitaltuberkulose:

	Beim Mann	Bei der Frau
Albrecht	3,70%	31,4%
Pankow	9,39%	44,73%

Albrecht schloß aus seinen Befunden, daß bei der Frau die Peritonealtuberkulose viel häufiger (12,1%) aus einer Genitaltuberkulose entstehe als beim Mann (0,7%). Das könnte so aussehen, als ob der aszendierende Entstehungsmodus der Genitaltuberkulose beim Weibe viel öfters vorkommt und als ob das Weib dazu besonders disponiert sei.

Beim Zusammentreffen einer Peritoneal- und Genitaltuberkulose des Weibes sind drei Wege denkbar: 1. Beide entstehen unabhängig voneinander, hämatogen. 2. Die Genitaltuberkulose entsteht aus der Peritonealtuberkulose, deszendierend, lymphogen. 3. Die Peritonealtuberkulose entsteht aus der Genitaltuberkulose, aszendierend.

Ohne auf die näheren Gründe einzugehen, sei betont, daß die Genitaltuberkulose des Weibes nach unserer heutigen Auffassung entgegen Albrecht deszendierend entsteht, also eine sekundäre Erkrankung darstellt und als Metastase eines anderen tuberkulösen Herdes (meistens der Lunge) im Genitale auftritt.

Anhangsweise sei auch die Frage erörtert, ob die allgemeine Sterblichkeit an Tuberkulose überhaupt, besonders an der Lungentuberkulose, bei der Frau durch die Schwangerschaften und Geburten eine Steigerung erfährt. Ein interessantes Vergleichsmaterial ergeben die Statistiken der Lebensversicherungsgesellschaften. Da unterhalb vom 30. Lebensjahr die Tuberkulosesterblichkeit bei Mann und Frau sehr groß ist, verdienen die Altersklassen über 30 Jahren besondere Aufmerksamkeit. Nach einer Angabe von Haehner erreichte in Holland die Tuberkulosesterblichkeit beim Mann ihr Maximum mit 30 Jahren, sank dann sehr stark ab, um vom 40. Jahr an wieder langsam zu steigen. Bei der Frau erreicht die Sterblichkeit ebenfalls mit 30 Jahren ihren Gipfelpunkt, blieb aber bis zum 40. Jahre auf derselben Höhe und sank dann ab. Man könnte angesichts dieses Verhaltens daran denken, die hohe Sterblichkeit bei der Frau zwischen 30 und 40 Jahren und den Absturz nach dem 40. Jahre auf die Verschlimmerung der Tuberkulose durch die Fortpflanzungstätigkeit zurückzuführen. Aber dem steht entgegen, daß in Preußen die Tuberkulosesterblichkeit der Frau in höherem Alter stark zunahm, trotz Wegfall der Fortpflanzungstätigkeit. **Zum mindesten ist man also nicht berechtigt, die Verschlimmerung einer Tuberkulose durch Schwangerschaften und Geburten aus den statistischen Angaben für bewiesen zu halten.**

Ad 2. Den zweiten Punkt unserer Ausführungen beginnen wir mit einer Bemerkung über die Beziehungen zwischen Genitaltuberkulose und Peritonealtuberkulose beim Weibe.

Ausweislich unserer Operationserfahrung ist fast bei keiner Adnextuberkulose das Peritoneum ganz normal. Seine Beteiligung am Genitalprozeß ist aber nach Form und Grad verschieden, was auch zu Unterschieden im klinischen Verhalten führt. Von diesem Gesichtspunkt der klinischen Verschiedenheit aus, auf die wir nachher zurückkommen, kann man daher die Genitaltuberkulose in zwei Unterarten einteilen.

Im ersten Falle steht die Adnexerkrankung mit mehr oder weniger massiven Tumoren im Vordergrund; das Peritoneum ist nur beteiligt in Form von, jedenfalls nicht immer spezifischen Darmadhäsionen, die oft makroskopisch und vielleicht auch mikroskopisch nichts von Tuberkulose erkennen lassen. Offenbar wurden hier innerhalb der Bauchhöhle zuerst die Tuben auf hämatogenem Wege infiziert. Der Kürze halber seien diese Fälle in nachstehendem „Adnextuberkulose" genannt.

Bei der anderen Unterart überragt die Erkrankung des Peritoneums, sehr oft in Form von Aszites, seltener in Form von ausgedehnten Tuberkelknötchen. Die Adnexe sind oft wesentlich weniger ergriffen. Nach dem ganzen Aussehen erkrankte hier innerhalb der Bauchhöhle zuerst das Peritoneum und von da aus ging der Prozeß deszendierend auf die Adnexe über. Diese Fälle werden wir der Kürze halber „Peritoneal-Genitaltuberkulose" oder „Aszitestuberkulose" nennen.

In Übereinstimmung mit den oben erwähnten Anschauungen über die Entstehung der Genitaltuberkulose findet sich nicht selten bei den Kranken mit Genitaltuberkulose eine familiäre Belastung. Die Familienanamnese ergibt daher oft eine manifeste oder latente Tuberkulose der Eltern, der Geschwister oder anderer Familienangehörigen.

Außerdem finden sich in der Familienanamnese manchmal auch Hinweise auf eine besondere Verlaufsart und einen besonderen Ernst der tuberkulösen Erkrankung. Zuweilen zeigt sich, daß die familiäre Tuberkulose bei verschiedenen Familienmitgliedern um dieselbe Lebenszeit auftrat, und einen besonders bösartigen, öfters tödlichen Verlauf nahm. In seiner Abhandlung über „Anlage zur Tuberkulose" berichtet Schlüter über eine Beobachtung von Brehmer. Danach starben die Mutter und alle sechs Kinder im Alter von 42 Jahren an Schwindsucht. Dluski teilt mit, daß von 14 Geschwistern alle im Alter von 27 und 28 Jahren an Tuberkulose starben. Bei diesem familiären Verhalten der Tuberkulose soll eine auffallende Ähnlichkeit zwischen den Eltern und den erkrankten Kindern bestehen.

Ein besonderer Ernst liegt vor, wenn beide Eltern tuberkulös waren, wie nachstehende Zahlen zeigen, die van den Velden einer Tabelle von Riffel entnimmt.

	Zahl der Erkrankten	Zahl der an Tuberkulose Gestorbenen
Beide Eltern tuberkulös	133	42 = 32,3%
Eines der Eltern tuberkulös . .	990	158 = 16,0%

Wenn diese Angaben sich auch auf extragenitale Tuberkulosen beziehen, so sind sie doch auch für die Genitaltuberkulose nicht wertlos, da sie manche Schlüsse zulassen auf die Bösartigkeit, der der Genitaltuberkulose zugrunde liegenden Primärtuberkulose.

Nicht wenige der Kranken mit Genitaltuberkulose tragen auch am eigenen Körper besondere Merkmale, vor allem eine alte oder frische Lungentuberkulose, von der aus die genitale Aussaat erfolgte.

Daneben spielen die Zeichen der Asthenie und der allgemeinen Unterentwicklung eine sehr wichtige Rolle. Demzufolge finden wir oft neben dem bekannten Habitus phthisicus zarte Blondinen mit dünner, durchsichtiger, pigmentarmer Haut, dürftigem Ernährungszustand, schwach entwickelter Muskulatur, grazilem Knochenbau usw.

Dazu gesellen sich nicht selten die Zeichen mangelhafter sexueller Differenzierung, vor allem in Form von Unterentwicklung der sekundären Geschlechtsmerkmale: Fehlen der weiblichen Körperproportionen, Fehlen oder mangelhafte Entwicklung der Behaarung mit Anklängen an das Männliche, wie Andeutung von Bartbildung, Behaarung der Warzenhöfe, des Sternums, der Linea alba, der Oberschenkel. Diese schon von Alfred Hegar bei jedem gynäkologischen Befund berücksichtigten Dinge verdienen heute im Zeitalter der Konstitutionsforschung besondere Beachtung.

Am Genitale selbst finden sich besonders bei „Adnextuberkulosen" oft die Zeichen von Hypoplasie und Infantilismus (W. A. Freund, Hegar, Sellheim, A. Mayer): Unterentwicklung der Labien, Muldendamm, Uterus infantilis, Retroflexio mobilis, Hochstand der Ovarien, enger Schambogen, kleine Querspannung, Hochstand des Promontoriums, allenfalls auch geschlängelte Tuben usw.

Über den genaueren inneren Zusammenhang zwischen Infantilismus und Tuberkulose der Genitalien läßt sich nichts Sicheres aussagen. Vielleicht ist die Tuberkulose die Ursache des genitalen Infantilismus; möglich ist aber auch, daß die Tuberkulose in einem aus anderen Gründen infantilen Genitale als Locus minoris resistentiae sich zuerst manifestiert.

Die häufige Verbindung von Tuberkulose überhaupt und genitaler Hypoplasie ist bekannt. An unserem Infantilismusmaterial ergab sich, daß ein Drittel der infantilen Frauen familiär tuberkulös belastet und fast ein Drittel tuberkulös erkrankt war. Die Häufigkeit dieser Kombination benützen wir daher differentialdiagnostisch mit Vorteil. Wir neigen bei unklarer Ätiologie von Adnextumoren zur Diagnose „Tuberkulose", sobald infantile Stigmata vorhanden sind (Sellheim).

In Übereinstimmung mit dem somatischen Befund haben wir oft auch eine Minderwertigkeit der Sexualfunktionen. Bei etwa einem Drittel unserer Patientinnen ist die erste Periode auffallend spät eingetreten. Die Ursache muß man zum Teil in der allgemeinen körperlichen Schwäche, zum Teil aber auch in der genitalen Hypoplasie mit Unterfunktion der Ovarien erblicken, wie auch Weibel betont.

In dieser Hinsicht ist nun an unserem Material ein Unterschied zwischen „Adnextuberkulosen" und „Peritoneal-Genitaltuberkulosen" aufgefallen. Bei den Adnextuberkulosen kam die erste Periode eher etwas häufiger rechtzeitig als bei den letzteren. Das kann natürlich ein mit den kleinen Zahlen zusammenhängender Beobachtungsfehler sein. Denkbar ist aber auch etwas anderes: Die relativ frühe Menarche bei „Adnextuberkulosen" könnte der Ausdruck eines abnormen Reizzustandes sein, den eine vielleicht noch latente Tuberkulose auf Ovarium und Endometrium ausübt, analog den sogenannten oophorogenen Blutungen, oder analog der Pubertas praecox bei Ovarialtumoren. Einen solchen von einer Tuberkulose ausgehenden stimulierenden Reiz nehmen die Franzosen bei der sogenannten „Grande-mammie" an, wobei eine Tuberkulose in jugendlichem Alter vorzeitig eine übermäßige Mammaentwicklung verursacht haben soll.

Auch Amenorrhöe, Oligomenorrhöe, Hypomenorrhöe und Dysmenorrhöe finden sich nicht selten während der Pubertätsjahre der später an Genitaltuberkulose erkrankten Patientinnen, ebenso wie sie bei manifester Genitaltuberkulose Grünberg in 6,5%, Schroeder in 3,6% antrafen. Indes sind diese Störungen auch aus anderen Ursachen eine so häufige Begleiterscheinung der Entwicklungsjahre, daß man sie nicht als sicheren Vorläufer einer Genitaltuberkulose ansprechen kann. Immerhin muß man, wenn jede andere Erklärung fehlt, oder wenn eine unerklärte Gewichtsabnahme auftritt, an eine latente Tuberkulose denken. Wir haben z. B. erlebt, daß eine auffallende Hypomenorrhöe schwand nach Entfernung einer tuberkulösen Niere, die bis dahin unerkannt geblieben war.

Bekannt ist ferner die große Häufigkeit der Sterilität bei Genitaltuberkulose. Diese kommt zum Teil sicher davon her, daß die Genitaltuberkulose, wie wir nachher sehen werden, die Jugendlichen bevorzugt, die noch keine oder keine genügende Konzeptionsgelegenheit hatten. Aber auch von unseren länger verheirateten Patientinnen waren mehr als die Hälfte steril.

Auch in dieser Hinsicht ergibt sich wieder ein Unterschied zwischen „Adnextuberkulosen" und „Peritoneal-Genitaltuberkulosen". Unter den letzteren hielt sich die Sterilität mit 11,1% in den Grenzen der durchschnittlichen Sterilitätsfrequenz. Im Gegensatz dazu waren von den „Adnextuberkulosen" nicht weniger als 92,3% steril. Wenn unsere Zahlen auch klein sind, so fällt doch sehr auf, daß die Sterilität unter den „Adnextuberkulosen" etwa achtmal häufiger war als unter den „Peritoneal-Genitaltuberkulosen". Das ist wohl kein reiner Zufall. Vielmehr scheint der Genitalapparat bei primären Adnextuberkulosen von vornherein funktionsuntüchtig zu sein. Und die Sterilität kann hier oft als ein „prätuberkulöses Stadium" angesehen werden.

Betont sei in diesem Zusammenhang auch, daß wir unter den sterilen Frauen unserer Klinik, die nur wegen Sterilität kamen, ausweislich der Abrasio mucosae in 7,2% eine Genitaltuberkulose fanden.

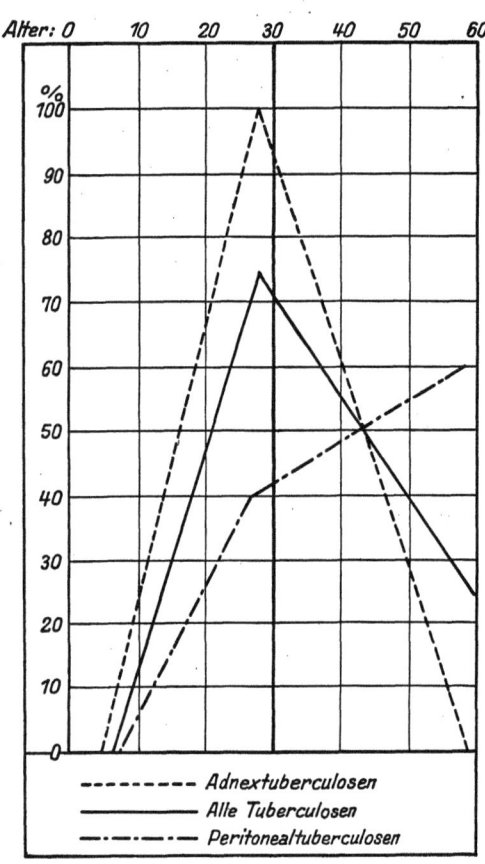

Abb. 176. Kurve der Lebensalter von Erkrankten.

In der Regel bedeutet das Vorhandensein einer Genitaltuberkulose für alle Zeiten Sterilität. Eine so vollkommene Ausheilung, daß Konzeption erfolgt, dürfte jedenfalls extrem selten sein. Indes weist auch Pankow auf die Möglichkeit der Konzeption hin und Benthin erwähnt mehrere Fälle aus der Literatur. Aber mehrfach ist die Diagnose nur klinisch gemacht und das genügt natürlich nicht; man muß histologische oder autoptische Bestätigung verlangen. Wenn diese erst längere Zeit nach der Gravidität erfolgt, bleibt immer der Einwand möglich, daß die Genitaltuberkulose erst nach der Gravidität entstand. Jedoch haben wir selbst erlebt, daß eine Patientin nach Abtragung der tuberkulösen rechten Adnexe mit histologisch nachgewiesener Tuberkulose und nach Salpingostomie an der linken verschlossenen Tube zweimal konzipierte, freilich jedesmal abortierte. Über den Zustand des Endometriums zur Zeit der Operation ließ sich nichts aussagen, da eine Abrasio fehlte. Eine nach den Konzeptionen neuerdings vorgenommene Abrasio ergab keinen Anhaltspunkt für Tuberkulose des Endometriums. Trotz ihrer Seltenheit ist diese Beobachtung für die Frage der Adoption eines Kindes wichtig.

Nicht ohne Interesse ist das Lebensalter der Erkrankten (Abb. 176). Etwa $^3/_4$ unserer Patientinnen standen im Alter unter 30 Jahren und nur etwa $^1/_4$ darüber. Ähnliche Beobachtungen machten Hegar, Schlimpert, Pankow. Es bestätigt sich also auch hier, daß die Tuberkulose hauptsächlich eine Erkrankung der ersten drei Dezennien, also des jugendlichen Alters ist. Jedenfalls ist die Blüte der Geschlechtsreife bevorzugt. Vielleicht darf man hierin eine Stütze der Baumgartenschen Ansicht erblicken, daß die Erkrankung oder mindestens die Disposition angeboren ist.

Sehr auffallend ist nun das verschiedene Verhalten des Lebensalters bei den zwei genannten Formen von Genitaltuberkulosen. Die „Adnextuberkulosen" liegen alle vor dem 30. Lebensjahr. Die „Peritoneal-Genitaltuberkulose" erstreckt sich im Gegensatz dazu auf alle Altersklassen, aber das höhere Alter jenseits von 30 Jahren wird bevorzugt. Danach scheint es also, daß eine Unterleibstuberkulose im jugendlichen Alter hauptsächlich die Adnexe befällt und im höheren Alter das Peritoneum. Der kleinen Zahlen wegen sollen unsere Beobachtungen nicht verallgemeinert werden, aber sie verdienen doch weitere Beachtung.

Aus der Bevorzugung des jugendlichen Alters ergibt sich für den Kliniker die wichtige Tatsache, daß mit der Radikalexstirpation wegen Genitaltuberkulose in der großen Mehrzahl jugendliche Individuen der Ovarien beraubt werden und Ausfallserscheinungen zu fürchten sind. Mit Bezug darauf ist es gut, daß nach unserer Erfahrung auch bei großen Adnextumoren das Peritoneum oft frei bleibt von Tuberkulose. Man braucht daher hier nicht gleich zu operieren, aus Scheu vor einem Übergreifen der Erkrankung auf das Peritoneum.

Auch hinsichtlich der Bösartigkeit und Gefährlichkeit verhalten sich die beiden Formen verschieden, wie die Operationserfahrung zeigt.

Mit einer besonderen Gefahr belastet ist vor allem die fieberhafte „Aszitestuberkulose". Dabei droht anscheinend die postoperative Peritonitis in vermehrtem Maße. Vermutlich hat das tuberkulös erkrankte Peritoneum nicht, wie das gesunde, die Kraft, mit eingebrachten Keimen fertig zu werden.

Aufgefallen ist uns weiter, daß das postoperative Auseinanderweichen der Bauchdeckenwunde, das wir sonst jahrelang nicht sehen, gerade bei fieberhafter Aszitestuberkulose einige Male vorkam. Dabei scheint also eine besondere Disposition zur Dehiszenz der Laparotomiewunde zu bestehen. Als Ursache dafür kommen in Betracht: Dehnung durch einen rasch sich wieder ansammelnden Aszites, Eindringen von tuberkulöser Aszitesflüssigkeit in die Bauchdeckenwunde und vielleicht auch Verminderung der Wundhormonbildung und Verschlechterung der Regenerationsfähigkeit durch die hochgradige Allgemeinschädigung.

Eine weitere Steigerung der Operationsgefahr liegt unter Umständen darin, daß wir bei Genitaltuberkulose eine Lungentuberkulose haben oder einen Status hypoplasticus mit einem kleinen Herzen, einer engen Aorta und einer verminderten Widerstandskraft gegen Narkotika oder gegen Infektion irgendwelcher Art.

Was uns weiter auffiel, ist der Umstand, daß die Operierten trotz ihrer Jugendlichkeit die operative Kastration zuweilen relativ leicht vertragen. Eine Zeitlang hat man direkt geglaubt, daß das eine Eigenschaft der Tuberkulose im allgemeinen sei und daß das Sistieren der Keimdrüsenfunktion bzw. die sich anschließende Fettanhäufung günstig auf die Tuberkulose wirke. Man hat daher bei Lungentuberkulose und Gravidität an Stelle des künstlichen Aborts einfach die Radikaloperation vorgeschlagen (Bumm, Döderlein). Spätere Anschauungen widersprachen dieser Auffassung.

Aber auch bei Röntgenkastration wegen Genitaltuberkulose ist mir immer wieder die milde Form des Röntgenkaters und der Ausfallserscheinungen aufgefallen, so daß man eine konstitutionelle Besonderheit vermuten konnte. Da die Kranken mit Genitaltuberkulose oft dem blonden, pigmentarmen Typ angehören, könnte man daran denken, daß am Ende die Pigmentverhältnisse eine Rolle spielen; aber nach anderen Mitteilungen (Strauß) soll gerade der „Tizianteint" eine besondere Empfindlichkeit gegen Röntgenstrahlen zeigen, vielleicht weil ihm der sogenannte „braune Sonnenschirm" des Pigments (Behring-Mayer) fehlt. Vielleicht ist ein besonderes Verhalten des Kapillarnetzes der Körperoberfläche im Spiele, das nach Otfried Müller bei verschiedenen Konstitutionen wechselt. Ein reichlich entwickelter Hautkapillarschleier kann wohl manche Lichtstrahlen abfangen und durch Aufspanne des sogenannten „roten Sonnenschirmes" den Körper einigermaßen schützen. Ob diese von der gewöhnlichen Belichtung stammenden Vorstellungen auf die Röntgenstrahlen übertragbar sind, soll dahingestellt bleiben.

Mir scheint aber weiter die Frage berechtigt, ob nicht im Hinblick auf den späteren Eintritt der Menarche und die Häufigkeit der Sterilität usw. bei den Kranken mit Genitaltuberkulose schon seit langem eine Hypovarie besteht, so daß sie auf den gänzlichen Wegfall der Ovarialfunktion nach der Röntgenkastration vorbereitet sind. Die Umstellung des Körpers geht daher nicht so unvermittelt vor sich und die Ausfallserscheinungen sind deswegen geringer.

Zum Schlusse noch ein Wort über die Beziehungen zwischen Tuberkulose, Gonorrhöe und Karzinom der Tube.

Man hat gemeint, daß entzündliche Erkrankungen der Tube, besonders eine Gonorrhöe, die Ansiedlung der Tuberkelbazillen in der Tube begünstigen sollen. Viel Anklang fand diese Auffassung aber nicht. Wir teilen den ablehnenden Standpunkt von Pankow, der in Freiburg mit weniger Gonorrhöe eine Tuberkulose in 22% der entzündlichen Adnexerkrankungen fand und in Düsseldorf mit viel Gonorrhöe kaum in 5%.

Die Verbindung von Tuberkulose und Karzinom der Tube ist sehr selten und bis jetzt nur dreimal beschrieben (v. Franqué, Lipschütz, Stübler). Deswegen ist ein sicheres Urteil über ihre gegenseitigen Beziehungen sehr schwer. Der Möglichkeiten gibt es verschiedene. v. Franqué meinte, daß der chronisch entzündliche Reiz der Tuberkulose die Karzinomentwicklung begünstigen kann. Eine ähnliche Auffassung haben Aschoff, Wallrot, Weibel. Ebenso denkbar ist aber auch, daß das Karzinom einen Locus minoris resistentiae darstellt, auf dem sich eine Tuberkulose leicht ansiedeln kann. Nach unserer Auffassung (Stübler) kann man höchstens annehmen, daß dem Körper eine gemeinsame Disposition inne wohnt, etwa eine konstitutionelle Organminderwertigkeit, die bald in der Tuberkulose, bald im Karzinom sich äußert. Bei der großen Seltenheit der Kombination ist aber ein zufälliges Nebeneinander ohne innere Zusammenhänge sehr wahrscheinlich, wie es auch Kermauner bei gleichzeitigem Vorkommen von Tuberkulose und Karzinom im Eierstock annimmt.

Fragen wir ganz allgemein nach den Beziehungen zwischen Tuberkulose und Karzinom, so müssen wir auch hier die Antwort schuldig bleiben. Manche Autoren stehen auf dem Standpunkt, daß die beiden Krankheiten einander gegenseitig begünstigen. Aronsohn weist auf die Häufigkeit der Tuberkulose unter den Kindern von krebskranken Eltern hin. Burdel fand, daß von 100 Familien, in denen Krebs vorkam, 75 mit Tuberkulose erblich belastet seien. Auch Riffel und Schlüter ist die häufige Verbindung von Tuberkulose und Karzinom aufgefallen.

Dagegen bekämpft Weinberg diesen Standpunkt. Er fand unter den Geschwistern der an Krebs Gestorbenen weniger Tuberkulose als unter ihren Ehegatten. Interessant sind auch die Zahlen von Florschütz über Sterblichkeit von Tuberkulose und Karzinom bei erblicher Belastung mit diesen Krankheiten:

Es starben an	bei erblicher Belastung mit Tuberkulose	Krebs	von allen Gestorbenen
Tuberkulose	23,7%	10,5%	11,63%
Krebs	4,1%	9,3%	5,04%

Danach ist die Krebssterblichkeit (4,1%) bei familiärer Belastung mit Tuberkulose kleiner als es dem allgemeinen Durchschnitt entspricht (5,04%). Das könnte so aussehen, als ob die Belastung mit Tuberkulose einen Schutz gegen Krebs gibt. Vermutlich aber rührt das davon her, daß bei Belastung mit Tuberkulose die Menschen sterben, ehe sie ins Krebsalter eintreten.

Indes sei noch betont, daß schon Rokitansky einen Antagonismus zwischen Krebs und Tuberkulose annahm. Nach Beneke unterscheiden sich die beiden Krankheiten durch ganz verschiedene Körpertypen, wie aus seinem nachstehendem Schema ersichtlich ist:

	Karzinom	Tuberkulose
Herz	kräftig	klein oder zu klein, Tropfenherz
Arterielles Gefäßsystem	weit oder zu weit	eng oder zu eng
Pulmonalis	im Vergleich zur Aorta eng	im Vergleich zur Aorta weit
Lungen	relativ klein	groß
Muskulatur und Knochen	kräftig	schwach
Fett	mehr oder weniger reichlich	—

IV. Retroflexio uteri und Konstitution.

Die Anschauungen über die Bedeutung der Lageveränderungen des Uterus im Rahmen des Gesamtorganismus haben im Laufe der Zeiten die verschiedensten, einander geradezu widersprechenden Wandlungen erfahren. Es ist hier nicht der Ort, die Geschichte dieses Kapitels der Medizin zu schreiben; aber einige wenige Bemerkungen scheinen angesichts des, unsere Ausführungen leitenden Grundgedankens der Konstitution doch angebracht. Sehen wir doch gerade an der Retroflexio so recht deutlich, welch fundamentaler Unterschied es ist, ob man nur ein Organ oder den ganzen Menschen zur Grundlage seiner ärztlichen Einstellung macht.

Nach hippokratischer Auffassung wanderte die Gebärmutter wie eine Art Tier im Körper umher und verursachte dadurch bald da, bald dort, die verschiedensten Störungen. Um den vielgestaltigen Missetäter wieder an seinen rechten Platz zu bringen, griff man zu den allermerkwürdigsten Mitteln. Bei einer Wanderung nach dem Halse z. B. sollten allerlei Gestänke (Verbrennen von alten Lappen, Haaren, Leder, zerquetschten Wanzen usw.) den Uterus vertreiben; während man ihm von unten her in der Tat Weihrauch streute, oder sogar durch akkustische Einwirkungen ihn anzulocken versuchte.

Soranus von Ephesus, der die Retroflexio schon genauer kannte, trat dieser mysteriösen Auffassung zuerst entgegen mit den Worten: „Nicht wie ein Tier aus seiner Höhle kriecht die Gebärmutter hervor, ergötzt an Wohlgerüchen und vor Gestänken fliehend."

Als dann später die Retroflexio erst an Schwangeren und dann an Nichtschwangeren immer öfter festgestellt wurde, erklärte man sich die zunehmende Häufigkeit des Leidens damit, daß man es bisher übersehen habe, weil man nicht „zufühlte". Dieses „Zufühlen" galt nach Schweighäuser als ein ebenso unanständiges Mittel wie das Horchen an der Tür; hatte aber mit ihm gemein, daß man oft mehr erfuhr als einem lieb war. Da man sich seine ersten Kenntnisse an Schwangeren mit Blasenrupturen und tödlichem Ausgang sammelte, so war es zunächst berechtigt, das Leiden sehr ernst aufzufassen. Als dann noch B. S. Schulze sich mit seinem großen Ansehen für die hochgradige klinische Dignität der Retroflexio einsetzte, wurde sie immer mehr für allerlei lokale Beschwerden, besonders Kreuzschmerzen, Urindrang, Ausfluß, Menstruationsstörungen angeschuldigt. Bei zunehmender klinischer Erfahrung fiel auch immer mehr auf, daß die Retroflexionsträgerinnen zahlreiche extragenitale Klagen, besonders Magenstörungen, Kopfschmerzen und vielgestaltige nervöse Symptome boten. Männer wie Scanzoni, W. A. Freund, Liebermeister u. a. mit ebenso klangvollen Namen erklärten das alles mit einer sekundären Beeinflussung des Nervensystems durch die Retroflexio und schuldigten die Lageanomalie ursächlich für das ganze Krankheitsbild an. So gewann die Anschauung, daß die Retroflexio Kreuzschmerzen und zahlreiche nervöse Störungen verursache lange Zeit die Gültigkeit eines Dogmas. Den Höhepunkt in dieser Richtung der Überwertung einer Retroflexio erreichte Bossi, der schließlich die Retroflexio sogar für die Entstehung von Geisteskrankheiten und Selbstmord verantwortlich machte.

Die Überwertung verirrte sich aber nicht nur im Kopfe einzelner Gynäkologen zu verstiegenen Höhen, sondern ging auch in die Breite der praktischen Ärzte, seitdem auch ihre Übung in der gynäkologischen Untersuchung zugenommen hatte. Es war nach der damaligen Anschauung sogar verständlich, wenn sie im dunkeln Wirrwarr unerklärbarer Klagen an einer Retroflexio endlich einen willkommenen Leitstern erblickten. Indes es sah schon sehr nach mangelnder Kritik aus, wenn man Frauen, die etwa über Kopf- oder Magenschmerzen klagten, aber überhaupt keine Unterleibsbeschwerden hatten, gynäkologisch untersuchte, von einer „Knickung" sprach und sie damit in ihrer Vorstellung unterleibskrank machte.

Den diagnostischen Irrtümern entsprachen ebenso viele therapeutische. Zeuge dafür sind die zahlreichen Ringmodelle und die ungezählten operativen Fixationsmethoden, die Kermauner auf annähernd 200 angibt. Schon die große Zahl hätte einen stutzig machen sollen und sagen können, daß keines der Operationsverfahren wirklich befriedigt. Es hätte an sich schon der Verdacht auftauchen sollen, daß die unbefriedigenden Resultate nicht im Operationsverfahren liegen, sondern daran, daß das in Angriff genommene Leiden sich zur operativen Behandlung gar nicht oder wenig eignet. Aber man schuldigte halt oft ganz schematisch die Lageanomalie des Uterus besonders für die Kreuzschmerzen an und schien ganz vergessen zu haben, daß Kreuzschmerzen zahlreiche andere Ursachen haben können; Ortner z. B. widmet in seinem bekannten Buch: „Klinische Symptomatologie innerer Krankheiten" nicht weniger als 20 Seiten diesem Kapitel. Man übersah auch vollkommen, daß die Retroflexio uteri bei gynäkologisch gesunden Frauen gar nicht selten ist; über die Häufigkeit derselben geben manche sogar 23,6% an, denen man nach anderen Mitteilungen bei gynäkologisch Kranken nur 16% gegenüberstellen kann, jedoch mag das ein einseitiges Material sein, das sich nicht zum Vergleich eignet.

Besonders auffallend muß aber bleiben, daß so manche Operateure bei der Nachuntersuchung nur über das orthopädische Operationsresultat berichten, sich aber über die subjektiven Beschwerden der Operierten ausschweigen. Ja, wo man den Uterus in normaler Lage fand, aber die Beschwerden nicht geschwunden waren, ging man soweit, den Frauen zu sagen, daß anatomisch alles normal sei und ein Grund zur Klage nicht bestehe. Von der Höhe des Arztes steigt man damit unbemerkt auf das Niveau des Technikers herab.

Seitdem nun vollends das Operieren nicht mehr eine Kunst besonders Berufener darstellt, sondern ein Gemeingut so vieler, auch Unberufener, geworden ist, kann man fast von einer Retroflexionsoperationsseuche reden. Es macht zuweilen den Eindruck, als ob die Retroflexio auf den Operateur geradezu hypnotisch wirkt mit dem posthypnotischen Auftrag, daß er in haltlosem Drang zum Messer greift.

Leider griff die Operationslust oft genug weit über das Genitale hinaus. Man sieht das an jenen zahlreichen Frauen, an denen so manche Operateure ihr ganzes operatives Repertoire erledigen: Retroflexionsoperation, Appendektomie, Portioamputation, Scheidendammplastik, Nephropexie, Gastro-Enterostomie und zuletzt sogar Uterusexstirpation. Viele Operierte haben ihre alten Beschwerden behalten und oft genug durch postoperative Eiterungen, Bauchbrüche oder Adhäsionen noch neue eingetauscht. Der traurige Schluß ist darum nicht selten der, daß die uteruslosen jungen Frauen gänzlich zusammengebrochen, von ihren Beschwerden gepeinigt bei einem Psychiater enden.

Angesichts dieser Tatsachen ist es nicht übertrieben, wenn man sagt, daß nicht wenige Frauen jenen diagnostischen und therapeutischen Irrungen ihre Gesundheit opfern müssen und daß manche Ärzte zum krankmachenden Faktor werden. Jedenfalls wäre der Schaden meistens kleiner, wenn man prinzipiell gar keine unkomplizierte Retroflexio mehr operieren würde. Sollte dabei einmal eine erfolgreiche Operation unterbleiben, so wäre das für das kostbare Gut der Frauengesundheit weniger nachteilig als jene zahlreichen erfolglosen Operationen, die nicht selten das mitgebrachte Leiden nur verschlimmern.

Die Ursachen für all diese Irrungen sind verschiedene. In erster Linie ist die der früheren Zeit entsprechende organspezialistische Einstellung zu nennen, die vom übrigen Körper oder gar von der gesamten Persönlichkeit wenig Notiz nimmt. Man übernahm von unserer großen Lehrmeisterin, der Chirurgie, allzuviel von der Auffassung, daß der Sitz von subjektiven Krankheitssymptomen mit dem Sitz der Krankheit zusammenfallen müsse. Von den glänzenden Erfolgen des Messers in der großen Gynäkologie geblendet übertrug man den Geist der „chirurgischen Ära" und das Messer zu schnell auf die kleine Gynäkologie und irrte sich dabei oft in der Indikationsstellung.

Wohl wurden seit langem warnende Stimmen laut, die vor dem oft kritiklosen Automatismus und Schematismus der Retroflexionsbehandlung warnten (Theilhaber, Ziegenspeck, Krönig, Pankow, Mathes, Sellheim, v. Jaschke), aber der herrschende Geist der früheren Zeit und das Ansehen der hinter ihm stehenden Autoren ließ sie wenig Gehör finden.

Auch wir selbst vertreten seit langem den Standpunkt, daß in der Regel nicht die Retroflexio, sondern die Komplikationen (örtliche oder allgemeine) an den Beschwerden schuld seien. Aber auch unser eigener, seit Jahren geführter Kampf gegen die Überwertung der Retroflexio blieb lange erfolglos, obwohl wir uns auf ein großes Zahlenmaterial berufen konnten, das zum Teil in den sehr wichtigen Inauguraldissertationen von Alex. Pagenstecher und Helene Hölder niedergelegt ist.

Die Pagenstechersche Arbeit stützte sich auf das Retroflexionsmaterial der Rosthornschen Klinik in Heidelberg. Wir übten dort zwei Fixationsverfahren: Abdominale Fixation bei reiner Retroflexio (meistens Nulliparae) und vaginale Fixation bei Retroflexio mit Prolaps (meistens Parae). Hier wurde immer eine Scheidendammplastik hinzugefügt.

Nach vaginaler Fixation waren sehr viel mehr Patientinnen beschwerdenfrei (60%) als nach abdominaler (25%); offenbar, weil dort durch die Plastik der Prolaps, also die eigentliche Ursache der Beschwerden, beseitigt wurde.

Unter den orthopädischen Mißerfolgen waren nach vaginaler Fixation wieder sehr viel mehr funktionell gute Resultate (71%) als nach abdominaler (33%), eben weil dort der Prolaps beseitigt wurde und weil die Retroflexio gleichgültig ist.

Nach abdominaler Fixation, und da namentlich bei nervösen Patientinnen kehrten die Beschwerden trotz guter Lage des Uterus oft um so stärker wieder, je weiter die Operation zurücklag und je mehr damit der anfängliche, zum Teil durch Suggestion erzielte Erfolg nachließ.

Orthopädischer und funktioneller Erfolg stimmten keineswegs immer miteinander überein. Die Besserung der Beschwerden überhaupt war in hohem Maße unabhängig von der Lage des Uterus; denn sowohl bei guter als bei schlechter Lage war etwa $1/3$ der Frauen beschwerdefrei; $1/3$ hatte bereits nach der Operation wieder zu klagen trotz normaler Anteflexio.

Wir kamen somit etwa auf den Standpunkt, daß man die unkomplizierte Retroflexio nicht für sich, sondern nur im Rahmen des übrigen Körpers und der gesamten Persönlichkeit betrachten darf. Die lokalen Symptome sind gewöhnlich nicht durch die Retroflexio verursacht, sondern durch andere, von der Lageanomalie meist unabhängige, gleichzeitig bestehende Erkrankungen des Genitalapparates oder des übrigen Körpers. Die örtlichen Komplikationen fehlten nach stattgehabter Geburt nur in knapp 4% der Fälle. Typische nervöse Symptome als Folge der Retroflexio gibt es nicht. Nervöse Beschwerden und Lageanomalien des Uterus haben entweder überhaupt nichts miteinander zu tun, oder die Bedeutung der Neurasthenie liegt darin, daß eine der Patientin bewußte Retroflexio als pathologisch empfunden wird, weil das Nervensystem abnorm empfindlich ist; oder beide Affektionen sind der gleichzeitige Ausdruck einer fehlerhaften Grundlage, wie das neuerdings auch v. Jaschke betont.

Damit ist die Retroflexio eine Teilfrage der Konstitution. Seitdem es modern geworden ist, sich mit der Konstitution zu befassen, hat die kritische Einstellung zur Retroflexio zugenommen; manche die es früher ablehnten, die Ursache der Beschwerden bei Retroflexio in den sogenannten Komplikationen zu erblicken, sind jetzt geneigt, die „Konstitution" für vieles anzuschuldigen, obwohl sie in mancher Richtung nur ein Sammelname für eine Summe einzelner Komplikationen ist.

In der Tat müssen wir die Entstehung der Retroflexio, die Beschwerden bei Retroflexio, sowie unsere Therapie viel mehr als bisher unter dem Gesichtswinkel der Konstitution betrachten.

Hinsichtlich der Entstehung des Leidens sei zunächst eine Gruppe von Retroflexionen genannt, die zum ganzen Körperbau der betreffenden Patientin von Haus aus hinzu gehört; es ist die Retroflexio congenita, die wir bei so vielen infantilen und hypoplastischen Frauen mit Hochstand der Ovarien und Kürze der vorderen Scheidenwand antreffen. Ihre Häufigkeit ist schwer anzugeben, da sie gewöhnlich keine gynäkologischen Beschwerden macht und darum meistens nicht erkannt wird. Aber es sei eigens erwähnt, daß nach unserer Erfahrung ein Drittel aller gynäkologisch kranken Frauen mit Retroflexio eine hypoplastische Konstitution haben und ein weiteres Drittel aus konstitutionell geschwächten Familien stammt. Viele sind durch Spätmenarche von Anfang an stigmatisiert. Dysmenorrhöe oder Sterilität hier nur auf die Retroflexio zurückführen zu wollen, hieße, die Konstitution mit dem hypersensiblen Nervensystem, mit der Unterfunktion der Ovarien und der Dürftigkeit des Endometriums weitgehend verkennen. Dagegen können habituelle Aborte die Folge einer Retroflexio congenita sein. Aber die Lageanomalie für die Kreuzschmerzen und die übrigen Beschwerden anzuschuldigen, ist um so weniger angebracht, als ja die Retroflexio schon seit langem besteht und zudem der Uterus oft genug ganz klein ist. Viele dieser Frauen sind nach ihrem übrigen „unfertigen" Körperbau (Hegar) und nach ihrer kindlichen Seelenverfassung nichts anderes als geborene Invaliden, die einfach dem Kampf ums Dasein nicht gewachsen sind, ganz einerlei ob sie einen Uterus haben oder nicht und ob dieser hinten oder vorn liegt.

Die Retroflexio als solche hat also hier keine pathologische Bedeutung; wohl aber gewinnt sie als Merkmal der unterwertigen Persönlichkeit Bedeutung.

Die Erkennung dieser Sorte von Retroflexio uteri ergibt sich aus dem oben über Infantilismus Gesagten von selbst.

Die zweite hierher gehörige Kategorie ist die Asthenie, bei der zwar nicht die Retroflexio, aber die Disposition dazu angeboren ist. Eines der markantesten körperlichen Merkmale ist hier die Form von Thorax und Bauchdecken und vor allem die Enteroptose mit oder ohne Hängeleib. Die Retroflexio stellt in diesen Fällen nur ein Teilsymptom des Schlotterbauches dar, wie ihn Sellheim beschrieb. Oder sie ist, wie der Plattfuß, eine örtliche Manifestation einer allgemeinen Gewebeerschlaffung. Als solche Teilerscheinung ist sie an den Beschwerden höchstens nur teilweise oder überhaupt nicht schuldig. Die einseitig auf sie eingestellten therapeutischen Bemühungen sind daher oft genug zum Mißerfolg verurteilt und bedeuten einen Irrweg, wie ihn neuerdings auch manche Chirurgen in der Nephropexie oder Hepatopexie erblicken. Daß neben der Retroflexio eine Senkung anderer Organe nicht immer nachweisbar ist, bedeutet noch lange nicht, daß solche Senkungen nicht trotzdem bestehen; wissen wir doch, daß die Enteroptose monosymptomatisch auftreten kann und daß der Grad der Senkung oft wechselt, wie die Lage der Gebärmutter selbst auch. In vielen Fällen ohne sonstige Zeichen von Enteroptose darf man aber gerade die Retroflexio als das augenblicklich einzige Erkennungszeichen eines allgemeinen Erschlaffungszustandes ansprechen, wie auch Kermauner mit Recht betont.

Bezüglich des Einflusses der Konstitution auf die Beschwerden bei Retroflexio sei zunächst an die Fettleibigen erinnert. Ihre Kreuzschmerzen entstehen vielfach durch die ziehende Last der fettreichen, schweren Bauchdecken und werden durch eine Retroflexionsoperation nicht beeinflußt.

Zahlenmäßig häufiger ist die entgegengesetzte Ernährungsstörung, die konstitutionelle Magersucht. Hierher gehören Frauen, die von Haus aus untergewichtig sind und bei der geringsten Leistungssteigerung hochgradig abmagern, oft bis zur völligen Entkräftung. Viele von ihnen empfinden — vermöge ihrer besonderen Charakteranlage — auch die kleinen Belästigungen und Anfechtungen des Alltags besonders tief. Der Strom des Lebens geht durch sie hindurch, anstatt außen an ihnen vorbei. Im Gegensatz zu den wahren Lebenskünstlern verzehren und verbrauchen sie sich innerlich; sie „leiden ihr Leben", anstatt es einfach zu leben. Darum verläßt der auf ihnen liegende Druck sie auch nachts nicht; sie durchwachen die Nächte oder durchkämpfen sie im Traum. Hierher gehören viele jener „schicksalskranken" Frauen, die aus dem wirtschaftlichen Zusammenbruch nach dem verlorenen Krieg als besonderer Patiententyp hervorgegangen sind. Auf der geschilderten Grundlage sinken Körpergewicht und allgemeine Leistungsfähigkeit immer mehr herunter, während die Empfindlichkeit der Nerven immer mehr zunimmt. Die Kreuzschmerzen sind der Ausdruck der völligen körperlichen und seelischen Erschöpfung und haben mit der Retroflexio gar nichts zu tun. Sie würden daher ohne Retroflexio ebenso bestehen. Eine Fixationsoperation führt nur zur weiteren Gewichtsabnahme und einer weiteren Reduktion des allgemeinen Kräftezustandes und der gesamten Persönlichkeit. Das Fortbestehen der Kreuzschmerzen nach der Operation steigert die Mutlosigkeit und Verzagtheit.

Unter den Frauen mit besonderer Seelenverfassung spielen auch jene eine Rolle, die auf dem Boden einer unharmonischen Ehe oder einer gestörten Vita sexualis oft im Zusammenhang mit der Menstruation oder außerhalb davon Kreuzschmerzen bekommen und von diesen durch keine Retroflexionsoperation befreit werden können, weil sich Anlage, Schicksal und Leben damit nicht ändern lassen.

Überblickt man das alles, so muß man zu dem Ergebnis kommen, daß die Beschwerden bei Retroflexio uteri mobilis ihren letzten Grund oft genug in der ganzen körperlichen und seelischen Anlage haben, in der Einstellung zum Leben, in der Bewertung körperlicher Mißempfindungen, kurz in der ganzen Persönlichkeit.

Darum kann auch die Therapie bei Retroflexio kein lokales und vor allem kein rein technisches Prinzip sein. In vielen Fällen ist die Nichtbeachtung die beste Behandlung der Lageanomalie; aber man tut dann gut, den Patienten gegenüber gar nichts davon zu sprechen. In anderen Situationen ist eine örtliche Behandlung, aber weniger der Retroflexio als vielmehr der Komplikationen, vor allem des Deszensus, angebracht. In wieder anderen Fällen muß die Therapie extragenital einsetzen, eine Enteroptose, eine Unterernährung, eine Fettleibigkeit oder eine Obstipation mit ihren Konsequenzen zu beseitigen suchen. Zuweilen liegt der Angriffspunkt der Therapie nicht auf dem somatischen, sondern auf dem seelischen Gebiet. Und letzten Endes schließlich liegen die therapeutischen Aufgaben überhaupt jenseits der Persönlichkeit des Kranken, in Ehe, Schicksal und Leben. Darum erfordert die sachgemäße Behandlung der Retroflexio weit mehr als einen Techniker, und sei er auch noch so geübt. Sie verlangt die Persönlichkeit eines ganzen Arztes mit all seinem Wissen und Können.

V. Prolaps und Konstitution.

Bekanntlich ist der Vorfall in der überwiegenden Mehrzahl ein Leiden von Frauen, die geboren haben, während er bei Nulliparen nur sehr selten vorkommt. Mit Recht führt man daher den Prolaps ursächlich in der Hauptsache auf die Geburtsschädigungen, also auf einen erworbenen, mechanischen Faktor zurück. Da das Leiden sich nicht nur besonders oft bei Mehrgebärenden, sondern vor allem auch recht oft bei alten Erstgebärenden findet (Sellheim, Fetzer), und da die Spätheirat eine Kulturerscheinung ist, so hat man den Vorfall auch als eine Kulturkrankheit (Sellheim) bezeichnet.

Bei genauerem Zusehen reicht aber die mechanische Prolapsätiologie nicht aus, so daß man eine besondere Anlage annehmen muß. Für eine solche Anlage spricht schon der Umstand, daß manche Frauen nach einer einzigen Geburt sogar ohne besondere Schwierigkeiten einen Prolaps bekommen, während viele andere trotz sehr schwerer und zahlreicher Entbindungen davon verschont bleiben. Vor allem fällt auf, daß ein kompletter Dammriß selten zum Genitalprolaps führt. Ferner ist zu bedenken, daß zahlreiche Dammrisse, besonders auf dem Lande, ungenäht bleiben, ohne daß es zu Vorfällen kommt (Kritzler, Burger); und wo dies der Fall ist, tritt das Leiden meist nicht gleich auf, sondern erst nach mehreren Jahren, wenn durch das fortschreitende Alter die Gewebeelastizität nachgelassen hat. Man spricht bekanntlich vom „Prolapsalter" und kann bis zu gewissem Grade den Prolaps als Alterszeichen der Gewebe ansehen.

Die ersten Anfänge, auch die Konstitution für die Prolapsätiologie heranzuziehen, gehen zurück auf das Studium des genitalen Infantilismus, wie es Alfred Hegar und Wilhelm Alexander Freund mit ihren Schülern (Sellheim, Alterthum, K. Hegar, A. Mayer, Diepgen) betrieben haben. Der dabei in besonderem Maße zum Prolaps disponierende Faktor war nach der damaligen Auffassung die Enge und die mangelnde Nachgiebigkeit des hypoplastischen, weichen Geburtskanales mit den konsekutiven ausgedehnten Zerreißungen im Gebiete des Beckenbodens. Wie hoch diese Gefahr eingeschätzt wurde, zeigt sich darin, daß Pfannenstiel schon von einem längerdauernden Druck des kindlichen Kopfes bei verzögerter Austreibung eine Gewebeatrophie mit Prolapsdisposition fürchtete und daher zur Prolapsprophylaxe frühzeitige Hilfsschnitte empfahl.

Diese Form der konstitutionellen Disposition führt also auf dem Umweg über die Geburt — der gewöhnlichen Prolapsursache — zum Vorfall und stellt eigentlich nur eine besondere Modifikation der üblichen, im Geburtsvorgang liegenden Prolapsursachen dar.

Ein weit besseres Krankenmaterial zur Beurteilung der rein konstitutionellen Prolapsdisposition sind die Vorfälle bei Virgines oder wenigstens Nulliparen. Gerade hier aber wurde der konstitutionelle Faktor nicht selten vollkommen verkannt. Die gemachten Irrtümer liegen hauptsächlich im Gebiet der Unfallmedizin. Hier nahm man viel zu oft an, daß irgendein Trauma aus normaler Anatomie heraus einen Prolaps verursacht habe; die angeborene Anlage wurde oft genug ganz übersehen. Ich habe auf diese Dinge in meinem Buch „Die Unfallerkrankungen in der Geburtshilfe und Gynäkologie" näher hingewiesen. Man muß sich dabei stets vergegenwärtigen, daß die allermeisten Vorfälle ohne Trauma zustande kommen und daß von den wirklich erlittenen Traumen die wenigsten zu einem Vorfall führen. Da, wo sie es tun, muß man sehr oft eine schon vorhandene Anlage voraussetzen; anders könnte man es sich sonst nicht erklären, daß oft ein geradezu geringfügiges Ereignis einen Vorfall nach sich zieht, während doch ein Gewicht von 20 kg nötig sein soll, um einen Uterus bei normalem Befestigungsapparat in die Vulva zu ziehen und sogar 50 kg, um ihn vor die Vulva zu bringen (Bastien und Legendre). Im Hinblick darauf ist zur traumatischen Prolapsentstehung eine sehr große Gewalteinwirkung zu verlangen. Eine solche aber kann nicht ablaufen ohne schwere Zeichen der allgemeinen Erschütterung und der örtlichen Zerreißung. Statt dessen aber findet man gewöhnlich außer dem Prolaps keinerlei Veränderungen. Daher sind die meisten in der Literatur angeführten Fälle von traumatischer Prolapsentstehung nicht genügend bewiesen. Man muß annehmen, daß fast immer eine Disposition vorhanden war und daß die einzige Rolle des Unfalls nur darin bestand, diese Disposition manifest werden zu lassen, also ein latentes Leiden zu verschlimmern. Wir stehen daher auf dem Standpunkt, daß, wenn schwere Zerreißungen bei einem posttraumatischen Prolaps fehlen, gerade das Auftreten des Prolapses nach dem Unfall als Zeichen der vorhandenen Disposition anzusprechen ist.

In der Tat zeigen fast alle Frauen mit virginellem Prolaps bei genauerem Zusehen besondere körperliche Merkmale, die bei solchen, die geboren haben, oft verwischt sind. Bald findet sich eine universelle Asthenie oder eine Hypoplasie des Genitalapparates mit der dabei häufig vorhandenen Minderwertigkeit des Beckenbodens oder des Bandapparates. Bald hat man eine universelle Enteroptose und der Prolaps ist nur eine Teilerscheinung derselben. Bald sind neben dem Vorfall auch Hernien, vor allem Leistenhernien, nachzuweisen und der Prolaps ist wie die Hernien das Zeichen eines mangelhaften Bauchverschlusses. Bald weist eine hochgradige Obstipation auf einen weitgehenden Erschlaffungszustand hin.

An den asthenischen Frauen fällt nicht selten der Hängeleib mit Senkung verschiedener Organe auf, worauf Mathes und ich besonders hingewiesen hatten. Da die virginelle Enteroptose an sich etwas sehr Ungewöhnliches ist, muß man hier annehmen, daß das für den normalen Zusammenhalt der Bauchorgane nötige „Tonus-Turgorspiel", dessen Bedeutung uns Sellheim kennen gelehrt hat, von Haus aus defekt ist. Da nach neueren Anschauungen auch die quergestreiften Muskeln eine sympathische Innervation zeigen (Böke, Luciani), die ihren Tonus reguliert, so wäre zu fragen, ob die Erschlaffung der Bauchdecken und der intraabdominellen Organhaftbänder auf dem Boden eines besonderen Verhaltens des vegetativen Nervensystems entsteht und ob diese Frauen nicht nur im Vergleich zum Mann, sondern auch im Vergleich zu ihren übrigen Stammesschwestern eine besonders „lockere Webart" ihrer Gewebe haben (Sellheim). Es genügt darum schon eine geringe Einwirkung von außen, um aus der vorhandenen Anlage einen „Schlotterbauch" (Sellheim) entstehen zu lassen. In der Tat kann man versucht sein, mit Bezug auf dieses Verhalten der Bauchdecken, die Frauen nach ihrer Bauchform in besondere Gruppen einzuteilen, wie Sellheim meint. Auf die Bedeutung der Bauchform hat neuerdings auch R. Schroeder hingewiesen.

Soweit die Beschaffenheit des Thorax auf den Bauchraum und den Druck in der Bauchhöhle Einfluß hat (Kaiser, Mathes) spielt natürlich auch die Thoraxform für die konstitutionell bedingte Prolapsätiologie eine Rolle.

Die körperlichen Kennzeichen der Hypoplasie wurden oben beschrieben, so daß hier darauf verzichtet werden kann. Die besonderen Merkmale setzen sich zusammen aus Zeichen mangelhafter sexueller Differenzierung am äußeren Habitus (abnorme Behaarung usw.) und aus den Zeichen der genitalen Unterentwicklung. Soweit die Frauen geboren haben, spielt hier die oben erwähnte Enge des Genitalrohrs mit den nachfolgenden Geburtszerreißungen für die Prolapsätiologie eine wichtige Rolle. Daneben kommt auch viel auf den engen Schambogen des oft vorhandenen kindlichen Beckens an (Abb. 169), da hierbei der zur Geburt des Kopfes nötige Platz auf Kosten des Dammes gewonnen werden muß (Sellheim). Bei Nulliparen hat man vor allem an der Kleinheit des Uterus ein Zeichen der mangelhaften Entwicklung des Haftapparates, während ein ungewöhnlich niedriger Muldendamm auf eine Unterentwicklung des Beckenbodens hinweist. Mit Recht hat Ebeler und neuerdings auch Graff betont, daß man nicht so ganz selten eine mit Röntgenstrahlen nachweisbare Spina bifida occulta antrifft, was Heynemann freilich nicht fand. Ihre Bedeutung für die Prolapsgenese wird besonders deutlich im Hinblick darauf, daß die seltenen Fälle von angeborenem Prolaps öfters eine manifeste Spina bifida aufweisen. Wieweit auch eine zu geringe Beckenneigung zum Prolaps disponiert (Flatau, Burger) bedarf noch weiterer Untersuchung. Nach Mathes laufen verringerte Beckenneigung und Prolaps einander parallel, sind aber nicht voneinander abhängig.

Zu den genannten anatomischen Merkmalen kommen zuweilen auch solche einer funktionellen Minderwertigkeit, so vor allem Spätmenarche oder eine sonst nicht erklärbare Sterilität.

Im Hinblick auf alle diese Dinge hat v. Jaschke unter 490 Frauen mit Prolaps 447mal mehr oder weniger ausgesprochene Zeichen von Konstitutionsanomalien gefunden. Er kommt daher zu dem Ergebnis, daß der Prolaps in der überwiegenden Mehrzahl der Fälle letztlinig nur die Folge einer Minderwertigkeit des Gesamtorganismus ist und manchmal geradezu das auffallendste Stigma einer minderwertigen Konstitution.

Es stimmt mit unseren eigenen Anschauungen überein, wenn v. Jaschke bezüglich der Prolapsdisposition einen Unterschied zwischen Asthenie und Hypoplasie macht. Bei der Asthenie haben wir die angeborene Insuffizienz des gesamten Binde- und Stützgewebes, die „schlaffe Faser". Diese ist starker Beanspruchung, auch in normalen Grenzen, nicht gewachsen, darum führt hier bei Nulliparen ein relativ geringes Trauma zum Prolaps oder das Leiden tritt bei Parae ohne Zerreißung im muskulösen Beckenboden nach einer physiologischen Geburt auf. Bei der Hypoplasie spielt in erster Linie das Mißverhältnis zwischen vorhandener und zur Geburt nötiger Weite und Weitbarkeit der Weichteile eine große Rolle. Infolge des Mißverhältnisses kann es schon bei einer normalen Geburt zu ausgedehnten Zerreißungen im Stützapparat kommen.

So sehr diese beiden Dinge theoretisch voneinander zu trennen sind, so kommen sie aber doch in der Praxis oft genug vergesellschaftet vor, da Asthenie und Infantilismus vielfach miteinander verbunden sind.

Die Konsequenz aus der Bedeutung der Konstitution für die Prolapsätiologie ist in erster Linie eine wissenschaftliche. Der Streit darum, ob der muskulöse Beckenboden (Halban und Tandler, Heidenhain) oder der Bandapparat (Ed. Martin, Bumm) die Hauptursache an der Prolapsentstehung abgibt, ist an sich nicht berechtigt. Er berücksichtigt zu wenig die Anlage und vergißt, daß beides anatomisch und funktionell zusammengehört, wie Sellheim und v. Jaschke mit Recht betont haben.

Eine weitere Folgerung ist die, daß man die prolapsgefährdeten Frauen erkennen und darum eine gewisse Prolapsprophylaxe treiben kann, sowohl bei der

Eheberatung als auch bei der Geburtsleitung und der Überwachung des Wochenbettes. Vor allem wird man sich aber auch bei der Berufsberatung danach richten und bestrebt sein, die Prolapskandidatinnen von Berufen fernzuhalten, wo es viel zu heben gibt oder die Bauchpresse stark in Anspruch genommen wird.

Neben diesen mehr negativen Dingen kann man aber auch aktiv einiges erreichen durch Turnen, allgemeine Gymnastik und besonders auch Beckenbodengymnastik. Zu letzterem Zwecke empfehlen wir unseren Patientinnen, daß sie wochen- und monatelang jeden Tag mehrfach den Mastdarm zuklemmen sollen, als ob sie Stuhlgang zurückhalten wollten. Wenn es auch schwer ist, den Wert dieser Übungen für die Prolapsprophylaxe zu beurteilen, so sehen wir doch bei vielen Frauen mit mangelhaftem Verschluß der Harnblase (Urinabgang beim Husten) immer wieder Erfolge.

Die letzte Folgerung aus dem Vorhandensein einer Prolapsanlage liegt auf dem Gebiet der Unfallmedizin. Die posttraumatischen Vorfälle sind höchst selten reine Unfallfolgen, sondern allermeistens nur die Folge einer durch den Unfall verursachten Verschlimmerung einer latenten Krankheitsanlage. Um Irrtümern vorzubeugen, sei eigens betont, daß das nach der Unfallgesetzgebung am Rentenanspruch nichts, oder jedenfalls nichts Wesentliches, ändert.

Nicht zu vergessen ist schließlich, daß der Genitalbefund für das Stadium der Prolapsätiologie nicht ausreicht. Wer seiner Aufgabe voll gerecht werden will, muß über die engen Grenzen des Genitales hinaus den ganzen Menschen in den Bereich seiner Untersuchung einbeziehen. Ebenso darf die Prolapstherapie lange nicht immer beim Organ stehen bleiben.

Auch für die sekundären Prolapsveränderungen — die Prolapsulcera — lassen sich bis zu gewissem Grade konstitutionelle Momente verantwortlich machen. Man darf dann freilich die sogenannten Dekubitusgeschwüre nicht rein mechanisch erklären durch Druck von seiten der Umgebung, sondern man muß sie im Sinne Kermauners als Berstungsgeschwüre auffassen. Kermauner weist darauf hin, daß die Ulcera so oft nicht an den Seitenpartien sitzen, wo die Gelegenheit zur Reibung an der Umgebung am größten ist, sondern an der peripherston unteren Kuppe, wo die größte Gewebespannung und -dehnung herrscht. Infolge dieser Dehnung kommt es zur Ischämie und damit zur ischämischen Nekrobiose des Gewebes. Diese Nekrobiose tritt nun um so früher ein, je mehr die Lebenskräftigkeit des Gewebes nachgelassen hat. Ein solches Nachlassen kann mit dem fortschreitenden Alter verbunden sein infolge Rückgangs der vitalen Energie im allgemeinen; daneben kann aber auch die sinkende Eierstockstätigkeit speziell den Blut- und Saftreichtum der vorgefallenen Genitalpartien vermindern. Von diesem Gesichtspunkte aus fällt jedenfalls sehr auf, daß nach einer Tabelle Kermauners die Prolapsulcera von der Nähe des Klimakteriums an aufwärts immer häufiger werden, wie nachstehende Tabelle zeigt.

Es fanden sich

bis zum 29. Jahr	unter	88 Fällen	0	Geschwüre,
,, ,, 39. ,,	,,	232 ,,	10	= 4,3%,
,, ,, 49. ,,	,,	388 ,,	32	= 8,2 ,,
,, ,, 59. ,,	,,	254 ,,	31	= 12,2 ,,
,, ,, 69. ,,	,,	152 ,,	35	= 23,0 ,,
über 70. (bis 83.) Jahr	,,	21 ,,	8	= 38,0 ,,

VI. Obstipation und Konstitution.

Es kann hier selbstverständlich nicht unsere Aufgabe sein, das Kapitel Obstipation, das ja hauptsächlich ins Gebiet der inneren Medizin gehört, näher zu behandeln. Aber einige Bemerkungen darüber scheinen mir doch angebracht. Einmal ist bekanntlich die Obstipation beim Weibe viel häufiger als beim Manne und stellt also eine Art Geschlechtsmerkmal dar; sodann findet sich das Leiden bei bestimmten Gruppen von Frauen häufiger; schließlich kann eine Obstipation eine gynäkologische Erkrankung vortäuschen.

Daß die Obstipation bei Frauen häufiger ist als beim Manne, mag verschiedene Ursachen haben, die im Einzelfall oft nicht auffindbar sind. Eine gewisse Schuld hat vermutlich schon die Erziehung der jungen Mädchen, die oft aus gesellschaftlichen Rücksichten die Darmentleerung zurückhalten und so allmählich den immer wieder überhörten Entleerungsreflex abstumpfen und abtöten. Eine wichtige Rolle spielen wohl auch die durchgemachten Schwangerschaften und Geburten mit der Abnahme des Bauchdeckentonus und der Begünstigung des Schlotterbauches. Wie sehr die Atonie der Bauchdecken eine Atonie des Darmes begünstigen kann, sieht man ja gelegentlich im Wochenbett, wo bei völlig normalem sonstigem Verlauf ein enormer Meteorismus sich entwickeln kann.

Mit dem Einfluß der Fortpflanzungstätigkeit haben wir schon den wichtigsten Grund für die verschiedene Häufigkeit der Obstipation bei verschiedenen Frauen berührt. Zu diesen erworbenen Momenten kommen angeborene hinzu. Wie wir oben (S. 305) schon hörten, ist der weibliche Bauch an sich auf Weiterstellung eingerichtet. Außerdem hat neuerdings v. Jaschke besonders aufmerksam gemacht auf den Infantilismus des Darmes in Form von Megasigmoideum und Coecum mobile mit Typhlatonie oder Typhlektasie (Wilms, Klose, Stierlin, Fischler, Hofmeister). Die Fortdauer dieser, dem Fötus entsprechenden großen Länge der genannten Darmabschnitte führt zur Kotstauung und dadurch zur Adhäsionsbildung in der Umgebung.

Die Entstehung dieser Adhäsionsbildungen kann man sich verschieden vorstellen. Bekanntlich stehen manche Autoren auf dem Standpunkt, daß bei Retroflexio uteri die Reibung der Serosaflächen mechanisch zu Adhäsionen führt. Man könnte demnach an eine mechanische Ursache denken, durch Reibung der kotgefüllten Darmwand an der Umgebung. Indes scheint uns das sehr unwahrscheinlich, gleiten doch die Darmschlingen auch sonst dauernd aneinander vorbei, ohne daß es zu Adhäsionen kommt.

Es liegt daher die Annahme nahe, daß die Darmkeime aus dem stagnierenden Inhalt durch die infolge der Stagnation geschädigte Darmwand durchwandern (Brosch). Ob dabei eine besondere Disposition zu dieser Durchwanderung besteht, ist schwer zu sagen. Aber es sei doch daran erinnert, daß die Darmwand des Neugeborenen eine größere Permeabilität zu besitzen scheint als beim Erwachsenen (Uffenheimer, v. Bering).

Zu überlegen wäre auch, ob nicht eine besondere Art von Darmbakterien zu dieser Durchwanderung befähigt ist. Nach J. Bauer gibt es Individuen, die statt des gewöhnlich überwiegenden gramnegativen Vegetationsbildes der Fäzes habituell ein Überwiegen grampositiver Stäbchen oder plumperer Fäden aufweisen, und zwar unabhängig von der Ernährungsart (R. Schmidt). Wenn diese Individuen oft neuropathisch sind und Neigung zu abnormen Zersetzungsprozessen in Gestalt von Flatulenz zeigen (J. Bauer), so könnte das alles für eine besondere Konstitution sprechen.

Schließlich taucht die Frage auf, ob nicht das Peritoneum an sich infolge einer besonderen Beschaffenheit eine vermehrte Neigung zu Adhäsionsbildungen zeigt, im Sinne von Payr. Wir haben früher einmal versucht, für dieses Verhalten anatomische Unterschiede nachweisen zu können; freilich konnten wir ein positives Ergebnis nicht erzielen (A. Mayer, Schwab).

Die aus einer solchen konstitutionellen Obstipation bestehenden Beschwerden können einem gynäkologischen Leiden, wie schon gesagt, sehr ähnlich sehen. Auf die bestehenden Zusammenhänge zwischen dem Darm und gynäkologischen Symptomen haben hauptsächlich Albrecht und Opitz hingewiesen. Viele Frauen haben Schmerzen in beiden Unterbauchgegenden, so daß man fälschlicherweise mit der an sich so beliebten Diagnose: „Eierstocksentzündung" oder „Eileiterentzündung" vorschnell bereit ist. Andere klagen über Kreuzschmerzen und laufen Gefahr, wegen Retroflexio uteri operiert zu werden. Da v. Jaschke eine Retroflexio in 62% der Fälle fand, ist diese Gefahr gar nicht klein. Nicht selten haben die Kreuzschmerzen eine besondere Ursache, indem es infolge Kotstauung im Rektum zu entzündlicher Reizung im Gebiet der Douglasfalten oder des Douglas überhaupt kommt, worauf schon W. A. Freund hingewiesen hatte. Auch v. Jaschke betont die Häufigkeit von perimetritischen Prozessen. Infolge der Empfindlichkeit des Douglas haben manche Frauen Schmerzen bei der Kohabitation oder bei der gynäkologischen Untersuchung, sobald man das hintere Scheidengewölbe gegen die hintere Beckenwand drängt.

Gestaute Kotmassen können Tumoren ähnlich sehen, sollten aber nicht mit ihnen verwechselt werden.

Manche Allgemeinerscheinungen, wie Kopfschmerzen, Appetitlosigkeit, Abgeschlagenheit, mangelnde Arbeitsfreudigkeit, Lebensunlust und dergleichen erklärt v. Jaschke als Ausdruck einer intestinalen Autointoxikation.

Die klinische Feststellung der konstitutionellen Obstipation kann davon ausgehen, daß es sich nach v. Jaschke fast ausschließlich um infantil-asthenische Menschen handelt, deren äußere Erkennungszeichen in den früheren Kapiteln abgehandelt wurden. Am Darm selbst findet sich unter Umständen ein Infantilismus des Rektums mit fast gestrecktem Verlauf und Fehlen der Curvatura perinealis (Tandler), oder mit Hochstand des Sphincter ani tertius (W. A. Freund).

Von außen lassen sich die geblähten oder kotgefüllten Darmabschnitte des Zökum oder der Flexura sigmoidea als luftkissenartige Resistenz oft direkt fühlen. In der Ileozökalgegend kann man dabei ein quatschendes Geräusch oder Darmgurren wahrnehmen. Röntgenologisch läßt sich die krankhafte Verzögerung der Darmentleerung an den betreffenden Darmabschnitten leicht nachweisen.

Therapeutisch empfiehlt v. Jaschke die Lösung der Adhäsionen mit Peritonisierung der Wundflächen, Kolozökopexie nach Klose, allgemeine Kräftigung durch eine Rekresalkur, Gymnastik zur Besserung der Hypotonie der Binde- und Stützsubstanzen und schließlich ein gutsitzendes Korsett zum Zusammenhalten des Bauches mit dem gesamten Eingeweideblock.

VII. Ovarialtumoren und Konstitution.

Bei der Entstehung von Ovarialtumoren spielt die Konstitution dort eine Rolle, wo wir die Tumoren auf angeborene Anlagen oder vererbte Dispositionen zurückführen.

Sicher angeborene, wenn vielleicht auch nicht vererbbare Ursachen müssen vorliegen bei den wenigen Fällen von Ovarialtumoren des Fötus (Doran, Lönnberg). Da sie aber sehr selten sind, kann man aus ihnen für die Ätiologie der übrigen Ovarialtumoren keine Schlüsse ziehen. Bei den Dermoiden und Teratomen jedoch müssen angeborene Ursachen vorliegen, wenigstens wenn wir sie mit der Blastomerentheorie erklären wollen; auch die Beobachtung, daß so viele Dermoide im jugendlichen Alter auftreten, deutet darauf hin. Man muß freilich annehmen, daß die Anlage lange latent bleiben und erst später in Erscheinung treten kann, was Krömer als Anhänger der Keimzellentheorie nicht gelten lassen will. Schröder glaubt, daß auch die anderen Ovarialtumoren als kleinerbsengroße Zysten, aus denen sich später die Geschwülste entwickeln, angeboren sein können.

Auf das Vorkommen von Ovarialtumoren bei Blutsverwandten haben schon Löhlein, A. Martin, Simpson, Köberle hingewiesen. Über das familiäre Auftreten von Dermoiden berichten Koltonski, Luxenburger, neuerdings Sippel und Wohllaib. Nach Angabe mancher Autoren (Brown, Stove) sollen bei Negerinnen und Japanerinnen (Omori, Ikeda, Jamasaki, Schumacher) Dermoide häufiger und Pseudomuzinkystome recht selten sein. Wenn das kein Zufall ist, so müßte es sich doch um vererbbare Rasseneigentümlichkeiten handeln.

Worin die angeborenen Faktoren bestehen, wissen wir freilich gar nicht. Im Hinblick auf die Befunde von Ovarialtumoren bei Genitalmißbildungen und Pseudohermaphroditismus (Halban, Bégouin, Zacharias) hat man vermutet, daß die Tumoren mit der Mißbildung ursächlich zusammenhängen könnten (Hegar und Armknecht). Danach fiele also Geschwulstgenese und Mißbildungsgenese zusammen. In der Tat wollen manche Autoren die Teratome auf Keimmißbildungen zurückführen. Sehen wir aber von ihnen ab, so sind jene Beobachtungen so selten, daß die größte Zahl der Geschwülste unerklärt bliebe. Eher könnte es sich um embryonale Keimverlagerungen handeln, worauf besonders Walthard hingewiesen hat. Daß aber die Persistenz embryonalen Gewebes allein zur Geschwulst führt, läßt sich kaum annehmen, da sonst die Tumoren des Epoophorons an der Tagesordnung sein müßten, was Pfannenstiel mit Recht betont hat.

Auffallenderweise finden sich bei etwa 13% der Ovarialtumoren gleichzeitig Uterusmyome (Clivio, Calmann). Das ist vielleicht kein Zufall; schon Hegar schuldigte einen Reizzustand der Ovarien ätiologisch für die Myombildung an. Seitz hat die Myome als Folge einer ovariellen Dysfunktion angesehen, und wir selbst konnten seinerzeit mit dem Abderhaldenschen Dialysierverfahren eine solche Dysfunktion bei Myomen finden. Aber am Ende stellen doch Ovarialtumoren und Myome den gleichwertigen Ausdruck einer gemeinsamen Ursache dar.

Wie beim Uterusmyom, wurden auch bei Ovarialtumoren die Beziehungen zwischen Geschwulst und Fortpflanzungstätigkeit sehr verschieden beurteilt. A. Martin widmete dieser Frage eine eingehende Besprechung. Die alte Anschauung, daß die Ehe, d. h. die Fortpflanzungstätigkeit, die Tumorbildung befördere, bezeichnete er als unbewiesen, während Nyström sie wieder vertritt. Im Gegensatz dazu haben West, Olshausen u. a. den Standpunkt vertreten, daß Ledige weit mehr zur Erkrankung disponiert seien als Verheiratete. Dasselbe wird ja bekanntlich vielfach auch vom Uterusmyom angenommen. Gegenüber dem Einwand, daß man sehr oft Ovarialtumoren im Zusammenhang mit der Fortpflanzungstätigkeit antrifft, sagt Olshausen, daß man sie in dieser Zeit nur häufiger feststellen könne, weil sie eher Beschwerden machen, daß sie aber nicht häufiger entstehen.

Außerdem ist die Kombination Ovarialtumor und Gravidität gar nicht häufig. Wir fanden sie in 0,09% der Schwangerschaften (Stübler und Brandeß). Andere Angaben weichen sehr voneinander ab: Martin gibt 1,5% an, Noris 0,03%. Danach käme ein Ovarialtumor entweder schon auf etwa 66 Schwangerschaften oder erst auf 3300.

Zu höheren Zahlen über die Frequenz kommen wir freilich, wenn man frägt, wie viel Ovarialtumoren mit Graviditäten verbunden waren. Lippoldt fand 3,4%, Stübler und Brandeß 3,9%. Aber auch diese Zahlen sind zu klein, um anzunehmen, daß die Schwangerschaft die Tumorbildung befördere.

Wenn die Olshausensche Anschauung, daß Ledige mehr zur Geschwulstbildung neigen, richtig ist, so fällt die Erklärung nicht leicht. Olshausen, G. Veit u. a. meinen, daß die menstruelle Hyperämie die Geschwulstentstehung begünstige. Sie glauben daher, daß der zeitweilige Wegfall derselben in Schwangerschaft, Wochenbett und Laktation die Verheirateten vor der Geschwulstentstehung einigermaßen schützt.

Pfannenstiel kann sich dieser Anschauung nicht anschließen und vermutet, daß die Unterdrückung des Geschlechtstriebes zur Hyperämie führt und diese die Geschwulstentwicklung begünstige. Ganz abgesehen davon, daß das große Experiment des Weltkrieges dem völlig widerspricht, muß man Pfannenstiel einwenden, daß Ledigsein nicht immer identisch ist mit völliger Unterdrückung des Geschlechtstriebes.

Soweit es sich aber um wirklichen Wegfall der Geschlechtstätigkeit handelt, hat man auch geglaubt, daß der Körper die dadurch verhaltene Kraft zur Geschwulstbildung verwende. Wenn das richtig wäre, dann hätte sich Wilhelm Busch mit seinem Ausspruch, daß die Junggesellen sich durch Knollen fortpflanzen, als großer Biologe erwiesen. Die Frage ist in den letzten Jahren nicht mehr diskutiert worden. Von den wenigen neueren Autoren, die sich damit befaßten, lehnt Yamasaki wenigstens für die Dermoide nähere Beziehungen zum Ledigsein ab; unter seinem Dermoidmaterial waren 23,8% Nulliparae. Stübler und Brandeß fanden an unserer Klinik unter den Dermoidkranken 42% Ledige, während diese an unserer sonstigen Klientel nur 24,5% ausmachen. Aber rund 40% der Dermoidträgerinnen gehören dem jugendlichen Alter unter 30 Jahren an, wo an sich Ledige häufig sind. Man kann also nicht ohne weiteres sagen, daß Ledigsein zum Dermoid disponiert. Und gerade wenn die Dermoidanlage angeboren ist, verliert das Ledigsein als Dermoidursache an Bedeutung.

Anscheinend verhält sich die Sterilitätshäufigkeit bei den verschiedenen Tumoren verschieden, wie nachstehende Tabelle zeigt (s. S. 653).

Auffallend ist, daß wir bei Pseudomuzinkystomen nur 6,3% sterile Frauen hatten, bei papillären Kystadenomen dagegen 25%. Da das Durchschnittsalter beider Fälle ziemlich gleich ist, so scheint es, daß beim papillären Kystadenom eine erhöhte Disposition zur Sterilität besteht. Ob darin ein Hinweis auf die verschiedene Abstammung der beiden Tumorformen zu erblicken ist, läßt sich schwer sagen. Daß wir bei den Fibromen in 25% Sterilität fanden, soll der kleinen Zahl wegen nicht besonders bewertet werden.

	Zahl	Sterilität
Kystoma serosum simplex	95	10,0%
Kystadenoma serosum papillare	58	25,0 ,,
Pseudomuzinkystome	193	6,3 ,,
Fibrome und Fibromyome	15	25,0 ,,
Dermoidkystome	125	22,4 ,,
Primäre Karzinome	134	28,0 ,,
Metastatische Karzinome	33	3,0 ,,
Sarkome	22	12,5 ,,

Wollte man aus diesen Zahlen Schlüsse ziehen, so käme man zu dem merkwürdigen Ergebnis, daß die Sterilität beim Pseudomuzinkystom, wo sie sehr selten ist, vor der Erkrankung schützt und bei den anderen Tumoren dazu disponiert. Das ist nicht gut denkbar.

Trotzdem bestehen aber wohl innere Zusammenhänge. Aber weder führt die Sterilität zur Geschwulstbildung, noch muß die Geschwulst zur Sterilität führen. Wahrscheinlich sind Sterilität und Geschwulst die gleichzeitigen Ausdrücke einer gemeinsamen, vielleicht in der Anlage begründeten Ursache, die den Eierstock so beeinflußt, daß es zunächst zur Sterilität und dann zur Geschwulst kommt.

Diese Auffassung erfährt eine Stütze durch die verschiedene Häufigkeit der Sterilität bei den primären und metastatischen Ovarialkarzinomen. Sie betrug im ersten Fall 28% und im letzten nur 3%. Da liegt es sehr nahe anzunehmen, daß im ersten Falle im Eierstocke von Haus aus etwas einwirkt, das zur Sterilität und dann zum Karzinom führt. Bei dieser Betrachtung kann man die Sterilität als „präkanzeröses Stadium" ansehen.

Von der Ansicht A. Martins, daß Ovarialtumoren die Entstehung einer Tubenschwangerschaft begünstigen, konnten wir uns ebenso wie Pfannenstiel nicht überzeugen. Wir fanden unter unseren echten Ovarialtumoren keine einzige Tubargravidität. Auch hier zeigen die Retentionszysten ein etwas anderes Verhalten, indem es bei ihnen in 1,5% zur Tubenschwangerschaft kam. In neuerer Zeit wiesen auf diese Komplikation hin Dedow, Czyzewicz, Djedoff u. a.

Auf die Beziehungen zwischen Lebensalter und Ovarialtumoren gehen wir im Kapitel Altersbild und gynäkologische Erkrankungen ein.

Zu erwähnen ist aber noch der Zusammenhang zwischen Tumorbeschaffenheit und Stieldrehung. Die Bedeutung der Tumorgröße wird verschieden bewertet. Bald wurde in der Kleinheit der Tumoren (Köberle, Fritsch, Péan), bald in ihrer Größe (Aronson, Goldberg, Neugebauer) eine Disposition zur Stieldrehung erblickt. In Wirklichkeit sind ganz große und ganz kleine Tumoren relativ selten gedreht. Bei den ersten fehlt es offenbar am nötigen Platz und bei den kleinen scheinen die, eine Drehung auslösenden Erschütterungen des Körpers sich dem Tumor nicht so ausgiebig mitteilen zu können. Nach der vorherrschenden Meinung (Rokitansky, Hofmeier, Martin, Schauta, Pfannenstiel) sind die mittelgroßen, d. h. faust- bis mannskopfgroßen Tumoren am häufigsten befallen. Sie machen nach Grotenfelt 26,2% aller stielgedrehten Tumoren aus. Auch Stübler und Brandeß fanden, daß die mittelgroßen Tumoren am häufigsten gedreht sind, dann kommen die ganz großen und zuletzt die kleinen. Indes scheint diese

Größenordnung bei den Ovarialtumoren überhaupt zu bestehen, so daß man aus ihr für die Stieldrehung keine allzu weitgehenden Schlüsse ziehen kann.

Jedenfalls gibt es von der gewöhnlichen Erfahrung Ausnahmen. Das sehen wir daran, daß ausnahmsweise auch Kolossaltumoren mit 18 und 21 kg (Grotenfelt), ebenso auch normale Ovarien der Stieldrehung verfallen können (Rokitansky, A. Martin, Geyl, Roll und Brohls, Vogt).

Der anatomische Tumorbau ist ebenfalls sehr verschieden bewertet worden. Schon früher vermutete man eine besondere Neigung zur Torsion bei den Dermoiden (Olshausen, Storer, Martin, Pfannenstiel) und bei den zystischen Tumoren. Im Gegensatz dazu sollten nach Thorn gerade solide Tumoren besonders zur Torsion disponiert sein wegen des großen Gewichts und der häufigen Kombination mit Aszites, während Olshausen in dem bei soliden Tumoren meist kurzen und breiten Stiel wieder eine Erschwerung der Torsion erblickt.

Unter den Zysten sollten die multilokulären wegen ihrer buckeligen Oberfläche leichter der Torsion unterliegen (Olshausen, A. Martin) als die unilokulären; während andere glauben, daß Zysten mit glatter Oberfläche mehr zur Stieldrehung disponiert sind (Rokitansky, Fritsch, Pfannenstiel).

Maligne Tumoren sind nach ziemlich allgemeiner Auffassung wegen ihrer frühzeitigen Verwachsungen selten stielgedreht.

An größerem Material wurden diese Fragen studiert von Grotenfelt aus der Klinik Engström, von Frankl für die Klinik Schauta und zuletzt von Stübler und Brandeß für die Tübinger Klinik. Die beiden letzten Autoren fanden nachstehende Zahlen:

	Zahl der Tumoren	Zahl der stielgedrehten Tumoren	%-Häufigkeit der stielgedrehten Tumoren
Kystoma serosum simplex	95	33	34,7
Pseudomuzinkystome	193	53	27,4
Dermoidzysten	125	23	18,0
Sarkome	22	3	13,6
Fibrome	15	2	13,3
Kystadenoma serosum papillare	58	6	10,3
Karzinome	160	10	6,2

Grotenfelt hat seinen Untersuchungen am Material der Klinik Engström noch eine große Sammelstatistik aus der Literatur hinzugefügt. Er nimmt dabei die Pseudomuzinkystome und die papillaren Kystome als multilokuläre Kystadenome zusammen. Tun wir das auch, so ergeben sich folgende Zahlen über die Häufigkeit der Stieldrehung:

Art der Tumoren	Tübinger Klinik	Engström-Klinik	Sammelstatistik Grotenfelt
Kystoma serosum simplex	34,7%	18,6%	21,3%
Kystadenoma multiloculare	23,5 ,,	17,5 ,,	18,4 ,,
Dermoidzysten	18,0 ,,	13,9 ,,	17,2 ,,
Sarkome	13,6 ,,	0,0 ,,	6,4 ,,
Fibrome	13,3 ,,	14,3 ,,	29,7 ,,
Karzinome	6,2 ,,	3,8 ,,	4,0 ,,

Sehen wir von den Fibromen der Sammelstatistik Grotenfelt ab, so ergibt sich in dreifacher Richtung eine gewisse Gesetzmäßigkeit:

1. Die Torsionen sind bei den zystischen Tumoren häufiger als bei den soliden.
2. Unter den zystischen Geschwülsten sind wieder die einkammerigen am häufigsten an der Drehung beteiligt.
3. Die malignen Tumoren zeigen selten Stieldrehung. Dafür schuldigt man allgemein die häufigen Adhäsionen an. Indes sind Adhäsionen nach unserer eigenen Erfahrung bei ihnen nicht so sehr viel häufiger als bei den anderen Tumoren und außerdem müssen sie nicht immer die Drehung verhindern (Frankl).

Daß Stieldrehung bei zystischen Tumoren häufiger ist als bei soliden, hängt nach den interessanten Experimenten Sellheims an rohen und gekochten Eiern damit zusammen, daß eine Erschütterung des Körpers bei flüssigem Tumorinhalt sich leichter auf den Tumor überträgt, als bei solider Geschwulstbeschaffenheit.

Im Widerspruch mit dem ersten Teil des Gesetzes steht, daß nach der Sammelstatistik von Grotenfelt die Fibrome die am häufigsten stielgedrehten Tumoren sind, wie es schon Thorn annahm. Aber während Grotenfelt sich sonst auf ein recht großes Material stützen kann, stehen ihm gerade beim Fibrom nur 47 Fälle mit Stieldrehung zur Verfügung. Diese Zahl ist relativ klein. Indes, nehmen wir die Grotenfeltsche Sammelstatistik und die Erfahrung Frankls, sowie die unserer eigenen Klinik zusammen, so ergeben sich auf 81 Fibrome 20 Stieldrehungen, also immer noch 24,6%. Danach scheinen tatsächlich die Fibrome zur Stieldrehung besonders zu neigen. Diese Neigung ist nach Grotenfelt begründet in der glatten Oberfläche, der kugelförmigen Gestalt, dem längeren Bestehen infolge langsamen Wachstums der Tumoren und in dem häufig vorhandenen Aszites, den wir freilich nie fanden.

VIII. Myom und Konstitution.

Trotz der verschiedenen Bemühungen, zwischen Uterusmyom und Konstitution bestimmte Beziehungen aufzufinden, wissen wir bis heute darüber nicht sehr viel. Es ist daher sehr verdienstvoll, daß Pape diese Frage neuerdings an einem Leichenmaterial einer besonderen Prüfung unterzog.

An Entwicklungsanomalien werden embryonale Keimverlagerung (R. Meyer, L. Fränkel, O. Frankl) oder überhaupt eine von Geburt aus bestehende Prädisposition bestimmter Muskelgruppen zur Geschwulstbildung (Zieler und Fischer) angeschuldigt. Andere weisen auf Hypoplasie oder Mißbildung des Uterus hin, oder auf andere Bildungsfehler am Körper (H. W. Freund, Veit, Benthin, Josephsohn). Unter 360 Fällen mit mangelhafter Anlage fand Bartel 161mal Neubildungen und darunter 21mal Myome. Auch Pape kam unter Berücksichtigung sämticher Bildungsfehler am Körper zu dem Ergebnis, daß Myomfälle öfters Bildungsfehler zeigen als Nichtmyomfälle. Dabei sind Befunde von 1—2 Bildungsfehler bei beiden Gruppen gleich häufig, drei und mehr Bildungsfehler sind aber bei Myomen viel zahlreicher. Dagegen konnte Pape die von H. W. Freund angenommene Disposition unterentwickelter Uteri zur Myombildung nicht bestätigen.

Bis zu einem gewissen Grade kann man auch eine allgemeine Tendenz zur Geschwulstbildung beim Uterusmyom überhaupt annehmen. Während die Myome etwa in 4% der gynäkologisch Kranken und in 10% der Sektionen (Ribbert, Borst) vorkommen, findet sich das Myom z. B. bei den Ovarialtumoren in etwa 13%. Ja, rechnet man auch andere Geschwülste hinzu, so soll nach H. W. Freund ein Drittel der Myomfrauen neben dem Myom noch andere Tumoren zeigen.

Auch Pape fand an seinem Sektionsmaterial eine allgemeine Tumorbereitschaft. Unter den Leichen mit Myomen fanden sich sonstige Tumoren in 71,8%, gegen nur 51,4% bei denen ohne Myomen. Dabei war aber die Neigung zur malignen Tumorbildung nicht erhöht. Frei von pathologischen Befunden am Urogenitalapparat war bei den Myomen ein Drittel (35%), bei den Nichtmyomen aber die Hälfte (51%). Eine allgemeine Bestätigung dieser Angaben steht aber bis jetzt noch aus.

Nimmt man eine angeborene Neigung zur Myombildung an, so hat die Myomhäufung bei bestimmten Familien und Rassen, also eine erbliche Disposition, nichts Auffallendes mehr. Das familiäre Auftreten von Myomen bei mehreren Schwestern oder bei Mutter und Töchtern wurde schon früher berichtet (Gusserow, Hofmeier, Engström, Kleinwächter, Veit, H. W. Freund). Leider haben diese Dinge nicht immer die verdiente Aufmerksamkeit erfahren. Aus der Zeit, als unsere Anamnesen die Familiengeschichte noch wenig berücksichtigten, fanden wir an unserem Myommaterial 9,89% „Geschwülste" in der Familie gegen 8,3% bei den übrigen gynäkologisch Kranken (Katz). Der Unterschied ist nicht groß und ob die „Geschwülste" jedesmal ein Myom waren, muß dahingestellt bleiben. Trotzdem aber scheint sich eine familiäre Disposition zur Geschwulstbildung im allgemeinen zu zeigen.

Den Einfluß der Rasse kann man daran sehen, daß nach Teilhaber der Prozentsatz der Jüdinnen bei Myomen 19% beträgt, gegen nur 0,75% beim Uteruskarzinom.

Etwas geläufiger ist das Vorkommen eines Myoms bei einem bestimmten, hauptsächlich durch guten Ernährungszustand ausgezeichneten Habitus. Besonders Hofmeier und Teilhaber haben darauf hingewiesen, daß die Myome bei gut genährten Frauen in materiell günstiger Lage oft vorkommen und dadurch einen ausgesprochenen Gegensatz zum Karzinom darstellen, das mehr als eine Proletenkrankheit angesprochen werden kann. Auch Pape fand beim Myom Adipositas in 52% gegen nur 28% bei Nichtmyomen. Beneke rechnet die Myome wie die Neoplasmen überhaupt zu den „luxurierenden Krankheiten", die an sich einen robusten Habitus zeigen.

Aber Myome kommen auch bei schmalgebauten Menschen vor; soweit sie breit gebaut sind erhebt sich die Frage, wieweit daran nicht das Myom, sondern das Lebensalter eine Rolle spielt. Die größte Myomhäufigkeit fällt ja bekanntlich auf das Alter zwischen 30 und 40, wo an sich eine Neigung zum Breitenwachstum besteht. Ob die großen Menschen häufiger an Myomen leiden, wie Pape meint, bleibe dahingestellt.

Was aber am meisten auffiel, ist wohl die Häufung von Myom bei Ledigen und Sterilen. Man hat gemeint, daß der Wegfall der Fortpflanzungstätigkeit zum Myom führe. Ganz grobe Vorstellungen gingen dahin, daß dem Uterus ein bestimmtes Maß von Leistung zugedacht ist; wenn er das nicht in Form von Schwangerschaften und Geburten erreichen kann, dann tut er es in Form von Geschwülsten, „tobt sich in dieser Weise aus" und bildet Knollen. Zur Stütze derselben hat man auch auf Versuche von Vöchting hingewiesen, wonach bei bestimmten Pflanzen nach Abschneiden der Blüten geschwulstähnliche Verdickungen am Schaft auftreten. Aber die modernen Botaniker weisen darauf hin, daß das Abschneiden der Blüten nicht identisch ist mit dem Ausfall der Fortpflanzungstätigkeit und daß die Geschwülste am Stamm einer Pflanze einem Tumor am Uterus nicht gleichgesetzt werden dürfen, da der Uterus als Fruchthalter dem Stamm einer Pflanze in keiner Weise entspricht.

Wie steht es aber vor allem mit den oben angedeuteten inneren Beziehungen zwischen Sterilität und Myom? An einem eigenen, in der Dissertation Katz zusammengestellten Myommaterial von 272 Fällen fanden sich in der Tat um 7,26% mehr Nulliparae als beim übrigen gynäkologischen Material. Aber die Ledigen — und das sind doch am ehesten die sexuell Abstinenten — betragen unter den nulliparen Myomträgerinnen sogar eher weniger als bei den übrigen gynäkologisch Kranken. Daraus ergibt sich, daß die sexuelle Abstinenz und Sterilität nicht als Ursache für die Myomentwicklung angesprochen werden dürfen, was auch Hofmeier auf Grund sehr sorgfältiger Untersuchungen annimmt.

Viel eher könnte man sagen, daß ein Myom zur Sterilität führt. Die Myomträgerinnen weisen gegenüber den übrigen gynäkologisch Kranken eine Fertilitätsverminderung auf von fast einer ganzen Schwangerschaft. Daran sind zum Teil die bei Myomen nicht seltenen entzündlichen Adnexveränderungen schuldig, da sich bei diesen Komplikationen die Nulliparen besonders häufig finden: 28,75% gegen 17% der übrigen gynäkologisch Kranken. Aber auch bei den reinen und ganz unkomplizierten Myomen ist die Sterilität mit 22,5% häufiger als sonst. Das könnte so aussehen, als ob das Myom an sich Sterilität verursacht. Große Myome mögen das durch Verlagerung des Uterus oder Veränderung der Mukosa tun, aber von kleinen Myomen kann man sich das nicht recht vorstellen. Hier müssen wir die Erklärung der Sterilität irgendwo anders suchen. Wir erblicken sie in einer Dysfunktion des Ovariums. Hegar und Seitz hatten eine solche supponiert; Schneider und ich konnten mit der Abderhaldenschen Methode zeigen, daß das Serum der meisten Myomträgerinnen das eigene Ovarium abbaut. Als anatomisches Substrat dieser Dysfunktion finden sich außerordentlich häufig die Eierstöcke makroskopisch der Norm gegenüber stark verändert. Im Hinblick auf diese Feststellung drängt sich uns die Anschauung auf: Die Sterilität ist weder die Ursache noch die Folge des Myoms, sondern sie ist zusammen mit dem Myom die Folge der gestörten Eierstocksfunktion. Die Myomursache erblicken wir demnach neben erblichen Momenten in Wesenseigenschaften des Eierstocks (s. S. 651).

Klinisch ist die Abhängigkeit des Myoms von der Eierstocksfunktion längst bekannt. Das Auftreten des Myoms fällt mit den Fortpflanzungsjahren zusammen. Mit dem Wegfall der Keimdrüsentätigkeit bildet es sich zurück und vor Erwachen der Keimdrüse kommt es so gut wie nie vor (Seitz, Ullmann). Die Beobachtung von Myomen bei Sechzehnjährigen, die H. H. Schmidt und Pape beschreiben, ist eine sehr große Seltenheit.

Außer der Dysovarie werden auch andere endokrine Drüsen mit der Myombildung in Zusammenhang gebracht, vor allem die Thyreoidea resp. ein Dysthyreoidismus. Auf die Häufigkeit einer Thyreoideavergrößerung beim Myom hat Freund hingewiesen; freilich hat er die Vergrößerung als Folge einer durch das Myom verursachten Zirkulationsstörung angesehen. J. Bauer, Elsner, Ullmann und Aschner haben ähnliche Beobachtungen gemacht. Novak und v. Graff fanden freilich nur in 28% der Myome eine Struma. Auch Pape fand bei den Myomen einen pathologischen Thyreoideabefund häufiger als sonst (66% zu 56%). Aber einen inneren Zusammenhang hält er nicht für bewiesen. Jedenfalls aber bedürfen diese Dinge künftighin besonderer Beachtung. Für einen inneren Zusammenhang zwischen Thyreoidea und Myom kann auch die Rückbildung von Strumen nach Myomoperation (Novak, Ullmann und eigene Beobachtung), sowie das Auftreten von basedowoiden Zuständen bei Myomen (Rosthorn, Elsner) sprechen. Aus Scheu vor Basedow warnen daher Novak und Graff vor Röntgenbestrahlung der Myome bei bestehender Struma.

Daß die Thyreoidea eine Rolle spielt, soll sich auch an dem sogenannten Myomherzen zeigen. Dieses erklären manche Autoren anstatt durch Anämie infolge Myomblutungen oder anstatt durch Konsumption infolge der Geschwulst (Novak, Wolff) durch thyreotoxische Veränderungen (J. Bauer).

Seit langem ist die Häufung des Myoms bei bestimmten Krankheiten aufgefallen, so bei Chlorose, Hämophilie, Rachitis, ererbter Tuberkulose, Gallensteinen, Atherosklerose, sowie auch Diabetes und Schrumpfniere (H. W. Freund, Teilhaber, Aschner, Zieler und Fischer). Diese Annahmen konnte Pape an seinem Sektionsmaterial nur zum Teil bestätigen. Die Häufung von Uterusmyomen bei Tuberkulose fand er nicht. Tuberkulose fand er bei den Myomen nur halb so oft wie bei den Nichtmyomen. Dementsprechend überwog auch die gutartige Tuberkulose bei den Myomen und die bösartige bei den Nichtmyomen. Atherosklerotische Veränderungen waren nach seinem Befund bei Myomen doppelt so häufig; auch schon bei jugendlichen Myompatientinnen zeigte sich ein auffallend hoher Prozentsatz. In Übereinstimmung damit war auch die Apoplexie bei Myomen doppelt so häufig als es nach den allgemeinen Atheroskloseverhältnissen zu erwarten war. Aber eine spezifische Neigung zur Aortenwurzelsklerose, also zu zentraler Lokalisation der Sklerose, konnte er nicht feststellen.

Wenn man einen inneren Zusammenhang annehmen will, so könnte man darauf hinweisen, daß Chlorose und in mancher Richtung auch Tuberkulose als Zeichen einer Störung der Keimdrüsenfunktion angesehen werden können, die man ja auch bei der Myomentwicklung annimmt. Aschner macht auch darauf aufmerksam, daß manche der genannten Krankheiten, so besonders Diabetes, Fettsucht und Atherosklerose mit den Myomen den breitknochigen Körperbau gemeinsam haben. Aber alle diese Dinge sind bis jetzt zu wenig beachtet, um etwas Bestimmtes zu sagen.

Wieweit auch eine abnorme psychosexuelle Konstitution zur Myombildung führen kann, wie Kehrer meint, bedarf noch weiterer Untersuchung.

Die Frage, wie das Vorhandensein eines Uterusmyoms das weitere Schicksal beeinflußt, sei nicht im einzelnen erörtert; nur einzelne Punkte seien erwähnt, vor allem der späte Eintritt des Klimakteriums, das manchmal erst Ende der 50er Jahre sich einstellt. Nach den statistischen Erhebungen von Pape zeigen auch die Frauen mit Myomen im fünften Dezennium eine größere Sterblichkeit als die anderen; die Wechseljahre sind danach kritischer. Zur Erklärung kommen neben anderen Faktoren Herzschädigungen infolge der um diese Zeit oft besonders starken Menstruationsblutungen oder durch toxische Einflüsse in Betracht. Ferner liegt im Myom auch eine gewisse Disposition zum Sarkom; wir fanden 2%, andere geben bis zu 10% an. Jedenfalls aber ist der Übergang in Sarkom so selten, daß man deswegen nicht nötig hat, jedes Myom prophylaktisch zu entfernen.

Was immer wieder auffällt, sind die entzündlichen Veränderungen bei

Myomen. Allgemein bekannt sind die entzündlichen Adnexveränderungen, die man bei Myomoperationen so oft antrifft. Pape fand sie auch an der Leiche. Weniger beachtet ist die oft hochgradige zirkumskripte Rötung der Uterusserosa im Bereich eines Myomknollens, besonders während der Schwangerschaft. Angesichts dieser Dinge möchte man fast von einer entzündungserregenden Wirkung der Myome sprechen. Die Ursache ist nicht bekannt. Daß es sich etwa um die Folge mechanischer Reibung eines Myomknotens an der Umgebung handelt, ist nicht wahrscheinlich. Chemische Stoffe, die vom Myom oder von der Dysfunktion des Ovariums ausgehen sollen, haben sich nicht finden lassen. Da v. Franqué in Myomen auch ohne Fieber Bakterien nachwies, könnte es sein, daß die Myome eine besondere Anziehungskraft auf die Bakterien ausüben. An eine solche ruhende Infektion muß man jedenfalls denken, wenn man nach einer Myomoperation eine ganz unerwartete Peritonitis auftreten sieht. Freilich stimmt damit schlecht, daß Pape an Sektionen bei den Nichtmyomen Peritonitis viel häufiger fand als bei Myomen.

Eine letzte Form der Rückwirkung des Myoms äußert sich in der Neigung zur Thrombose und Embolie. Als Ursache kommen in Betracht: Myomherz, Anämie, die eben erwähnte latente Infektion, operative Unterbindung der hypertrophischen Gefäße.

Daß das Myomherz besonderen Anforderungen gegenüber leichter versagt, z. B. auch bei einer Pneumonie (Pape), ist leicht verständlich.

IX. Karzinom und Konstitution.

Die wichtigste Frage ist die nach der Erblichkeit. Zu ihrer Beurteilung stehen uns zur Verfügung die statistische Erfahrung aus der menschlichen Pathologie und das Tierexperiment.

Die klinische Erblichkeitsforschung muß sich meistens damit begnügen, bei Karzinomkranken nach dem Vorkommen des Leidens in der Aszendenz zu fragen. Dabei können diese Fragen oft genug nicht exakt beantwortet werden: Die Befragten wissen oft über die Familie gar nichts, oder die angenommene Todesursache stimmt nicht, da nach Lubarsch dabei für Karzinome innerer Organe in über 32% der Fälle Irrtümer unterlaufen.

Nach dem Handbuch von Wolff „Die Lehre von der Krebskrankheit von den ältesten Zeiten bis zur Gegenwart" berichtet namentlich die ältere englische Literatur über recht auffallende erbliche Belastung. Paget gibt 22% an, Cooke 25%, Baker sogar 43%. Freilich wird die Zuverlässigkeit dieser Zahlen von Winiwarter angezweifelt, da sie meistens nur auf Notizen in den Sterbebüchern beruhen.

Aber auch neuere Angaben, die ich dem Wolffschen Buche entnehme, kommen zu auffallend hohen Zahlen: Hans Ziel (1892) 11%, Gueillot (1892) 15%, Fiessinger (1893) 14%, de Bovis (1902) 16—18%.

Diese Zahlen verschaffen uns aber keinen richtigen Einblick in die wirkliche Erblichkeit des Leidens, da Vergleichszahlen fehlen. Schon die Feststellung der Karzinomhäufigkeit im allgemeinen stößt auf Schwierigkeiten. Nach Lubarsch beträgt sie am Prosekturmaterial Deutschlands 10%. Da sie aber nach der allgemeinen Statistik nur 5,7% der Todesursachen ausmacht, glaubt Lubarsch, daß nur etwa die Hälfte angezeigt wird.

Aber mit Recht weist Peller auf die großen Unterschiede zwischen Krankenhausmaterial und Gesamtbevölkerung mit der ganz anderen Alterszusammensetzung hin. Zum Vergleich müßten wir daher entweder wissen, ob Karzinome bei den Nachkommen von Selbstnicht-krebskranken viel seltener sind, oder ob die Kinder krebskranker Eltern häufiger Krebs zeigen, als es dem Durchschnitt entspricht. Leider ist beides schwer festzustellen. Immerhin sei trotz der kleinen Zahlen nachstehende Angabe von Croner (zitiert nach Prinzing: Handbuch der Med. Statistik 1906, S. 241) über Verstorbene erwähnt:

	Absolute Zahl	Familiäre Belastung
An Karzinom gestorben	186	9,3%
An anderen Ursachen gestorben . . .	252	5,3 „

Nicht uninteressant sind auch die Zahlen von Florschütz. An Versicherten der Gothaer Bank (von 1829—1878) stellte er die Krebssterblichkeit unter den Kindern von karzinomkranken und karzinomfreien Eltern einander gegenüber, und fand nachstehendes Ergebnis:

	Bei Tuberkulose der Eltern	Bei Gehirn- und Rückenmarkserkrankungen der Eltern	Bei Herzkrankheiten der Eltern	Bei Krebs der Eltern	Von allen Versicherten
An Karzinom starben . . .	4,1%	7,2%	4,2%	9,3%	5,04%

Die Krebssterblichkeit beträgt demnach unter den Krebsbelasteten mit 9,3% fast doppelt so viel, wie unter den Gesamtversicherten mit nur 5,04%.

de Bovis berechnet nach einer niederländischen Statistik, daß die Krebssterblichkeit unter den Eltern derer, die im Jahre 1900 an Krebs erkrankt waren, größer ist als sie dem jeweiligen Todesjahr entspricht. Josselin de Jong wendet aber ein, daß die allgemeine Krebssterblichkeit zu der in Betracht kommenden Zeit (1870) nicht genau bekannt war und hält die Art und Weise, wie de Bovis sie berechnete, nicht für ganz richtig.

Weinberg und Caspar gingen einen etwas anderen Weg und stellten bei verheirateten Karzinomkranken die Karzinomsterblichkeit unter den Blutsverwandten (Eltern und Geschwistern) beider Ehegatten einander gegenüber. Sie fanden, daß in Stuttgart von 1873—1902 an Krebs starben:

	Der an Karzinom gestorbenen Ehegatten	Der nichtkarzinomatösen Ehegatten
Von den Eltern	6,6%	5,9%
Von den Brüdern und Schwestern . .	3,9 „	3,1 „

Auf Seite des karzinomkranken Ehepartners ist also eine etwas erhöhte Karzinomhäufigkeit in der Aszendenz. Zu einem ähnlichen Ergebnis kam Söegaart in dem kleinen norwegischen Ort Vikör mit 3400 Einwohnern. Krebs als Todesursache fand sich bei den Eltern der an Karzinom Gestorbenen in 9,43% und bei den Brüdern und Schwestern in 11% gegen 9,1% der Sterbefälle unter der gesamten Bevölkerung. Dieser gegenüber ist scheinbar bei den Eltern die Krebssterblichkeit nicht erhöht; man muß aber hierbei bedenken, daß die Eltern einer früheren Generation angehörten, wo wahrscheinlich die Krebssterblichkeit im allgemeinen niedriger war (Haehner).

Auch Riffel, der kleinere Orte Badens bearbeitete, tritt entschieden für die familiäre Prädisposition zum Karzinom ein.

Bei der Schwierigkeit, die Frage statistisch zu prüfen, sind Beobachtungen von sogenannten Krebsfamilien besonders wertvoll. Bekannt ist die Familie Napoleons I. Außer ihm selbst starben auch der Vater, ein Bruder und zwei Schwestern an Karzinom. Ähnliche Beobachtungen über familiäres Auftreten von Karzinom berichten Laurence, Varren, Peiser, Piel, Kaiser.

Am bekanntesten ist die Brocasche Karzinomfamilie geworden, die in 68 Jahren 16mal Tod an Karzinom aufweist, obwohl nicht alle Mitglieder das Karzinomalter erreichten. Der besonderen Wichtigkeit halber setze ich den Stammbaum hierher.

Brocasche Krebsfamilie (nach Haehner).

I. Generation: ♀ 1

II. Generation: ♀ 2   ♀ 3   ♀ 4   ♀ 5

III. Generation: ♀ 6 ♀ 7 ♀ 8 ♂ 9 ♂ 10 ♀ 11 ♀ 12 ♀ 13 ♀ 14 ♀ 15 ♀ 16 ♂ 17 ♀ 18 ♀ 19 ♀ 20 ♀ 21 ♀ 22 ♂ 23

IV. Generation: ♂ 24 ♀ 25 ♂ 26 ♂ 27 ♀ 28 ♀ 29 ♀ 30   ♂ 31 ♂ 32 ♂ 33

V. Generation: ♂ ♂ ♂ ♀ ♀

Nr. 1 starb mit 60 Jahren an Brustkrebs.
„ 2 starb mit 62 Jahren an Leberkrebs.
„ 3 starb mit 43 Jahren an Leberkrebs.
„ 4 starb mit 51 Jahren an Brustkrebs.
„ 5 starb mit 54 Jahren an Brustkrebs.
„ 6, 7 und 8 wurden 68, 72 und 78 Jahre alt, waren unverheiratet, hatten keinen Krebs.
„ 9 starb mit 28 Jahren, kein Krebs
„ 10 starb mit 64 Jahren an Magenkrebs
„ 11 starb an Brustkrebs
„ 12 starb an Brustkrebs } durchschnittlich 45 Jahre alt geworden, alle kinderlos.
„ 13 starb an Brustkrebs
„ 14 starb an Brustkrebs
„ 15 starb mit 65 Jahren, kein Krebs
„ 16 starb als Soldat.
„ 17 war mit 72 Jahren gesund.
„ 18 starb an Brustkrebs (34 Jahre).
„ 19 starb an Brustkrebs (43 Jahre).
„ 20 starb an Gebärmutterkrebs (47 Jahre).

Nr. 21 starb an Brustkrebs (45 Jahre).
„ 22 starb an Leberkrebs (66 Jahre).
„ 23 wurde alt, kein Krebs.
„ 24 starb an Paraplegie.
„ 25 war mit 24 Jahren gesund.
„ 26 war mit 58 Jahren gesund, hatte drei gesunde Söhne.
„ 27 starb als Soldat.
„ 28 starb im Wochenbett.
„ 29 starb an Brustkrebs, hat zwei gesunde Töchter.
„ 30 starb an Phthisis.
„ 31, 32 und 33 gesund.

Ein weiteres interessantes Beispiel findet sich bei Huizinga, Nolen und Veit in der schon erwähnten holländischen Statistik.

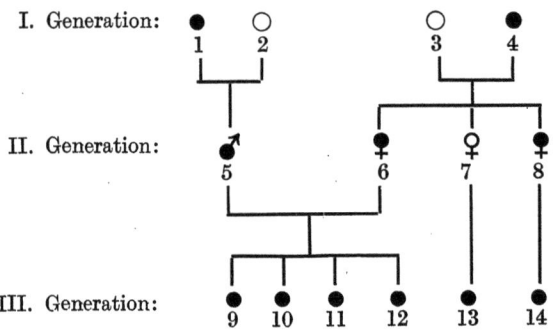

Nr. 1 starb an bösartigem Halstumor.
„ 2 starb an unbekannter Ursache.
„ 3 starb an unbekannter Ursache.
„ 4 starb an chronischem Darmleiden.
„ 5 starb an Blasen- und Darmkrebs.
„ 6 starb an Leberkrebs.
„ 7 starb an Herzlähmung.
„ 8 hat Brustkrebs.

Nr. 9 hatte einen Brusttumor, starb an einem Herzleiden.
„ 10 starb an Blasenkrebs.
„ 11 operiert wegen Brustkrebs.
„ 12 operiert wegen Brustkrebs.
„ 13 starb an Ösophaguskrebs.
„ 14 hat Krebs beider Brüste.

Die Beweiskraft dieser Zahlen sinkt etwas, wenn Bashfords Berechnung der Karzinomhäufigkeit nach den Gesetzen der Wahrscheinlichkeit richtig ist. Unter der Voraussetzung, daß von der über 40 Jahre alten Gesamtbevölkerung 10% an Karzinom erkranken, kommt er über die wahrscheinliche Karzinomhäufigkeit zu nachstehenden Zahlen:

Zahl der Krebstodesfälle in einer Familie	Auf 100 Familien mit		
	6 Mitgliedern	8 Mitgliedern	10 Mitgliedern
0	51	41	33
1	36	39	39
2	11	16	20
3 oder mehr	2	4	8
	100	100	100

Danach kommen nach dem Gesetz der Wahrscheinlichkeit auf 100 je sechsköpfige Familien schon zwei, in denen mindestens drei Mitglieder an Karzinom starben.

Wenn aber zur Häufung der Karzinome in bestimmten Familien noch eine Häufung der gleichen Lokalisation im selben Organ oder Organsystem hinzukommt (Wells), dann fällt es doch schwer, an Stelle einer erblichen Veranlagung einen Zufall anzunehmen.

Beispiele:
1. Napoleon I., 3 Geschwister und sein Vater starben an Magenkarzinom.
2. Nach Pel starben von 7 Geschwistern 5 an Magenkarzinom; ferner eine Großmutter, Mutter und 3 Töchter an Mammakarzinom.
3. Warthin konnte unter 48 Nachkommen eines karzinomkranken Großvaters 17mal Karzinom feststellen, darunter 10mal Uteruskarzinom, 7mal Magenkarzinom.
4. In der Brocaschen Karzinomfamilie fand sich unter 16 Krebsen 12mal Brustkrebs.

Mit besonderem Recht hält J. Bauer einen Zufall für ausgeschlossen, wenn an sich seltene, maligne Neubildungen wie Gliome der Retina, in einer Familie sich häufen. So berichtet Newton über 16 Geschwister, von denen 10 an Gliom der Netzhaut starben.

Einen Hinweis auf Erblichkeit hat man auch in der verschiedenen Häufigkeit des Karzinoms bei verschiedenen Nationen und Rassen erblicken wollen. So gehört z. B. Italien zu den karzinomärmsten, die Schweiz und die österreichischen Alpenländer zu den karzinomreichsten Ländern. Auf eine Million Einwohner kommen in Italien 675, in der Schweiz 1259 und in den österreichischen Alpen 1283 Karzinome.

Die vorliegenden Angaben über Rassenunterschiede sind aber nicht bestimmt genug, um auf sie Urteile zu gründen. So wird z. B. von den Jüdinnen bald ein Karzinomreichtum, bald eine Karzinomarmut berichtet (S. Peller). Und wenn bei tieferstehenden Menschenrassen das Karzinom seltener sein soll, so erklärt das Barker, der den Krebs für eine Kulturkrankheit hält, mit der natürlicheren Lebensweise und der vitaminreicheren Nahrung und dergleichen. Ähnliche Einflüsse schuldigt er für die obenerwähnten Unterschiede in verschiedenen Ländern desselben Kontinents an.

Auffallend ist aber in diesem Zusammenhang auch die verschiedene Verteilung der Karzinome auf die einzelnen Organe in den verschiedenen Ländern. Nachstehende, der Arbeit von Peller entnommene Zahlen geben darüber einen gewissen Überblick. Auf 100 000 Einwohner kommen:

	England		Norwegen		Holland	Italien	Japan
	Mann	Frau	Mann	Frau			
Magenkarzinom	22,8	18,2	56,9	46,0	—	—	—
Mammakarzinom	—	22,8	—	—	—	5,8	1,8
Genitalkarzinom	—	25,8	—	14,0	13,2	—	—

Danach fällt auf, daß im krebsreichen England Magenkarzinome selten und im krebsarmen Norwegen häufig sind.

Leider wird in den klinischen Anamnesen oft genug zu wenig auf die Erblichkeit des Karzinoms Rücksicht genommen. Darum erfahren die Hausärzte sehr oft mehr als die Krankenhausärzte. Mit der besonderen Aufmerksamkeit muß es wohl zusammenhängen, wenn Roth für die Privatpraxis mehr als 50% erbliche Belastung findet, während Winiwarter für die Klinik Billroth nur 1% angibt.

Seitdem wir selbst ein besonderes Augenmerk auf die Dinge haben, finden wir in der Aszendenz unserer Karzinomkranken auffallend oft Karzinom (Abb. 177). Gar nicht selten kommt es gehäuft vor bei verschiedenen Mitgliedern, Eltern, Großeltern, Geschwistern, Onkeln, Tanten usw. Bei den Laien ist der Glaube an eine Vererbbarkeit des Karzinoms weit verbreitet. Darum kommen viele Frauen in unsere Sprechstunde aus Krebsangst mit der Angabe, daß der Vater oder die Mutter oder ein anderes Familienmitglied an Karzinom gestorben sei.

Aus der Tierpathologie sei zunächst erwähnt, daß schon Virchow die Häufigkeit von Heredität der Melanosarkome bei Schimmeln aufgefallen ist. Vom Tierexperiment wissen wir, daß verschiedene Tiergattungen ganz verschieden auf Karzinomimpfung reagieren. Bei Ratten läßt sich z. B. im Gegensatz zu Mäusen ein Teerkrebs nicht erzeugen. Haaland fand, daß ein bestimmter Tumor auf Berliner Mäusen in nahezu 100% anging, bei Hamburger Mäusen aber nur in 24% und bei Mäusen aus Christiania überhaupt nicht. Daher muß man auch beim experimentell erzeugten Krebs die Mitwirkung eines endogenen Momentes annehmen (Borst, Sternberg).

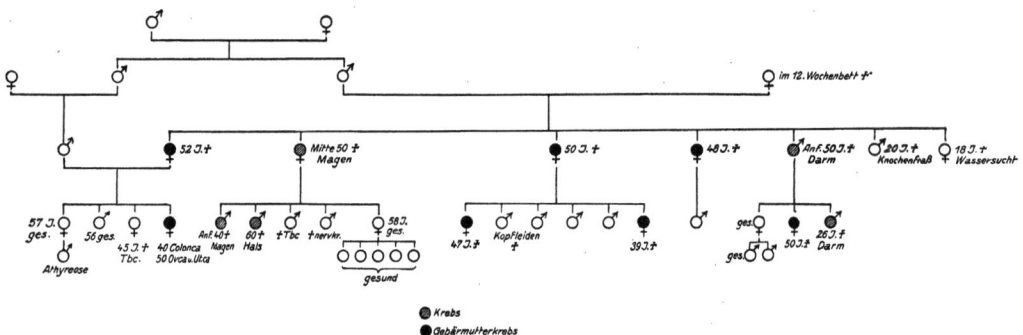

Abb. 177. Karzinomstammbaum.

Eine großzügige Bearbeitung fand die Erblichkeitsfrage durch Maud Slye am Institut von Wells in Chicago. An 40 000 Mäusen, von denen 5000 an spontanen Geschwülsten erkrankt waren, zeigte sich, daß die Fähigkeit, ein Karzinom zu bekommen, erblich ist.

Alles zusammengenommen muß man wohl an eine Vererbbarkeit des Krebses denken. Aber nicht nur die Karzinomentstehung, sondern auch eine bestimmte Form des Karzinoms, die Lokalisation in einem bestimmten Organ und die Metastasenbildung scheinen von einer erblichen Disposition abzuhängen. Näherhin muß man nach J. Bauer zwei, eine konstitutionelle Krebsdisposition bedingende Faktoren annehmen: eine allgemeine Blastomanlage, d. h. eine allgemeine Krebsfähigkeit eines bestimmten Trägers und dann eine bestimmte Organdisposition, welche die Lokalisation bei gegebener Krebsfähigkeit determiniert.

Die Tatsache, daß Kinder aus Familien, wo beide Eltern an malignen Geschwülsten starben, nicht erkranken, scheint die Erblichkeit des Krebses zu widerlegen. Van Dam beobachtete 13 solcher Familien, wo beide Eltern an Karzinom starben, während von den 46 Kindern kein einziges karzinomkrank war, obwohl fünf das 70. Lebensjahr überschritten hatten. J. Bauer erklärt das als einen aus der Art der Vererbung verständlichen Zufall.

Die Art der Vererbung ist nicht ganz sicher bekannt. Maud Slye sagt, daß die Vererbung nach den Mendelschen Gesetzen abläuft. Aebly stimmt dem nicht ganz zu. Maud Slye glaubt an einen rezessiven Vererbungsmodus, während Klara Lynch am Rockefellerinstitut einen determinanten Vererbungsmodus annimmt. Eine Mittelstellung nehmen L. Loeb und Lathrop ein, indem sie an ein wechselndes Verhalten glauben.

Klinisch ist uns aufgefallen, daß wir auffallend oft die Mütter oder Großmütter am familiären Vorkommen des Karzinoms beteiligt finden. Auch an der Brocaschen Karzinomfamilie tritt die starke Beteiligung der Frauen in Erscheinung. Man könnte daraus den Eindruck gewinnen, als ob das Karzinom sich hauptsächlich durch den weiblichen Teil der Aszendenz vererbt. Aber vermutlich tritt dieser so oft in der Anamnese auf, weil das Karzinom beim weiblichen Geschlecht durch die Mamma- und Uteruskarzinome besonders häufig ist.

Nach experimentellen Ergebnissen von Maud Slye kann man sich auch fragen, ob die Prognose des Krebses bei den vererbten Formen nicht ungünstiger ist als bei den erworbenen.

Ob es auf Grund unserer bisherigen Kenntnisse über die Vererbung des Krebses schon an der Zeit ist, das Publikum aufzuklären und Ehekandidaten vor krebsbehafteten Familien zu warnen (Wachtel), scheint sehr fraglich. Schneider bekämpft diesen Vorschlag und fürchtet, daß ihn höchstens die Intelligenten beachten, während die anderen sich nicht daran kehren. Daraus droht dann nach seiner Meinung unter Umständen der Verlust wertvollen Erbgutes und am Ende sogar eine Verproletarisierung des Volkes.

Über die Zusammenhänge zwischen der eigenen Körperverfassung und Karzinom weise ich zunächst nur darauf hin, daß uns bei unseren Uteruskarzinomkranken die Spätmenarche sehr aufgefallen ist. Während sonst unser gynäkologisches Material durchschnittlich mit 16 Jahren erstmals menstruiert, traten unter 661 Frauen mit Uteruskarzinom auffallend viele, nämlich 43% erst mit 17 Jahren oder später in die Menarche ein. Bekanntlich haben wir dabei sehr oft eine Hypoplasie des Genitalapparates mit Unterentwicklung des Bindegewebes. Beruft man sich nun auf die Thierschsche Theorie, wonach die verminderte Widerstandsfähigkeit des Stroma mit der Karzinomentwicklung zusammenhängt, so dürfen wir in der verzögerten Menarche den Ausdruck einer zu Karzinom führenden Anlage erblicken.

Es ist nun ganz besonders interessant, daß dieses konstitutionelle Moment beim Korpuskarzinom besonders ausgesprochen ist. Spätmenstruation zeigte sich bei 97 Körperkarzinomen unserer Klientel in 48,4%, bei 584 Kollumkarzinomen aber nur in 42%. Die Trägerinnen eines Korpuskarzinoms menstruierten im Durchschnitt $^1/_2$ Jahr später; der häufigste Menstruationsbeginn fällt beim Korpuskarzinom mit 21,42% erst auf das 18. Lebensjahr, beim Kollumkarzinom mit 21,18% auf das 16. Lebensjahr.

Zur Erklärung kann man darauf hinweisen, daß das Korpuskarzinom weit mehr auf konstitutioneller Grundlage entsteht als das Kollumkarzinom, wie wir gleich noch näher hören werden. Darum ist dort die konstitutionelle Spätmenarche häufiger.

Jedenfalls verdienen künftighin familiäres Auftreten des Karzinoms, Zeitpunkt des Eintritts der Menarche und Verhalten der Fruchtbarkeit besondere Beachtung.

Bezüglich Sterilität und Karzinom ist zu sagen, daß die Sterilität bei den primären Ovarialkarzinomen mit 28% viel auffallender ist als bei den sekundären mit 3%. Das spricht doch sehr dafür, daß wir es bei dem primären Eierstockskarzinom mit einem gemeinsamen Agens zu tun haben, das zuerst Sterilität und dann Karzinom auslöst. In diesem Lichte dürfen wir dann die Sterilität als ein präkanzeröses Stadium ansehen.

Eine gleiche Auffassung ergibt sich auch aus dem Unterschied im Sterilitätsverhalten zwischen Uteruskollum- und Uteruskörperkarzinom. Unter den verheirateten Frauen mit Kollumkarzinom waren nur 1,4% steril, unter den entsprechenden Korpuskarzinomen aber 16,3%. Die Ursache dieser verschiedenen Fruchtbarkeit kann man darin erblicken, daß Konstitution und Kondition bei Entstehung der beiden Karzinomarten eine ganz verschiedene Rolle spielen. Bei der Entstehung des Kollumkarzinoms wirken Konstitution und Kondition zusammen. Konditionell sind die zahlreichen Geburten, die zu Läsionen am Kollum führen und im Sinne der Virchowschen Theorie karzinomerregend wirken, wie es Theilhaber annimmt. Beim Korpuskarzinom fallen die konditionellen Momente in Form der Geburtsverletzungen so gut wie ganz weg. Wenn es hier zum Karzinom kommt, so ist in der Hauptsache eine von Haus aus bestehende Anlage daran schuld. Diese Anlage äußert sich aber wie beim Ovarialtumor und Uterusmyom zuerst in vermehrter Sterilität, die man daher wieder als präkanzeröses Stadium ansehen kann.

Die erwähnte Verschiedenheit der konstitutionellen und konditionellen Einflüsse beim Korpus- und Kollumkarzinom hängt vielleicht auch mit dem großen Häufigkeitsunterschied der beiden Karzinomarten zusammen. An unserem Material kamen 5 Kollumkarzinome auf 1 Korpuskarzinom. Wenn auch an anderen Orten (Opitz, Weibel) das Verhältnis anders ist, so ist doch immer das Kollumkarzinom wesentlich häufiger als das Korpuskarzinom. Vielleicht hängt das damit zusammen, daß die karzinomerregenden Geburtsverletzungen am Kollum viel häufiger sind als am Korpus. Anscheinend können bei vorhandener Blastomanlage die Geburtstraumen den Sitz des Karzinoms im Uterus beeinflussen.

Dieser Einfluß der Geburten erklärt vielleicht auch die große Häufigkeit des Uteruskarzinoms in den wirtschaftlich schwachen Ständen. Unter den Saalkranken unserer Klinik ist das Uteruskarzinom mit 5,6% etwa 8mal häufiger als unter den Privatpatientinnen mit 0,7%. Wegen der großen Häufigkeit in den arbeitenden Klassen hat man das Karzinom ja auch die Proletenkrankheit genannt und die Lebenshaltung, sowie die Ernährung damit in Zusammenhang gebracht. Demgegenüber sei aber darauf hingewiesen, daß unsere Saalkranken durchschnittlich fast zweimal mehr Kinder als die Privatkranken auf die Welt bringen, nämlich 4,52 gegen 2,65.

Ob die uns aufgefallene Abnahme des Uteruskarzinoms seit dem Krieg mit dem Geburtenrückgang zusammenhängt, lassen wir dahingestellt. Peller lehnt einen solchen Zusammenhang ab.

Von der Schwangerschaft nahm man früher ziemlich allgemein an, daß sie das Karzinomwachstum begünstige; man hielt darum die Karzinomprognose in der Gravidität für besonders schlecht. Eine Prüfung dieses Standpunktes an einem großen Material finde ich nirgends. Anscheinend hat man sich immer nur auf Einzelbeobachtungen gestützt und diese verallgemeinert. Entgegen diesen früheren Anschauungen fand ich an einem größeren Material unserer Klinik die Situation durchweg günstiger, so daß wir den nachteiligen Einfluß der Schwangerschaft auf ein Uteruskarzinom bestreiten müssen. Eine Reihe von Nachuntersuchern (Schweizer, Peller, Weibel, Kock) fanden das bestätigt. Zur Erklärung kann man eine Gravidität biologisch als einen Tumor mit äußerst lebhafter Wachstumstendenz ansehen und auf die sogenannte atreptische Immunität hinweisen. Danach nimmt man an, daß bei Vorhandensein von zwei Tumoren mit verschiedenem Wachstumsdrang der stärker wachsende den schwächer wachsenden hemmt. Tatsächlich fand Fichera, daß Impfung von embryonalem Gewebe bei trächtigen Tieren schlechter angeht als bei nichtträchtigen.

In Übereinstimmung damit steht, daß bei trächtigen Mäusen und Ratten Impfsarkome oder Impfkarzinome stets weniger wuchsen als bei nichtträchtigen (Graff, Frankl, Kock).

Was schließlich den äußeren Habitus betrifft, so zeigt dieser keine mit Sicherheit auf Karzinom hinweisenden Stigmata. Selbst die so oft betonte Kachexie fehlt bei gynäkologischen Karzinomen nicht selten, besonders beim Uteruskarzinom. Die Angabe, daß Karzinomkranke stark unterernährt seien, mag beim Karzinom des Verdauungskanales, wo es bald zu Ernährungsstörungen kommt, zutreffen, für das Uteruskarzinom stimmt sie lange nicht immer. Wo Kachexie vorhanden ist, handelt es sich oft um ein schon sehr weit fortgeschrittenes Leiden. Wer daher mit der Diagnose „Karzinom" warten will, bis Kachexie auftritt, kann eine schwere Unterlassungssünde begehen. Nach unseren Erfahrungen sind die Frauen mit Uteruskarzinom nicht selten so gut genährt und zeigen so fettreiche Bauchdecken, daß dadurch die Operation geradezu erschwert sein kann. Diese Beobachtung stimmt mit der vielfach vertretenen Anschauung, daß das Karzinom im allgemeinen eine Erkrankung der Wohlgenährten sei (Barker).

Ob Frauen mit dunkler Haar- und Hautfarbe häufiger an Karzinom erkranken, wie Aschner meint, vermögen wir nicht zu beurteilen. Daß Frauen mit Karzinom nicht grau werden sollen (Strümpell, Wunderlich), können wir ebenso wie Schridde (s. S. 430) nicht bestätigen. Wenn dem so wäre, dann müßte man an einen Zusammenhang mit dem Pigmenthaushalt und damit vielleicht mit dem Verhalten der Nebenniere denken.

Daß das Karzinom eine Alterserkrankung ist mit vorwiegender Beteiligung der Jahre zwischen 40 und 60, ist bekannt. Ein Unterschied zwischen Karzinom des Uteruskollums und des Uteruskörpers besteht in dieser Richtung insofern, als die größte Häufigkeit des Korpuskarzinoms auf ein etwas höheres und die des Kollumkarzinoms auf ein etwas niedrigeres Alter fällt (s. S. 670). Vielleicht zeigt sich auch darin der oben angedeutete konstitutionelle Unterschied bei der Entstehung der beiden Karzinomarten.

Ob sich beim Karzinom oft eine Obstipation findet, wie Barker meint, entzieht sich unserer Beurteilung schon deswegen, weil Obstipation bei Frauen überhaupt sehr häufig ist.

Schließlich sei noch erwähnt, daß Frauen mit Prolaps selten ein Karzinom bekommen, worauf Aschner mit Recht hinweist. Er meint, daß vielleicht die „schlaffe Faser" vor Karzinom schützt, da das Karzinom eine sthenische Krankheit sei, die auf rigidem Gewebe besser gedeiht. Ob das richtig ist, sei dahingestellt.

Über die Beziehungen zwischen Karzinomwachstum und endokrinen Drüsen wissen wir leider sehr wenig. Elsner berichtet, daß er an Mäuse-Impfkarzinomen nach

Injektion von Hodenextrakt eine Wachstumshemmung der Tumoren sah. Wir wollen uns an dieser Stelle nur mit der weiblichen Keimdrüse befassen. Ihr Einfluß auf das Karzinomwachstum wird ganz verschieden eingeschätzt. Manche Autoren (Fichera, Theilhaber) nehmen eine das Karzinomwachstum fördernde Wirkung an. Tatsächlich soll bei kastrierten Mäusen das Wachstum implantierter Karzinome zurückbleiben. Im Hinblick darauf könnte man nun die Schwangerschaft als temporäre physiologische Kastration ansprechen und damit die obenerwähnte Hemmung des Karzinomwachstums in der Gravidität erklären. Dagegen läßt sich aber manches einwenden. Wie dem aber auch sei, die theoretische Konsequenz aus der Anschauung, daß die Keimdrüse das Karzinomwachstum befördert, ist die Mitentfernung des Eierstocks bei Operation von Genitalkarzinomen oder die Kastration bei inoperablen Fällen.

Im Gegensatz dazu stehen andere auf dem Standpunkt, daß die Keimdrüse das Karzinomwachstum hemmt (Lauterborn). Sie weisen auf die monströse Geweihbildung beim Rehbock hin, wie sie nach Kastration auftreten kann. Nach Fellner wird das Karzinomwachstum durch Injektion mit „femininem Sexuallipoid" gehemmt. Die Anhänger dieser Anschauung lassen zur Verhütung von Rezidiven bei der Operation von Genitalkarzinomen den Eierstock zurück (Thieß).

Mit der Annahme eines Einflusses der Keimdrüse auf das Karzinomwachstum stoßen wir also auf Widersprüche.

Denselben Widersprüchen begegnet man, wenn man die verschiedene Häufigkeit der Krankheit in den verschiedenen Lebensaltern mit dem Verhalten der Keimdrüse in Zusammenhang bringen will. In der Jugend ist das Karzinom selten und im Alter häufig, die größte Häufigkeit liegt nach dem 50. Jahr. Nun haben wir in beiden Lebensaltern keine Eierstockstätigkeit, und zwar in der Jugend noch keine und im Alter keine mehr. Es müßte also das Fehlen der Eierstocksfunktion eine ganz entgegengesetzte Wirkung haben, in der Jugend hemmend, im Alter fördernd. Bei diesem Widerspruch muß man annehmen, daß die Keimdrüse mit diesen Dingen nichts zu tun hat, wenigstens nicht auf direktem Wege.

Dennoch begegnen wir dieser Vermutung noch einmal bei der Frage, ob der Grad der Malignität der Karzinome im Alter sich verändert. Manche Autoren stehen wie Zweifel auf dem Standpunkt, daß die Malignität im Alter abnimmt. Man könnte die Ursache für die Verminderung der Malignität darin erblicken, daß die nach dem Klimakterium eintretende Gewebeschrumpfung die Karzinomausbreitung hemmt. Aber dem steht entgegen, daß nach unserer Erfahrung die Gravidität mit ihrem saftreichen Gewebe die Ausbreitung ebenfalls hemmt, oder doch nicht befördert. Obendrein ist gar nicht sicher, ob die Karzinome im Alter weniger bösartig sind. Weibel lehnt einen günstigen Einfluß des Alters auf Grund des großen Wertheimschen Materials direkt ab.

Nach all dem läßt sich also über den Einfluß der Keimdrüse auf das Karzinomwachstum nichts Sicheres sagen.

X. Lebensalter und gynäkologische Erkrankungen (Altersbilder).

Die verschiedenen gynäkologischen Erkrankungen sind oft an ein bestimmtes Lebensalter gebunden, so daß man z. B. von „Prolapsalter" oder „Myomalter" spricht.

Unter den Störungen der Menstruation ist namentlich die essentielle Dysmenorrhöe eine Erkrankung der jüngeren Jahre und der Unverheirateten, hauptsächlich der Kinderlosen. Bekanntlich schwindet manche Dysmenorrhöe der Jugendlichen mit dem Eintritt in die Ehe, resp. mit der Aufnahme des Geschlechtsverkehrs. Als Ursache kommt Verschiedenes in Betracht, wie ich an anderer Stelle ausgeführt habe. Soweit die Dysmenorrhöe die Folge einer Genitalhypoplasie ist, kann der Sexualverkehr durch Hyperämie oder Spermaresorption einen Wachstumsreiz abgeben und zum nachträglichen Auswachsen des zurückgebliebenen Uterus führen. Vielfach sind auch die Entlastung von Schwerarbeit, die wirtschaftliche Besserstellung und der Übertritt aus dem Kampf ums Dasein in den bergenden Hafen der Ehe am Schwinden der Dysmenorrhöe schuld. In anderen Fällen steht hinter der Dysmenorrhöe der Mädchenzeit eine Sexualneurose, die mit der Ehe ihren Abschluß findet.

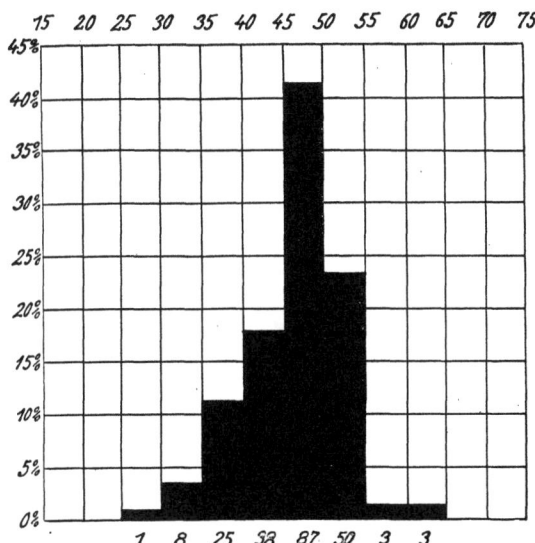
Abb. 178. Metritis chronica (215 Fälle) nach Scholl.

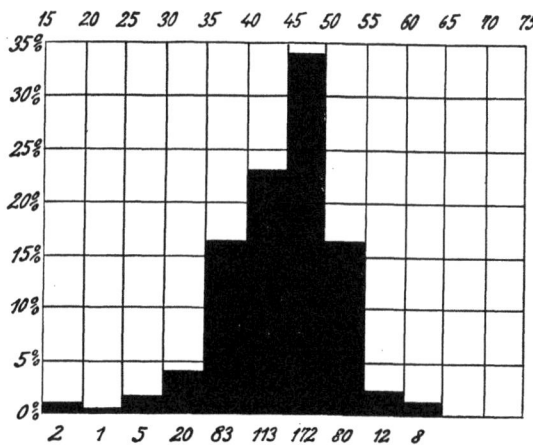
Abb. 179. Uterusmyom (496 Fälle) nach Scholl.

Die weiteren gynäkologischen Erkrankungen hat Scholl am Material der Tübinger Klinik unter Doederlein nach dem „Altersbild" zusammengestellt, wir können ihm im nachstehenden weitgehend folgen. Die entzündlichen Veränderungen des Uterus sind natürlich hauptsächlich an die Blütezeit der Fortpflanzungstätigkeit gebunden, da Geburten und Wochenbetten die hauptsächlichste Veranlassung zu entzündlichen Prozessen sind. Die Endometritis fungosa erreicht darum ihre größte Häufigkeit zwischen dem 25. und 35. Jahr; freilich ist dabei zu berücksichtigen, daß man heute, seitdem uns Hitschmann und Adler die zyklischen Veränderungen des Endometriums kennen gelehrt haben, manches wohl nicht mehr als Endometritis fungosa ansprechen darf, was früher so genannt wurde.

Die Metritis chronica oder die Metropathia haemorrhagica mit der Verdickung der Uteruswand und den sklerotischen Gefäßveränderungen (Pankow) ist eine Erkrankung, deren Gipfelpunkt ins klimakterische Alter fällt. Die Abgrenzung gegen Myome ist nicht immer leicht. Vielleicht befinden sich daher in der Schollschen Tabelle unter den Frauen über 50 Jahre manche mit Myomen (Abb. 178).

Das Uterusmyom kommt am häufigsten im 5. Lebensjahrzehnt vor; da das Myomwachstum wohl mit innersekretorischen Störungen des Ovariums zusammenhängt, wie

Seitz, Schneider und ich zeigen konnten, so ist die Myomentwicklung in der Hauptsache an die Zeit der Eierstockstätigkeit gebunden. Aus diesen Gründen findet sich ein Myom extrem selten vor dem 20. Lebensjahr oder nach dem Klimakterium. Dem letzten Punkt widerspricht es nicht, daß man Myome auch bei Frauen jenseits des 50. Jahres antreffen kann, denn diese Frauen sind zwar im klimakterischen Alter, aber nicht im Klimakterium (Abb. 179).

Das Uteruskarzinom ist, wie das Karzinom überhaupt, eine Erkrankung des höheren Lebensalters. Die größte Häufigkeit fällt etwa zwischen

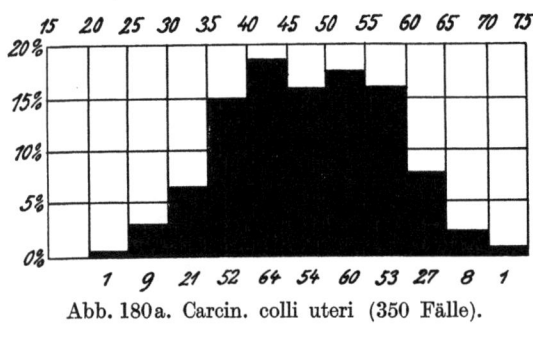
Abb. 180a. Carcin. colli uteri (350 Fälle).

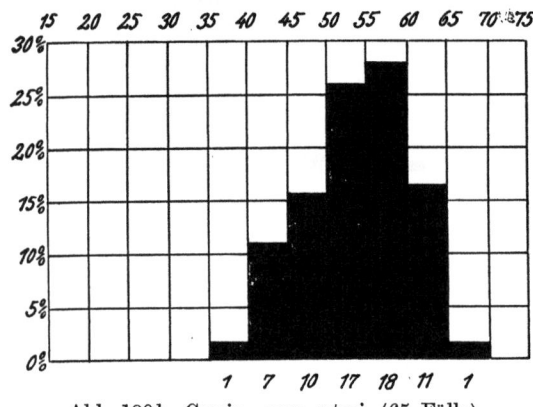
Abb. 180b. Carcin. corp. uteri (65 Fälle).

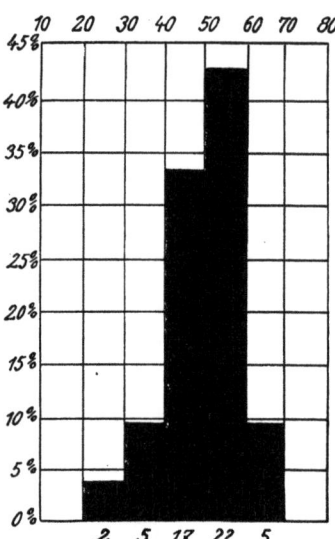
Abb. 181a. Carcinoma ovarii (51 Fälle) nach Scholl.

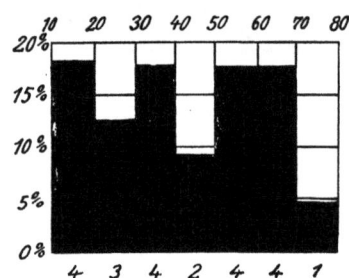
Abb. 181b. (Sarcoma ovarii 22 Fälle).

40 und 60. Von jeher ist uns dabei ein Unterschied zwischen Kollum- und Korpuskarzinom aufgefallen. Das Kollumkarzinom kommt eher auch schon in den jüngeren Jahren vor; der Gipfel seiner Häufigkeit liegt um $1/2$ oder 1 Dezennium früher, etwa zwischen 40 und 55 Jahren, während der des Korpuskarzinoms auf das Alter von 50 bis 60 Jahren fällt, wie wir ungefähr übereinstimmend mit Scholl fanden (Abb. 180).

Vielleicht bringt das unterschiedliche Verhalten der Fertilität bei beiden Karzinomarten einen Sinn in diese Dinge. Gemäß unseren früheren Darlegungen scheint es, daß das Kollumkarzinom ursächlich mehr mit den konditionellen Faktoren der Geburtsverletzungen zusammenhängt, während das Korpuskarzinom mehr eine anlagemäßige, konstitutionelle Angelegenheit ist. Nun aber sind die Frauen mit Kollumkarzinomen durchschnittlich viel fruchtbarer als die anderen. Von den ersteren hat fast jede geboren; steril sind nur 1,4% gegen 16,3% bei den letzteren. Beim Kollumkarzinom haben wir eine durchschnittliche Geburtenzahl von 6,7, beim Korpuskarzinom nur 3,6. Unter den Kollumkarzinomen finden sich demnach ganz wenig Kinderlose, wenig Weniggebärende und viele Vielgebärende. Beim Korpuskarzinom ist es gerade umgekehrt. Man kann daher vielleicht annehmen, daß die Geburtsverletzungen des Kollums die Anlage zum Karzinom früher in Erscheinung treten lassen. Beim Korpuskarzinom dagegen fällt dieser konditionelle Faktor weg, das Korpuskarzinom ist mehr rein konstitutionell bedingt und kommt deswegen erst zum Durchbruch, wenn es dem in der ursprünglichen Anlage liegenden Plan entspricht.

Ovarialtumoren können in allen Lebensaltern auftreten, aber gewisse Grenzen werden doch respektiert. Vor der Pubertät sind die Geschwülste selten, wenn auch die Kindheit, wo die Tumoren dann meist bösartig sind (Hubert, Halban), nicht ganz verschont bleibt. Nach oben bestehen eigentlich keine festen Grenzen; vielmehr sind es unter den Genitaltumoren gerade die Eierstocksgeschwülste, die bis ins höchste Alter hinein vorkommen können. Wie häufig die verschiedenen Arten von Ovarialtumoren in der Menopause auftreten, zeigt nachstehende Tabelle:

	Auftreten in der Menopause
Kystoma serosum simplex	18,0%
Kystadenoma serosum papillare	35,7%
Pseudomuzinkystome	33,3%
Dermoid	7,8%
Sarkome	39,0%
Primäre Eierstockskarzinome	52,4%
Davon a) solide und adenomatöse Karzinome in der Menopause 70,0%, b) Zystokarzinome 46,7%	
Metastatische Eierstockskarzinome	42,4%

Von besonderem klinischen Werte wäre es, wenn die verschiedenen Arten von Ovarialtumoren an ein Prädilektionsalter gebunden wären, man könnte dann allenfalls aus dem Alter der Patientin die Tumorart diagnostizieren. Leider aber ergeben sich da nur sehr lockere Beziehungen; am deutlichsten kommen sie noch bei den bösartigen Tumoren zum Ausdruck. Karzinome können sich zwar in allen Altersklassen finden, bevorzugen aber doch die höheren Jahrgänge, wie die Tabelle Scholl zeigt (Abb. 181 a). Demgegenüber treten die Sarkome eher auch schon in den jüngeren Jahren auf (Abb. 181 b). Nach Wiel lagen bei Kindern unter 5 Jahren in 29,1% Sarkome vor und bis zu 15 Jahren waren nach Hubert 14,3% der Geschwülste bösartig. Jugendlichkeit der Patientinnen ist also in hohem Maße auf Malignität verdächtig.

Sarkome treten nun nicht nur früher auf als Karzinome, sondern verschiedene Formen bevorzugen ein besonderes Lebensalter, wie Stübler und Brandeß an unserer Klinik auffiel. Die unreifen Formen des Rundzellensarkoms finden sich anscheinend hauptsächlich in der Jugend, wie sich aus nachstehender Tabelle ergibt (S. 672). Wenn die Zahlen auch klein sind und darum keinen Anspruch auf absolute Gültigkeit haben, so können sie vielleicht doch das gegenseitige Verhältnis der Sarkomarten zueinander veranschaulichen.

Altersbild der verschiedenen Ovarialsarkome (nach Stübler und Brandeß).

	Rundzellen-sarkome	Spindelzellen-sarkome	Mischzellen-sarkome	Alle Sarkome zusammen
Durchschnittsalter	27,5	45,7	52,2	42,7
Vom 10.—20. Jahre	3 = 50,00%	1 = 8,36%	0 = 0%	4 = 18,18%
,, 21.—30. ,,	1 = 16,67%	2 = 16,66%	0 = 0%	3 = 13,64%
,, 31.—40. ,,	1 = 16,67%	2 = 16,66%	1 = 25%	4 = 18,18%
,, 41.—50. ,,	0 = 0 %	2 = 16,66%	0 = 0%	2 = 9,10%
,, 51.—60. ,,	1 = 16,67%	2 = 16,66%	1 = 25%	4 = 18,18%
,, 61.—70. ,,	—	3 = 25,00%	1 = 25%	4 = 18,18%
,, 71.—80. ,,	—	—	1 = 25%	1 = 4,54%
Summe	6 = 100,00%	12 = 100,00%	4 = 100%	22 = 100,00%

Unter den Karzinomen besteht wieder ein gewisser Unterschied zwischen primären und metastatischen Formen; unter den primären Tumoren verhalten sich die originären, meist soliden, die gleich als Karzinome beginnen, wieder anders, als die karzinomatös degenerierten Zysten, die sogenannten Zystokarzinome. Die Unterschiede seien im nachstehenden etwas illustriert:

Altersbilder der verschiedenen primären Ovarialkarzinome (nach Stübler und Brandeß).

	Originäre solide Karzinome	Maligne seröse Kystadenome	Maligne Pseudo-muzinkystome	Alle zusammen
Durchschnittsalter	50,0 Jahre	48,2 Jahre	43,6 Jahre	47,0 Jahre
Vom 10.—20. Jahre	2 = 3,3%	0 = 0 %	0 = 0 %	2 = 1,6%
,, 21.—30. ,,	3 = 5,0%	2 = 4,17%	0 = 0 %	5 = 4,1%
,, 31.—40. ,,	3 = 5,0%	4 = 8,34%	6 = 42,8%	13 = 10,7%
,, 41.—50. ,,	11 = 18,3%	18 = 37,53%	5 = 35,7%	34 = 27,9%
,, 51.—60. ,,	30 = 50,0%	16 = 33,36%	1 = 7,2%	47 = 38,6%
,, 61.—70. ,,	8 = 13,3%	7 = 14,54%	2 = 14,3%	17 = 13,9%
,, 71.—80. ,,	3 = 5,0%	1 = 2,06%	—	4 = 3,2%
Summe	60 = 100,0%	48 = 100,00%	14 = 100,0%	122 = 100,0%

Die metastatischen Ovarialkarzinome treten im Vergleich zu den primären schon in etwas jüngerem Alter auf. Nach Frankl liegt beim primären Ovarialkarzinom das Maximum zwischen dem 41. und 50. Jahr, und beim metastatischen Karzinom zwischen dem 31. und 40. Jahr, also merklich früher.

Während wir bei den primären soliden Karzinomen ein Durchschnittsalter von 50 Jahren haben, betrug dieses an 33 metastatischen Tumoren nur 47,3 Jahre. Das ist an sich im Vergleich zu Frankl noch ziemlich hoch. Aber das Gesamtdurchschnittsalter sämtlicher metastatischer Ovarialkarzinome wurde an unserem Material durch die vom Uterus ausgehenden metastatischen Ovarialtumoren hochgedrückt, da das Durchschnittsalter der, dem Ovarilkarzinom vorangehenden Uteruskarzinome bei 61,5 Jahren lag. Auch Offergeld kommt an Hand von 121 aus der Literatur gesammelten Fällen zu dem Ergebnis, daß das vom Uterus ausgehende metastatische Ovarialkarzinom vorwiegend jenseits der normalen Menstruationsgrenze zu finden sei. Das Uteruskarzinom, insbesondere das für die Eierstocksmetastase in Betracht kommende Körperkarzinom ist eben eine Erkrankung des höheren Alters.

Nehmen wir nur diejenigen metastatischen Ovarialkarzinome, die ihren Ausgang nicht vom Uterus, sondern von Organen der freien Bauchhöhle nahmen, so kommen auch wir zu einem erheblich geringeren Durchschnittsalter von nur 44,5 Jahren. Und gerade die Kruckenbergtumoren, die wir wohl in der Hauptsache als metastatische Geschwülste, besonders vom Magen ausgehend, ansehen dürfen, haben ein Durchschnittsalter von nur 39,5 Jahren. Der Grund, warum die Frauen mit metastatischen Ovarialkarzinomen jünger sind als die mit primären, liegt demnach wohl darin, daß die gewöhnlich hinter den metastatischen Ovarialtumoren steckenden primären Magenkarzinome auch schon in jüngeren Jahren vorkommen. Vielleicht bietet auch der jüngere, noch gut funktionierende Eierstock mit seinem größeren Saftreichtum und seinen physiologischen Follikelwunden für die Niederlassung einer Metastase an sich günstigere Verhältnisse.

Über die verschiedenen Arten der gutartigen Tumoren soll nebenstehende Tabelle orientieren.

Von den Dermoidkystomen gehören also rund 30—50% dem jüngeren Alter unter 30 Jahren an und über 60—70% dem Alter unter 40 Jahren. Das Prädilektionsalter fällt demnach auf die Zeit der Geschlechtsblüte. Hierfür spricht auch der Umstand, daß die höhere Dermoidzahl, die Yamasaki für Japan findet — 34,97% aller Ovarialtumoren gegen 19,2% an unserem Material —, mit einer starken Erhöhung der Zahl der Patientinnen einhergeht, die zwischen dem 10. und 20. Lebensjahr stehen, ein Alter, das in Japan mehr als in unserem Klima für die Geschlechtsreife in Frage kommt. Die relative hohe Jugendlichkeit der Dermoidkranken läßt sich vielleicht für das oben angedeutete Angeborensein der Dermoidanlage verwerten.

Altersbilder der verschiedenen gutartigen Ovarialtumoren.

	Kystoma serosum simplex		Kystadenoma seros. pap.	Kystadenoma pseudomucinosum		Dermoidkystome			
	Scholl	Stübler und Brandeß	Stübler und Brandeß	Stübler und Brandeß	Lippert	Stübler und Brandeß	Scholl	Lippert	Ravano	Yamasaki
Durchschnittsalter	38,5		41,4	42,5		34,5				
Vom 10.—20. Jahre	12 = 3,1%	5,0%	1 = 1,7%	14 = 7,3%	3,2%	4,8%	2 = 4,8%	4,55%	1,52%	14,0%
„ 21.—30. „	109 = 28,2%	25,0%	14 = 25,0%	38 = 19,7%	30,4%	36,8%	10 = 23,8%	45,45%	31,82%	33,7%
„ 31.—40. „	111 = 28,7%	27,0%	11 = 18,6%	35 = 18,1%	26,0%	31,2%	16 = 38,0%	27,28%	40,90%	28,1%
„ 41.—50. „	83 = 21,4%	24,0%	18 = 31,0%	44 = 22,8%	20,2%	17,6%	10 = 23,8%	20,61%	16,67%	22,4%
„ 51.—60. „	53 = 13,6%	13,0%	11 = 18,6%	35 = 18,1%	11,4%	8,8%	4 = 9,6%	8,09%	4,51%	1,4%
„ 61.—70. „	17 = 5,3%	4,5%	2 = 3,4%	23 = 11,9%	7,6%	0,8%	—	1,52%	3,04%	—
„ 71.—80. „	2 = 0,5%	1,0%	1 = 1,7%	4 = 2,1%	1,2%	—	—	—	—	—
Summe	387		58	193						

Da es ein gewisses Interesse bietet, das Durchschnittsalter bei den verschiedenen Ovarialtumoren zu überblicken, so wollen wir es im nachstehenden zusammenstellen. Es kommt dabei weniger auf absolute Zahlen an, die bei einem anderen Material vielleicht wechseln; der Hauptwert liegt auf den gegenseitigen Beziehungen untereinander.

Durchschnittsalter der verschiedenen Ovarialtumoren.

Dermoide	34,5 Jahre
Kystoma serosum simplex	38,5 ,,
Kystadenoma serosum pap. benignum	41,4 ,,
Kystadenoma serosum pap. malignum	48,2 ,,
Kystadenoma pseudomucinosum benignum	42,5 ,,
Kystadenoma pseudomucinosum malignum	43,6 ,,
Carcinoma ovarin im ganzen	47,0 ,,
Carcinoma solidum	50,0 ,,
Carcinoma metastaticum	47,3 ,,
Carcinoma metastaticum nach Karzinomen der Bauchorgane	44,5 ,,
Kruckenbergtumoren	39,5 ,,
Sarkome	42,7 ,,
Rundzellensarkome	27,5 ,,
Spindelzellensarkome	45,7 ,,
Mischzellensarkome	52,2 ,,

Ein Altersbild der Retroflexio uteri anzugeben, hat gewisse Bedenken. Nicht wenige Frauen haben eine angeborene Retroflexio, die nie Beschwerden macht. Unter den Retroflexioträgerinnen, die wegen Beschwerden zum Arzte gehen, sind sehr viele, die auf dem Boden einer primären Asthenie oder einer sekundären Schädigung an Erschöpfungserscheinungen kranken und das auch bei Normallage des Uterus tun würden. Bei ihnen ist die Retroflexio mehr oder weniger ein bedeutungsloser, zufälliger Nebenbefund, der je nach der Einstellung des Untersuchers unberücksichtigt bleibt oder ursächlich für das ganze Krankheitsbild angeschuldigt und behandelt wird. Wenn im allgemeinen die Retroflexio zwischen dem 24.—40. Lebensjahre am häufigsten zur ärztlichen Kenntnis kommt, wie aus der Tabelle von Scholl hervorgeht (Abb. 182), so heißt das nach unserer Ansicht nicht, daß in dieser Zeit die Retroflexio am häufigsten ist; es heißt vielmehr, daß in dieser Zeit die betreffenden Frauen am häufigsten dem Leben gegenüber aus somatischen oder psychischen Gründen versagen und zum Arzt gehen, wie wir oben gehört haben.

Es fanden sich unter 365 Fällen von Retroflexio

vom 16.—20. Lebensjahr	8 Fälle	= 2,2%,		vom 36.—40. Lebensjahr	61 Fälle	= 16,7%,
,, 21.—25. ,,	62 ,,	= 17,0%,		,, 41.—45. ,,	37 ,,	= 10,1%,
,, 26.—30. ,,	95 ,,	= 26,0%,		,, 46.—50. ,,	14 ,,	= 3,8%,
,, 31.—35. ,,	86 ,,	= 23,6%,		,, 51.—55. ,,	2 ,,	= 0,5%.

Die Inversio vaginae ist in den allermeisten Fällen die Folge vorausgegangener Geburten mit ihrer Lockerung des Gewebegefüges. Außerdem braucht es aber eine gewisse Zeit bis die Gewebeschäden in Erscheinung treten. Darum fällt das Maximum der Inversio vaginae auf die zweite Hälfte des Fortpflanzungsalters, also auf die Jahre zwischen 30 und 45 (Abb. 183a).

Es fanden sich nach Scholl unter 493 Fällen von Inversio vaginae

Lebensalter und gynäkologische Erkrankungen (Altersbilder).

vom 16.—20. Lebensjahr 2 Fälle = 0,4%,
„ 21.—25. „ 18 „ = 3,6%,
„ 26.—30. „ 50 „ = 10,1%,
„ 31.—35. „ 75 „ = 15,2%,
„ 36.—40. „ 91 „ = 18,3%,
„ 41.—45. „ 89 „ = 18,1%,
vom 46.—50. Lebensjahr 70 Fälle = 14,2%,
„ 51.—55. „ 50 „ = 10,1%,
„ 56.—60. „ 25 „ = 5,1%,
„ 61.—65. „ 20 „ = 4,1%,
„ 66.—70. „ 3 „ = 0,6%.

Auch der Uterusprolaps wird unter der Geburt angelegt, aber er folgt nur ausnahmsweise der Gewebeverletzung auf dem Fuße; in den allermeisten Fällen läßt erst das Hinzutreten der klimakterischen oder präklimakterischen Rückbildungsvorgänge des Bandapparates den Prolaps manifest werden. Das sogenannte Prolapsalter fällt daher auf das Klimakterium oder das Matronenalter und es hat sein Maximum zwischen dem 40—60. Jahre (Abb 183b).

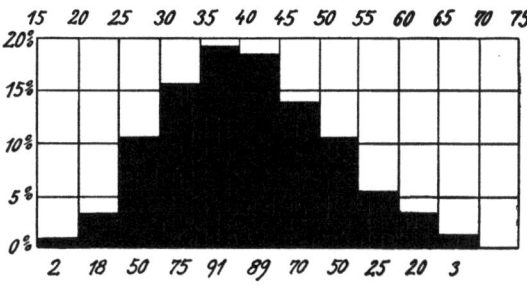

Abb. 183a. Inversio vag. (493 Fälle) nach Scholl.

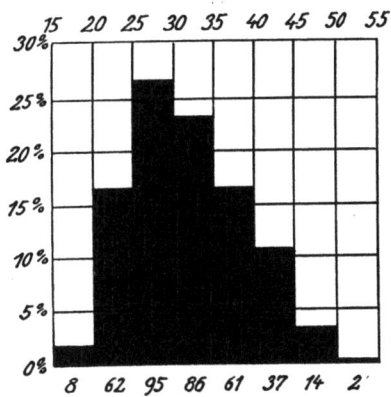

Abb. 182. Retroflexio uteri (365 Fälle) nach Scholl.

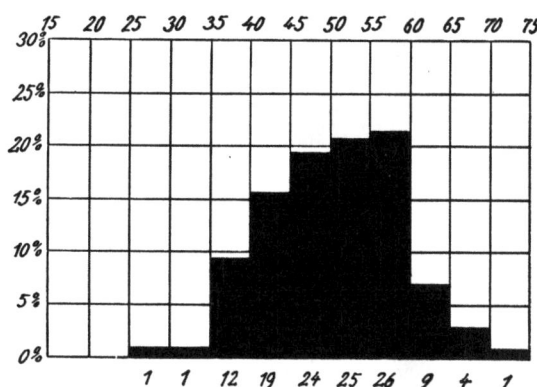

Abb. 183b. Totalprolaps (122 Fälle) nach Scholl.

Es fanden sich unter 122 Fällen von Prolaps

vom 26.—30. Lebensjahr 1 Fall = 0,8%,
„ 31.—35. „ 1 „ = 0,8%,
„ 36.—40. „ 12 Fälle = 9,8%,
„ 41.—45. „ 19 „ = 15,6%,
„ 46.—50. „ 24 „ = 19,7%,
vom 51.—55. Lebensjahr 25 Fälle = 20,5%,
„ 56.—60. „ 26 „ = 21,3%,
„ 61.—65. „ 9 „ = 7,4%,
„ 66.—70. „ 4 „ = 3,3%,
„ 71.—75. „ 1 Fall = 0,8%.

Von Interesse ist auch das (S. 636) schon erwähnte Lebensalter bei Unterleibstuberkulose. Wir können Scholl bestätigen, daß etwa $^3/_4$ unserer Patientinnen im Alter unter 30 Jahren und nur etwa $^1/_4$ darüber standen. Dabei liegen die reinen Adnextuberkulosen alle vor dem 30. Lebensjahr, während die Peritoneal-Genitaltuberkulose das höhere Alter jenseits von 30 Jahren bevorzugt.

Die Pelveoperitonitis chronica adhaesiva hängt ursächlich in erster Linie mit dem Fortpflanzungsgeschäft (Aborte und Geburten) zusammen. Deswegen fällt der Höhepunkt ihrer Frequenz auf die Zeit zwischen dem 25.—35. Lebensjahr (Abb. 184a).

Es fanden sich unter 100 Fällen

vom 16.—20. Lebensjahr	2 Fälle	= 2%,	vom 36.—40. Lebensjahr	16 Fälle	= 16%,
,, 21.—25. ,,	14 ,,	= 14%,	,, 41.—45. ,,	6 ,,	= 6%,
,, 26.—30. ,,	38 ,,	= 38%,	,, 46.—50. ,,	2 ,,	= 2%.
,, 31.—35. ,,	22 ,,	= 22%,			

Die Gonorrhöe droht am meisten in den ersten Jahren der Geschlechtsbetätigung, in der „Sturm- und Drangperiode"; ihre Hauptfrequenz liegt darum eher etwas früher als die der Pelveoperitonitis chronica; sie fällt etwa auf die Jahre zwischen 20 und 30 (Abb. 184b).

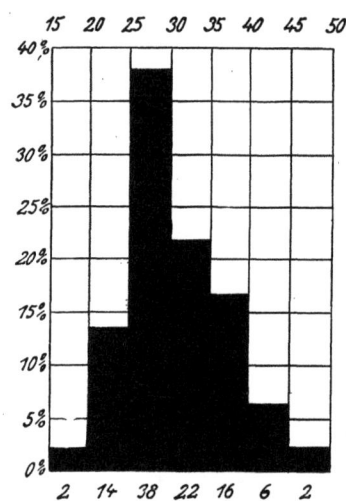

Abb. 184a. Pelviperitonitis chron. adhaes. (100 Fälle) nach Scholl.

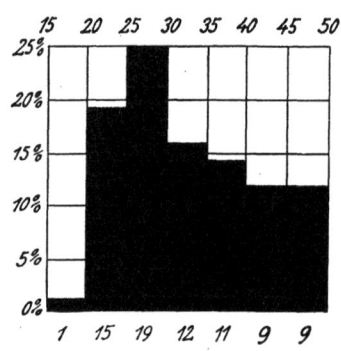

Abb. 184b. Pyosalpinx gon. (76 Fälle) nach Scholl.

Es fanden sich unter 76 Fällen (Scholl)

vom 16.—20. Lebensjahr	1 Fall	= 1,3%,
,, 21.—25. ,,	15 Fälle	= 91,7%,
,, 26.—30. ,,	19 ,,	= 25,0%,
,, 31.—35. ,,	12 ,,	= 15,8%,
,, 36.—40. ,,	11 ,,	= 14,5%,
,, 41.—45. ,,	9 ,,	= 11,8%,
,, 46.—50. ,,	9 ,,	= 11,8%.

An 154 Patientinnen unseres eigenen Materials fand Levi folgende Altersverteilung:

Alter unter	10 Jahren	1 Pat.	= 0,65%,
,, von	10—19 Jahren	18 ,,	= 11,68%,
,, ,,	20—29 ,,	105 ,,	= 68,18%,
,, ,,	30—39 ,,	23 ,,	= 14,93%,
,, ,,	40—49 ,,	4 ,,	= 2,6 %,
,, ,,	50—59 ,,	3 ,,	= 1,96%.

Im Anschluß daran sei auch gleich die Stellung in der Familie angeführt. Es sind

Ledig	109 Patientinnen	= 70,78%,
Verheiratet	38 ,,	= 24,67%,
Kinder	4 ,,	= 2,6%,
Witwen	3 ,,	= 1,95%.

Will man ein „Abortalter" ermitteln, so muß man sehr unterscheiden zwischen Spontanabort infolge Erkrankungen und provozierten Aborten infolge Sinkens des Fortpflanzungswillens. Vom konstitutionellen Standpunkt aus hat nur der erste Punkt Interesse. Um ihn einigermaßen zu prüfen, ist das Material der Gegenwart mit der weit verbreiteten Abtreibungsseuche unbrauchbar. Einigermaßen verwertbare Zahlen gibt höchstens die frühere Zeit. Aus den Jahren vor 1907 fand Scholl (Abb. 185), daß die größte Abortfrequenz auf das Alter zwischen 25 und 40 fällt. Das hängt natürlich hauptsächlich damit zusammen, daß in dieser Zeit auch die meisten Konzeptionen stattfinden; je mehr Konzeptionen, desto mehr Aborte.

Die zweite Hälfte der Fortpflanzungsperiode scheint bevorzugt. Als Ursache kommt dafür Verschiedenes in Betracht. Mit der Steigerung der Geburtenzahl und der damit verbundenen Unterleibserkrankungen ist natürlich für den einzelnen Fall die Abortgefahr erhöht. Aus leicht verständlichen Gründen legen auch kinderreiche Mütter weniger Wert auf einen neuen Familienzuwachs und können sich auch aus äußeren Gründen weniger schonen. Auf die Schwangerschaft wird darum nicht immer die nötige Rücksicht genommen, vielmehr müssen sich die Frauen im Kampf ums Dasein äußeren Schädigungen viel hemmungsloser aussetzen.

In der abortfreudigen Gegenwart mit ihrer wirtschaftlichen Not und der Verwilderung der Geschlechtssitten ist das Abortalter infolge der weit verbreiteten Abtreibungsseuche wahrscheinlich erheblich gesunken. Die Ermittlung des Prädilektionsalters dürfte aber wohl wegen der um die Abtreibung verbreiteten Geheimhaltung sehr erschwert sein.

Das Durchschnittsalter der Tubarschwangerschaft errechnete Ulmer an 245 Fällen unserer Klinik auf 32,15 Jahre. Das am meisten beteiligte Alter lag zwischen 25 und 36 Jahren, wie auch die Tabelle von Scholl zeigt (Abb. 186). Das durchschnittliche Prädilektionsalter liegt auffallend hoch; wenn man annimmt, daß die Ursache der Tubargravidität in angeborenen Momenten liegt, so sollte man die Tubargravidität gleich bei der ersten Schwangerschaft, die in unserem Material in 13,06% der Tubenschwangerschaften vertreten war, also in einem niederen Alter, erwarten. Aber den meisten Tubargraviditäten ist mindestens eine Schwangerschaft vorausgegangen, wie die Tabelle von Ulmer zeigt. Dadurch erhöht sich natürlich die Zahl für das durchschnittliche Prädilektionsalter. Außerdem zeigt sich, daß die angeborenen Faktoren in der Ätiologie der Extrauteringravidität nicht die häufigsten sind.

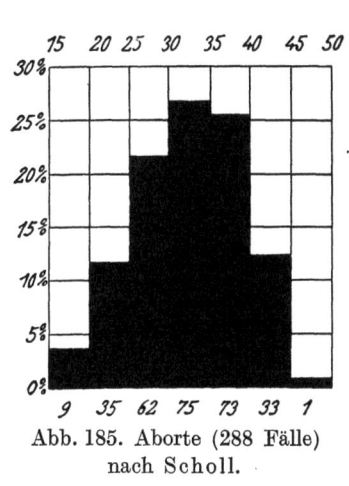

Abb. 185. Aborte (288 Fälle) nach Scholl.

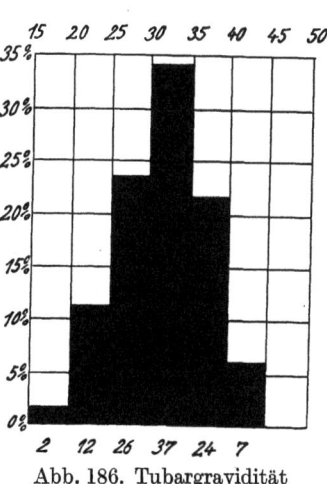

Abb. 186. Tubargravidität (108 Fälle) nach Scholl.

Das Eklampsiealter (s. S. 550) liegt ziemlich tief; wir fanden im Durchschnitt 29,5 Jahre, dabei waren die eklamptischen Erstgebärenden durchschnittlich 26 und die Mehrgebärenden 33 Jahre alt (Breuning). Der Grund der relativen Jugendlichkeit ist der, daß Eklampsie in der überragenden Mehrzahl (80%) nur bei Erstgebärenden vorkommt und daß die Erstgeburt meistens vor 30 Jahren erfolgt.

Daß mit dem ansteigenden Durchschnittsalter die Mehrgebärenden immer mehr an der Eklampsie beteiligt sind, hängt wohl damit zusammen, daß die Mehrgebärenden dabei überhaupt fortlaufend unter den Gebärenden zunehmen.

Ob das jugendliche Alter an sich zur Eklampsie disponiert, läßt sich schwer beurteilen. Man könnte daran glauben, wenn man bedenkt, daß Lichtenstein unter den eklamptischen Mehrgebärenden nur 13,4% über 28 Jahren fand. Aber in unserem Material waren von den eklamptischen Mehrgebärenden rund 80% älter als 28 Jahre.

XI. Operation und Konstitution.

Auch für die Gynäkologie gilt, was Payr vor einigen Jahren von der Chirurgie sagte: „Es ist jetzt an der Zeit, die zahlreichen und wichtigen, sich aus konstitutioneller Betrachtung ergebenden Lehren für Wesen, Verlauf, Vorhersage, Anzeigestellung und Behandlung für Theorie und Praxis nutzbar zu machen und sie an Stelle der bisher mehr gefühlsmäßigen ‚Exterieurkunde' zu setzen." In der Tat ist für die Operation die Konstitution von besonderem Interesse.

Technische Schwierigkeiten, Operationschock, Reaktion auf die Nebenschädigungen, Heilungsverlauf, Nachkrankheiten u. a. hängen in hohem Maße von der Konstitution ab.

In technischer Hinsicht sei zunächst der übermäßig fettreichen Bauchdecken gedacht. Sie können ganz besonders bei Uteruskarzinomoperationen die an sich durchführbare Operation im höchsten Maße erschweren und die Operationsgefahr steigern.

Ein, wenn auch seltener, infantiler Hochstand der Harnblase mit breiter extraperitonealer Entwicklung der Blase entlang der vorderen Bauchwand kann die Eröffnung der Peritonealhöhle komplizieren oder zu unerwünschten Blasenverletzungen führen. Bei Verdoppelung der Ureteren kann es vorkommen, daß bei Karzinomoperationen nach Präparation des einen Ureters der andere unbeabsichtigt verletzt wird.

Als Geburtshelfer müssen wir bei der Hebosteotomie bedenken, daß die Entwicklung der Harnblase nach der einen oder anderen Seite die Entscheidung, ob man rechts oder links den Knochen durchsägen soll, beeinflussen kann. Eine nach der Scheide zu extraperitoneal entwickelte Harnblase kann sub partu tumorartig in das Scheidenlumen vorragen und als stehende Fruchtblase oder als Kindsteil imponieren, wie wir selbst wiederholt sahen (E. Vogt).

Bei den Nebenschädigungen durch Narkose oder Lumbalanästhesie ist zu bedenken, daß Status thymico-lymphaticus, Tropfenherz, enge Aorta, Kropf, schwere Störung der inneren Sekretion, manche Formen von Zwergwuchs oder Riesenwuchs usw. besondere Gefahren in sich tragen. Bei stark unterentwickelten oder endokringestörten Kranken droht die Gefahr der Überdosierung des Dämmerschlafes vor der Lumbalanästhesie. Die postoperative Pneumonie scheint weniger mit der Art des Narkotikums als vielmehr mit der Konstitution des Patienten zusammen zu hängen.

Auch die seelische Verfassung der Patienten ist oft von hoher Bedeutung. Die Angst vor der Narkose kann in der Tat an einem Narkosezufall schuld sein. Immer wieder fällt auf, daß Patientinnen, die vor einer Narkose oder einer Operation große Angst haben, in der Tat schwere Komplikationen bekommen oder dem Eingriff gar erliegen. Selbstverständlich kann es sich um Zufälle handeln, aber denkbar ist doch auch, daß die Affektlage auf dem Wege des vegetativen Nervensystems das chromaffine System beeinflußt und zu bedrohlichen Tonusstörungen des Gefäßsystems führt. Hering hat experimentell zeigen können, daß Hunde oder Katzen um so eher zu Beginn der Narkose an Herzflimmern zugrunde gingen, je aufgeregter sie waren. Bei der Lumbalanästhesie müssen wir davon ausgehen, daß für manche Fälle die Ausschaltung der Schmerzempfindung nicht genügt, sondern daß zur Verhütung eines seelischen Traumas auch die Ausschaltung des Bewußtseins notwendig ist (Sauerbruch). Von diesem Gesichtspunkte aus müssen temperamentvolle Operateure sich eine entsprechende Zurückhaltung auferlegen. Bei manchen Patienten muß von der Lumbalanästhesie Abstand genommen werden oder es ist zum allermindesten eine nähere Belehrung und seelische Vorbereitung notwendig. Eine besondere Aufgabe in dieser Richtung bringen die Basedowkranken (Crile).

Die Gefahr einer besonders starken Operationsblutung aus konstitutionellen Ursachen läßt sich schwer vorher beurteilen. Das Vorhandensein starker Varizen an den Beinen z. B. ist kein verläßlicher Hinweis auf den Entwicklungsgrad der Beckenvenen; eher können Venenpakete an der Vulva als Maßstab dienen. Indes verhalten sich die Dinge an der Oberfläche und in der Tiefe nicht selten vollkommen entgegengesetzt.

Ein schwerer Ikterus, der die Gerinnungsfähigkeit des Blutes herabsetzt, kann natürlich vor allem die parenchymatöse Blutung steigern und so dem Operateur zu schaffen machen. Echte Hämophilie kommt beim Weibe nicht vor und spielt daher von diesem Gesichtspunkte aus keine große Rolle. Im großen und ganzen ist demnach die Größe der Blutung bei gynäkologischen Operationen in ziemlich weitgehendem Maße eine Angelegenheit der operativen Technik.

Erwähnt sei auch die Neigung zu besonders starken Blutungen bei Strumektomie wegen Basedowkröpfen.

Eine wesentlich größere Rolle spielt die konstitutionelle Blutung in der Geburtshilfe, vor allem in Form der habituellen Nachgeburtsblutungen. Leider aber lassen auch sie sich nicht aus dem Habitus zum vornherein bestimmt übersehen.

Auch auf die Wundheilung kann die Konstitution Einfluß gewinnen, sei es, daß die Wundheilung per primam oder per secundam vor sich geht. Die verschiedene Neigung zur primären Wundheilung spielt bekanntlich im Urteil der Laien eine große Rolle. Ihnen ist es selbstverständlich, daß es Menschen mit „guter Heilhaut" oder mit schlechtem Heilungsvermögen gibt. Nach diesem Urteil bewerten sie sogar die größere oder kleinere Gefahr einer Operation. Auch die alten Ärzte waren derselben Ansicht. Schon Hunter meinte, daß bei kräftiger Konstitution die primäre Heilung rascher und leichter zustande komme als beim Gegenteil. Die moderne Zeit sah die Dinge vielfach anders an. „Das Gespenst der Diathese zur Wundentzündung" war für sie nach Schimmelbusch verschwunden. „Sie glaubt nicht mehr daran, daß bei einem Krebskranken oder einem Tuberkulösen die frische Wunde anders heilen müßte als bei Gesunden."

Heute nehmen wir wieder eine Verschiedenheit des normalen Heiltriebes an (Gussenbauer) und stehen wieder vielfach auf dem Standpunkt, daß der nach Thiersch „in jeder Wunde vorhandene Werkmeister" bei verschiedenen Menschen verschiedene Hilfsmittel zur Verfügung hat. Von der Beschaffenheit dieser Mittel hängen die zu der Wundheilung zusammenwirkenden komplexen Vorgänge ab, die einander wieder gegenseitig hormonartig beeinflussen, so daß man geradezu von „Wundhormonen" spricht, sei es nun, daß die Hormone den Chemismus oder den Ionengehalt des Gewebes modifizieren.

Es ist eines der vielen Verdienste von Bier, schon vor den interessanten Experimenten Haberlandts vom klinischen Standpunkt aus auf die Wundhormone hingewiesen zu haben. Die Bedeutung dieser Wundhormone sieht man deutlich an der Regeneration der Linse einer Tritonlarve. G. Wolff machte die bedeutsame Entdeckung, daß bei der Tritonlarve die durch eine Art Staroperation vollständig entfernte Linse sich aus dem Epithel des oberen Irisrandes regeneriert. Nach den außerordentlich sorgfältigen Untersuchungen von Wachs ist es im höchsten Grade wahrscheinlich, daß diese Linsenregeneration unter dem Einfluß eines von der Retina ausgehenden Hormons erfolgt. Zur Bildung dieser Wundhormone trägt nun nach Bier nicht nur das endokrine System, sondern auch jedes Gewebe und jede Zelle bei. „Sie alle sondern chemische Stoffe in das Blut ab, das sie überall hinbringt und an jeder Stelle des Körpers wirken läßt. Auf diese Weise besteht wirklich eine gegenseitige Beeinflussung aller Bestandteile des Körpers, im Sinne einer geordneten Zusammenarbeit des Ganzen".

Von den durch die übrige Körperverfassung beeinflußbaren Vorgängen bei der Wundheilung sei nur Weniges angedeutet.

Die zum Zweck der primären Wundverklebung erfolgende Ausscheidung einer Fibrinschicht kann durch mangelhafte Reaktion des Gewebes auf den Verwundungsreiz oder durch eine Infektion gestört werden. Ebenso ist auch das Wundsekret vom Körper aus beeinflußbar. Untersuchungen über den N-Gehalt des Sekretplasmas lassen deutlich erkennen, daß am ersten und zweiten Tag der Wundheilung das Blut den wichtigsten Anteil an der Bildung des Wundsekrets nimmt (Brunner). Nach den Feststellungen von Lieblein ist der gesamte Stickstoffgehalt des Sekrets kleiner als der des Blutes, das Sekretplasma ist eiweißärmer als das Blutplasma. Zuweilen fanden sich im aseptischen Wundsekret Eiweißkörper aus der Gruppe der Albumosen (Peptone). In normalen Fällen zeigt es alkalische Reaktion und geringe Neigung zur Gerinnung durch Mangel an Fibrinogen. Vor allem müssen wir ihm eine baktericide Eigenschaft zuerkennen, da auch aseptisch behandelte Wunden nur in 30% steril sind (Anschütz), aber doch per primam heilen.

Auf die Größe des in die Wundspalten nachsickernden Blutergusses können konstitutionelle Eigenschaften des Blutes oder des Gewebes Einfluß haben. Während noch Schede der Meinung war, daß man mit einem eine Gewebelücke ausfüllenden Bluterguß das Blut „in den Dienst der Heilung zwingen könne", betrachten wir seit langem mit Bier das Hämatom als Bakteriennährboden.

Bei diesen kurzen Andeutungen ist es überaus verständlich, daß die Heilungsvorgänge nicht nur vom örtlichen Gewebeverhalten, sondern auch vom übrigen Körper aus stark beeinflußt werden können.

Unter den örtlichen Eigenschaften sei betont, daß die verdauende Kraft des Gewebes dem Nahtmaterial gegenüber und vielleicht besonders dem Jodkatgut gegenüber wechselt. Kinder scheinen mit Katgut besonders leicht fertig zu werden. Das Jod des Jodkatgut soll bei Kranken mit Dysthyreoidismus unter Umständen zu Tachykardie oder anderen Störungen führen (Neu). Seide soll bei manchen Menschen immer Eiterungen veranlassen; indes muß man hier immer erst nach der Asepsis fragen. Fettreiche Bauchdecken sind bekanntlich besonders gefürchtet. Blutarmes Narbengewebe nach wiederholten Operationen ist vielleicht auch weniger leistungsfähig. Indes haben wir in dem Heilungsverlauf nach mehrfachen Laparotomien keine deutlichen Unterschiede gesehen. Dagegen ist mir bei Blasenscheidenfisteloperationen aufgefallen, daß trotz fehlender Gewebespannung und trotz technisch leichter Operation die nach dem technischen Operationshergang bestimmt erwartete Heilung da ausblieb, wo das gefäßarme Gewebe durch seine weißliche Farbe auffiel. Ob in solchen Fällen ein Nahtmaterial aus menschlicher Nabelschnur als weniger körperfremd geringere Anforderungen an die verdauende Kraft des Gewebes stellt, haben wir noch nicht erproben können.

Daß auch andere Autoren an blutarmem Gewebe ähnliche Erfahrungen machten, zeigt der Vorschlag, die Fisteloperation eventuell in der Schwangerschaft vorzunehmen, wo das Gewebe blutreicher ist. Zum Blutreichtum kommt in der Schwangerschaft noch hinzu die gesteigerte Nachgiebigkeit und die vermehrte Auflockerung, so daß man geradezu von einer „Umstimmung des Gewebes" sprechen kann. Von diesem Gesichtspunkte aus könnte einen in der Tat manches dazu einladen, nicht nur Fisteloperationen, sondern auch plastische Operationen am Damm während der Gravidität zu machen (Stoeckel). Aber schon wegen der damit verbundenen Abortgefahr wird man sich trotz der übrigen Vorteile kaum dazu entschließen.

Dagegen kann man unter Umständen bei der Operation von Bauchbrüchen mit großen Rektusdiastasen nicht allzulange nach der Geburt von dem vorausgegangenen „Lebendigwerden der Bauchdecken" (Sellheim) und der damit verbundenen größeren Nachgiebigkeit und Entfaltbarkeit der einzelnen Schichten einen großen Gewinn haben.

Mehrfach wird beobachtet, daß nach Kaiserschnitten die Bauchdecken weniger gut heilen. Man hat das auf die Fruchtwasserüberschwemmung zurückgeführt, die aus den Unterlagen und der Nachbarschaft infolge von Kapillardrainage Keime ansaugt (Sippel). Es ist aber nicht wahrscheinlich, daß Wunden in der Gravidität an sich schlechter heilen, wenn das auch erfahrene Frauen immer wieder angeben. Zur Erklärung müßte man eine spezifische Graviditätsveränderung mit Umstimmung des Gewebes annehmen, die an sich freilich sehr wohl möglich ist.

Unter den die Wundheilung beeinflussenden Allgemeinfaktoren haben die alten Bemühungen, mit dienlichen „Wundtränken" (Mondeville) den Heilungsverlauf zu unterstützen, heute wieder eine besondere Bedeutung erlangt. Von der alten Anschauung, daß Wundtränke das lebende Gewebe im Wundgebiet bei seiner Aufgabe der Heilung fördern, haben wir aber heute eine viel bessere Vorstellung, wie Sauerbruch unlängst gezeigt hat. Ausgehend davon, daß die Reaktion des Nährbodens für das künstliche Bakterienwachstum wichtig ist und daß viele Wundbakterien im alkalischen oder neutralen Milieu besser gedeihen als im sauren, hat er in manchen Versuchen die Wirkung sauer reagierender Speisen durch innerliche Gaben von Phosphorsäure und die alkalisch reagierender durch Verabfolgung von doppeltkohlensaurem Natron verstärkt. Nach der Auffassung von Sauerbruch sind die örtliche Azidose und die Herabsetzung der Alkalireserve im Blute, die man bei allen Kranken mit eiternden Wunden findet, nicht Ausdruck einer Schädigung des Körpers durch den Entzündungsvorgang oder die Bakterien, sondern vielmehr Voraussetzung der Heilung. Er betont, daß alkalische Kost die Alkalireserve des Blutes hebt und damit die Entsäuerung des Entzündungsgebietes fördert, während saure Kost das Gegenteil bewirkt. „Günstige Einflüsse auf die Wunde sind daher von einer Nahrung mit Säureüberschuß, ungünstige von einer solchen mit Basenüberschuß zu erwarten."

Diese theoretischen Überlegungen wurden durch die Erfahrung, d. h. durch Beobachtungen an granulierenden Wunden bestätigt. Beköstigung mit Säureüberschuß setze die Wundsekretion herab, bewirke rasche Schrumpfung der Wunde und „Festigung der Granulationen". Bakteriologisch war „Abnahme der Keimzahl" und auch „qualitative Änderung der Flora" festzustellen. Proteus, Pyozyaneus „sah er häufig bei saurer Kost verschwinden", am hartnäckigsten halten sich Streptokokken und Staphylokokken.

Alkalische Kost bedingt starke Sekretion der Wunden. „Die Granulationen quellen, werden glasig"; es können sich darauf pseudomembranöse, graue Beläge bilden. Die Epithelisierung wird gehemmt. „Die Keimzahl erfährt in der Regel eine erhebliche Steigerung." Die Flora wird bunt und mannigfaltig. Proteus, Pyozyaneus, Anaërobier, Streptokokken, Staphylokokken und diphtheroide Stäbchen gedeihen üppig. Klinisch kann sich „das ausgesprochene Bild der Wunddiphtherie entwickeln".

Dem steht entgegen, daß nach anderen Autoren Ansäuerung des Blutes die Resistenz gegen Infektion vermindert und Alkalisierung sie erhöht (Brunner).

Auch die Vitamine spielen bei der Wundheilung eine Rolle. Nach Yschido verzögert Avitaminose die Wundheilung und vermindert die Abwehrkraft gegen die Bakterien.

Nach Düsterhoffs Beobachtungen beeinträchtigt die Lues in ihren Frühformen im allgemeinen den Wundverlauf nicht, auch bei den Spätformen kann die Vereinigung operativer Wunden per primam geschehen. Ungünstigere Heilungsbedingungen geben die tertiären progressiven Formen. Vorsicht ist besonders bei plastischen Operationen an Prädilektionsstellen der Lues geboten; hier tritt leicht Zerfall an der Operationsstelle ein (Brunner).

Während der großen Grippeepidemien sind Störungen der Wundheilungen, z. B. bei Strumektomien von verschiedenen Autoren (v. Haberer u. a.) gemeldet worden. Die Genese wird dabei aber sehr verschieden gedeutet.

An innersekretorischen Erkrankungen hat besonders der Diabetes Bedeutung. Bujwid zeigte am Kaninchen, daß die Anwesenheit von Zucker im Blut die Disposition zu Staphylomykosen steigert. Hunde, die durch Pankreasexstirpation diabetisch gemacht wurden, reagierten leichter mit Eiterungen. Löwenstein fand eine Herabsetzung der bakteriziden Kraft des Diabetikerserums während Trommsdorf das nicht bestätigen konnte. Nach Handmann macht vermehrter Zuckergehalt des Blutes dasselbe nicht zum besseren Nährboden für den Staphylococcus aureus. Ursachen der verminderten Resistenz gegen Keime sind danach nicht die Blut- oder Serumänderungen, sondern die örtliche Gewebeschädigung.

Daß auch bei der sekundären Wundheilung das Verhalten der Wundgranulationen bei verschiedenen Menschen sehr verschieden ist, ist bekannt. Den Ohrenärzten ist geläufig, daß nach Warzenhofaufmeißelungen bei dem einen Kranken sehr rasch und bei dem anderen sehr langsam in der offen gelassenen Wundhöhle Granulationen auftreten. Da in unserem eigenen Fache die Operationswunden gewöhnlich mit Naht verschlossen werden und wir mit primärer Heilung rechnen, haben wir kein gleichwertiges Testobjekt. Aber an den postoperativen Bauchdeckeneiterungen kann man doch gelegentlich auffallende individuelle Unterschiede ersehen.

Fassen wir das alles zusammen, so ist verständlich, daß Wunden bei kräftigen oder jungen Menschen mit ausgesprochener Wachstumsneigung des Gewebes besser heilen, als bei alten, schwachen und kachektischen mit Abnahme der reproduktiven Kraft. Freilich können wir im allgemeinen bei dem Kinde, beim Greis und beim vollkräftigen Mann mit demselben Vertrauen auf eine Heilung rechnen (Schimmelbusch).

Auch die Dehiszens der Bauchdecken nach Laparotomien kann mit der Asthenie des Gewebes zusammenhängen. Freilich müssen wir hier zuerst an eine Infektion denken, denn wir haben die Dehiszenz nicht annähernd so oft gesehen, wie Holtermann aus der Marburger Klinik unter Zangemeister berichtet.

Eine verstärkte Reaktion des Bindegewebes findet sich nach Payr bei Hypoplastischen und Asthenischen. Bei ihnen zeigt darum „die Bauchnarbe in einem erheblichen Teil der Fälle ein starkes Narbenkeloid. In diesem Zusammenhang sei daran erinnert, daß das Bindegewebe des Neugeborenen sich ähnlich zu verhalten scheint; wenigstens kann man öfter auf dem Boden eines Zangendruckes derbe Knötchen, z. B. unter der Wangenhaut antreffen. Ob es sich dabei um einfache Infiltrate handelt, wie Heidler meint, scheint uns zweifelhaft; die Möglichkeit von Narbenkeloiden kann jedenfalls nicht abgelehnt werden. Da v. Ries unter dem Einfluß des Lichtes an Wunden gesteigerte Regenerationsvorgänge mit Keloidbildung sah, so könnte man daran denken, daß bei der dünnen zarten Haut des Neugeborenen die Lichtstrahlen tiefer eindringen, damit besser wirksam werden und so jene Verdickungen auslösen können.

Auch der Pigmentgehalt mag bei der Keloidbildung eine Rolle spielen, indem er die biochemische Lichtwirkung auf eine Hautwunde beeinflußt; wenigstens erklärt v. Ries die Verdickung der zu ornamentalen Zwecken vorgenommenen Hautverwundungen bei den pigmentreichen Negern mit photochemischen Einflüssen.

Wieweit sonst Rassenunterschiede in der Wundheilung zum Ausdruck kommen, können wir nicht beurteilen. Die Turkos und die afrikanischen Neger sollen nach G. Fischer und Küttner eine besonders gute Heiltendenz haben. Falls die oben angedeuteten Ernährungsunterschiede auf die Wundheilung einwirken, so könnte man sie zur Erklärung der Rassenunterschiede heranziehen.

Die Bildung von postoperativen Peritonealadhäsionen hängt in weitgehendem Maße ab von der Zuverlässigkeit der Asepsis, der Exaktheit der Blutstillung, der sorgfältigen Peritonisierung und der schonenden Gewebebehandlung bei der Operation. Danach spricht die Operationstechnik in hohem Maße mit und die Disposition zu Adhäsionen liegt bis zu gewissem Grade am Operateur. Das zeigt sich z. B. daran, daß wir bei Relaparotomien immer Adhäsionen fanden, wenn die Erstlaparotomie außerhalb der Klinik stattfand; aber nur in 65% da, wo die Erstlaparotomie von uns selbst durchgeführt wurde.

Daneben kommen aber auch wichtige konstitutionelle Momente in Betracht, wie vor allem Payr betont hat. Wenn man die Erfahrungen an Frauenkliniken und chirurgischen Kliniken vergleicht, so könnte man an einen Geschlechtsunterschied glauben. Zur Illustration seien die Zahlen, die Nägeli aus der Chirurgischen Klinik in Bonn (Garré) mitteilt, mit unseren eigenen verglichen:

		Adhäsionen	Keine Adhäsionen
Chir. Klinik Bonn	165 chirurgische Operationen	129 = 78,1%	36 = 21,8%
	114 große chirurgische Bauchoperationen	104 = 91,2%	10 = 8,7%
	34 kleine chirurgische Bauchoperationen	14 = 41,1%	20 = 58,5%
Frauenklinik Tübingen	a) 60 gynäkologische Laparotomien	52 = 87,0%	8 = 13,0%
	b) davon 37 außerhalb erstmals operiert	37 = 100,0%	0 = 0 %
	c) davon 23 in der Klinik erstmals operiert	15 = 65,0%	8 = 35,0%

Danach wäre also die Entstehung von Adhäsionen nach gynäkologischen Operationen überhaupt (a) etwas seltener als nach großen chirurgischen und merklich häufiger als nach kleinen chirurgischen Eingriffen. Aber an unserem eigenen Material (c), wo bei der ersten Laparotomie auf exakte Blutstillung und sorgfältige Peritonisierung besonderer Wert gelegt wurde, sind die Adhäsionen mit 65% erheblich seltener als nach großen chirurgischen Eingriffen.

In ähnlicher Weise kam Martius an der Bonner Frauenklinik (v. Franqué) zu dem Ergebnis, daß nach gynäkologischen Laparotomien die postoperativen Adhäsionen zwar nicht selten sind, aber doch seltener als nach chirurgischen Operationen. Die Ursache dafür sieht er darin, daß die chirurgischen Eingriffe in der großen Bauchhöhle weit mehr mit dem Darm in Konnex kommen, als das bei den gynäkologischen Operationen im kleinen Becken der Fall ist.

Demgegenüber meinen andere, daß gerade die Lagerung des Operationsfeldes im Oberbauche, also im Gebiet der sich lebhaft bewegenden Dünndarmschlingen, die Entstehung von Adhäsionen eher verhüte, während die „im kleinen Becken herrschende Ruhe" im Gegensatz dazu sie begünstige.

Ein bestimmtes Urteil über Geschlechtsunterschiede ist sehr schwer, da sich chirurgisches und gynäkologisches Material nicht einfach vergleichen lassen. Außer den in der verschiedenen Technik liegenden disponierenden Momenten kommt die weitgehende Verschiedenheit der Erkrankungen in Betracht, mit dem ihnen innewohnenden Unterschiede in der Disposition zur Adhäsionsbildung.

Sucht man nach einem verschiedenen Verhalten der Frauen unter sich, so ist uns aufgefallen, daß da, wo zwischen den beiden Laparotomien eine Gravidität lag, Adhäsionen fehlten. Vielleicht bringt eine Schwangerschaft von früher bestehende Adhäsionen zur Resorption, wie wir das ja auch sonst bei Adnexveränderungen sehen.

Wichtig ist, was Payr über die Beziehungen der Konstitution zur postoperativen Heilung sagt. „Auch die Pathogenese der Spontanadhäsionen ist nicht uninteressant. Enteroptose, Coecum mobile, Obstipation, Stase, Kolitis, Perikolitis, Adhäsions- und Membranbildung, Adhäsionsfixation und chronische adhäsive Peritonitis sind eng zusammengehörige Begriffe" (Payr). Bei Hypoplastischen hat man bei der Wundheilung wegen der schon erwähnten verstärkten Reaktion des Bindegewebes mit Bauchfellverwachsungen zu rechnen. Bei Disponierten von einem ganz bestimmten Habitus (Enteroptose, Stillers Astheniker) kann jeder abdominelle Eingriff Adhäsionen bringen. Wenn man aber etwa eine verminderte Fertilität als Reagens auf Asthenie betrachten will, so ist uns aufgefallen, daß unter den von Adhäsionen freigebliebenen Frauen einesteils zwar auffallend viele Vielgebärende, anderenteils aber auch solche mit verminderter Fertilität, wie Extrauteringravidität, sich befanden.

Eigene Bemühungen, im anatomischen Aussehen des Peritoneums oder im Körperbau der Kranken Anhaltspunkte für die verschiedene Neigung zur Adhäsionsbildung zu finden, verliefen ergebnislos (Schwab, Heudorfer und Haug).

Die Neigung zur Abkapselung gebietet nach Payr dem Fortschreiten pyogener Erkrankungen Einhalt. Darum besteht trotz erhöhter Krankheitsbereitschaft eine gesteigerte Abwehrreaktion gegen die Infektion. Der erhöhte Schutz der Lymphatischen gegen eine fortschreitende Infektion läßt abdominelle Erkrankungen milder und schleichender verlaufen. Die blühend Gesunden und Wohlgenährten unterliegen leichter einer septischen Peritonitis als die Kümmerer.

Eine besondere individuelle Reaktion auf einen operativen Eingriff erblickt Schnitzler in einem bereits wenige Stunden nach der Operation sich einstellenden und vorübergehenden Fieber, das er seines frühen Eintritts und seines raschen Verschwindens wegen nicht als den Ausdruck einer Infektion anspricht. Die Ursache dieses „aseptischen Fiebers" sucht Schnitzler in den mit dem operativen Eingriff verbundenen Stoffwechselveränderungen (Löhr, Hueck), wie sie mit dem Absterben von Gewebe in den Ligaturstümpfen verbunden sein können. Schnitzler setzt die Erscheinungen in Parallele mit dem aseptischen Fieber nach Tuberkulin- oder Albumoseinjektionen.

Was bei gynäkologischen Operationen gelegentlich immer wieder auffällt, ist eine starke initiale Temperatursteigerung gleich nach einer Ovariotomie. Die Dinge sind aber zu wenig untersucht, um sagen zu können, ob hier ein Zufall oder spezifische hormonale Einflüsse im Spiele sind.

Ein neuerdings oft ventiliertes Kapitel ist die sogenannte „ruhende" oder „schlummernde Infektion" (Melchior, Haberland, Löser, Salomon). Man versteht darunter den Zustand, daß Keime unbemerkt im Körper sich befinden, aber keine Erscheinung machen, entweder weil sie mechanisch abgekapselt sind (Melchior), oder weil der Körper sich immunisiert hat (Löser), oder weil es an den nötigen Ernährungsbedingungen fehlt. Dieser letzte Fall könnte am ehesten bei Anaërobiern vorliegen, bei denen erst eine sekundäre Schädigung den ihr Wachstum hemmenden Sauerstoffgehalt ihrer Umgebung herabsetzt. Auf diese Weise erklärt man sich z. B., daß Gasbranderreger sogar im — sauerstoffhaltigen — Blut kreisen können, ohne Erscheinungen zu machen, bis eine schwere Schädigung, etwa des Zirkulationsapparates, den Sauerstoffgehalt des Blutes vermindert. Eine experimentelle Grundlage für das Verständnis dieser Dinge hat schon vor langer Zeit Schnitzler gegeben. Er konnte Fröschen Streptokokken injizieren ohne nachweisbaren Schaden. Aber noch etwa nach 4 Wochen sah er eine tödliche Infektion ausbrechen, wenn er die Tiere erwärmte und narkotisierte. Offenbar ist dadurch eine neue Schädigung hinzugekommen, welche die schlummernde Infektion zum Ausbruch brachte. Die jetzt im Weltkriege wieder häufiger gemachte Beobachtung war übrigens auch früher schon bekannt. Vom Kriege 1870 her wußte man, daß Geschosse einheilen und nach jahrelangem Wohlbefinden durch eine sekundäre Schädigung zu Eiterung, ja sogar tödlicher Infektion führen können (Jürgensen, A. Mayer). Für den Operateur taucht dabei die Frage auf, ob eine ruhende Infektion durch eine Operation wieder mobilisiert werden kann. Diese Gefahr besteht hauptsächlich bei wiederholten Laparotomien, besonders wenn früher nicht resorbierbares Nahtmaterial verwendet wurde. Eine Beachtung verdienen auch Laparotomien nach vorausgegangener Tubendurchblasung.

Um aber keinem Irrtum zu verfallen, darf man eine ruhende Infektion nicht mit der langen Latenz einer Infektion verwechseln. Ebensowenig darf man die Mobilisation einer ruhenden Infektion annehmen, wenn etwa sofort nach einer Operation schwere septische Erscheinungen auftreten, die zu rasch kommen, um ohne weiteres schon durch die vorausgegangene Operation leicht erklärt werden zu können. So selten es auch ist, so können doch die ersten Erscheinungen dem Eindringen der Keime auf dem Fuße folgen. Ich habe selbst eine Puerpera wenige Stunden post partum zugrunde gehen sehen, ohne daß die Sektion etwas anderes aufdeckte, als Streptokokken in der Plazenta und in der Uteruswand. Wahrscheinlich sind in solchen Fällen hochvirulente Bakterien direkt in ein größeres Blutgefäß gelangt; oder es hat sich um eine rasche Resorption von Toxinen gehandelt, z. B. bei Peritonitis (Kocher und Tavel). Durch die Untersuchungen von Schimmelbusch und Ricker wissen wir, daß Bakterien schon wenige Minuten, nachdem sie auf frische Wunden gebracht wurden, in den inneren Organen nachgewiesen werden können. Arima fand in die Blutbahn eingebrachte Keime nach 5 Minuten aus dem Blute verschwunden und hauptsächlich in Leber, Milz, Knochenmark abgelagert.

Bedenkt man, wie manches fast sicher erscheinende Operationsresultat durch eine Thrombose geschmälert oder durch eine tödliche Embolie vereitelt wird, so ist klar, daß der Operateur sich besonders frägt, wo er diese Komplikationen am ehesten zu fürchten hat. Es sollen hier natürlich nicht alle aus dem übrigen Körperzustand sich ergebenden disponierenden Momente besprochen, sondern nur kurz die konstitutionellen Faktoren erwähnt werden.

Unter den konstitutionellen Momenten, die zur Thrombose disponieren, scheinen die Chlorose (Meyer-Ruegg) und die Insuffizienz des endokrinen Systems (de Quervin) eine Rolle zu spielen. Vielleicht bringt auch die Menstruation (Beneke, Albanus) eine vermehrte Disposition zur Thrombose mit sich, wie Schnitzler „an einer ganzen Reihe von Fällen" sah. Zur Erklärung kann man darauf hinweisen, daß während der Menses ein Anstieg der Blutplättchenzahl (Pfeifer, Hoff) und eine Erhöhung der Thrombozyten um 20—80% beobachtet wurden. Nach neueren Untersuchungen ruft aber der operative Eingriff an sich auch schon Veränderungen des Blutes in der gleichen Richtung hervor. Häußner fand eine Beschleunigung der Senkungsgeschwindigkeit der roten Blutkörper, eine Erhöhung der Agglutinationsfähigkeit der Blutplättchen, sowie eine gesteigerte Fibrinnetzbildung. Danach kann wohl das Zusammentreffen der Menses mit den postoperativen Vorgängen die Disposition zur Thrombose erhöhen.

Da Fettleibige sog. „Emboliker" (Rehn) mehr zur Thrombose neigen, taucht die Frage auf, sie vor der Operation durch eine Entfettungskur abzuspecken. Indes widerrät das Schnitzler mit Recht, da eine derartige Kur die Widerstandskraft gegen die postoperativen Anforderungen in der Regel nur reduziert.

Auf das Rezidivieren und familiäre Auftreten von Thrombosen haben Mendel, Schnitzler, Kermauner, Holzmann und Grafe hingewiesen. Nach der Holzmannschen Statistik kamen Femoralisthrombosen in fünf Fällen zum zweitenmal, in einem Falle zum drittenmal und in einem Falle zum fünftenmal vor. Anamnestisch wurden dabei dreimal Thrombosen bei den Eltern angegeben. Grafe berichtet von einer Frau, die nach einer schweren Zangenentbindung eine Thrombose beider Iliacae und bei den fünf folgenden Geburten jedesmal ein Rezidiv bekam, z. T. mit Lungenembolie. Die Mutter und eine Schwester waren an Lungenembolie gestorben; bei einer Tochter der Patientin entwickelte sich im Wochenbett ebenfalls eine Thrombose.

Die äußere Veranlassung zu den Rezidiven waren teils weitere Geburten, teils Operationen (Schnitzler), teils schwere allgemeine Erkrankungen (Mendel). Manche Autoren sprechen von einer „Thrombophilie" (Mendel). Wieweit aber beim Rezidivieren das Wiederaufflackern einer alten, ruhenden Infektion eine Rolle spielt, ist vorerst wenig beachtet.

Bei familiärem Auftreten der Thrombose kann es sich um angeborene Anomalien der Venen oder Venenklappen handeln.

Eine mit der Konstitution zusammenhängende Frage knüpft sich an die Genitalblutungen nach Ovariotomie. Von jeher ist eine nach den ersten Tagen öfters auftretende uterine Blutung aufgefallen. Pfannenstiel meint, daß sie bei doppelseitiger Ovariotomie vor dem Klimakterium fast typisch sei, während er sie im Klimakterium gewöhnlich vermißte. Man hat die Blutung nie als Periode aufgefaßt, sondern mit Olshausen zurückgeführt „auf die kollaterale Fluxion, welche in dem Gefäßgebiet derjenigen Hauptpartien entsteht, welche auch den exstirpierten Tumor mit Blut versorgten". Straßmann sieht die Blutungen als eine Folge der durch die Abbindung des Organs verursachten Quetschung der Eierstocksnerven an.

Ob diese Auffassungen richtig sind, scheint fraglich. Schon das seltene Auftreten der Blutung im Klimakterium widerspricht ihnen; denn die „kollaterale Fluxion" und die „Nervenquetschung" sind doch auch hier vorhanden. Daher liegen die Dinge vielleicht doch anders. Wir wissen heute, daß Follikel und Corpus luteum auf den Ablauf der Menstruationsvorgänge eine ganz verschiedene Wirkung haben (Seitz, Wintz, Schröder). Wir schreiben dem Follikel die „Zurüstung" und dem Corpus luteum die „Abrüstung" zu. Darum müssen wir uns fragen: Hängt nicht die Blutung damit zusammen, daß mit dem entfernten Eierstock entweder ein Follikel oder ein Corpus luteum weggenommen wurde?

Man darf sich dabei auch daran erinnern, daß nach Röntgenkastration ebenfalls abnorme Blutungen auftreten können ohne Gefäßunterbindung und ohne Nervenquetschung. Die nächste Periode bleibt nach der Bestrahlung am ehesten aus, kommt später oder schwächer, wenn ein „zurüstender" Follikel zerstört wurde. Sie tritt am ehesten stärker oder früher ein, wenn man ein „abrüstendes", blutungshemmendes Corpus luteum ausgeschaltet hat, wie Seitz betonte.

Damit gewinnt es den Anschein, als ob bei den postoperativen Blutungen der bei der Operation gerade bestehende Zeitpunkt des Intermenstruums eine Rolle spielt. Schon Ißmer hat früher betont, daß die Blutungen nie auftreten, wenn der Operationstermin der letzten Menstruation nicht zu nahe ist. Neu hat bei Adnexoperationen gefunden, „daß eine postoperative Blutung sich in allen Fällen einstellt, wenn das Intervall zwischen der letzten Menstruation und Operation mehr als 14 Tage beträgt. Ist das Intervall geringer als 14 Tage, so tritt keine Blutung auf.

Uns scheint, daß daran sehr viel richtig ist. Aber die Größe des Intervalls allein ist vielleicht doch nicht immer ganz ausschlaggebend. Da zwei Eierstöcke da sind, ist bei einseitiger Ovariotomie denkbar, daß die ausschlaggebende Follikelreifung im anderen Eierstock sich abspielt und durch die Ovariotomie gar nicht gestört wird. Zu dieser Annahme wird man fast gezwungen, wenn man sieht, daß im selben Zeitpunkt des Intervalls das eine Mal Blutungen kommen und das andere Mal ausbleiben.

Auch manche postoperativen Dauerresultate hängen zum Teil von der Konstitution ab. Bei Hypoplastischen zeigt das Narbengewebe eine Armut an elastischen Fasern; darum ist es mechanischen Ansprüchen gegenüber weniger widerstandsfähig, was bei Narbenbrüchen oder Rezidiven nach Prolapsoperation in die Wagschale fallen kann.

Neben der somatischen Konstitution kommt auch manches auf die seelische Verfassung an. Hoffnung, Glaube, Zuversicht und Vertrauen auf der einen Seite, Verzagtheit, Niedergeschlagenheit, Mißtrauen und Mutlosigkeit auf der anderen Seite sind Dinge, die mindestens das Kranksein dem Patienten und dem Arzt erleichtern oder erschweren können. Ja, manchmal sieht es so aus, als ob die Kranken ebenso an ihrer seelischen Erlahmung wie am körperlichen Versagen sterben. Auch die Einstellung des Kranken zum Arzt ist von hohem Wert. So überspannt es an sich klingen mag, die Kranke, die „ihrem Operateur gönnen möchte, daß sie ihm stirbt", ist für die Genesung jedenfalls auf einer weit schlechteren Grundlage als die mit der gegenteiligen Seelenverfassung.

Für die Überwindung der späteren Nachwehen einer Operation kommt unendlich viel auf das Gesundwerdenwollen an, wie wir von der Rentenneurose ja zur Genüge wissen. Kranke, die mit ihrer Krankheit ein Geschäft machen können, ohne daß sie arbeiten, werden aus begreiflichen Gründen langsamer gesund als die, denen das Kranksein nur wirtschaftliche Nachteile bringt.

Auf dem Gebiete der sozialen Versicherung spielt daher bis zu gewissem Grade sowohl das charakterliche als auch das intellektuelle Verhalten der Persönlichkeit eine gewisse Rolle, sobald es sich darum handelt, eine Kranken-, Unfalls- oder Invalidenrente zu beziehen. So sehr die Wohltaten der sozialen Gesetzgebung anerkannt werden müssen, so darf man nicht vergessen, daß sie auch Schattenseiten hat. Sie schuf eine Menschenklasse, die im Kranksein eine Erwerbsmöglichkeit besitzt, ohne etwas arbeiten zu müssen. Daß manche daraus Gewinn zu ziehen versuchen, ist menschlich, oder allzumenschlich und um so mehr verständlich, als es sich oft genug um Versicherte handelt, deren Los seither Entbehrung und Arbeit war. Die Aussicht auf Rente weckt die „Begehrungsvorstellungen", aus der „Rentensucht" entsteht die „Rentenkampfneurose", in der ein Empfinden für den „Segen der Arbeit" nicht aufkommen kann. Der Psychiater Schröder teilt in diesem Zusammenhang die Menschen in zwei gegensätzliche Gruppen ein: in Philopone, denen anlagegemäß die Arbeit und der Dienst am Nächsten ein Bedürfnis ist und in Aphilopone, oder Misopone, die keinen „Sinn" dafür haben. Die letzteren sind die asozial Eingestellten; daß sie mit ihrer Rente an der Allgemeinheit zehren, empfinden sie um so weniger, je mehr sie moralisch schwachsinnig sind.

Kommt noch ein schlechter Intellekt mit mangelnder Kritik hinzu, so entsteht die Auffassung, der Anspruch auf Rente sei berechtigt, lediglich weil man versichert ist. Zu einem tieferen Einblick in den Sinn der sozialen Gesetzgebung fehlt die nötige Urteilsfähigkeit. Abweisung der Ansprüche führt zu dem bekannten Querulantentum.

Eine ebenso wichtige Bedeutung kann der hohe Intellekt gewinnen, wenn er dazu mißbraucht wird, Krankheitssymptome zu fingieren und im Kampf um die Rente den begutachtenden Arzt zu täuschen.

XII. Infektion und Konstitution.
a) Geschlechts- und Altersunterschiede.

Seit langem ist aufgefallen, daß die Häufigkeit bestimmter Infektionskrankheiten entweder nach Ansteckung oder nach Sterblichkeit bei den verschiedenen Geschlechtern verschieden ist. Selbstverständlich können daran exogene Momente, vor allem die Berufstätigkeit und die damit verbundene erhöhte Exposition des einen oder anderen Geschlechtes

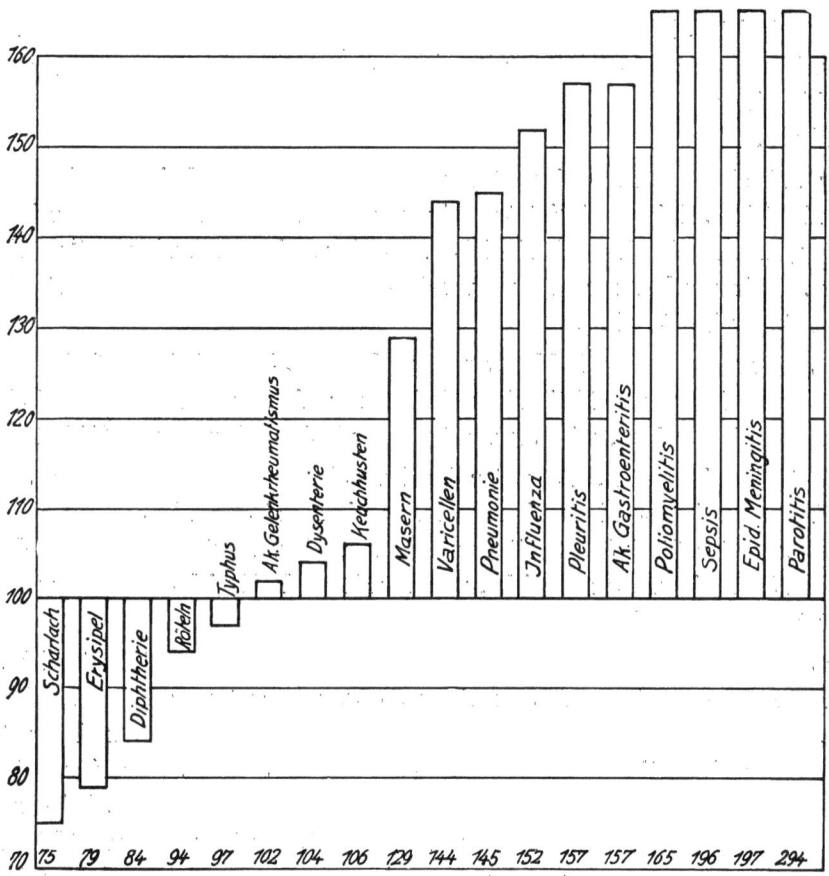

Abb. 187. Geschlechtsrelation der Morbidität an akuten Infektionskrankheiten in Norwegen 1913—1919. Erwachsene; weibliche Morbidität = 100 (nach Schiff, Person und Infektion in Brugsch und Lewy: Biologie der Person.)

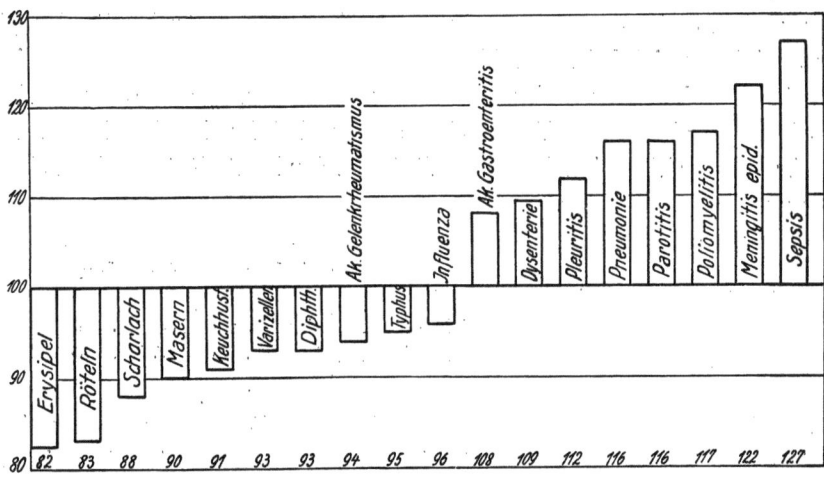

Abb. 188. Geschlechtsrelation der Morbidität an akuten Infektionskrankheiten in Norwegen 1913—1919. Unterfünfzehnjährige (nach Schiff); weibliche Morbidität = 100.

schuld sein. So ist z. B. der Tetanus beim Manne 3—4mal häufiger, während die Frau infolge der Pflege erkrankter Kinder häufiger an Scharlach erkrankt, oder an Echinokokkus infolge ihrer häuslichen Tätigkeit und der damit verbundenen engeren Beziehung mit den Tieren.

Aber auch abgesehen von diesen äußeren Veranlassungen scheinen endogene Unterschiede zu bestehen. Dieses bis jetzt wenig gepflegte Kapitel hat eine sehr interessante Bearbeitung gefunden durch Schiff im Handbuch der „Biologie der Person" von Brugsch und Lewy. Wir werden für unsere vorstehenden Ausführungen in weitestem Maße Schiff selbst das Wort geben.

An fast durchweg großen Zahlen aus Schweden vom Jahre 1913—1919 konnte Schiff für eine ganze Reihe von Infektionskrankheiten für die Erwachsenen auffallende Geschlechtsunterschiede zeigen, wie aus vorstehender Tabelle hervorgeht (Abb. 187).

Man könnte einwenden, daß unter den Erwachsenen die Geschlechter aus äußeren Gründen den verschiedenen Infektionen in verschieden starkem Maße ausgesetzt waren. Aber Kinder unter 15 Jahren mit wesentlich gleicher Ansteckungsgefahr der Buben und der Mädchen zeigen ganz ähnliche, wenn auch graduell nicht so ausgesprochene Geschlechtsunterschiede (Abb. 188).

Danach kann man in der Anfälligkeit oder Empfindlichkeit bestimmten Krankheiten gegenüber ein Geschlechtsmerkmal erblicken, das, wie andere sekundäre Geschlechtsmerkmale, mit dem Alter eine stärkere Ausprägung erfährt. Unter den mädchenbevorzugenden Infektionen finden sich sämtliche exanthematische (dermotrope) Erkrankungen und es ist vielleicht kein Zufall, daß eine lokale Infektion, bei der auch die Hauterscheinungen im Vordergrund stehen, das Erysipel, ebenfalls bei den Mädchen häufiger ist. Bei den knabenbevorzugenden Infektionen fällt das gleichartige Verhalten der neurotropen Infektionen, Poliomyelitis und Meningitis epidemica auf. Anhangsweise sei erwähnt, daß die Frauen- und Kinderhaut keimärmer sein soll als die Haut von Männern oder Erwachsenen (Brunner S. 138).

Die Sterblichkeit, d. h. die Widerstandsfähigkeit gegen die verschiedenen Erkrankungen verläuft nicht immer konform der Ansteckungshäufigkeit. Es gibt zwar Infektionen, bei denen sich beide Geschlechter bezüglich der Anfälligkeit und Hinfälligkeit gleich verhalten, daneben kommt aber auch das Umgekehrte vor; an Masern und Diphtherie z. B. erkranken mehr Mädchen, die Letalität aber ist bei den Knaben höher. Bei Sepsis und Erysipel zeigt der Vergleich der Morbidität und der Mortalität geradezu eine Umkehr des Verhaltens der Geschlechter.

		Erkrankt	Gestorben
an Erysipel	auf 100 Frauen	79 Männer	148 Männer
an Sepsis	auf 100 Frauen	196 Männer	84 Männer

Danach scheint bei Erysipel eine geringere Anfälligkeit der Männer, aber eine größere Sterblichkeit zu bestehen und bei Sepsis eine größere Anfälligkeit, aber eine geringere Sterblichkeit. Das sieht alles sehr nach Geschlechtsunterschieden hinsichtlich der Disposition und der Resistenz aus.

Zur Erklärung kann man nach Schiff auf verschiedenes hinweisen. Die Gruppierung der Krankheiten, das gleichartige Verhalten der dermotropen Infektionen einerseits und der neurotropen anderseits weist darauf hin, daß gewisse Organe bei dem einen Geschlecht widerstandsfähiger, bzw. empfänglicher sind. Ebenso scheint es, daß ein Geschlecht auch spezifisch für ganz bestimmte Infektionen stärker oder schwächer disponiert sein kann.

Über die näheren Beziehungen zwischen Geschlecht und Disposition sind zwei Möglichkeiten denkbar. Entweder es besteht eine unmittelbare Abhängigkeit der Disposition und Resistenz von der Sexualkonstitution als solcher; oder aber der Zusammenhang ist ein indirekter, indem dieselben Kräfte, die das Geschlecht bestimmen, auch die Reaktionsweise gegenüber dem Infekt festlegen.

Die erste Möglichkeit — der direkte Zusammenhang — ist nach Grosser beim Keuchhusten mit der häufigen Beteiligung der Mädchen vorhanden. Er nimmt an, daß die weibliche Konstitution an sich, eben durch geschlechtsspezifische Produkte der inneren Sekretion die Empfänglichkeit für die Infektion erhöht. In Konsequenz dieser Auffassung müßte es dann theoretisch möglich sein, die Disposition zu Keuchhusten im Wege einer experimentellen Maskulinisierung herabzusetzen, oder etwa umgekehrt, die Disposition der Mädchen für Parotitis epidemica zu steigern. Auf Grund dieser Dinge könnte man auch daran denken, durch Verabfolgung geeigneter Organpräparate die genannten Krankheiten therapeutisch zu beeinflussen. Weiter wäre noch von Interesse zu wissen, ob bei Frauen mit maskulinem und bei Männern mit femininem Typus eine Annäherung an das Verhalten des anderen Geschlechtes gegenüber Infektionen stattfindet. Indes scheint es nicht wahrscheinlich, daß geschlechtsspezifische Produkte im allgemeinen für die Geschlechtsdisposition das Ausschlaggebende sind. Besonders für das früheste Kindesalter stößt eine derartige Annahme auf Schwierigkeiten.

Dagegen ist die Möglichkeit eines indirekten Zusammenhanges zwischen Infektion und Konstitution ernstlich erwägenswert. Das bekannteste Beispiel eines derartigen indirekten Zusammenhanges zwischen Geschlecht und konstitutionellen Eigentümlichkeiten bildet die sog. geschlechtsgekoppelte oder geschlechtsgebundene Vererbung (s. S. 743).

Die Rotgrünblindheit z. B. bevorzugt das männliche Geschlecht nicht deshalb, weil die männlichen Keimdrüsen etwa erst durch ihre Funktion das Auftreten der Erkrankung begünstigen würden, sondern lediglich deshalb, weil die Erbanlage für die Farbenblindheit „zufällig" von vornherein in das Geschlechtschromosom hineingepackt ist. Welches Geschlecht häufiger betroffen wird, hängt dann einfach davon ab, ob das betreffende Merkmal sich dominant oder rezessiv vererbt.

Eine einfache Erklärung hierfür gibt die Chromosomentheorie der Vererbung. Das geschlechtsgebundene Merkmal ist an das Geschlechtschromosom gebunden. Dieses ist bei der Frau doppelt, beim Manne einfach vorhanden. Das rezessive Merkmal kann also ohne weiteres beim Manne in die Erscheinung treten, bei der Frau dagegen nur dann, wenn es in gleicher Weise in beiden Geschlechtschromosomen angelegt ist. Dies wird naturgemäß sehr viel seltener eintreten. Umgekehrt liegen die Verhältnisse für das dominante Merkmal. Die Wahrscheinlichkeit, daß mindestens ein Chromosom das Merkmal enthält und daß damit das Merkmal in die Erscheinung tritt, ist bei der Frau, die zwei Geschlechtschromosomen besitzt, größer als beim Mann.

Schiff möchte daher vermuten, daß auch bei der ungleichen Beteiligung der Geschlechter an Infektionskrankheiten geschlechtsgebundene Erbanlagen eine Rolle spielen. Nach ihm könnte man sich vorstellen, „daß das Verhalten gegenüber den einzelnen Infektionskrankheiten von verschiedenen, scharf definierten Erbanlagen bestimmt oder doch mitbestimmt wird, und daß diese Erbanlagen im Geschlechtschromosom lokalisiert sind. Handelt es sich um dominante Anlagen, so überwiegt das weibliche Geschlecht, handelt es sich um Rezessive, das männliche".

„Dabei hätten wir im allgemeinen anzunehmen, daß für Empfänglichkeit und Widerstandsfähigkeit verschiedene, voneinander unabhängige Erbanlagen existieren."

„Für die besonderen Beziehungen der einzelnen Infektion zum weiblichen oder männlichen Geschlecht bedarf es dann keiner Erklärung aus der Eigenart der betreffenden Infektion, vielmehr hängt diese Beziehung eben nur noch von der Dominanz oder Rezessivität ab. Es würde also beispielsweise kein Grund mehr vorliegen, beim Keuchhusten mit Grosser anzunehmen, daß die weibliche Sexualkonstitution als solche die Empfänglichkeit für ihn steigert.

Wenn umgekehrt bei Meningitis und Poliomyelitis das männliche Geschlecht häufiger befallen ist, so hätten wir eben für beide Infektionen rezessiv geschlechtsgebundene Dispositionen anzunehmen" (Schiff).

Bei genauerem Zusehen scheint die Disposition zu bestimmten Infektionskrankheiten in einer Disposition zu dermotropen resp. neurotropen Erkrankungen zu liegen. Im Rahmen dieser Schiffschen Erblichkeitshypothese würde auch der auffällige Gegensatz von Sepsis und Erysipel, zwei Krankheitsformen, die in der Hauptsache auf den gleichen Erreger zurückgehen, verständlich. „Unter den Erkrankungen an Sepsis überwiegt das männliche, unter denjenigen an Erysipel das weibliche Geschlecht. Man könnte sich vorstellen, daß die Erkrankungsform des Erysipels auf einer Art Schutzfunktion der Haut beruht; wo diese Schutzfunktion fehlt, tritt an Stelle der lokalen die allgemeine Infektion. Erysipel überwiegt beim weiblichen Geschlecht, die Schutzfunktion müßte sich also dominant geschlechtsgebunden vererben. Fehlen der Schutzfunktion = Sepsis, wäre demnach als rezessiv anzusehen: hier müßte dann das männliche Geschlecht überwiegen."

Zusammengenommen „müßte man an eine rezessiv geschlechtsgebundene Disposition zu Erkrankungen des Zentralnervensystems und an eine dominante zu solchen Erkrankungen, welche die Haut erheblich mitbetreffen, denken. Es ist in diesem Zusammenhang nicht ohne Interesse, daß die sonst bekannten geschlechtsgebundenen Erbanlagen des Menschen, die ja fast alle rezessiv sind, zu einem sehr erheblichen Teil Erkrankungen des Zentralnervensystems und der Sinnesorgane bedingen, während die einzige bisher bekannt gewordene geschlechtsgebundene Anlage mit dominanter Vererbungsweise die Haut betrifft, in Form der Keratosis follicularis (Siemens)."

Was weiter sehr auffällt, ist das Verhalten der Sterblichkeit an Infektionskrankheiten in den verschiedenen Lebensaltern. Für Pocken, Fleckfieber und Typhus berechnet Schiff, daß jenseits des 20. Lebensjahres mehr Männer sterben als Frauen, während im Kindesalter die Geschlechtsdifferenzen gering sind und häufig das weibliche Geschlecht überwiegt. Besonders interessant ist das Verhalten um die Pubertätszeit, wie es Schiff für Diphtherie, Scharlach, Masern, Typhus, Poliomyelitis und Tuberkulose fand. Vom 4. Lebensjahrfünft an sind die Mädchen an der Sterblichkeit weniger beteiligt als vorher.

Die Erklärung dieses Altersunterschiedes zwischen den Geschlechtern ist nicht leicht. Die größere Exposition des männlichen Geschlechtes durch den Eintritt in einen Beruf reicht nicht aus, vor allem nicht bei jenen Krankheiten, bei denen, wie Diphtherie und Scharlach, die Exposition bei der erwachsenen Frau größer ist als die des Mannes. Schiff vermutet daher, daß für beide Geschlechter die Zeit über die Geschlechtsreife eine Phase besonderer Empfänglichkeit ist. Da diese Phase beim Mädchen früher beginnt, so wird es zunächst zu einer relativen Zunahme der weiblichen Mortalität kommen. Im Beginn des 4. Jahrfünfts, mit dem Eintritt der Menstruation, findet das „sensible Stadium" der Mädchen seinen Abschluß, während der Reifungsprozeß der Knaben noch fortdauert, so daß nunmehr die Empfindlichkeit des männlichen Geschlechtes überwiegt. Es wäre interessant, von diesem Gesichtspunkt aus die Geschlechtsrelation der Mortalität in Ländern mit früher und später geschlechtlicher Reifung zu untersuchen.

„Man könnte auch sagen, daß manche der anscheinend gesetzmäßig mit dem Lebensalter verknüpften Unterschiede vielleicht nur deshalb als solche erscheinen, weil wir in scheinbarer Exaktheit Menschen gleichen Lebensalters, aber verschiedenen Geschlechtes nebeneinander stellen. Gleichartig im physiologischen Sinne sind Mädchen und Knaben des gleichen Geburtsjahres in Wirklichkeit aber durchaus nicht. Das Entwicklungstempo und der Lebensrhythmus von Mann und Weib sind vielmehr ungleich, und wenn wir in der Jugend unter kalendermäßig gleichalten Mädchen und Knaben Differenzen im Verhalten gegenüber Infekten beobachten, so spiegelt sich hierin eben die physiologische Differenz im Entwicklungstempo der Geschlechter."

Jedes Lebensalter hat eben seine besondere Anatomie, Physiologie und Pathologie und seine besondere Lebensweise. Neben exogenen Momenten kommen dafür manche endogene in Betracht. Die endogenen Faktoren verändern sich mit dem Wachstum und Altern im hohen Maße. Die Deckepithelien und die chemische Reaktion der Schleimhäute sind z. B. je nach dem Alter Schwankungen unterworfen. Der Wassergehalt des Körpers sinkt im Laufe des Lebens von rund 90% auf etwa 60%. Das Mengenverhältnis von Eiweiß, Fett und Salzen verschiebt sich sehr erheblich, auch der osmotische Druck der Gewebe ändert sich (Backmann und Runnström). Kurz, es treten so vielerlei Veränderungen in der chemischen Zusammensetzung und im physikalischen Verhalten des Körpers auf, daß der Mensch zu verschiedenen Zeiten einen sehr verschiedenen Nährboden für die Infektionserreger abgibt. Wie wichtig aber der Nährboden für das Bakterienwachstum ist, wissen wir von der künstlichen Bakterienzüchtung zur Genüge. Einen Ausdruck des Altersunterschiedes der Gewebe haben wir auch an der künstlichen Gewebezüchtung, bei der wir sehen, daß das Serum von Feten oder von jungen Tieren das Gewebewachstum fördert.

b) Menstruation und Infekt.

1. Eine praktisch immer wieder auftauchende Frage ist die nach der vermehrten Anfälligkeit zur Zeit der Menstruation. Im allgemeinen besteht die Meinung, daß die Frau während der Menstruation für Infektionen besonders empfänglich sei. Ältere Epidemiologen suchen sogar aus dieser Voraussetzung heraus zu erklären, warum die erwachsene Frau häufiger als der Mann an Infektionen erkranke. Indes gilt nach Schiff die besondere Beteiligung der Frau nur für einzelne Infektionen, z. B. für Scharlach, und

hier lassen sich noch andere Momente zur Erklärung heranziehen. Gleichwohl ist aber gerade bei Scharlach die Bedeutung der Menstruation auch von manchen Klinikern anerkannt. Indes scheint nach den vorliegenden zahlenmäßigen Angaben die Beziehungen zur Menstruation nicht sehr ausgesprochen. Schloßmann und S. Meyer geben z. B. an, daß unter 353 erwachsenen Mädchen und Frauen die Krankheit 64mal während der Menstruation auftrat. Rechnet man die durchschnittliche Dauer der Periode zu fünf Tagen, so würde die Zahl 64 nach Schiff besagen, daß die Menstruation ohne Einfluß ist; setzt man sie aber zu drei oder vier Tagen, so ist eine gewisse Häufung unverkennbar.

Das Auftreten während der Menstruation spricht aber noch nicht für eine Erhöhung der Empfänglichkeit zu diesem Zeitpunkt. Es liegt vielmehr näher anzunehmen, daß entweder der Ausbruch der Scharlacherkrankung durch den Eintritt der Menses beschleunigt wurde, oder daß umgekehrt die Scharlacherkrankung zu vorzeitigem Auftreten der Periode führte. Will man daher behaupten, daß die Frau infolge der Menstruation häufiger als der Mann erkrankt, so müßte man nachweisen, daß der Zeitpunkt der Infektion ungewöhnlich häufig in die Menstruation fällt. Man müßte auch erwarten, daß kleinste Mengen des Infektionsstoffes, die bei der gesunden voll widerstandsfähigen Frau noch keine Infektion auslösen, bei der menstruierenden zu Erkrankung führen.

Ähnliche Schwierigkeiten ergeben sich auch bei anderen Infektionskrankheiten. Die Tuberkulose soll nach Scherer um so ungünstiger verlaufen, je früher die erste Menstruation auftritt. Scherer nimmt dabei an, daß der vorzeitige Eintritt der Menstruation der Ausdruck einer schweren tuberkulösen Infektion sei. Nach Selter ist es aber auch möglich, daß die Menstruation die Tuberkuloseimmunität herabsetzt und damit der Ausbreitung der Infektion im Körper Vorschub leistet. Beachtenswert ist auch, daß nach Selter während der Menstruation ein labiles Verhalten der Tuberkulinempfindlichkeit, bei manchen Frauen ein erhebliches Nachlassen am ersten Menstruationstage besteht.

Für die Grippe gibt Esch an, daß sie häufig zu einer Anteposition, seltener zu einer Postposition der Menstruation führe. Angeblich besteht auch eine erhöhte Disposition für die Erkrankung während der prämenstruellen und der menstruellen Phase (Anton).

Daß im Blute kreisende Infektionserreger zur Zeit der Menstruation sich besonders leicht im Genitale ansiedeln und dort zu Metastasen führen, haben gerade die Grippeepidemien der letzten Jahre gezeigt. Vielleicht üben Blutextravasate und andere Gewebetrümmer des menstruierenden Genitalapparates eine besondere Anziehungskraft auf die Bakterien aus.

2. An die Frage der vermehrten allgemeinen Anfälligkeit zur Zeit der Menstruation schließt sich die der Entstehung einer septischen Infektion infolge Keimeinwanderung durch den menstruierenden Genitalapparat. Schon Nothnagel fiel auf, daß sich viele der sog. idiopathischen Peritonitiden im Anschluß an die Menstruation sich entwickelten. Er erklärte das durch aufsteigende Entzündungsprozesse, die von der Vagina aus durch die Tuben ins Peritoneum gelangen. Das läßt sich auch mit unseren heutigen Anschauungen in Einklang bringen, wenn dieser Entstehungsmodus einer Peritonitis auch nicht gerade häufig sein wird. Zwar beherbergt die Vagina unter physiologischen Verhältnissen keine virulenten Keime oder sie erledigt sich derselben durch die selbstreinigende Kraft des

bakteriziden Scheidensekretes (Menge und Krönig) in kurzer Zeit wieder; aber sie enthält doch von den ersten Lebenstagen an zahlreiche andere Bakterien der verschiedensten Art. Später bilden Luft, Badewasser, Reinigungsprozeduren, sexueller Verkehr usw. genug Gelegenheiten zum Keimimport. Diesen erleichtert die Menstruation sehr erheblich. Der Menstrualfluß stellt eine direkte Kommunikation der Uterushöhle mit der Außenwelt dar und unterstützt so, zumal bei der Eröffnung von Muttermund und Zervikalkanal die Keimaszension mechanisch. Dazu verbessert er den Bakterien die Lebensbedingungen durch Umwandlung der sauren Reaktion des Scheidensekrets in alkalische. Obendrein führt er in den abgestoßenen Epithelien ein gutes Nährmaterial mit. Auf dem Endometrium selbst fehlt das schützende Deckepithel und die physiologischen Epitheldefekte stellen einen willkommenen Einlaß in das tiefere Gewebe dar, das durch seinen menstruellen Blut- und Lymphreichtum den Keimen verbesserte Existenzbedingungen bietet. Sind die Keime auf dem Peritoneum angelangt, so kann das infolge der Menstruationsvorgänge ergossene Blut einen günstigen Nährboden für sie abgeben. Es muß daher die Möglichkeit einer so entstandenen peritonealen Infektion zugegeben werden.

In der Tat berichten mehrere Autoren über so entstandene Fälle von ganz akuter, tödlich verlaufender Peritonitis mit Streptokokkenbefund im Endometrium (Lenhartz, Pallin, Nötzel, Hagen).

c) Auch ohne Menstruation kann anscheinend der Genitalapparat einmal zur Eintrittspforte von pathogenen Keimen werden. Manche okkulte Peritonitis bei Kindern (Reichenbach, Pastry, Riedel) wurde namentlich früher durch Aszension auf dem Tubenweg erklärt. Riedel erläuterte die klinische Bedeutung dieses Infektionsmodus an zehn, zum Teil tödlich endenden Fällen von Strepto- oder Staphylokokkenperitonitis bei Kindern. Zuweilen scheinen dabei Kratzeffekte am äußeren Genitale eine besondere Rolle zu spielen (Mertens).

Heute ist freilich diesem Entstehungsmodus einer Peritonitis bei Kindern gegenüber Vorsicht angebracht. Seitdem wir wissen, daß der Darm der Neugeborenen und auch der Kleinkinder dem Erwachsenen gegenüber eine vermehrte Durchlässigkeit für Bakterien hat, wird man sehr an die enterogene Entstehung der Peritonitis bei Kindern denken müssen.

Besonders zu erwähnen sind jene Fälle, bei denen eine seit der Geburt oder seit der frühen Kindheit latente Scheidengonorrhöe auf einmal aszendierte und fälschlicherweise als Appendizitis operiert wurde, worauf E. Vogt neuerdings besonders hinwies.

e) Schwangerschaft und Infekt.

Das bekannteste Beispiel von Beziehungen zwischen Schwangerschaft und Infektion ist die Lungentuberkulose. Von ihr nimmt man ja ziemlich allgemein an, daß sie in der Gravidität sich verschlimmert, weil die Wachstumsbedingungen für die Tuberkelbazillen sich bessern und die Widerstandskraft des Körpers sinkt. Es gehört hier aber nicht zu unserer Aufgabe, diese Frage näher zu behandeln. Besonders erwähnt sei jedoch, daß die bisher herrschende Anschauung neuerdings sehr angegriffen wird, besonders durch Menge, Opitz, A. Mayer und andere Geburtshelfer. In der Tat hat sich an den großen Zahlen der Lebensversicherungsgesellschaften ein nachteiliger Einfluß der Gravidität auf die Tuberkulose vielfach nicht erweisen lassen (s. S. 633). Auch angesehene Internisten wie Nägeli bezweifeln die schädliche Wirkung der Schwangerschaft in hohem Maße. Nach ihrer Auffassung hat die Tuberkulose von Haus aus einen bestimmten Charakter, bösartig oder gutartig. Dieser Charakter bestimmt ihren weiteren Verlauf und nicht das Bestehen oder Nichtbestehen einer Gravidität. Die bösartige Form verläuft schlecht trotz Schwangerschaftsunterbrechung, und die gutartige geht gut trotz bestehender Schwangerschaft. Aufgabe der weiteren Zukunft wird es sein, durch kritische Beobachtung und an großen Zahlen zu diesen Dingen Stellung zu nehmen.

Eine andere wichtige Erkrankung ist die oben (S. 559) abgehandelte Pyelitis gravidarum. Man muß entgegen der mechanischen Erklärung durch Urinstauung annehmen, daß die Schwangerschaft an sich eine besondere Disposition abgibt, da die Pyelitis oft schon in den ersten Graviditätsmonaten auftritt, wo von einem Druck auf den Ureter noch keine Rede sein kann.

Bei vielen der anderen Infektionskrankheiten wird die Bedeutung der Gravidität sehr verschieden beurteilt. Nach alten Angaben soll der Typhus abdominalis bei Schwangeren und besonders bei Wöchnerinnen sehr selten sein (Griesinger, Rokitansky, Curschmann). Nachprüfungen aus der neueren Zeit fehlen.

Der Scharlach soll sich umgekehrt verhalten, die Geburt soll eine besondere Disposition dazu abgeben. Gewöhnlich nimmt man dabei an, daß die Kontinuitätstrennungen der Haut und der Schleimhäute infolge der Geburtsarbeit Infektionspforten schaffen; danach würde der Scharlach im Wochenbett ein Spezialfall des Wundscharlachs sein. Indes darf man nicht vergessen, daß man, namentlich früher, manche septische Hauterscheinungen infolge von Puerperalfieber oder auch aszendierter Gonorrhöe für Scharlach angesprochen und fälschlich eine Disposition der Wöchnerin angenommen hatte.

Von anderen Gesichtspunkten aus könnte man den Streptokokken gegenüber an eine Steigerung der Körperschutzkräfte glauben. Wenn man bedenkt, daß manche Schwangere im Vaginalsekret Streptokokken haben, ohne daß es unter der Geburt zu der gefürchteten Infektion kommt, so könnte man den Eindruck gewinnen, daß die Frauen während der Schwangerschaft gegen die Streptokokken immunisiert werden und die Streptokokken eine „Depression" erfahren (Morgenroth, Neufeld). Auch unsere Erfahrungen über die Verwendung des Blutserums fieberfreier Wöchnerinnen zur Behandlung des Puerperalfiebers könnte für diese Annahme sprechen (Bartram).

Über die vermehrte Anfälligkeit von Schwangeren und Wöchnerinnen der Grippe gegenüber haben uns die traurigen Erfahrungen der letzten Grippeepidemien weitgehend belehrt. Ob dabei die Auflockerung und Hyperämie der oberen Luftwege infolge der Schwangerschaft (Imhofer) die Anfälligkeit zur Infektion steigert (Kermauner), sei dahingestellt. Jedenfalls aber scheint die Wehenarbeit mit den tiefen Inspirationen beim Pressen die Propagation der Infektion von den oberen in die tieferen Luftwege zu begünstigen.

Überhaupt scheint das weibliche Geschlecht an der Grippe besonders beteiligt, sowohl nach Morbidität, als auch nach Mortalität, wie Schiff an großen Zahlen zeigt. Schon von der englischen Epidemie des Jahres 1800 wird berichtet, daß zu vier Fünftel die Frauen betroffen waren. In der Epidemie des Jahres 1918/19 war in Preußen die Mortalität des weiblichen Geschlechtes wenigstens teilweise erheblich höher.

Die schon erwähnte Gefahr, daß eine Grippe oder eine andere Infektionskrankheit Metastasen im puerperalen Genitalapparat setzt, muß man auf eine lokale Disposition zurückführen, mit der wir uns jetzt noch etwas beschäftigen wollen.

d) Örtliche Disposition zur Infektion.

Entgegen der Anschauung von Bossi übt der puerperale Uterus mit seinen physiologischen Wunden und seinem nekrobiotischen Gewebe als Locus minoris resistentiae eine gewisse Attraktion auf die verschiedensten Infektionserreger aus. Er begünstigt daher sowohl deszendierende als auch aszendierende Infektionen.

Zum Verständnis der deszendierenden Infektionen sei auf das Tierexperiment hingewiesen. Danach treten in die Blutbahn eingebrachte Keime alsbald in einem vorher eigens mechanisch geschädigten Gelenk auf und verursachen ein Empyem. Diese Rolle des geschädigten Tiergelenkes kann der durch die Geburt geschädigte und wunde Uterus übernehmen, und demzufolge die Keime einer Allgemeininfektion an sich ziehen, sofern diese nur im Blute kreisen.

Klinische Beispiele über metastatische Erkrankungen des puerperalen Uterus nach Pneumonie, Angina usw. liegen leider mehr als genug vor (Marg. Wolf, Burckhardt, Weißhaupt, Merkel, Henkel, Riesch, Bumm, Levy, Orthmann, Hellendall, Hüssy).

Besonders zu fürchten ist die Grippe. Während der Grippeepidemien der letzten Jahre sind allerorts metastatische Grippeinfektionen im puerperalen Genitalapparat beobachtet worden; besonders traurige Erfahrungen haben wir selbst mehrfach machen müssen.

Die besondere Disposition des puerperalen Endometriums zu aszendierenden Infektionen zeigt sich in erster Linie am Puerperalfieber, von dem wir heute annehmen, daß es fast immer im Cavum uteri, also in Form der Endometritis puerperalis beginnt.

Früher hatte man darüber freilich eine etwas andere Anschauung. Man erblickte in hohem Maße in den oberflächlichen Wunden am Damm und an der Vagina die Bakterieneingangspforten. Dabei ging man davon aus, daß der Keimgehalt der Haut nicht überall gleich sei. Vulva und Damm sind wegen der Nachbarschaft des Darmes keimreicher, dazu sind sie wegen der vielen Hautfalten durch Desinfektion viel schwerer von ihren Keimen zu befreien. Auf diese Weise versuchte man auch zu erklären, daß auf operative Eingriffe sub partu häufiger lebensgefährliche Infektionen kommen als bei Operationen von oben. Indes widerspricht dem die Erfahrung bei vaginalen Köliotomien, die bekanntlich ein besseres Resultat haben als die Laparotomien. Wir müssen daher für die relative Häufigkeit des Puerperalfiebers nach geburtshilflichen Eingriffen die Disposition auf einem anderen Gebiet suchen und erblicken sie im Zustand des puerperalen Endometriums, von dem nach heutiger Auffassung die puerperale Infektion fast immer ausgeht.

Für diese lokale Disposition des Cavum uteri lassen sich manche Punkte anführen. Das nekrobiotische Gewebe der Dezidua zeigt eine geringe Zellschutzwehr und bietet darum eingedrungenen Keimen wenig Widerstandskraft. An der Plazentarstelle sind die offenen Blut- und Lymphspalten willkommene Eintrittspforten für die Bakterien.

Da aber die Keime durch den Zervikalkanal hochkommen und trotzdem das Cavum uteri an erster Stelle erkrankt, so muß auch ein Unterschied zwischen Korpus und

Kollum bestehen. Nach den Untersuchungen von Wassermann und Citron sind Gewebe, welche von Natur aus frei von Bakterien sind, gegen Mikroorganismen besonders empfindlich. Körperregionen, wie der Darm oder der Mund, die in ständigem und innigem Kontakt mit den Bakterien leben, erfahren dadurch eine spezifische biologische Umstellung und sind deswegen den Bakterien gegenüber sehr tolerant. Übertragen wir das auf den Uterus, so haben wir im Cavum uteri die normalerweise bakterienfreie Partie mit vermehrter Empfindlichkeit gegen eine Keiminvasion, während das Kollum infolge seiner Scheidennähe oft bakterienhaltig ist und sich darum durch eine Art „Autoantiseptik" (Witzel) gegen die Bakterien mehr immunisiert.

Die Frage der örtlichen Disposition zur Infektion interessiert aber nicht nur den Geburtshelfer, sondern fast noch mehr den Operateur. Hier handelt es sich hauptsächlich um die Frage, ob das Peritoneum gegen eingebrachte Keime weniger widerstandsfähig ist, als die Bauchdecke. Bekanntlich galt lange Zeit die Peritonealhöhle als besonders empfindlich, bis sich Bumm in seinem Aufsatz: „Was erträgt die Bauchhöhle und was erträgt sie nicht" auf den Standpunkt stellte, daß das Peritoneum eine größere und das Bindegewebe eine kleinere Abwehrkraft besitzt. Eine kräftige Stütze erfährt diese Auffassung in den Fällen von postoperativer Bauchdeckeneiterung ohne Peritonitis. Wir müssen hier doch annehmen, daß die Keime nicht nur in die Bauchdeckenwunde, sondern auch ins Peritoneum kamen. Das Ausbleiben der Peritonitis sagt aber, daß das Peritoneum im Gegensatz zu den Bauchdecken mit den Keimen fertig geworden ist.

Brunner meint auch, daß die Infektionsdisposition des Peritoneums im späteren Leben geringer wird.

e) Rückwirkung des Infektes auf die Person.

Wie die Spezialeigentümlichkeiten einer Person den Verlauf einer Infektion beeinflussen können, so kann auch die Infektion auf die Person zurückwirken und sich in Habitus, Entwicklungstempo und sekundären Geschlechtsmerkmalen äußern.

Ein bekanntes Beispiel ist der Habitus asthenicus der Phthisiker oder die Kombination von Infantilismus des Genitalapparates mit Tuberkulose. Freilich darf man nicht vergessen, daß die mangelhafte Anlage das Primäre und die Tuberkulose das Sekundäre sein kann (Gottstein, Grotjahn). Wenn man aber den aufgeschossenen Schmalwuchs der Phthisiker ursächlich auf die Tuberkulose zurückführt (Roemer, Friedr. Müller), so kann man aus dem Pflanzenreich immerhin auf eine Analogie von Schmalwuchs unter dem Einfluß einer Infektion hinweisen. Die Infektion der Wolfsmilch mit Uromyces pisi bewirkt, daß die Stengel unverzweigt bleiben und die Pflanzen in die Länge gehen, im starken Gegensatz zur Norm (Abb. 189).

Zur Illustration einer Wachstumsbeschleunigung läßt sich auf den beschleunigten Zahndurchbruch nach Grippe hinweisen, worauf neuerdings wieder Langstein aufmerksam machte. Freilich muß man sich fragen, ob das Kausalverhältnis nicht umgekehrt ist und die Dentition, die Empfänglichkeit für Grippe steigert, was Schiff nicht annimmt.

Für den Einfluß des Infektes auf die Ausbildung der Geschlechtsfunktionen und der sekundären Geschlechtsmerkmale lassen sich mehrere Beispiele anführen. Wir haben oben (S. 694) schon gehört, daß Scherer eine schwere Tuberkulose ursächlich für den Früheintritt der Menstruation anschuldigt. Im Kapitel Pubertas praecox haben wir gesehen, daß Encephalitis epidemica für Frühmenarche verantwortlich gemacht wird (John, Stern). Die Franzosen führen die sog. Grandemammie heranwachsender Mädchen auf den Reiz einer latenten Tuberkulose zurück. Alle diese Dinge erinnern an die sog. „Notreife" (Sellheim), die man bei Pflanzen unter dem Einfluß von Krankheiten sehen kann.

Am eindruckvollsten ist natürlich die Wirkung, wenn die Infektion in der Keimdrüse selbst sitzt und entweder den äußeren Habitus verändert oder durch Schädigung der Geschlechtszellen die Nachkommenschaft beeinflußt. Zerstört eine Infektion die Keimdrüse, so kann das die sekundären Geschlechtsmerkmale ebensosehr beeinflussen, wie wir das oben von Tumoren der Keimdrüse gehört haben. Interessante Beispiele aus der Botanik bringt Küster aus seinem Buch „Die Gallen der Pflanzen". Aus dem Tierreich beschreibt Goldschmidt, daß die Männchen verschiedener Krabbenarten unter dem Einfluß gewisser Schmarotzer sehr weibchenähnlich werden, ja, daß in den Hoden rudimentäre Eier auftreten. Nach Crew soll ein Huhn, das ursprünglich Eier legte, im Verlaufe von zwei Jahren unter dem Einfluß einer Tuberkulose sich zu einem geschlechtstüchtigen Hahn verwandelt haben. Das einzige Ovarium war durch die Tuberkulose zerstört, so daß nunmehr die in der Anlage von vornherein enthaltenen männlichen Drüsen zur Entwicklung gelangten und mit ihnen alle männlichen Geschlechtsmerkmale. Bei der Taube hat Riddle einen analogen Fall beschrieben.

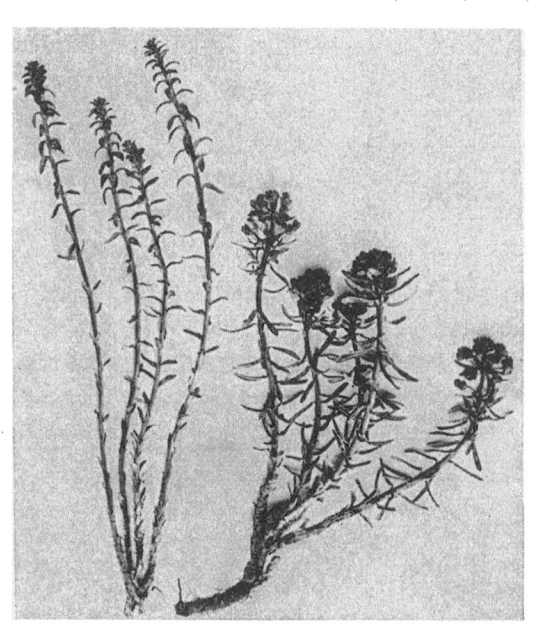

Abb. 189. Infektion und Habitus. Links mit Uromyces Pisi infizierte Pflanze von Euphorbia Cyparissias; die Stengel der infizierten Pflanze bleiben unverzweigt und blühen nicht. Rechts gesunde Pflanze.
(Nach Schiff in Brugsch und Lewy; Biologie der Person.)

An Einwirkungen auf die Nachkommen sei zunächst an die Lues congenita erinnert.

Außerdem hält Schiff eine Geschlechtsverschiebung, also ein Abweichen von dem normalen Geschlechtsverhältnis für möglich. Er erinnert an den vermehrten Knabenabort, den man gewöhnlich auf die verminderte Widerstandsfähigkeit der männlichen Früchte zurückführt. Soweit am Knabenabort eine Schädigung der Eltern durch Lues, Malaria und dergleichen schuld ist, meint Schiff, daß unter Umständen die Syphilis dazu führt, daß mehr Knaben konzipiert werden. Im Hinblick auf die experimentelle Verschiebung der Geschlechtsverhältnisse bei der Lichtnelke (Correns) oder bei der weißen Maus durch alkoholische Schädigung des Männchens (Agnes Bluhm) denkt Schiff daran, daß die Chancen der Männchenbestimmer im Sperma der Syphilitischen gegen die Norm gesteigert sind. Außerdem kommt für manche Fälle noch in Frage, daß auch die Infektion der Mutter Bedingungen schaffen könnte, welche die Chancen für die beiden Arten von Spermatozoen verschieben. Danach würde hinter der Geschlechtsverschiebung durch eine Infektion der Eltern ein sog. „Letalfaktor" stecken können, d. h. es ist ein an die Chromosomen gebundener Erbfaktor im Spiele, der den Organismus bald in der männlichen, bald in der weiblichen Form lebensunfähig macht.

f) Immunität und Konstitution.

Aus diesem Kapitel interessiert den Geburtshelfer eigentlich nur das Verhalten des Neugeborenen gegen bestimmte Infektionskrankheiten. Während im großen und ganzen der Erwachsene einen höheren Grad von Immunität besitzt als das Kind, ist das Neugeborene gegen die üblichen Kinderkrankheiten wenig empfänglich. Seit langem ist z. B. aufgefallen, daß Neugeborene sehr selten an Diphtherie erkranken. Das Fehlen der Infektionsgelegenheit reicht zur Erklärung nicht aus, vielmehr muß man eine verminderte Empfänglichkeit annehmen; finden sich doch bei nicht wenig Neugeborenen Diphtheriebazillen in der Nase, ohne daß es, vielleicht von Schnupfen abgesehen, zu einer Erkrankung kommt. In der Tat hat sich mit der Schickschen Diphtheriereaktion ergeben, daß Neugeborene weit weniger empfänglich sind als einjährige Kinder, wie nachstehende Tabelle nach Schiff zeigt:

Alter	Diphtherieempfänglich (Schick-positiv)	Gesamtzahl
Neugeborene	16%	143
0—3 Monate	29%	57
3—6 Monate	43%	30
6—9 Monate	59%	32
9—17 Monate	68%	68
$1^1/_2$—$2^1/_2$ Jahre	69%	54

Zur Erklärung muß man annehmen, daß Immunstoffe von der Mutter auf das Kind übergehen.

Als Weg für diesen Übergang kommen verschiedene Möglichkeiten in Betracht. Eine große Bedeutung sollte der Muttermilch während des Stillgeschäftes zukommen. Hahn fand im Blute Neugeborener konstant Diphtherieantitoxin, das aber mit dem Abstillen zurückging oder verschwand, so daß am Schluß des ersten Lebensjahres nur noch 25% der Kinder Antitoxin besitzen. In Übereinstimmung damit steht die klinische Erfahrung, daß Brustkinder auch anderen Infektionskrankheiten gegenüber besser gestellt sind als Flaschenkinder. Einen experimentellen Beweis für die Übertragbarkeit von Immunstoffen durch die Muttermilch brachte Ehrlich mit seinen berühmten Ammenversuchen an Rizin- und Abrinmäusen.

Für den Übergang von Antitoxinen gegen septische Infektionen bietet vielleicht das Stillen bei infizierten Brüsten eine Gelegenheit (Th. Smith, Orcutt, Little). Gelangen Antitoxine in den Darmkanal des Neugeborenen, so kommt ihm für die Immunisierung der Umstand zugute, daß seine Darmwand für Antitoxine durchgängig ist (Römer, Much).

In gewissen Fällen können wohl auch auf plazentarem Wege (Heymann) Schutzstoffe auf das Kind übergehen; sei es, daß die Mutter diese wieder von ihrer eigenen Mutter bezog, oder daß sie die betreffende Krankheit selbst überstanden hat. Stäubli fand experimentell Typhusagglutinine im Serum der Jungen, sofern die Infektion der Muttertiere längere Zeit zurücklag.

Die Möglichkeit einer Immunisierung auf plazentarem Wege geht daraus hervor, daß die Abrin- und Rizinimmunität der Nachkommen sich nur durch Immunisierung der Muttertiere, nicht aber der Männchen, also nicht mittels des Spermas erzielen läßt.

Weiter spricht für den plazentaren Übergang von Immunstoffen der Umstand, daß die angeborene Immunität in der Regel nicht lange andauert und meist nur während der ersten Kindheitsjahre besteht.

Ob bei der plazentaren Übertragung von Immunstoffen die Beschaffenheit der Blutgruppen von Mutter und Kind einen Einfluß hat, wie es bei dem Übergang von den Isoantikörpern der Fall sein soll (Hirszfeld), ist nicht bekannt.

Eine echte Vererbung, d. h. eine Übertragung der Immunstoffe mit dem Keimplasma wurde bisher wenig angenommen. Gegen diese Möglichkeit sprach die soeben er-

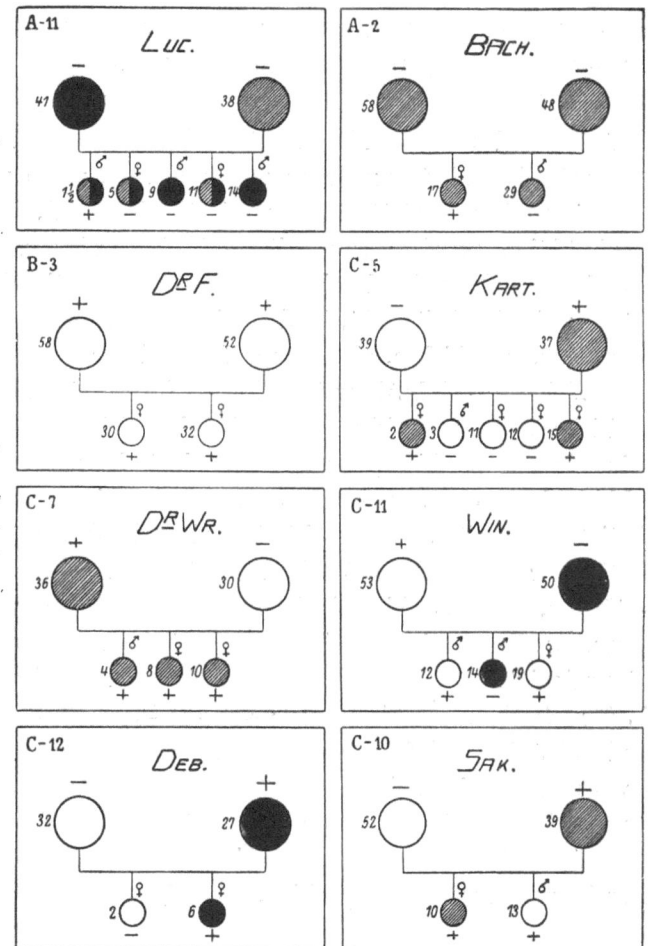

Abb. 190. Vererbung der Diphtherieempfänglichkeit und der Blutgruppen; links je der Vater, rechts die Mutter.
(Nach Hirszfeld aus Just.)

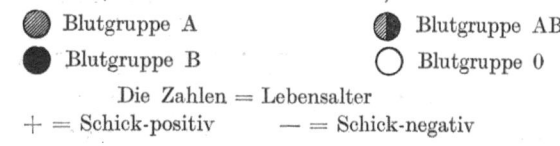

wähnte Erfahrung mit der Übertragung der Abrin- und Rizinimmunität. Aber nach Haagedoorn soll sich bei weißen Mäusen die Resistenz gegen Infektion mit bestimmten Staphylokokken nach den Mendelschen Regeln vererben. Daß beim Status thymicolymphaticus die Widerstandskraft gegen septische Infektionen reduziert ist, haben wir oben gehört. Auch bezüglich der Diphtherie war früher schon Eigenbrodt klinisch aufgefallen, daß die Seltenheit oder Häufigkeit der Erkrankung familiär auftrat. Auch Gottstein kam zu der Annahme, daß familiäre erbliche Differenzen der Empfänglichkeit eine Rolle spielen; und neuerdings hat Hirszfeld an großen Familienforschungen die Erblichkeit des Schickschen Verhaltens gegen Diphtherie zeigen können.

Von besonderem Interesse ist nun, daß zwischen Eltern und Kindern bestimmte Beziehungen hinsichtlich des Verhaltens der Schickschen Diphtheriereaktion und dem der zweifellos vererbbaren Blutgruppen (Isoagglutinine) zu bestehen scheinen. Nach Hirszfeld und Brokmann haben Schick-positive Eltern Schick-positive Kinder. Falls ein Elter empfindlich und einer unempfindlich ist, so waren die Kinder mit der Blutgruppe des empfindlichen Elters immer empfindlich, die mit der Gruppe des unempfindlichen Elters meistens unempfindlich, manchmal aber empfindlich (Abb. 190).

Aus seinen Feststellungen schließt Hirszfeld, daß die durch den äußeren Reiz der Infektion erworbene Immunität bei Diphtherie nur eine ganz sekundäre Rolle spielt, daß das Ausschlaggebende vielmehr die erbkonstitutionelle Disposition sei. Die Infektion könne wohl den Zeitpunkt, in dem eine positive Schicksche Reaktion in eine negative umschlägt, verschieben, aber nur auf Grund der angeborenen und vererbbaren Anlagen.

„Die Serologie hat längst den Nachweis geführt, daß das Blutserum gesunder Menschen und Tiere gegen zahlreiche Krankheitskeime Schutzkräfte enthält, und es hat sich weiter zeigen lassen, daß hier für gewöhnlich nicht eine unspezifische allgemeine Schutzwirkung schlechthin vorliegt, sondern daß das Serum eine „Schar" von differenten spezifischen Antikörpern besitzt. Ihre Spezifität wurde dadurch erwiesen, daß es gelingt, die betreffenden Antikörper durch Kontakt mit den betreffenden Bakterien einzeln aus dem Serum zu entfernen, ohne daß hierbei die anderen Antikörper beeinträchtigt werden. Wir wissen nun zwar nicht, ob jemand, in dessen Blut sich Typhus- und Ruhrantikörper finden, kraft dieses Antikörperbesitzes über eine Typhus- und Ruhrimmunität verfügt. Die Möglichkeit, ja für manche Fälle die Wahrscheinlichkeit, besteht aber (vgl. Schicksche Reaktion), und es hat demnach jedenfalls nichts Befremdendes, wenn wir den Analogieschluß ziehen, daß es ebenso wie erblich übertragbare Antikörper gegen Typhus und Ruhr auch erblich übertragbare spezifische Krankheitsresistenzen gibt (Schiff)."

Auch die Disposition zu verschiedenen Diathesen und Idiosynkrasien ist nach neueren Anschauungen vererbbar (Schiff, Bonnier).

Achtes Kapitel.

Frau und Beruf.

I. Allgemeines über Frauenarbeit.

a) Der einzig natürliche und schönste Beruf der Frau ist die Fortpflanzung. Der ihr zufallende Anteil an dieser Aufgabe ist im Gegensatz zum Mann überragend groß und enthält daher einen tiefgehenden Geschlechtsunterschied. Menstruation, Schwangerschaft, Geburt, Wochenbett, Stillgeschäft und Kindererziehung stellen so elementare Anforderungen an den weiblichen Körper und verbrauchen so viel Zeit und Kraft, daß für eine andere Berufstätigkeit eigentlich kaum noch etwas übrig bleibt.

Dazu kommt, daß der weibliche Körper wegen der Eigenart seines anatomischen Baues für so manche Berufsarbeit schlecht geeignet ist, so daß aus der Berufsarbeit oft genug für Bau und Funktion des weiblichen Körpers schwerer Schaden entsteht. Im

Hinblick darauf kann man die Frauenberufsarbeit als Ursache verschiedener Allgemeinerkrankungen, mancher Frauenkrankheiten, Schädigung der Fortpflanzungsarbeit und der Nachkommen betrachten.

Die Ursachen für diese verschiedengestaltigen Schädigungen des Frauenkörpers durch die Berufsarbeit liegen nach Hirsch auf verschiedenen Gebieten.

1. Überlange Arbeitszeit, Nachtarbeit mit ungenügenden Ruhepausen.

2. Ungesunde Arbeitsstätten mit Mangel an Licht und Luft, statt dessen Verunreinigung der Luft mit Staub oder chemischen Giften.

3. Art der Arbeit: Ungesunde Körperhaltung, mangelnde Bewegung, viel Sitzen oder Stehen. Übermäßige Anstrengung, für die der weibliche Körper nicht gebaut ist (Heben, Tragen, Stoßen, Schieben usw.).

4. Betriebsunfälle.

Das Gesundheitschädliche der Arbeit kann dabei darin liegen, daß das gefährliche Agens längere Zeit sich wiederholt oder durch akute Einwirkung plötzlich Schaden anrichtet.

Die allmählich entstehenden Erkrankungen kann man als „Berufskrankheiten" oder „Gewerbekrankheiten" zusammenfassen. Die einschlägigen allgemeinen Gesichtspunkte sind seit langem abgehandelt, z. B. in Weyl „Handbuch der Arbeiterkrankheiten", oder Koelsch „Allgemeine Gewerbepathologie und Gewerbehygiene", oder Mosse-Tugendreich „Krankheiten und soziale Lage". Aber als Spezialkapitel der „Frauenkunde" haben die Dinge leider noch lange nicht überall die gebührende Beachtung gefunden. Es muß daher als ein besonderes Verdienst von Hirsch bezeichnet werden, daß er diesen Fragen eine besondere Monographie „Berufskrankheiten der Frau" gewidmet hat. Auf diese werden wir uns im nachstehenden weitgehend beziehen.

Zu den akut auftretenden Schäden gehören die „Unfallerkrankungen", „Berufsunfälle", „Dienstbeschädigungen" und dergleichen, unter Umständen mit Anspruch auf Schadenersatz oder Rente. Dieses ebenfalls sehr stiefmütterlich behandelte Kapitel habe ich vor Jahren in meinem Buche: „Die Unfallerkrankungen in der Geburtshilfe und in der Gynäkologie" eingehend behandelt. Dieses Buch ist nichts weniger als eine Abhandlung über Rentensätze und Gesetzesparagraphen, es ist vielmehr eine Studie über die Entstehung gynäkologischer Erkrankungen durch äußere Einwirkungen aller Art. Darum ist es auch in diesem Zusammenhang wichtig, weil gerade die Wirkung ektogener Einflüsse vielfach von der Konstitution abhängt und weil die Art, wie die Frau auf sie reagiert, nicht selten bald ein Spezifikum ihrer Konstitution, bald einen Gradmesser und Prüfstein derselben darstellt. Außerdem bringen uns gerade manche akute mechanische Einwirkungen erst das richtige Verständnis für jene gleichartigen, aber allmählich und wiederholt sich betätigenden Krankheitsursachen. Wir werden uns daher auch bei den „Berufskrankheiten" öfters auf die „Unfälle" beziehen.

Über die Größe und Häufigkeit der mit der Frauenarbeit verbundenen Erkrankungsgefahr gibt uns ein Überblick über die Anzahl der berufstätigen Frauen Aufschluß.

Nach den einzelnen Berufs- und Gewerbezählungen waren in Deutschland von 100 Weiblichen erwerbstätig:

1882: 5641517 = 24,02 %
1895: 6578350 = 24,96 %
1907: 9492881 = 30,37 %.

Die Zunahme der weiblichen Erwerbstätigen beträgt:

1895—1907: 1,76 Millionen oder 166%
1882—1907: 2,10 Millionen oder 300%.

1907 wurden im ganzen rund 9,5 Millionen erwerbstätige Frauen gezählt; das sind mehr als $1/4$ aller weiblichen Personen überhaupt; davon sind nach Friedrich Zahn:

Erwerbstätige im Hauptberuf . . . . $8^1/_4$ Millionen = 26%
Dienende für häusliche Dienste im Haushalt der Herrschaft . $1^1/_4$ „ = 4%

Dazu kommen Berufslose:
Angehörige . . . . 20 „ = 64%
Berufslose Selbständige . . . . $1^3/_4$ „ = 6%

Die Hauptzunahme der weiblichen Erwerbstätigkeit erfolgte in der Industrie und im Handel, d. h. in der außerhäuslichen Beschäftigung der Frau. Elisabeth Gnauck-Kühne berechnet, daß 1907 von allen erwerbstätigen Frauen, unter Fortlassung der mithelfenden Familienangehörigen, in Deutschland 20,2% außerhalb der Häuslichkeit beschäftigt waren, davon 400 000 als Fabrikarbeiterinnen.

J. Wolf schätzt für 1912 die Anzahl der in Deutschland erwerbstätigen Frauen auf 10,5 Millionen.

Seit 1914 ist die Vermehrung der weiblichen Berufsarbeit in einem weit rascheren Tempo als in den vorhergehenden Perioden vor sich gegangen. Elisabeth Altmann-Gottheiner schätzt im Juli 1916, also zu einer Zeit, in welcher der Höhepunkt der Anforderungen an die weibliche Arbeitskraft während des Krieges noch nicht erreicht war, die Zahl der in der Kriegszeit auf dem Arbeitsmarkt neu erschienenen Frauen auf über 1 Million.

Nach einer Krankenkassenstatistik der gleichen Zeit beträgt die Zunahme der gegen Krankheit versicherten berufstätigen Frauen in Deutschland während des Krieges über 600 000, doch stellen diese nur einen Teil der neu berufstätigen Frauen dar. Ende 1918 war die Zahl der berufstätigen Frauen auf etwa 13 Millionen angestiegen (Brauer).

Von den berufstätigen Frauen sind 70,3% unverheiratet und 29,7% verheiratet.

Von allen ledigen weiblichen Personen sind erwerbstätig im Jahre 1907: im Alter von

20—25 Jahren 77,9%
25—30 „ 75,0%
30—40 „ 70,1%
40—50 „ 65,5%
50—60 „ 56,1%
über 60 „ 32,4%.

Die stärkste weibliche Erwerbstätigkeit findet sich in den Altersklassen von 20—40, welche gleichzeitig die Zeit der stärksten weiblichen Fortpflanzungsfähigkeit sind.

Die Jahrgänge bis zum 30. Lebensjahre liefern nach Hirsch mehr als die Hälfte der erwerbstätigen Frauen.

b) Die Schädlichkeit der Frauenerwerbsarbeit sieht man schon in dem Verhalten der Sterblichkeit.

Auf 100 Männer berechnet beträgt die Sterblichkeit der Frauen:

Im Alter von	in der deutschen Sterbetafel	in der Ortskrankenkasse Leipzig
15—20 Jahren	92	119
20—25 ,,	99	113
25—30 ,,	104	133
30—35 ,,	103	115
35—40 ,,	90	82
40—45 ,,	76	99
45—50 ,,	68	70
50—55 ,,	71	63
55—60 ,,	74	66
60—65 ,,	80	55
65—70 ,,	90	71
70—75 ,,	94	73

Während nach der deutschen Sterbetafel die Sterblichkeit der Frauen in allen Jahrgängen, mit Ausnahme der vom 25.—35. Jahre, den Jahren der stärksten Fortpflanzungstätigkeit, geringer und in diesen letzteren nur um ein Geringes höher ist als die der Männer, übersteigt die der erwerbstätigen Frauen die männliche schon in den Jahrgängen vom 15.—25. Lebensjahre, um in den Jahren von 25—35, besonders aber in der Altersklasse 25—30 plötzlich und hoch emporzuschnellen (Hirsch).

„Im allgemeinen kann man sagen, daß bei der arbeitenden Frau ein vorzeitiger Rückgang der Leistungsfähigkeit festzustellen ist, welcher sich trotz Übung im Betriebe schon im Beginn der 30er Jahre bemerkbar macht und allmählich so zunimmt, daß am Ausgang der 30er Jahre die Frau so ziemlich am Ende ihrer Erwerbsfähigkeit im Betriebe steht.

Dieser frühzeitige Verbrauch hat seine natürliche Ursache in dem physiologischen Kraftmaß der weiblichen Muskulatur, welche selbst bei gleichem Körpergewicht nur 0,6—0,7 von dem des Mannes beträgt. Demgemäß stellen sich die Zeichen der Ermüdung und endgültigen Abnutzung bei der Frau früher ein als beim Manne und bei der erwerbstätigen Frau schon in einem Lebensalter, in dem die nichterwerbstätige Frau noch in Blüte steht (Hirsch)."

Die starke Sterblichkeit unter den berufstätigen Frauen schuldigt Hirsch für die Abnahme des Frauenüberschusses an.

c) Die mangelhafte Eignung der Frau zur Erwerbstätigkeit kommt auch zum Ausdruck in der im Vergleich zum Manne ganz auffallend häufigen Erkrankung der Frau an Entkräftung und Erschöpfung. Nach Hirsch erkranken hieran von 1000 Pflichtmitgliedern der Ortskrankenkasse Leipzig:

im Alter von Jahren	Männer	Frauen
bis 19	0,9	2,5
20—29	2,6	5,3
30—39	3,4	16,0
40—49	5,2	14,4
50—59	6,4	13,1
60 und darüber	8,0	7,3

Die besonders starke Beteiligung der Altersklassen zwischen 30 und 40, sowie zwischen 40 und 50 hängt wohl damit zusammen, daß in dieser Zeit einesteils durch Geburten, Wochenbetten und Stilltätigkeit viel Frauenkraft verbraucht wird, anderseits die Frauen während der Wechseljahre sowieso vermindert leistungsfähig sind.

Auch zahlreiche andere Erkrankungen, besonders Anämie, Chlorose, Tuberkulose, Magendarmstörungen, Entkräftung usw., sind bei den berufstätigen Frauen viel häufiger als beim Mann, wie Hirsch zahlenmäßig festgestellt hat. Dabei können jene Erkrankungen zu den verschiedensten gynäkologischen Symptomen führen. Vor allem aber sind die Jahrgänge von 26—35, also die Hauptzeit der Fortpflanzungsarbeit, besonders stark befallen. Das ist um so ernster zu werten, als die genannten Erkrankungen nicht nur die einzelnen Frauen treffen, sondern — wie wir sehen werden — auch die Fortpflanzungstätigkeit je nach der übrigen Konstitution nachteilig beeinflussen (Lundborg). In diesen Jahren von 26—35 kommen auf 10 000 Pflichtmitglieder der Leipziger Ortskrankenkasse:

	beim Manne	bei der Frau
Tukerkulose	82	83
Entwicklungskrankheiten	—	212
Allgemeinerkrankungen	84	677
Krankheiten der Verdauungsorgane	612	983
Krankheiten der Harn- und Geschlechtsorgane	52	406
Krankheiten des Nervensystems	125	189
Krankheiten der Kreislauforgane	87	124

Als eine besondere Sünde gegen die Gesundheit muß es bezeichnet werden, daß sogar schon Schulkinder unter 14 Jahren in eine Berufstätigkeit eingespannt werden. Im Jahre 1907 soll sich die Zahl der berufstätigen Kinder unter 14 Jahren auf 315 692 belaufen haben. Der Stadtschularzt Peters stellte fest, daß von rund 19 000 Volksschülern der Stadt Halle 1214 = 6,4% (567 Mädchen und 647 Knaben) mit der Herstellung von Christbaumschmuck, mit Tütenkleben, Säckestopfen, Flicken, ferner mit Austragen von Milch, Frühstück, Zeitungen usw. beschäftigt waren. In Dänemark waren von 370 440 Volksschülern 110 909 = $3/10$ erwerbstätig, und zwar $2/5$ davon für die Eltern oder Ernährer und $3/5$ für fremde Arbeitgeber (Margarete Gottberg). Am stärksten verbreitet war die Unsitte auf dem Lande. Bei den Haarnetzarbeiterinnen in Österreich mit der gebückten Körperhaltung sind 35% höchstens 8 Jahre alt (Henriette Fürth).

Die bedauerliche Zunahme der jugendlichen Arbeiterinnen zeigt nachstehende Tabelle.

Die Anzahl der Jugendlichen von 14—16 Jahren betrug

im Jahre 1906 . . . . . . 145 325   im Jahre 1910 . . . . . . 167 225
„   „   1907 . . . . . . 150 847   „   „   1911 . . . . . . 172 535
„   „   1908 . . . . . . 150 658   „   „   1912 . . . . . . 179 964
„   „   1909 . . . . . . 156 263

Die Anzahl der jugendlichen Arbeiterinnen ist besonders groß in der Textilindustrie. Nach Hirsch fanden sich dort im Jahre 1912

     300 521 Arbeiterinnen über 21 Jahre
     153 272   „   von 16 bis 21 Jahren
      45 391   „   von 14 bis 16 Jahren
        2 802   „   unter 14 Jahren.

In einzelnen Betrieben der Textilindustrie steigert sich diese ungesunde Alterszusammensetzung in besonders hohem Maße, so daß 66,9% der Textilarbeiterinnen unter 21 Jahren alt sind (Hirsch). Ja, in manchen Betrieben fand er sogar, daß die Jugendlichen unter 16 Jahren zu 68,6% aus Mädchen bestanden. Und manchenorts eilen 60—80% der jungen Mädchen gleich nach der Schulentlassung irgendeinem Berufe zu. Nach Kaup betrug die Anzahl der jugendlichen Arbeiterinnen im Alter von 14—18 Jahren im Jahre 1895 rund 824 000 und im Jahre 1907 schon 1 170 000, was eine Zunahme von 42% beträgt.

Daß hier die gesamte körperliche Entwicklung schwer gehemmt wird, ist leicht verständlich. Zu Chlorose, Anämie, Tuberkulose, Defatigatio, Inanition usw. gesellen sich zahlreiche Entwicklungskrankheiten, allgemeine Asthenie und Hypoplasie, sowie universeller und lokaler Infantilismus mit seinen folgenschweren Auswirkungen an den Genitalfunktionen.

II. Handarbeit und Genitalapparat.
a) Gynäkologische Erkrankungen.

Unterleibserkrankungen können sowohl im Gefolge von körperlicher als auch geistiger Berufsarbeit auftreten, aber die im nachstehenden abzuhandelnden Störungen hängen, von einigen Ausnahmen (Fluor, Menstruationsstörungen) abgesehen, doch so vorwiegend mit der körperlichen Arbeit zusammen, daß es angebracht scheint, die Störungen der Genitalfunktion hauptsächlich am Beispiel der Handarbeiterinnen zu behandeln. Die wieder anders gelagerten Eigenheiten der geistigen Berufsarbeiterinnen bleiben dafür einem besonderen Kapitel „Frauenstudium" vorbehalten.

1. Enges Becken infolge Berufsarbeit.

Unter den Einwirkungen auf den Unterleib nennen wir zunächst das Becken. Ein nachteiliger Einfluß der Berufsarbeit ist natürlich nur bei Jugendlichen möglich, vor Abschluß des Knochenwachstums. Angesichts der soeben gehörten großen Zahl jugendlicher Arbeiterinnen ist aber die Gefahr einer Beckenanomalie nicht von der Hand zu weisen. Soweit die schwere Arbeit zu einer allgemeinen Wachstumshemmung der Jugendlichen führt, kann natürlich das Becken daran teilnehmen. Vor allem aber kann der wachsende Knochen durch starke und langdauernde Belastung, besondere Körperhaltung usw. beeinflußt werden. Die große Häufigkeit des engen Beckens unter den Handarbeiterinnen (Sellheim, Schickele, Gauß) ist darum wohl kein Zufall. Die allgemein bekannte Tatsache, daß das enge Becken in Arbeiterkreisen häufiger ist, belegt Kipping mit Zahlen. Unter 2241 Frauen der Freiburger Frauenklinik aus den Jahren 1905—1908 fanden sich:

in der 1. Verpflegungsklasse 1,0% enge Becken,
„ „ 2.   „   4,7% „   „
„ „ 3.   „   17,0% „   „
„ „ 4.   „   20,6% „   „

Von allen Frauen mit engem Becken hatten 70—80% in den Entwicklungsjahren unter schlechten äußeren Lebensbedingungen gestanden.

Einzelne Berufsarten und die Aufnahme der Berufsarbeit im jugendlichen Alter scheinen dem Becken besonders schlecht zu bekommen. Gowozow, der die Häufigkeit des engen Beckens beim Bergbau, bei der Metallindustrie und der Landarbeit studierte, kam zu nachstehenden Ergebnissen:

Arbeiterinnen in	Zahl	Enges Becken in %	Pathologische Geburten in %
Bergwerken	760	40	12
Metallurgie	570	29	9
gemischter Arbeit	750	17	3,5
Ackerbau	590	12	3,5
keiner physischen Arbeit	450	8	1,5

Arbeitsantritt im Alter von	Bergwerks- und metallurgische Arbeit			Ackerbau		
	Zahl	Enges Becken in %	Pathol. Geburten in %	Zahl	Enges Becken in %	Pathol. Geburten in %
11—12	35	90	25	200	17	2,5
13—14	65	71	16	320	12	1,5
15—16	430	31	6			
16 und darüber	800	15	3	70	8	0,8

Hirsch führt auch die Zunahme der geburtshilflichen Operationen, die sich aus den Statistiken der Stadt Hamburg, der Länder Baden und Bayern ergibt (nach Seitz Steigerung von 3,5% im Jahre 1878 auf 7,2% im Jahre 1906) auf die Zunahme des engen Beckens zurück und macht für diese Zunahme wieder die Steigerung der weiblichen Berufsarbeit verantwortlich. Aber man darf dabei nicht vergessen, daß auch die Beckendiagnostik sich verbesserte und daß die chirurgische Richtung der Geburtshilfe an der Zunahme der operativen Geburten einen erheblichen Anteil hat.

Außerdem ist zu bedenken, daß neben dem schädigenden Einfluß der Berufsarbeit an sich auch etwas anderes an der Häufigkeit des engen Beckens in Arbeiterkreisen schuld sein kann, nämlich der Wegfall des Stillens, zu dem sich die arbeitende Mutter oft nicht die nötige Zeit nimmt. Damit aber droht die Häufigkeit der Rachitis, die in der Ätiologie des engen Beckens einen sehr wichtigen Faktor darstellt. Diese Auffassung erfährt eine Stütze durch den Hinweis auf Schweden. Dort stillt fast jede Mutter und dort ist das enge Becken viel seltener als bei uns.

2. Entzündliche Genitalerkrankungen und Berufsarbeit.

Entzündliche Veränderungen am Genitale als Folge von Berufsarbeit sind auf mittelbarem und unmittelbarem Wege denkbar.

Zur ersten Gruppe gehören hauptsächlich schwere Allgemeinschädigungen durch die Arbeit mit körperlicher Erschöpfung und Unterernährung. Sie können durch trophische Störungen und Änderung der Genitalflora sowie des Gewebechemismus zu vermehrter Epitheldesquamation mit hartnäckigen Ausflüssen Veranlassung geben.

Daneben kann anhaltendes Sitzen oder Stehen durch Stauung zur Hyperämie und Stagnation führen oder infolge langdauernden Schenkelschlusses die Abdunstung des normalen Sekretes verhindern und so Retention und Zersetzung bewirken.

In anderen Fällen führt die mit der mangelhaften Bewegung verbundene Obstipation zur Kotstauung und Störung des normalen Säftestroms mit entzündlicher Verdickung der Ligamenta sacro-uterina.

Es ist daher verständlich, wenn Hirsch angibt, daß die Nähmaschinenarbeiterinnen aus der Textilindustrie viel häufiger an Unterleibsentzündungen litten, wie nachstehende Tabelle zeigt. Es fanden sich

	Im allgemeinen	Bei Nähmaschinenarbeiterinnen
Entzündliche Erkrankungen der Adnexe	6 6 %	18,8 %
Entzündliche Erkrankungen des Beckenbindegewebes und des Beckenbauchfelles	8,4 %	12 %
Erkrankungen des Uterus	11 %	21,0 %

Eine unmittelbare Schädigung droht da, wo es infolge der Berufsarbeit zu einer Verunreinigung des Genitalapparates mit Fremdkörpern kommen kann. Hierher gehören einmal Landarbeiterinnen, die bei ungünstigen Witterungsverhältnissen sich der Durchnässungs- und Erkältungsgefahr aussetzen müssen, oder bei Sturm und Wetter sich durch Aufwirbeln des Boden- und Luftstaubes eine direkte Verschmutzung der Genitalien zuziehen. Jedenfalls ist manche von den sub menstruatione aszendierenden Infektionen nichtgonorrhoischer Ätiologie so zu erklären. Nicht nur ist hier der Keimimport durch das Offenstehen der Genitalien erleichtert, die Keime finden auch auf dem wunden Endometrium bequeme Eintrittspforten und die Abwehrkräfte des Körpers sind anscheinend abgeschwächt.

Neben den Landarbeiterinnen kommen solche Industriebetriebe in Betracht, bei denen verschleppte feinste Staubpartikelchen sich auf der Vulva niederlassen oder in die Genitalien eindringen und dort mechanisch oder chemisch das Gewebe schädigen oder durch Juckreiz Wundkratzen bewirken. Anscheinend nimmt die Tabakindustrie mit dem Tabakstaub eine besondere Stellung ein. Während von 100 Arbeiterinnen aller Gewerbebetriebe nur 0,63 % an Unterleibskrankheiten leiden, beläuft sich diese Zahl nach Hirsch in der Tabakindustrie auf 1,04 %. Die Erkrankungen treten vor allem als Katarrhe und Entzündung der Vulva, der Vagina und des Endometrium auf, aber auch als Menstruationsanomalien.

Die Ursache dafür, daß die Frau in der Tabakindustrie mehr gefährdet ist als der Mann, erblickt Hofstätter außer in ihrer größeren Vulnerabilität darin, daß sie durch ihre Kleidung und ihre Haare viel mehr Tabakstaub an sich kettet als der Mann; ferner darin, daß sie bei der Bereitung und Verteilung der Nahrungsmittel viel mehr Gelegenheit hat, Tabakstaub in sich aufzunehmen.

Schließlich kommt die Aufnahme besonderer Gewerbegifte durch die Atmung, den Magen oder vielleicht auch die Haut in Betracht. Zu nennen sind hauptsächlich: Blei, Phosphor, Arsen, Nikotin, Schwefelkohlenstoff, Benzoldämpfe, Gummi-Kautschukindustrie, Lack- und Firnisfabriken, Buchdruckergewerbe usw., in denen endometritische Prozesse häufiger sein sollen.

Die Art und Weise, wie es zur Endometritis kommt, ist nicht klar. Denkbar sind Störungen der Bakterienflora oder des Mikrochemismus. Möglicherweise greifen die in den Blutumlauf gelangten Gifte auch direkt am Endometrium an und die Endometritis ist eine Art Ausscheidungserscheinung; oder das Gift wirkt über den Eierstock; so sollen Eierstocksentzündungen bei Tabakarbeiterinnen besonders häufig sein (Rosenfeld).

Trotz alledem wird oft genug die Feststellung einer durch Berufsarbeit entstandenen Endometritis nicht leicht sein. Wir dürfen nicht vergessen, daß wir heute vieles von dem Symptomenkomplex der früher sog. Endometritis auf ganz andere Ursachen — ovarielle Dysfunktion, andere endokrine Störungen, Stoffwechselanomalien, Gewebechemismus, Mikrobismus usw. — zurückführen, so daß das Bild der echten Endometritis sehr zusammengeschrumpft ist. Und wo eine Endometritis vorliegt, fehlen oft genug jene beruflichen kausalen Momente. Sind diese gegeben, dann muß man daher sehr vorsichtig sein und darf nicht einfach aus der Tatsache ihres Vorhandenseins die Endometritis ursächlich auf sie zurückführen.

3. Menstruationsstörungen und Frauenarbeit.

Unter den hier in Betracht kommenden Störungen spielt wohl die Dysmenorrhöe die Hauptrolle. Sie hat ihre Ursache zum Teil in den soeben abgehandelten entzündlichen Genitalprozessen infolge der Frauenarbeit. Das Hauptgewicht ist aber wohl auf die Allgemeinschädigung zu legen: Überanstrengung, Übermüdung, Entkräftung, Erschöpfung und Abmagerung mit Aktivierung einer latenten Lungenspitzentuberkulose. Auf diese Zusammenhangsmöglichkeit sei besonders eindringlich hingewiesen. Bis zu gewissem Grade kann man sagen, daß bei manchen Mädchen die Dysmenorrhöe das erste Symptom einer solchen Lungentuberkulose ist.

Hierher gehören neben den kindlichen und jugendlichen Arbeiterinnen z. B. in der Haarnetzindustrie (s. S. 511) in erster Linie manche Schülerinnen, die während der Ferien ohne Schmerzen menstruieren; ferner jugendliche Dienstmädchen, die ihre Dysmenorrhöe erst in einer anstrengenden Stelle bekommen haben; und schließlich Gymnasiastinnen und Studentinnen, die erst unter der Last der erhöhten geistigen Anforderungen mit dem Verzicht auf frische Luft und freie Zeit körperlich leiden. Besonders gefährdet sind natürlich die von Haus aus Infantilen und Asthenischen, deren empfindliches Nervensystem auch auf geringe Reize besonders reagiert; ferner Blutarme und Unterernährte.

Wieweit die oft viele Monate dauernde Pubertätsamenorrhöe mit beruflicher Schädigung zusammenhängt, ist kaum untersucht und läßt sich auch schwer beurteilen. Sehr groß dürfte dieser Einfluß nicht sein, da solche Amenorrhöen auch vorkommen bei Mädchen, die im Elternhaus sorglos, geschont und gepflegt und ohne jede körperliche Anstrengung aufwachsen. Immerhin dürfen wir aber nicht vergessen, daß die Kriegsamenorrhöe zum Teil auch auf die vermehrte körperliche Arbeit zurückgeführt wurde (Javorski). In Übereinstimmung damit könnte man auch darauf hinweisen, daß angeblich manche Mädchen des Landes während der arbeitsreichen Sommerzeit amenorrhoisch sind und nur während der Ruhe des Winters menstruieren.

Zu erwähnen ist ferner die Amenorrhöe der Röntgengehilfinnen, die aber bei guten Schutzmaßnahmen sehr selten sein dürfte.

Weiter kommt in Betracht die Amenorrhöe infolge von Schädigungen durch Gewerbegifte: Blei (Carozzi), Phosphor, Nikotin (Hofstätter, Baisch) usw. Sie können ebenso wie andere schwere Gifte (Morphium, Kokain) zu Amenorrhöe führen (Baisch).

An experimentellen Untersuchungen über die Nikotinwirkung fand Hofstätter hauptsächlich Schädigungen des Hodens; die anatomisch sichtbaren Veränderungen an den Ovarien waren nicht so deutlich, doch war die Anzahl der reifenden Follikel herabgesetzt.

Unsere Kenntnisse über die durch die Tabakindustrie entstandenen Störungen der weiblichen Genitalfunktionen werden bis zu gewissem Grade noch ergänzt durch die entsprechenden Erfahrungen bei starken Raucherinnen, auf die Hofstätter in seinem Buche „Die rauchende Frau" hingewiesen hat. Er berichtet dort von Nikotin-Amenorrhöe, Sterilität und anderen Schäden. Dabei geht die Wirkung auf den Eierstock über die Schilddrüse (Hertoghe).

Außerdem berichtet Hofstätter bei Tabakarbeiterinnen auch von verfrühter Menstrualblutung und von Menorrhagien. Die Ursache soll in einem, die Sexualbegierde stimmulierenden Reiz liegen. Dabei wird von einzelnen Autoren der mechanisch-chemische Reiz des Tabakstaubes auf die äußeren Genitalorgane selbst als das Wesentliche angenommen, während andere wieder mehr die chemische und allgemeine Wirkung des Nikotins beschuldigen. Wenn tatsächlich auch Eierstocksentzündungen bei Tabakarbeiterinnen häufiger sind (Rosenfeld), dann können die starken Menstruationsblutungen auch oophorogenen Ursprungs sein.

Weiterhin können unregelmäßige Menstruationsblutungen dadurch zustande kommen, daß die Frauen während der Menstruation sich nicht schonen können oder Spezialformen von beruflichen Schädigungen ausgesetzt sind, wie wir schon oben hörten.

4. Retroflexio uteri und Berufsarbeit.

Von verschiedener Seite wird auch die Retroflexio uteri als Folge der Berufsarbeit angesehen. Hirsch glaubt, daß anhaltendes Stehen und Sitzen zur Retroflexio führen könne. Gutzmann fand am Material der Charitéfrauenklinik in Berlin bei 356 Maschinennäherinnen die Retroflexio in 23,3%, gegen nur 16,8% im allgemeinen. Laubenburg bezeichnet Retroflexio und Dysmenorrhöe als typische Erwerbskrankheiten der im Stehen Arbeitenden; er fand hier die Retroflexio dreimal so häufig als bei den im Sitzen Arbeitenden.

Man darf aber nicht vergessen, daß auch bei der Retroflexio die häufigste Ursache in vorausgegangenen Geburten und Wochenbetten liegt. Soweit Nullipare eine Retroflexio haben, ist diese oft angeboren. Außerdem ist zu bedenken, daß die Füllung von Blase und Rektum auf die Uteruslage Einfluß haben können und daß die Uteruslage nicht immer dieselbe ist; nicht selten findet man den Uterus heute vorn und morgen hinten liegen, oder umgekehrt. Auch ist zu bedenken, daß die unkomplizierte Retroflexio entfernt nicht die klinische Wertigkeit verdient, die ihr längere Zeit zuerkannt wurde.

Will man aber anhaltendes Sitzen oder Stehen für die Lageanomalie des Uterus anschuldigen, so ist zu fragen, inwiefern dabei die Uteruslage beeinflußt werden kann. Beim Sitzen müssen wir davon ausgehen, daß die gesamte Muskulatur des Beckenbodens sich in Ruhe befindet und zusammen mit den Muskeln der Haltebänder des Uterus schlaff und atonisch wird. Dazu kommt wohl noch eine indirekte Einwirkung des Sitzens: die daraus entstehende Obstipation. Durch die starke Füllung der Ampulla recti wird die Portio vaginalis nach vorn gedrängt, so daß der Uterus in Streckstellung kommt; von da bringt ihn dann das zum Stuhlgang notwendige Pressen oder die gefüllte Harnblase vollends in Retroflexionsstellung.

Beim anhaltenden Stehen sind die Dinge wohl so, daß der Uterus zunächst nach unten gepreßt wird und dadurch wieder in Streckstellung kommt. Der Vorgang der Entstehung der Retroflexio ist dabei wohl so wie bei akuten Gewalteinwirkungen von außen: Heben schwerer Lasten, Fall in der Richtung des Körpers auf Gesäß und Beine u. dgl. Hier müssen wir annehmen, daß der Uterus durch die Steigerung der Bauchpresse erst tiefer gedrängt wird. Das Tiefertreten führt dann ähnlich wie das Anziehen der Portio mit einer Hakenzange zunächst zu einem Übergang einer Anteflexio in Streckstellung. Nach Eintritt der Streckstellung wird dann der Uteruskörper durch die gefüllte Blase oder die herabdrängenden Darmschlingen an der Wiedereinnahme der Anteflexionsstellung gehindert und in der Richtung des geringsten Widerstandes nach der Kreuzbeinaushöhlung verdrängt.

Prinzipiell wichtig für die Beibehaltung einer so verursachten Retroflexionsstellung ist die Insuffizienz vom Beckenboden und vom Bandapparat des Uterus. Läßt man einen an der Portio vaginalis herabgezogenen und dadurch aus der Anteflexio in Streckstellung gebrachten Uterus wieder los, so bringen ihn unter normalen Verhältnissen die Ligamenta rotunda jedesmal in die Anteflexionsstellung zurück. Das sollte auch eintreten nach Verlagerung des Uterus durch die genannten Einwirkungen. Schon B. S. Schulze betonte, daß auch hier nach Aufhören des Anlasses zur Lageveränderung der Uterus in seine normale Lage zurückkehrt. Geschieht das nicht, so stimmt entweder am Bandapparat oder am Uterus selbst etwas nicht. Entweder sind die Bänder erschlafft (Geburten, Wochenbetten), oder der Uterus ist so groß und schwer, daß wegen der mit der Streckstellung verbundenen Verlagerung des Schwerpunktes nach hinten auch normale Bänder nicht mehr imstande sind, seine Masse wieder nach vorn zu bringen (Metritis, Wochenbettszustand).

Auch das Tiefertreten des Uterus durch ein Trauma bedarf noch einer näheren Erörterung. Daß durch einen Fall oder Sturz in der Richtung der Körperachse der Uterus infolge des Beharrungsvermögens tiefer tritt als seine Umgebung, die er an spezifischem Gewicht übertrifft, ist verständlich. Daß aber der Uterus auch durch jede intraabdominelle Drucksteigerung, wie Heben ebenfalls isoliert tiefer treten soll, leuchtet nicht ohne weiteres ein. Unter normalen Verhältnissen, d. h. bei normaler Beschaffenheit der Bauchhöhlenwände überhaupt und des Beckenbodens im besonderen wirkt der intraabdominelle Druck, wenn er auch noch so gesteigert ist, zunächst nach allen Richtungen gleich. Aus diesem Grunde kann der Uterus, der nur einen Teil der die Bauchhöhle nach unten abschließenden Wand darstellt (Sellheim), lediglich durch mechanische Steigerung des Bauchhöhlendruckes, wie er mit Kontraktion der vorderen Bauchwand zu Abwehrbewegungen oder zu Arbeit verbunden ist, unter normalen Verhältnissen nicht isoliert tiefer getrieben werden. Darum sagt Schatz: „Der Uterus wird von demselben ebensowenig umgeworfen, wie wir umgeworfen werden, wenn wir in eine Atmosphäre von doppeltem Druck versetzt werden." Nach Halban schließt sich bei den Formen von intraabdomineller Drucksteigerung, die „nach oben wirken" und brüsk einsetzen — Husten, Niesen — der Hiatus genitalis fast vollkommen infolge der synchronen Kontraktion des Levator ani, so daß die Lücke im Moment der Gefahr suffizient geschlossen wird.

Man wird einwenden, daß man sich mit Leichtigkeit davon überzeugen kann, daß bei Frauen mit ganz intaktem Beckenboden der Uterus durch die Bauchpresse sich tiefer treiben läßt. Aber die Drucksteigerung durch die Bauchpresse ist ein lebendiger Vorgang und darum der rein mechanischen Drucksteigerung durch physikalische Kräfte nicht gleichzusetzen. Bei der lebendigen Funktion der Bauchpresse wird der Beckenboden nicht einfach mechanisch mit Gewalt gesprengt, sondern physiologisch überwunden durch eine gleichzeitige Aktion der Beckenbodenmuskulatur, die sich zum Zweck der „Entleerungsbereitschaft" der Rumpfpresse ebenso antagonistisch anpaßt, wie es die Beuge- und Streckmuskeln der Extremitäten gegenseitig tun. Durch diesen lebendigen Vorgang entsteht aber im Bereich des Beckenbodens eine schwache Stelle der Bauchhöhlenwand, darum kann jetzt der Uterus durch die Bauchpresse tiefer getrieben werden.

Ganz anders bei einer rein traumatischen, rein physikalischen Drucksteigerung. Sie trifft unter normalen Verhältnissen überall gleich kräftige Bauchhöhlenwände. Darum ist nicht einzusehen, warum sie gerade den Beckenboden ausbuchten sollte. Tut sie es aber, und treibt sie den Uterus tiefer, so ist das nur möglich, wenn vorher schon eine stärkere Nachgiebigkeit der Bauchhöhlenwand im Bereiche des Beckenbodens bestand und wenn aus diesem Grunde der Druck ungleichmäßig wirken konnte. Das wird gewöhnlich nur der Fall sein bei Frauen, die oft geboren haben.

Nach all dem ist die Mechanik der traumatischen Entstehung der Retroflexio bei normalem Beckenboden, normalem Uterus und normalem Haftapparat nur sehr schwer verständlich. Man kann sich den Vorgang fast nur oder jedenfalls weitaus am besten vorstellen da, wo schon vorher eine Disposition bestand in Form von Erschlaffung des Bandapparates und des Beckenbodens, sowie Vergrößerung des Uterus. Diese Disposition findet sich gewöhnlich nur nach zahlreichen Geburten oder im Wochenbett. Darum wird man in der Regel sagen dürfen: Wo eine Retroflexio tatsächlich traumatisch entstanden ist, bestand vorher eine Prädisposition, ähnlich wie bei der traumatischen Entstehung der Hernien. Und man wird gut daran tun, in der ganzen Frage der traumatischen Entstehung der Retroflexio eine Unterscheidung zu machen zwischen Parae und Nulliparae und wird bei den letzteren mit der Erklärung einer Retroflexio durch ein Trauma ganz besonders vorsichtig und zurückhaltend sein.

5. Genitalprolaps und Berufsarbeit.

Es ist eine bekannte Tatsache, daß der Genitalprolaps in den handarbeitenden Kreisen viel häufiger ist als sonst. Es liegt darum nahe, die Berufstätigkeit ätiologisch dafür anzuschuldigen. Vor allem sind die Laien sehr zu dieser Auffassung geneigt, insbesondere dann, wenn sich die Möglichkeit bietet, eine Rente herauszuschlagen.

Um Mißverständnissen vorzubeugen sei zum vornherein erwähnt, daß in der Prolapsätiologie die Bedeutung der Berufstätigkeit hinter dem Einfluß der vorausgegangenen Geburten weit zurücktritt. Das sieht man schon daran, daß die Prolapse fast nur bei Parae vorkommen und bei Nulliparae sehr selten sind. Es empfiehlt sich daher auch hier, in der ganzen Frage eine strenge Trennung zwischen Parae und Nulliparae vorzunehmen. Die Tatsache einer vorausgegangenen Entbindung, resp. die dabei entstandene Beschädigung des Stütz- und Haftapparates stellt eine gewisse Disposition zum Prolaps dar. Dabei kommt es nicht nur auf eine große Anzahl rasch aufeinanderfolgender Geburten mit ihren immer wieder sich wiederholenden Schädigungen an; bedeutungsvoller scheint vielmehr die einmalige, aber besonders gewaltsame Überwindung des Beckenbodens, wie sie bei einer alten Erstgebärenden oder bei gewaltsamen Zangenentbindungen unvermeidlich ist. Man hat darum den Prolaps geradezu als eine typische Folge der „späten Erstgeburt" angesehen (Sellheim, Fetzer).

Ist eine Schädigung einmal da, dann spielt auch der Fettschwund im Becken eine gewisse Rolle. Er entzieht den übriggebliebenen Gewebetrümmern den „Kitt" und ihre letzte Stütze, so daß der bereits wankende Bau bei irgendeiner besonderen Anforderung an seine Festigkeit definitiv aus den Fugen geht. Diese Bedeutung des Fettgewebes wird dadurch anschaulich illustriert, daß nicht selten nach starker Abmagerung Vorfälle erstmals in Erscheinung treten und daß vorhandene Vorfälle zuweilen nach erheblicher Steigerung des Körpergewichtes verschwinden (Beigel, Liebmann, Prochownick, Lehr).

Der Prolaps entsteht demnach gewöhnlich auf einer durch die vorausgegangenen Geburten vorbereiteten Grundlage allmählich.

Daß eine entsprechende Berufstätigkeit, vor allem schwere körperliche Arbeit aber auch nicht bedeutungslos ist, zeigt sich daran, daß in Gegenden mit schwer arbeitender Landbevölkerung (z. B. in Tübingen) Prolapse viel häufiger sind, als ich sie anderswo, z. B. Heidelberg oder Freiburg sah; und im Kriege mit seiner vermehrten Frauenarbeit haben die Vorfälle an Häufigkeit erheblich zugenommen (Schiffmann, Piel).

Will man die Berufstätigkeit oder ein Trauma anschuldigen, so muß es sich um Einwirkungen handeln, bei denen entweder eine Steigerung der Bauchpresse mit Druck nach unten oder Zerreißung des Beckenbodens, resp. der Gebärmutterbänder zustande kommen. Das sind etwa: schweres Heben, Lastentragen, Garbengabeln, Aufspringen auf die Beine, Ausrutschen, Stolpern, Fall, Sturz. Hirsch glaubt auch, daß bei Berufstätigkeit im Sitzen der Levator ani besonders schwach sei, weil dabei die mit dem Gehen verbundene Mitbewegung des Beckenbodens wegfalle. Nach seiner Ansicht versteht es sich von selbst, „daß der durch die Berufsarbeit bereits geschwächte Levator ani den Anforderungen der Geburt nicht gewachsen ist, überdehnt wird und nur ungenügende Regenerationskraft besitzt. So kommt es, daß die Berufsklassen der im Sitzen arbeitenden Frauen nach der Geburt besonders zu Senkungen und Vorfällen der Scheidenwände, der Blase und Gebärmutter neigen. Auch die so überaus häufige Stuhlträgheit dieser Berufsklasse ist durch diese Insuffizienz des Levator ani zu erklären."

An akuten Gewalteinwirkungen anerkennen manche (Hammerschlag) nur solche mit Steigerung des intraabdominellen Druckes. Im Gegensatz dazu muß man aber auch zugeben, daß heftige Körpererschütterungen, d. h. Schwankungen des Gewebes über seine Elastizitätsgrenze hinaus zu Gewebszerreißungen und damit auch zu Vorfällen führen können. Solche Gewebezerreißungen sind natürlich an dem aus Faszie und Bindegewebe bestehenden Haftapparat leichter möglich als an dem muskulösen Stützapparat. Darum sind jene Autoren, die im Haftapparat das Hauptbefestigungsmittel des Uterus erblicken, eher geneigt, eine rein traumatische Prolapsentstehung für möglich zu halten (Eduard Martin).

Außerdem ist von der Beschaffenheit des Traumas eine große Intensität zu fordern, da ein Gewicht von 20 kg nötig sein soll, um den Uterus bei normalem Befestigungsapparat in die Vulva zu bringen und sogar 50 kg, um ihn vor die Vulva zu ziehen (Bastien und Legendre). So heftige Traumen laufen aber in der Regel nicht ab ohne lokale Gewebezerreißung mit Blutergüssen, Schmerzen, peritonealen Reizerscheinungen und auch nicht ohne Allgemeinsymptome, wie Erbrechen, Ohnmacht, Schock. Das Auftreten solcher Begleiterscheinungen ist aber nur sehr selten berichtet (A. Martin, Mundé). Nur wo man sie findet, ist die akuttraumatische Entstehung eines Prolapses sicher bewiesen Fehlen sie, wie es die Regel ist, dann kann man wohl schon deswegen die rein akut traumatische Entstehung eines Vorfalles ablehnen und darf annehmen, daß vorher schon eine Disposition bestand.

Als Ausdruck dieser Disposition finden sich oft neben dem Genitalprolaps noch Hernien, Hängeleib, Nephroptose oder andere Ptosen als Hinweis auf die primäre Insuffizienz der Organbefestigungsmittel. Auch die Hypoplasie des Genitalapparates spielt eine Rolle wegen der dabei oft vorhandenen Insuffizienz des gesamten Bindegewebsapparates.

Wir kommen somit zu dem Ergebnis: Wo ein Vorfall infolge der Berufstätigkeit oder einer akuten Gewalteinwirkung auftritt, bestand in der Regel schon eine Disposition. Diese ist bei Nulliparen angeboren, bei Parae durch die vorausgegangenen Geburten erworben. Bei Parae genügen schon leichtere mechanische Einwirkungen, um die infolge der Geburten schon in höherem Grade vorhandene Disposition in Erscheinung treten zu lassen; bei Nulliparae müssen die Einwirkungen um so heftiger sein, je mehr vorher normale anatomische Verhältnisse bestanden. Wo die äußeren Einwirkungen unerheblich sind und Gewebezerreißungen fehlen, kann man im Auftreten eines Vorfalles nach akuten äußeren Einwirkungen nahezu einen Beweis für das Vorhandensein einer Disposition erblicken.

6. Tubargravidität und Frauenarbeit.

Ganz selten kann man in der Literatur hören, daß intraabdominelle Drucksteigerungen, z. B. beim Heben von Lasten oder Körpererschütterungen durch Stoß, Fall, Schlag usw. zur Entstehung einer Extrauteringravidität führen können (Osterloh, Seeligmann).

Den näheren Vorgang stellt man sich dabei verschieden vor. Nach Seeligmann wird „durch Erschütterung der Tube das befruchtete Ei wahrscheinlich aus dem Fimbrientrichter der Tube wieder zurückgeschleudert oder vielleicht auch aus dem Wimperstrom des Epithels in das Epithel der Tube selbst hineingetrieben, so daß es an dieser Stelle liegen bleibt und sich hier weiter entwickelt".

Ein anderer Weg wäre der, daß eine äußere Gewalteinwirkung etwa infolge einer Blutung entzündliche Veränderungen in der Tubenschleimhaut auslöst und daß diese dann die Einbettung des Eies in der Tube nach sich ziehen.

Aber die von Seeligmann und Osterloh zur Begründung ihrer Ansicht mitgeteilten Fälle sind nicht stichhaltig, wie ich in meinem Buche über „Unfallerkrankungen in der Geburtshilfe und Gynäkologie" näher ausgeführt habe. Die Entstehung einer Extrauteringravidität durch Einwirkung der Berufsarbeit wird man also in der Regel ablehnen müssen.

Anders steht es aber mit der Verschlimmerung einer Tubargravidität. Daß hier berufliche Einwirkungen, wie Druck auf den Leib, Steigerung der Bauchpresse u. dgl., eine Rolle spielen und etwa zum Platzen des Tubensackes führen können, muß zugegeben werden.

Ob aber unter entsprechenden äußeren Umständen eine „Dienstbeschädigung", ein „Berufsunfall" oder ein gewöhnlicher Unfall mit Anspruch auf Entschädigung vorliegt, ist eine Frage für sich.

Zu ihrer Beantwortung muß man sich erst den gewöhnlichen Verlauf einer Tubarschwangerschaft vergegenwärtigen. Dieser ist kurz und treffend geschildert mit den Worten: „Das Ei gräbt sich in der Tube nicht nur sein Bett, sondern auch sein Grab". Die Chorionzotten, die in die Tubenwand eindringen, um dem Ei die nötige Nahrung zu verschaffen, verzehren zugleich die dünne Wand der Eihöhle oder schädigen sie wenigstens so, daß sie dem zunehmenden Druck des sich ausdehnenden Eies nicht standhält und platzt. Darum geht fast jede Tubargravidität in den ersten Wochen oder Monaten durch Tubenruptur (äußerer Fruchtkapselaufbruch), oder Tubenabort (innerer Fruchtkapselaufbruch) zugrunde.

Da dieses Schicksal aber im Wesen der Eileiterschwangerschaft begründet ist und eine fast unausbleibliche Folge der normalen Fortentwicklung dieses Zustandes darstellt, so ist naturgemäß die Schuld einer äußeren Einwirkung am Zugrundegehen einer Eileiterschwangerschaft von vornherein sehr fraglich. Mit Recht darf man sich sagen, daß das Ereignis auch ohne äußere Einwirkung und ohne Unfall früher oder später doch wohl hätte kommen müssen. Darum lehnen auch manche Autoren jeden Einfluß eines Unfalles ab (Schwarze) und erklären, daß auch das Platzen einer Extrauterinschwangerschaft, eine Hämatozele und ihr Ausgang niemals als entschädigungspflichtige Unfallfolge angesehen werden können.

Nur eine kleine Konzession machen sie mit dem an sich „denkbaren, aber wegen der Seltenheit aller dazu nötigen Momente wohl nie vorkommenden Fall", daß eine Extrauterinschwangerschaft späterer Monate durch eine direkte oder indirekte größere Gewalt zum Platzen gebracht wird. Zwar kann eine solche in jedem Moment von selbst platzen, aber hier kann doch immerhin eine Gewalt auf den großen Fruchtsack direkt einwirken, wie auf den schwangeren Uterus (Schwarze).

Ich halte diese Unterscheidung in Eileiterschwangerschaft der früheren und der späteren Zeit nicht für ganz richtig. Wenn auch ein Stoß oder Schlag auf den Leib den aus dem kleinen Becken herausgetretenen Fruchthalter leichter schädigen kann, so ist doch nicht einzusehen, warum ein Druck auf den Leib (Sauvage) oder eine starke Körpererschütterung sich nicht auch dem im kleinen Becken liegenden Eisack mitteilen und diesen zum Zerreißen bringen soll. Das Gutachten darf also zwischen erster und späterer Zeit der Eileiterschwangerschaft keinen prinzipiellen, sondern höchstens einen graduellen Unterschied machen. Es darf sich höchstens auf den Standpunkt stellen, daß in späten Monaten eine Schädigung durch den Unfall unter gewissen Umständen leichter möglich ist, weil der Eisack, der seine geschützte Lage im kleinen Becken verlassen hat, für ein Trauma leichter erreichbar ist.

In Praxi sind die Dinge etwa so: Im Schicksal der extrauterinen Gravidität liegt es gewiß, früher oder später zugrunde zu gehen. Wenn aber das Zugrundegehen sich an eine Berufsschädigung direkt anschließt, so darf man diese doch mit dem gerade jetzt erfolgenden Zugrundegehen in ursächlichen Zusammenhang bringen, wenn auch ein zufälliges Zusammentreffen nicht absolut sicher ausgeschlossen werden kann. Die berufliche Einwirkung hat dann ein vorhandenes Leiden verschlimmert. Damit sind dann auch die Voraussetzungen für einen etwaigen Berufsunfall gegeben. Nach der Auffassung des Reichsgerichtes sind die Voraussetzungen des „Unfalles" auch schon erfüllt, wenn ein Trauma die plötzliche Verschlimmerung eines alten Leidens mit einem „hohen Grad von Wahrscheinlichkeit" verursacht hat; ein „zwingender Beweis" wird dafür nicht verlangt.

Des praktischen Interesses wegen seien einige Fälle kurz angeführt:

Fall Döderlein (1906, J.-Nr. 859): 35jährige X-para, letzte Geburt vor 4 Jahren; früher immer gesund. Periode alle 4 Wochen, 3 Tage lang; die letzte regelmäßige Periode 31. März 1902.

Am 3. Mai 1902 wollte die Frau mit ihrem Manne einen Sack Kartoffeln in die Scheuer tragen; dabei sank sie plötzlich zu Boden unter dem Gefühl, daß im Bauch etwas gerissen sei, mußte ins Bett gebracht werden und war von da an arbeitsunfähig. Seit der zweiten Maiwoche (etwa 6 Wochen nach der letzten Periode) stellten sich unregelmäßige Blutungen und zunehmende Schmerzen ein.

Deswegen wurde die Frau am 26. Mai in der Tübinger Frauenklinik aufgenommen. Hier fand sich eine fast kopfgroße Haematocele retrouterina infolge Tubargravidität. Die Patientin lehnte die vorgeschlagene Operation ab und wurde am 23. Juni entlassen.

Am 7. Juli fand sie sich wieder in der Klinik ein, da die Blutungen nicht aufhörten und die Schmerzen immer schlimmer wurden. Der retrouterine Tumor hatte sich inzwischen etwas vergrößert.

Am 9. Juli wurde darum durch Laparotomie der ganze innere Genitaltraktus bis auf den rechten Eierstock entfernt, wobei sich die Diagnose voll bestätigte.

Am 8. August wurde die Patientin nach glattem Heilungsverlauf beschwerdefrei entlassen.

Döderlein stellte sich auf den Standpunkt, daß „nicht die Erkrankung an sich, wohl aber die plötzliche und die lebensgefährliche Verschlimmerung derselben als die unmittelbare Folge des erlittenen Unfalles aufzufassen sei", begutachtete nach der Operation noch für ein Vierteljahr gänzliche Arbeitsunfähigkeit und beantragte eine entsprechende Rente. Die Berufsgenossenschaft ließ aber ohne weiteres fast ein Jahr lang eine Vollrente ausbezahlen.

Fall Polack: Eine Frau mit Eileiterschwangerschaft spürt beim Herabholen eines Topfes aus beträchtlicher Höhe plötzlich einen Schmerz im Leib und hat das Gefühl, als ob etwas geplatzt sei.

Fall Orth: Eine 32jährige II-para, die sonst ganz gesund war, fiel abends 5 Uhr auf der Treppe und stürzte vier Stufen hinab. Dabei empfand sie sofort einen heftigen Schmerz im Unterleib und mußte gleich ins Bett gebracht werden. Der am anderen Morgen etwa 7 Uhr zugezogene Arzt fand die Patientin moribund und eine halbe Stunde später erfolgte der Exitus. Die Sektion ergab als einzige Todesursache eine profuse Blutung in die freie Bauchhöhle aus einer geplatzten Eileiterschwangerschaft im 2. Monat.

Mit der Anerkennung eines Unfalles kann man, wie diese Fälle zeigen, unter Umständen zu ganz eigenartigen weittragenden Konsequenzen und auch zu manchen inneren Widersprüchen gelangen.

Nehmen wir z. B. an, der ebenerwähnte Fall auf der Treppe sei erfolgt, weil die etwa vorgeschriebene Treppenbeleuchtung fehlte, dann gäbe unter Umständen das bestehende Recht Anhaltspunkte an die Hand, von dem für die Treppenbeleuchtung Verantwortlichen Schadenersatz zu fordern, und das für ein Ereignis, das sehr leicht ohne Unfall ganz in derselben Tragweite hätte eintreten können. Damit wäre aus einem Leiden, das auch ohne Unfall ebenso hätte ablaufen können und tatsächlich oft genug ebenso abläuft, ein Gewinn gezogen, lediglich wegen der Spitzfindigkeit der Situation. Das aber berührt das allgemeine Rechtsempfinden sicher nicht sympathisch.

Noch viel drastischer illustriert diese Frage der Döderleinsche Fall. Zunächst bezieht die Frau, nur weil sie zufällig einen Kartoffelsack hob, fast ein Jahr lang eine Vollrente aus einem Leiden, das in hundert anderen Fällen lediglich aus natürlicher, innerer Notwendigkeit in derselben Form eintritt, ohne der Trägerin einen Geldgewinn zu bringen.

Aber damit noch nicht genug. Als nach etwa Jahresfrist die Rente gekürzt werden sollte, erklärte die Rentnerin im Kampf um ihre Rente, wegen leichter Ermüdbarkeit und Stechen im Leib zu irgendwelcher schwereren Arbeit, namentlich auf dem Felde außerstande zu sein. Döderlein fand bei der Nachuntersuchung alles in guter Ordnung und schätzte etwa ein Jahr nach der Operation die Erwerbsbeeinträchtigung noch etwa auf $33\frac{1}{3}\%$. Aber auf Beschwerde des Ehemannes anerkannte das Schiedsgericht eine Erwerbsbeschränkung von 50%.

Man bedenke: zu 50% erwerbsbeschränkt ein Jahr nach einer Operation, wo die meisten unserer Operierten längst voll arbeitsfähig sind und auch sein müssen, wenn anders das Operieren nicht als sinnlos aufgegeben werden soll! Dazu der Unfall gar nicht mal die Ursache des Leidens, sondern nur die mögliche Veranlassung zu seiner plötzlichen Verschlimmerung, die auch ohne Unfall früher oder später ganz ebenso eingetreten wäre! Ja, auch die schließlich gemachte Operation wurde bei der Frau, die zunächst nach Ablehnung der gleich vorgeschlagenen Laparotomie die Klinik wieder verlassen konnte, gar nicht einmal durch die direkten Unfallfolgen nötig, sondern erst durch die später spontan eingetretene Verschlimmerung! Und doch macht die Frau mit ihrem Leiden, das ungezählte andere ohne dauernde Schädigung ihrer Erwerbsfähigkeit und ohne Rente durchmachen, ein Geschäft. Der Unfall wird ihr geradezu ein Glücksfall, und das nur aus rein äußeren Gründen. Döderlein hat recht, das „widerspricht auch nicht nur dem allgemeinen Gerechtigkeitsempfinden", einer Grundlage unserer Rechtsprechung, gegen die auch ein ärztliches Gutachten ohne zwingende Gründe nicht allzusehr verstoßen soll, es widerspricht auch unserem „gutachtlichen Gewissen".

7. Intraperitoneale Blutergüsse ohne Schwangerschaft.

Intraperitoneale Blutergüsse ohne Schwangerschaft sind mehrfach beschrieben. Sie entstammen gewöhnlich den physiologischen Wunden eines Corpus luteum oder eines Follikels. In anderen Fällen liegt ihnen das Platzen eines Varix, z. B. bei Myomen (Jaschke), stielgedrehten Ovarialtumoren (Steinbüchel) oder das Bersten eines Serosagefäßes (Gerstenberg, Rokytanski, Schauta, Benzel) zugrunde.

Selbstverständlich muß man in solchen Fällen auf die Ausschließung einer Extrauteringravidität die allergrößte Sorgfalt verwenden und das Blut makroskopisch und mikroskopisch auf Eiteile genau untersuchen, wie es Forßner fordert. Wo ein Ei nicht zu finden ist, muß man bedenken, daß es resorbiert sein kann. Aber die Möglichkeit intraperitonealer Blutungen ohne Gravidität muß man trotzdem zugeben.

Neben dem spontanen Eintreten (Pankow) kommen als auslösende Ursachen auch äußere Einwirkungen in Betracht, wie Heben von Lasten, Pressen zum Stuhl, Massage, heftige Körperbewegungen, Anstrengungen, Stoß und Druck gegen den Leib (Cahn, Straßmann, Winiwarter, Kober, Schambacher). Danach kann auch eine entsprechende Berufsarbeit natürlich eine Rolle spielen.

Das prämenstruelle Stadium, kleinzystische Degeneration des Eierstockes (Weinbrenner, Kahn) oder entzündliche Veränderungen können dabei eine Prädisposition abgeben.

8. Genitaltumoren und Frauenarbeit.

Daß die Frauenarbeit zu Genitaltumoren in Beziehung tritt, ist an sich selten. Was hier in Betracht kommt, ist allenfalls eine Veränderung an vorhandenen Tumoren durch die Arbeit.

An erster Stelle steht wohl die Ruptur von Ovarialtumoren. Wenn sie auch nicht häufig ist, so stellt doch Storer 108 einschlägige Fälle zusammen und Pfannenstiel schätzt die Häufigkeit der Ruptur auf 2—3% aller Ovarialtumoren. Gewöhnlich erfolgt das Platzen des Tumors spontan, aber es läßt sich doch nicht leugnen, daß auch mechanische Einwirkungen eine ursächliche Rolle spielen können, z. B. Steigerung der Bauchpresse, Druck gegen den Leib bei der Arbeit oder bei der Röntgenbestrahlung (Flatau), Stoß, Fall, Sturz, Erschütterung, Husten, Niesen, Pressen bei der Defäkation usw. Die mechanische Einwirkung braucht dabei gar nicht erheblich zu sein, zumal wenn eine Prädisposition besteht in Form von Dünnwandigkeit, Verfettung oder Nekrose der Wand infolge von Thrombose oder anderen Ernährungsstörungen (Schickele, Schwarze), Brüchigkeit durch maligne Degeneration u. dgl. (Fehling, Amann).

Ist der Tumor solid wie bei einem Myom, dann kann eine entsprechende Gewalteinwirkung zu Quetschung, Durchblutung, Nekrose und Entzündung führen, wie Walthard berichtet:

Eine Frau mit subserösem Myom erhält einen Schlag in die Gegend des der vorderen Bauchwand anliegenden Myoms. Die Folgen sind Suggillation in die Haut und Schmerzen in der Gegend des Traumas. Die Laparotomie ergab eine zirkumskripte Peritonitis im Gebiet des den Bauchdecken zugekehrten subserösen Myoms mit peritonitischen Auflagerungen und mäßiger Infiltration des Myomgewebes.

Da sich keine andere Ursache der Entzündung nachweisen ließ, wurde angenommen, daß die Peritonitis wahrscheinlich lediglich durch die demarkierende Entzündung zwischen dem durch das Trauma geschädigten und dem anstoßenden gesunden Gewebe zustande gekommen sei.

Für die Stieldrehung von Tumoren wurden von jeher neben inneren Kräften auch äußere Einwirkungen verantwortlich gemacht: Brüske Körperbewegungen, Fassen nach einem fallenden Gegenstand, Turnen, Heben von Lasten, Arbeiten am Webstuhl, Klavierspiel, Fall, Sturz, Stoß usw. (Gelpke, Schauta, Wenczel, Paravicini). Aber die Bedeutung dieser äußeren Drehungsursachen wurde gegenüber den inneren als ziemlich nebensächlich angesehen. Indes scheint eine Umstellung der alten Anschauungen angebracht, seitdem Sellheim an sehr sinnreichen Experimenten uns näheren Einblick in den mechanischen Vorgang der Stieldrehung verschafft hat. Danach ist das wirksame Prinzip die Übertragung einer Drehbewegung des ganzen Körpers auf die Geschwulst, sowie das Beharrungsvermögen, wonach die Geschwulst eine ihr mitgeteilte Bewegung fortsetzt, auch wenn der Körper selbst wieder in Ruhe gekommen ist. Wenn wir diese Dinge künftighin genau beachten, werden wir vermutlich nicht so selten Frauenarbeit als Ursache einer Stieldrehung feststellen können.

Möglicherweise kann auch einmal die Verlagerung eines submukösen Myoms vom Uterus nach dem Kollum oder vom Kollum nach der Scheide durch Berufsarbeit, z. B. Heben von Lasten, veranlaßt werden. So berichtet Aaronheim über eine sehr heftige Blutung aus einem Zervixpolypen infolge Sturzes von einem Milchkarren. Indes ist im Einzelfalle große Zurückhaltung angebracht.

In der Literatur der Unfallmedizin und der Gewerbehygiene hört man auch immer wieder von der Entstehung maligner Geschwülste nach äußeren mechanischen oder chemischen Einwirkungen. Soweit diese Dinge wirklich erwiesen sind, stellen sie keine Besonderheit der weiblichen Konstitution dar, da sie bei beiden Geschlechtern vorkommen können. Sie brauchen daher hier nicht näher erörtert zu werden.

Zu fragen ist aber noch, ob ein vorhandener Tumor, z. B. ein großes Uterusmyom durch eine äußere Gewalteinwirkung zur sarkomatösen Degeneration veranlaßt werden kann, wie es Thiem am nachstehenden Fall ventiliert:

Eine Frau, die schon längere Zeit wegen Vergrößerung des Uterus und wegen unregelmäßiger Blutungen in Behandlung stand, erlitt durch eine Kurbel einen heftigen Schlag gegen den Unterleib, so daß sie ohnmächtig hinsank und starke Unterleibsblutungen bekam. Sie erholte sich jedoch bald und tat noch 7 Monate Dienst. Zwei Jahre später wurde sie operiert und ein 9 Pfund schweres, sarkomatös degeneriertes Myom, das teilweise in Verjauchung begriffen war, gefunden.

Thiem lehnt einen Zusammenhang zwischen Unfall und Sarkom ab. Zur Begründung weist er darauf hin, daß die Frau nach dem Unfall noch 7 Monate lang arbeiten konnte. Ein gleich nach dem Unfall aufgetretenes Sarkom hätte das bei dem schnellen Wachstum dieser Geschwülste nicht erlaubt und wäre wahrscheinlich nicht erst nach 2 Jahren zur ärztlichen Kenntnis gelangt. Auch der jauchige Zerfall des Myoms ließ sich nach Thiem nicht mit dem 2 Jahre zurückliegenden Trauma in Zusammenhang bringen. Nach den neueren Anschauungen über die ruhende Infektion scheinen uns indes daran gewisse Zweifel berechtigt.

Ganz allgemein ist zu bedenken, daß maligne Tumoren im Gebiet des weiblichen Genitalapparates außerordentlich häufig sind, ohne daß ein Unfall in Frage kommt. Man mag somit die Möglichkeit eines Zusammenhanges zwischen Trauma und maligner Geschwulst wissenschaftlich erörtern, praktisch ist kein Fall bekannt, der die maligne Degeneration infolge eines Traumas sicher dartun könnte (v. Hansemann).

9. Krampfadern und Frauenarbeit.

Die Entwicklung von Varizen ist, wie wir hörten, an sich eine vorwiegend weibliche Erkrankung und wird hauptsächlich durch die Schwangerschaft begünstigt (Nobl). Wenn wir aber bedenken, daß die damit behafteten Hausfrauen besonders das Stehen, z. B. am Herd oder am Waschfaß unangenehm empfinden, so muß man auch zugeben, daß andere „stehende" Berufstätigkeiten ähnlich nachteilig wirken können. Den Einfluß des Stehens sehen wir deutlich an einer Zusammenstellung von Schulte über 1255 Arbeiter des Bezirkes Schmalkalden. Dort fanden sich Krampfadern

bei Arbeitern aus stehenden Berufen in 12,7%,
bei stehenden und gehenden Berufen in 4,0%,
bei mehr sitzenden Berufen in 2,2%,
bei nur sitzenden Berufen in . . . . 0,0%.

Die nachteilige Einwirkung des Stehens liegt wohl in der Hauptsache darin, daß infolge Ruhigstellung der Beinmuskulatur die Tätigkeit der „peripheren Herzen", die den Blutumlauf begünstigt, wegfällt. Dazu kommt vielleicht noch, daß im Gegensatz zum Sitzen auf der Blutsäule ein stärkerer Druck liegt.

Außer zur Entstehung von Krampfadern kann die Berufsarbeit auch zur Verschlimmerung und sekundären Veränderung führen. Hautschweiß und Staub lösen z. B. Juckreiz aus mit der Gefahr des Wundkratzens; oder größere Staubkörner schädigen die Haut mechanisch, so daß Ulcera entstehen oder vorhandene Geschwüre sich infizieren und verschlimmern.

b) Fortpflanzungstätigkeit und Frauenarbeit.

1. Sterilität und Störungen der Schwangerschaft.

Wo die Frauenberufstätigkeit entweder durch Allgemeinschädigungen oder durch toxische Einwirkungen zur Amenorrhöe (s. S. 710) führt, wie z. B. in der Gummi-, Tabak- oder Bleiindustrie, ist natürlich mit einer verminderten Konzeptionsfähigkeit oder mit völliger Sterilität zu rechnen. Roth-Frongia fand z. B. unter den Arbeiterinnen der Bleibergwerke Sardiniens 20% sterile Ehen. Durch Hofstätter hörten wir schon oben von Häufung der Sterilität bei Tabakarbeiterinnen und von Follikelschädigung durch Nikotin. Bis jetzt liegen aber umfangreiche statistische Erhebungen über diese Punkte nicht vor.

Größere Erfahrung besitzen wir aber über die Häufung von Aborten, Frühgeburten und Totgeburten in manchen Industriezweigen. Allgemein gilt der Umgang mit Blei, Quecksilber, Phosphor, Nitrobenzol, Tabak als besonders gefährlich.

Der Bleivergiftung verfallen anscheinend die Frauen leichter als die Männer. Nach einer Mitteilung von Hirsch betrug das Erkrankungsprozent bei der

		in Dresden	in Monako	in Berlin
Allgemeinen Ortskrankenkasse	Männer . .	34	49,5	44,5
	Frauen . .	33	43,4	47,8
Buchdruckerkrankenkasse	Männer . .	28,7	39,7	48,8
	Frauen . .	42,6	50,5	49,0

Bei den Gießereiarbeiterinnen kommen auf 100 Schwangerschaften 29 Aborte, auf 3,5 rechtzeitige Geburten 1 vorzeitige. Diese traurigen Resultate werden verständlich, wenn man bedenkt, daß das gewöhnliche Letternmaterial in Deutschland zu 80%, in England und Frankreich zu 55—65% Blei enthält.

Carozzi unterzog die Verhältnisse des Buchdruckergewerbes einer näheren Untersuchung und fand an 4556 Schwangerschaften

- Lebendgeburten . . . . . 2816 = 61,8%,
- Totgeburten . . . . 1282 = 28,1%,
- Aborte . . . . 458 = 10,1%.

Von 14 Setzerinnen waren 2 steril; die übrigen 12 boten in 25 Schwangerschaften nur 9 lebende Kinder, 14 Totgeburten und 2 Aborte.

Sehr interessant sind auch die Angaben von Reid über die abortive Wirkung des Bleies. Danach kamen an Fehl-, Früh- und Totgeburten

- auf 1000 nur in der Hauswirtschaft tätige Frauen 43,2,
- auf 1000 Fabrikarbeiterinnen mit Ausschluß der Bleibetriebe 47,6,
- auf 1000 Frauen, die vor der Heirat Bleiarbeiterinnen waren 86,0,
- auf 1000 Frauen, die nach der Heirat Bleiarbeiterinnen waren . . . . 133,5 (Marcuse).

Tardieu gibt an, daß 60% der Bleiarbeiterinnen eine Frühgeburt durchmachen. Nach Kölsch enden in Wien unter den Staniolkapselputzerinnen 30% der Schwangerschaften abortiv, und unter den Schriftgießerinnen 29%.

Im Gegensatz zu diesen übereinstimmenden Feststellungen konnte Schönfeld in keinem Falle von Schwangerschaft mit schweren Blutveränderungen infolge Bleivergiftung eine Fehl- oder Frühgeburt beobachten. Allerdings war sein Material, wie er selbst sagt, nur klein.

Die abortive Wirkung des Bleies kann man sich verschieden denken. Anscheinend ist das Blei ein Keimgift und kann ähnlich wie die Röntgenstrahlen die Keimzellen in der Keimdrüse schädigen, so daß die Früchte, in ihrer Entwicklungsfähigkeit gehemmt, vorzeitig ausgestoßen werden. Möglich ist auch, daß erst die wachsende Frucht der Bleivergiftung verfällt und abstirbt. Das dürfte der Fall sein, wenn man Blei in der Frucht, in den Eihäuten oder im Fruchtwasser findet. Den Übergang des Bleies auf die Frucht hat Oliver experimentell nachgewiesen. Schließlich kann auch sein, daß das Blei den Uterus oder das Corpus luteum schädigt und so die vorzeitige Ausstoßung der Frucht bewirkt. Für diese Möglichkeit kann der vorzeitige Abgang lebender Früchte sprechen.

Auch beim Phosphor nimmt man eine besondere Empfindlichkeit des weiblichen Geschlechtes an. Nach den Erhebungen der internationalen Vereinigung für Arbeiterschutz vom Jahre 1909 betrug in der amerikanischen Phosphorindustrie die Morbidität an Phosphornekrose für alle Arbeiter 65%, für Frauen dagegen 95% und für Kinder 83%. Demgegenüber bestreitet Vallardi die leichte Verletzlichkeit der Frau. Die häufige Erkrankung derselben an Phosphornekrose erklärt er damit, daß die Anzahl der Frauen in der Zündholzfabrikation 8—10mal größer sei als die der Männer. Friedrich fand unter 495 Arbeitern einer Zündholzfabrik 67% Frauen, 27% unter 16 Jahre alt.

Vallardi widerspricht auch der allgemeinen Anschauung, daß die Phosphorindustrie auf die Schwangerschaft so nachteilig wirke. Er fand die Normalgeburt in Phosphorbetrieben sogar häufiger und die Fehl- und Totgeburt seltener als außerhalb.

Auch Arnaud kam an 1500 Fehlgeburten aus einer großen Zündholzfabrik in Marseille zu dem Ergebnis, daß die nicht mit der Herstellung von Zündhölzern befaßten Arbeiterinnen häufiger abortierten.

Auch von der Tabakindustrie nimmt, von einigen Stimmen (de Pradel, Brouardel, Vaccari, Peri, Montuoro) abgesehen, die Mehrzahl der Autoren einen nachteiligen Einfluß auf die Schwangerschaft an. Nach Perazzi sollen 36,9% der Graviditäten abortiv enden. Holtzmann fand im Amtsbezirk Wiesloch, dem Hauptsitz der badischen Tabakindustrie, 4,2% Aborte auf 100 Geburten gegen nur 3,25% in ganz Baden. Er gibt aber zu, daß sehr freier Geschlechtsverkehr herrsche, möglicherweise infolge einer stimmulierenden Wirkung des Tabakes.

Sehr interessant sind zwei Einzelbeobachtungen von Livon. Die eine Frau war eine 14. Gebärende; die ersten sieben Schwangerschaften führten zu reifen Kindern; dann trat sie in eine Tabakfabrik ein und die nächsten sieben Schwangerschaften endeten alle mit Abort. Die zweite Frau erzielte in zehn Schwangerschaften nur ein reifes Kind.

Die Ursachen der Schwangerschaftsstörungen durch Tabak sind im einzelnen nicht genau bekannt. In Betracht kommen Schädigung durch Einatmen von Nikotindämpfen, Verschlucken von Tabakstaub, vielleicht spielt auch Wehenerregung eine Rolle, da beim Tier nach intravenöser Nikotininjektion Uteruskontraktionen beobachtet wurden (Hofstätter).

Bedeutungsvoll ist auch die verschiedene Häufigkeit von vorzeitiger Schwangerschaftsunterbrechung unter den, verschiedenen Berufsarten angehörenden freiwilligen und Pflichtmitgliedern der Leipziger Ortskrankenkasse. Auf 100 Wochenbetten kamen an Früh- und Fehlgeburten:

	bei Pflicht-mitgliedern	bei freiwilligen Mitgliedern
bei Poliererinnen in Metallwarenfabriken	53,6	—
bei Arbeiterinnen in Spielwarenfabriken	25,6	1,1
bei Einlegerinnen und Punktiererinnen in Buchdruckereien	21,9	1,3
bei Arbeiterinnen in Buchdruckereien	19,3	1,5
bei Arbeiterinnen in Papier- und Pappefabriken	17,3	2,0
bei Arbeiterinnen in Buntpapierfabriken	20,0	1,1
bei Arbeiterinnen in Wollkämmereien und Spinnereien	19,5	1,2
bei Arbeiterinnen in Bilderrahmenfabriken	18,2	2,5
bei Büro- und Kontorpersonal	34,3	8,6
bei Dienstmädchen	20,1	4,1
bei Arbeiterinnen in Schriftgießereien	22,9	4,2
bei Arbeiterinnen in Kürschnereien	18,0	4,8
bei Arbeiterinnen in Maßstabfabriken	22,7	2,7
bei Arbeiterinnen in Webereien, Stickereien	18,4	3,2
bei Verkäuferinnen (Ladenpersonal)	28,1	3,8

Wenn man auch nicht vergessen darf, daß die Abtreibung eine große Rolle spielt, so ist der Unterschied zwischen Pflichtmitgliedern und freiwilligen Mitgliedern doch zu groß, um einen schädigenden Einfluß der Arbeit ablehnen zu können.

Nach diesen Sondererfahrungen an einzelnen Industriezweigen ist es nicht verwunderlich, wenn im ganzen unter den berufsarbeitenden Frauen überhaupt vorzeitige Schwangerschaftsunterbrechungen häufiger sind als sonst.

Nach der Statistik der Ortskrankenkasse von Leipzig entfallen auf 100 Wochenbetten

	der freiwilligen Mitglieder	der Pflicht-mitglieder
Fehlgeburten	2,30	15,50
Frühgeburten	0,30	1,70

Im Staat Hamburg stieg die Zahl der lebenden Frühgeburten von 3,77% im Jahre 1885/89 auf 5,98% im Jahre 1905/09. Für Baden beobachtete Fischer, daß in den Jahren 1878—1886 auf 1000 Geburten 35,2 Frühgeburten kamen, während diese Zahl in den Jahren 1903/11 auf 39,6 angestiegen war. Gleichzeitig wuchs in demselben Zeitraum die weibliche Erwerbstätigkeit von 21% auf 36,1%.

Die Totgeburten betragen nach Prinzing in ganz Böhmen 3,5, aber in den Bezirken mit großer Textilindustrie erheblich mehr, nämlich in

Schluckenau 4,1,
Rumburg 4,2,
Gabel 4,2,
Gablonz 4,8,
Friedland 5,0,
Reichenberg-Land 5,0,
Reichenberg-Stadt . . . . 6,6.

Während im allgemeinen auf 1000 Geburten 30 Totgeburten kommen, beläuft sich diese Zahl in schädlichen Betrieben auf 150—170 (Hirsch S. 35).

Ob auch Schwangerschaftstoxikosen unter den berufsarbeitenden Frauen besonders häufig sind, wie Hirsch meint, entzieht sich unserer Beurteilung. Erwähnt sei aber, daß die Schwangerschaftskrankheiten unter den Angehörigen der Leipziger Ortskrankenkasse bei den Pflichtmitgliedern 5,5% betrug und bei den freiwilligen Mitgliedern nur 2,10%.

2. Geburts- und Wochenbettskomplikationen.

Eine Verschlechterung der Gebärfähigkeit und eine Erschwerung der Geburten liegt sicher dann vor, wenn die Berufsarbeit die Entstehung eines engen Beckens begünstigt, wie oben schon ausgeführt wurde.

Soweit durch ungesunde und konsumierende Berufstätigkeit in der Kindheit oder in den Pubertätsjahren die Entwicklung des Genitalapparates zurückbleibt, kann es natürlich auch zu Geburtsstörungen infolge von Weichteilschwierigkeiten (Seitz) kommen. Nach Hirsch soll auch die Rigidität des Muttermundes während der Eröffnungsperiode bei den Frauen der arbeitenden Klassen zugenommen haben. Wenn dem so ist, so geschieht es vielleicht auf dem Umweg über eine durch die Berufstätigkeit entstandene Genitalerkrankung, wie Endometritis oder Deszensus. Eigene Erfahrungen darüber haben wir nicht, aber sehr aufgefallen ist uns die Zunahme des vorzeitigen Blasensprunges.

Ein Urteil über die Schädigungen der Wehentätigkeit ist um so schwerer, als wir die letzten Ursachen der Wehen nicht kennen. Da aber Körperbewegung und eine gute Körpermuskulatur die Geburt erleichtern, so ist eine Verschlechterung der Wehen da möglich, wo es infolge sitzender Lebensweise zu mangelnder Muskelübung kommt. Aber mangelhafte Ernährung infolge erschöpfender Berufstätigkeit muß nicht die Wehenbeschaffenheit verschlechtern, da wir nicht selten bei ganz elenden Frauen tadellose Wehen sehen, während sie bei Wohlgenährten oft sehr zu wünschen übrig lassen.

Nachteilige Einwirkungen auf die Nachgeburtsperiode sind insofern denkbar, als die Berufsarbeit die Wehentätigkeit beeinträchtigt, oder durch Begünstigung von endometritischen Prozessen zu abnormer Plazentaradhärenz führt.

Auffallend ist die Zunahme der Placenta praevia und Nachgeburtsstörungen, worüber aus dem Staate Hamburg und im Lande Baden berichtet wird. Nach der Hamburger Statistik betrug in den Jahren 1885/89 die Hilfeleistung bei Placenta praevia 15,1 : 1000 Geburten und stieg in den Jahren 1905—1909 auf 19,0 (Hirsch S. 952):

Jahr	Zahl der Niederkünfte	Hilfeleistungen bei Plac. praev. absolut	in °/₀₀₀ der Niederkünfte
1885—89	96152	146	15,1
1890—94	116597	180	15,4
1895—99	118221	233	19,7
1900—04	111360	190	17,0
1905—09	118857	226	19,0

In Baden belief sich die Placenta praevia in den Jahren 1871/79 auf 20,3 pro 10000 Geburten, im Jahre 1907 aber 37,0.

Angesichts der Erschwerung der Geburt und der Nachgeburtsperiode sind natürlich bei den arbeitenden Frauen auch mehr Wochenbettskomplikationen zu erwarten. Eine zahlenmäßige Bestätigung dafür bringt bis zu einem gewissen Grade das Verhalten der freiwilligen und der Pflichtmitglieder der Leipziger Ortskrankenkasse. Danach ergaben sich auf 100 Wochenbetten

	der freiwilligen Mitglieder	der Pflichtmitglieder
Todesfälle im Wochenbett . .	0,25	0,32
Zufälle im Wochenbett	10,58	11,06

Auffallend, wenn auch nicht beweisend für Berufsschädigungen ist der Umstand, daß die Fälle mit mehr als 13 Wochen dauernden Wochenbettsstörungen unter den Pflichtmitgliedern der Leipziger Ortskrankenkasse nach Hirsch etwa fünfmal häufiger waren als bei den freiwilligen Mitgliedern.

Ebenso auffallend ist die zum Teil sehr verschiedene Häufigkeit der Todesfälle im Wochenbett je nach Berufsklasse, wie sie Hirsch aus einer österreichischen Statistik angibt. Die Todesfälle betrugen auf 100 Wochenbetten bei den

selbständigen Industriellen 0,38,
landwirtschaftlichen Beamten 0,33,
Beamten 0,44,
Hausbesitzern und Rentiers 0,42,
Pensionären, Pfründnern und Armenhäuslern 0,64,
Industrie-, Transport- und Lohnarbeitern 0,74,
Dienstboten 1,52,
landwirtschaftlichen Dienstboten 1,73,
landwirtschaftlichen Taglöhnern 1,69,
Bauern 2,34,
anderen Landwirten . . . . 1,29.

Direkte Beweise für die besondere Beeinträchtigung bestimmter Berufsklassen enthalten diese Zahlen freilich nicht, da neben der Berufstätigkeit natürlich auch andere Momente eine Rolle spielen, wie wirtschaftliche Lage, Möglichkeit der ärztlichen Versorgung usw.

3. Schädigung der Nachkommen.

Zu den genannten nachteiligen Einwirkungen der Berufsarbeit kommt noch die Schädigung des Kindes. Denkbar ist eine antekonzeptionelle Schädigung der Keimzellen, eine sog. „Keimschädigung" oder eine postkonzeptionelle Einwirkung auf die Frucht, eine sog. „Fruchtschädigung". An eine Keimverderbnis durch Keimgifte müssen wir z. B. denken bei Quecksilber, Blei, Nikotin und Röntgenstrahlen. Bei Quecksilber und Blei spricht die schon erwähnte Häufigkeit von Totgeburten, sowie die später noch zu erörternde große Kindersterblichkeit für eine Keimverderbnis. An den Steingutarbeiterinnen in Ungarn ist die Häufigkeit von Hydrozephalus und Idiotie unter den Kindern aufgefallen (Oliver und Chyzer).

Bezüglich des Tabakes sei zunächst erwähnt, daß das Nikotin nach L. Fränkel ein starkes Spermagift ist und daß Hofstätter eine solche Wirkung auch für die weiblichen Keimzellen vermutet. Den militärischen Musterungskommissionen ist schon früher aufgefallen, daß die militärische Dienstfähigkeit in jenen Bezirken, wo die Bevölkerung sich in einem sehr hohen Prozentsatz aus männlichen und weiblichen Tabakarbeiterinnen zusammensetzt, eine überaus schlechte war.

Vielleicht greift das Gift nicht direkt am Eierstock, sondern indirekt über die Schilddrüse an, die ja zum Ovarium in enger Beziehung steht (Hofstätter, Lorand).

In seiner Kampfschrift gegen das Rauchen schreibt Bunge: „Aber schon lange bevor die herabgesetzte Potenz sich bemerkbar macht, sind die Keimzellen geschädigt, die Nachkommen geschwächt und zu Erkrankungen aller Art disponiert. Dieses habe ich durch eine an 2600 Familien ausgeführte Statistik bewiesen. Früher und deutlicher treten die Symptome bei chronischen Nikotinvergiftungen bei den Personen auf, welche bereits durch chronische Vergiftungen ihrer Vorfahren eine geringere Widerstandskraft ererbt haben."

Über die schädigende Wirkung der Röntgenstrahlen sind sichere Urteile noch nicht möglich. Unsere Erfahrungen über Kinder aus bestrahlten Eierstockseiern sind noch zu gering und Tierexperimente (Nürnberger) lassen sich nicht ohne weiteres auf den Menschen übertragen. Auch die Frage der Fruchtschädigung ist noch offen und damit auch die der Graviditätsunterbrechung nach vorausgegangener Bestrahlung. Die wenigen Beobachtungen von Störungen der Frucht nach unbeabsichtigter Röntgenbestrahlung (Aschheim, Werner, Flaskamp, Schmitt, Martius, Nürnberger, Vogt) lassen bestimmte Schlüsse noch nicht zu, da jene Störungen auch ohne Röntgenbestrahlung vorkommen können. Auch bei beabsichtigten Bestrahlungen in der Frühschwangerschaft gelang es uns nicht, sicher nachweisbare Röntgenschäden festzustellen. Immerhin aber fordern die klinische Erfahrung und die tierexperimentelle Forschung (Nürnberger, Hartwig, Unterberger, Zappert) zu großer Vorsicht auf, vielleicht sogar auch nach extragenitaler Bestrahlung.

Ein weiterer Punkt ist das Geburtsgewicht der Kinder von berufstätigen Müttern. Der Hauptstoffansatz der Leibesfrucht erfolgt in den letzten Schwangerschaftsmonaten; 75% desselben sollen von den letzten 100 Schwangerschaftstagen geleistet werden. An Kliniken ist längst aufgefallen (Peiper, Merletti, Ferrara), daß die Hausschwangeren, die längere Zeit vor der Geburt in der Klinik körperliche Ruhe und Schonung genossen, durchschnittlich schwerere Kinder zur Welt brachten als die anderen, wie wir selbst auch sahen (Stieda).

Mit Interesse wartete man daher auf die Ergebnisse des großen Experimentes des Weltkrieges mit seiner vermehrten Frauenarbeit und Unterernährung durch die Hungerblockade. Aus einzelnen Großstädten wurde denn auch von hochgradiger Unterentwicklung der Kinder berichtet, so daß man von „Kriegsneugeborenen" sprach und in Sorge war, daß der künftige Menschenersatz minderwertig sein würde. Auf diese traurigen Erfahrungen bezogen sich ja auch jene englischen Stimmen, die im Hinblick auf die Hungerblockade mit einer gewissen Befriedigung von einer „englischen Krankheit" sprachen, an der Deutschland noch in Generationen zu leiden habe. Aber die Gesamterfahrung der Kliniken bestätigte die gehegten Befürchtungen nicht. Wir selbst konnten erst von 1917 ab eine gewisse Gewichtsreduktion feststellen; dem Friedensdurchschnitt von 3470 g entsprach von da an ein Durchschnitt von 3330 g (Schmidt, Thümmel).

Außer Entkräftung und Unterernährung der Mutter kann vielleicht der Übergang von Gewerbegiften auf die Leibesfrucht durch die Plazenta hindurch das Geburtsgewicht beeinträchtigen. Da in den Früchten Blei gefunden wurde (Oliver), kommt vielleicht auch der Übergang anderer Gifte auf die Leibesfrucht in Betracht. Daß Nikotin auf plazentarem Wege übergehen kann, hält Hofstätter für erwiesen.

An den Neugeborenen von „studierten" Müttern ist eine Untergewichtigkeit nicht aufgefallen. Auf der Weltausstellung in Chicago sollten die Photographien von Kindern promovierter Mütter Zeugnis dafür ablegen, daß die entsprechenden Mutterqualitäten durch das Studium nicht gelitten hatten.

Eine traurige Begleiterscheinung der Frauenarbeit ist die vermehrte Säuglingssterblichkeit. Sie beträgt zwar in den Ehen der akademischen Mütter nur 10%, bleibt also hinter dem allgemeinen Durchschnitt von 15% zurück; dafür aber ist sie in den handarbeitenden Kreisen um so größer. Das konnte Prinzing an dem durch seinen Industriereichtum besonders ausgezeichneten Lande Sachsen deutlich zeigen. Außerdem ergab sich dort ein Anstieg der Sterblichkeit mit der Zunahme der Frauenarbeit in den einzelnen Bezirken des Landes, wie nachstehende Tabelle zeigt:

Amtshauptmannschaft	Von 1000 Frauen über 16 Jahren waren in Fabriken beschäftigt am 1. Mai 1891	Kindersterblichkeit in % 1890—1895
Kamenz	43,6	21,7
Bautzen	61,8	21,2
Löbau	127,6	23,8
Zwickau	186,3	29,9

Auch in England ist ein Anwachsen der Säuglingssterblichkeit mit der Zunahme der industriellen Frauenarbeit aufgefallen, wie Newsholme fand; von 100 Lebendgeborenen starben im ersten Lebensjahr:

	in Staffordshire (Städten)		in ganz England (Städten)
Häufigkeit der Fabrikarbeit der Frauen	1881—1891	1891—1900	1885—1890
unter 10%	15,2	16,7	15,4
10—15%	16,6	17,7	17,1
über 15%	19,5	21,1	17,5

Besonders traurig scheinen die Dinge in der Textilindustrie zu liegen. Nach Frongia starben von 144 Lebendgeborenen 75% innerhalb der ersten drei Lebensjahre. Levin berichtet von 123 Schwangerschaften bleikranker Mütter; davon endeten 73 mit Abort, Früh- oder Totgeburt; lebend geboren waren nur 50 Kinder, davon starben 35 innerhalb der ersten drei Lebensjahre, eines später; am Leben blieben nur 14.

Auch in der Tabakindustrie herrscht eine große Säuglingssterblichkeit (Peri, Montuoro, Kostial). Nach Piasecki starben von 362 Neugeborenen 159 = 44% im ersten Lebensjahr. Holtzmann fand in den badischen Tabakindustriezentren eine Säuglingssterblichkeit von 20—25% gegen einen Landesdurchschnitt von nur 16%.

Wegen der Beziehungen zwischen Schwangerschaft und Tuberkulose ist auch von Interesse, daß von den Arbeiterinnen der badischen Tabakindustrie 3,66°/₀₀ an Tuberkulose starben, gegen nur 1,88°/₀₀ sonst (Holtzmann). Es ist verständlich, daß die Kinder dieser Mütter lebensschwach zur Welt kommen.

Als Ursache dieser verheerenden Wirkung der Industriearbeit auf die Säuglinge kommt verschiedenes in Betracht. Vor der Geburt sind wahrscheinlich schon Keimvergiftung und Schädigung der Leibesfrucht in der Schwangerschaft am Werke. Nach der Geburt spielt wohl zunächst die ins Leben mitgebrachte Lebensschwäche infolge Frühgeburt eine Rolle. Wenn auch die pessimistischen Anschauungen Zweifels über das spätere Schicksal der frühgeborenen Kinder nicht allgemein Bestätigung fanden, so kann man doch sagen, daß mit der Häufigkeit der Frühgeburt auch die Sterblichkeit empor geht, wie nachstehende Statistik von Hamburg zeigt:

Jahr	Von 100 Geborenen sind frühzeitig lebendgeboren	Von 100 Lebendgeborenen starben an Lebensschwäche
1905	5,82	3,05
1906	5,76	3,66
1907	5,96	3,71
1908	6,04	3,90
1909	6,47	4,06

Das Wichtigste ist wohl der Wegfall einer sorgsamen Pflege und vor allem des Stillens, da sich die erwerbstätige Mutter dazu keine Zeit nimmt; denn Säuglingsversorgung und Berufsausübung stehen in einem Gegensatz, wie Keller richtig betont. Die Bedeutung des Stillens sieht man schon daran, daß bei uns 15—20% der Neugeborenen innerhalb des ersten Lebensjahres sterben, während diese Zahl in Skandinavien, wo seit langem fast jede Mutter stillt, nur 7,0% beträgt. Geradezu mörderisch tritt der Einfluß des Stillens an der sog. Sommersterblichkeit der Säuglinge hervor. Die durchschnittliche Säuglingssterblichkeit von 15—20% schnellt in den Sommermonaten Juni bis September jedesmal stark empor und erreicht zuweilen die erschreckende Höhe von 70—80% infolge von Ernährungsstörung. An diesen Sommerdiarrhöen erkranken nun die Brustkinder viel seltener und fallen ihnen daher auch viel seltener zum Opfer als die anderen.

Ob auch durch Übergang von Giften mit der Muttermilch eine schädigende Wirkung auf das Kind ausgeübt wird, läßt sich schwer beurteilen, da wir über diesen Übergang ganz wenig wissen. Den Übergang von Blei in die Muttermilch hat Stumpf nachgewiesen. Vom Nikotin sagt Lesage: „Ammen, welche rauchen oder Tabak kauen, können ihren Säugling vergiften und das äußert sich bei demselben in Verdauungsstörung, Unruhe, Dyspnoe, Verlangsamung des Pulses, Syncope, Kollaps und Algidität, welche vom letalen Exitus gefolgt sind." Auch Hofstätter glaubt an den Übergang von Nikotin in die Muttermilch. Der auf diese Weise an den Neugeborenen angerichtete Schaden dürfte aber vielleicht deswegen nicht so sehr groß sein, als die geschädigten Frauen gewöhnlich nicht lange stillen können.

Zusammengenommen ergibt sich aber, daß bei den industriellen Arbeiterinnen die

Aufwuchsziffer, d. h. die Zahl der Kinder, die mindestens das 15. Lebensjahr erreichen (Prinzing, Oldenberg) erheblich reduziert ist.

Soweit die Kinder heranwachsen, zeigen sie auch später noch manche Schäden. In körperlicher Hinsicht äußern sich die toxischen Wirkungen in Neigung zu Hydrozephalus, Lähmungen usw. (Hirsch). Daneben drohen die Gefahren, die mit dem Frühgeborensein an sich verbunden sind. Sie bestehen nach Ansicht mancher Neurologen in Neigung zu Litlescher Krankheit, Idiotie, Imbezillität, Epilepsie usw. Indes hat Wall das an Nachuntersuchungen von 56 frühgeborenen Kindern nicht vollauf bestätigen können. Dagegen sind ihm andere Störungen doch sehr aufgefallen, vor allem Verzögerung der körperlichen und geistigen Entwicklung mit Verspätung des Laufenlernens und des Sprechenlernens, sodann Stottern und Stammeln (12,3%), Enuresis, Pavor nocturnus, schlechte Schulleistungen (16%) usw.

Es ist auch sehr wohl denkbar, daß diese Kinder ein großes Kontingent zu Infantilismus, Hypoplasie und Asthenie stellen und damit nicht nur für ihre eigene Person minderwertig sind, sondern auch als minderwertige Mütter in die Zukunft hineinwirken.

Ein sehr wichtiger Punkt liegt auch darin, daß die der mütterlichen Pflege und Fürsorge entbehrenden Kinder am Ende auch in sozialer Hinsicht nur einen verminderten Wert haben. Nach Käthe Gäbel stammen 89% aller kriminellen Jugendlichen aus Familien, in denen die Mütter tot, krank oder erwerbstätig waren.

Darum ist vom rein natürlichen Standpunkt aus sehr wahr, was eine Frau sagt: „Eingeschränkt, womöglich gesperrt, sollte die industrielle Arbeit der Ehefrau werden, sowie alle andere Arbeit, die den weiblichen Körper schädigt. Denn wer leistet mehr für die Nation und wer wirkt mehr in die Zukunft: die Mutter, die ihr Kind bildet, oder die Frau, die einen Beruf ausfüllt? Was wiegt schwerer, ob eine Berufsarbeiterin ein Arbeitsstück, oder die Mutter ein Menschenleben geistig und körperlich verpfuscht?"

III. Geistige Arbeit, Frauenstudium und Konstitution.

Eine Spezialfrage unserer Zeit ist die der Eignung des Weibes zu akademischen Berufen in körperlicher und geistiger Hinsicht. Dazu kommt die weitere Frage, ob dabei die der natürlichen Weiblichkeit zukommenden seelischen Anlagen geopfert werden müssen.

Es kann an dieser Stelle nicht unsere Aufgabe sein, auf die unübersehbare Literatur über die „Frauenfrage" und die „Emanzipation" einzugehen. Manches Einschlägige findet sich in den Kapiteln über körperliche und geistige Geschlechtsunterschiede. Wir begnügen uns daher hier mit einigen wichtigen Veröffentlichungen der letzten Jahre: Sellheim: „Die Reize der Frau", „Das Geheimnis des Ewig-Weiblichen"; Bumm: „Über das Frauenstudium"; Schwalbe: „Über das medizinische Frauenstudium in Deutschland"; Hirsch: „Über das Frauenstudium"; Marianne Weber: „Beruf und Ehe", „Die Beteiligung der Frau an der Wissenschaft", „Frauenfragen und Frauengedanken".

1. Hinsichtlich der körperlichen Eignung ist zunächst schon das Verhalten an den Volksschulen von Interesse. Die „Schulkrankheiten" sind bei den Mädchen häufiger als bei den Knaben. Nach Drigalski waren auf Grund von 12 200 Untersuchungen bei Mädchen Herzfehler 2—3mal häufiger, anämische Geräusche doppelt so oft als bei Knaben; Anämie und Chlorose fand sich bei den Mädchen in 31% und bei den Knaben in nur 23,8%. Ähnliche Feststellungen machte Poelchau. Ganz besonders zu betonen ist

der Umstand, daß die Zahl der schulpflichtigen Mädchen, welche einer Lungenheilstätte überwiesen wurden, sich zu der der Knaben wie 130:75 verhält (Hirsch).

Die überwiegende Beteiligung der Schulmädchen an Lungentuberkulose hängt vielleicht damit zusammen, daß sie in einem anderen Alter (s. S. 285) als die Buben in die besonders empfindliche Streckungsperiode ihres Körperwachstums eintreten. Das vermehrte Wachstum dieser Zeit ist bekannt; Tschudi fand im 7. Schuljahr eine durchschnittliche Längenzunahme von 7—8 cm gegen 4—5 cm im vorausgehenden 6. und 2—3 cm im nachfolgenden 8. Jahr.

Wie dem auch sei, jene „für das weibliche Schulkind überaus ungünstigen Feststellungen mahnen von vornherein zur größten Vorsicht bei der Prüfung der Mädchen auf gesundheitliche Eignung zu den Anforderungen einer langen und anstrengenden Schulzeit, ermahnen ferner zur regelmäßigen ärztlichen Überwachung besonders der Schülerinnen der Oberklassen und sind schließlich ein beredtes Zeugnis für die Irrtümlichkeit der Auffassung, daß Mädchen durchschnittlich denselben Bedingungen der Schule unterworfen werden dürften wie die Knaben" (Hirsch).

Wenn nun auch auf den höheren Schulen die Anämie 22% beider Geschlechter befällt, also gleich häufig ist (v. Drigalski), so ist hier die psychopathische Konstitution unter den Mädchen häufiger als unter den Knaben. Es ist zu bedenken, daß die Mädchen im Gegensatz zu den Buben während dieser Zeit ihre Pubertätsentwicklung durchmachen, vom Kind zum Weibe heranreifen, und so inneren Erlebnissen und seelischen Konflikten unterliegen, die der um diese Zeit den „Flegeljahren" noch nahestehende Bub noch nicht, oder nicht in dem Umfange kennt. Die Mädchen sind wohl altersgleich mit den Buben, aber nicht entwicklungsgleich.

Manche, und zwar namentlich solche, die sich als exponierte Vertreterinnen ihres Geschlechtes fühlen, nehmen es auch mit ihren Aufgaben viel ernster als die mehr herdenmäßig eingestellten Buben. Sie haben daher für sich und ihre Geschlechtsgenossinnen den Ehrgeiz, den Buben gleichzukommen oder sie zu übertreffen und verzehren sich seelisch und körperlich.

Während Schwalbe ausgesprochene Schäden der körperlichen Gesundheit nicht feststellen konnte, ist Bumm der Meinung, daß die angestrengte geistige Tätigkeit die körperliche Entwicklung der Mädchen in viel höherem Maße als bei den Knaben beeinträchtige und die Tüchtigkeit des Organismus auch für später schädige. In Übereinstimmung damit erfuhr Hirsch durch Umfragen von 13 Damen, die nach der Schule nicht in das akademische Studium eintraten, daß 6 = 46,2% über Gesundheitsschäden berichteten und zum Teil so, daß sie „die Obersekunda wegen schwacher Gesundheit verließen, oder daß sie besonderen Urlaub haben mußten". Jedem Gynäkologen und besonders den Hausärzten ist wohl auch bekannt, daß der Beginn mancher Dysmenorrhöe mit den höheren Ansprüchen auf dem Gymnasium zusammenfällt.

Als Ursache der Gesundheitsschäden durch die höheren Schulen wirkt wohl verschiedenes zusammen: Überanstrengung mit schlechtem Schlaf, Unterernährung und nervöse Erschöpfung; daneben Mangel an frischer Luft und Bewegung; außerdem wirkt wohl auch Obstipation infolge sitzender Lebensweise örtlich nachteilig auf die Genitalien ein. Hirsch glaubt auch, daß auf der genannten ungesunden Grundlage ein genitaler Infantilismus mit den verschiedenen ihm entspringenden Funktionsstörungen resultieren kann. Er beruft sich dabei auf Kehrer, der bei genitalem Infantilismus auf die ursächliche Bedeutung der mangelhaften Ernährung aufmerksam machte unter Hinweis auf das Tierexperiment und die Erfahrung an den Bienen. Vielleicht kann man auch daran erinnern, daß unter den schlechten allgemein-hygienischen Verhältnissen der Städte der Infantilismus häufiger ist als auf dem Lande: Bumm fand ihn bei Sterilität am Großstadtmaterial in $66^2/_3\%$, Siegel für Oberbaden nur in 25%.

Daß die Gymnasiastenzeit den Mädchen schlechter bekommt als den Buben, muß indes nicht immer in der weiblichen Anlage allein begründet sein. Vielmehr können auch exogene Faktoren daran schuld sein.

Zunächst ist in diesem Zusammenhange zu fragen, ob nicht die Gymnasiastinnen aus einem gesundheitlich weniger hochwertigen Menschenmaterial stammen. Man muß bedenken, die Buben kommen vielfach vom Lande aus kräftigen Bauerngeschlechtern mit robuster Gesundheit auf das Gymnasium, demgegenüber entstammen sehr viele Mädchen dem Mittelstande, den Kreisen der mittleren und höheren Beamten mit kleinem Gehalt, kargem Tisch, überfeinerten Nerven und zarter Gesundheit. Soweit bei ihnen Hypoplasie und Infantilismus festgestellt wurde, können diese Störungen daher ebensogut von Haus aus bestanden haben, als erst auf der Schule erworben sein.

Wieweit schon die Eltern dieser Gymnasiastinnen gesundheitlich geschädigt waren, ist bis jetzt, soviel ich sehe, nie untersucht. Aber die oben erwähnte größere Häufigkeit des Infantilismus in den Städten gibt doch sehr zu denken.

Erwähnt sei in dieser Richtung auch, daß nach Siegel die Volksschichten mit der älteren Kultur, wie Adel, Juden, akademisch-wissenschaftliche Kreise besonders häufig am Infantilismus beteiligt sind und sich gesundheitlich als nicht hochwertig erweisen. Daß die Töchter solcher Eltern den gesundheitlichen Anforderungen des Gymnasiums weniger gewachsen sind als die Bauernbuben, ist klar.

Andere exogene Faktoren, die mit der schlechten Bekömmlichkeit der Gymnasialzeit im Zusammenhang stehen können, sind: Doppelbelastung durch Gymnasialstudium und hauswirtschaftliche Arbeiten, Übertritt aus Privatschulen mit oft nicht vollwertiger Vorbildung, so daß vieles nachgeholt werden muß; Versäumnis durch späten Beginn des Gymnasialstudiums mit der Konsequenz, das Tempo zu beschleunigen und die Intensität zu vertiefen; alles Dinge, die bei dem regelrechten Bildungsgang der Buben wegfallen, aber manches Mädchen schwer belasten. Wahrscheinlich sind manche Schäden früherer Zeit durch den unnormalen Berufsgang der Mädchen entstanden und dürfen künftighin nach Schaffung normaler Lehrgänge an den Gymnasien wegfallen.

Die so entstandenen Gesundheitsschäden entspringen daher weniger der weiblichen Konstitution an sich, als vielmehr der Ungunst der äußeren Umstände, und würden bei manchen Knaben unter gleichen Verhältnissen auch auftreten. Sie wirken sich aber bei den Mädchen vielleicht graduell stärker aus, wegen der leichteren Erregbarkeit des vegetativen Nervensystems.

Von Interesse ist, daß der Gymnasialprofessor Rosenthal unter gleichen äußeren Bedingungen typische Unterschiede zwischen Primanern und Primanerinnen nicht fand.

Zur Frage, ob das akademische Studium und der akademische Beruf gesundheitsschädlich sei, ist zu sagen, daß nach Bumm von 1078 Studentinnen $204 =$ etwa 20% die Laufbahn wieder aufgaben (171 während des Studiums, 29 erst später) wegen Krankheit, Unlust oder äußeren Umständen. Hirsch kam, ebenfalls durch Umfragen, auf die 704 Antworten eingingen, zu besseren Ergebnissen. Nur 51 = 7,2% gaben Gesundheitsschäden zu; 540 = 75,7% lehnten sie mit einem einfachen „nein" ab, 113 = 15,8% verstärkten die Ablehnung mit den Bemerkungen: „Keineswegs", „ganz im Gegenteil", „Geht mir glänzend", „Bin viel leistungsfähiger geworden", usw.

Zu berücksichtigen ist auch, daß der Beruf manche Frauen im Gleichgewicht hält, die sonst das „Unausgefülltsein" schlecht vertragen und darauf mit den verschiedensten körperlichen und seelischen Störungen reagieren würden. Mit Recht weist daher Hirsch auf eine seiner erhaltenen Antworten besonders hin: „Viel öfter, als durch den Beruf, werden Frauen durch Mangel an Lebensinhalt krank, oder wenigstens das, was man hysterisch nennt."

Etwas, was früher die studierenden Frauen gesundheitlich besonders belastete, war wohl der Umstand, daß sie Vorkämpferinnen waren und als solche vor sich selbst und vor der Öffentlichkeit mehr leisten mußten, um den Durchschnitt zu überragen. Diese der Übergangszeit entstammenden Mehrforderungen und Mehrbelastungen werden künftig um so mehr abnehmen, je mehr das Frauenstudium aufhört, etwas Besonderes zu sein und statt dessen im Rahmen des Ganzen aufgeht.

Von den verschiedenen Arten der Berufstätigkeit sei nur erwähnt, daß in dem ärztlichen Beruf die Tätigkeit als Landärztin weniger geeignet ist, weil die Frau dem Kampf mit den Elementen, mit Sturm und Regen, Wind und Wetter weniger gewachsen ist als der Mann. Anscheinend fühlen das die Frauen auch selbst. Darum verteilten sich nach Hirsch die 233 Ärztinnen des Jahres 1905 hauptsächlich auf größere Städte:

156 = 66,95% lebten in Städten mit mehr als 100 000 Einwohnern
51 = 21,88% „   „   „   „   „   „   10 000   „
26 = 11,17% „   ,   „   „   „   „   10 000   „

Vielleicht ist das doch ein Zugeständnis der geringeren körperlichen Kraft, wofür nach Schach sonst kein strikter Beweis vorliegen soll.

2. Über die intellektuelle Befähigung herrschte lange Zeit ein lebhafter Streit. Möbius hat bekanntlich die These von dem „Physiologischen Schwachsinn des Weibes" aufgestellt, aber seine Anschauungen sind durch die praktischen Erfahrungen längst überholt und erledigt. Und wenn man im Kampf gegen das akademische Studium der Frau die Fragen aufwirft: Wer hat die 9. Symphonie erdacht, wer die Sixtinische Madonna gemalt, wer hat den Apollo von Belvedere aus Stein gehauen, die Bibel und den Faust geschrieben, Mikroskop und Fernrohr erfunden? so muß man antworten: Hat denn einer der männlichen Studierenden eine solche Großtat aufzuweisen? (Schultze). Wollte man daher der Frau die Befähigung zum akademischen Beruf generell absprechen, so würde man sich dem von Marie Ebner-Eschenbach erhobenen Vorwurf aussetzen, wonach eine gescheite Frau Millionen geborene Gegner hat, nämlich alle dummen Männer.

Trotzdem ist zuzugeben, daß die intellektuelle Begabung der Frau qualitativ anders ist als die des Mannes. Daher braucht es uns nicht zu wundern, wenn nur ein kleiner Prozentsatz Interesse am wissenschaftlichen Studium hat.

Zuzugeben ist auch, daß manche Studentinnen ihr Ziel nicht so fest ins Auge fassen wie der Student und mit weniger festem Entschluß es als Weg zum definitiven Lebensberuf betrachten, wie im Kapitel „Pubertätspsyche" (S. 367) angedeutet wurde. Von

1078 Studentinnen der Berliner Universität aus den Jahren 1908—1912 gelangten nur 649 = 60% zur Ausübung eines Berufes (Bumm). Wie Anne Wisse mitteilt, ergreifen manche Mädchen das Studium „aus allgemein unbestimmter Studienlust", „um der Universitätskultur willen", „zur Erweiterung des Gesichtskreises", „zur Gewinnung von Lebenseinsicht", usw.

Manche kommen wohl auch zum Studium weniger aus innerem Beruf als aus vorsorglicher Überlegung der Eltern, quasi um die Zukunft zu versichern. Daran muß man denken angesichts der Tatsache, daß nicht wenige Studentinnen aus mädchenreichen Familien stammen. So hatten nach Hirsch 725 Elternpaare von Studentinnen unter 2299 Kindern 1546 Mädchen und nur 753 Buben. Von den Mädchen gingen nicht weniger als 64,7% in geistige Berufe (unter Einschluß der Lehrerinnen und Künstlerinnen) gegen nur 52,3% der Buben.

Daher sind auch nicht wenige Studentinnen, wenn sich die Gelegenheit zum Heiraten bietet, nicht im Zweifel, was sie tun sollen und verzichten schon mit der Verlobung, oder wenigstens mit der Heirat auf das weitere Studium. Darüber geben nachstehende Tabellen von Bumm und Hirsch näheren Aufschluß.

Nach Bumm sind von den oben genannten 1078 Studentinnen der Berliner Universität aus den Jahren 1908—1912

1. Vorzeitig ausgeschieden 429 = 40%, und zwar
    a) 225 durch Heirat (181 während des Studiums, 44 aus dem Beruf heraus);
    b) 204 durch Krankheit, Unlust zum Studium, durch äußere Umstände (171 während des Studiums, 29 später).

2. Zur Berufsausübung gelangten 649 = 60%. Davon waren
    a) Unverheiratet 528 = 81%.
    b) Verheiratet 121 = 19%.

3. Zum Berufe kamen von 732 Unverheirateten 528 = 72%, von 346 Verheirateten 121 = 35%.

Die Ergebnisse der Hirschschen Erhebungen zeigt nachstehende Tabelle:

Übersicht über die Erhebung an 729 Akademikerinnen nach Hirsch.

Studienfach	Berufstätige				Verheiratete					Ledige		
	Summe	ledig		verh.		Summe	Stud. oder Beruf aufgegeben		berufstätig		Summe	Stud. oder Beruf aufgegeben	
		Abs.	%	Abs.	%		Abs.	%	Abs.	%		Abs.	%
Jurisprudenz und Staatswissenschaft	85	67	78,8	18	21,2	43	25	53,5	18	46,5	121	2	1,6
Mathematik und Naturwissenschaft	35	31	88,6	4	11,4	23	19	82,6	4	17,4	51	3	5,88
Philologie	98	96	98,0	2	2,0	56	54	96,4	2	3,6	144	5	3,5
Die übrigen philosophischen Fächer	31	17	54,8	14	45,2	34	20	58,8	14	41,2	37	—	—
Medizin	151	89	58,9	62	41,1	90	28	31,1	62	68,9	130	2	1,5
	400	300	75,0	100	25,0	246	146	59,3	100	40,7	483	12	2,5

Soweit das Studium trotz Verlobung oder Heirat fortgesetzt wird, geschieht es nicht selten weniger aus innerem Drang, sondern nur aus einem Sicherungsbedürfnis heraus, um eine Erwerbsmöglichkeit zu haben für unvorhergesehene Fälle. Nicht selten sieht man dabei auch, daß die Fortsetzung nur dann betrieben wird, wenn die Studentinnen nicht mehr am Anfang, sondern am Ende des Studiums stehen.

In der Tat heiraten nicht wenige Studentinnen, wie die untenstehende Kurve (Abb. 191) nach Hirsch zeigt.

Die Heirat erfolgt anscheinend durchschnittlich sogar früher als sonst (Hirsch). Man hat daher auch gesagt, das Studium sei der sicherste, freilich aber auch der teuerste Weg zum Mann.

Mit Rücksicht auf die Preisgabe des Studiums zugunsten der Heirat wurde daher auch den Frauen die Begabung zum Studium abgesprochen und behauptet, sie benützen dasselbe nur als „Heiratsvermittlungsbureau". Lanz-Liebenfels versteigt sich sogar zu der ungeheuerlichen Anschuldigung: „In den ersten wissenschaftlichen Kreisen sind Frauenzimmer die maßgebendsten Persönlichkeiten, die die wissenschaftlichen Leistungen und Fähigkeiten nach dem Schnurrbart und dem Tanzbein beurteilen. Deshalb der unglaubliche Tiefstand der modernen Wissenschaft, die immer mehr und mehr zu einem Heiratsvermittlungsbureau für streberische Intelligenzen und zu einer Nebenbranche der internationalen Bank-, Börsen- und Industrieritterschaft herabgesunken ist. Alle Fakultäten wetteifern im Frauendienst, die der Mediziner obenan. — — — Überall riecht man den Unterrocksodeur, überall sieht man verwegene Unterrockstouristen, die sich krampfhaft an Weiber anklammern, um den Einstieg in die sozialen Höhen zu gewinnen."

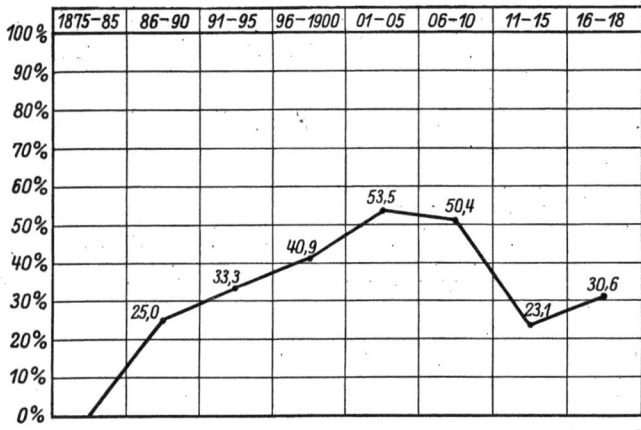

Abb. 191. Kurve der Eheziffern akademischer Frauen nach Hirsch.

Es ist klar, daß da der Affekt und die Stimmung mitsprechen. Solche Zeugnisse können wir aber für ein nüchternes Urteil nicht gebrauchen. Keinesfalls kann man damit den Beweis erbringen, daß das Studium an sich der Konstitution der Frau widerspricht.

3. Stichhaltiger aber ist das, was von ganz anderen Gesichtspunkten aus vorgebracht wird, vor allem die Behauptung, das Studium verderbe die natürliche Weiblichkeit. Zur Bekräftigung weist man auf die sattsam bekannten Mannweiber hin, die allerdings oft den letzten Schimmer von Weiblichkeit verloren haben. Aber manche dieser unliebsamen Erscheinungen ist ein Produkt des Vorkämpfertums und wird in Zukunft mit dem „Typenwechsel der studierenden Frau" (Marianne Weber) immer mehr verschwinden. Außerdem frägt Hirsch nicht mit Unrecht, ob man hier nicht Ursache und Wirkung verwechselt. Er meint, daß Mädchen mit Unterfunktion der Keimdrüse sich zu der natürlichen weiblichen Bestimmung weniger geeignet fühlen

und instinktiv zu männlichen Berufen sich drängen. Er beruft sich auf die Worte von Nietzsche: „Wenn ein Weib gelehrte Neigungen hat, dann ist gewöhnlich etwas an ihrer Geschlechtlichkeit nicht in Ordnung."

Tatsache bleibt aber, daß manche Studentinnen trotzdem einen inneren Konflikt durchmachen und den von Marianne Weber sog. „Wachstumsschmerz" erleben. Er besteht in dem Widerstreit zwischen der, der weiblichen Wesensart eigenen Richtung auf das Persönliche, Lebenswarme, Menschliche und dem der Wissenschaft innewohnenden Geist des Sachlichen. Er beruht ferner in dem Wunsche nach Erfüllung des spezifisch-weiblichen Schicksals und dem Zweifel, ob dieses mit dem Dienst an der Wissenschaft vereinbar sei, ob es nicht verkümmere oder leer ausgehe (Hirsch).

Für das von Haus aus echte Weib gelten wohl auch im akademischen Berufe die Worte von Nietzsche: „Alles im Weib ist ein Rätsel, alles hat seine Lösung, sie heißt Schwangerschaft." Dafür spricht auch der Umstand, daß von den Verheirateten jeweils die Mehrzahl die Berufstätigkeit aufgibt, wie wir oben schon gesehen haben. Nach Hirsch sind 90% der Altersklassen über 50 Jahre den Weg zum Standesamt gegangen. Ja, mit allen Mitteln erkämpfte und mühsam erreichte, glanzvolle Stellungen werden verlassen, wenn sich die Gelegenheit zur Ehe bietet, was beim Mann kaum ein Gegenstück hat.

Wie sehr die Frau trotz beruflicher Tätigkeit ihre Weiblichkeit bewahren kann, zeigt auch die oben erwähnte Reaktion auf die Ehe bei schaffenden Künstlerinnen usw. Manche wären von Hause aus lieber Gattin und Mutter und verzichten darum in der Geborgenheit der Ehe auf die, vielleicht durch äußere Umstände aufgezwungene Erwerbstätigkeit. Schon Goethe spricht von Mädchen, die vortrefflich zeichneten, aber sobald sie Frauen und Mütter wurden, war es aus. Sie hatten dann mit den Kindern zu tun und nahmen keinen Griffel mehr in die Hand (Eckermann, Gespräche mit Goethe, 18. 1. 1825).

Jene Tatsache des Heiratens betrachten manche als ein Zeichen des Widersinns eines Berufsstudiums. Sie sagen, daß mit der Heirat der Wert des Studiums verloren sei und es sei schade um den Aufwand an Kraft, Zeit und Geld.

Demgegenüber sollte man sagen: Gott sei Dank, daß wieder eine Frau den Weg zurückfand zu ihrem natürlichen Beruf. Diese eine ist aber kein Grund, daß die zahlreichen anderen von vornherein auf eine Berufsausbildung verzichten. Wie viele bleiben dauernd vor den Toren der Ehe, sind deswegen unausgefüllt, unbefriedigt und krank. Wie viele treten erst später durch jene Pforten ein! „Wie salzig schmeckt das fremde Brot, wie mühsam steigen sich die fremden Treppen;" das mußten viele jener Enttäuschten bitter empfinden. Das aber verhütet die Berufsausbildung (Schwalbe). Mit Recht sagt daher Naumann: „Wer von unseren jungen Mädchen vom Zug zur Arbeit nicht ergriffen wird, taugt im allgemeinen weniger, als wer ihn stark empfindet."

Am allerwenigsten aber muß das Berufsstudium für die Verheiratete selbst verloren sein. Ihr bisheriger Pfad mag ein Seitenpfad gewesen sein, aber er brachte die Ehe, war also der Weg zum natürlichen Beruf, der sonst vielleicht nicht gefunden worden wäre.

Die Aussicht auf eine eigene Lebensstellung ermöglicht dazu, bei der Entscheidung für die Ehe, auf nichts anders zu hören als auf die wohlverstandene Stimme des eigenen Herzens; sie bedeutet also eine Veredelung der Gattenwahl. Dem Glück in der Ehe, der Harmonie in der Familie — der Pflegestätte der kommenden Kinder — kann das nur förderlich sein. Hier liegen demnach nicht nur für den einzelnen, sondern auch für die Gesellschaft hohe Werte.

Auch sind die Tage längst hinter uns, wo der Mann die Frau mehr nach ihrer körperlichen Arbeitskraft wertet. Gerade die besten Männer verlangen neben dem Weib den Menschen, die Persönlichkeit; neben dem Körper auch Gemüt und Geist. Den tiefsten Inhalt bildet die Ehe eben doch erst dann, wenn die Herzen zusammenschlagen und die Seelen zusammenklingen. Wilhelm v. Humboldt schreibt an seine Frau: „Ich weiß ganz bestimmt, daß sich durch Dich Dinge in mir entwickelt haben, die ewig geschlummert haben würden." Solche Männer gibt es auch heute noch, und solche Frauen, die in Männern Edles wecken, können wir gerade in unserer Zeit gar nicht genug haben.

Auch für die Kindererziehung ist nichts, was die Mutter an Bildung genossen, und vom Leben erfahren hat, wertlos. Vom Kind läßt sich tatsächlich mit Recht sagen, es kann mehr fragen, als tausend Weise beantworten können. Mit der Jugend schon durchschleicht die Kinder vieles, was die Mutter nicht ist und lockt sie manches, was die Mutter nicht hat. Diese kritische Zeit verläuft für die Kinder um so gefahrloser, je mehr die Mutter ist und je mehr sie hat. Im Garten der Kinder ist daher nichts überflüssig, was eine kluge Gärtnerin gelernt hat.

Alles in allem wird man nicht behaupten können, daß die Frauen mit Berufsbildung an der natürlichen Begabung und Fähigkeit, Kinder zu erziehen eingebüßt haben. Aber an etwas haben sie eingebüßt: an ihrer Kinderzahl und damit an ihrer den Familienbestand sichernden Kraft, worauf wir jetzt noch näher eingehen wollen.

IV. Kinderzahl (Geburtlichkeit), Familie, Staat und Frauenarbeit.

An der Abnahme der Kinderzahl im Kreise der Familie seit der Ära der zunehmenden körperlichen oder geistigen Frauenarbeit ist kein Zweifel. Als Ursache kommen zwei prinzipiell voneinander verschiedene Dinge in Betracht.

1. Fruchtloser Verlauf von Schwangerschaften durch Aborte, Fehl-, Früh- und Totgeburten, sowie vermehrte Sterblichkeit der erzielten Neugeborenen.

2. Verminderung der Konzeptionen.

Soweit an der ersten Ursachengruppe gesundheitliche Schädigungen infolge der weiblichen Berufstätigkeit schuld sind, kann man von biologischen Ursachen der verminderten Kinderzahl sprechen. Dieser Punkt ist oben bereits abgehandelt. Um seine Bedeutung zahlenmäßig zu illustrieren, sei noch einmal auf zwei Feststellungen von Marcuse hingewiesen. Danach kamen in den Jahren 1912—1913 auf 1000 Geburten in Deutschland durchschnittlich 30 Totgeburten; in den für die weibliche Fortpflanzungstätigkeit schädlichen Berufen steigt diese Zahl auf 150—170. Die Säuglingssterblichkeit beträgt pro 1000 Lebendgeborenen bei

nur im Haus beschäftigten Frauen 150,
vor der Schwangerschaft in der Bleiindustrie beschäftigten Frauen 157,
während der Schwangerschaft in der Bleiindustrie weiterarbeitenden Frauen . . . 271,
in anderen Industrien während der Schwangerschaft weiterarbeitenden Frauen . . 244.

Der zahlenmäßig weit überwiegende Anteil an der Abnahme der Kinderzahl kommt auf den Rückgang der rechtzeitigen Geburten durch verminderte Zeugung. Über ihren Umfang gibt die Tatsache Aufschluß, daß die Geburtlichkeit des deutschen Reiches aus der Höhe von 42,6 im Jahre 1876 dauernd sank, bis auf 27,6 im Jahre 1914 (Mombert).

Welchen Anteil an diesem Absturz die Berufstätigkeit der Frau hat, veranschaulicht ein Blick auf die Arbeiterstadt Neukölln. Dort gehören nach Berechnung von Helene Simon 70,2% der Gesamtbevölkerung zur Industrie. Obwohl die Heiratsziffer stieg und im Jahre 1911 nicht weniger als 48% der Gesamtbevölkerung erreichte, sank die Geburtlichkeit in dem Jahrzehnt 1903/1913 von 38,0‰ auf 22,3‰, also um 15,7‰. Dem steht im ganzen Deutschland während desselben Zeitraumes eine Abnahme von 34,9‰ auf 28,9‰, also um nur 6‰ gegenüber.

Nicht viel besser steht es mit der Fruchtbarkeit der akademischen Frau. 246 verheiratete Akademikerinnen hatten zusammen 264 Kinder, also durchschnittlich auf jede Ehe 1,07, wie nachstehende Tabelle nach Hirsch zeigt.

Ehedauer	Kinderzahl						Summe der Ehen	
	0	1	2	3	4	5	Abs.	%
bis zu ³/₄ Jahr	36	3	—	—	—	—	39	15,8
bis zu 1—2 Jahre ...	9	46	2	—	—	—	57	23,3
bis zu 3 Jahre	2	11	8	1	—	—	22	8,9
bis zu 4 Jahre	9	17	12	3	—	—	41	16,7
bis zu 5 Jahre	7	4	5	3	—	—	19	7,7
bis zu 6 Jahre	6	4	5	2	—	—	17	6,9
bis zu 7 Jahre	3	3	4	2	1	—	13	5,3
bis zu 8 Jahre	3	3	3	3	1	1	14	5,7
bis zu 9 Jahre	1	2	3	2	2	—	10	4,1
bis zu 10 Jahre	1	—	2	1	—	—	4	1,6
bis zu 11 Jahre	—	1	—	—	—	—	1	0,4
bis zu 12 Jahre	2	—	—	1	—	—	3	1,2
bis zu 13 Jahre	1	1	—	1	—	—	3	1,2
bis zu 14 Jahre	1	—	—	—	—	—	1	0,4
bis zu 15 Jahre	—	—	—	—	—	—	—	—
bis zu 16 Jahre	—	—	—	—	—	—	—	—
bis zu 17 Jahre	—	—	—	1	—	—	1	0,4
bis zu 18 Jahre	—	—	—	—	—	—	—	—
bis zu 19 Jahre	—	—	—	—	—	—	—	—
bis zu 20 Jahre	1	—	—	—	—	—	1	0,4
Summe der Ehen....	82	95	44	20	4	1	246	100

Da aber die wenigsten der Frauen am Ende des Fortpflanzungsalters angelangt waren, stellt jene Zahl (1,07) kein definitives Ergebnis dar. Indes, es wird auch am Ende der Fortpflanzungsfähigkeit nicht viel besser. 47 verheiratete Frauen, deren Fortpflanzungsfähigkeit wohl beendet war, da ihre Immatrikulation mindestens 25 Jahre zurücklag, hatten nach Hirsch zusammen 94 Kinder, also zwei im Durchschnitt. Angesichts dieser geringen Kinderzahl dürften die auf die studierten Mütter in eugenischer Hinsicht gesetzten Hoffnungen kaum in Erfüllung gehen.

11 von jenen 47 Frauen = 23,5% waren steril. Die große Häufigkeit der Sterilität zeigt sich auch auf der vorstehenden Tabelle. Unter 128 Ehen mit mehr als dreijähriger Dauer waren 35 = 27,3% steril.

Man hat die Ursache für die verminderte Zeugung auch wieder in biologischen Vorgängen erblicken wollen und auf Rückbildung des Instinktes infolge „Verhirnung", Abnahme des Geschlechtstriebes, sowie auf Körperschädigung durch die Arbeit hingewiesen. Aber von ausschlaggebender Bedeutung sind diese Dinge nicht.

Sicher liegt darum die Hauptursache nicht in biologischen, sondern in wirtschaftlichen und rationalen Momenten, die bewirkten, daß die Frauen ihre frühere Stellung zur Fortpflanzungstätigkeit stark änderten und alte Anschauungen und Grundsätze revolutionierten. Sterilität und Geburtenverminderung sind in der Hauptsache gewollt; das gilt auch für die handarbeitenden Kreise, trotz der hier erhöhten Gefahr der biologisch-körperlichen Schädigung durch die Arbeit. Daß einst Bebel in der Erkenntnis, daß auf der Zahl und auf der Masse die Macht des Proletariats beruht die Rationalisierung des Geschlechtslebens ablehnte und sowohl die gesundheitsschädliche Abstinenz wie die Präventivmaßregeln in der Ehe verwarf, ist heute in den Arbeiterkreisen vielfach vergessen. Als Ziel schwebt ihnen heute vor, die wirtschaftliche Hebung der Arbeitermassen und ihre Teilnahme an den Freuden des Lebens (Hirsch). Es ist daher nicht wohl angängig von einer „verfeinerten Kindesliebe" (Brentano) zu sprechen. Die arbeitenden Frauen wissen vielmehr, daß Schwangerschaften und Geburten Kraft von ihnen nehmen und daß das Vorhandensein von Kindern auch kräftige und gesunde Frauen an der Erwerbstätigkeit hemmt. Sie haben außerdem rechnen und wirtschaftlich denken gelernt. Sie wissen, was das Kind beansprucht, entgeht oft der Mutter. Darum ist die opferbereite Verzichtwilligkeit von einst aus der Mode gekommen. Statt dessen hat die Intellektualisierung des Weibes dem Kinde den Krieg erklärt und wertet das Kind nach wirtschaftlichen Richtlinien. Mit der zunehmenden Kritik sinkt der Wunsch nach dem Kinde je nach den Einflüssen des Milieus, in das die berufstätige Frau aus der abgeschlossenen und konservativen Häuslichkeit hinaustritt.

Während früher das Fortpflanzungstempo hauptsächlich vom Manne bestimmt wurde und die Frau quasi das Objekt war, durch das der männliche Fortpflanzungswille in Erscheinung trat (Brauer), nimmt jetzt die Frau als selbständige Persönlichkeit an der Bestimmung dieser Fragen weitgehend Anteil. Darum ist die Kinderzahl gesunken, obschon das Heiratsalter niedriger und die fortpflanzungsfähige Eheperiode länger geworden ist, wie nachstehende Tabelle zeigt.

Das mittlere Heiratsalter betrug in Preußen:

Jahre	bei Männern	bei Frauen
1861—1870	29,89	27,22
1871—1875	29,81	26,99
1876—1880	29,56	27,08
1881—1885	29,51	26,27
1886—1890	29,65	26,52
1891—1895	29,65	26,50
1896—1900	29,30	26,20
1900—1904	28,90	25,70

In mancher Hinsicht aber führt die Berufstätigkeit auch zur Abnahme der Heiratslust. Ein wichtiger Grund dafür liegt darin, daß die eigene Berufstätigkeit der

Frau jetzt die Möglichkeit bietet, ihren Lebensunterhalt auch außerhalb der Ehe selbst zu erwerben, über eigene Einkünfte zu verfügen, ohne vom Mann abhängig zu sein. Dazu hat sich auch die frühere gesellschaftliche Mißachtung der ehelosen Frau geändert und das uneheliche Kind wird anders gewertet, so daß auch es nicht mehr wie früher zur Ehe treibt. Aus der zunehmenden weiblichen Berufsarbeit erhebt sich darum seit einiger Zeit ein „neues Frauenideal", das in allen modernen Kulturländern, am meisten wohl in Nordamerika, immer mehr weibliche Personen zur Ehelosigkeit veranlaßt. Vielleicht hat sich in ihre Reihen ein Teil von jenen Frauen geflüchtet, denen die Fortpflanzung zu wenig ist, und die nicht eine „Gebärmaschine" sein wollen, wie sie es verächtlich nennen. Unter 2827 Zöglingen des Mount Holyoke College in Amerika stieg die Zahl der Ehelosen von 15% in den Jahren 1842—1849 auf 76% in den Jahren 1900—1909.

Auch in Deutschland ist die Eheziffer seit der Industrialisierung eher gesunken. Sie betrug im Jahre

1871—1875 9,4	1896—1900 8,4
1876—1880 7,8	1901—1905 8,0
1881—1885 7,5	1906—1910 8,0
1886—1890 7,9	1911—1914 7,6
1891—1895 8,0	

Jedenfalls heiraten immer weniger Frauen, die vor der Ehe keine Berufstätigkeit ausgeübt haben; der größte Teil der Heiratenden war schon vorher erwerbstätig (Haacke, Brauer, Anna Geyer).

Von den berufstätigen Frauen sind 70,3% unverheiratet und 29,7% verheiratet (Graßl). Die stärkste weibliche Erwerbstätigkeit findet sich in den Altersklassen von 20—40, also in der Zeit der stärksten weiblichen Fortpflanzungsfähigkeit (Brauer).

Vermutlich hängt die Verminderung der Zeugungen auch zusammen mit der Zunahme der Ehescheidungen, auf die Anna Geyer hinweist. Während von 1903 bis 1905 auf 100 000 Einwohner jährlich durchschnittlich 17,9 Ehescheidungen kamen, stieg diese Zahl im Jahr 1920 auf 59,1. Wahrscheinlich spielt dabei die wirtschaftliche Verselbständigung der berufstätigen Frauen eine gewisse Rolle, indem sie nicht nur die Lösung einer bestehenden Ehe, sondern auch den Verzicht auf eine weitere erleichtert.

Von der schon erwähnten zunehmenden Intellektualisierung und „Verhirnung" des Weibes sagt Moll in seinem Buch: „Sexualität und Charakter", daß sie eine Entfernung von der weiblichen geschlechtlichen Konstitution, eine Entweiblichung, sogar eine Vermännlichung bedeutet, während sie beim Mann eine normale Stufe auf der Linie seiner geschlechtlichen Entwicklung darstellt. Es sind darum vielleicht nicht nur wirtschaftliche Überlegungen, welche die Mütter an der Kinderpflege und am Stillen hindern. Vielleicht geht den Frauen, ans Geldverdienen und an Erwerb gewöhnt, auch der Sinn für jene Aufgaben ab. Vielleicht tötet der Erwerbssinn den Mutterinstinkt und ändert damit die natürliche Konstitution. Wo soll auch der Sinn für das Kind geweckt werden, wenn die Mädchen gleich nach der Schulentlassung die Lockungen des Geldverdienens kennen lernen, außerhalb der Familie in einem, dem Kinde nicht selten geradezu feindlichen Milieu heranwachsen und so die Opferbereitschaft des hohen Mutterberufes im Keime ersticken.

Faßt man das zusammen, dann kann man sagen, daß die Frauenarbeit die Frau nicht nur körperlich schädigt, sondern auch Charakter und Psyche weitgehend berührt. Sie hemmt daher die Fortpflanzung nicht nur auf biologischem, sondern auch auf psychologischem Wege.

Wie wenig die Frauenarbeit der Kindererziehung bekömmlich ist, haben wir oben daran gesehen, daß 89,0% der jugendlichen Kriminellen aus mehr oder weniger mutterlosen Familien stammen. Daß auch die eben erwähnte Häufung der Ehescheidungen der Kindererziehung schlecht bekommt, ist klar. Ebenso verständlich ist, daß die in der Erwerbsarbeit ermüdete Frau für jene Aufgabe keine Kraft und Zeit mehr hat. Vielleicht geht ihr aber im Kampf mit dem Leben und in der Nüchternheit des Erwerbssinnes auch der richtige Blick für den Garten ihrer Kinder verloren. Sie sieht deswegen nicht mehr, daß an den jungen Menschenblumen da ein Stengel sich gebogen hat und dort ein schädlich Kraut sich schlingt. Damit ist natürlich der Familie, dieser wertvollen Pflanzstätte der Zukunft und Kraftquelle der Nation, nicht genützt.

An dieser Stelle taucht nun die Frage auf, ob eine Frau der Doppelaufgabe: Ehe und Berufsarbeit überhaupt gewachsen ist. Die praktische Bedeutung dieser Frage ist sehr groß. Sie betrifft z. B. die Beamtinnen der deutschen Reichspost, deren Zahl schon vor dem Kriege 28 000 betrug. Sie betrifft vor allem aber die große Schar der Lehrerinnen. Gerade diese stehen in jüngster Zeit zum großen Teil im heißen Kampfe um die Heiratserlaubnis. Manche erklären es als einen Widerspruch, von einer Lehrerin Mütterlichkeit fremden Kindern gegenüber zu verlangen, aber ihr zu verbieten, an eigenen Kindern ihre Mutteranlagen zu entfalten. Andere weisen darauf hin, daß durch jenes Verbot die beste Nachkommenschaft, „Qualitätskinder", wie man es nannte, ungeboren und der Gesellschaft und dem Vaterland vorenthalten bleiben. Wieder andere, die auch den „Schrei nach der Mutterschaft" erheben, tun es nicht gedämpft in patriotischen Akkorden, sondern frei heraus aus tiefstem Herzen (Maria Kern), also aus individuellen Gründen.

Demgegenüber ist zu sagen, „kein Mensch kann zwei Sachen mit derselben Kraft wie eine betreiben" (Steinmetz). Zwei Berufe für einen Menschen ist zu viel. Besonders Begnadete mögen ausnahmsweise diesen Forderungen genügen können. In der Regel aber heißt es, Raubbau treiben, der auf Kosten des einen oder anderen Teiles oder aller zusammen, und damit auch der Allgemeinheit gehen muß. Daß in diesem Widerstreit der Interessen das Kind Sieger bleiben muß, sollte man eigentlich nicht betonen müssen. Es allein hat ein natürliches Anrecht auf seine Mutter. In nichts kann eine Mutter sich weniger vollwertig vertreten lassen, als in ihren Aufgaben dem Kinde gegenüber (Sellheim). Ellen Key hat recht, wenn sie sagt: „Keine Frau ist alles gleichzeitig gewesen, was eine Gattin für ihren Mann, eine Mutter für ihr Kind, eine Hausfrau für ihr Haus, eine Arbeiterin für ihre Arbeit sein kann."

Deswegen ist auch zu fürchten, daß gar manche der verheirateten Lehrerinnen und Beamtinnen überhaupt steril bleiben, oder gezwungenermaßen nur 1—2 Kinder haben würden; damit aber machen sie, wenn auch unbeabsichtigt, Propaganda für die Kinderverarmung der Familie und leisten indirekt der „Verproletarisierung" des Volkes Vorschub. In Amerika kamen auf die Ehe akademischer Frauen in den Jahren 1900 bis 1919 nur 1,5 Kinder. Nach einer anderen Statistik hatten, wie erwähnt, 47 verheiratete studierte Frauen durchschnittlich 2 Kinder, 11 = 23% waren überhaupt steril

(Hirsch). Wie weit die sog. gebildeten Schichten hinsichtlich ihrer ehelichen Kinderzahl hinter den Arbeitern zurückbleiben und zur Verproletarisierung beitragen, zeigt eine Statistik der Stadt Zürich.

Ehen mit mindestens 15 Jahren Gebärfähigkeitsdauer und einem Heiratsalter der Frau von unter 25 Jahren.

Berufsgruppen	Von 100 Ehen gleichen Berufs waren Ehen mit ... Kindern				
	0	1—3	4—5	6 und mehr	zusammen
Fabrikanten, Großkaufleute, akademische Berufe	10,2	48,4	22,0	19,4	100,0
Mittlere Beamte, Lehrer, private Angestellte	7,3	40,6	25,7	26,4	100,0
Kleinere Geschäftsleute, Handwerksmeister	7,1	35,6	26,6	30,7	100,0
Gelernte Arbeiter, Unterbeamte	7,0	31,3	23,5	28,2	100,0
Ungelernte Arbeiter	5,7	32,4	21,7	40,2	100,0

Bei unserem jetzigen Männermangel ist es aber erwünscht, daß die Frauen, die heiraten und damit die Fortpflanzungskraft eines Mannes binden, sich ganz dem Mutterberuf hingeben, damit wenigstens die Fortpflanzungskraft der übrig gebliebenen Männer möglichst ausgenützt werden kann. Die Heirat der berufstätigen Frauen liegt also unter den jetzigen Verhältnissen scheinbar auch nicht im nationalbiologischen Interesse.

Nimmt man das zusammen, so ist zu sagen, die weibliche Berufsarbeit kann nicht nur die körperliche Gesundheit und zuweilen auch die natürlichen Mutteranlagen der Frau selbst schädigen, sie wirkt leider zu oft auch nachteilig hinein in die Familien, die Grundlagen der Zukunft einer Nation. Dadurch kann sie auch die Nachkommenschaft gefährden und so die qualitative und quantitative Zusammensetzung der Rasse verschlechtern (Lundborg). Ja, Johannes Müller meint sogar, daß die Fabrikarbeit in der zweiten Generation vielleicht sogar noch nachteiliger wirkt als in der ersten.

Marx und Kautsky reden von Degeneration der industriellen Bevölkerung, von physischer Verschlechterung der Rasse und körperlicher Entartung der Kulturmenschheit. Indes bezeichnet J. Müller das als eine allgemeine Behauptung, für die jeder Beweis schuldig geblieben wird. Er weist mit Wolf auf das andauernde Sinken der Sterblichkeit und den Anstieg der „Lebenserwartung" hin. Nach dem statistischen Jahrbuch des deutschen Reiches für 1914 (S. 32) beträgt die durchschnittliche Lebenserwartung (in Jahren) während der Jahrzehnte:

Jahrzehnt	Für 25 jährige		Für 30 jährige		Für 50 jährige	
	Männer	Frauen	Männer	Frauen	Männer	Frauen
1871/72—1880/81	34,96	36,53	31,41	33,07	17,98	19,29
1881—1890	35,83	37,81	32,11	34,21	18,41	19,89
1891—1900	37,38	39,43	33,46	35,62	19,00	20,58
1901—1910	38,59	40,84	34,55	36,94	19,43	21,35

Darauf ist aber zu erwidern, daß der mit allen Mitteln der modernen Hygiene und der sozialen Fürsorge erzielte Rückgang der Sterblichkeit nicht unter allen Umständen ein Beweis für den guten inneren Kern eines Volkes ist. Man darf nicht vergessen, daß manches künstlich erhalten wird, was innerlich morsch und, wie z. B. die Insassen der Irrenanstalt, für die Allgemeinheit wertlos ist.

Es bleibt daher in mancher Richtung bestehen, daß Natur und Kultur unversöhnliche Gegner sind. Die Berufstätigkeit der Frau und insbesondere der verheirateten Frau kann man von vielen Gesichtspunkten aus nur als ein notwendiges Übel bezeichnen. „Fraglos wird die Mehrzahl der Frauen — ebenso wie die meisten Männer — die eine Form der Betätigung nur auf Kosten gewisser anderer Wesensseiten leisten. Soll nun die Gattin und Mutter ihr Eigenstes abstreifen, damit sie im Erwerbsleben bestenfalls dasselbe, höchstwahrscheinlich im Durchschnitt aber auch dann weniger als der Mann leistet? Jedenfalls hat die voll erwerbstätige Hausmutter seelisch und sittlich nicht wenig zu riskieren." .... „Auf ein harmonisches, konfliktloses Ineinanderschieben der aus Beruf und Ehe entstehenden Doppelpflichten darf nicht gerechnet werden, wahrscheinlich wird ihnen immer nur eine Minderheit besonders begabter, energischer und gesunder Frauen gewachsen sein" (Marianne Weber).

Neuntes Kapitel.
Vererbung von Krankheiten.

Die Vererbung von Krankheiten hat seit der Wiederentdeckung der Mendelschen Vererbungsregeln das Interesse der Forschung naturgemäß in besonderem Maße erweckt. Außer den zahlreichen Einzelpublikationen besitzen wir daher auch schon eine ganze Reihe zusammenfassender Darstellungen der Probleme. Von diesen seien einige genannt:

Bauer, Julius: Die konstitutionelle Disposition zu inneren Krankheiten.
Bauer, Erwin: Einführung in die experimentelle Vererbungslehre.
Baur, Fischer und Lenz: Menschliche Erblichkeitslehre.
Brugsch: Allgemeine Prognostik.
Brugsch und Lewy: Die Biologie der Person.
Goldschmidt: Einführung in die Vererbungswissenschaft.
Haecker: Vererbungslehre.
Hintze: Sexual- und Fortpflanzungshygiene.
Hoffmann: Vererbung und Seelenleben.
Krauß: Allgemeine und spezielle Pathologie der Person.
v. Noorden und Kaminer: Krankheiten und Ehe.
Siemens: Konstitutions- und Vererbungspathologie.
Schallmayer: Vererbung und Auslese.

Den Geburtshelfer interessieren ererbte Erkrankungen hauptsächlich in zwei Richtungen: einmal bei der Eheberatung und dann bei der Beurteilung der Frage, ob bei ererbten Erkrankungen eines Neugeborenen für spätere Kinder ähnliches zu befürchten ist.

Die von diesen Gesichtspunkten aus in Betracht kommenden vererbbaren Krankheiten zerfallen hauptsächlich in folgende Gruppen:

1. Bildungsstörungen im anatomischen Bau.
2. Sinnesfunktionsstörungen: Taubstummheit, Rotgrünblindheit, Blindheit.
3. Diathesen: Wundsein der Neugeborenen, Neigung zu Katarrhen.
4. Gynäkologische Erkrankungen.

5. Konstitutionelle und endokrine Störungen: Stoffwechselanomalien, Fettsucht.
6. Disposition zu Tuberkulose, Karzinom und andere Krankheitsbereitschaften, Immunität.
7. Hämophilie.
8. Geisteskrankheiten (Epilepsie, Idiotie usw.).

I. Körperliche Erkrankungen.

Um nicht mißverstanden zu werden, sei eigens betont, daß angeborene Erkrankungen nicht ererbt sein müssen. Angeborene Krankheiten können bekanntlich entstanden sein durch plazentare, vielleicht auch germinative Infektion und haben dann mit Vererbung nichts zu tun. Ererbte Erkrankungen sind nur solche, die im Keimplasma als solchem begründet sind.

Diese Erkrankungen finden sich zum Teil bei verschiedenen Geschlechtern verschieden häufig. Für diese Kombination zwischen Geschlecht und Erkrankung hat die Vererbungswissenschaft bestimmte Beziehungen, die kurz erwähnt seien.

Unter dem Ausdruck „geschlechtsgebunden" versteht man die Beziehung des das Merkmal enthaltenden Gen zu einem Geschlechtschromosom. Dabei ist die Anlage zu einer Erkrankung immer nur an ein Geschlechtschromosom gebunden.

Von „geschlechtsbegrenzter Vererbung" sprechen wir, wenn ein Merkmal, das anlagegemäß bei beiden Geschlechtern vorhanden sein kann, nur bei einem oder hauptsächlich nur bei einem Geschlecht manifest wird, weil nur dieses das zur Manifestation notwendige Organ besitzt. Ein Fall männlicher Geschlechtsbegrenzung ist z. B. die Hypospadie. Ein Fall geschlechtsbegrenzter dominanter Vererbung im weiblichen Geschlecht liegt nach Siemens in einem Stammbaum vor, in dem durch sechs Generationen hindurch ein sporadischer Kropf stets von der Mutter auf die Tochter weitergegeben wird, während keiner der zahlreichen Söhne erkrankt ist (Abb. 192). Eine ähnliche Vererbung des sporadischen Kropfes zeigt ein von Just in der „Biologie der Person" von Brugsch und Lewy (Bd. I, S. 329) wiedergegebener Stammbaum nach Agnes Bluhm.

a) Unter den **Mißbildungen** sind für den Geburtshelfer die wichtigsten: Hasenscharten, Wolfsrachen, Anenzephalie, Froschkopf, Rachischisis, Meningozele, Bauchspalte, Nabelschnurbruch, Ectopia vesicae, Hypospadie, Atresie der Körperöffnungen, Hyperdaktylie, Klumpfüße, Spaltfuß, Spalthand, Naevi.

Ist ein Neugeborenes mit der einen oder anderen der genannten Mißbildungen behaftet, so fragen die besorgten Eltern in der Regel zuerst, ob bei etwaigen weiteren Kindern ebenfalls Mißbildungen zu fürchten sind oder nicht. Leider ist eine bestimmte Antwort nicht möglich, da wir außer der Tatsache der Vererbung auch den Modus des Erbganges näher kennen müßten. Für die Praxis heißt das, daß die Gefahr der Wiederholung bei weiteren Kindern besteht, daß aber der Grad dieser Gefahr unbekannt ist.

Da die geburtshilfliche Fachliteratur sich mit diesen praktisch sehr wichtigen Dingen bis jetzt relativ wenig befaßt hat, so scheint ein etwas näheres Eingehen auf das vorliegende Beobachtungsmaterial nicht überflüssig.

Einen interessanten Stammbaum einer Gaumenspaltfamilie teilt Berry mit (Abb. 193). Wie man sieht hatte das Elternpaar 9 Kinder, von denen nur das jüngste eine Gaumenspalte hatte und frühzeitig starb. Von den 8 normalen Geschwistern bekamen

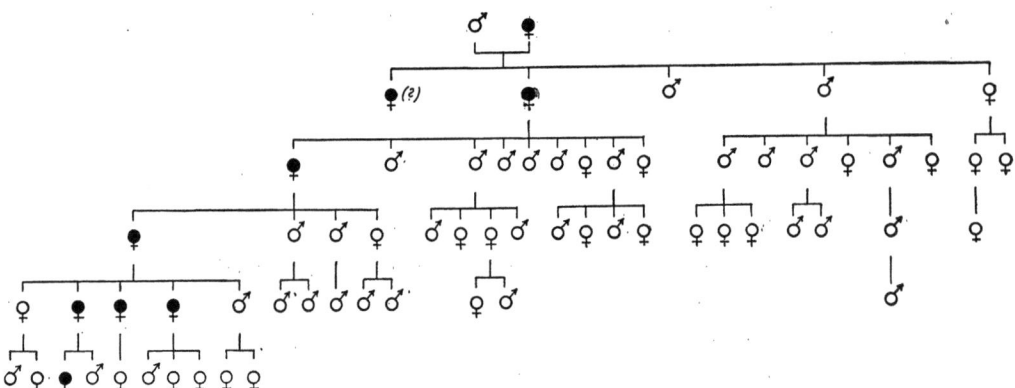

Abb. 192. Sporadischer Kropf (nach Siemens, Münch. med. Wochenschr. 1924, Nr. 51). Männer alle gesund; geschlechtsbegrenzte dominante Vererbung im weiblichen Geschlecht.

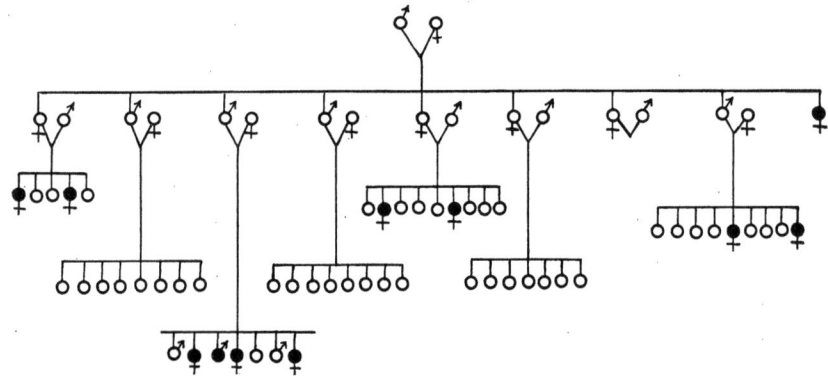

Abb. 193. Gaumenspalte. (Nach Noorden und Kaminer.) Hauptsächlich das weibliche Geschlecht beteiligt.

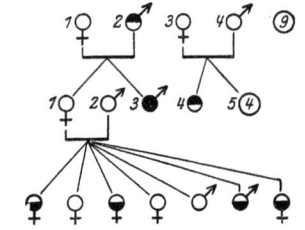

Abb. 194. Hasenscharte und Gaumenspalte. (Nach Meirowsky und Leven, Tierzeichnung usw.) Springer 1921.

◐ Hasenscharte.
◑ Gaumenspalte.
● beides zusammen.

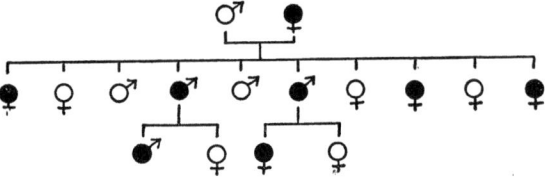

Abb. 196. Trichterbrust.
(Nach Baur, Fischer, Lenz.)

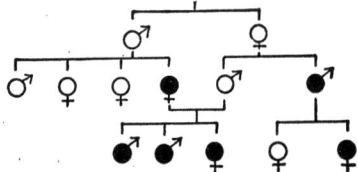

Abb. 195. Skoliose.
(Nach Baur, Fischer, Lenz.)

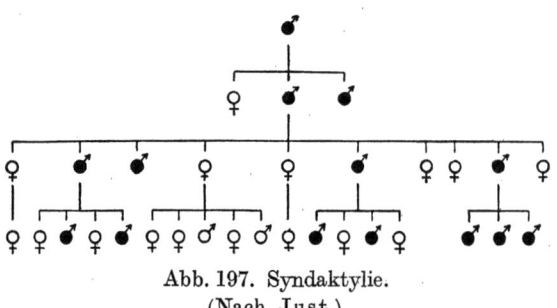

Abb. 197. Syndaktylie.
(Nach Just.)

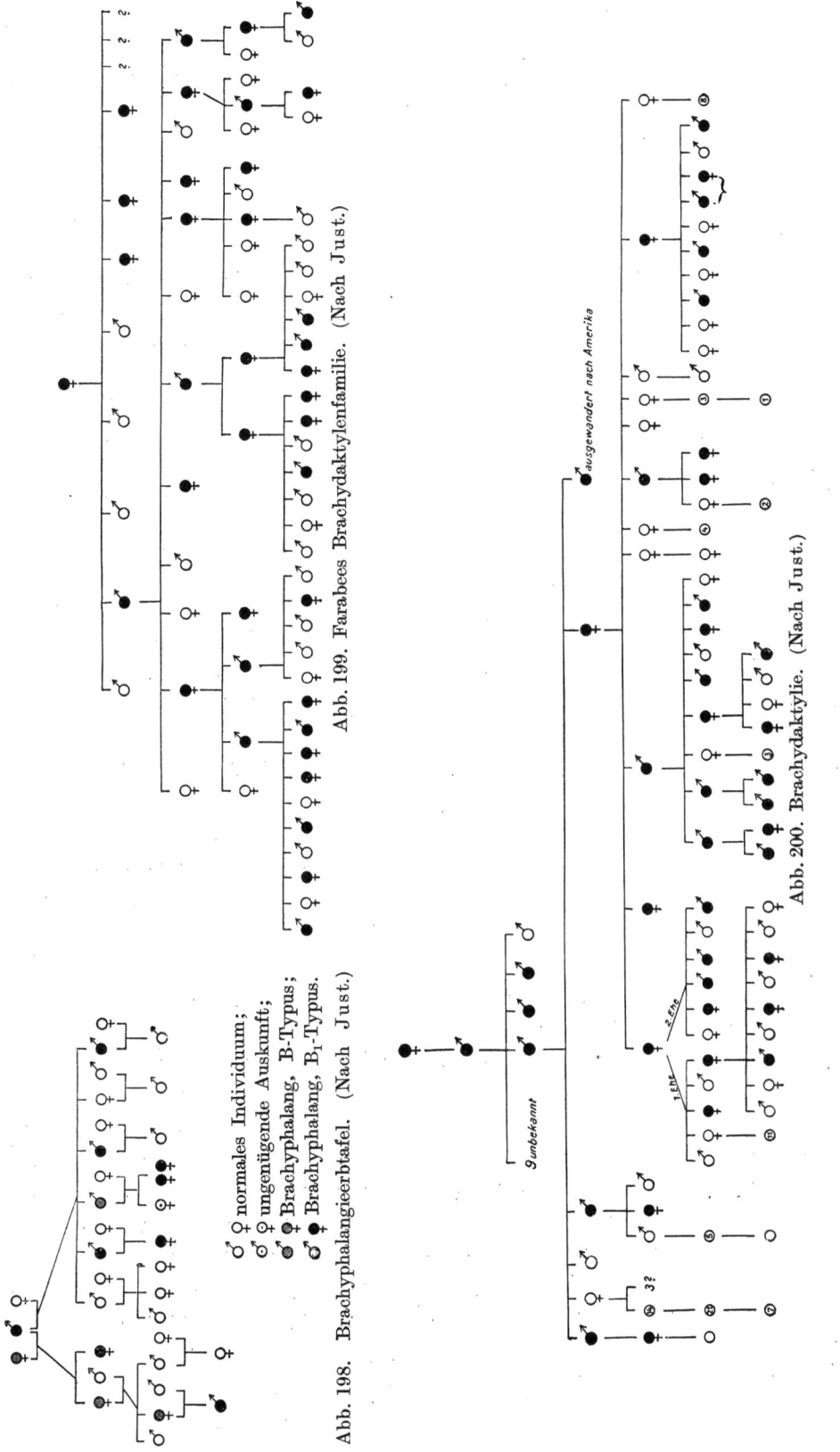

Abb. 199. Farabees Brachydaktylenfamilie. (Nach Just.)

Abb. 198. Brachyphalangieerbtafel. (Nach Just.)

♂ ♀ normales Individuum;
♂ ♀ ungenügende Auskunft;
●♂ ●♀ Brachyphalang, B-Typus;
⦿♂ ⦿♀ Brachyphalang, B₁-Typus.

Abb. 200. Brachydaktylie. (Nach Just.)

4 (2 Brüder und 2 Schwestern) in der Ehe wiederum Kinder mit Gaumenspalten, und zwar fanden sich unter 53 Kindern 10 mit Gaumenspalten, 9 Mädchen und 1 Bub.

Die Vererbung von Hasenscharte und Gaumenspalte illustriert Meirowsky an einem Stammbaum von Bayley (Abb. 194).

Die Skoliose (Abb. 195) der Wirbelsäule sieht man ebenfalls öfters an mehreren Generationen derselben Familie auftreten, so daß man auch hier eine Vererbung annehmen kann (Böhm). Die Häufigkeit der Vererbung gibt Hoffa auf 27,5% und Eulenburg auf 25% an.

Auch die Trichterbrust (Abb. 196) scheint nach Paulsen ein Familienübel zu sein.

Daß 2 Kinder derselben Mutter eine Spina bifida hatten, haben wir selbst erlebt.

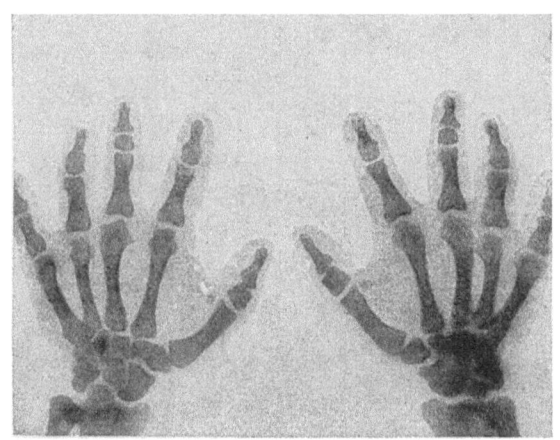

Abb. 201. Brachydaktylie bei einer 32jährigen Frau. (Nach Just.)

Viel zitiert ist die Polydaktylie-Beobachtung von Devays. Danach gab es im Dorf Eycaux-Isère, wo die Einwohner längere Zeit nur unter sich heirateten, fast nur noch sechsfingrige Menschen. Die Anomalie schwand erst, als zur Heirat auch die Nachbarorte herangezogen wurden. Auch Grote berichtet über Erblichkeit des Leidens.

Der Erbgang der Erkrankung ist dominant, kann aber durch das Dazwischentreten unbekannter Faktoren verwischt werden, wie auch das einseitige Auftreten zeigt. Männliche Personen sind häufiger befallen als weibliche (Just).

Syndaktylie beachtet Schofield in vier Generationen. Stets ging die Krankheit vom Vater auf die Söhne und nur auf diese über, während die eine nicht behaftete Tochter 5 normale Kinder beiderlei Geschlechts hatte (Abb. 197).

Da nur die Söhne erkrankt waren, scheint die Erkrankung an das männliche Geschlecht gebunden zu sein. Diese Vererbung rein in der männlichen Linie bezeichnet Siemens als Geschlechtsirrung.

Da die Erkrankung immer nur vom Vater auf den Sohn und nie auf die Tochter ging, so kann man annehmen, daß sie an das Y-Chromosom gebunden war. Die Vererbung im Y-Chromosom wurde bei einigen Fischen nachgewiesen (Winge) und bei Schmetterlingen wahrscheinlich gemacht (Goldschmidt). Wenn sich nun — entgegen der sonstigen Annahme (s. S. 588) — Painters Angabe bestätigt, daß der Mann ein XY-Geschlechts-Chromosomenpaar besitzt, so ist auch beim Menschen die Möglichkeit eines solchen, ans männliche Geschlecht fixierten Erbganges gegeben. Er unterscheidet sich von der gewöhnlichen, ans X-Chromosom gebundenen, geschlechtsgebundenen Vererbung und ebenso auch von der geschlechtsbegrenzten Vererbung dadurch, daß ein weibliches Individuum die Erbanlage niemals besitzen, also auch niemals, wie in den beiden anderen Erbgängen, als Überträgerin oder Konduktorin wirken kann (Just).

Stammbäume über vererbte Brachyphalangie resp. Brachydaktylie (Pfitzner) liegen mehrfach vor (Abb. 198—200). Der Zustand äußert sich darin, daß die zweiten Phalangen infolge vorzeitiger Verknöcherung ungewöhnlich kurz bleiben (Abb. 201).

Die Vererbbarkeit von Spalthand (Abb. 202) und Spaltfuß sieht man am deutlichsten daraus, daß Mutter und Kind dieselben Mißbildungen haben (Abb. 203). Der Erbgang ist noch nicht geklärt. Es gibt aber Fälle, in denen mit mehr oder weniger großer Deutlichkeit ein dominanter Erbgang vorliegt (Abb. 204).

Bei Hüftgelenksluxation fand Wollenberg auch nach Abzug des familiären Auftretens immer noch in 16,6% aller Fälle eine Vererbbarkeit. Zu fast denselben Zahlen gelangten auch spätere Autoren, die sich mit der Vererbung der angeborenen Hüftgelenks-

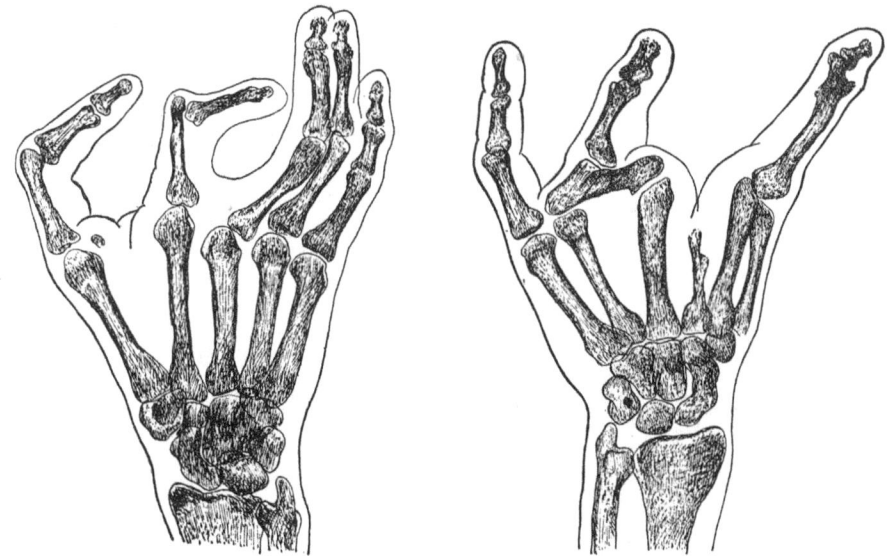

Abb. 202. Spalthand nach Just.

verrenkung beschäftigten (Gläßner, Hayashi und Matsuoka). Einen in dieser Hinsicht interessanten Stammbaum veröffentlicht Narath (Abb. 205). Die Eltern der Patientin waren gesund, ebenso ihre zahlreichen Blutsverwandten. Großmutter und Großvater waren miteinander verwandt.

Nach Untersuchungen von Roch aus der Tübinger chirurgischen Klinik (Abb. 206) ist anzunehmen, daß das Leiden in der Regel auf einer exzessiven Erbanlage beruht, die indessen auch bei heterogametischem Vorhandensein für sich allein noch nicht zur Ausbildung des Leidens zu genügen scheint. Da die Anlage im weiblichen Geschlecht etwa 7mal häufiger ist, so wirken die geschlechtsbestimmenden Erbanlagen offenbar beim Zustandekommen der Hüftverrenkung mit. Geschlechtsgebunden ist aber die Anlage sicher nicht (Lenz).

Während man früher den Klumpfuß auf Störungen der intrauterinen Entwicklung zurückführte und dabei dem Mangel an Fruchtwasser eine große Bedeutung zuerkannte, führt man ihn heute auch auf Vererbung zurück, wie Fetscher (Abb. 207 und 208) am Material der Tübinger chirurgischen Klinik gezeigt hat.

Dollinger teilt folgende Beobachtung mit: Eine Frau gebar in ihrem 18. Jahr ein gesundes Mädchen, nach einem Jahr einen Knaben mit rechtsseitigem, nach drei Jahren einen Sohn mit doppelseitigem Klumpfuß. Der letztere heiratete im 26. Jahre ein 20 Jahre altes Mädchen, in dessen Familie nie Klumpfüße vorgekommen waren. Sie gebar ihm einen Knaben mit hochgradigem doppelseitigem Pes varus.

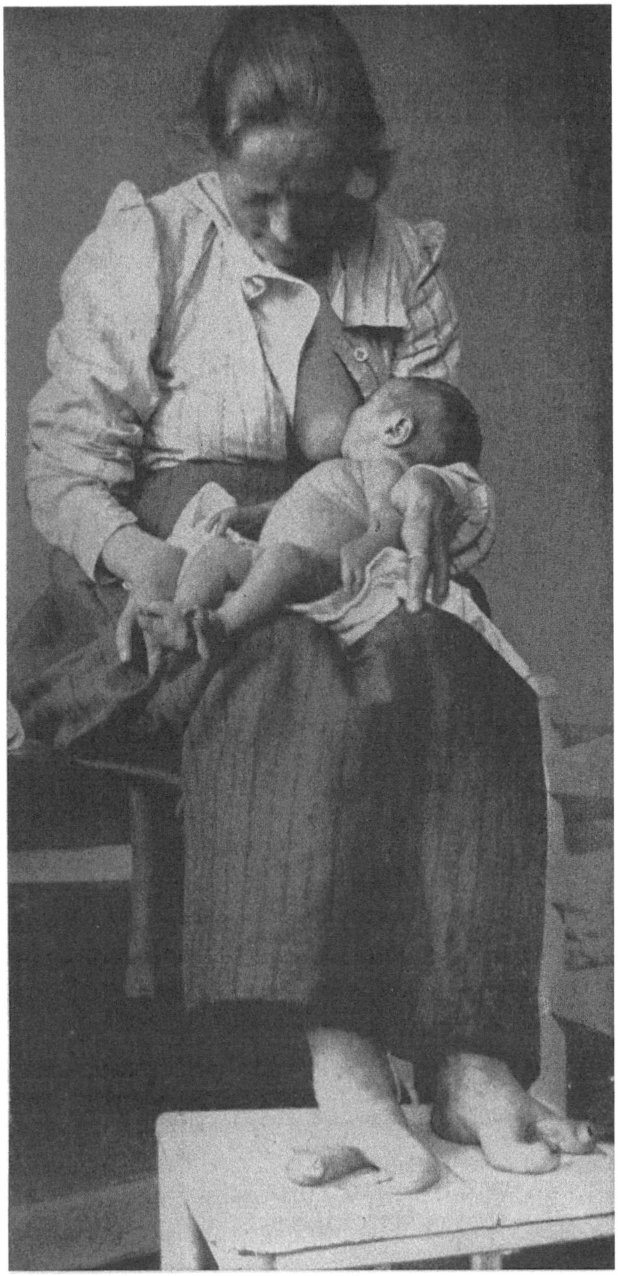

Die Vererbung scheint nach dem obigen Stammbaum rezessiv zu sein. Da Buben etwa doppelt so oft befallen sind als die Mädchen, könnte man auch noch an Geschlechtsgebundensein denken, wie ein Stammbaum von Fetscher bis zu gewissem Grade zeigen könnte (Abb. 208).

Es ließe sich aber auch annehmen, daß eine über beide Geschlechter verteilte Erbanlage sich aus irgendwelchen Gründen vorzugsweise im männlichen Geschlecht äußerte (Lenz).

Da in dem Stammbaum (Abb. 207) aus dem Inzest zwischen Bruder und Schwester ein klumpfüßiges Kind hervorging, zeigt dieser Fall, wie eine rezessive Anlage homogametisch werden kann.

Auf etwa 1000 Neugeborene kommt ein mit Klumpfuß behaftetes. In etwa der Hälfte der Fälle sind beide Füße betroffen. Nicht selten finden sich zugleich Mißbildungen des Rückenmarkes, wie Spina bifida, so daß unter Umständen eine Mißbildung der Nerven bei Entstehung des Klumpfußes mitspricht.

Auch beim Plattfuß scheint ein erblicher Faktor mitzusprechen, da er bei Juden um 8 bis 12 % häufiger ist als sonst (Gutmann).

Abb. 203. Spalthand und Spaltfuß bei Mutter und Kind. (Nach Just.)

Ein interessanter Stammbaum einer Hypospadie ist der von Lesser (Abb. 209 und 210). Wie wir oben schon angedeutet haben, handelte es sich wahrscheinlich um einen geschlechtsbegrenzten Erbgang (Plate, Lenz, Bateson, Weitz, Siemens, Bauer).

An sich dominant weitergegeben, kann die Manifestation des Gens nur beim Manne eintreten, während die Frau „Konduktorin" bleibt. Aber die Anomalie kann — in prinzipiellem Unterschied vom geschlechtsgebunden-rezessiven Erbgang — direkt vom Vater auf den Sohn weitergegeben werden (Just).

Des Interesses halber sei erwähnt, daß ein von Lingard mitgeteilter Fall von familiärem Auftreten der Hypospadie selbst von einem so kritischen Autor wie Orth als Beispiel einer Telegonie oder Spermaimprägnation erwähnt wird. Es handelte sich um eine zweimal verheiratete gesunde, erblich nicht belastete Frau. Der erste Mann war mit Hypospadie behaftet, die bereits seit drei Generationen bestand. Alle Kinder dieser Ehe hatten ebenfalls Hypospadie und zeugten selbst zum Teil hypospadische Nachkommen. Dieselbe gesunde Frau heiratete in zweiter Ehe einen gesunden, ebenfalls nicht belasteten Mann und bekam von ihm vier Kinder, die alle mit Hypospadie behaftet waren. Bei zweien dieser Kinder waren die Nachkommen normal, bei den beiden anderen wieder teilweise krank. Die einzig denkbare Möglichkeit ist nach Orth die, daß durch die nicht zur Kopulation gelangten Spermien des ersten Mannes, welche sich in dem mütterlichen Körper aufgelöst haben, in diesem eine Veränderung hervorgebracht worden sei, welche auch die noch im Eierstock vorhandenen Keimzellen betraf und diesen schon den Stempel der körperlichen Eigentümlichkeit des Mannes aufdrückten. Indes dürfte die Erklärung von Orth wenig Anklang finden.

Auch die Phimose scheint erblich vorzukommen. Ebenso kann das Vorkommen überzähliger Brustdrüsen oder Brustwarzen zu den idiotypischen Mißbildungen gezählt werden (Lenz). Die einstige Erklärung von Ahlfeld, daß während der fötalen Entwicklung durch amniotische Stränge Mammapartien abgesprengt werden und an einer anderen Stelle sich implantieren, wird heute wohl keine Zustimmung mehr finden.

b) Für das erbliche Auftreten von **Schwerhörigkeit** liegt seit langem ein ziemlich genaues Beobachtungsmaterial vor. Die für konstitutionelle Schwerhörigkeit in Betracht kommenden Faktoren sind verschiedenartig. Nach Hammerschlag spielt eine allmählich eintretende Akkustikusatrophie eine Rolle, wobei neben angeborener Lues auch krankhafte Erbanlagen als Ursache anzuschuldigen sind. Albrecht fand erbliche Labyrinthschwerhörigkeit mit dominantem Erbgang. Die als Otosklerose bezeichneten Zustände sind ätiologisch nichts Einheitliches, aber doch in vielen Familien durch dominante Erbanlagen bedingt, wie aus dem Stammbaum von Koerner und Hammerschlag zu sehen ist (Abb. 211).

Der Stammbaum von Hammerschlag zeigt, wie aus der Ehe von zwei Schwerhörigen (Nichte und Onkel) allein 7 Kinder wieder schwerhörig waren. Da die theoretische Wahrscheinlichkeit, schwerhörig zu werden, für jedes Kind in diesem Falle $^3/_4$ beträgt, kann es natürlich vorkommen, daß auch unter einer größeren Zahl von Kindern kein normales ist (Lenz).

Die angeborene konstitutionelle **Taubstummheit** beruht auf angeborenem Mangel der Hörnerven oder auf einem anderen Fehler des inneren Ohres. Häufig kommt Taubstummheit auch bei Kretinismus vor, der sich in Kropfgegenden aus bisher nicht bekannten Ursachen entwickelte (Krauß und Döhrer). In Deutschland gibt es etwa 50 000 Taubstumme, von denen schätzungsweise ein Viertel ihr Leiden krankhaften Erbanlagen verdanken.

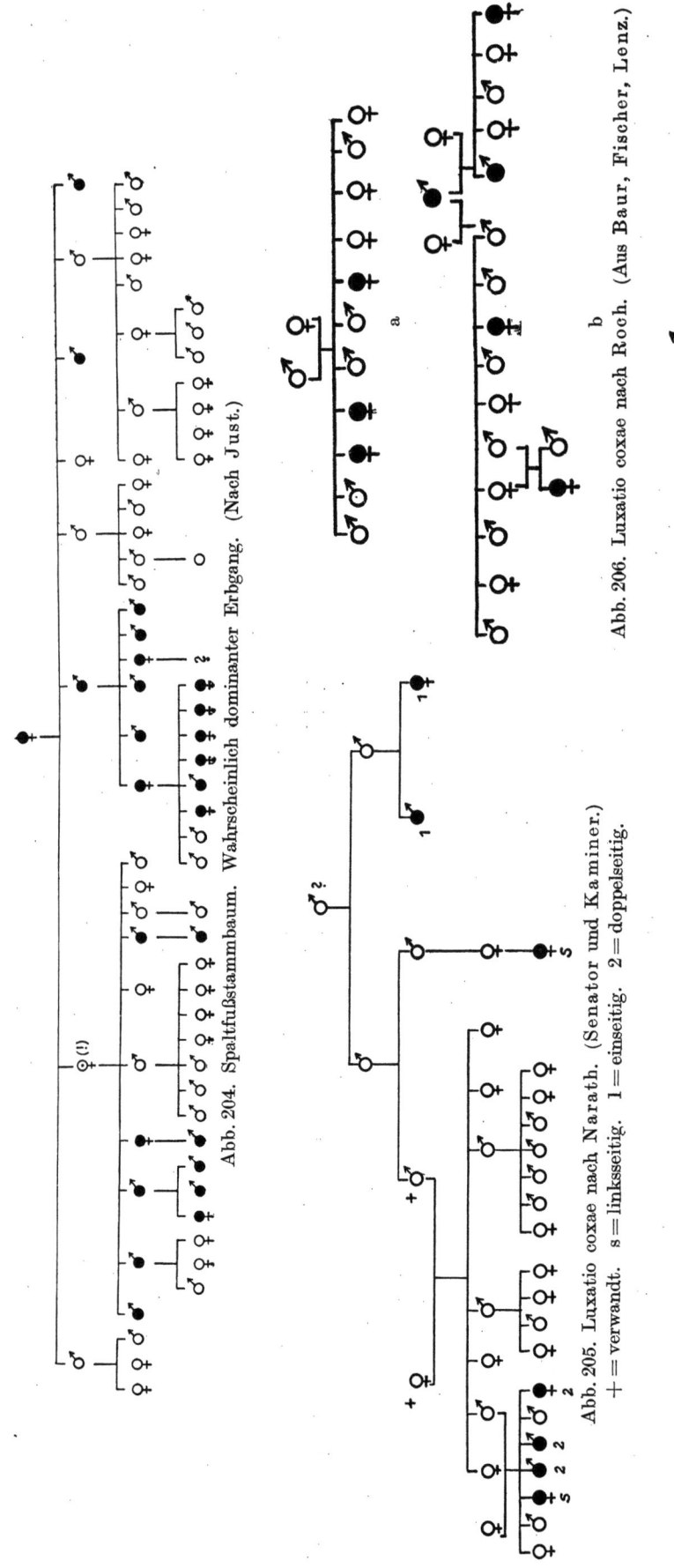

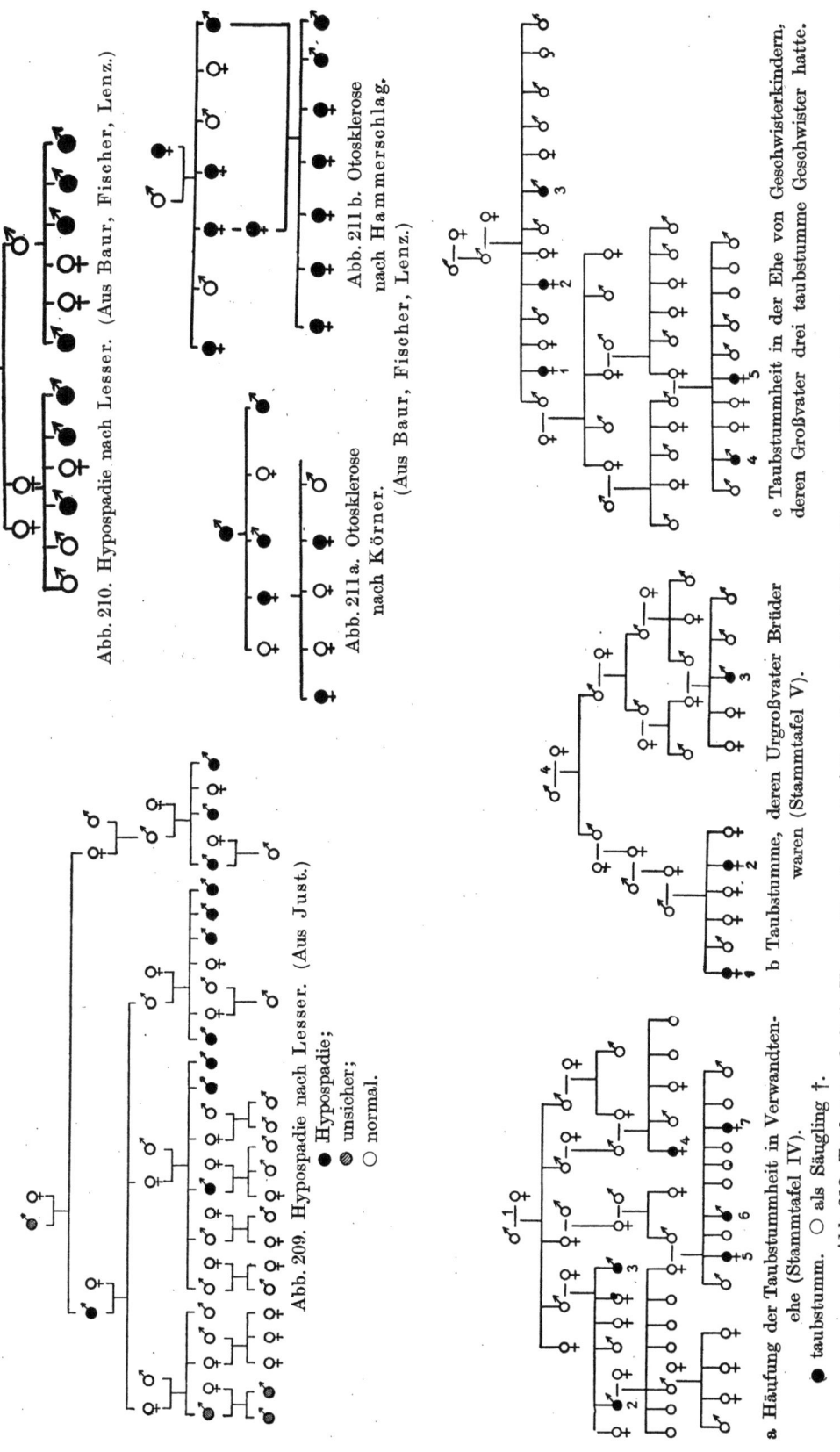

Abb. 210. Hypospadie nach Lesser. (Aus Baur, Fischer, Lenz.)

Abb. 211 b. Otosklerose nach Hammerschlag.

Abb. 211 a. Otosklerose nach Körner.

(Aus Baur, Fischer, Lenz.)

Abb. 209. Hypospadie nach Lesser. (Aus Just.)
● Hypospadie;
◐ unsicher;
○ normal.

b Taubstumme, deren Urgroßvater Brüder waren (Stammtafel V).

c Taubstummheit in der Ehe von Geschwisterkindern, deren Großvater drei taubstumme Geschwister hatte.

a Häufung der Taubstummheit in Verwandtenehe (Stammtafel IV).
● taubstumm. ○ als Säugling †.

Abb. 212. Taubstummheit in Verwandtenehen nach Albrecht. Arch. f. Hals-, Nasen- u. Kehlkopfkrankh. Bd. 110.)

Taubstumme stammen nach Hammerschlag zu einem hohen Prozentsatz aus Verwandtenehen, und zwar zu etwa 7%, und wenn man nur die Taubgeborenen rechnet, sogar zu 30—40%. Die Bedeutung der Verwandtschaft sieht man gut an den Stammbäumen von Albrecht (Abb. 212).

„Bemerkenswert ist auch, daß Taubstummheit unter der jüdischen Bevölkerung viel häufiger ist als unter der nichtjüdischen. In Berlin wurden auf 10 000 Juden 27 Taubstumme gezählt, auf 10 000 Nichtjuden dagegen nur 6. Da man nicht annehmen kann, daß die Taubstummheit infolge äußerer Krankheit bei den Juden so viel häufiger sei als bei den Nichtjuden, bleibt nur übrig, den weitaus größten Teil der Taubstummheit bei Juden als idiotypisch anzusehen. Die größere Häufigkeit der Taubstummheit unter den Juden dürfte in der Hauptsache auf größere Häufigkeit von Ver-

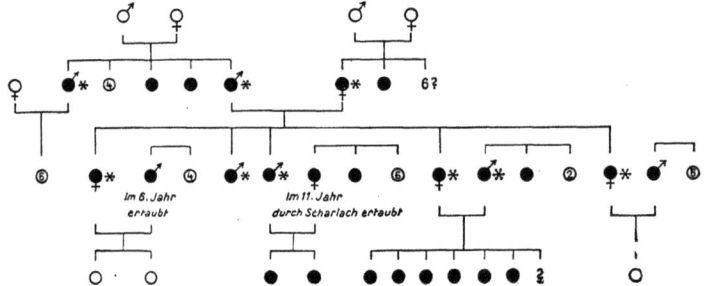

Abb. 213. Heirat unter Taubstummen nach Hammerschlag. * Taub geboren. (Aus Just.)

wandtenehen zurückzuführen sein, zum Teil aber auch auf eine wirklich stärkere Verbreitung von Erbanlagen zur Taubstummheit in der jüdischen Bevölkerung gegenüber der nichtjüdischen, wie das auch von einigen anderen krankhaften Erbanlagen gilt, ohne daß man darin aber eine „Rassendisposition" sehen darf" (Lenz).

Die Blutsverwandtschaft unter den Eltern wird nach Hammerschlag um so häufiger, je größer die Zahl der taubstummen Kinder pro Elternpaar ist, je höher also die Wahrscheinlichkeit erblicher Bedingtheit ist.

Tabelle nach Hammerschlag:

Zahl der taubstummen Kinder pro Ehe	Zahl der Ehen	Davon	
		Verwandtenehen	Nichtverwandtenehen
1	168	24 = 14,3%	144 = 85,7%
2	28	8 = 28,57%	20 = 71,43%
3 und 4	14	8 = 57,14%	6 = 42,86%

Da die Eltern taubstummer Kinder in der Regel normal sind, kann die Anlage nicht dominant sein; alles spricht vielmehr dafür, daß es rezessive Anlagen zur Taubstummheit gibt.

Eine von Hanhart untersuchte Sippschaft, deren sämtliche 9 Fälle sich in einer sorgfältigen Aszendenzanalyse auf ein 1641 verheiratetes Ehepaar zurückverfolgen ließen, zeigt „die Mendelschen Durchschnittsproportionen für einfach rezessiven Erbgang so klassisch, daß man, ohne das Mendelsche Gesetz zu kennen, diesen Vererbungsmodus aus ihm herauslesen könnte". Die Verhältnisse bedürfen aber noch weiterer Klärung.

Man hat mehrere — sämtlich rezessive — Erbanlagen vermutet, deren jede auf anderem Wege zum phänotypischen Bilde der Taubstummheit führe. Heiraten daher zwei Taubstumme mit verschiedenartiger Erbgrundlage ihres Leidens oder heiratet ein auf erblicher Basis Taubstummer einen Gatten mit einer auf infektiösem Wege erworbenen Taubstummheit, so sei ein Auftreten taubstummer Kinder nicht zu erwarten, während bei gleicher erblicher Bedingtheit des Leidens bei beiden Eltern, also in einer aa×aa-Ehe, einzig und allein taubstumme Kinder erwartet werden müßten (Just s. Abb. 213). Auf der anderen Seite sind J. Bauer und Stein zur Auffassung der dimeren Bedingtheit der konstitutionellen Taubstummheit gekommen.

Wie sehr sich die Krankheit häufen kann, wenn beide Eltern taubstumm sind, zeigen auch zwei Stammbäume von Hammerschlag und Fay (Abb. 214). Im

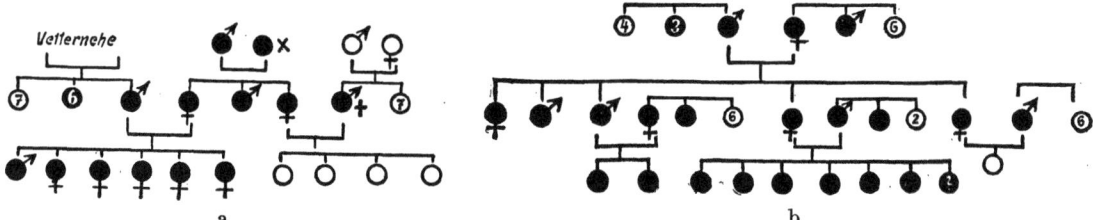

Abb. 214. Heirat unter Taubstummen mit Häufung der Taubstummheit nach Fay-Hammerschlag.
× = angebl. im 2. Jahre infolge Masern ertaubt. + = im 2. Jahre infolge fieberhafter Krankheit ertaubt.
(Aus Baur, Fischer und Lenz.)

Stammbaum 214 a sehen wir aus 2 Ehen taubstummer Eltern nur taubstumme Kinder hervorgehen. Eine dritte Taubstummenehe ergab vier nur normale Kinder. In diesem Falle ist indessen ausdrücklich angegeben, daß der Mann erst im zweiten Lebensjahr infolge fieberhafter Krankheit ertaubt war, und erworbene Eigenschaften werden ja nicht vererbt. „Auch ist zu bedenken, daß es wahrscheinlich verschiedene Arten idiotypischer Taubstummheit gibt (z. B. eine durch Mangel des Hörnerven, eine andere durch fehlerhafte Bildung des inneren Ohres bedingte). Wenn nun von zwei Eltern der eine infolge der einen Erbanlage, der andere auf Grund der anderen taubstumm ist, so ist bei rezessivem Erbgange beider Anlagen ebenfalls nicht zu erwarten, daß die Kinder taubstumm sind, sondern nur, wenn zwei allelomorphe und gleiche Erbeinheiten zusammentreffen" (Lenz).

Zu bedenken ist aber auch, daß angeborene Taubstummheit nicht konstitutionell sein muß, nach Urbantschik ist sie nicht selten durch Syphilis bedingt. Die nicht erblich bedingte Taubstummheit beträgt nach Gottstein 10% und nach Kaup sogar 50% aller Fälle von Taubstummheit (Siemens S. 144).

c) Die Lehre von den **Muttermälern** und **Naevi**, die auf „das tote Geleise gefahren" war (Delbance), ist in den letzten Jahren hauptsächlich durch die Untersuchungen von Meirowsky und Leven in enge Berührung mit den Vererbungswissenschaften gebracht worden. Die genannten Autoren konnten an Stammbäumen von Scheckung der Neger und vom Auftreten einer weißen Haarlocke (Meirowsky S. 49) zeigen, daß die Muttermäler familiär auftreten, also vererbbar sind, daß sie in gleicher Form auftreten wie die Fellzeichnung der Tiere. An überaus reichhaltigem Material stellten sie fest, daß zwischen

Tierzeichnung, Menschenscheckung und Muttermal weitgehende Übereinstimmungen in der Art des Auftretens, in Form und Lokalisation vorliegen. „Der systematisierte Naevus stellt eine Tierzeichnung dar, die für die betreffende Art, also den Menschen, nicht mehr normal, sondern als ein Rückschlag auf frühere Entwicklungsstufen aufzufassen ist. Die Tierzeichnung bietet das Bild der Haut, welches der Generation gleicht, die dem Träger unmittelbar voraufgeht. Das Muttermal zeigt das Bild einer der Art des Trägers längst voraufgegangenen früheren Art. Je mehr das durch die keimplasmatische Anlage bedingte Hautbild von dem gewöhnlichen Hautbilde der Art in seinem Aussehen abweicht, je größer die Unterschiede werden und je seltener eine solche Zeichnungsform bei der betreffenden Art vorkommt, um so mehr springt der Charakter als Naevus in die Augen, am ausgeprägtesten wohl beim Pigmentnaevus des Weißen. Die Tierzeichnung ist also ein normaler, auf Selektionsprozessen beruhender progressiver Vorgang, der systematisierte Naevus ein Rückschlag auf frühere Formen. Beide Prozesse sind aber auf Einwirkung keimplasmatischer Erbeinheiten zurückzuführen. Das systematisierte Muttermal ist in seiner Systematisation nichts anderes als eine Tierzeichnung, die durch ihre Seltenheit nicht mehr als solche empfunden wird. So kam es, daß man die Muttermalbildung als pathologisch betrachtete: das seltene Vorkommen der größeren Muttermäler führte zu dieser Auffassung."

„Von der Tierzeichnung zum Muttermal führt eine gerade Linie: Der blaue Naevus, der Mongolenfleck, ist eine auch heute noch nicht zurückgebildete Zeichnungsform, die der Koriumpigmentierung der Affen entspricht. Eine weiße Haarlocke bei einem dunkelhaarigen Menschen bezeichnen wir als einen Naevus depigmentosus, die gleiche Erscheinung beim Tier als Zeichnung. Einen Augen- oder Wangenfleck beim Menschen nennen wir Muttermal, beim Tier eine Zeichnung. Muttermal und Zeichnung sind identisch. Die beiden gleichen Bilder sind durch die gleichen keimplasmatischen Erbeinheiten bedingt, die bei der Zeichnung noch als für die Art regelmäßige, beim Naevus als für den Menschen ausnahmsweise vorkommende sich im Hautbilde geltend machen. Auch beim Tiere ist außer naevusartigen Zeichnungen, die jeder Zoologe als abnorme Zeichnungen betrachtet, ein echtes Muttermal beobachtet worden, das auffallenderweise an der Stelle der Tierzeichnung saß und bei dem anstatt des Pigments korrelativ die Gefäße naevusbildend aufgetreten sind. Schindelka beschreibt nämlich im 6. Bande des Handbuches der tierärztlichen Chirurgie im Jahre 1903 einen jungen weißen Pudel mit einem einseitig an der rechten Gesichtshälfte sitzenden, unregelmäßig begrenzten Naevus flammeus, der einen Teil des Augenlides, der Stirn und der Schläfengegend einnahm. Wir sehen also schon im Tierreich Gefäßbildung korrelativ für Pigment auftreten. Damit kommen wir zu den tiefsten Wurzeln des Naevusproblems." (Meirowsky.)

Zusammenfassend kommt Meirowsky zu folgendem Ergebnis:

1. Die allgemeine Erklärung für die Muttermäler lautet: Naevi sind keimplasmatisch bedingte Veränderungen umschriebener Hautstellen (Genodermatosen im engeren Sinne) oder der allgemeinen Hautdecke (allgemeine Genodermatosen-„Naevuskrankheiten Darier-Jadassohn").

2. Die Erklärung für die Systematisation der Muttermäler lautet:

a) Die Systematisation der Muttermäler ist keimplasmatisch bedingt. Sie ist eine alte, phylogenetisch festgelegte Stammeseigentümlichkeit des Menschen. Treten innerhalb der Systematisation Abweichungen vom Bau der normalen Haut auf, z. B. Pigmentlosigkeit, Haar-, Drüsen- oder andere Veränderungen, so wird die in jeder normalen Haut vorhandene Systematisation dem Auge erkennbar. Sie trägt ganz allgemein den Charakter der Tierzeichnung.

β) Der Zeichnungscharakter der Systematisation tritt am klarsten bei den blauen Muttermälern zutage. Sie stellen nach Adachi, Toldt u. a. zwar in Rückbildung begriffene, aber noch vorhandene Reste einer besonders bei Affen vorhandenen Koriumfärbung dar. Sie sind also der deutlichste Beweis für die Richtigkeit der Auffassung, daß die gefärbten Muttermäler der Haut einer vorhandenen Tierzeichnung gleichen. Auch die weiße Haarlocke bei Europäern ist in ihrem Aussehen und Auftreten als eine Tierzeichnung zu bezeichnen und als Rückschlag aufzufassen. Der Tierzeichnungscharakter ist auch noch klar und eindeutig bei den behaarten und pigmentierten Riesenmuttermälern ausgesprochen, die in bezug auf Ausdehnung und Lokalisation eine restlose Übereinstimmung mit der Zeichnung der Säugetiere aufweisen. Sie sind als Rückschläge auf das Färbungs- und Behaarungssystem unserer tierischen Vorfahren aufzufassen.

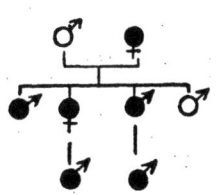

Abb. 215. Neigung zu Hautentzündung nach Pfaundler. (Aus Baur, Fischer, Lenz.)

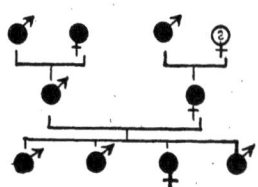

Abb. 216. Neigung zu Schleimhautkatarrhen n. Pfaundler. (Aus Baur, Fischer, Lenz.)

γ) Bei den anderen systematisierten Muttermälern erinnert nur noch die Systematisation als solche, jedoch nicht die mikroskopische Zusammensetzung des Hautbildes an die Tierzeichnung.

Auch die verschiedenartige Zusammensetzung der Haut im Naevusgebiet, die Bausteine der Naevi, sind nach Meirowsky keimplasmatisch bedingt.

Damit ist die Erklärung der Muttermale durch Versehen der Schwangeren (Rohleder, Posner, Orth) abgelehnt. Obwohl das Versehen eigentlich nicht konstitutionell ist, so wollen wir uns doch noch kurz damit befassen. Im Grunde läuft es darauf hinaus, daß seelische Eindrücke der Mutter an der Leibesfrucht wirksam werden können. Die Laien glauben bekanntlich an eine solche Einwirkung, und zwar nicht nur in körperlicher, sondern auch in seelischer Hinsicht. Wenn man die Mutter eines Neugeborenen mit Muttermal frägt, weiß sie fast immer zu erzählen, daß sie sich da oder dort versehen hat.

Auch wenn die Wirkung des Versehens sich in körperlicher Beschaffenheit der Frucht äußert, ist die Erklärung schwer, wie ich an anderer Stelle ausgeführt habe. Aber die Beeinflussung der seelischen Eigenschaften des Kindes durch seelische Vorgänge in der Mutter können wir uns nicht vorstellen. Diese Anschauung, daß auch eine seelische Beeinflussung der Leibesfrucht möglich sei, hat ihre äußerste Konsequenz in der sog. „vorgeburtlichen Erziehung". Sie fußt in der Annahme, daß man durch die seelische Einstellung im Moment der Zeugung Aussehen und Begabung seiner Kinder beeinflussen könne. So soll das musikalische Genie eines Richard Wagner auf diese Weise entstanden sein. Ein Beispiel körperlicher Beeinflussung bringt Goethe in seinen Wahlverwandtschaften (2. Teil, 13. Kapitel): „Mag das Kind gegen mich zeugen, mögen diese herrlichen Augen den deinigen sagen, daß ich in den Armen einer anderen

Dir gehörte." Diese Auffassung des Dichters hält indes der Kritik des Naturwissenschaftlers nicht stand.

d) Zur Vererbung der abgehandelten manifesten Störungen kommt die von **Krankheitsanlagen** hinzu, deren Manifestation erst im späteren Leben auftritt. Aus der Kindheit sind es hauptsächlich die **Diathesen**. Von diesen sei nur die Neigung zum Wundsein und zu Schleimhautkatarrhen genannt, wie sie aus vorstehenden Stammbäumen von Pfaundler in Erscheinung tritt (Abb. 215 u. 216).

Ob auch der **physiologische Ikterus** der Neugeborenen familiär gehäuft vorkommt, wie Lenz meint, sei offen gelassen.

e) Die hierher gehörigen vererbbaren **gynäkologischen Erkrankungen** sind oben schon erörtert, so daß wir uns an dieser Stelle mit der Aufzählung begnügen können. Es handelt sich um Geschwülste des Genitalapparates — Myome, Ovarialtumoren, Karzinome —, dann um die Anlage zu Fluor albus, Prolaps, Enteroptose, Varizen, Megalokolon (Gänßlen bei Lenz[1] S. 245), Obstipation, die in der spastischen Form eine Teilerscheinung der Vagotonie und in der atonischen eine Teilerscheinung der Asthenie darstellen kann.

Hinzu kommen die Anlagen zu solchen Konstitutionsanomalien, die auch für die Geburtshilfe wichtig sein können. Es sind: Asthenie (Lenz[1] S. 219), Infantilismus, Status thymico-lymphaticus (Lenz S. 212) mit der verminderten Widerstandskraft gegen Infektion und Narkose, ferner Diabetes (Lenz S. 235), Fettsucht, Gallenstein (Lenz S. 246), hämolytischer Ikterus (Gänßlen, Lenz S. 247), Trichterbrust (Lenz S. 225), Anlage zu Tuberkulose, Immunität gegen Infektionskrankheiten, die oben (S. 700) näher erörtert wurde usw.

f) Bis zu gewissem Grade kann man auch bei der **Untüchtigkeit zur Fortpflanzung** von Erblichkeit sprechen. Hypoplasie des Genitalapparates mit Sterilität oder Abortneigung findet man nicht selten bei verschiedenen Schwestern derselben Familien. Wenn solche Frauen immer wieder durch schlechte Wehen einander gleichen und dadurch einen bestimmten Familiencharakter an den Tag legen, so darf man auch hier an Erbmerkmale denken. In Übereinstimmung mit erblichem Vorkommen der Hypoplasie des Genitalapparates kann auch vor allem das **verengte Becken** familiär gehäuft vorkommen. Auch das rachitische Becken zeigt bekanntlich eine nach Familien, Gegenden, Ländern und Rassen verschiedene Häufigkeit. So ist es z. B. innerhalb Badens im Gebiet des hohen Schwarzwaldes besonders häufig (Gauß), während es bei den nordischen Völkern viel seltener ist. In Übereinstimmung damit waren in Baden bei 6,4% aller Geburten Operationen nötig und in Norwegen nur bei 2,8% (Agnes Bluhm). Ob dabei eine Vererbung mitspricht, ist freilich fraglich. Aber an Vererbung ließe sich mindestens insofern denken, als die Stillfähigkeit, die ja in der Rachitisätiologie eine sehr wichtige Rolle spielt, bei verschiedenen Rassen verschieden sein soll.

Im **Wochenbett** können erbliche Momente insofern eine Bedeutung erlangen, als ein Status thymico-lymphaticus die Widerstandskraft gegen Puerperalinfektion bei verschiedenen Frauen der gleichen Familie herabsetzt und den Krankheitsverlauf nachteilig beeinflussen kann.

---

[1] Baur, Fischer Lenz, Die menschliche Erblichkeitslehre 2. Aufl.

II. Hämophilie.

Die Frage des Vererbungsmodus der Hämophilie war in den letzten Jahren Gegenstand sehr lebhafter Diskussion. An dieser waren hauptsächlich beteiligt: Schloßmann, Bauer, Wehefritz, Lenz, Mohr-Oslo, Siemens.

Die ursprüngliche Vererbungsregel stammt von Nasse etwa aus dem Jahre 1820. Er stand auf dem Standpunkt: „Frauen aus jenen Bluterfamilien übertragen von ihren Vätern her, auch wenn sie an Männer aus anderen, mit jener Neigung nicht behafteten Familien verheiratet sind, ihren Kindern die Neigung; an ihnen selbst aber und überhaupt an einer weiblichen Person äußert sich eine solche Neigung niemals". Die Annahme einer Vererbung vom Vater her konnte sich aber nicht halten.

Die dann lange Zeit herrschende Anschauung über den Erbgang der Erkrankung geht bekanntlich zurück auf Lossen, der sich auf den Stammbaum der Familie Mampel (Abb. 217) stützte. Danach galt als Regel: „Die Anlage zu Blutungen wird nur durch Frauen übertragen, die selbst keine Bluter sind: nur Männer sind Bluter, vererben, wenn sie Frauen aus gesunder Familie heiraten, die Blutanlage nicht." Danach erben also Bluter ihre Krankheit von der Mutter, die selbst verschont bleibt, aber als Überträger „Konduktor" auftritt.

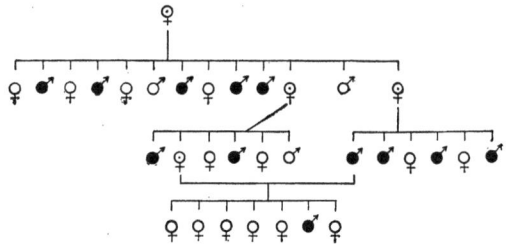

Abb. 217. Bluterfamilie Mampel. (Aus Just.)
⚥ = Konduktorin.

Der Unterschied zwischen den beiden Anschauungen ist größer als es scheint, wie Lenz betont: „Wenn Männer die Bluteranlage nicht vererben, so können auch Frauen nicht von ihren Vätern her, wie Nasse meint, die Anlage übertragen, sondern nur von ihren Müttern her, gerade so wie die Bluter selbst ihre Anlage nur von der Mutter erben." Dieser scheinbar geringfügige Unterschied ist vererbungstheoretisch von großer Wichtigkeit. „Nach der Lossenschen Regel würde die ganze Nachkommenschaft eines Bluters frei von Hämophilie bleiben, vorausgesetzt, daß die Anlage nicht durch eine weibliche Linie wieder hineingebracht wird. Nach der Nasseschen Regel würde aber das Erbübel des Großvaters im Enkel wieder erscheinen, nachdem es eine Generation lang in der Mutter latent gewesen wäre.

Zur Erklärung dafür, daß die Weitervererbung nicht durch den Mann erfolgt, stellte man die Hypothese vom Zugrundegehen der hämophiliebehafteten Spermatosomen auf (Lenz).

Als Stütze der Lossenschen Regel galt der Umstand, daß man eine direkte Übertragung der Krankheit von einem Bluter auf seinen Sohn — das Auftreten von „blutenden Bluterenkeln" (Lenz) — nicht beobachtet hatte. Aber schon 1912 berichtete Weinberg von Familien, in welchen „Töchter von Blutern ihrerseits Bluter zu Söhnen und Enkeln hatten". Freilich zog Weinberg nicht alle Folgerungen für die Theorie der Hämophilievererbung. Vor allem aber haben die neuesten Stammbäume von Schloßmann, dem zur Zeit wohl besten klinischen Kenner der Hämophilie, sowie die Beobachtungen von Bauer und Wehefritz gezeigt, daß „blutende Bluterenkel" vorkommen. Schloßmann hat viermal die Übertragung der Anlage von einem Bluter auf seinen Nachkommen nachweisen können; dabei ging der Weg regelmäßig über Konduktortöchter auf die Enkel.

Damit ist die Annahme vom Zugrundegehen der hämophiliebehafteten Spermien widerlegt, die Vererbung der Hämophilie aus ihrer bisherigen Sonderstellung herausgehoben und gezeigt, daß sie den rezessiv geschlechtsgebundenen Erbkrankheiten zuzuzählen ist. Dieser Modus wurde zwar bisher schon theoretisch erwartet (K. H. Bauer, Lenz), ist aber doch erst durch die neuesten Forschungen von Schlößmann mit Tatsachenmaterial gestützt worden.

Mit der Geschlechtsgebundenheit ist das Hämophilie-gen an das X-Chromosom gebunden und heterozygot. Damit taucht die Frage auf, ob es eine Hämophilie beim Weibe gibt. Obwohl die Frage in der Regel verneint wird, so finden sich in der Literatur doch eine Reihe von angeblich positiven Fällen. Bucura hat sie unlängst zusammengestellt und einer Kritik unterzogen. Mit Recht betont er: „Wenn es eine Hämophilie beim Weibe gibt, so ist eigentlich verwunderlich, daß nicht jede Hämophiliefrau spätestens bei der ersten Menstruation sich verblutet hat und daß es bei der Defloration oder Entbindung nicht häufiger zu gefährlichen Blutungen kommt." Siemens beurteilt die Frage: „Gibt es eine Hämophilie beim Weibe?" mit einem „non liquet".

Andere Autoren stehen auf dem Standpunkt, daß es in der Tat manifestkranke und damit also homozygote Frauen gibt, oder wenigstens geben kann, daß aber wegen der sehr großen Seltenheit der Hämophilie überhaupt die Fälle von hämophilen Frauen nur selten in Erscheinung treten und vielleicht übersehen werden. Nach einer theoretischen Berechnung von Weinberg tritt der Fall einer Hämophilie beim Weibe in 400 Jahren nur einmal auf: „Nehmen wir an, es sei jeder 10 000. Mann ein Bluter und jede 10 000. Frau ein Konduktor, so wird die Wahrscheinlichkeit der Entstehung eines weiblichen Bluters aus einer Paarung Beider unter vier Kindern nur

$$4 \times 1/4 \times \frac{1}{10\,000^2} = \frac{1}{100\,000\,000}.$$

Dadurch aber, daß männliche Bluter nur in 6%, statt zu 50% zur Ehe gelangen, reduziert sie sich auf $\frac{1}{800\,000\,000}$, dazu gehören also bei zwei Millionen Geburten 400 Jahre."

Füter betont, daß das nur richtig ist, wenn die Ehepartner nicht verwandt sind und die Hämophilie auf die Eheschließung keinen Einfluß hat. Nun sind aber alle Autoren darin einig, daß die Bluterkrankheit die Verwandtenehen stark befördert, weil die Vererbbarkeit des Übels bekannt ist und die Ehekandidaten unter den Gesunden keine Partner finden (Lenz). Verwandtenehen finden sich auch bei der Hämophilieepidemie in dem Schweizer Dorfe Tanno, worauf Ernst Zahn in seinem bekannten Roman „Die Frauen von Tanno" hingewiesen hat. Auch Schlößmann konnte in den hämophiliereichen Gegenden Württembergs eine starke Versippung und Inzucht nachweisen. Unter 24 Stammbäumen fand er die Möglichkeit einer Bluterkonduktorehe fünfmal, die Sicherheit zweimal. Bei Konduktorfrauen aber fand Schlößmann Blutermerkmale, und zwar soweit untersucht wurde, eine Herabsetzung der Gerinnungsfähigkeit. Durch die Bluterkonduktorehen wird aber die Vorbedingung gegeben für die Entstehung homozygoter und damit manifest hämophiliekranker Frauen. Bei dieser Sachlage müßte also eine Hämophilie beim Weibe häufiger sein. Nun fehlt sie aber auch bei Verwandtenehen, wie aus dem vorstehenden Stammbaum (Abb. 217) zu ersehen ist. Von den sechs Töchtern aus dieser Ehe ist keine eine Bluterin, während theoretisch die Hälfte der weiblichen Nachkommen homozygot rezessiv sein sollten (Just), also manifeste Bluterinnen darstellen müßten.

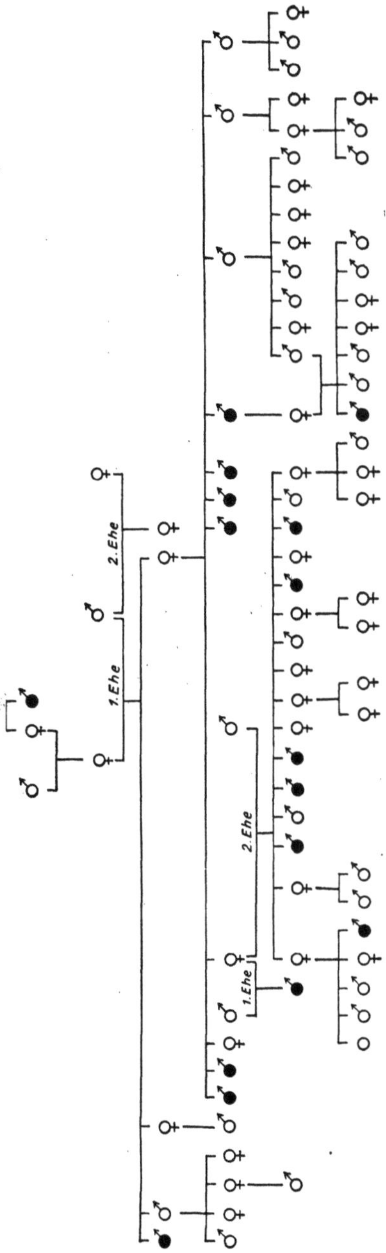

Das Fehlen der Hämophilie beim Weibe kann man sich darum nicht dadurch erklären, daß sie infolge der von Weinberg erwähnten Seltenheit der Erkrankung der Beobachtung entging. Man ist daher immer mehr zur Ansicht gekommen, daß es eine Hämophilie beim Weibe nicht gibt, oder daß sie wenigstens nicht nachweisbar ist. Schlößmann schreibt: „Hämophilie im eigentlichen Sinne — entsprechend der des Mannes — gibt es beim Weibe nicht. Daher ist auch noch nie eine ‚Bluterin' verblutet!" Bauer und Wehefritz erklären: „Die Frage, gibt es eine Hämophilie beim Weibe, ist nach dem heutigen Stand unseres Wissens zu verneinen." Sie fügen freilich hinzu: „Was morgen unser Wissen ausmachen wird, vermag niemand zu sagen."

Das Fehlen einer Hämophilie beim Weibe erklären sie dadurch, daß der Hämophiliefaktor nicht nur geschlechtsgebunden rezessiv, sondern auch ein Letalfaktor ist, der sich im männlichen Geschlecht nur subletal auswirkt, während homozygote weibliche Individuen schon intrauterin absterben (Mohr-Oslo). „Wenn man den Hämophiliefaktor selbst als einen im X-Chromosom gelegenen rezessiven Letalfaktor deutet, dann ist damit implizite ausgesprochen, daß nach den Erfahrungen in der Erbbiologie entweder überhaupt keine Homozygoten, d. h. in beiden Paarlingen des betreffenden Faktorenpaares krank Veranlagte, und damit keine weiblichen Bluter zu erwarten sind, oder wenigstens, daß eine sehr viel größere Wahrscheinlichkeit vorhanden ist, daß sie zugrunde gehen" (Bauer und Wehefritz). Dafür spricht auch der oben (Abb. 217) erwähnte Stammbaum einer Ehe zwischen Konduktorin und ihrem bluterkranken Vetter.

„Bei den Konduktoren, d. h. bei den in dem betreffenden Faktorenpaar nur in einem Faktor, also bei den erbbiologisch heterozygotkranken Frauen, wird der rezessive Faktor in dem einen X-Chromosom von dem gesunden Faktor des anderen X-Chromosom überdeckt. Auf diese Weise wird der letale Faktor an seiner letalen Auswirkungsmöglichkeit gehindert, haben ja die Konduktoren stets auch noch den normalen Faktor für die normale

Abb. 218. Hämophilie-Erbtafel nach Schlößmann. (Aus Just.)

Ausbildung des normalen lebenswichtigen Fermentes in ihrem Erbfaktorenbestand" (Bauer und Wehefritz).

Durch die Konduktorinnen wird also, wie vorstehender Stammbaum (Abb. 218) zeigt, die krankhafte Erbanlage latent über Generationen hinweg vom kranken Mann zum kranken Mann geschleppt (Just). Was als blutende Frau beschrieben ist, gehört nicht zur Hämophilie, sondern zur Thrombopenie (Bauer, Wehefritz u. a.).

Gewisse Blutermerkmale kommen aber auch bei Konduktorinnen vor. Schlößmann fand, wie erwähnt, eine Verzögerung der Blutgerinnungsfähigkeit und eine gewisse Neigung zu Blutungen, aber keine eigentliche Hämophilie.

Besonders erwähnt sei, daß nach Lenz in vielen medizinischen Lehr- und Handbüchern sich eine schematische Darstellung der Familie Mampel findet, die weder den tatsächlichen Verhältnissen in diesem Verwandtschaftskreis, noch den theoretischen Vorstellungen über den Erbgang der Bluterkrankheit entspricht. Er warnt ausdrücklich vor diesem falschen Stammbaum der Bluterfamilie Mampel.

Zu der mehrfach erörterten Erhöhung der Fruchtbarkeit in Bluterfamilien teilt Schlößmann mit, daß tatsächlich die Zahl der Kindergeburten bei Hämophilen die sonstige normale Durchschnittskinderzahl übertrifft.

III. Vererbung der Blutgruppen.

Hinsichtlich des Agglutinationsverhaltens ihres Blutes werden die Menschen heute in vier verschiedene Gruppen eingeteilt (Lattes). Die dieser Einteilung zugrunde liegenden Eigenschaften sind einerseits an die roten Blutkörperchen und anderseits an das Blutserum gebunden. Die roten Blutkörperchen enthalten zwei voneinander unabhängige Bestandteile oder Eigenschaften, die man als „Agglutinogene" oder als „agglutinable Rezeptoren" oder „Antigene" mit den Buchstaben A und B bezeichnet. Im Serum finden sich zwei entsprechende Agglutinine oder Antikörper, mit der Bezeichnung α und β.

Wenn Blutkörperchen A mit dem das Agglutinin α enthaltenden Serum und Blutkörperchen B mit dem das Agglutinin β enthaltenden Serum zusammengebracht werden, so ballen sich die Blutkörperchen zusammen, was sowohl mikroskopisch als auch makroskopisch leicht und sicher festgestellt werden kann.

Die vier Gruppen unterscheiden sich voneinander durch ihren Gehalt an Antigenen und Antikörpern. Dieser Gehalt ist bei verschiedenen Völkern (Rassen) etwas verschieden, so daß sich folgende Übersicht ergibt:

Gruppe	Antigen	Antikörper	Häufigkeit nach Hirszfeld (in Mitteleuropa)	Türken	Inder
I[1]	A + B	0	5%	6,6%	8,5%
II	A	β	43%	38,0%	19,0%
III	B	α	12%	18,6%	41,2%
IV	O	$\alpha + \beta$	40%	36,8%	31,3%

[1] Vorstehende Gruppeneinteilung stammt von Dungern. Andere Autoren (Jansky) bezeichnen die Gruppe IV obiger Einteilung als I und umgekehrt.

Wichtig sind drei grundsätzliche Feststellungen:

1. Jeder Mensch muß einer der vier Blutgruppen angehören.

2. Die Blutgruppe bleibt bei den einzelnen Menschen das ganze Leben über unverändert erhalten. Als feststehend kann heute gelten, daß die gruppenspezifische Differenzierung der roten Blutkörperchen bereits in den ersten Fötalmonaten vorhanden ist, wie aus den Bestimmungen bei Frühaborten (Dölter, Ohnesorge) hervorgeht. Dagegen kann vorkommen, daß die Serumeigenschaften im ersten Lebensjahr, also bei Säuglingen sich noch nicht sicher nachweisen lassen. Vielleicht geht auch die Antikörperbildung im Serum überhaupt erst allmählich im extrauterinen Leben vor sich (Hirszfeld).

3. Die zwei Eigenschaften der Blutkörperchen A und B und die zwei Eigenschaften des Serums α und β können beim Menschen nicht von selbst entstehen, sie vererben sich, und zwar scheint die Vererbung bei A und B nach den bisherigen Beobachtungen (v. Dungern, Hirszfeld, Halban) dominant vor sich zu gehen, das heißt, der in den kindlichen Erythrozyten nachgewiesene Rezeptor muß auch bei einem der Eltern vorhanden sein. Jedoch vererbt sich nicht die Blutgruppe in ihrer Gesamtheit, sondern die vier Eigenschaften vererben sich gesondert, sie spalten sich bei der Vererbung wahrscheinlich nach den Mendelschen Regeln auf, so daß die Kinder von den Eltern zwar die einzelnen Eigenschaften, nicht aber die ganzen Blutgruppen erhalten müssen. Im allgemeinen aber gehören doch schon die Neugeborenen einer der Elterngruppen an. Dieses Verhalten läßt sich nachweislich der Stammbaumforschung, die Heim an unserer Klinik anstellte, durch verschiedene Generationen hindurch verfolgen. Doch können Vater, Mutter und Kind in drei verschiedenen Blutgruppen aufzufinden sein. Ja, bei gleicher Elterngruppe sah Heim auch das Kind in einer anderen Gruppe.

Damit kommen wir zu der praktischen Bedeutung dieser ganzen Frage und erwähnen zuerst die Verwendung dieser Untersuchungsmethode für die Zwecke der gerichtlichen Vaterschaftssuche (Nürnberger, Movitsch). Sie stützt sich auf die Vererbbarkeit von A und B. v. Scheuerlen hat unlängst auf Grund der Blutgruppenbestimmung geglaubt, dem Gericht ein ganz bestimmtes Urteil über die Vaterschaft abgeben zu können. Die Mutter der beiden in Betracht kommenden Kinder und der der Vaterschaft bezichtigte Mann Sch. gehörten der Blutgruppe (O α β) an, sie hatten also weder das Agglutinogen A noch B. Von den Kindern aber hatte eines das Agglutinogen A und das andere B. Da diese bei der Mutter fehlten, mußten sie vom Vater stammen; da der Mann Sch. sie auch nicht besaß, konnte nach v. Scheuerlen er nicht der Vater sein.

Selbstverständlich ist höchstens das negative Resultat, wie im vorstehenden Fall, verwertbar. Wenn also z. B. der Mann Sch. A oder B besessen hätte, dann hätte man nicht sagen können, daß er der Vater sein muß, da ja auch ein anderer Mann diese Eigenschaft ebenfalls besitzen und vererben kann. Wie Nürnberger mit Recht betont, richtet sich die Verwendbarkeit der Methode nach der Art der Blutgruppe. Ein Entscheid über die Vaterschaft ist nach ihm darum unmöglich:

1. Wenn die Blutkörperchen des Kindes keine der beiden vererbbaren Eigenschaften A und B zeigen, wenn also das Kind zu Gruppe IV unserer obigen Einteilung gehört.

2. Wenn die roten Blutkörperchen der Mutter gleichzeitig die beiden Eigenschaften A und B besitzen, d. h. also, wenn die Mutter zu Gruppe I unserer Einteilung gehört; die Eigenschaften A oder B beim Kinde können hier von der Mutter stammen.

3. Wenn die roten Blutkörperchen des Kindes und der Mutter nur eine der beiden Eigenschaften — also entweder nur A oder nur B — besitzen, wenn also Kind und Mutter zu der gleichen Blutgruppe gehören und das Kind diese von der Mutter geerbt haben kann.

Aus einer Zusammenstellung von Schiff geht hervor, daß in rund ein Viertel aller Kinder die Voraussetzungen für die Anwendung der Blutgruppendiagnose zum Entscheid über die Vaterschaft gegeben sind.

In der gerichtlich-medizinischen Praxis ist die Verwendbarkeit der Blutgruppe aber etwas geringer. Selbst wenn nämlich die Blutformel des Kindes für die Vaterschaftsdiagnose geeignet ist, kann das Ergebnis nicht verwertbar sein, wenn die fraglichen Väter unter sich die gleiche Blutformel haben (Nürnberger).

Aber von anderer Seite wird die Brauchbarkeit der Methode überhaupt angegriffen, da die Unfehlbarkeit der obigen Erbregeln nicht absolut sicher sei (Steffan). Wir selbst haben auch gewisse Bedenken, da, wie schon erwähnt, Heim Vater, Mutter und Kind in drei verschiedenen Blutgruppen fand. Ähnliches berichtet Weszeczky. Nach einem von ihm mitgeteilten Stammbaum scheint es auch, daß die Eigenschaften A und B rezessiv und nicht dominant vererbt werden können. Eine rezessive Vererbung der Blutgruppe O von der Großmutter her beobachtete auch Heim an dem nachstehenden Stammbaum:

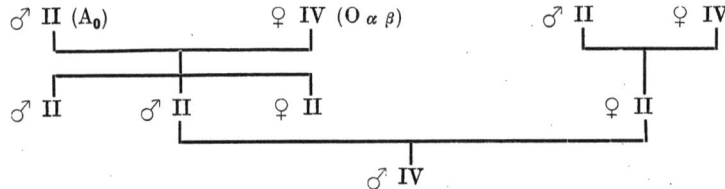

Eine weitere Verwendbarkeit der Methode zu gerichtlichen Zwecken ergibt sich vielleicht dadurch, daß nach Hirszfeld und Brokmann die normalen Diphtherieantikörper, in bestimmter Weise gleichsinnig gekoppelt, mit den isohämagglutinablen Substanzen des Blutes vererbt werden. Gehören die Eltern verschiedenen Blutgruppen an und ist der eine Elter schick-positiv (diphtherieempfindlich), der andere Elter schick-negativ (diphtherieimmun), dann sind die Kinder mit der Blutgruppe des positiven Elters schickpositiv, die Kinder mit der Blutgruppe des negativen Elters meistens schick-negativ, seltener auch positiv. Sollten weitere Untersuchungen diese Tatsache bestätigen, dann wäre möglich, auch aus den obenerwähnten Vätern, die der gleichen Blutgruppe angehören, eine Auswahl zu treffen, falls der eine Vater schick-positiv, der andere schick-negativ ist (Nürnberger).

Ob und inwieweit die Methode zur Bestimmung eineiiger Zwillinge verwendbar ist, wurde im Kapitel Zwillingsschwangerschaft schon berührt.

Ob bei sterilen Ehen serologische Differenzen des Gattenblutes eine Rolle spielen (Hirszfeld), und ob es Sterilitäten durch serologische Keimfeindschaft gibt, läßt sich vorerst nicht beurteilen.

Die Beobachtung Hirszfelds, daß bei den Müttern A und B Söhne häufiger geboren werden als in den anderen Gruppen, konnten wir (Heim) nicht bestätigen; wir fanden mehr Buben bei den Müttern O, doch sind unsere Zahlen vorerst zu klein. Sollten sich bei größerer Erfahrung bestimmte Ergebnisse herausstellen, so hätten wir ein serologisches Substrat für die Annahme, daß es besondere Bubenmütter gibt.

Ob bei dem sonst unerklärten intrauterinen Fruchttod, der bei den Buben häufiger zu sein scheint (A. Mayer), die Blutgruppenverschiedenheit zwischen Mutter und Kind eine Rolle spielt, ist unklar. Aber nach Hirszfeld wechselt die Durchlässigkeit der Plazenta für Isoantikörper mit den Blutgruppen. Gehören Mutter und Frucht der Blutgruppe O an, so gehen die Isoantikörper in etwa 90% auf die Früchte über, bei Gruppe A in 9% und bei Gruppe B in 30%. Wo die Frucht sich in einer gruppenfremden Mutter (also heterospezifisch) entwickelt, müssen nach Hirszfeld besondere Schutzmaßnahmen eintreten, um die Frucht in ihrer Entwicklung in der gruppenspezifisch fremden Mutter zu schützen. „Es ist a priori wahrscheinlich, daß diese Schutzmaßnahmen manchmal versagen können. In diesem Falle müßten die Früchte der Gruppe AB, sowie auch die Mütter, die diese Früchte tragen, am meisten gefährdet sein, da in der Frucht die beiden Isoantigene A und B zusammen enthalten sind, während z. B. die Früchte der Gruppe O, deren Blutkörperchen sich nicht agglutinieren lassen, die größten Entwicklungsaussichten haben müßten."

Bei der Bluttransfusion macht man zur Auffindung eines geeigneten Spenders jetzt wohl allgemein von der Blutgruppenbestimmung Gebrauch. Daß man wegen der Geschlechtsspezifität des Blutes (Gräfenberg) zur Bluttransfusion bei einer Frau keinen männlichen Spender nimmt, bedarf keiner näheren Begründung.

Bei der Organhomoiotransplantation hat die Blutgruppenverschiedenheit zwischen Spender und Empfänger auf Einheilung und Wirksamkeit des Transplantates wohl keinen Einfluß. Die „Einheilung" wird oft nur eine aseptische Fremdkörpereinheilung sein, die auch sonst unabhängig von der Blutgruppenbeschaffenheit vor sich geht. Der funktionelle Erfolg einer Transplantation hängt einerseits von der hormonalen Wertigkeit und Aktivität des Transplantats ab, anderseits von der Reaktionsfähigkeit der stimmulierten Organe. Unter unseren Fällen von Ovarialtransplantationen haben wir nie in der serologischen Verschiedenheit oder Gleichheit der Spenderin irgendwie ein ätiologisches Moment für die spätere Funktion erkennen können.

IV. Vererbung von Geisteskrankheiten und Minderwertigkeit.

Die Vererbung von Geisteskrankheiten und Minderwertigkeit interessiert den Geburtshelfer vom Standpunkte der Sterilisierung oder Graviditätsunterbrechung aus. Die psychiatrische und kriminalpsychologische Literatur kennt seit langem eindrucksvolle Beispiele für das familiäre Auftreten dieser Störungen. Am bekanntesten sind die Stammbäume der Ada Juke, der Familien Zero und Markus, des Geschlechtes der Kallikak, des Hill-Folk, der Nam Family, auf die Gaupp vor kurzem wieder hingewiesen hat. Unter 709 näher bekannten Nachkommen der Ada Juke befinden sich 106 Uneheliche, 181 Prostituierte, 142 Bettler und Vagabunden, 64 Armenhäusler, 76 Verbrecher, darunter 7 Mörder. Diese Nachkommen hatten zusammen 161 Jahre Gefängnis und 734 Jahre öffentliche Unterstützung auf Kosten der Allgemeinheit mit einem Aufwand von 5 Millionen Mark. In der 5. Generation bestand das Geschlecht nur noch aus Verbrechern und Dirnen, so daß bis zum Jahre 1915 unter 2820 Gesamtnachkommen die meisten minderwertig waren und über 50% der Frauen der Prostitution angehörten (Estabrook).

Der normale Stammvater der Familie Kallikak gründete mit einer schwachsinnigen und einer normalen Mutter zwei Linien seines Stammes. Aus der schlechten Linie gingen ganze Scharen von Schwachsinnigen, Prostituierten und Verbrechern hervor. In der guten Linie finden wir durchweg angesehene Leute, wie Ärzte, Rechtsanwälte, Richter, Gutsbesitzer usw.

Unter 800 Nachkommen einer amerikanischen Bordellwirtin und Trinkerin waren nicht weniger als 700, teils Verbrecher, teils Trinker, teils Prostituierte.

So sehr wir nun auch rückschauend überwältigende Eindrücke von der Vererbbarkeit der Geisteskrankheiten und der Minderwertigkeit bekommen, so wünschenswert wäre es für den Geburtshelfer, vorausschauend die für die Zukunft drohenden Gefahren beurteilen zu können. Zwar haben uns die modernen Vererbungswissenschaftler (Schallmayer, Rüdin, Hoffmann, Reiß, Lenz, Jost, Davenport, Goddard, Lundborg, Petren u. a.) interessante Stammbäume mitgeteilt, aber die Vererbungsgesetze sind uns trotzdem noch zu wenig bekannt, um im Einzelfall ein bestimmtes Urteil bilden

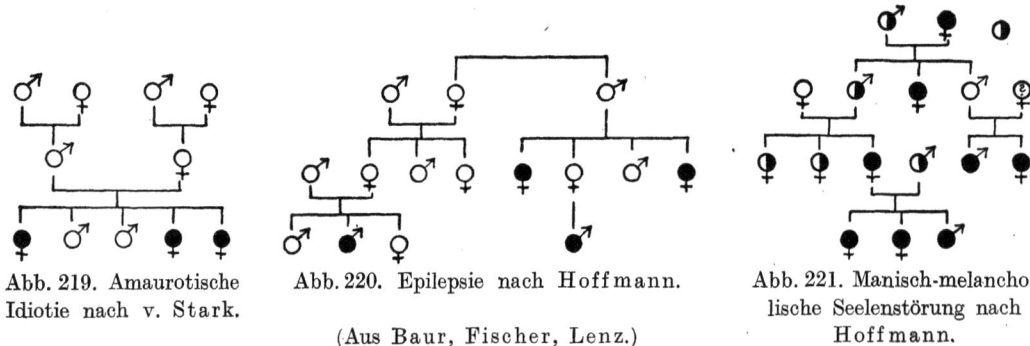

Abb. 219. Amaurotische Idiotie nach v. Stark.

Abb. 220. Epilepsie nach Hoffmann.
(Aus Baur, Fischer, Lenz.)

Abb. 221. Manisch-melancholische Seelenstörung nach Hoffmann.

zu können. Statt einzelnen Ausführungen verweisen wir auf die vorstehenden Stammbäume, bei amaurotischer Idiotie (Abb. 219), Epilepsie (Abb. 220), manisch-melancholischen Seelenstörungen (Abb. 221). Hinzu kommt noch, daß auch Perversitäten des Sexualtriebes nach mancher Ansicht (Magnus-Hirschfeld) vererbbar sind, während Fuchs das bestreitet.

Da nach der Ansicht der Rassenhygieniker die Minderwertigen sich schneller fortpflanzen als die Hochwertigen (Lundborg), so ist die Gefahr der Rassenverschlechterung sehr groß. Freilich meint Weinberg, daß die rasche Fortpflanzung nur für die Verheirateten gelte. Trotzdem aber scheint Helene Friederike Stelzner recht zu haben, wenn sie sagt: „Die Minderwertigen versperren heute in Deutschland den Ungeborenen aus gut veranlagten Familien den Weg ins Dasein", führen also zur Rassenverschlechterung.

Geisteskranke und Minderwertige stellen danach in ihrer Gesamtheit für die Nation eine um so schwerere Last dar, als sie nicht nur der Allgemeinheit keinen Nutzen bringen, sondern auch noch auf Kosten der Allgemeinheit unterhalten werden müssen. Nach Lenz kommen in Deutschland auf 100 000 Einwohner 392 Geisteskranke und Geistesschwache, im ganzen also rund 250 000. Da aber nur die amtlich feststellbaren Fälle gezählt werden können, so ist das natürlich ein Minimalwert. Zu den Geisteskranken kommen viele andere noch hinzu, so 200 000—300 000 Schwachsinnige, 75 000 Idioten, 100 000 Epileptische, zahlreiche Verbrecher aller Art und anderes (Gaupp). Die wirtschaftliche Belastung, die mit der Fürsorge für die Minderwertigen verbunden ist, läßt sich nur schwer in exakten Zahlen ausdrücken. Aber die jährliche Gesamtausgabe des Reiches für diesen Teil seiner Bürger wurde schon im Jahre 1912 auf 1 Milliarde Mark geschätzt (Trumpp).

Danach ist es verständlich, daß hellsehende Führer ihrer Völker von jeher bemüht waren, ihre Nationen von dieser unerwünschten Beimischung zu bewahren. Schon die Gesetzgebung eines Lykurg und Plato atmet warmen Rassedienst. Auch Dichtern und Denkern schwebten die Ideen der Eugenetik vor. So sagt Schiller: „Selig, welche die Götter, die gnädigen, vor der Geburt schon liebten." Nach Schopenhauer leistet jeder im Grunde nur das, was in seiner Natur, d. h. in seinem Angeborenen, unwiderruflich feststeht, und jeder ist, was er ist, gleichsam von Gottes Gnaden.

Ansätze zur praktischen Betätigung der Eugenetik tauchen schon im Jahre 1802 auf. Damals bearbeitete der Heidelberger Professor der Medizin, Mai, einen Gesetzentwurf für gesunde Fortpflanzung des Menschengeschlechtes. In der Begründung beklagte er sich darüber, daß man nicht an vernünftige Polizeigesetze denke, wie man gesunde Menschenrassen erhalte, wie man zu frühe, zu späte, ungleiche, ungesunde, unfruchtbare, eigennützige, erzwungene Ehen verhüte, und daß man sich nicht darum kümmere, daß ganze Generationen durch fortgesetzte Ansteckung mit Geschlechtskrankheiten unglücklich gemacht werden. Eheschließungen sollen nicht ohne vorher eingeholten Rat oder schriftliches Zeugnis des die Gesundheit des Brautpaares untersuchenden Polizeiarztes geschehen.

Eigentlich praktischen Wert erlangte diese Lehre in der neueren Zeit aber erst Mitte des letzten Jahrhunderts durch den Engländer Francis Galton, den kongenialen Vetter von Charles Darwin, und durch die Gründung der sog. „Galtonprofessur" für die eugenische Wissenschaft in London. Diese sollte Aufschlüsse über die Gesetze der Vererbung beim Menschen bringen und die Folgerungen ziehen, die sich daraus für die soziale Verwaltung ergeben.

Die weitesten Konsequenzen zog das Land der unbegrenzten Möglichkeiten: Nordamerika (v. Hoffmann). In einer Reihe von Unionstaaten bestehen seit Anfang unseres Jahrhunderts Gesetze, die zur Verhütung der Fortpflanzung von Minderwertigen die operative Unfruchtbarmachung vorschreiben. Von 1907 bis 1. Januar 1921 wurde in Amerika an 3233 Personen (1853 Männern und 1380 Frauen) die Sterilisierung oder Kastration vorgenommen (Laughlin). In den Jahren 1920—1921 wurden nach Schroeder sogar 9000 Personen sterilisiert. Laughlin erhob sogar die Forderung, man soll fortlaufend ein Zehntel der amerikanischen Bevölkerung (allmählich bis zu 400 000) jährlich sterilisieren, um den Aufstieg des amerikanischen Volkes nicht durch eine große Schar minderwertiger Elemente zu erschweren (Gaupp).

Auch bei uns konnte man schon vor dem Kriege Stimmen vernehmen, die sich mit Sterilisation und Kastration als Hilfsmittel im Kampfe gegen das Verbrechen befassen (Gerngroß). Aber vorerst drangen sie nicht durch. Wenige Wochen vor Ausbruch des Weltkrieges legte der deutsche Reichskanzler dem Reichstag sogar den Entwurf eines Gesetzes gegen Unfruchtbarmachung und Schwangerschaftsunterbrechung vor (Gaupp). Danach sollte die Unfruchtbarmachung nur zur Abwendung einer schweren, anders nicht zu beseitigenden Gefahr für Leib oder Leben der behandelten Person gestattet sein. Sterilisierung aus rassehygienischen, sozialen und wirtschaftlichen Gesichtspunkten wurde nicht nur nicht anerkannt, sondern unter Strafe gestellt. Aber nach dem Kriege forderte Böters in der sog. „Lex-Zwickau" das Recht zur Sterilisation aus eugenischen Gründen, ohne freilich sein Ziel zu erreichen.

Nicht wenige Ärzte, wie z. B. Krönig und Henkel, sind dem Gesetz vorausgeeilt und haben in weitem Umfang wegen Psychosen, Neurosen, Epilepsie, Hysterie, Hypochondrie usw. sterilisiert. Andere, wie Winter, sind außerordentlich zurückhaltend oder ablehnend.

Zu den Bestrebungen, die Gesellschaft durch Sterilisierung vor minderwertigem Nachwuchs zu bewahren, kommt als Erweiterung das Bemühen hinzu, die Allgemeinheit von Minderwertigen zu befreien. Hoche und Binding forderten zu diesem Zweck allen Ernstes die Freigabe der „Vernichtung lebensunwerten Lebens". Sie haben einen Vorgänger in Josts Schrift: „Das Recht auf den Tod", worin er dieses Recht als die Basis des gesunden Lebens bezeichnet. Moderne Dichter schlossen sich ihm an, so Artur Schnitzler mit seinem „Sterben ich bitte darum", sowie Thomas Mann mit seinem Buch: „Die Erlösung der Menschheit vom Elend".

Natürlich kann man sich den zahlreichen entgegenstehenden Bedenken nicht verschließen, auf die Meltzer mit Recht hinweist. Er vertritt im Gegensatz dazu den Standpunkt von Seguin: „Nationen gingen durch die Überkultur einiger weniger zugrunde und die Menschheit kann nur durch Erhebung der Niedrigsten mittels Erziehung und Kultur gebessert werden."

Aber zu irgendeiner Entscheidung sind die Dinge noch nicht gereift. Im Kampfe der Meinungen stehen sich vielfach die Geister noch scharf gegenüber. Wir sehen das aus dem Handbuch von Placzek: „Künstliche Fehlgeburt und künstliche Unfruchtbarkeit", sowie aus dem sehr interessanten Referat von Gaupp auf dem deutschen Psychiaterkongreß in Kassel 1925: „Unfruchtbarmachung geistig und sittlich Kranker und Minderwertiger".

Auch die Anschauungen der Juristen gehen weit auseinander. Ebermayer erklärt, daß die Einwilligung der Patienten zur Sterilisierung eine strafbefreiende Wirkung habe. Wilhelm dagegen hält die Sterilisierung aus rassehygienischen verbrechenprophylaktischen Gründen rechtlich nicht für zulässig, auch nicht, wenn die zu Sterilisierenden einverstanden sind. Auch Krohne lehnt es vom Standpunkt des Staatsinteresses ab, daß die Ärzte „dem humanen Zug unserer Zeit Konzessionen machen".

Schuld an dieser Unentschiedenheit ist hauptsächlich die Geringfügigkeit unserer Kenntnisse von den Vererbungsgesetzen in der menschlichen Pathologie. Dringlicher als die Forderung gesetzlicher Bestimmungen scheint uns daher mit Gaupp die Vertiefung der erbwissenschaftlichen Forschung.

So sehr kritische Zurückhaltung nötig ist, so muß aber bis zu einer gesetzlichen Regelung heute schon erlaubt sein, einen erblich minderwertigen Ehepartner auf eigenen Wunsch mit Zustimmung des anderen Teils oder des rechtlichen Vertreters aus eugenischen Gründen zu sterilisieren, nachdem alle Beteiligten auf die damit verbundene definitive Vernichtung der Fortpflanzungsfähigkeit hingewiesen sind.

Man sollte auch meinen, daß die Sterilisierung nicht nur gestattet, sondern als Wohltat anerkannt wäre, wenn man sie z. B. macht, um unglückliche Eltern vor weiteren idiotischen, taubstummen, blinden oder epileptischen Kindern zu bewahren; oder wenn man damit die Frau eines Alkoholikers, die sich dem Verkehr mit dem verkommenen brutalen Mann nicht ohne Lebensgefahr entziehen kann (Gaupp), aber einen berechtigten Abscheu vor einer Empfängnis hat, schützen will. Ebenso sollte man meinen, daß es keine unethische Handlung ist, wenn man durch Sterilisierung eine schwachsinnige rückfällige Kindsmörderin vor einem neuen Mord bewahrt, dem sie in ihrer Haltlosigkeit sonst wieder zu verfallen droht.

Freilich darf man bei der Indikation zur künstlichen Sterilisierung auch nicht vergessen, daß erblich übertragbare Krankheiten bei den Nachkommen nicht in Erscheinung treten müssen und sogar im Laufe von Generationen auch aussterben können (Hoffmann). Allgemein gültige Gesetze lassen sich daher für das ärztliche Handeln nicht aufstellen; vielmehr müssen wir vorerst in jedem Einzelfall nach bestem Wissen und Gewissen zu entscheiden versuchen, im Bewußtsein der schweren Verantwortung, die sowohl mit der Sterilisierung als auch mit der Unterlassung verbunden ist.

Zehntes Kapitel.

Ehe und Konstitution.

I. Ehe unter Blutsverwandten.

Da wir die Verwandtenehe als einen Spezialfall der Inzucht ansehen können, sind für unsere ärztliche Stellungnahme zur Ehe unter Blutsverwandten die Erfahrungen der Inzucht beim Tier von Bedeutung. Wir sehen dort hauptsächlich zwei für den Menschen wichtige Dinge: Den Verlust der Fortpflanzungsfähigkeit und die Hochzucht bestimmter Merkmale.

Daß Inzucht auch beim Menschen die Fortpflanzungsfähigkeit beeinträchtigen kann, zeigt sich vielleicht am Aussterben mancher Fürstengeschlechter und Herrscherhäuser. Die Ursache des Aussterbens liegt einesteils im Ausbleiben der Konzeption, andernteils im Hervorbringen minderwertiger Früchte, die alsbald zugrunde gehen.

Das Ausbleiben der Konzeption soll nach mancher Ansicht in 10—18 $^0/_0$ aller konsanguinen Ehen vorkommen (Mantegazza, Kohl, Moll S. 910). Zum Verständnis dieser Wirkung der Verwandtschaft kann man sich die Konzeption, d. h. die Verbindung der Geschlechtszellen nach Art einer chemischen Reaktion vorstellen. Zwei chemische Körper, die gegeneinander reagieren sollen, müssen unter allen Umständen voneinander verschieden sein. Diese Verschiedenheit ist die Vorbedingung der gegenseitigen Reaktion; bei Gleichheit bleibt eine Reaktion aus. Sind nun bei Blutsverwandten die Eiweißkörper ihrer Geschlechtszellen untereinander gleich, so können sie nicht aufeinander reagieren und die Konzeption bleibt aus.

Demgegenüber vertreten andere Autoren (Darwin, Mitchell, Seguin, Bourgeois) die gegenteilige Auffassung einer vermehrten Fruchtbarkeit konsanguiner Ehen. Aus 17 solcher Ehen, die Howe beobachtete, gingen 95 Kinder hervor, also 5,5 Kinder auf eine Ehe. Mitchell berichtet von 5 Verwandtschaftsehen, die zusammen sogar 54 Kinder hatten (Moll).

Die Erzeugung minderwertiger Früchte hat ihren Grund wohl darin, daß nach Art der Hochzüchtung bestimmter Eigenschaften im Tierexperiment auch negative Merkmale sich potenzieren, so daß überfeinerte, wenig widerstandsfähige, mit Mängeln und Schwächen behaftete, hinfällige Nachkommen entstehen. Dabei ist natürlich nicht nötig, daß die negativen Eigenschaften immer phänotypisch in Erscheinung treten, sie können latent im Keimplasma verankert sein und auf die Nachkommen übergehen. Der äußere Schein ist nicht zuverlässig. Es kann jemand äußerlich normal und für sich gesund sein, aber er kann in seinem Keimplasma doch kranke Erbfaktoren tragen, die er weitergibt, so daß sie bei seinen Nachkommen in Erscheinung treten.

Diese Gefahr ist wohl um so größer, je höher Alter und Kulturgrad der betreffenden Familie oder Rasse sind und je mehr man daher mit Inzucht rechnen muß. Schon im Altertum gab es Völker, die man als Inzuchtvölker bezeichnen konnte, so die Ägypter, die arischen Inder und die Juden.

Den Einfluß der konsanguinen Ehen sieht man deutlich aus obigen Stammbäumen (S. 750 u. 751) und aus einer auch schon (S. 752) erwähnten Statistik von Hammerschlag. Diese zeigt, daß die Zahl der taubstummen Kinder mit der Häufigkeit der Blutsverwandtschaft der Eltern steigt. Von 160 Ehen mit je einem taubstummen Kinde waren 24mal die Eltern blutsverwandt (14,3%), von 28 Ehen mit je zwei taubstummen Kindern waren 8 blutsverwandt (28,6%), von 15 Ehen mit je drei und mehr taubstummen Kindern waren ebenfalls 8 blutsverwandt (57,1%).

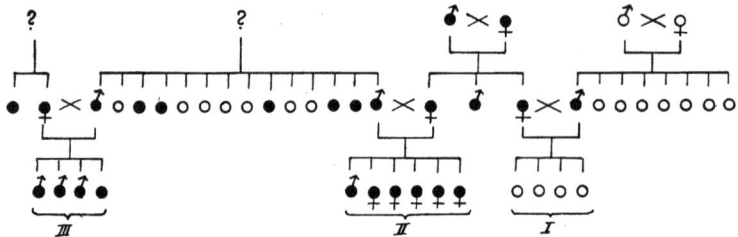

Abb. 222. Einseitige und doppelseitige Belastung bei Taubstummheit nach Siemens.

Praktisch kann man sagen, daß Blutsverwandte sich heiraten können, wenn sie selbst gesund sind. Leider aber ist die Entscheidung, ob sie in dem hier zu fordernden Sinne gesund sind, oft sehr schwer. Das zeigt sich deutlich im vorstehenden Stammbaum über Taubstummheit von Fay (Abb. 214a). Es fällt auf, daß die Eltern der vier gesunden Kinder (I) taubstumm waren. Da aber ihr Vater das einzige taubstumme von acht Geschwistern war, so liegt die Vermutung nahe, daß seine Taubstummheit gar nicht konstitutionell, sondern paratypisch war durch frühzeitige Erkrankung in der Fötalzeit oder in der Kindheit. Das ist um so wahrscheinlicher, als er die gesunden Kinder trotz der konstitutionellen Taubstummheit der Mutter zeugte. Der taubstumme Vater erwies sich also durch die vier gesunden Kinder genotypisch als viel weniger bedenklich als sein Phänotyp hätte erwarten lassen (vgl. Abb. 214a).

Zur Entscheidung, ob ein körperlicher Mangel unter der Nachkommenschaft zu fürchten ist, kommt es außer dem schon erwähnten Vererbungsmodus des betreffenden Merkmals auch noch auf den Grad der Blutsverwandtschaft der Eltern, sowie darauf an, ob auf beiden Seiten der Ehekandidaten dieselben Anlagen sind, ob also eine etwaige Belastung doppelt oder einseitig ist.

Die Bedeutung der doppel- oder einseitigen Belastung geht deutlich aus dem soeben erwähnten Stammbaum von Fay hervor. An den vier gesunden Kindern (I) taubstummer Eltern sieht man deutlich die günstige Wirkung der Bluterneuerung einer kranken Familie durch Einheiraten in gesunde Familien. Die Geschwistergruppe (I), die vermutlich nur durch die Mutter genotypisch belastet ist, erweist sich als gesund. Die mit ihr durch die Mutter im zweiten Grade blutsverwandte Geschwistergruppe II, bei der beide Eltern taubstumm waren, sind dagegen ebenfalls alle krank. Wahrscheinlich wäre eine Heirat unter den Gruppen I und II daher auch viel weniger bedenklich als unter den Gruppen II und III.

Bezüglich der doppelten oder einseitigen Belastung kann man die Ehen nach Häcker und Just einteilen in

    I. Konkordante Ehen: Beide Eltern stimmen in bezug auf das betreffende Merkmal phänotypisch überein.
        a) Positiv-konkordante Ehen: Behaftete ♀ × Behafteter ♂.
        b) Negativ-konkordante Ehen: Normale ♀ × Normaler ♂.
    II. Diskordante Ehen: Der eine Elternteil besitzt das Merkmal, der andere besitzt es nicht.
        a) Matropositive Ehen: Behaftete ♀ × Normaler ♂.
        b) Patropositive Ehen: Normale ♀ × Behafteter ♂.

Der Grad der Verwandtschaftlichkeit richtet sich nach der Anzahl gemeinsamer Ahnen. Infolge des Untereinanderheiratens der Familien treten oft in der Ahnenreihe dieselben Personen als Ahnen auf. Demzufolge haben viele Menschen weniger Ahnen als sie eigentlich haben sollten, so daß man von einem „Ahnenverlust" spricht (Lorenz).

Wie Krauß und Döhrer in ihrer Abhandlung „Blutsverwandtschaft und Ehe" ausführen, ist „der komplementäre Wert des Ahnenverlustes die Erbmasse. Für die Deszendenz einer Geschwisterkinderehe beträgt der Ahnenverlust zwei Achtel, die Vererbungsmasse ist also sechs Achtel, d. h. die Kinder einer solchen Ehe haben anstatt acht Urgroßeltern deren nur sechs; mithin sind es auch nur sechs, welche ihre Eigenschaften vererben. Die Vererbungsmasse jedes Ahnen, der Achterreihe ist aber gleich ein Achtel zu setzen", bei dem genannten Ahnenverlust aber gleich ein Sechstel.

Peipers gibt eine kurze Übersicht darüber, wie sich der Wert der Vererbungsmasse nach genealogischen Gesichtspunkten berechnet:

Vater und Tochter	Vererbungsmasse	$= 1/2$,
Bruder und Schwester	,,	$= 2/4$,
Onkel und Nichte	,,	$= 1/4$,
Doppelgeschwisterkinder	,,	$= 4/8$,
Geschwisterkinder	,,	$= 6/8$,
Geschwisterenkel	,,	$= 14/16$.

Dieser vererbungswissenschaftlichen Einteilung der Verwandtschaftsgrade steht die des bürgerlichen und des kanonischen Rechts gegenüber. Das bürgerliche Recht hat aus dem römischen Recht den Grundsatz übernommen, daß man soviel Grade zählt, als Zeugungen dazwischen liegen. Vater und Sohn sind also im ersten Grade, Großvater und Enkel im zweiten Grade der geraden Linie verwandt. Im kanonischen Recht wird bei Seitenverwandten zur Berechnung des Verwandtschaftsgrades die Entfernung vom gemeinschaftlichen Stammvater herangezogen. Das kanonische Recht zählt daher bloß die eine Reihe, aber immer die längere, und zwar die Zeugungen bis zum gemeinschaftlichen „Sipp". Bei diesem Rechte gelten Bruder und Schwester als im ersten Grade ebenso wie im römischen Recht, Oheim und Neffe aber im zweiten Grade verwandt.

II. Heiratsalter.

Die an das Heiratsalter sich knüpfenden Fragen beziehen sich auf Konzeptionsfähigkeit, Schwangerschafts- und Gebärfähigkeit, sowie auf Zahl und Qualität der Nachkommen, je nach dem Alter der Mutter.

Die Beziehungen des Heiratsalters zur Konzeptionsfähigkeit sind in erster Linie gebunden an das Alter der Menstruationsfähigkeit. An den oberen und unteren Grenzen dieses etwa vom 15. bis 45. Jahre dauernden Zeitraumes bestehen einige Besonderheiten. In den ersten Jahren der Menstruationstätigkeit ist die Konzeptionsfähigkeit noch nicht ganz vollwertig, ebenso wie sie es in den letzten Jahren des präklimakterischen Alters nicht mehr ist. Äußerlich ist den beiden Lebensabschnitten das Verhalten der Menstruation, die oft nur in großen und unregelmäßigen Pausen auftritt, gemeinsam. Demnach ist also sowohl die Zeit der Einübung der Eierstocksfunktion als auch die des Erlöschens mit einer gewissen Konzeptionsschwäche verbunden. Die Epoche der germinativen Vollwertigkeit dauert also etwas kürzer als die der Menstruationsfähigkeit, beginnt etwas nach ihr und erlischt vor ihr.

In seltenen Fällen können sich diese Verhältnisse gerade umdrehen durch Konzeption vor Beginn der Menstruation oder nach dem anscheinend schon eingetretenen Klimakterium. Zu der ersten Gruppe gehören jene jungen Mädchen, die konzipieren, ohne bisher menstruiert zu haben. Solche Beobachtungen sind an sich sehr selten, aber vielleicht wären sie etwas häufiger, wenn die an sich bedauerliche Frühaufnahme des Geschlechtsverkehrs häufiger vorkäme.

Spätkonzeptionen nach anscheinend schon begonnenem Klimakterium sind etwas sehr Seltenes. Natürlich muß man hier sehr unterscheiden zwischen klimakterischem Alter und wirklichem Klimakterium. Wenn z. B. eine 50jährige Frau noch regelmäßig menstruiert und wenn das gar eine familiäre Eigenschaft ist, dann hätte eine Konzeption nichts so Auffallendes, wie eine in diesem Alter nach mehrjähriger Amenorrhöe eintretende Empfängnis. Daß eine über 50 Jahre alte Mutter mehrere Jahre nach ihrer letzten und 27 Jahre nach ihrer ersten Geburt noch einmal ein gesundes Kind zur Welt bringt, haben wir selbst einmal erlebt.

Neben dem Rückgang der Konzeptionsfähigkeit in höherem Alter ist uns bei Spätkonzeption eine Neigung zu Blasenmole und Abort aufgefallen. Es sieht so aus, als ob zwar der Follikel noch ein befruchtungsfähiges Eierstockei aufbringt, es aber das Corpus luteum an der zur normalen Einbettung notwendigen protektiven Fähigkeit fehlen läßt.

Zur Beurteilung der etwaigen Zusammenhänge zwischen Heiratsalter und Eignung zur Schwangerschaft haben wir einen gewissen Maßstab im Verhalten der normalen Schwangerschaftsreaktionen, sowie der krankhaften Schwangerschaftsstörungen.

Zum ersten Punkt gehört die Schwangerschaftspigmentation und Striaebildung. Ob die Pigmentierung sich bei alten Erstgebärenden wesentlich anders verhält als bei jugendlichen, vermögen wir nicht zu beurteilen. Aber wir haben den Eindruck, daß extreme Pigmentierung eher in der Jugend als im Alter auftritt. Über die Striae haben wir oben schon gehört, daß sie bei ganz alten Erstgebärenden öfters mangelhaft entwickelt sind oder fehlen. Es scheint, daß hier das „Lebendigwerden der Bauchdecken" nicht mehr so lebhaft ausfällt und daß die Bauchdecken zu der normalen Schwangerschaftsreaktion in Form gut ausgebildeter Striae nicht mehr recht imstande sind (s. S. 323).

Daß etwa die Schwangerschaftsbeschwerden bei der alten oder gar überalten Erstgebärenden schlimmer wären als bei der jugendlichen, haben wir nicht finden können. Jedenfalls spielt hier die seelische Einstellung zum Kind eine wichtige Rolle. Wo die alte Erstgebärende das Kind als ein besonders ersehntes Spätglück betrachtet, wie es sehr oft der Fall ist, da leidet sie außerordentlich wenig unter Beschwerden oder sie steht im Hinblick auf das ersehnte Kind heldenhaft über ihnen.

Ob die alte oder die junge Erstgebärende mehr zur Eklampsie neigt (Hinselmann), haben wir oben näher erörtert. Eine gewisse Disposition kann man bei beiden Arten annehmen; bei den Jugendlichen sind es die Labilität und leichte Erregbarkeit des Nervensystems (Bublitschenko), während bei den alten Erstgebärenden die gesteigerten Geburtsschwierigkeiten eine vermehrte Eklampsiegefahr mit sich bringen können (Remmelts). Aber etwas Sicheres läßt sich nicht sagen. Während an unserem Material einerseits unter den eklamptischen Erstgebärenden die Jugendlichen unter 20 Jahren etwas häufiger vertreten waren als unter den übrigen Erstgebärenden, lag das Durchschnittsalter der eklamptischen Erstgebärenden mit 26 Jahren über dem Durchschnittsalter der übrigen Erstgebärenden (s. S. 550).

Über die Abhängigkeit der Gebärfähigkeit vom Heiratsalter sei zunächst auf den wichtigen Unterschied zwischen Mensch und Tier, also zwischen Natur und Kultur hingewiesen. Das Tier nimmt mit dem Eintritt der Pubertät auch die Fortpflanzungstätigkeit auf. Im Hinblick darauf könnte man glauben, daß ein gleiches Verhalten auch für den Menschen natürlich wäre und daß das Hinausschieben des Heiratsalters eine Kulturerscheinung darstellt, die der Natur zuwiderläuft und schädlich ist. Wir hörten aber schon aus der Botanik, daß Blühen und Früchtebringen nicht immer zusammenfallen müssen oder um mehrere Jahre auseinanderliegen können. Künstliche Beförderung des Früchtebringens kann dort den Wuchs hemmen, während künstliches Hinausschieben ihn befördert (s. S. 356).

Auch beim Kulturmenschen ist die Aufnahme der Fortpflanzungstätigkeit gleich mit Eintritt der Menarche nicht gerade zweckmäßig. Meta von Kemnitz weist darauf hin, daß bei heranwachsenden Mädchen der körperliche Sexualtrieb deswegen noch nicht entwickelt sei, um ein höheres Alter und eine größere körperliche Reifung für die Mutterschaft zu erzielen. Wie dem auch sei, zu berücksichtigen ist jedenfalls, daß das Eigenwachstum erst abgeschlossen ist einige Jahre nach Eintritt der Menarche. Zum mindesten soll daher nach allgemeiner Auffassung vor Abschluß des Eigenwachstums der Dienst an der Art durch Fortpflanzung nicht beginnen.

Abweichungen davon nach unten und oben haben wegen der ihnen beigelegten besonderen Bedeutung zur Aufstellung von zwei besonderen Gruppen: „den jugendlichen und den alten Erstgebärenden" geführt (s. S. 576).

Bei den jugendlichen Erstgebärenden, insbesondere bei denen in den Entwicklungsjahren zwischen 14 und 16, fürchtete man hauptsächlich Gefahren von seiten des Herzens und der Weichteile des Geburtskanales. Vom jugendlichen Herzen nahm man an, daß es in den Jahren des Eigenwachstums dem oben erörterten Schwangerschaftswachstum und der Mehrleistung nicht gewachsen sei. Eine ihm trotzdem auferlegte Mehrforderung im Dienste der Gravidität sollte daher auf Kosten des eigenen Bestandes gehen und zu Erscheinungen der Herzinsuffizienz führen, wie sie sub partu bei jugendlichen Erstgebärenden gelegentlich beobachtet wurden.

Von den Weichteilen fürchtete man, daß der zur Geburt nötige Raum nicht durch aktives Wachstum gewonnen werden kann, sondern durch gewaltsame Dehnung erzwungen werden muß, mit der Konsequenz der schweren Zerreißungen und Blutungen.

Im Gegensatz dazu kam Bondy an einem größeren Material der Breslauer Klinik unter Küstner zu dem Ergebnis, daß man die Geburt in der Entwicklungszeit zwischen 14 und 17 Jahren nach den Erfahrungen des Großstadtmaterials „keineswegs als ungünstig bezeichnen könne". Ja mit einer gewissen Einschränkung gibt Bondy sogar Mauriceau recht, der sagt: „Die Frauen unter 15 Jahren gebären um so leichter, je jünger sie sind." Auch Marek möchte den Begriff der „zu jungen Erstgebärenden" am liebsten streichen. Wenn man vielleicht auch nicht soweit gehen will, so haben doch auch wir wiederholt gesunde jugendliche Gebärende zwischen 14 und 16 Jahren wider Erwarten glatt niederkommen sehen. Ausschlaggebend scheint uns weniger die Jugend als vielmehr die sonstige Gesundheit zu sein. Die früher besonders gefürchteten Herzstörungen drohen wohl da am ehesten, wo an sich am Herzen etwas nicht stimmt, insbesondere da, wo das Herzwachstum hinter dem gesteigerten Längenwachstum der zweiten Streckperiode zurückblieb und darum schon für den eigenen Körper relativ zu klein und insuffizient ist.

Bei den alten Erstgebärenden fürchtete man hauptsächlich die straffen unnachgiebigen Weichteile mit Verzögerung des Geburtsverlaufes, Zerreißungen des Beckenbodens und nachfolgenden Prolapsen. Fetzer und Sellheim konnten am Material der Tübinger Klinik zeigen, daß der Prolaps weniger mit operativen Entbindungen in jungen Jahren zusammenhängt, als mit dem höheren Alter bei der ersten Niederkunft. Sie bezeichnen daher die Vorfälle geradezu als eine Folge der „späten Erstgeburt".

Wann nun vom geburtshilflichen Standpunkt aus das „höhere Alter" beginnt, wird verschieden beurteilt. Früher legte man die Grenze allgemein ungefähr auf die Jahre zwischen 24 und 26 (Richter und Hieß). Nach Sellheim und Fetzer liegt das optimale Alter der ersten Geburt in dem Zeitpunkt des Abschlusses des Eigenwachstums, also etwa in den Jahren zwischen 18 und 20. Darum lassen sie „die alte Erstgebärende" schon bald jenseits dieser Grenze beginnen. Bondy stimmt ihnen ziemlich weitgehend zu. Als Optimum bezeichnet auch er die Jahre zwischen 18 und 20. Nach dem 23. Jahre sinken seiner Erfahrung nach die günstigen Bedingungen für die erste Geburt rasch, so daß sich von hier ein kontinuierlicher Übergang zu der alten Erstgebärenden nachweisen läßt." Richter und Hieß stecken die Grenzen etwas weiter. Nach ihnen liegt „die physiologische Breite für die erste Geburt zwischen dem 17. bis 26. Lebensjahre; innerhalb dieser Grenzen fällt das Optimum auf das 18. bis 23. Lebensjahr".

Bei der Qualität der Kinder taucht zunächst die vielfach diskutierte Frage nach dem Zusammenhang zwischen Geschlecht der Kinder und Alter, resp. Altersunterschied der Eltern auf. Bei alten Erstgebärenden ist von jeher der Knabenüberschuß (Ahlfeld, Hecker) aufgefallen; dasselbe soll bei jungen Erstgebärenden der Fall sein (Bidder, Bondy); der „Wettlauf nach dem Ei" soll hier den männchen-bestimmenden Samenfäden leichter sein (s. S. 589).

Nach dem sehr umstrittenen Hofacker-Sadlerschen Gesetz sollen sich da, wo der Vater jünger ist als die Mutter mehr Mädchen finden und wenn er älter ist mehr Knaben. Andere sind der Meinung, daß das Geschlecht des Kindes aus einer Art „Geschlechterkampf" der Eltern hervorgeht, wobei jeder Teil bemüht ist, sein Geschlecht zu erzeugen. Der sozusagen geschlechtsschwächere Elternteil unterliegt und bringt dann das andere Geschlecht hervor. Darum erzeugt der jeweils ältere und darum vielleicht schon auf der absteigenden Linie befindliche Elternteil am ehesten Kinder des anderen Geschlechts. Man weist in diesem Zusammenhang gerne auf den Mädchenüberschuß der Ehen zwischen einem alten Mann und einer jungen Frau hin.

Aber alle diese Kombinationen sind hinfällig, seitdem wir annehmen, daß die Geschlechtsbestimmung durch Vererbung vor sich geht. Es ist darum müßig, diesen Dingen weiter nachzugehen.

Bei Beurteilung des Entwicklungsgrades der Neugeborenen jugendlicher Erstgebärenden muß man erst berücksichtigen, daß bei jugendlichen Müttern häufiger Frühgeburten vorkommen sollen (Westergaard). Soweit dabei ein hypoplastischer Uterus vorliegt, kann man sich das nach den früheren Ausführungen gut vorstellen. Aber Bondy fand jene Angabe über die Neigung zur Frühgeburt bei jungen Erstgebärenden eigentlich nicht bestätigt.

Bei ausgetragenen Kindern jugendlicher Erstgebärenden konnte Bondy eine starke Benachteiligung im Entwicklungsgrad der Kinder nicht finden; dagegen waren die übergewichtigen Kinder gegen sonst seltener.

Die Neugeborenen der alten, insbesondere überalten Erstgebärenden sind auch bei kräftigen Müttern gewöhnlich nicht gerade stark entwickelt und stehen daher manchmal zur Körperfülle der Mutter in ganz auffallendem Gegensatz, wenn auch Ausnahmen vorkommen, wie oben erwähnt. Zur Erklärung der dürftigen Entwicklung kann man an verschiedenes denken und zunächst davon ausgehen, daß bei Vielgebärenden die Kinder etwa vom fünften bis siebenten an eher etwas abnehmen. Den Grund dafür erblickt man gewöhnlich darin, daß an der größeren Kinderzahl der Organismus sich erschöpft und die Reproduktionskraft nachläßt. Nach dieser Auffassung kommt es vor dem völligen Erlöschen der Fortpflanzungsfähigkeit nur noch zur Reproduktion von einer Art Kümmerform. Möglich wäre aber auch, daß es nicht auf die Kinderzahl, sondern auf das inzwischen erreichte höhere Alter der Mutter ankommt. Danach müßte man annehmen, daß die Keimzellen quasi am Altern ihrer Träger teilnehmen und daß die Nachkommen an sich dürftiger ausfallen bei höherem Zeugungsalter der Eltern, einerlei, ob es sich um eine erste oder eine wiederholte Zeugung handelt. Bei dieser Auffassung kommt natürlich auch einiges auf das Alter des Vaters an; es wäre daher ein Unterschied zu machen zwischen den Fällen, wo nicht nur die Mutter, sondern auch der Vater alt ist und jenen, wo es sich um noch junge Väter bei alter Mutter handelt.

Will man die Ursache für das Kleinbleiben der Leibesfrucht speziell in der Mutter suchen, so könnte man davon ausgehen, daß die Größe der Frucht neben anlagemäßigen Faktoren auch von den auf sie einwirkenden Wachstumswiderständen abhängen kann. So werden z. B. die Bienen größer, wenn man sie in weiteren Waben züchtet. Das sieht so aus, als ob mit der Größe des Gehäuses auch die Frucht wächst. Nun machen manche überalterte Erstgebärende die früher geschilderte Schwangerschaftsreaktion der Bauchdecken und vielleicht auch der Uteruswand nicht mehr in vollem

Maße mit; darum fehlen nicht nur die Striae, sondern die Bauchdecken bleiben im Gegensatz zu dem sonstigen Schwangerschaftsverhalten auffallend straff, der zum kindlichen Wachstum verfügbare Raum ist reduziert und die Früchte bleiben im Wachstum zurück. Man könnte sich in diesem Zusammenhang auch fragen, ob die oft auffallende Kleinheit der Früchte bei Hydramnion in ähnlichem Sinne durch den Gegendruck seitens der großen Fruchtwassermenge so zu erklären sei. Aber wahrscheinlich führt hier die gleiche krankhafte Störung, die das Hydramnion bewirkt, auch zur Unterentwicklung der Frucht.

Vielleicht besteht auch ein Unterschied zwischen überalten Erstgebärenden, die erst in hohem Alter heiraten und solchen, die trotz langjähriger Ehe mit einem gesunden Mann erst spät konzipieren (L. Meyer). Man könnte sich vorstellen, daß gerade die letzteren die kleinen Kinder haben. Zur Erklärung müßte man annehmen, daß in ihrer eigenen Konstitution etwas liegt, das zunächst zur Konzeptionserschwerung und dann zur Unterentwicklung der Frucht führte, so daß also Spätkonzeption und mangelhafte Fruchtentwicklung die verschiedenartigen Äußerungsformen einer gemeinsamen Ursache sind.

Außer dem Geburtsgewicht soll das hohe Alter der Mutter auch auf die spätere körperliche und seelische Entwicklung der Kinder, ja sogar ihrer Nachkommen Einfluß haben. Lebenskraft und Lebensdauer der Kinder soll mit der Höhe des elterlichen Zeugungsalters abnehmen.

Die Botanik beschäftigte sich schon länger mit diesem Problem, wie z. B. die Arbeit von Holl: „Einfluß des Baumalters auf die Samen der Fichte" aus dem Jahre 1887 zeigt. Während aber Neger in seinem Buche: „Die Krankheiten unserer Waldbäume" Versuche mit dem Samen „tausendjähriger" Linden empfiehlt, kommt Sperlich auf Grund seiner Untersuchungen an Alekthorologus hirsutus zu dem Ergebnis: „Je später ein Individuum entstanden ist, um so schwächer ist seine Deszendenz, um so früher müssen die ihm entstammenden Linien zugrunde gehen. Je fruchtbarer ein Individuum ist, um so eher wird dieser Zusammenhang bemerkbar."

Schouten beobachtete an Einzellern, daß die Qualität eines der Deszendenten um so ungünstiger wird, je später er von dem Mutterindividuum produziert wird.

Am Tier zog G. Z. Allen zur Prüfung des Einflusses vom Zeugungsalter auf den Zeugungswert die Erfahrungen der Rinderzucht heran. Als Maßstab des Nachkommenwertes verwendete er die Menge an Butterfett, die eine Kuh in Wochenfrist hervorbringen kann. Er fand, daß das Alter der Erzeuger auf diesen Wert der Nachkommen keine Schlüsse zuläßt.

Trotzdem ist auch beim Menschen nach mancher Ansicht die bei der zweigeschlechlichen Fortpflanzung im Keime und im Kinde eintretende Verjüngung desto unvollkommener, je weiter es mit der Jugend der Eltern selbst schon vorbei war. „Das Kind gealteter Eltern befindet sich danach gewissermaßen schon in einem annähernd ebenso gealterten Zustand, was seine Lebens- und Zeugungskraft betrifft. Mit den übrigen, angeborenen und angenommenen Eigenschaften der Eltern hat es gleichsam auch deren Alterszustand ererbt." Daß auch das Alter des Vaters auf die oben (S. 462 u. 546) schon erwähnte biologische Wertigkeit des Trophoblasts (de Snoo) Einfluß hat, ist jedenfalls denkbar. Nach dieser Auffassung wären dann auch Lebensdauer und Alter erbliche Eigenschaften. „Wenn noch so jung an Tagen, Monaten oder Jahren, ist ein solch später Sprößling dem

Greisenalter schon verhältnismäßig nahe. Nachkommenwert und Nachkommenzahl stehen daher im allgemeinen in einem umgekehrten Verhältnis" (Kammerer, Goldschmid). Bekanntlich hat man gerade die letzte Behauptung über Nachkommenwert und Nachkommenzahl gegen die große Kinderzahl einer Ehe ins Feld geführt und hat gesagt, lieber quantitativ weniger Kinder, dafür aber qualitativ um so bessere. Auch den Infantilismus wollte man mit einem hohen Zeugungsalter der Eltern erklären.

Damit kommen wir noch zu den Beziehungen zwischen den geistigen Qualitäten der Nachkommen und dem Zeugungsalter der Eltern. Man könnte meinen, wenn die körperlichen Eigenschaften der Kinder bei jungem Zeugungsalter besser sind, daß es dann bei den geistigen Qualitäten auch so wäre. Nun aber hat man nichts davon gehört, daß die großen Männer der Welt- und Kulturgeschichte nur aus kinderarmen Familien stammten. Hervorragende Wissenschaftler, Leuchten ihrer Zeit und Wohltäter der Menschheit waren eines der letzten in einer großen Kinderreihe. Nur wenige Namen seien genannt: Frauenhofer, Johann Sebastian Bach, Lessing, Franklin, Blücher, Dürer, Ernst Moritz Arndt und manche andere.

Es ließe sich einwenden, daß hier die Eltern trotz der großen Kinderzahl bei der Zeugung des betreffenden hochwertigen Kindes noch in einem jugendlichen Alter waren. Es ist daher besonders interessant, daß neuerdings Redfield und Kendrick in direktem Gegensatz zu den obigen Darlegungen über den hohen Wert des jungen Zeugungsalters behaupten, daß die besten Kinder von ältlichen Eltern stammen. Sie betonen, daß Aristoteles, Cüvier, Fröbel, Marconi u. a. von Vätern stammten, die durchschnittlich nicht jünger als 54 Jahre alt waren. Michael Collins, der Genius Irlands, war das jüngste unter acht Kindern und sein Vater, der ihn mit 71 Jahren zeugte, war ebenfalls das jüngste von zahlreichen Geschwistern.

Zur Stütze dieser Behauptung, daß das höhere Zeugungsalter der Eltern einen höheren Zeugungswert habe, weist Kendrick auf die Erfahrungen mit dem „Recht der Erstgeburt" an den Fürstenhäusern hin. Nach ihm „wurde der Mißgriff, daß gerade der älteste Sohn Kronprinz werden muß, zum geschichtlichen Damnum fatale des Königtums und beraubte den Begriff „König" aller Würde, ausgenommen im Pockerspiel." Seiner Ansicht nach ist es heute unangebracht, auf die nachteilige Wirkung von Syphilis und Skrophulose in Königshäusern hinzuweisen, sondern „die Könige sind einfach nur halb ausgebacken. Die sorgfältige Erziehung, wie ihr Stand sie erfordert, kann ihre angeborene Mittelmäßigkeit nicht wett machen — dank dem Rechte der Erstgeburt. Die Könige sind eben falsch gezüchtet. Wäre Ultimogenitur statt der gesetzlichen Primogenitur während der letzten 1000 Jahre in Kraft getreten, so hätten sie sich in eine Art von Übermenschen entwickelt."

Wie man sieht, läuft das hinaus auf die Vererbung erworbener Eigenschaften. Diese aber werden bisher, von wenigen Ausnahmen abgesehen, ziemlich allgemein abgelehnt. Wie dem aber auch sein mag, oft genug werden die Kinder alter Eltern — nach dem frühzeitigen Tod der Eltern des Schutzes beraubt —, der Auslese des Schwachen zum Opfer fallen, so daß ihre hohe Leistungsfähigkeit, wenn sie wirklich da sein sollte, der Allgemeinheit nicht nützen kann. Darum beendet Kammerer seine Ausführungen über Vererbung und Alter mit dem Hinweis: „Jung gefreit, hat niemand gereut. Jung gezeugt, hat die Gattung niemals gereut."

III. Ehefähigkeit.

a) Ärztliche Eheberatung.

Während die wirtschaftlichen Grundlagen der Ehe meistens einer eingehenden Prüfung unterzogen werden, kommen die gesundheitlichen Belange oft zu kurz. Die nachteiligen Folgen müssen oft genug nicht nur die Ehepartner selbst, sondern auch ihre Nachkommen tragen. Es ist daher sehr zu begrüßen, daß allmählich ein größeres Verständnis für die fundamentale Bedeutung der gesundheitlichen Voraussetzungen zur Ehe erwacht ist. Die damit dem Arzt zufallenden Aufgaben sind nicht leicht und stellen nicht nur an sein ärztliches Können, sondern auch an seine ethische Persönlichkeit die höchsten Anforderungen. Mit der Eheberatung verläßt die ärztliche Tätigkeit die engen Grenzen des Individuums. Sie erhebt sich zum verantwortungsvollen Dienst an der Familie und an der Allgemeinheit und greift damit hinein in die Zukunft von Volk und Vaterland.

Bei der Beurteilung der gesundheitlichen Eignung zur Ehe spielen neben manchen anderen die gynäkologischen Fragen mit die wichtigste Rolle, so daß hier im Zusammenhang kurz darauf eingegangen sei. Die gynäkologische Eheberatung hat grundsätzlich in dreifacher Richtung nach der Eignung zur Ehe zu fragen: Eignung der Ratsuchenden für sich selbst, Eignung dem Mann gegenüber, Eignung dem Kind und damit der Allgemeinheit und der Zukunft gegenüber. Diese Einteilung berührt also der Reihe nach die Interessen von Individuum, Umwelt und Zukunft und ist nach der Höhe der Verantwortung gegliedert. Im praktischen Falle vollziehen sich die Dinge etwas anders, dort ist der Reihe nach zu prüfen:

1. Kopulationsfähigkeit (in somatischer und psychosexueller Hinsicht),
2. Konzeptionsfähigkeit,
3. Gefahren von Schwangerschaft, Geburt und Wochenbett,
4. Gefahren für die Nachkommen in körperlicher und seelischer Hinsicht.

Die somatische Kopulationsfähigkeit hängt in erster Linie ab von Defektbildungen, Atresie oder Hypoplasie des Genitalapparates.

Bis zu einem gewissen Grade kann uns dabei schon das Verhalten der Menstruation Aufschluß geben. Bei normalem Eintritt der ersten Menstruation und bei normalem weiterem Verhalten derselben ist eine normale oder doch wenigstens für die Kohabitation ausreichende Beschaffenheit des Genitalrohres wahrscheinlich. Ganz anders liegen die Dinge bei ausgesprochener Spätmenarche oder gar bei völliger Amenorrhöe in reifen Jahren.

Liegt ein völliger Defekt der Vagina vor, so ist natürlich eine Kopulationsfähigkeit ausgeschlossen. Die alten Versuche, durch Bildung einer Kloake ein Receptaculum seminis zu schaffen, haben in der Bildung einer künstlichen Vagina aus Dünndarm (Baldwin-Mori) oder Rektum (v. Schubert) einen ziemlich hohen Grad von Vollkommenheit erreicht. Es gelingt daher heute einigermaßen befriedigend, die fehlende Kopulationsfähigkeit künstlich herzustellen. Aber man darf nicht vergessen, daß damit nur die mechanischen Voraussetzungen geschaffen sind; ein spezifisch weibliches Sexualwesen mit der entsprechenden Sexualpsyche ist damit nicht erzielt. Darum fehlt nicht selten ein wichtiger Teil der Voraussetzungen zu einem befriedigenden Sexualverkehr.

Es tauchen daher über das rein Mechanische weit hinausragende Fragen auf. Der betreffende Mann muß sich klar werden, ob ihm der Darm eines asexuellen oder hyposexuellen Wesens an Stelle der Vagina genügt und ob ihn etwa die Sekretion der Darmschleimhaut stört. Er muß sich Rechenschaft darüber ablegen, ob er der Frau unter Umständen eine lebensgefährliche Operation zumuten will, damit im besten Falle ein schlechter Notbehelf geschaffen wird. Die Frau hat sich zu fragen, ob sie vom Mann außer den schon genannten Opfern noch das des Verzichts auf Kinder annehmen oder gar verlangen soll, damit sie den äußeren Gewinn der Ehe erntet, ohne innerlich dieser Aufgabe gewachsen zu sein. Sie muß vor allem auf anderen Gebieten für ihre körperliche Minderwertigkeit einigermaßen Ersatz bieten können. An die Stelle der körperlichen Mängel müssen seelische Qualitäten treten, die hochwertig genug sind, zwei Menschen ohne die feste Brücke einer normalen körperlichen Vereinigung dauernd aneinander binden zu können. Kurz, die seelische Freundschaft, sonst oft erst die letzte und erhabenste Stufe einer Ehe, muß hier schon am Anfang erreicht werden. Also Bedenken über Bedenken!

Da auch der eigentliche Zweck, den der Staat mit der Ehe anstrebt, die Kindererzeugung, wegfällt, so entfällt auch einer der wichtigsten sittlichen Zwecke der ehelichen Verbindung. Der Staat kann daher kein Interesse daran haben, daß eine offensichtlich fortpflanzungsunfähige Frau die Zeugungskraft eines vielleicht noch hochwertigen Mannes nutzlos bindet und die Allgemeinheit um wertvolle Menschen betrügt.

Bei dieser Sachlage darf man nie vergessen, daß man mit der Herstellung einer künstlichen Scheide nur eine mechanische Arbeit leistet. Bei hoher ethischer Einstellung ist daher ein Verzicht der Frau das Bessere. Der Mann muß jedenfalls das Recht haben, eine solche Verlobung rückgängig zu machen, ohne dabei nach § 1198 des Bürgerlichen Gesetzbuches Schadenersatz leisten zu müssen.

Ist die Bildungsstörung weniger hochgradig und handelt es sich lediglich um eine **Atresia hymenalis oder vaginalis**, hinter der ein mit Menstrualblut angefüllter oder ausgeweiteter Genitalapparat steckt, so ist gegen die Heirat nichts einzuwenden, wenn nach Eröffnung des Verschlusses und nach Ablassen des Blutes ein mehr oder weniger normaler Genitalapparat zum Vorschein kommt. Daß solche Frauen den Aufgaben der Ehe gewachsen sein und Mutter werden können, haben wir selbst erlebt.

Wieweit Zwittertum die Kohabitation unmöglich macht, hängt von den Besonderheiten des Einzelfalles ab. Wenn man hört, daß hermaphroditische Frauen sogar geboren haben sollen, so möchte man annehmen, daß sie auch kohabitationsfähig waren. So wird z. B. in der „Berlinischen Zeitung von Staats- und Gelehrtensachen" anno 1746 mitgeteilt, daß sich im Gräflich Haakschen Regiment ein Pfeiffer schwanger erwies, gebar und dann den Regimentstambour, der Vater des Kindes war, heiratete. Caspar Bauhin erwähnt einen Soldaten, welcher in Ungarn und Flandern gedient hatte, und bereits sieben Jahre mit einer Frau verheiratet war, als er von einer Tochter entbunden wurde. Vor Gericht gestellt, gestand der Soldat ein, mit einem Kameraden geschlechtlich verkehrt zu haben.

Magnus Hirschfeld, dessen Buch wir diese Mitteilung entnehmen, betont aber mit Recht: „Alle diese Fälle liegen teils viel zu weit zurück, sind auch zum Teil nicht von genügend sachverständigen Ärzten untersucht worden, um als einwandfreies Material dienen zu können." Er vermutet stark, daß es sich nicht um Zwitter, sondern um Transvestiten oder Homosexuelle gehandelt hat.

Wie dem auch sei, bei Zwittern ist von der Ehe abzuraten. Auch wenn die Potentia coeundi schließlich besteht, so fehlt es oft an der nötigen Differenzierung der Sexualpsyche, so daß die Ehe für beide Partner eine Enttäuschung zu werden droht.

Damit kommen wir zur Bedeutung der mangelhaften Sexualempfindung (Frigidität, Dyspareunie) und der verkehrten Triebrichtung (Homosexualität) für die Kohabitation. Die ernste Bedeutung dieser Dinge liegt darin, daß aus ihr vielfach der Vaginismus entspringt, der für den Mann oft genug eine Quelle fortgesetzter Unzufriedenheit, für die Frau ein Martyrium und für die Harmonie der Ehe gewöhnlich das Grab bedeutet.

Daß schon eine Ehekandidatin über Frigidität klagt, ist selten, aber dann um so wichtiger. Für den richtigen ärztlichen Rat kommt es darauf an, ob es sich um eine in der Anlage begründete Triebschwäche (psychosexueller Infantilismus) handelt, oder ob die Frigidität mehr konditionell bedingt ist.

Die Feststellung dieser Dinge ist Aufgabe der Persönlichkeitsanalyse. Der Wunsch nach einem Kind oder Ablehnung desselben kann zur Urteilsbildung wichtige Anhaltspunkte abgeben. Dem psychosexuellen Infantilismus kann dabei ein körperlicher Infantilismus entsprechen, wenn schon nicht selten körperliches und seelisches Verhalten divergieren. „Psychosexuelle Kinder" verzichten am besten darauf, Gattin oder Mutter werden zu wollen. Indes müssen letzten Endes die Ehekandidaten diese Dinge unter sich selbst ausmachen. Der Arzt kann nur gewisse Winke geben.

Ist die Frigidität nicht konstitutionell, sondern erworben, dann ist möglich, daß die Frigidität oder der Vaginismus der Braut bei der jungen Frau nicht weiterbestehen. Hierher gehören jene Fälle, wo die Braut auf ungeeignete Weise in das Geschlechtsleben eingeführt wurde. Teils sind es Gründe ihrer gesellschaftlichen Erziehung oder Moral, die sie veranlassen, sich innerlich gegen den vorehelichen Verkehr aufzulehnen; teils ist es die Angst, ertappt zu werden, die sie nicht genußfähig macht; teils ist es ein aus Scheu vor dem Kinde ihr aufgezwungenes, aber unsympathisches antikonzeptionelles Mittel, das sie ablehnt. Frigidität und Dyspareunie sind hier nur durch die Umstände bedingt und können daher wegfallen, sobald in der Ehe die angedeuteten Hemmungen wegfallen, wie ich anderen Orts ausführte.

Bei Homosexualität ist wohl zu unterscheiden zwischen reiner Homosexualität und Homosexualität als Teilerscheinung einer Bisexualität (Rohleder). Bei Bisexuellen mit geringer Neigung zum gleichen Geschlecht kann sich die Kohabitation normal abspielen, wenn auch ohne Beteiligung oder Befriedigung seitens der Frau. Auch die eheliche Treue dem Gatten gegenüber kann bewahrt bleiben. Weit fraglicher ist dagegen die eheliche Treue bei reiner oder vorwiegend homosexueller Einstellung. Daß eine homosexuelle Frau, die nach normalem Verkehr mit ihrem Mann ihre weibliche Geliebte aufsuchte und ihr das Sperma ihres Mannes übertrug, so daß sie konzipierte (Moll), wird von Rohleder mit Recht bezweifelt und auf einfachere Weise durch heterosexuellen Umgang erklärt.

Wie dem auch sei, homosexuelle Frauen können geistig hoch stehen, wie Kaiserin Katharina II. von Rußland oder Königin Christine von Schweden, die bisexuell gewesen sein sollen (Havelock-Ellis), aber zum Eingehen einer Ehe kann man ihnen nicht raten (Rohleder).

Eine sehr wichtige Frage, die bei der Beurteilung der Eignung zum Sexualverkehr auftaucht, ist die nach dem Bestehen von übertragbaren Geschlechtskrankheiten. Sie gehört freilich nicht zur Konstitution, soll aber doch ihrer großen Bedeutung wegen kurz erwähnt sein. Während früher fast ausnahmslos der Mann eine Gefahr für die Frau bedeutete, ist seit der enormen Ausbreitung der Geschlechtskrankheiten leider auch das umgekehrte nicht selten der Fall. Einer Gonokokkenträgerin kann man die Heirat mit einem gesunden Mann selbstverständlich nicht gestatten. Stammt die Erkrankung vom Bräutigam, so kann dieser bei der rascheren Heilung der männlichen Gonorrhöe inzwischen gesund geworden sein und sich an der kranken Frau unter Umständen neu anstecken. Sind die Gonokokken die letzten Reste einer früheren Verbindung, so kann der jetzt zur Heirat Erkorene erst recht gefährdet sein. Mit Recht stellt daher auch das Gesetz den Sexualverkehr bewußt geschlechtskranker Menschen unter Strafe.

Ist die Kopulationsfähigkeit vorhanden, so ist die Frage der Konzeptionsfähigkeit noch lange nicht entschieden. Bei anatomisch normaler Beschaffenheit des Genitalapparates darf man Zeugungsfähigkeit mit größter Wahrscheinlichkeit erwarten, kann sie aber nicht mit Sicherheit in Aussicht stellen. Nicht so selten finden wir in sterilen Ehen jeden der beiden Teile anatomisch normal, aber doch die Ehe kinderlos; zuweilen aber hat jeder der Ehekontrahenten mit einem anderen Partner ein Kind. Man muß hier annehmen, daß die beiden Keimzellen aufeinander nicht reagieren, wie bei den konsanguinen Ehen näher ausgeführt wurde (S. 767).

Kann man einerseits bei anatomisch normalem Genitalapparat eine Konzeption nicht sicher in Aussicht stellen, so kann man sie anderseits auch bei mangelhafter Bildung nicht immer ausschließen, da Anatomie und Funktion nicht parallel laufen müssen.

Was uns in der Praxis am häufigsten beschäftigt, sind die Fälle von Hypoplasie und Infantilismus des Genitalapparates. Am klarsten liegen die Dinge, wenn der Uterus fehlt oder nur als Rudiment vorhanden ist. Hier ist an der Unmöglichkeit der Konzeption natürlich kein Zweifel. Wesentlich mehr Kopfzerbrechen machen uns die weniger hochgradigen Fälle von Hypoplasie, wo das Auftreten einer normalen Menstruation zwar auf das Vorhandensein eines einigermaßen normalen Eierstocks hinweist, aber die hochgradige Kleinheit des Uterus an der Leistungsfähigkeit der Brutstätte ernste Zweifel rechtfertigt. Wenn wir auch wissen, daß Entwicklungshemmungen nach mancher Ansicht in 70% die Ursache der sterilen Ehen sind, so ist damit doch für den Einzelfall nichts Sicheres entschieden. Bei unserer Urteilsbildung dürfen wir obendrein nicht vergessen, daß mancher hypoplastische Uterus mit der Aufnahme des Sexualverkehrs funktionstüchtig wird (A. Mayer). In anderen Fällen führt die Hypoplasia uteri anfangs zu mehreren Aborten, aber in diesen Schwangerschaftsversuchen erstarkt dann das Organ und holt seinen Wachstumsrückstand so weit nach, daß später normale Schwangerschaften und Geburten folgen können.

Ähnlich unsicher wie bei der Hypoplasia uteri ist die Situation bei der Retroflexio uteri mobilis congenita. So sehr man zugeben muß, daß eine Retroflexio die Konzeption erschweren kann, so wissen wir doch von der Retroflexio uteri gravidi, daß sie kein absolutes Hindernis ist. Ob man daher bei einer Braut eine Retroflexio, die sonst keine Beschwerden macht, lediglich im Hinblick auf die Ehe operativ beseitigen soll, wie manche meinen (Labhardt), ist eine nicht leicht zu entscheidende Frage. Wir selbst verzichten in der Regel auf einen solchen Eingriff und das ganz besonders bei einer Retroflexio uteri congenita. Hier sind so oft die Organe an sich unterentwickelt, so daß aus diesen Gründen auch bei Normallage eine Unfruchtbarkeit zu fürchten wäre und die operative Lagekorrektur wertlos ist.

Der Einfluß von Verdoppelung des Genitalapparates auf die Konzeption ist nicht leicht von vornherein zu beurteilen. Fällen, die trotz doppeltem Uterus wiederholt normal geboren haben, stehen solche gegenüber, die nicht konzipieren oder jedesmal abortieren, bis durch eine Operation einigermaßen normale Verhältnisse geschaffen sind. Ähnlich wie Straßmann können wir auf eine Reihe recht guter Operationserfolge bei Verdoppelung des Uterus zurückblicken. Trotzdem halten wir die prophylaktische Operation bei völliger Verdoppelung ohne Beschwerden nicht für notwendig. Einmal ist eine solche Operation doch immerhin recht eingreifend und mit gewissen Gefahren belastet, dann kann man unter Umständen an dem Genitale auch mehr verderben als gutmachen. Schließlich stört, wie erwähnt, ein zweiter Uterus Konzeption, Schwangerschaft und Geburt oft überhaupt nicht, so daß seine Feststellung nicht selten einem Zufallsbefund zu verdanken ist. Dagegen scheint uns eine entsprechende Mitteilung an die Ehekandidaten wohl angebracht. Tritt Konzeption in beiden Uteri ein, so kann unter Umständen die Ausstoßung der beiden Früchte in größeren Zeitabschnitten erfolgen, wie Peter Müller berichtet (Blumreich).

Ernster als die völlige Verdoppelung ist die unvollständige und partielle Verdoppelung. Ein partielles Scheidenseptum kann die Geburt erschweren oder gar verhindern, sei es daß ein zirkuläres Septum den Weg verlegt oder daß eine Frucht bei Beckenendlage auf einem longitudinalen Septum reitet. Bei Konzeption in einem rudimentären Nebenhorn droht die Gefahr der Ruptur, ähnlich wie bei Tubargravidität, mit lebensgefährlichen Blutungen.

Die Entscheidung darüber, ob die Ehekandidatin die Eignung zur Gravidität besitzt und einer solchen gewachsen ist, hängt nur zum kleinsten Teil mit der Konstitution zusammen und gehört in der Hauptsache ins Gebiet der inneren Medizin. Vom konstitutionellen Standpunkt aus könnte man entsprechend den früheren Ausführungen etwa fragen, ob Emesis gravidarum oder andere Toxikosen in besonderem Maße drohen. Bei der Ätiologie der Emesis spielt bekanntlich die Ablehnung des Kindes eine nicht unwichtige Rolle. Vielleicht haben daher Frauen mit fehlendem Mutterinstinkt in vermehrtem Maße mit solchen Störungen zu rechnen. Eine genaue Beurteilung zum voraus ist aber nicht möglich; höchstens kann man sagen, daß solche unmütterlichen Weiber sich besonders genau fragen müssen, ob sie zur Ehe überhaupt und dann zur Ehe mit diesem speziellen Mann, der vielleicht Kinder wünscht, sich eignen.

Wie körperlich zarte Ehekandidatinnen den, oft mit der ersten Schwangerschaft verbundenen allgemeinen Wachstumsreiz beantworten, läßt sich vielleicht etwas näher beurteilen, wenn man das einstige Verhalten der Mutter kennt. Hat es die Mutter von einem dürftigen schmächtigen Mädchen durch die „zweite Blüte" in der ersten Schwangerschaft zu einem üppigen Weib gebracht, dann darf man von der Tochter etwas Ähnliches erwarten, zumal, wenn sie der Mutter sehr ähnlich sieht.

Vom internen Standpunkt aus ist zu prüfen, ob Krankheiten und Krankheitsanlagen vorliegen, die durch die Gravidität schlimmer werden können, also hauptsächlich Tuberkulose, Herzfehler, Nierenkrankheiten, Diabetes usw. In der Regel wird man hier das Urteil des zuständigen Facharztes einholen müssen.

Die Gebärfähigkeit hat eine internistische und eine speziell geburtshilfliche Seite. Auf internistischem Gebiet handelt es sich darum, ob die Wehentätigkeit für die Frau mit besonderen Gefahren verbunden ist, z. B. für Herz, Lunge, Niere usw. Vom geburtshilflichen Standpunkt aus ist die Weite des Beckens und der Weichteile, sowie die voraussichtliche Beschaffenheit der Wehen zu beurteilen.

Zur Beckenuntersuchung sind wir bei einer Virgo intacta in der Regel auf die äußeren Beckenmaße und die Rektaluntersuchung angewiesen. Wenn man damit auch den Grad einer Beckenverengerung nicht exakt bestimmen kann, so kommt man mit der Entscheidung, ob überhaupt ein enges Becken vorliegt, doch gewöhnlich aus. Bei den heutigen guten Resultaten der geburtshilflichen Operationen würde aber auch ein höherer Grad eines engen Beckens kaum ein Grund sein, von der Ehe abzuraten.

Bei der Elastizität der Weichteile spielt vor allem das zu hohe, seltener das zu jugendliche Alter eine wichtige Rolle. Da, wo eine Scheidenuntersuchung unmöglich ist, kommt manches auf die allgemeine Körperbeschaffenheit (Habitus asthenicus, Infantilismus), sowie auf die Hypoplasie des äußeren Genitales an. Den hohen Wert der Weichteilschwierigkeiten bei der Geburt sehen wir daran, daß nach manchen Berechnungen dieser Geburtskomplikation jährlich 70 000 Kinder zum Opfer fallen (Dührssen, Benthin, Seitz).

Über das voraussichtliche Verhalten der Wehen läßt sich ein bestimmtes Urteil nicht abgeben. Man kann gewöhnlich nur sagen, wo sonst alles in Ordnung und die übrige Muskulatur normal gebildet ist, darf man auch eine ausreichende Wehentätigkeit erwarten. Im übrigen aber sei auf die obigen Ausführungen über Eutokie und Dystokie hingewiesen.

Die Empfindlichkeit gegen Blutverluste, Narkose und Narkotika ist unter Umständen bei Zwergen oder Riesen, Infantilismus, Diabetes oder anderen dysendokrinen Zuständen erhöht.

Für das Wochenbett handelt es sich hauptsächlich um die Gefahr der Infektion, Thrombose, Embolie, Prolaps und Stillfähigkeit. Infektionen drohen besonders da, wo man mit besonderen Geburtsschwierigkeiten und operativen Eingriffen zu rechnen hat. Die Widerstandsfähigkeit gegen Infektion richtet sich nach dem übrigen Gesamtzustand; bei Status thymico-lymphaticus und hypoplasticus ist sie oft herabgesetzt. Da, wo mehrere Schwestern im Wochenbett starben, ist immer die Frage am Platz, ob nicht neben einem unglücklichen Zufall auch eine familiäre Konstitutionsschwäche vorlag, die in den scheinbaren Zufall ein inneres Gesetz hineintrug. Bei der Thrombosegefahr spielen vorhandene Varizen, familiäres Auftreten von Thrombose eine gewisse Rolle; aber oft genug kommen überraschend Embolien da vor, wo man sie nicht erwartet hatte und umgekehrt.

Auf die Laktationsfähigkeit kommt bei der ärztlichen Beurteilung der Ehefähigkeit nicht viel an. Wohl kann es sein, daß man gerade im vorliegenden Fall für die zu erwartenden Kinder auf die Mutterbrust einen besonderen Wert legen muß, aber wenn sie versagt, dann kann eine Amme Ersatz leisten.

Eine überaus wichtige und ungeheuer verantwortungsvolle Frage ist die nach der Beschaffenheit der Nachkommen. Was ihnen an körperlichen und geistigen Mängeln alles drohen kann, haben wir oben ausgeführt. Senator und Kaminer haben dieser ungemein wichtigen Frage eine eingehende Monographie (Krankheiten und Ehe) gewidmet. Die wichtigsten für den Geburtshelfer und Gynäkologen in Betracht kommenden vererbbaren Erkrankungen wurden oben erörtert. An dieser Stelle sei darum zunächst erwähnt, daß erworbene Erkrankungen der Eltern auf die Nachkommen nur auf plazentarem Wege übergehen, und nicht im eigentlichen Sinne vererbt werden. Freilich wird neuerdings das lange Zeit geltende Dogma von der Nichtvererbbarkeit erworbener Eigenschaften nicht mehr allgemein anerkannt (Plate, Kammerer).

Eine besondere Erwähnung bedarf an dieser Stelle die Lues congenita. Da man luetische Früchte antreffen kann, ohne nachweisbare Lueserscheinungen bei der Mutter, hat man lange Zeit eine sog. „paterne Vererbung" angenommen und an die germinative Übertragung der Lues vom Vater auf das Kind geglaubt. Das Fehlen von manifesten Luessymptomen bei der Mutter hat man damit erklärt, daß die Mutter nach dem sog. Colleschen Gesetz durch die Schwangerschaft mit einem ex patre luetischen Kind selbst immun werden soll. Aber die serologischen Untersuchungen mit den modernen Methoden (Wassermann, Sachs-Georgi) haben gezeigt, daß die Mütter latent luetisch sind. Daher entsteht nach der heutigen Auffassung die Lues congenita durch plazentare Infektion der Leibesfrucht, also von der Mutter aus.

Daß luetische Ehekandidaten nicht heiraten oder mindestens keine Kinder zeugen dürfen, ist klar. Die Erlaubnis zur Fortpflanzung kann man erst geben, wenn nach gründlicher Salvarsankur 2—3 Jahre lang eine negative Wassermannsche Reaktion bestand.

Im Stadium der Metalues ist die ärztliche Eheberatung wohl ziemlich selten, da bis dahin die Eheschließung meistens schon ziemlich lange zurückliegt.

Was aber sicher auf die Nachkommen übergehen kann, sind die in der Anlage begründeten Erkrankungen der Eltern. Leider kennen wir den Vererbungsmodus der Krankheiten im Einzelfall zu wenig, um ein bestimmtes Urteil über die Gefährdung der Nachkommen abgeben zu können. Sehr wichtig wäre, zu wissen, ob eine Krankheit dominant oder rezessiv vererbt wird.

Unter dominantem Erbgang verstehen wir in der menschlichen Vererbungspathologie „den Fall, in dem bereits die einfache Vertretung des betreffenden Gens, also der heterozygote Zustand zu einer phänotypischen Unterschiedlichkeit vom normalen Typus führt; während unter rezessivem Erbgang ein solcher zu verstehen ist, in dem die einfache Genvertretung noch zu keinem phänotypischen Effekt führt, sondern erst die doppelte, der homozygotrezessive Genotypus aa" (Just S. 339).

Die phänotypisch Kranken sind in mancher Richtung für die Nachkommen weniger gefährlich als die nur idiotypisch Kranken. Bei den ersten, den manifesten „Merkmalsträgern", tritt die Krankheit in Erscheinung, so daß man sie in die Rechnung einstellen kann. Handelt es sich dabei um einen dominanten Erbgang, so weiß man, daß mindestens die Hälfte der Nachkommen krank sein wird. Anders bei den phänotypisch Gesunden, die aber idiotypisch krank sind und als „Merkmalüberträger" nicht erkannt werden. Wird die idiotypische Anlage noch rezessiv vererbt, so ist sie vielleicht auch in der Familie längere Zeit nicht manifest geworden und darum nicht bekannt. Ist in diesen Fällen der Ehepartner in ähnlicher Weise latenter Träger eines rezessiven Merkmals, so kommen in der Ehe scheinbar zwei gesunde Menschen zusammen, die anscheinend alles Recht haben, auf gesunde Kinder zu hoffen. Aber dem falschen Schein folgt die herbe Enttäuschung, indem mindestens 25% der Nachkommen manifest krank sind.

Sehr wichtig ist darum die Familienforschung, auf die heute überall mit Recht großer Wert gelegt wird. Leider ist vorerst den Ehekandidaten über ihre Familie gewöhnlich nicht viel bekannt. Auch in gebildeten Kreisen geht die Kenntnis über die Großeltern kaum hinaus und auf dem Lande reicht es oft genug nicht einmal so weit. So mancher Bauer weiß wohl, wie viele Kühe, Ochsen und Pferde der Großvater besaß; er weiß aber nicht, welche Konstitution er hatte und an was er starb. Der auf diesem Gebiet besonders verdiente Dichterarzt Ludwig Finckh macht mit Recht auf diese Dinge aufmerksam. Es wäre daher überaus zu begrüßen, wenn künftighin über jedes Kind ein besonderes Buch oder ein „Sanitätspaß" angelegt würde, in dem die wichtigsten Daten seiner Beschaffenheit bei der Geburt und seines weiteren gesundheitlichen Verhaltens vermerkt sind, wie es Schallmayer, Czellitzer, Fetscher, Westenhöfer u. a. vorschlagen. Dieses „Familienbuch" müßte dann dem Eheberater vorgelegt werden, ähnlich wie Geburtsschein und Taufschein dem Standesbeamten oder dem Geistlichen bei der Trauung vorzulegen sind.

Solange wir das nicht haben, müssen wir uns daran halten, daß Verwandtenehen mit besonderer Vorsicht zu beurteilen sind.

Was im einzelnen zur ärztlichen Urteilsbildung in Betracht kommt, wurde früher ausgeführt. Da bestimmte Normen fehlen, ist die Aufgabe des ärztlichen Beraters sehr schwer und doppelt verantwortungsvoll. Am ehesten stehen uns noch auf dem Gebiet der Nerven- und Geisteskrankheiten gewisse Richtlinien zur Verfügung. Hier könnte man mit Weygand etwa folgende Anhaltspunkte aufstellen:

1. Unbedenklich ist die Ehe bei allen psychisch einwandsfreien Personen, wobei ein sporadisch in den Seitenlinien vorgekommener Fall vernachlässigt werden könnte.
2. Bedenklich oder gefährlich ist die Ehe:
    a) bei Psychosen in der Aszendenz und Deszendenz,
    b) bei Alkoholikern und Epileptikern ohne Geistesstörung,
    c) bei Neurotikern und Hysterikern[1], bei Chorea und Basedow.
3. Unratsam ist die Ehe:
    a) bei Geisteskranken,
    b) bei psychisch Bedrohten, welche selbst eine Psychose gehabt haben oder von Jugend auf schwachsinnig sind,
    c) bei sexuell Perversen,
    d) bei familiären Nervenkrankheiten (progressive Muskelatrophie und -dystrophie), Thomsenscher Myotonie, Friedreichscher Ataxie.

Erwähnt sei auch, daß manche Eugenetiker auch auf das Auftreten von Karzinom in der Familie bei der Eheberatung Wert legen. Es wurden bereits Stimmen laut (Wachtel), wonach man die Ehekandidaten vor karzinombehafteten Familien warnen soll. Dafür scheint uns aber die Zeit noch nicht gekommen. Schneider bekämpft diesen Vorschlag mit Recht und fürchtet, daß höchstens die Intelligenten jene Warnung beachten, während die anderen sich nicht daran kehren. Daraus droht dann nach seiner Meinung unter Umständen der Verlust wertvollen Erbgutes und am Ende sogar eine Verproletarisierung des ganzen Volkes.

---

[1] Bezüglich der Ehefähigkeit von Hysterischen sei auf die sehr wichtige Arbeit von Placzek hingewiesen: Das Geschlechtsleben der Hysterischen.

b) Staatliches Heiratszeugnis.

Bei dieser Sachlage ist es auffallend, daß sich der Staat, der sich um die wirtschaftlichen und rechtlichen Verhältnisse der Eheleute und ihrer Kinder kümmert, des gesundheitlichen Verhaltens überhaupt nicht annimmt. Wie sehr ihm aus diesem Verhalten durch seine Unterstützungspflicht von Minderwertigen schwere Opfer aufgebürdet werden, haben wir oben (S. 765) kurz angedeutet. Es ist daher verständlich, daß in neuerer Zeit Stimmen laut wurden, die für die standesamtliche Trauung ein Gesundheitszeugnis verlangen. Aber es ist hier nicht der Ort, auf diese Dinge näher einzugehen. Eine kurze Übersicht über die zahlreichen Fragen, die sich an das „ärztliche Heiratszeugnis" knüpfen, finden sich in den Monographien zur Frauenkunde und Eugenetik (1921, Nr. 2) von Max Hirsch.

Erwähnt sei nur, daß auch sehr gewichtige Stimmen gegen diese, auf den ersten Einblick so zu begrüßende Einrichtung laut wurden. Mamlock betont mit Recht, daß nur die ehelichen Kinder zu erfassen wären, aber die große Zahl der unehelichen unerfaßt bleiben würde. Die Zahl der letzteren würde voraussichtlich zunehmen, wenn der Staat seinen Untertanen die eheliche Zeugung verbietet. Strafe auf Übertretung zu setzen, wäre nicht angängig. Damit verliert das Gesetz an Achtung, und Gesetze, deren Durchführung nicht erzwungen werden kann, sind wertlos.

Will man aber nur eine Aufklärung der Bevölkerung und eine Steigerung des Verantwortungsbewußtseins erreichen, so ist das Gesetz nicht die richtige Form (Sonntag, Heller).

Natürlich wird auch im Interesse der Persönlichkeitsrechte gegen ein staatliches Heiratszeugnis Einspruch erhoben, wenn auch nicht allgemein anerkannt (Hirsch). In unserer heutigen Zeit mit ihrem rücksichtslosen Individualismus müßte man sich geradezu wundern, wenn ein solcher Einspruch unterbliebe.

An eine gesetzliche Regelung dieser Fragen ist daher zunächst nicht zu denken. Um so mehr müßte es wahr sein, daß das Moralische sich von selbst versteht. Um so mehr muß der einzelne das Gesetz in seinem Herzen tragen. Er muß wissen, daß der Genuß eines Augenblickes kommenden Generationen das Leben zur Last machen kann und daß vielleicht einmal die unglücklichen Enkel dem Ahnen fluchen werden. Die Ehe ist nicht um der Eheleute selbst willen da, Ehe ist Rassedienst. Ehekandidaten müssen sich daher nach Nietzsche fragen: „Bist du ein Mensch, der ein Kind sich wünschen darf?" Sie müssen sich mit Goethe sagen:

> „Nach dem Gesetz, nach dem du angetreten,
> So mußt du sein, dir kannst du nicht entfliehn.
> Und keine Zeit und keine Macht zerstückelt,
> Geprägte Form, die lebend sich entwickelt."

Daher hat Ellen Key recht, wenn sie sagt: „Es ist gut, Vater und Mutter zu ehren; wichtiger ist jedoch das Gebot, Sohn und Tochter zu ehren, noch ehe sie geboren sind." Wer danach handelt, dem wird erspart bleiben, daß er eines Tages seinem Kinde gegenüber sich anklagen muß: „Ich will mich bekennen zu der Schuld, die ich an dir abzutragen habe." Dem wird weiter erspart bleiben, daß er einst vom ersten Schrei des Neugeborenen zu sagen hat: „Ich habe den Sinn dieses Schreies wohl verstanden. Der Schrei war gegen mich gerichtet" (Otto Doderer).

Elftes Kapitel.
Gynäkologisch wichtige Merkmale einer besonderen Konstitution.

Für die Praxis ist es natürlich sehr wichtig, etwaige Besonderheiten der Konstitution und ihre Bedeutung zum vornherein zu erkennen. Was in dieser Richtung alles in Betracht kommt, ist zum großen Teil an verschiedenen Stellen der bisherigen Ausführungen erwähnt. Der großen praktischen Bedeutung wegen sei aber diese Frage hier zusammenhängend kurz erörtert. Bald haben jene Besonderheiten der Konstitution auf Entstehung und Verlauf von organischen Krankheiten oder funktionellen Störungen der weiblichen Genitalorgane Einfluß. Bald sind sie ein Fingerzeig auf die sexuelle Persönlichkeit der betreffenden Patientin, bald ein Hinweis auf ihre Qualifikation für diesen oder jenen Beruf oder ihre Eignung zum Kampf ums Dasein.

So viele Lücken in dieser Richtung auch noch vorhanden sind, so haben wir doch gerade beim Weib im Gegensatz zum Mann am Ablauf der Fortpflanzungserscheinungen, sowie am anatomischen Bau des Körpers und der Geschlechtsorgane manche brauchbare Anhaltspunkte.

Recht wichtig ist der Eintritt der ersten Menstruation. Soweit ein ungewöhnlicher Früh- oder Späteintritt nicht mit Familien- oder Rassemerkmalen zusammenhängt, erweckt er immer einen Verdacht der besonderen Konstitution des betreffenden Individuums.

Die Pubertas praecox ist, wie wir oben hörten, oft verbunden mit Tumoren der Hypophyse, der Zirbeldrüse oder der Keimdrüse usw. Die betreffenden jungen Mädchen sind daher auch oft endokrin gestört und bieten in ihrem Körperwuchs (Riesen-, Zwergwuchs) oder im übrigen äußeren Habitus verschiedene Zeichen dieser Störung. Diese Zeichen richten sich sehr danach, ob die Frühreife eine isosexuelle, eine heterosexuelle oder eine Mischung von beidem ist. Erwacht bei isosexueller Frühreife auch der Sexualtrieb frühzeitig, so hat man auch mit einer frühzeitigen normalen oder abnormen Betätigung dieses Triebes (Onanie) und ihren Folgen zu rechnen. Unter diesen Folgen spielt nicht nur der körperliche Vorgang der Frühschwängerung eine wichtige Rolle, sondern ebenso auch die Entwicklung der sittlichen und sexuellen Persönlichkeit. Unter den Kindern mit heterosexueller Frühreife sind vielleicht manche, die später durch mangelhaftes weibliches Sexualempfinden (Dyspareunie, Frigidität) oder durch abnorme Triebrichtung (Homosexualität) sich auszeichnen. Die Aufgabe des Arztes kann darum auch darin liegen, Eltern, Lehrer und Erzieher auf ihre besonderen Pflichten aufmerksam zu machen.

Das spätere körperliche Schicksal der Frühreifen wird von drei Momenten beherrscht: 1. von der Natur eines etwaigen Tumors im Gebiet einer endokrinen Drüse (Keimdrüse, Hypophyse, Nebenniere), 2. von der frühzeitigen Verknöcherung der Epiphysen, 3. von dem frühzeitigen Eintreten von Involutionsvorgängen (Borchardt). Jedenfalls ist die Pubertas praecox nur eine Scheinblüte, innerlich liegt ihr meistens eine krankhafte Konstitution zugrunde.

Will man den Späteintritt der Menstruation als Gradmesser der Konstitution verwenden, so muß man erst ausschließen, daß sie durch sekundäre Einflüsse, wie Lungentuberkulose u. dgl. entstanden ist. Ist eine sekundäre Entstehung abzulehnen, so haben wir in der Spätmenarche einen Hinweis auf Unterentwicklung des Genitalapparates, oft verbunden mit mangelhaftem Sexualtrieb und allgemeiner Psychasthenie. Die hierher gehörigen Frauen sind daher zur Fortpflanzung oft schlecht geeignet und zeigen sich den Anforderungen des Lebens gegenüber insuffizient, so daß man sie mit Recht die „geborenen Invaliden" nennen kann. Was näherhin die Fortpflanzungsaufgabe betrifft, so finden wir hier nicht selten eine Kette von Störungen wie Frigidität, Vaginismus und Dyspareunie, die zur Ablehnung des Mannes in der Ehe führen und manche Ehe für beide Partner zum Martyrium machen oder Sterilität und habituelle Aborte zwingen zum Verzicht auf das Mutterglück. Richter und Hieß fanden, daß alte Erstgebärende ungewöhnlich spät in die Menarche eintraten. Soweit hier der relativ seltene Fall der Spätkonzeption trotz rechtzeitiger Heirat vorliegt, deutet die Spätmenarche auf einen infantilen Uterus hin, der die Spätkonzeption gut erklärt. Soweit es sich, wie gewöhnlich, um eine Spätheirat handelt, taucht die Frage auf, ob die Spätmenarche der Ausdruck einer (körperlich und seelisch) nicht vollwertigen Weiblichkeit ist, deretwegen der Weg in die Ehe erst so spät gefunden wurde. Vielleicht fand sich unter jenen Mannweibern der ersten Zeit des Frauenstudiums auch manche mit Spätmenarche.

Kommt es bei den spätmenstruierenden Hypoplasticae zur Geburt, so drohen unter Umständen die geschilderten mechanischen Geburtsschwierigkeiten, ferner Überempfindlichkeit gegen Blutverlust, Narkose und Infektion. Die hypersensiblen Nerven sind auch dem Wehenschmerz schlecht gewachsen, die überstandenen Qualen lasten daher auf der abgeschreckten Seele als schwere Erinnerung und führen zu hochgradiger Geburtsangst.

Aus dem Bereiche der Gynäkologie sei vor allem auf die oft vorhandene Retroflexio uteri mobilis congenita der Spätmenstruierten hingewiesen, die leider noch viel zu oft von den Ärzten überwertet wird. Darum machen nicht wenige dieser Spätmenstruierten jenes bekannte Drama der Verkennung der Konstitution und Überwertung eines Organbefundes durch. Im ersten Teil dieses Dramas steht der praktische Arzt, der die Hilfesuchenden durch die unbegründete Anschuldigung der Retroflexio gynäkologisch krank macht. Der zweite Teil spielt beim Organspezialisten, der durch die Retroflexionsoperation die Frauen noch kränker macht. Und im traurigen dritten Teil zeigen die Patienten zahlreiche Spuren organspezialistischer Eingriffe, oft genug mit wiederholten Laparotomien. Aber die Beschwerden sind geblieben und mit ihnen endet die Kranke beim Psychiater, weil es unmöglich ist, die Anlage eines geborenen Invaliden durch Organchirurgie zu ändern.

Manche von ihnen zeichnen sich auch durch Minderwertigkeit der normalen Körperverschlüsse und Organhaftapparate aus. Darum finden wir hier Hernien, virginelle Enteroptose und virginelle Prolapse. Für den Hausarzt ist daher die Spätmenarche ein Fingerzeig bei der Berufs- und Eheberatung. Der Begutachter von Unfällen wird an der Spätmenarche einen Hinweis darauf haben, daß ein posttraumatischer Prolaps keine reine Traumafolge ist; sondern daß das Trauma nur eine bestehende Anlage verschlimmerte und ein latentes Leiden in Erscheinung treten ließ. Spätmenarche zeigt nämlich oft eine angeborene Disposition zu diesen Leiden an, zu denen sonst Geburten und

Verbrauchtsein im Kampf ums Dasein führen; und ein ohne die gewöhnliche Veranlassung einer vorausgegangenen Geburt aufgetretener Prolaps wird bis zu einem gewissem Grade zum Gradmesser der Konstitution (Graff).

Wie wir oben hörten, ist ein auffallend großer Prozentsatz der Frauen mit Uteruskarzinom ungewöhnlich spät in die Menarche eingetreten. Danach kann man sagen, daß in der Spätmenarche auch eine gewisse Neigung zum Uteruskarzinom ausgedrückt werden kann. Auch beim Eierstockskarzinom ist uns aufgefallen, daß ein großer Bruchteil der Kranken ungewöhnlich spät die erste Menstruation bekam.

Wie in der Spätmenarche kann man auch in der oft damit verbundenen Sterilität eine Art präkanzeröses Stadium erblicken. Auch sonst kann eine an sich nicht erklärbare Sterilität auf eine besondere Konstitution hindeuten.

Wieweit die Spätmenarche einen Hinweis auf den Eintritt des Klimakteriums gibt, läßt sich nicht sicher sagen. Wenn man annimmt, daß die Fortpflanzungsepoche allgemein eine bestimmte Dauer hat, so müßte man das Klimakterium um so später erwarten, je später die erste Periode sich einstellt. Der Spätmenarche müßte also ein Spätklimakterium folgen. Soweit man urteilen kann, ist es eher umgekehrt, an die Spätmenarche schließt sich eher ein Frühklimakterium. Beiden liegt eine konstitutionelle Schwäche des Eierstocks zugrunde, die einerseits zum Späteintritt der Funktion und anderseits zum frühzeitigen Erlöschen führt.

Zuverlässige Anzeichen dafür, wann das Altern und Verblühen beginnt, wie rasch und wie hochgradig dieser Prozeß ablaufen wird, haben wir überhaupt nicht. Aber wie bei der Langlebigkeit gibt es auch hier gewisse familiäre Eigentümlichkeiten; daher erlaubt die Familienanamnese gewisse Vermutungen. Dem Frühergrauen in der einen Familie steht ein Spätergrauen in der anderen gegenüber. Bindende Schlüsse auf das Verhalten des Einzelindividuums sind aber trotzdem nicht möglich, da man nie weiß, welche Schriftzeichen Krankheiten, Kampf ums Dasein, Kummer und Sorge, Lebensschicksale auf dem Antlitz der Menschen hinterlassen.

Jugendlichkeit im Aussehen ist nicht immer ein Hinweis auf eine besonders gesunde Konstitution. Soweit ein körperlicher oder seelischer Infantilismus dahintersteckt, ist das jugendliche Aussehen viel eher ein Zeichen des Gegenteils, einer besonderen Anfälligkeit und einer verminderten Widerstandskraft und vielleicht auch einer genitalen Hypoplasie. Welche Frauen ihr jugendliches Aussehen bewahren werden, ist sehr schwer zu beurteilen, da zahlreiche äußere Umstände, wie Krankheiten, wirtschaftliche Lage usw. darauf Einfluß haben. Anscheinend überwiegen aber unter den jugendlich aussehenden Greisinnen in somatischer Hinsicht Angehörige des grazilen Typs, die nicht allzu viele Geburten durchgemacht haben, nicht gerade auf der Schattenseite des Lebens standen und mit einer gleichmäßigen Spannkraft der Seele ausgestattet sind.

Weitere im äußeren Körperbau zum Ausdruck kommende Hinweise auf die Konstitution haben wir in den Zeichen endokriner Störungen oder mangelhafter sexueller Differenzierung. Riesen und Zwerge z. B. haben als dysendokrine Wesen bekanntlich in gesunden und kranken Tagen in körperlicher und seelischer Hinsicht ihre eigenen Gesetze. Märchen und Sage halten sie darum auch mit Recht nicht für richtige Menschen.

Da die verschiedenen Entwicklungshemmungen nicht selten an verschiedenen Körperstellen gehäuft vorkommen, so kann man öfter durch die Oberfläche wie durch ein Fenster in die Tiefe sehen. So verbinden sich z. B. Pigmentdysharmonien im Gesicht mit abnormer Behaarung am Körper, Lippenbärtchen mit männlicher Behaarung am Leib; Persistenz von Milchzähnen mit Hypoplasie des Genitalapparates; enger, hoher Gaumen mit infantilem Herzen usw. Myxödematöses Aussehen und Adipositas sind verdächtig auf Anomalien der Sexualfunktionen: Amenorrhöe, Hypomenorrhöe usw. Der weitgehenden Bedeutung des Status thymico-lymphaticus, der Hypoplasie, des Infantilismus, Virilismus usw. wurde oben eingehend gedacht. Je mehr schon der äußere Habitus die Zeichen einer gestörten Keimdrüse bietet, desto mehr sind tatsächlich Störungen der Fortpflanzungsvorgänge zu gewärtigen. Jedoch sei eigens betont, daß bei abnormer Behaarung trotz Anklang ans Männliche das Sexualverhalten relativ normal sein kann. Frauen mit männlichem Aussehen können in körperlicher und seelischer Hinsicht hochwertige Mütter sein.

Über das Körperliche hinaus müssen wir heute als gute Ärzte aber auch das seelische Verhalten, die ganze Persönlichkeit mit ihrer Einstellung zum Leben, zu Krankheiten und zum Kranksein beurteilen; wissen wir doch, daß heute viele Frauen weniger an den vorhandenen Symptomen leiden, als an dem Inhalt, den sie ihnen geben. Gleichmut oder Erregbarkeit, Suggestibilität, Affektstärke u. a. sind Dinge, die bei Entstehung und subjektiver Beurteilung von Krankheitssymptomen eine große Bedeutung gewinnen können.

Darum taucht die Frage auf, bei welchen psychischen Konstitutionen ist die genannte Einstellung am ehesten zu erwarten und durch welche äußeren körperlichen Zeichen läßt sich jene besondere psychische Konstitution erkennen?

Zunächst sei daran erinnert, daß wir beim körperlichen Infantilismus oft auch einen psychischen Infantilismus haben. Infolge der leichten Beeinflußbarkeit, der mangelnden Diszipliniertheit des Willens, der starken Reaktion auf exogene Einwirkungen usw. sind Infantile mehr oder weniger unfähig, über ihren Beschwerden zu stehen, so daß sie früher oder später unterliegen. Es hängen daher manche gynäkologischen Beschwerden im Gebiet der kleinen Gynäkologie mit der psychischen Konstitution zusammen.

Diese Parallele zwischen körperlicher und seelischer Minderwertigkeit erfährt eine Stütze auf dem Gebiete der Geisteskrankheiten. L. Fränkl untersuchte ein Material von über 500 geisteskranken Frauen und fand bei 176 Kranken mit Dementia praecox in 72% hochgradige Veränderungen am Genitale. Seine Resultate wurden durch seine Schüler Hauck und Kohler, sowie durch Geller bestätigt.

Aber auch ohne Infantilismus bestehen zwischen Körperbau und seelischem Verhalten gewisse Zusammenhänge. Das ausgezeichnete Buch des Psychiaters Kretschmer „Körperbau und Charakter" bedeutet daher auch für die Gynäkologie einen wichtigen Fortschritt und es ist überaus zu begrüßen, daß auch Gynäkologen wie Mathes, Galant-Susmann versucht haben, eigene Körpertypen des Weibes mit bestimmten psychischen oder psychosexuellen Eigenschaften und mit bestimmten Beziehungen zu gynäkologischen Beschwerden aufzustellen. Leider aber lassen sich ihre Ergebnisse vorerst noch nicht verallgemeinern, so wünschenswert es auch wäre, daß wir quasi aus dem körperlichen Anblick unserer Patientinnen gleich einen Einblick in die Tiefen ihrer Seelen bekämen.

Immerhin zeichnen sich auch heute schon einige Linien ab. Eine wichtige Bedeutung kommt jedenfalls dem asthenischen und dysplastischen Körpertyp zu. Bei ihnen findet sich nach Kretschmer am ehesten eine schizothyme Anlage mit Überempfindlichkeit gegen Erlebnisreize, mit Reizbarkeit, Affektstauung, dem Impuls inäquaten

Ausdrucksformen, psychomotorischen Besonderheiten usw.; während der Pykniker eine biologische Affinität zur zyklothymen Anlage hat. Darum ist bei Asthenischen und Dysplastischen eine besondere Reaktion auf Reize zu erwarten. Mathes betont, daß von den Mädchen mit Dysmenorrhöe viele dem Typ intersexe angehören, die ihrem Körperbau nach asthenisch sind. Hirsch fand an seinem Material, daß die Dysmenorrhöepatientinnen ihrem Körperbau nach zerfallen in Asthenicae 85%, Dysplasticae 13%, Pyknicae 2%. Das Überwiegen der Asthenischen ist um so bedeutungsvoller, als diese ihrer seelischen Anlage nach schizothym sind. Wenn demnach Asthenische über Dysmenorrhöe klagen ohne ausreichenden somatischen Befund, so muß man in vermehrtem Maße an eine psychogene Entstehung denken. Ein von Kronfeld untersuchtes Material von Sexualpsychopathen gehörte körperlich fast ausschließlich dem asthenischen Typ mit eunuchoider Tendenz an und zeigte psychisch ein ausgesprochen schyzothymes Verhalten. A. Weil fand unter etwa 300 Homosexuellen ungefähr 70% langaufgeschossene Astheniker, bei denen er außerdem größtenteils eine Tendenz zu eunuchoiden Proportionen feststellen zu können glaubte.

Die alten Versuche, aus dem übrigen Körperbau (Schädel, Mund, Nase, Auge) auf seelische Anlagen zu schließen (Gall, Carus) werden neuerdings zwar wieder aufgenommen (Peters), aber praktisch brauchbare Resultate sind bis jetzt nicht erzielt.

Auch der Gesichtsausdruck im ganzen gestattet den gewünschten Einblick in die Seele oft nicht mit der nötigen Zuverlässigkeit, so sehr auch die Darwinschen Studien über den Gesichtsausdruck durch Krukenberg, Kirchhof u. a. neuerdings eine Wiederbelebung erfahren haben.

Dasselbe gilt von der Hand als Symbol der Seele. Wohl mag der Franzose Désbarolles mit seinem Buch „Les Mystères de la main" um die Mitte des letzten Jahrhunderts Aufsehen erregt haben, für die wissenschaftliche Medizin fehlen ihm die exakten Grundlagen. Daran kann auch Margarete v. Suttner nichts ändern, die mit ihrer kleinen Broschüre „Die Geheimnisse der Hand" den Versuch machte, Désbarolles wieder zu neuem Leben zu erwecken. Damit soll natürlich der Hand, die ein so hervorragendes Ausdrucksmittel der Seele ist, nicht an sich die Bedeutung abgesprochen werden. Aber die üblichen alten Methoden der Deutung aus den Handlinien sind wenig vertrauenerweckend. Es ist indes hier nicht der Platz, auf diese Dinge näher einzugehen.

Daß aber zwischen Form und Muskelspiel der Hand (Händedruck) und der seelischen Persönlichkeit innere Beziehungen bestehen, läßt sich nicht bestreiten. Das tritt besonders deutlich heraus beim Vergleich der Hände verschiedener Persönlichkeiten. Natürlich dürfen wegen der sekundären Verformung der Hand durch den Beruf nur Menschen mit gleichartiger Arbeit verglichen werden. Aber dabei sieht man zuweilen, wie die Seele sich in frappanter Weise auf der Hand widerspiegelt. Wir haben in Abb. 223 die „nervöse Hand" eines 28jährigen Dienstmädchens, das immer „in voller Fahrt ist", sich am Leben verzehrt und wegen Dysmenorrhöe und zahlreicher anderer nervöser Klagen, wie Kopfschmerzen und Magenbeschwerden in unserer Behandlung stand. Ihr steht gegenüber die „gemütliche, affektlose" Hand einer 37jährigen Bauerntochter, die konfliktlos durchs Leben ging und wegen eines Ovarialtumors zu uns kam.

Ebenso wie hier die Unterschiede der Hände die verschiedenen seelischen Persönlichkeiten andeuten, kann in anderen Fällen die auffallende Gleichheit der Hände auch die charakterliche Gleichheit und die gleiche Reaktionsart auf das Leben, hauptsächlich bei Angehörigen derselben Familie, verraten und am Ende besondere Familienmerkmale zum Ausdruck bringen. In Abb. 224 haben wir zwei auffallend ähnliche Hände zweier Schwestern mit ganz gleicher Gemütsverfassung. Handproportion, Finger und Nagelform sind sich zum Verwechseln ähnlich. Der einzige Unterschied ist der Altersunterschied, der durch einen größeren Faltenreichtum der einen Hand zum Ausdruck kommt.

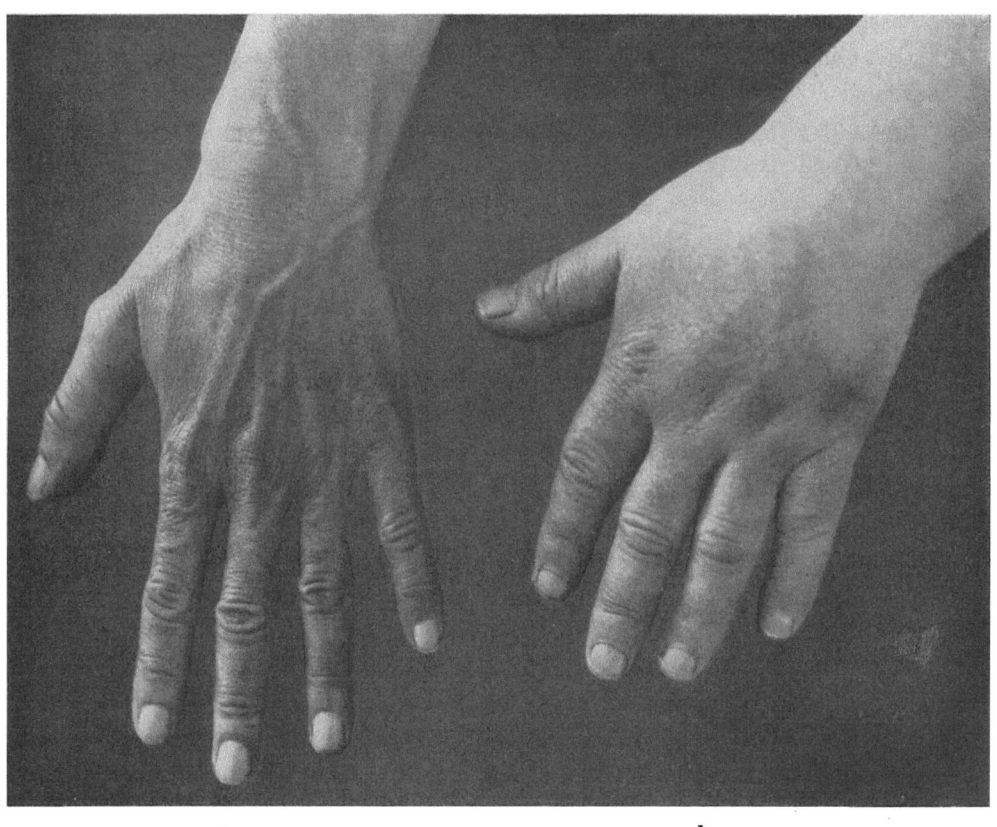

a b

Abb. 223. Hand als Ausdruck der seelischen Verfassung; hochgradige Unterschiede der Hand bei sozial Gleichgestellten.
a „nervöse" Hand einer 28jährigen. b „affektlose" Hand einer 37jährigen.

Auch der Handschrift sei hier als einer Ausdrucksbewegung seelischer Vorgänge besonders gedacht. Man mag über die Handschriftendeutung der Laien denken wie man will; durch die systematischen Arbeiten von Klages ist die Frage „Handschrift und Charakter" auf eine wissenschaftliche Grundlage gestellt und hat Anspruch, künftighin ernst genommen zu werden. Wenn wir in der Regel unsere persönliche Diagnostik auch nicht auf die Handschrift aufbauen werden, so kann doch auch diese unter Umständen willkommene diagnostische Anhaltspunkte und brauchbare charakterologische Ergänzungen oder Winke geben. Nach Klages entspricht das Ebenmaß der Handschrift dem Grad des persönlichen Gleichmuts und der Mangel an Ebenmaß dem Grad der persönlichen Erregbarkeit.

In mancher Richtung ist auch die Art der Beschwerden ein Hinweis auf eine besondere Seelenverfassung. Wir müssen dabei davon ausgehen, daß der Sexualtrieb „Verwandlungen" durchmachen und in psycho-physiologischen Äußerungsformen wieder zum Ausdruck kommen kann. Die „Konversion" des Sexualtriebes (Freud) führt zu mancher „Angstneurose", wie Stekel in seinem Buch „Nervöse Angstzustände" eingehend beschrieben hat. Was daher auf gebremste Sexualregungen hinweisen kann, sind

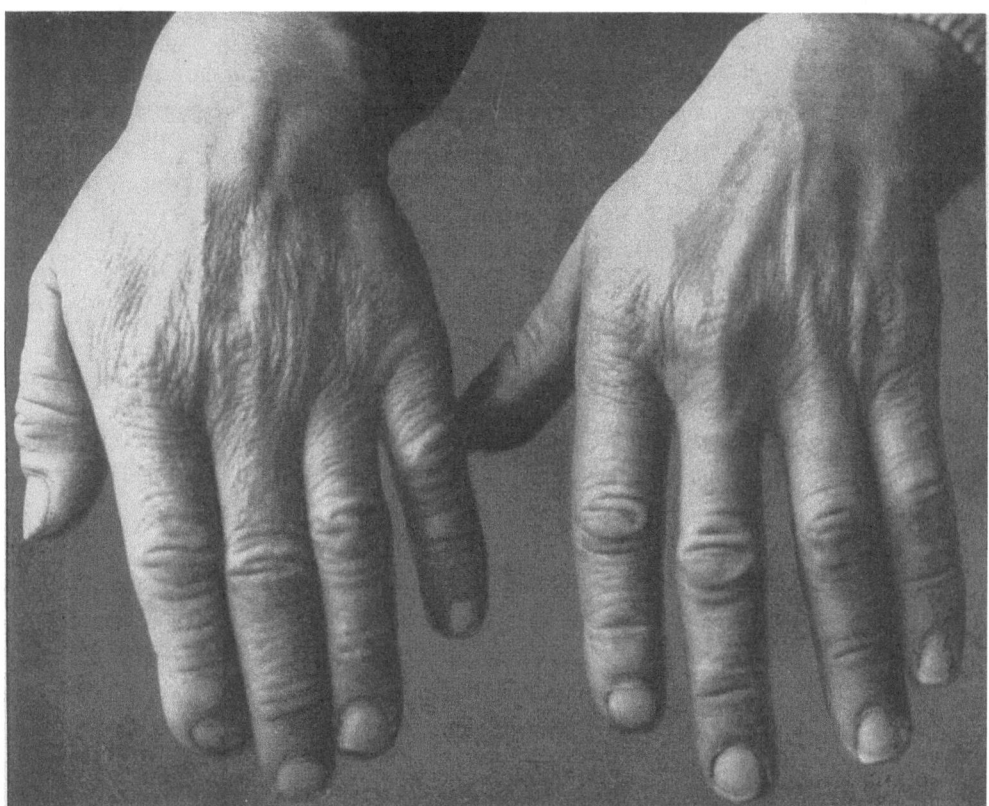

Abb. 224. Hochgradige Ähnlichkeit der Hände bei zwei Schwestern mit gleicher Gemütsverfassung.

Unruhe, Schlaflosigkeit, aufregende Träume, Gewichtsabnahme ohne nachweisbare Ursache, Magenstörungen, Atemnot, Herzbeschwerden oder andere Störungen des vegetativen Nervensystems, kurz, jenes unübersehbare Heer zahlloser, an den verschiedensten Körperstellen lokalisierter Klagen, in das sich auf somatischer Grundlage nur schwer ein innerer Zusammenhang hineinbringen läßt. Manche der Beschwerden mögen dabei auf dem Wege der „Symbolbildung" entstanden sein.

Auch die Art, wie die Beschwerden geäußert werden, fällt zuweilen sehr auf. Die eine Sorte von Patientinnen macht einen gehemmten Eindruck, das Gesicht ist fast maskenartig, leblos, ohne Mienenspiel; die Beschwerden werden oft ganz träg und affektlos vorgebracht, als ob es die Kranken selbst gar nichts anginge. Die anderen sind sehr aufgeregt, sprechen lebhaft mit nervösem Mienenspiel und stehen ihren eigenen Beschwerden sehr gereizt, fast feindselig gegenüber, als ob es gälte, auf einen anderen einen Angriff zu machen. Beiden ist gemeinsam, daß sie die Beschwerden sozusagen personifizieren und auf ein anderes

Ich übertragen. Tatsächlich spielt dieser „andere" in uns oder das sog. „es" bei beiden eine große Rolle; verschieden aber ist die Einstellung zum „anderen", oder besser gesagt, die Ausdrucksform dieser Einstellung. Beide Arten von Kranken sind durch den Arzt schwer belehrbar, die ersten infolge mangelnden Intellektes, die letzten infolge gespannten Affektes.

Man sieht, wir müssen aus den verschiedenen Gegenden Steinchen um Steinchen zusammentragen, um die Konstitution zu erkennen und das Gebäude der Persönlichkeit, das für die richtige Diagnose und richtige Behandlung so wichtig ist, aufzurichten. Die Gesamtpersönlichkeit spielt aber bei vielen gynäkologischen Symptomen auf dem Gebiete der kleinen Gynäkologie eine sehr wichtige Rolle, und zwar nicht nur für die Entstehung der Beschwerden, sondern auch für ihre subjektive und objektive Bewertung und Behandlung. Es ist daher unmöglich, als reiner Organspezialist ein guter Gynäkologe oder allgemeiner Arzt zu sein.

Zwölftes Kapitel.
Praktische Konsequenzen aus der Konstitutionsforschung.

Aus der großen Bedeutung der Konstitution für die Geburtshilfe und Gynäkologie erwachsen wichtige praktische Konsequenzen. Da die Konstitution sowohl auf Entstehung, als auch auf Verlaufsart von gynäkologischen Krankheiten, sowie auf den Ablauf von Geburten und Wochenbetten weitgehenden Einfluß haben kann, muß der weitsichtige Arzt auf sie Rücksicht nehmen, sei es, daß er als Diagnostiker oder Therapeut gynäkologischen Beschwerden gegenüber steht, sei es, daß er Berufs- oder Eheberatung ausübt.

Die in Betracht kommenden zahlreichen Einzelheiten wurden in den vorstehenden Ausführungen näher erörtert. Um Wiederholungen zu vermeiden, begnügen wir uns daher hier mit einzelnen Hinweisen.

Bei der Entstehung von Tumoren, besonders Karzinomen und Myomen, genügt die einfache Feststellung der Geschwülste nicht mehr. Wir müssen vielmehr im Hinblick auf die Möglichkeit der Vererbung mit unseren Anamnesen über die Person der Tumorträgerin hinausgehen und genaue Familienforschung treiben. Die gleiche Aufgabe erwächst uns bei Mißbildungen und anderen vererbbaren Erkrankungen, sei es, daß angesichts der Mißbildung eines Neugeborenen bestürzte Eltern uns ihre Sorgen über das Schicksal weiterer Kinder vortragen, oder daß Ehekandidaten, aus belasteten, am Ende noch untereinander verwandten Familien ängstliche Fragen an die Zukunft haben.

Leider können wir in den meisten Fällen keine bestimmten Urteile abgeben, weil wir die Vererbungsgesetze noch viel zu wenig kennen. Schuld an dieser mangelnden Kenntnis ist zu nicht geringem Teil der Umstand, daß die Dinge bisher zu wenig beachtet wurden, so daß es an einem ausreichenden klinischen Beobachtungsmaterial zur Urteilsbildung fehlt. Um so notwendiger aber ist es, an der Sammlung dieses Materials gewissenhaft zu arbeiten. Freilich wird frühestens die nächste Generation den Gewinn haben; aber das ist kein Grund, daß wir überhaupt nicht anfangen, denn wo kein Anfang, kann kein Fortschritt sein.

Bei nicht wenigen Dysmenorrhöen, besonders junger Mädchen, ragen die Wurzeln des Leidens durch den Körper hindurch ins Seelische hinein oder greifen ebenfalls über die Person der Erkrankten hinaus auf die Umwelt und das Leben über. Manche Dysmenorrhöen entspringen daher der konstitutionellen Einstellung zur Umwelt und stellen oft nichts anderes als eine Erlebnisreaktion dar. Es sollte daher jede Dysmenorrhöeanamnese die Entwicklungsjahre in körperlicher und seelischer Richtung eingehend analysieren. Dabei kann man oft finden, daß die Kranken in der Umgebung dysmenorrhoischer Schwestern aufgewachsen sind und sich dort unter dem Eindruck des manchmal dramatischen Ablaufes der Menstruation quasi infiziert haben. Oder die Dysmenorrhöe erweist sich als die Folge zu großer Ansprüche an die somatische Konstitution, als eine Art „Protesterscheinung", oder als die Auswirkung innerer Konflikte.

Die virginelle Retroflexio ist so oft nur ein Teilbild einer allgemeinen Entwicklungshemmung und der virginelle Prolaps deutet gewöhnlich auf eine angeborene Minderwertigkeit des Stütz- und Haftapparates hin. All das aber fällt nicht nur für eine etwaige Operationsprognose, sondern auch für die Begutachtung eventueller Unfallfolgen in die Wagschale.

Der Operateur muß sich vor Augen halten, daß der primäre Operationserfolg oft mit der Konstitution zusammenhängt, indem die Gefahr einer Operation nicht selten weniger durch die örtlichen Verhältnisse bestimmt wird als durch die allgemeine Konstitution, wie Störungen des endokrinen Systems, Diabetes, Status thymico-lymphaticus, Tropfenherz, Überempfindlichkeit gegen Medikamente und Narkose. Neben der körperlichen muß der Operateur auch auf die seelische Verfassung Rücksicht nehmen, wenn er vor Mißerfolgen bewahrt bleiben und den sich ihm anvertrauenden Kranken das Kranksein erleichtern will. Darum müssen auch bei der kunstvollsten Messerführung Herz und Seele dabei sein.

Auch das Tempo der Rekonvaleszenz, Grad und Zeitpunkt der Wiedererlangung der Arbeitsfähigkeit richten sich in hohem Maße nach der seelischen Spannkraft und nach dem Willen zur Gesundung. Es ist überaus verständlich, daß Frauen, die sich vor der Rückkehr in den Kampf ums Dasein und in das Martyrium ihrer Ehe scheuen, langsamer genesen als die gegenteilig eingestellten.

In der Geburtshilfe müssen wir versuchen, Wehenprognose auf Grund der Konstitution zu treiben. Weiter ist die Abhängigkeit der Reaktion auf Wehenmittel von der Konstitution, die Toleranz gegen Blutverluste und anderes zu studieren. Da bei genauem Zusehen verschiedene Familienmitglieder sich beim Ablauf der Geburt ziemlich gleich verhalten, bedarf auch hier die Familienanamnese künftighin weit größerer Berücksichtigung als bisher. Es sollte im Lauf der Zeit gelingen, zum vornherein die „dystoken" und „eutoken" Frauen zu erkennen und für die Aufstellung dieser Gruppen bestimmte Grundlagen zu schaffen.

Besonders wichtig ist die Konstitution für die sog. kleine Gynäkologie. Gerade hier ist so oft die Berücksichtigung der Gesamtpersönlichkeit besonders nötig. Sie schützt uns vor zwei großen Fehlern, die praktisch nicht selten vorkommen: 1. davor, Symptome zu überwerten und Symptome zu behandeln, 2. davor, Symptome zu vernachlässigen und eine Hilfesuchende für gesund zu erklären, weil wir für ihre Klagen keinen ausreichenden Befund haben. Wer das tut, vergißt, daß das Maß der Belästigung nur durch den Kranken selbst empfunden werden kann, und daß, von Ausnahmen abgesehen, die Frauen, die den Gynäkologen aufsuchen, irgendwo krank sind, wenn vielleicht auch auf einem anderen Gebiet als sie es vermuten.

Gerade in der kleinen Gynäkologie sind von einem bestimmten Organ ausgehende Erscheinungen sehr oft nichts weniger als der Ausdruck einer rein lokalen Erkrankung dieses Organs. Man muß vielmehr wissen: das Organ ist ein Glied des Körpers und als solches vielleicht nur eine Stelle, an der Erkrankungen des Gesamtkörpers oder des endokrinen Systems sich äußern. Der Körper selbst ist ein Teil der Person mit einer bestimmten seelischen Einstellung zu ihrem Leiden. Die Person wieder ist ein Glied des Lebens, auf dessen Reize sie ja nach körperlicher und seelischer Verfassung individuell reagiert. Bei der gerade dem Weibe eigenen engen Verbindung zwischen Seelenleben und Sexualsphäre und bei den vielfachen Beziehungen zwischen Zentralnervensystem und vegetativem Nervensystem darf man nicht außer acht lassen, daß es **gynäkologische Symptome geben kann, ohne gynäkologisch krank zu sein. Nicht selten segeln Allgemeinleiden unter einer gynäkologischen Flagge.**

Es ist daher eine recht oberflächliche Einstellung, wenn man etwa einen Ausfluß einfach für das Zeichen eines Gebärmutterkatarrhs und Kreuzschmerzen für den Beweis einer „Knickung" hält, oder Schmerzen in den seitlichen Unterbauchgegenden als „Eierstock- oder Eileiterentzündung" anspricht. Der Arzt, der so handelt, bleibt nicht nur diagnostisch an der Oberfläche haften, er vergißt auch, daß seine autoritativen Äußerungen auf die Kranken stark suggestiv wirken und das Krankheitsbewußtsein der Hilfesuchenden nähren. Manche bis dahin nicht eigentlich unterleibskranke Frau nimmt z. B. mit der Mitteilung, daß sie eine „Knickung" habe, die feste Überzeugung, gynäkologisch krank zu sein, mit nach Hause. Obendrein macht sie sich daraus um so ernstere Gedanken, als gerade ein Unterleibsleiden für manche Frauen das deprimierende Gefühl der geschlechtlichen Untüchtigkeit mit allen Konsequenzen hat. Der Arzt ist daher in Verkennung der Konstitution geradezu zum „krankmachenden Faktor" geworden.

Er wird es erst recht, wenn er auf Grund einer unrichtigen Diagnose nun auch noch eine unsachgemäße Therapie einleitet und durch fortgesetzte örtliche Maßnahmen, wie Tamponlegen, Spülungen, Ätzen, Brennen die Vorstellung unterleibskrank zu sein immer mehr nährt. Die Folge ist, daß die Kranke immer kränker wird, an Vertrauen verliert, das ärztliche Ansehen ins Wanken gerät und die Patientin ihre Zuflucht beim Kurpfuscher sucht.

So glänzend die Erfolge des Messers und so unbestritten seine Herrschaft auf dem Gebiet der sog. „großen Gynäkologie" sind, so fraglich ist es, ob die Übertragung des Messers auf die „kleine Gynäkologie" die gleiche Anerkennung verdient. Der von unserer großen Lehrmeisterin, der Chirurgie, übernommene Grundsatz, daß der Sitz von subjektiven Krankheitssymptomen mit dem Sitz der Krankheit zusammenfallen muß, stimmt zum mindesten in der kleinen Gynäkologie sehr oft nicht. Die rein chirurgische Organgynäkologie, wie sie namentlich manche der sog. Chirurgo-gynäkologen belieben, wirkt daher oft genug nicht zum Wohl der Frauen. Es ist nicht richtig, daß jeder, der eine Operationsmethode technisch beherrscht, sie auch durch richtige Indikationsstellung gewinnbringend anwenden kann.

In dieser Richtung besteht ein großer Unterschied zwischen der sog. großen und kleinen Gynäkologie. Dort ist die Indikationsstellung relativ leicht, die Technik beherrscht das Feld; darum erzielt eine kunstgeübte Hand noch Erfolge, wo eine andere versagt. Aber auch der große Operateur ist, wie erwähnt, kein reiner Techniker. Auch er darf nicht vergessen, daß hinter den großen Tumoren der Patient mit seiner körperlichen und seelischen Konstitution steht.

In der kleinen Gynäkologie beherrscht die Indikationsstellung das Feld und wird von entscheidender Bedeutung. Die Technik tritt ihr gegenüber in den Hintergrund. Eine noch so sichere Hand mag das Messer noch so glänzend führen, es ist oft genug zum Mißerfolg verurteilt, wenn nicht eine kritische Indikationsstellung ihm sein Gebiet anweist. Wer das vergißt, findet zwar oft nach seinen Operationen die Organe „anatomisch normal", aber die Menschen krank. Es ist aber schon ein Unglück, wenn man mit einer Operation einem wirklich Organkranken nichts nützt. Aber wenn bis dahin gynäkologisch gesunde Frauen auf dem Gebiet der kleinen Gynäkologie von einer Operation mehr Nachteil als Nutzen haben, so sind das die denkbar traurigsten Irrungen einer einseitigen organspezialistischen Einstellung.

Aber ebenso wie das Messer kann auch eine andere Form der allzu lokalistisch eingestellten Behandlung nachteilig sein. Nur zu oft verbergen sich hinter gynäkologischen Symptomen Anomalien der körperlichen und seelischen Konstitution, denen man mit Lokalbehandlung nicht beikommen kann.

In körperlicher Hinsicht sei nur an die große Bedeutung des Infantilismus, der Hypoplasie, der Asthenie, der Enteroptose, der Obstipation und der endokrinen Störungen erinnert.

In seelischer Hinsicht ist zu bedenken, daß viele Frauen weit weniger unter den gynäkologischen Symptomen leiden als unter dem Inhalt, den sie ihnen geben. Einiges darüber sei angedeutet. Das Zeitalter der Versicherungsmedizin scheidet die Kranken in zwei große Gruppen: die eine hat im Kranksein eine Erwerbsmöglichkeit ohne Leistung und die andere nicht. Das erste führt zu „Begehrungsvorstellungen", steigert die Symptome und hemmt den Willen zur Gesundung. Was der gute Wille vermag, sehen wir jeden Tag an den Schwangerschaftsbeschwerden bei Frauen, die das Kind wirklich wollen und bei denen, die es nicht wollen. Jene tragen die größten Lasten mit bewunderungswürdigem Mut und sind oft geradezu ehrfurchtgebietende Märtyrinnen; die letzteren brechen oft genug unter den minimalsten Belästigungen zusammen.

Die berufstätige Frau und gar die im freien Beruf tätige Frau steht gynäkologischen Symptomen anders gegenüber als die andere. Solange sie darauf abzielt, im Berufe etwas zu leisten und Karriere zu machen, fühlt sie sich durch die genitalen Vorgänge nur gehemmt, betrachtet sie als „biologische Sinnlosigkeit" und sieht auch über größere Störungen absichtlich hinweg. Anders wenn sie Braut wird; jetzt bedeuten die kleinsten Anomalien ein ernstes Fragezeichen an die Zukunft.

Die Ledige verhält sich anders als die Verheiratete und die in harmonischer Ehe Lebende wieder anders als die Unharmonische. Was die eine dem Manne zuliebe still trägt und abschwächt, bauscht die andere ihm zuleide auf.

Eine andere Ursache gynäkologischer Scheinkrankheiten ist die moderne Volksaufklärung und die mit der Halbbildung verbundene Verirrung der Phantasie und die übertriebene Furcht vor Krankheiten. Gar manche Frauen kommen in die gynäkologischen Sprechstunden mit Klagen über Ausfluß. Tatsächlich treibt sie etwas ganz anderes her, nämlich die Angst vor Krebs, vor Ansteckung, vor einer auffallenden Gewichtsabnahme u. dgl. Aber aus Scheu, „mißverstanden" zu werden, oder aus Scham, einen geheimen Fehltritt bekennen zu müssen, oder aus anderen, oft nicht leicht auffindbaren Gründen sprechen die Frauen darüber nicht, sondern geben nur den Ausfluß an, auch wenn er an sich gar nicht so stark ist.

Zu diesen verschiedenartigen Beziehungen zwischen psychischer Konstitution und gynäkologischen Symptomen kommen weitere hinzu. Bewußte oder unbewußte Vorstellungen mit sexuellem Inhalt und auch das Traumleben spielen z. B. beim Fluor albus eine nicht unwichtige Rolle. Die hierher gehörigen Patienten sind einesteils solche, die — durch gynäkologische Massage sexuell geweckt — in der Fortsetzung dieser Behandlung eine Möglichkeit sexueller Befriedigung finden und eine Genesung gar nicht wünschen. Die anderen sind sexuell Unbefriedigte, aber ewig Hungernde; hierher gehören vielleicht manche entlobte Braut, Witwen, kinderlose Ehefrauen mit lebhaftem Kinderwunsch.

Nicht unwichtig ist endlich das Vorhandensein eines inneren Konfliktes zwischen dem primitiven Sexualtrieb und dem Mutterschaftstrieb oder zwischen Naturtrieb und Moral. Zur ersten Gruppe gehören Patienten, die nach frohem Jugendgenuß angesichts einer Heiratsaussicht fürchten, sich um das Mutterglück gebracht zu haben. In die andere Gruppe gehören jene Kranken, die irgendwo vorehelich oder außerehelich „von der verbotenen Frucht" aßen, aber den „Mut zur Sünde" nicht haben.

Wer an all diesen Dingen vorübergeht und nur die gynäkologischen Beschwerden sieht oder schließlich seine gynäkologischen Bemühungen mit der Diagnose „Nihil" abschließt, hat oft in diagnostischer und therapeutischer Hinsicht die höchsten Stufen ärztlicher Kunst nicht erreicht. Ich habe diesen Dingen in dem Buche von Schwarz: „Psychogenese und Psychotherapie körperlicher Symptome" ein besonderes Kapitel gewidmet. Wir Ärzte müssen uns ihrer annehmen, wenn wir verhindern wollen, daß die Laien uns überflügeln und eine an sich aussichtsreiche Richtung der modernen Medizin in falsche Bahnen leiten.

Wer ihre Bedeutung in der kleinen Gynäkologie ableugnet, der hat sich entweder für seine Patienten nicht die nötige Zeit genommen oder ist aus anderen Gründen vor den Toren ihrer Seele stehen geblieben, aber oft nicht zum Nutzen seiner Schutzbefohlenen.

Je mehr man sich mit diesen Dingen befaßt, desto mehr sieht man, die kleine Gynäkologie muß sich mit der „Pathologie der Persönlichkeit" beschäftigen, wenn sie den Kranken nützen und den Arzt selbst befriedigen soll. Bei näherem Zusehen erweisen sich nicht so selten scheinbare gynäkologische Symptome, wie Kreuzschmerzen, Unterleibsschmerzen, Dysmenorrhöe nur als örtlicher Ausdruck des Versagens der den Anforderungen des Lebens gegenüber unzulänglichen Persönlichkeit. Daher sind manche dieser Patienten mehr „schicksalskrank" als gynäkologisch krank. Wo aber die Krankheitswurzeln in die Tiefe der Konstitution, ins Innerste der Seele, in Ehe, Schicksal und Leben hineingreifen, da ist das Messer zum therapeutischen Mißerfolg verurteilt, aber ebenso auch jede andere organspezialistische Lokalbehandlung. Schicksal, „Schicksalskrankheit" und Leben lassen sich mit diesen Dingen nun einmal nicht ändern. Es muß daher Aufgabe der akademischen Lehrer sein, zu verhindern, daß auch künftige Ärztegenerationen immer wieder diese zum mindesten wertlosen, oft genug aber geradezu schädlichen Versuche machen. Der Standpunkt, als könnte man der Frauen tausendfaches Ach und Weh von einem Punkte aus kurieren, muß aufhören, sonst sinkt der Gynäkologe von der Höhe des Arztes herab zum Techniker. Wohl bringen unsere gynäkologischen Patienten — zunächst wenigstens — einen Uterus mit, aber sie kommen doch aus dem Leben, und was sie von dort mitbringen, ist oft viel wichtiger als der Uterus.

Fassen wir zusammen, so haben wir in der kleinen Gynäkologie zu wenig kausales Denken (Liepmann), zu oft Behandlung ohne Diagnose und zuviel therapeutischen Schematismus. Irrtümer über die Pathogenese, eine zu materialistische Einstellung und mangelnde diagnostische Schärfe führen zu wenig kritischer Anwendung von ungeeigneten Mitteln an ungeeignetem Ort, die darum den therapeutischen Mißerfolg in sich tragen müssen. Wenn ein so erfahrener und angesehener Forscher und Arzt wie Menge die Fluorbehandlung für eine der schwierigsten Aufgaben hält, dann muß man sich eigentlich wundern, daß soviele Ärzte, oft sogar ohne innere Untersuchung, den Mut zu jenem bekannten therapeutischen Schematismus aufbringen.

Diese Ausführungen sind kein Angriff auf das Messer an sich — denn das wäre ein Unrecht —, aber eine Warnung vor dem Messer am unrechten Ort. Die Beherrschung der operativen Technik, die vor 50 Jahren als Gnadengeschenk besonders Berufener galt, muß heute als selbstverständliche Voraussetzung gefordert werden für jeden Gynäkologen, der auf der Höhe seiner Mission ist. Dem gut geführten Messer soll daher in keiner Weise Abbruch geschehen. Es muß auch künftighin für den Gynäkologen eine Conditio sine qua non bleiben; aber es darf nicht sein einziges Rüstzeug sein, sonst wird die Gynäkologie zur „Messergynäkologie", zur Organbehandlung an Stelle der Menschenbehandlung und schadet allen Beteiligten.

Das haben schon die großen Meister unseres Faches, wie Hegar und Krönig, erkannt, die wußten, daß der Uterus oft nicht Sitz, sondern nur Wegweiser zur Krankheit ist. Wir sollten hinter ihnen nicht zurückbleiben und wir werden das nicht tun, wenn wir uns immer der hohen Bedeutung der Konstitution bewußt sind. Der wahre Arzt muß immer vor Augen haben, daß er nicht einfach kranke Organe, sondern vielmehr kranke Menschen mit einer individuellen Persönlichkeit vor sich hat, von deren Reaktion auf das Leben und Kranksein oft genug gilt:

> „Nach dem Gesetz, nach dem du angetreten,
> Mußt du vollenden deinen Lauf!"

Literaturverzeichnis.

Einleitung.

Adler, Individualpsychologie. — *Aschner*, Die Konstitution der Frau. München: J. F. Bergmann 1924. — *Bartel*, Über die hypoplastische Konstitution und ihre Bedeutung. Wien. klin. Wochenschr. 1908. Nr. 22. — *Derselbe*, Über Konstitution und Krankheiten. Verhandl. d. dtsch. pathol. Ges. Erlangen 1910. — *Derselbe*, Das Konstitutionsproblem in seiner Beziehung zur Tuberkulose. Zentralbl. f. d. ges. Tuberkuloseforschung. Bd. 17, S. 389. 1922. — *Bartels*, Das Weib in der Natur- und Völkerkunde. Leipzig 1913. — *Bauer, J.*, Die konstitutionelle Disposition zu inneren Krankheiten. II. Aufl. Berlin: Julius Springer 1921. — *Bauer, Julius*, Vorlesungen über die allgemeine Konstitutions- und Vererbungslehre. Berlin: Julius Springer 1921. — *Baur, H.*, Über Vererbung und Rassenhygiene. Jena: Fischer 1912. — *Baur, Fischer* und *Lenz*, Menschliche Erblichkeitslehre. München 1921. — *Beneke*, Konstitutionskrankheiten des Menschen. Marburg 1881. — *Derselbe*, Die anatomischen Grundlagen der Konstitutionsanomalien. Marburg 1878. — *Derselbe*, Über Krankheitsvererbung und Krankheitsanlage. Halle 1916. — *Biedl*, Innere Sekretion und ihre physiologische Grundlage und ihre Bedeutung für die Pathologie. IV. Aufl. Berlin-Wien 1922. — *Borchardt*, Klinische Konstitutionslehre. Urban und Schwarzenberg 1924. — *Brugsch*, Allgemeine Prognostik. II. Aufl. Urban und Schwarzenberg 1922. — *Derselbe*, Einführung in die Konstitutionslehre, ihre Entwicklung zur Personallehre, in Brugsch und Lewy: Die Biologie der Person. Bd. 1, S. 1. — *Brugsch* und *Lewy*, Die Biologie der Person. Urban und Schwarzenberg 1926. — *Bucura*, Geschlechtsunterschiede beim Menschen. Wien: Hölder 1913. — *Derselbe*, Die Eigenart des Weibes, Ursachen und Folgerungen. Wien und Leipzig 1918. — *Derselbe*, Zum Vererbungsproblem in der Geburtshilfe und Gynäkologie. Wien. med. Wochenschr. 1923. S. 1101. — *Chvostek*, Konstitution und Blutdrüsen. Wien. klin. Wochenschr. 1912. S. 6. — *Diepgen* und *Schröder*, Über das Verhalten der weiblichen Geschlechtsorgane bei Hysterie, Herzleiden und Chlorose. Zeitschr. f. klin. Med. Bd. 59, H. 2/4. — *Eppinger* und *Heß*, Die Pathologie des vegetativen Nervensystems. Zeitschr. f. klin. Med. Bd. 67, H. 5/6. u. Bd. 68, H. 3 u. 4. — *Falta*, Die Erkrankungen der Blutdrüsen. Wien 1913. — *Flatau*, Psychogene Ursachen gynäkologischer Beschwerden. Verlag der ärztl. Rundschau. München 1925. — *Freund, R.*, Abnorme Behaarung bei Entwicklungsstörungen. Hegars Beitr. z. Geburtsh. u. Gynäkol. Bd. 3, S. 181. — *Freund* und *Mendelsohn*, Der Zusammenhang des Infantilismus des Thorax und des Beckens. Stuttgart 1908. — *Freund* und *v. d. Velden*, Anatomisch begründete Konstitutionsanomalien. Handb. d. inn. Med., von Mohr u. Stähelin Bd. 4, S. 533. 1912. — *Freund, W. A.*, Zur Anatomie, Physiologie und Pathologie der Douglas-Tasche. Hegars Beitr. Bd. 2, S. 326. — *Derselbe*, Die gynäkologische Klinik. — *Derselbe*, Die mechanische Disposition der Lungenspitze zur Phthise. Berlin 1906. — *Derselbe*, Die Beziehungen der weiblichen Geschlechtsorgane zu anderen Organen. Volkmanns Vortr. Nr. 274. — *Goldscheid*, Höherentwicklung und Menschenökonomie. Leipzig 1911. — *Hegar, A.*, Die Kastration der Frau. Volkmanns Sammlung klinischer Vorträge. Nr. 136—138. — *Derselbe*, Der Zusammenhang der Geschlechtskrankheiten mit nervösen Leiden. Stuttgart 1885. — *Derselbe*, Abnorme Behaarung. Hegars Beitr. z. Geburtsh. u. Gynäkol. Bd. 1, S. 111. — *Derselbe*, Der Geschlechtstrieb. Stuttgart 1894. — *Derselbe*, Entwicklungsstörungen, Fötalismus und Infantilismus. Münch. med. Wochenschr. 1905. Nr. 16. — *Derselbe*, Tuberkulose und Bildungsfehler. Münch. med. Wochenschr. 1899. S. 38. — *Derselbe*, Über abnorme Behaarung bei weiblichen Geisteskranken. Hegars Beitr. z. Geburtsh. u. Gynäkol. Bd. 19. Ergänzungsheft, S. 9. — *Hegar, K.*, Beitrag zur Anatomie und Ätiologie der Hyperanteflexio uteri congenita. Hegars Beitr. z. Geburtsh. u. Gynäkol. Bd. 14, S. 141. — *Hirsch*, Was ist Frauenkunde? Zeitschr. f. Geburtsh. u. Gynäkol. 1912. S. 1648. — *Hueppe*, Über die Ursachen der . . . . . . Infektionskrankheiten und deren Beziehungen zum Kausalproblem und zur Energetik. Naturf.-Vers. Nürnberg 1893. — *Jaschke-Pankow*, Lehrbuch der Gynäkologie. — *Kammerer*, Neuvererbung oder Vererbung erworbener Eigenschaften. Stuttgart-Heilbronn. — *Kraus*, Allgemeine und spezielle Pathologie der Person. Leipzig: Thieme. — *Lenz*, Über die krankhaften Erbanlagen, die Bestimmungen des Geschlechtslebens beim Menschen. Jena

1912. — *Lubosch*, Individualanatomie in Brugsch und Lowy, Biologie der Person. Bd. 1. — *Derselbe*, Grundriß der wissenschaftlichen Anatomie. Leipzig 1925. — *Martius*, Pathogenese innerer Krankheiten. Leipzig und Wien 1900. — *Derselbe*, Krankheitsanlage und Vererbung. Deuticke 1905. — *Derselbe*, Das Kausalprinzip in der Medizin. Urban & Schwarzenberg 1914. — *Derselbe*, Konstitution und Vererbung in ihren Beziehungen zur Pathologie. Berlin: Julius Springer 1914. — *Mathes*, Der Infantilismus, die Asthenie und deren Beziehungen zum Nervensystem. Berlin: Karger 1912. — *Derselbe*, Was bedeutet Konstitution? Münch. med. Wochenschr. 1923. S. 229. — *Derselbe*, Die Konstitutionstypen in der Gynäkologie. Wien. klin. Wochenschr. 1923. S. 291. — *Derselbe*, Die Bedeutung der Sexualkonstitution für die Gynäkologie. Arch. f. Frauenkunde u. Eugenetik. Bd. 9. 1923. — *Derselbe*, Die Konstitution in Halban u. Seitz: Biologie und Pathologie des Weibes. — *Mayer, A.*, Zum klinischen Bild des Infantilismus und der Hypoplasie. Münch. med. Wochenschr. 1910. — *Derselbe*, Ein Beitrag zur Lehre der Hypoplasie der Genitalien usw. Hegars Beitr. z. Geburtsh. u. Gynäkol. Bd. 12, S. 3. 1908. — *Derselbe*, Hypoplasie und Infantilismus in der Geburtshilfe und Gynäkologie. Hegars Beitr. z. Geburtsh. u. Gynäkol. Bd. 15, S. 377. 1910. — *Derselbe*, Zur Konstitutionsfrage in der Frauenheilkunde. Gynäkol. Vers. Innsbruck 1922. — *Derselbe*, Über die chirurgische Ära in der Gynäkologie und die gynäkologischen Grenzgebiete. Zentralbl. f. Gynäkol. 1922. S. 449. — *Derselbe*, Rückblicke und Ausblicke im Gebiet der kleinen Gynäkologie. Zentralbl. f. Gynäkol. 1926. Nr. 14. — *Menge-Opitz*, Handbuch der Frauenheilkunde. — *Neuburger*, Zur Geschichte der Konstitutionslehre. Zeitschr. f. angew. Anatomie u. Konstitutionslehre. Bd. 1. — *Derselbe*, Geschichte der Medizin. Stuttgart: Enke 1906. — *Naecke*, über den Wert der Degenerationszeichen. Monatsschr. f. Kriminalpsychol. I. S. 112. — *Derselbe*, Sind die Degenerationszeichen wertlos? Vierteljahrschr. f. Gerichtl. Medizin. — *Derselbe*, Einige Degenerationszeichen bei Paralytikern und Normalen. Allg. Zeitschr. f. Psych. Bd. 58, S. 1009. — *Novak*, Die Bedeutung des weiblichen Genitales für den gesamten Organismus. Nothnagels Handb. d. inn. Med. Supl.-Bd. 1912. — *Derselbe*, Die Bedeutung der Konstitutionsanomalien und der Konstitutionskrankheiten für den Gynäkologen. Wien. klin. Wochenschr. 1916. Nr. 34. — *Peritz*, Einführung in die Klinik der inneren Sekretion. Berlin: Karger 1923. — *Plate*, Vererbungslehre mit besonderer Berücksichtigung des Menschen. Leipzig 1913. — *Derselbe*, Selektionsprozeß und Probleme der Artbildung. Leipzig und Berlin 1913. — *Rosenbach, Otmar*, Die Betriebspathologie. — *Derselbe*, Grundlagen, Aufgaben und Grenzen der Therapie usw. Urban & Schwarzenberg 1891. — *Seitz*, Die Störungen der inneren Sekretion in ihren Beziehungen zur Schwangerschaft, Geburt und Wochenbett. Verhandl. d. dtsch. Ges. f. Gynäkol. 1913. Bd. 15. — *Sellheim*, Zur Lehre von den sekundären Geschlechtscharakteren. Hegars Beitr. z. Geburtsh. u. Gynäkol. Bd. 1. — *Derselbe*, Kastration und Knochenwachstum. Ibidem. Bd. 2. 1899. — *Derselbe*, Über normale und unvollkommene Dammbildung. Ibidem. Bd. 5, S. 161. — *Derselbe*, Kastration und sekundäre Geschlechtscharaktere. Ibidem. Bd. 5, S. 409. 1901. — *Derselbe*, Der normale Situs der Organe im weiblichen Becken und ihre häufigsten Entwicklungshemmungen. Wiesbaden 1903. — *Derselbe*, Das Geheimnis vom Ewigweiblichen. Stuttgart: Ferd. Enke 1911. — *Siemens*, Einführung in die allgemeine Konstitutions- und Vererbungspathologie. Berlin: Julius Springer 1921. — *Schmidt, M. B.*, Die Bedeutung der Konstitution für die Entstehung von Wehen. Rektoratsrede, Würzburg 1917. — *Schmidt, R.*, Konstitutionspathologie und Balneotherapie. Wien. med. Wochenschr. 1921. S. 1557. — *Stieda*, Chlorose und Entwicklungsfehler. Zeitschr. f. Geburtsh. u. Gynäkol. Bd. 32, S. 60. — *Stiller*, Die asthenische Konstitutionskrankheit. Stuttgart 1907. — *Derselbe*, Grundzüge der Asthenie. Stuttgart 1916. — *Tandler*, Über Infantilismus. Wien. med. Presse 1907. S. 15. — *Derselbe*, Konstitution und Rassenhygiene. Zeitschr. f. angew. Anatomie und Konstitutionslehre. Bd. 1, H. 1. 1913. — *Tandler* und *Groß*, Die biologische Grundlage der sekundären Geschlechtscharaktere. Berlin 1913. — *Tandler* und *Keller*, Über den Einfluß der Kastration auf den Organismus. Arch. f. Entwicklungsmech. d. Organismen. Bd. 31. — *Van den Velden*, Konstitutionskrankheiten, Stoffwechselkrankheiten usw., in v. Bergmann u. Stähelin: Handb. d. inn. Med. Berlin: Julius Springer 1926. Bd. 4, S. 377. 1926. — *Weil*, Die innere Sekretion usw. Berlin: Julius Springer 1921.

Erstes Kapitel.
Unterschiede zwischen Mann und Frau (Physiologie).
A. Unterschiede in körperlicher und funktioneller Hinsicht.
I. Geschlechtsunterschiede im anatomischen Bau.
a) Längen-Breitenwachstum.

Aaron, Wachstum und Ernährung. Biochem. Zeitschr. Bd. 30. 1911. — *Barthels*, In Ploß-Barthels: Das Weib in der Natur und Völkerkunde. VII. Aufl., Bd. 1, S. 350. 1902. — *Bauer, Fischer* und *Lenz*, Die menschliche Erblichkeitslehre. — *Bayer*, Vorlesungen über allgemeine Geburtshilfe. I. Teil: Entwicklungsgeschichte des weiblichen Genitalapparates. Straßburg 1903. S. 97. — *Bowditch*, On the growth of the children. 1877. — *Brugsch*, Allgemeine Prognostik. 2. Aufl. 1922. — *Bucura*, Geschlechtsunterschiede beim Menschen. Wien-Leipzig: Hölder 1913. — *Bumke*, Kultur und Entartung. 2. Aufl. Berlin: Julius Springer 1922. — *Camerer*, Untersuchungen über Menschenwachstum. Jahrb. f. Kinderheilk. Bd. 36. — *Daffner*, Das Wachstum des Menschen. 2. Aufl. 1902. — *Dustin*, Thymus und Thyreoidea. Ann. et bull. de la soc. roy. des sciences méd. et natur. de Bruxelles. Jg. 72, Nr. 5. 1914. — *Friedenthal*, Allgemeine und spezielle Physiologie des menschlichen Wachstums. Berlin 1910. — *Derselbe*, Das Menschenwachstum und seine Gesetze. Die Med. Welt Nr. 23. S. 847. 1927. — *Fritsch-Harles*, Die Gestalt des Menschen. 1895. S. 143. — *Geyer*, Der Mensch. Hand- und Lehrbuch. Union 1902. — *Halban*, Die Entstehung der Geschlechtscharaktere. Arch. f. Gynäkol. Bd. 70, S. 205. — *Derselbe*, Schwangerschaftsreaktion der fötalen Organe. Zeitschr. f. Geburtsh. u. Gyn. Bd. 53, S. 208. — *Harms*, Wesen der Inkretion und ihre Beziehungen für das normale und experimentell beeinflußte Geschehen innerhalb der Lebensphasen der Tiere. Dtsch. med. Wochenschr. 1925. Nr. 16. — *Kammerer*, Ursprung der Geschlechtsunterschiede. Fortschr. f. naturwissenschaftl. Forschung. Bd. 5, S. 1. 1912. — *Keibel* und *Mall*, Handbuch der Entwicklungsgeschichte II. — *Key-Axel*, Die Pubertätsentwicklung und deren Verhältnis zu den Krankheitserscheinungen der Schuljugend. 1890. — *v. Lange*, Die Gesetzmäßigkeit im Längenwachstum des Menschen. Jahrb. d. Kinderheilk. 1903. — *Derselbe*, Die normale Körpergröße. München 1896. — *Ludwig* und *Hopf*, Experimentelle Studien über die Wirkung der Röntgenstrahlen auf die Nahrung. Strahlentherapie. Bd. 20, S. 342. — *Lüttge* und *v. Merz*, Beitrag zum Kapitel der fötalen Hormone. Monatsschr. f. Geburtsh. u. Gynäkol. Bd. 70, S. 1. — *Mayer, A.*, Über den Einfluß des Eierstocks auf das Wachstum des Uterus in der Fötalzeit und in der Kindheit usw. Zeitschr. f. Geburtsh. u. Gynäkol. Bd. 77. — *Monti*, Kinderheilkunde in Einzeldarstellungen. Wien 1899. — *Pfaundler*, Körpermaßstudien an Kindern. Berlin: Julius Springer 1916. — *Ranke*, Der Mensch. Bd. 2. — *Rössle*, Wachstum und Altern. Ergebn. d. allg. Pathol. u. pathol. Anat. Bd. 18, II, S. 677. 1917. — *Derselbe*, Das Wachstum der Schulkinder. Jena: Fischer 1924. — *Schadow*, Polyklet oder von den Maßen des Menschen nach dem Geschlecht und Alter. 1834. — *Schlesinger*, Das Wachstum des Kindes. Ergebn. d. inn. Med. 1926. S. 456. — *Seitz*, Die Störungen der inneren Sekretion in ihren Beziehungen zur Schwangerschaft usw. Verhandl. d. dtsch. Ges. f. Geburtsh. u. Gynäkol. Bd. 15, I. Halle 1913. — *Derselbe*, Die biologischen Beziehungen zu Mutter und Kind vom Standpunkt der inneren Sekretion. Klin. Wochenschr. 1924. S. 2337. — *Sellheim*, Mutter-Kindsbeziehungen auf Grund innersekretorischer Verknüpfungen. Münch med. Wochenschr. Bd. 38. 1924. — *Derselbe*, Kastration und Knochenwachstum. Hegars Beitr. z. Geburtsh. u. Gynäkol. Bd. 2. 1899. — *Steinach*, Willkürliche Umwandlung von Säugetiermännchen in Tiere mit weiblichem Geschlechtscharakter usw. Pflügers Arch. f. d. ges. Physiol. Bd. 144, S. 72. 1912. — *Stratz*, Der Körper des Kindes. usw. Stuttgart: Enke 1921. — *Derselbe*, Wachstum und Proportionen des Embryo. Zeitschr. f. Geburtsh. u. Gynäkol. Bd. 65. 1909. — *Derselbe*, Gestalt und Wachstum des Kindes, in Kruse und Selter: Die Gesundheitspflege des Kindes. Stuttgart: Enke 1914. — *Derselbe*, Die Schönheit des weiblichen Körpers. Stuttgart: Enke. — *Thomas*, Innere Sekretion in der ersten Lebenszeit. Jena: Fischer 1926. — *Weißenberg*, Das Wachstum des Menschen nach Alter, Geschlecht und Rasse. Stuttgart 1911.

b) Ursachen der Wachstumsunterschiede; c) Unterschiede am übrigen Körper.

Ackermann, Über die morphologischen Verschiedenheiten des Mannes vom Weib. Koblenz: Kaspar Huber 1788. — *Beneke*, Schriften der Gesellschaft zur Förderung der gesamten Naturwissenschaften. Bd. 11, Suppl.-H. 2, 3, 4. Marburg 1881. — *Bischof*, Das Hirngewicht des Menschen. Bonn 1880. — *Bischoff*, Einige Gewichts- und Trockenbestimmungen der Organe des menschlichen Körpers. Zeitschr. f. rat. Med. Bd. 20, S. 75. — *Boenheim*, Über Anomalien im ventralen Rumpfverschluß als Ursache der Hernia epigastrica. Mitt. a. d. Grenzgeb. d. Med. u. Chirurg. Bd. 30, S. 322. 1918. — *Brantome*, Zit. nach Moreck: Das weibliche Schönheitsideal im Wandel der Zeiten. München 1925. S. 231. — *Brugsch*, Allgemeine Prognostik. 2. Aufl. 1922. — *Bucura*, Die Eigenart des Weibes. Leipzig: Hölder 1918. — *Derselbe*, Geschlechtsunterschiede beim Menschen. Leipzig: Hölder 1913. — *Buschke* und *Gumpert*, Zur Kenntnis des Sexualcharakters des Kopfhaarkleides. Klin. Wochenschr. 1926. S. 18. — *Cavus*, Die Proportionslehre der menschlichen Gestalt. 1854. — *Depaul*, Zit. nach Schulze: Das Weib in anthropologischer und sozialer Betrachtung. Leipzig 1920. S. 41. — *Friedenthal*, Das Haarkleid des Menschen. Beiträge zur Naturgeschichte des Menschen. Jena 1908. — *Derselbe*, Über die Hormone der Sexualorgane. Arb. a. d. Gebiet d. exper. Physiol. Jena 1911. — *Derselbe*, Über

Wachstum. Ergeb. d. inn. Med. u. Kinderheilk. Bd. 11. 1913. — *Halban*, Die Entstehung der Geschlechtscharaktere. Arch. f. Gynäkol. 1903. — *Derselbe*, Über ein bisher nicht beobachtetes Schwangerschaftssymptom (Hypertrychosis graviditatis). Wien. klin. Wochenschr. 1906. — *Haldane*, Journ. of physiol. 1901. — *Hasselwander*, Über die Verschieblichkeit der Befestigungsmittel der Bauchorgane. Dtsch. med. Wochenschr. 1924. Nr. 48, S. 1635. — *Havelock-Ellis*, Mann und Weib. — *Hofstätter*, Unser Wissen über die sekundären Geschlechtscharaktere. Zentralbl. f. d. Grenzgeb. d. Med. u. Chirurg. Bd. 16, Nr. 2/3. — *Jadassohn*, In Schwalbe: Greisenkrankheiten. S. 777. — *Jellinghaus*, Vorübergehende Hypertrychosis, durch Schwangerschaft verursacht. Zentralbl. f. Gynäkol. 1910. Nr. 14. — *Langer*, Anatomie der äußeren Formen des menschlichen Körpers. 1884, S. 30 ff. — *Leichtenstern*, Zit. nach Hofstätter l. c. — *Lenhoseck*, Das Problem der geschlechtsbestimmenden Ursachen. Jena 1903. — *Mathes*, Die Konstitutionstypen des Weibes in Halban-Seitz Biologie und Pathologie des Weibes. Bd. 3. S. 1. — *Matsuno*, Die interstitielle Eierstocksdrüse beim Neugeborenen. Zeitschr. f. Geburtsh. u. Gynäkol. Bd. 185. — *Merkel*, Handbuch der topographischen Anatomie. Bd. 2, S. 256. 1896. — *Merselis* und *Tekler*, Über die Fettgewebsverteilung an der Körperoberfläche. Zeitschr. f. Konstitutionslehre. Bd. 11, S. 576. — *Mies*, Zit. nach O. Schulze l. c. — *Mijsberg*, Über Korrelation zwischen der Beckenform, Körperlänge und Schädelform. Ber. über die ges. Gynäkol. 1926. S. 457. — *Möbius*, Über den physiologischen Schwachsinn des Weibes. 12. Aufl. Halle 1922. — *Derselbe*, Geschlecht und Krankheit. Halle 1903. — *Derselbe*, Geschlecht und Kopfgröße. Halle 1903. — *Derselbe*, Über die Wirkung der Kastration. Halle 1903. — *Moreck*, Das weibliche Schönheitsideal im Wandel der Zeiten. München 1925. — *Mosbacher*, Glatze der Männer, Der Schnurrbart der Frau. Med. Zeitschr. 1926. S. 434. Nr. 10. — *Quetelet*, Des proportions du corps humain. Bull. de l'acad. roy. des sciences, lettres et beaux-arts de Belgique. Tom. 15. — *Ricker*, Zieglers Beiträge zur Pathologie und pathologischen Anatomie 1911. Bd. 50, S. 579. — *Sellheim*, Das Geheimnis vom Ewigweiblichen. 2. Aufl. Stuttgart 1924. — *Derselbe*, Die Befestigung der Eingeweide im Bauche überhaupt, sowie beim Mann und Frau im besonderen. Zeitschr. f. Geburtsh. u. Gynäkol. Bd. 80, S. 257. — *Schaafhausen*, Über weibliche Schädel. Kongreß d. dtsch. anthropol. Ges. 1880. — *Derselbe*, Über Messungen an Zähnen, die sich auf die Geschlechtsunterschiede beziehen. Kongreß d. dtsch. anthropol. Ges. 1884. — *Derselbe*, Über die heutige Schädellehre. Kongreß d. dtsch. anthropol. Ges. 1889. — *Schröder, K.*, Zit. nach Schulze, l. c. S. 41. — *Schultze, O.*, Das Weib in anthropologischer und sozialer Betrachtung. 2. Aufl. Leipzig 1920. — *Stein*, Archiv f. Dermatologie und Syphilis. Bd. 143, S. 355. — *Stein, R. O.*, Die verschiedenen Ursachen der Alopecie. Med. Klinik 1916. S. 59 u. 87. — *Stratz*, Die Schönheit des weiblichen Körpers. Stuttgart: Enke 1908. — *Derselbe*, Der Körper des Kindes. Stuttgart: Enke 1921. — *Vierordt*, Das Massenwachstum der Körperorgane des Menschen. Arch. f. Anat. u. Physiol. 1892. *v. Winkel*, Allgemeine Gynäkologie. Wiesbaden 1909.

d) Ursachen der sekundären Geschlechtsmerkmale.

Brandt, Anatomisches und Allgemeines über die sog. Hahnenfedrigkeit usw. Zeitschr. f. wissenschaftl. Zool. Bd. 48, S. 104 u. 151. — *Derselbe*, Über die sog. Hundemenschen usw. Biol. Zentralbl. 1897. Nr. 5. — *Fraenkel*, Die Verjüngung der Frau. Bern u. Leipzig: Ernst Bircher, A.-G., — *Geoffroy, St. Hilaere*, Zit. nach Hegar, l. c. S. 204. — *Halban*, Tumoren und Geschlechtscharaktere. Zeitschr. f. Konstitutionslehre. Bd. 11, S. 294. — *Derselbe*, Innersekretorische Fragen in der Gynäkologie. Münch. med. Wochenschr. Bd. 68, S. 1314. 1921. — *Derselbe*, Zur Klinik des Klimakteriums. Münch. med. Wochenschr. Bd. 70, S. 110. 1923. — *Derselbe*, Keimdrüse und Geschlechtsentwicklung. Arch. f. Gynäkol. Bd. 114, S. 289. 1921. — *Derselbe*, Die Entstehung der Geschlechtscharaktere. Arch. f. Gynäkol. Bd. 70, S. 205. — *Derselbe*, Beeinflussung der Geschlechtscharaktere durch Tumoren. Wien. klin. Wochenschr. 1925. S. 475. — *Harms*, Beobachtungen über Geschlechtsumwandlung reifer Tiere und deren F_1-Generation. Zool. Anz. Bd. 67, H. 1/2. — *Hegar*, Korrelationen der Keimdrüsen und Geschlechtsbestimmung. Beitr. z. Geb. u. Gyn. Bd. 7, S. 201. 1923. — *Derselbe*, Die Kastration der Frau. — *Hermanns*, Auftreten von heterosexualen Merkmalen bei einem 38 jährigen Manne. Münch. med. Wochenschr. 1919. Nr. 6, S. 157. — *Kammerer*, Über Verjüngung und Verlängerung des persönlichen Lebens. Dtsch. Verlagsanstalt, Stuttgart 1921. — *Klebs*, Handbuch der pathologischen Anatomie. Bd. 1, Abt. 2, S. 722. — *Lichtenstern*, Erfolge der Hodentransplantation. Jahreskurse f. ärztl. Fortbildung. 1920. Aprilheft; ferner Münch. med. Wochenschr. 1916 und Zeitschr. f. urol. Chemie. Bd. 6. — *Lipschütz*, Die Pubertätsdrüse und ihre Wirkungen. Bircher-Verlag, Bern u. Leipzig 1920. — *Derselbe*, Quantitative Untersuchungen über die innersekretorische Funktion der Testikel. Dtsch. med. Wochenschr. 1921. Nr. 13. — *Pelikan*, Gerichtliche Medizin. Untersuchungen über das Skopzentum in Rußland. Übersetzt von N. Iwanoff (Gießen 1876), S. 103 ff. — *Puech*, Des Ovaires et de leurs anomalies (Paris, Levy). pag. 44 ff., 100, 183. — *Sand*

Knud, Moderne experimentelle Sexualforschung, besonders die letzten Versuche Steinachs („Verjüngung"). Bonn 1920. A. Marcus und E. Webers Verlag. — *Schmidt*, Theorie und Praxis der Steinachoperation. Rikola-Verlag 1922. — *Sellheim*, Zur Lehre von den sekundären Geschlechtscharakteren. Hegars Beitr. z. Gynäkol. u. Geburtsh. Bd. 1, S. 244. — *Stein*, Die verschiedenen Ursachen der Alopecie. Med. Klinik Bd. 1, S. 59 u. 87. 1916. — *Steinach*, Verjüngung durch experimentelle Neubelebung der alternden Pubertätsdrüse. Berlin: Julius Springer 1920. — *Virchow*, Gesammelte Abhandlungen zur wissenschaftlichen Medizin (1862). S. 747.

II. Änderungen des Baues im Zusammenhang mit den Geschlechtsfunktionen.

a) Menstruation.

Aschner, Die Konstitution der Frau. S. 553. — *Blackwell, Elisabeth*, Zit. nach Havelock-Ellis. S. 147 u. 149. — *Brugsch*, Allgemeine Prognostik. Urban & Schwarzenberg. 1912. — *Fliess*, Der Ablauf des Lebens. Leipzig und Wien 1906. — *Frank*, Menotoxine in der Frauenmilch. Monatsschrift für Kinderheilkunde. 1921. — *Hauff*, Sexualpsychologie im Alten Testament. Bonn: Marcus Weber 1924. — *Havelock-Ellis*, Mann und Weib. — *Heyn*, Über Menstruation, Haarfärbung und Libido und ihre gegenseitigen Beziehungen. Zeitschr. f. Geb. u. Gynäkol. 1920. S. 136. — *Howorka* und *Kronfeld*, Vergleichende Volksmedizin. Bd. 1. — *v. Kemnitz, Meta*, Die erotische Wiedergeburt. — *Labhardt*, Zur Frage des Menstruationsgiftes. Zentralbl. f. Gyn. 1924. — *Löwe*, Nachweis brunsterzeugender Stoffe im weiblichen Blut. Klin. Wochenschr. 1925. Nr. 29, S. 1407. Ref. Berichte über die gesamte Gynäkologie usw. Bd. 8, S. 872. 1925. — *Macht* und *Lubin*, Eine pflanzenpharmakologische Studie über das Menstruationsgift. Ref. Berichte über die gesamte Gynäkologie und Geburtshilfe. Bd. 4, S. 331. 1924. — *Meckel*, Zit. nach Winckel: l. c. S. 19. — *Novak*, Über die wechselseitigen Beziehungen zwischen Konstitutionsanomalien und Veränderungen des weiblichen Genitale; in Frankl-Hochwart: Die Erkrankungen des weiblichen Genitales usw. Bd. 1. Hölder 1912. — *Polano* und *Dietl*, Die Einwirkung der Hautabsonderung usw. Münch. med. Wochenschr. 1924. Nr. 40 u. Zentralbl. f. Gynäkol. 1925. S. 2378. — *Sänger*, Gibt es ein Menstrualgift? Zentralbl. f. Gynäkol. 1921. — *Scheumann*, Die Giftigkeit der Frau in der Menstruation. Medicet 1925. Nr. 18. — *Schick*, Das Menstrualgift. Wien. klin. Wochenschr. 1920. — *Schubert* und *Steuding*, Die Menstrualgiftfrage. Monatsschr. f. Geburtsh. u. Gynäkol. Bd. 72. S. 201. — *Sieburg* und *Patzschke*, Menstruation und Cholinstoffwechsel. Zeitschr. f. exper. Med. 1923. — *Tobler, Maria*, Über den Einfluß der Menstruation auf den Gesamtorganismus der Frau. Monatsschr. f. Geburtsh. u. Gynäkol. Bd. 22, S. 1. 1905. — *v. Winckel*, Allgemeine Gynäkologie. Wiesbaden: Bergmann 1909.

b) Einwirkungen der Ehe.

Bauer, J., Über Fettansatz. Klin. Wochenschr. 1922. S. 1977. — *Blumenthal*, Zit. nach Bucura, l. c. S. 43. — *Bucura*, Geschlechtsunterschiede beim Menschen. 1913. S. 42 u. 43. — *Bondi*, Der Einfluß des Geschlechtsverkehrs auf den Eierstock. Zentralbl. f. Gynäkol. 1919. S. 258. — *Dittler*, Die Sterilisierung des weiblichen Tierkörpers durch parenterale Spermazufuhr. Münch. med. Wochenschr. 1920. S. 1495. — *Frank*, Affektstörungen. Berlin: Julius Springer 1913. — *Funke*, Zit. nach Rohleder, l. c. S. 92. — *Haberlandt*, Über hormonale Sterilisierung des weiblichen Körpers. Münch. med. Wochenschr. 1921. S. 1577. — *Hofstätter*, Über spontane und provozierte Ovulation und Menstruationswellenverschiebung. Arch. f. Gynäkol. Bd. 126, S. 351. — *Holst*, Beiträge zur Gynäkologie. 1867. 1902. — *v. Kemnitz, Meta*, Erotische Wiedergeburt. München: Reinhardt 1919. — *Lombroso*, Zit. nach Bucura, l. c. S. 43. — *Mayer, A.*, Über die Ursachen des Seltenerwerdens der Eklampsie. Zentralbl. f. Gynäkol. 1917. Nr. 4. — *Derselbe*, Psychogene Störungen der weiblichen Sexualfunktion, in Schwarz: Psychogenese und Psychotherapie körperlicher Symptome. Wien: Julius Springer 1925. — *Posner*, Arch. f. Frauenkunde und Eugenetik. Bd. 8, S. 14. — *Rohleder*, Archiv für Frauenkunde und Eugenetik. Bd. 6, S. 92. — *Spenser*, Biol. Zentralbl. 13. S. 743. — *Venema*, Dtsch. med. Wochenschr. 1916. S. 1419. Über die Wirkung von Spermainjektionen. — *Vogt*, Sterilität und Spermaimmunität. Klin. Wochenschr. 1922. S. 1144.

c) Graviditätsveränderungen.

Aschner, Die Konstitution der Frau und ihre Beziehungen zur Geburtshilfe und Gynäkologie. Spezielle Konstitutionslehre. Bd. 2. München. — *Barfurth*, Über Schwangerschaftsstreifen und ihre Verhütung. Zentralbl. f. Gynäkol. 1911. S. 1705. — *Beneke*, Die anatomischen Grundlagen der Konstitutionsanomalien. Marburg 1878. — *Bohnen* und *Borrmann*, Untersuchungen über die Vermehrung der Blutmenge in der Schwangerschaft. Arch. f. Gyn. Bd. 125, S. 144. — *Brugsch*, Allgemeine Prognostik. — *Caselly*, Zit. nach Bucura, l. c. S. 159. — *Dreysel*, Über Herzhypertrophie bei Schwangeren und Wöchnerinnen. München 1911. — *Engelhorn*, Schilddrüse und weibliche Geschlechtsorgane. Erlangen 1911. — *Erdheim* und *Stumme*, Über die Schwangerschaftsveränderung der Hypophyse. Zieglers Beitr. z. allg. Pathol. u. pathol. Anatomie. Bd. 46. 1909. — *Fellner*, Krebs, Eierstock und Placenta. Arch. f. Gynäkol. Bd. 124, S. 771. 1925. — *Freund, H. W.*, Die Haut bei Schwangeren und genitalkranken Frauen. Verhandl. d. VI. dtsch. Dermatologenkongresses. — *Derselbe*, Allgemeines über Hautkrankheiten bei Frauen. v. Winckel, Handb. d. Geburtsh. Bd. 2, 1. S. 561. — *Frey*, Herz und Schwangerschaft. Leipzig: Thieme 1923. — *Derselbe*, Chemisch-physikalische Blutveränderungen usw. Arch. f. Gynäkol. Bd. 126, S. 383. — *Gallant*, Kutanstreifen bei einem 32 jährigen Mann. Zentralbl. f. Gynäkol. 1924. S. 2656. — *Halban*, Über ein bisher nicht beachtetes Schwangerschaftssymptom. Wien. klin. Wochenschr. 1906. H. 1. — *Derselbe*, Zur Frage der Graviditätshypertrychose. Wien. klin. Wochenschr. 1917. S. 1589. — *Hegar, A.*, Die abnorme Behaarung. Beitr. z. Geburtsh. u. Gynäkol. Bd. 1, S. 111. — *Derselbe*, Über abnorme Behaarung bei weiblichen Geisteskranken. Beitr. z. Geburtsh. u. Gynäkol. Bd. 19, Erg.-H., S. 9. 1915. — *Hinselmann*, Kapillarinsuffizienz bei schwer hypertonischer Schwangerschaftsnierenerkrankung. Klin. Wochenschr. 1921. — *Derselbe*, Resistenzprüfungen der Haut von Schwangeren. Klin. Wochenschr. 1925. S. 2346. — *Derselbe*, Klin. Wochenschr. 1925. S. 346. — *Hofbauer*, Larynx und Schwangerschaft. Monatsschr. f. Geburtsh. u. Gyn. Bd. 28, S. 45. — *Derselbe*, Organveränderungen während der Gravidität usw. Ges. f. Geburtsh. u. Gynäkol. Berlin, 10. Juli 1908. — *Derselbe*, Die Graviditätsveränderungen der Organe in klinischer Beleuchtung. Volkmanns Sammlung klin. Vorträge. 1910. Gyn. Nr. 210. — *Derselbe*, Die Biologie der Gravidität und ihre Bedeutung für die Gesamtmedizin. Münch. med. Wochenschr. 1924. S. 98. — *Jellinghaus*, Vorübergehende Hypertrychosis durch Schwangerschaft verursacht. Zentralbl. f. Gynäkol. 1910. — *Imhofer*, Dtsch. med. Wochenschr. 1910. S. 1064. — *Kaboth*, Über die normale Blutmenge in der Schwangerschaft. Zentralbl. f. Gynäkol. 1923. S. 498. — *Kehrer*, Arch. f. exper. Pharmakol. Bd. 58, S. 366. 1908. — *Kermauner*, Dehnungsstreifen der Haut. Monatsschr. f. Geburtsh. u. Gynäkol. Bd. 64, S. 125. 1923. — *Klaften* und *Stecher*, Weitere Untersuchungen über den Stoffwechselumsatz bei Graviden. Arch. f. Gynäkol. Bd. 126, S. 541. — *Kohnstein*, Zit. nach Aschner. Die Konstitution der Frau. — *Küstner*, Anatomische Untersuchungen des Musculus rectus abdominis während der Schwangerschaft. Zentralbl. f. Gynäkol. 1925. Nr. 3. — *Linzenmeier*, Kapillarmikroskopische Untersuchungen. Arch. f. Gynäkol. Bd. 118, S. 398. — *Derselbe*, Die Blutkörperchensenkungsgeschwindigkeit und ihre Bedeutung für die Gynäkologie. Biologie und Pathologie des Weibes. Bd. 5, 2. Hälfte. — *Loebel*, Entstehung und diagnostischer Wert der Kutanstreifen usw. Zentralbl. f. Gynäkol. 1923. S. 1178. — *Mayer, A.*, Die Beziehungen der Kolipyelitis zur Fortpflanzungstätigkeit. Münch. med. Wochenschr. 1913. Nr. 27. — *Derselbe*, Über metastatische Puerperalerkrankungen, insbesondere nach Grippe. Arch. f. Gynäkol. Bd. 122, S. 168. — *Derselbe*, Steigert die Schwangerschaft die Bösartigkeit des Uteruskrebses? Zentralbl. f. Gynäkol. 1921. Nr. 18. — *Derselbe*, Über intrauterines Absterben übertragener Früchte ohne nachweisbare Ursache. Zentralbl. f. Gynäkol. 1924. Nr. 1, 2. — *Payr, A.*, Das Blut der Schwangeren. Arch. f. Gynäkol. Bd. 71, H. 5. — *Peller*, Der Krebs der weiblichen Geschlechtsorgane in seinen Beziehungen zur Schwangerschaft und Geburt. Arch. f. Gynäkol. Bd. 118, S. 59. — *Peritz*, Einführung in die Klinik der inneren Sekretion. Berlin 1923. — *Pretzsch*, Erweitert sich das Becken infolge vorausgegangener Geburten? Inaug.-Diss. Marburg 1905. — *v. Ries*, Farbe und Wärme. Umschau, Bd. 28, H. 35. August 1924. — *v. Rosthorn*, Anatomische Veränderungen des Organismus während der Schwangerschaft, in Winkels Handbuch der Geburtshilfe. Wiesbaden 1902. — *Schiff*, Infektion und Individualität. Biologie der Person. Brugsch und Lewy. Bd. 1. 1926. — *Schweitzer*, Über Komplikationen der Schwangerschaft mit Gebärmutterkrebs. 1923. S. 657. Zentralbl. f. Gynäkol. — *Seitz*, Die Störungen der inneren Sekretion in ihren Beziehungen zur Schwangerschaft usw. Verhandl. d. dtsch. Ges. f. Gynäkol. Bd. 15, I. Teil. — *Seitz, L.*, Innere Sekretion und Schwangerschaft. Leipzig 1913. — *Sellheim*, Das Geheimnis vom Ewigweiblichen. 2. Aufl. Stuttgart 1924. — *Derselbe*, Die Befestigung der Eingeweide im Bauch überhaupt usw. Zeitschr. f. Geburtsh. u. Gynäkol. Bd. 80, S. 257. — *Derselbe*, Weiterstellung des Bauches usw. Monatsschr. f. Geburtsh. u. Gynäkol. Bd. 63, S. 185. — *Derselbe*, Natur, Kultur und Frau. Dtsch. med. Wochenschr. 1924. S. 33. — *Derselbe*, Das „Lebendigwerden" von Fruchthalter und Bauchwand. Dtsch. med. Wochenschr. 1924. Nr. 32. — *Sellheim*, Die Blutuntersuchung als eine Methode der Konstitutionsforschung. Arch, f. Menschenk. 1925. — *Sfameni*, Entstehung und diagnostischer Wert der Striae usw. Zentralbl. f. Gynäkol. 1923. S. 720. — *Sternberg*, Tuberkulose und Schwangerschaft. Dtsch. med. Wochenschr. 1924. Nr. 14. — *Stieve*, Das Schwangerschaftswachstum der menschlichen Scheide. Zeitschr. f. mikroskop.-anat. Forschung. Bd. 3, S. 307. — *Stratz*, Schwangerschaftsstreifen. Zentralbl. f.

Gyn. 1912. S. 431. — *Derselbe*, Rassenschönheit des Weibes. 6. Aufl. S. 56. — *Weibel*, Zusammenhänge zwischen Uteruskarzinom und Schwangerschaft. Arch. f. Gynäkol. Bd. 120, S. 203. 1923.

d) Laktation.

Aschner, Blutdrüsenerkrankungen des Weibes. Wiesbaden: Bergmann 1918. — *Bosch*, Über experimentelle Milchauslösung. Dtsch. med. Wochenschr. 1910. — *Cohn*, Die innersekretorischen Beziehungen zwischen Mamma und Ovarium. Monatsschr. f. Geburtsh. u. Gynäkol. 1913. Bd. 37. — *Fränkel*, Physiologie der weiblichen Genitalorgane in Halban-Seitz: Biologie und Pathologie des Weibes. Bd. 1. — *Fränkel* und *Jaschke*, Normale und pathologische Sexualphysiologie des Weibes. Leipzig: Vogel 1914. — *Halban*, Die innere Sekretion von Ovarium und Plazenta usw. Arch. f. Gynäkol. Bd. 75. 1905. — *Hail*, Laktation und Menstruation. Monatsschr. f. Geburtsh. u. Gynäkol. Bd. 23, S. 340. 1906. — *v., Jaschke*, Physiologie, Pflege und Ernährung des Neugeborenen. Wiesbaden: Bergmann 1917. — *Derselbe*, Die weibliche Brust. Halban-Seitz: Biologie und Pathologie des Weibes. Bd. 5, II. Teil. — *Derselbe*, Rückwirkung des Säugens auf den mütterlichen Organismus, in Bethe, Bergmann usw. Handbuch der normalen und pathologischen Physiologie. Bd. 14, S. 659. — *Lipschütz*, Die Pubertätsdrüse. Bern: Bürger 1919. — *Mayer, A.*, Über experimentell erzeugte Milchsekretion beim Tiersäugling. — *Pfaundler*, Über virginelle Laktation. Zeitschr. f. Kinderheilkunde. Bd. 3. 1911. — *Derselbe*, Milchdrüsen, Laktation usw. in Bethe, Bergmann usw. Handbuch der normalen und pathologischen Physiologie. Bd. 14, 1, S. 605. — *Ploß-Barthels*, Das Weib in der Natur- und Völkerkunde. Leipzig: Th. Griebens Verlag. — *Polano*, Mamma und Menstruation. Verhandl. d. dtsch. Ges. f. Gynäkol. 1923. — *Rosenhag*, Über Menstruation usw. Mammaveränderungen. Frankf. Zeitschr. f. pathol. Anat. 1912. — *Sellheim*, Physiologie der weiblichen Geschlechtsorgane in Nagels Handbuch der Physiologie. Bd. 2. 1907.

e) Klimakterium als Geschlechtsunterschied. Klimakterische Umstellung.

Adler, Zur Physiologie und Pathologie der Ovarialfunktion. Arch. f. Gynäkol. Bd. 95, S. 349. — *Aschner*, Die Konstitution der Frau usw. München: Bergmann 1924. — *Derselbe*, Über schädliche Spätfolgen nach Uterusexstirpation. Arch. f. Gynäkol. Bd. 124, S. 113. — *Berblinger*, Virchows Archiv f. pathol. Anat. u. Physiol. Bd. 227, 1920; Bd. 237. 1922. — *Derselbe*, Zeitschr. f. d. ges. Anat., Abt 1: Zeitschr. f. Konstitutionslehre. Bd. 10. 1924. — *Biedl*, Innere Sekretion. 3. Aufl. Berlin und Wien 1916 u. 4. Aufl. 1922. — *Biedl* und *Wiesel*, Über die funktionelle Bedeutung der Nebenorgane des Sympathicus usw. Pflügers Arch. f. d. ges. Physiol. Bd. 92, S. 434. — *Börner*, Die Wechseljahre der Frau. Stuttgart 1886. — *Burgel*, Verschwinden von Polycythämie und Rückbildung einer Vermännlichung nach Entfernung eines Luteinzelltumors. Dtsch. med. Wochenschr. 1924. S. 330. — *Bucura*, Geschlechtsunterschiede beim Menschen. Wien: Hölder 1913. — *Derselbe*, Die Eigenart des Weibes. Ursachen und Folgerungen. Wien und Leipzig 1918. — *Christofoletti*, Gynäkologische Rundschau 1910. — *Dubois*, Zur Frage der sog. Ausfallserscheinungen. Monatsschr. f. Geburtsh. u. Gynäkol. Bd. 37, S. 206. — *Francé-Harrar*, Die Frau von 40 Jahren, Telos. Oktober 1925. H. 2, S. 42. — *Fritsch*, Klimakterische Beschwerden. Deutsche Klinik am Eingang des 20. Jahrhunderts, Bd. 9. Berlin und Wien 1904. — *Fuchs*, Die Ausfallserscheinungen nach der Röntgenmenopause, Strahlentherapie. Bd. 12, S. 742. 1921. — *Halban*, Tumoren und Geschlechtscharaktere. Zeitschr. f. Konstitutionslehre. Bd. 11, S. 294. — *Derselbe*, Innersekretorische Fragen in der Gynäkologie. Münch. med. Wochenschr. 1921. S. 1314. — *Derselbe*, Zur Klinik des Klimakteriums. Münch. med. Wochenschr. 1923. S. 110. — *Derselbe*, Keimdrüse und Geschlechtsentwicklung. Arch. f. Gynäkol. Bd. 114, S. 289. 1921. — *Derselbe*, Die Entstehung der Geschlechtscharaktere. Arch. f. Gynäkol. Bd. 70, S. 205. — *Hegar*, Zusammenhang der Geschlechtskrankheiten mit nervösen Leiden. 1885. — *Hofstätter*, Die Prognose der Funktionsschwäche der Ovarien. Arch. f. Gynäkol. Bd. 127, S. 39. — *Jaschke*, Der klimakterische Symptomenkomplex usw. Prakt. Ergebn. d. Geburtsh. u. Gynäkol. Bd. 5, S. 275. — *Kisch*, Uterus und Herz in ihren Wechselbeziehungen. Leipzig 1898. — *Kugler*, System der Neurosen. Urban & Schwarzenberg 1922. — *Marholm, Laura*, Zur Psychologie der Frau 1903. — *Mendel*, Die Wechseljahre des Mannes. Neurol. Zentralbl. 1910. — *Moosbacher* und *Meyer*, Klinische und experimentelle Beiträge zur Frage der sog. Ausfallserscheinungen. Monatsschr. f. Geburtsh. u. Gynäkol. Bd. 37, H. 3. — *Pankow*, Der Einfluß der Kastration und der Hysterektomie auf das spätere Befinden der operierten Frauen. Münch. med. Wochenschr. 1909. — *Derselbe*, Die Ausfallserscheinungen nach operativer- und Röntgenkastration. Zentralbl. f. Gynäkol. 1920. S. 753. — *Schauta*, Die Frau von 50 Jahren. — *Schickele*, Zur Deutung seltener Hypertonien. Med. Klinik 1912. — *Derselbe*, Die sog. Ausfallserscheinungen. Monatsschr. f. Geburtsh. u. Gynäkol. Bd. 36, H. 1. — *Sellheim*, Vermännlichung und Wiederverweiblichung bei einem ausgewachsenen Individuum. Zeitschrift f. mikroskop.-anatom. Forschung. Bd. 3, H. 3, S. 382. — *Straßmann*, Die Kreislaufänderung durch Klimakterium usw. Arch. f. Gynäkol. Bd. 126, S. 169. — *Tsukahara*, Experimentelle Untersuchungen über die Beeinflussung der inneren Sekretion des Ovariums durch Röntgenstrahlen. Zeitschr. f. Geburtsh. u. Gynäkol. Bd. 85, S. 36. — *Termeeo*, Ovarialgeschwülste im Kindesalter und Pubertas praecox. Arch. f. Gynäkol. Bd. 127, S. 436. — *Ullmann*, Die Frau in den Wchseljahren. Medizet 1925. Nr. 20. — *Walthard*, Der Einfluß des Nervensystems auf die Funktionen der weiblichen Genitalien. Prakt. Ergeb. d. Geburtsh. u. Gynäkol. Bd. 2, S. 253. — *Derselbe*, Der Einfluß von Allgemeinerkrankungen des Körpers auf die weiblichen Genitalorgane. Münch. med. Wochenschr. 1918. Nr. 37. — *Wenkebach*, Der Mann von 40 Jahren. Wien 1913. — *Wiesel*, Innere Klinik des Klimakteriums in: Halban und Seitz: Biologie und Pathologie des Weibes. Bd. 3, S. 1025.

III. Tonusunterschiede.

Albrecht, Der asthenische Infantilismus des weiblichen Geschlechtes usw. Med. Klinik 1914. S. 628. — *Aschner*, Die Konstitution der Frau. München: Bergmann 1924. — *Birnbaum*, Goethe und die ärztliche Kunst. Medizet 1925. Nr. 14, S. 493. — *de Boer*, Zeitschr. f. Biol. 1915. 65. — *Brugsch*, Allgemeine Prognostik. 3. Aufl. S. 424. — *Cohn*, Gemütsbewegungen als Krankheitsursache. Berlin: Schweizer 1912. — *Dieterich*, Bemerkungen zur Therapie schlecht heilender Wunden. Münch. med. Wochenschr. 1921. Nr. 2. — *Frank, E.*, Berlin. klin. Wochenschr. 1919 u. 1920. — *Derselbe*, Arch. f. allg. Pathol. u. Therapie 1920. 21. Dtsch. Zeitschr. f. Nervenheilk. 70. — *Hanssen*, Th. Storm als ärztl. Erzieher. Medizet 1925. Nr. 12, S. 444. — *Hasselwander*, Über Verschieblichkeit und Befestigungsmittel der Bauchorgane. Dtsch. med. Wochenschr. 1924. S. 1635. — *Heissen*, Vererbung der Vagotonie. Münch. med. Wochenschr. 1921. S. 209. — *Heyer*, Psychische Einflüsse auf die Motilität von Magen und Darm usw. Klin. Wochenschr. 1923. S. 2274. — *Derselbe*, Psychogene Funktionsstörungen des Verdauungstraktes in Schwarz Psychogenese und Psychotherapie körperlicher Symptome. Wien: Springer 1925. — *Holtermann*, Über postoperative Dehiszenz frischer Laparatomiewunden. Zentralbl. f. Gynäkol. 1925. Nr. 4, S. 985. — *Hueck*, Über das Mesenchym. Beitr. z. pathol. Anat. u. allg. Pathol. Bd. 66. — *Kermauner*, Die Ursachen der Nachgeburtsblutungen. Arch. f. Gynäkol. Bd. 125. I. Teil. — *Kraus*, Allgemeine und spezielle Pathologie der Person. I. Teil, S. 124. — *Louros*, Über den Erregungszustand des vegetativen Nervensystems und Schwangerschaft. Zeitschr. f. d. ges. exper. Med. 1924. — *v. Martin, Paul*, Über den Muskeltonus. Münch. med. Wochenschr. 1922. Nr. 15, S. 558. — *Mathes*, Der Infantilismus und die Asthenie und deren Beziehungen zum Nervensystem. Berlin 1912. — *Mayer, A.*, Über Vortäuschung von Uterusmyomen durch abnorme Kontraktionszustände. Münch. med. Wochenschr. 1919. Nr. 3, S. 65. — *Derselbe*, Über abnorme Kontraktionszustände der Harnblase. Monatsschr. f. Geburtsh. u. Gynäkol. Bd. 52, S. 232. — *Pal*, Muskeltonus und tonische Innervation. Med. Klinik. 1926. Nr. 10. — *Derselbe*, Über Tonushemmung der glatten Muskulatur. Wien. klin. Wochenschr. 1926. S. 565. — *Peritz*, Einführung in die Klinik der inneren Sekretion. Karger 1923. — *Peyser*, Die Funktionsprüfung des vegetativen Nervensystems in der Schwangerschaft usw. Zeitschr. f. Geburtsh. u. Gynäk. Bd. 88. S. 363. — *Derselbe*, Untersuchungen über das vegetative Nervensystem in der Schwangerschaft. Zentralbl. f. Gynäkol. 1924. S. 406 (hier weitere Literatur). — *Sellheim*, Befestigung der Eingeweide usw. Zeitschr. f. Geburtsh. u. Gynäkol. Bd. 80. — *Derselbe*, Geschlechtsunterschiede am Bauche usw. in „Das Ewigweibliche". 2. Aufl., S. 166. Stuttgart 1924. — *Stiller*, Die asthenische Konstitutionskrankheit. Stuttgart 1907. — *Straßmann*, Die Kreislaufänderungen durch Klimakterium usw. Arch. f. Gynäkol. Bd. 126, S. 169. — *Theilhaber*, Blutungen und Ausfluß aus dem Uterus. München: Reinhardt 1910. — *Weil*, Die innere Sekretion. Berlin: Julius Springer 1922.

IV. Sterblichkeit und Lebensdauer der Frau.

Bucura, Geschlechtsunterschiede beim Menschen. Wien: Hölder 1913. — *Derselbe*, Die Eigenart des Weibes. Ursachen und Folgerungen. Wien und Leipzig 1918. — *Derselbe*, Die Geschlechtsphasen des Weibes. Wien und Leipzig 1925. — *Buffon*, Zit. nach Lipschütz: Allgemeine Physiologie des Todes. Braunschweig: Vieweg 1915. S. 126. — *Correns*, Die Absterbeordnung der beiden Geschlechter einer getrennten geschlechtlichen Doldenpflanze (Trinia glauca). Biol. Zentralbl. Bd. 39, 1919. — *Dithmar*, Die Alterskrankheiten, ihre Verhütung und ihre Bekämpfung. Repertoirenverlag Leipzig 1925. — *Doflein*, Das Problem des Todes und der Unsterblichkeit bei Pflanzen und Tieren. Jena 1919. — *Flourenz*, De la longevité humaine 1856. — *Friedenthal*, Allgemeine und spezielle Physiologie des Menschenwachstums. Berlin: Julius Springer 1914. — *Haehner*, Lebensversicherungsmedizin. Berlin: Springer 1925. — *Hirsch*, Das Altern und Sterben des Menschen usw. In Bethe, Bergmann usw. Handbuch der normalen und pathologischen Physiologie. Bd. 17, S. 752. — *Korschelt*, Lebensdauer, Alter und Tod. Jena: Fischer 1922. — *Derselbe*, Altern und Sterben bei Tieren und Pflanzen. In Bethe, Bergmann, Embden usw., Handbuch der normalen und pathologischen Physiologie. Bd. 17, S. 717. Berlin: Julius Springer 1926. — *Küster*, Botanische Betrachtungen über Alter und Tod. Abhandl. z. theoretischen Biologie. H. 7. Berlin: Bornträger 1921. — *Lipschütz*, Allgemeine Physiologie des Todes. Braunschweig: Vieweg 1915. — *Lovand*, Das Altern, seine Ursache und Behandlung. 4. Aufl. Leipzig 1911. — *Metschnikow*, Studien über die Natur des Menschen. Dtsch. Ausgabe. Leipzig 1904. — *Derselbe*, Beiträge zu einer optimistischen Weltauffassung. München 1908. — *Derselbe*, Die Verlängerung des Lebens. London 1907. — *Molisch*, Populäre biologische Vorträge. 2. Aufl. Jena: Fischer 1922. — *Müller, L. R.*, Über die Altersschätzung beim Menschen. Berlin: Julius Springer 1922. — *Prinzing*, Handbuch der medizinischen Statistik. 1906. S. 470. — *Pütter*, Vergleichende Physiologie. Jena 1911. — *Derselbe*, Der Nachweis der Verjüngung. In: Die Naturwissenschaften. Bd. 2. 1914. — *Derselbe*, Lebensdauer und Alternsfaktor. Zeitschr. f. allg. Physiol. Bd. 19, S. 9. 1921. — *Riffel*, Schwindsucht und Krebs im Lichte vergleichend genialogischer Forschung. 1905. — *Rößle*, Wachstum und Altern. Ergebn. d. allg. Pathol. u. pathol. Anat. Bd. 18, II. 1917. — *Derselbe*, Über das Altern. Naturwiss. Wochenschr. Bd. 16, Nr. 18. 1917. — *Rubner*, Das Wachstumsproblem und die Lebensdauer des Menschen usw. vom energetischen Standpunkt aus betrachtet. Sitzungsber. d. kgl. Preuß. Akademie d. Wissenschaften 1908. I, S. 32. — *Derselbe*, Das Problem der Lebensdauer und seine Beziehungen zu Wachstum und Ernährung. München und Berlin 1908. — *Derselbe*, Kraft und Stoff im Haushalt der Natur. Leipzig 1908. — *Derselbe*, Kraft und Stoff im Haushalt des Lebens. Dtsch. med. Wochenschr. 1908. Nr. 34 u. Umschau 1908. Nr. 12. — *Sperber*, Über die seelischen Ursachen des Alterns, der Jugendlichkeit und der Schönheit. Internat. psychoanalyt. Verlag 1925. — *Steinach*, Verjüngung durch experimentelle Neubelebung der alternden Pubertätsdrüse. Arch. f. Entwicklungsmechanik. Bd. 47. 1920. — *Derselbe*, Verjüngung usw. Berlin: Julius Springer 1920. — *Stieve*, Verjüngung durch experimentelle Neubelebung der alternden Pubertätsdrüse. Die Naturwissenschaften 1920. Nr. 8. — *Derselbe*, Entwicklung, Bau und Bedeutung der Keimdrüsenzwischenzellen. Ergebn. d. Anat. u. Entwicklungsgesch. Bd. 23. 1921. — *Straßburger*, Die Dauer des Lebens. Dtsch. Rundschau 1898 u. 1899. Bd. 97 u. 98. — *Turksma*, Zit. nach Haehner, l. c. S. 7. — *Vaerting*, Der Vaterschutz. Volkshygienischer Verlag. Dresden. — *Derselbe*, Männermangel nach dem Krieg. Gynäkol. Rundschau 1917. Nr. 275. — *Von den Velden*, Konstitution und Vererbung. 1909. — *Derselbe*, Zeitschr. f. Versicherungsmedizin 1910. H. 12. — *Weber*, Der natürliche Tod der Pflanzen. Naturwiss. Wochenschr. Bd. 18, Nr. 33. 1919. — *Weißmann*, Über die Dauer des Lebens. Jena 1882. — *Derselbe*, Über Leben und Tod. Jena 1892. — *Von Winckel*, Allgemeine Gynäkologie.

V. Altern der Frau.

Aschner, Die Konstitution der Frau. München: Bergmann 1924. — *Bauer, J.*, Die konstitutionelle Disposition zu inneren Krankheiten. Berlin 1921. — *Derselbe*, Vorlesungen über allgemeine Konstitutions- und Vererbungslehre. Berlin: Julius Springer 1921. — *Bäumler*, Altes und Neues über das Altern, über Lebensverlängerung. Dtsch. med. Wochenschr. 1916. Nr. 25/26. — *Borchardt*, Klinische Konstitutionslehre. Berlin-Wien: Urban & Schwarzenberg 1924. — *Brugsch*, Allgemeine Prognostik usw. Berlin und Wien 1918. — *Buschke* und *Gumpert*, Zur Kenntnis des Sexualcharakters des Kopfhaarkleides. Klinische Wochenschr. 1926. S. 18. — *Canstatt*, Die Krankheiten des Greisenalters und ihre Heilung. Erlangen 1839. — *Dithmar*, Die Alterskrankheiten. Leipzig 1925. — *Doflein*, Das Problem des Todes und der Unsterblichkeit bei Tieren und Pflanzen. Jena 1919. — *Friedenthal*, Allgemeine und spezielle Physiologie des Menschenwachstums. Springer 1914. — *Geist*, Klinik der Greisenkrankheiten. Erlangen 1866. — *Hirsch*, Das Altern und Sterben des Menschen in Bethe und Bergmann, Handbuch der normalen und pathologischen Physiologie. Bd. 17, III, S. 755. Berlin: Julius Springer 1926. — *Horsley*, Die Funktion der Schilddrüse. Festschrift für Virchow. Bd. 1. Berlin 1891. — *Jadassohn*, Hautkrankheiten in Schwalbe, Lehrbuch der Greisenkrankheiten. Stuttgart: Enke 1909. — *Korschelt*, Altern und Sterben bei Tieren und Pflanzen in Bethe und Bergmann, Handbuch der normalen und pathologischen Physiologie. Bd. 17, III, S. 717. — *Derselbe*, Lebensdauer, Altern und Tod. Jena 1924. — *v. Lindheim*, Saluti senectudis. Die Bedeutung der menschlichen Lebensdauer im modernen Staat. Leipzig und Wien 1909. — *Lipschütz*, Allgemeine Physiologie des Todes. Braunschweig 1915. — *Lorand*, Das Altern, seine Ursachen und seine Behandlung usw. Leipzig 1910. — *Mühlmann*, Das Altern und der physiologische Tod. Jena 1910. — *Müller, L. R.*, Über die Altersschätzung beim Menschen. Berlin 1922. — *Naunyn*, Allgemeine Pathologie und Therapie in Schwalbe, Lehrbuch der Greisenkrankheiten. Stuttgart 1909. — *Rößle*, Wachstum und Altern. München 1923. — *Schlesinger*, Krankheiten des höheren Lebensalters. Wien und Leipzig 1914. — *Schwalbe*, Lehrbuch der Greisenkrankheiten.

Stuttgart: Enke 1909. — *Sperber*, Über die seelischen Ursachen des Alterns usw. Psychoanalyt. Verlag 1925. — *Stein,* Arch. f. Dermatol. u. Syphilis. Bd. 143, S. 355. — *Steinach,* Verjüngung durch experimentelle Neubelebung der alternden Pubertätsdrüse. Berlin 1920. — *Vermehren*, Studien über Myxödem. Kopenhagen 1898. D. m. W. 1893. S. 1073. — *Vogt*, Über die Alterssenkung der Baucheingeweide. Anat. Anz. Erg., Bd. 54. 1921. — *Westergaard*, Die Lehre von der Mortalität und Morbidität. 2. Aufl. Jena 1901.

B. Psychische Unterschiede zwischen Weib und Mann.

I. Allgemeine seelische Anlagen.

Bauer, B., Weib und Liebe. Wien und Leipzig: Baumüller 1925. — *Derselbe*, Wie bist Du Weib? Rikolo-Verlag Wien und Leipzig 1923. — *Braun, Lilly*, Das geistige Leben des Weibes, in: Mann und Weib. Weiß und Kaßmann, Weida. — *Bucura*, Geschlechtsunterschiede beim Menschen. Wien u. Leipzig: 1913. — *Bühler, Ch.*, Tagebuch eines jungen Mädchens. Jena: Fischer 1922. — *Dieselbe*, Das Seelenleben des Jugendlichen. Jena: Fischer 1923. — *Curella*, Die Gemütsbewegungen und ihr Einfluß auf körperliche Lebenserscheinungen. Würzburg 1910. — *Gerhard, A.* und *Helene Simon*, Mutterschaft und geistige Arbeit. Berlin: Reiner 1908. — *Heymann*, Zit. nach Liepmann: Psychologie der Frau. Berlin und Wien: Urban & Schwarzenberg 1920. S. 208. — *Kirchhoff*, Die akademische Frau. Berlin 1897. — *Liepmann*, Psyche der Frau. Berlin und Wien: Urban & Schwarzenberg 1920. — *Derselbe*, Psychische Geschlechtsunterschiede. Beiheft zur Zeitschr. f. angew. Psychol. v. Stern und Lippmann. Leipzig: Ambrosius Barth 1917 (hier umfangreiche Literatur). — *Mayer, Gabriele*, Vom Mädchen zur Frau. Stuttgart 1918. — *Michaelis, Karin*, Patent der Ehe. Vossische Zeitung 1919, 19. Oktober. — *Moebius*, Der physiologische Schwachsinn des Weibes. 2. Aufl. — *Derselbe*, Goethe und die Geschlechter. Halle: Marhold 1903. — *Derselbe*, Geschlecht und Unbescheidenheit. Halle: Marhold 1904. — *Rivers*, Von menschlichen Trieben. Deutsch von Müller. Würzburg: Kabitzsch. — *Schopenhauer*, Parerga und Paralipomena. — *Schultze, O.*, Das Weib in anthropologischer und sozialer Betrachtung. Leipzig 1920. — *Weinberg*, Geschlecht und Charakter. — *v. Winckel*, Allgemeine Gynäkologie. Wiesbaden: Bergmann 1909.

II. Psyche der Reifungszeit (Pubertätspsyche).

Ament, Die Seele des Kindes. Kosmos. 7. Aufl. Stuttgart 1921. — *Bauer*, Psychologie des Jugendlichen. Berlin 1911. S. 163. Vergriffen. — *Bauer, B.*, Wie bist Du Weib? Rikolo-Verlag 1924. — *Baumgarten, F.*, Die Lüge bei Kindern und Jugendlichen. Beiheft 15 der Zeitschr. f. angew. Psychol. Leipzig 1917. — *Bergfeld, Ludwig*, Seeliges Verstehen der Erkenntnisprobe des Jungmädchens. 5. Aufl. Berlin: Kater 1925. — *Bühler, Ch.*, Tagebuch eines jungen Mädchens. Quellen und Studien zur Jugendkunde. 1922. H. 1. Jena: Fischer. — *Dieselbe*, Das Seelenleben des Jugendlichen. Jena: Fischer 1923. — *Dyroff*, Über das Seelenleben des Kindes. 1. Aufl. 1904; 2. Aufl. Bonn 1911. Enthält Dichtungen von Jugendlichen, und zwar zum Teil verschiedene Probleme in beiden Auflagen. — *Eger, J.*, Die Bedeutung der Jugendpsychologie. „Die Entwicklungsjahre". Psychologische Studien über die Jugend zwischen 14 bis 25. H. 1. Vergriffen. — *Ernst, Otto*, Semper, der Jüngling. Roman. — *Derselbe*, Asmus Semper, Roman. — *Foerster, F. W.*, Jugendkunde. 5. Aufl. Berlin 1904. Seitdem mehrmals aufgelegt. — *Frank, L.*, Seelenleben und Erziehung. Zürich und Leipzig 1920. — *Goldbeck, E.*, Die jugendliche Persönlichkeit. Monatsschr. f. höhere Schulen. 20. Jg. Berlin 1921. — *Groos, K.*, Zur Psychologie der Reifezeit. Intern. Monatsschr. f. Wiss., Kunst u. Technik. VI. 1912. Förderlichste Untersuchung zum Thema. — *Hesse, H.*, Demian. Die Geschichte von Emil Sinclairs Jugend. Berlin 1922. — *Derselbe*, Unterm Rad. Roman. — *Derselbe*, Siddharta. Berlin 1922. — *v. Heymanns*, Psychologie der Frau. Heidelberg 1910. — *Hoffmann*, Seelische Erscheinungen der Pubertät. Klinische Wochenschr. 1926. Nr. 36. — *Hoffmann, W.*, Die Reifezeit. Leipzig 1922. — *Hug-Hellmuth, Hermine*, Tagebuch eines halbwüchsigen Mädchens. Internat. Psychoanal. Verlag. — *Kötscher, L.*, Das Erwachen des Geschlechtsbewußtseins und seine Anomalien. Psychologisch-psychiatrische Studie. Grenzfragen des Nerven- und Seelenlebens. 52. Herausgegeb. v. Löwenfeld. Wiesbaden 1907. Vorzüglich einführende Darstellung. — *Lau, E.*, Beiträge zur Psychologie der Jugend in der Pubertätszeit. Langensalza 1920. S. 40. Vorzügliche Verwendung der Dreiwortmethode in Berliner Fortbildungsschulen mit sehr interessanten Ergebnissen. — *Lou, Andreas-Salomé*, Im Zwischenland. — *Lüttge*, Menschen um 18. 3. Aufl. Barmen 1922. — *Mayreder Rosa*, Geschlecht und Kultur. Jena 1923. — *Mill*, Die Hörigkeit der Frau. Berlin 1869. — *Richert, H.*, Psychologie und Pädagogik der Entwicklungsjahre. Vorträge zur Fortbildung des Lehrers. H. 42, S. 43. Berlin 1917. Ausgezeichnete kurze Darstellung. — *Rivers*, Von menschlichen Trieben. Deutsch von Müller. Würzburg: Kabitzsch. — *Sapper, A.*, Das Dienstmädchen.

Die Entwicklungsjahre. H. 6. 1913. — *Schopenhauer*, Parerga und Paralipomena. — *Stern, E.*, Zur Psychologie des Jugendalters. Päd. Warte. 29. Jg. 1922. — *v. Tilling, M.*, Psyche und Erziehung der weiblichen Jugend. Päd. Mag. 841. 1921. — *Tolstoi, Leo*, Knabenjahre und Jünglingsjahre. — *Tumlirz, O.*, Einführung in die Jugendkunde. Bd. 1: Die geistige Entwicklung der Jugendlichen. V u. 291 S. Leipzig 1920. Modernes zusammenfassendes Werk, das die Resultate der psychologischen Forschung verwertet. — *Ziehen, Th.*, Psychologie des Entwicklungsalters. 5 S. In: Handb. f. Jugendpfl. Herausgeg. dtsch. Zentr. f. Jugendfürsorge. Langensalza 1913.

III. Menstruationspsyche. Klimakterische Psyche, Graviditätspsyche.

Heilig und *Hoff*, Menstruation und Liquor. Klin. Wochenschr. 1924. Nr. 45. Zentralbl. f. Gynäkol. 1925. S. 2377. — *Hauptmann*, Menstruationspsyche. Arch. f. Psychiatrie. 1924. Bd. 71, S. 1. — *Stransky*, Medizinische Psychologie usw. In Halban-Seitz: Biologie und Pathologie des Weibes. Bd. 5, S. 1.

IV. Sexualpsyche und Geschlechtstrieb.

Adler, Die Geschlechtskälte der Frau. — *Adler, O.*, Mangelhafte Geschlechtsempfindung des Weibes. Berlin 1919. — *Albrecht*, Psychopathia sexualis des Weibes, in Halban-Seitz: Biologie und Pathologie des Weibes. — *Bauer*, Wie bist du Weib? — *Derselbe*, Weib und Liebe. — *Berndt*, Kalte Frauen. Leipzig. Artur Rade. — *Bucura*, Geschlechtsunterschiede beim Menschen. Hölder 1913. — *Derselbe*. Die Eigenart des Weibes. — *Deutsch, Helene*, Psychoanalyse der weiblichen Sexualfunktion. Internat. Psycho-analyt. Verlag. Marburg 1925. — *Ewald*, Psychische Störungen des Weibes, in Halban-Seitz: Biologie und Pathologie des Weibes. — *Fendrich*, Mehr Sonne. Stuttgart: Francksche Verlagsbuchhandlung. 1918. — *Heberer*, Zur Psychologie der Schwangerschaft. Zentralbl. f. Gynäkol. 1925. Nr. 7. — *Heinen*, Mütterlichkeit als Beruf und Lebensinhalt der Frau. München-Gladbach 1916. — *Hildebrandt*, Norm und Entartung des Menschen. — *Horney*, Gehemmte Weiblichkeit. Zeitschr. f. Sexualwissensch. Bd. 13. 1926. — *Jessner*, Körperliche und seelische Liebe. — *v. Kemnitz, Meta*, Erotische Wiedergeburt. München: Ernst Reinhardt 1919. — *Dieselbe*, Das Weib und seine Bestimmung. München: Ernst Reinhardt 1917. — *Key, Ellen*, Über Liebe und Ehe. — *Klatsch*, Der Werdegang der Menschheit und die Entstehung der Kultur. — *Kogerer*, Generationsvorgänge und Neurosen, in Halban Seitz: Biologie und Pathologie des Weibes. — *Küster*, Botanische Betrachtungen über Alter und Tod. — *Lange, Helene* und *Bäumer Gertrud*, Handbuch der Frauenbewegung. Berlin 1901—1906. — *Mayer, A.*, Hypoplasie und Infantilismus in der Geburtshilfe und Gynäkologie. Hegars Beitr. z. Geb. u. Gynäkol. Bd. 15, S. 377. — *Meißel-Heß, Grete*, Krieg und Ehe. — *Meyer, Gabriele*, Vom Mädchen zur Frau. — *Michaelis-Karin*, Die Frau mit 50 Jahren. — *Dieselbe*, Talent zur Ehe. Vossische Zeitung, am 19. Okt. 1919. — *Mirtl*, Der Zuchtwahlinstinkt des Weibes. Wien und Leipzig: Alfred Hölder 1914. — *Montegaza*, Die Physiologie der Liebe. — *Nemilow*, Die biologische Tragödie der Frau. — *Prevost, Marzell*, Flirt. — *Reitzenstein, von*, Das Weib bei den Naturvölkern. — *Sernau, Felix*, Das Fiasko der Monogamie. Berlin: Fritz Kater 1925. — *Siegel*, Die Freude an dem zu erwartenden Kind, ein Beitrag zur Psychologie der Schwangeren. Arch. f. Frauenkunde u. Eugenetik. Bd. 4, S. 187. — *Stekel*, Psychosexueller Infantilismus. Urban & Schwarzenberg 1922. — *Derselbe*, Die Geschlechtskälte der Frau. — *Derselbe*, Nervöse Angstzustände. — *Stransky*, Medizinische Psychologie usw., in Halban-Seitz: Biologie und Pathologie des Weibes. — *v. Sydow*, Die Kultur der Dekadenz. Dresden: Sybillenverlag 1922. — *Zickel*: Die Kälte der Frau. Schweizer & Co., Urban & Schwarzenberg.

Zweites Kapitel.

Unterschiede der Frauen untereinander (Pathologie).
Für die Gynäkologie wichtige Konstitutionsanomalien.

A. Somatische Typen.

I. Organminderwertigkeit und Partialkonstitution.

Adler, A., Studie über Minderwertigkeit von Organen. Urban & Schwarzenberg 1907. — *Derselbe*, Die Theorie der Organminderwertigkeit und ihre Bedeutung für Philosophie und Psychologie. Leipzig: Barth 1908. — *Bauer, J.*, Konstitutionelle Disposition zu inneren Krankheiten. 2. Aufl. Die Partialkonstitution des neuroglandulären Systems. S. 6. — *Brugsch*, Allgemeine Prognostik. 2. Aufl. 1922. —

Brugsch und *Lewy*, Die Biologie der Person. Urban und Schwarzenberg 1926. — *Günther*, Die Lipomatosis und ihre klinischen Formen. Arbeiten aus der med. Klinik. Leipzig. Jena: Fischer 1920. — *Schiff*, Infekt und Individualität in Brugsch und Lewy, l. c. Bd. 1. — *Veit, J.*, Über Albuminurie in der Schwangerschaft. Berlin. klin. Wochenschr. 1902. Nr. 22 u. 23.

II. Allgemeinkonstitution.

a) Infantilismus.

Adloff, Besonderheiten des menschlichen Gebisses und ihre stammesgeschichtliche Bedeutung. Zeitschr. f. Anthrop. u. Morphol. Bd. 10, S. 109. — *Derselbe*, Das Gebiß des Menschen und der Anthropomorphen. Berlin 1908. — *Derselbe*, Überzählige Zähne und ihre Bedeutung. Dtsch. Monatsschr. f. Zahnheilk. Jg. 19, S. 223. — *Derselbe*, Zur Frage nach der Entstehung der heutigen Säugetierzahnformen. Zeitschr. f. Morphol. u. Anthropol. Bd. 5, S. 357. — *Derselbe*, Noch einiges zur Frage nach der Beurteilung überzähliger Zähne. Dtsch. Monatsschr. f. Zahnheilk. Jg. 19, S. 452. — *Albrecht* Der asthenische Infantilismus des weiblichen Geschlechts. Med. Klinik 1914. Nr. 10, S. 628. — *Anton*, Die Formen und Ursachen des Infantilismus. Allgem. Zeitschr. f. Psychiatrie. Bd. 63 und Münch. med. Wochenschr. 1906. Nr. 30, S. 1458. — *Aschner*, Die Konstitution der Frau und ihre Beziehungen zur Geburtshilfe und Gynäkologie. München: J. F. Bergmann 1924. — *Bartel*, Status thymicolymphaticus und Status hypoplasticus. Deuticke 1912. — *Bartel, J.* und *E. Herrmann*, Über die weibliche Keimdrüse bei Anomalie der Konstitution. Monatsschr. f. Geburtsh. u. Gynäkol. Bd. 33, S. 125. — *Bartels*, Über abnorme Behaarung beim Menschen. Zeitschr. f. Ethnologie. Bd. 11, S. 146. 1879. — *Bauer*, Die konstitutionelle Disposition zu inneren Krankheiten. Berlin: Julius Springer 1921. — *Bayer*, Zur Entwicklungsgeschichte der Gebärmutter. Dtsch. Arch. f. klin. Med. Bd. 73. 1902. — *Becker*, Der männliche Kastrat. Inaug.-Diss. Freiburg i. Br. 1896. — *Benthin*, Myom und Gravidität. Monatsschr. f. Geburtsh. u. Gynäkol. Bd. 38, S. 356. 1913. — *Berg, Ragnar*, Die Vitamine. Leipzig: Hirzel 1922. — *Bloch*, Die Pathologie und Therapie der Mundatmung. Wiesbaden 1889. — *Borchardt*, Klinische Konstitutionslehre. Berlin-Wien: Urban & Schwarzenberg 1924. — *Brissaud*, Nouv. Icon. de la salp. 20, 1907. Zit. nach Borchardt, l. c. — *Bumm*, Behandlung der Sterilität. Dtsch. med. Wochenschr. 1909. S. 1756. — *Callmett*, Cpt. rend. de l'acad. des sciences. 1908. — *Mc, Carrison*, Brit. med. journ. II p. 154 u. 236. 1920; Vol. 91, III, p. 522. 1920; zit. in Berg, l. c. S. 298. — *Ebeler*, Prolaps und Spina bifida occulta. Festschr. z. Feier usw. der Akademie für prakt. Medizin in Köln, Bonn 1915. — *Ecker*, Über abnorme Behaarung des Menschen usw. Bd. 33, S. 178. Globus 1878. — *Derselbe*, Der Steißhaarwirbel, die Steißbeinglatze und das Steißbeingrübchen usw. Arch. f. Anthropol. Bd. 12, S. 129 u. Bd. 13, S. 483. — *Derselbe*, Ein neu aufgefundenes Bild eines sog. Haarmenschen. Arch. f. Anthropol. Bd. 2, S. 176. 1878. — *Fetzer*, Experimentelle Untersuchung über den Eisenstoffwechsel in der Gravidität. Kongr. f. inn. Med. 1909. — *Forel*, Die sexuelle Frage. 1920. — *Fränkel, E.*, Der abnorme Hochstand des Gaumens in seinen Beziehungen zur Septumdeviation und zur Hypertrophie der Rachentonsille. Inaug.-Diss. Basel 1896. — *Fraenkel*, Beziehungen der inneren Sekretion der Keimdrüsen zu dem gesamten endokrinen System. Dtsch. med. Wochenschr. 1924. S. 1007. — *Freund, W. A.*, Über primäre Thoraxanomalien. Stuttgart 1906. — *Derselbe*, Über die Indikation zur operativen Behandlung der erkrankten Tuben. Volkmanns Sammlung klinischer Vorträge. Nr. 323. — *Derselbe*, Verhandl. dtsch. Naturf. u. Ärzte. Düsseldorf 1898. 2. Tl., 2. Hälfte, S. 156. — *Derselbe*, Zur anatomischen Physiologie und Pathologie der Douglastasche. Hegars Beitr. z. Geburtsh. u. Gynäkol. Bd. 2, S. 322. — *Derselbe*, Zur Anatomie und Pathologie der Dehiszenz des graviden Uterus. Hegars Beitr. z. Geburtsh. u. Gynäkol. Bd. 4, S. 1 und Gynäkol. Klinik, S. 85 u. 140. — *Derselbe*, Über Schwanzbildung beim Menschen. Virchows Arch. f. pathol. Anat. u. Physiol. Bd. 104, S. 531. 1886. — *Derselbe*, Monatsschr. f. Geburtsh. u. Gynäkol. Bd. 22, S. 418. — *Derselbe*, Beziehungen der weiblichen Geschlechtsorgane zu anderen Organen. Ergebn. d. allg. Pathol. u. pathol. Anat. Bd. 3. 2. Hälfte, S. 170. 1896. — *Freund, R.*, Abnorme Behaarung bei Entwicklungsstörungen. Hegars Beitr. z. Geburtsh. u. Gynäkol. Bd. 3. 1900. — *Derselbe*, Zur Gravidität und Hämatometra des atretischen Nebenhorns. Arch. f. Gynäkol. Bd. 79. — *Derselbe*, Abnorme Behaarung bei Entwicklungsstörungen. Beitr. z. Geburtsh. u. Gynäkol. Bd. 3. — *Freund*, Beiträge zur Histologie der Rippenknorpel. Breslau, 1858. — *Freund* und *Mendelsohn*, Der Zusammenhang des Infantilismus des Thorax usw. Stuttgart, 1908. — *Freund* und *von den Velden*, Handbuch der inneren Medizin. Berlin 1912. — *v. Friedländer*, Über einige Wachstumsveränderungen des kindlichen Uterus usw. Arch. f. Gynäkol. Bd. 56. — *Funk, C.*, Die Vitamine. Bergmann 1922. — *Graff*, Die Prolapsbildung als Maß der Konstitution. Zeitschr. f. konstit. Pathol. Bd. 11, S. 170. 1925. — *Halban*, Die Entstehung der Geschlechtscharaktere. Arch. f. Gynäkol. Bd. 70, S. 205. — *v. Hansemann*, Mitt. a. d. Grenzgeb.

d. Med. u. Chirurg. Bd. 12, H. 4. 1903. — *Hart*, Konstitution und Disposition. Ergebn. d. Pathol. Bd. 20, S. 1. 1922. — *Derselbe*, Die Lehre vom Status thymicolymphaticus. München 1923. — *Derselbe*, Die mechanische Disposition der Lungenspitzen zur tuberkulösen Phthise. 1906. — *Hart* und *Harras*, Der Thorax phthisicus. Stuttgart 1908. — *Hauser, O.*, Der Mensch vor 100000 Jahren. Leipzig: F. A. Brockhaus 1917. — *Hegar, A.*, Entwicklungsstörungen, Fötalismus und Infantilismus. Münch. med. Wochenschr. 1905. Nr. 16, S. 737. — *Derselbe*, Zur Ätiologie der bösartigen Geschwülste. Hegars Beitr. z. Geburtsh. u. Gynäkol. Bd. 3, S. 354. — *Derselbe*, Beitr. z. Geburtsh. u. Gynäkol. Bd. 1, S. 110. — *Derselbe*, Korrelation der Keimdrüsen und Geschlechtsbestimmung. Beitr. z. Geburtsh. u. Gynäkol. Bd. 7, S. 201. — *Derselbe*, Der Geschlechtstrieb usw. Stuttgart 1894. — *Derselbe*, Tuberkulose und Bildungsfehler. Münch. med. Wochenschrift 1899. Nr. 38. — *Hegar, K.*, Hegars Beitr. z. Geburtsh. u. Gynäkol. Bd. 14, H. 1, S. 441. — *Hermann, Edmund*, Bau und Wesen der hypoplastischen Ovarien. Wien. med. Wochenschr. Jg. 75, Nr. 23, S. 1323. — *Herter*, Intestinaler Infantilismus. Leipzig und Wien 1909. — *Hirsch*, Die Dysmenorrhöe der Spasmophilen und über die Ursachen des Menstruationsschmerzes. Zentralbl. f. Gynäkol. 1924. Nr. 20. — *Derselbe*, Dysmenorrhöe in Beziehung zu Körperbau und Konstitution. Zentralbl. f. Gynäkol. 1923. S. 1541. — *Höhne*, Die Hypoplasie der Tube und ihre Beziehung zur Extrauteringravidität. Zeitschr. f. Geburtsh. u. Gynäkol. Bd. 63, S. 107 u. 110. 1909. — *Holzbach*, Monatsschr. f. Geburtsh. u. Gynäkol. 1910. — *Derselbe*, Hemmungsbildungen usw. Beitr. z. Geburtsh. Bd. 14. — *Derselbe*, Zur Genese kombinierter Nieren-Uterusblutungen. Monatsschr. f. Geburtsh. u. Gynäkol. Bd. 32, S. 406. 1910. — *Derselbe*, Zeitschrift für gynäkologische Urologie. Bd. 2. 1910. — *v. Jaschke*, Zur Deutung und Bewertung der allgemeinen Symptome bei Retroversioflexion. Zentralbl. f. Gynäkol. 1925, Nr. 4, S. 189. — *v. Jaschke, Rud. Th.*, Konstitutionelle Grundlagen hartnäckiger Obstipation und Schmerzen in beiden Unterbauchseiten bei Frauen. Zeitschr. f. d. ges. Anat., Abt. 2: Zeitschr. f. Konstitutionslehre Bd. 11, H. 2/5, S. 378—389. 1925. — *John*, Über akzessorische Milchdrüsen usw. Arch. f. Gynäkol. Bd. 126, S. 691. — *Kahler*, Über Meteorismus. Aus d. Fortbildungskurs. d. Wien. med. Fakult. Wien: Springer 1926. H. 97. — *Kehrer*, Ursachen und Behandlung der Unfruchtbarkeit nach modernen Gesichtspunkten. Dresden u. Leipzig: Th. Steinkopf 1922. — *Kermauner*, Fehlbildungen der weiblichen Geschlechtsorgane, des Harnapparates usw. in Halban-Seitz, Biologie u. Pathol. des Weibes. Bd. 3, S. 281. — *Derselbe*, Zur Deutung und Wertung der Krankheitserscheinungen bei der Rückwärtsverlagerung der Gebärmutter. Zeitschr. f. d. ges. Anat., Abt. 2: Zeitschr. f. Konstitutionslehre. Bd. 11, H. 2/5, S. 244—459. — *Derselbe*, Die Mißbildungen der weiblichen Geschlechtsorgane, in E. Schwalbe, Die Morphologie der Mißbildungen des Menschen und der Tiere. Bd. 3, Lief. 2, S. 284, 304, 306, 307. — *Derselbe*, Die Ätiologie und Therapie der Dysmenorrhöe. Monatsschr. f. Geburtsh. u. Gynäkol. Bd. 26, S. 645. — *Klaar*, Zur Kenntnis der weiblichen Axillarorgane beim Menschen. Wien. klin. Wochenschr. 1926. S. 127. — *Klatsch*, Der Werdegang des Menschen. usw. — *Klob*, Die pathologische Anatomie der weiblichen Sexualorgane. Wien 1864. — *Klose*, Über das Coecum mobile. Fortschr. d. Med. 1909. Nr. 16. Ref. Zentralbl. f. Chirurg. 1909. Nr. 34, S. 1169. — *Klose* und *Vogt*, Klinik und Biologie der Thymusdrüse. Tübingen 1910. — *Kocher*, Die Pathologie der Schilddrüse. Kongr. f. inn. Med. Bd. 23. 1906. — *Körner*, Erfahrungen über die Hyperplasie der Rachentonsille. Münch. med. Wochenschr. 1890. Nr. 27 und Zeitschr. f. Ohrenheilk. Bd. 21, S. 116. 1891. — *Derselbe*, Untersuchungen über Wachstumsstörungen, Mißgestaltung des Oberkiefers usw. infolge von Behinderung der Nasenatmung. Leipzig 1891. — *Kossmann*, Mangel und Unvollkommenheit usw. der Eierstöcke, in Martin: Die Krankheiten der Eierstöcke. Leipzig 1899. — *Kraus*, Dtsch. med. Wochenschr. 1905. Nr. 49. Verein für innere Medizin. — *Kraus* und *Brugsch*, Spezielle Pathologie und Therapie innerer Krankheiten. Bd. 1. 1919. Urban & Schwarzenberg — *Kußmaul*, Von dem Mangel, der Verkümmerung und Verdoppelung der Gebärmutter. Würzburg 1859. — *Küstner*, Die Entstehungsbedingungen der Retroversioflexio und des Prolapses. Zeitschr. f. Geburtsh. u. Gynäkol. Bd. 11, S. 273 und Veit: Handb. d. Gynäkol. Bd. 1, S. 121. 1897. — *Lasègue*, Zitiert nach Peritz in Kraus u. Brugsch l. c. Bd. 1, S. 681. — *Lorain*, Zitiert nach Peritz in Kraus u. Brugsch l. c. Bd. 1, S. 681. — *Lubosch*, Grundriß der wissenschaftlichen Anatomie. Leipzig 1925. Individualanatomie in Brugsch und Lewy: Biologie der Person. Bd. 1. — *Ludwig* und *Hopf*, Experimentelle Studien über die Wirkung der Röntgenstrahlen auf die Nahrung. Strahlentherapie. Bd. 20, S. 342. — *Lumpe*, Wochenbl. der Ges. der Ärzte. Bd. 2, Nr. 41. Wien 1856. — *Madelung*, Über die Fovea coccygea (Ecker). Zentralbl. f. Chirurg. 1885. Nr. 44, S. 761. — *Mathes*, Über Enteroptose usw. Arch. f. Gynäkol. Bd. 77, S. 357. — *Derselbe*, Der Infantilismus, die Asthenie und deren Beziehungen zum Nervensystem. Berlin 1912. — *Derselbe*, Die Konstitutionstypen des Weibes in Halban-Seitz: Biologie und Pathologie des Weibes. Bd. 3. 1924. — *Mayer, A.*, Ein Beitrag zur Lehre der Hypoplasie der Genitalien usw. — *Derselbe*, Hegars Beitr. z. Geburtsh. u. Gynäkol. Bd. 12, H. 3, S. 369 u. 373. — *Derselbe*, Orthostatische

Albuminurie und Sterilität bei Infantilismus. Med. Klinik 1907. Nr. 46. — *Derselbe*, Hypoplasie und Infantilismus in Geburtshilfe und Gynäkologie. — *Derselbe*, Zum klinischen Bilde des Infantilismus und der Hypoplasie. Münch. med. Wochenschr. 1910. Nr. 10. — *Derselbe*, Zur Behandlung der Retroflexio uteri. Zentralbl. f. Gynäkol. Bd. 32. 1912. — *Derselbe*, Die Lehre Bossis und die Gynäkologie. Wien. klin. Wochenschr. Bd. 26. 1913. — *Derselbe*, Die Bedeutung des Infantilismus in Geburtshilfe unnd Gynäkologie. Gynäkol. Rundschau. Jg. 7, Nr. 14. 1913. — *Derselbe*, Über Konstitution und Genitaltumoren. Münch. med. Wochenschr. 1924. Nr. 48, S. 1673 u. 1674. — *Derselbe*, Die Ursachen der dystopischen Eieinbettung. Zentralbl. f. Gynäkol. 1923. Nr. 26. — *Derselbe*, Über Konstitution und Genitaltuberkulose, in: Die extrapulmonale Tuberkulose. 1925. H. 4. — *Derselbe*, Beiträge zur Klinik der Tuberkulose. Bd. 63, H. 6: Genitaltuberkulose des Weibes und Konstitution. — *Derselbe*, Über die „chirurgische Ära" in der Gynäkologie und die gynäkologischen Grenzgebiete. Zentralbl. f. Gynäkol. 1922. Nr. 12. — *Derselbe*, Rückblicke und Ausblicke im Gebiet der kleinen Gynäkologie. Zentralbl. f. Gynäkol. 1926. Nr. 14. — *Derselbe*, Entstehung, Behandlung und Verhütung von Gebärmuttervorfällen. Zeitschr. f. ärztl. Fortbildung. 1922. Nr. 7 u. 8. — *v. Metnitz* und *Wunschheim*, Pathologie der Zähne. 2. Aufl. 1901. S. 143. — *Müller, P.*, Die Entwicklungsfehler des Uterus, in: Billroth und Lücke: Handbuch der Frauenkrankheiten Bd. 1. 1885. — *Nürnberger*, Über Bestrahlung und Fortpflanzung. Praktische Ergebnisse. Bd. 8, 2, S. 210. — *Ornstein*, Virchows Archiv für pathologische Anatomie und Physiologie. Bd. 79, S. 180. — *Overton*, Studien über Narkose. 1901. *Peritz*, Akromegalie und Gigantismus, in: Spezielle Pathologie und Therapie innerer Krankheiten, Friedr. Kraus und Theod. Brugsch. Berlin-Wien: Urban & Schwarzenberg 1919. S. 627. — *Derselbe*, Einführung in die Klinik der inneren Sekretion. Berlin: S. Karger 1923. — *Petit*, Sur les propriétés lécithinophiles des tocines tétanique et diphthérique. Cpt. rend. des scinces de la soc. de biol. Tom. 64, Nr. 16. — *Pribram*, Sterilität und Konstitutionspathologie. Zeitschr. f. d. ges. Anat., Abt. 2: Zeitschr. f. Konstitutionsforschung. Bd. 11, H. 2/5. — *Derselbe*, Konstitutionspathologie und Prolapsfrage. Klin. Wochenschr. 1923. S. 1115. — *Reeb*, Über den Einfluß der Ernährung der Muttertiere auf die Entwicklung ihrer Früchte. Hegars Beitr. z. Geburtsh. u. Gynäkol. Bd. 9, H. 3, S. 395. — *Rosthorn*, Die Mißbildungen der weiblichen Geschlechtsorgane, in Chrobak und Rosthorn: Die Erkrankungen der weiblichen Geschlechtsorgane. 2. T., S. 262 ff. — *Rubner* und *Heubner*, Zentralbl. f. Biol. Bd. 36 u. 37. — *Sänger*, Ein bestimmtes Zeichen für angeborene Rückwärtslage des Uterus. Festschr. z. Feier des 50jähr. Jubiläums der Berlin. Ges. f. Gynäkol. Wien 1894. S. 161. — *Schaeffer*, Untersuchungen über Anomalien der Plazentarstruktur hypoplast. uteri und deren Folgen. Arch. f. Gynäkol. Bd. 76, H. 1. — *Schick* und *Wagner*, Zeitschr. f. Kinderheilk. Bd. 30, S. 223. 1921. — *Schlesinger*, Wachstum des Kindes. Berlin: Julius Springer 1926. — *Seitz*, Über eine mit Schwellung einhergehende Hypersekretion der Schweiß- und Talgdrüsen in der Achselhöhle während des Wochenbettes, echte Milchsekretion vortäuschend. Arch. f. Gynäkol. Bd. 80, S. 517. 1906. — *Derselbe*, Über die sog. Achselhöhlenmilchdrüse und deren Genese. Arch. f. Gynäkol. Bd. 88, S. 94. 1909. — *Sellheim*, Über normale und unvollkommene Dammbildung. Hegars Beitr. z. Geburtsh. u. Gynäkol. Bd. 5, S. 161. — *Derselbe*, Unvollkommener Descensus ovariorum. Hegars Beitr. z. Geburtsh. u. Gynäkol. Bd. 5, S. 177. — *Derselbe*, Das Herabtreten von Tubensäcken usw. Hegars Beitr. z. Geburtsh. u. Gynäkol. Bd. 1, S. 133/134. — *Derselbe*, Kastration und Knochenwachstum. Hegars Beitr. z. Geburtsh. u. Gynäkol. Bd. 2, S. 236. — *Derselbe*, Spontangeburt als Ursache von Schulterdeformitäten. Dtsch. Zeitschr. f. Chirurgie. Bd. 102, S. 271. — *Derselbe*, Die Physiologie der weiblichen Genitalien, in Nagel: Handb. d. Physiol. des Menschen. Bd. 2, I. Hälfte, S. 124. — *Derselbe*, Zur Entstehung und Heilung kompletter Dammrisse. Sitzung des mediz.-naturwissenschaftl. Vereins zu Tübingen, 26. Juli 1909. Münch. med. Wochenschr. 1909. Nr. 37, S. 1886. — *Siebenmann*, Nasenhöhle und Gaumenwölbung usw. Wien. med. Wochenschr. 1899. Nr. 2. — *Stefko*, Zeitschr. f. Kinderheilk. Bd. 9, S. 312. 1923. — *Stieda*, Chlorose und Entwicklungsfehler. Zeitschr. f. Geburtsh. u. Gynäkol. Bd. 32, S. 60. — *Stiller*, Die asthenische Konstitutionskrankheit. Stuttgart 1907. — *Stockard*, Arch. of internal med. 1912. p, 369. — *Strauß*, Charité-Annalen. Bd. 29. — *Tandler*, Über Infantilismus. Wiener klinische Presse. 1909. Nr. 15. — *Tandler* und *Groß*, Die biologische Grundlage der sekundären Geschlechtscharaktere. Berlin: Julius Springer 1913. — *de Terra*, Überblick über den heutigen Stand der Phylogenie des Menschen in bezug auf die Zähne. Dtsch. Monatsschr. f. Zahnheilk. Jg. 23. — *Veit*, Zeitschr. f. Geburtsh. u. Gynäkol. Bd. 2, S. 123. 1878. — *v. den Velden*, Der stark dilatierte Thorax. Stuttgart 1910 und Münch. med. Wochenschrift 1908. Nr. 24. — *Derselbe*, Klinische Konstitutionslehre in Bergmann-Staehelins Handbuch der inneren Medizin. Bd. 4, 1, S. 377. — *Virchow*, Über Schwanzbildung beim Menschen. Berlin. klin. Wochenschr. 1884. Nr. 47. — *Derselbe*, Über die Chlorose und die damit zusammenhängenden Anomalien im Gefäßapparate, insbesondere über Endocarditis puerp. Beitr. z. Geburtsh. u. Gynäkol. Bd. 1, H. 3, S. 323. 1872. — *Derselbe*, Über die Chlorose und Anomalien im Gefäßapparat usw. Beitr. z. Geburtsh. u. Gynäkol. Bd. 1, H. 3, S. 334. 1872. — *Wagner* und *v. Jauregg*, Zweiter Bericht über die Behandlung des endemischen Kretinismus mit Schilddrüsensubstanz. Wien. klin. Wochenschr. 1907. Nr. 2, S. 36. — *Weil*, Die innere Sekretion. Berlin: Julius Springer 1922. — *Wiedersheim*, Der Bau des Menschen als Zeugnis für seine Vergangenheit. 4. Aufl., S. 192 u. 193. 1908. — *Derselbe*, Vergleichende Anatomie der Wirbeltiere. 7. Aufl. 1909. — *Wolff*, Zur Kenntnis der Entwicklungsanomalie bei Personen bei vorzeitiger Geschlechtsreife. Wochenschr. f. Gynäkol. Bd. 94. 1911. — *Ziegenspeck*, Über normale und pathologische Anheftung der Gebärmutter usw. Arch. f. Gynäkol. Bd. 31, S. 1. 1887. — *Zondek, H.*, Die Krankheiten der endokrinen Drüsen. Berlin: Julius Springer 1923.

b) Asthenie.

Albrecht, Der asthenische Infantilismus des weiblichen Geschlechts und seine Bedeutung für die ärztliche Praxis. Med. Klinik 1914. S. 628. — *Aschner*, Die Konstitution der Frau und ihre Beziehungen zur Geburtshilfe und Gynäkologie. München: J. F. Bergmann 1924. — *Eppinger* und *Heß*, Zur Pathologie des vegetativen Nervensystems. Zeitschr. f. klin. Med. Bd. 67, H. 5/6 u. Bd. 68, H. 3/4. — *Dieselben*, Die Vagotonie. Samml. klin. Abhandl. über Pathol. u. Therap. Berlin 1910. H. 9 u. 10. — *Galant-Susmann*, Der asthenische und sthenoplastische Konstitutionstypus der Frau. Arch. f. Frauenkunde u. Konstitutionsforschung. Bd. 11, H. 1. Ref. Zentralbl. f. Gynäkol. 1926. Nr. 31, S. 2057. — *Graff*, Die Prolapsbildung als Maß der Konstitution. Zeitschr. f. Konstitutionslehre. Bd. 11, S. 170. — *Hannes*, Einiges über weibliche Konstitutionstypen. Med. Klinik 1925. S. 1793. — *Derselbe*, Die Asthenie des Weibes. Ergebn. d. ges. Med. Bd. 6. — *Hirsch*, Dysmenorrhöe in Beziehung zu Körperbau und Konstitution. Zentralbl. f. Gynäkol. 1923. S. 1541. — *Hofstätter*, Die Prognose der Funktionsschwäche der Ovarien mit besonderer Berücksichtigung der Amenorrhöe. Arch. f. Gynäkol. Bd. 127, S. 39. — *Hueck*, Über das Mesenchym. Die Bedeutung seiner Entwicklung und seines Baues für die Pathologie. Beiträge z. pathol. Anat. u. z. allgem. Pathol. Bd. 66. — *v. Jaschke*, Zeitschr. f. angew. Anat. Bd. 6. 1920. — *Derselbe*, Konstitutionelle Grundlagen, hartnäckige Obstipation. Zeitschr. f. Konstitutionslehre. Bd. 11, S. 378. — *Loeser*, Untersuchungen über das Verhältnis von Fluor und Konstitution usw. Arch. f. Gynäkol. Bd. 125, S. 422. — *Derselbe*, Weiblicher Ausfluß und Konstitution. Zentralbl. f. Gynäkol. 1925. S. 1898. — *Derselbe*, Der latente Mikrobismus der Scheide und seine Wandlungen bei Genital- wie Allgemeinerkrankungen. Zentralbl. f. Gynäkol. 1920. Nr. 2, S. 46. — *Mathes*, Über Enteroptose usw. Arch. f. Gynäkol. Bd. 77. — *Derselbe*, Der Infantilismus, die Asthenie und deren Beziehungen zum Nervensystem. Berlin: S. Karger 1912. — *Derselbe*, Die Bedeutung der Sexualkonstitution für die Gynäkologie. Arch. f. Frauenkunde und Eugenetik. Bd. 9, S. 96. 1923. — *Pribram*, Sterilität und Konstitutionspathologie. Zeitschr. f. Konstitutionsl. Bd. 11, S. 405. 1925. — *Stiller*, Die asthenische Konstitutionskrankheit. Stuttgart: Ferd. Enke 1907. — *Derselbe*, Pathogenese der orthotischen Albuminurie. Berlin. klin. Wochenschr. 1912. Nr. 40. — *Derselbe*, Die asthenische Konstitution. Zeitschr. f. angew. Anatomie u. Konstitutionslehre. Bd. 6. — *Derselbe*, Grundzüge der Asthenie. Stuttgart 1916. — *Strauß*, Über den Habitus asthenicus und seine klinische Bedeutung. Berlin. klin. Wochenschr. 1910. Nr. 5, S. 207 (hier weitere Literatur).

c) Abnorme Behaarung.

Aschner, Die Konstitution der Frau und ihre Beziehungen zur Geburtshilfe und Gynäkologie. München: J. F. Bergmann 1924. — *Bartels*, Einiges über den weiblichen Bart in seiner kulturgeschichtlichen Bedeutung. Zeitschr. f. Ethnol. Bd. 13. 1881. — *Derselbe*, Über abnorme Behaarung beim Menschen. Zeitschr. f. Ethnol. Bd. 10, S. 253. 1879. — *Bauer*, Die konstitutionelle Disposition zu inneren Krankheiten. Springer 1921. Behaarung S. 536. — *Berblinger*, Hermaphroditismus germinalis. Zentralbl. f. allg. Pathol. u. pathol. Anat. 1923. Sonderband. — *Derselbe*, Zeitschrift f. Konstitutionslehre Bd. 10. 1924. — *Derselbe*, Virchows Arch. f. pathol. Anat. u. Physiol. Bd. 227 u. 237. — *Bischoff*, Zitiert nach Ploß-Bartels: Das Weib in der Natur- und Völkerkunde. 9. Aufl. 1908. S. 242. — *Brandt*, Über die sog. Hundemenschen usw. Biol. Zentralbl. 1897. Nr. 5. — *Eble*, Die Lehre von den Haaren. Wien 1831. — *Derselbe*, Über Haarwachstum und Schwangerschaft. Vgl. Halban: Zur Frage der Graviditätshypertrichose. Wien. klin. Wochenschr. 1907. Nr. 45, S. 1389. — *Ecker*, Über abnorme Behaarung der Menschen. Globus, Braunschweig 1878. Bd. 33, S. 177. — *Derselbe*, Ein neuaufgefundenes Bild eines sog. Haarmenschen. Arch. f. Anthropol. Bd. 11, S. 176. 1878. — *Eschrecht*, Über die Richtung der Haare am menschlichen Körper. Müllers Arch. f. Anat. u. Physiol. 1837. S. 37. — *Exner*, Die Funktion der menschlichen Haare. Wien. klin. Wochenschr. 1896. Nr. 14. — *Freund*, Abnorme Behaarung bei Entwicklungsstörungen. Hegars Beitr. f. Geburtsh. u. Gynäkol. Bd. 3, S. 181. — *Friedenthal*, Beiträge zur Naturgeschichte des Menschen. Jena 1908. — *Galant*, Der Haarbüschel des Pomum Adami. Bericht über die Gesellschaft für Gynäkologie. Bd. 8, Nr. 17, S. 873. 1925. — *Derselbe*, Untersuchungen über Hypertrichose bei Frauen. Archiv für Frauenkunde und Konstitutionsforschung. Bd. 11, H. 1. 1916. — *Halban*, Die Entstehung der Geschlechtscharaktere. Arch. f. Gynäkol. Bd. 70, S. 205. — *Derselbe*, Tumoren und Geschlechtscharaktere. Zeitschrift f. Konstitutionslehre. Bd. 11, S. 294. 1925. — *Havelock-Ellis*, Das Geschlechtsgefühl des Menschen. — *Hegar*, Korrelation der Keimdrüsen und Geschlechtsbestimmung. Beitr. z. Geburtsh. u. Gynäkol. Bd. 7, S. 201. — *Derselbe*, Über abnorme Behaarung bei weiblichen Geisteskranken. Hegars Beitr. Bd. 19, Erg.-H. S. 9. 1915. — *Herbst*, Formative Reize in der tierischen Ontogenese. Leipzig 1901. — *Hilbert*, Virchows Arch. f. pathol. Anat. u. Physiol. Bd. 99, S. 569. 1885. — *Hildebrand*, Physikal.-ökon. Ges. Königsberg, 7. 12. 1877. — *Hofbauer*, Hypertrichosis bei Ovarialerkrankungen. Monatsschr. f. Geburtsh. u. Gynäkol. Bd. 29, S. 661. 1909. — *Hoffmann*, Über Verkümmerung der Augenbrauen und der Nägel bei Thyreoidosen. Arch. f. Dermatol. u. Syphilis. Bd. 89, S. 381. 1908. — *Hofstätter*, Die Prognose der Funktionsschwäche der Ovarien mit besonderer Berücksichtigung der Amenorrhöe. Arch. f. Gynäkol. Bd. 127, S. 39 u. 69. 1925. — *Ickeli*, Zitiert nach Friedenthal, l. c. Lief. I, S. 23. — *Kaposi*, In Hebra, Handb. d. Hautkrankh. — *Kermauner*, Kümmerformen, Hypoplasie, Infantilismus. Halban-Seitz, Bd. 3, S. 608. — *Lenz*, Der phylogenetische Haarverlust des Menschen. Arch. f. Rassen- u. Gesellschaftsbiol. Bd. 12, S. 333. 1917. — *Leydig*, Integument brunstiger Fische und Amphibien. Biol. Zentralbl. Bd. 12, S. 205. 1892. — *Mathes*, Die Konstitutionstypen des Weibes, insbesondere der intersexuelle Typus. Halban-Seitz: Biologie und Pathologie des Weibes. Bd. 3, S. 1. — *Mayer, A.*, Hypoplasie und Infantilismus in Geburtshilfe und Gynäkologie. Hegars Beitr. z. Geburtsh. u. Gynäkol. Bd. 15, S. 377. — *Mense*, Hypertrichosus lanuginosa s. primaria. Zieglers Beiträge z. patholog. Anatomie. Bd. 68. 1921. — *Olivet*, Über den angeborenen Mangel beider Ovarien. Frankf. Zeitschr. f. Pathol. Bd. 29. 1923. — *Peiser*, Der Einfluß der Erkrankungen auf die Adrenalinbildung in den Nebennieren. Dtsch. med. Wochenschr. 1922. S. 537. — *Ploß-Bartels*, Das Weib in der Natur und Völkerkunde. 9. Aufl., S. 242ff. u. S. 289. — *Redlich*, Zit. n. Aschner, l. c. S. 284. — *Sellheim*, Vermännlichung und Wiederverweiblichung bei einem ausgewachsenen Individuum. Zeitschr. f. mikroskop.-anatom. Forschung. Bd. 3, H. 3, S. 382. — *Siebold*, Die haarige Familie v. Ambras. Arch. f. Anthropol. Bd. 10, S. 253. Braunschweig 1877. — *Sußmann-Galant*, Untersuchungen über Hypertrichosis bei Frauen. Arch. f. Frauenk. u. Konstitutionsforschung. Bd. 11, S. 139. 1925. — *Taruffi*, Zitiert n. Mayer, A., l. c. S. 449. — *Termeer*, Ovarialgeschwülste im Kindesalter und Pubertas praecox. Arch. f. Gynäkol. Bd. 127, S. 436. — *Thumim*, Geschlechtscharaktere und Nebenniere in Korrelation. Berlin. klin. Wochenschrift 1909. S. 139. — *Unna*, Zitiert nach Friedenthal, l. c. Lief. III, S. 34. — *Wiedersheim*, Bau des Menschen als Zeugnis für seine Vergangenheit.

d) Pigmentverhalten.

Aschner, Die Konstitution der Frau und ihre Beziehungen zur Geburtshilfe und Gynäkologie. München: J. F. Bergmann 1924. — *Derselbe*, Die Komplexion (Pigmentgehalt, Haar-, Haut- und Augenfarbe) als ein Hauptkriterium der Konstitution. Zentralbl. f. Gynäkol. 1926. S. 27. — *Bauer*, Die konstitutionelle Disposition zu inneren Krankheiten. Berlin: Julius Springer 1921. S. 524: Haut. — *Bering-Mayer*, Experimentelle Studien über die Wirkung des Lichts. Strahlentherapie. Bd. 1. 1912. — *Bettmann*, Arch. f. Dermatol. u. Syphilis. Bd. 75, S. 379. 1905. — *Derselbe*, Die Mißbildungen der Haut. In E. Schwalbes: „Die Morphologie der Mißbildungen der Menschen und der Tiere". Bd. 3. 1912. — *Borchardt*, Klinische Konstitutionslehre. Berlin-Wien: Urban & Schwarzenberg 1924. — *Derselbe*, Senilismus. Klinische Konstitutionslehre. Berlin-Wien: Urban & Schwarzenberg 1925. S. 246. — *Cheatle, G. L.*, Brit. med. journ. Vol. 2, p. 470. 1912. — *Ehrmann*, Arch. f. Dermatol. u. Syphilis. Bd. 97, S. 75. 1909. — *Derselbe*, Med. Klinik 1914. Nr. 8, S. 351. — *Derselbe*, Wien. klin. Wochenschr. 1914. Nr. 17, S. 463. — *Friedenthal*, Beiträge zur Naturgeschichte des Menschen. 3. Lief. Jena: G. Fischer 1908. — *Derselbe*, Dermatol. Wochenschr. Bd. 63, Nr. 40, S. 939. 1916. — *Harmann*, Zitiert nach L. Plate, Vererbungslehre. Leipzig 1913. — *Hausmann*, Über die giftige Wirkung des Hämatoporphyrins auf Warmblüter bei Belichtung. Wien. klin. Wochenschr. 1909. Nr. 52, S. 1820. — *Jarisch, A.* und *R. Matzenauer*, Die Hautkrankheiten. In Nothnagels Handb. d. spez. Pathol. u. Therapie. 2. Aufl. 1908. — *Kammerer*, Regeneration sekundärer Sexualcharaktere bei den Amphibien. Arch. f. Entwicklungsmech. d. Organismen Bd. 25, S. 82. 1907. — *Derselbe*, Ursprung der Geschlechtsunterschiede. In Abderhalden: Fortschritte der naturwissenschaftlichen Forschung Bd. 5, S. 1. 1912. — *Derselbe*, Vererbung erworbener Eigenschaften. Berlin 1910 und Verhandl. Naturforschervers. Brünn. Bd. 49. 1911. — *Derselbe*, Geschlechtsbestimmung und Geschlechtsverwandlung. Wien: Moritz Perles 1918. — *Der-*

selbe, Neuvererbung oder Vererbung erworbener Eigenschaften. Erbliche Belastung und erbliche Entlastung. Stuttgart-Heilbronn: Walter Seifert 1924. — *Köhler*, Der relative Pigmentmangel und seine geburtshilfliche Bedeutung. Zeitschrift für Konstitutionslehre. Bd. 11. — *Martin*, Körper erziehung, eine akademische Rede. Jena: Gust. Fischer 1922. — *Meirowsky* und *Leven*, Tierzeichnung, Menschenscheckung und Systematisation der Muttermäler. Berlin: Julius Springer 1921. — *Meirowsky, E.*, Über die Entstehung der sog. kongenitalen Mißbildungen der Haut. Arch. f. Dermatol. u. Syphilis Bd. 127, S. 1. 1919. — *Müller, Otfried*, Die Kapillaren der menschlichen Körperoberfläche. Stuttgart 1922. — *Müller*, Der Milzbrand der Ratte. 1893. — *Nehl*, Zeitschr. f. klin. Med. Bd. 81, S. 182. 1914. — *Derselbe*, Zur Kenntnis solarer Lichtschädigungen der Haut. Wien. med. Wochenschr. 1919. Nr. 8, S. 381. — *v. Neusser*, Die Pellagra in Österreich und Rumänien. A. Hölder 1887. — *Niekau*, Dtsch. Arch. f. klin. Med. Bd. 132, S. 301. — *Nobl*, Abartung infolge Domestikation. Korresp. d. dtsch. Ges. f. Anthropol., Ethnol. u. Urgesch. Bd. 49, Anatomische und klinische Beobachtungen mit dem Hautkapillarmikroskop. Wien. klin. Wochenschr. Bd. 27, S. 1288. 1914. — *Paulsen*, Die Pigmentarmut der nordischen Rasse, eine konstitutionelle S. 12. 1918. — *Pribram*, Zitiert nach Aschner, l. c. Bd. 1, S. 42. — *Reich*, Studien über die Frauen. Jena: Hermann Costenoble 1875. — *Derselbe*, Beiträge zur Anthropologie und Psychologie mit Anwendungen auf das Leben der Gesellschaft. Braunschweig 1877. — *Derselbe*, Die Gestalt des Menschen. Heidelberg: Carl Winter 1878. — *v. Ries*, Farbe und Wärme. Umschau Bd. 28, H. 35, S. 2 u. 10. August 1924. — *Schmidt*, Über Diathesen, Dykrasien und Konstitutionen. Wien. klin. Wochenschrift Bd. 24, S. 1659. 1911. — *Schridde*, Krebshaare. Münch. med. Wochenschr. Jg. 69, S. 1565. 1922. — *Schulz*, Zitiert in Aschner, l. c. Bd. 1, S. 42. — *Seyfarth*, Beitrag zum fötalen Albinismus, seine Uererbung usw. Virchows Arch. f. pathol. Anat. u. Physiol. Bd. 228, S. 483. 1920.

e) Hautverhalten.

Aschner, Die Konstitution der Frau. — *Bauer*, Die konstitutionelle Disposition zu inneren Krankheiten. Berlin: Julius Springer 1921. — *Derselbe*, Die konstitutionelle Disposition zu inneren Krankheiten: „Haut", l. c. S. 524. — *Bloch*, Beziehungen der Haut zum Gesamtorganismus. Klin. Wochenschrift Bd. 4. 1922. — *Buschke*, Die Dermatologie im Lichte der neuen Forschungen. Zeitschr. f. ärztl. Fortbildung. Nr. 21 u. 22. 1924. — *Frank*, Zitiert nach Günther, l. c. — *di Gaspero*, Die biologischen Organfunktionen der Hautdecke in ihren Beziehungen zur physikalischen Medizin. Zeitschrift f. d. ges. Neurol. u. Psychiatrie Bd. 78, H. 1. 1922. — *Günther*, Zeitschr. f. klin. Med. Bd. 78, S. 53. 1913. — *Derselbe*, Die klinischen Symptome der Lichtüberempfindlichkeit. Dermatol. Wochenschrift Bd. 68, S. 177. 1919. — *Hecht*, Haut als Testobjekt. Wien 1925. — *Heubner*, Physiologie der Blutkapillaren. Klin. Wochenschr. 1924. Nr. 1. — *Hinselmann*, Resistenzprüfung der Haut von Schwangeren. Klin. Wochenschr. 1925. Nr. 49, S. 2346. — *Labhardt*, Die Erkrankungen der äußeren Genitalien und der Vagina und die Erkrankungen der Scheide. Halban-Seitz: Biologie und Pathologie des Weibes. Bd. 3. — *Luithlen*, Vorlesungen über Pharmakologie der Haut. Berlin: Julius Springer 1921. — *Mayer, A.*, Über prognostische Anhaltspunkte aus dem Verhalten der Haut bei septischen Erkrankungen. Monatsschr. f. Geburtsh. u. Gynäkol. Bd. 58. — *Mayer, Th.*, Von gesunder und kranker Haut. Medizet 1926. Nr. 10, S. 428. — *Morgagni*, Zitiert nach Günther, l. c. — *Padtberg*, Über die Bedeutung der Haut als Chlordepot. Arch. f. exper. Pathol. u. Pharmakol. Bd. 63, S. 60—69. — *v. Ries*, Farbe und Wärme, eine lichtbiologische Studie. Die Umschau Jg. 28, H. 35. 30. 8. 1924. — *Derselbe*, Die Farben des Blutes, der Galle und der Haut in ihrer lichtbiologischen Bedeutung. Die Umschau Jg. 28, H. 35. 30. 8. 1924. — *Sachs*, Englische Krankheit — Lichtbehandlung. Münch. med. Wochenschr. 1921. Nr. 31. — *Schacht*, Die deutschen Bäder, zumal Wiesbaden. Dresden 1925. — *Scheuer*, Hautkrankheiten sexuellen Ursprungs bei Frauen. Berlin-Wien: Urban & Schwarzenberg 1911. — *Schwenkenbecher*, Die insensible Schweißabsonderung. Klin. Wochenschr. 1925. Nr. 5. — *Derselbe*, Die pathologischen Störungen der Hautsekretion. Handb. d. allg. Pathol. Bd. 2, 2. Abt. 1913. — *Seitz*, Über eine mit Schwellung einhergehende Hypersekretion der Schweiß- und Talgdrüsen in der Achselhöhle während des Wochenbettes, echte Milchsekretion vortäuschend. Arch. f. Gynäkol. Bd 80, S. 517. 1906. — *Derselbe*, Über die sog. Achselhöhlenmilchdrüse und deren Genese. Arch. f. Gynäkol. Bd. 88, S. 84. 1909. — *Stieve*, Einfluß der Umwelt. Klin. Wochenschr. 1924. Nr. 26. — *Tschirch*, Beziehungen zwischen Pflanze und Tier im Lichte der Chemie. Stuttgart 1924. — *Vogt, E.*, Sekundäre Melanosarkome des Ovariums. Zeitschrift f. Geburtsh. u. Gynäkol. Bd. 73, H. 1. — *Vollmar*, Biologie der Haut. Klin. Wochenschr. 1923. Nr. 41. — *Wahlgren*, Zitiert nach v. Ries, l. c. — *Wohlgemuth*, Fermente der Haut. Klin. Wochenschr. 1924. Nr. 25.

f) Ernährungszustand.

Adler, Studie über Minderwertigkeit von Organen. München, J. F. Bergmann 1927. — *Aschner*, Die Konstitution der Frau. München: Bergmann 1924. — *Bauer*, Aufgaben und Methoden der konstitutionellen Forschung. Wien. klin. Wochenschr. 1919. Nr. 11. — *Derselbe*, Über Fettansatz. Klin. Wochenschr. 1922. S. 1977. — *Bauer, J.*, Die konstitutionelle Disposition zu inneren Krankheiten. Berlin: Julius Springer 1921. — *Beneke*, Die anatomischen Grundlagen der Konstitutionsanomalien des Menschen. Marburg 1878. — *Biedl*, Innere Sekretion. 2. Aufl. Urban & Schwarzenberg 1916. — *Bönheim*, Über Anomalien im ventralen Rumpfverschluß usw. Mitt. a. d. Grenzgeb. d. Med. u. Chirurg. Bd. 30, S. 322. 1918. — *Borchardt*, Klinische Konstitutionslehre. Urban & Schwarzenberg 1924. — *Brugsch*, Allgemeine Prognostik. 2. Aufl. Urban & Schwarzenberg 1922. — *Derselbe*, Fettsucht in Krauß und Brugsch: Spezielle Pathologie und Therapie innerer Krankheiten. Bd. 1. Urban & Schwarzenberg 1919. — *Bucura*, Geschlechtsunterschiede beim Menschen. Wien: Hölder 1913. — *Graff*, Zur Kenntnis der Fettsucht der Frau. Berichte über die ges. Gynäkol. Bd. 8, H. 17. S. 868. — *Guggisberg*, Der fötale Riesenwuchs in Halban-Seitz: Biologie des Weibes. Bd. 3, S. 155. — *Günther*, Dtsch. Arch. f. klin. Med. Bd. 111, S. 252. 1913. — *Derselbe*, Die Lipomatose und ihre klinischen Formen. Arb. a. d. med. Klinik Leipzig H. 5. Jena 1920. — *Derselbe*, Klinische Beobachtungen über Lipomatosis. Zeitschr. f. angew. Anat. u. Konstitutionsl. Bd. 5, S. 268. 1920. — *Immermann*, Die Fettsucht in Ziemßen: Handbuch der speziellen Pathologie und Therapie Bd. 13, II. Hälfte, 2. Aufl. 1879. — *Kisch*, Fettleibigkeit. Stuttgart 1888 und Zeitschr. f. klin. Med. Bd. 5, S. 356. — *Loevy* und *Richter*, Zur Frage nach dem Einfluß der Kastration auf den Stoffwechsel. Zentralbl. f. Physiol. 1902. — *Lorand*, Über die Entstehung der Fettsucht mit Rücksicht auf die Veränderungen gewisser Blutgefäßdrüsen. Med. Klinik 1905. S. 387. — *Derselbe*, Das Altern. Leipzig 1909. — *Lüthje*, Über die Kastration und ihre Folgen. Arch. f. exp. Pathol. Bd. 48 u. 50. 1903. — *Mayer*, Geschlechtsunterschiede in der Reaktion auf die Ehe. Münch. med. Wochenschr. 1926. — *Merselis* und *Texler*, Über Fettverteilung an der Körperoberfläche. Zeitschr. f. Konstitutionslehre Bd. 11, S. 576. — *v. Noorden*, Fettsucht. 1910. 2. Aufl. — *Oeder*, Bemerkungen zur Frage der konstitutionellen Fettsucht. Berlin. klin. Wochenschr. 1915. Nr. 5, S. 108. — *Peritz*, Monatsschr. f. Psychiatrie u. Neurol. Bd. 39, S. 404. 1913. — *Derselbe*, Einführung in die Klinik der inneren Sekretion. Berlin: Karger 1923. — *Pirquet*, Eine einfache Tabelle zur Bestimmung von Wachstums- und Ernährungszuständen bei Kindern usw. Berlin: Julius Springer 1913. — *v. Reuß*, Die Krankheiten des Neugeborenen. Berlin 1914. — *Schweisheimer*, Dickwerden und Schlankbleiben. München: J. F. Bergmann 1925. — *Schwenkenbecher*, Über die Ausscheidung des Wassers durch die Haut. Dtsch. Arch. f. klin. Med. Bd. 79, S. 29. — *Simons*, Zitiert nach Brugsch, l. c. Allgemeine Prognostik. S. 392. — *Tandler* und *Kroß*, Die biologischen Grundlage der sekundären Geschlechtscharaktere. Berlin 1913. — *Umber*, Ernährungs- und Stoffwechselkrankheiten. Urban & Schwarzenberg 1914. 2. Aufl. — *Weil*, Die innere Sekretion. Berlin: Julius Springer 1922. — *Wintz*, Adipositas und Ovarium. Zentralbl. f. Gynäkol. 1926. Nr. 14, S. 464.

g) Riesenwuchs, fötaler Riesenwuchs.

Aschner, Die Konstitution der Frau und ihre Beziehungen zur Geburtshilfe und Gynäkologie. München: J. F. Bergmann 1924. — *Bauer*, Die konstitutionelle Disposition zu inneren Krankheiten, Berlin: Julius Springer 1921. — *Bayer*, Vorlesungen über allgemeine Geburtshilfe. Straßburg 1903. — *Berblinger*, Virchows Arch. f. pathol. Anat. u. Physiol. Bd. 227. 1920 und Bd. 237. 1922. — *Biedl*, Innere Sekretion. Wien 1916. — *Bollinger*, Prinzip des Wachstums. 1876. — *Derselbe*, Über Zwerg- und Riesenwuchs. Sammlung klin. Vorträge von Virchows und Holtzendorf. Berlin 1885. H. 455. — *Borchardt*, Klinische Konstitutionslehre. Berlin-Wien: Urban & Schwarzenberg 1924. — *Breus* und *Kolisko*, Die pathologischen Beckenformen. Wien 1904. — *Brissaud* et *Meige*, Type infantile du gigantisme. Nouv. Iconogr. de la Salpètr. Tom. 17. 1904. Zitiert nach Guggisberg, l. c. S. 151. — *Brugsch*, Allgemeine Prognostik. Berlin-Wien: Urban & Schwarzenberg 1922. — *Dietlen*, Zitiert nach Brugsch, l. c. S. 137. — *Falta*, Erkrankung der Drüsen mit innerer Sekretion. Mohr u. Stähelin, Handb. Bd. 4. 1912. — *Derselbe*, Die Erkrankungen der Blutdrüsen. Berlin: Julius Springer 1913. — *Fischer*, Schilddrüse und weiblicher Genitalapparat. Wien. med. Presse 1895. Nr. 50. — *Derselbe*, Hypophysis und Akromegalie. Frankf. Zeitschr. f. Pathol. Bd. 11. 1912. — *Derselbe*, Hypophyse, Akromegalie und Fettsucht. Wiesbaden: J. F. Bergmann 1910. — *v. Frankl-Hochwart*, Die Diagnostik der Hypophysentumoren ohne Akromegalie. 16. Intern. med. Kongr. Budapest 1909. — *Gaillard*, Syndromes hypophysaires chez l'enfant. Thèse de Paris 1912. Nr. 70. — *Gigon*, Über Zwergwuchs und Riesenwuchs. Schweiz. Arch. f. Neurol. u. Psychiatrie Bd. 9. 1921 und Bd. 10. 1922. Ref. Zentralbl. f. d. ges. innere Med. Bd. 22, S. 531. — *Groedel*, Vereinfachte Ausmessung des Herz-Orthodiagramms. Münch. med. Wochenschrift Bd. 65, S. 397. 1918. — *Guggisberg*, Vegetations- und Wachstumsstörungen. Halban-Seitz: Biologie und Pathologie des Weibes. Bd. 3, S. 113. — *Hübner*, Zur Ätiologie des Riesenwuchses usw. Monatsschr. f. Geburtsh. u. Gynäkol. Bd. 38, S. 186. — *Kraus*, Konstitutionelle Schwäche des Herzens. v. Leuthold, Festschrift Bd. 1. Hirschwald 1904. — *Langer*, Wachstum des menschlichen Skelettes mit bezug auf den Riesen. Denkschr. d. kaiserl. Akad. d. Wiss. Bd. 31. 1872. — *Launois* et *Roy*, Gigantisme et infantilisme. Nouv. Iconogr. de la Salpêtr. Tom. 15. 1902. — *Lipschütz*, Die Pubertätsdrüse. Bern 1919. — *Marie, Pierre*, Akromégalie Brain t. Tom. 12. 12 juillet 1890 et Soc. méd. hôp. 1896. Sur-deux types de déform. des mains dans acromégalie. — *Martin, Rud.*, Lehrbuch der Anthropologie. Jena 1915. *Meige*, Sur le gigantisme. Ann. gen. de méd. Tom. 2. 1902. Zitiert nach Guggisberg l. c. S. 151. — *Metschnikoff*, Studien über die Natur des Menschen. Leipzig 1904. — *Mijsberg*, Über Korrelationen zwischen Beckenform, Körperlänge und Schädelform. Anthropol. Anz. Bd. 3, S. 106. 1926. Ref. Berichte ü. d. ges. Gynäkol. 1926. S. 457. — *Moritz*, Zitiert nach Brugsch, l. c. S. 137. — *Neurath*, Vorzeitige Geschlechtsentwicklung. Ergebn. d. inn. Med. u. Kinderheilk. Bd. 4, S. 46. 1909. — *Derselbe*, Geschlechtsreife und Körperwachstum. Zeitschr. f. Kinderheilk. Bd. 19, S. 209. 1919. — *Oestreich* und *Slawik*, Riesenwuchs und Zirbeldrüsengeschwulst. Virchows Arch. f. pathol. Anat. u. Physiol. Bd. 157. 1899. — *Pelizi*, Zitiert nach Aschner, l. c. — *Peritz*, Einführung in die Klinik der inneren Sekretion. Berlin: S. Karger 1923. — *Pierre-Marie*, Siehe Marie Pierre. — *Quetelet*, Des Proport. du corps humain. Bull. de l'acad. royale des sciences de belgique. Tom. 15. — *Ranke*, Der Mensch. Bibliographisches Institut, Leipzig-Wien 1911. — *Rößle*, Wachstum und Altern. München 1923. — *Derselbe*, Wachstum und Altern. Ergebn. d. allg Pathol. u. pathol. Anat. Bd. 18, II, S. 677. 1917 und Bd. 20, S. 369. — *Sellheim*, Kastration und Knochenwachstum. Hegars Beitr. zur Geburtsh. u. Gynäkol. Bd. 2. 1899. — *Sternberg*, Die Akromegalie und Vegetationsstörungen und Systemerkrankungen der Knochen. Nothnagels Handb. Bd. 7, 2. Teil. Wien 1897—1899. — *Weil*, Die innere Sekretion. Berlin: Julius Springer 1922. — *Wolff*, Zur Kenntnis der Entwicklungsanomalie bei Infantilismus und bei vorzeitiger Geschlechtsreife. Arch. f. Gynäkol. Bd. 94, H. 2.

Mammahypertrophie.

Bartlett, Breast hypertrophy. Non surgical breast-concitions Surg. gynecol. a. obstetr. Vol. 38 Nr. 6, p. 798—808. 1924. — *Billroth*, Zitiert nach Dietrich und Frangenheim, l c. — *Blond*, Zitiert nach Dietrich und Frangenheim, l c. — *Delbet*, Traité de chirurgie (Duplay-Reclus). Tom. 5. — *Dietrich* und *Frangenheim*, Die Erkrankungen der Brustdrüse. Stuttgart: Enke 1926. — *Fränkel*, Über diffuse Hypertrophie beider Mammae bei einer Virgo. Dtsch. med. Wochenschr. 1898. Nr. 5, S. 393. — *Köhler*, Hypertrophie der Mamma. Arch. f. Chirurg. Bd. 111. 1919. — *Lotzbeck*, Schmidts Jahrbuch 1860. S. 51. Wien. med. Wochenschr. 1859. S. 148. — *Mayer, A.*, Über Behandlung der Mammahypertrophie mit Röntgenstrahlen. Strahlentherapie Bd. 12, H. 1. — *Derselbe*, Röntgentherapie in der Gynäkologie, in Strahlentherapie Bd. 14. 1923. — *Monod*, Gaz. des hôp. 1881. Nr. 55, p. 741. — *Rottmann*, Fall von Mammahypertrophie. Ref. Zentralbl. f. Gynäkol. 1896. Nr. 25, S. 704.

h) Zwergwuchs.

Aschner, Die Konstitution der Frau und ihre Beziehungen zur Geburtshilfe und Gynäkologie. München: J. F. Bergmann 1924. — *Aschoff*, Pathologische Anatomie. 5. Aufl. Jena 1921. — *Bauer*, Die konstitutionelle Disposition zu inneren Krankheiten. Berlin: Julius Springer 1921. — *Biedl*, Physiologie und Pathologie der Hypophyse. Wiesbaden-München: J. F. Bergmann 1922. — *Derselbe*, Innere Sekretion. Wien 1916. — *Bircher, E.*, Entwicklung und Bau des kretinen Skelettes. Fortschr. a. d. Geb. d. Röntgenstrahlen, Ergänzungsbd. 21. Hamburg 1909. — *Bircher, H.*, Der endemische Kropf und seine Beziehungen zur Taubstummheit und zum Kretinismus. Basel 1883. — *Derselbe*, Die gestörte Schilddrüsenfunktion als Krankheitsursache. Ergebn. d. allg. Pathol. u. pathol. Anat. von Lubarsch-Ostertag. Bd. 8. 1902. — *Bollinger*, Prinzip des Wachstums. 1876. — *Derselbe*, Über Zwerg- und Riesenwuchs. Sammlg. klin. Vortr. v. Virchow und Holtzendorf. Berlin 1885. H. 455. — *Borchardt*, Klinische Konstitutionslehre. Berlin-Wien: Urban & Schwarzenberg 1924. — *Breus* und *Kolisko*, Die pathologischen Beckenformen Leipzig-Wien: Deuticke 1900. — *Brugsch*, Allgemeine Prognostik. Berlin-Wien: Urban & Schwarzenberg 1922. — *Cavazzani*, Zitiert bei v. Reuß, l. c. S. 338. — *Dietrich*, Die Entwicklungsstörungen des postfötalen Lebens in Schwalbe: Die Morphologie der Mißbildungen des Menschen und der Tiere. Jena: G. Fischer. — *Derselbe*, Zwerge und Riesen. Kosmos. 1921. H. 7. — *Derselbe*, Chondrodystrophie. Dem. in d. Kölner wiss. Ges. Ref. Münch. med. Wochenschr. 1920. Nr. 33, S. 947. — *Derselbe*, Der Perioststreifen bei Chondrodystrophie. Verhandl. d. dtsch. pathol. Ges. 18. Tagung, Jena 1921. — *Derselbe*, Vergleichende Untersuchungen über Chondrodystrophie und Osteogenesis imperfecta. Festschrift zur Feier des 10jährigen Bestehens der Akademie für prakt. Medizin in Köln. Bonn Marcus 1915. — *Erdmann*, Zitiert nach Rößle, l. c. Bd. 20, S. 487. — *Derselbe*, Quantitative Analyse der Zellbestandteile bei normalem, experimentell verändertem und pathologischem Wachstum. Ergebn. d. Anat. u. Entwicklungsgesch. Bd. 20. 1911. — *Falta*, Die Erkrankungen der Blutdrüsen. Berlin: Julius Springer 1913. — *Finkbeiner*, Die kretinische Entartung. Berlin: Julius Springer 1923. — *Gigon*, Über Zwergwuchs und Riesenwuchs. Schweiz. Arch. f. Neurol. u. Psychiatrie Bd. 9. 1921 und Bd. 10. 1922. Ref. Zentralbl. f. d. ges. innere Med. Bd. 22, S. 531. — *Guggisberg*, Vegetations- und Wachstumsstörungen, Osteomalazie, Chlorose, in Halban-Seitz: Biologie und Pathologie des Weibes. Bd. 3, S. 113. — *Guleke*, Zwergwuchs infolge prämatur. Synostose. Arch. f. klin. Chirurg. 83. 1907. — *Hammar*, Beitr. z. klin. Chirurg. Bd. 104. 1917. — *Derselbe*, Zeitschr. f. Kinderheilk. Bd. 13, S. 153. 1915. — *Derselbe*, Beiträge zur Konstitutionsanatomie. I. Mikroskopische Analyse des Thymus in 75 Fällen Basedowscher Krankheit. Beitr. z. klin. Chirurg. Bd. 104, S. 469. 1917. — *Derselbe*, II. Zur ferneren Beleuchtung der Thymusstruktur beim sog. Thymustod usw. Zeitschr. f. Kinderheilk. Bd. 15, S. 225. 1917. — *Derselbe*, Le Système endocrine du foetus humain — in Upsala läkareförenings forhandl. September 1925. H. 5 u. 6, S. 466. — *Hanhardt*, Über heredo-degenerativen Zwergwuchs usw. Zürich 1926. — *v. Hansemann*, Deszendenz und und Pathologie. Berlin 1909. — *Derselbe*, Echte Nannosomie. Berlin. klin. Wochenschr. 1902. Nr. 52. — *Kassowitz*, Zur Frage der Beeinflussung der Körperlänge und Körperfülle durch die Ernährung. Zeitschr. f. Kinderheilk. Bd. 30. 1921. — *Derselbe*, Infantiles Myxödem. Mongolismus und Mikromelie. Wien 1902. — *Kaufmann*, Pathologische Anatomie. — *Levi*, Zitiert nach Bauer, l. c. S. 249. — *Lewi, N.*, Zitiert nach Neurath. Wien. klin. Wochenschr. 1925. S. 1206. — *Neurath*, Die vorzeitige Geschlechtsentwicklung. Ergebn. d. inn. Med. Bd. 4. 1909. — *Derselbe*, Geschlechtsreife und Körperwachstum. Zeitschr. f. Kinderheilk. Bd. 19. 1919. — *Derselbe*, Ein Beitrag zu den endokrinen Beziehungen zwischen Mutter und Kind. Wien. klin. Wochenschr. 1925. S. 1206. — *Paltauf*, Über den Zwergwuchs. Wien 1891. — *Peritz*, Einführung in die Klinik der inneren Sekretion. Berlin: S. Karger 1923. — *Philippe*, Zitiert nach Bauer, l. c. S. 248. — *Reuß*, Die Krankheiten des Neugeborenen. Enzyklopädie der klinischen Medizin. Berlin: Julius Springer 1914. — *Rössle, R.*, Wachstum und Altern. Ergebnisse der allgemeinen Pathologie und pathologischen Anatomie des Menschen und der Tiere. Bd. 18, S. 677. 1917. — *Derselbe*, Wachstum und Altern. Ergebn. d. allg. Pathol. u. pathol. Anat. Bd. 20, S. 370. 1923. — *Scholz*, Myxödem in Kraus und Brugsch: Spezielle Pathologie und Therapie innerer Krankheiten. Berlin-Wien: Urban & Schwarzenberg 1919. — *Schwalbe*, Mißbildungen der äußeren Form aus Morphologie der Mißbildungen. III. Teil, 1. Lief. Jena: G. Fischer 1909. — *Sternberg*, Über echten Zwergwuchs. Beitr. z. pathol. Anat. u. z. allg. Pathol. Bd. 67. 1920. — *Stettner*, Beeinflussung des Wachstums von Kaulquappen durch Fütterung mit Thymus und Geschlechtsorganen. Jahrb. f. Kinderheilk. Bd. 83. 1916. — *Sumita*, Beitrag zur Lehre über die Chondrodystrophia foetalis (Kaufmann) und Osteogenesis imperfecta (Vrolik). Dtsch. Zeitschr. f. Chirurg. Bd. 107. 1910. — *Taruffi, Cesare*, Della Microsomia. Rivista clinica ci Bologna. Tom. 8. Bologna 1878. — *Weil*, Die innere Sekretion. Berlin: Julius Springer 1922.

i) Status thymico-lymphaticus.

Aschner, Die Konstitution der Frau und ihre Beziehungen zur Geburtshilfe und Gynäkologie. München: J. F. Bergmann 1924. — *Bartel*, Status thymicolymphaticus und Status hypoplasticus. Wien 1912. — *Bauer*, Die konstitutionelle Disposition zu inneren Krankheiten. Berlin: Julius Springer 1921. — *Biedl*, Innere Sekretion. 3. Aufl. 1916. — *Derselbe*, Physiologie und Pathologie der Hypophyse. München 1922. — *Birk*, Die innere Sekretion der Thymusdrüse. Münch. med. Wochenschr. Bd. 70, S. 1472. 1923. — *Borchardt*, Klinische Konstitutionslehre. Berlin-Wien: Urban & Schwarzenberg 1924. — *Christeller*, Entspricht dem sog. Thymustod ein einheitliches Krankheitsbild? Virchows Arch. f. pathol. Anat. u. Physiol. Bd. 266, S. 277. 1919. — *Dietrich, A.*, Die Entwicklungsstörungen des postfötalen Lebens in Schwalbe: Die Morphologie der Mißbildungen des Menschen und der Tiere. Jena: G. Fischer. — *Dietrich, A.*, Zwerge und Riesen. Kosmos 1921. H. 7. — *Eppinger, H.*, Die Basedowsche Krankheit. Das Myxödem. Im Handbuch der Neurologie. Herausgeg. von Lewandowsky, Bd. 4, S. 1. 1913. — *Derselbe*, Zur Pathologie und Therapie des menschlichen Ödems. Zugleich ein Beitrag zur Lehre von der Schilddrüsenfunktion. Berlin: Julius Springer 1917. — *Eppinger, H.* und *L. Heß*, Verhandl. d. 26. Kongr. f. inn. Med. 1909. S. 385. — *Freund* und *Mendelsohn*, Der Zusammenhang des Infantilismus des Thorax usw. Stuttgart 1908. — *Gierke*, Drüsen mit innerer Sekretion, in Aschoff: Pathologische Anatomie. Bd. 2, S. 957. — *Hammar*, Beitr. z. klin. Chirurg. Bd. 104. 1917. — *Derselbe*, Zeitschr. f. Kinderheilk. Bd. 13, S. 153. 1915. — *Derselbe*, Beiträge zur Konstitutionsanatomie. I. Mikroskopische Analyse des Thymus in 75 Fällen Basedowscher Krankheit. Beitr. z. klin. Chirurg. Bd. 104, S. 469. 1917. —

Derselbe, II. Zur ferneren Beleuchtung der Thymusstruktur beim sog. Thymustod usw. Zeitschr. f. Kinderheilkunde Bd. 15, S. 225. 1917. — *Derselbe*, Le Système endocrine du foetus humain — in Upsala läkareförenings förhandl. September 1925. H. 5 u. 6, S. 466. — *Harmann*, Journ. of anat. a. physiol. Vol. 36, p. 47. 1901. — *Hart*, Berlin. klin. Wochenschr. 1918. S. 612 und 1921. S. 533. — *Derselbe*, Zeitschr. f. angew. Anat. u. Konstitutionslehre. Bd. 6, S. 71. 1920. — *Derselbe*, Über die Funktion der Thymusdrüse. Zeitschr. f. Kinderheilk. Bd. 86, S. 318. 1917. — *Derselbe*, Thymuspersistenz und Thymushyperplasie, kritisches Sammelreferat. Zentralbl. f. d. Grenzgeb. d. Med. u. Chirurg. Bd. 12, Nr. 9. 1909. — *Hedinger*, Verhandl. d. dtsch. pathol. Ges. Bd. 11, S. 29. 1907. — *Derselbe*, Frankfurter Zeitschr. f. Pathol. Bd. 1, S. 527. 1907. — *Herrmann*, Zentralbl. f. Physiol. 1909. 23. Nr. 8. — *Kolisko*, Plötzlicher Tod aus natürlicher Ursache. Handb. d. ärztl. Sachverständigentätigkeit. Herausgeg. v. Dietrich. Bd. 2. 1913. — *Lubarsch*, Über Lymphatismus. Berlin. med. Ges. 5. 7. 1922. Ref. Berlin. klin. Wochenschr. 1922. — *Mansfeld*, Abhandlungen der Klinik. Tauffer 1912. — *Mathes*, Über Enteroptose usw. Arch. f. Gynäkol. Bd. 77, S. 357. — *Derselbe*, Der Infantilismus, die Asthenie und deren Beziehungen zum Nervensystem. Berlin 1912. — *Derselbe*, Die Konstitutionstypen des Weibes in Halban-Seitz: Biologie und Pathologie des Weibes. Bd. 3. 1924. — *Matti*, Mitt. a. d. Grenzgeb. d. Med. u. Chirurg. Bd. 24, S. 665. 1912. — *Derselbe*, Berlin. klin. Wochenschr. 1914. Nr. 28 u. 29, S. 1310 u. 1365. — *Melchior*, Über die erhöhten Gefahren operativer Blutverluste bei angeborener Enge des Aortensystems. Dtsch. med. Wochenschr. Bd. 39, S. 160. 1913. — *Mendelsohn*, s. Freund. — v. *Neußer*, Zur Diagnose des Status thymico lymphaticus. Wien: W. Braumüller 1911. — v. *Neußer* und *J. Wiesel*, Die Erkrankungen der Nebennieren. 2. Aufl. Wien: A. Hölder 1910. — *Paltauf*, Wien. klin. Wochenschr. 1889, Nr. 46, S. 877; 1890. Nr. 9, S. 172. — *Peritz*, Einführung in die Klinik der inneren Sekretion. Berlin: S. Karger 1923. — *Rindfleisch*, Berlin. klin. Wochenschr. 1913. Nr. 12. — *Rößle*, Wachstum und Altern. Ergebnisse der allgemeinen Pathologie und pathologischen Anatomie des Menschen und der Tiere. Jg. 20, II. Abt., S. 369. 1923. — *Schirmer*, Beitr. z. pathol. Anat. u. z. allg. Pathol. Bd. 65. 1919. — *Schmincke*, Pathologie des Thymus. Handb. d. spez. pathol. Anat. u. Histol. Bd. 8, S. 761. — *Derselbe*, Münch. med. Wochenschrift 1920. Nr. 32, S. 997 und Klin. Wochenschr. 1922. S. 2125. — *Schridde*, Krebshaare. Münch. med. Wochenschr. Jg. 69, S. 1565. 1922. — *Sternberg*, Med. Klinik 1913. Nr. 5. — *Vogt*, Die geburtshilfliche Bedeutung des Status thymico lymphaticus. Dtsch. med. Wochenschr. 1913. Nr. 28. — *Wegelin*, Über die Ossifikationsstörungen beim endemischen Kretinismus und Kropf. Korrespondenzbl. f. Schweiz. Ärzte Bd. 46, Nr. 20. 1916. — *Derselbe*, Knochen von zwei Fällen von kongenitaler Athyreosis Schweiz. med. Wochenschr. 1912. S. 16. — *Wegelin* und *J. Abelin*, Über die Wirksamkeit der menschlichen Schilddrüse. Arch. f. exp. Pathol. u. Pharmakol. Bd. 89. 1921. — *Weil*, Die innere Sekretion. Berlin: Julius Springer 1922. — *Wiesel*, Pathologie des Thymus. Ergeb. d. allg. Pathol. u. pathol. Anat. Bd. 15, S. 416. 1912. — *Derselbe*, Krankheiten der Nebennieren, Lewandowsky: Handbuch der Neurologie, Bd. 4, 3, S. 348. 1913.

k) Störungen der Schilddrüsenfunktion.

Abels, Über Manifestwerden von Athyreosis bei Neugeborenen. Wien. klin. Wochenschr. 1911. S. 1581. — *Derselbe*, Zur Pathogenese der Mikromelie. Festschr. f. Passowitz, Berlin 1912. S. 1. — *Aschner*, Die Konstitution der Frau. München: Bergmann 1924. — *Aschoff*, Über einen Fall von angeborenem Schilddrüsenmangel. Dtsch. med. Wochenschr. 1899. Vereinsbericht. — *Borchardt*, Klinische Konstitutionslehre. Berlin-Wien: Urban & Schwarzenberg. 1924. — *Breitner*, Kritische und experimentelle Untersuchungen über die kropfigen Erkrankungen der Schilddrüse. Mitt. a. d. Grenzgeb. d. Med. u. Chirurg. Bd. 65. 1913. — *Cavazzoni*, Zitiert bei Reuß: Die Erkrankung des Neugeborenen. S. 338. — *Demme*, Die Krankheiten der Schilddrüse in Gerhardts Handbuch der Kinderheilkunde. 1878. — *Etiènne* und *Remy*, Einfluß des Thyreoidsaftes usw. auf die Schwangerschaft. Cpt. rend. des sciences de la soc. de biol. Tom. 72. 1912. — *Falta*, Die Erkrankungen der Blutdrüsen. Berlin 1913. — *Feer*, Kropfherz und Thymusherz der Neugeborenen und Säuglinge. Monatsschr. f. Kinderheilk. Bd. 25. 1923. — *Gal, Rusznyak* und *Dach*, Strahlenbehandlung der im jugendlichen Alter vorkommenden Menstruationsanomalien mit Berücksichtigung der innersekretorischen Korrelationen. Arch. f. Gynäkol. Bd. 122, S. 310. 1924. — *Gerhardt*, Handbuch der Kinderheilkunde. 1878. — *Guggisberg*, Die Struma des Neugeborenen. Zeitschr. f. Konstitutionslehre. Bd. 11, H. 2—5, S. 280. — *Holzbach*, Die Blutzuckerkurve einer pankreasdiabetischen Schwangeren. Zentralbl. f. Gynäkol. 1926. Nr. 41, S. 2610. — *Holmgreen*, Über den Einfluß der Basedowschen Krankheit usw. auf das Längenwachstum. Nord. med. Arch. Bd. 2, H. 2 u. 4. 1909 und H. 1 u. 2. 1910. — *Houel*, Zitiert nach Guggisberg, l. c. S. 282. — *Hübbauer*, Zitiert nach Guggisberg, l. c. S. 282. — *Lehmann*, Über habituelle Schwangerschaftsunterbrechung und innere Sekretion. Arch. f. Gynäkol. Bd. 101, S. 205. 1914. — *Mayer*, Über das intrauterine Absterben übertragener Früchte usw. Zentralbl. f. Gynäkol. 1924. S. 10. — *Neurath*, Beitrag zu den endokrinen Beziehungen zwischen Mutter und Kind. Wien. klin. Wochenschr. 1925. S. 1206. — *Peritz*, Einführung in die Klinik der inneren Sekretion. Berlin 1923. — *Reuß*, Die Krankheiten des Neugeborenen. Berlin, Julius Springer 1914. — *Rübsan*, Über Schilddrüsenerkrankungen in der Schwangerschaft. Arch. f. Gynäkol. Bd. 98, H. 2. 1912. — *Seitz*, Die Störungen der inneren Sekretion in ihren Beziehungen zur Schwangerschaft usw. Verhandl. d. dtsch. Ges. f. Gynäkol. Bd. 15, S. 1. — *Wegelin*, Die experimentelle Kropfforschung. Mitt. d. naturf. Ges. Bern 1917. — *Derselbe*, Über Ossifikationsstörungen beim endemischen Kretinismus und Kropf. Korresp.-Blatt f. Schweiz. Ärzte 1916. Nr. 20. — *Zondek*, Die Krankheiten der endokrinen Drüsen. Berlin 1923. — *Derselbe*, Herzbefunde bei endokrinen Erkrankungen. Dtsch. med. Wochenschr. 1920. S. 1239.

1) Tonusanomalien.

Albrecht, Der asthenische Infantilismus des weiblichen Geschlechtes usw. Med. Klinik 1914. S. 628. — *Aschner*, Die Konstitution der Frau. München: J. F. Bergmann 1924. — *Birnbaum*, Goethe: Die ärztliche Kunst. Medizet 1925. Nr. 14, S. 493. — *de Boer*, Zeitschr. f. Biol. 1915. S. 65. — *Brugsch*, Allgemeine Prognostik. 3. Aufl., S. 424. — *Cohn*, Gemütsbewegungen als Krankheitsursache. Berlin: Schweizer 1912. — *Dieterich*, Beiträge zur Therapie schlecht heilender Wunden. Münch. med. Wochenschrift 1920. Nr. 2. — *Frank, E.*, Arch. f. Pathol. u. Therap. 1921. S. 20. Dtsch. Zeitschr. f. Univ.-Geb. Bd. 70. — *Derselbe*, Über Beziehungen des autonomen Nervensystems zur quergestreiften Muskulatur. Berlin. klin. Wochenschr. 1919. S. 1057 u. 1090. — *Derselbe*, Die parasympathische Innervation der quergestreiften Muskulatur und ihre klinische Bedeutung. Berlin. klin. Wochenschr. 1920. S. 725. — *Hanssen*, Theodor Storm als ärztlicher Erzieher. Medizet 1925. Nr. 12, S. 444. — *Hasselwander*, Über Verschieblichkeit und Befestigungsmittel der Bauchorgane. Dtsch. med. Wochenschr. 1924. S. 1635. — *Heißen*, Vererbung der Vagotonie. Münch. med. Wochenschr. 1921. S. 209. — *Heyer*, Psychische Einflüsse auf die Motilität von Magen und Darm usw. Klin. Wochenschr. 1923. S. 2274. — *Derselbe*, Psychogene Funktionsstörungen des Verdauungstraktes in Schwarz: Psychogenese und Psychotherapie körperlicher Symptome. Wien: Julius Springer 1925. — *Holtermann*, Über postoperative Dehiszenz frischer Laparotomiewunden. Zentralbl. f. Gynäkol. 1925. Nr. 4, S. 985. — *Kermauner*, Die Ursachen der Nachgeburtsblutungen. Arch. f. Gynäkol. Bd. 125. I. Teil. — *Krauß*, Allgemeine und spezielle Pathologie der Person. I. Teil, S. 124. — *Louros*, Über den Erregungszustand des vegetativen Nervensystems und Schwangerschaft. Zeitschr. f. d. ges. exp. Medizin 1924. — *Martini*, Über den Muskeltonus. Münch. med. Wochenschr. 1922. Nr. 15, S. 558. — *Mathes*, Der Infantilismus und die Asthenie und deren Beziehungen zum Nervensystem. Berlin 1912. — *Mayer, A.*, Über Vortäuschung von Uterusmyomen durch abnorme Kontraktionszustände. Münch. med. Wochenschr. 1919. Nr. 3, S. 65. — *Derselbe*, Über abnorme Kontraktionszustände der Harnblase. Monatsschr. f. Geburtsh. u. Gynäkol. Bd. 52, S. 232. — *Opitz*, Die Übererregbarkeit der glatten Muskulatur der Geschlechtsorgane. Zentralbl. f. Gynäkol. 1922. S. 1594. — *Pal*, Muskeltonus und tonische Innervation. Med. Klinik 1926. Nr. 10. — *Derselbe*, Über Tonushemmung der glatten Muskulatur. Wien. klin. Wochenschr. 1926. S. 565. — *Peritz*, Einführung in die Klinik der inneren Sekretion. Karger 1923. — *Peyser*, Die Funktionsprüfung des vegetativen Nervensystems in der Schwangerschaft usw. Zeitschr. f. Geburtsh. u. Gynäkol. Bd. 88, S. 363. — *Derselbe*, Untersuchungen über das vegetative Nervensystem in der Schwangerschaft. Zentralbl. f. Gynäkol. 1924. S. 406 (hier weitere Literatur). — *Schmieden*, Die Chirurgie der chronischen Obstipation. Bruns Beitr. z. klin. Chir. Bd. 139, 1. S. 129. — *Sellheim*, Befestigung der Eingeweide usw. Zeitschr. f. Geburtsh. u. Gynäkol. Bd. 80. — *Derselbe*, Geschlechtsunterschiede am Bauche usw. in Geheimnis des Ewigweiblichen. 2. Aufl., S. 166. — *Stiller*, Die asthenische Konstitutionskrankheit. Stuttgart 1907. — *Straßmann*, Die Kreislaufänderungen durch Klimakterium usw. Arch. f. Gynäkol. Bd. 126, S. 169. — *Theilhaber*, Blutungen und Ausfluß aus dem Uteru . München: Reinhardt 1910. — *Weil*, Die innere Sekretion. Berlin: Julius Springer 1922.

B. Psychosexuelle Störungen und Konstitution.

Albrecht, Psychopathia sexualis des Weibes. In Halban-Seitz: Biologie und Pathologie des Weibes. Bd. 5. Wien: Urban & Schwarzenberg 1924. — *Derselbe*, Zitiert nach A. Mayer: Röntgentherapie in der Gynäkologie, Strahlentherapie. Bd. 14. 1923. — *Bloch*, Das Sexualleben unserer Zeit. Berlin: Louis Marcus 1907. — *Flatau*, Psychogene Ursachen gynäkologischer Beschwerden. München: V. Gmelin 1925. — *Forel*, Die sexuelle Frage. München: Reinhardt 1920. — *Fuchs*, Die konträre Sexualempfindung und andere Anomalien des Sexuallebens. Stuttgart: Enke 1926. — *Havelock-Ellis*, Die Homosexualität. Leipzig: Curt Kabitzsch 1924. — *Derselbe*, Das Geschlechtsgefühl. Leipzig: Curt Kabitzsch 1922. —

Heimann, Zitiert nach A. Mayer: Röntgentherapie in der Gynäkologie, Strahlentherapie. Bd. 14. 1923. — *Hirschfeld*, Sexualpathologie. Bonn: A. Marcus u. E. Weber 1920 (3 Bände). — *Hurwicz*, Der Liebes-Doppelselbstmord. Abhandlungen der Sexualforschung. Bonn: A. Marcus u. Weber 19/20. Bd. 2. — *v. Kemnitz, Meta*, Das Weib und seine Bestimmung. München: Reinhardt 1917. — *Dieselbe*, Erotische Wiedergeburt. — *Kisch*, Die sexuelle Untreue der Frau. I. Teil: Die Ehebrecherin. Bonn: A. Marcus u. E. Weber 1918. — *Derselbe*, Die sexuelle Untreue der Frau. II. Teil: Das feile Weib. Bonn: A. Marcus & E. Weber 1918. — *Derselbe*, Das Geschlechtsleben des Weibes. Berlin-Wien: Urban & Schwarzenberg 1907. — *Derselbe*, Die sexuelle Untreue der Frau. Das freie und feile Weib. Bonn: A. Marcus & E. Weber 1921. — *Krafft Ebing*, Psychopathia sexualis. Herausgeg. v. A. Moll. Stuttgart: Enke 1924. — *Kretschmer*, Körperbau und Charakter. Berlin: Julius Springer 1921. — *Mathes*, Die Konstitutionstypen des Weibes. Halban-Seitz: Biologie und Pathologie des Weibes. Bd. 3. 1924. — *Mayer, A.*, Psychogene Störungen der weiblichen Sexualfunktion in Schwarz: Psychogenese und Psychotherapie körperlicher Symptome. Wien: Springer 1925. — *Derselbe*, Röntgentherapie in der Gynäkologie, Strahlentherapie. Bd. 14. 1923. — *Mittermaier*, Der Ehebruch. Abhandl. a. d. Geb. d. Sexualforschg. Bd. 2. 1919/20. — *Moll*, Behandlung der Homosexualität: biochemisch oder psychisch? Abhandl. a. d. Geb. d. Sexualforschung. Bd. 3. Bonn 1920/21. — *Derselbe*, Psychopathia sexualis. Handbuch der Sexualwissenschaften. Bd. 2. Leipzig: Vogel 1926. — *Derselbe*, Handbuch der Sexualwissenschaften, mit besonderer Berücksichtigung der kulturgeschichtlichen Beziehungen. Leipzig: Vogel 1926. — *Nemilow*, Die biologische Tragödie der Frau. Berlin: Oskar Engel 1925. — *Rohleder*, Monographien über die Zeugung beim Menschen. 7 Bände. Leipzig: Thieme 1921. — *Derselbe*, Die Masturbation. Berlin 1921. — *Schneickert*, Das Weib als Erpresserin und Anstifterin. Abhandl. a. d. Geb. d. Sexualforschung. Bd. 1. 1918/19. — *Schwarz*, Psychogenese und Psychotherapie körperlicher Symptome. Wien: Springer 1925. — *Sellheim*, Das Geheimnis des Ewigweiblichen. 1924. — *Stekel*, Nervöse Angstzustände und ihre Behandlung. Störungen des Trieb- und Affektlebens. Bd. 1. Berlin-Wien: Urban & Schwarzenberg 1924. — *Derselbe*, Onanie, Störungen des Trieb- und Affektlebens. Bd. 2. Urban & Schwarzenberg 1921. — *Derselbe*, Die Geschlechtskälte der Frau. Urban & Schwarzenberg 1920. — *Derselbe*, Die Impotenz des Mannes. Urban & Schwarzenberg 1920. — *Derselbe*, Psychosexueller Infantilismus. Berlin-Wien: Urban & Schwarzenberg 1922. — *Derselbe*, Impulshandlungen. Berlin-Wien: Urban & Schwarzenberg 1922. — *Derselbe*, Sadismus und Masochismus. Berlin-Wien: Urban & Schwarzenberg 1925. — *Stransky*, Medizinische Psychologie, Grenzzustände und Neurosen beim Weibe. Halban-Seitz: Biologie und Pathologie des Weibes. Berlin-Wien: Urban & Schwarzenberg 1924. — *v. Sydow*, Die Kultur der Dekadenz. Dresden: Sibyllen-Verlag 1922. — *Walthard*, Psychotherapie, in Halban-Seitz: Biologie und Pathologie des Weibes. 1924. — *Derselbe*, Die psychogene Ätiologie und die Psychotherapie des Vaginismus. Münch. med. Wochenschr. 1909. S. 1998. — *Derselbe*, Über den psychogenen Pruritus vulvae und seine Behandlung. Dtsch. med. Wochenschr. 1911. S. 831. — *Walthard-Maier*, Kongreß f. Psychotherapie Baden-Baden 1926. — *Weber*, Der Einfluß psychischer Vorgänge auf den Körper, insbesondere auf die Blutsverteilung. Berlin: Julius Springer 1910. — *Wulffen*, Das Weib als Sexualverbrecherin. Enzyklopädie der modernen Kriminalistik. Berlin: Langenscheidt 1923. — *Zickel*, Die Kälte der Frauen. Berlin und Leipzig: Schweizer & Co.

C. Psychische Störungen und Konstitution.

I. Störungen im Zusammenhang mit den Geschlechtsphasen.
II. Imbezilität und ethische Defektzustände.

Binswanger, Die Pathogenese und Prognose der Epilepsie. Münch. med. Wochenschr. 1922. Nr. 39/40. — *Birnbaum*, Der Aufbau der Psychosen. Allg. Zeitschr. f. Psychiatrie u. psych.-gerichtl. Med. Bd. 75, S. 454. 1919. — *Bonhoeffer*, Die Psychosen im Gefolge von akuten Infektionen. Aschaffenburgs Handb. d. Psych. Leipzig: Deuticke 1912. — *Derselbe*, Die Infektions- und Autointoxikationspsychosen. Monatsschr. f. Psychiatrie u. Neurol. Bd. 34, S. 506. 1913. — *Derselbe*, Zur Frage der Schreckpsychosen. Monatsschr. f. Psychiatrie u. Neurol. Bd. 46, S. 143. 1919. — *Burger*, Beitrag zur Kasuistik des sog. menstruellen Irreseins. Inaug.-Diss. Bonn 1909. — *Ewald*, Psychische Störungen des Weibes in Biologie und Pathologie des Weibes. Bd. 5, S. 117. 1924. — *Fehling*, Physiologie und Pathologie des Wochenbettes. 1890. S. 256. — *Fellner*, Über Gravidätspsychosen. Therapie d. Gegenw. 1908. S. 416. — *Derselbe*, Diskussion zum Vortrag Winter. Arch. f. Gynäkol. Bd. 120, S. 270. 1923. — *Fischer*, Schwangerschaft und Diebstahl. Allg. Zeitschr. f. Psychiatrie u. psych.-gerichtl. Med. Bd. 61, S. 312. 1904. — *Derselbe*, Monatsschr. f. Psychiatrie u. Neurol. Bd. 55. 1924. — *Friedmann*, Über die primordiale menstruelle Psychose. Münch. med. Wochenschr. 1894. Nr. 1 u. ff. — *Goodman*, The cyclicyl.

Theory of menstruation. Americ. journ. of obstetr. a. gynecol. Vol. 11,p. 398. — *Gudden*, Die Zurechnungsfähigkeit bei Warenhausdiebstählen. Vierteljahrsschr. f. gerichtl. Med. 1904. — *Haeffner*, Beziehungen zwischen Menstruation und Nerven- und Geisteskrankheiten. Zeitschr. f. d. ges. Neurol. u. Psychiatrie. Bd. 9, S. 154. 1912. — *Hauptmann*, Menstruation und Psyche. Arch. f. Psychiatrie u. Nervenkrankh. Bd. 71, S. 1. 1924. — *Haymann*, Menstruationsstörungen bei Psychosen. Zeitschr. f. d. ges. Neurol. u. Psychiatrie. Bd. 15, S. 511. 1913. — *Hegar*, Zur Frage der sog. Menstrualpsychosen. Ein Beitrag zur Lehre der physiologischen Wellenbewegungen beim Weibe. Allg. Zeitschr. f. Psychiatrie u. psych.-gerichtl. Med. Bd. 58, S. 357. 1901. — *Hofstätter*, Über eingebildete Schwangerschaft. Wien 1924. — *Hübner*, Kriminalpsychologisches über das weibliche Geschlecht. Allg. Zeitschr. f. Psychiatrie u. psych.-gerichtl. Med. Bd. 40, S. 445. 1905. — *Jolly*, Menstruation und Psychosen. Arch. f. Psychiatrie u. Nervernkrankh. Bd. 55, S. 637. 1915. — *Kant*, Zur Strukturanalyse der klimakterischen Psychosen. Ztschr. d. ges. Neurol. u. Psych. Bd. 104, S. 174. — *Kraepelin*, Psychiatrie. 8. Aufl. 1909. — *Krafft-Ebing*, Psychosis menstrualis. Stuttgart 1902. — *Kretschmer*, Gedanken über die Fortenwicklung der psychiatrischen Systematik. Zeitschr. f. d. ges. Neurol. u. Psychiatrie. Bd. 48, S. 370. 1919. — *Kroenig*, Über die Bedeutung der funktionellen Nervenkrankheiten in der Gynäkologie. Thieme 1902. — *Kutzinski*, Eklamptische Psychosen. Berlin. klin. Wochenschr. 1907. Nr. 30. — *Leppmann*, Über Diebstähle in großen Kaufhäusern. Ärztl. Sachverst.-Zeit. 1901. S. 5. — *Liepmann*, Die eingebildete Schwangerschaft. Med. Klinik 1923. H. 32. — *Mayer, A.*, Psychogene Störungen der weiblichen Sexualfunktion in Schwarz: Psychogenese .... körperliche Symptome. Berlin: Julius Springer 1924. — *Meyer, C.*, Über 100 Geburten im schematischen Scopolamin-Amnesin-Dämmerschlaf. Zentralbl. f. Gynäkol. Bd. 45, S. 1237. 1921. — *Derselbe*, Die Puerperalpsychosen. Arch. f. Psychiatrie u. Nervenkrankh. Bd. 48, S. 459. 1911. — *Schäfer*, Einfluß der Psychosen auf den Menstruationsvorgang. Allg. Zeitschr. f. d. Psychiatrie u. psych.-gerichtl. Med. Bd. 50, S. 977. 1894. — *Schlager*, Die Bedeutung des Menstrualprozesses und seiner Anomalien für Entwicklung und Verlauf der psychischen Störung. Allg. Zeitschr. f. Psychiatrie u. psych.-gerichtl. Med. Bd. 15. 1858. — *Schönthal*, Beitrag zur Kenntnis der im frühen Lebensalter auftretenden Psychosen. Arch. f. Psychiatrie u. Nervenkrankh. Bd. 23, S. 799. 1891. — *Schröter*, Die Menstruation in ihren Beziehungen zu Psychosen. Allg. Zeitschr. f. Psychiatrie u. psych.-gerichtl. Med. Bd. 30, S. 551 u. Bd. 31, S. 234. 1874. — *Schüle*, Über den Einfluß der sog. Menstrualwelle auf den Verlauf psychischer Hirnaffektionen. Allg. Zeitschr. f. Psychiatrie u. psych.-gerichtl. Med. Bd. 47, S. 1. 1891. — *Siegel*, Tausend schmerzlose Entbindungen im vereinfachten schematischen Dämmerschlaf. Monatsschrift f. Geburtsh. u. Gynäkol. Bd. 46, S. 490. 1917. — *Siemerling*, Gynäkologie und Psychiatrie. Monatsschr. f. Geburtsh. u. Gynäkol. Bd. 46, S. 490. 1917. — *Derselbe*, Nervöse und psychische Störungen während Schwangerschaft, Geburt und Wochenbett. Döderleins Handbuch der Geburtshilfe. Bd. 2, S. 443. Wiesbaden: J. F. Bergmann 1916. — *Derselbe*, Zur Klinik und Pathologie des unstillbaren Erbrechens der Schwangeren mit Polyneuritis multiplex und Psychosis polyneuritica. Zentralbl. f. Gynäkol. Jg. 41, Nr. 26. 1917. — *Derselbe*, Über Menstruationspsychosen und ihre forensische Bedeutung. Vortrag. Allg. Zeitschr. f. Psychiatrie u. psych.-gerichtl. Med. Bd. 62. 1905. — *Derselbe*, Hypnose in der Geburtshilfe und Gynäkologie. Zentralbl. f. Gynäkol. Jg. 46, Nr. 21. 1922. — *Wernicke*, Psychiatrie. Leipzig: Thieme 1906. — *Winter*, Menstruation und Epilepsie. Arch. f. Gynäkol. Bd. 120, S. 270. 1923.

D. Sexualverbrechen.

Ellen Key, Über Liebe und Ehe. — *Friesch*, Das weibliche Geschlecht und Kriminalität. Arch. f. Menschenkunde. Bd. 1, S. 1. — *Hurwicz*, Der Liebesdoppelselbstmord. Abhandl. a. d. Geb. d. Sexualforschung. v. Marcuse, Bd. 2, Jg. 1919/20. — *Magnus-Hirschfeld*, Tötung zweier Kinder während der Menstruation. Die Med. Welt 1927. S. 845. — *Mittermaier*, Der Ehebruch. Abh. a. d. Geb. d. Sexualforschung von Marcuse. Bd. 2, Jg. 1919/20. — *Kisch*, Die sexuelle Untreue der Frau. Bonn: Marcus u. Weber 1918. — *v. Koppenfels*, Die Kriminalität der Frau im Kriege. Kriminalstatist. Abhandl. Leipzig: Wiegandt 1926. H. 2. — *Neureuter*, Konstitution und gerichtliche Medizin. Arch. f. Frauenkunde u. Konstitutionsforschung. Bd. 10, S. 331. — *Schneickert*, Das Weib als Erpresserin und Anstifterin in Marcuse, Abhandl. a. d. Geb. d. Sexualforschung. Bd. 1. 1918. — *Wulffen*, Das Weib als Sexualverbrecherin. Berlin: Langenscheidt 1923.

Drittes Kapitel.
Störungen der Menstruation sowie des Klimakteriums und Konstitution.
I. Eintritt der Menarche und Konstitution.
a) Variationen im Eintritt der Menarche.

Aschner, Die Konstitution des Weibes. München: Bergmann 1924. — *Dieterich*, Die Menarche in ihrer Beziehung zur Menstruation und Fruchtbarkeit des Weibes. Inaug.-Diss. Gießen 1920. — *Duprat*, Verspätete Pupertät in ihrer Beziehung zur Fruchtbarkeit und Menopause. Thèse de Paris 1911. Ref. Zentralbl. f. Gynäkol. 1912. Nr. 1. — *Engelmann*, Zeitschr. f. Geburtsh. u. Gynäkol. Bd. 16. — *Heyn*, Über Menstruation, Haarfärbung und Libido und ihre gegenseitigen Beziehungen. Zeitschr. f. Geburtsh. u. Gynäkol., Bd. 82, S. 136. 1920. — *Hirsch*, Die Dysmenorrhöe der Spasmophilen und über die Ursachen des Menstruationsschmerzes. Zentralbl. f. Gynäkol. 1924. Nr. 20, S. 1073. — *Derselbe*, Dysmenorrhoe in Beziehung zu Körperbau und Konstitution. Zentralbl. f. Gynäkol. 1923. S. 1541. — *Kisch*, Das Geschlechtsleben des Weibes. — *Leicester*, Veit Frommels Jahresbericht 1910. S. 97. — *Marcuse*, Zitiert nach *Schroeder*, l. c. — *Mayer, A.*, Über Konstitution und Genitaltumoren. Münch. med. Wochenschr. 1924. Nr. 48, S. 1673. — *Schroeder*, Krankheiten der weiblichen Geschlechtsorgane, in Ziemßen: Handbuch der speziellen Pathologie Bd. 10. — *Specht*, Über die Geburt bei Minderjährigen. Zentralbl f. Gynäkol Nr. 3. — *Wolff*, Zur Kenntnis der Entwicklungsanomalie bei Infantilismus und vorzeitiger Geschlechtsreife. Arch. f. Gynäkol. Bd. 94, H. 2.

b) Pubertas praecox.

Aschner, Blutdrüsenerkrankungen des Weibes. München: J. F. Bergmann 1918. — *Derselbe*, Die Konstitution der Frau und ihre Beziehungen zur Geburtshilfe und Gynäkologie. München: J. F. Bergmann 1924. — *Askanazy*, Die Zirbel und ihre Tumoren in ihrem funktionellen Einfluß. Frankf. Zeitschr. f. Pathol. Bd. 24. 1921. — *Derselbe*, Chemische Ursachen und morphologische Wirkungen bei Geschwulstkranken, insbesondere über sexuelle Frühreife. Zeitschr. f. Krebsforsch. Bd. 9. 1910. — *Derselbe*, Zentralbl. f. allg. Pathol. u. pathol. Anat. Erg.-Bd. 17, S. 872. — *Derselbe*, Zeitschr. f. Krebsforsch. Bd. 9. 1910. — *Askanazy* und *Brach*, Virchows Arch. f. pathol. Anat. u. Physiol. Bd. 234. — *Dieselben*, Sexuelle Frühreife bei einer Idiotin mit Hypoplasie der Zirbel. Virchows Arch. f. pathol. Anat. u. Physiol. Bd. 234, H. 1. — *Bayer*, Verhandlungen über allgemeine Geburtshilfe. Straßburg 1903. — *Berblinger*, Gliom der Lamina quadrigemina. Münch. med. Wochenschr. 1907. Nr. 28. — *Derselbe*, Die genitale Dystrophie in ihrer Beziehung zu Störungen der Hypophysenfunktion. Virchows Arch. f. pathol. Anat. u. Physiol. Bd. 228. 1920. — *Derselbe*, Zur Frage der Zirbelfunktion. Virchows Arch. f. pathol. Anat. u. Physiol. Bd. 237. 1922. — *Biedl*, Die innere Sekretion. 3. Aufl. 1916. — *Borchardt*, Klinische Konstitutionslehre. Berlin-Wien: Urban & Schwarzenberg 1924. — *Derselbe*, Über Hypogenitalismus und seine Abgrenzung vom Infantilismus. Berlin. klin. Wochenschr. 1918. Nr. 15. — *Derselbe*, Über Abgrenzung und Entstehungsursachen des Infantilismus. Dtsch. Arch. f. klin. Med. Bd. 138, S. 122. — *Coert*, Over de ontwikkeling en den vow ban de Geschaechts klier bej de zoogdieren, meer in het bizzonder van den Eierstock. Proefschrift von Leiden. 1898. (Beschreibt das Vorkommen von Fettkörnchenzellen bei Katzen im embryonalen Zustand und während der ersten Jugendzeit. — *Mc Cords*, Zitiert nach Halban, l. c. S. 324. — *Dietrich*, Die Entwicklungsstörungen des postfötalen Lebens in Schwalbe: Die Morphologie der Mißbildungen des Menschen und der Tiere. Jena: G. Fischer. — *Foa*, Pathologica. Vol. 4. 1912. — *Fränkel*, Zusammenfassender Bericht über innere Sekretion des Ovariums. Zeitschr. f. Geburtsh. u. Gynäkol. Bd. 64, S. 426—437. 1909. Vgl. ferner Kap. II, III u. IV. — *Derselbe*, Zitiert nach Mathias. l. c. — *Derselbe*, Zeitschr. f. d. ges. Neurol. u. Psychiatrie. Bd. 29. 1922. — *Frankl-Hochwart*, Über die Diagnose der Zirbeldrüsentumoren. Dtsch. Zeitschr. f. Nervenheilk. Bd. 37. 1909. — *Halban*, Tumoren und Geschlechtscharaktere. Zeitschr. f. Konstitutionslehre. Bd. 11, S. 294. — *Janosik*, Zur Histologie des Ovariums. Sitzungsber. d. kaiserl. Akad. d. Wiss. Bd. 46, H. 4. 1888. — *Kohn*, Innere Sekretion. Med. Wochenscbr. 1910. Nr. 36, S. 443. — *Kon-Jutaka*, Hypophysenstudien. Zieglers Beitr. Bd. 44. 1908. — *Krabbe*, New York state journ. of med. 1921. — *Kussmaul*, Über geschlechtliche Frühreife. Würzburger med. Zeitg. Bd. 3. 1862. — *Lipschütz*, Die Pubertätsdrüse usw. Bern 1919. — *Lenz*, Menstruation. Puberté et évolution precoces. Leurs rapports à l'ossification acceleree du squelette. Sbornik lékarsky. 1912. p. 80 u. Arch. f. Gynäkol. Bd. 99, S. 67. 1913. — *Lorand*, Das Altern, seine Ursachen und seine Behandlung. 4. Aufl. Leipzig: Klinkhardt 1911. — *Manning*, Zitiert nach Borchardt. l. c., S. 248. — *Marburg*, Adipositas cerebralis. Zeitschr. f. Nervenheilkunde Bd. 36. 1908. — *Martin*, Krankheiten der Eierstöcke und Nebeneierstöcke. 1899. — *Mathias*,

Virchows Arch. f. pathol. Anat. u. Physiol. Bd. 236. 1922. — *Münzer*, Pubertas praecox und pyschische Entwicklung. Berlin. klin. Wochenschr. 1914. S. 448. — *Neurath*, Die vorzeitige Geschlechtsentwicklung. Ergebn. d. inn. Med. Bd. 4. 1909. — *Derselbe*, Geschlechtsreife und Körperwachstum. Zeitschr. f. Kinderheilk. 1919. — *Obmann*, Über vorzeitige Geschlechtsentwicklung. Dtsch. med. Wochenschr. 1916. Nr. 7. — *Pfannenstiel*, Veits Handb. d. Gynäkol. 2. Aufl. — *Polano*, Münch. gynäkol. Ges. Sitzg. v. 29. 1. 1911. — *Reuben* und *Manning*, Zitiert nach Borchardt, l. c., S. 248. — *Riedel*, Menstruatio praecox und Ovarialsarkom. Wien. klin. Wochenschr. Bd. 17, S. 942. 1904. — *Rößle*, Wachstum und Altern. Ergebn. d. allg. Pathol. u. pathol. Anat. d. Menschen u. d. Tiere. 20. Jahrg., S. 369. 1923. — *Sacchi*, Di un caso di gigantismo infantile etc. Riv. sperim. di freniatr., arch. ital. per le malatt. nerv. e ment. Vol. 21. 1895. — *Saenger*, Über Eunuchoidismus. Zeitschr. f. Nervenheilk. Bd. 51. 1914. — *Schmincke*, Monatsschr. f. Geburtsh. u. Gynäkol. Bd. 39. — *Stern*, Über Pubertas praecox bei epidemischer Enzephalitis. Med. Klinik. 1922. Nr. 27. — *Stübler-Brandess*, Pathologie und Klinik der Ovarialtumoren. Würzburger Abhandl. 1924. Bd. 1, H. 9. — *Termeer*, Ovarialgeschwülste im Kindesalter und Pubertas praecox. Arch. f. Gynäkol. Bd. 127, S. 432. — *Verébely*, Ein Fall von Pubertas praecox und Ovarialgeschwulst. Wien. klin. Wochenschr. 1912. — *Wehefritz*, Monatsschr. f. Geburtsh. u. Gynäkol. Bd. 63, S. 237. — *Wolff*, Zur Kenntnis der Entwicklungsanomalien bei Infantilismus und bei vorzeitiger Geschlechtsreife. Arch. f. Gynäkol. Bd. 94. 1911. — *Zondek*, Die Krankheiten der Drüsen. Berlin 1923.

II. Störungen der menstruellen Blutungen.

a u. b) Pubertätsblutungen und Amenorrhöe.

Abraham, Zitiert nach Eisler. Internat. Zeitschr. f. Psychoanalyse. Bd. 9. 1923. — *Aschner*, Die Konstitution der Frau usw. München: J. F. Bergmann 1925. — *Bab*, Über menstruelles Nasenbluten und seine organtherapeutische Behandlung. Münch. med. Wochenschr. 1917. Nr. 45, S. 1455. — *Derselbe*, Die Pathologie der infantilistischen Sterilität usw. Volkmanns Sammlung klinischer Vorträge 1909. — *Berger*, Körperliche Äußerungen psychischer Zustände. Jena: Fischer 1904 u. 1907. — *Derselbe*, Psychophysiologie. Jena: Fischer 1921. — *Brandess*, Zur Suggestivtherapie des Gynäkologen. Münch. med. Wochenschr. 1923. S. 975. — *Derselbe*, Über seelisch bedingte Störungen der Menstruation. Kleine Schriften zur Seelenforschung. H. 13. Stuttgart: Pyttmann 1925. — *Flatau*, Psychogene Ursachen gynäkologischer Beschwerden. München 1925. — *Friedrich, Marga*, Amenorrhöe und Psyche. Arch. f. Gynäkol. Bd. 101, S. 376. — *Füth*, Über den Einfluß unlustbetonter Affekte auf die Entstehung uteriner Blutungen. Festschr. z. Feier d. 10jähr. Bestehens d. Akad. f. prakt. Med. i. Köln. 1915. — *Galant-Susmann*, Arch. f. Frauenkunde u. Konstitutionsforschung. Bd. 11, S. 139. 1925. — *Halban*, Tumoren und Geschlechtscharaktere. Zeitschr. f. Konstitutionslehre. Bd. 11. S. 294. — *Hauptmann*, Vikariierende Menstruation in Form von Lippenblutungen. Münch. med. Wochenschr. 1909. S. 2114. — *Derselbe*, Menstruation und Psyche. Arch. f. Psychiatrie u. Nervenkrankh. Bd. 71. — *Henkel*, Konstitution und Menstruation. Zeitschr. f. Konstitutionslehre. Bd. 11, S. 337. 1925. — *Hirsch*, Dysmenorrhöe in Beziehung zu Körperbau und Konstitution. Zentralbl. f. Gynäkol. 1923. S. 1541. — *Hofstätter*, Die Prognose der Funktionsschwäche der Ovarien mit besonderer Berücksichtigung der Amenorrhöe. Arch. f. Gynäkol. Bd. 127, H. 1. — *Derselbe*, Über spontane und provozierte Ovulation und über Menstruationsschwellenverschiebung. Arch. f. Gynäkol. Bd. 126, S. 350. — *Derselbe*, Konstitutionelle Gesichtspunkte bei der Prognose der Menstruationsstörungen. Zeitschr. f. Konstitutionslehre. Bd. 11, S. 350. — *Derselbe*, Über eingebildete Schwangerschaft. Wien: Urban & Schwarzenberg 1924. — *Kogerer*, Generationsvorgänge und Neurosen in Halban-Seitz: Biologie und Pathologie des Weibes. — *Liepmann*, Gynäkologische Psychotherapie. Wien: Urban & Schwarzenberg 1924. — *Derselbe*, Psychotherapie und Gynäkologie. Zeitschr. f. ärztl. Fortbild. 1923. Nr. 17. — *Derselbe*, Psychologie der Frau. Berlin-Wien: Urban & Schwarzenberg 1920. — *Derselbe*, Die eingebildete Schwangerschaft usw. Med. Klinik. 1923. Nr. 32. — *Derselbe*, Psychorganische Korrelationen. Zentralbl. f. Gynäkol. 1923. Nr. 29. — *Lützenkirchen*, Dystrophia adiposo genitalis nach psychischem Affekt. Münch. med. Wochenschr. 1924. S. 1577. — *Mayer, A.*, Über Störungen von Menstruation und Schwangerschaft durch psychische Alterationen. Zentralbl. f. Gynäkol. 1917. S. 569. — *Derselbe*, Zur Konstitutionsfrage in der Frauenheilkunde. Zentralbl. f. Gynäkol. Bd. 46, S. 1210. — *Derselbe*, Über die Bedeutung der Konstitution in der Geburtshilfe und Gynäkologie. Münch. med. Wochenschr. 1922. S. 1718. — *Derselbe*, Über Störungen der weiblichen Sexualfunktionen durch psychische Traumen. Württ. med. Korrespondenzbl. 1917. — *Derselbe*, Psychogene Störungen der weiblichen Sexualfunktionen in Schwarz, Psychogenese und Psychotherapie, körperlicher Symptome. Wien: Springer 1925. — *Derselbe*, Röntgentherapie in der Gynäkologie. Strahlentherapie. Bd. 14, S. 818. — *Müller, Otfried*, Die Kapillaren der menschlichen Körperoberfläche in gesunden und kranken Tagen. Stuttgart: Enke 1922. — *Derselbe*, Über vasomotorische Neurosen. Münch. med. Wochenschr. 1917. S. 462. — *Novak*, Über die psychisch-traumatische Form der Dysmenorrhöe. Münch. med. Wochenschr. 1925. Nr. 15. — *Ophuijsen*, Zitiert nach Eisler. Internat. Zeitschr. f. Psychoanalyse. Bd. 9. 1923. — *Ottow*, Allgemeine Pathophysiologie und Therapie der weiblichen Genitalfunktionen. Handb. d. prakt. Therapie. Velden & Wolff. I. A. Barth 1926. — *Pape, K. A.*, 3 Jahre halbseitige Röntgenkastration. Strahlentherapie. Bd. 14, S. 601. — *Schwarz*, Psychogenese und Psychotherapie körperlicher Symptome. Wien: Springer 1925. — *Stephan*, Retikulo-endothelialer Zellapparat und Blutgerinnung. Münch. med. Wochenschr. Bd. 67, S. 309. 1920. — *Stieve*, Unfruchtbarkeit als Folge unnatürlicher Lebensweise. Grenzfr. d. Nerven u. Seelenlebens. 1926. H. 126. — *Vogt*, Zur Theorie und praktischen Verwendbarkeit des Endothelsymptoms. Dtsch. med. Wochenschr. 1922. Nr. 30. — *Walthard*, Zur Pathogenese der Appoplexia placentae usw. und der Cessatio mensium in Schreck, Furcht und Angstsituationen. Arch. f. Gynäkol. Bd. 125, 2. Teil, S. 478. — *Derselbe*, Psychotherapie in Halban und Seitz: Biologie und Pathologie des Weibes. 1924. — *Derselbe*, Die klinische Bedeutung bedingter Reflexe im weiblichen Genitale. Arch. f. Gynäkol. Bd. 120, S. 243. — *Weber*, Der Einfluß psychischer Vorgänge auf den Körper, insbesondere auf die Blutverteilung. Berlin: J. Springer 1910.

III. Dysmenorrhöe und Konstitution.

Aschner, Die Konstitution der Frau. München: J. F. Bergmann 1924. — *Brandess*, Über seelisch bedingte Störungen der Menstruation. Kleine Schriften zur Seelenforschung. H. 13. Stuttgart: Püttmann 1925. — *Delius*, Der Einfluß zerebraler Momente auf die Menstruation. Berlin. klin. Wochenschr. 1904. S. 1119. — *Dick*, Die psychische Form der Dysmenorrhöe und deren hypnotische Behandlung. Arch. f. Gynäkol. Bd. 124, S. 345. — *Edelberg* und *Gallant*, Die psycho-traumatische Form der Dysmenorrhöe. Münch. med. Wochenschr. 1925. Nr. 8. — *Franck*, Affektstörungen. Berlin: J. Springer 1913. — *Fränkel*, Die Pathologie der Menstruation. Handb. d. ges. Frauenheilkunde v. Liepmann. Bd. 3. 1914. — *Herschau*, Zur Differentialdiagnose der organisch-funktionellen Schmerzen in der Gynäkologie. Med. Klinik. 1924. Nr. 24. — *Hirsch*, Dysmenorrhöe in Beziehung zu Körperbau und Konstitution. Zentralbl. f. Gynäkol. 1923. S. 1541. — *Hirsch, Max*, Die Dysmenorrhöen der Spasmophilen und über die Ursachen des Menstruationsschmerzes. Zentralbl. f. Gynäkol. 1924. Nr. 20, S. 1073. — *Kehrer*, Ursachen und Behandlung der Unfruchtbarkeit. Dresden-Leipzig: Steinkopf 1922. — *Derselbe*, Über Sterilität. Zentralbl. f. Gynäkol. 1922. S. 1385. — *Kermauner*, Zur Deutung und Wertung der Krankheitserscheinung bei der Rückverlegung der Gebärmutter. Zeitschr. f. Konstitutionslehre. Bd. 11, S. 399. — *Kretschmer*, Psychologie des Mediziners. — *Krönig*, Dysmenorrhöe. Eulenburgs Realenzyklopädie. Bd. 6. — *Derselbe*, Die Bedeutung der funktionellen Nervenkrankheiten für die Diagnostik und Therapie in der Gynäkologie. 1903. — *Liepmann*, Gynäkologische Psychotherapie. Wien: Urban & Schwarzenberg 1924. — *Lomer*, Zur Beurteilung des Schmerzes in der Gynäkol. Wiesbaden: Bergmann 1899. — *Mathes*, Über den Konstitutionsbegriff und konstitutionelle Menstruationsstörungen. Zeitschr. f. Konstitutionslehre. Bd. 6, S. 333. — *Derselbe*, Der Infantilismus, die Asthenie und deren Beziehungen zum Nervensystem. Berlin 1912. — *Derselbe*, Die Konstitutionstypen des Weibes in Halban-Seitz: Biologie und Pathologie des Weibes. Bd. 3. 1924. — *Mayer, A.*, Infantilismus und Hypoplasie in der Geburtshilfe. Hegars Beitr. z. Geburtsh. u. Gynäkol. Bd. 15, S. 377. — *Derselbe*, Psychogene Störungen der weiblichen Sexualfunktionen in Schwarz: Psychogenese und Psychotherapie, körperlicher Symptome. Wien: Springer 1925. — *Meyer-Ruegg*, Über Dysmenorrhöe. Schweiz. med. Wochenschr. 1924. Nr. 14. — *Michaelis-Karin*, Die Frau von 50 Jahren. — *Novak*, Über die psychotraumatische Form der Dysmenorrhöe. Münch. med. Wochenschr. 1925. S. 599. — *Derselbe*, Über die psycho-traumatische Form der Dysmenorrhöen. Münch. med. Wochenschr. 1925. Nr. 15. — *Peritz*, Einführung in die Klinik der inneren Sekretion. Berlin 1927. — *Schmitt, W.*, Über die Ursachen des Menstruationsschmerzes. Zentralbl. f. Gynäkol. 1924. Nr. 29, S. 1583. — *Derselbe*, Über die Behandlung der Dsymenorrhöe und Sterilität. Zentralbl. f. Gynäkol. 1924. Nr. 7a, S. 287. — *Schröder, Robert*, Lehrbuch der Gynäkologie. 1922. S. 75. — *Stekel*, Störungen des Trieb- und Affektlebens. Wien: Urban & Schwarzenberg 1921. — *Theilhaber*, Das Wesen der Dysmenorrhöe. Zentralbl. f. Gynäkol. 1902. S. 66. — *Derselbe*, Der Zusammenhang von Nervenerkrankungen mit Störungen in den weiblichen Geschlechtsorganen. Gräfe. Sammlungen. Bd. 4, H. 6. — *Derselbe*, Ursachen und Behandlungen der Menstrualkolik. Münch. med. Wochenschr. 1901. Nr. 22. — *Tobler, Maria*, Über primäre und sekundäre Dysmenorrhöe. Monatsschr. f. Geburtsh. u. Gynäkol. Bd. 26. 1907. — *Tuke-Hack*, Geist und Körper. Übersetzt von Kronfeld. Jena: Fischer 1888. — *Walthard*, Psychotherapie in Halban-Seitz: Biologie und Pathologie des Weibes 1924. — *Windscheid*, Neuropathologie und Gynäkologie. 1897. — *Ziegenspeck*, Frauenleiden und Hysterie. Zentralbl. f. Gynäkol. 1901. S. 1327.

IV. Störungen und besondere Verlaufsarten des Klimakteriums.

Aschner, Die Konstitution der Frau. München: J. F. Bergmann 1924. — *Dubois*, Psychologie und Heilkunst. Klin. Wochenschr. 1909. H. 25, S. 1149. — *Eymer*, Das Klimakterium. Klin. Wochenschr. 1927, Nr. 9. — *Frank*, Affektstörungen. Berlin: Julius Springer 1913. — *Fuchs*, Die Ausfallserscheinungen nach der Röntgenmenopause. Strahlentherapie. Bd. 12, S. 742. 1921. — *Halban*, Innersekretorische Fragen in der Gynäkologie. Münch. med. Wochenschr. 1921. S. 1314. — *Derselbe*, Zur Klinik des Klimakteriums. Münch. med. Wochenschr. 1923. S. 110. — *Heidenhain*, Arthritis senilis bilat. symmetrica. Arch. f. klin. Chirurg. Bd. 127. — *Jaschke*, Der klimakterische Symptomenkomplex usw. Prakt. Ergebn. d. Geburtsh. u. Gynäkol. Bd. 5, S. 275. — *Kugler*, System der Neurose. Berlin-Wien: Urban & Schwarzenberg 1922. — *Marholm, Laura*, Zur Psychologie der Frau 1903. — *Menge*, Über Arthropathia ovaripriva. Zentralbl. f. Gynäkol. Bd. 48, S. 1617. 1924. — *Pankow*, Der Einfluß der Kastration und der Hysterektomie auf das spätere Befinden der operierten Frauen. Münch. med. Wochenschr. 1909. — *Schloer*, Die alte Jungfer. In: Die Umschau. 1925. H. 51. — *Schulze, E.*, Die alte Jungfer. Umschau. 1926. H. 5, S. 104. — *Strassmann*, Die Kreislaufänderungen durch Klimakterium usw. Arch. f. Gynäkol. Bd. 126, S. 168. — *Ullmann*, Die Frau in den Wechseljahren. Medizet. 1925. Nr. 20. — *Walthard*, Der Einfluß des Nervensystems auf die Funktionen der weiblichen Genitalien. Prakt. Ergebn. d. Geburth. u. Gynäkol. Bd. 2, S. 253. — *Derselbe*, Psychotherapie. In Halban und Seitz: Biologie und Pathologie des Weibes. 1924. — *Derselbe*, Psychoneurose und Gynäkologie. Monatsschr. f. Geburtsh. u. Gynäkol. Bd. 36, S. 449. — *Derselbe*, Der Einfluß des Nervensystems auf die Funktionen der weiblichen Genitalien. Prakt. Ergebn. d. Geburtsh. u. Gynäkol. II., Bd. 2, S. 245. — *Derselbe*, Über die Bedeutung psychoneurotischer Symptome für die Gynäkologie. Zentralbl. f. Gynäkol. S. 489. 1912. — *Derselbe*, Der Einfluß von Allgemeinerkrankungen. Schweiz, med. Wochenschr. 1922. S. 217. — *Derselbe*, Die psychogene Ätiologie und die Psychotherapie des Vaginismus. Münch. med. Wochenschr. 1909. S. 1998. — *Derselbe*, Über den psychogenen Pruritus vulvae und seine Behandlung. Dtsch. med. Wochenschr. 1911. S. 831. — *Derselbe*, Über die sog. Ausfallserscheinungen. Zentralbl. f. Gynäkol. 1908. S. 564. —

V. Klimakterium praecox.

Aschner, Die Konstitution des Weibes. München: J. F. Bergmann 1924. — *Bauer*, Konstitutionelle Disposition zu inneren Krankheiten. 2. Aufl. Berlin: Julius Springer 1921. — *Borchardt*, Klinische Konstitutionslehre. Berlin: Urban & Schwarzenberg 1921. — *Brugsch*, Allgemeine Prognostik. Berlin: Urban & Schwarzenberg 1918. — *Eppinger*, Myxödem im Handbuch der Neurologie von Lewandowsky. Bd. 4. 1913. — *Falta*, Späteunuchoidismus und multiple Blutdrüsensklerose. Berlin. klin. Wochenschr. 1912. S. 30. — *Hofstätter*, Die Prognose der Funktionsschwäche der Ovarien. Arch. f. Gynäkol. Bd. 127, S. 39. — *Horsley*, Zitiert nach Borchardt, l. c., S. 216. — *Lorand*, Das Altern, seine Ursachen und seine Behandlung. 4. Aufl. Leipzig: Klinkhardt 1911. — *Rößle*, Senilitas praecox. Ergebn. d. allg. Pathol. u. pathol. Anat. d. Menschen u. d. Tiere. 20. Jg., 1923. 2. Abt., S. 554.

Viertes Kapitel.
Störungen der Fortpflanzungstätigkeit.

I. und II. Dispareunie, Sterilität und Konstitution.

Bab, Volkmanns Sammlung klinischer Vorträge. Neue Folge S. 539/40, Gynäkologie S. 198/200. — *Bartel*, Status thymico lymphaticus und Status hypoplasticus. Leipzig-Wien: Deuticke 1912. — *Bartel* und *Hermann*, Über die weibliche Keimdrüse bei Anomalie der Konstitution. Monatsschr. f. Geburtsh. u. Gynäkol. Bd. 33, S. 125. — *Bauer*, Vorlesungen über allgemeine Konstitution und Vererbungslehre. Berlin: Julius Springer 1921. — *Benthin*, Genitaltuberkulose und Sterilität in „Die extrapulmonale Tuberkulose". Sonderh. d. Med. Klinik. 1925. — *Bumm*, Geburtshilfe und Geburtenrückgang. Monatsschrift f. Geburtsh. u. Gynäkol. Bd. 46, S. 71. — *Burghard*, Der Einfluß der Säuglingssterblichkeit auf die Geburtenfolge, nicht im Druck erschienen, aber ausführlich angezeigt von Schloßmann. Jahrb. f. Nationalök. u. Statistik. Bd. 120, S. 424ff. — *v. David, M.*, Versuche einer Erklärung des Wesens des Schwangerschaftserwachens. Zentralbl. f. Gynäkol. 1922. S. 1067. — *Dittler*, Die Sterilisierung des weiblichen Tierkörpers durch parenterale Spermazufuhr. Münch. med. Wochenschr. 1920. S. 1495 u. Zeitschr. f. Biol. Bd. 72, S. 273. — *Fraenkel, L.*, Normale und pathologische Sexualphysiologie usw. in Liepmann: Handb. d. ges. Frauenheilk. Bd. 3. Leipzig 1914. — *Gellhorn*, Vergleichende Physiologie der Spermatozoen. Pflügers Arch. f. d. ges. Physiol. Bd. 193. H. 5 u. 6. — *Gräfenberg*, Die zyklischen Schwankungen des Säuretiters im Scheidensekret. Arch. f. Gynäkol. Bd. 108, S. 628. — *Derselbe*, Über die Abhängigkeit der Scheidensekretion vom Ovarium. Arch. f. Frauenkunde u. Eugenetik. Bd. 7, S. 81. — *Haberlandt*, Über hormonale Sterilisierung des weiblichen Tierkörpers. Münch. med. Wochenschr. Bd. 121, S. 1577. — *Hermann* und *Stein*, Über die Wirkung eines Hormons des Corpus luteum auf männliche und weibliche Keimdrüsen. Wien. klin. Wochenschr. 1916. S. 778. — *Hirsch*, Zur Klinik der Zervixstenose der Dysmenorrhöe und Sterilität. Berlin. klin. Wochenschr. 1920. Nr. 52. — *Hirsch, J.*, Schwangerschaft nach künstlicher Befruchtung. Berlin. klin. Wochenschr. 1912. S. 1361. — *Hirszfeld*, Die Konstitutionsserologie usw. Die Naturwissenschaften. 14. Jg. H. 2. — *Höhne* und *Behne*, Über die Lebensdauer der Spermatozoen im weiblichen Genitalapparat usw. Zentralbl. f. Gynäkol. 1914. S. 5. — *Kehrer*, Ursachen und Behandlung der Unfruchtbarkeit. Dresden-Leipzig 1922. — *Lehmann*, Die diagnostische Verwertbarkeit des Vaginalabstriches. Zentralbl. f. Gynäkol. 1921. Nr. 18. — *Löser*, Konstitution und latente Infektion, Scheidenflora usw. Zentralbl. f. Gynäkol. 1920. — *Mayer, A.*, Über Zunahme der sterilen Ehen seit dem Krieg. Klin. Wochenschr. Bd. 1, Nr. 23. — *Derselbe*, Hypoplasie und Infantilismus in der Geburtshilfe und Gynäkologie. Hegars Beitr. z. Geburtsh. u. Gynäkol. Bd. 15, S. 377. — *Derselbe*, Über psychogene Entstehung gynäkologischer Symptome in Schwarz: Psychogenese u. Psychotherapie. Wien: Springer 1925. — *Mayer* und *Schneider*, Über Störungen der Eierstocksfunktion bei Uterusmyom usw. Münch. med. Wochenschr. 1914. Nr. 19, S. 1041. — *Müller*, Der Geburtenrückgang. Jena: Gust. Fischer 1924. — *Nürnberger*, Sterilität in Halban und Seitz: Biologie und Pathologie des Weibes. Bd. 3, S. 689. — *Oldenberg*, Geburtenrückgang und Aufwuchsziffer. Schmollers Jahrbuch usw. 40. Jg., S. 813. — *Derselbe*, Zusammenhang zwischen Geburtenhäufigkeit und Säuglingssterblichkeit. Jahrb. f. Nationalökonomie u. Statistik. Bd. 121, S. 351ff. — *Posner*, Über Befruchtung ohne Imissio. Arch. f. Frauenkunde u. Eugenetik. Bd. 7, S. 209. — *Derselbe*, Arch. f. Frauenkunde u. Eugenetik. Bd. 8, S. 14. — *Pribram*, Sterilität und Konstitutionspathologie. Zeitschr. f. Konstitutionslehre. Bd. 11, S. 505. — *Rimalowsky*, Zur Statistik der bulgarischen Juden. Jüdische Statistik Berlin. 1903. S. 317. — *Ritter*, Ein Beitrag zur Behandlung der durch Tubenverschluß bedingten Sterilität. Monatsschr. f. Geburtsh. u. Gynäkol. 1925. — *Ruppin, A.*, Die Juden der Gegenwart. Berlin. 1904. S. 45. — *Schloßmann*, Jahrb. f. Nationalökonomie u. Statistik. Bd. 120, S. 424ff. — *Sellheim*, Das weibliche Fortpflanzungsleben als eine Kette fruchtbarer und unfruchtbarer Funktionsgänge. Arch. f. Frauenkunde u. Eugenetik. Bd. 3, S. 1. — *Schubert*, Zur Abortusfrage. Zeitschr. f. Konstitutionslehre. Bd. 11, S. 548. — *Theilhaber*, Der Untergang der deutschen Juden. München 1911. — *Derselbe*, Das sterile Berlin. Berlin. 1913. — *Ulmer*, Über extrauterine Gravidität. Inaug.-Diss. Tübingen. 1920. — *Vogt*, Sterilität und Spermaimmunität. Klin. Wochenschr. Bd. 1, S. 1144, 1922. — *Walthard*, Psychotherapie in Halban und Seitz, Biologie und Pathologie des Weibes. — *Weil*, Die chemischen Ursachen der Spermatozoenbewegung. Arch. f. Frauenkunde u. Eugenetik. Bd. 7, S. 238. — *Weinberg*, Fruchtbarkeit und Nationalität. Soziale Revue. 1905. H. 2. — *Würzburger*, Vergleichendes zur Geburtenstatistik der Jahre 1900/02 und 1911/12. Zeitschr. f. sächs. Landesamt. Jg. 1918/19, S. 92.

III. Störungen der Gravidität.

a) und b) Menstruation in der Gravidität; Störungen der Schwangerschaftsdauer.

Fetzer, Experimentelle Untersuchungen über den Stoffhaushalt in der Gravidität. Verhandl. d. dtsch. Ges. f. Geburtsh. u. Gynäkol. Straßburg. 1909. — *Lehmann*, Über habituelle Schwangerschaftsunterbrechung und innere Sekretion. Arch. f. Gynäkol. Bd. 101, S. 205. — *Mayer, A.*, Über das intrauterine Absterben übertragener Früchte usw. Zentralbl. f. Gynäkol. 1924. Nr. 1. — *Derselbe*, Einiges über das Verhalten des Geschlechtes unter besonderen Bedingungen der menschlichen Fortpflanzung. Zeitschr. f. Konstitutionslehre. Bd. 11, S. 428. — *Derselbe*, Über konstitutionelle Momente bei der Geburt. Münch. med. Wochenschr. 1925. Nr. 4, S. 126. — *Derselbe*, Über Zunahme der sterilen Ehen seit dem Kriege. Klin. Wochenschr. Bd. 1, Nr. 23. — *Ploß-Bartels*, Das Weib in der Natur- und Völkerkunde. — *Remy*, Accouchement a term, long intervalle, entre l'expoulsation des deux jumeaux. Ber. üb. d. ges. Gynäkol. u. Geburtsh. Bd. 3. 1924. — *Sänger*, Beobachtungen über Beziehungen zwischen Konstitution und familiäre Eutokie. Zeitschr. f. Konstitutionslehre. Bd. 11, S. 517. — *Sigel*, Gewollte und ungewollte Schwankungen der weiblichen Fruchtbarkeit. Berlin: Julius Springer 1917. — *de Snoo*, Die Bedeutung der Plazenta, insbesondere des Trophoblastes usw. Monatsschr. f. Geburtsh. u. Gynäkol. Bd. 57, S. 1. — *Vaerting*, Der Vaterschutz. Volkshygien. Verlag Dresden. — *Valois et Roume*, Eineiige Zwillingsschwangerschaft. Ber. üb. d. ges. Geburtsh. u. Gynäkol. Bd. 2, S. 230. — *Vogt*, Über das familiäre Vorkommen typisch menstrueller Blutungen während der Gravidität. Zentralbl. f. Gynäkol. 1909. S. 1253.

c) Dystope Eieinbettung.

Mayer, A., Über die Ursachen der dystopischen Eieinbettung. Zentralbl. f. Gynäkol. 1923. Nr. 26.
— *Poorten*, Zur Ätiologie der ektopischen Schwangerschaft. Zentralbl. f. Gynäkol. 1922. Nr. 19, S. 756.
— *Rauber*, Der Überschuß an Knabengeburten. Leipzig: Georgii 1900. — *Seligmann*, Trauma u. Extrauteringravidität. Dtsch. med. Wochenschr. 1901. S. 431. — *Ulmer, Otto*, Über Extrauteringravidität. Inaug.-Diss. Tübingen. 1920. — *Wesselink*, Geschlechtsbestimmung. Zentralbl. f. Gynäkol. 1922. Nr. 50, S. 2011.

d) Schwangerschaftstoxikosen, Eklampsie, Emesis gravidarum und Konstitution.

Aschner, Die Konstitution der Frau. München: J. F. Bergmann 1924. — *Bartel* und *Herrmann*, Zur pathologischen Anatomie der Eklampsie. Zeitschr. f. Konstitutionslehre. Bd. 11, S. 140. 1925. — *Breuning*, Die Eklampsie an der Tübinger Frauenklinik vom 1. Januar 1897 bis 31. Dezember 1922. Inaug.-Diss. Tübingen. 1923. — *Bublitschenko*, Zur Frage über gewisse konstitutionelle Eigentümlichkeiten bei Eklamptischen. Monatsschr. für Geburtshilfe und Gynäkologie. Bd. 69, S. 139. 1925. — *Bumm*, Zur Frage der Bluttransfusion. Zentralbl. f. Gynäkol. 1920. S. 286. — *v. David, M.*, Versuche einer Erklärung des Wesens des Schwangerenerbrechens. Zentralbl. f. Gynäkol. 1922. S. 1067. — *Denecke*, Blut und Lymphe, erschienen in H. Hinselmann. Die Eklampsie. S. 356. — *Dienst*, Kritische Studien über die Pathogenese der Eklampsie auf Grund pathologisch-anatomischer Befunde, Blut- und Harnuntersuchungen eklamptischer Mütter und deren Früchte. Arch. f. Gynäkol. Bd. 65, S. 369. 1902. — *Esch*, Die Kinder von eklamptischen Müttern. Hinselmann: Die Eklampsie. S. 708. — *Derselbe*, Über Eclampsia neonatorum. Zeitschr. f. Geburtsh. u. Gynäkol. Bd. 65, S. 367. 1910. — *Fischer*, Über das Krampfproblem, Hinselmann: Die Eklampsie. S. 668. — *Frost*, Zitiert bei v. Jaschke. — *Gänßle*, Über Geschlechtsbestimmung und Krieg. Zeitschr. f. Geburtsh. u. Gynäkol. Bd. 84, S. 159. — *Geßner*, Eklampsie und Krieg. Zentralbl. f. Gynäkol. 1919. S. 1033 u. 1920. S. 570. — *Derselbe*, Badische Landesstatistik 1919 im Lichte der Diätetik. Zentralbl. f. Gynäkol. 1921. S. 1824 u. 1922. S. 1914. — *Goodhall*, Americ. journ. of obstetr. a. gynecol. Vol. 63, p. 11. 1911. — *Hammerschlag*, Die Eklampsie in Ostpreußen. Monatsschr. f. Geburtsh. u. Gynäkol. Bd. 20, S. 513. — *Harig*, Ist Württemberg relativ immun gegen Eklampsie? Inaug.-Diss. Tübingen. 1901. — *Henkel*, Eklampsieumfrage. Med. Klinik. 1923. H. 2. — *Hinselmann*, Die Eklampsie. Bonn. 1924. — *Hüssy*, Das konstitutionelle Moment beim Zustandekommen der Schwangerschaftstoxikosen. Zeitschr. f. Konstitutionslehre. Bd. 11, S. 355. 1925. — *Jaschke*, Physiologie, Pflege und Ernährung des Neugeborenen. S. 118. Sprenger 1914. — *Derselbe*, Eklampsiegift und Kriegskost. Zentralbl. f. Gynäkol. 1917. S. 266. — *Jägerroos*, Arch. f. Gynäkol. Bd. 91, S. 34. 1910. — *Kehrer*, Untersuchungen über den Kalkgehalt des Blutes, besonders in Schwangerschaft, Geburt und Wochenbett und bei Nephritis und Eklampsie. Arch. f. Gynäkol. Bd. 112, S. 487. 1920. — *Knapp*, Über puerperale Eklampsie. Berlin: Karger S. 1900. — *Lichtenstein*, Eklampsiestatistik. Arch. f. Gynäkol. Bd. 95, S. 20. — *Derselbe*, Ein Zusammenhang zwischen Eklampsie und Kriegskost usw. Zentralbl. f. Gynäkol. 1917. S. 473. — *Löhlein*, Beitrag zur Eklampsiefrage. Zeitschr. f. Geburtsh. u. Gynäkol. Bd. 4, S. 106. 1879. — *Mayer, A.*, Über die Beziehungen des Krieges zur Eklampsie. Zentralbl. f. Gynäkol. 1916. Nr. 40. — *Derselbe*, Über die Ursachen des Seltenerwerdens der Eklampsie usw. Zentralbl. f. Gynäkol. 1917. Nr. 4. — *Derselbe*, Psychogene Störungen der weiblichen Sexualfunktionen Schwangerer. Psychogenese, körperliche Symptome. Wien: Springer 1925. — *Derselbe*, Über die Beziehungen der Geburtshilfe und Gynäkologie zum Krieg und zu den Kriegsverhältnissen. Med. Klinik. 1922. Nr. 34. — *Merletti*, Zitiert nach Seitz, l. c., S. 729. — *Meyer-Wirz* und *Raubitscheck*, Beitr. z. pathol. Anat. u. z. allg. Pathol. Bd. 57, S. 345. 1914. — *Morawick*, Über Eklampsie. Inaug.-Diss. Breslau 1898. Ref. Zentralbl. f. Gynäkol. 1898, S. 1190. — *Müller, Otfr.*, Die Kapillaren der menschlichen Körperoberfläche. Stuttgart: Enke 1922. — *Müller, Friedrich*, Keimverderbnis und Fruchtschädigung. Med. Klinik 1924. Nr. 49. — *Neugarten*, Über das Schicksal der Kinder eklamptischer Mütter. Zentralbl. f. Gynäkol. 1925. Nr. 35. — *Opitz*, Eklampsieumfrage. Med. Klinik. Bd. 1 u. 2. 1923. — *Derselbe*, Seelische Höchstleistungen usw. Münch. med. Wochenschr. 1925. Nr. 3, S. 81. — *Derselbe*, Über Hungerkrankheiten der Schwangeren. Zentralbl. f. Gynäkol. 1924. S. 2. — *Derselbe*, Hungerzustände und Eklampsie. Zentralbl. f. Gynäkol. 1924. S. 1882. — *v. Reuß*, Beobachtungen über das Schicksal der Kinder eklamptischer Mütter. Zeitschr. f. Kinderheilk. Bd. 13, S. 285. 1916. — *Ruge II.*, Zur Diätetik der Schwangerschaft. Münch. med. Wochenschr. 1922. Nr. 34. — *Derselbe*, Über den Einfluß der Kriegsernährung auf Fruchtentwicklung und Laktation. Zentralbl. f. Gynäkol. 1916. S. 680. — *Schauta*, Krieg und Geburtshilfe. Wien-Leipzig 1917. — *Schmid*, Eklampsie bei Mutter und Kind. Zentralbl. f. Gynäkol. 1897. Nr. 25, S. 821. — *Schmorl*, Pathologisch-anatomische Untersuchungen über puerperale Eklampsie.

Leipzig 1893. — *Derselbe*, Zur Lehre von der Eklampsie. Arch. f. Gynäkol. Bd. 55, S. 517. 1902. — *Schroeder*, Lehrb. d. Geburtsh. 11. Aufl. S. 765. 1891. — *Schwab*, Die Ursache des unstillbaren Erbrechens in der Schwangerschaft. Zentralbl. f. Gynäkol. 1922. S. 1343. — *Seitz, L.*, Eklampsie und Parathyreoidea. Arch. f. Gynäkol. Bd. 89, S. 54. 1909. — *Derselbe*, Die Schwangerschaftstoxikosen in Halban-Seitz. Biologie und Pathologie des Weibes Bd. 7, S. 724. — *Werner* und *Kolisch*, Vergleichende Untersuchungen über die Giftigkeit von Harn, Serum und Milch während der Schwangerschaft, der Geburt und des Wochenbettes, mit besonderer Berücksichtigung der Eklampsie. Zentralbl. f. Gynäkol. Bd. 103, S. 236. 1914. — *Zacherl*, Ein Beitrag zur Klinik und Therapie der Eklampsie. Arch. f. Gynäkol. Bd. 115, S. 264.

e) Pyelitis gravidarum und Konstitution.

Bauer, Die konstitutionelle Disposition zu inneren Krankheiten. Berlin: Julius Springer 1921. — *Böminghaus*, Zeitschr. f. urol. Chirurg. Bd. 14, H. 1 u. 2. — *Brosch*, Wien. med. Wochenschr. 1910. Nr. 20, S. 1149. — *Derselbe*, Virchows Arch. f. pathol. Anat. u. Physiol. Bd. 207, S. 68. 1912. — — *Escherich* und *Pfaundler*, Kolle-Wassermann. Handb. Bd. 2, S. 442. — *Franke*, Ätiologisches zur Koliinfektion der Nieren. Münchner medizin. Wochenschrift. Bd. 57, S. 1714. — *Derselbe*, Über die Koliinfektion der Harnwege. Berlin. klin. Wochenschr. Bd. 48, S. 1973. 1911. — *Derselbe*, Arch. f. anat. Physiol. 1910. — *Derselbe*, Mitt. a. d. Grenzgeb. d. Med. u. Chirurg. Bd. 22, H. 4. 1911. — *Finkelstein*, Jahrb. f. Kinderheilk. Bd. 43, S. 148. 1896. — *Kehrer*, Über Pyelonephritis gravidarum. Zeitschr. f. gynäkol. Urol. Bd. 3, S. 24. — *Lenhartz*, Münch. med. Wochenschr. 1906. S. 2076. — *Luchs*, Über den Infektionsweg der Schwangerschaftspyelitis. Arch. f. Gynäkol. Bd. 127, S. 149. — *Mayer, A.*, Die Beziehung der Koli-Pyelitis zur Fortpflanzungstätigkeit. Münch. med. Wochenschr. Bd. 60. S. 1479. 1913. — *Derselbe*, Gynäkol. Rundschau 1913. S. 2. — *Meyer-Betz*, Arch. f. klin. Med. 1905. S. 531. — *Opitz*, Die Pyelonephritis gravidarum et puerperarum. Zeitschr. f. Geburtsh. u. Gynäkol. Bd. 55, S. 216. 1905. — *Rihmer*, Klinische Ergebnisse über die Pathogenese der Kolipyelitis. Wien. med. Wochenschr. 1926. Nr. 39, Ref. Dtsch. med. Wochenschr. 1926. S. 1832. — *Sellheim*, Puerperale Weitstellung überhaupt und am Ureter im besonderen. Monatsschr. f. Geburtsh. u. Gynäkol. Bd. 67. S. 253. — *Stoeckel*, Harnorgane in der Schwangerschaft. Doederlein: Handb. d. Geburtsh. Bd. 3. — *Derselbe*, Verhandl. d. Ges. f. Geburtsh. u. Gynäkol. Halle 20. 1. 1924. Zentralbl. f. Gynäkol. 1924. — *Derselbe*, Betrachtungen über die Pyelitis gravidarum. Münch. med. Wochenschr. Bd. 71, S. 257. 1924. — *Zangemeister*, Verhandl. d. Ges. f. Geburtsh. u. Gynäkol. S. 64. Halle 1913.

f) Varizen und Konstitution.

Aschner, Die Konstitution der Frau. München: J. F. Bergmann 1924. — *Bauer, J.*, Die konstitutionelle Disposition zu inneren Krankheiten. Berlin: Julius Springer 1921. — *Baum*, Über traumatische Venenthrombose an den oberen Extremitäten. Dtsch. med. Wochenschr. 1913. Nr. 21, S. 997. — *Baumgarten*, Entzündung, Thrombose, Embolie und Metastase. München: Lehmanns Verlag 1925. — *Beneke*, Die Thrombose. Handbuch der allgemeinen Pathologie v. Krehl u. Marchand 1913. Bd. 2, S. 2. — *Bennett*, Die Ätiologie und Therapie der Varizen. Heilkunde 1898 bis 1899. Bd. 3, S. 133. — *Billroth* und *Pitha*, Handb. d. Chirurg. Bd. 2, Abt. 2, S. 123. — *Bircher*, Arch. f. klin. Chirurg. Bd. 97, S. 10035. 1912. — *Crämer*, Zitiert nach Nobl, Der variköse Symptomenkomplex 2. Aufl. S. 59. 1918. — *Delbet*, Les varices. Progr. méd. 1921. Nr. 40. — *Fehling*, Thrombose und Embolie nach chirurgischen Operationen. Stuttgart: Enke 1920. — *Glanzmann*, Hereditäre hämorrhagische Thrombasthenie, ein Beitrag zur Pathologie der Blutplättchen. Jahrbuch für Kinderheilkunde. Bd. 88. 1918. — *Grafe*, Zur Kenntnis der Kavathrombose. Münchn. med. Wochenschr. 1924. S. 643. — *Graul*, Asthenische Konstitutionskrankheiten und Diabetes mellitus. Deutsch. medizin. Wochenschr. 1913. Nr. 20, S. 940. — *Hasebroek*, Über die Pathogenese der kongenitalen Varizen. Frankfurt. Zeitschr. f. Pathol. 1919. — *Derselbe*, Eine physikalisch experimentell begründete neue Auffassung zur Pathogenese der Varizen. Dtsch. Zeitschr. f. Chirurg. 1916. Nr. 136. — *Hedinger*, Zentralbl. f. allg. Pathol. u. pathol. Anat. Bd. 26, S. 529. 1915. — *Hesse* und *Schaack*, Virchows Arch. f. pathol. Anat. u. Physiol. Bd. 205. 1911. — *Hill, Leon*, Zentralbl. f. Physiol. 1899. Nr. 14. — *Hirsch*, Leitfaden der Berufskrankheiten der Frau. Stuttgart: Enke 1919. — *Kaschimura*, Entstehung der Varizen der Vena saphena. Virchows Arch. f. pathol. Anat. u. Physiol. 1905. — *Kaufmann*, Erweiterung der Venen. Spez. pathol. Anat. 1922. S. 121. — *Kermauner*, Besonderer Verlauf einer Venenentzündung im Wochenbett. Monatsschr. f. Gynäkol. u. Geburtsh. Bd. 73. S. 188. — *Klotz*, Zitiert nach Nobl, l. c., S. 61 u. 295. — *Derselbe*, Zitiert nach Nobl, Der variköse Symptomenkomplex. 1918. S. 59 u. 295. — *Kobler*, Zitiert nach Nobl, l. c., S. 59 u. 295. — *Kraemer*, Münch. med. Wochenschr. 1898. — *Labit*, Zitiert nach Nobl, l. c. — *Loehr*, Ein Beitrag zur Varizenbehandlung. Dtsch. Zeitschr. f. Chirurg. 1921. Nr. 165. — *Derselbe*,

Die chirurgische Behandlung der Krampfadern. Der prakt. Arzt. 1924. H. 3—5. — *Magnus*, Krampfadern und variköser Symptomenkomplex. Klin. Wochenschr. 1926. Nr. 32. — *Mendel*, Münch. med. Wochenschr. 1909. Nr. 42. — *Meyer-Ruegg*, Thrombose und Embolie. Schweiz. med. Wochenschr. 1924. — *Miyauchis*, Zitiert nach Nobl, l. c., S. 59. — *Nägeli*, Über die Konstitutionslehre in ihrer Anwendung auf das Problem der Chlorose. Dtsch. med. Wochenschr. 1918. Nr. 31, S. 841. — *Derselbe*, Über die Bedeutung des Knochenmarks und der Blutbefunde für die Pathogenese der Osteomalazie. Münch. med. Wochenschr. 1918. Nr. 21, S. 551. — *Nobl*, Der variköse Symptomenkomplex. Zentralbl. f. Haut- u. Geschlechtskrankh. Bd. 18, S. 15. Sympathektomie. — *Derselbe*, Der variköse Symptomenkomplex. Urban & Schwarzenberg 1918. — *Derselbe*, Der variköse Symptomenkomplex. Zentralbl. f. Haut- u. Geschlechtskrankh. usw. Bd. 18, H. 1 u. 2. — *Petit*, Zitiert nach Nobl, l. c. — *Ranzi*, Embolie und Bauchschnitt. 37. Chirurgenkongreß. — *Rehn*, Die chirurgische Grundlage in ihren allgemeinen und besonderen Beziehungen zur Organfunktion. Klin. Wochenschr. 1926. Nr. 38, S. 1764. — *Renzi*, Zitiert nach Nobl, l. c., S. 66. — *Rosenthal*, Über Thrombose an den oberen Extremitäten nach Anstrengungen. Dtsch. Zeitschr. f. Chirurg. Bd. 117, S. 405. 1912. — *Rosthorn*, Anatomische Veränderungen des Organismus in der Schwangerschaft in V. Winckel, Handb. d. Geburtsh. Bd. 1, 1. Hälfte, S. 368. — *Schauta*, Phlebitis usw. nach Operationen. Wien. med. Wochenschr. 1911. — *Schickele*, Thrombose und innere Sekretion. Münch. med. Wochenschr. 1912. Nr. 4. — *Schnitzler*, Über die konstitutionelle und konditionelle Mitbedingtheit postoperativer Vorkommnisse. Wien. klin. Wochenschr. 1926. Nr. 1. — *Schulte*, Zitiert nach Hirsch, l. c., S. 44. — *Vacchide*, Zitiert nach Kaufmann, l. c., S. 123. — *Wyder*, Embolie der Lungenarterien. Volkmanns klinische Vorträge. Nr. 46. — *Zancani*, Zwei Fälle von angeborenen Varizen der unteren Extremitäten. Arch. internat. de chirurg. Tom. 2. 1913. Zitiert nach Nobl, l. c.

IV. Geburtsstörungen.

a) Wehen und Konstitution.

Aschner, Die Konstitution der Frau. München: J. F. Bergmann 1924. — *Embden*, Zitiert bei Guggisberg, l. c., S. 1091. — *Fürst*, Inaug.-Diss. Frankfurt a. M. 1925. — *Guggisberg*, Die Wehen in Halban-Seitz: Biologie u. Pathologie des Weibes. Berlin-Wien. Bd. 6, S. 1059. 1925. — *Heimann*, Myom und Schwangerschaft. Monatsschr. f. Geburtsh. u. Gynäkol. Bd. 54, S. 292. — *Hessenberger*, Inaug.-Diss. Frankfurt a. M. 1924. — *Kehrer*, Die Wehentätigkeit des menschlichen Uterus. Zentralbl. f. Gynäkol. 1911. Nr. 28. — *Derselbe*, Über die Zusammenziehung der weiblichen Genitalien. Gießen 1863. — *Derselbe*, Experimentelle Untersuchungen über nervöse Reflexe von verschiedenen Organen usw. Arch. f. Gynäkol. Bd. 90. 1910. — *Kermauner*, Die Ursachen der Nachgeburtsblutungen. Arch. f. Gynäkol. Bd. 125, S. 149. — *Kohts*, Über den Einfluß des Schreckens beim Bombardement von Straßburg usw. Berlin. klin. Wochenschr. 1873. S. 277. — *Mayer, A.*, Psychogene Störungen der weiblichen Sexualfunktion in Schwarz, Psychogenese und Psychotherapie körperlicher Symptome. Wien: Springer 1925. S. 295. — *Derselbe*, Über konstitutionelle Momente bei der Geburt. Münch. med. Wochenschr. 1925. Nr. 4, S. 126. — *Derselbe*, Über die wehenerregende Wirkung des Liquor cerebrospinalis von Gebärenden. Klin. Wochenschr. 3. Jg., Nr. 40, S. 1805. — *Moosbacher*, Zitiert nach Guggisberg, l. c., S. 1139. — *Pal*, Die krampflösende Wirkung der paravertebralen Injektion. Wien. klin. Wochenschr. 1924. Nr. 52, S. 1323. — *Derselbe*, Wien. klin. Wochenschr. 1922. Nr. 36. — *Schultheiss*, Pharmakologische Untersuchungen am Uterus. Zeitschr. f. Geburtsh. u. Gynäkol. Bd. 87, S. 614. — *Schur*, Erfahrungen und Probleme aus dem Gebiet der funktionellen Verdauungsstörungen. Wien. klin. Wochenschr. 1924. S. 1229. — *de Snoo*, Die Bedeutung der Plazenta, insbesondere des Trophoblastes für Schwangerschaftsdauer und den Geburtseintritt. Monatsschr. f. Geburtsh. u. Gynäkol. Bd. 57. 1922. — *Stoeckel*, Pathologie und Therapie der Nachgeburtsblutungen. Arch. f. Gynäkol. Bd. 125, S. 1. — *Trendelenburg*, Die Sekretion des Hypophysenhinterlappens in die Zerebrospinalflüssigkeit. Klin. Wochenschr. 1924. S. 777. — *Vollmer*, Klin. Wochenschr. 1924. S. 2283. — *Wehefritz*, Über chemische Altersveränderungen der menschlichen Plazenta und ihre Beziehungen zum Problem des Geburtseintrittes. Arch. f. Gynäkol. Bd. 124, S. 511.

b)—e) Beckenbeschaffenheit usw. und Konstitution.

Bollinger, Prinzip des Wachstums. 1876. — *Derselbe*, Über Zwerg- und Riesenwuchs. Sammlung. Vortr. v. Virchow u. Holtzendorf, H. 455. Berlin. 1885. — *Breus* und *Kolisko*, Die pathologischen Beckenformen. Wien 1904. — *Häcker*, Über die Schädelform bei Gesichtslage. Berlin 1869. — *Hegar, K.*, Über Entwicklungsstörungen des knöchernen Beckens. Hegars Beitr. z. Geburtsh. u. Gynäkol. Bd. 15,

S. 326. — *Kermauner*, Abweichungen im Bau der Schädelhalsverbindungen des Kindes und ihre Bedeutung für die Geburt. Wien. klin. Wochenschr. 1926. Nr. 1. — *Langer*, Wachstum des menschlichen Skelets mit Bezug auf den Riesen. Denkschr. d. kaiserl. Akad. d. Wiss. Bd. 31. 1872. — *Mathes*, Der Infantilismus, die Asthenie usw. Berlin 1912. — *Derselbe*, Über Enteroptose usw. Arch. f. Gynäkol. Bd. 77, S. 357. — *Mauthe*, Beitrag zur Gesichtslage. Inaug.-Diss. Tübingen 1920. — *Mayer, A.*, Die beckenerweiternden Operationen. Berlin: Karger 1908. — *Derselbe*, Über die Beziehungen der Geburtshilfe und Gynäkologie zum Krieg usw. Med. Klinik 1922. Nr. 24. — *Müller*, Hereditäre Exostosen. Enchondrome. Beitr. z. pathol. Anat. u. allg. Pathol. Bd. 57. — *Reinecke*, Erblichkeit multipler Wachstumsexostosen. Bruns Beitr. z. klin. Chirurg. Bd. 7. — *de Snoo*, Die Bedeutung der Plazenta insbesondere des Trophoblastoms. Monatsschr. f. Geburtsh. u. Gynäkol. Bd. 57, S. 1. — *Staiger, H.*, Über hereditäre multiple kartilaginäre Exostosen, kombiniert mit pernitiöser Anämie. Inaug.-Diss. Tübingen 1926. — *Weber*, Die Exostosen und Enchondrome in anatomischpraktischer Bedeutung. Bonn 1856. — *Winckel*, Zur Pathologie der Geburt. Rostock 1869.

f) Weichteilzerreisslichkeit und Konstitution.

Bondy, Die Geburt in den Entwicklungsjahren. Zeitschr. f. Geburtsh. u. Gynäkol. Bd. 69, S. 213. — *Braun-Fernwald*, Genitalwunden der Wöchnerinnen in Winckel: Handb. d. Geburtsh. Bd. 3, 2, S. 91. — *Kroner*, Zentrale Dammruptur usw. Zentralbl. f. Gynäkol. Bd. 4, S. 93. — *Mayer, A.*, Psychogene Störungen der weiblichen Sexualfunktionen in Schwarz: Psychogenese und Psychotherapie körperlicher Symptome. Wien: Springer 1925. — *Derselbe*, Über die Wirkung der Lumbalanästhesie auf die glatte Muskulatur. Dtsch. med. Wochenschr. 1921. Nr. 48. — *Derselbe*, Über abnorme Kontraktionsphänomene am Darm. Zentralbl. f. Gynäkol. 1921. Nr. 45. — *Derselbe*, Zur Behandlung postoperativer Darmlähmung Münch. med. Wochenschr. 1924, Nr. 28, S. 931. — *Münster*, Ein Fall von zentraler Dammruptur. Zentralbl. f. Gynäkol. 1886. S. 161. — *Stekel*, Störungen des Trieb- und Affektlebens. Wien: Urban & Schwarzenberg 1921. — *Walcher*, Über Geburtsstörungen von seiten der weichen Geburtswege nervöser Art. Inaug.-Diss. Tübingen 1909. — *Walthard*, Psychoneurose und Gynäkologie. Monatsschr. f. Geburtsh. u. Gynäkol. Bd. 36, S. 449. — *Derselbe*, Psychotherapie in Halban-Seitz: Biologie und Pathologie des Weibes 1924. — *Derselbe*, Die psychogene Ätiologie und die Psychotherapie des Vaginisms. Münch. med. Wochenschr. 1909. S. 1998. — *Werner*, Scheidenstenose mit seltener Ätiologie. Zentralbl. f. Gynäkol. 1921. Nr. 7.

g) und h) Blutung und Konstitution. Dystoke und eutoke Frauen.

Aschner, Die Konstitution der Frau. München: J. F. Bergmann 1924. — *Bauer* und *Wehefritz*, Gibt es eine Hämophilie beim Weibe? Arch. f. Gynäkol. Bd. 121, S. 462. — *Bucura*, Über Hämophilie beim Weibe usw. Wien: Hölder 1920. — *Henkel*, Blutungen nach der Geburt und ihre Behandlung. Zeitschr. f. Geburtsh. u. Gynäkol. Bd. 47, S. 197. — *Kermauner*, Die Ursachen der Nachgeburtsblutungen. Arch. f. Gynäkol. Bd. 125, S. 149. — *Magnus*, Med. Klinik 1924. S. 1003. — *Mayer, A.*, Über die Wirkung der Lumbalanästhesie auf die glatte Muskulatur. Dtsch. med. Wochenschr. 1921. Nr. 48. — *Derselbe*, Über abnorme Kontraktionsphänomene am Darm. Zentralbl. f. Gynäkol. 1921. Nr. 45. — *Derselbe*, Die geburtshilflichen Blutungen und ihre Behandlung. Prakt. Ergebn. d. Geburtsh. u. Gynäkol. Bd. 1, S. 156. — *Neu*, Untersuchungen über die Bedeutung des Suprarenins für die Geburtshilfe. Arch. f. Gynäkol. Bd. 85, S. 617. — *Stoeckel*, Pathologie und Therapie der Nachgeburtsblutungen. Arch. f. Gynäkol. Bd. 125, S. 1. — *Van den Velden*, Die stomachale und intravenöse Behandlung innerer Blutungen mit Kochsalz. Dtsch. med. Wochenschr. 1909. S. 197. — *Vogt*, Über das familiäre Vorkommen typisch-menstrueller Blutungen während der Gravidität. Zentralbl. f. Gyn. 1909. Nr. 36.

V. und VI. Wochenbett und Stilltätigkeit.

Dietrich und *Frangenheim*, Die Erkrankungen der Brustdrüse. Stuttgart: Enke 1926. — *Halban*, Innersekretorische Fragen in der Gynäkologie (Laktationsatrophie). Münch. med. Wochenschr. 1921. S. 1314. — *Jaschke*, Die weibliche Brust, in Halban-Seitz: Biologie und Pathologie des Weibes. — *John*, Akzessorische Milchdrüsen, milchdrüsenähnliche Bildungen in der Achselhöhle. Arch. f. Gynäkol. Bd. 126, S. 691. — *Lederer*, Über Hypogalaktie. Klin. Wochenschr. 1922. S. 348 u. Münch. med. Wochenschrift 1922. S. 247. — *Seitz*, Über eine mit Schwellung einhergehende Hypersekretion der Schweiß- und Talgdrüsen in der Achselhöhle während des Wochenbettes, echte Milchsekretion vortäuschend. Arch. f. Gynäkol. Bd. 80, S. 617. — *Derselbe*, Über die sog. Achselhöhlenmilchdrüse und deren Genese. Arch. f. Gynäkol. Bd. 88, S. 94.

Fünftes Kapitel.
Neugeborenes und Konstitution.
I. Geschlecht und Konstitution und II. Wachstumsunterschiede.

Alst, Die Geburt der Frauen unter 140 cm Größe. Inaug.-Diss. Marburg 1902. — *Aron, Arno*, Ursache des verschiedenen Geschlechtsverhältnisses der Geborenen. Umschau 1925. S. 170. — *Bauer*, Gibt es eine konstitutionelle Veranlagung zur Zeugung eines Geschlechts. Klin. Wochenschr. 1924. S. 928. — *Bayer*, Geschlechtsverhältnis bei den Geburten und die während des Krieges aufgetretene Erhöhung des Knabenüberschusses. Monatsschr. f. Geburtsh. u. Gynäkol. Bd. 67, S. 229 u. 68, H. 1. — *Bidder*, Über den Einfluß des Alters der Mutter auf das Geschlecht des Kindes. Zeitschr. f. Geburtsh. u. Gynäkol. 1878. S. 358. — *Binz*, Einiges über Zusammenhang zwischen Krieg und Geburt. Münch. med. Wochenschr. 1919. S. 12. — *Bluhm, Agnes*, Über einen Fall experimenteller Verschiebung des Geschlechtsverhältnisses bei Säugetieren. Sitzungsber. d preuß. Akad. d. Wiss. 1921. — *Dieselbe*, Weitere Versuche zur Verschiebung des Geschlechtsverhältnisses bei Säugetieren. 2. Vers. d. dtsch. Ges. f. Vererbungswissenschaften. Zeitschr. f. indukt. Abstammungs- u. Vererbungslehre 1923. — *Dieselbe*, Alkohol und Nachkommenschaft. Zeitschr. f. indukt. Abstammungs- u. Vererbungslehre 1922. — *Breuning, Walther*, Die Eklampsie an der Tübinger Klinik v. 1. 1. 1897 bis 31. 12. 1922. Inaug.-Diss. 1923. — *Bublitschenko*, Zur Frage über gerichtlich-konstitutionelle Eigentümlichkeiten bei Eklampsie. Monatsschr. f. Geburtsh. u. Gynäkol. Bd. 69, S. 139. 1925. — *Bucura*, Zum Vererbungsproblem in der Geburtshilfe und Gynäkologie. Wien. med. Wochenschr. 1923. Nr. 24 u. 25. — *Derselbe*, Geschlechtsunterschiede beim Menschen. — *Chudarkowski*, Über die Bedeutung des in bezug auf die Schwangerschaft immunisierenden Serums. Zentralbl. f. Gynäkol. 1925. S. 383. — *v. David, Margit*, Versuch einer Erklärung des Wesens des Schwangerschaftserbrechens. Zentralbl. f. Gynäkol. 1922. S. 1067. — *Döderlein, G.*, Geschlechtsbestimmung und Geschlechtsverhältnis. Monatsschr. f. Geburtsh. u. Gynäkol. Bd. 56, S. 292. — *Döderlein, A.*, Diskussion zu Bayer. Münch. med. Wochenschr. 1924. S. 806 u. Monatsschr. f. Geburtsh. u. Gynäkol. Bd. 67, S. 231. — *Dürken*, Einführung in die experimentelle Zoologie. Berlin: Julius Springer 1919. — *Düsing*, Die Regulierung des Geschlechtsverhältnisses bei der Vermehrung der Menschen usw. Jenaische Zeitschr. f. Naturw. 1884. — *Fetscher*, Zur Frage der Knabenziffer beim Menschen. Arch. f. Rassen- u. Gesellschaftsbiol. Bd 15, S. 233. — *Derselbe*, Zur Frage der Knabenziffer beim Menschen. Dtsch. med. Wochenschr. 1924. S. 1445. — *Derselbe*, Über Erblichkeit des angeborenen Klumpfußes. — Arch. f. Rassen- u. Gesellschaftsbiol. 1922. H. 1. — *Fetzer*, Experimentelle Untersuchungen über den Stoffhaushalt in der Gravidität. Verhandl. d. dtsch. Ges. f. Geburtsh. u. Gynäkol. Straßburg 1909. — *Fischer, E.*, Die Rehobother Bastards. Jena 1913. — *Gänßle*, Über Geschlechtsbestimmung und Krieg. Zeitschr. f. Geburtsh. u. Gynäkol. Bd. 84, S. 159. — *Goldschmidt, R.*, Mechanismus und Physiologie der Geschlechtsbestimmung. Berlin: Borntraeger 1920. — *Graff*, Über das Geschlechtsverhältnis der Neugeborenen. Monatsschr. f. Geburtsh. u. Gynäkol. Bd. 58. — *Guggisberg*, Die Struma des Neugeborenen. Zeitschr. f. Konstitutionslehre. Bd. 11, H. 2—5, S. 280. — *Haberland*, Hormonale Sterilisierung des weiblichen Tierkörpers. Münch. med. Wochenschr. 1921. Nr. 49 u. Pflügers Arch. f. d. ges. Physiol. 1922. H. 3. — *Harms*, Beobachtungen über Geschlechtsumwandlung reifer Tiere usw. Zool. Anz. Bd. 67, S. 711/2. — *Heim*, Über menschliche Isoantikörper in Blut und Milch. Monatsschr. f. Geburtsh. u. Gynäkol. Bd. 74. — *Higuchi*, Beitrag zur chemischen Zusammensetzung der Plazenta. Biochem. Zeitschr. Bd. 22, S. 341. — *Hirsch*, Über das Verhältnis der Geschlechter. Zentralbl. f. Gynäkol. 1913. Nr. 12. — *Derselbe*, Zur Statistik des Aborts. Zentralbl. f. Gynäkol. 1918. S. 41. — *Hirszfeld*, Krankheitsdisposition und Gruppenzugehörigkeit. Klin. Wochenschr. 1924. S. 2084. — *Höhne-Behne*, Über die Lebensdauer der Spermatozoen im weiblichen Genitalapparat. Zentralbl. f. Gynäkol. 1914. S. 5. — *Hübner*, Zur Ätiologie des Riesenwuchses. Monatsschr. f. Geburtsh. u. Gynäkol. Bd. 38, S. 187. Erg.-Bd. — *v. Jaschke*, Oberrheinische Gesellschaft für Geburtshilfe und Gynäkologie. Zentralbl. f. Gynäkol. 1925. — *Kermauner*, Zur Geschlechtsbestimmung. Wien. med. Wochenschr. 1921. S. 1833. — *King, Mis*, Studies on inbreeding etc. Journ. of exp. zool. 1918. — *Königstein*, Versuche zur Vorherbestimmung des Geschlechts. Zentralbl. f. Gynäkol. 1917. S. 1097. — *Kraus-Saudek*, Versuche betr. Geschlechtsvoraussage usw. Zentralbl. f. Gynäkol. 1917. Nr. 36. — *Kuntzsch*, Über das konstitutionelle Moment bei der Geschlechtsbestimmung. Wodurch ist die Hinfälligkeit der männlichen Früchte bedingt. Zentralbl. f. Gynäkol. 1914. S. 1356. — *Lamprecht, Gertrud*, Über die Zwillingsgeburten der Tübinger Klinik usw. Inaug.-Diss. Arch. f. Gynäkol. Bd. 101, S. 205. — *Lehmann*, Versuche zur Voraussage des fötalen Geschlechts. Zentralbl. f. Gynäkol. 1918. S. 112. — *Lenhossek, V.*, Das Problem der geschlechtsbestimmenden Ursachen. Jena 1903. — *Lenz*, Siegels Urlaubskinder und die Lösung des Geschlechtsproblems. — *Derselbe*, Die Unsterblichkeit der Knaben im Licht der Erblichkeitslehre. Arch. f. Hyg. Bd. 93, S. 126. — *Derselbe*, Erblichkeitslehre und Rassehygiene. Halban und Seitz: Biologie und Pathologie des Weibes. Bd. 1, S. 803. 1924. — *Lüttge, W.* und *W. v. Mertz*, Nachweis von serologischen Spaltprodukten nach Einwirkung von Substrat. Münch. med. Wochenschr. 1924. Nr. 18. — *Mayer, A.*, Einfluß des Eierstockes auf das Wachstum des Uterus in der Fötalzeit usw. Zeitschr. f. Geburtsh. u. Gynäkol. Bd. 77, S. 280. *Derselbe*, Über die Beziehungen der Geburtshilfe und Gynäkologie zum Krieg usw. Med. Klinik 1922, Nr. 24/26. — *Derselbe*, Über das intrauterine Absterben übertragener Früchte ohne nachweisbare Ursache. Zentralbl. f. Gynäkol. 1924. Nr. 1 u. 2. — *Derselbe*, Über die biologische Einheit zwischen Mutter und Kind. Monatsschr. f. Geburtsh. u. Gynäkol. Bd. 54, S. 131. — *Derselbe*, Über die Bedeutung der Konstitution in der Geburtshilfe und Gynäkologie. Münch. med. Wochenschr. 1922. Nr. 50, S. 1718. — *Derselbe*, Über die Ursachen der dystopischen Eieinbettung. Zentralbl. f. Gynäkol. 1923. Nr. 26. — *Derselbe*, Neuere Theorien über die Genese der Schwangerschaftstoxikosen. Klin. Wochenschr. Nr. 47, S. 3. — *Derselbe*, Einiges über das Verhalten des Geschlechts usw. Zeitschr. f. Konstitutionslehre. Bd. 11, S. 428. — *Meyer, H.*, Zur Biologie der Zwillinge. Inaug.-Diss. Berlin 1917 u. Zeitschr. f. Geburtsh. u. Gynäkol. Bd. 79, 1917. — *Morgan-Tice*, The influence of the environment on the size of expected classes. Biol. bull. of the marine biol. laborat. 1914. — *Myisberg*, Über Korrelationen zwischen der Beckenform, Körperlänge und Schädelform. Anthrop. Aug. 1926. Bd. 3, S. 106. Ref. Ber. über die ges. Gynäkol. 1926. S. 457. — *Nürnberger*, Klinische und experimentelle Untersuchungen zur Frage der Bluttransfusion. Zentralbl. f. Gynäkol. 1922. Nr. 49. — *Derselbe*, Kriegszeugung und ihre wissenschaftliche Verwertung. Münch. med. Wochenschr. 1918. S. 252 u. Zentralbl. f. Gynäkol. 1919. S. 837. — *Derselbe*, Klinische und experimentelle Untersuchungen über die Lebensdauer der Spermatozoen. Monatsschr. f. Geburtsh. u. Gynäkol. Bd. 53. — *Pearl*, On the relation of race-crossing to the sex ratio. Biol. bull. of the marine biol. laborat. 1908. — *Pearl-Parschley*, Sex-Dermination in Cattle. Biol. bull. of the marine biol. laborat. 1913. — *Peterfi*, Der jetzige Stand der Lehre vom Mechanismus der Geschlechtsvererbung. Dtsch. med. Wochenschr. 1921. Nr. 24. — *Poorten*, Zur Ätiologie der ektopischen Schwangerschaft. Zentralbl. f. Gynäkol. 1922. Nr. 19, S. 756. — *Prinzing*, Eheliche und uneheliche Fruchtbarkeit. Aufwuchsziffer usw. Dtsch. med. Wochenschr. 1918. S. 351. — *Rauber*, Der Überschuß an Knabengeburten. Leipzig: Georgi 1900. — *Robinson*, Der Einfluß des Adrenalins und Cholins auf die Geschlechtsbestimmung. Zitiert nach Lehmann. Arch. f. Gynäkol. Bd. 51, S. 241. — *Schmalz*, Das Geschlechtsleben der Haussäugetiere. 3. Aufl. S. 375 u. 396. — *Schweisheimer*, Über den Einfluß des Krieges auf das Zahlenverhältnis der Geschlechter. Öff. Gesundheitspfl. 1918. — *Sellheim, Hugo*, Über Verbesserung und praktische Verwendbarkeit der Abderhaldenschen Reaktion und eine neue Blutreaktion. Klin. Wochenschr. 1925. Nr. 6 u. 7. — *Siegel*, Wann ist der Beischlaf befruchtend. Dtsch. med. Wochenschr. 1915. Nr. 42. — *Derselbe*, Bedeutung des Kohabitationstermins für die Geschlechtsbildung des Kindes. Münch. med. Wochenschr. 1916. Nr. 21. — *Derselbe*, Krieg und Knabenüberschuß. Zentralbl. f. Gynäkol. 1916. Nr. 42. — *Derselbe*, Zur willkürlichen Geschlechtsbestimmung. Münch. med. Wochenschr. 1916. Nr. 51. — *Derselbe*, Gewollte und ungewollte Schwankungen der weiblichen Fruchtbarkeit. Bedeutung des Kohabitationstermins für die Häufigkeit der Knabengeburten. Berlin 1917. — *Derselbe*, Zur Frage der kindlichen Geschlechtsbildung. Münch. med. Wochenschr. 1910. Nr. 15. — *Siemens*, Einführung in die allgemeine und spezielle Vererbungspathologie des Menschen. 2. Aufl., S. 64. Berlin: Julius Springer 1923. — *de Snoo*, Die Bedeutung der Plazenta, insbesondere der Trophoblasts usw. Monatsschr. f. Geburtsh. u. Gynäkol. Bd. 57, S. 1. — *Stieve*, Neuzeitliche Ansichten über die Bedeutung der Chromosomen. Ergebn. d. Anat. u. Entwicklungsgeschichte 1922. — *Stockard, Ch. R.* und *G. Papanicolau*, A further analys of the Hereditary Transmission of Degeneracy etc. Americ. naturalist. Vol. 50. 1916. — *Tandler-Keller*, Über das Verhalten der Eihäute bei der Zwillingsträchtigkeit des Rindes. Wien. tierärztl. Monatsschr. Bd. 3. 1916. — *Thury*, Über das Gesetz der Erzeugung der Geschlechter. Leipzig 1863. — *Vaerting*, Männermangel nach dem Krieg. Gynäkol. Rundschau 1917. S. 275; der Arzt als Erzieher. Bd. 13, H. 2—4. — *Derselbe*, Der Vaterschutz. Volkshygienischer Verlag Dresden. — *Derselbe*, Über den Einfluß des Krieges auf Präventivverkehr usw. Zentralbl. f. Gynäkol. 1919. S. 103 u. Zeitschr. f. Sexualwiss. Bd. 4, S. 1917. — *Derselbe*, Die verschiedene Intensität der pathologischen Erblichkeit der Eltern usw. Der Frauenarzt 1918. H. 1/2. — *Weinberg*, Die Anlage zur Mehrlingsgeburt beim Menschen und ihre Vererbung. Arch. f. Rassenbiol. 1909. — *Wesselink*, Geschlechtsbestimmung. Zentralbl. f. Gynäkol. 1922. Nr. 50, S. 2011. — *Wilkens*, Untersuchungen über das Geschlechtsverhältnis und die Ursachen der Geschlechtsbildung bei Haustieren. Landwirtschaftl. Jahrb. 1886. — *Zeleny* und *Faust*, Size dimorphism in the spermatozoa from single testes. Journ. of exp. zool. Vol. 18. 1915.

III. Vaterschaft und Konstitution (Erbanalyse).

Bernstein, Ergebnisse einer biostatistischen zusammenfassenden Betrachtung über die erblichen Blutstrukturen des Menschen. Klin. Wochenschr. 1924. S. 1495. — *Derselbe*, Beiträge zur mendelistischen Anthropologie. Quantitative Rassenanalyse auf Grund von statistischen Beobachtungen über den Drehsinn des Kopfhaarwirbels. Sitzungsber. d. preuß. Akad. d. Wiss. Physikalisch-mathemat. Klasse 1925. 12. Febr. — *Bonnevie, Kristine*, Zur Analyse der Vererbungsfaktoren der Papillarmuster. Separatabdruck aus Hereditas. Bd. 4, S. 221. 1923. — *Dieselbe*, Studies on papillary patterns of human fingers. Separatabdruck aus Journ. of genetics. Vol. 15, Nr. 1. 1924. Nov. — *Heim*, Über menschliche Isoantikörper in Blut und Milch. Monatsschr. f. Geburtsh. u. Gynäkol. Bd. 74. 1926. — *Hirszfeld*, Die Konstitutionsserologie und ihre Anwendung in der Biologie und Medizin. Die Naturwissenschaften. 14. Jg., H. 2. — *Lattes-Schiff*, Die Individualität des Blutes. Springer 1925. — *Movitch*, Über den Wert der Blutgruppenbestimmungen in der Paternitätsfrage. Wien. klin. Wochenschr. 1926. Nr. 34, S. 961. — *Nürnberger*, Kriegszeugung und ihre wissenschaftliche Verwertung. Zentralbl. f. Gynäkol. 1919. S. 837. — *Poll*, Über Zwillingsforschung als Hilfsmittel menschlicher Erbkunde. Zeitschr. f. Ethnol. 1914. S. 87. — *Schlaginhaufen*, Über das Leistenrelief der Hohlhand- und Fußsohlenfläche der Halbaffen, Affen und Menschenrassen. Ergebn. d. Anat. u. Entwicklungsgesch. Bd. 15, 1905. — *v. Scheuerlen*, Reichsgesundheitsblatt 1926, Nr. 32, S. 726.

Sechstes Kapitel.

Zwillinge und Konstitution.

Ahlfeld, F., Beiträge zur Lehre von den Zwillingen. Arch. f. Gynäkol. Bd. 7, H. 2, Bd. 9, H. 2. 1874 und 76. — *Derselbe*, Wie stellt sich das Zahlenverhältnis der eineiigen Zwillinge zu den zweieiigen. Zeitschr. f. Geburtsh. u. Gynäkol. Bd. 47, H. 2. 1904. — *Arey, L. B.*, Chorionic Fusion and Augmented Twinning in the Human Tbe. Anat. Record Vol. 23, Nr. 4. 1922. Zitiert nach Newman. — *Assheton, K.*, An account of the blastodermic vesicle of the sheep of the seventh day with twin germinal areas. Journ. of anat. a. physiol. Vol. 35. Neue Serie. Vol. 12. 1898. Zitiert nach Newman und Sobotta. — *Aub, F.*, Über einen Fall von monoamniotischen Zwillingen, abgestorben durch Nabelschnurverschlingung. Inaug.-Diss. Erlangen 1916. — *Bar, P.*, Sur quelques conséquences de la rupture des membres pendant la grossesse. Bull. de la soc. d'obstétr. et de gynécol. de Paris Tom. 1, p. 99. 1898. — *Basler, A.*, Die Beeinflussung der Schädelform durch die Umwelt. Dtsch. med. Wochenschr. 1925. Nr. 43 u. 44. — *Bauer, E., E. Fischer* und *F. Lenz*, Grundriß der menschlichen Erblichkeitslehre u. Rassenhygiene. Bd. 1 u. 2. 1923. München. — *Bauer, J.*, Die konstitutionelle Disposition zu inneren Krankheiten. Wien 1917. — *Derselbe*, a) Vorlesungen über allgemeine Konstitution und Vererbungslehre. Berlin 1923. — *Derselbe*, b) Diskussionsbemerkung. Verhandl. d. dtsch. Ges. f. inn. Med. 35. Kongr. 1923. S. 83. — *Derselbe*, Bemerkungen zur prinzipiellen Bedeutung des Studiums der Physiologie und Pathologie eineiiger Zwillinge. Klin. Wochenschr. Bd. 3, S. 1222. 1924. — *Bender, K. W.*, Über die Entwicklung der Lungen. Zeitschr. f. Anat. u. Entwicklungsgeschichte Bd. 75, S. 639. 1925. — *Bethe, A.*, Zur Statistik der Links- und Rechtshändigkeit und der Vorherrschaft einer Hemisphäre. Dtsch. med. Wochenschr. 1925. Nr. 51, S. 681. — *Blum, A.*, Buchbesprechung. Arch. f. Rassen- u. Gesellschaftsbiol. Bd. 17, S. 331. 1925. — *Bolk, L.*, Die Furchen an den Großhirnen eines Thorakopagen. Fol. neurol. Bd. 4, S. 207. 1910. Zitiert nach Hübner. — *Bonnevie, K.*, Studies on Papillary Patterns of Human Fingers. Journ. Genet. Vol. 15, V. s. 1924. Zitiert nach Ref. O. Koehler, Anthrop. Anz. Bd. 2, S. 211. — *Bonnevie, K.* und *A. Sverdrup*, Hereditary predispositions to dizygotic twin-births in Norwegian peasant families. Journ. of genetics Vol. 16, p. 125. 1926. Zitiert nach Ref. Siemens, Ber. üb. d. ges. Biol. Abt. A. Bd. 1, S. 112. — *Brandeß, Th.*, Über Größendifferenzen bei Zwillingen und ihre Entstehungsursachen. Monatsschr. f. Geburtsh. u. Gynäkol. Bd. 71, S. 249. 1925. — *Brandt, A.*, Arbeitshypothese über Rechts- und Linkshändigkeit. Biol. Zentralbl. Bd. 33, S. 361. 1913. Zum Problem der Rechtshändigkeit. Naturwiss. Wochenschr. Neue Folge Bd. 12, S. 710. 1913. — *Broman, J.*, Über atypische Spermien (speziell beim Menschen) und ihre mögliche Bedeutung. Anat. Anz. Bd. 21. 1902. Zitiert nach Sobotta. — *Bumm, E.*, Grundriß zum Studium der Geburtshilfe. 13. Aufl. München und Wiesbaden 1921. — *Cassel*, Lues congenita bei 10 Zwillingspaaren. Med. Klinik 1925. H. 51. — *Cohen, G.*, Über einen Fall von „eineiigen" Zwillingsschwestern mit ungleicher Haarfarbe. Klin. Wochenschr. Bd. 3, Nr. 47. 1924. — *Conklin, E. G.*, The embryology of Crepidula. Journ. of morphol. Vol. 13. 1897. Zitiert nach Häcker. — *Derselbe*, The cause of inverse symmetrie. Anat. Anz. Bd. 23. 1903. Zitiert nach Häcker. — *Dahlberg, G.*, Twin births and Twins from a hereditary point of view. Stockholm 1926. — *Dareste, C.*, Hypothèse s. l'origine d. droitiers et d. gauchers. Bull. de la soc. d'anthrop.

de Paris Tom. 8. Séance du 20. Mai p. 415. 1885. Zitiert nach Brandt. — *Davenport, C. B.*, Influence of the male in the production of human Twins. Americ. naturalist Vol. 34. 1920. Zitiert nach Bauer-Fischer-Lenz Bd. 1. — *Derlin, P.*, Über eineiige und zweieiige Zwillinge. Inaug.-Diss. Berlin 1893. — *Dössekker, W.*, Ein Fall von infantiler Zerebrallähmung bei Drillingsgeburt. Korresp.-Blatt f. Schweiz. Ärzte Bd. 29, S. 65. 1899. — *Ebstein, E.*, Über die diagnostische Bedeutung der Hodenstellung und zur Frage der Händigkeit bei Situs viscerum inversus. Zeitschr. f. Konstitutionslehre Bd. 8, S. 42. 1921. — *Ekman, G.*, Experimentelle Beiträge zur Herzentwicklung der Amphibien. Arch. f. Entwicklungsmech. d. Organismen Bd. 106, S. 320. 1925. (Zeitschr. f. wissenschaftl. Biol. Abt. D.) — *Engelhorn, E.*, Die mehrfache Schwangerschaft und Geburt. In Halban und Seitz: Biologie und Pathologie des Weibes. Berlin und Wien Bd. 7. 1925. — *Fischer, E.*, Die Rehobother Bastards und das Bastardierungsproblem beim Menschen. Jena 1913. — *Derselbe*, a) S. Bauer-Fischer-Lenz. 1923. — *Derselbe*, b) Spezielle Anthropologie. Rassenlehre. Die Kultur der Gegenwart. 3. Teil. Abt. 5. 1923. Leipzig und Berlin. — *Derselbe*, Schädelform und Vererbung. Verhandl. d. dtsch. Ges. f. Vererbungswiss. 1923 in Zeitschr. f. ind. Abst. u. Vererbungslehre Bd. 33. 1924. — *Förster, A.*, Die Mißbildungen des Menschen. Jena 1865. Zitiert nach Schwalbe. — *Friedländer*, Monoamniotische Zwillinge. Inaug.-Diss. Berlin 1914. — *Derselbe*, Geistige Tätigkeit der Linkshänder. Biol. Heilkunst Bd. 15, S. 112. 1926. — *Galton, F.*, Inquiries into Human Faculty. London 1883. Zitiert nach Popenoe und Johnson: Applied Eugenics. New York 1920. — *Ganther, R. und E. Rominger*, Über die Bedeutung des Handleistenbildes für die Zwillingsforschung. Zeitschr. f. Kinderheilk. Bd. 36, S. 212. 1923. — *Derselbe*, Gruppenweise Hämagglutinat. bei Drillingen; ein Beitrag zur Vererbung. Zentralbl. f. Gynäkol. 1925. Nr. 35, S. 1348. — *Gates, R. R.*, Heredity and Eugenics. London 1923. Zitiert nach Dahlberg. — *Gaupp, E.*, Die normale Asymmetrie des menchlichen Körpers. Jena 1909. — *Gould*, Righthandness and Lefthandness. Biographic Clinics Vol. 111, ch. 9, p. 341—359. 1905. Phila. Zitiert nach Reik. — *v. Grabe, E.*, Über Zwillingsgeburten als Degenerationszeichen. Arch. f. Psychiatrie u. Nervenkrankh. Bd. 65, S. 79. 1922. — *Griesbach, A.*, Über Linkshändigkeit. Dtsch. med. Wochenschr. 1919. S. 1408. — *Haecker, V.*, Entwicklungsgeschichtliche Eigenschaftsanalyse (Phänogenetik). Jena 1918. — *Hanhart, E.*, Fragebogen über eineiige Zwillinge: Geburt und erste Lebenszeit. Zürich. — *Derselbe*, Über den modernen Dispositionsbegriff und seine Verwertung in der Praxis. Schweiz. med. Wochenschr. Bd. 54, Nr. 29 u. 30. 1924. — *Heidenhain, M.*, Formen und Kräfte in der lebendigen Natur. Vorträge und Aufsätze über Entwicklungsmechanik der Organismen. 1923. H. 32. Berlin. — *Heim*, Über menschliche Isoantikörper in Blut und Milch. Monatsschrift f. Geburtsh. u. Gynäkol. Bd. 74, S. 52. — *Heinonen, O.*, Über die Refraktion bei eineiigen Zwillingen, speziell in Hinsicht der asymmetrischen Fälle. Acta ophthal. Vol. 2, p. 35. 1924. — *Henneberg, R.* und *H. Stelzner*, Über das psychische und somatische Verhalten der Pyopagen Rosa und Josefa („der böhmischen Schwestern"). Berlin. klin. Wochenschr. 1903. Nr. 35 u. 36. — *Herrmann, G.*, Epileptische Anfälle mit typischer vollständig gleichartiger Symptomatologie bei Zwillingen. Med. Klinik Bd. 15, S. 1028. 1919. — *Höfer*, Beitrag zur Histologie der menschlichen Spermien und zur Lehre von der Entstehung menschlicher Doppel(miß)bildungen. Arch. f. mikroskop. Anat. Bd. 74. 1909. Zitiert nach Sobotta. — *Hübener, G.*, S. bei Mayer-List. — *Hübner, H.*, Die Doppelbildungen des Menschen und der Tiere. In Ergebn. d. allg. Pathol. u. pathol. Anat. d. Menschen u. d. Tiere 15. Jg., 2. Abt. 1911. — *Hurst, W.*, Über 100 Fälle von Zwillingsschwangerschaft und -geburten. Inaug.-Diss. Würzburg 1916. Zitiert nach Dahlberg. — *Jablonski, W.*, Ein Beitrag zur Vererbung der Refraktion menschlicher Augen. Arch. f. Augenheilk. Bd. 91, S. 308. 1922. — *Kaestner, S.*, Die Entstehung der Doppelbildungen des Menschen und der höheren Wirbeltiere. Samml. anat. u. physiol. Vortr. u. Aufsätze 1912. H. 18. Jena. — *Kinkelin, W. M.*, Befunde an eineiigen und zweieiigen Zwillingen. Inaug.-Diss. Tübingen 1926. — *Klähn*, Das Problem der Rechtshändigkeit. Borntræger Berlin 1925. Ref. Klin. Wochenschr. 1926. S. 1985. — *Koller, A.*, Ein Fall von Situs viscerum inversus und seine Deutung. Virchows Arch. f. pathol. Anat. u. Physiol. Bd. 156, S. 115. 1899. — *Krämer, R.* und *M. Schützenhuber*, Über den Einfluß der Rechts- und Linkshändigkeit auf die Entwicklung des führenden Auges und des Strabismus concomitans unilateralis. Zeitschrift f. Augenheilk. Bd. 57, S. 322. 1925. — *Kretschmer, E.*, Lebensalter und Umwelt in ihrer Wirkung auf den Konstitutionstypus. Zeitschr. f. d. ges. Neurol. u. Psychiatrie Bd. 101, S. 278. 1926. — *Küchenmeister, F.*, Die Verlagerung der Eingeweide des Menschen. Leipzig 1883. — *Lenz, F.*, Erfahrungen über Erblichkeit und Entartung an Schmetterlingen. Arch. f. Rassen- u. Gesellschaftsbiol. Bd. 14, S. 249. 1922. — *Derselbe*, S. Bauer-Fischer-Lenz 1923. — *Derselbe*, a) Bemerkungen zur Variationsstatistik und Korrelationsrechnung und einige Vorschläge. Arch. f. Rassen- u. Gesellschaftsbiol. Bd. 15, H. 4. 1924. — *Derselbe*, b) Buchbesprechung. Münch. med. Wochenschr. 1924. S. 993. — *Derselbe*, c) Zur Frage der Erblichkeit der Muttermäler. Münch. med. Wochenschr. 1924. S. 1365. — *Derselbe*, a) Über die Erblichkeit der Muttermäler auf Grund von Untersuchungen an 300 Zwillingspaaren. Verhandl. d. Dtsch.

Ges. f. Vererbungswiss. 1925. S. 119. — *Derselbe*, b) Mitteilungen über Art- und Gattungsbastarde bei Schmetterlingen. Verhandl. d. Dtsch. Ges. f. Vererbungswiss. 1925. S. 113. — *Derselbe*, c) Erblichkeits lehre im allgemeinen und beim Menschen im besonderen. Handb. d. normalen u. pathol. Physiol. Bd. 17. 1925. Berlin. — *Derselbe*, Antwort auf Weinbergs neueste Polemik. Arch. f. Rassen- u. Gesellschaftsbiol. Bd. 18, S. 89. 1926. — *Leven, L.*, a) Die Leistungsfähigkeit der zwillingspathologischen Arbeitsmethode für die ätiologische Forschung. Münch. med. Wochenschr. 1924. S. 404. — *Derselbe*, b) Zur methodologischen Bedeutung der Zwillingspathologie. Münch. med. Wochenschr. 1924. S. 837. — *Derselbe*, c) Erblichkeit des Papillarliniensystems und Erbgleichheit der Eineier. Klin. Wochenschr. Bd. 3, S. 1817. 1924. — *Derselbe*, d) Zwillingsforschung und Nävusätiologie. Dtsch. med. Wochenschr. Bd. 50, S. 1580. 1924. — *Derselbe*, e) Über die Erbanlagen der Eineier auf Grund von Untersuchungen des Papillarliniensystems der Finger. Dermatol. Wochenschr. Bd. 78, S. 555. 1924. — *Derselbe*, Zur Nävusätiologie. Klin. Wochenschr. Bd. 4, S. 1171. 1925. — *Liebreich, R.*, Die Asymmetrie des Gesichts und ihre Entstehung. Wiesbaden 1908. — *Lochte*, Ein Fall von Doppelmißbildung nebst einem Beitrag zur Lehre vom Situs transversus. Beitr. z. pathol. Anat. u. z. allg. Pathol. Bd. 16, S. 157. 1894. — *Ludwig, E.*, Über den Haarstrich eineiiger Zwillinge. Anat. Anz. Bd. 55, S. 1. 1922. — *Martin, R.*, Lehrbuch der Anthropologie. Jena 1925. Anthropometrie. Berlin 1914. — *Meirowsky*, a) Über die Ursachen der Muttermäler. Münch. med. Wochenschr. 1924. S. 1200 u. 1365. — *Derselbe*, b) Zwillingspathologie und Ätiologie der Muttermäler. Dermatol. Wochenschr. Bd. 79, S. 973. 1924. — *Derselbe*, a) Neue Untersuchungen über die Ätiologie und Pathologie der erblichen Mißbildungen der Haut (der sog. Genodermatosen). Dermatol. Wochenschrift Bd. 80, S. 249. 1925. — *Derselbe*, b) Kleine Beiträge zur Vererbungswissenschaft. Arch. f. Rassen- u. Gesellschaftsbiol. Bd. 16, S. 439. 1925. — *Derselbe*, a) Kleinere Mitteilungen zur Erblichkeitslehre. Arch. f. Rassen- u. Gesellschaftsbiol. Bd. 17, S. 414. 1926. — *Derselbe*, b) Neue Untersuchungen über die Ätiologie der Muttermäler. Klin. Wochenschr. Bd. 5, Nr. 12. 1926. — *Metz*, Zum Einfluß der Lues auf die Zwillingsschwangerschaft. Inaug.-Diss. Frankfurt a. M. 1925. — *Meyer, H.*, Zur Biologie der Zwillinge. Zeitschr. f. Geburtsh. u. Gynäkol. Bd. 79, S. 287. 1917. — *Miller, N.*, Über homologe Zwillinge. Jahrb. f. Kinderheilk. Bd. 36, S. 333. 1893. — *Mills, L.*, Eyedness and Handedness. Americ. journ. of ophth. S. 3, Vol. 8, p. 933. 1925. — *Newman, H. H.*, The physiology of Twinning. Chicago 1924. The biol. of twins. Chicago 1923. — *Ohnesorge*, Über Blutgruppenbestimmung bei Müttern und Neugeborenen. Zentralbl. f. Gynäkol. 1925. Nr. 51, S. 2884. — *Omega*, Die linke und die rechte Hand. E mundo medici 1925. Nr. 2. — *Orgler, A.*, Beobachtungen an Zwillingen. 4. Mitteilung. Zur Feststellung der Eineiigkeit bei Zwillingen. Dtsch. med. Wochenschr. 1924. S. 1648. — *Derselbe*, Beobachtungen an eineiigen Zwillingen. Münch. med. Wochenschr. Bd. 73, S. 38. 1926. — *Parson, B.*, Lefthandness. New York 1924. — *Patterson, J. Th.*, Polyembryonic Development in Tatusia novemcincta. Journ. morph. 1913. 24. Zitiert nach Newman. — *Paulsen, J.*, Beobachtungen an eineiigen Zwillingen. Arch. f. Rassen- u. Gesellschaftsbiol. Bd. 17, S. 165. 1925. — *Pick*, Vererbungsfragen beim Menschen. Verhandl. d. Dtsch. Ges. f. inn. Med. 35. Kongr. 1923. S. 81. — *Piering, O.*, Über einen Fall von eineiigen Drillingen ungleicher Entwicklung. Prager med. Wochenschr. 1889. Nr. 25. — *Poll, H.*, Über Zwillingsforschung als Hilfsmittel menschlicher Erbkunde. Zeitschr. f. Ethnol. 1914. H. 1, S. 87. — *Pribram, H.*, Teratologie und Teratogenese. Vorträge und Aufsätze über Entwicklungsmechanik der Organismen. Berlin 1920. H. 25. — *Prinzing, F.*, Die Häufigkeit der eineiigen Zwillinge nach dem Alter der Mutter und nach der Geburtenfolge. Zeitschr. f. Geburtsh. u. Gynäkol. Bd. 61, S. 296. 1908. — *Rabinowitsch, Ch.*, Über Zwillingsgeburten des Basler Frauenspitales für die Zeit 1896—1910. Inaug.-Diss. Basel 1913. — *Reiche, A.*, Das Wachstum der Frühgeburten in den ersten Lebensmonaten. 3. Mitteilung. Das Wachstum der Zwillingskinder. Zeitschr. f. Kinderheilk. Bd. 13, S. 349. 1916. — *Reik, H. O.*, Righthandness and Lefthandness. Americ. journ. of ophth. S. 3, Vol. 9, p. 304. 1926. — *Reinhardt*, Ein Fall von Situs inversus totalis bei Zwillingen (Rekruten). Dtsch. milit.-ärztl. Zeitschr. Jg. 41. 1912. — *Richter, J.*, Zwillings- und Mehrlingsgeburten bei unseren landwirtschaftlichen Haussäugetieren. Hannover 1926. Zitiert nach Rumpel. — *Remy*, Accombement à termie; long intervalle entre l'expulsation des-deux jumeaux. Ber. üb. d. Ges. Gynäkol. u. Geburtsh. Bd, 3. S. 60. 1924. — *Rohr, F.*, Eineiige Zwillinge. Zeitschr. f. Kinderheilk. Bd. 26, S. 304. 1920. — *Derselbe*, Eineiige Zwillinge. Dtsch. med. Wochenschr. Bd. 49, S. 916. 1923. — *Rosenbach*, Über monokulare Vorherrschaft beim binokularen Sehen. Münch. med. Wochenschr. 1903. S. 1290 u. 1883. — *Rosenfeld, S.*, Zur Frage der vererblichen Anlage zu Mehrlingsgeburten. Zeitschr. f. Geburtsh. u. Gynäkol. Bd. 50, S. 30. 1903. — *Rumpe*, Über einige Unterschiede zwischen eineiigen und zweieiigen Zwillingen. Zeitschr. f. Geburtsh. u. Gynäkol. Bd. 22, S. 344. 1891. — *Rumpel, A.*, Über identische Mißbildungen, besonders Hypospadie, bei eineiigen Zwillingen. Frankfurt. Zeitschr. f. Pathol. Bd. 25, S. 53. 1921. — *Schatz, F.*, Die Gefäßverbindungen der Plazentarkreisläufe eineiiger Zwillinge, ihre Entwicklung und ihre Folgen. Arch. f. Gynäkol. Bd. 19,

24, 27, 29, 30, 53, 55, 58, 60. 1882—1900. — *Scheidt, E.*, Einige Ergebnisse biologischer Familienerhebungen. Arch. f. Rassen- u. Gesellschaftsbiol. Bd. 17, S. 129. 1925. — *Derselbe*, Allgemeine Rassenkunde. München 1925. — *Schneider, O.*, Über eineiige Zwillinge. Inaug.-Diss. Tübingen 1925. — *Scholl, F. K.*, Ätiologische Lentigostudien. Inaug.-Diss. München 1925. — *Schulte*, Über Katatonie bei Zwillingen. Zentralbl. f. d. ges. Neurol. u. Psychiatrie Bd. 33, S. 170. 1923. — *Schwalbe, E.*, Die Doppelbildungen. 2. Teil der Morphologie, der Mißbildungen des Menschen und der Tiere. Jena 1907. — *Derselbe*, Mißbildungen. In Aschoff: Pathol. Anat. 4. Aufl. Bd. 1. 1919. — *Schwarz, L.*, Untersuchungen der Nachgeburtsteile eineiiger Drillinge. Inaug.-Diss. Berlin 1907. — *Seitz, W.*, Studien an eineiigen Zwillingen. Zeitschr. f. klin. Med. Bd. 101, S. 115. 1924. — *Derselbe*, Beitrag zur Ätiologie der Syringomyelie. Dtsch. Zeitschr. f. Nervenheilk. Bd. 82, S. 65. 1924. — *Derselbe*, Über Vererbungsfragen in der menschlichen Pathologie. Klin. Wochenschr. Bd. 5, Nr. 54. 1926. — *Siemens, H. W.*, Einführung in die allgemeine und spezielle Vererbungspathologie des Menschen. Berlin 1924. a) Die Zwillingspathologie. Berlin 1923. — *Derselbe*, b) Über die Bedeutung der Erbanlagen für die Entstehung der Muttermäler. Arch. f. Dermatol. u. Syphilis Bd. 147, S. 1. 1924. — *Derselbe*, c) Die Leistungsfähigkeit der Zwillingspathologischen Arbeitsmethode. Münch. med. Wochenschr. Bd. 71, S. 11. 1924. — *Derselbe*, d) Zur methodologischen Bedeutung der Zwillingspathologie. Münch. med. Wochenschr. Bd. 71, S. 590 u. 946. 1924. — *Derselbe*, e) Über die Ursachen der Muttermäler. Münch. med. Wochenschr. Bd. 71, S. 1202. 1924. — *Derselbe*, f) Einige Ergebnisse zwillingspathologischer Forschung auf dem Gebiete der Hautkrankheiten. Klin. Wochenschr. Bd. 3, S. 309. 1924. — *Derselbe*, g) Entgegnung auf die vorstehenden Bemerkungen J. Bauers zur Zwillingspathologie. Klin. Wochenschr. Bd. 13, S. 1223. 1924. — *Derselbe*, h) Über Linkshändigkeit. Virchows Arch. f. pathol. Anat. u. Physiol. Bd. 252, S. 1. 1924. — *Derselbe*, i) Zur Ätiologie des Turmschädels, nebst Mitteilung einer dermatologischen Methode zur Diagnose der Eineiigkeit bei Zwillingen. Virchows Arch. f. pathol. Anat. u. Physiol. Bd. 253, S. 746. 1924. — *Derselbe*, k) Neue Fragestellung der zwillingspathologischen Forschung. Zentralbl. f. d. ges. Kinderheilk. Bd. 18, S. 1. 1924. — *Derselbe*, l) Über die Eineiigkeitsdiagnose der Zwillinge aus den Eihäuten und aus dem dermatologischen Befund. Verhandl. d. Dtsch. Ges. f. Vererbungswiss. 1924. S. 122. — *Derselbe*, a) Über die Erbbedingtheit der Muttermäler. Dermatol. Wochenschr. Bd. 80, S. 252. 1925. — *Derselbe*, b) Die Diagnose der Eineiigkeit in geburtshilflicher dermatologischer Betrachtung. Arch. f. Gynäkol. Bd. 126, S. 623. 1925. — *Derselbe*, c) Über statistische und klinische Momente bei der Beurteilung der Erbbedingtheit. Sitzungsber. d. Ges. f. Morphol. u. Physiol., München Jg. 3, S. 39. 1925. — *Derselbe*, Über „Manifestationsstörung" bei rezessiv-geschlechtsgebundener Farbenblindheit. Sitzungsber. d. Ges. f. Morphol. u. Physiol., München Jg. 37. 1926. — *Silberstein, M.*, Die Zwillingsgeburten der Breslauer Universitäts-Frauenklinik von 1902—1906. Inaug.-Diss. Breslau 1907. Zitiert nach Dahlberg. — *Sobotta, H.*, Neuere Anschauungen über die Entstehung der Doppel(miß)bildungen mit besonderer Berücksichtigung der menschlichen Zwillingsgeburten. Würzburger Abhandl. a. d. Gesamtgeb. d. prakt. Med. Bd. 1, S. 85. 1901. — *Derselbe*, Eineiige Zwillinge und Doppelmißbildungen des Menschen im Lichte neuerer Forschungsergebnisse der Säugetierembryologie. Studien z. Pathol. d. Entwickl. Bd. 1, S. 394. 1914. — *Graf Spee, F.*, Anatomie und Physiologie der Schwangerschaft. In Döderleins Handb. d. Geburtsh. Bd. 1, 2. Aufl. 1924. — *Spemann, H.* und *H. Falkenberg*, Über asymmetrische Entwicklung und Situs inversus viscerum bei Zwillingen und Doppelbildungen. Arch. f. Entwicklungsmech. d. Organismen Bd. 45, S. 371. 1919. — *Spemann, H.* und *G. Ruud*, Die Entwicklung isolierter dorsaler und lateraler Gastrulahälften von Triton taeniatus und alpestris, ihre Regulation und Postgeneration. Arch. f. Entwicklungsmech. d. Organismen Bd. 52, S. 95. 1922. — *Spickernagel, W.*, Über ungleiches Haarpigment bei sicher eineiigen Zwillingen. Klin. Wochenschr. Bd. 4, Nr. 24. 1925. S. 1168. — *Straßmann, P.*, Die mehrfache Schwangerschaft. In v. Winckels Handb. d. Geburtsh. Bd. 1. 1904. — *Derselbe*, Die anthropologische Bedeutung der Mehrlinge. Zeitschr. f. Ätiol. Bd. 40. 1908. — *Tauber, H.*, Über 100 Fälle von Zwillingsschwangerschaft und -geburt. Inaug.-Diss. Jena 1916. Zitiert nach Dahlberg. — *Thorndike, B. L.*, Measurements of Twins. Arch. of philosophy, psychol. a. scientific. Methods 1905. Nr. 1. — *Trautner, K.*, Über monamniotische Zwillinge. Inaug.-Diss. Erlangen 1915. — *Valois* und *Roume*, ... eineiige Zwillingsschwangerschaft. Ber. üb. d. Ges. Gynäkol. u. Geburtsh. Bd. 2, S. 230. 1924. — *v. Verschuer, O.*, Die Umweltwirkung auf die anthropologischen Merkmale nach Untersuchungen an eineiigen Zwillingen. Verhandl. d. Dtsch. Ges. f. Vererbungswiss. Zeitschr. f. indukt. Abstammungs- u. Vererbungslehre Bd. 37. 1924. — *Derselbe*, a) Ein Fall von Monochorie bei zweieiigen Zwillingen. Münch. med. Wochenschr. 1925. S. 184. — *Derselbe*, b) Die Wirkung der Umwelt auf die anthropologischen Merkmale nach Untersuchungen an eineiigen Zwillingen. Arch. f. Rassen- u. Gesellschaftsbiol. Bd. 17, S. 149. 1925. — *Derselbe*, c) Anthropologische Studien an ein- und zweieiigen Zwillingen. Verhandl. d. dtsch. Ges. f. Vererbungswiss. Zeitschr. f. indukt. Abstamm. u. Vererbungslehre Bd. 41. 1925. — d) Der gegenwärtige Stand der Zwillingsforschung. Arch. f. soz. Hyg. Bd. 1, H. 2. 1925. — *Derselbe*, Grundlegende Fragen der vererbungsbiologischen Zwillingsforschung. Münch. med. Wochenschr. Bd. 38, S. 1562. 1926. — *Derselbe*, Zwillingsforschung. Ergebn. d. inn. Med. u. Kinderheilk. Bd. 37. — *Walcher*, Weitere Erfahrungen in der willkürlichen Beeinflussung der Form des kindlichen Schädels. Münch. med. Wochenschr. 1911. Nr. 3. — *Warynski, St.* et *H. Fol*, Recherches experimentales sur la cause de quelques monstruosités simples et de divers processus embryogéniques. Recueil zool. suisse Tom. 1. Zitiert nach *Spemann*. — *Weber, F.*, Die mehrfache Schwangerschaft. In Döderleins Handb. d. Geburtsh. Bd. 1. 1924. — *Wehefritz, E.*, Über die Vererbung der Zwillingsschwangerschaft. Zeitschr. f. Konstitutionslehre Bd. 11, S. 554. 1925. — *Weinberg, W.*, Beiträge zur Physiologie und Pathologie der Mehrlingsgeburten. Pflügers Arch. f. d. ges. Physiol. Bd. 88. 1901. — *Derselbe*, Anlage zur Mehrlingsgeburt beim Menschen und ihre Vererbung. Arch. f. Rasse- u. Gesellschaftsbiol. 1909. — *Derselbe*, Vererbung und Außenfaktoren bei menschlichen Zwillingen. Ber. üb. d. 3. Jahresversamml. d. Dtsch. Ges. f. Vererbungswiss. Zeitschr. f. induk. Abstamm.- u. Vererbungslehre Bd. 33. 1921. — *Derselbe*, Zur Theorie und Methodik der Vererbungsstatistik. Ebenda Bd. 33. 1923. — *Derselbe*, a) Methoden und Technik der Statistik. In Handb. der soz. Hyg. u. Gesundheitsfürsorge von Gottstein, Schloßmann und Teleky Bd. 1. 1925. Berlin. — *Derselbe*, b) Weiterer Ausbau der Zwillingsstatistik. Verhandl. d. Dtsch. Ges. f. Vererbungswiss. 1925. S. 125. Leipzig 1926. — *Derselbe*, Bravais oder Lenz, Durchschnittliche oder mittlere Streuung? Arch. f. Rasse- u. Gesellschaftsbiol. Bd. 18, S. 85. 1926. — *Wilder*, Zur körperlichen Identität bei Zwillingen. Anat. Anz. Bd. 32, S. 193. 1908. — *Wolf, W.*, Zwei neue Fälle monoamniotischer Zwillinge. Inaug.-Diss. Leipzig 1920. — *Zipperlen, V.*, Untersuchungen an 27 ein- und 25 zweieiigen Zwillingen. Inaug.-Diss. Tübingen 1926.

Siebentes Kapitel.
Gynäkologische Krankheiten und Konstitution.
I. Fluor albus und Konstitution.

Albrecht, Arch. f. Gynäkol. Bd. 125, S. 456. — *Aschner*, Die Konstitution der Frau. München: J. F. Bergmann 1924. — *Bunnemann*, Über psychogenen Fluor albus. Therapie d. Gegenw. April 1921. — *Flatau*, Mitteilungen über die sog. Colpitis vetularum. Arch. f. Gynäkol. Bd. 125, S. 423. — *Gänßle*, Die Wasserstoff-Ionen-Konzentration im Scheidensekret. Arch. f. Gynäkol. Bd. 123, S. 602. — *Geller*, Untersuchungen zur Biologie der Vagina. Arch. f. Gynäkol. Bd. 125, S. 408. — *Gräfenberg*, Die zyklischen Schwankungen des Säuretiters im Scheidensekret. Arch. f. Gynäkol. Bd. 108, S. 628. — *Derselbe*, Die Geschlechtsspezifität des weiblichen Blutes. Arch. f. Gynäkol. Bd. 117, S. 52. — *Derselbe*, Einfluß der Röntgenstrahlen auf den Säuretiter des Scheidensekretes. Arch. f. Gynäkol. Bd. 117, S. 260. — *Heurlin*, Bakteriologische Untersuchungen der Genitalsekrete. Berlin: Karger 1910 u. 1914. — *Höhne*, Trichomonas vaginalis als häufiger Erreger einer typischen Colpitis purulenta. Zentralbl. f. Gynäkol. 1916. S. 4. — *Derselbe*, Die Behandlung der Trichomonaskolpitis. Zentralbl. f. Gynäkol. 1916. S. 113. — *Jaschke*, Die normale und pathologische Genitalflora und das Fluorproblem in Halban-Seitz: Biologie und Pathologie des Weibes. Bd. 3. — *Derselbe*, Der Fluor genitalis. Arch. f. Gynäkol. Bd. 125, S. 225. — *Kaboth*, Fluor genitalis und vegetatives Nervensystem. Arch. f. Gynäkol. Bd. 125, S. 419. — *Kehrer*, Ursachen und Behandlung der Unfruchtbarkeit. Dresden-Leipzig 1922. — *Kermauner*, Zur Bewertung und Behandlung der Colpitis granul. Wien. Klin. Wochenschr. 1925. S. 633. — *Kirstein*, Theoretisches aus der Praxis der Fluorbehandlung. Arch. f. Gynäkol. Bd. 125, S. 427. — *Kragert*, Arch. f. Gynäkol. Bd. 125, S. 451. — *Lahm*, Die pathologisch-anatomischen Grundlagen der Frauenkrankheiten. Dresden: Steinkopf 1923. — *Landegger*, Biologische Gedanken und Methoden zum Problem des genitalen Fluors. Arch. f. Gynäkol. Bd. 125, S. 429. — *Lehmann*, Zur Frage der diagnostischen Verwertbarkeit des Scheidenabstriches usw. Zentralbl. f. Gynäkol. 1921. S. 647. — *Löser*, Biologisch chemische Untersuchungen an exzidiertem Scheidengewebe über Glykose- und Milchsäureentwicklung. Arch. f. Gynäkol. Bd. 125, S. 415. — *Loeser*, Untersuchungen über das Verhältnis von Fluor und Konstitution usw. Arch. f. Gynäkol. Bd. 125, S. 422. — *Derselbe*, Weiblicher Ausfluß und Konstitution. Zentralbl. f. Gynäkol. 1925. S. 1898. — *Derselbe*, Die Resorptionskraft des Scheidengewebes für Chemikalien in ihrer Beziehung zur Konstitution. Zentralbl. f. Gynäkol. 1925. S. 2824. — *Derselbe*, Der latente Mikrobismus der Scheide und seine Wandlungen bei Genital- wie Allgemeinerkrankungen. Zentralbl. f. Gynäkol. 1920. Nr. 2, S. 46. — *Mayer, A.*, Psychogene Störungen der weiblichen Sexualfunktionen in Schwarz: Psychogenese und Psychotherapie, körperlicher Symptome. Wien: Julius Springer 1925. — *Derselbe*, Über die Psychogenese des Fluor albus. Wien. klin. Wochenschr. 1925. Nr. 41. — *Menge*, Über den Fluor genitalis des Weibes. Arch. f. Gynäkol. Bd. 125, S. 251. — *Moll*, Zeitschr. f. Hypnotherapie. Bd. 1. S. 1992/93. — *Moosbacher*, Funktionelle Störungen im weiblichen Genitale und Störungen im vegetativen Nervensystem. Zeitschr. f. Geburtsh. u. Gynäkol. Bd. 76, S. 426. — *Nassauer*, Des Weibes Leib und Leben. — *Neu*, Arch. f. Gynäkol. Bd. 125, S. 450. — *Niderehe*, Beitr. z. Glykogenhypothese. Arch. f. Gynäkol. Bd. 119, S. 261. — *Novak*, Arch. f. Gynäkol. Bd. 125, S. 451. — *Roesch*, Zur Pathogenese des weiblichen Fluors. Zentralbl. f. Gynäkol. 1925. Nr. 7, S. 365. — *Salomon*, Scheidenmikrobismus und Gesamtorganismus. Zeitschr. f. Konstitutionslehre. Bd. 11, S. 520. — *Derselbe*, Endogener Mikrobismus. Monatsschr. f. Geburtsh. u. Gynäkol. Bd. 55, S. 331. — *Derselbe*, Die Entstehung der Genitalflora (Beitr. zur Lehre über den Fluor albus). Zeitschr. f. Geburtsh. u. Gynäkol. Bd. 85, S. 306. — *Salomon* und *Rath*, Die Entstehung der Genitalflora. Zeitschr. f. Geburtsh. u. Gynäkol. Bd. 85, S. 141. — *Schröder*, Zur Pathogenese und Klinik des vaginalen Fluors. Zentralbl. f. Gynäkol. 1921. S. 1350. — *Schroeder*, Über den Fluor vaginalis. Klin. Wochenschr. 1923. S. 2191. — *Stephan*, Über den Glykogengehalt der Scheidenschleimhaut bei Kolpitis usw. Arch. f. Gynäkol. Bd. 125, S. 415. — *Stoeckel* und *Reifferscheid*, Lehrb. d. Gynäkol. 1924. — *Szenes*, Der Kalkgehalt des Fluors und der Lochien. Wien. klin. Wochenschr. 1925. S. 648. — *Thaler*, Über Röntgenbehandlung der Amenorrhöe und anderer auf Unterfunktion der Ovarien beruhenden Störungen. Zentralbl. f. Gynäkol. 1922. S. 2034. — *Derselbe*, Zur Abhängigkeit des Scheideninhalts von Ovarialfunktion und Schwangerschaft usw. Wien. klin. Wochenschr. 1925. S. 651. — *Theilhaber*, Der Einfluß des Nervensystems auf Entstehung von Uterusblutungen und Fluor. Monatsschr. f. Geburtsh. u. Gynäkol. Bd. 17. — *Walthard*, Psychotherapie in Halban und Seitz: Biologie und Pathologie des Weibes 1924. — *Derselbe*, Psychoneurose und Gynäkologie. Monatsschr. f. Geburtsh. u. Gynäkol. Bd. 36, S. 449. — *Derselbe*, Der Einfluß des Nervensystems auf die Funktion der weiblichen Genitalien. Prakt. Ergebn. d. Geburtsh. Bd. 2, S. 245. — *Derselbe*, Über die Bedeutung psychoneurotischer Symptome für die Gynäkologie. Zentralbl. f. Gynäkol. 1912. S. 489. — *Werner*, Zur Therapie des Fluor. Wien. klin. Wochenschr. 1925, S. 660.

II. Gonorrhöe und Konstitution.

Bucura, Wiederholter Gonokokkennachweis bei einer Frau ohne Krankheitserscheinungen. Wien. klin. Wochenschr. 1919. Nr. 17, S. 54. — *Thaler*, Zur Frage der Imunität bei der Gonokokkeninfektion. Wien. med. Wochenschr. 1925. Jg. 75, Nr. 18, S. 1070. — *Vogt*, Über die Beziehungen der Vulvovaginitis gonorrhoica infantum zur Sterilität. Dtsch. med. Wochenschr. 1926. Nr. 13. — *Wagner*, Gonorrhöe des weiblichen Geschlechtsapparates in Halban Seitz: Biologie und Pathologie des Weibes. Bd. 5, S. 225.

III. Genitaltuberkulose und Konstitution.

Albrecht, Über die Beziehungen der Peritoneal- und Genitaltuberkulose. Verhandl. d. dtsch. Ges. f. Gynäkol. S. 429. München 1911. — *Aronson*, Beziehungen zwischen Tuberkulose und Krebs. Dtsch. med. Wochenschr. 1902. Nr. 47, S. 842. — *Behring* und *Meyer*, Experimentelle Studien über die Wirkung des Lichtes. Strahlentherapie. Bd. 1. — *Beneke*, Die anatomischen Grundlagen der Konstitutionsanomalien. Marburg 1878. — *Derselbe*, Konstitution und konstitutionelles Kranksein des Menschen. Marburg 1881. — *Benthin*, Genitaltuberkulose und Sterilität in „Die extrapulmonale Tuberkulose." Sonderh. d. Med. Klinik 1925. H. 5, S. 9. — *Bremer*, Zitiert nach *Haehner*, Die Lebensversicherungsmedizin. 1925. S. 60. — *Burdel*, Zitiert nach Haener, l. c., S. 65. — *Dluski*, Zitiert nach Haener, l. c., S. 60. — *Florschütz*, Zitiert nach Haehner, l. c., S. 56. — *v. Franqué*, Über das gleichzeitige Vorkommen von Karzinom und Tuberkulose an dem weiblichen Genitale usw. Zeitschr. f. Geburtsh. u. Gynäkol. Bd. 69, S. 409. — *Freund, R.*, Abnorme Behaarung bei Entwicklungsstörungen. Hegars Beitr. z. Geburtsh. u. Gynäkol. Bd. 3, S. 181. — *Freund, W. A.*, Zur Anatomie, Physiologie und Pathologie der Douglastasche. Hegars Beitr. z. Geburtsh. u. Gynäkol. Bd. 2, S. 323. — *Haehner*, Lebensversicherungsmedizin. Berlin: Julius Springer 1925. — *Hegar, A.*, Die Entstehung usw. der Genitaltuberkulose des Weibes. 1886. — *Derselbe*, Tuberkulose und Bildungsfehler. Münch. med. Wochenschr. 1899. Nr. 38. — *Derselbe*, Entwicklungsstörungen, Fötalismus und Infantilismus. Münch. med. Wochenschr. 1905. Nr. 16. — *Hofstätter*, Die Prognose der Funktionsschwäche der Ovarien usw. Arch. f. Gynäkol. Bd. 127, S. 39. — *Hölder*, Pigment und Röntgenstrahlen. Zentralbl. f. Gynäkol. 1919. S. 71. — *Holtermann*, Über postoperative Dehiszens, frischer Laparatomiewunden usw. Zentralbl. f. Gynäkol. 1925. Nr. 4, S. 189. — *Jung*, Über die Tuberkulose der Genitalien usw. beim Weibe. Verhandl. d. dtsch. Ges. f. Gynäkol. Bd. 14, S. 29. — *Kermauner*, Tuberkulose und Karzinom des Eierstockes in „Die extrapulmonale Tuberkulose", Sonderh. d. med. Klinik 1925. H. 2, S. 1. — *Krönig*, Genitaltuberkulose. Verhandl. d. dtsch. Ges. f. Gynäkol. Bd. 14, S. 206. — *Lipschütz*, Ein Fall von primärem Tubenkarzinom auf dem Boden alter Tuberkulose. Monatsschr. f. Geburtsh. u. Gynäkol. Bd. 39, S. 33. 1914. —

Mayer, A., Erfahrungen an den operativ behandelten Genitaltuberkulosen. Gynäkol. Rundschau 1911. Nr. 19. — *Derselbe*, Ein Beitrag zur Lehre von der Hypoplasie der Genitalien usw. Hegars Beitr. f. Geburtsh. u. Gynäkol. Bd. 12, H. 3. — *Derselbe*, Hypoplasie und Infantilismus in Geburtshilfe und Gynäkologie. Hegars Beitr. z. Geburtsh. u. Gynäkol. Bd. 15, S. 377. — *Derselbe*, Über die Bedeutung der Konstitution in der Geburtshilfe und Gynäkologie. Münch. med. Wochenschr. 1922. Nr. 50, S. 17/18. — *Derselbe*, Über prognostische Anhaltspunkte aus dem Verhalten der Haut bei septischen Erkrankungen. Monatsschr. f. Geburtsh. u. Gynäkol. Bd. 58, S. 272. — *Derselbe*, Kapillarnetz und Röntgenschädigung. Monatsschr. f. Geburtsh. u. Gynäkol. Bd. 58, S. 315. — *Derselbe*, Pigment und Röntgenschädigung. Zentralbl. f. Gynäkol. 1919. S. 71. — *Müller, Otfried*, Die Kapillaren der menschlichen Körperoberfläche. Stuttgart: Enke 1922. — *Pankow*, Zur Diagnose und Therapie der Genitaltuberkulose. Würzburger Abhandl. a. d. Gesamtgeb. d. prakt. Med., neue Folge. Bd. 1, H. 2. 1923. — *Pankow*, Die klinische Bedeutung der weiblichen Genitaltuberkulose in „Extrapulmonaltuberkulose", Sonderh. d. med. Klinik 1925. H. 1, S. 1. — *Derselbe*, Die Bedeutung der spezifischen Diagnose der Genitaltuberkulose, l. c., S. 33. — *Riffel*, Schwindsucht und Krebs im Lichte vergleichender genialogischer Forschung 1905. — *Rokitansky*, Handb. d. pathol. Anatomie. Wien 1872. — *Schlimpert*, Die Tuberkulose bei der Frau, insbesondere die Bauchfell- und Genitaltuberkulose usw. Arch. f. Gynäkol. Bd. 94, S. 863. — *Schlüter*, Die Anlage zur Tuberkulose 1905. — *Schroeder, R.*, Die Pathologie der Menstruation in Halban-Seitz, Handb. Bd. 3, S. 921. — *Sellheim*, Bildungsfehler des weiblichen Geschlechts. Wien. med. Wochenschr. 1901. Nr. 47. — *Derselbe*, Unvollkommener Descensus ovariorum. Hegars Beitr. z. Geburtsh. u. Gynäkol. Bd. 5, S. 177. — *Derselbe*, Über Entwicklungsstörungen. Verhandl. d. dtsch. Ges. Bd. 9, S. 216. — *Derselbe*, Die Bedeutung der gynäkologischen Untersuchung für die Unterleibstuberkulose in die „Extrapulmonale Tuberkulose". Sonderh. d. med. Klinik. 1925. Nr. 4, S. 28. — *Derselbe*, Diagnose und Behandlung der Genitaltuberkulose beim Weibe. Hegars Beitr. z. Geburtsh. u. Gynäkol. Bd. 11. — *Derselbe*, Diagnostisches und therapeutisches über die Beziehungen der Tuberkulose zu den weiblichen Genitalien. Verhandl. d. dtsch. Ges. f. Gynäkol. Bd. 14, S. 392. — *Strauß*, Über Idiosynkrasie gegen Röntgenstrahlen. Münch. med. Wochenschr. 1920. S. 717. — *Stübler*, Primäres Tubenkarzinom und Tubentuberkulose. Monatsschr. f. Geburtsh. u. Gynäkol. Bd. 62, S. 173. — *Van den Velden*, Konstitution und Vererbung 1905. — *Derselbe*, Zeitschr. f. Versicherungsmed. 1910. H. 12. — *Vogt*, Über Röntgentiefentherapie der Genitaltuberkulose. Strahlentherapie Bd. 11. — *Wallart*, Über die Kombination von Karzinom und Tuberkulose des Uterus. Zeitschr. f. Geburtsh. u. Gynäkol. Bd. 50, S. 243. — *Weibel*, Tuberkulose des weiblichen Genitalapparates in Halban-Seitz, Handb. Bd. 5, S. 325. — *Weinberg*, Die Beziehungen zwischen Krebs und Tuberkulose. Münch. med. Wochenschr. 1906. Nr. 30, S. 1473.

IV. Retroflexio uteri und Konstitution.

Aschner, Die Konstitution der Frau. München: J. F. Bergmann 1924. — *Bauer*, Die konstitutionelle Disposition zu inneren Krankheiten. Berlin: Julius Springer 1921. — *Binswanger*, Die Hysterie. Wien: Hölder 1904. — *Derselbe*, Einführung in die Probleme der allgemeinen Psychologie. Berlin: Julius Springer 1922. — *Bossi*, Meine Ansichten über die reflektorischen Psychosen usw. Wien. klin. Wochenschr. 1912. Nr. 47, S. 1868. — *Derselbe*, Die gynäkologischen Läsionen bei der Manie des Selbstmordes usw. Zentralbl. f. Gynäkol. 1911. Nr. 36, S. 1265. — *Derselbe*, Über die Möglichkeit des Irrsinnes genitalen Ursprungs beim Weibe. Zentralbl. f. Gynäkol. 1912. Nr. 9, S. 269. — *Derselbe*, Die gynäkologische Prophylaxe beim Wahnsinn. Berlin: O. Coblenz 1912. — *Dubois*, Die Psychoneurosen und deren Behandlung. Bern 1904. — *Goldscheider*, Das Schmerzproblem. Berlin: Julius Springer 1920. — *Hegar, A.*, Entwicklungsstörungen usw. Münch. med. Wochenschr. 1905. Nr. 16, S. 737. — *Hölder, Helene*, Inaug.-Diss. Tübingen 1912. — *Jaschke*, Zur Deutung und Bewertung der Allgemeinsymptome bei Retroversio flexio uteri. Zentralbl. f. Gynäkol. 1925. Nr. 4, S. 189. — *Kermauner*, Zur Deutung und Wertung der Krankheitserscheinungen bei der Rückwärtslagerung der Gebärmutter. Zeitschr. f. Konstitutionslehre. Bd. 11, S. 399. 1925. — *Krönig*, Über die Beziehungen der funktionellen Nervenkrankheiten zu den weiblichen Geschlechtsorganen usw. Zentralbl. f. Gynäkol. 1903. S. 1270. — *Derselbe*, Über die Bedeutung der funktionellen Nervenkrankheiten für die Diagnostik und Therapie in der Gynäkologie. Leipzig: Thieme 1902. — *Levandowsky*, Die Hysterie. Berlin: Julius Springer 1914. — *Liek*, Irrwege der Chirurgie. Arch. f. klin. Chirurg. Bd. 128, S. 544. — *Mathes*, Über Prolapsgefühl ohne Prolaps als Kriegserscheinung. Zentralbl. f. Gynäkol. 1919. S. 465. — *Derselbe*, Der Infantilismus, die Asthenie und deren Beziehungen zum Nervensystem. Berlin 1912. — *Derselbe*, Die Konstitutionstypen des Weibes in Halban-Seitz: Biologie und Pathologie des Weibes. Bd. 3. 1924. — *Mayer, A.*, Zur Klinik der Retroflexio. Dtsch. med. Wochenschr. 1908. Nr. 49, S. 2118. — *Derselbe*, Zur Behandlung der Retroflexio uteri. Zentralbl. f. Gynäkol. 1912. Nr. 32. — *Derselbe*, Die Lehre Bossis und die Gynäkologie. Wien.

klin. Wochenschr. 1913. Nr. 13. — *Derselbe*, Ein Beitrag zur Lehre von der Hypoplasie der Genitalien usw. Hegars Beitr. z. Geburtsh. u. Gynäkol. Bd. 12, S. 343. — *Derselbe*, Hypoplasie und Infantilismus in Geburtshilfe und Gynäkologie. Hegars Beitr. zu Geburtsh. u. Gynäkol. Bd. 15, S. 377. — *Derselbe*, Zur Konstitutionsfrage in der Frauenheilkunde. Zentralbl. f. Gynäkol. Bd. 46, S. 1210. — *Derselbe*, Über die Bedeutung der Konstitution in Geburtshilfe und Gynäkologie. Münch. med. Wochenschr. 1922. S. 1718. — *Derselbe*, Über die chirurgische Aera in der Gynäkologie. Zentralbl. f. Gynäkol. 1922. S. 449. — *Derselbe*, Psychogene Störungen der weiblichen Sexualfunktionen in Schwarz: Psychogenese und Psychotherapie körperlicher Symptome. Wien: Springer 1925. — *Derselbe*, Rückblicke und Ausblicke im Gebiete der kleinen Gynäkologie. Zentralbl. f. Gynäkol. 1926. Nr. 14, S. 916. — *Derselbe*, Die Bedeutung des Infantilismus in Geburtshilfe und Gynäkologie. Gynäkol. Rundschau 1913. Nr. 14. — *Opitz*, Zur Bewertung des Schmerzes bei Frauenleiden. Zeitschr. f. Geburtsh. u. Gynäkol. Bd. 82, S. 9. — *Derselbe*, Über Ursachen von Schmerzen in der Gynäkologie. Verhandl. d. dtsch. Ges. f. Geburtsh. u. Gynäkol. Straßburg 1911. S. 536. — *Pagenstecher, Alex*, Über Ätiologie, Symptomatologie usw. bei Rückwärtslagerung der Gebärmutter. Inaug.-Diss. Heidelberg 1908. — *Pankow*, Die Bedeutung der psychogenen Kriegskomponente bei der Bewertung gynäkologischer Leiden. Dtsch. med. Wochenschr. 1918. S. 343 u. 376. — *Schröder, R.*, Über Rückenschmerzen. Zentralbl. f. Gynäkol. 1926. Nr. 14. — *Sellheim*, Unvollkommener Descensus ovariorum. Hegars Beitr. z. Geburtsh. u. Gynäkol. Bd. 5, S. 177. — *Derselbe*, Der normale Situs der Organe im weiblichen Becken. Wiesbaden 1903. — *Stiller*, Die asthenische Konstitutionskrankheit. Stuttgart 1907. — *Stemmer*, Kreuzschmerzen und Frauenkrankheiten in wissenschaftlichen Abhandlungen zum Studium der Homeopathie, der Konstitutionslehre usw. 1925. H. 2, S. 3. — *Theilhaber*, Der Zusammenhang von Nervenerkrankungen mit Störungen in den weiblichen Geschlechtsorganen. Gräfe. Sammlungen. Bd. 4, H. 6. — *Walthard*, Psychoneurose und Gynäkologie. Monatsschr. f. Geburtsh. u. Gynäkol. Bd. 36, S. 449. — *Derselbe*, Der Einfluß des Nervensystems auf die Funktionen der weiblichen Genitalien. Prakt. Ergebn. d. Geburtsh. Bd. 2, Nr. 2, S. 245. — *Derselbe*, Über die Bedeutung psychoneurotischer Symptome für die Gynäkologie. Zentralbl. f. Gynäkol. 1912. S. 489. — *Windscheid*, Über genitale Reflexneurosen. Zentralbl. f. Gynäkol. 1901. S. 1316. — *Derselbe*, Die Beziehungen zwischen Gynäkologie und Neurologie. Zentralbl. f. Gynäkol. 1896. S. 569.

V. Prolaps und Konstitution.

Aschner, Die Konstitution der Frau usw. München: J. F. Bergmann 1925. — *Bastien* und *Legendre*, Zitiert nach Halban und Tandler, Anatomie und Ätiologie der Genitalprolapse beim Weibe. Wien u. Leipzig 1907. — *Böke*, Die doppelte (motorische und sympathische) efferente Innervation der quergestreiften Muskelfasern. Anat. Anz. Bd. 44, S. 355. 1913. — *Bondy*, Die Geburt in den Entwicklungsjahren. Zeitschr. f. Geburtsh. u. Gynäkol. Bd. 69, S. 213. — *Bumm*, Enterocele vaginalis-Operation. Zeitschr. f. Geburtsh. u. Gynäkol. Bd. 80, S. 225. — *Burger*, Beiträge zur Prolapsätiologie im Verhältnis zur Konstitution. Zentralbl. f. Gynäkol. 1926. Nr. 10, S. 615. — *Ebeler*, Prolaps und Spina bifida occulta. Festschr. z. Feier usw. d. Akad. f. prakt. Med. Köln 1915. — *Fetzer*, Der Genitalprolaps eine Folge der Spät- und Erstgeburt. Münch. med. Wochenschr. 1910. S. 73. — *Flatau*, Beckenneigung und Vorfall. Zentralbl. f. Gynäkol. 1923. S. 986. — *Flatau* und *Kirstein*, Ein Meßapparat für die Konstitutionsforschung. Zentralbl. f. Gynäkol. 1925. S. 1266. — *Graff*, Zur Ätiologie des Prolapses. Zentralbl. f. Gynäkol. 1923. S. 987. — *Derselbe*, Die Prolapsbildung als Maß der Konstitution. Zeitschr. f. Konstitutionslehre. Bd. 11, S. 170. 1925. — *Halban* und *Tandler*, Anatomie und Ätiologie der Genitalprolapse beim Weibe. Wien u. Leipzig 1907. — *Heyermann*, Zur Ätiologie des Prolapses. Zentralbl. f. Gynäkol. 1924. S. 62. — *v. Jaschke*, Der Genitalprolaps im Lichte der Konstitutionspathologie. Zentralbl. f. Gynäkol. 1923. Nr. 25, S. 986. — *Kaiser*, Der intraabdominale Druck. Arch. f. Gynäkol. Bd. 96, S. 301. — *Kermauner*, Geschwüre beim Vorfall. Wien. klin. Wochenschr. 1926. Nr. 22, S. 623. — *Kritzler*, Vorfall und Hängebauch bei der ländlichen weiblichen Bevölkerung. Zentralbl. f. Gynäkol. 1923. S. 989. — *Derselbe*, Zur Wertung von Descensus und Prolaps bei der ländlichen Arbeiterfrau. Arch. f. Gynäkol. Bd. 120, S. 65. — *Luciani*, Physiologie des Menschen. 7. Lieferung, S. 35. Jena 1906. — *Martin, Ed.*, Prolaps und Unfall. Ärztl. Sachverst.-Zeit. 1913. S. 117. — *Derselbe*, Beitrag zur Begutachtung des Genitalprolapses als Unfallfolge. Ärztl. Sachverst.-Zeit. 1913. S. 489. — *Derselbe*, Der Haftapparat der weiblichen Genitalien. Berlin 1912. — *Mathes*, Der Infantilismus, die Asthenie usw. Berlin 1912 u. Zentralbl. f. Gynäkol. 1923. S. 990. — *Mayer, A.*, Hypoplasie und Infantilismus in Geburtshilfe und Gynäkologie. Hegars Beitr. z. Geburtsh. u. Gynäkol. Bd. 15. — *Derselbe*, Entstehung, Behandlung und Verhütung von Gebärmuttervorfällen. Zeitschr. f. ärztl. Fortbild. 1922. Nr. 7 u. 8. — *Derselbe*, Die Unfallerkrankungen in der Geburtshilfe und Gynäkologie. Stuttgart: Enke 1917. — *Pfannenstiel*, Über die geburtshilflichen Hilfsoperationen bei abnormer Enge und bei unvollkommener Erweiterung der Weichteile. Münch. med. Wochenschr. 1909. Nr. 19, S. 953. — *Schroeder, R.*, Über Kreuzschmerzen. Zentralbl. f. Gynäkol. 1926. Nr. 14, S. 947. — *Sellheim*, Der Genitalprolaps als Folge später Heirat der Frau. Zeitschr. f. soz. Med. usw. Bd. 5, S. 125. 1909. — *Derselbe*, Die Befestigung der Eingeweide im Bauche überhaupt, sowie bei Mann und Frau im besonderen. Zeitschr. f. Geburtsh. u. Gynäkol. Bd. 80, S. 257. — *Derselbe*, Metroendom. und Metropathie. Zentralbl. f. Gynäkol. 1923. S. 1004 u. 989. — *Winter*, Ursachen und Behandlung des Prolapses. Gräfes Abhandl. Bd. 6.

VI. Obstipation und Konstitution.

Albrecht, Die Beziehungen der Flexura sigmoidea zum weiblichen Genitale. Arch. f. Gynäkol. Bd. 83, S. 216. — *Bauer, J.*, Die konstitutionelle Disposition zu inneren Krankheiten. Berlin: Julius Springer 1921. — *v. Behring*, Über Lungenschwindsuchtentstehung und Tuberkulosebekämpfung. Dtsch. med. Wochenschr. 1903. Nr. 39, S. 689. — *Brosch*, Wien. med. Wochenschr. 1910. Nr. 20, S. 1149. — *Derselbe*, Virchows Arch. f. pathol. Anat. u. Physiol. Bd. 207, S. 68. 1912. — *Fischler*, Über Typhlatonie und verwandte Zustände usw. Münch. med. Wochenschr. 1911. S. 1235. — *Derselbe*, Die Typhlatonie als selbständiges Krankheitsbild und ihre Beziehungen zur Appendizitis. Mitt. a. d. Grenzgeb. d. Med. u. Chirurg. Bd. 20, S. 663, 1909. — *Freund, W. A.*, Zur anatomischen Physiologie und Pathologie der Douglastasche. Hegars Beitr. z. Geburtsh. u. Gynäkol. Bd. 2, S. 323. — *Hofmeister*, Über Typhlektasie. Bruns Beitr. z. klin. Chirurg. Bd. 71, 1911. — *v. Jaschke*, Konstitutionelle Grundlagen hartnäckiger Obstipation. Zeitschr. f. Konstitutionslehre. Bd. 11, S. 378. — *Klose*, Das mobile Zökum mit seinen Folgezuständen usw. Bruns Beitr. z. klin. Chirurg. Bd. 74, 1911. — *Mayer, A.*, Hypoplasie und Infantilismus in Geburtshilfe und Gynäkologie. Hegars Beitr. z. Geburtsh. u. Gynäkol. Bd. 15. — *Derselbe*, Über anatomisch nachweisbare Unterschiede in der Widerstandskraft der Bauchhöhle gegen eine eindringende Infektion. Münch. med. Wochenschr. 1912. Nr. 46. — *Opitz*, Einiges über Beziehungen von Entzündungen des Dickdarms zu den weiblichen Geschlechtsteilen. Zeitschr. f. Geburtsh. u. Gynäkol. Bd. 73, 1912. — *Payr*, Konstitutionspathologie und Chirurgie. Zentralbl. f. Chirurg. 1921. S. 733. — *Derselbe*, Über postoperative und spontane Adhäsionen in der Bauchhöhle. Zentralbl. f. Chirurg. 1914. S. 99. — *Schmidt, R.*, Klinik der Magen- und Darmkrankheiten. Berlin und Wien: Urban & Schwarzenberg 1916. — *Schwab*, Über die Beziehungen der Konstitution zur peritonealen Infektion. Inaug.-Diss. Tübingen 1913. — *Stierlin*, Über die Obstipation vom Aszendenztypus. Münch. med. Wochenschr. 1911. S. 1906. — *Derselbe*, Dtsch. Zeitschr. f. Chirurg. Bd. 152, S. 358. 1920. — *Stiller*, Grundzüge der Asthenie. Stuttgart: Enke 1916. — *Tandler*, Über Infantilismus. Wien. med. Presse. 1907. Nr. 15. — *Uffenheimer*, Ergebn. d. inn. Med. u. Kinderheilk. Bd. 2, S. 271. 1908. — *Wilms*, Das Coecum mobile als Ursache mancher Fälle sog. chronischer Appendizitis. Dtsch. med. Wochenschr. Bd. 1, S. 1914. 1908. — *Derselbe*, Fixation des Cöcum mobile bei Fällen sog. chronischer Appendizitis. Zentralbl. f. Chirurg. 1908. Nr. 37.

VII. Ovarialtumoren und Konstitution.

Armknecht, Inaug.-Diss. Freiburg 1901. — *Aronson*, Zur Ruptur, Vererbung und Achsendrehung von Ovarialzysten. Inaug.-Diss. Zürich 1883. — *Bégouin*, Ovarialfibrome mit Stieldrehung. Journ. med. Bordeaux Tom. 69. 1907. Ref. Frommels Jahresber. Bd. 22, S. 436. 1908. — *Derselbe*, 5 Fibrome des Ovariums. 6. Kongr. f. Geburtsh. u. Gynäkol. in Toulouse. Ref. La gyn. Tom. 14, p. 46. — *Derselbe*, Pseudohermaphroditismus masculinus externus mit Sarkom des Ovariums. Frommels Jahresber. Bd. 23, S. 255—256. 1909. — *Brohl*, Dermoidzyste des rechten Eierstocks. Monatsschr. f. Geburtsh. u. Gynäkol. Bd. 36, S. 733. 1912. — *Derselbe*, Torsion des Stiels . . . . . Zentralbl. f. Gynäkol. 1895. S. 1115. — *Brown*, Bull. of Johns Hopkins hosp. Vol. 10, Nr. 94. — *Calmann*, Großes Ovarialfibrom. Zentralbl. f. Gynäkol. 1917. Nr. 3, S. 84. — *Clivio*, Die Vergesellschaftung mehrfacher Neubildungen im Uterus und in seinen Anhängen. Ref. Monatsschr. f. Geburtsh. u. Gynäkol. Bd. 63, S. 57. 1923. — *Czyzewicz*, Linksseitige Ovarialzyste, zugleich mit linksseitiger Tubenschwangerschaft. Frommels Jahresber. Bd. 23, S. 255. 1909. — *Dedow*, Doppelseitige Ovarialzyste, kompliziert mit rechtsseitiger Tubargravidität. Frommels Jahresber. Bd. 27, S. 95. 1913. — *Diedoff*, Doppelseitige Eierstockskystome, kompliziert durch eine rechtsseitige Tubargravidität. Zentralbl. f. d. ges. Geburtsh. u. Gynäkol. Bd. 3, S. 530. — *Doran*, Verhandl. d. Pathologengesellschaft London, 1889. Zitiert nach Martin, l. c. S. 368. — *Frankl*, Über stielgedrehte Genitaltumoren. Gynäkol. Rundschau 1917. S. 7. — *Derselbe*, Beiträge zur Pathologie und Klinik des Ovarialkarzinoms. Arch. f. Gynäkol. Bd. 113, S. 29 u. 132. — *Fritsch*, Die Krankheiten der Frauen. 4. Aufl., S. 422. — *Geyl*, Exzessives Ödem des normalen Ovariums durch Stieltorsion. Zentralblatt f. Gynäkol. 1895. S. 987. — *Goldberg*, Bauchschnitt bei Stieltorsion usw. Monatsschr. f. Geburtsh. u. Gynäkol. Bd. 14, S. 751. 1901. — *Derselbe*, Primäres Psamokarzinom beider Ovarien mit Metastasen in der Uterusschleimhaut. Zentralbl. f. Gynäkol. 1921. Nr. 38, S. 1375. —

Grotenfelt, Über Stieldrehung der Ovarialtumoren. In Engströms Mitteilungen Bd. 9, S. 133. 1911. — *Halban,* Tumoren und Geschlechtscharaktere. Zeitschr. f. Konstitutionslehre Bd. 11, S. 294. 1925. — *Hegar,* Zur Ätiologie der bösartigen Geschwülste. Hegars Beitr. z. Geburtsh. u. Gynäkol. Bd. 3, S. 344. — *Hofmeier,* Handb. d. Frauenkrankh. Leipzig 1921. S. 315. — *Hubert,* Über Ovarialgeschwülste bei Kindern. Inaug.-Diss. Gießen 1901. — *Köberle,* Zitiert nach Martin, l. c. S. 372. — *Koltonski,* Über Erblichkeit der Ovarial-, besonders der Dermoidzysten. Zeitschr. f. Krebsforsch. Bd. 17, H. 2. Ref. Zentralblatt f. Gynäkol. 1920. S. 1301 u. 1921. S. 1158. — *Krömer,* Die Dermoidkystome in Veit, Handb. d. Gynäkol. Bd. 4, 1, S. 213. 2. Aufl. — *Lippert,* Beiträge zur Klinik der Ovarialtumoren. Arch. f. Gynäkol. Bd. 74, S. 389. 1905. — *Löhlein,* Ovarialtumoren und Ovariotomie. Wiesbaden 1895. — *Derselbe,* Monatsschr. f. Geburtsh. u. Gynäkol. Bd. 3, S. 91. — *Lönnberg,* Zentralbl. f. Gynäkol. 1899. S. 953. — *Martin, A.,* Die Krankheiten der Eierstöcke. Leipzig 1899. — *Mayer, A.* und *Schneider,* Über Störung der Eierstocksfunktion bei Uterusmyomen usw. Münch. med. Wochenschr. 1914. Nr. 19, S. 1041. — *Miller, John,* Die Dermoidzysten der Ovarien. Ber. ü. d. ges. Gynäkol. u. Gebh. Bd. 3, H. 5/6. — *Norris,* Ovarialtumoren als Komplikationen von Schwangerschaft und Geburt. Zentralbl. f. Gynäkol. 1913. Nr. 52, S. 1894. — *Nyström,* Über Ovariotomie während der Schwangerschaft. Ref. Zentralbl. f. Gynäkol. 1909. S. 1534. — *Olshausen,* Krankheiten der Ovarien. 1886. — *Omori,* Inaug.-Diss. Würzburg 1904. — *Omori* und *Kieda,* Zweiter Bericht über 100 Ovariotomien. Zentralbl. f. Gynäkol. 1892. S. 1009. — *Péan,* Diagnose und Behandlung der Tumoren der Bauchhöhle und des Beckens. Bd. 3, S. 625 u. 693. 1895. — *Pfannenstiel,* Die Erkrankungen der Eierstöcke und der Nebeneierstöcke in Veit: Handb. d. Gynäkol. 2. Aufl., Bd. 4, S. 1. 1908. — *Rokitansky,* Über Abschnürung der Tuben und Ovarien. Allgem. Wochenschr. m. Zeitg. 1860. Nr. 2 u. 4. Ref. Schmidts Jahrb. usw. Bd. 110, S. 306. — *Roll,* Achsendrehung am linken Ovarium bei zwei Schwestern. Zentralbl. f. Gynäkol. 1910. S. 1099. — *Rosanoff,* Ovariotomie im Kindesalter. Frommels Jahresber. 1910. S. 143. — *Derselbe,* Krebs des Eierstocks bei einem 5jährigen Mädchen. Dtsch. med. Wochenschr. 1911. S. 2340. — *Schauta,* Lehrb. d. ges. Gynäkol. 3. Aufl. — *Schottländer,* Über die von den Genitalgeschwülsten des Weibes ausgehenden metastatischen Geschwülste usw. in Frankl-Hochwart: Die Erkrankungen der weiblichen Genitalien in Beziehung zur inneren Medizin. Hölder, 1913. — *Schröder, R.,* Lehrb. d. Gynäkol. 1926. 2. Aufl. — *Schumacher,* Ovarialtumoren beim Neugeborenen. Arch. f. Schiffs- u. Tropenhyg. Bd. 16. 1912. Ref. Gynäkol. Rundschau 1913. S. 561. — *Sellheim,* Erklärung der Achsendrehung von Eierstockszysten usw. Zentralbl. f. Gynäkol. 1922. S. 1231. — *Derselbe,* Ergänzungen zur Erklärung usw. Münch. med. Wochenschr. 1923. Nr. 4, S. 122. — *Derselbe,* Erklärungen der Achsendrehung innerer Organe. Münch. med. Wochenschr. 1922. Nr. 34, S. 1237. — *Seitz,* Ovarialhormone als Wachstumsursache der Myome. Münch. med. Wochenschr. 1911. Nr. 24, S. 1281. — *Sippel,* Drei Schwestern mit Dermoid des Ovariums. Zentralbl. f. Gynäkol. 1924. S. 85. — *Storer,* Über traumatische Ruptur von Ovarialzysten. Zentralbl. f. Gynäkol. 1897, S. 687. A Stenly ease of Rotation etc. The Boston med. a. surgical journ. Vol. 135, p. 461. 1896. — *Stübler* und *Brandeß,* Zur Pathologie und Klinik der Ovarialtumoren. Würzburger Abhandl. usw. Neue Folge Bd. 1, H. 9, S. 249. 1924. — *Thorn, W.,* Über Achsendrehung usw. Inaug.-Diss. Halle 1883. — *Derselbe,* Einiges über Achsendrehung der Ovarialtumoren. Festschr. z. Feier des 50jähr. Jubiläums d. Ges. f. Geburtsh. u. Gynäkol. in Berlin 1894. S. 193. — *Veit,* Arch. f. Gynäkol. Bd. 13, S. 459. 1878. — *Walthard,* Zur Ätiologie der Ovarialadenome. Zeitschr. f. Geburtsh. u. Gynäkol. Bd. 49, S. 233. — *Yamasaki,* Beitrag zur Ätiologie der Ovarialdermoide usw. Monatsschr. f. Geburtsh. u. Gynäkol. Bd. 33, S. 63. — *Zacharias,* Arch. f. Gynäkol. Bd. 86.

VIII. Myom und Konstitution.

Aschner, Die Konstitution der Frau usw. München: Bergmann 1924. — *Bartel-Einäugler* und *Koller,* Über Bildungsfehler und Geschwülste, ein Beitrag zur Frage der pathologischen Rasse. Wien. klin. Wochenschr. 1910. Nr. 48, S. 1705. — *Bauer, J.,* Konstitution und Disposition zu inneren Krankheiten. Berlin: Julius Springer 1917. — *Beneke,* Konstitution und konstitutionelles Kranksein. 1881. — *Benthin,* Zur Ätiologie der Uterusmyome. Monatsschr. f. Geburtsh. u. Gynäkol. Bd. 39. 1914. — *Brandeß,* Geschwulstbildung und Tuberkulose am mißbildeten Uterus. Zeitschr. f. Geb. u. Gynäk. Bd. 89, H. 2. — *Elsner,* Journ. of the Americ. med. assoc. Vol. 147. 1914. — *Fränkel, L.,* Normale und pathologische Sexualphysiologie des Weibes in Lippmann, Handb. d. ges. Frauenheilk., Leipzig 1914. — *Frankl, O.,* Über Mißbildungen der Gebärmutter und Tumoren der Uterusligamente im Lichte embryologischer Erkenntnis. Volksmanns klin. Vortr., neue Folge, S. 163. — *Freund, H. W.,* Ätiologie und Behandlung der Uterusmyome. Jahreskurse f. ärztl. Fortbild. Bd. 14, H. 7, 1923. — *Derselbe,* Beziehungen der weiblichen Geschlechtsorgane zu anderen Organen in Lubarsch-Ostertag, Ergebn. d. allg. Pathol. u. pathol. Anat. Bd. 3, Nr. 2, S. 170. 1896. — *Freund, W. A.,* Gynäkologische Klinik. — *Gusserow,* Die Neubildungen des Uterus in Billroth und Lücke, Handb. d. Frauenheilk. 2. Aufl., Bd. 2.

1886. — *Hofmeier*, Handb. d. Frauenkrankh. 17. Aufl. 1921. — *Katz*, Sterilität Myom? Myom Sterilität? Inaug.-Diss. Tübingen 1912. — *Kehrer*, Ursachen und Behandlung der Unfruchtbarkeit nach modernen Gesichtspunkten. Dresden 1922. — *Kleinwächter*, Einige Worte über Menopause. Zeitschr. f. Geburtsh. u. Gynäkol. Bd. 47. — *Mayer, A.*, Über Konstitution und Genitaltumoren. Münch. med. Wochenschr. 1924. S. 1673. — *Mayer, A.* und *Schneider*, Über Störung der Eierstocksfunktion bei Uterusmyom usw. Münch. med. Wochenschr. 1914. Nr. 19, S. 1041. — *Meyer, R.*, Hämatosalpinx bei atretischem doppelten Genitalkanal. Zeitschr. f. Geburtsh. u. Gynäkol. Bd. 36. — *Neu* und *Wolff*, Experimentelles und Anatomisches zur Frage des sog. Myomherzens. Münch. med. Wochenschr. 1912. Nr. 2. — *Novak*, Über die wechselseitigen Beziehungen zwischen Konstitutionsanomalien und Veränderungen der weiblichen Genitalien in Nothnagel, Handb. d. inn. Med. Wien und Leipzig 1912. — *Novak* und *Graff*, Beitrag zur Klinik und pathologischen Anatomie der Amenorrhöe. Zentralbl. f. Gynäkol. 1921. Nr. 36. — *Pape*, Über allgemeinkonstitutionelle Verhältnisse bei Myoma uteri. Zeitschr. f. Konstitutionslehre Bd. 11, S. 444. 1925. — *Rosthorn*, Verhandlungen des 25. deutschen Kongresses für innere Medizin. — *Schmidt, H. H.*, Ungewöhnliche Myomfälle. Zentralbl. f. Gynäkol. Bd. 47. 1923. — *Schubert, F.*, Über Atherosklerose. Wien. klin. Wochenschr. 1924. Nr. 31. — *Seitz, L.*, Ovarialhormone als Wachstumsursache der Myome. Münch. med. Wochenschr. 1911. Nr. 24. — *Theilhaber*, Zur Lehre von der Entstehung der Uterustumoren. Münch. med. Wochenschr. 1909. Nr. 25. — *Derselbe*, Der Zusammenhang von Myomen mit internen Erkrankungen. Monatsschr. f. Geburtsh. u. Gynäkol. Bd. 32, S. 455. — *Ullmann*, Über Beziehungen zwischen dem Uterusmyom und dem Kropf. Wien. klin. Wochenschr. 1910. S. 585. — *Vöchting*, Untersuchungen zur experim. Anatomie und Pathologie der Pflanzenkörper. Tübingen 1908, S. 152. — — *Winckel*, Über Myome des Uterus in ätiologischer Beziehung. Volkmanns Samml. klin. Vortr. Bd. 98 (Gynäkol. Bd. 32). — *Zieler* und *Fischer*, Ergebn. d. allg. Pathol. u. pathol. Anat., Lubarsch-Ostertag, Bd. 10. 1906.

IX. Karzinom und Konstitution.

Aebly, Zur Frage der Krebsdisposition und der Vererbung des Krebses. Schweiz. med. Wochenschr. 1923. Nr. 46, S. 1064. — *Anderschou*, Der Krebs, seine Ursachen, Verhütung und Heilung. Leipzig 1924. Verlag v. Krüger & Co. — *Aronsohn*, Beziehungen zwischen Tuberkulose und Krebs. Dtsch. med. Wochenschr. Bd. 28, S. 842. 1902. — *Aschner*, Die Konstitution der Frau. München: J. F. Bergmann 1924. — *de Baker*, Zitiert nach Wolff, l. c., S. 518. — *Baker*, Brit. med. journ. 27. April 1867. — *Barker, J. Ellis*, Krebs, seine Ursachen und sichere Verhütung. Dresden: E. Pfahl 1925. — *Bartel*, Das Studium des Konstitutionsproblems. Zeitschr. f. Konstitutionslehre. Bd. XI, S. 127. — *Bashfort*, Zitiert nach J. Bauer, l. c., S. 53. — *Bauer*, Die konstitutionelle Disposition zu inneren Krankheiten. Berlin: Julius Springer 1921. — *Derselbe*, Krebs und Konstitution. In: Die Krebskrankheit. Wien: Julius Springer 1925. — *Beckmann*, Beitrag zur Komplikation der Schwangerschaft und Geburt mit Kollumkrebs. Zeitschr. f. Geburtsh. u. Gynäkol. Bd. 67. — *Bösser*, Die Lösung der Krebsfrage. Hannover: Leibniz-Verlag 1926. — *Caspary*, Tumor und Immunität. Strahlentherapie. Bd. 15. 1923. — *Derselbe*, Probleme der Krebstherapie. Fortschr. d. Therapie. 1925. H. 20/21. — *De Bovis*, Semaine méd. 1910. Nr. 25. — *Derselbe*, Semaine méd. 1902. Nr. 37 (Du role des principaux facteurs assecoires dans l'étiologie du cancer). — *Broca*, Traité des tumeurs. Paris 1866. p. 151. — *Cohnstein*, Über die Komplikation der Schwangerschaft und Geburt mit Gebärmutterkrebs. Arch. f. Gynäkol. 1873. — *Collen*, The cancer of the Uterus. Lehrbuch. — *Van Dam*, Zitiert nach J. Bauer, l. c., S. 62. — *Edelberg* und *Galant*, Krebs und Schwangerschaft. Mit besonderer Berücksichtigung des konstitutionellen Moments in seiner Bedeutung bei den Krebserkrankungen. Arch. f. Gynäkol. Bd. 124, S. 833. — *Elsner*, Krebsentstehung und endokrines System. Berlin: S. Karger 1926. — *Fellner*, Krebs, Eierstock und Plazenta. Arch. f. Gynäkol. Bd. 124, S. 771. — *Derselbe*, Weitere Beiträge zur Lehre von der inneren Sekretion der weiblichen Sexualorgane. Arch. f. Gynäkol. Bd. 117, S. 304. — *Derselbe*, Krebs, Eierstock und Plazenta. Ber. üb. ges. Gynäkol. u. Geburtsh. Bd. 9, H. 4. — *Fiessinger*, Note sur une épidémie cancéreuse (Gazette méd. de Paris. 5. März 1892 et Revue de méd. 1893. — *Fichera*, Zitiert nach Graff, l. c. — *Florschütz*, Zitiert nach J. Bauer, l. c., S. 52. — *Fraenkel*, Über den Brustkrebs. In „Die Krebskrankheit". S. 108. Berlin: Julius Springer 1925. — *Frankl*, Steigert die Schwangerschaft die Bösartigkeit des Uteruskrebses? Zentralbl. f. Gynäkol. 1921. Nr. 31. — *Derselbe*, Naturforscherversammlung Wien. 1913. S. 477. — *Freund*, Über Biochemie des Karzinoms. In: „Die Krebskrankheit". S. 23. Wien: Springer 1925. — *Freund* und *Kaminer*, Biochemische Grundlagen der Disposition für Karzinom. Wien 1925. — *v. Graff*, Wien. klin. Wochenschr. 1914. Nr. 7. — *Derselbe*, Über den Einfluß der Gravidität auf das Wachstum maligner Tumoren. 85. Vers. dtsch. Naturforsch. u. Ärzte. — *Greil*, Das Krebsproblem. Leipzig: Johann Ambrosius Barth 1925. — *Groß*,

Das Uteruskarzinom in Schwangerschaft. Geburt und Wochenbett. Zentralbl. f. Gynäkol. 1922. Nr. 15. — *Gueilliot*, La question du cancer. Le cancer est il contagieux ? Union médic. du Nord-Est. 15 Febr. 1891. — *Haaland*, Zitiert nach J. Bauer, l. c., S. 49. — *Haehner*, Lebensversicherungsmedizin. Berlin: Julius Springer 1925. — *Haensch*, Uteruskarzinom und Schwangerschaft. Inaug.-Diss. Breslau 1917. — *Haggag*, Über drei Fälle von Kollumkarzinom, kompliziert mit Schwangerschaft. Inaug.-Diss. Breslau 1926. — *Huizinga, Nollen* und *Veit*, zit. n. Haehner, l. c. S. 61. — *Josselin de Jong*, Geneesk. bladen Teil 15, S. 320. — *Derselbe*, Geneesk. bladen Teil 17, S. 359. — *Kaiser*, Dtsch. med. Wochenschrift 1924. S. 909. — *Kaminer*, Die Biochemie des Karzinoms. Wien: Julius Springer 1926. — *Kock*, Zitiert nach Bauer, l. c. — *Koltonski*, Über Erblichkeit der Ovarial- besonders der Dermoidzysten. Zeitschr. f. Krebs-Erf. Bd. 17, 408–416, 1919. — *Kowner*, Über die Beziehung zwischen Uteruskarzinom und Schwangerschaft. Zentralbl. f. Gynäkol. 1914. S. 1516. — *Krauß*, Ergebnisse der experimentellen Geschwulstforschung. In: „Die Krebskrankheit". S. 26. Wien: Julius Springer. — *Küstner*, Pathologie der Geburt in Döderleins Handb. d. Geburtskunde. — *Derselbe*, Lehrb. d. Gynäkol. 1923. — *Latrop*, Zitiert nach Bauer, l. c. — *Lauterborn*, Zitiert nach Bauer, l. c. — *Loeb*, Zitiert nach Bauer, l. c. — *Lederer*, Der Einfluß der in der Gravidität veränderten Oberflächenspannung auf das Wachstum gleichzeitig bestehender maligner Geschwülste. Ber. ü. d. ges. Geburtsh. u. Gynäkol. Bd. 9, 1925. — *Derselbe*, Der Einfluß der Schwangerschaft auf das Wachsen und Rezidivieren maligner Geschwülste. Zentralbl. f. Gynäkol. 1924. Nr. 24, S. 1289. — *Lenz*, Über die krankhaften Erbanlagen des Mannes und die Bestimmung des Geschlechts beim Menschen. Jena: G. Fischer 1912. — *Lubarsch*, Zitiert nach Wolf, l. c., Bd. 1, S. 499. — *Maresch*, Morphologie und Ätiologie des Karzinoms. In: „Die Krebskrankheit." Wien: Julius Springer 1925. — *Mayer, A.*, Ovarialtumoren, in Halban-Seitz: Biologie und Pathologie des Weibes. — *Derselbe*, Über das Uteruskarzinom und die Ergebnisse seiner Behandlung mit Totalexstirpation nach Wertheim. Monatsschr. f. Geburtsh. u. Gynäkol. Bd. 33, H. 6. — *Derselbe*, Über das Uteruskarzinom und seine moderne Behandlung. Münch. med. Wochenschr. 1921. Nr. 6, S. 168—172. — *Derselbe*, Über anatomisch nachweisbare Unterschiede in der Widerstandskraft der Bauchhöhle gegen eine eindringende Infektion. Münch. med. Wochenschr. 1912. Nr. 46. — *Derselbe*, Über die Bedeutung der Konstitution in der Geburtshilfe und Gynäkologie. Münch. med. Wochenschr. 1922. Nr. 50, S. 1718. — *Mayer, A.* und *Schneider*, Über Störung der Eierstocksfunktion bei Uterusmyom und über einige strittige Myomfragen. Münch. med. Wochenschr. 1914. Nr. 19, S. 1041. — *Neuhäuser*, Arch. f. Gynäkol. Bd. 79, S. 696. — *Newton*, Zitiert nach J. Bauer, l. c., S. 54. — *Nollen*, Berlin. klin. Wochenschr. Nr. 49/50. 1909. — *Opitz*, Zwei ungewöhnliche Uteruskarzinome nebst Bemerkungen zur Theorie der bösartigen Geschwülste. Zeitschr. f. Geburtsh. u. Gynäkol. Bd. 49, S. 167. 1923. — *Peham*, Uteruskarzinom. In: „Die Krebskrankheit." Wien: Julius Springer 1925. — *Peiser*, Anatomische und klinische Untersuchungen über den Lymphapparat des Uterus mit besonderer Berücksichtigung der Totalexstirpation bei Carcinoma uteri. — *Peller*, Die Krebsfrequenz und die Frage der Krebszunahme. In: „Die Krebskrankheit". Wien: Julius Springer 1925. — *Derselbe*, Der Krebs der weiblichen Geschlechtsorgane in seiner Beziehung zur Schwangerschaft und Geburt. Arch. f. Gynäkol. Bd. 118. 1923. — *Piccalriga*, Carcinoma d'ell'uterus e gravidanza aun. di ostetr. e genicol. Jg. 44, Nr. 2. 1922. — *Prinzing*, Handb. d. Med. Statistik. 1906. S. 241. — *Riffel*, Schwindsucht und Krebs im Lichte vergleichend genealogischer Forschung, 1905. — *Sarwey*, Uteruskarzinom und Schwangerschaft. Veit Bd. 3, S. 2. — *Schmidt, H. H.*, Magenkarzinom und Gravidität. Arch. f. Gynäkol. Bd. 121, S. 168. — *Schlüter*, Die Anlage zur Tuberkulose. 1905. — *Schneider*, Zur Frage der Erblichkeit des Krebses. Münch. med. Wochenschr. 1924. Nr. 33. — *Schridde*, Krebshaare. Münch. med. Wochenschr. 1922. S. 1565. — *Schweitzer*, Über die Komplikation der Schwangerschaft mit Gebärmutterkrebs. Zentralbl. f. Gynäkol. 1923. Nr. 17, — *Siemens*, Einführung in die allgemeine Konstitutions- und Vererbungspathologie. Berlin: Julius Springer 1921. — *Slye-Maud*, Journ. of cancer research. April 1922. Zitiert bei Wachtel, l. c. — *Solowiew*, Oberflächenspannung des Serum Gravider und Krebskranker. Ber. ü. d. ges. Geburtsh. u. Gynäkol. Bd. 8. 1925. — *Söegaard*, Nach einem Referat in Semaine méd. 1910. Nr. 47. — *Sternberg*, Über die Malignität der Geschwülste. In: „Die Krebskrankheit". Wien: Julius Springer 1925. — *Temosky*, Uteruskarzinom und Gravidität. Inaug.-Diss. Breslau 1923. — *Thaler*, Das Ovarialkarzinom. In: „Die Krebskrankheit." Wien: Julius Springer 1925. — *Derselbe*, Das primäre Tubenkarzinom. In: „Die Krebskrankheit." Wien: Julius Springer 1925. — *Theilhaber* und *Edelberg*, Die Beziehungen der Fortpflanzungsvorgänge zu den Geschwülsten der weiblichen Geschlechtsorgane. Arch. f. Gynäkol. Bd. 46, S. 23. — *Thieß*, Versammlung deutscher Naturforscher und Ärzte. Leipzig 1922. Ref. Zentralbl. f. Gynäkol. 1922. — *Wachtel*, Zur Frage der Erblichkeit des Krebses. Münch. med. Wochenschr. 1924. Nr. 26, S. 852. — *Warthin*, Zitiert nach Bauer, l. c., S. 54. — *Weibel*, Das Karzinom des äußeren Genitales. In: „Die Krebskrankheit." S. 326. Wien: Julius Springer 1925. — *Derselbe*, Zusammenhänge zwischen

Schwangerschaft und Uteruskarzinom. Arch. f. Gynäkol. Bd. 121. S. 203. — *Derselbe*, Zusammenhänge zwischen Uteruskarzinom und Alter. Zentralbl. f. Gynäkol. 1923. Nr. 27, S. 1079. — *Derselbe*, Das Karzinom der Scheide. In: „Die Krebskrankheit." S. 331. Wien: Julius Springer 1925. — *Derselbe*, Zusammenhänge zwischen Uteruskarzinom und Alter. Zentralbl. f. Geburtsh. u. Gynäkol. Bd. 47, S. 1079. 1923. — *Weinberg*, Beiträge zur Theorie der Krebsforschung. Arch. f. Rassenu. Gesellschaftsbiol. 1912. S. 694. — *Weinberg* und *Caspar*, Zeitschr. f. Krebsforsch. Bd. 2, S. 195. 1904. — *Wells*, Zitiert nach J. Bauer, l. c., S. 54. — *Wertheim*, Gebärmutterkrebs und Schwangerschaft. v. Winkel. Handb. f. Geburtsh. — *Winiwarter*, zit. n. Wolff, l. c. H. II, S. 96. — *Wolff*, Die Lehre von der Krebskrankheit von den ältesten Zeiten bis zur Gegenwart (3 Bände). Jena: G. Fischer 1913. — *Derselbe*, Karzinom und Schwangerschaft. Zentralbl. f. Gynäkol. 1922. Nr. 19. — *Derselbe*, Arch. f. klin. Chirurg. Bd. 117, Nr. 3. — *Ziel*, Über den Einfluß der hereditären Anlage auf die Entstehung des Krebses. Inaug.-Diss. Erlangen 1892. — *Zweifel*, Uteruskarzinom und Schwangerschaft. Gynäkol. Kongr. Wien 1913.

X. Lebensalter und gynäkologische Erkrankungen. (Altersbilder.)

Breuning, Die Eklampsie an der Tübinger Frauenklinik. Inaug.-Diss. Tübingen 1923. — *Frankl*, Beiträge zur Pathologie und Klinik des Ovarialkarzinoms. Arch. f. Gynäkol. Bd. 113, S. 29 u. 132. — *Derselbe*, Über die Beziehungen des Magen-Darmkrebses zum weiblichen Genitale. Med. Klinik 1922. S. 885. — *Hubert*, Über Ovarialgeschwülste bei Kindern. Inaug.-Diss. Gießen 1901. — *Levi*, Die Gonorrhöe in der Nachkriegszeit in der Tübinger Universitäts-Frauenklinik. Inaug.-Diss. 1924. — *Lichtenstein*, 10 Jahre abwartende Eklampsiebehandlung. Zentralbl. f. Gynäkol. 1922. Nr. 5. — *Derselbe*, Eklampsiestatistik. Arch. f. Gynäkol. Bd. 95, S. 20. — *Mayer, A.*, Erfahrungen an der operativ behandelten Genitaltuberkulose. Gynäkol. Rundschau 1911. Nr. 19. — *Derselbe*, Über Konstitution und Genitaltuberkulose. Med. Klinik 1925. Die extrapulmonale Tuberkulose H. 4. — *Mayer, A.* und *Schneider*, Über Störung der Eierstocksfunktion bei Uterusmyom. Münch. med. Wochenschr. 1914. Nr. 19, S. 1041. — *Offergeld*, Ovarialkarzinom bei Karzinom des Uterus. Würzburger Abhandl. a. d. Gesamtgeb. d. prakt. Med. 1908. — *Schlimpert*, Die Tuberkulose bei der Frau, insbesondere die Bauchfell- und Genitaltuberkulose usw. Arch. f. Gynäkol. Bd. 94, S. 863. — *Scholl, Ernst*, Das Blutungs-, Schmerz- und Altersbild der gynäkologischen Erkrankungen. Inaug.-Diss. Tübingen 1907. — *Seitz*, Ovarialhormone als Wachstumsursache der Myome. Münch. med. Wochenschr. 1911. Nr. 24, S. 1281. — *Stübler* und *Brandeß*, Zur Pathologie und Klinik der Ovarialtumoren. Würzburger Abhandl. a. d. Gesamtgeb. d. prakt. Med. 1924. Neue Folge Bd. 1, H. 9. — *Ulmer*, Über Extrauteringravidität, an der Tübinger Universitätsfrauenklinik usw. Inaug.-Diss. Tübingen 1920.

XI. Operation und Konstitution.

Albanus, Bruns' Beitr. z. klin. Chirurg. Bd. 40. 1903. — *Anschütz*, Über den primären Wundverschluß ohne Drainage usw. Bruns' Beitr. z. klin. Chirurg. Bd. 25, S. 645. 1889. — *Arima*, Das Schicksal der in die Blutbahn geschickten Bakterien. Arch. f. Hyg. Bd. 73, S. 265. — *Beneke*, Die Thrombose in Krehl und Marchand. Handb. d. allg. Pathol. Bd. 2, 2, S. 130. — *Bier*, Regeneration und Narbenbildung in offenen Wunden usw. Berlin. klin. Wochenschr. 1917. Nr. 9 u. 10. — *Derselbe*, Heilentzündung und Heilfieber usw. Münch. med. Wochenschr. 1921. Nr. 6, S. 163 ff. — *Derselbe*, Reiz- und Reizbarkeit usw. Münch. med. Wochenschr. 1921. Nr. 46 u. 47, S. 1473. — *Derselbe*, Beobachtung über Regeneration beim Menschen. Dtsch. med. Wochenschr. 1917. Nr. 27—30. — *Derselbe*, Über Regenerationen insbesonder beim Menschen. Verhandl. d. Ges. dtsch. Naturf. u. Ärzte 1922. — *Derselbe*, Über Knochenregeneration usw. Arch. f. klin. Chirurg. Bd. 127. — *Brunner*, Handb. d. Wundbehandlung. 2. Aufl. Stuttgart: Enke 1926. — *Bujwid*, Zitiert nach Brunner, l. c. S. 157. Traubenzucker als Ursache der Eiterung usw. Zentralbl. f. Bakteriol. Bd. 4, Nr. 19. 1888. — *Bumm*, Die peritoneale Wundheilung. Was verträgt das Peritoneum, was nicht. Monatsschr. f. Geburtsh. u. Gynäkol. Bd. 34, S. 131. — *Citron*, Zitiert nach Brunner, l. c. S. 153. — *Düsterhoff*, Über den Einfluß der konstitutionellen Syphilis auf den Verlauf der Kriegsverletzungen. Arch. f. klin. Chirurg. Bd. 22, S. 637 u. 901. 1878. — *Fischer, G.*, Handbuch der allgemeinen Operations- und Instrumentenlehre. Dtsch. Chirurg. 1880. Lief. 19. Daselbst S. 4, Literaturangaben über Operationen im höheren Alter, bei Trinkern, bei verschiedenen Rassen, bei Schwangerschaft, Skrophulose, Herzleiden, Syphilis, Diabetes, Hämophilie. — *v. Gaza*, Grundriß der Wundversorgung und Wundbehandlung. Berlin: Julius Springer 1921. — *Derselbe*, Der Stoffwechsel im Wundgewebe. Bruns' Beitr. z. klin. Chirurg. Bd. 110. 1917. — *Gussenbauer*, Die traumatischen Verletzungen. Dtsch. Chirurg. Lief. 15. — *v. Haberer*, Über chirurgische Erfahrungen bei Grippe. Mitteil. a. d. Grenzgeb. d. Med. u. Chirurg. Bd. 32. 1920. — *Haberland*, Die anaerobe Wundinfektion. Dtsch. Chirurg. Bd. 27. Stuttgart: Enke 1921. — *Derselbe*, Latenter Mikrobismus, ruhende Infektion, schlummernde Infektion. Berlin. klin. Wochenschr. 1919. Nr. 37, S. 865. — *Derselbe*, Die Wundhormone als Erreger von Zellteilungen. Beitr. z. wissenschaftl. Botanik 1921. H. 2 u. Biol. Zentralbl. Bd. 42, S. 146. — *Derselbe*, Zur Physiologie der Zellteilung. 6. Mitteilung. Über Auslösung der Zellteilung durch Wundhormone. Sitzungsber. d. preuß. Akad. d. Wiss. 1921. — *Handmann*, Zitiert nach Brunner, l. c. S. 157. — *Heidler*, Beitrag zur Bedeutung der ruhenden Infektion für die Geburtshilfe usw. Arch. f. Gynäkol. Bd. 121, S. 429. — *Derselbe*, Unsere Erfahrungen über den Gasbrand. Wien. klin. Wochenschr. 1916. Nr. 48. — *Derselbe*, Beitrag zur Pathogenese des Gasbrands. Wien. klin. Wochenschr. 1919. Nr. 30. *Derselbe*, Wangeninfiltrate der Haut Neugeborener — eine typische Zangendruckfolge. Wien. klin. Wochenschrift 1925. Nr. 23. — *Hering*, Der plötzliche Tod in der Chloroformnarkose. Münchener med. Wochenschrift. 1916. S. 521. — *Holtermann*, Über postoperative Dehiszenz frischer Laparotomiewunden. Zentralbl. f. Gynäkol. 1925. Nr. 4, S. 189. — *Holzmann*, Thrombose und Embolie. Inaug.-Diss. Zürich 1924. Schweiz. med. Wochenschr. 1924. Nr. 25. — *Ißmer*, Über die Zeitdauer der menschlichen Schwangerschaft. Arch. f. Gynäkol. Bd. 35, S. 320ff. — *Jürgensen*, Sepsis. Die Deutsche Klinik am Eingang des 20. Jahrhunderts. Bd. 2. — *Kermauner*, Verlauf einer Venenentzündung im Wochenbett. Monatsschr. f. Geburtsh. u. Gynäkol. Bd. 73, S. 188. — *Koch*, Die Bluterkrankheit in ihren Varianten. Dtsch. Chirurg. Lief. 12. — *Kocher* und *Tavel*, Vorlesungen über chirurgische Infektionskrankheiten. — *Küttner*, Zentralbl. f. Chirurg. 1922. Nr. 36. — *Lieblein*, Zitiert nach Brunner, l. c. S. 85. — *Löhr*, Über Allgemeinreaktion des Körpers bei der Wundheilung. Dtsch. Zeitschr. f. Chirurg. Bd. 183. 1924. — *Löser*, Latente Infektion bei Kriegsverletzungen. Dtsch. med. Wochenschr. 1917. S. 618. — *Derselbe*, Bakteriologisch-serologische Bemerkungen zur Lehre von der latenten Infektion. Dtsch. med. Wochenschr. 1199. S. 37, 72. — *Derselbe*, Latente Infektion der Geburtswege. Arch. f. Gynäkol. Bd. 108. — *Derselbe*, Ist jeder puerperale Uterus infiziert. Zeitschr. f. Geburtsh. u. Gynäkol. Bd. 82, H. 3. — *Derselbe*, Der latente Mikrobismus der Scheide und seine Behandlung bei Genital- und Allgemeinerkrankungen. Zentralbl. f. Gynäkol. 1920. Nr. 46. — *Löwenstein*, Dtsch. Arch. f. klin. Med. Bd. 76, S. 93. 1903. — *Martius*, Über postoperative Bauchfellverwachsungen. Münch. med. Wochenschr. 1922. S. 299 u. Zentralblatt f. Chirurg. 1922. S. 327. — *Mayer, A.*, Über postoperative Adhäsionen in der Bauchhöhle. Zentralblatt f. Gynäkol. 1922. Nr. 23. — *Derselbe*, Über anatomisch nachweisbare Unterschiede in der Widerstandskraft der Bauchhöhle usw. Münch. med. Wochenschr. 1912. Nr. 46. — *Derselbe*, Beziehungen der septischen Erkrankungen des weiblichen Genitalapparates usw. in Frankl-Hochwarth: Die Erkrankungen der weiblichen Genitalien. Bd. 2, S. 193. — *Meyer-Ruegg*, Thrombose und Embolie. Schweiz. med. Wochenschr. 1924. — *Melchior*, Über Wundphysiologie. Bruns' Beitr. z. klin. Chirurg. Bd. 127. 1922. — *Derselbe*, Über den Begriff der ruhenden Infektion in seiner Bedeutung für die Chirurgie. Berlin. klin. Wochenschr. 1915. Nr. 5. — *Derselbe*, Klinische Beiträge zur Kenntnis der ruhenden Infektion. Bruns' Beitr. z. klin. Chirurg. Bd. 103, S. 284. 1916. — *Derselbe*, Zur Lehre von der ruhenden Infektion usw. Volkmanns Samml. klin. Vortr. 1918. Nr. 743/44. — *Melchior, E.* und *Rosenthal*, Über das Resorptionsvermögen des Granulationsgewebes, zugleich ein Beitrag zur Lehre von der ruhenden Infektion. Berlin. klin. Wochenschr. 1920. Nr. 13. — *Mendel*, Münch. med. Wochenschr. 1909. Nr. 42. — *Naegele*, Postoperative Verwachsungen nach Laparotomie. Zentralbl. f. Chirurg. 1919. Nr. 44. — *Derselbe*, Die klinische Bedeutung und Verwertung der abdominalen Verwachsungen. Dtsch. Zeitschr. f. Chirurg. Bd. 158, S. 408. — *Neu*, Die prognostische Bedeutung operativer und anderer Traumen für die Fortdauer der Schwangerschaft. Arch. f. Gynäkol. Bd. 80, S. 408. — *Derselbe*, Zur Frage der sog. Pseudomenstruation. Zentralbl. f. Gynäkol. 1911, S. 392. — *Payr*, Über postoperative und spontane Adhäsionen in der Bauchhöhle. Zentralbl. f. Chirurg. Bd. 41, S. 99. — *Derselbe*, Konstitutionspathologie und Chirurgie. Zentralbl. f. Chirurg. Bd. 48, S. 733. — *Derselbe*, Über spontane und postoperative Adhäsionen in der Bauchhöhle. Zentralbl. f. Chirurg. 1914. S. 99. — *Derselbe*, Zur Prophylaxe über Therapie peritonealer Adhäsionen. Münch. med. Wochenschr. 1913. Nr. 47. — *Pfannenstiel*, Die Erkrankungen des Eierstockes und Nebeneierstockes in Veit, Handb. d. Gynäkol. — *Reinhardt*, Über Latenz und Bakterien bei Kriegsverletzungen. Münch. med. Wochenschr. 1916. Nr. 36. — *Sauerbruch*, Wundinfektion, Wundheilung und Ernährungsart. Münch. med. Wochenschr. 1924. Nr. 38. — *Schede*, Die antiseptische Wundbehandlung mit Sublimat. Volkmanns Samml. klin. Vortr. 1885. Nr. 251. — *Schimmelbusch*, Anleitung zur aseptischen Wundbehandlung. Berlin 1892. — *Schnitzler*, Über die konstitutionelle und funktionelle Mitbedingtheit postoperativer Vorkommnisse. Wien. klin. Wochenschr. 1926. Nr. 1. — *Schröder*, Rentensucht und moralischer Schwachsinn. Dtsch. med. Wochenschr. 1926. Nr. 32, S. 1325. — *Schwab*, Über die Beziehungen der Konstitution zur peritonealen Infektion. Inaug.-Diss. Tübingen 1913. — *Seitz, Wintz* und *Fingerhut*, Über die biologische Funktion des Corpus luteum. Münch. med. Wochenschr. 1914. Nr. 1657. — *Thiersch*, Klinische Ergebnisse der Listerschen Wundbehandlung usw. Volkmanns Samml. klin. Vortr. 1878. Nr. 84—85. — *Trommsdorf*, Experimentelle Studien über natürliche Widerstandskraft gegen

Infektionen. Arch. f. Hyg. Bd. 58. — *Wachs*, Arch. f. Entwicklungsmech. Bd. 39. 1914. — *Wassermann* und *Citron*, Zur Frage der Bildung von bakteriellen Angriffsstoffen im lebenden Organismus. Dtsch. med. Wochenschr. 1905. S. 1101. — *Witzel*, Chirurgische Hygiene, Aseptik und Antiseptik. Berlin und Wien 1903. — *Yschido*, Über Beziehungen der Avitaminose zur Wundheilung. Virchows Arch. f. pathol. Anat. u. Physiol. Bd. 240, H. 1 u. 2.

XII. Infektion und Konstitution.

Anton, Zitiert nach Schiff, l. c. S. 692. — *Backmann* und *Runnström*, Pflügers Arch. f. d. ges. Physiol. Bd. 144, S. 287. 1912. — *Blum, Agnes*, Über einen Fall experimenteller Verschiebung der Geschlechtsverhältnisse bei Säugetieren. Sitzungsber. d. preuß. Akad. f. Wiss. 1921. — *Dieselbe*, Weitere Versuche zur Verschiebung des Geschlechtsverhältnisses bei Säugetieren. 2. Versamml. d. Dtsch. Ges. f. Vererbungswiss. Zeitschr. f. Abstammungs- u. Vererbungslehre 1923. — *Dieselbe*, Alkohol und Nachkommenschaft. Zeitschr. f. Abstammungs- u. Vererbungslehre 1922. — *Dieselbe*, Arch. f. Rassen- u. Gesellschaftsbiol. Bd. 16, S. 1. 1924. — *Bonnier*, Acta med. scandinav. Vol. 60, p. 471. — *Bossi*, Über die Widerstandskraft von Tieren während der Schwangerschaft und im Puerperium gegen Infektion und Intoxikation. Arch. f. Gynäkol. Bd. 68, S. 310. — *Brugsch* und *Lewy*, Die Biologie der Person. Wien: Urban & Schwarzenberg 1926. — *Brunner*, Handb. d. Wundbehandlung 1926. 2. Aufl. — *Burckhardt*, Die endogene Puerperalinfektion. Hegars Beitr. z. Geburtsh. u. Gynäkol. Bd. 5, S. 327. — *Correns*, Sitzungsber. d. preuß. Akad. d. Wissensch. 1917, 1918, 1921. — *Crew*, Pros. of the Royal soc. of London. Serie B. Bd. 95, S. 256. 1923. — *Curschmann*, Zitiert nach Schiff, l. c. S. 689. — *Eigenbrodt*, Dtsch. Vierteljahrsschr. f. öffentl. Gesundheitswesen Bd. 25, S. 517. 1893. — *Esch*, Zitiert nach Schiff, l. c. S. 692. — *Frankl-Hochwart*, Die Erkrankungen der weiblichen Genitalien in Beziehung zur inneren Medizin. Bd. 1, S. 243. — *Goldschmidt*, Mechanismus und Physiologie der Geschlechtsbestimmung. Berlin 1920. — *Gottstein*, Die Periodizität der Diphtherie und ihre Ursachen. Berlin 1913. Römer und Much, Jahrbuch für Kinderheilkunde. 3. Folge, Bd. 13 und 14. — *Griesinger*, Zitiert nach Schiff, l. c. S. 689. — *Grosser*, Ergebn. d. inn. Med. u. Kinderheilk. Bd. 22. 1920. — *Grotjahn Kaup*, Handb. d. soz. Hyg. — *Hagen*, Über die gynäkologische Peritonitis. Münch. med. Wochenschrift 1909. Nr. 34, S. 1787. — *Haagedoorn*, Americ. naturalist Vol. 54, p. 368. 1920. — *Hahn*, Dtsch. med. Wochenschr. 1912. Nr. 29. — *Hellendall*, Bakteriologische Beiträge zur puerperalen Wundinfektion. Hegars Beitr. z. Geburtsh. u. Gynäkol. Bd. 10, S. 1 u. 320. — *Henkel*, Zur Ätiologie der puerperalen Wundinfektion. Zeitschr. f. Geburtsh. u. Gynäkol. Bd. 63, S. 76. — *Heymann*, Neuere Arbeiten über die physiologische Blutbeschaffenheit der Schwangeren usw. Fol. haematol. Bd. 3, S. 1 u. 2. 1906. — *Hirszfeld* und *Brokmann*, Klin. Wochenschr. 1924. Nr. 29. — *Hüssy*, 6 Puerperalfieberfälle mit interessantem bakteriologischen Befund. Zentralbl. f. Gynäkol. 1922. S. 359. — *Imhofer*, Zitiert nach Marga Wolf, l. c. — *John*, Dtsch. Zeitschr. f. Nervenheilk. Bd. 80, S. 299. 1922. — *Kermauner*, Beziehungen zwischen dem Respirationsapparat usw. und den weiblichen Geschlechtsorganen. — *Kleinhans*, Zur hämatogenen Puerperalinfektion. Verhandl. d. dtsch. Ges. f. Gynäkol. Straßburg Bd. 13, S. 299. 1909. — *Krauss, R.*, Med. Klinik 1924. Nr. 10. — *Küster*, Die Gallen der Pflanzen. Leipzig 1911. — *Küster*, Botanische Betrachtungen über Altern und Tod. Abhandlung zur theoretischen Biologie. H. 7. Bornträger 1921. — *Langstein*, Dtsch. med. Wochenschr. 1919. S. 490. — *Levy*, Arch. f. exp. Path. u. Pharmakol. 1889. — *Mayer, A.*, Beziehungen der septischen Erkrankungen des weiblichen Genitalapparates zur inneren Medizin. Frankl-Hochwart, Die Erkrankungen der weiblichen Genitalien in Beziehung zur inneren Medizin Bd. 2, S. 193. — *Derselbe*, Über metastatische Puerperalerkrankungen, insbesondere nach Grippe. Arch. f. Gynäkol. Bd. 122, S. 168. — *Menge*, Über Phthisiotherapie usw. Zentralbl. f. Gynäkologie 1926. — *Mertens*, Peritonitis purul. ascend. Münch. med. Wochenschr. 1912. Nr. 5. — *Morgenroth, Biberstein* und *Schnitzer*, Dtsch. med. Wochenschr. 1920. Nr. 13. — *Neufeld*, Zeitschr. f. Hyg. Bd. 103. 1924. — *Noetzel*, Die Ergebnisse von 241 Peritonitisoperationen. Bruns' Beitr. z. klin. Chirurg. Bd. 47, S. 241. — *Nothnagel*, Erkrankungen des Darmes und des Peritoneums. Nothnagels spez. Pathol. u. Therapie Bd. 17. — *Pallin*, Einige Fälle von akuter Peritonitis, wahrscheinlich von den weiblichen Genitalien ausgegangen. Zentralbl. f. Gynäkol. 1910. Nr. 29, S. 1009. — *Patry*, Über akute generalisierte Pneumokokkenperitonitis. Ref. Zentralbl. f. Gynäkol. 1909. Nr. 27, S. 957. — *Reichenbach*, Zur Kasuistik der akuten eiterigen Peritonitis salpingitischen Ursprunges im Kindesalter. Dtsch. med. Wochenschr. 1910. Nr. 3. Ref. Zentralbl. f. Chirurg. 1910. Nr. 16, S. 585. — *Riddle*, Americ. naturalist Vol. 58, p. 167. 1924. — *Riesch*, Metritis dissecans und Uterusabszeß. Med. Klinik 1911. Nr. 5, S. 173. — *Rokitansky*, Zitiert nach Schiff, l. c. S. 689. — *Scherer*, Beitr. z. Klinik d. Tuberkul. Bd. 49, H. 1. — *Schiff*, Person und Infektion in Brugsch und Levy, Die Biologie der Person, Bd. 1, S. 595. — *Schloßmann* und *Meyer*, In Pfaundler-Schloßmann, Handb. Bd. 2, S. 189. 1923. — *Schwab*, Über die

Beziehungen der Konstitution zur peritonealen Infektion. Inaug.-Diss. Tübingen 1913. — *Selter*, Arch. f. Hyg. Bd. 94, S. 223. 1924. — *Siemens*, Zitiert nach Schiff, l. c. S. 647. — *Smith, Orcutt* und *Little*, Turn of exper. med. Vol. 37, p. 153. 1923. — *Stäubli*, Beiträge zur Frage der biologischen Beziehungen zwischen Mutter und Kind. Arch. f. Kinderheilk. Bd. 49, S. 320. — *Stern*, Med. Klinik 1922. S. 864. — *Vogt, Emil*, Über die Beziehungen der Vulvovaginitis Gon. infantum zu der späteren Tätigkeit der Genitalorgane usw. Dtsch. med. Wochenschr. 1926. Nr. 13. — *Weißhaupt*, Grippe und Peritonitis. Zentralbl. f. Gynäkol. 1919. Nr. 27. — *Witzel*, Chirurg. Hyg., Aseptik u. Antiseptik. Berlin-Wien 1903. — *Wolf, Marga*, Eine von Angina ausgehende Streptokokken-Hausendemie der Atmungsorgane usw. Zeitschr. f. Geburtsh. u. Gynäkol. Bd. 80, S. 309.

Achtes Kapitel.
Frau und Beruf.
I und II. Allgemeines. Handarbeit und Genitalapparat.

Aaronheim, Monatsschr. f. Unfallheilk. u. Invalidenw. 1906. — *Altmann-Gottheimer, Elisabeth*, Vortrag auf der Kriegstagung des Bundes Deutscher Frauenvereine, Juli 1916. — *Amann*, Platzen einer Eierstockskrebsgeschwulst bei der Kohabitation. Zentralbl. f. Gynäkol. 1908. S. 798. — *Derselbe*, Ovarialzystenruptur im Anschluß an Tanzen. Zentralbl. f. Gynäkol. 1905. S. 1508. — *Baisch*, Hygiene und Diätetik des Weibes in und außerhalb der Schwangerschaft, in Halban-Seitz: Biologie und Pathologie des Weibes. Bd. 1, S. 869. — *Derselbe*, Die Begutachtung gynäkologischer Erkrankungen für die Unfall- und Invaliditätsversicherung, Volkmanns Samml. gynäkol. Vortr. Bd. 9, Nr. 135. — *Bastien* und *Legendre*, Zitiert nach Halban und Tandler: Anatomie und Ätiologie der Genitalprolapse beim Weibe. Wien und Leipzig 1907. — *Benzel*, Intraperitoneale Blutung bei Uterusmyom. Zentralbl. f. Gynäkol. 1917. Nr. 21. — *Bernays, Marie*, Zusammenhang von Frauenfabrikarbeit und Geburtshäufigkeit in Deutschland. Berlin 1916. —*Brauer*, Die abnehmende Fruchtbarkeit der berufstätigen Frau in: Magnus Hirschfeld: Sexus. Bd. 3, 1921. — *Carozzi*, Inschiesta igienico-sanitaria nell industria poligrafica in Italia. Ref. v. Hofstätter, in: Arch. f. Frauenkunde u. Eugenetik. Bd. 3, S. 113. — *Cohn*, Freie intraperitoneale Blutung aus einem Corpus luteum. Monatsschr. f. Geburtsh. u. Gynäk. Bd. 31, S. 396. —*Derselbe*, Die klinische Bedeutung der Follikelsprungstellen im Ovarium. Arch. f. Gyn. S. 505, 199. — *Fehling*, Ehe u. Vererbung. Encke 1913. — *Fetzer*, Der Genitalprolaps eine Folge der späten Erstgeburt. Münch. med. Wochenschr. 1910. Nr. 2, S. 73. —*Fischer*, Frauenarbeit und Familie. Berlin 1914. —*Forstner*, Können große intraperitoneale Blutungen aus Graafschen Follikeln ohne Vorhandensein von Schwangerschaft entstehen? Arch. f. Gynäkol. Bd. 105, S. 74. — *Fürth, Henriette*, Frauen in der Buchherstellung. Soziale Praxis 1905. —*Dieselbe*, Die Fabrikarbeit verheirateter Frauen. Frankfurt a. M. 1911.— *Gauß*, Über die Bedeutung der sozialen Faktoren für die Ätiologie des engen Beckens. Mittelrhein. Ges. f. Geb. u. Gynäkol., 28. Januar 1912. — *Gerstenberg*, Schwere intraperitoneale Blutung aus seitlichen Venen des Uterus bei subserösem Myom usw. Zentralbl. f. Gynäkol. 1915. S. 795. — *Geyer, Anna*, Die Frauenerwerbsarbeit in Deutschland. 1924. — *Gnauk-Kühne, Elisabeth*, Die deutsche Frau und die Jahrhundertwende. Berlin 1904. — *Gottberg, Margarete*, Dokumente des Fortschrittes, Juni 1913. — *Gowozow*, In prophylaktische Medizin, 1924. — *Haacke*, Die Ehelosen. Jahrb. f. Nationalökonomie u. Statistik. 3. Folge. Bd. 42, H. 1. — *Halban*, Pathologische Lage und Gestaltveränderung der weiblichen Geschlechtsorgane in Menge-Opitz: Handbuch der Frauenheilkunde. S. 436. — *Derselbe*, Prolaps bei einer Virgo. Zentralbl. f. Gynäkol. Bd. 37, S. 858. — *Halban* und *Tandler*, Anatomie und Ätiologie der Genitalprolapse beim Weib. Wien u. Leipzig 1907. — *Hammerschlag*, Zur Beurteilung des Traumas in der Ätiologie des Prolapses. Monatssch. f. Unfallheilk. u. Invalidenw. Bd. 2, S. 1345. 1902. — *Hirsch*, Leitfaden der Berufskrankheiten der Frau. Stuttgart: Enke 1919. Hier weitere Literatur. — *Derselbe*, Die Gefahren der Frauenerwerbsarbeit. Leipzig: Kabitzsch 1925. — *Hofstätter*, Die rauchende Frau. Wien u. Leipzig 1924. —*Jaschke*, Tödliche intraperitoneale Blutung bei Myom. Zentralblatt für Gynäkologie. 1910. S. 625. — *Kaup*, Die jugendlichen Arbeiter in Deutschland. Jena 1911. — *Kipping*, Über die ätiologische Bedeutung der äußeren Lebensbedingungen für die Häufigkeit des engen Beckens. Inaugural-Dissertation. Freiburg 1911. Ref. Zentralblatt für Gynäkologie. 1912. S. 1670. — *Keller*, Die Frau im Beruf usw. Sammlung klin. Vorträge. Gynäkol. 266/69. 1918. — *Kober*, Der Kinderreichtum, eine Lebensnotwendigkeit für unser Volk. Münch. med. Wochenschr. 1924. Nr. 1. — *Koelsch*, Einfluß von Beruf auf Krankheit und Sterblichkeit in Mosse: Tugendreichs Krankheit und soziale Lage. 1913. — *Derselbe*, Die zunehmende berufliche und gewerbliche Schädigung der Frau. Münch. med. Wochenschr. 1911. S. 494. — *Derselbe*, Allgemeine

Gewerbepathologie und Gewerbehygiene in Weyl: Handbuch der Hygiene. Leipzig 1914. — *Kölsch*, Allgemeine Gewerbepathologie und Gewerbehygiene. Leipzig 1914. — *Laubenburg*, Frauenkrankheiten als Erwerbskrankheiten. Arch. f. Frauenkunde u. Eugenetik. Bd. 3. 1916. — *Liebmann*, Zitiert nach Thiem. Monatsschr. f. Unfallheilk. u. Invalidenw. Bd. 4, S. 309 und Zentralbl. f. Gynäkol. 1891. Nr. 41. — *Lehr*, Zur Ätiologie des Uterusprolapses bei Nulliparen. Inaug.-Diss. Berlin 1893. — *Lundborg*, Der Einfluß der Industrialisierung auf die Rasse und Volksgesundheit. Arch. f. soz. Hygiene u. Demographie. 1921. H. 14, S. 4. — *Marcuse*, Die Beschränkung der Geburten — ein Kulturproblem. München 1913. — *Martin, A.*, Gynäkologische Unfallfolgen. Ärztl. Sachverst.-Zeit. 1911. S. 389. — *Derselbe*, Monatsschr. f. Geburtskunde. Bd. 23, S. 4. — *Martin, E,*, Prolaps und Unfall. Ärztl. Sachverst.-Zeit. 1913. S. 117. — *Derselbe*, Beitrag zur Begutachtung des Genitalprolapses als Unfallfolge. Ärztl. Sachverst.-Zeit. 1913. S. 489. — *Derselbe*, Der Haftapparat der weiblichen Genitalien. Berlin 1912. — *Mayer, A.*, Die Unfallerkrankungen in der Geburtshilfe und Gynäkologie. Stuttgart: Enke 1917. — *Derselbe*, Zur Behandlung der Retroflexio uteri. Zentralbl. f. Gynäkol. 1912. Nr. 32. — *Derselbe*, Zur Klinik der Retroflexio. Dtsch. med. Wochenschr. 1908. Nr. 49. — *Derselbe*, Hypoplasie und Infantilismus in Geburtshilfe und Gynäkologie. Hegars Beitr. z. Geburtsh. u. Gynäkol. Bd. 15. — *Derselbe*, Entstehung, Behandlung und Verhütung von Gebärmuttervorfällen. Zeitschr. f. ärztl. Fortbildung 1922. Nr. 7 u. 8. — *Derselbe*, Über die Beziehungen der Geburtshilfe und Gynäkologie zum Kriege usw. Med. Klinik 1922. Nr. 24—26. — *Derselbe*, Röntgentherapie in der Gynäkologie. Strahlentherapie. Bd. 14. — *Derselbe*, Über die Beeinflussung der menschlichen Frühschwangerschaft durch Röntgenstrahlen. Strahlentherapie. Bd. 14. — *Derselbe*, Über Fortpflanzung vom Standpunkt des Frauenarztes. Tübingen 1921. — *Derselbe*, Mutterschaft und Mutterpflicht. Stuttgart: Enke 1919. — *Müller*, Der Geburtenrückgang. Jena 1924. — *Mundé*, Zitiert nach Martin: Ärztliche Sachverst.-Zeitung 1913. S. 117 u. Lehr, l. c. S. 32. — *Oekinghaus, Emma*, Die gesellschaftliche und rechtliche Stellung der deutschen Frau. Jena 1925. — *Osterloh*, Zentralbl. f. Gynäkol. 1895. S. 733. Diskussion zu Leopold. Beitrag zur Extrauterinschwangerschaft. — *Pankow*, Ovarium mit geplatzter Corpusluteumcyste. Verhandlungen der deutschen Gesellschaft für Gynäkologie. Bd. 14, S. 774. — *Piel*, Über Genitalprolapse usw. im Kriege. Zentralbl. f. Gynäkol. 1918. S. 237. — *Pollack*, Prager med. Wochenschr. 1895. S. 323. — *Prochownik*, Virgineller Totalprolaps usw. Arch. f. Gynäkol. Bd. 17, S. 326. — *Rokitansky*, Lehrbuch der pathologischen Anatomie Bd. 3. 1861. — *Rosenfeld*, Hygienische Verhältnisse der österreichischen Tabakfabrikarbeiter. Zentralbl. f. allg. Gesundheitspflege. Jg. 18, S. 99. 1899. — *Derselbe*, Zur Gesundheitsstatistik der Berufe. Med. Reform 1906. — *Rosenthal* und *Krocker*, Über die Wirkung des Nikotins usw. Inaug.-Diss. Berlin 1868. — *Sauwageot*, Thèse de Paris 1904. (Platzen von Tubentumoren nach gynäkologischer Massage und Untersuchung. Zitiert nach Thiem: Handb. d. Unfallerkrankungen. 2. Aufl. S. 683. — *Schambacher*, Über wahre und vorgetäuschte Tubenschwangerschaft. Zeitschr. f. Geburtsh. u. Gynäkol. Bd. 68. — *Derselbe*, Weiterer Beitrag zur Frage der vorgetäuschten Extrauterinschwangerschaft. Zentralbl. f. Gynäkol. 1903. Nr. 36. — *Schatz*, Verhandl. d. dtsch. Ges. f. Gynäkol. Leipzig 1897. S. 152. — *Schauta*, Lehrbuch der ges. Gynäkologie. 1896. S. 360. — *Schulte*, Zitiert nach Hirsch: Berufskrankheiten der Frau. — *Schultze*, Verhandlungen der deutschen Gesellschaft für Gynäkologie. Leipzig 1897. S. 50. — *Schwarz*, Die Eignung der Frau zu gewerblichen Berufsarten. Öffentl. Gesundheitspflege 1921. — *Schwarze*, Gynäkologische Unfallfolgen. Ärztl. Sachverst.-Zeit. 1898. S. 69 u. S. 94. — *Seeligmann*, Trauma und Extrauteringravidität. Dtsch. med. Wochenschr. 1901. S. 431. — *Derselbe*, Über einen weiteren Fall von Extrauterinschwangerschaft im Zusammenhang mit Trauma usw. Zentralbl. f. Gynäkol. 1908. S. 1059. — *Seitz*, Über Weichteilschwierigkeiten, ihr Einfluß auf die Kindersterblichkeit unter der Geburt usw. Arch. f. Gynäkol. Bd. 90, S. 1. — *Sellheim*, Der Genitalprolaps als Folge später Heirat der Frau. Zeitschr. f. soz. Med. usw. Bd. 5, S. 127. 1909. — *Derselbe*, Erklärung der Stieltorsion von Eierstockszysten. Zentralbl. f. Gynäkol. 1922. S. 1163. — *Derselbe*, Die Mechanik der Achsendrehung innerer Organe usw. Arch. f. Gynäkol. Bd. 118, S. 296. 1923. — *Derselbe*, Erklärung der Achsendrehung von Eierstockszysten. Zentralbl. f. Gynäkol. 1922. S. 1231. — *Derselbe*, Über Befestigung der Eingeweide im Bauche usw. Zeitschr. f. Geb. u. Gynäkol. Bd. 80. H. 2. — *Steinbüchel*, Über Komplikation der Uterusmyome usw. mit schwerer innerer Blutung. Wien. klin. Wochenschr. 1905. Nr. 37, S. 945. — *Storer*, Über traumatische Ruptur von Ovarialcysten. Zentralbl. f. Gynäkol. 1897. S. 687. — *Straßmann*, Körperliche Erschütterung und Frauenleiden. Ärztl. Sachverst.-Zeit. 1906. S. 450. — *Thiem*, Handbuch der Unfallerkrankungen. 2. Aufl., S. 2. — *Vogt*, Die künstl. Unterbrechung der Schwangerschaft durch Röntgenstrahlen im Handb. d. Strahlentherapie von H. Meyer. — *Walthard*, Traumatische Peritonitis. Korresp.-Blatt f. Schweiz. Ärzte 1898. — *Weinbrenner*, Über vorgetäuschte Extrauterinschwangerschaft usw. Monatsschr. f. Geburtsh. u. Gynäkol. Bd. 24, S. 332. 1906. — *Wenczel*, Zwei Fälle von Stieltorsion. Zentralbl. f. Gynäkol. 1905. S. 538. — *Weyl*, Handbuch der Gewerbehygiene. —

Winiwarter, Ein Fall von Haematocele retrouterina, bedingt durch Follikelblutung aus einem kleinzystisch degenerierten Ovarium. Zeitschrift für Geburtshilfe und Gynäkologie. Bd. 68, S. 401. 1911. — *Winterstein, Rosa*, Der Anteil der Frau an der wirtschaftlichen Arbeit des deutschen Volkes. Inaugural-Dissertation. Budapest 1917. — *Wolf*, Seltene Ätiologie der Haematocele retrouterina. Monatsschrift für Geburtshilfe und Gynäkologie. Bd. 35. S. 189. — *Wolf*, Geburtenrückgang. Jena 1912. — *Zahn, Friedrich*, Das deutsche Volk in seinen sozialen und wirtschaftlichen Beziehungen. Handbuch der Politik. Berlin und Leipzig 1912 bis 1913. — *Zuppert*, Röntgenogene fötale Mikrozephalie. Archiv für Kinderheilkunde. Bd. 80. H. 1.

III. u. IV. Geistige Arbeit, Frauenstudium und Konstitution.
Kinderzahl (Geburtlichkeit), Familie, Staat und Frauenarbeit.

Arnaud, Zitiert nach Hirsch, „Berufskrankheiten der Frau", l. c., S. 101. — *Arnold*, Tabakmonopol im österreichischen Staate. Wien. Bl. 2. Aufl., Bd. 4. — *Aschenheim*, Schädigung einer menschlichen Frucht durch Röntgenstrahlen. Strahlentherapie Bd. 11, S. 789. — *Bebel, August*, Die Frau und der Sozialismus 1879. — *Bluhm, Agnes*, Alkohol und Nachkommenschaft. Zeitschr. f. indukt. Abstammungs- u. Vererbungslehre. Bd. 28. 1922. — *Bornträger*, Der Geburtenrückgang in Deutschland. Würzburg 1913. — *Brauer*, Die abnehmende Fruchtbarkeit der berufstätigen Frau in Magnus Hirschfeld: Sexus. Bd. 3. 1921. — *Derselbe*, Das Auftreten der Tuberkulose in Zigarrenfabriken. Beitr. z. Klin. d. Tuberkul. Bd. 1, S. 1. 1903. — *Brentano*, Die Malthussche Lehre usw. Abhand. d. histor. Klasse d. bayer. Akad. d. Wiss. Bd. 24, S. 603. — *Brouardel*, De l'arsenicisme. Thèse de Paris 1897. — Ref. nach Perazi. — *Bunge*, Die Tabakvergiftung. 3. Aufl., S. 4. Basel 1914. — *Derselbe*, Die zunehmende Unfähigkeit der Frauen, ihre Kinder zu stillen. 6. Aufl. München 1909. — *Bumm*, Über das Frauenstudium. Berlin: Hirschwald 1917. — *Carozzi*, Inschiesta igienico-sanitaria nell industria poligrafica in Italia. Ref. f. Hofstätter, in: Arch. f. Frauenkunde u. Eugenetik. Bd. 3, S. 113. — *Chyzer*, Zitiert nach Rambusek, l. c., S. 170. — *Ehrenberg, Richard*, Die Familie in ihrer Bedeutung für das Volksleben. Jena 1916. — *Fischer, Edmund*, Frauenarbeit und Familie. Berlin 1914. — *Fischer, Alfons*, Grundriß der sozialen Hygiene. 1913. — *Flaskamp*, Direkte und indirekte Fruchtschädigung durch Röntgenstrahlen. Zentralbl. f. Gynäkol. 1925. Nr. 22. — *Fraenkel, C.*, Über den Einfluß des Tabaksrauchs auf den menschlichen Organismus. Wien. klin. Wochenschr. 1913. S. 1957. — *Friedrich*, Die Phosphornekrose in Ungarn. Jena 1910. — *Fürth, Henriette*, Frauen in der Buchherstellung. Soziale Praxis 1905. — *Dieselbe*, Der Rückgang der Geburten als soziales Phänomen. Jahrb. f. Nationalök. u. Statistik. 3. Folge, Bd. 45, S. 743. — *Dieselbe*, Die Fabrikarbeit verheirateter Frauen. Frankfurt 1901. — *Gäbel, Käthe*, Die Heimarbeit 1914. — *Gerhard, Adele* und *Simon, Helene*, Mutterschaft und geistige Arbeit. Berlin 1901. — *Grassel*, Der Geburtenrückgang in Deutschland. — *Grotjahn*, Geburtenrückgang und Geburtenregelung. 2. Aufl. Berlin 1921. — *Haacke*, Die Ehelosen. Jahrb. f. Nationalök. u. Statistik. 2. Folge. Bd. 42, H. 1. — *Hertoghe*, Der chronische gutartige Hyperthyreoidismus. München 1900. — *Heymans*, Die Psychologie der Frauen. „Die Psychologie in Einzeldarstellungen". Heidelberg: 1910. — *Hirsch*, Berufskrankheiten der Frau. Stuttgart. 1919. — *Derselbe*, Die Gefahren der Frauenerwerbsarbeit. Leipzig 1925. — *Derselbe*, Frauenarbeit und Frauenkrankheiten in Halban-Seitz: Biologie und Pathologie des Weibes. Bd. 1. S. 925. — *Derselbe*, Über das Frauenstudium. Würzburg 1920. — *Hofstätter*, Die rauchende Frau. Wien und Leipzig 1924. — *Holzmann*, Einfluß der Tabakarbeit auf die Gesundheit. Zentralbl. f. d. ges. Geburtsh. u. Gynäkol., sowie d. Grenzgebiete. Bd. 5, S. 372. 1914. — *Derselbe*, Hygiene der Tabakarbeiter, in Weils Handb. d. Hygiene. — *Hueppe*, Deutschlands Volkskraft und Wehrfähigkeit. Berlin: Hirschwald 1916. — *Jellinek, Camilla*, Der Mädchenname der verheirateten Frau. „Die Frau." Januar 1923. — *Kaup*, Konstitution und Umwelt im Lehrlingsalter 1922. — *Kautsky*, Körperliche Enterbung der Kulturmenschheit. — *Keller, Helene*, Briefe meiner Werdezeit. Übersetzung von Saager, Stuttgart 1918. — *v Kemnitz, Meta*, Das Weib und seine Bestimmung. München: Ernst Reinhardt 1917. — *Kern, Marie*, 150 000 ungeborene Qualitätskinder? Charlottenverlag Pottschappel bei Dresden. — *Kipping*, Über die ätiologische Bedeutung der äußeren Lebensbedingungen für die Häufigkeit des engen Beckens. Inaug.-Diss. Freiburg 1911. — *Kirstein*, Der Geburtenrückgang, die Zukunftsfrage Deutschlands. Marburg 1917. — *Kölsch*, Die zunehmende berufliche und gewerbliche Schädigung der Frau. Münch. med. Wochenschr. 1911. S. 494. — *Derselbe*, Arbeit und Tuberkulose. Arch. f. soz. Hyg. 1911. — *Derselbe*, Allgemeine Gewerbepathologie und Gewerbehygiene in Weil: Handb. d. Hyg. Leipzig 1914. — *Derselbe*, Einfluß von Beruf auf Krankheit und Sterblichkeit, in Mosse-Tugendreich; Krankheit und soziale Lage 1913. — *Kostial, Theodor*, Statistisch-medizinische Studie über die Sanitätsverhältnisse der weiblichen Bevölkerung der Zigarrenfabrik in Iglau. Wochenbl. d. K. K. Ges. d. Ärzte in Wien Bd. 8, S. 313. 1868. — *Lange, Helen* und *Bäumer*,

Gertrud, Handbuch der Frauenbewegung. Berlin 1901—1906. — *Lanz-Siebenfels,* In Ostara (Bücherei der Blonden und Mannesrechtler) Bd. 58. — *Laubenburg,* Frauenkrankheiten als Erwerbskrankheiten. Arch. f. Frauenkunde und Eugenetik Bd. 3, S. 37. 1916. — *Lederer,* Aufgaben einer Kultursoziologie. „Erinnerungsgabe an Max Weber." Bd. 2. München u. Leipzig 1923. — *Lesage,* Lehrbuch der Krankheiten des Säuglings, übersetzt v. Fischl. Leipzig 1912. — *Lewin,* Die Fruchtabtreibung durch Gifte und andere Mittel 1900. — *Lewinstein, Gustav,* Die deutsche Tabakindustrie. Volkswirtschaftl. Zeitfr. H. 142 u. 143. Berlin 1896. — *Derselbe,* Für und wider den Tabak. Aussprüche deutscher Zeitgenossen über den Tabakgenuß. Berlin 1890. — *Livon,* Zitiert nach Hofstätter, l. c., S. 125. — *Lorand,* Das rasche Altern der Frauen nach gewissen Schädlichkeiten. Wien u. Leipzig 1918. — *Lüders,* Die Entwicklung der gewerblichen Frauenarbeit im Krieg. 1920. — *Derselbe,* Ehe und Frauenarbeit. In „die Erhaltung und Mehrung der deutschen Volkskraft." München: J. F. Lehmann 1918. — *Lundborg,* Der Einfluß der Industrialisierung auf die Rasse und die Volksgesundheit. Arch. f. soz. Hyg. u. Demographie. 1921. H. 14, S. 4. — *Marx,* Degeneration der industriellen Bevölkerung. — *Marcuse,* Die Beschränkung der Geburten — ein Kulturproblem. München 1913. — *Martius,* Die Röntgenbehandlung in der Gynäkologie im Handbuch der gesamten medizinischen Anwendung der Elektrizität. 1923. — *Mayer, A.,* Über Fortpflanzung vom Standpunkt des Frauenarztes. Tübingen 1921. — *Derselbe,* Mutterschaft und Mutterpflicht, Stuttgart: Enke 1919. — *Derselbe,* Röntgentherapie in der Gynäkologie. Strahlentherapie Bd. 14, S. 818. — *Derselbe,* Über die Beeinflussung der menschlichen Frühschwangerschaft durch Röntgenstrahlen. Strahlentherapie. Bd. 14, S. 97. — *Derselbe,* Über die Beziehungen der Geburtshilfe und Gynäkologie zum Krieg und zu den Kriegsverhältnissen. Med. Klinik. 1922. Nr. 24. — *Mayreder, Rosa,* Geschlecht und Kultur. Bd. 1. Jena 1923. — *Dieselbe,* Zur Kritik der Weiblichkeit. Bd. 2. Jena 1922. — *Merletti,* Ferrara, Zitiert nach Kirsch, Berufskrankheiten usw. S. 46. — *Moebius,* Der physiologische Schwachsinn des Weibes. — *Moll,* Sexualität und Charakter. — *Mombert,* Studien zur Bevölkerungsbewegung. 1907. — *Derselbe,* Über den Rückgang der Geburten und Sterbeziffer in Deutschland. Arch. f. Sozialwiss. 1912. — *Montuoro,* Über den angeblichen Einfluß des Tabakismus auf die Schwangerschaft. Zitiert nach Peracci. — *Müller, P.,* Der Weltkrieg und sein Einfluß auf den weiblichen Organismus. Bern 1918. — *Müller, J.,* Der Geburtenrückgang. Jena: Fischer 1924. — *Müller,* Die Frauenarbeit in der Landwirtschaft. 1913. — *Newsholme,* Zitiert nach Hirsch, Berufskrankheiten usw., S. 83. — *Nürnberger,* Experimentelle Untersuchungen über die Gefahren der Bestrahlung für die Fortpflanzung. Prakt. Ergebn. d. Geburtsh. u. Gynäkol. Bd. 8, 1920. — *Oekinghaus, Emma,* Die gesellschaftliche und rechtliche Stellung der deutschen Frau. Jena: Fischer 1925. — *Oldenberg,* Geburtenrückgang und Aufwuchsziffer. Schmollers Jahrb. 40. Jg., S. 264. — *Oliver, Thomas,* Zitiert nach Hirsch, Berufskrankheiten der Frau. S. 38. — *Oppenheimer, Hilde* und *Hilde Radomski,* Die Probleme der Frauenarbeit in der Übergangswirtschaft. Mannheim, Berlin und Leipzig 1918. — *Otto, Rose,* Fabrikarbeit verheirateter Frauen (Diss.) Stuttgart 1910. — *Pappritz, Anna,* Einführung in das Studium der Prostitutionsfrage. Leipzig 1921. — *Peiper,* Zitiert nach Hirsch, Berufskrankheiten usw. S. 46. — *Peracci, Pierro,* Experimentelle Studien über die Beziehungen des Tabaks zur Schwangerschaft. Folia gynäcologica. Bd. 7. Fasc. 3. Pavia 1912. — *Peri,* Zitiert nach Peracci, l. c. — *Perkins-Gilman,* Mann und Frau (Women and Econimics,) Einzig berechtigte Übersetzung von Marie Stritt. Dresden und Leipzig 1913. — *Piasecki,* Einfluß der Tabakfabrikation auf Menstruation, Schwangerschaft und auf die Gesundheit der Neugeborenen. Revue d'hygiène et de Police sanit. Tom. 3, 1881. Ref.: Vierteljahrsschr. f. ger. Med. Bd. 36, S. 364. 1882. — *Pierstorff,* Weibliche Arbeit und Frauenfrage. Handwörterbuch der Staatswissenschaft. 3. Aufl., Bd. 8, Conrad Elster. — *Poelchau,* Die wichtigsten chronischen Krankheiten der Schulkinder. Berlin 1914. — *Pradel,* Les manufaktures de tabac etc. Journ. de méd. 1888. — *Prinzing,* Die Erkrankungshäufigkeit nach Alter und Geschlecht. Zeitschr. f. Hyg. 1903. — *Derselbe,* Die hohe Tuberkulosesterblichkeit des weiblichen Geschlechts zur Zeit der Entwicklung und Gebärtätigkeit. Zentralbl. f. allg. Gesundheitspflege. — *Rambouseck,* Konkordia Bd. 22, Nr. 23, S. 404. Ref.: Zentralbl. f. Gewerbehyg. 4. Jg. S. 170. — *Reid,* Nach einem Referat im Arch. f. Rassen- u. Gesellschaftsbiol. 1911. 8. Jg., S. 452. — *Rosenfeld,* Zur Gesundheitsstatistik der Berufe. Med. Reform 1906. — *Derselbe,* Hygienische Verhältnisse der österreichischen Tabakfabrikarbeiter. Zentralbl. f. allg. Gesundheitspflege. 18. Jg. — *Rosenthal,* Frauenbildung. 13. Jg. Leipzig 1914. — *Roth,* Kompendium der Gewerbekrankheiten. Berlin 1909. — *Derselbe,* Physiologie und Pathologie der Arbeit, mit besonderer Berücksichtigung der Ermüdungsfragen. Vierteljahrsschr. f. öffentl. Gesundheitspflege. Bd. 43. 1911. — *Roth-Frangia,* Zitiert nach Hirsch, in Halban u. Seitz: Biologie und Pathologie des Weibes. S. 949. — *Salomon, Alice,* Stumme Märtyrerinnen. Die Frau. 1909. — *Schmidt, Anna,* Zur Lage der Tabakarbeiterinnen. Bibliothek für erwerbstätige Frauen. H. 4. — *Schmidt, Phil.,* Über den Einfluß der Kriegsernährung auf das Körpergewicht der Neugeborenen. Monatsschr. f. Geburtsh. u. Gynäkol. 1918. Inaug.

Diss. Tübingen 1917. — *Schmitt, W.*, Strahlentherapie. Bd. 18. — *Schulte*, Zitiert nach Hirsch, Berufskrankheiten usw., l. c., S. 44. — *Schulze*, Das Weib in anthropologischer und sozialer Betrachtung. Leipzig: Curt Kabitzsch 1920. — *Schwalbe*, Über das medizinische Frauenstudium in Deutschland. Leipzig: Georg Thieme 1918. — *Schwarz*, Die Eignung der Frau zu gewerblichen Berufsarten. Öff. Gesundheitspflege 1921. — *Sellheim*, Das Geheimnis des Ewig-Weiblichen. — *Seitz*, Über Weichteilschwierigkeiten, ihr Einfluß auf die Kindersterblichkeit unter der Geburt usw. Arch. f. Gynäkol. Bd. 90. — *Silberkleid*, Zur Frage des Geburtenrückganges. Med. Reform 1913. S. 152. — *Silbermann*, Die Erwerbstätigkeit der Frauen Deutschlands nach Familien und Alter. Zeitschr. f. Sozialwiss. Neue Folge. Bd. 2, S. 11. — *Simon, Helene*, Der Anteil der Frau an der deutschen Industrie. Schriften des ständigen Ausschusses für Förderung der Arbeiterinneninteressen. 1910. — *Stein*, Soziologie der Gleichheit. „Frauenzunft". H. 12. München u. Leipzig 1911. — *Steinmetz*, Feminismus und Rasse. Zeitschr. f. Sozialwiss. 1904. H. 12. — *Stieda*, Über die Bestimmung der Stillfähigkeit. Hegars Beitr. z. Geburtsh. u. Gynäkol. Bd. 16, S. 274. — *Stumpf*, Zitiert nach Hirsch, Berufskrankheiten usw. — *Thümmel*, Über den Einfluß des Krieges auf die Nachgeburtsblutungen. Inaug.-Diss. Tübingen 1919. — *Timm*, Die wirtschaftlich kulturelle Bedeutung des Arbeiterschutzes. In: „Die Erhaltung und Mehrung der deutschen Volkskraft." München: J. F. Lehmanns Verlag 1918. — *v. Trigalski*, (In Selters Handbuch der deutschen Schulhygiene 1914). — *Trumpp*, Eheerlaubnis und Eheverbote in H. 4 von „Deutschlands Erneuerung". München: J. F. Lehmanns Verlag 1917. — *Tschudi*, Zeitschr. f. Kinderforsch. 18. Jg., H. 8 u. 9. — *Tugendreich*, Die Mutter- und Säuglingsfürsorge. Stuttgart 1910. — *Valardi*, Il fosforismo cronico. Milano 1914. — *Wagner*, Die Frau im Dienste der Reichspost und Telegraphenverwaltung. Leipzig 1913. — *Wall*, Über die Weiterentwicklung frühgeborener Kinder. Monatsschr. f. Geburtsh. u. Gynäkol. 1913. — *Weber, Marianne*, Beruf, Ehe. Die Beteiligung der Frau an der Wissenschaftshilfe. 1906. — *Dieselbe*, Ehefrau und Mutter in der Rechtsentwicklung. Tübingen 1907. — *Dieselbe*, Frauenfrage, Frauengedanken. Tübingen 1919. — *Dieselbe*, Die Frau und die objektive Kultur. „Logos". Bd. 4, H. 3. — *Weber, Max*, Wirtschaft und Gesellschaft. „Grundriß der Sozialökonomik". 2. Abt. Tübingen 1922. — *Weil*, Handb. d. Hyg. — *Weinberg*, Einfluß der sozialen Lage auf Krankheit und Sterblichkeit der Frau in: Krankheit und soziale Lage 1912. — *Weinberg, Margarethe*, Das Frauenproblem im Idealstaat. Leipzig 1925. (Hier weitere Literaturangaben). — *Westergaard*, Die Lehre von der Morbidität und Mortalität. Jena 1901. — *Wisse, Anna*, Zur Frage nach den Geschlechtsdifferenzen im akademischen Studium. Zeitschr. f. angew. Psychol. Bd. 11, H. 4/5. — *Wolf*, Geburtenrückgang. Jena 1912. — *Wolf, Gertrud*, Der Frauenerwerb in den Hauptkulturstaaten (nach amtlichen statistischen Quellen). München 1916. — *Zahn*, Die Frau im Erwerbsleben der Hauptkulturstaaten. Allg. statist. Arch. Bd. 3, S. 179. — *Derselbe*, Der Geburtenrückgang in Deutschland in „Handb. d. Politik." Bd. 2, S. 219. Berlin-Leipzig 1914. — *Zahn, Friedrich*, Beruf und Berufsstatistik. Handwörterb. d. Staatswiss. Bd. 2, 3. Aufl. Conrad-Elster.

Neuntes Kapitel.
Vererbung von Krankheiten.
I., II. und IV. Körperliche Erkrankungen, Hämophilie, Geisteskrankheiten.

Adachi, Zeitschr. f. Morphol. u. Anthropol. Bd. 4, H. 1. — *Albrecht*, Über die Vererbung der konstitution-sporadischen Taubstummheit usw. Arch. f. Ohrenheilk. Bd. 110. — *Albrecht*, Psychopathia Sexualis in Halban-Seitz: Biologie und Pathologie des Weibes. B. 5. — *Bateson*, Mendels Vererbungstheorie. Übersetzt von A. Winckler. Leipzig und Berlin 1914. — *Bauer*, Genitalpathologie. Bruns Beitr. z. klin. Chirurg. Bd. 135, S. 111. — *Bauer, J.*, Die konstitutionelle Disposition zu inneren Krankheiten. Berlin: Julius Springer 1921. — *Bauer, K. H.*, Dtsch. Zeitschr. f. Chirurg. Bd. 176. 1922. S. 109. Zur Vererbung und Konstitutionspathologie der Hämophilie. — *Derselbe*, Zeitschr. f. indukt. Abstammungs- und Vererbungslehre. Bd. 30, S. 58. 1923. — *Bauer, K. H.* und *Wehefritz*, Gibt es eine Hämophilie beim Weibe? Arch. f. Gynäkol. Bd. 121. 1924. — *Dieselben*, Gibt es eine Hämophilie beim Weibe? Arch. f. Gynäkol. Bd. 129, S. 1. 1926. — *Baur, Erwin*, Einführung in die experimentelle Vererbungslehre. Berlin 1920. — *Baur, Fischer* und *Lenz*, Menschliche Erblichkeitslehre. München: Lehmann 1923. — *Berry* and *Legg*, Harelip and cleft palate. London 1912. — *Binding* und *Hoche*, Die Freigabe der Vernichtung lebensunwerten Lebens. Leipzig 1920. — *Birnbaum*, Klinik der Mißbildungen und kongenitalen Erkrankungen des Fötus. Berlin: Julius Springer 1909. — *Bluhm, Agnes*, Zur Frage in der generativen Tüchtigkeit der deutschen Frau. Arch. f. Rassen- u. Gesellschaftsbiologie 1912. — *Dieselbe*, Alkohol und Nachkommenschaft. Zeitschr. f. indukt. Abstammungs- u. Vererbungslehre Bd. 28. 1922. — *Dieselbe*, Zur Erblichkeitsfrage des Kropfes. Arch. f. Rassen- u. Gesellschaftsbiologie. Bd. 13 u. 14. 1922. — *Boehm*, Verhandlungen der deutschen Gesellschaft für orthopädische Chirurgie.

1907. — *Boeters*, Die Unfruchtbarmachung der geistig Minderwertigen. Wissenschaftl. Beilage der Leipziger Lehrerzeitung. 1924. Nr. 28 u. 29. — *Bucura*, Über Hämophilie beim Weibe. Hölder 1920. — *Danielson* und *Davenport*, The Hill Folk. Eugenic Record. Off. Mem. 1912. Nr. 1. — *Davenport*, The Nams. — *Delbanco*, Naevi. Eulenburgs Realenzykl. 4. Aufl. Urban & Schwarzenberg. — *Derselbe*, Dermatologische Wochenschrift 1920. Nr. 70. Referat über Meirowsky: Entstehung der sog. kongenitalen Mißbildungen. — *Devay*, Zitiert nach Helbing: In v. Noorden und Caniner, Krankheiten und Ehe. 2. Aufl., S. 422. — *Dingfelder*, Vorgeburtliche Erziehung. Kuhn-München. 1924. — *Dollinger*, Wien. med. Wochenschr. 1887, Nr. 48 u. 49. — *Ebermayer*, Zitiert nach Gaupp, l. c. S. 38 u. 39. — *Estabrook* and *Davenport*, The Nam Family. 1912. — *Eulenburg*, Berlin. klin. Wochenschr. 1865. — *Fay*, Zitiert nach Siemens: Einführung in die allgemeine Konstitution und Vererbungspathologie. S. 144. Berlin: Julius Springer 1921. — *Fehling*, Ehe und Vererbung. Stuttgart: Enke 1913. — *Fetscher*, Über die Erblichkeit des angeborenen Klumpfußes. Arch. f. Rassen- u. Gesellschaftsbiologie. 1922. H. 1. — *Derselbe*, Gesundheitspaß. Langensalza: Beltz. — *Florschütz*, Allgemeine Lebensversicherungsmedizin. Berlin: Mittler 1914. — *Fuchs*, Die konträre Sexualempfindung. Stuttgart: Enke 1926. — *Furter*, Über die Wahrscheinlichkeit des Auftretens geschlechtsgebundener Leiden. v. Graefes Arch. f. Ophthalmol. Bd. 114, S. 593. 1924. — *Gänßlen*, Die hämolytische Konstitution. Arch. f. klin. Med. Bd. 146, S. 1. 1925. — *Derselbe*, Der hämolytische Ikterus und die hämolytische Konstitution. Klin. Wochenschr. 1927. — *Galton*, Genie und Vererbung. Übersetzt von Neurath. Leipzig 1910. — *Gaupp*, Die Unfruchtbarmachung geistig und sittlich Kranker und Minderwertiger. Berlin: Julius Springer 1925. — *Gauß*, Über die Bedeutung der geographischen und sozialen Faktoren für die Ätiologie des engen Beckens. Mittelrhein. Ges. f. Geb. u. Gynäkol. Frankfurt 1912. — *Gerngroß*, Sterilisation und Kastration als Hilfsmittel im Kampf gegen das Verbrechen. 1913. — *Glaeßner*, Zeitschr. f. orthop. Chirurg. Bd. 22. — *Goddard*, Die Familie Kallikack. Langensalza 1914. — *Goldschmidt*, Einführung in die Vererbungswissenschaft. 3. Aufl. Leipzig 1920. — *Derselbe*, Über Vererbung im Chromosom. Biol. Zentralbl. Bd. 42. 1922. — *Gottstein*, Zitiert nach Siemens: Konstitutions- und Vererbungspathologie. S. 144. Springer 1921. — *Grote*, Über verwandte Polydaktylie. Zeitschr. f. Konstitutionslehre. Bd. 9. 1924. — *Guggisberg*, Vererbung und Übertragung. Bern: Haupt 1910. — *Gutmann*, Zitiert nach Baur, Fischer, Lenz: Menschliche Erblichkeitslehre. S. 201. — *Haecker*, Allgemeine Vererbungslehre. Braunschweig 1921. — *Derselbe*, Entwicklungsgeschichtliche Eigenschaftsanalyse. Zeitschr. f. orthop. Chirurg. Bd. 30. — *Hammerschlag*, Hereditäre Taubstummheit und die Gesetze ihrer Vererbung. Zeitschr. f. Ohrenheilk. Bd. 61. 1910. — *Hanhardt*, Über die Bedeutung der Erforschung von Inzuchtsgebieten an Hand von Ergebnissen bei Sippen mit hereditärer Ataxie, heretodegenerativem Zwergwuchs und sporadischer Taubstummheit. Schweiz. med. Wochenschr. Jg. 54. 1924. — *Hayashi* und *Matsuoka*, Jena 1918. — *Helbing:* Krankheiten der Knochen und Gelenke in ihren Beziehungen zur Ehe in v. Noorden und Kaminer: Krankheiten und Ehe. — *Henkel*, Künstliche Fehlgeburten und künstliche Unfruchtbarmachung vom Standpunkte der Gynäkologie in Placzek: Künstliche Fehlgeburten und künstliche Unfruchtbarmachung. Leipzig 1918. — *Hoffa*, Lehrbuch der orthop. Chirurgie. 1905. — *Hoffmann*, Vererbung und Seelenleben. Berlin 1922. — *Derselbe*, Die Nachkommenschaft bei endogenen Psychosen. Berlin 1921. — *Derselbe*, Phänomenologie und Systematik der Konstitution und die dispositionelle Bedeutung der Konstitution auf psychischem Gebiet, in Handbuch der normalen und pathologischen Physiologie von Bethe, Bergmann, Embden. — *Derselbe*, Temperamentsvererbung. — *v. Hoffmann*, G., Künstliche Unfruchtbarkeit nach den Erfahrungen in den Vereinigten Staaten, in Placzek, l. c. — *Derselbe*, Die Rassenhygiene in den Vereinigten Staaten von Nordamerika. 1913. — *Derselbe*, Die Rassenhygiene in den Vereinigten Staaten von Nordamerika. München 1913. — *Derselbe*, Die rassenhygienischen Gesetze des Jahres 1913 in den Vereinigten Staaten von Nordamerika. Arch. f. Rassen- u. Gesellschaftsbiol. Bd. 11. 1914. — *Derselbe*, Das Sterilisierungsprogramm in den Vereinigten Staaten von Nordamerika. Arch. f. Rassen- u. Gesellschaftsbiol. Bd. 11. 1914. — *Johannsen*, Allgemeine Vererbungslehre in Brugsch und Levy: Die Biologie der Person. Berlin und Wien 1926. — *Just*, Spezielle Vererbungslehre, in Brugsch und Levy: Die Biologie der Person. Berlin und Wien 1926. S. 323. — *Kaup*, Zitiert nach Siemens, Konstitutions- und Vererbungspathol. S. 144. — *Klein*, Krankheit, Vererbung und Ehe. Leipzig und Wien 1921. — *Koehler*, Über die Vererbung der Vielfingrigkeit beim Menschen. Biol. Zentralbl. Bd. 43. 1924. — *Koerner*, Das Wesen der Otosklerose im Lichte der Vererbungslehre. Zeitschr. f. Ohrenheilk. Bd. 50. — *Krauß* und *Döhrer*, Blutsverwandtschaft in der Ehe, in v. Noorden und Kaminer: Krankheiten und Ehe. 2. Aufl. S. 48. — *Laughlin*, Eugenical Sterilisation in the United States 1922. Zitiert nach Gaupp, l. c. S.. — *Lenz*, Die Bedeutung der statistisch ermittelten Belastung mit Blutsverwandtschaft der Eltern. Münch. med. Wochenschr. 1919. Nr. 47. — *Derselbe*, Eine Erklärung des Schwankens der Knabenziffer. Arch. f. Rassen- u. Gesellschaftsbiol. Bd. 11, S. 629. — *Derselbe*, Die krankhaften Erbanlagen des Mannes und die Bestimmung des Geschlechts beim Menschen. Jena 1912. — *Lesser*, Hautkrankheiten 1894. — *Leven*, Beitrag zur Naevuslehre. Dtsch. med. Wochenschr. 1920. Nr. 21. — *Lilienthal*, Künstliche Fehlgeburten usw. vom Standpunkte des Rechtes, in Placzek, l. c. — *Lingard*, Lancet. Vol. 1, p. 703. 1884. — *Lorenz*, Zitiert nach Krauß und Döhrer, in v. Noorden und Kaminer: Krankheiten und Ehe. 2. Aufl. — *Lossen*, Die Bluterfamilie Mampel bei Heidelberg. Dtsch. Zeitschr. f. Chirurg. 1877. — *Lundborg*, Medizinisch-biologische Familienforschung, in Schweden. Jena 1913. — *Mayer, A.*, Psychogene Störungen der weiblichen Sexualfunktion in Schwarz: Psychogenese und Psychotherapie körperlicher Symptome. Wien: Springer 1925. — *Derselbe*, Einiges über das Verhalten des Geschlechts unter besonderen Bedingungen der menschlichen Fortpflanzung. Zeitschr. f. Konstitutionslehre Bd. 11, S. 428. — *Derselbe*, Über Fortpflanzung vom Standpunkt des Frauenarztes. Tübingen, S. 1921. — *Meirowsky*, Die angeborenen Muttermäler und die Färbung der menschlichen Haut im Lichte der Abstammungslehre. Jena: Fischer. — *Derselbe*, Über die Entstehung der sog. kongenitalen Mißbildungen der Haut. Arch. f. Dermatol. u. Syphilis. Bd. 127, H. 1. — *Meirowsky* und *Leven*, Tierzeichnung, Menschenscheckung und Systematisation der Muttermäler. Berlin: Julius Springer 1921. — *Mohr*, Über Letalfaktoren mit Berücksichtigung ihres Verhaltens bei Haustieren und Menschen. Jahresvers. d. dtsch. Ges. f. Vererb. Wissenschaft. Hamburg 1925. — *Mohr, O. L.* und *Chr. Wriedt*, A new type of hereditary brachyphalangy in man. Carnegie Institut. of Washington Publication Nr. 295. Washington 1919. — *Narath*, Beitrag zur Therapie der angeborenen Hüftluxation. Wien und Leipzig 1903 (Gussenbauer-Festschrift). — *Nasse*, Von einer erblichen Neigung zu tödlichen Blutungen. Arch. f. med. Erfahrung im Gebiet der prakt. Medizin u. Staatsarzneikunde, v. Horn, Nasse u. Henke. 1820 u. 1824. — *Orth*, Angeborene und ererbte Krankheiten und Krankheitsanlagen in v. Noorden und Kaminer: Krankheiten und Ehe. 2. Aufl. S. 14. — *Painter*, Studis in mammalian spermatogenesis. II. The spermatogenesis of man. Journ. of exp. zool. Vol. 37. 1923. — *Petren*, Zitiert nach Gaupp l. c. — *Pfitzner*, Zitiert nach Just, l. c. — *Placzek*, Künstliche Fehlgeburt und künstliche Unfruchtbarkeit 1918. — *Plate*, Vererbungslehre. Leipzig 1913. — *Posner*, Rudolph Virchow und das Vererbungsproblem. Arch. f. Frauenkunde u. Eugenetik. Bd. 8, S. 14. — *Reiß*, Über erbliche Belastung bei Schwerverbrechern. Klin. Wochenschr. 1922. — *Roch*, Zitiert nach Lenz, in Baur-Fischer-Lenz: Menschliche Erblichkeitslehre. S. 202. — *Rohleder*, Das Versehen der Schwangeren. Arch. f. Frauenkunde u. Eugenetik. Bd. 6, S. 95. — *Rüdin*, Über rassenhygienische Familienberatung. Arch. f. Rassen- u. Gesellschaftsbiol. Bd. 16, S. 162. — *Derselbe*, Zur Vererbung und Neuentstehung der Dementia praecox. Berlin 1916. — *Samson-Himmelstjerna*, Das Wesen der Hämophilie. Münch. med. Wochenschr. 1926. S. 986. — *Schallmayer*, Vererbung und Auslese. Jena: Fischer 1918. — *Schindelka*, Handbuch der tierärztlichen Chirurgie. Bd. 6. — *Schloßmann*, Die Hämophilie in Württemberg. Arch. f. Rassen- u. Gesellschaftsbiol. Bd. 16. — *Derselbe*, Neue Forschungsergebnisse über Hämophilie. Arch. f. klin. Chirurg. Bd. 133, S. 686. 1924. — *Schofield*, Zitiert nach Just, l. c. S. 418. — *Schröder*, Zitiert nach Gaupp, l. c. S. 23. — *Siemens*, Die spezielle Vererbungspathologie der Haut. Virchows Arch. f. pathol. Anat. u. Physiol. Bd. 238. 1922. — *Derselbe*, Die Erblichkeit beim Kropf. Münch. med. Wochenschr. 1924. S. 1789. — *Derselbe*, Einführung in die allgemeine Konstitutions- und Vererbungspathologie. Berlin 1921. — *Derselbe*, Über die Grundbegriffe der modernen Vererbungslehre. Münch. med. Wochenschr. 1918. S. 1402. — *Derselbe*, Über Vorkommen und Bedeutung der gehäuften Blutsverwandtschaft der Eltern bei den Dermatosen. Arch. f. Dermatol. u. Syphilis. 1921. — *Derselbe*, Über rezessiv geschlechtsgebundene Vererbung der Hautkrankheiten. Arch. f. Dermatol. u. Syphilis. 1921. — *Derselbe*, Über geschlechtliche Abhängigkeit erblicher Krankheiten. Virchows Arch. f. pathol. Anat. u. Physiol. Bd. 200, S. 530. 1923. — *Derselbe*, Gibt es eine Hämophilie beim Weibe? Arch. f. Gynäkol. Bd. 174. 1925. — *Stein*, Gehörorgan und Konstitution. Zeitschr. f. Ohrenheilk. Bd. 76. 1917. (Wertvolles Literaturverzeichnis über erbliche Ohrenleiden.) — *Stelzner*, Zitiert nach Gaupp, l. c. — *Toldt*, Über Hautzeichnung bei dichtbehaarten Säugetieren, insbesondere bei Primaten. Zool. Jahrbücher. Bd. 35. 1913. — *Derselbe*, Beiträge zur Kenntnis der Behaarung der Säugetiere. Zool. Jahrbücher Bd. 33. 19, 2. — *Trumpp*, Eheerlaubnis und Eheverbot in Deutschlands Erneuerung. München: Lehmann 1917. H. 4. — *Vonnegut*, Die ungenaue Indikation zur Schwangerschaftsunterbrechung; Sterilisierung bei erblichen Mißbildungen. Zentralbl. f. Gynäkol. 1926. Nr. 39. — *Waitz*, Die Bedeutung der Erblichkeit für die Ätiologie. Ergebn. d. ges. Med. Bd. 5. — *Weinberg*, Weitere Beiträge zur Theorie der Vererbung. Arch. f. Rassen- u. Gesellschaftsbiol. Bd. 9, S. 694. 1912. — *Derselbe*, In Placzek Handbuch: Künstliche Fehlgeburt u. künstliche Unfruchtbarkeit 1918. S. 437. — *Wilhelm*, Zitiert nach Gaupp, l. c. — *Winge*, One-sided masculine and sex-linked inheritance in Lebistes reticulatus. Journ. of Genetics. Vol. 12. 1922. — *Derselbe*, Crossing-over between the X- and the Y-Chromosom in Lebistes. Ebenda, Bd. 13. 1923. — *Winter*, Die Indikation zur künstlichen Unterbrechung der Schwangerschaft. Berlin-Wien 1918. — *Wollenberg*,

Zeitschr. f. orthop. Chirurg. Bd. 21. — *Wriedt*, Drei Mutationen bei Haustieren. Zentralbl. f. Abstammungs- u. Vererbungslehre. Bd. 30. 1923.

III. Vererbung der Blutgruppen.

Bernstein, Ergebnisse einer biostatischen zusammenfassenden Betrachtung über die erblichen Blutstrukturen des Menschen. Klin. Wochenschr. 1924. S. 1495. — *Derselbe*, Beiträge zur mendelistischen Anthropologie II. Quantitative Rassenanalyse auf Grund von statistischen Beobachtungen über den Drehsinn des Kopfhaarwirbels. Sitzungsber. d. preuß. Akad. d. Wiss. Physikal.-mathemat. Kl. 1925. 12. Februar. — *Bonnevie*, Zur Analyse der Vererbungsfaktoren der Papillarmuster. Separatabdruck aus Hereditas Bd. 4, S. 221. 1923. — *Dieselbe*, Studies on papillary patterns of human fingers. Separatabdruck aus Journ. of gen. Vol. 15. No. 1. 1924. November. — *Dölter*, Über den heutigen Stand der Blutgruppenforschung. Med. Klinik 1925. Nr. 36, S. 1333. — *Dungern*, Über Nachweis und Vererbung biochemischer Strukturen und ihre forensische Bedeutung. Münch. med. Wochenschr. 1910. Nr. 6, S. 293. — *Gräfenberg*, Die Geschlechtsspezifität des weiblichen Blutes. Arch. f. Gynäkol. Bd. 117, S. 52. 1922. — *Heim*, Über menschliche Isoantikörper in Blut und Milch. Monatsschr. f. Geburtsh. u. Gynäkol. Bd. 74. 1926. — *Hirszfeld*, Die Konstitutionslehre im Lichte serologischer Forschung. Klin. Wochenschr. 1924. Nr. 1180. — *Derselbe*, Die Konstitutionsserologie und ihre Anwendung in der Biologie und Medizin. Naturwiss. 14. Jg. 1926. H. 2. — *Hirszfeld, L.*, Krankheitsdisposition und Gruppenzugehörigkeit. Klin. Wochenschr. 1924. S. 2084. — *Hirszfeld* und *H. Zborowski*, Gruppenspezifische Beziehungen zwischen Mutter und Frucht und elektive Durchlässigkeit der Plazenta. Klin. Wochenschr. 1925. Nr. 24, S. 1152. — *Hirszfeld, H.* und *L. Brokmann*, Untersuchungen über Vererbung der Disposition bei Infektionskrankheiten speziell bei Diphtherie. Klin. Wochenschr. 1924. S. 1308. — *Jansky*, Zitiert nach v. Scheurlen: Ein gerichtlich entscheidendes Gutachten auf Grund der Blutgruppenbestimmung. Reichsgesundheitsbl. 1926. Nr. 32, S. 726. — *Lattes*, Die Individualität des Blutes in der Biologie, Klinik und gerichtliche Medizin. Berlin: Julius Springer 1925. — *Mayser*, Individuelle Bluteigenschaften und ihre praktische Anwendung. Württ. med. Korresp.-Blatt 1926. — *Movitsch*, Über den Wert der Blutgruppenbestimmung in der Paternitätsfrage. Wien. klin. Wochenschr. 1926. Nr. 34, S. 961. — *Nürnberger*, Wahrscheinlichkeitsrechnung und Erbanalyse bei gerichtlichen Vaterschaftsgutachten. Zentralbl. f. Gynäkol. 1925. Nr. 26, S. 1409. — *Ohnesorge*, Blutgruppenbestimmungen bei Müttern und Neugeb. Zentralbl. f. Gynäkol. 1925. Nr. 51, S. 2884. — *Poll*, Über Zwillingsforschung als Hilfsmittel menschlicher Erbkunde. Zeitschr. f. Ethnol. 1914. S. 87. — *v. Scheurlen*, Ein gerichtlich entscheidendes Gutachten auf Grund der Blutgruppenbestimmung. Reichsgesundheitsblatt 1926. Nr. 32, S. 726. — *Schiff*, Die forensisch-medizinische Verwertbarkeit der Blutgruppendiagnose usw. in Lattes, l. c. Berlin: Julius Springer 1925. — *Derselbe*, Wie häufig läßt sich die Blutgruppendiagnose in Paternitätsfragen heranziehen? Ärztl. Sachverständigenztg. 30. Jg., S. 231. 1924. — *Schlaginhaufen*, Über das Leistenrelief der Hohlhand- und Fußsohlenfläche der Halbaffen, Affen und Menschenrassen. Ergebn. d. Anat. u. Entwicklungsgesch. Bd. 15. 1905. — *Schulz*, Untersuchungen über Blutgruppendiagnose beim Menschen. Dtsch. med. Wochenschr. 1926. S. 1013. — *Steffan*, Arch. f. Rassen- u. Gesellschaftsbiol. 1923. S. 142. — *Steinecke*, Die Bedeutung der Serodiagnose für die Verwandschaftsforschung. Naturwissenschaften 1925. Nr. 41, H. 853. — *Weszecky*, Biochem. Zeitschr. Bd. 107. S. 4/6.

Zehntes Kapitel.

Ehe und Konstitution.

I. und III. Ehe unter Blutsverwandten. Ehefähigkeit.

Albrecht, Über die Vererbung der konstitutionellen hereditären Taubstummheit. Arch. f. Ohrenheilk. Bd. 110. — *Baldwin*, Ann. of surg. 1904. Journ. of the Americ. med. assoc. 1919. Nr. 17. — *Blumreich*, Frauenkrankheiten, Empfängnisfähigkeit und Ehe, in v. Noorden u. Kaminer: Krankheiten und Ehe. 2. Aufl. S. 677. — *Bourgeois*, Zitiert nach Moll, l. c. — *Czellitzer*, Familienforschung als Grundlage für das Heiratszeugnis in Hirsch, l. c. S. 12. — *Derselbe*, Der gegenwärtige Stand der Familienforschung. Zeitschr. f. Sexualwiss. u. Sexualpolitik 1912. H. 4. — *Darwin*, Die Entstehung der Arten. Deutsch von Bronn. 1863. — *v. Dungern*, Mutterstämme. Neue Wege zur Vererbungs- und Familienforschung. Graz 1924. — *Fetscher*, Gesundheitspathologie. Beltz-Langensalza. 1925. — *Hammerschlag*, Hereditäre Taubstummheit und die Gesetze ihrer Vererbung. Zeitschr. f. Ohrenheilk. Bd. 61. 1910. — *Havelock-Ellis*, Die Homosexualität. 2. Aufl. 1924. — *Dieselben*, Das Geschlechtsgefühl, eine biologische Studie. 3. Aufl. 1922. — *Heller*, Ist ein vom Staat geford. Ehezeugnis ein brauchbares Mittel im Kampf gegen die Geschlechtskrankheiten. In Hirsch, l. c. S. 30. — *Hirsch*, Heiratszeugnis, Eheberatung und Fortpflanzungspflege. In Monogr. z. Frauenkunde u. Eugenetik 1921. Nr. 2. — *Hirschfeld, Magnus,* Sexualpathologie, ein Lehrbuch für Ärzte und Studierende. 2. Teil. Bonn: Marcus & Weber 1818. — *Just,* Spezielle Vererbungslehre in Brugsch u. Lewy: Die Biologie der Person. Bd. 1, S. 323. — *Kisch,* Das Geschlechtsleben des Weibes. — *Derselbe,* Menschenzucht. Bonn: Marcus & Weber. — *Derselbe,* Die sexuelle Untreue der Frau. Bonn: Marcus & Weber 1921. — *Kohl,* Zitiert nach Moll. Handb. d. Sexualwiss. 2. Aufl. S. 910. — *Labhardt,* Retroflexionsbewertung und -behandlung. Zentralbl. f. Gynäkol. 1926. Nr. 31, S. 2032. — *Lorenz,* Lehrb. d. Geneol. Bonn 1898. — *Marcuse,* Abhandl. a. d. Geb. d. Sexualforsch. Bd. 1—3. — *Mantegazza,* Die Hygiene der Liebe. Übersetzt von Teuscher. 6. Aufl. — *Mayer, A.,* Psychogene Störungen der weiblichen Sexualfunktionen. In Schwarz: Psychogenese und Psychotherapie körperlicher Symptome. Wien: Springer 1925. — *Derselbe,* Geschlechtsunterschiede in der Reaktion auf die Ehe. Med. Wochenschr. 1926. Nr. 3. — *Mitchell,* Zitiert nach Moll, l. c. S. 910. — *Moll,* Handb. d. Sexualwiss. 2. Aufl. 1921. — *Derselbe,* Psychopathia sexualis. 16./17. Aufl. Stuttgart: Enke 1924. — *Morz,* Scheidenbildung unter Benützung einer verlagerten Dünndarmschlinge usw. Zentralbl. f. Gynäkol. 1910. Nr. 1. — *Peiper,* Konsanguinität in der Ehe. Zeitschr. f. Psych. Bd. 58, S. 793. 1901. — *Placzek,* Das Geschlechtsleben der Hysterischen. — *Rohleder,* Vorlesungen über das gesamte Geschlechtsleben des Menschen. Berlin 1920. — *Schallmayer,* Vererbung. Auslese. Jena: Fischer 1918. — *Schneider,* Zur Frage der Erblichkeit des Krebses. Münch. med. Wochenschr. 1924. Nr. 33. — *Schubert,* Zwei weitere Fälle von Scheidenbildung bei angeborenem Vaginaldefekt. Zentralbl. f. Gynäkol. 1912. Nr. 7, S. 198. — *Seguin,* Zitiert bei Moll, l. c. S. 910. — *Senator* und *Kaminer,* Krankheiten und Ehe. 2. Aufl. — *Sonntag,* Das Heiratszeugnis vom Standpunkt der Juristen. In Hirsch, l. c. S. 48. — *Steinecke,* Die Bedeutung der Serodiagnostik für die Verwandtschaftsforschung. Die Naturwiss. 1925. Nr. 41, S. 853. — *Stekel,* Die Geschlechtskälte der Frau. Berlin u. Wien 1920. — *Derselbe,* Psychosexueller Infantilismus. Berlin-Wien: Urban & Schwarzenberg 1922. — *Derselbe,* Nervöse Angstzustände. Berlin-Wien: Urban & Schwarzenberg 1921. — *Stoeckel,* Über die Bildung einer künstlichen Vagina. Zentralbl. f. Gynäk. 1912. Nr. 1, S. 7. — *Straßmann,* Die geburtshilfliche gynäkologische Grundlage des Heiratszeugnisses. In Hirsch, l. c. S. 41. — *Wachtel,* Zur Frage der Erblichkeit des Krebses. Münch. med. Wochenschr. 1924. Nr. 26, S. 852. — *Walthard,* Psychotherapie in Halban u. Seitz: Biologie und Pathologie des Weibes. 1924. — *Weininger,* Geschlecht und Charakter. 25. Aufl. — *Westenhöfer,* Das Heiratszeugnis im Rahmen der Eugenetik. In Hirsch, Monographie zur Frauenkunde und Eugenetik. 1921. Nr. 2. — *Winge,* Der menschliche Gonochismus und die historische Wissenschaft in Abhandl. a. d. Geb. d. Sexualforsch. Bd. 1.

II. Heiratsalter.

Ahlfeld, Die Geburten älterer Erstgeschwängerter. Arch. f. Gynäkol. Bd. 4, S. 510. — *Bidder,* Über den Einfluß des Alters der Mutter auf das Geschlecht des Kindes. Zeitschr. f. Geburtsh. u. Gynäkol. Bd. 2, S. 358. — *Bublitschenko,* Zur Frage über konstitutionelle Eigentümlichkeiten bei Eklampsie. Monatsschr. f. Geburtsh. u. Gynäkol. Bd. 69, S. 139. — *Burger,* Beiträge zur Prolapsätiologie im Verh. zur Konstitution. Zentralbl. f. Gynäkol. 1926. S. 615. — *Düsing,* Die Regulierung des Geschlechtsverhältnisses bei der Vermehrung der Menschen, Tiere und Pflanzen. Jenaische Zeitschr. f. Naturwiss. 1884. — *Fetzer,* Der Genitalprolaps eine Folge der späten Erstgeburt. Münch. med. Wochenschr. Bd. 57, S. 73. 1910. — *Gänßle,* Über Geschlechtsbestimmung und Krieg. Zeitschr. f. Geburtsh. u. Gynäkol. Bd. 84, S. 159. — *Goldscheid,* Höherentwicklung und Menschenökonomie. Leipzig: Alfred Kröner 1911. — *Hinselmann,* Die Eklampsie. Bonn 1924. — *Holl,* Einfluß des Baumalters auf die Samen der Fichte. Zentralbl. f. ges. Fortsw. 1887. — *Kammerer,* Neuerwerbung oder Vererbung erworbener Eigenschaften. Stuttgart-Heilbronn: Walter Seifert Verlag 1924. — *Küster,* Botanische Betrachtungen über Alter und Tod. Berlin: Gebr. Borntraeger 1921. — *Mareck,* Über den Einfluß des Alters auf die erste Schwangerschaft, Geburt und Wochenbett. Gynäkol. Rundschau. Bd. 6, S. 514, 549. 1912. — *Meyer, Leop.,* Arch. mens. d'obstetr. 1916. — *Müller,* Der Geburtenrückgang. Jena: Fischer 1924. — *Neger,* Die Krankheiten unserer Waldbäume. Stuttgart 1919. — *Redfield,* „Control of Heredity". Chicago-Philadelphia: Monarch Book Company 1903. — *Remmelts,* Konstitution und erste Geburt im späteren Alter. Zentralbl. f. Gynäkol. 1926. S. 613. — *Richter* und *Hieß,* Über das für die erste Geburt günstige Alter. Monatsschr. f. Geburtsh. u. Gynäkol. Bd. 38, S. 625 (hier weitere Literaturangaben). — *Schouten,* Reinkulturen aus einer unter dem Mikroskop isolierten Zelle. Zeitschr. f. wiss. mikr. Bd. 22, S. 10. 1905. — *Sellheim,* Säuglingsfürsorge usw. Zeitschr. f. soz. Med. Bd. 5 u. Hegars Beitr. z. Geburtsh. u. Gynäkol. Bd. 15. — *Sperlich,* Die Fähigkeit der Linienerhaltung (phyletische Potenz), ein auf die Nachkommenschaft von Saisonpflanzen mit festem Rhythmus ungleichmäßig übergehender Faktor. Sitzungsber. d. Akad., Wiss. Wien. Math.-naturw. Kl., Abt. 1, Bd. 128, H. 5—6, S. 379. — *Westergaard,* Die Lehre von der Mortalität und Morbidität. 2. Aufl. Jena 1901.

Elftes Kapitel.
Gynäkologisch wichtige Merkmale einer besonderen Konstitution.

Borchardt, Klinische Konstitutionslehre. Wien: Urban & Schwarzenberg 1924. — *Burger*, Beiträge zur Prolapsätiologie im Verhältnis zur Konstitution. Zentralbl. f. Gynäkol. 1926. Nr. 10, S. 613. — *Carus*, Symbolik der menschlichen Gestalt. Leipzig 1852. — *Darwin*, Ausdruck der Gemütsbewegungen. 1872. — *Fränkel*, Arch. f. Gynäkol. Bd. 120, S. 261. — *Galant, Susmann*, Konstitutionstypenlehre der Frau. Arch. f. Frauenkunde u. Konstitutionsforschung. Bd. 12, S. 74. — *Derselbe*, Über konstitutionellen Typus des Weibes. Zentralbl. f. Gynäkol. 1926. Nr. 40, S. 2593. — *Derselbe*, Konstitutionelle Typenlehre der Frau. Der „euryplastische" Konstitutionstypus. Zentralbl. f. Gynäkol. 1926. Nr. 38. — *Derselbe*, Konstitutionelle Typenlehre. Der asthenisch-stenoplastische Konstitutionstypus. Zentralbl. f. Gynäkol. 1926. Nr. 31, S. 2053. — *Derselbe*, Konstitution und konstitutionelle Entwertung. Zentralbl. f Gynäkol. 1926. Nr. 28. — *Gall*, Anat. et physiol. du syst. nerveux. etc. Paris 1810. — *Geller*, Über die Eierstocksfunktion bei Dementia praecox usw. Arch. f. Gynäkol. Bd. 120, S. 237. — *Giese*, Körperseele. München: Delphin-Verlag. — *Graff*, Die Prolapsätiologie als Maß der Konstitution. Zeitschr. f. Konstitutionslehre Bd. 11, S.170.— *Hauck* und *Kohler*, Gynäkologische Untersuchungen bei Schizophrenen. Monatsschr. f. Psychiatrie u. Neurol. 1920. — *Heynemann*, Zur Ätiologie des Prolapses. Zentralbl. f. Gynäkol. 1924. Nr. 3, S. 62. — *Hirsch*, Dysmenorrhöe in Beziehung zu Körperbau und Konstitution. Zentralbl. f. Gynäkol. 1923. S. 1541. — *v. Jaschke*, Der Genitalprolaps im Lichte der Konstitutionspathol. Verhandl. d. dtsch. Ges. f. Geburtsh. u. Gynäkol. Bd. 18 u. Arch. f. Gynäkol. Bd. 120. — *Derselbe*, Klinisch-anatomische Beiträge zur Ätiologie des Genitalprolapses. Zeitschr. f. Geburtsh. u. Gynäkol. Bd. 74, S. 678. — *Kirchhof*, Der Gesichtsausdruck und seine Bahnen. Berlin: Julius Springer 1922. — *Klages*, Handschrift und Charakter. Leipzig: Ambrosius Barth 1920. — *Kretschmer*, Medizinische Psychologie. Thieme 1922. — *Derselbe*, Körperbau und Charakter. Berlin: Julius Springer 1925. — *Kronfeld*, Psychopathologie. Leipzig und Wien: Dennige 1923. — *Krukenberg*, Der Gesichtsausdruck der Menschen. Stuttgart 1923. — *Mathes*, Die Konstitutionstypen des Weibes, in Halban-Seitz: Biologie und Pathologie des Weibes. Bd. 3. 1924. — *Mayer, A.*, Infantilismus und Hypoplasie in der Geburtshilfe und Gynäkologie. Hegars Beitr. z. Geburtsh. u. Gynäkol. Bd. 15, S. 377. 1925. — *Derselbe*, Psychogene Störungen der weiblichen Sexualfunktionen, in Schwarz: Psychog. u. Psychotherapie usw. Wien: Julius Springer. — *Peters*, Menschengestalt und Charakter. Konstanz: Volkskraftverlag. — *Pillert*, Mimik und Physiognomik. Detmold 1919. — *Richter* und *Hieß*, Über das für die erste Geburt günstige Alter. Monatsschr. f. Geburtsh. u. Gynäkol. Bd. 38, S. 624. — *Rosner*, Bull. de l'acad. des sciences de Cracovie 1918, Zitiert nach Burger, l. c., S. 615. — *Stekel*, Nervöse Zustände usw. Wien, Urban & Schwarzenberg 1924. — *Von Sutter*, Geheimnisse der Hand. Berlin: Eysler 1922. — *Weil, A.*, Körperbau und psychosexueller Charakter. Fortschrite in der Med. Bd. 40. 1922. — *Wexberg*, Ausdrucksformen des Seelenlebens. Celle 1925.

Namenverzeichnis.

(Die kursiv gesetzten Zahlen beziehen sich auf die Literaturverzeichnisse.)

Aaron *799*.
Aaronheim 719, *848*.
Abderhalden 92, 97, 132, 133, 269, *270*, 651, 657.
Abelin *818*.
Abels 488, *818*.
Abraham 524, *823*.
Achler *270*.
Ackermann 306, *800*.
Adachi 755, *852*.
Adam 191, 196, 254, *270*.
Ade 598.
Adler 340, 566, 669, *798*, *804*, *808*.
— A. 283, 386, *808*, *815*.
— L. 450.
— O. 13, 24, 25, 140, 141, *270*, *808*.
Adloff 396, *809*.
Aebly *843*.
Ahlbeck 177.
Ahlfeld 5, 202, 326, 569, 606, 608, 749, 772, *833*, *856*.
Alban-Doran 116, *270*.
Albanus 686, *845*.
Albrecht 72, *270*, 417, 492, 499, 630, 632, 633, 650, 749, 751, 752, *805*, *808*, *809*, *812*, *819*, *837*, *838*, *841*, *852*, *855*.
Albridge 49, *270*.
Alder 192, 193, 195, *270*.
Alexander-Adam 112, 113, 122, 254.
Alfieri 95, 105, 145, *270*.
Allen, G. Z. 774.
Alst 597, *831*.
Alterthum 279, 645.
Altmann-Gottheiner, E. 704, *848*.
Alzheimer 198.
Amann 719, *848*.
Amantea 16.
Ament 367, *807*.
Ammersbach 45, 104, 108.
Amon 32, *272*.
Anderschou *843*.
Andersen *270*.
Angel *270*.
Ansbach 61.

Anschütz 680, *845*.
Anspach *270*.
Anton 389, 406, 694, *809*, *847*.
Apostoli 111.
Arey 605, *833*.
Arima 686, *845*.
Aristoteles 23, 167, 365, 775.
Armknecht 651, *841*.
Arnaud 722, *850*.
Arndt, Ernst Moritz 775.
Arnold *850*.
Arnstam 9.
Aron 294, 589, *831*.
Aronsohn 638, *843*.
Aronson 653, *838*, *841*.
Asch *270*.
Ascher 32, 99.
Aschheim 726, *850*.
Aschner 86, 87, 133, 280, 281, 283, 318, 325, 332, 336, 340, 344, 345, 346, 359, 392, 394, 403, 405, 407, 418, 427, 428, 430, 432, 438, 447, 451, 464, 474, 476, 490, 495, 511, 525, 526, 527, 533, 535, 537, 538, 542, 550, 552, 553, 554, 563, 657, 658, 667, *798*, *802*, *803*, *804*, *805*, *806*, *809*, *812*, *813*, *814*, *815*, *816*, *817*, *818*, *819*, *821*, *822*, *823*, *824*, *825*, *827*, *828*, *829*, *830*, *837*, *839*, *840*, *842*, *843*.
Aschoff 14, 174, 474, 484, 583, 638, *816*, *818*.
Askanazy 514, 516, *822*.
Assel *270*.
Assheton 604, *833*.
Aub *833*.
Aufrecht *270*.

Bab *270*, 525, 542, *823*, *825*.
Bach, Joh. Seb. 775.
Backmann 693, *847*.
Bäumer, G. *808*, *850*, *851*.
Bäumler *806*.
Bagg 265.

Bainbridge 125, 134, *270*, *278*.
Baisch 184, 185, 186, *270*, 710, 711, *848*.
Baker 659, *843*.
Baldwin-Mori 776, *855*.
Balkunyi *270*.
Balser 234, *270*.
Balzac 341, 343.
Bar 605.
— P. 173, *833*.
v. Bardeleben 260, 261, *270*.
Barfurth 323, 325, *802*.
Barker 663, 667, *843*.
Bartel 280, 482, 542, 550, 551, 552, 553, 655, *798*, *809*, *817*, *825*, *827*, *842*, *843*.
— J. *809*.
Bartels 32, 190, 229, 284, 424, 545, *798*, *809*, *812*.
Barthels *799*.
Bartlett 463, *816*.
Bartram 696.
Basch 334, 405.
Basedow 87, 194, 511.
Bashford 662, *843*.
Basler, A. *833*.
Bastien 646, 715, *840*, *848*.
Bateson 587, 748, *852*.
Bauer 193, 221, 362, 375, 430, 431, 464, 467, 468, 471, 474, 475, 479, 482, 542, 578, 595, 742, 744, 748, 750, 751, *798*, *799*, *807*, *808*, *809*, *812*, *813*, *814*, *815*, *816*, *817*, *825*, *828*, *830*, *831*, *834*, *839*, *843*, *844*, *852*.
— B. 367, *807*.
— E. 92, 742, *833*.
— H. 613.
— J. 90, 131, *270*, 280, 281, 319, 361, 426, 438, 439, 440, 443, 444, 445, 470, 561, 562, 601, 649, 657, 658, 663, 664, 742, 753, 755, 757, 760, *798*, *802*, *806*, *808*, *815*, *828*, *833*, *841*, *842*, *843*, *845*, *852*.
— K. H. 758, 759, *852*.

Bauhin, C. 777.
Baum *828*.
Baumann 108, 270.
Baumgarten 636, *807*, *828*.
Baur 280, 293, 753, *798*, *852*.
Bayer 288, 290, 513, 591, *800*, *809*, *815*, *822*, *831*.
Bayley 746.
Bebel, A. *850*.
Becker 397, *809*.
Beckmann 602, *843*.
Begouin 651, *841*.
Behne 16, 20, 21, *273*, 594, *826*, *831*.
Behrendt *270*.
Behring 431, 638, *838*, *841*.
Beigel 99, 714.
Belot *270*.
Bender, K. W. *833*.
Benecke *828*.
Beneke 639, 656, 686, *798*, *800*, *802*, *815*, *838*, *842*, *845*.
Benesch *270*.
Benisch 127.
Bennet 563, 564, *828*.
Benoit 315.
Benthin 414, 602, 636, 655, 781, *809*, *825*, *838*, *842*.
Benzel 718, *848*.
Berblinger 339, 426, 456, 513, 514, 515, *804*, *812*, *815*, *822*.
Berendt 263.
Berg 409.
— R. *809*.
Berger 519, *823*.
Bergfeld *807*.
Bergl 246.
v. Bering 649, *813*.
Bernays, M. *848*.
Berndt *808*.
Bernstein 599, *833*, *855*.
Berry 743, *852*.
Bethe 614, *833*.
Bettmann 431, *813*.
Beuttner 127, 262, *270*.
Biberstein *847*.
Bidder 589, 772, *831*, *856*.
Biedl *270*, 280, 340, 460, 476, 513, *798*, *804*, *815*, *816*, *817*, *822*.
Bier 679, 680, *845*.
Biermer 192, 193.
Billroth 464, 563, 663, *816*, *828*.
Binding 766, *852*.
—-Hoche *270*.
Bingel 338.
Binswanger 504, *820*, *839*.
Binz 591, *831*.

Bircher 472, *828*.
Bircher, E. *816*.
— H. *816*.
Birk 483, *817*.
Birnbaum 491, 505, *805*, *819*, *820*, *852*.
Bischof 301, *800*.
Bischoff 21, 423, *800*, *812*.
Björkenheim *270*.
Blackwell, E. 318, *802*.
Blaschko 155.
Bleuler 219.
Bloch 432, *809*, *814*, *819*.
— J. 132, 392.
Blond 463, *816*.
Blücher 775.
Bluhm, A. 590, 592, 593, 699, 756, *831*, *850*, *852*.
Blum 615, *833*, *847*.
Blumberg 256, *270*.
Blumenthal 319, *802*.
Blumreich 246, *270*, 780, *855*.
Blyth 545.
Bocker 158.
Bodner *270*.
Böhm 193, 746, *853*.
Böhminghaus 560, *828*.
Böhnen 331, *802*.
Böke 646, *840*.
Bönheim 303, 449, *800*, *815*.
Boer 623.
de Boer 345, *805*, *819*.
Börner *804*.
Bösser *843*.
Boeters 217, 220, 221, 222, 223, 224, 231, 232, 233, *270*, 765, *853*.
Boldt 134.
Bolk, L. *833*.
Bollinger 453, 464, 572, *815*, *816*, *829*.
Bondi *270*, 320, *802*.
Bondy 772, 773, *830*, *840*.
Bonhöffer 505, *820*.
Bonmann *270*.
Bonnet 605.
Bonnevie 591, 599, 612, *854*.
— K. 620, *833*.
Bonnier 702, *847*.
Borak 139, *270*.
Borchardt 280, 358, 394, 404, 405, 407, 408, 409, 410, 438, 441, 453, 455, 464, 471, 475, 482, 483, 513, 515, 516, 538, 785, 798, *806*, *809*, *813*, *815*, *816*, *817*, *818*, *822*, *825*, *857*.
Borell *270*.

Born 14.
Bornträger *850*.
Borrmann 331, *802*.
Borst 656, 664.
Bosch *804*.
Bossert 265.
Bossi 146, 148, 149, 153, 400, 640, 697, *839*, *847*.
Bott 266.
Botticelli 345.
Bourgeois 767, *855*.
de Bovis 659, 660, *843*.
Bowditch 284, 285, *800*.
Bour 126, 277, *278*.
Brach *822*.
Brakenbury 226.
Brandess 452, 516, 529, 609, 652, 653, 654, 671, 672, 673, *823*, *824*, *833*, *842*, *854*.
Brandt 315, 421, 425, *801*, *812*, *834*.
Brandt, A. *833*.
— M. L. 49, *270*.
Brantome 313, *800*.
Brauer 704, 738, 739, *848*, *850*.
Braun 104, 221, 249, *270*, 577, *807*, *830*.
Brehmer 634.
Breitner *818*.
Bremer *838*.
Brentano 738, *850*.
Breuning 549, 596, 677, *827*, *831*, *845*.
Breus 453, 458, 464, 466, 468, 573, *815*, *816*, *829*.
Bridges 612.
Brissaud 403, 456, 458, *809*, *815*.
Broca 438, 551, 661, 663, 665, *843*.
Bröse 336.
Brohl 654, *841*.
Brokmann 702, 762, *847*, *855*.
Broman 83, 604, 623, *833*.
Brosch 561, 649, *828*, *841*.
Brouardel 152, 722, *850*.
Brown 651, *841*.
— -Séquard 362.
Brugsch 280, 283, 297, 344, 387, 391, 408, 409, 410, 438, 439, 440, 448, 454, 457, 459, 460, 464, 474, 490, 553, 689, 690, 699, 742, 743, *798*, *800*, *802*, *803*, *805*, *806*, *808*, *810*, *815*, *816*, *819*, *825*, *847*.
Brunner 680, 682, 690, 698, *845*, *846*, *847*.
Bublitschenko 549, 550, 551, 552, 554, 555, 596, *827*, *831*, *856*.

Buckmaster 159.
Bucura 256, 268, *270*, 280, 284, 306, 319, 320, 333, 337, 347, 348, 353, 357, 366, 376, 378, 386, 591, 632, 758, *798*, *800*, *802*, *804*, *805*, *807*, *808*, *815*, *830*, *831*, *838*, *853*.
Bühler, Ch. 367, 368, 369, *807*.
Büttner 556.
Buffon *805*.
Bujwid *845*.
Bumke 92, 198, 203, 225, 226, 227, 265, *270*, 294, *800*.
Bumm 39, 40, 41, 103, 110, 111, 112, 113, 114, 122, 134, 135, 137, 148, 157, 174, 178, 181, 182, 205, 207, 260, *270*, 411, 540, 556, 601, 602, 604, 605, 637, 647, 697, 698, 729, 731, 733, *809*, *825*, *827*, *833*, *840*, *845*, *850*.
Bunge 726, *850*.
Bunnemann 628, 629, 630, *837*.
Burckhardt 551, *847*.
Burdel 638, *838*.
Burgel *804*.
Burger 500, 645, 647, *820*, *840*, *856*, *857*.
Burghard 543, *825*.
Burkhardt 177, 697.
Burla *270*.
Busch 511.
— W. 652.
Buschke 300, 359, *800*, *806*, *814*.

Cahn 718.
Calais 78.
v. Calker 233, *270*.
Callmann 651, *841*.
Calmett 409, *809*.
Camerer 285, 288, 315, 428, *800*.
Camerey *270*.
Cameron 193.
Cannon 498.
Canstatt 357, *806*.
Canterbury *270*.
Capellmann 5, 23.
Carazzani 476.
Carozzi 710, 721, *848*, *850*.
Carrison 410, *809*.
Mc Cartner 269, *270*.
Carus 789, *800*, *857*.
Cary 71, *270*.
Caselli 332, *803*.
Caspano 131.
Caspar 660, *845*.

Caspary *843*.
Cassel 610, *833*.
Castannio *270*.
Castle *278*.
Catull 317.
Cavazzani 489, *816*, *818*.
Ceni *270*.
Chapell *270*.
Charcot 523.
Cheatle 430, *813*.
Cherau 314.
Child *270*.
Christeller 483, *817*.
Christensen 32, 106, *270*.
Christofoletti 173, 260, 340, *804*.
Chrobak 2, 3, 104, 115, 169, 170, 171, 191, 205, 206, 207, 208, 215, 236, 241, *270*.
Chudarkowski 269, *270*, 594, *831*.
Church 337.
Chvostek 280, 282, *798*.
Chyzer 725, *850*.
Citron 698, *845*, *847*.
Class 134.
Clivio 651, *841*.
Coert 515, *822*.
Cohen 38.
— G. *833*.
Cohn 492, 585, *804*, *805*, *819*, *848*.
Cohnstein 332, *843*.
Collen *843*.
Collins, M. 775.
Conill *270*.
Conklin, E. G. *833*.
Contmann *270*.
Cooke 659.
—-Hirst 49.
Mac Cords 514, *822*.
Corner 12.
Correns 348, 353, 699, *805*, *847*.
Cossmann 145.
Coulard 260.
Courty 511.
Couvelaire *270*.
Crämer 563, *828*.
Cramer 134.
Crew 699, *847*.
Crile 679.
Cron 49, *270*, *275*.
Croner 660.
Cüvier 775.
Cullen 120, 121, *278*.
Curella 365, *807*.
Curschmann 87, *270*, 696, *847*.
Curtis 48, 49, 59, *270*.
Czellitzer 783, *855*.
Czyzewicz 653, *841*.

Dach 485, *818*.
Daffner 283, 285, *800*.
Dahl 24, *270*, *271*.
Dahlberg 609, 611, 612, 613, 617, 618, 622, 623, *833*, *834*, *836*.
van Dam 664, *843*.
Daniel 467.
Danielson *853*.
Dareste, C. *833*.
Darwin 79, 100, 226, 421, 765, 767, *855*, *857*.
Dastre-Morat 519.
Davenport 621, 764, *834*, *853*.
v. David, M. 558, 597, *825*, *827*, *831*.
Davis 61, 119.
Dedow 653, *841*.
Deibel 178.
Delbanco 753, *853*.
Delbet 464, 564, *816*, *828*.
Delius *824*.
Dellepiane 75, *278*.
Demme 485, 486, *818*.
Denecke *827*.
Denker 197.
Depaul 306, *800*.
Derlin 609, *834*.
Désbarolles 789.
Deutsch, H. *808*.
Devay 746, *853*.
Dick 527, *824*.
Dickinson 61, 147, 148, 150, 178, *271*, *278*.
Diderot 375.
Diedoff *841*.
Dienst 123, 556, *827*.
Diepgen 279, 645, *798*.
Dieterich 491, 513, 519, *819*, *821*.
Dietl *802*.
Dietlen 459, *815*.
Dietrich 89, 90, 108, 117, 155, *271*, 462, 463, 464, 482, 483, 512, *805*, *816*, *822*, *830*.
— A. *817*.
Dikanski 292.
Dingfelder *853*.
Dithmar *805*, *806*.
Dittel 319.
Dittler 97, 269, *271*, *274*, 541, *802*, *825*.
Djedoff 653.
Dluski 634, *838*.
Doderer, O. 784.
Döderlein 6, 44, 116, 127, 144, 147, 148, 199, 205, 211, 212, 265, *271*, *273*, *276*, 500, 559, 591, 603, 625, 637, 669, 717, 718, *831*.

Döderlein, G. *831.*
Döhrer 749, 769, *853, 854.*
Dölter 761, *855.*
Dörfler 259, *271.*
Dössekker, W. *834.*
Doflein 357, *805, 806.*
Dohrn 556.
Dollinger 747, *853.*
Doncaster 586.
Doran 651, *841.*
Dorsch 628.
Douai 75, *278.*
Douglas 401.
Doyen 251.
Drejer 616.
Dreysel 329, *803.*
Driesen 265, *271.*
v. Drigalski 729, 730.
Dubois 173, 534, *814, 824, 839.*
Dührssen 21, 554, 781.
Dürer 775.
Dürken 586, 588, 590, 591, *831.*
Düsing 589, 591, *831, 856.*
Düsterhoff 682, *845.*
Duffek *271.*
Dunbar 269, *271.*
Duncan 3, 86, 94, 95, 616, 618.
v. Dungern 760, 761, *855.*
Duprat *821.*
Dustin 292, *800.*
Dyroff 75, *278, 807.*

Ebeler 180, *271,* 397, 565, 647, *809, 840.*
Ebermayer 222, 223, 232, 766, *853.*
Eble 426, *812.*
Ebner-Eschenbach, Marie 732.
Ebstein, E. *834.*
Ecker 397, 424, *809, 812.*
Eckermann 491, 735.
Eckert 424.
Eckler 20, 98, *277.*
Econ *271.*
Edelberg 529, *824, 843, 844.*
Edelburg *271.*
Eger, J. *807.*
Ehrenberg, R. *850.*
Ehrenfest 61.
Ehrlich 700.
Ehrmann 431, 432, *813.*
Eigenbrodt 701, *847.*
Einäugler *842.*
v. Eiselsberg 87.
Eisler 524, *823.*
Eisner 260.
Ekhardt 315.
Ekman, G. *834.*

Ellerskirchen 26, *273.*
Ellis 28, 141, *271,* 318, 421, 492, 494.
Elsner 657, 658, *842, 843.*
Embden 569, *829.*
Engel 134.
Engelhorn 601, *803, 834.*
Engelmann *822.*
— F. 1, 52, 58, 61, 65, 73, 78, 79, 150, 151, 202, 217, 232, 238, 241, 259, 267, *271.*
Engström 654, 656.
Eppinger 280, 418, 436, 483, 538, *798, 812, 817, 825.*
Eppstein 612, 614.
Erdheim 332, 466.
Erdmann 476, *817.*
Erismann 288.
Ernst, Otto *807.*
Esch 138, 192, *271, 278,* 555, 556, 694, *827, 847.*
Escherich 561, *828.*
Eschrecht 424, *812.*
d'Espine, M. 511.
Essenberg 315.
Estabrook 763, *853.*
Estes jun. 126, *271.*
— sen. 125, 127.
— W. L. *278.*
Etienne 489, *818.*
Euffinger 325.
Eulenburg 161, 746, *853.*
Euripides 365.
Evans *271.*
Ewald 15, *271,* 500, 501, 502, 503, 504, 505, *808, 820.*
Exner 421, *812.*
Eymer *271, 824.*

Fahlbeck 83, 85, 357, 592.
Fahn-Amstel 178.
Falgowski 252.
Falkenberg 613, *836.*
Falta 280, 464, 466, 538, *798, 815, 817, 818, 825.*
Faust *832.*
Fay 753, 768, *853.*
Feer 460, 487, 488, *818.*
Fehling 4, 98, 105, 106, 178, 189, 191, 195, 248, *271,* 276, 501, 565, 566, 719, *820, 828, 848, 853.*
Felix 56, *271.*
v. Fellenberg 128, *271.*
Fellner 132, 184, 188, 268, *271,* 334, 504, 565, 668, *803, 820, 843.*

Fendrich 382, *808.*
Ferdy 242, 245, *271.*
Fergusson 75, *278.*
Fernwald 577, *830.*
Ferrara 726.
Fetscher 593, 596, 747, 748, 750, 783, *831, 853, 855.*
Fetzer 409, 546, 594, 645, 714, 772, *809, 826, 831, 840, 848, 856.*
Fichera 667, 668, *843.*
Fiessinger 659, *843.*
Finckh, L. 783.
Fingerhut *846.*
Finkbeiner 464, 472, 478, 480, 481, *817.*
Finkelstein 561, *828.*
Finsen 324.
Fischer *271,* 293, 501, 505, 551, 655, 658, 722, 742, 744, 750, 751, 753, 755, 764, *798, 799, 815, 820, 827, 834, 843, 848, 850,* 852.
— E. 590, *831, 833, 834, 850.*
— G. 683, *845.*
Fischler 649, *841.*
Flaischlen 113.
Flaskamp 263, 264, 265, 267, *271,* 726, *850.*
Flatau 137, 139, 251, 253, *271,* 494, 526, 625, 647, 719, *798, 819, 823, 837, 840.*
Fleischmann 117.
Flesch *271.*
Fliess *802.*
Florschütz 638, 660, *838, 843, 853.*
Flourens 354, *805.*
Flügge 51.
Foa 514, *822.*
Foerster, A. *834.*
— F. W. *807.*
Fol, H. *837.*
Forel 168, 218, 243, 407, 492, *809,* 819.
Forssner 718.
Forstner *848.*
Foz *271.*
Fraenkel 315, 392, 463, 527, 528, 531, 540, *801, 804, 809, 816, 822, 824, 850, 857.*
— A. 174.
— E. 33, 81, 112, *271, 809.*
— L. 11, 13, 14, 21, 26, 27, 28, 39, 86, 103, 112, 116, 128, 132, 139, 193, 250, 265, *271,* 406, 515, 520, 542, 655, 725, 788, *825, 842, 843.*

Fraenkel, M. 132, 262, 263, *271*.
— P. 154.
Francé-Harrar 342, *804*,
Franck 125, *271*, *278*, 320, *824*.
Frangenheim 462, 463, *816*, *830*.
Frank 436, 530, *802*, *807*, *814*, *824*.
— E. 345, *805*, *819*.
Franke 196, *271*, *274*, 560, *828*.
Franken 265.
Frankfurter 489.
Frankl 654, 655, 667, 672, *841*, *843*, *845*.
Frankl, O. 655, *842*.
v. Frankl-Hochwart 195, *275*, 456, 516, *815*, *822*, *847*.
Franklin 775.
v. Franqué 106, 117, 160, 214, 248, 601, 604, 638, 659, 684, *838*.
Franz 64, 113, 121, 124, 262, 266, *271*.
Frauenhofer 775.
Fremberg *271*.
Frenius *271*.
Frerichs 86.
Freud 96, 141, 520, 790.
Freund 282, 423, 527, *798*, *809*, *812*, *817*, *818*, *843*.
— H. 255, *271*.
— H. W. 17, 40, 43, 95, 105, 258 259, *271*, *279*, 325, 346, 397, 400, 413, 485, 552, 655, 656, 658, *803*, *842*.
— R. 279, 414, *798*, *809*, *838*.
— W. A. 279, 389, 391, 401, 402, 412, 414, 482, 484, 634, 640, 645, 650, *798*, *809*, *838*, *840*, *842*.
Frey 27, 187, 188, 252, 258, *271*, *278*, 333, *803*.
Friedberg 301.
Friedmann 251, *271*.
Friedenthal 288, 300, 355, 421, 422, 424, 425, 431, *800*, *805* *806*, *812*, *813*.
Friedländer *271*, 290, *809*, *834*.
Friedmann 501, *820*.
Friedrich 267, 525, 722, *850*.
Friedrich, M. 521, *823*.
Friesch *821*.
Fritsch 18, 38, 39, 103, 105, 109, 110, 112, 142, 148, 227, 251, 254, 256, 336, 653, 654, *800*, *804*, *841*.
Fröbel 775.
Fröhlich 88.

Fromme 183, 184.
Frommolt 59, 63, 64, *271*.
Frongia 727.
Froriep 583.
Frost *827*.
Frygesi 258.
Fuchs 68, 103, 117, 158, 492, 499, 535, 537, 764, *804*, *819*, *824*, *853*.
Fürbringer 32, 141, 144, 146, 147, 162, 242, *271*.
Fürst 570, *829*.
Fürstenau 137.
Fürth, H. 706, *848*, *850*.
Füter 758.
Füth 40, 93, 110, 121, 132, 133, *271*, 504, 519, *823*.
Funk 409, *809*.
Funke *271*, 320, *802*.
Furniss 48.
Furter *853*.

Gäbel, Käthe 729, *850*.
Gänßle 550, 589, 591, 625, 756, *827*, *831*, *837*, *853*, *856*.
Gaillard *815*.
Gal 137, 485, *818*.
Galant 96, *271*, 322, 323, 427, 529, 788, *803*, *812*, *813*, *823*, *824*, *843*, *857*.
Galant-Susmann 788, *812*, *813*, *823*, *857*.
Galen 23.
Gall 383, 789, *857*.
Galton 612, 765, *834*, *853*.
Ganther, R. 608, *834*.
Garrè 683.
di Gaspero 434, *814*.
Gates, R. R. *834*.
Gaupp 225, *271*, 763, 764, 765, 766, *834*, *853*, *854*.
Gauss 262, 263, 265, 267, *271*, 707, 756, *848*, *853*.
Gautier 143.
v. Gaza *845*.
Gebhard *272*.
Geist 73, *278*, 357, 358, 360, *806*.
Gél *272*.
Geller 24, 138, 265, *272*, *278*, 625, 788, *837*, *857*.
Gellert 127, 128, *272*.
Gellhorn 38, 61, 116, 117, *272*, 541, *825*.
Gelpke 719.
Geoffroy *801*.
Georgi 782.
Geppert 62, 64, 68, 122, 123, *272*.

Gerhard, A. *807*, *850*.
Gerhardt 485, *818*.
Gerngroß 765, *853*.
Gerstenberg 718, *848*.
Gersuny 116, *272*.
Geßner 550, *827*.
Geyer 285, 388, 739, *800*.
— A. *848*.
Geyl 654, *841*.
Gfroerer 60, 61.
Gibbons 226, *272*.
Gierke 483, *817*.
Giese *857*.
Gigon 456, 458, 459, 464, 476, *815*, *817*.
Gigon l'âiné 148.
Giles *272*.
Girault 148, 150.
Glaessner 747, *853*.
Glaevecke 105, *272*.
Glanzmann *828*.
Glass 5, 180.
Gler *273*.
Glitsch *272*.
Gnauck-Kühne, E. 704, *848*.
Goddard 764, *853*.
Goehlert 84, 618, 620, 623.
Gönner 243, 248, *272*.
Goethe 87, 220, 317, 363, 491, 492, 735, 755, 784.
Goldbeck *807*.
Goldberg 653, *841*.
Goldscheid 281, *798*, *856*.
Goldscheider *839*.
Goldschmidt 586, 587, 588, 589, 590, 591, 592, 593, 622, 699, 742, 746, 775, *847*, *853*.
— R. *831*.
Gomez 131.
Goodhall 556, *827*.
Goodman 15, 502, *820*.
Gosselin 30.
Gossilond *272*.
Gottberg, M. 706, *848*.
Gottschalk 520.
Gottstein 280, 698, 701, 753, *847*, *853*.
Gouilloud *272*.
Gould *834*.
Gowozow 707, *848*.
Graaf 10, 77, 266, 482.
v. Grabe, E. *834*.
Grabisch 205.
Graefe 243, 246.
Gräfenberg 15, 38, 39, *272*, 541, 625, 763, *825*, *837*, *855*.
Grafe 565, 686, *821*, *828*.

v. Graff 31, 48, 49, 50, 51, 65, 87, 99, 110, 113, 117, *272*, 589, 647, 657, 658, 667, 787, *809, 812, 815, 831, 840, 843, 857*.
Grassel 739, *850*.
Graul *828*.
v. Grebe *272*.
Greffagnino *278*.
Greil 13, 14, 15, 98, 268, 269, *272, 843*.
Grey *272*.
Griesbach, A. *834*.
Griesinger 696, *847*.
Grigorieff *278*.
Grödel *272*, 459, *815*.
Groenouw 196.
Gron *272*.
Gronauer *272*.
Groos *807*.
Gross 446, *799, 811, 843*.
Gross, H. 220.
Grosse 211.
Grosser 12, 13, 18, 21, 22, 79, *272*, 691, 692, *847*.
Grote 746, *853*.
Grotenfelt 653, 654, 655, *842*.
Grotjahn 154, 160, 165, 168, 205, 215, 241, 243, *272*, 698, *847, 850*.
Grozat *272*.
v. Grube 602.
v. Gruber 16, 155, 159, 162, 243, *272*.
Grünewaldt 99.
Grundmann 604.
Gudden 505, *821*.
Gueillot 659, *844*.
Günther 387, 436, 443, 445, *808, 814, 815*.
Guggenberger 20, *272*.
Guggisberg 247, 456, 458, 462, 464, 466, 468, 472, 474, 485, 486, 487, 488, 489, 567, 568, 570, 597, 598, *815, 816, 817, 818, 829, 831, 853*.
Guillaume 498.
Guleke 479, *817*.
Gummert 129, 247, 248, 264, 265, 266, 267, *272*.
Gumpert 300, *800, 806*.
Gussenbauer 679, *845*.
Gusserow 191, 656, *842*.
Gutmann 748, *853*.
Guttmann 15, 50, 51, 52, 57, 266, *272*.
Gutzahn *272*.
Gutzmann 711.

Haacke 739, *848, 850*.
Haagedorn 701, *847*.
Haaland 664, *844*.
Haberdas 235.
v. Haberer 682, *845*.
Haberland 594, 685, *831, 845, 846*.
Haberlandt 268, 269, *271, 272*, 275, 315, 541, 596, 679, *802, 825*.
Hack *824*.
v. Hacker 87.
Haeberlein 214, *272*.
Haecker 742, 769, *829, 833, 834, 853*.
Häffner 500, *821*.
Haehner 347, 349, 353, 357, 661, *805, 806, 838, 844*.
Haensch *844*.
Häussner 686.
Hagen 695, *847*.
Haggag *844*.
Haggström 604.
Hahn 700, *847*.
Haike 196, *272*.
Hail *804*.
Halban 117, 119, 127, 134, 206, 240, 261, *272*, 295, 301, 316, 325, 334, 338, 339, 340, 423, 424, 425, 426, 427, 513, 514, 515, 523, 537, 542, 602, 647, 651, 671, 712, 761, *800, 801, 803, 804, 809, 812, 813, 822, 823, 825, 830, 840, 842, 848*.
— -Seitz 82, 201, 275, 283, 500, 506, 542.
Haldane 306, *801*.
Hammar 465, 483, *817, 818*.
Hammer *272*.
Hammerschlag 103, *272*, 550, 714, 749, 751, 752, 753, 768, *827, 848, 853, 855*.
Handmann 682, *846*.
Hanhardt 472, 752, *817, 853*.
Hanhart, E. *834*.
Hannes *272, 812*.
v. Hansemann 402, 431, 464, 465, 467, 468, 720, *809, 817*.
Hanssen 492, *805, 819*.
Harig 554, *827*.
Harmann 430, *813, 818*.
Harms 290, 315, 592, *800, 801, 831*.
Harras *810*.
Hart 391, 482, 483, *810, 818*.
Hartkopf 167, *272*.
Hartmann 334.

Hartwig 726.
Hasebroek 564, *828*.
Hasselwander 304, *801, 805, 819*.
Hauck 788, *857*.
v. Hauff 317, *802*.
Haug 684.
Hauptmann 370, 374, 501, *808, 821, 823*.
Hauptmann, G. 509.
Hauser, O. *810*.
Hausmann 17, *813*.
Haussmann 20, 21.
Havelok, Ellis 94, 141, 492, 494, 778, *801, 802, 813, 819, 855*.
Hayashi 747, *853*.
Hayen 192.
Haymann 503, *821*.
Heaney 61, *272*.
Heberer 384, *808*.
Hecht *814*.
Hecker 45, 92, 574, 616, 772.
Hedinger 483, *818, 828*.
Hegar 29, 78, 79, 115, 130, 161, 164, 215, *272*, 275, 276, 279, 314, 315, 316, 325, 340, 389, 392, 394, 398, 399, 400, 403, 410, 421, 423, 425, 427, 502, 527, 572, 577, 634, 636, 643, 651, 657, 797, *798, 801, 803, 804, 813, 821, 842*.
— A. 634, 645, *810, 838, 839*.
— K. 645, *810, 829*.
Heidenhain 537, *825, 834*.
Heidler 683, *846*.
Heil 585.
Heilig 375, *808*.
Heim 596, 608, 761, 762, *831, 833, 834, 855*.
Heimann 178, 499, 569, *820, 829*.
Heimberger 223, 231, 232, *272*, 518.
Heine 429, 541.
Heinen *808*.
Heinonen 612, *834*.
Heinsius 113.
Heissen 345, *805, 819*.
Helbing *853*.
Hellendall 255, *272*, 697, *847*.
Heller 234, 235, *272*, 784, *855*.
Hellerowno *278*.
Hellin 601.
Helmont 314.
Henderson 48, *272*.
Henke 304.
Henkel 43, 194, 212, *272*, 519, 549, 579, 697, 766, *823, 827, 830, 847, 853*.

Henneberg *834*.
Hennig *272*.
Henning 8, *272*.
Herbst 315, 316, 324, 325, 338, 339, 423, *813*.
Herff *277*.
Hering 678, *846*.
Hermann 132, 268, *272*, 482, 525, 542, 552, *825*.
— E. *810*.
Hermanns *801*.
Hermentin *272*.
Herrmann 550, 551, *809*, *818*, *827*, *834*.
Herschau *824*.
Herter 402, 409, *810*.
Hertoghe 711, *850*.
Hertwig 547, 588, 589, 594.
— O. 605.
Hess 280, 418, 483, *798*, *812*, *817*.
— W. R. 498.
Hesse *828*.
— H. 368, *807*.
Hessenberg 569.
Hessenberger *829*.
Heubner 409, *811*, *814*.
Heudorfer 684.
Heurlin 625, 627, *837*.
Heyer 492, *805*, *819*.
Heyermann *840*.
Heymann *278*, 365, 366, 701, *807*, *847*.
v. Heymanns *807*, *850*.
Heyn 318, 510, 511, *802*, *822*.
Heyne 27, *272*.
Heynemann 64, 75, 647, *857*.
Heyse, P. 493.
Hieß 772, 786, *856*, *857*.
Higier *272*.
Higuchi 594, *831*.
St. Hilaire, G. 315.
Hilbert 423, *813*.
Hildebrand 375, 423, *808*, *813*.
Hilgenberg *278*.
Hill, L. 562, *828*.
Hinselmann *278*, 325, 332, 549, 550, 553, 554, 771, *803*, *814*, *827*, *856*.
Hintze 742.
Hippokrates 23.
Hirsch 154, 229, *278*, 280, 357, 358, 359, 361, 362, 363, 411, 419, 511, 527, 530, 531, 540, 593, 703, 704, 705, 706, 707, 708, 709, 711, 714, 721, 724, 725, 729, 730, 732, 733, 734, 735, 737, 738, 741, 789, *798*, *805*, *806*, *810*, *812*, *822*, *823*, *824*, *825*, *828*, *829*, *831*, *848*, *849*, *850*, *851*, *855*, *856*, *857*.
Hirsch, A. 266.
— H. 139, 144.
— I. 148, 149, *826*.
— M. 17, 104, 210, 214, 230, *272*, 784, *824*.
Hirschberg 12, *272*, 487.
Hirschfeld 144, 148, 492, 494, *820*, *856*.
Hirst *273*.
Hirszfeld 544, 594, 596, 701, 702, 761, 762, 763, *826*, *832*, *833*, *847*, *855*.
His 183, *273*.
Hissel, P. 16.
Hitschmann 13, 669.
Hoche 199, *273*, 766, *852*.
Höfer *834*.
Höfle 604.
Höhne 16, 18, 20, 21, 41, 45, 64, 116, *273*, 401, 541, 594, *810*, *826*, *831*, *837*.
Hölder *838*.
— H. 642, *839*.
Hösslin 203.
Hofacker-Sadler 773.
Hofbauer 14, 15, 87, 131, 139, 173, *273*, 333, 424, 426, 551, *803*, *813*.
Hoff 375, 686, *808*.
Hoffa 746, *853*.
Hoffmann *273*, *278*, 445, 742, 764, 765, 767, *807*, *813*, *853*.
— V. 139, *807*.
v. Hoffmann, G. *853*.
Hofmann 85, 426.
Hofmeier 2, 3, 43, 89, 205, 255, *273*, 545, 579, 603, 653, 656, 657, *842*, *843*.
Hofmeister 649, *841*.
Hofstätter 336, 419, 427, 504, 520, 522, 525, 539, 709, 710, 711, 721, 722, 725, 726, 727, 728, *801*, *802*, *804*, *812*, *813*, *821*, *823*, *825*, *838*, *848*, *850*.
Hohl 17, 595.
Holl 774, *856*.
Holländer 337, 453.
Holmgren 489, *818*.
Holst 319, *802*.
Holtermann 491, 683, *805*, *819*, *838*, *846*.
Holtzmann 722, 727, 728.
Holzapfel 606.
Holzbach 402, 487, *810*, *818*.

Holzknecht 138, *273*.
Holzmann 565, 686, *846*, *850*.
Hope-Lewin 123, *273*.
Hopf *800*, *810*.
Horalek 74, *278*.
Horney *808*.
Hornung 182, *278*.
Horsley 361, 538, *806*, *825*.
Houel 486, *818*.
Hovorka 318, *802*.
Howe 767.
Hubert 671, *842*, *845*.
Hübbauer 486, *818*.
Hübener 608, *834*.
Hübner 503, 597, *816*, *821*, *831*, *833*, *834*.
Hueck 415, 685, *805*, *812*.
Hueppe 280, 281, *798*, *850*.
Hüssy 179, 193, *273*, 552, 553, 697, *827*, *847*.
Hufeland 453.
Hug-Hellmuth *807*.
Huizinga 662, *844*.
v. Humboldt, W. 736.
Humpstone *273*.
Hunner 62, 148, *273*.
Hunter 144, 146, 147, 679.
Hurst 613, *834*.
Hurwicz 507, *820*, *821*.
Huß 609.
Hutmacher *278*.

Ibeck 17.
Ibsen 365, 366.
Ickeli 425, *813*.
Ikeda 651.
Imhofer *803*, *847*.
Immerman 448, *815*.
Ironius *273*.
Isbruck 124, 128, *278*.
Ißmer 687, *846*.
Iwanoff 144, 150, *801*.

Jablonski 612, *834*.
Jacobi 61.
Jacobs 413.
Jacoby *273*.
Jadassohn 300, 359, *801*, *806*.
Jäger 21.
Jaegerroos 552, *827*.
Jaffé 14, *273*.
Jahn 61.
Jahreis 78.
Jakoby *273*.
Jamasaki 651.
Janosik 515, *822*.
Jansky 760, *855*.

Jarisch 431, *813*.
Jarway 273.
v. Jaschke 43, 95, 96, 113, 128, 184, 186, 187, 261, 273, 280, 334, 336, 402, 419, 512, 532, 535, 537, 556, 583, 595, 624, 625, 630, 641, 647, 649, 650, 718, *804, 810, 812, 825, 827, 830, 831, 837, 839, 840, 841, 848, 857*.
Jaschke-Pankow *798*.
v. Jauregg *812*.
Javorski 710.
Jellinek *850*.
Jellinghaus 301, 325, *801, 803*.
Jesener *808*.
Jessner 375.
Jetter 346.
Johannsen, W. 92, *853*.
John 392, 584, *810, 830, 847*.
Johnson *834*.
Jolles 117, 119, *273*.
Jolly 198, 201, 500, *821*.
de Jong, J. 660, *844*.
Jordan 613.
Jorzer *273*.
Josephsohn 655.
Jost 764, 766.
Jürgensen 685, *846*.
Jung 63, 178, *273, 838*.
Just 701, 743, 744, 745, 746, 747, 748, 749, 750, 751, 752, 753, 757, 759, 760. 769, 782, *853, 854, 856*.

Kaboth 331, 626, 629, *803, 837*.
Kästner 604, 605, *834*.
Kahler 402, *810*.
Kahn 718.
Kaiser 562, 564, 646, 661, *840, 844*.
Kalisch *273*.
Kalliwoda 250, *273*.
Kalmus 602.
Kaltenbach 78.
Kaminer *270, 273, 275, 277*, 742, 744, 750, 781, *843, 844, 856*.
Kammerer 281, 775, 782, *798, 800, 801, 813, 814, 856*.
Kant 491, *821*.
Kaposi *813*.
Karriere 612.
Kaschimura 561, 564, *828*.
Kass 75, *278*.
Kassowitz 476, *817*.
Katz 656, 657.
Kauffmann 476.

Kaufmann 78, 153, *273, 817, 828, 829*.
Kaup 707, 753, *847, 848, 850, 853*.
Kautsky 86, 184, 185, 741, *850*.
Kautzki *273*.
Kehrer 346, 377, 378, 412, 527, 539, 541, 551, 559, 569, 629, 630, 658, 731, *803, 810, 824, 826, 827, 828, 829, 837, 843*.
— E. 2, 4, 12, 24, 25, 28, 30, 32, 43, 77, 94, 95, 96, 97, 99, 103, 104, 105, 106, 116, 129, 140, 141, 144, 147, 148, *273*.
— F. A. 116, 146, 169, 170, 171, 172, 175, 176, 181, 195, 211, 213, 236, 238, 239, 242, 246, 250, 251, *273*.
Keibel 290, *800*.
Keiffer 340.
Keller 565, 566, 593, 728, *799, 832, 848, 850*.
Kemnitz, M. v. 318, 321, 375, 376, 377, 378, 380, 496, 771, *802, 808, 820, 850*.
Kendrick 775.
Kennedy 71, *273*.
Kermauner 191, 266, *273*, 323, 396, 402, 411, 425, 427, 490, 527, 565, 569, 574, 578, 579, 625, 638, 640, 643, 648, 696, *803, 805, 810, 813, 819, 824, 828, 829, 830, 831, 837, 838, 839, 840, 846, 847*.
Kern, Marie 740, *850*.
Kestner *273*.
Key, A. 285, *800*.
Key, Ellen 6, 375, 379, 508, 740, 784, *808, 821*.
Kieda *842*.
Kiefer 561.
Kierstein 630.
Kiesin 184.
King 589, 595, *831*.
Kinkelin, W. M. *834*.
Kiparsky 124, *278*.
Kipping 707, *848, 850*.
Kirchhof 789, *857*.
Kirchhoff *807*.
Kirsch *278*.
Kirstein 63, *273, 837, 840, 850*.
Kisch 1, 2, 3, 5, 6, 17, 23, 24, 30, 88, 89, 94, 95, 99, 141, 142, 144, 148, *273*, 448, 492, 510, 511, *804, 815, 820, 821, 822, 856*.
Kitai 45, *278*
Klaar *810*.

Klähn *834*.
Klaften 333, *803*.
Klages 792, *857*.
Klatsch 375, *808, 810*.
Klaussner 604.
Klebs 315, *801*.
Kleefisch 264.
Klein 113, 252, 566, *853*.
— E. 17.
Kleinhans *847*.
Kleinwächter 2, 87, 656, *843*.
Klitsch 116.
Klob 401, *810*.
Klötzer 583.
Klose 402, 405, 649, 650, *810, 841*.
Klotz 564, *828*.
Knapp 556, *827*.
Knauer 87, 134.
Knaus *273*.
Knefeld *273*.
Knorr 32.
Knotz 563.
Kober 718, *848*.
Koblanck 267, *273*.
Kobler 563, *828*.
Koch 62, *273, 846*.
Kocher 403, 472, 485, 686, *810, 846*.
Kock 667, *844*.
Köberle 651, 653, *842*.
Köhler *273*, 432, 463, 602, 612, *814, 816, 853*.
Koehler, O. *833*.
Köhler, R. 127, 261, 269.
Kölliker 603.
Koelsch 703, 721, *848, 849, 850*.
Königsberg 588.
Königstein 20, *275, 831*.
Körner 197, 392, 749, 751, *810, 853*.
Kötscher, L. *807*.
Koferstein 248.
Kogerer 524, *808, 823*.
Kohl 767, *856*.
Kohler 788, *857*.
Kohn 515, *822*.
Kohnstein *803*.
Kohts 570, *829*.
Kok 12, 75, *278*.
Kolde *273*, 333.
Kolisko 453, 458, 464, 466, 468, 483, 573, *815, 816, 818, 829*.
Kolisch 556, *828*.
Koller *842*.
— A. *834*.
Kołtonski 651, *842, 844*.
Komminz 612.

Kon 470.
Kon-Jutaka *822.*
Koopmann 108, *273.*
v. Koppenfels *821.*
Kopsch 604.
Korrall, M. 94.
Korschelt 348, 354, 355, 356, 357, *806.*
Kosenack 129.
Kossak, M. 94.
Kosslowski *273.*
Kossmann *273*, 401, *810.*
Kostial 727, *850.*
Kowak 124.
Kowoner *844.*
Krabbe 515, *822.*
Krämer 563, *828.*
— R. *834.*
Kraepelin 92, 198, 500, 501, *821.*
Krafft-Ebing 27, 492, 494, 500, 501, 503, *820, 821.*
Kragert 837.
Kramer 177, *273.*
Krampf 89, *273.*
Kratzeisen *273.*
Kraul 139.
Kraus 86, 87, 88, 180, 215, *273*, 283, 408, 409, 474, *798, 805, 810, 816, 831.*
Krauß 742, 749, 769, *819, 844, 853, 854.*
Krauss, F. *273*, 280, 281, 343, 403.
— R. *847.*
Kretschmer 82, 419, 493, 505, 530, 788, 789, *820, 821, 824, 834, 857.*
Krianer *278.*
Kritzler 645, *840.*
Krocker *849.*
Krömer 260, 651, *842.*
Krönig 162, 170, 199, 205, 207, 211, 212, 213, 236, 255, *273*, 275, 505, 531, 625, 641, 695, 766, 797, *821, 824, 838, 839.*
Krönig-Pankow 46.
Krohne 210, 224, *273*, 766.
Kroner *273*, 577, *830.*
Kronfeld 141, *273*, 318, 320, 789, *802, 824, 857.*
Kroß *815.*
Krukenberg 789, *857.*
Krull 245.
Küchenmeister 612, 614, *834.*
Kühne *273.*
Külbs 183, *273.*
Kümmel 196.
Küpferle 173, 174.

Küster 353, 378, 565, 699, *806, 808, 847, 856.*
Küstner 205, 248, 251, 252, *273*, 323, 400, 772, *803, 810, 844.*
Küttner 683, *846.*
Kugler 534, *804, 825.*
Kuhn 224.
Kuntsch 592, 593, *831.*
Kupferberg 62, 267.
Kußmaul 412, 513, 602, 603, *810, 822.*
v. Kutschera 472.
Kuttner 180, *273.*
Kutzinski 505, *821.*

Labhardt 159, 164, 167, 179, 214, 243, 248, *273*, 317, 436, 568, 625, 629, 779, *802, 814, 856.*
Labit 563, *828.*
Lässer 431.
Lahm 38, 43, 76, 78, 95, *273*, 624, 837.
Lamark 281.
Lamprecht 591, 603, 609, 615, 617, 624, *831.*
Landecker 131, *273*, 837.
Landsteiner 269, *273.*
Lang 566.
Lange, H. 382, *808, 850.*
v. Lange 285, 286, *800.*
Langer 138, *273*, 299, 455, 572, *801, 816, 829.*
Langstein 698, *847.*
Lanz-Lebenfels 734, *851.*
Lasègue 389, *810.*
Lathrop 665, *844.*
Lattes-Schiff *833, 855.*
Latzko 117, 240.
Lau, E. *807.*
Laubenburg 711, *849, 851.*
Laughlin 218, 765, *853.*
Laulanie 515.
Launois 460, *816.*
Laurence 74, 661.
Laurentin 74, *278.*
Lautenburg 193.
Lauterborn 668, *844.*
Laycock 365.
Lebedeff 332.
Lecorché 86.
Lederer 583, *830, 844, 851.*
Lefaiy 75.
Legendre 646, 715, *840, 848.*
Lehmann 116, *273*, 488, 489, 541, 546, 590, 593, 624, *818, 826, 831, 832, 837.*

Lehr 714, *849.*
Leicester 510, *822.*
Leichtenstern 306, *801.*
Leitzinger 178.
Lemperg 72, *273.*
Lenhartz 695, *828.*
Lenharz 188, 561.
v. Lenhosek 297, 589, *801, 831.*
Lenz 160, 161, 163, 164, 210, 215, 217, 223, 228, 265, *274*, 278, 281, 293, 428, 513, 586, 589, 596, 601, 612, 621, 742, 744, 747, 748, 749, 750, 751, 752, 753, 755, 756, 757, 758, 760, *798, 799, 800, 813, 822, 831, 832, 833, 834, 835, 844, 852, 853, 854.*
Leopold 97.
Leppmann 505, *821.*
Leriche 565.
Lesage 728, *851.*
Lesser 748, 751, *854.*
Lessing 775.
Lesueur 147.
Leuckart 595.
Leupold 88, *274.*
Levandowsky *839.*
Leven 601, 612, 744, 753, *814, 835, 854.*
Lever, W. H. 294.
Levi 467, 676, *817, 845.*
— P. 145, 148.
Levin 727.
Levy 697, *847, 853.*
Lewi 598.
— N. 476, *817.*
Lewin *274, 851.*
Lewinstein, G. *851.*
Lewy 283, 689, 690, 699, 742, 743, 798, *808, 847.*
Leydig 426, *813.*
Libowsky 177, 180.
Lichtenstein 554, 677, *827, 845.*
Lichtenstern 315, 392, 602, *801.*
Liebermeister *274*, 640.
Liebig 51, 301.
Lieblein 680, *846.*
Liebmann 714, *849.*
Liebreich *835.*
Liek *839.*
Liepmann 504, 522, 629, 630, 797, *807, 821, 823, 824.*
Lier 99.
Liguori 144.
Lilienthal 230, 231, *854.*
Lindheim 362, *806.*
Lingard 749, *854.*

Namenverzeichnis.

Linzenmeier 138, 274, 332, *803*.
Lippert 673, *842*.
Lippoldt 652.
Lipschütz 315, 354, 357, 638, *801, 804, 805, 806, 816, 822, 838*.
v. List 153.
Little 265, 700, *848*.
Litzmann 17, 28.
Livi 439.
Livon 722, *851*.
Lochte 234, *835*.
Löb *274*, 604.
Loeb *844*.
— L. *274*, 665.
Loebel 322, 323, *803*.
Löhlein 553, 651, *827, 842*.
Löhnberg 117, 121, 132, 133, *274*.
Löhr 563, 685, *828, 846*.
Lönnberg 651, *842*.
Löring *274*.
Löser *274*, 419, 541, 685, *826, 837, 846*.
Loeser 624, 626, 627, 628, *812, 837*.
Lörincz 59, 60.
Loevy *815*.
Löwe *802*.
Löwenstein 682, *846*.
Löwy 447.
Lombroso 319, 383, *802*.
Lomer 528, 531, *824*.
Lorain 389, *810*.
Lorand 357, 362, 409, 538, 726, *806, 815, 822, 825, 851*.
Lorenz 769, *854, 856*.
Lortzing 365.
Lossen 757, *854*.
Lotzbeck 464, *816*.
Louros 346, *805, 819*.
Lubarsch 483, 659, *818, 844*.
Lubin 317, *802*.
Lubosch 283, *799, 810*.
Luchs *828*.
Luciani 646, *840*.
Ludwig 108, *274*, 292, 410, 612, *800, 810, 835*.
Lüders *851*.
Lueg 75, *278*.
Luer 49.
Lüthje 90, *274*, 447, *815*.
Lüttge 593, *800, 807, 832*.
Lützenkirchen 522, 523, *823*.
Luithlen 432, 436, *814*.
Lumppe 412, *810*.
Lundborg 706, 741, 764, *849, 851, 854*.
Lutaud 147, 148.

Luxenburger 651.
Lynch, Kl. 665.

Macht 317, *802*.
Mackenrodt 113, 117, 124, 129.
Macnaughton, J. 116, *274*.
Macomber *274, 275*.
Madelung 397, *810*.
Madlener 251, 252, 253, 254, 257, 258, 259, 261, *274*.
Magnus *828, 830*.
Magnus, G. 579.
Magnus-Hirschfeld 764, 777, *821*.
Mai 765.
Maier 524, *820*.
— H. W. 218, *274*, 498.
Mall 290, *800*.
Mamlock 784.
Mandelstamm 57, 73, 74, 124, 125, *274, 278*.
Mann, Thomas 766.
Manning 515, *822*.
Mansfeld 136, 137, *274*, 484, *818*.
Mantegazza 151, 767, *808, 856*.
Marburg 514, *822*.
Marconi 775.
Marcuse 163, 165, *274*, 511, 721, 736, *822, 849, 851, 856*.
Marek 771, *856*.
Maresch *844*.
Marholm, L. 534, *804, 825*.
Marie, P. 454, 455, *816*.
Markowitz *274*.
Martin 453, 516, 652, 653, 654, *805, 814, 822, 841, 842*.
— A. 115, 116, 117, 119, 158, 248, *274, 278*, 651, 653, 654, 715, *842, 849*.
— E. 104, 115, *274, 278*, 647, 714, *840, 849*.
— R. *816, 835*.
Martini 343, 345, *819*.
Martius 138, 154, 160, 162, 163, 166, 167, 168, 169, 176, 189, 191, 194, 205, 214, 237, 243, 262, 265, 267, *274*, 280, 281, 282, 407, 684, 726, *799, 846, 851*.
Marx 741, *851*.
Mathes 32, 82, 99, 130, 132, *274*, 279, 280, 281, 283, 299, 346, 400, 411, 415, 418, 426, 427, 482, 493, 527, 530, 564, 565, 573, 641, 646, 647, 788, 789, *799, 801, 805, 810, 812, 813, 818, 819, 820, 824, 829, 839, 840, 857*.

Mathias *822*.
Matsuno 290, *801*.
Matsuoka 747, *853*.
Matthäi 135, *274*.
Matthes, P. 145.
Matti 405, 483, *818*.
Matzenauer, R. *813*.
Mauriceau 576, 772.
Mauthe 574, *830*.
Mayer 6, 32, 256, 403, 550, 638, *807, 813, 815, 818, 826*.
— A. 22, 24, 43, 91, 105, 120, 121, 127, 141, 207, *274*, 279, 334, 398, 401, 402, 411, 438, 504, 516, 522, 527, 541, 552, 568, 570, 578, 579, 581, 597, 628, 634, 645, 650, 685, 695, 755, 763, 779, *799, 800, 802, 803, 804, 805, 808, 810, 811, 813, 814, 816, 819, 820, 821, 822, 823, 824, 826, 827, 828, 829, 830, 832, 837, 839, 840, 841, 842, 843, 844, 845, 846, 847, 849, 851, 854, 856, 857*.
Mayer, Th. *814*.
Mayreder, Rosa *807, 851*.
Mayser *855*.
Mazer 273.
Meaker *274*.
Meckel 317, *802*.
Meier *274*.
Meige 453, 456, 458, *815, 816*.
Meiner *274*.
Meirowsky 428, 430, 601, 612, 744, 746, 753, 754, 755, *814, 835, 854*.
Meißel-Heß, G. 380, *808*.
Melchior 484, 685, *818, 846*.
Meltzer 766.
Mendel 280, 337, 409, 565, 586, 590, 599, 620, 665, 686, 701, 742, 752, 761, *804, 828, 846*.
Mendelsohn 482, *798, 809, 817, 818*.
Menge 5, 98, 105, 156, 172, 173, 199, 204, 213, 254, *274, 278*, 280, 537, 624, 628, 630, 695, *825, 837, 847*.
Menge-Opitz *799*.
Menker 54.
Mense 423, *813*.
Mensinga 144, 148, 246, *274*.
Menschl 293.
Merck, E. 268.
Meredith 527.
Merkel 297, 307, 310, 697, *801*.
Merletti 554, 726, *827, 851*.

Merselis 302, *801*, *815*.
Mertens 695, *847*.
v. Mertz 593, *832*.
v. Merz *800*.
Metnitz 393, 394, *811*.
Metschnikoff 269, *274*, 355, 455, *806*, *816*.
Metz 610, *835*.
Meyer *274*, 409, 431, 505, 556, 591, *804*, *838*, *847*.
— C. *821*.
— E. 197, 198, 203, 220, 228, 229, *274*, *278*.
— G. 375, *808*.
— H. *832*, *835*.
— H. W. 148.
— L. 774, *856*.
— R. 13, 14, 21, 22, 45, 76, 135, *274*, 545, 603, 655, *843*.
— S. 694.
Meyer-Betz 561, *828*.
— -Dierks *274*.
— -List 608.
— -Riemsloh 229.
— -Ruegg 144, 146, 148, 149, 150, 151, 564, 686, *824*, *828*, *846*.
— -Wirz *278*, *827*.
Michaelis, K. 375, 531, *807*, *808*, *824*.
Michelangelo 345.
Mies 296, *801*.
Mijsberg 299, 458, 598, *801*, *816*.
Mikulicz 251, *278*.
v. Mikulicz-Radecki 12, 13, 75, *274*.
Mill *807*.
Miller 78, 79, *274*.
— J. *842*.
— N. *835*.
Mills, L. *835*.
Mirabeau 621, 623.
Mirtl 375, *808*.
Mirza Schaffy 429.
Misgeld *274*.
Mitchell 767, *856*.
Mittasch 283.
Mittermaier 507, *820*, *821*.
Miyauchis 563, *828*.
Moebius 296, 317, 363, 364, 406, 732, *801*, *807*, *851*.
Moensch 75, *278*.
Mohamed 365.
Mohr 91, 92, *274*, 757, 759, *854*.
— -Staehelin *274*.
Molisch 356, *806*.
Moll 94, *274*, 492, 494, 495, 628, 739, 767, 778, *820*, *838*, *851*, *856*.

Mombert 737, *851*.
Momm 137, *274*.
Mondeville 681.
Monod 464, *816*.
Montanus, B. 317.
Monti 285, *800*.
Montuoro 722, 727, *851*.
Moosbacher 568, *804*, *829*, *838*.
Morawick 554, *827*.
Morawitz 90.
Moreck 311, 312, *800*, *801*.
Morgagni 436, *814*
Morgan 587.
— -Tice *832*.
Morgenroth 696, *847*.
Morin 134.
Moritz 89, 459, *816*.
Morris 125, 134, *278*.
Morsbach 112.
Morz *856*.
Mosbacher 300, 336, 626, 629, *801*.
Mousalli 74.
Movitsch 761, *833*, *855*.
Much 700.
Muckermann 385.
Mühlmann *806*.
Mülberger *274*.
Müller 288, 398, 401, 428, 498, 542, 573, *814*, *826*, *830*, *849*, *851*, *856*.
— E. 203.
— F. 434, 557, 698, *827*.
— Joh. 741, *851*.
— L. R. 359, 435, *806*.
— O. 431, 519, 553, 638, *814*, *823*, *827*, *839*.
— P. 86, 87, 144, 145, 148, 149, 154, 412, 780, *811*, *851*.
— W. 330.
Münster 577, *830*.
Münzer 516, *822*.
Mundé 715, *849*.
Myisberg *832*.

Naecke 216, 219, *274*, 494, *799*.
Naegele *846*.
Naegeli 90, 91, 192, *274*, 410, 522, 683, 696, *828*.
Nagel 2, 110, *274*, 515.
Nahmmacher 75.
Narath 747, 750, *854*.
Nassauer 7, 106, 107, 108, *274*, *838*.
Nasse 757, *854*.
Natanson 20.
Naucke *274*.

Naujoks 175, 183, 255, 263, 264, 267.
Naumann 735.
Naunyn 194, 358, *806*.
Neger 774, *856*.
Nehl 430, *814*.
Nemilow 382, 492, *808*, *820*.
Nerlinger 201.
Nettleship 612.
Neu 184, 579, 630, 680, 687, *830*, *838*, *843*, *846*.
Neuburger 281, *799*.
Neufeld 696.
Neugarten 557, *827*.
Neugebauer 392, 653.
Neuhäuser *844*.
Neumann 525.
Neurath 459, 487, *816*, *817*, *819*, *822*.
Neureuter *821*.
v. Neußer 432, 482, *814*, *818*.
Neustadt 272.
Neuwirth 176, *278*.
Nevermann 553.
Newman 604, 605, 606, 612, 622, 623, *833*, *835*.
— H. H. *835*.
Newsholme 727, *851*.
Newton 663, *844*.
Niderehe 419, *838*.
Niekau *814*.
Nietzsche 6, 312, 381, 735, 784.
Nobl 561, 563, 564, 565, 720, *814*, *828*, *829*.
Noeggerath 30.
Nötzel 695, *847*.
Nolen 662.
Nollen *844*.
v. Noorden 86, 90, 97, 194, *271*, *272*, *273*, *275*, *277*, 337, 446, 742, 744, *815*.
Noris 652, *842*.
Noske 32.
Nothnagel 694, *847*.
Novak 51, 64, 121, *274*, *275*, *278*, 280, 346, 485, 525, 527, 529, 564, 657, 658, *799*, *802*, *823*, *824*, *838*, *843*.
Nowak 86, 87, 125, 195, *275*, *278*.
Nürnberger 2, 38, 44, 45, 47, 51, 64, 104, 106, 108, 111, 119, 169, 250, 267, *275*, 407, 540, 593, 594, 599, 602, 603, 726, 761, 762, *811*, *826*, *832*, *833*, *851*, *855*.
Nyström 651, *842*.

Oberholzer 218, *275*.
Obmann *822*.
Odebrecht 116, *275*.
Oeder 438, *815*.
Oehlecker 56, *275*.
Oekinghaus *849, 851*.
Oertel 9, 10, 11, *275*.
Oestreich *816*.
Östreich-Slavyk 456.
v. Oettingen 191, *275, 278*.
Offergeld 194, *275*, 672, *845*.
Ohnesorge 608, 761, *835, 855*.
Olbrechts *277*.
Oldenberg 543, 729, *826, 851*.
Oliver 722, 725, 727, *851*.
Olivet 424, *813*.
Olshausen 30, 153, *275*, 566, 651, 652, 654, 687, *842*.
Omega *835*.
Omori 651, *842*.
Ophuijsen 524, *823*.
Opitz 40, 43, 45, 131, *274, 275*, 280, 452, 490, 549, 559, 650, 666, 695, *819, 827, 828, 840, 841, 844*.
Oppenheim 203, 204, 473.
Oppenheimer *851*.
Oppermann 2, 11, 173, 174, *275, 277*.
Orcutt 700, *848*.
Orgler, A. *835*.
Origines 365.
Ornstein 397, *811*.
Orth 717, 749, 755, *854*.
Orthmann 697.
Ortner 640.
Osborne 409.
Osterloh 715, *849*.
v. Ott 19, 72, 73, *275*.
Otto *277, 851*.
Ottow 52, 56, 57, 62, 63, 69, *275, 278*, 517, *823*.
Overton 409, *811*.

Padtberg 432, *814*.
Pagenstecher, A. 642, *840*.
Paget 659.
Painter 746, *854*.
Pajot 570.
Pal 343, 569, *805, 819, 829*.
Pallin 695, *847*.
Paltauf 280, 464, 466, 482, *817, 818*.
Pankow 5, 44, 47, 60, 90, 91, 105, 117, 173, 174, 178, 179, 180, 184, 185, 186, 191, 192, 199, 201, 206, 207, 211, 227, 233, 243, 244, 249, 254, 255, 257, *273, 275, 278*, 280, 336, 534, 535, 536, 632, 636, 638, 641, 669, 718, *804, 825, 839, 840, 849*.
Pape *275*, 519, 655, 656, 657, 658, 659, *823, 843*.
Papinocolau 592, 832.
Pappritz *851*.
Paravicini 719.
Parbon 489.
Parschley 589, *832*.
Parson 614, *835*.
Pasbrey 695.
Patellani 601, 602.
Patry *847*.
Patzschke *802*.
Patterson 604, *835*.
Paul 428.
Paulsen 746, *814, 835*.
Payer 193, *275*, 332.
Payr 81, 191, 650, 678, 683, 684, *803, 841, 846*.
Pean 653, *842*.
Pearl *275*, 589, 590, *832*.
Peham 45, *275, 844*.
Peiper 623, 726, 769, *851, 856*.
Peiser *275*, 661, *813, 844*.
Peitmann 253, *278*.
Pel 663.
Pelikan 314, *801*.
Peller 334, 660, 666, 667, *803, 844*.
— S. 663.
Pellizi 456, *816*.
Penzoldt 266, *278*.
Perazzi 722, *851*.
Peri 722, 727, *851*.
Peritz 280, 325, 332, 389, 391, 405, 408, 409, 444, 464, 473, 482, 483, 485, 488, 531, *799, 803, 805, 810, 811, 815, 816, 817, 818, 819, 824*.
Perkins-Gilman *851*.
Peterfi *832*.
Peters 706, 789, *857*.
Petersen *275*, 498.
Peterson 49, 73, *275*.
Petit 409, 564, *811, 829*.
Petren 764, *854*.
Petruschky 172, 178.
Petzold 113, *272*.
Peyser 346, *805, 819*.
Pfannenstiel 80, *275*, 516, 645, 651, 652, 653, 654, 687, 719, *822, 840, 842, 846*.
Pfaundler 294, 334, 561, 755, 756, *800, 804, 828*.

Pfeifer 686.
Pfeilsticker 103, 124, 256, 262, *278*.
Pfitzner 747, *854*.
Pfleiderer 602.
Pflüger 588.
Pfulstroker *275*.
Philippe 467, *817*.
Philipps 123, *275*.
Piasecki 727, *851*.
Piccalriga *844*.
Pick *835*.
Piel 714, 661, *849*.
Piring, O. *835*.
Pierstorff *851*.
Pillert *857*.
Pinard 82.
Pincby *275*.
Pineles 202.
Pinkus 244, 267, *275*.
Pirkner 48, 196, *275*.
Pirquet 441, *815*.
Pistor 155.
Pitha *828*.
Pitz 606.
Placzek 154, 160, 202, 203, 210, 212, *275, 277*, 766, 783, *854, 856*.
Plate 281, 320, 748, 782, 799, *813, 854*.
Plato 167.
Plaut *273, 275*.
Ploß-Bartels *275*, 319, 334, 545, 799, *804, 812, 813, 826*.
Poblazion 130, *275*.
Pock, J. *275*.
Poelchau 729, *851*.
Pölzl 542.
Polack 717, *849*.
Polano *275*, 317, 516, *802, 804, 822*.
Poll 215, 599, 612, *833, 835, 855*.
Pollison 116.
Popenoe *834*.
Poorten 549, *826, 832*.
Porges *275*.
Porro 206.
Posner *275*, 320, 540, 541, 755, *802, 826, 854*.
Pozzi 116.
de Pradel 722, *851*.
Pretzsch 326, *803*.
Prévost 375, *808*.
Pribram 63, 64, 81, 85, *275*, 419, 428, 540, 541, 542, *811, 812, 814, 826, 835*.
Prinzing 351, 352, 592, 606, 618, 660, 723, 727, 729, *806, 832, 835, 844, 851*.

Prißmann 141, *273*.
Prochownik 5, 32, 47, 99, 105, 115, 116, 117, 144, 146, 148, 149, 150, *275*, 632, 714, *849*.
Prostner *275*.
Pryll *275*.
Prym 21.
Puech *801*.
Pütter 349, 355, 357, *806*.
Punett 587.
Puppel *275*.
Purtner 90.
Pust 148, 151, 246, 249, *275*.
Putnin 12.

Quételet 301, 455, *801*, *816*.

Rabinowitsch 609, *835*.
Radomski *851*.
Raecke 198.
Rambusek *850*, *851*.
Ranke 453, 455, *800*, *816*.
Ranzi 563, *829*.
Rath *838*.
Rauber 549, 589, *826*, *832*.
Raubitschek 556, *827*.
Ravano 673.
Raynor 586.
Recklinghausen 565.
Redfield 775, *856*.
Redlich 427, *813*.
Reeb 409, *811*.
Rehn 565, 686, *829*.
Reibmayer 84.
Reich *814*.
Reiche, A. *835*.
Reichel *275*.
Reichenbach 695, *847*.
Reid 721, *851*.
Reifferscheid 35, 105, 138, 229, 230, 251, *275*, *278*, 334, 625, *838*.
Reik *834*, *835*.
Reinecke 573, *830*.
Reinhardt *835*, *846*.
Reiß 764, *854*.
Reist 107, 247, 248, 249, *275*.
Reitmeyer *275*.
v. Reitzenstein 375, 381, *808*.
Rembrandt 570.
Remmelts *856*.
Remy 489, 545, 603, *818*, *826*, *835*.
Renzi *829*.
Reuben 515, *822*.
Reuber 49.
v. Reuß 452, 478, 556, *815*, *816*, *817*, *818*, *819*, *827*.

Reuter, G. 508.
Reynaud 340.
Reynold 32, 75, *275*.
Reynolds *275*, *278*.
Ribbert 656.
Richert H. *807*.
Richter 38, 191, *275*, *278*, 447, 771, 786, *815*, *856*, *857*.
Richter, J. *835*.
Ricker 302, 303, 686, *801*.
Riddle 699, *847*.
Rieck 248, 260, 261, *275*.
Riedel 695, *822*.
Riedl 515.
Rieländer *278*.
v. Ries 324, 428, 432, 434, 491, 683, *803*, *814*.
Riesch 697, *847*.
Rieß 120, *275*, 317.
Riffel 352, 634, 638, 661, *806*, *839*, 844.
Rihmer *828*.
Rimalovsky 544, *826*.
Rimberg 9.
Rindfleisch 184, 484, *818*.
Rist *278*.
Ritter 117, *275*, 541, *826*.
Riva-Rocci 52, 56.
Rivers *807*.
Rixen *275*.
Robinson 421, 590, 593, *832*.
Roch 750, *854*.
Rochard 5.
Rochedim *275*.
Roemer 698, 700.
Roesch 625, *838*.
Rößle 283, 292, 294, 355, 357, 359, 360, 464, 466, 467, 468, 469, 470, 474, 476, 513, *800*, *806*, *816*, *817*, *818*, *822*, *825*.
Rohleder 28, 35, 141, 143, 144, 145, 146, 147, 148, 149, 150, 151, 152, 244, *271*, *275*, 492, 755, 778, *802*, *820*, *854*, *856*.
Rohr, F. *835*.
Rokitansky 639, 653, 654, 696, 718, *839*, *842*, *847*, *849*.
Roll 654, *842*.
Romberg 526.
Rominger, E. *834*.
Rongy 47, 49, *275*, *276*.
Rosanoff *842*.
Rosen *276*.
Rosenbach 281, *799*, *835*.
Rosenblatt 75, *278*.
Rosenfeld 49, 221, *276*, 621, 710, 711, *835*, *849*, *851*.

Rosenhag *804*.
Rosenmund 184.
Rosenstein *276*.
Rosenthal 731, *821*, *846*, *849*, *851*.
Rosin 97.
Rosner 43, *857*.
v. Rosthorn 2, 3, 174, 322, 327, 389, 401, 409, 642, 658, *803*, *811*, *829*, *843*.
Roth *276*, 663, *851*.
Roth-Frangia 721, *851*.
Rottmann 463, *816*.
Roume 545, 603, *826*, *836*.
Rousseau 342.
Roux 85, 211.
Roy 460, *816*.
Rubens 313.
Rubin 48, 49, 51, 52, 59, 61, 65, 66, 71, 73, 75, *275*, *276*, *278*.
Rubner 354, 355, *806*, *811*.
Rübsamen 12, 131, 132, 269, *276*.
Rübsan *819*.
Rüdin 764, *854*.
Rühl 11, *276*.
Rühle 255.
Ruge II 550, *827*.
— E. 2.
Rumpe 609, *835*.
Rumpel, A. *835*.
Runge, E. 20, 36, 37, 40, 103, *276*.
Runnström 693, *847*.
Ruppin 544, *826*.
Rusznyak 485, *818*.
Ruud, G. *836*.

Sabourin 182.
Sacchi 515, *823*.
Sachs 179, 190, 191, 192, 193, 260, 434, 782, *814*.
Sachse *276*.
Sänger 32, 160, *270*, *277*, 398, 400, 516, 546, 547, 566, *802*, *811*, *823*, *826*.
Salomé, L. A. 367, *807*.
Salomon 416, 624, 625, 626, 627, *838*, *851*.
Salzmann *273*.
Samson-Himmelstjerna *854*.
Sand, K. 315, *801*, *802*.
Sandoz 192.
Sapper, A. *807*.
Sarwey *844*.
Saudek *831*.
Sauerbruch 678, 681, *846*.
Sauwageot *849*.
Scanzoni 141, 640.
Schaack 563, *828*.

Schaafhausen 297, *801*.
Schacht 432, *814*.
Schade 79.
Schadow 285, 388, *800*.
Schaedel 267, 268, *276*.
Schäfer 2, 113, 155, 470, 503, *821*.
Schaeffer 412, *811*.
Schallehn 58, 59, 61, *276*.
Schallmayer, W. 92, 215, 229, 742, 764, 783, *854, 856*.
Schambacher 718, *849*.
Schatz 608, 609, 610, 611, 712, *835, 849*.
Schauta 116, 117, 174, 178, 259, 550, 565, 653, 654, 718, 719, *804, 827, 829, 842, 849*.
Schede 680, *846*.
v. Schedler *278*.
Scheidt, E. *836*.
v. Scheller 74.
Schemberg *276*.
Schenk 32, *276*.
Scherer 694, 698, *847*.
Scheuer 132, 434, 436, *814*.
v. Scheuerlen 761, *833, 855*.
Scheumann 317, *802*.
Schick 317, 409, 700, 702, *802, 811*.
Schickele 214, 233, *270, 276*, 336, 340, 566, 707, 719, *804, 829*.
Schiedermeier *276*.
Schiff 387, 689, 690, 691, 692, 693, 694, 696, 698, 699, 700, 702, 762, *803, 809, 847, 848, 855*.
Schiffmann *276*, 714.
Schiller 509, 765.
Schimmelbusch 679, 682, 686, *846*.
Schindelka 754, *854*.
Schinz 265, *276*.
Schiöz 196.
Schirmer 483, *818*.
Schittenhelm 187.
Schlager 500, *821*.
Schlaginhaufen 599, *833, 855*.
Schlesinger 23, 133, *276*, 357, 409, 525, *800, 806, 811*.
Schlieckmann 105.
Schlimpert 636, *839, 845*.
Schloer 533, *825*.
Schloessmann 193, 757, 758, 759, 760, *854*.
Schloßmann 543, 694, *825, 826, 847*.
Schlüter 184, 634, 638, *839, 844*.
Schmalz *832*.
Schmid 556, *827*.

Schmidt 105, 106, 117, 195, *276*, 315, 431, 432, 531, 573, 726, *802, 814, 851*.
Schmidt, A. *276, 851*.
Schmidt, H. H. 657, *843, 844*.
Schmidt, M. B. *799*.
Schmidt, R. 282, 649, *799, 841*.
Schmidt-Rimpler 196.
Schmieden *819*.
Schmincke 483, 516, *818, 823*.
Schmitt 529, 726.
— W. 264, 266, *276, 278, 824, 852*.
Schmorl 556, *827*.
Schneickert *276*, 507, *820, 821*.
Schneider 657, 665, 670, 783, *826, 842, 843, 844, 845, 856*.
— O. *836*.
Schnitzer *847*.
Schnitzler 565, 685, 686, 766, *829, 846*.
Schober 71, *276*.
Schönfeld 721.
Schoenherz *278*.
Schoenholz 44, 45, 60, 99, *276*.
Schönthal 501, *821*.
Schöttler 2.
Schofield 746, *854*.
Scholl 669, 670, 671, 673, 674, 675, 676, 677, *836, 845*.
Scholz 472, 474, 480, *817*.
Schopenhauer 322, 364, 381, 510, 765, *807, 808*.
Schottländer *842*.
Schouten 774, *856*.
Schreiber *274*.
Schridde 44, 45, 99, 104, 108, 430, 482, 483, 667, *814, 818, 844*.
Schröder *276*, 624, 651, 687, 688, *798, 801, 838, 846, 854*.
Schroeder 527, 554, 625, 628, 635, 765, *822, 827, 838*.
— K. 306, *801*.
— R. 13, 14, 76, 112, 115, 132, 138, 141, *276*, 646, *824, 839, 840, 841, 842*.
Schröter 503, *821*.
Schubert 63, 66, 235, *276*, 317, 540, *802, 826, 856*.
v. Schubert 776.
Schubert, F. *843*.
Schüle 502, *821*.
Schülin 603.
Schützenhuber, M. *834*.
Schuhmacher 261.
Schulte 562, 719, *829, 836, 849, 852*.

Schultheiß 569, *829*.
Schultz *276*, 428.
Schultze *276*, 296, 602, 732, *849*.
Schultze, B. 602.
— O. 295, 301, 306, 365, *801, 807*.
Schulz *814, 855*.
Schulz, M. 208.
Schulze, B. S. 640, 712, *800, 852*.
— E. 533, *825*.
Schulze-Rhonhof 172, 173, *278*.
Schumacher 179, 180, 261, 604, 651, *842*.
Schur, H. 568, *829*.
Schuwarski 18.
Schwab 558, 650, 684, *827, 841, 846, 847*.
Schwalbe 148, 152, 153, *276*, 357, 464, 604, 605, 729, 730, 735, *801, 806, 813, 817, 834, 836, 852*.
Schwarz 497, 519, 528, 604, 796, *820, 823, 836, 849, 852*.
Schwarze 716, 719, *849*.
Schwarzmüller 68, 74, *278*.
Schweighäuser 640.
Schweisheimer 445, 452, 453, 460, 591, 598, *815, 832*.
Schweitzer 179, 256, *276*, 334, 667, *803, 844*.
Schwenkenbecher 432, 448, *814, 815*.
Scueta *270*.
Seeligmann 715, *849*.
Seguin 766, 767, *856*.
Sehrt *276*.
Seides *278*.
Seidler *276*.
Seisser 88, *274*.
Seitz 43, 49, 87, 108, 111, 117, 118, 138, 184, 192, 194, 195, 196, 206, *276*, 280, 290, 292, 332, 333, 392, 434, 484, 520, 542, 554, 584, 651, 657, 670, 687, 708, 724, 781, *799, 800, 803, 811, 814, 819, 827, 830, 836, 842, 843, 845, 846, 849, 852*.
Seligmann 545, *826*.
Sellheim 9, 10, 12, 13, 18, 19, 20, 21, 22, 44, 46, 49, 51, 52, 53, 54, 55, 56, 57, 61, 66, 67, 68, 69, 71, 80, 89, 96, 105, 119, 120, 139, 142, 147, 150, 155, 160, 164, 239, 255, 258, 259, *276*, 279, 280, 282, 290, 292, 298, 303, 304, 305, 306, 315, 319, 323, 324, 325, 327, 328,

329, 330, 331, 334, 335, 336, 338, 339, 340, 343, 344, 396, 400, 401, 402, 411, 413, 423, 426, 427, 455, 461, 487, 495, 511, 527, 542, 560, 564, 569, 576, 593, 634, 635, 641, 643, 645, 646, 647, 655, 681, 699, 707, 712, 714, 719, 729, 740, 772, 799, 800, 801, 802, 803, 804, 805, 811, 813, 816, 819, 820, 826, 828, 832, 839, 840, 841, 842, 849, 852, 856.
Selter 694, 848.
Senator 750, 781, 856.
Sernau, F. 808.
Seyfarth 431, 814.
Seynsche 264, 276, 278.
Sfameni 276, 323, 803.
Shakespeare 381.
Sharp 218.
Shaw 120, 276.
Sieben 613.
Siebenmann 392, 811.
Siebold 424, 595, 813.
Sieburg 802.
Siegel 3, 4, 5, 21, 23, 155, 208, 267, 276, 382, 383, 505, 590, 731, 808, 821, 832.
Siegert 174, 182, 261, 262, 276.
Siemens 280, 281, 589, 591, 601, 605, 606, 607, 611, 612, 613, 614, 692, 742, 743, 746, 748, 753, 757, 758, 768, 799, 832, 833, 836, 844, 848, 854.
Siemerling 203, 500, 821.
Sigaud 439.
Sigel 826.
Sikomo 612.
Silberkleid 852.
Silbermann 852.
Silberstein 609, 836.
Sillmann 276.
Simmonds 362.
Simmontes 470.
Simon, A. 441.
Simon, Helene 737, 807, 850, 852.
Simons 440, 441, 815.
Simpson 5, 6, 104, 651.
Sims-Marion 5, 17, 20, 21, 30, 42, 99, 144, 146, 148, 274, 527.
Sippel 134, 135, 137, 276, 519, 559, 651, 842.
— P. 276, 681.
Skutsch 116, 276.
Slawik 816.
Slye, M. 664, 665, 844.
Smith, Th. 700, 848.

de Snoo 462, 546, 548, 568, 574, 826, 829, 830, 832.
Sobotta 11, 12, 13, 19, 20, 21, 276, 604, 605, 606, 612, 833, 834, 836.
Söegaard 661, 844.
Solomons 32, 122, 123, 148, 276.
Soloview 844.
Sommer 225, 595.
Sonntag 784, 856.
Soranus 23, 345, 638.
Sormann 276.
Spallanzani 143.
Spee, Graf F. 836.
Specht 822.
Spemann 613, 836, 837.
Spencer-Wells 5, 29.
Spenger 276.
Spenzer 320, 802.
Sperber 806, 807.
Sperlich 774, 856.
Spickernagel 612, 836.
Spiegelberg 331.
Spitteler 493.
Staehelin 92, 174.
Stäubli 701, 848.
Staiger 573, 830.
Stammer 91.
v. Stark 764.
Starling 514.
Stecher 803.
Steffan 762, 855.
Stefko 83, 276, 409, 811.
Stegmann 579.
Stein 49, 268, 272, 276, 359, 753, 801, 802, 807, 825, 852, 854.
— O. 300.
— R. O. 300, 801.
Steinach 97, 134, 290, 315, 362, 800, 802, 806, 807.
Steinbüchel 276, 718, 849.
Steinecke 855, 856.
Steinhäuser 245, 276.
Steinmetz 740, 852.
Steinsick 276.
Stekel 95, 96, 141, 276, 377, 492, 496, 497, 530, 578, 790, 808, 820, 824, 830, 856, 857.
Stelzner, A. F. 230, 764, 834, 854.
Stemmer 840.
Stephan 518, 823, 838.
Stern 699, 807, 808, 823, 848.
Sternberg 333, 454, 456, 458, 464, 465, 466, 483, 664, 803, 816, 817, 818, 844.
Stettner 478, 817.
Steuding 317, 802.

Stieda 279, 410, 726, 799, 811, 852.
Stieger 276.
Stier 613.
Stierlin 649, 841.
Stieve 10, 55, 139, 325, 434, 523, 588, 589, 803, 806, 814, 824, 832.
Stiller 280, 415, 418, 684, 799, 805, 811, 812, 819, 840, 841.
Stockard, Ch. R. 832.
Stockardt 407, 592, 811.
Stoeckel 45, 56, 65, 111, 181, 182, 187, 254, 255, 273, 276, 278, 333, 559, 560, 568, 579, 604, 625, 681, 828, 829, 830, 838, 856.
Stoelzner 266.
Stolz 104, 169, 194, 277.
Storer 654, 719, 842, 849.
Storm 492.
Stove 651.
Strahl 605.
Stransky 494, 506, 808, 820.
Straßburger 353, 806.
Strassmann 63, 110, 121, 124, 159, 277, 336, 340, 347, 509, 536, 537, 542, 601, 602, 608, 610, 611, 616, 618, 623, 687, 718, 780, 805, 819, 825, 836, 849, 856.
Stratz 284, 285, 286, 287, 289, 291, 295, 296, 297, 298, 299, 303, 309, 310, 313, 325, 388, 800, 801, 803, 804.
Strauß 403, 431, 637, 811, 812, 839.
Strecker 46, 277.
Stremann 277.
Strindberg 365.
Stroganowa 555.
Strohmayer 177, 198, 199, 201, 215, 216, 219, 220, 227, 277.
Strümpell 275, 430, 667.
Stübler 516, 638, 651, 653, 654, 671, 672, 673, 823, 839, 842, 845.
Stumme 332.
Stumpf 728, 852.
Sumita 478, 817.
Surface 275.
Susmann 427, 788, 812, 813, 823, 857.
v. Suttner 789, 857.
Sverdrup, A. 833.
v. Sydow 492, 808, 820.
Symondes 340.
Szenes 838.

Takahasi 402.
Talmey 277.
Tandler 277, 280, 281, 282, 345, 346, 392, 446, 511, 593, 647, 650, 799, 811, 815, 832, 840, 841, 848.
Tardieu 721.
Taruffi 426, 467, 813, 817.
Tauber 609, 836.
Tavel 686, 846.
Tekler 302, 801.
Temesvary 277, 278.
Temosky 844.
Termeer 424, 513, 805, 813, 823.
de Terra 393, 811.
Tertullian 365.
Texler 815.
Thaler 102, 117, 119, 137, 138, 139, 173, 195, 260, 267, 277, 278, 625, 630, 838, 844.
Theil 277.
Theilhaber 155, 163, 490, 544, 641, 656, 658, 666, 668, 805, 819, 824, 826, 838, 840, 843, 844.
Thiem 720, 849.
Thier 414.
Thiersch 665, 679, 846.
Thiess 277, 668, 844.
Thomas 290, 800.
Thomson 297.
Thorn 654.
Thorn, W. 842.
Thorndike, B. L. 836.
Thümmel 726, 852.
Thumim 426, 813.
Thury 589, 594, 832.
Tier 32, 512.
v. Tilling 808.
Tilt 511.
Timm 852.
Tischel 278.
Tobler, M. 317, 527, 802, 824.
Toldt 755, 854.
Tolstoi, Leo 808.
Torkel 32.
Traugott 504.
Trautner 606, 836.
Trendelenburg 567, 829.
v. Trigalski 852.
Trillmich 265.
Trommsdorf 682, 846.
Trumpp 765, 852, 854.
Tschirsch 814.
Tschirdewahn 602.
Tschudi 730, 852.
Tsukahara 340, 804.
Tugendreich 852.

Tuke 528, 824.
Tumlirz, O. 808.
Tunerding 533.
Türk 192.
Tüssburger 277.
Tuffier 126, 127, 277, 278.
Turksma 349, 806.
Turolt 277.
Tweedy 119.

Uffenheimer 649, 841.
Ulerich 277.
Ulesko 555.
Ullmann 534, 657, 658, 805, 825, 843.
Ulmer 540, 548, 826, 827, 845.
Umber 815.
Unger 483.
Unna 424, 813.
Unterberger 117, 121, 277, 726.
Urbantschik 753.

Vaccari 722.
Vacchide 829.
Vaerting 94, 357, 547, 592, 806, 826, 832.
Valenta 242.
Vallardi 722, 852.
Valois 545, 603, 826, 836.
Vandervelde 256.
Varren 661.
de Vecchi 563.
Veit 275, 277, 386, 397, 413, 559, 655, 656, 662, 811, 842, 844.
— G. 652.
— J. 809.
Velde, van der 277.
van den Velden 137, 280, 282, 357, 391, 579, 634, 798, 799, 806, 809, 811, 830, 839.
Venema 277, 319, 541, 802.
Vercesi 278.
v. Verebely 515, 823.
Vermehren 362, 538, 807.
v. Verschuer 601, 605, 606, 607, 608, 609, 610, 611, 612, 613, 614, 621, 622, 623, 836, 837.
Vierordt 297, 301, 801.
Vigourelli 182.
Virchow 43, 314, 315, 393, 397, 403, 411, 466, 476, 538, 542, 664, 802, 811.
Vöchting 656, 843.
Vogt 64, 97, 258, 259, 267, 269, 277, 405, 437, 483, 484, 489, 518, 541, 545, 579, 631, 654,

726, 802, 807, 810, 818, 824, 826, 830, 838, 839, 849.
Vogt, E. 277, 465, 480, 678, 695, 814, 848.
Volkmann 51, 61, 277.
Vollmann 156, 277.
Vollmar 432, 814.
Vollmer 570, 829.
Vonnegut 854.
Vrolik 817.

Wachs 847.
Wachtel 665, 783, 844, 856.
Wagner 47, 103, 277, 409, 579, 631, 811, 812, 838, 852.
Wagner, R. 318, 367, 755.
Wahlgren 432, 814.
Waitz 854.
Walcher 578, 830, 837.
Waldstein 20, 98, 277.
Wall 729, 852.
Wallart 273, 839.
Wallrot 638.
Walthard 36, 96, 107, 108, 189, 200, 247, 248, 249, 252, 253, 254, 257, 258, 277, 497, 498, 499, 519, 524, 527, 528, 534, 537, 541, 549, 578, 629, 651, 719, 805, 820, 824, 825, 826, 830, 838, 840, 842, 849, 856.
Ward 61, 73, 125, 278.
Warthin 663, 844.
Warynski 837.
Waser 183, 189, 200, 209, 252, 277.
v. Wasliewsky 277.
Wassermann 698, 782, 847.
Weber 93, 252, 258, 259, 277, 353, 498, 519, 573, 601, 729, 734, 735, 742, 806, 820, 824, 830, 837, 852.
Wedekind 382.
Wegelin 483, 487, 818, 819.
Wehefritz 193, 515, 568, 578, 616, 617, 618, 620, 621, 757, 759, 760, 823, 829, 830, 837.
Weibel 334, 638, 666, 667, 668, 804, 839, 844, 845.
Weil 38, 277, 280, 446, 456, 464, 473, 541, 789, 799, 805, 812, 815, 816, 817, 818, 819, 826, 852, 857.
Weinberg 178, 277, 544, 601, 606, 609, 615, 616, 620, 621, 624, 638, 660, 757, 758, 759, 807, 826, 832, 837, 839, 845, 852, 854.

Weinbrenner 718, *849*.
Weininger 365, *856*.
Weinzius 277.
Weissenberg 277, 283, 288, 297, *800*.
Weisshaupt 697, *848*.
Weißmann 281, 354, *806*.
Weitz 601, 612, 621, 748.
Wells 663, 664, *845*.
Welti 159.
Wenckebach 337, *805*.
Wenczel 566, 719, *849*.
Werner 258, 259, 260, 266, 267, 277, 556, 578, 625, 630, 726, *828, 830, 838*.
Wernicke 500, 501, *821*.
Werth 237.
Wertheim 668, *845*.
Wesenburg 116, *277*.
Wessel 277.
Wesselink 549, *827, 832*.
West 651.
Westenhöfer 783, *856*.
Wester 38.
Westergaard 164, 277, 773, *807, 852, 856*.
Weszeczky 762, *855*.
Wetzel 604.
Wexberg *857*.
Weygand 783.
Weygandt 266.
Weyl 703, *849*.
Weymersch 277.
White, Ch. 488.
Wiebe 89, *277*.
Wiedersheim 393, 395, 424, 601, *812, 813*.
Wiel 671.
Wieländer 566.
Wiesel 86, 277, 336, 483, *804, 805, 818*.
Wiesloch 138, 139.
Wiesner 127, *277, 278*.

Wilder *837*.
Wilhelm 153, 219, 220, 766, *854*.
Wilke 556.
Wilkens 589, *832*.
Williams *278*.
Wilms 402, 649, *841*.
v. Winckel 107, 149, 153, 277, 317, 554, 574, 623, *801, 802, 806, 807, 829, 830, 843*.
Windler 246.
Windscheid *824, 840*.
Winge 746, *854, 856*.
Winiwarter 659, 663, 718, *845, 850*.
Winter 6, 7, 33, 36, 39, 42, 43, 46, 47, 77, 81, 99, 103, 104, 105, 108, 110, 111, 113, 114, 133, 167, 170, 173, 174, *175*, 178, 179, 180, 181, 183, 184, 185, 186, 190, 191, 192, 194, 195, 199, 200, 202, 204, 205, 208, 209, 210, 211, 212, 213, 214, 216, 227, 229, 230, 233, 234, 236, 237, 238, 239, 240, 263, 277, 504, 766, *821, 841, 854*.
Winterstein, Rosa 850.
Wintz 266, *276, 277*, 536, 539, 687, *815, 846*.
Wisse, Anna 733, *852*.
Witschi 315.
Witzel 698, *847, 848*.
Wohlgemuth 434, *814*.
Wohllaib 651.
Wolf 605, 697, 741, *844, 850, 852*.
Wolf, J. 154, 160, 165, 277, 704.
— M. *847, 848*.
— W. *837*.
— -Eisner 174.
Wolff, 658, 659, *812, 816, 822, 823, 843, 844*.
— G. 679.
Wollenberg 747, *855*.
Wormser 277.

Woulf 56, 57.
Wriedt, Chr. *854, 855*.
Würz 556.
Würzburger 543, *826*.
Wulffen 507, 508, 509, *820, 821*.
Wunderlich 430, 667.
Wunschheim 393, 394, *811*.
Wyder *829*.

Yamasaki 652, 673, *842*.
Yschido 682, *847*.

Zacharias 651, *841*.
Zacherl 554, *828*.
Zahn, E. 758, *852*.
Zahn, Fr. 704, *850, 852*.
Zancani 563, 564, *829*.
Zangemeister 110, 138, 139, 277, 559, 560, 683, *828*.
Zappert 726.
Zborowski, H. *855*.
Zeleny 549, 589, *832*.
Zickel 178, *808, 820*.
Ziegenspeck 402, 641, *812, 824*.
Ziehen *808*.
Ziel 659, *845*.
Zieler 658, *843*.
Zill 244.
Zimmermann 277.
Zipperlen, V. *837*.
Zitelmann 232.
Zoia 514.
Zondek 88, 131, 137, 271, 277, 358, 360, 489, 538, 569, *819, 823*.
— B. 277.
— H. 277, *812*.
Zucker 277.
Zulick, Th. C. 126.
Zuntz 277.
Zuppert *850*.
Zur Helle 566.
Zweifel 251, 277, 728, *845*.

Sachverzeichnis.

Ablatio retinae 195.
Abort, habitueller 546.
Abstinenz, sexuelle 378.
Abtreibung 155, 157, 166, 167.
Achselhöhlenmamma 584.
Aderlaß 133.
Albinismus 431.
„Alte Jungfer" 533.
Altern der Frau 357.
Altern, pathologisches 361.
Altweiberbart 425.
Altweiberspeck 337.
Amenorrhöe 520.
Anaemia gravis perniciosiformis 192.
Anaemie, perniziöse 191.
Annäherungstrieb 26.
Anteflexio uteri, Behandlung derselben 113, 114.
Arrhenotok 595.
Assimilationsbecken 572.
Asthenie 415.
Athyreoidismus 472, 488, 598.
Atmung 306.
Aufwuchsziffer 729.
Augenerkrankungen 195 ff.
Ausfallserscheinungen 536, 539.
Aussetzen von Kindern 509.
Autoantiseptik 698.
Azoospermie 31.

Basedow 87, 194.
Bauchdecken 303.
— „Lebendigwerden" der 323.
— Weiterstellung der 306, 323.
Bauchhöhle 303.
— „Engen" und „Weiten" der 304.
Becken 297.
— und Konstitution 571.
Beckenverengerung 204.
Befruchtung, künstliche 143 ff.
Befruchtungsvorgang 17.
— nach Sellheim 18 ff.
Behaarung 300.
— abnorme 423.
— Kopfhaar 300.
— Körperbehaarung 301.

Behandlung, allgemeine der Sterilität 129 ff.
— der Sterilität 102 ff.
— —, operative 102.
— — —, an Vulva und Vagina 102.
Beine 299.
Bevölkerungsauftrieb 164.
Blasensprung und Konstitution 575.
— vorzeitiger 575.
Blutdruck 306.
Bluterkrankungen 191 ff.
Blutgerinnung und Thrombose 565.
Blutgruppen 598, 760.
— und Vaterschaft 598.
— -Vererbung 760.
Blutmenge und Gravidität 331, 561.
— Vermehrung und Schwangerschaft 306, 331.
Blutregenerationsfähigkeit 308, 319.
Blutsverwandtschaft 767.
— und Ehe 767.
— und Sterilität 544.
Blutungen und Konstitution 578.
Blutverlust, Toleranz gegen 306.
Born-Fraenkelsche Theorie 14, 15.
Brunststoffe 318.
Brustkorb 297.
Bubenmütter 595.

Cephalisationsfaktor 355.
Chirurgogynäkologie 794.
Chloasma virginum 516.
Chlorose 90.
Cholesterinstoffwechsel 88.
Chorea gravidarum 202.
Crimen und Menstruation 503.

Dementia praecox 197.
Dermoidalter 673.
Detumeszenztrieb 26.
Diabetes 85, 194.
Disharmonie, sexuelle 79.
Dysmenorrhöe 526.

Dysmenorrhöe als Erlebnisreaktion 793.
— der Braut 530.
— der jungen Frau 530.
— in der Ehe 320.
— und Konstitution 526.
Dyspareunie 94, 95, 539.
Dystokie 580, 793.

Ehe, seelische Umstellung in der 321.
Ehefähigkeit 776.
Eherückwirkung 319.
Eilebensdauer 13.
Eitransport 11—13.
Eieinbettung, dystope 548, 596.
Eierstocksüberpflanzung 134 ff.
Eileiter, Erkrankungen und Veränderungen als Konzeptionshindernis 44 ff.
Eileitererkrankungen, Behandlung derselben 114.
Eileiterverschluß, Behandlung desselben 110.
Einkindsterilität 4.
Eklampsie der Neugeborenen 555.
— und Konstitution 549.
Eklampsiealter 677.
Eklampsieherz 553.
Elefantentyp 568.
Emboliker 563, 686.
Emesis und Konstitution 557.
Endokrine Drüsen, Bedeutung des Verhaltens derselben zur Sterilität 86 ff.
Endometritis, Behandlung derselben 114.
Epilepsie 201.
Erbanalyse 598.
Ergrauen 430.
— vorzeitiges 430.
Erstgebärende, alte 567, 772.
— junge 567, 771.
Eutokie 580, 793.

Familienforschung 782, 792.
Fehlingsche Kur 105.
Fertilitätschance 3.

Fettkinder 452, 597.
Fettkragen 443.
Fettreiche Neugeborene 452.
Fettsucht 88 ff., 443.
— atonische 448.
— klimakterische 447.
Flegeljahre 367, 730.
Fluor albus und Konstitution 624.
— — psychogener 629.
Fortpflanzungstrieb 381.
Frauenarbeit und Ehescheidung 739.
— und Gattenwahl 735.
— und Heiratslust 738.
— und Kinderzahl 736.
Frauenerwerbsarbeit 702.
— und enges Becken 707.
— und entzündliche Genitalerkrankungen 708.
— und Fortpflanzung 721.
— und Genitalprolaps 713.
— und Genitaltumoren 719.
— Krampfadern 720.
— und Menstruationsstörungen 711.
— und Retroflexio uteri 711.
— und Tubargravidität 715.
Frauenstudium 729.
Frigidität 379, 495.
Fruchtschädigung 725.
Fruktulet Nassauer 106 ff.
Frühgeburt, habituelle 546.
Frühklimakterium 787.
Fülle, erste zweite, dritte 284.

Gazellentyp 568.
Geburtenregelung 156, 160, 161, 162, 163.
Geburtenrückgang 154.
„Gefährliches Alter" 533.
Genitalprolaps 645, 713.
Genitaltuberkulose und Konstitution 632.
Genitaltumoren und Frauenarbeit 720.
Geschlechtskälte 379, 380, 495.
Geschlechtsmerkmale, sekundäre 313.
— Ursachen der 314.
Geschlechtstrieb (Libido) 26 ff.
Geschlechtsunterschiede im anatomischen Bau 283.
Geschlechtsvererbung 586.
Gesichtsausdruck 789.
Gesichtslage und Konstitution 574.

Gesichtsschädel 295.
Glatze 300, 359.
Gonorrhöe und Konstitution 631.
—, Rotblonde und 631.
Grandemammie und Infektion 699.
Graviditätsneurosen 505.
Graviditätsstörungen 545.
Gravidationsveränderungen 322.
— Bauchhöhle 327.
— Biologisches Verhalten 333.
— Blut 331.
— Haarwachstum 325.
— Habitusveränderungen 322.
— Herz 328.
— Innersekretorisches System 322.
— Körperwachstum 326.
— Organveränderungen 327.
— Pigmentverhalten 322.
— Striae gravidarum 322.
Graviditätstoxikosen und Geschlecht 596.
Grossesse nerveuse 522.

Häemophilie 193, 757.
Hand und Charakter 789.
Handschrift und Charakter 790.
Haut 300.
— Graviditätstoxikosen 436.
— und Striae 432.
Hautverhalten 432.
Heilhaut 491, 679.
Heiratsalter 770.
— und Geburt 567, 771.
— und Nachkommenwert 772, 775.
— und Prolaps 645, 772.
Heiratszeugnis 784.
Herz und Gefäßsystem 306, 329.
Herzerkrankungen 183.
— Herzmuskelerkrankungen 184, 186.
— Mitralstenose 185, 188.
Höhenantrieb 285.
Homosexualismus 494.
Homosexualität, Ehefähigkeit 778.
Hygiene der Entwicklungsjahre 100.
— der Flitterwochen 101.
— des Wochenbetts 101.
Hymenismus s. Vaginismus.
Hyperemesis und Konstitution 557.
Hypersexualität 499.
Hypertonische Erkrankungen 490.

Hypertrichosis 423, 525.
— und Schwangerschaft 325.
Hypophyse, Veränderungen und Erkrankungen der 88
Hypophysenextrakt 132.
Hypoplasie des Uterus, Behandlung der 111.
Hypotonische Erkrankungen 490.
Hysterie 201.

Imbezillität 506.
Imprägnation 1.
Indikationen, Statistische Zusammenstellungen 208—209.
— soziale 210.
— eugenische 215.
Infantilismus 389.
— klinische Bedeutung 411.
— psychischer 406.
— psychosexueller 492.
— reiner 391.
— unreiner 403.
— Ursachen 407.
— und Genitaltuverkulose 634.
Infertil 1, 2.
Infektion und Geschlechtsunterschiede 688.
— und Menstruation 693.
— und Schwangerschaft 695.
Intersexualismus 493.
Intersexualität 82.
Inzucht 84.

Juvenin 141.

„Kaninchenpolitik" 161.
Karzinom 659.
— Erblichkeit 661.
— und Haarfarbe 667.
— und Schwangerschaft 668.
— und Spätmenarche 665.
— und Sterilität 666.
Karzinomalter 670.
Kastration 535.
— operative 535.
— Röntgen 535.
Kehlkopf 306.
Keimschädigung 725.
Kindheit, erste oder neutrale 284.
— zweite oder bisexuelle 285.
Kindsmord 508.
Klimakterium 336, 531.
— Blutdrucksteigerung 340.
— Fettansatz im 337.
— als Geschlechtsunterschied 336.
— seelische Umstellung 341.
— Vermännlichung 338.

Klimakterium praecox 537.
— — bei Riesenwuchs 459.
Klosettgeburt 506.
Knabenübersterblichkeit 591.
Knaben-Über-Zeugung 589.
Kohabitation 16 ff.
— normaler Verlauf 16 ff., 25.
Kohabitationskurve 25.
Kohabitationsvorgang, Störungen im normalen Ablauf 93.
Kondom 169.
Konstitutionsanomalien 84, 85.
Konstitutionsbegriff 280.
Konzeptionsoptimum 22.
Korpusamputation 257, 260.
Krebsfamilien 661.
Kriegsneugeborene 726.

Laktationsamenorrhöe 543, 585.
Laktationsveränderungen 334, 385.
Lebensdauer der Frau 347.
„Lebenserwartung" 352.
Lebereklampsie 552.
Leukämie 91, 193.
Lex Zwickau 220.
Libido (s. Geschlechtstrieb).
Lungenheilstättenbehandlung 177.

Mädchenmütter 595.
Männlichkeitskomplex 524.
Magersucht 439, 644.
Mammahypertrophie 462.
Massenerzeugung 162.
Menarche 510.
— Frühmenarche 513.
— Spätmenarche 511.
Menstruation und Infektion 693.
Menstruationsgift 317.
Menstruationsleistung 319.
Menstruationsneurosen 505.
Menstruationspsyche 370.
Menstruationspsychose 501.
Menstruationsstörungen 785.
— und Frauenarbeit 710.
Menstruationsveränderungen 316.
Mesalliancen 85.
Morphinismus 92.
Multiple Sklerose 203.
Muskeln 301.
— Fett 301.
— — Ablagerungsstätten des 302.
Mutterliebe 382.
— in der Schwangerschaft 383.
— und Emesis 382.

Mutterliebe und Geschlecht des Kindes 385.
Muttermundstenose 39.
Mutterschaftstrieb 381, 796.
Myom 655.
— Behandlung 111.
— Dyspareunie und 658.
— Sterilität bei 656.
Myomalter 669.
Myxödem 87.

Nachkommenwert und Frauenarbeit 725, 741.
— und Heiratsalter 772.
Narbenkeloid und Konstitution 683.
Nebennieren, Veränderungen und Erkrankungen der 88.
Nekrospermie 31.
Nephritis, chronische 190.
Neurasthenische Erschöpfungszustände 199.
Neuritis 204.
Neuroretinitis 195.
Niereneklampsie 552.
Nierenerkrankungen 189.
Nierentuberkulose 191.

Obstipation 649.
Ohrenerkrankungen 196.
Oligospermie 31.
Oophoritis 78.
Organminderwertigkeit 386.
Orgasmus 28, 94, 377.
Osteomalazie 195.
Ovarialinsuffizienz 76.
Ovarialtumoren 651.
— familiäres Auftreten 651.
— Sterilität bei 652.
— Stieldrehung von 653.
— Tubenschwangerschaft bei 653.
Ovarientransplantation 134 ff.
— in den Uterus 125 ff.
Ovarium, Atrophie des 77.
— Hypo-, Hyper- und Dysfunktion des 76 ff.
— Neubildungen 80.
Ovulation 13, 14, 21, 22.
— therapeutische Beeinflussung der 11.

Papillarmuster 599.
Partialkonstitution 386, 444.
Pelveoperitonitis adhaesiva 80 ff.
Pigment und Varizen 563.
Pigmentdysharmonie 432.

Pigmentgehalt und Gonorrhöe 631.
— und Milch 430.
— und Röntgenkater 430.
— und Stillen 429, 584.
— und Striae 324, 429.
Pigmenthaushalt und Eklampsie 550.
Pigmentverhalten 428.
Plazentaopton 132.
Portio vaginalis, Veränderung derselben als Konzeptionshindernis 39.
Präventivmittel 165.
Präventivverkehr 155, 156, 166, 168.
Prolapsalter 645, 675.
Prophylaxe, die der Sterilität 99 ff.
Psychische Unterschiede 363.
Psycho-neurotische Störungen 140.
— — Behandlung derselben 140 ff.
Psychosen, klimakterische 505.
— und psychisch-nervöse Störungen 92.
— und Psychoneurosen 197.
Pubertätsblutungen 517.
Pubertätspsyche 367, 733.
Pubertas praecox 513, 785.
— — bei Encephalitis epidemica 699.
— — bei Riesenwuchs 459.
— — bei Zwergwuchs 469.
Pyelitis 189.
— und Konstitution 559, 696.

Qualitätskinder 740.

Reithosentyp 443.
Rentenneurose 688.
Resektion, interpolare, des Ovariums 128.
— nach Mackenrodt 128.
Retinitis albuminurica 195.
Retroflexio uteri, Behandlung der 112 ff.
— — und Berufsarbeit 713.
— — und Konstitution 639.
Riesenwuchs 453.
— eunuchoider 455.
— fötaler 460.
— hypophysärer 455.
— pathologischer 455.
— physiologischer 454.
Röntgenkastration 535.
— und Genitaltuberkulose 637.

Röntgenkater und Genitaltuberkulose 637.
Rotblonde und Gonorrhöe 631.
— und Stillen 584.
— und Striae 324.
Rothaarige 431.
Rubenstyp 445.
Ruhende Infektion 685.

Salpingographie 71 ff., 75 ff.
Salpingostomatoplastik nach E. Martin 115 ff.
— nach Sellheim, Halban, Thaler, Nürnberger 119.
Schicksalskrankheit 797.
Schilddrüse, Veränderungen und Erkrankungen derselben 87 ff.
Schilddrüsenfunktion 484.
— Beziehungen zur Keimdrüse 484.
— — zur Leibesfrucht 485.
Schizophrenie 197.
Schlotterbauch 490, 643, 646.
Schlüsselbein 297.
Schönheitsideal 311.
Schönheitszeichen 313.
Schulkrankheiten 729.
Schulkropf 316.
Schwachsinn, physiologischer 364.
Schwangerschaft, eingebildete 504, 522.
— und Infektion 695.
Schwangerschaftspsyche 381, 505.
Schwangerschaftsstörungen und Frauenarbeit 721.
Schwangerschaftstoxikosen 549, 596.
Schwiegermutter, böse 534.
Sehnervenerkrankungen 196.
Sexualpsyche 375.
— Fortpflanzungstrieb 381.
— „Kalte Frau" 375, 379.
— Mutterliebe 382.
— Mutterschaftstrieb 381.
Sexualverbrechen 507.
Spätheirat und Prolaps 645.
Spätkonzeption 770.
Spätmenarche 786.
Spermaresorption und -immunität 97 ff.
Status thymico-lymphaticus 482.
Sterblichkeit der Frau 347.
Steril 2.
Sterilet 107 ff.
Sterilisation als Nebenoperation 206 ff.

Sterilisierung, Begriffsbestimmung, Allgemeines 154 ff.
— Geschichtliches 169 ff.
— Indikationen 170 ff.
— Methoden der, nach Dörfler 259.
— — nach Freund 258.
— — nach Walthard 258.
— — Korpusamputation 260.
— — Radiumstrahlen 267.
— — Röntgenstrahlen 262.
— — Totalexstirpation 260.
— — vaginales Vorgehen 259.
— temporäre durch Röntgenstrahlen 262 ff.
Sterilität 539, 637, 721.
— Ätiologie und Symptomatologie 33 ff.
— allgemeine Behandlung 129.
— Bedeutung der 6.
— Begriffsbestimmung 1—5.
— Häufigkeit 5, 6.
— der Mann als Ursache der 29 ff.
— Organtherapie 131 ff.
— ovarielle 76 ff.
— physiologische 5.
— primäre und sekundäre 2, 3, 4.
— relative, absolute und fakultative 4.
— Röntgenstrahlen 136.
Sterilität und Blutsverwandtschaft 544.
— — Frauenarbeit 721.
— — Genitaltumoren 543.
— — Konstitution 539.
— — Myom 657.
— — Rasse 544.
— — Stillen 542.
Sterilitätschance 3.
Stieldrehung 653.
Stillfähigkeit 582.
Stillschwierigkeit und Pigment 429.
Stilltätigkeit und Konstitution 582.
Stillwillen 584.
Stoffwechselerkrankungen 194 ff.
Stoffwechselfluß 625.
Streckung, erste und zweite 284.
Striae gravidarum 323.
— und Pigment 324.
Strychnin 141.

Telegonie 320.
Tetanie 195.
Thelygan 132.

Thelytok 595.
Thrombophilie 563.
Thrombose, familiäre 686.
Tölpeljahre 367.
Tonus und Geschlechtsunterschiede 343.
— und Seelenverfassung 491.
Tonusanomalien 489.
Tonusunterschiede 343.
Totalexstirpation des Uterus bei Lungentuberkulose 181.
Tubargravidität 548, 596, 715.
— und Frauenarbeit 715.
— und Geschlecht des Kindes 596.
— und Konstitution 548.
Tubenbewegungen 11, 12, 13.
Tubendurchblasung 47 ff.
— Ausführung der 65.
— Beurteilung des Erfolges 69.
— Indikationen 66.
— Gefahren 70.
— Methode Sellheims und Engelmanns 52 ff.
— Rubinsche Methode 48 ff.
— Therapeutische Anwendung 67, 68.
— Unfälle bei der 57 ff.
Tubendurchgängigkeit, Prüfung derselben nach v. Ott 72, Kritik des Verfahrens 72, 73.
Tubenimplantation 120, 121.
Tubenplastik 115 ff.
Tuberkulose der Lungen und Genitalien 91.
— — — und des Kehlkopfs 172ff.
— der anderen Organe 183
— latente 179 ff.
— Schicksal der Kinder Tuberkulöser 177 ff.
Tumeszenztrieb 26.

Überfruchtung 603.
Überkreuzungsalter 287.
Überschwängerung 602.
Übertragung, habituelle 548.
Übertragung der Knaben 594.
Uterus, Erkrankungen und Veränderungen desselben als Konzeptionshindernis 41 ff.
— Krebs 44.
— Lageveränderungen 42.
— Myome 43.

Vagina, Anomalien 37.
— Hemmungsbildung 36.
— Krebs der 37.

Vagina, Umbildungen 37.
— Verengerung der 36.
Vaginalsekret (Bedeutung für die Konzeption) 38.
Vaginismus 35, 95 ff., 495, 497.
— Behandlung des 141 ff.
Varizen und Frauenarbeit 720.
— und Konstitution 561.
Vaterschaftssuche 598.
— und Ähnlichkeit 599.
— und Blutgruppen 598, 760.
— und Papillarmuster 599.
Vererbung, geschlechtsgekoppelte 691, 743.
— und Immunität 701.
— von Geisteskrankheiten 763.
— von Mißbildungen 743.
— von Muttermälern 754.
— von Taubstummheit 749.
Verhirnung 739.
Vulva, Hyperästhesie der 35.
— Klaffen der 35, 36.
— Kraurosis vulvae 35.
— Verbrennungen und Verätzungen 35.
— Verschluß der 35.

Vermännlichung in der Ehe 321.
— im Klimakterium 338.
— in der Schwangerschaft 325.

Wachstumsabschluß, Alter beim 288.
Wachstumsorgane 292.
Wachstumsstoffe 292.
Wachstumsunterschiede 283.
— Ursachen der 288.
Wehen und Konstitution 567.
Weichteilzerreißlichkeit und Konstitution 576.
Wirbelsäule 297.
Wochenbett und Konstitution 582.
Wochenbettsneurosen 505.
Wollustempfindung 27 ff.
Wundheilung und Konstitution 679.
— und Tonus 490.
Wundhormone 679.
Wundtränken 681.

Zervix, Veränderungen als Konzeptionshindernis 40.

Zeugungsalter 774.
Zwergwuchs 464.
— chondrodystrophischer 476.
— dysgenitaler 467.
— dyszerebraler 476.
— hypopituitärer 469.
— infantilistischer 468.
— primordialer 467.
— rhachitischer 479.
— sexogener 468.
— thyreogener 471.
Zwillinge, Erblichkeit der 611.
— Händigkeit der 613.
— Häufigkeit der 615.
— Vererbung der 620.
— und Konstitution 600.
— und Zweikindersystem 617.
Zwillingsanlage 623.
Zwillingsgebärende 617.
— Alterszusammensetzung der 619.
Zwillingsschwangerschaft, eineiige 603.
— zweieiige 601.

VERLAG VON J. F. BERGMANN IN MÜNCHEN

In dritter, gänzlich umgearbeitete Auflage erscheint:

J. Veit
Handbuch der Gynäkologie
in 9 Bänden
bearbeitet von

R. Brun-Zürich, F. Engelmann-Dortmund, P. Esch-Münster, O. v. Franqué-Bonn, R. Freund-Berlin, C. J. Gauß-Würzburg, Th. Heynemann-Hamburg, H. Hinselmann-Altona, R. Hornung-Berlin, R. Th. v. Jaschke-Gießen, E. Kehrer-Marburg a. L., F. Kermauner-Wien, A. Laqueur-Berlin, G. Linzenmeier-Karlsruhe, A. Mayer-Tübingen, J. Meisenheimer-Leipzig, C. Menge-Heidelberg, R. Meyer-Berlin, F. von Mikulicz-Radecki-Berlin, L. Nürnberger-Halle, B. Ottow-Berlin, O. Pankow-Freiburg i. Br., H. v. Peham-Wien, R. Schröder-Kiel, H. Sellheim-Leipzig, A. Spuler-Erlangen, W. Stoeckel-Berlin, J. Tandler-Wien, G. A. Wagner-Prag, M. Walthard-Zürich, H. Wintz-Erlangen.

Herausgegeben von

W. Stoeckel

Bisher erschien:

Band II: Hygiene und Diätetik der Frau von H. Sellheim.
Die Grundlagen der Vererbungslehre von J. Meisenheimer.

Mit 265 Abbildungen. VIII, 488 Seiten. 1926. RM 39.—, in Halbleder gebunden RM 45.—

„Die meisten Fachgenossen werden es lebhaft begrüßen, daß das seit langer Zeit vergriffene Veitsche Handbuch in neuer Auflage erscheint. — Der zunächst herausgegebene II. Band kann als vielversprechender Auftakt angesehen werden. Allein das Sellheimsche Kapitel über die Hygiene und Diätetik der Frau stellt ein in sich abgerundetes Werk über die Frau in der heutigen Gesellschaftsordnung überhaupt dar. Die Darstellung ist ungemein reizvoll, gemeinverständlich im besten Sinn, trotzdem streng wissenschaftlich und getragen von einer erstaunlichen Beherrschung des Stoffes in seinen vielfältigen Verzweigungen. — Auch die Darstellung der Grundlagen der Vererbungslehre durch Meisenheimer scheint dem Ref. sehr glücklich, vor allem deshalb, weil ein Eingehen auf zu viel Einzelheiten vermieden wird. Dadurch wird das ganze Kapitel sehr gut lesbar und in dankenswerter Weise deutlich hervorgehoben, wieviel noch theoretische Konstruktion ist. Überall ist die Darstellung durch instruktive Abbildungen und Beispiele belebt. Der erfahrene Verf. hat unseres Erachtens die Auswahl des den Gynäkologen interessierenden Stoffes sehr glücklich getroffen."

v. Jaschke in „Klin. Wochenschrift."

Ende 1927 erscheint:

Band I, 2. Abteilung: Der mensuelle Zyklus und seine Störungen von R. Schröder-Kiel.

VERLAG VON J. F. BERGMANN IN MÜNCHEN

Operative Gynäkologie

von

Dr. Ernst Bumm †
Professor und Direktor der Universitätsklinik Berlin.

I. Allgemeiner Teil.

Mit 159 Abbildungen. VIII, 204 Seiten. 1926. RM 36.—, gebunden RM 38.40

Inhalt: I. Wundschutz. Peritoneum. II. Betäubung. I. Methoden der örtlichen Betäubung. II. Methoden der allgemeinen Narkose. 1. Chloräthyl. 2. Äther und Chloroform. 3. Narcylen. III. Lagerung. IV. Operationswege. I. Der Weg durch die Scheide. 1. Der Scheidendammschnitt. 2. Fehler und Komplikationen. 3. Die Kolpotomie. a) Kolpotomia anterior. b) Kolpotomia posterior. 4. Komplikationen. II. Der Weg durch die Bauchdecken. Die Laparotomie. Anatomisches. 1. Längsschnitte. Eröffnung des Bauchfells. Wundschutz. Freilegung des Operationsfeldes. Reinigung der Bauchhöhle. Schutz vor unbeabsichtigter Zurücklassung von Fremdkörpern. Schluß der Bauchwunde. 2. Querschnitte. Der Querschnitt durch sämtliche Schichten der vorderen Bauchwand nach Bardenheuer. 3. Schrägschnitte. Der kleine Schrägschnitt. Der große Schrägschnitt. Fehler und Komplikationen beim Bauchschnitt. III. Der sakrale Weg. Technik. V. Nachbehandlung. 1. Verbände. 2. Lagerung. 3. Schmerzstillung. 4. Schock. 5. Erbrechen, Magen- und Darmlähmung. 6. Harnverhaltung. 7. Relaparotomie. Relaparotomie bei Peritonitis. 8. Thrombose und Embolie. 9. Bersten der Bauchwände. 10. Vereiterungen und Fisteln. 11. Bauchnarbenbrüche.

Geburt und Nachgeburtsperiode im Röntgenbilde

von

K. Warnekros
Professor an der Univ.-Frauenklinik in Berlin

Mit 32 Abbildungen im Text und 32 Tafeln. 1925. In Mappe RM 36.—

Das Werk „Geburt und Nachgeburtsperiode im Röntgenbilde" bringt in einer neuen Form inhaltlich und bildlich eine Zusammenfassung der bisher getrennt erschienenen Atlanten des Verfassers über dieses Thema, so daß in dieser neuen Auflage der Geburtsmechanismus sowohl bei normaler als auch bei pathologischer Lage der Frucht behandelt wird.

Neu hinzugekommen ist eine durch zahlreiche Röntgenbilder erläuterte Beschreibung des spontanen Lagewechsels der Frucht und ferner das Kapitel über die Lösung und den Geburtsmechanismus der Plazenta, das ebenfalls durch charakteristische Röntgenbilder belegt wird. Eine für das Verständnis der Röntgenbilder wertvolle Bereicherung dieses Werkes sind die zahlreichen, dem Text beigefügten Abbildungen des Fötus, die nach den photographischen Platten auf Grund des knöchernen Skeletts naturgetreu gezeichnet wurden und die Haltung der Frucht zu den verschiedenen Phasen der Geburt besonders deutlich und plastisch erkennen lassen.

VERLAG VON J. F. BERGMANN IN MÜNCHEN

Frühentwicklung, Eihautbildung und Placentation
des Menschen und der Säugetiere
von
Dr. Otto Grosser
Professor an der Deutschen Universität in Prag, Direktor des Anatomischen Instituts

Fünfter Band der Deutschen Frauenheilkunde

Begründet von E. Opitz. Herausgegeben von Rud. Th. von Jaschke

VIII, 454 Seiten mit 297 Abbildungen im Text. 1927. RM 57.—; gebunden RM 59.—

Inhaltsübersicht: Vorwort. — Einleitung. — I. Progenese: A. Spermien. B. Eizellen. C. Wachstum und Reifung der Geschlechtszellen. D. Befruchtung. — II. Blastogenese: A. Furchung. B. Grundzüge der Keimblatt- und Eihautlehre. 1. Sauropsiden. 2. Säuger. 3. Erste Entwicklungsvorgänge beim Menschen (Keimblätter und Eihäute). 4. Entwicklungsgänge am Embryonalschild beim Menschen (embryonales Mesoderm, Abgrenzung des Körpers). 5. Anhang: Entwicklung der äußeren Körperform des Menschen. — III. Placentation: A. Allgemeines. B. Vergleichende Placentationslehre. 1. Placentae appositae. a) Placenta epitheliochorialis. b) Placenta syndesmo-chorialis. 2 Placentae conjunctae. a) Placenta endothelio-chorialis. b) Placenta haemo-chorialis. C. Die Placentation beim Menschen. 1. Die Uterusschleimhaut; die Menstruation. 2. Der Ovulationstermin. 3. Die Wanderung des Eies bis zur Implantationsstelle. 4. Die Implantation (Nidation); Einteilung der Dezidua. 5. Die histiotrophische Phase der Placentation. a) Kasuistik. b) Entwicklungsvorgänge am Trophoblasten. c) Zottenverteilung und Zottenform. Trophoplastschwache und zottenarme Eier. d) Die Decidua. e) Die Durchdringungszone und ihre Beziehungen zum intervillösen Raum. f) Fibrin- und Fibrinoidbildung; Altersbestimmung an der Placenta, Schwangerschaftsdauer und Geburtseintritt. 6. Die hämotrophische Phase der Placentation. a) Differenzierung des Chorion frondosum; relative Größe und Wachstum der Placenta. b) Decidua parietalis und capsularis des hämotrophischen Stadiums. c) Die Placenta foetalis. d) Die Placenta materna; Der Kreislauf im intervillösen Raum. e) Schwangerschaftserscheinungen an der Muscularis uteri, dem übrigen Genitale und dem Körper überhaupt. f) Eihäute und Embryonalanhänge im Zustand der Reife. — D. Schlußbemerkungen. — Literatur. — Sach- und Namensverzeichnis.

Die Konstitution der Frau
und ihre Beziehungen zur Geburtshilfe und Gynäkologie
von
Dr. Bernhard Aschner
Privatdozent an der Universität Wien

Vierter Band der Deutschen Frauenheilkunde.

Herausgegeben von E. Opitz in Freiburg i. B.

XV, 887 Seiten. 1924. RM 45.—; gebunden RM 48.—

L. Seitz, Frankfurt/M., in „Monatsschrift f. Geburtshilfe u. Gynäkologie":

„... Aschner bringt in dem Buche weit mehr, als der Titel der Arbeit vermuten läßt. Das Buch greift über das hinaus, was man gemeinhin bisher unter der Lehre von der Konstitution verstanden hat. Während die Mehrzahl der Autoren, die Konstitution als die vererbte Körperverfassung bezeichnet, deutet A. den Begriff Konstitution viel weiter und möchte darunter das gesamte Körpersubstrat und die jeweils bei dem Individuum bestehende gesamte Körperverfassung verstehen. ... Das Buch Aschners ist auf das lebhafteste zu begrüßen. Es versucht zum ersten Male, auf einer breiten Grundlage das gesamte Konstitutionsproblem der Frau aufzurollen und darzustellen. Mit Ausnahme von P. Mathes haben sich bisher alle Konstitutionsforscher vorwiegend mit dem Manne beschäftigt. Schon deshalb verdient Aschner den Dank der Fachgenossen."

VERLAG VON JULIUS SPRINGER IN BERLIN W 9

Gynäkologische Operationen von Dr. med. **Karl Franz**, o. ö. Professor der Geburtshilfe und Gynäkologie, Direktor der Universitäts-Frauenklinik der Charité in Berlin, Geheimer Medizinalrat. Mit 152 zum großen Teil farbigen Abbildungen. XI, 279 Seiten. 1925. Gebunden RM 69.—

Lehrbuch der Gynäkologie. Von Professor Dr. **Rud. Th. v. Jaschke**, Direktor der Universitätsfrauenklinik in Gießen und Prof. Dr. **O. Pankow**, Direktor der Frauenklinik an der Akademie für Praktische Medizin in Düsseldorf. Dritte und vierte Auflage, zugleich siebente und achte Auflage des Rungeschen Lehrbuches der Gynäkologie. Mit 317 darunter zahlreichen mehrfarbigen Textabbildungen. VIII, 625 Seiten. 1923. Gebunden RM 20.—

Der gynäkologische Operationskursus mit besonderer Berücksichtigung der Operations-Anatomie, der Operations-Pathologie, der Operations-Bakteriologie und der Fehlerquellen. In sechzehn Vorlesungen. Von Dr. **Wilhelm Liepmann**, a. o. Professor für Frauenheilkunde an der Friedrich-Wilhelms-Universität zu Berlin. Vierte, verbesserte Auflage. Mit 367 zum Teil farbigen Abbildungen im Text und 2 Tafeln. XIII, 475 Seiten. 1924. Gebunden RM 36.—

Einführung in die gynäkologische Diagnostik. Von Professor Dr. **Wilhelm Weibel**, Primararzt an der Rudolfstiftung in Wien. Dritte, verbesserte Auflage. Mit 151 Textabbildungen. XII, 161 Seiten. 1924. RM 3.90

Die gynäkologische Operationstechnik der Schule Ernst Wertheims. Von Professor Dr. **Wilhelm Weibel**, Primararzt an der Rudolfstiftung in Wien. Mit 300 Abbildungen. XIV, 251 Seiten. 1923. Gebunden RM 30.—

Die operative Behandlung des Prolapses mittels Interposition und Suspension des Uterus. Von Professor Dr. **E. Wertheim**, Vorstand der II. Universitätsfrauenklinik in Wien. Mit 62 Textabbildungen. 1919. RM 10.—

Die instrumentelle Perforation des graviden Uterus und ihre Verhütung. Von Professor **H. v. Peham**, Vorstand der I. Universitäts-Frauenklinik in Wien, und Privatdozent **H. Katz**, Assistent der I. Universitäts-Frauenklinik in Wien. IV, 204 Seiten. 1926. RM 12.—

VERLAG VON JULIUS SPRINGER IN WIEN

Arznei- und diätetische Verordnungen für die gynäkologisch- und geburtshilfliche Praxis. Von Dr. **Paul Strassmann**, a. o. Professor an der Universität Berlin, Geheimer Sanitätsrat. Vierte, umgearbeitete und erweiterte Auflage. VIII, 179 Seiten. 1926. RM 6.—

Entwicklung der Geburtshilfe und Gynäkologie im 19. Jahrhundert. Von Dr. **H. Fehling**, Geh. Medizinalrat, vormals ord. Professor an der Kaiser-Wilhelm-Universität Straßburg und Direktor der Frauenklinik Straßburg. VIII, 269 Seiten. 1925. RM 9.—, gebunden RM 10.—

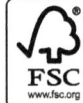

If you have any concerns about our products,
you can contact us on
ProductSafety@springernature.com

In case Publisher is established outside the EU,
the EU authorized representative is:
**Springer Nature Customer Service Center GmbH
Europaplatz 3, 69115 Heidelberg, Germany**

Printed by Libri Plureos GmbH
in Hamburg, Germany